栄養・食糧学
用語辞典
〔第2版〕

日本栄養・食糧学会　編

建帛社
KENPAKUSHA

Dictionary of
Nutrition and Food Science
2nd Edition

Edited by
JAPAN SOCIETY OF
NUTRITION AND FOOD SCIENCE

©JAPAN SOCIETY OF
NUTRITION AND FOOD SCIENCE,
2015, Printed in Japan

Published by
KENPAKUSHA Co., Ltd.
2-15 Sengoku 4-chome, Bunkyo-ku, Tokyo 112-0011, Japan

序〔初版〕

　(社)日本栄養・食糧学会は，1997年（平成9年）に学会創立50周年を記念して『英和・和英　栄養・食糧学用語集』を出版した。この用語集には，約13,000語にものぼる，栄養学・食糧学および関連分野の専門用語が収載されており，専門学術雑誌の英語論文を読解する場合，あるいは英語論文を作成する際などに重用されてきた。しかし，この用語集には専門用語についての解説が省略されているため，利用上の不便・もどかしさを禁じ得なかった。この不便・もどかしさを解消すべく，本書『栄養・食糧学用語辞典』の刊行計画が学会活動強化の一環として立てられたのは，小職が(社)日本栄養・食糧学会会長を仰せ付かっていた1998年～2000年（平成10年～12年）のことであった。

　本書では，先述の『栄養・食糧学用語集』収載分に加えて，近年になって汎用されるようになった新規の用語をも追加収録して，利用に当たっての便をはかることにも留意した。さらに，栄養学および食糧学・食品学に関連する領域において，教育・研究に従事している練達の専門家のみならず，この領域を学びつつある若い研究者や学生諸氏，食品の調理・製造・流通・販売に従事する食品専門家，食事や健康に関心の深い一般消費者，その他の関係者，などに広く利用されることを念頭において編集した。

　本書の編纂作業には，藤本健四郎編集委員長をはじめとする編集委員各氏と，合計280名にものぼる練達・気鋭の本学会会員が当たられた。この度，3年の月日をかけた編纂作業が完了したので，ここに上梓してその成果を公表するに至った次第である。

　　2007年9月

(社)日本栄養・食糧学会元会長・名誉会員
京都大学名誉教授・椙山女学園参与

安 本 教 傳

「第2版」刊行にあたって

　栄養・食糧学の分野は，基礎学問と日常の食生活という親近性なるがために，外部の専門用語や都合のよい言葉が入り込み，言葉は生きているということを実感させられる分野でもある。栄養・食糧学を学ぶ学生はもちろん，専門職を目指す方も折に触れ，用語の正しい理解と適切な表現を確認することが必要である。

　初版の『栄養・食糧学用語辞典』（2007年10月発行）に続いて，ようやく『栄養・食糧学用語辞典〔第2版〕』を上梓するに至った。これまで，日本栄養・食糧学会が編纂に携わった用語集・辞典としては3点ある。1点目は1972年（昭和47年）の約4,500語を収録する和英用語集，2点目は1997年（平成9年）の約13,000語を収録した『英和・和英 栄養・食糧学用語集』，3点目は本書の初版，収録語約10,900語の『栄養・食糧学用語辞典』である。

　この用語辞典の刊行企画は，学会創立50周年記念として出版された英和・和英用語集の発行後まもなくの時期から学会活動の一環として立てられ，発刊するまでに約8年の歳月を要している。英和・和英用語集は，栄養・食糧学ならびに関連する分野の専門用語の統一を図ることを目的に編纂されたもので，栄養・食糧学関係の学術誌に投稿する際，必須のものであった。しかし，この用語集は，用語集であるが故に解説文がなく，用語に解説文を付けることを望む声に応えて発刊されたものが，用語辞典である。この用語辞典は，栄養・食糧学に関連する生化学，臨床栄養学，食品学，健康学，公衆栄養学，調理学，食品工業，食文化など実に幅広い分野を含んでいる。総勢280余名の執筆者にお願いして初版を上梓したが，8年以上の歳月の間に，用語の変遷，新しい用語の登場もあり，初版ゆえの不備もあって，早い時期から用語辞典の見直しが切望されていた。

　そこで用語辞典委員会を2008年（平成20年）に発足し，従来の委員に加え，理事会の理事会員に用語辞典委員となることをお願いし，学識経験豊富な名誉会員にもご協力を願い，見直し作業を行い，委員長を含めた6名の幹事委員で

取りまとめを行った。この見直し作業は当初順調に進んだ。特に名誉会員の先生方のご協力の貢献は極めて大きく，この場を借りて感謝申し上げたい。

　しかし，見直し後の取りまとめ，新しい用語の選定に思いのほか時間がかかり，6年の歳月が経過した。用語辞典は生き物であって刻々と変化していく。常に新鮮さを保ち続けなければならない。今後の改訂の教訓にしてほしいと願っている。

　2014年（平成26年）5月に用語辞典編集ワーキンググループ（松井徹委員長）が発足し，第2版刊行に至った。初版発行後7年半の歳月を費やし，350名を超える執筆者，約11,300語の収録用語を要し，CD-ROM付の刊行となった。

　日本栄養・食糧学会が監修した本用語辞典は，栄養・食糧の行政でも頻繁に用いられる構成と信頼が得られるものであると確信している。そのためにも各領域の専門家の御批判と御教示をお願いしたい次第である。

　　2015年4月

　　　　　　　　　　　　　　　　　　　　公益社団法人 日本栄養・食糧学会

　　　　　　　　　　　　　　　　　　　　　　　本 間 清 一
　　　　　　　　　　　　　　　　　　　　　　　宮 澤 陽 夫
　　　　　　　　　　　　　　　　　　　　（会長）近 藤 和 雄

「第2版」編集にあたって

　栄養学・食糧学では，広く異なる分野の研究者が参画し，その研究活動はきわめて多様で，用いられている用語も多岐にわたっている。そのため，関連する用語が簡潔に解説されている用語辞典が会員から強く望まれていた。それに呼応して，藤本健四郎氏を委員長とする編集委員会が組織され，2007年（平成19年）に『栄養・食糧学用語辞典』が刊行された。その後も栄養学・食糧学は目覚ましく進歩し，改訂が望まれるようになった。

　近藤和雄氏を委員長とする「用語辞典委員会」が，2008年（平成20年）8月に新たに組織され，2009年（平成21年）9月から解説文や新規収録用語の検討が行われた。2014年（平成26年）5月に，「用語辞典編集ワーキンググループ」が組織され，1年間をかけ更なる解説文や収録用語の精査が行われた結果，新規収録用語は約380語，改訂用語は約720語，合計1,000余語にのぼった。

　本辞典の趣旨に賛同され，快く玉稿をお寄せいただいた，初版も含めた別掲の364名の方々に，心より感謝申し上げる。

　また，本書の刊行にあたり，長期間にわたり貴重な時間を費やしご尽力いただいた「用語辞典委員会」委員ならびに「用語辞典編集ワーキンググループ」委員各位，本学会前会長宮澤陽夫氏，会長近藤和雄氏，理事，監事，その他の会員に厚く御礼申し上げる。

2015年4月

公益社団法人 日本栄養・食糧学会
用語辞典編集ワーキンググループ
委員長　松井　徹

執　筆　者

青江誠一郎	青木伸雄	青山みさ子	青山頼孝
秋山照子	阿久澤良造	足達哲也	阿部啓子
阿部皓一	安部眞佐子	天野由紀	新井映子
有賀豊彦	有原圭三	安藤朗	安藤量基
飯塚麻貴	飯野久和	五十嵐脩	池上幸江
池田彩子	池田尚子	石井健二	石井孝彦
石井剛志	石川俊次	石川秀樹	石田均
石田裕美	石田裕	石見佳子	板垣英二
板倉弘重	市丸雄平	伊藤薫	伊藤宜則
伊東蘆一	糸川嘉則	井上和生	井上修二
井上順	井上裕康	井部明広	今井悦子
今井具子	今田節子	岩井和夫	岩城啓子
上原万里子	牛川憲司	牛込恵子	牛田一成
臼井照幸	薄木理一郎	梅垣敬三	梅崎昌裕
江頭祐嘉合	江指隆年	江原絢子	海老原清
海老沢秀道	遠藤章二	遠藤泰志	大池秀明
大石誠子	大木和子	大澤俊彦	太田智章
大谷貴美子	大谷元	大谷八峯	大鶴勝
大東肇	大日向耕作	大森正英	岡純
岡達三	岡﨑光子	岡本恭子	小笠原理紀
小川正	小川宣子	小川睦美	沖田美佐子
沖谷明紘	沖中靖	奥恒行	屋宏典
奥田拓道	奥田豊子	小倉嘉夫	小澤幸彦
小澤好夫	小田隆弘	小野章史	小原郁夫
香川靖雄	葛西隆則	笠井通雄	香西みどり

笠岡 誠一	笠岡（坪山）宜代		梶岡 多恵子
梶本 雅俊	柏崎 浩	梶原 苗美	片平 宏
片山 洋子	加藤 智子	加藤 範久	加藤 久典
加藤 秀夫	加藤 陽二	門脇 基二	金沢 和樹
金本 龍平	金子 佳代子	金子 成延	亀井 明子
亀井 康富	栢野 新市	烏野 幹啓	川上 美智子
河田 照雄	川野 因	神田 晃	神戸 大朋
木岡 紀幸	菊﨑 泰枝	岸 恭一	岸本 良美
喜多 雅子	木戸 康博	木村 修一	木本 眞順美
久野 一恵	金高 有里	久保田 紀久枝	熊澤 茂則
桑波田 雅士	小島 英敏	小関 卓也	合田 敏尚
後藤 奈美	小西 史子	小西 洋太郎	古場 一哲
小林 彰子	小林 幸子	小林 修平	駒井 三千夫
小松 一裕	五味 郁子	五明 紀春	近藤 和雄
才田 恵美	斉藤 昌之	齋藤 衛郎	佐伯 茂
坂井 堅太郎	坂本 元子	佐久間 慶子	佐久間 充
佐々木 啓介	佐々木 敏	佐藤 和人	佐藤 健司
佐藤 祐造	佐藤 隆一郎	真田 宏夫	志塚 ふじ子
四童子 好廣	柴田 克己	島田 和子	島田 謙一郎
島村 智子	清水 誠	志村 二三夫	下村 吉治
白鳥 義宗	白鷹 増男	菅野 道廣	菅原 達也
菅原 博子	杉山 公男	杉山 みち子	鈴木 公
鈴木 恵美子	鈴木 和春	鈴木 和彦	鈴木 志保子
鈴木 利雄	鈴木 真理子	鈴木 裕一	関 泰一郎
脊山 洋右	曽根 博仁	染谷 恵	高杉 諭
高瀬 幸子	高橋 敦子	高正 晴子	高村 仁知
滝澤 誠	瀧本 秀美	竹内 弘幸	武田 英二
田口（柳澤）千恵		竹中 晃子	武見 ゆかり

田島　　眞	辰巳隆一	伊達ちぐさ	田所忠弘
田中一成	田中　　清	田中司朗	田中秀幸
田辺創一	谷真理子	太郎良裕子	長南　　治
辻　悦子	辻　啓介	辻　英明	津志田藤二郎
津田謹輔	津田孝範	筒浦さとみ	堤ちはる
寺尾純二	寺本房子	戸谷誠之	等々力英美
冨岡典子	富田純史	鳥居邦夫	永尾晃治
長尾陽子	長岡　　利	仲川清隆	中川秀昭
永木正仁	長崎　　大	中嶋洋子	中嶋光敏
中谷延二	中津川研一	中坊幸弘	中村美詠子
中山　　勉	南部征喜	二川　　健	西川禎一
西川陽子	西園祥子	西成勝好	西堀すき江
野本佳世子	萩裕美子	長谷川麻衣子	畑澤幸乃
濱本洋子	早川享志	早瀬和利	早瀬文孝
原　　博	東あかね	樋口　　満	人見英里
人見賢徳	平田悠美子	広井　　勝	廣田晃一
福島正子	伏木　　亨	藤田　　聡	藤田修二
藤田美明	藤巻正生	藤本健四郎	舟場正幸
古川勇次	不破眞佐子	細川雅也	細川　　優
細谷憲政	堀光代	堀井正治	堀尾文彦
本間清一	槇島慎一	蒔苗裕平	舛重正一
町田尚子	松井　　徹	松石昌典	松枝秀二
松田　　幹	松月弘恵	松村康弘	眞鍋祐之
真鍋祐樹	丸井英二	丸山千寿子	丸山雅弘
三浦　　豊	三浦理代	水沼俊美	三橋順子
南貴美子	南　　久則	宮川八平	宮城重二
宮澤陽夫	宮下和夫	宮本敬久	三輪佳行
村田容常	森内正人	森口　　覚	守田哲朗

人良史一男爾子學一人　　　　　　　　　　　　　　　
顕晃敦晃寅徹祐　純寛　　　　　　　　　　　　　　　
安　柳　山　山　山　横　吉　吉　若　渡
岡　田　下　田　元　山　川　村　松　辺

三勝彦彦郎子理裕昌昌
一秀義和愛昌絵　延　　
矢柳山山山横吉吉李渡
ケ内口田本塚岡武　邊
崎　　　　　　　　　　
　　　　　　　　　　　

森安山山山横吉吉和渡
脇本口下田越池田元田辺
　　　　　　　　　　　
隆傳真広恭英信　勝俊睦
　教哉美正彦男博彦行

森安柳山山幸吉由吉和渡
髙原本下田村居田村田辺
　　　　　　　　　　　満
初安正かな耕定尚克亮浩利
恵代勝へ　路昭美士二二子

凡　　例

　この辞典は，栄養学・食糧学の分野を中心に，生化学，臨床栄養学，食品学，健康学，公衆栄養学，調理学，食品工業，食文化と，その他の各関連分野の用語を小項目方式により解説したものである。収録した用語は，日本栄養・食糧学会編『英和・和英　栄養・食糧学用語集』（建帛社）を中心に，最近の学会誌等で広く用いられている用語を収録した。

〔1〕用語選定の基本方針
　① 見出し語は原則として名詞を選定した。
　② 動詞は，調理に関するいくつかの用語を収録した。
　③ 形容詞は，専門用語の一部となる少数のものを収録した。
　④ 訳語は原語をそのまま字訳してカタカナ書きしている場合が多いが，できるだけ日本語で示すよう努めた。日本語は「学術用語審査基準」（昭和44年9月9日，学術審議会学術用語分科会決定（以後改訂あり））に極力従って表記した。また各分野の用語は，それぞれ以下の基準に従った。
　　◎化合物名：原則として日本化学会研究委員会標準化専門委員会化合物命名小委員会が示した「化合物命名日本語表記の原則」に従った。
　　◎酵素名や生化学分野で用いられる用語：原則として日本生化学会編『英和・和英　生化学用語辞典』に従った。
　　◎医学用語：いくつかの医学辞典で一般的に採用されている用語を選定した。日本医学会医学用語管理委員会編『医学用語辞典（英和）（和英）』も参照した。
　⑤ ④に示したもの以外で，見出し語が，既刊の用語集や辞典に記載されている場合は，それらを極力尊重した訳語を選択した。
　⑥ 専門用語とはいいがたく，一般の辞典に記載されている用語は収録されていない場合が多い。料理に関する用語についても，一般的なものは収録されていない。
　⑦ 食品となる動物名・植物名は「日本食品標準成分表2010」に記載されているものを中心に収録した。加工した食品は記載されていない場合が多い。
　⑧ 用語選定にあたり参考にした資料を *xiv* ページに掲げた。

〔2〕凡　例
1. 見出し
　　配　列　① 原則として五十音順とした。
　　　　　　　ローマ字，ギリシャ文字の読みは次の表音による。

[ローマ字]

A a ええ	H h えっち	O o おお	V v ぶい
B b びい	I i あい	P p ぴい	W w だぶりゅう
C c しい	J j じぇい	Q q きゅう	X x えっくす
D d でい	K k けえ	R r あある	Y y わい
E e いい	L l える	S s えす	Z z ぜっと
F f えふ	M m えむ	T t てい	
G g じい	N n えぬ	U u ゆう	

[ギリシャ字]

α あるふぁ	η いいた	ν にゅう	τ たう
β べえた	θ しいた	ξ ぐざい	υ うぷしろん
γ がんま	ι いおたあ	o おみくろん	ϕ ふぁい
δ でるた	κ かっぱ	π ぱい	χ かい
ε いぷしろん	λ らむだ	ρ ろお	ψ ぷさい
ζ じえた	μ みゅう	σ しぐま	ω おめが

② 連語，複合語は，語と語の区切りスペース，ハイフンを除き全体を一語として読んで配列した．

③ 見出し語に含まれている数字は，数字を除いて配列した．

　　＜例＞ 6-ホスホグルコン酸
　　　　　（読み）ほすほぐるこんさん

④ 化合物の異性体や結合位置を示す D-, L-, α-, β-, γ-, o-, m-, p- などの接頭語はこれを除いて読んでいる．

⑤ ギリシャ文字から始まる用語のうち，ギリシャ文字を除いては意味をなさない語については，①に示す読みで配列した．

　　＜例＞ αヘリックス
　　　　　（読み）あるふぁへりっくす

2．訳　語

① 外国語は原則として英語を示し，訳語を2つ以上示すときは［　；　］で

区切った。
　　　　　＜例＞ 過食　［bulimia；hyperphagia］
　　　　　原則として単数形とし，必要な場合には *pl.* として複数形を示した。
　　　　　また，英語以外は次の略称で示した。
　　　　　フランス語（仏），ドイツ語（独），イタリア語（伊），ポルトガル語（葡）
　② 外国語が確定していない用語については標記を省略した。

3. 括弧，約物

〔　〕　① 見出し語において，常用漢字表の漢字であるが読みが難しいもの，表外漢字で読みが難しいものは読みを平仮名で示し，〔　〕にその漢字を示した。あるいは，その逆とした。
　　　　　＜例＞ かん〔鹹〕味
　　　　　＜例＞ 咀嚼〔しゃく〕
［　］　② 見出し語において，省略してもよい部分を［　］に示した。
　　　　　＜例＞ 蛍光側定［法］
（　）　③ 解説文中では，難しい漢字にはその読みを（　）に示した。
＝　　④ 見出し語だけの項目において，＝に続く用語と同義語であり，＝に続く用語に解説文があることを示す。
　　　　　＜例＞ アイソザイム　［isozyme］　　＝イソ酵素
→　　⑤ 見出し語だけの項目において，→に続く用語の解説文中に，その用語の説明があることを示す。
　　⑥ 略号は原語に続けて［，］で区切って示した。
　　⑦ 学名はイタリック体で示した。
　　　　　＜例＞ *Penicillium*　　アオカビ
　　⑧ 見出し語が同じで，解説が多義にわたるときは，(1)，(2)，……を用いて示した。また，原則として工程，分類等は①，②，……を用いて示した。

4. 略　号

本文中，広く慣用されている略号は断らずに使用した。

　　　　ATP　　　　　アデノシン 5′-三リン酸
　　　　cAMP　　　　サイクリックアデノシン 3′,5′-一リン酸
　　　　cDNA　　　　相補的 DNA
　　　　CoA　　　　　補酸素 A
　　　　DNA　　　　　デオキシリボ核酸

FAD	フラビンアデニンジヌクレオチド	
GTP	グアノシン 5′-三リン酸	
mRNA	メッセンジャー RNA	
NAD(P)	ニコチンアミドアデニンジヌクレオチド（リン酸）	
RNA	リボ核酸	
tRNA	転移 RNA	

◎索　引　　欧文索引
　　　　　　略号索引

『主な参考資料』
・「生化学辞典 第 4 版」（東京化学同人，2007）
・「総合栄養学事典 第四版」 吉川春寿・芦田　淳 編（同文書院，1995）
・「総合食品事典 第六版」 櫻井芳人 編（同文書院，1995）
・「新版 食品工業総合事典」 日本食品工業学会 編（光琳，1993）
・「日本食品標準成分表2010」 文部科学省科学技術・学術審議会資源調査分科会 編（2010）
・「最新 医学大辞典 第 3 版」（医歯薬出版，2005）
・「医学書院 医学大辞典 第 2 版」（医学書院，2009）
・「医学用語辞典（英和）（和英）」 日本医学会 医学用語管理委員会 編（南山堂，1991）
・「岩波生物学事典 第 4 版」（岩波書店，1996）
・「英和・和英 栄養・食糧学用語集」 日本栄養・食糧学会編（建帛社，1997）
・「調理学用語辞典」 川端晶子・寺元芳子 編（建帛社，1985）
・「文部省 学術用語集 化学編 増訂 2 版」（日本化学会，1986）
・「簡明食辞林 第二版」（樹村房，1997）
・Bender, A. E., Bender, D. A.: Oxford Dictionary of Food & Nutrition（1995）
・Esoninger, A. H. *et al*.: The Concise Encyclopedia of Food and Nutrition（1995）CRC Press
・Budavari, S. *et al*.: THE MERCK INDEX 12th Edition（1996）

ア

アーモンドバター ［almond butter］ アーモンドを少量の水と一緒にすりつぶし，約倍量のバターと混ぜ合わせたもの．合わせバターの一種．
R ＝アルギニン
rRNA ＝リボソーム RNA
Rib ＝リボース
RAR ＝レチノイン酸受容体タンパク質
RAST ［radioallergosorbent test］ 放射線アレルゲン吸着試験．アレルゲンに対する IgE 抗体の定量法で，抗原に結合した IgE 抗体を放射性同位体で標識した別の抗体と結合させ放射活性を測定する方法．
RANK ＝核内因子κB 活性化受容体
RANKL ＝破骨細胞分化因子
RXR ＝レチノイド X 受容体
Rha ＝ラムノース
RN アーゼ ＝リボヌクレアーゼ
RNI ＝［標準］栄養素基準摂取量
RNA ＝リボ核酸
RNA 依存性 RNA ポリメラーゼ ［RNA-dependend RNA polymerase］ RNA を鋳型としリボヌクレオチドを重合し RNA を合成する酵素．RNA ウイルスのゲノム RNA の複写や，ゲノム RNA より mRNA を転写する機能を有する．
RNA 依存性 DNA ポリメラーゼ ［RNA-dependent DNA polymerase］ RNA を鋳型にして DNA に逆に転写する酵素．逆転写酵素，リバーストランスクリプターゼともいう．レトロウイルス，レトロトランスポゾンや B 型肝炎ウイルス等のレトロイドウイルス，テロメラーゼ等に存在する．レトロウイルスの場合では，感染細胞の細胞質中で RNA より二本鎖の線状 DNA を合成し，この線状 DNA が核内に移動の後，インテグラーゼとよばれる酵素により宿主ゲノムに組込まれる．
RNase ＝リボヌクレアーゼ
RNA 干渉 ［RNA interference, RNAi］ 相補的な短い二本鎖 RNA（siRNA：通常21-23塩基）を用いることにより，細胞内の標的 mRNA を分解することで，標的タンパク質の発現を特異的に抑制する現象．特定の遺伝子やタンパク質の機能解析に RNA 干渉の技術が広く用いられている．その抑制効果は一過性であるので長期間の作用を期待する場合には，低分子干渉 RNA（siRNA）発現ベクターの導入が必要となる．薬剤として肝硬変などの線維症への応用も期待されている．→低分子干渉 RNA
RNA 酵素 ［RNA enzyme］ ＝リボザイム
RNA 複製酵素 ＝ RNA レプリカーゼ
RNA 分解酵素 ＝リボヌクレアーゼ
RNA ポリメラーゼ ［RNA polymerase］ DNA を鋳型にして RNA を合成する酵素．真核細胞では，RNA ポリメラーゼⅠ，Ⅱ，Ⅲの3種類が存在し，それぞれ rRNA, mRNA, tRNA の合成を行う．
RNA リガーゼ ［RNA ligase］ RNA の5´-末端のリン酸基と3´-末端のヒドロキシ基を結合させる反応を触媒する酵素．RNA 連結酵素ともいう．
RNA レプリカーゼ ［RNA replicase］ RNA ファージの一本鎖 RNA を鋳型にして相補的な塩基配列の RNA を合成する酵素．RNA 複製酵素ともいう．
RNA 連結酵素 ＝ RNA リガーゼ
R_f 値 ［R_f value］ 濾紙及び薄層クロマトグラフィーにおいて，原点からの試料の移動距離を示す値．（試料の移動距離）／（溶媒先端の移動距離）で表される．同一物質は同一 R_f 値を示すことから試料の同定に利用される．
RMR ＝エネルギー代謝率
ROS ＝活性酸素種
ROC 曲線 ＝受診者動作特性曲線
R-タンパク質 ［R-protein］ ＝ハプトコリン
RDA ＝推奨量
RT-PCR 法 ［RT-PCR method］ mRNA の発現，あるいはその定量に用いられる方法で，逆転写酵素（reverse transcription, RT）とオリゴ（dT）プライマーを用い mRNA より cDNA を合成の後，各遺伝子に特異的なプライマーを用いてポリメラーゼ連鎖反応（polymerase chain reaction, PCR）にて増幅を行う．
RBC ＝赤血球
I ＝イソロイシン
I ＝イノシン
IEC ＝イオン交換クロマトグラフィー
ISO ＝国際標準化機構
ISO9000 シリーズ ［ISO9000 series］ 国際標準化機構（ISO）が定める品質管理及び品質保証に関する一連の国際規格．1987（昭和62）年に

制定。日本では，（公財）日本適合性認定協会（JAB）が認定した民間の審査登録機関が申請企業の審査及び登録を行っている。現在50か国以上で制度化されている。

IH ＝誘導加熱
Ino ＝イノシン
IMP →イノシン酸
Ile ＝イソロイシン
ILO ＝国際労働機関
IQ ＝知能指数
IC ＝イオンクロマトグラフィー
Ig ＝免疫グロブリン
ICIDH ＝国際障害分類
ICHPPC [International Classification of Health Problem in Primary Care] プライマリケア健康問題の国際分類。世界家庭医機構（WONCA）が日常診療の中で活用を目的として開発した。プライマリケア健康問題の国際分類。
ICF ＝国際生活機能分類
IGF ＝インスリン様成長因子
ICD ＝国際疾病分類
IGT ＝耐糖能異常
ICP 発光分析法 ＝高周波誘導結合型プラズマ発光分析法

アイシングラス [isinglass] チョウザメなど細長い魚の浮き袋から抽出，精製されたゼラチン状物質。主成分はコラーゲン。ワインやビールの酵母を沈殿させる発酵停止剤やゼリー食品に利用される。

アイスクリーム [ice cream] アイスクリーム類（乳・乳製品を主要原料として凍結させたもので乳固形分を 3.0％以上含むものの総称）の一種。乳固形分 15.0％以上，乳脂肪分 8.0％以上のものをいう。植物油脂の使用は禁止されている。アイスクリーム類の中では，乳固形分，乳脂肪分が最も多く含まれ，風味が良く栄養的にも優れている。

アイスミルク [ice milk] アイスクリーム類のうち，乳固形分を 10％以上（うち乳脂肪分 3％以上）含み，乳酸菌以外の細菌数が 1 g 中に 50,000 以下，大腸菌群が陰性のもの。→アイスクリーム，ラクトアイス

アイソザイム [isozyme] ＝イソ酵素
アイソトープ [isotope] ＝同位体
アイソトープ効果 [isotope effect] ＝同位体効果

I 帯 [I band] 横紋筋細胞の筋原線維に現れる横紋のうち，光学顕微鏡的に等方性を示す部分。電子顕微鏡的にはアクチンフィラメントのみから成る部分で，帯の中央部にある Z 膜にアクチンフィラメントが両側から付着している。

IDF ＝国際酪農連盟
IBD ＝炎症性腸疾患
IVH ＝経静脈高カロリー輸液
IU ＝国際単位
IUNS ＝国際栄養科学連合
IUFoST ＝国際食品科学・工学連合
IUPAC ＝国際純正・応用化学連合

アイリッシュウイスキー [Irish whiskey; -ky] アイルランド共和国及び北アイルランド原産のウイスキー。麦芽の乾燥には泥炭を用いない。原料の 60％以上が無蒸煮大麦で，麦芽と混合し糖化される。蒸留はポットスチルで 3 回行われ，留出区分のアルコール度数は 75～85％と高い。

アインシュタインの粘度式 [Einstein's viscosity formula] Einstein A（ドイツ生まれ米国籍）によって導き出された式で，非常に希薄なサスペンションの相対粘度 η_r と粒子の体積分率 ϕ の関係を与える：$\eta_r = (1 + 2.5\phi)$。ここで，粒子は完全な剛体球で電荷をもたないと仮定されている。

アインホルン検糖計 [Einhorn's saccharometer] 酵母を用いて糖がアルコール発酵の基質として利用される程度を調べるときに使われる気体収集・測定用の管。アインホルン発酵管ともいう。

アインホルン発酵管 [Einhorn's fermentation tube] ＝アインホルン検糖計

アウエルバッハ神経叢 [Auerbach's plexus] 消化管の内輪・外縦 2 層の筋層の間に存在する多数の神経節の集合体。筋層間神経叢ともいう。神経細胞体が集合している神経節と各神経節をつなぐ神経線維束で構成される。腸管壁全周を網目状に広がり，マイスネル神経叢とともに腸神経系の主要部分を形成する。消化管が中枢神経の影響を受ける時に，自律神経系と消化管の仲立ちをする。この神経細胞のネットワークによって，自律的で協調的な消化管の平滑筋運動（蠕動等）が可能になる。

和える [dress] 1 種類，または数種類の和えられる材料と調味料を混ぜ合わせた和える物（衣という）を混ぜる調理法。

亜鉛 [zinc] 元素記号 Zn，原子番号 30，原子量 65.409，12(2B)族元素。体内に約 2 g 含まれ，血液，筋肉，肝臓など体内に広く分布する。200 以上の酵素の構成成分であり，成長，免疫系，味覚等の感覚，皮膚，骨の機能維持に関与している。また，皮膚タンパク質やコラーゲンの正合成にも関与している。

亜鉛欠乏症 [zinc deficiency] 亜鉛の欠乏によって起こる症状。成長停滞，脱毛，毛色の変化，皮膚炎，男性性機能低下，嗜眠，暗順応異常，味覚異常，食欲不振，創傷治癒障害がみられる。

亜鉛酵素 [zinc enzyme] 亜鉛を含む金属酵素。代表的なものとして，炭酸デヒドラターゼ，カルボニックアンヒドラーゼ，カルボキシペプチダーゼ A，アルコールデヒドロゲナーゼ，スーパーオキシドジスムターゼ，DNA ポリメラーゼ，RNA ポリ

メラーゼ等である。

亜鉛中毒 [zinc intoxication；zinc poisoning] 過剰の亜鉛を吸入したり，亜鉛メッキした容器や器具から亜鉛が溶出，混入した飲食物を摂取した時に起こる中毒。仙痛，下痢，悪心，嘔吐，発熱等の症状を示す。

亜鉛トランスポーター [zinc transporter] 亜鉛イオンの細胞膜輸送を担う膜タンパク質の総称。ZIP (Zrt, Irt-like Protein) と ZnT (Zn Transporter) の二つに分類され，古細菌からヒトまであらゆる生物種に見出される。哺乳類では，14種のZIPと9種のZnTが発現する。ともに分子内にATPase領域をもっておらず，ATPの加水分解とは共役しない二次性能動輸送型のSLCトランスポーターとして機能する。ZIPの輸送様式は未だ不明であるが，ZnTはプロトン（水素イオン）と亜鉛イオンとの交換輸送の様式をとる。ZIPとZnTは，細胞膜や各細胞内小器官膜に局在して亜鉛の膜輸送に関与し，ZIPは細胞外や細胞内小器官内腔の亜鉛イオンを細胞質へと，ZnTは，ZIPと逆に細胞質の亜鉛イオンを細胞外や細胞内小器官内腔へと輸送する。ZIPの中には，亜鉛イオン以外に，鉄やマンガン，カドミウムを輸送基質とするものも存在する。

アオカビ [*Penicillium*] 最も普遍的にみられる真性子嚢菌類の一属。ペニシリウムともいう。多くの菌種が青～緑色のものがみられる。この種のカビから抗生物質のペニシリンが発見され，チーズやソーセージの製造，有機酸の発酵等有益な菌であるが，毒素産生菌種も存在する。

アオソコヒ [glaucoma] ＝緑内障
青菜 [greens] 緑色を呈する葉菜の総称。主にアブラナ類の葉菜を指す場合が多い。
青肉 [blue meat] ＝ブルーミート

青葉アルコール [leaf alcohol] *cis*-3-ヘキセノール，$C_6H_{12}O$，$CH_3CH_2CH=CHCH_2CH_2OH$，分子量100.16。生茶葉から抽出された青葉の香りをもつアルコール。1930（昭和5）年頃，武居三吉により発見され，青葉アルデヒドにならい命名した。植物の葉，野菜，果実等に広く存在し，新鮮なみずみずしい香りに寄与している。

青葉アルデヒド [leaf aldehyde] *trans*-3-ヘキセナール，$C_6H_{10}O$，$CH_3CH_2CH=CHCH_2CHO$，分子量98.14。灌木や草本の緑葉から抽出された青葉臭を呈するアルデヒド。1910年頃，クルチウス（ドイツ）らにより植物のもつ青くさい香りの成分として初めて発見され，青葉アルデヒドと命名された。葉を傷つけると$α$-リノレン酸より酵素的に生成される。

青葉臭 [leaf odor] 新緑，新茶，野菜等の緑を連想する香りの用語。代表的な成分はC_6化合物の青葉アルコール，青葉アルデヒド等，C_9化合物のキュウリアルコール，スミレ葉アルデヒド等がある。

青米 [green kernel] 玄米表層の果皮中に葉緑素が残存して外観が緑色に見える米。遅れ稲など開花が遅れた種子で生じやすく，多肥，倒伏で成熟が遅れた場合にも多い。刈取り後，光を受けると褪色する。多少早刈りした場合にも多くなるが，この場合は光沢のある活青（いきあお）となり，食味も良いといわれ，遅刈りでない証拠，新米の証拠として喜ばれることもある。

赤池情報量基準 [Akaike's information criteria, AIC] 統計的モデルを評価する基準として赤池によって提案された統計量。AICの値が低いほど良いモデルであると評価する。文部省（当時）数理研究所元所長・赤池弘次が1974（昭和49）年に発表した指標。

アカカビ中毒 [*Fusarium* toxicosis] フザリウム属などのアカカビが小麦などの穀物で産生したアカカビ毒素（主要なものはフザリウム毒素群）によってヒトが頭痛，悪寒，めまい，嘔吐，下痢などの症状を呈する中毒。ほかのカビ毒でみられる発がん性は確認されていない。→フザリウム中毒

アカシアゴム [acacia gum] ＝アラビアガム
赤肉 [lean meat] 畜種，性別，成熟度（年齢），部位に関係なく，一般に皮下脂肪，筋間脂肪，筋肉内脂肪，筋上膜や腱（すじ）の少ない赤身の肉。赤身肉ともいう。主として枝肉構成や食肉製品の原料肉を示す際に使われる。除骨後の部分肉から筋上膜や腱（すじ）及び表層の脂肪を除いたもので，筋肉の分類でいう赤色筋を指すわけではない。

赤ブドウ酒 [red wine] ＝赤ワイン
赤身肉 [lean meat] ＝赤肉
アガラクシア [agalactia] ＝泌乳不全
アカラシア [achalasia] ＝噴門痙攣〔れん〕症

上がり粉 [agariko] 小麦を製粉する過程で，ロール製粉機による破砕，粉砕を経て，ふるい機にかけて最終的に小麦粉になったもの。小麦は皮が硬くて胚乳に食い込んでおり，胚乳は軟らかくて粉になりやすい。このため小麦を製粉して皮と胚乳を篩で分けることで皮の少ない小麦粉が得られる。ロール製粉機は粒を開くように破砕した後に，外皮を砕かないように胚乳部分を分離し，これを粉にする。胚乳部分を粗く砕いた粗粒をセモリナといい，その不純物をピュリアファイヤーという機械の風力で分離し，精製したものと，ピュリアファイヤー，セモリナ粉砕，ふるい分けの工程を繰り返して，何種類もの粉（上がり粉）が出来上がり，これを混ぜて1等粉，2等粉，3等粉などに分類される。1等粉が最も灰分が少なく0.3～0.4%で色も白いが，灰分が多くなると色もクリームから灰色に濃くなる。原料小麦に対する小麦粉全体の量の百分率を「歩留り率」といい，現在は約70～75%ぐらいである。明

治以前の石臼でひいて作られた国内の小麦粉に対して輸入されたロール製粉機による小麦粉はメリケン粉と称してそれまでのうどん粉と区別されたが，現在ではほとんどがロール製粉による。

アカルボース [acarbose] 経口血糖降下薬の一つで食後過血糖改善薬に属する。小腸粘膜にあるα-グルコシダーゼを競合的に阻害することで，二糖類から単糖類への分解を抑制し，糖質の吸収を遅延させて食後の血糖の上昇を緩やかにする。比較的軽症で主に食後の過血糖のみを認める2型糖尿病が適応となる。服用は食直前が望ましい。ほかの糖尿病用薬との併用で低血糖が生じた場合には，スクロースではなくグルコースを投与する必要がある。副作用として腹部膨満，放屁増加等がみられる（商品名：グルコバイ）。

アガロース [agarose] $(C_6H_{10}O_5 \cdot C_6H_8O_4)_n$。主に(D-ガラクトシル3,6-アンヒドロ-L-ガラクトシル)$_n$の構造をもつ。寒天から工業的に分離精製される。約1％水溶液でゲルとなり，多糖鎖間の網目構造は高分子も拡散できるので，タンパク質などの電気泳動分離の支持体やセファロースなどのゲル濾過材として用いられる。

アガロビオース
ネオアガロビオース
D-ガラクトース　3,6-アンヒドロ-L-ガラクトース　D-ガラクトース

アガロビオース [agarobiose] $C_{12}H_{20}O_{10}$，分子量324.26。D-ガラクトースと3,6-アンヒドロ-L-ガラクトースが結合した二糖類。アガロースが酸加水分解して生成するアガロオリゴ糖の一種。→アガロース

アガロペクチン [agaropectin] アガロースとともに寒天を構成する多糖類。D-ガラクトース，3,6-アンヒドロ-L-ガラクトース，D-グルクロン酸及びその硫酸エステルまたはピルビン酸エステルを含む。アガロースよりも強度の低いゲルを形成する。

赤ワイン [red wine] 赤色を呈する果実酒。通常はブドウを原料とするワインを指し，赤ブドウ酒ともいう。果皮にアントシアニン系色素を含む黒色系の原料ブドウを使用し，除梗・破砕後，搾汁をせずにアルコール発酵（醸し発酵）させる。発酵中に果皮から色素が抽出されるとともに，果皮や種子から渋味成分など（いわゆるタンニン等のポリフェノール類）が抽出される。目的に合った色や渋味となった時点で液抜き・搾汁を行う。通常，赤ワインは糖分を残さずに完全に発酵を終了させて辛口とし，多くの場合，マロラクティック発酵（乳酸菌によりL-リンゴ酸をL-乳酸に変換する）を行う。原料ブドウの品種，品質とともに，醸し発酵中の抽出の程度がワインの品質に大きな影響を及ぼす。抗酸化性を示すポリフェノール類が豊富に含まれることが注目された。通常，アルコール分は10～13％程度，pHは3.3～3.7程度。→ワイン，白ワイン，ロゼワイン

飽き [satiation] ＝心的飽和

アキー [akee] 西アフリカ原産のムクロジ科の樹木。熱帯・亜熱帯地域で果樹として広く栽培されている。未熟果はヒポグリシンAを含み有毒であるが，成熟果は食用として利用されている。

亜急性毒性 [subacute toxicity] 薬物等を短期間（1～3か月程度）繰返し投与することにより，または短期間の曝露に対して引き起こされる比較的急激な中毒症状。

アキラル [achiral] →キラル化合物

アキレス腱反射 [Achilles tendon reflex；ankle jerk] 深部腱反射の一つ。アキレス腱をハンマーで叩打した際に，下腿三頭筋（ヒラメ筋，腓腹筋，足底筋）の収縮によって足が足関節で底屈する反射の一つ。多発性ニューロパチー，多発性筋炎，脊髄後索障害があると，この反射は陰性となる。

灰汁〔アク〕 [(1) harshness；(2) ashed water] (1)食品に含まれる不味成分及び褐変物質の総称。野菜類のえぐみや渋味，苦味など食品によってアク成分が異なる。(2)草木灰の浸漬水あるいはその上澄み。野草のアク抜きなどに使われたが，現在では重曹水で代用することが多い。→灰汁〔アク〕抜き

アクアコバラミン [aquacobalamin] コバミドのコバルトに水分子が配位結合したもの。体内に吸収された後，アデノシルコバラミンやメチルコバラミン等の補酵素型に変換される。水溶液中では共役型のヒドロキソコバラミンと平衡状態で存在する。→ビタミンB_{12}

悪液質 [cachexia] がん細胞の産生する腫瘍壊死因子-α（TNF-α）等のサイトカインによって起こる消耗状態。がんの末期に生じやすい。

悪性腫瘍 [malignant tumor] 上皮細胞由来の狭義の癌と間葉系由来の肉腫，白血病より成る。これらをあわせて「がん」と表記する。いずれも細胞の増殖が早く，分裂像も多い。がん細胞は遺伝子異常を伴うので核や細胞質の異型が強い。周辺組織へは浸潤性に発育し，リンパ管や血管中にがん細胞が入るとリンパ節や遠位の臓器に転移する。リンパ行性，血行性転移のほかに，胃癌などの場合は腹腔にばら撒かれたがん細胞が播種性の転移巣を作る。がんの増殖は生体のコントロールが効かないので，栄養素をひたすら自己の増殖に浪費し，宿主は衰弱してやせ衰え死を迎える。

悪性新生物 [malignant neoplasm]　悪性腫瘍と同義語。欧米で統計に使用されている。

悪性貧血 [malignant anemia ; pernicious anemia]　胃壁細胞から分泌される内因子に対する自己抗体が原因する自己免疫疾患と考えられる。抗内因子抗体は胃の壁細胞を破壊し，萎縮を引き起こすが，胃内腔と血液中にも放出され，残存内因子活性を阻害する。そのためビタミンB_{12}は内因子と複合体を形成できず，回腸末端においても吸収されない。骨髄穿刺による組織像は全骨髄細胞の過形成性骨髄である。末梢血は大球性正色素性の赤血球で，大小不同，変形を伴う。末梢血中に巨赤芽球が現れるのが特徴で，しばしば残存核小片のジョリー小体を残す。異常細胞は寿命が短いので溶血が亢進し，脾腫や肝臓，腎臓，膵臓，骨髄への鉄の沈着，軽い黄疸を伴う血中ビリルビンの増加がみられる。

アクチニジン [(1)アルカロイド : actinidine ; (2)プロテアーゼ : actinidin]　(1)$C_{10}H_{13}N$, 分子量 147.22。ネコが異常に好む植物であるマタタビ (*Actinidia polygama*) の果実，葉，茎等から得られるモノテルペンアルカロイド。アクチニダインともいう。ネコ属の動物がマタタビを食べるとマタタビ反応という一種の酩酊状態になる。アクチニジンはこの酩酊状態を引き起こす有効成分である。(2)タンパク質分解酵素の一種で，キウイフルーツに含まれる。活性中心にシステインを有するシステインプロテアーゼであり，分子量は約 25,000。最適 pH は基質によって異なり，pH 4～7 の広い範囲で作用する。食肉タンパク質を分解することができるため，食肉の軟化剤としての利用が考えられている。

アクチニダイン [actinidain]　=アクチニジン

アクチニン [actinin]　α アクチニンがよく知られている。分子量 95,000 の二量体から成るタンパク質で，横紋筋細胞の筋原線維のZ膜を構成し，アクチンフィラメントを結合する。横紋筋以外の細胞でもアクチンのあるところにその存在が知られている。

アクチビン [activin]　TGF-β スーパーファミリーに属する。卵巣から合成・分泌されるインヒビン β 鎖の二量体タンパク質。脳下垂体の卵胞刺激ホルモン (FSH) 分泌を促進する。ほかの臓器にも存在し，中胚葉誘導，赤芽球分化誘導，インスリン分泌促進等の活性をもつ。

アクチン [actin]　筋肉の収縮に関与しているタンパク質。単分子のアクチンは分子量約 42,000 の球状タンパク質でG-アクチンという。その線維状重合体はF-アクチンという。筋肉中の筋原線維の細いフィラメントはF-アクチンを骨格としており，これがミオシンから成る太いフィラメントとATP存在下で反応して滑りを起こし，筋肉は収縮する。

アクチンフィラメント [actin filament]　筋原線維を構成する長さ約 1 μm の線維構造体。主として分子量約 42,000 のアクチンから成る。G-アクチンが重合した F-アクチンが 2 本より合わさった二重らせん構造をもち，トロポミオシンやトロポニンのほか，ネブリンが結合している。ミオシンフィラメント（太いフィラメント）と相互作用すると筋収縮が起こる。→筋原線維，アクチン，トロポミオシン，トロポニン

アクトミオシン [actomyosin]　筋原線維を構成する収縮性タンパク質ミオシンとアクチンの複合体。筋収縮に際してはミオシンフィラメントとそれに対向するアクチンフィラメントが相互作用により ATP を消費して滑走結合して筋原線維の収縮を行う時に生じる。アクチンフィラメントに絡むトロポミオシン上にあるトロポニンに Ca^{2+} が結合しなければアクトミオシンの形成が阻害される。

灰汁〔アク〕抜き [removal of harshness (bitterness)]　アクを除去することで，調理における広い意味では，食味上あるいは生理的に好ましくない成分を取除く処理のこと。アクの主な成分は，植物性食品では野菜類の有機酸などの無機質，ポリフェノール類，アルカロイドなどであり，動物性食品では肉類から溶出する脂質とタンパク質の集合体などである。主なものにホウレンソウのシュウ酸，タケノコのホモゲンチジン酸，ゴボウのクロロゲン酸がある。これらの成分の除去にはゆでることが効果的であり，その際にアルカリ性の草木灰や重曹を加え溶出を促したり，米の研ぎ汁や小麦粉などデンプンの吸着作用を利用する方法等がある。

アクネ [acne]　思春期男女の 80 % 以上が経験する尋常性痤瘡（俗称：にきび）。皮脂の分泌が亢進した場合毛包漏斗部の異常角化が生じる。これにより皮脂排泄が低下し，毛包内嫌気性菌が増殖して発症する。

アク引き [clarification]　スープストックを取る時などに溶出するアク成分を卵白とともに加熱凝固させて静かにこし取り，汁を清澄にすること。

アグリコン [aglycon]　配糖体から糖が外れた非糖質部分。アグリコともいう。ステロイド性，アミノ糖性，フラボン性等さまざまなものがある。これらは動植物中に配糖体として存在している。特に，サポニンのアグリコンはサポゲニンとよぶ。

アクリジンオレンジ法 [acridine orange method]　細胞の塗抹において核酸の標識，あるいは定量するのに用いられる色素法。菌体数の測定等に用いられる。アクリジンオレンジは核酸のポリアニオンと結合し，紫外線下に橙赤色の蛍光を呈する。

アクリフラビン [acriflavine]　$C_{14}H_{14}ClN_3$，分子量 259.74。アクリジン系色素の代表的な化合物の一つ。主な用途は医薬品，染料。橙赤色の水溶

液となり，希釈すると緑色の蛍光を発する。

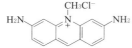

握力 [hand grip strength；grip strength]
親指以外の手屈筋の協同作用による末梢屈筋の筋力．疫学調査など大集団の筋力を測定する場合，握力は全身の筋力の指標として用いられている．

アクリルアミド [acrylamide] 劇物に指定されている化合物で，紙力増強剤，合成樹脂，合成繊維，排水中等の沈殿物凝集剤，土壌改良剤，接着剤，塗料，土壌安定剤などの原料として用いられている．アクリルアミドは国際がん研究機関 (International Agency for Research on Cancer, IARC) により「2A；ヒトに対しておそらく発がん性があるもの」に分類されている．日本では化学物質排出把握管理促進法の第一種指定化学物質に，また毒劇物取締法では劇物に指定されている．アクリルアミドが重合してできるポリアクリルアミドは毒性が低い．スウェーデン政府は2002年にイモなどの炭水化物を多く含む食品を焼くあるいは揚げるとアクリルアミドが生成すると発表した．アクリルアミドは食品中に含まれるアスパラギンと還元糖からメイラード反応により生成し，フレンチフライやポテトチップス，コーヒなどに多く含まれる．FAO/WHO合同食品添加物専門家会議（JECFA）において，ヒトの平均的な摂取量は，一日当たり $1\,\mu g/kg$ 体重であると報告されている．

アクリルアルデヒド [acrylaldehyde；acrylic aldehyde] ＝アクロレイン

アクリル酸 [acrylic acid] $C_3H_4O_2$, CH_2=CHCOOH，分子量72.06．酢酸に似た刺激臭を有する液体．水，エタノール，エーテルに可溶．酸素存在下で容易に重合するため，プラスチックの原料として用いられる．

アクリル樹脂 [acryl resin；acrylic resin]
アクリル酸エステルまたはメタクリル酸エステルの重合による合成樹脂．重合度10,000〜15,000程度．メタクリル樹脂ともいう．また，特にメタクリル酸メチル樹脂は透明で，屈折率が高く，有機ガラスともよばれる．クロロホルムなどの有機溶媒に可溶，80〜100℃程度で軟化変形し始める．アクリル酸のモノマーと他のモノマーとの共重合を利用した種々の改質アクリル樹脂があり，耐衝撃性，着色性にも優れ，無機ガラスの代用品として建築や乗物の窓材，照明器具，看板，日用品等に広く利用される．水族館の展示用大型水槽が容易に作れるようになった．

アグロバクテリウムツメファシエンス
[*Agrobacterium tumefaciens*] グラム陰性の土壌細菌．植物に感染してクラウンゴールという腫瘍を形成する．この腫瘍化は，本菌がもつTiプラスミド上のT-DNAが植物染色体に組込まれることで起こる．この本菌の外来遺伝子を組込む性質を利用して，本菌は植物への遺伝子導入のための宿主として利用されている．目的遺伝子をもったTiプラスミドを本菌に導入し，本菌を感染させることで遺伝子組換え植物を得ることができる．→遺伝子組換え作物

アクロレイン [acrolein] C_3H_4O, CH_2=CHCHO，分子量56.06．黄色または無色透明の反応性の極めて高い液体．揮発性，引火性が強く，刺激性のある不快な悪臭を有する．アクリルアルデヒド，プロペナール，プロペンアルデヒドともいう．メチオニン（医薬品，栄養強化剤，飼料添加物）やアクリル酸エステル（アクリル繊維などの原料）などの製造原料として用いられる．燃料（自動車など），合成ポリマー類，食品（食用油），タバコ等の不完全燃焼・熱分解により発生する．呼気や飲み水，加熱した食用油などを口にすることによって，人の体内に取込まれる可能性があるが，通常はいくつかの代謝産物に変化して，尿中に排泄される．高濃度曝露による急性毒性として，細胞毒性，変異原性のあることが報告されている．

揚げ氷 [direct icing] 砕いた氷と魚を層状に積む魚の氷蔵法の一つ．

アケビ [akebia] 日本の山野に自生するつる性の落葉木で，アケビ，ミツバアケビ，ゴヨウアケビの3種類がある．長さ10cm前後の長楕円形の果実をつける．秋に熟すると果皮は紫色となり，縦に裂け半透明の甘い果肉が現れ，これを食用とする．

揚げる [fry] 熱媒体に油脂を用いる加熱調理法．油脂中での加熱は通常160〜190℃と水の沸点よりはるかに高いため，生ものなど水分を多く含む食材を投入すると食材に含まれる水分は気化し除かれる．同時にその分，揚げ油が入り込み，独特の風味が付与される．表面に近い衣は脱水され高温で加熱されるため，食感はサクサクしたものになる．

アゴニスト [agonist] 生体内で対応する受容体に結合するとともに受容体を活性化し，細胞に特異的な反応を生じさせる物質の総称で，受容体アゴニスト，作動薬や作用薬ともよばれる．アゴニストと受容体との結合は特異的で，可逆的であり，起こる生理作用はアゴニストの量に応じて増大し，最大反応に達し平衡になる．→アンタゴニスト

アコニターゼ [aconitase] クエン酸回路においてクエン酸から*cis*-アコニット酸を経て，イソクエン酸にする酵素．アコニット酸ヒドラターゼともいう．クエン酸⇌*cis*-アコニット酸 + H_2O ⇌ *threo*-D-イソクエン酸，可逆反応である．牛心筋酵素の分子量は66,000．活性中心に4Fe-4S鉄硫黄ク

ラスターがあり，2価鉄がクエン酸のヒドロキシ基を引き抜く。ミトコンドリア内に存在する。

アコニチン [aconitine]　$C_{34}H_{47}NO_{11}$，分子量645.75。キンポウゲ科トリカブト属，デルフィニウム属の全草，塊茎に含まれるジテルペンアルカロイドの一種。毒性が強く，半致死量（LD_{50}，経口）は1 mg/kg以下。毒性の発現には安息香酸エステル基とメトキシ基が必須とされる。

アコニット酸 [aconitic acid]　$C_6H_6O_6$，分子量174.11。シス型とトランス型があり，*cis*-アコニット酸は，クエン酸回路を構成している物質の一つで，クエン酸より1分子の水が脱水して生成する。*trans*-アコニット酸は植物の茎葉部に豊富に含まれる有機酸である。

```
    H-C-COOH
     ‖
HOOC-C-CH₂COOH
```

アコニット酸ヒドラターゼ [aconitate hydratase]　＝アコニターゼ

アサ[麻] [hemp]　大麻のことで，中央アジアを原産地とするクワ科の一年生草本。生長が早く約100日間で草丈が2～3 mに達し，茎は硬く，直径2～3 cmになる。日本では茎を削いで繊維の原料としたり，種子を食用として利用するため古来より栽培されている。

アサの実 [hemp seed]　おの実，ヘミンともいう。直径2～3 mm，丸く褐色で硬い。タンパク質，脂質，炭水化物がそれぞれ約30％含まれており，ピリッとした辛味がある。七味唐辛子の材料，香辛料，製油原料等にしている。

朝昼兼用食 [brunch]　朝食と昼食を兼ねて一度の食事で済ませること。中世以前には，一日朝夕2食が一般的であったが，鎌倉時代，武士が次第に朝昼夕の一日3食制を採るようになり，その食事行動が室町時代以後，一般庶民に普及し，現在の食の基礎が確立した。日本の食生活は，一日3食を中心に営まれている。しかし，1983（昭和58）年以後，共働き家庭の増加や就業時間が遅くなるなど各人の生活スタイルの変化により，休日には朝昼兼用食を摂る者も多くなってきた。

麻実油 [hemp seed oil]　大麻の実（含油率約28％）から採取される油脂。リノール酸含量約52％。

亜酸化窒素 [nitrous oxide]　N_2O，分子量44.01。やや甘味臭のある無色，非刺激性の気体で，常温では非爆発性。一酸化二窒素ともいう。麻酔作用は弱いが鎮静作用があり，作用の強い吸入麻酔薬と混合して使用される。無酸素症を除けば，臨床上問題となる有害な作用はない。吸引すると顔の筋肉が痙攣して笑っているように見えるので，笑気ともよばれている。

味 [taste]　飲食物中の呈味成分が口腔内の味蕾の味細胞と化学的に結合し，その情報が味神経を経て大脳に伝わることによって知覚される感覚。五基本味（甘味，塩味，酸味，苦味，うま味）のほかに，辛味，渋味（収斂味），えぐ味，金属味，アルカリ味等がある。基本味以外は，味覚と皮膚感覚等からの情報も加わった味とされる。また，味とにおいを合わせて風味ということもある。

アジア栄養学会連合 [Federation of Asian Nutrition Societies, FANS]　アジア地域の栄養学関連学会の連合組織で，国際栄養科学連合に加盟している。栄養科学と食糧科学の専門家が集うアジア栄養学会議の開催を通して，アジア地域の社会発展，人々の生活の質の向上，栄養と食品に関する諸課題の解決，そして，アジア地域の人々の健康福祉の増進に貢献することを目的として，1973年に設立された。2014年時点で，18の正会員国と1のオブザーバー国が加盟し，日本は（公社）日本栄養・食糧学会が加盟団体となっている。→国際栄養科学連合

アジソン病 [Addison disease]　原発性に副腎機能が低下した慢性疾患。原因の大半は特発性（自己免疫性副腎炎が考えられている）か副腎結核である。10歳以下の発症は先天性が多い。副腎皮質刺激ホルモン（ACTH）分泌亢進による全身の色素沈着が特徴的である。また体重減少，筋力の低下，全身倦怠感等の症状を呈する。

あしたば [ashitaba]　セリ科の多年草。日本では八丈島，大島，三宅島，神津島，新島等で栽培されている。独特の風味があり，葉や若芽を天ぷらや胡麻和え等にして食べる。

亜ジチオン酸塩 [dithionite]　＝ハイドロサルファイト

味付け [seasoning]　好ましい味の料理品に仕上げるために，調理の過程において食品に各種調味料を加えること。調味，フレーバリングともいう。味付けの方法や調味料の使用量は，調理法，調味料，食品材料，目的とする料理によってさまざまである。味付けの時期は，下ごしらえの段階で下味を付ける，加熱をしながら行う，配膳の直前に行う，喫食時に各人が調味料をかける等である。

アシドーシス [acidosis]　体液のpHが酸性に傾く病態。H_2CO_3の増大によるものを呼吸性アシドーシスという。血液の炭酸ガス分圧は上昇する。肺疾患や左心不全による換気不全のほか，薬剤（麻薬，睡眠薬）による呼吸抑制等にみられる。一方，炭酸水素イオンの減少による代謝性アシドーシスもある。糖尿病（ケトン体産生）や飢餓，激しい運動（乳酸産生）による酸過剰産生，腎不全にみられる酸排泄障害，また小児の場合の嘔吐や下痢によるアルカリの喪失時にみられる。→アルカローシス

アシドフィルス乳 [acidphilus milk]　一種の酸乳であるが，乳酸菌の一種であるアシドフィルス菌（*Lactobacillus acidphilus*）を使うところに特徴があり，使用する乳酸菌の名前に由来する。アシドフィルス菌はビフィズス菌と同じように，ヒト腸

内に生育することが知られており，プロバイオティック乳酸菌とよばれている。アシドフィルス菌は牛乳中では培養し難いので，別に培養して添加することも多い。なお，乳酸菌だけでなく酵母も併用するタイプはアシドフィルス・イースト乳とよばれる。→酸乳

味の相互作用 [taste interaction] 2種類の呈味成分を同時に，あるいは継続して味わった時，それぞれ単独の場合とは違った味に感じること。一方の味を他方が強める対比効果，同じく弱める抑制（相殺）効果，両者の単独の味の和より強く感じる相乗効果，先の味の影響で後の味が異なって感じる変調効果，時間の経過とともに閾値が上がる（感じにくくなる）順応効果等がある。

味の相乗効果 [synergistic effect] 同種の味をもつ呈味成分を同時に摂取したとき，それぞれを単独で摂取したときの和より強く感じられる現象。核酸系のうま味成分とグルタミン酸ナトリウム（MSG）とを混合した際にみられる。MSGと5′-グアニル酸ナトリウムを10：1の割合で混合すると，うま味が19倍になり，うま味調味料として市販されている。

味の対比効果 [contract effect] 異種の味をもつ呈味成分を同時に摂取したとき，一方の味が他方の呈味成分によって強められる現象。甘味と塩味，甘味と苦味や少量の酸味，うま味と少量の食塩が該当し，甘さの足りないスイカに少し塩を振ることや，お吸い物の調味がその例である。

味の抑制〔相殺〕効果 [depression effect] 異種の味をもつ呈味成分を同時に摂取したとき，一方の味が他方の呈味成分によって弱められる現象。塩味は酸味やうま味によって弱められ，酸味は塩味や甘味によって，苦味は甘味によって，それぞれ弱められる。高食塩のイカの塩辛が，イカの分解で生じたうま味成分によってまろみ味が出てくる現象，すし酢の酸味が塩や砂糖で緩和され，コーヒーに砂糖を入れると苦味が薄れるのがよい例である。

アジピン酸 [adipic acid] $C_6H_{10}O_4$，$(CH_2)_4(COOH)_2$．分子量146.14。指定食品添加物。酸味料，日持ち向上剤等として利用される。一日摂取許容量（FAO/WHO合同食品添加物専門家委員会：JECFA）は0〜5 mg/kg体重。自然界ではテンサイ等の植物に含まれる。

アジュバント [adjuvant] 抗原と共に投与することにより免疫効果の高まり（抗体の産生増強，持続延長，細胞性免疫反応増強等）を誘導する物質の総称。免疫アジュバントともいう。代表例として油性のフロイント（Freund）アジュバント，植物多糖類，菌体成分（ムラミルジペプチド）等がアジュバント活性を示す。

亜硝酸 [nitrous acid] HNO_2，分子量47.01。不安定な化合物。ニトロソ化試薬。肉色素，血色素をニトロソ化することにより発色効果がある。食品中の二級アミンと反応し発がん性があるニトロソアミンを生成する。

亜硝酸塩 [nitrite] 亜硝酸イオン NO_2^- 化合物。アルカリ金属，アルカリ土類金属などの塩が知られている。食品添加物としてナトリウム塩の使用が認められている。生体内では硝酸塩から生成する。

亜硝酸ナトリウム [sodium nitrite] $NaNO_2$，式量69.00。指定食品添加物。肉色素，血色素をニトロソ化することにより発色効果がある。食品中の二級アミンと反応し発がん性があるニトロソアミンを生成する。一日摂取許容量（FAO/WHO合同食品添加物専門家委員会：JECFA）は0〜15 mg/kg体重。

アジョワン油 [ajowan oil] セリ科一年草 *Carum ajowan* 種子から得られる精油。インド料理に使われる。

アシラーゼ [acylase] ＝アミダーゼ

アシルCoAデサチュラーゼ [acyl-CoA desaturase] ＝デサチュラーゼ

アシルアミダーゼ [acylamidase] ＝アミダーゼ

アシルアラニン [acylalanine] 農薬の一つ。殺菌剤として用いられ，核酸合成を阻害する。藻菌類に対して効果があり，植物体内への移行性に優れている。

アシル化 [acylation] 化合物のヒドロキシ基-OH，アミノ基-NH$_2$，メルカプト基-SHにアシル基RCO-を導入すること。アシル化剤には，ハロゲン化アシル，カルボン酸無水物がある。脂肪酸とグリセロールの三つのヒドロキシ基が脱水縮合したトリアシルグリセロールや長鎖脂肪酸とCoAのチオエステル化合物である長鎖脂肪酸アシル化CoAなどが生体内に存在する。また，タンパク質の塩基性アミノ酸残基を含むペプチドの構造解析を行う際，アミノ基の化学修飾に用いる。

アシル活性化酵素 [acyl-activating enzyme] 脂肪酸とCoAからアシルCoAを合成する酵素の総称。アセチルCoAシンテターゼ，アシルCoAシンテターゼなど。反応は，ATP + RCOO$^-$ + CoA → AMP + RCO-CoA。

アシルカルニチン [acyl carnitine] 脂肪酸とカルニチンがエステル結合したもの。脂肪酸のミトコンドリア内膜通過はこの形で行われ，再びアシルCoAとカルニチンに再合成される。

アシル基 [acyl group] カルボン酸RCOOHからヒドロキシ基を除いた原子団RCO-。生体内では脂肪酸が活性化されたアシルCoAとなり主要なアシル基供与体となる。

アシル基転移 [acyl group transfer] アシル基転移では，アシル基とCoAが高エネルギー結合

であるチオエステル結合し，アシル基の受け渡しが行われる場合が多く，脂肪酸の合成と分解，リン脂質，コレステロールやトリアシルグリセロールの合成と分解の際のアシル基転移が挙げられる。一方，HDLの表面にある遊離型コレステロールとホスファチジルコリン（レシチン）中の脂肪酸はレシチン-コレステロールアシルトランスフェラーゼ（LCAT）によりアシルCoAを介さずエステル化される。

アシルキャリアタンパク質 [acyl carrier protein, ACP] 脂肪酸の担体として脂肪酸の生合成に重要な役割を果たしている分子量約10,000の77個のアミノ酸残基から成るタンパク質。脂肪酸基運搬タンパク質ともいう。補欠分子4′-ホスパンテテイン4′-リン酸と共有結合している。ACPの二つのメルカプト基により，脂肪酸アシル中間体の運搬体として作用する。一方の4′-ホスパンテテインは常にマロニル基をSHとチオエステル結合して導入し，一つの酵素から次の酵素へ伸長していく脂肪酸アシル基を回転させる役目をしている。動物では，ACPに脂肪酸合成に関与する7種類の酵素が会合しており，一連の脂肪酸合成反応が効率良く進む。そのほか，グリセロールリン酸からホスファジン酸が合成される際，脂肪酸のACP誘導体が基質として利用される。

アシルグリセロール [acylglycerol] ＝グリセリド

アシルグリセロホスホコリンアシルトランスフェラーゼ [acylglycelophosphocholine acyltransferase] ＝リゾレシチンアシルトランスフェラーゼ

アシルCoA [acyl-CoA] 脂肪酸のカルボキシ基とCoAのメルカプト基がチオエステル結合したもの。脂肪酸はアシルCoAシンテターゼによって活性型のアシルCoAとなり，代謝される。また，アシルCoAヒドロラーゼによって分解される。

アシルCoA合成酵素 ＝アシルCoAシンテターゼ

アシルCoAコレステロールアシルトランスフェラーゼ [acyl-CoA cholesterol acyltransferase, ACAT] 肝臓，動脈壁，線維芽細胞等のミクロソーム画分に存在する膜結合酵素。コレステロールアシルトランスフェラーゼともいう。遊離型コレステロールの3β-ヒドロキシ基にアシル基を転移する基質である。オレイン酸が最も良い基質である。培養線維芽細胞で培養液中に酸化ステロールを加えた場合等にACAT活性は上昇する。

アシルCoAシンテターゼ [acyl-CoA synthetase] 脂肪酸を高エネルギー結合をもつアシルCoAに転換する反応を触媒する酵素。反応はRCOOH + CoA + ATP → RCO〜CoA + AMP + PPi。アシルCoA合成酵素ともいう。ミトコンドリア外膜，ペルオキシソーム膜，小胞体膜に存在する。→ β酸化

アシルCoA脱水素酵素 ＝アシルCoAデヒドロゲナーゼ

アシルCoAデヒドロゲナーゼ [acyl-CoA dehydrogenase] 脂肪酸のβ酸化の初めの反応を触媒する酵素。アシルCoA脱水素酵素ともいう。アシルCoAから脱水素してトランスエノイルCoAとする。4種類のアイソザイムがあり，短鎖（炭素数4〜8），中鎖（4〜14），長鎖（12〜18）及び極長鎖（22以上）脂肪酸をそれぞれ基質とする。抜き取った水素は補酵素のFADに渡されFADH$_2$となり，電子伝達系のフラボタンパク質に渡される。

アシルホスファチジルエタノールアミン [acylphosphatidylethanolamine] リン脂質の一種。動物組織中にホスファチジルコリンに次いで多く存在する。動植物由来のものは，多価不飽和脂肪酸含量が高く，細胞膜に多く存在する。光や熱に不安定である。メチル化反応によりホスファチジルコリンへ変換される。

小豆飯 [azukimeshi] ＝赤飯

アスコルビン酸 [ascorbic acid] C$_6$H$_8$O$_6$，分子量176.13。L型とD型が存在し，L-アスコルビン酸はビタミンCのことで抗壊血病ビタミンともいう。D-アスコルビン酸は抗壊血病作用を示さない。L-アスコルビン酸は種々の酸化還元反応に関与し，抗酸化作用を示す。コラーゲン合成，チロシンの代謝とカテコールアミンの生合成，生体異物の解毒，ニトロソアミンの生成抑制，コレステロールの7α位のヒドロキシル化などに関与している。

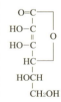

アスコルビン酸エステル [ascorbic acid ester] 酸化防止剤，強化剤。油溶性。食品添加物としてパルミチン酸エステル及びステアリン酸エステルの使用が認められている。一日摂取許容量（FAO/WHO合同食品添加物専門家委員会：JECFA）は0〜1.25 mg/kg体重。

アスコルビン酸オキシダーゼ [ascorbic acid oxidase] ＝アスコルビン酸酸化酵素

アスコルビン酸欠乏[症] ビタミンC欠乏[症]，壊血病。出血を特徴とし，倦怠感，過敏性，関節の痛み等を呈する。重症では結膜や大脳の出血に至ることもある。

アスコルビン酸酸化酵素 [ascorbate oxidase；ascorbic acid oxidase] アスコルビン酸を酸化してデヒドロアスコルビン酸を生成する反応を触媒する酵素。アスコルビン酸オキシダーゼともいう。2個のサブユニットから成り，分子内に銅分子を含む分子量約140,000の銅タンパク質。キュウリ，カボ

チャ等の野菜に含まれる。特に，ニンジンに含まれるアスコルビン酸酸化酵素によって，紅葉おろしのダイコン中のアスコルビン酸が酸化されることがよく知られる。

アスコルビン酸ナトリウム [sodium ascorbate] $C_6H_7O_6Na$，式量198.11。食品添加物。酸化防止剤，強化剤（ビタミンC）。水溶性。

アスタキサンチン [astaxanthin] カロテノイドと総称される化合物のうち，キサントフィル類に分類される動物由来の赤色系の色素。藻類（*Hematococcus*）に含まれており，食物連鎖によりカニやエビの甲殻，サケの筋肉，マダイの体表などに含まれる。カニやエビの場合，アスタキサンチンはタンパク質と結合しているため青褐色をしているが，加熱によりタンパク質との結合が切れて遊離型になり，さらに酸化されて赤色のアスタシンとなる。強い一重項酸素消去能を有しており，生体内抗酸化物質としての機能が知られている。

アスタシン [astacin] アスタキサンチンの酸化生成物。赤色を呈する。カニやエビ等でタンパク質と結合しているアスタキサンチンが加熱により遊離型になり，さらに酸化されて赤色のアスタシンとなる。

アスパラガス豆 [asparagus pea] マメ科ササゲ属の一年生草本で若い莢（さや）を野菜のように利用するもの。莢がアスパラガスのように長いことから西洋野菜にはこの名があるが，日本では十六ササゲや三尺ササゲとよばれる。

アスパラギン [asparagine] $C_4H_8N_2O_3$，分子量132.12，三文字記号Asn（一文字記号N）。酸性アミノ酸でL型がタンパク質構成アミノ酸の一つ。生体内ではアスパラギンシンテターゼによりアスパラギン酸から生合成されるため非必須アミノ酸である。アスパラギナーゼによりアスパラギン酸とアンモニアに加水分解される。

$$\begin{array}{c} COOH \\ H_2NCH \\ CH_2 \\ C=O \\ NH_2 \end{array}$$
L型

アスパラギン酸 [aspartic acid] $C_4H_7NO_4$，分子量133.10，三文字記号Asp（一文字記号D）。酸性アミノ酸の一つでL型がタンパク質構成アミノ酸の一つ。生体内ではオキサロ酢酸にグルタミン酸のアミノ基が転移することにより生合成されるため非必須アミノ酸である。脱アミノによりオキサロ酢酸やフマル酸に分解され，クエン酸回路に入る。

$$\begin{array}{c} COOH \\ H_2NCH \\ CH_2 \\ COOH \end{array}$$
L型

アスパラギン酸アミノトランスフェラーゼ [aspartate aminotransferase, AST] ビタミンB_6の補酵素型であるピリドキサールリン酸（PLP）を補酵素とするアミノ基転移酵素。グルタミン酸オキサロ酢酸トランスアミナーゼ（GOT）ともいう。アスパラギン酸，α-ケトグルタル酸とオキサロ酢酸，グルタミン酸の間のアミノ基転移を触媒する。肝臓，骨格筋，心筋，腎臓，赤血球等多くの臓器組織細胞に含まれるが，ASTは相対的に肝臓に多く含まれる。肝細胞が炎症，腫瘍，外傷等で破壊された場合に血中に流出するため，血中濃度を測定することで肝障害等の程度を知ることができる。

アスパラギン酸エンドペプチダーゼ [aspartic endopeptidase] ＝アスパラギン酸プロテアーゼ

アスパラギン酸プロテアーゼ [aspartic protease] 活性中心にアスパラギン酸をもつタンパク質分解酵素。アスパラギン酸プロテイナーゼ，アスパラギン酸エンドペプチダーゼともいう。胃内消化酵素のペプシン，リソソームプロテアーゼのカテプシンDが代表的である。強酸性に最適pHをもつ。ペプスタチン等の阻害剤がある。

α-L-アスパルチルフェニルアラニンメチルエステル [α-L-aspartyl phenylalanine methylester] ＝アスパルテーム

アスパルテーム [aspartame] α-L-アスパルチルフェニルアラニンメチルエステル。食品添加物（指定）。甘味料。甘味度はスクロースの100～200倍。水溶液は酸性下で安定。一日摂取許容量（FAO/WHO合同食品添加物専門家委員会：JECFA）は0～40 mg/kg体重。

アスピリン [aspirin] $C_9H_8O_4$，分子量180.16。アセチルサリチル酸ともいう。鎮痛，解熱，抗炎症剤として用いられる薬品で，薬効はプロスタグランジン生合成経路における酵素シクロオキシゲナーゼ（COX）を阻害することによる。血小板においては，凝集促進因子であるトロンボキサンA_2（TxA_2）産生を抑制し，血小板凝集阻害作用を有するため，血栓予防の目的で少量投与が行われる。

アスベスト [asbestos] $(SiO_3^{2-})_n$の組成をもつ長い直鎖状の骨格をもつ鉱物。石綿ともいう。繊維状の長い複鎖状陰イオンが平行に並び，それらの陰イオンをマグネシウムイオンやカルシウムイオンがイオン結合で結びつけている。耐火材料や保温材料に使われていたが，茶石綿（アモサイト）と青石綿（クロシドライト）は発がん性のため「労働安全衛生法」により使用が禁止された。温石綿（クリソタイル）はマグネシウムのケイ酸塩で最も多く使用されてきたが，肺癌や中皮腫の発生との関連がある。

アスペルギルス属 [*Aspergillus*] コウジカビ。キコウジカビ（*Aspergillus oryzae*），クロコウジカビ（*Aspergillus niger*）等がある。アミラーゼやプロテアーゼ等の活性が強く，酒，味噌等の醸造には*A. oryzae*，醬油の醸造には*A. sojae*，焼酎には*A. niger, A. awamori*等が利用される。*A. flavus*は強力な発がん物質であるアフラトキシンを産生する。→麹

汗 [sweat] 汗は，体温調節の役目がある。発汗による熱の放散は，体表面に汗を分泌し，蒸発する際の気化熱を利用して熱を放散させる。このように汗を蒸発させることにより体温を低下するために寄与する発汗を有効発汗，蒸発させることなく流れ落ち熱の放散に有効とならない場合には無効発汗という。汗の成分は，99％が水，1％が電解質であり，発汗量が多ければ，体内から失われる電解質の量も多くなる。

アセスメント [assessment] 健康状態及び栄養状態の改善あるいは食生活向上等を目的とするプログラムを計画するために，対象者や対象集団の健康・栄養状態及び関連要因の実態を明らかにし，優先度の高い課題を明確にするプロセス。

アセスルファムカリウム [acesulfame potassium] 食品添加物（指定）。甘味料。甘味度はスクロースの100〜200倍。粉末・水溶液いずれでも安定。一日摂取許容量（FAO/WHO合同食品添加物専門家委員会：JECFA）は0〜15 mg/kg体重。

アセタール [acetal] アルデヒド1分子とアルコール2分子を酸触媒の存在下で反応させると生成するジアルコキシ体。

2-アセチルアミノフルオレン [2-acetylaminofluorene, 2-AAF] $C_{15}H_{13}NO$，分子量223.27。2-アセトアミドフルオレンともいう。水に不溶で有機溶剤に可溶の白色結晶粉末。芳香族アミンの一つで発がん性がある。体内でヒドロキシル化されて N-ヒドロキシ-2-AAFとなる。

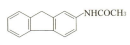

N-アセチルイミダゾール [N-acetylimidazole] $C_5H_6N_2O$，分子量110.12。タンパク質の化学修飾の研究に用いられるアセチル化試薬。特に，チロシンのフェノール性ヒドロキシ基のアセチル化に選択性が高い。

アセチル基転移酵素 ＝アセチルトランスフェラーゼ

N-アセチルグルタミン酸 [N-acetylglutamic acid] $C_7H_{11}NO_5$，分子量189.17。アミノ酸の異化によりアンモニアとグルタミン酸が生成され，このグルタミン酸とアセチルCoAから生成される。

COOH
|
CH₃COHNCH
|
CH₂
|
CH₂
|
COOH
L型

アセチルCoA [acetyl-CoA；acetyl coenzyme A] アセチル基が補酵素A（CoA）にチオエステル結合した高エネルギー化合物。多くの有機化合物の代謝中間体で，オキサロ酢酸と結合してクエン酸回路で代謝される。種々の物質のアセチル化反応におけるアセチル基の供与体として重要。また，脂肪酸やコレステロールの生合成の素材となるなど重要な生理機能をもつ。

アセチルCoAアシルトランスフェラーゼ [acetyl-CoA acyltransferase] 脂肪酸のβ酸化の最終過程において，アシルCoAとCoAから炭素数が2個少ないアシルCoAとアセチルCoAを生成する酵素。R-COCH₂CO-CoA + CoA ⟶ R-CO-CoA + CH₃CO-CoA。

アセチルCoAアセチルトランスフェラーゼ [acetyl-CoA acetyltransferase] ＝チオラーゼ

アセチルCoAカルボキシラーゼ [acetyl-CoA carboxylase, ACC] 脂肪酸合成の律速酵素でアセチルCoAのアセチル基にCO₂を結合させ，マロニルCoAを合成する反応を触媒する酵素。CO₂源としてはHCO₃⁻が必要であり，補酵素としてビオチンを必要とする。その反応は次の2段階から成り立っている。①酵素-ビオチン + HCO₃⁻ + ATP ⟶ 酵素-ビオチン-CO₂⁻ + ADP + Pi。②酵素-ビオチン-CO₂⁻ + アセチルCoA ⟶ 酵素-ビオチン + マロニルCoA。この酵素はアロステリック酵素であり，クエン酸で活性化される。

アセチルコリン [acetylcholine, ACh] $C_7H_{16}NO_2$，CH₃COOCH₂CH₂N⁺(CH₃)₃，分子量146.21。神経伝達物質であり，交感・副交感神経節前線維，副交感神経節後線維，運動神経の末端から放出される。骨格筋や心筋の筋線維に存在するアセチルコリン受容体に結合すると収縮を促進する。アセチルコリンは，コリン-O-アセチルトランスフェラーゼにより，コリンとアセチルCoAから生合成される。神経線維内で合成されたアセチルコリンは，シナプス小胞内に蓄積され，必要に応じ神経末端から放出される。放出後，直ちに，アセチルコリンエステラーゼの作用でコリンと酢酸に分解される。

アセチルコリンエステラーゼ [acetyl cholinesterase] 神経伝達物質であるアセチルコリンをコリンと酢酸に分解する反応を触媒する酵素。神経組織や赤血球に存在。有機リン剤やサリンはこの酵素の阻害剤である。(CH₃)₃N⁺CH₂CH₂OCOCH₃ + H₂O ⟶ (CH₃)₃N⁺CH₂CH₂OH + CH₃COO⁻。

アセチルサリチル酸 [acetylsalicylic acid] ＝アスピリン

アセチルシスチン [acetylcystine] 還元剤であるアセチルシステインが酸化されて生成する。ムコタンパク質分解作用による喀痰作用がある。

アセチルシステイン [acetylcysteine] $C_5H_9NO_3S$，分子量163.20。システインの誘導体で医薬品として用いられる。抗酸化による生体障害軽減作用やムコタンパク質分解作用による喀痰作用等がある。

COOH
|
CH₃COHN-CH
|
CH₂SH
L型

アセチルトランスフェラーゼ [acetyltransferase〕 アシルトランスフェラーゼのうち，アセチル基 CH_3CO- を別の化合物に転移する反応を触媒する酵素。アセチル基転移酵素ともいう。アミノ酸アセチルトランスフェラーゼ，コリンアセチルトランスフェラーゼ等がある。AH ＋ $CH_3CO-CoA$ → $A-COCH_3$ ＋ CoA。

アセチルトリプトファンアミド 〔acetyl tryptophanamide〕 蛍光物質。N-ブロモスクシンイミドによる蛍光消失の測定により反応速度を調べるために用いられる。臨床的には抗うつ作用がある。

アセチルナフタレン 〔acetylnaphthalene〕 ＝メチルナフチルケトン

アセチルメチルカルビノール 〔acetyl methyl carbinol〕 ＝アセトイン

アセテートフィルム 〔acetate film〕 アセテート，トリアセテートなど酢酸化度の異なるアセチルセルロースから混成して作られるフィルム。透明ないし半透明で耐気性，耐湿性があり，グリース，油，埃への耐性があるため，写真用フィルム，磁気テープ等に重用される。

アセトアセチル CoA 〔acetoacetyl-CoA；acetoacetyl coenzyme A〕 2分子のアセチル CoA が縮合して作られ，肝臓ミトコンドリアのアセチル CoA アセチルトランスフェラーゼの触媒作用によって生成する。2（$CH_3CO·CoA$）→ $CH_3CO·CH_2CO·CoA$。リシンからはアセチル CoA を経ずに生成し，肝外組織ではスクシニル CoA の代謝により生成する。アセトアセチル CoA は肝臓においてアセチル CoA と反応してヒドロキシメチルグルタリル CoA（HMG-CoA）となる。HMG-CoA はコレステロールやステロイドの前駆体として重要である。

アセトアセチル補酵素 A ＝アセトアセチル CoA

2-アセトアミドフルオレン 〔2-acetamidofluorene〕 ＝2-アセチルアミノフルオレン

アセトアルデヒド 〔acetaldehyde〕 C_2H_4O，CH_3CHO，分子量 44.05。無色の液体で，水，アルコール，エーテル等に可溶。反応性が高く，放置すると重合を起こす。アルコール発酵の中間体で，酵母や植物のデカルボキシラーゼが作用して，ピルビン酸から脱炭酸反応により生成する。

アセトイン 〔acetoin〕 $C_4H_8O_2$，$CH_3CH(OH)COCH_3$，分子量 88.11。バターの製造過程において，熟成中にバクテリアの働きによって生成する。アセチルメチルカルビノールともいう。バターの風味成分として重要なジアセチルの前駆体である。

アセト酢酸 〔acetoacetic acid〕 $C_4H_6O_3$，CH_3COCH_2COOH，分子量 102.09。$β$-ケト酪酸ともいう。ケトン体の一種。糖尿病患者や飢餓状態等の血液や尿中に認められる。脂肪酸の $β$ 酸化の中間体から生じる。

アセト酢酸エチル 〔ethyl acetoacetate〕 $C_6H_{10}O_3$，$CH_3COCH_2COOC_2H_5$，分子量 130.14。アセト酢酸のエチルエステル。代表的な $β$-ケト酸エステルで，濃厚なアルコールカリと熱すると酸分解が起こり，脂肪酸合成を行うことができる。

アセトシトシン 〔acetocytosine〕 $C_6H_7N_3O_2$，分子量 137.14。核酸塩基シトシンの 4 位の N をアセチル化したもの。生物の機能抑制や酵素活性の抑制を目的とした医薬品。抗ウイルス，抗がん等の作用がある。

アセトナフトン 〔acetonaphthone〕 ＝メチルナフチルケトン

アセトフェノン 〔acetophenone〕 C_8H_8O，分子量120.15。メチルフェニルケトンともいう。融点 20.5℃，沸点 202℃。難水溶性，アルコール，エーテル，油脂に溶ける。オレンジの花の芳香を有する。催眠作用がある。

アセトン 〔acetone〕 C_3H_6O，CH_3COCH_3，分子量 58.08。揮発性の液体で，水，有機溶媒，ほとんどの油と混和する。ケトン体の一つとして血中や尿中に微量に存在する。糖尿病患者等でケトーシスを生じた場合，アセト酢酸の脱炭酸によりアセトンの生成が増加し，いわゆるアセトン臭を呈するようになる。

アセトン血性嘔吐症 〔acetonemic vomiting〕 ＝自家中毒

アセトン尿症 〔acetonuria〕 尿中にアセトンが多量に排出されている状態を指すが，通常はアセトンをはじめとするケトン体の尿中排泄が増加しているケトン尿症とほぼ同義に用いられる。

アセトン・ブタノール発酵 〔acetone-butanol fermentation〕 ＝ブタノール発酵

アセプティク食品 〔aseptic food〕 無菌食品のこと。高温高圧で殺菌処理したレトルト食品や放射線照射によって完全殺菌した放射線照射食品などを指す。免疫力低下が著しい病人などを対象とした食品や，長期保存可能な非常時食品などが開発されている。

亜セレン酸 〔selenious acid（塩は，selenite）〕 H_2SeO_3，分子量 128.98。セレンを希硝酸で酸化して生じる。有毒。無色，潮解性の結晶。アルカロイド検出試薬（メッケ試薬）として用いられる。

アセロラ 〔acerola〕 キントラノオ科マルピギア属の熱帯性小木。バルバドスチェリーともいう。年に 4～5 回，直径 2 cm 程のサクランボのような赤い実をつける。原産地はカリブ海周辺。ビタミン C が完熟果で約 1,700 mg/100 g と多いのが特徴である。現地では生食しているが，日本では健康飲料等に利用している。

アゾ染料 ［azo color；azo dye］　発色団として分子内にアゾ基-N=N-をもつ色素化合物の総称。ジアゾニウム塩と芳香族アミンやフェノール類とがカップリングして生成する。食用赤色2号，同黄色4号等。

圧搾酵母 ［compressed yeast］　パンの製造に使用されるパン酵母の一般的な商品形態。生イーストともいう。純粋培養して生産したパン酵母を活性の高い状態でパン製造者に提供するために，培養液から遠心分離して集めた菌体のペーストを圧搾・成型して調製する。粉体になるまで乾燥されたのが乾燥酵母である。→乾燥酵母

圧縮比 ［compression ratio］　スクリューデザインの一要素。背圧をかけて混練する押出機において，供給部と計量部の溝部の1ピッチ当たりの容積比。

圧縮率 ［compressbility］　圧力の変化によって物体（気体，液体，固体）の体積が変化する場合，歪み（体積の増減分）と応力（圧力増減分）との間にはフックの法則が成立する。その比例定数が体積弾性率，その逆数が圧縮率である。

アップルエード ［apple ade］　リンゴ果汁に水を加え，糖類，酸味料，香料などで香味を調整したアップルフレーバー飲料。→リンゴジュース

アッペンツェルチーズ ［Appenzell cheese］　牛乳から作られ，熟成期間3〜6か月の硬質チーズ。直径30〜35 cm，約8 kg。スイス北東部アッペンツェルの地域名に由来。熟成中にスパイス入りリンゴ酒と白ワインの混合液で拭くか漬ける独特な製法によりスパイシーな風味がある。

圧力釜 ＝圧力鍋

圧力鍋 ［pressure pan；pressure cooker］　密封加熱による圧力を利用して加熱調理する器具。圧力釜ともいう。調理時間が短縮し，効率的にテクスチュアを柔らかくすることができる。

アディポカイン ［adipokine］　アディポサイトカインともよばれる。白色脂肪細胞から分泌される生理活性物質の総称。1999年に世界に先駆けわが国でアディポサイトカイン（adipocytokine：adipocyte（脂肪細胞）＋ kine（生理活性物質））と命名された。サイトカインのみならず脂溶性生理活性物質なども分泌されることから，最近ではアディポカインの名称が用いられることが多い。アディポカインは，プラスミノーゲン活性化因子インヒビター-1（PAI-1），TNF-α，レプチン，アディポネクチン，レジスチンなど50種類以上が知られ，広範囲の生理作用を示す。アディポカインの分泌は脂肪細胞のサイズにより変化するため，肥満や痩せによる分泌異常が生活習慣病の原因となる。

アディポサイトカイン ［adipocytokine］
＝アディポカイン

アディポネクチン ［adiponectin］　炎症，単球接着，アポトーシスの抑制，eNOS活性化，血管新生の促進といった抗動脈硬化作用を有する善玉のアディポカイン。244個のアミノ酸から構成されているタンパク質でコラーゲン様構造とC末端球状領域（globular domain）を有する。内臓脂肪蓄積に伴って減少し，血中アディポネクチン濃度の低下は糖尿病，高血圧，冠動脈疾患に対する独立した危険因子である。

アテトーシス ［athetosis］　不随意運動の一種。アテトーゼともいう。片側または両側の顔面や手指，手首，足等四肢遠位部に現れる。粗大かつ不規則な，ゆっくりとした絶え間ない動きであり，一定の姿位を維持することが困難である。大脳基底核病変が原因とされている。

アテトーゼ ＝アテトーシス

アデニリルシクラーゼ ［adenylyl cyclase］
＝アデニル酸シクラーゼ

アデニル酸 ［adenylic acid］　$C_{10}H_{14}N_5O_7P$，分子量347.22。アデノシン一リン酸のこと。アデニンを塩基としてもち，リボースを糖としてもつヌクレオシドに，リン酸が1個エステル結合したヌクレオチド。

アデニル酸キナーゼ ［adenylate kinase］
Mg^{2+}の存在下で，ATP＋AMP⇌2 ADPの可逆的反応を触媒するリン酸基転移酵素。細菌，酵母，植物から動物細胞まで，ほとんどすべての細胞に存在し，筋肉ではミオキナーゼとよばれる。生理的役割は，AMPのリン酸化とエネルギー消費によって増加するADPからATPの再生と考えられている。

アデニル酸シクラーゼ ［adenylate cyclase］
ATPからサイクリックAMP（cAMP）を作る反応を触媒する酵素。アデニリルシクラーゼ，アデニルシクラーゼともいう。細胞膜に存在し，種々のホルモンや神経伝達物質により活性化される。

アデニルシクラーゼ ［adenyl cyclase］
＝アデニル酸シクラーゼ

アデニルピロホスファターゼ ［adenylpyrophosphatase］ ＝ATPモノホスファターゼ

アデニン ［adenine］　$C_5H_5N_5$，分子量135.13，三文字記号 Ade。プリン塩基の一種で，プリン核を分子内にもつ6-アミノプリン。核酸，ヌクレオチド，ヌクレオシドの構成成分であり，NAD，FAD等補酵素，高エネルギー化合物であるATP，細胞内で二次情報伝達物質として働くcAMPの構成成分である。

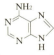

アデノーマ ［adenoma］　腺腫。腺細胞の良性増殖をいう。胃や大腸では粘膜表面に突出するように増殖しポリープ状になることが多い。実質臓器では塊状になり周辺組織を圧迫したり，内分泌臓器ではホルモンを過剰に分泌したりする。

アデノシルコバラミン ［adenosylcobalamin］
$C_{72}H_{100}CoN_{18}O_{17}P$, 分子量1579.58。メチルコバラミンとともに補酵素型ビタミン B_{12} の一つ。デオキシアデノシルコバラミンともいう。ビタミン B_{12}（シアノコバラミン）のコバルトの配位子である -CN がデオキシアデノシル基に置換したもの。メチルマロニル CoA ムターゼの補酵素としてメチルマロン酸代謝に関与する。体内では主に肝臓に貯蔵されるビタミン B_{12} の大半がこの形で存在する。

アデノシルコバラミン合成欠損症
［adenosylcobalamin synthesis defect］　先天性代謝異常症候群の一つ。ミトコンドリア内で ATP のアデノシル残基をコバラミンに転移するアデノシルトランスフェラーゼや、コバラミンレダクターゼが欠損すると、ビタミン B_{12} の補酵素型であるアデノシルコバラミンの生成障害が起こりメチルマロン酸血（尿）症となる。

アデノシルコバラミン合成障害 ［adenosylcobalamin synthesis disorder］
先天性代謝異常の一種。アデノシルコバラミンはメチルマロニル CoA ムターゼの補酵素であるため、この合成障害によって血中メチルマロン酸濃度が上昇する。

アデノシル B_{12} ［adenosyl B_{12}］ ＝デオキシアデノシルコバラミン

S-アデノシルメチオニン ［S-adenosylmethionine, SAM］
$C_{15}H_{23}N_6O_5S$, 分子量399.15。活性メチオニンともよぶ。メチオニンと ATP から、肝臓などに存在するメチオニン活性化酵素（メチオニンアデノシルトランスフェラーゼ）の作用により生体内で合成される。ホスファチジルコリン（レシチン）、コリン、クレアチン、アドレナリンその他のメチル化合物生成や核酸のメチル化の際のメチル基供与体として作用する。

アデノシン ［adenosine］
$C_{10}H_{13}N_5O_4$, 分子量267.24、三文字記号 Ado（一文字記号 A）。塩基であるアデニンと、糖であるリボースが N-グリコシド結合したヌクレオシド。

アデノシン 5′-リン酸 ［adenosine 5′-phosphate, AMP］
$C_{10}H_{14}N_5O_7P$, 分子量347.22。アデノシンにリン酸が1個エステル結合したモノヌクレオチド。5′-アデニル酸。アデノシンデアミナーゼによって脱アミノ化されるとイノシンとなる。

アデノシン一リン酸 ［adenosine monophosphate］ ＝アデニル酸

アデノシン 5′-二リン酸 ［adenosine 5′-diphosphate, ADP］
$C_{10}H_{15}N_5O_{10}P_2$, 分子量427.20。アデニンヌクレオチドのうち、リン酸を2個結合したもの。さらにリン酸がもう1個高エネルギー結合すると ATP となる。

アデノシン三リン酸 ［adenosine triphosphate, ATP］ →アデノシン 5′-三リン酸

アデノシン 5′-三リン酸 ［adenosine 5′-triphosphate, ATP］
$C_{10}H_{16}N_5O_{13}P_3$, 分子量507.18。アデニンヌクレオチドのうち、リン酸が3個結合したもの。分子内に2個の高エネルギーリン酸結合をもつが、リン酸が1個とれて ADP となる際に高エネルギーを放出することが多い。生じたエネルギーは物質合成、能動輸送、筋収縮、生物発光等に用いられる。解糖系や発酵等の嫌気的代謝によっても生成するが、ミトコンドリアにおける酸化的リン酸化反応によって多量に合成される。RNA や補酵素の構成成分となるほか、種々のリン酸化反応のリン酸供与体ともなり、サイクリック AMP 合成の出発物質ともなる。

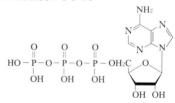

アデノシン一リン酸デアミナーゼ ［adenosine monophosphate deaminase, AMP deaminase］
筋肉のプリンヌクレオチド回路に属する酵素の一つで、アデノシン一リン酸（AMP）から脱アミノ化してイノシン一リン酸（IMP）とアンモニアを生成する反応を触媒する。AMP デアミナーゼともいう。

アデノシンデアミナーゼ ［adenosine deaminase, ADA］
アデノシンの6位のアミノ基を加水分解的に脱アミノする反応を触媒する酵素。イノシンとアンモニアを生じる。

アデノシン + H_2O ⟶ イノシン + NH_3

2′-及び 3′-デオキシアデノシンも基質とし、微生物の酵素はさらに広い基質特異性を示す。高等動物の諸器官やがん細胞、微生物に広く分布するが、高

等植物には見いだされない。プリン代謝のサルベージ経路にかかわる酵素であり，リンパ球に比較的多く存在するが，その先天的な欠損（常染色体劣性遺伝）はリンパ球の発生が著しく障害され，その結果，T細胞もB細胞も欠損し，重症複合免疫不全症の病像を呈する。

アデノシンデアミナーゼ欠損症 [adenosine deaminase deficiency, ADA deficiency]　アデノシンデアミナーゼ（ADA）が欠損した分子異常疾患。ADA欠損症ともいう。ADAはアデノシンからイノシンを生成するプリン代謝の異化過程（脱アミノ反応）の酵素。リンパ球内にアデノシンが蓄積し核酸合成を抑制する。いわゆる細胞毒性物質の蓄積による重篤な免疫不全を起こす。生後まもなく発症し，呼吸器感染症を繰返す。病理学的には胸腺，リンパ節など全身の免疫系臓器の萎縮と形成不全がある。本疾患は常染色体性劣性遺伝である。

アデノシントリホスファターゼ [adenosine-triphosphatase, ATPase]　Mg^{2+}またはCa^{2+}存在下で，ATP + H_2O → ADP + Pi + エネルギーの反応によりATP末端の高エネルギーリン酸結合を加水分解して，ADPと無機リン酸（Pi）にする酵素は，ATPアーゼ，ATFモノホスファターゼ，アデニルピロホスファターゼ，トリホスファターゼもいう。ATP産生に働くものと，ATPを分解してエネルギーを利用するものがある。①F_0F_1型：ミトコンドリアに存在して水素イオンの輸送をし，上記の逆反応によりATPを合成する。電気化学的プロトン勾配がATP合成のエネルギーとなる。②液胞型：細胞内小器官（液胞，被覆小胞，リソソーム等）に存在。V型ともいう。H^+を液胞内に輸送し酸性にする。③陽イオン輸送性ATPアーゼ：H^+ATPアーゼ，K^+ATPアーゼ，Ca^{2+}ATPアーゼ（小胞体膜，形質膜），Na^+，K^+ATPアーゼ（細胞膜），H^+，K^+ATPアーゼ（胃酸分泌）等がある。④多剤耐性型ATPアーゼ：P糖タンパク質ともいう。抗がん剤等化学物質を細胞外に排出する。⑤ミオシンATPアーゼ：筋肉の収縮に際してミオシン頭部にこの活性がありアクチンを引き付ける。⑥分子シャペロン：タンパク質の立体構造を変化させる。

アテローム[動脈]硬化症 [atherosclerosis]　動脈硬化症の一つで，粥腫の形成を特徴とする。大動脈及び冠状動脈が発生の中心である。年齢，性，家族歴等のほか，脂質異常症，高血圧症，喫煙，糖尿病等の危険因子が知られている。発症様式によって臨床病態が規定され，急性冠症候群の基本病態である。

アテロコラーゲン [atelo-collagen]　コラーゲンの両端にあるテロペプチドとよばれる抗原決定部位をタンパク質分解酵素で処理して，テロペプチド部分を除去したコラーゲン。

後味 [after taste]　食物を嚥下した後，口中に何もない状態で感じる味のこと。苦味，渋味，えぐ味等が残ると後味が悪い，酸味が残ると後味が良いといわれることが多い。

アトウォーター係数 [Atwater's calorie factor]　＝エネルギー換算係数

後産 [afterbirth]　分娩で胎児娩出後に，胎盤及び卵膜が娩出されること。胎児娩出後から胎盤娩出までのこの時間を分娩第3期という。

アドバイザリースタッフ [advisory staff]　2002（平成14）年，厚生労働省薬事・食品衛生審議会が公表した「保健機能食品等に係るアドバイザリースタッフの養成に関する基本的な考え方について」において，アドバイザリースタッフとは，保健機能食品等に関する正しい情報を消費者に提供し，その適切な選択を可能にすることが期待できる人材とされた。アドバイザリースタッフに求められる知識として，保健機能食品等の適切な使用方法，医薬品との相違及び相互作用，栄養強調表示と健康強調表示，保健機能食品の有用性・安全性に関する科学的根拠，食品添加物，健康・栄養に関する知識，関連法規，消費者保護の考え方，保健機能食品の市場や海外情報に関する知識が挙げられている。主なアドバイザリースタッフ制度として，（一社）日本臨床栄養協会が認定するNR・サプリメントアドバイザー，（公財）日本健康・栄養食品協会が認定する食品保健指導士，（一社）日本食品安全協会が認定する健康食品管理士がある。→保健機能食品

アトピー [atopy]　遺伝的，体質的素因の強い即時型過敏状態を意味する用語。語源的には「奇妙な（病気）」というギリシャ語に由来する。アトピー体質の人は，さまざまな抗原（アレルゲン）に感作されやすく，特異的IgE抗体（レアギン）の産生が容易に亢進する。そのため，I型アレルギーによるアレルギー疾患，すなわちアトピー性皮膚炎，蕁麻疹，アトピー型気管支炎，アレルギー性鼻炎等を生じる。アレルゲンは，アトピー型喘息ではハウスダスト中のダニやカンジダの頻度が高く，アレルギー性鼻炎ではダニ，スギやブタクサの花粉などがある。

アトマイザー [atomizer]　噴霧器のこと。アトマイズ（atomize）とは"原子化，細分化する"の意味。液滴を霧状に微粒子化する器具・装置を指す。回転円盤方式とノズル方式に大別される。回転円盤方式は噴霧盤を高速回転し，回転による遠心力を利用して液体を微粒子化する方式で，回転スピードの遅速によって，噴霧盤から飛び出す液滴の粒径を調節することが可能。ノズル方式には，噴霧する液に加圧しノズルから高速で噴出させて微粒子化させる方式（霧吹き）とノズル先端で液体に圧縮空気を衝突させて微粒子化する方式がある。

アドレナリン [adrenaline]　副腎髄質（交感

神経節と見なせる）やある種のニューロンでチロシンからノルアドレナリンを経て生合成されるアミノ酸誘導体。ストレス刺激によって副腎髄質から分泌される場合はホルモン，神経から分泌される場合は神経伝達物質として機能する。エピネフリンともいう。カテコールアミンの一種で中性やアルカリ性溶液中では不安定。標的細胞の受容体はαとβに大別され，グリコーゲン分解，血糖上昇，脂肪分解，血中遊離脂肪酸上昇，インスリン分泌抑制，心拍出量増加，末梢血管拡張等の多彩な応答を引き起こす。

アドレナリン作動性効果遮断薬 [adrenergic blocking drug]　α受容体遮断薬，β受容体遮断薬，$\alpha \cdot \beta$受容体遮断薬，中枢性交感神経抑制薬などより成る。$\alpha \cdot \beta$遮断薬はβ受容体遮断作用に加えて選択的α_1受容体遮断作用を有する。心拍出量のわずかな低下と末梢血管抵抗を減弱させ降圧的に働く。ラベタロール，カルベジロール，アロチノロール等で，高血圧，狭心症，心不全，振戦の治療に用いる。中枢性交感神経抑制薬は血圧調節中枢である延髄外側腹側部のα_2受容体の刺激を介して，末梢交感神経活性低下と迷走神経活性亢進により降圧効果を示す。末梢交感神経終末のα_2受容体（シナプス前）の刺激を介するノルアドレナリン放出抑制も降圧機序の一部である。クロニジン，グアナベンツ，メチルドーパ等で，高血圧の治療に用いる。

アドレナリン作動性シナプス [adrenergic synapse]　アドレナリン作動神経末端と標的細胞との間の結合部位をいい，アドレナリンを介して情報を受容体に伝達する。シナプス前膜からシナプス小胞に含まれるアドレナリンがシナプス間隙に放出されるが，トランスポーターに再吸収される。情報は後膜のGタンパク質共役型の受容体に伝達されてセカンドメッセンジャー生成系を作動させる。

アドレナリン作動性神経 [adrenergic nerve]　アドレナリンが神経伝達物質である神経系。中枢神経系と自律神経系に広く分布する。アドレナリンは神経末端よりシナプス間隙に放出され，シナプス後膜のα，β受容体に働いて効果を示す。

アドレナリン受容体 [adrenergic receptor；adrenoreceptor]　アドレナリンが情報伝達物質である。α受容体とβ受容体より成る。α受容体はα_1，α_2の，β受容体はβ_1，β_2，β_3のサブタイプに分類される。アドレナリン受容体は細胞膜を7回貫通するGタンパク質共役型の受容体でN末端に糖鎖結合部位を有する。セカンドメッセンジャーはα_1受容体ではイノシトールリン酸，α_2受容体とβ受容体ではcAMPである。受容体の活性化はα_1では血管収縮，心拍出量増大，α_2ではノルアドレナリン放出抑制などである。β_1は心拍数増加，心拍出量増大，β_2は血管拡張，気管支拡張，グリコーゲン分解，β_3は脂肪分解，ノルアドレナリン放出促進である。

アトロピン [atropine]　抗コリン作用を有する副交感神経抑制薬（遮断薬）。平滑筋や外分泌腺のムスカリン受容体においてアセチルコリンやムスカリン様薬物に対して競合作用を示す。消化管運動亢進，痙攣性疼痛，胆道・尿路系疝痛などの治療に用いる。

アナフィラキシー [anaphylaxis]　抗原に感作された個体が同一抗原に再び曝された時，全身状態の急激な変化を来す病態。Richet（フランス）によって提唱され，語源的には予防（prophylaxis）の反意語で，無防備状態を意味する。その機序は主にⅠ型アレルギーによる。抗原が肥満細胞や好塩基球に固着したIgE抗体と結合すると，これらの組胞から脱顆粒によってヒスタミン，セロトニン，ヘパリン等が放出される。その結果，血管拡張や血管透過性の亢進を急激に来し，血漿成分が血管外に大量に漏出し，血圧低下や粘膜浮腫を生じるとされる。

アナフィラキシーショック [anaphylactic shock]　アナフィラキシー反応のうち激しい全身症状を伴い，血管虚脱によるショックを呈するもの。肥満細胞（マスト細胞）や好塩基球に結合した抗体と，抗原との反応の結果，大量に放出されたケミカルメディエーターが全身血管を拡張して血圧を低下させ，また気管の腫脹による窒息を起こす。IgEの関与するⅠ型アレルギーによることが多い。

アナフィラキシー遅延反応物質 [slow reacting substance of anaphylaxis, SRS-A]　アナフィラキシーショックを起こす遅延物質。数種のロイコトリエンから成る。アレルギー反応部位に検出される物質であり，抗ヒスタミン薬で阻害されない。平滑筋収縮作用をもつ。

アナフィラキシー反応 [anaphylactic reaction]　ある抗原に感作した個体が，再び同一抗原に接したときに起こる強い即時型全身反応。本来予防的（プロフィラキシー）に働くべき免疫反応が，2回目の抗原侵入により，かえって生体に危害を与えることから，アナフィラキシーという名称がある。

アナフィラトキシン [anaphylatoxin]　即時型アレルギー反応を起こす起炎物質。

アナボリックホルモン [anabolic hormone]　＝タンパク質同化ステロイド

アナンダマイド [anandamide]　アラキドン酸エタノールアミド。アナンダミドともいう。カンナビノイド受容体の内因性アゴニストとしてブタ脳から発見された（1992年）。マリファナ様の生理作用を示す。ホスファチジルエタノールアミン（PE）のアミノ基にアラキドン酸が転移したN-アラキドノイルPEが，さらにホスホジエステラーゼにより分解され生成すると考えられる。脂肪酸アミド分解酵素により分解される。アナンダマイドは，主に2種類のカンナビノイド受容体サブタイプのうち

CB1受容体に作用する。また、カンナビノイド受容体だけでなくカプサイシン受容体として知られるTRPV1受容体にも作用する。アナンダマイドがカンナビノイド受容体の真の内因性リガンドであるか議論されている。

アニオン [anion] ＝陰イオン

アニオン界面活性剤 [anionic surfactant] ＝陰イオン界面活性剤

アニサキス症 [anisakiasis] 線虫アニサキス属の幼虫がヒトの消化管の粘膜に穿入することによって、急性胃炎や腹痛症等の症状を呈する疾患。アニサキス属幼虫はイルカやクジラを終宿主とする。ヒトがタラ、ニシン、サバ、イカを生食すると感染することがある。

アニス [anise] セリ科の一年生草本。地中海沿岸及びエジプトを原産地とする。温暖な気候に適しており、播種後約4ヶ月で草丈50～70cmとなり、種子が収穫される。甘い香りのする種子、葉及び茎が香辛料として古くから利用されている。

アニスアルデヒド [anisaldehyde] ＝メトキシベンズアルデヒド

アニス油 [anise oil] 乾燥したアニスの種子を粉にし、水蒸気蒸留して得られた精油。精油の80～90％はアネトールであり、この化合物は強い甘味を呈する。パン、菓子、リキュール等の香料に使用されている。

アネトール [anethole] $C_{10}H_{12}O$、分子量148.21。1-メトキシ4-(1-プロペニルベンゼン)。$p\text{-}CH_3O\text{-}C_6H_4\text{-}CH=CHCH_3$。トランス型は天然に存在し、アニス油、ウイキョウ油の主成分である。白色結晶。香気と甘味をもち、食品に香料として利用されている。誘導体は唾液分泌減少薬として用いられる。

アノイリナーゼ [aneurinase] ＝チアミナーゼ

アノイリン [aneurine] ＝チアミン

アノマー [anomer] 糖がピラノースまたはフラノースの環状構造をとる時、ホルミル基またはカルボニル基の炭素原子が新たに不斉炭素となり対象体を生じる。これらをアノマーといい、α型とβ型とに区別する。例えば、α-マンノースとβ-マンノースは互いにアノマーであり、1位炭素のヒドロキシ基が逆側に配置し、このヒドロキシ基をアノマー性ヒドロキシ基という。

アノレキシア ＝食欲不振

アピゲニン [apigenin] $C_{15}H_{10}O_5$、分子量270.24。淡黄色のフラボン系色素。7位にアピオグルコースが結合した配糖体がアピインで、セロリやパセリに多い。

亜ヒ酸 [arsenious acid] (1)H_3AsO_3、分子量125.93。三酸化二ヒ素(無水亜ヒ酸、As_2O_3)の水溶液中に存在する。(2)三酸化二ヒ素(無水亜ヒ酸)As_2O_3の俗称。式量197.84。ヒ素(As)は自然界に広く存在しており、ヒ素化合物は医薬品や農薬としても使用されていた。化学形態によって毒性は大きく異なる。亜ヒ酸の急性中毒量は成人で5～50mg、致死量は100～300mgとされている。農薬の残留基準はヒ素として野菜、果実、いも類に1～4ppmとなっている。

アビジン [avidin] 卵白中の塩基性タンパク質の一つ。分子量68,000の四量体の糖タンパク質でビオチンと結合する力が非常に強い。avidity(貪欲)に結合することに由来して命名された。卵白の動物への長期給餌はビオチン欠乏を来すことがある。ビオチン化抗体の検出試薬として用いられる。

アヒル卵 [duck's egg] カーキキャンベル種、バリケン種、ナキアヒル種等の卵白が食用としてよく使われる。卵重はカーキキャンベル種では鶏卵に比べて重く、卵殻が厚いので保存性は高い。卵白は鶏卵に比べて生では透明感があり、加熱するとより白色である。アヒル卵の卵黄の脂肪量は35～38％と鶏卵と比べて多い。

アフィニティークロマトグラフィー [affinity chromatography] 特殊な吸着カラムクロマトグラフィー。充填材の固体表面に、分離を目的とする分子と親和性(アフィニティー)をもつ分子種を結合させ、両者の結合力により分離を行う。一般に抗原抗体反応を利用するものが多い。→免疫アフィニティークロマトグラフィー

アフィニティーラベル [affinity labelling] 試料に特異性のある官能基を導入し、ほかの物質との差異を際立たせ、分離を行う手法。アフィニティークロマトグラフィーの前手段として使用される。

アブサン [absinth(e)] リキュールの一つ。ペルノーともいう。19世紀フランスの芸術家たちに愛飲された。アルコール度数が約70％と高く、黄緑色をしているが、水を加えると白濁する。ニガヨモギを主体に10種類近くの薬草で香りを付け、独特の香りと苦みを有する。ニガヨモギの香味成分であるツヨンに向精神作用のあることが判明し、20世紀初め各国で製造・販売が禁止された。その後、1981年、WHOがツヨン残存許容量を10ppm以下と承認し、2005年解禁された。

脂 [tallow;fat] →油脂

アブラガレイ [arrow-tooth halibut] カレイ目カレイ科の海産魚。両眼は体の右側にあり、尾ひれの後縁は半月形で、口裂は斜位で大きく、歯の先端は弓矢状を呈する。全長約70cmで、頭は比較的大きく、尾柄部は細く、体色は黒褐色。関東以北の寒冷な海に分布する。水深200～400mの海底に

棲み，刺身にもなる。冬が旬。油はビタミン油の原料になる。

油通し [fry quickly at a low temperature；泡油(ぱお)(中)]　中国料理によく用いられる技法で，最終的な加熱調理の前にやや低めの温度の油中を通すことにより七分どおり加熱を完了させておく操作。

アフラトキシン [aflatoxin]　*Aspergillus flavus* など産生するカビ毒。1960年，イギリスで10万羽以上の七面鳥死亡事件を引き起こした。*A. parasiticus* も同様のカビ毒を産生する。B_1，B_2，G_1，G_2，M_1，M_2 等の種類があり，アフラトキシン B_1 は天然物の中でも，最も強力な発がん物質である。これまで検出された食品は，ピーナッツ及びその加工品，トウモロコシ，ハトムギ等の穀類及びその加工品，各種香辛料，ピスタチオナッツ，豆類等である。→マイコトキシン

油抜き [remove oil adherent to foods；remove oil with hot water]　油揚げやさつま揚げなどの油で揚げて作られた食材を用いる時に，表面に付着した過剰の油を熱湯をかけてあるいはさっとゆでてあらかじめ除去する操作。

油焼け ＝酸敗

アブラヤシ [oil palm]　アフリカ原産のヤシ科の植物（*Elaeis guine*-ensis）で，主にマレーシア，インドネシア等で大規模なプランテーションとして栽培されている。果肉部の中果皮からはパーム油，種子の胚乳からはパーム核油が採取される。

アプロチニン [aprotinin]　58アミノ酸から成る一本鎖ペプチド。セリンプロテアーゼの阻害剤。カリクレイン，プラスミン，トリプシン，キモトリプシンなど多くの生体内酵素を阻害する。ウシの耳下腺，膵臓，肺等に高濃度で存在している。膵炎の治療薬。

アペタイザー [appetizer]　食欲を増進させるため，食事前にとるアルコール，またはつまみの意味の英語。フランスではアルコールをアペリチーフという。

アペリチーフ [apperitif(仏)]　食前酒のこと。食欲を増進させるための酒。一般的にはワインよりは少しアルコールの高いものが多い。シェリー，ポルト，ベルモット，キール等。

アヘン [opium]　ケシの未熟果実の滲出乳液を乾燥させたもので，アヘンアルカロイドを10〜20％含む。主成分はモルヒネ，コデイン，パパベリンなど。強い習慣性・耽溺性によりアヘン中毒を起こすが，一方では強い中枢性の麻酔・鎮痛作用があるため，臨床においては心筋梗塞の発作時の強い痛みに対して使用することがある。最近，がん末期患者に対する緩和医療に，コデインやモルヒネを積極的に使用している。

アボカド [avocado]　クスノキ科の常緑樹。高さは10〜20 m に達する。アメリカ大陸中央部を原産地とする。果実の色，形，大きさもさまざまであるが，最も一般的な品種はハス種であり，完熟すると果皮は黒紫色となり，卵形で200〜350 g になる。果実は脂質が多いのが特徴で，"森のバター"といわれている。

アボガドロ定数 [Avogadro's constant]　物質1 mol に含まれている粒子（原子，分子，イオン，電子など）の総数のこと。記号 N_A，または L。質量数12の炭素12 g 中に含まれる炭素原子の数 6.0221367×10^{23} が基準となっている。同体積の気体は等温，等圧下で同数の分子を含むというアボガドロの法則に基づいている。測定の方法には，ファラデー定数及び電気素量から求める方法や，X線干渉計と光波干渉計の同時測定で結晶の格子定数を求める方法がある。

アポ酵素 [apoenzyme]　酵素はタンパク質のみから成るものと，活性を発現するのに補因子を必要とするものがある。補因子を必要とする酵素から，補因子を取除いたタンパク質部分をアポ酵素という。補因子と結合したものをホロ酵素とよぶ。補因子がアポタンパク質と共有結合している場合には補欠分子族とよばれ，シトクロムのヘムやアシルCoA デヒドロゲナーゼの FAD，アセチル CoA カルボキシラーゼのビオチン等が該当する。弱い結合をしている補因子には金属原子，補酵素（有機化合物）がある。

アポトーシス [apoptosis]　多細胞生物において観察される細胞死の一つであり，生体の恒常性維持のため，細胞が死ぬためのプログラムが作動して，積極的に誘導される細胞死（プログラム細胞死）の一つである。意図しない細胞死であるネクローシス（壊死）と対照的に扱われることが多い。アポトーシスとプログラム細胞死をほぼ同義の語として扱う場合もあるが，現在ではプログラムされたネクローシス（ネクロプトーシス）の存在が明らかになったため，プログラム細胞死の一形態と考えられている。狭義にはカスパーゼが関与するプログラム細胞死をアポトーシスとよぶこともある。正常な発生や組織の維持に必須の過程であり，外部からのシグナル（TNF-α や Fas リガンドなど）により誘導される場合と内因性の因子（過剰の小胞体ストレスなど）により誘導される場合がある。アポトーシスが誘導された細胞においては，細胞膜構造が変化する，核が凝縮する，DNA が断片化する，細胞がアポトーシス小胞に分解される，の順で変化が起き，最終的に細胞内容物を周辺にまき散らすことなく，マクロファージなどの細胞により処理される。
→カスパーゼ，小胞体ストレス

アポトランスフェリン [apotransferin]　血清中の鉄分輸送タンパク質。鉄と結合してトランスフェリンとなり，脳をはじめ鉄を必要とする組織

に鉄を運搬する。

アポフェリチン [apoferritin] 肝臓, 脾臓, 骨髄, 筋肉などに存在する鉄結合性の水溶性タンパク質。分子量約460,000。1分子が約2,000個の鉄と結合してフェリチンとなる。

アポリポタンパク質 [apolipoprotein] リポタンパク質のタンパク質やポリペプチド部分。現在, アポリポタンパク質はアポAからTまで報告されている。アポAには, A-Ⅰ, A-Ⅱ, A-Ⅳ, A-V, アポBには, B-48, B-100, アポCには, C-Ⅰ, C-Ⅱ, C-Ⅲがあり, アポEには, E2, E3, E4 (E1, E5, E7) のフェノタイプが存在する。アポリポタンパク質の主な役割は, ①リポタンパク質粒子の安定化, ②リポタンパク質代謝に関する酵素の補酵素 (A-ⅠはLCATの, C-ⅡはLPLの補酵素), ③細胞に存在する受容体または結合タンパク質の認識部位 (リガンド) (B-100とEはLDL受容体のリガンド), ④血管細胞生物学的作用などがある。臨床において測定可能なアポリポタンパク質は, アポA-Ⅰ, A-Ⅱ, B, C-Ⅱ, C-Ⅲ, Eであり, 動脈硬化症との関連が深い。→リポタンパク質 〔リポ蛋白質〕

甘塩 [lightly-salted] 魚介, 肉, 野菜等の塩蔵品において, 食塩の味付けが通常より薄いこと。甘塩といわれる塩分濃度は食品によって異なる。

アマチャ [hydrangea tea] ユキノシタ科の落葉低木で, 北海道から九州の山野に自生している。初夏に園芸種のガクアジサイに類似した花が咲く。葉に砂糖の1,000倍の甘味を呈するフィロズルチンが含まれている。生葉中では配糖体の型で存在し, 葉を自然乾燥させると酵素作用によりフィロズルチンが生成する。甘味料として利用されている。

アマトキシン類 [amatoxin] =アマニタトキシン

アマドリ化合物 [Amadori compound] 広義には, アマドリ転位により生成された化合物のこと。アマドリ転位反応とは, アルデヒド基とアミンの反応でイミン (シッフ塩基) が生じた時, それに隣接するヒドロキシ基が異性化を起こし, カルボニル基となる反応。食品系においては還元糖であるアルドースとアミノ酸のメイラード反応 (アミノカルボニル反応) で生成した物質を指す。グルコース等の糖よりも強い還元性を示すが, ビタミンC等のレダクトンよりは弱い。メイラード反応での重要な反応中間体であり, 褐変速度が速く, 鉄と酸素が共存すると分解と褐変が促進される。味噌, 醤油, 清酒, ワイン, 乾燥アンズ, ビール麦芽などから分離同定されている。

アマドリ転位〔反応〕 [Amadori rearrangement] メイラード反応 (アミノカルボニル反応) の初期段階でアルドースとアミノ化合物の脱水縮合により生成した窒素配糖体が, 異性化を起こし,

結果としてケトース誘導体 (1-アミノ-1-デオキシ-2-ケトース) に変換する反応。アマドリ転位生成物は還元力が強く, 分解して反応性が高いジカルボニル化合物を生じ, 褐変の原因となる。

アマニタトキシン [amanita toxin] テングタケ科ドクツルタケ (*Amanita virosa*) の有毒成分。アマニタトキシン類 (アマトキシンともいう) は8個のアミノ酸から成る環状ペプチドで, 構成アミノ酸の違いで α-, β-, γ-, δ-アマニチン, アマニチンアミド等がある。日本ではこれらのきのこの中毒の発生件数は少ないが, きのこによる死亡例の9割は, アマニタトキシン類を含むきのこによる。毒成分のアマニチンは熱や乾燥に強く, 調理による変性や分解は起こらない。新鮮なきのこを1本食べただけでも致死量に達する。

アマニ油 [linseed oil;flaxseed oil] 亜麻の種子 (亜麻仁, 含油率35～40%) から圧搾抽出される油脂。α-リノレン酸を60%も含むが, 独特の臭気があり食用にはあまり用いられない。

アマランサス [amaranthus] →アマランス

アマランス [amaranth] (1)アマランサス (amaranthus) ともいう。中南米原産のヒユ科ヒユ属の一年生植物でいくつかの種 (species) がある。種子を利用する穀物型, 葉を利用する野菜型がある。穀物型の種子は直径約1.5 mmの凸レンズ状をしており, 約13%のタンパク質を含みリシンやトリプトファンが多く含まれるので, アミノ酸価が一般穀物よりも高い。脂質含量は約6%で, 微量成分としてスクアレンが含まれる。カルシウム, 鉄, 亜鉛などのミネラルも豊富に含まれる。デンプン粒は他の植物起源のデンプン粒と比べて非常に小さい (直径約1 μm) が, 双子葉植物として珍しいことにウルチ性とモチ性がある。常圧で加熱するとポップコーンのようにポップする性質がある。(2)タール色素系の合成着色料である赤色2号 ($C_{20}H_{11}N_2Na_3O_{10}S_3$, 分子量604.48) のこと。水溶液は赤紫色で光・熱に安定。主に菓子類の着色に使用される。

アマルガム [amalgam] 水銀と特定の金属との合金。アマルガムはギリシャ語で, "柔らかい"の意。水銀はFe, Mn, Co, Ni, Pt, Wを除く金属を溶かしたり化合する。Zn, Cdのアマルガムは標準電池に利用される。古代には金のアマルガムで仏像の表面を飾った。→歯科用アマルガム

アミガサタケ [common morel;*Morchella esculenta*] アミガサタケ科の食用きのこ。春に林内, 庭先など, 腐食質の多い土の上に発生する。頭部は卵形で, 網目状の多数のくぼみを有する。子嚢菌類に属する。ヨーロッパでは美味な食用きのことして知られており, フランスではモリーユとよばれている。脂肪質の料理によく合い, スープ, グラタン, バター炒めに適する。

アミグダリン [amygdalin]　$C_{20}H_{27}NO_{11}$，分子量457.43。ウメ，モモ，アンズ等のバラ科植物の種子や未熟果肉に含まれる青酸配糖体。アミグダロシドともいう。加水分解酵素（エルムシン）により加水分解されるとシアン化水素（青酸）を生じ，毒性を示す。

アミグダロシド [amygdaloside]　＝アミグダリン

アミダーゼ [amidase]　狭義には，モノカルボン酸アミドを加水分解し，モノカルボン酸とアンモニアを生成する酵素。広義には，カルバモイル基-$CONH_2$のC-N結合を加水分解してカルボキシ基とアンモニアを生成する酵素。-$CONH_2$ + H_2O ⟶ -COOH + NH_3　アシラーゼ，アシルアミダーゼ，デアミダーゼともいう。アスパラギナーゼ，グルタミナーゼ，ウレアーゼ等を含む。細菌，酵母，動物組織に広く存在する。ヒドロキシルアミン存在下でヒドロキサム酸とアンモニアを生成するアシルトランスフェラーゼ活性も有する。尿素はアミダーゼ反応を阻害するが，トランスフェラーゼ活性は阻害しない。

アミド [amide]　アンモニアNH_3の水素原子をアシル基RCOで置換した化合物の総称。アミノ酸のγ-アミノ基（グルタミン）やβ-アミノ基（アスパラギン）などをアミド基とよぶこともある。→酸アミド

アミド化 [amidation]　タンパク質のカルボキシ基の化学修飾法（C末端修飾）の一つ。アルボジイミド法，イソオキサゾリウム法，液体アンモニア法などがある。酸性アミノ酸残基（アスパラギン酸，グルタミン酸）を含むペプチドの構造解析を行う際，アミド化法により酸性アミノ酸残基の側鎖カルボキシ基-COOHをアミド-$CONH_2$に変換する。

アミド態窒素 [amide nitrogen]　表層土壌中に含まれる窒素の90％以上を占める有機態窒素の一形態。アスパラギン，グルタミンに由来する加水分解性アンモニア態窒素をアミノ態窒素と区別してアミド態窒素という。

アミドトランスフェラーゼ [amidotransferase]　グルタミンやアスパラギンの-$CONH_2$のアミノ基をほかに転移する反応を触媒する酵素。例としてL-グルタミン-D-フルクトース6-リン酸アミドトランスフェラーゼは，グルタミン + D-フルクトース6-リン酸 ⟶ D-グルコサミン6-リン酸の反応を触媒する。さらに核酸合成の重要な酵素である5-ホスホリボシル1-二リン酸（PRPP）アミドトランスフェラーゼがある。このPRPPアミドトランスフェラーゼは水俣病の原因となったメチル水銀が特異的に阻害することが明らかになった。

アミド硫酸 [amidosulfuric acid]　＝スルファミン酸

アミノアシラーゼ [aminoacylase]　N-アシル L-アミノ酸をアミノ酸と脂肪酸に加水分解する酵素。デヒドロペプチダーゼⅡ，ヒストザイム，ヒップリカーゼ，ベンズアミダーゼともいう。D, L型のアミノ酸の混合物をアセチル化してこの酵素を働かせると，L-アミノ酸のみが遊離するので，D, L型のアミノ酸を分離するのに用いられる。Zn^{2+}，Co^{2+}によって活性化される。

アミノアシル tRNA [aminoacyl-tRNA]　tRNA（転移RNA）の3′-末端のアデノシン残基にアミノ酸がエステル結合で付加したもの。tRNA部分にアンチコドンとよばれる各アミノ酸の遺伝暗号と対合できる塩基配列があり，mRNAのコドンに合わせてアミノ酸を運び，タンパク質合成が行われる。

アミノアシル tRNA 合成酵素　＝アミノアシルtRNAシンテターゼ

アミノアシル tRNA シンテターゼ [aminoacyl-tRNA synthetase]　tRNAの3′-末端にあるアデノシンの3′または2′のヒドロキシ基にアミノ酸を結合させる酵素。アミノアシルtRNA合成酵素ともいう。ATPをAMPとピロリン酸に加水分解したときに放出されるエネルギーをアミノ酸の活性化に用いる。アミノアシルtRNA上の三つの塩基アンチコドンはmRNAのコドンとリボソーム上で相補的に結合することにより，ヌクレオチド配列をタンパク質のアミノ酸配列に置き換えている。したがって，アミノアシルtRNAシンテターゼは基質であるアミノ酸とtRNAの両者を厳密に規定することになる。

α-アミノアシルペプチドヒドラーゼ [α-aminoacylpeptidehydrase]　＝アミノペプチダーゼ

p-アミノ安息香酸 [p-aminobenzoic acid, PABA]　微生物の成長因子として発見された。ビタミン様作用物質とされている。葉酸の構成成分であり，PABAから葉酸を合成できる微生物はいるが，ヒトでは合成できない。ヒトでは欠乏症は知られていない。

2-アミノエタノール [2-aminoethanol]　＝エタノールアミン

2-アミノエタンスルホン酸 [2-aminoethanesulfonic acid]　＝タウリン

アミノカルボニル反応 [amino-carbonyl reaction]　食品の加工貯蔵中に普遍的に起こる化学反応の一つ。食品の色，香り，抗酸化性，変異原性物などの形成にかかわるため食品の品質，嗜好性，安全性などに大きな影響を与える。ほぼメイラード反応と同義で用いる。また，生体でも同様の反応が非酵素的に起こり，老化や糖尿病合併症との関連でも注目されている。ピリドキサール5′-リン酸を補酵素とする酵素とアミノ化合物との反応，コラーゲンやエラスチンの架橋形成，カルボニル試薬による

タンパク質の化学修飾なども含む。→メイラード反応, 終末糖化産物, グリケーション

アミノ基 [amino group] アンモニア NH_3 の水素原子の一つをほかの構造体で置換して $-NH_2$ となった形の原子団。アミノ基とカルボキシ基とが同一分子内にあればアミノ酸という。ある pH でプロトン化されてイオン $-NH_3^+$ となる。

アミノギ酸 [aminofomic acid] ＝カルバミン酸

アミノ基転移 [transamination ; amino transfer] アミノ酸のアミノ基を α-ケト酸の α 炭素に移動し, 当該アミノ酸に対応した α-ケト酸と α-ケト酸に対応したアミノ酸を生じる反応。トランスアミネーションともいう。一般的には, アミノ酸の α-アミノ基を転移するが, ω 炭素や δ 炭素のアミノを転移する反応も存在する。アミノ基受容体として, α-ケトグルタル酸, オキザロ酢酸, ピルビン酸が使われる。ほとんどの反応は, 可逆的である。アミノ基転移は, 微生物と植物ではアミノ酸の生合成に使われ, 動物ではアミノ酸異化の第一段階と, 逆反応による非必須アミノ酸の合成に使われる。

アミノ基転移酵素 [aminotransferase] アミノ酸のアミノ基を α-ケト酸に転移して, それに相応する α-ケト酸とアミノ酸を生じる反応（アミノ基転移反応）を触媒する酵素の総称。アミノトランスフェラーゼ, トランスアミナーゼともいう。ビタミン B_6 の補酵素型であるピリドキサールリン酸（PLP）を補酵素としている。多くの異なる種類のアミノ酸のアミノ基を集め, 最終的にはグルタミン酸に集約する。血清中アスパラギン酸アミノトランスフェラーゼ（AST）とアラニンアミノトランスフェラーゼ（ALT）が肝障害の指標として用いられている。

アミノグラム [aminogram] 個人や集団の栄養状態を客観的に評価するための血液・生化学的指標における動的指標の一つ。タンパク質合成に関与する 9 種類の必須アミノ酸を含む約 20 種類のアミノ酸の代謝動態評価に用いられる。

アミノケトース [aminoketose] カルボニル基（ケトン基）をもつ単糖あるいはその誘導体であるケトースのヒドロキシ基がアミノ基に置換したアミノ糖。

アミノ酸 [amino acid] 同一分子内にアミノ基とカルボキシ基をもつ化合物。同一の炭素原子（α 炭素）にアミノ基とカルボキシ基が結合している α-アミノ酸はタンパク質の構成要素である。グリシンを除くすべてのアミノ酸の α 炭素は不斉炭素原子であり, D 型と L 型の 2 種類の立体異性体が存在する。天然のタンパク質はすべて L 型のアミノ酸から成る。遺伝子にコードされているアミノ酸は, 一般的に20種類であるが, システインのイオウがセレンに置換したセレノシステインは, 特殊な mRNA 配列上にある終止コドンとして遺伝子にコードされており, 21番目のアミノ酸ともよばれる。アミノ酸を構成する側鎖（一般に R と記す）の構造の違いによって各アミノ酸の性質が異なる。酸性アミノ酸（アスパラギン酸, グルタミン酸）, 塩基性アミノ酸（リシン, ヒスチジン, アルギニン）, 中性アミノ酸の分類には, 脂肪族アミノ酸（グリシン, アラニン, バリン, ロイシン, イソロイシン）のほか, 芳香族アミノ酸（チロシン, フェニルアラニン, トリプトファン）, ヒドロキシアミノ酸（セリン, トレオニン）, イミノ酸（プロリン）, 酸性アミノ酸アミド（アスパラギン, グルタミン）及び含硫アミノ酸（システイン, メチオニン）がある。いくつかのアミノ酸は食物からの摂取が不可欠であり必須アミノ酸とよばれる。前駆タンパク質が形成後に, アミノ酸残基が修飾され, ヒドロキシプロリン, ヒドロキシリシン, γ-カルボキシグルタミン酸などが生じる。また, γ-アミノ酸である γ-アミノ酪酸（GABA）のように, タンパク質を構成しないアミノ酸もある。微生物産生のものには D-アミノ酸も含まれることがある。→必須アミノ酸

アミノ酸異常 [amino acid disorder] アミノ酸代謝異常（遺伝的酵素欠損や腎尿細管輸送障害）によって, 生理的に存在するアミノ酸が血中や尿中に異常に増加する疾患群。アミノ酸代謝異常症ともいう。大多数は常染色体劣性遺伝で共通症状として痙攣, 精神・運動発達遅延などがみられる。代表的なものにフェニルケトン尿症, メープルシロップ尿症, ホモシスチン尿症等があり, 新生児マススクリーニングが行われている。

アミノ酸インバランス [amino acid imbalance] アミノ酸アンバランスの一つ。複数のアミノ酸が不足している食事に, 第一制限アミノ酸以外の制限アミノ酸を補給すると, 栄養障害が増悪すること。アミノ酸間の拮抗により生じる。例えば, 6％フィブリン食に少量のメチオニンとフェニルアラニンを添加したときのラットの成長低下はヒスチジンと分枝アミノ酸の添加により回復する。

アミノ酸オキシダーゼ [amino acid oxidase] L-及び D-アミノ酸を分子状酸素により酸化する酵素。アミノ酸酸化酵素ともいう。哺乳類の肝臓, 腎臓に存在している。自動酸化性フラビンタンパク質によりアミノ酸をイミノ酸に酸化し, 水が付加してアンモニアと α-ケト酸に分解する。還元されたフラビンは直接分子状の酸素により再酸化され過酸化水素 H_2O_2 を生成する。この H_2O_2 はカタラーゼにより H_2O と O_2 に分解される。アミノ酸オキシダーゼは生体内の活性は弱く, あまり重要とは考えられていない。

アミノ酸価 [amino acid score] 食品タンパク質の栄養価を判定する化学的評価法の一つ。アミ

あみのさんか

ノ酸スコアともいう。食品に含まれるタンパク質の各必須アミノ酸量を、ヒトの各アミノ酸必要量（アミノ酸評点パターン）と比較し、最小値を示すアミノ酸（第一制限アミノ酸）における比較割合（百分率）をその食品のアミノ酸価とする。最小値が100を上回る場合は100とする。通常、FAO/WHO/UNU報告にしたがったアミノ酸評点パターンが利用され、次式により計算される。アミノ酸価＝（（試験タンパク質1g中の第一制限アミノ酸量（mg）/評点パターンのタンパク質1g中の当該アミノ酸量（mg））×100

アミノ酸過剰 [amino acid excess] アミノ酸を大量に投与した場合のアンバランス。症状として成長障害、皮膚障害などがみられる。アミノ酸の毒性はアミノ酸の種類により異なり、メチオニンやフェニルアラニンは強く、ロイシンやトレオニンは比較的弱い。他のアミノ酸アンバランスによる障害と同様に低タンパク質食のときに起こりやすい。

アミノ酸活性化酵素 [amino acid-activating enzyme] ＝アミノアシルtRNAシンテターゼ

アミノ酸拮抗作用 [amino acid antagonism] 化学的に構造が似ているアミノ酸同士で起こる対抗作用。例えば、9％カゼイン食にロイシンを3％加えた時の成長低下はイソロイシンとバリンをそれぞれ0.6％添加すると回復する。同様の現象はリシンとアルギニンの間にもみられる。

アミノ酸欠乏 [amino acid deficiency] 必須アミノ酸の摂取量が必要量を下回ること。窒素出納は負となり成長が低下する。このとき血中並びに組織中の当該アミノ酸濃度は低下する。非必須アミノ酸は食事中に欠乏しても通常明らかな影響はみられない。

アミノ酸合成酵素 [amino-acid synthase；amino-acid synthetase] アミノ酸を合成する酵素の総称であり、一つの酵素を指す名称ではない。必須アミノ酸以外の11種類のアミノ酸（非必須または可欠アミノ酸）は体内で合成される。アミノトランスフェラーゼによりケト酸からアミノ基転移反応によりアスパラギン酸、グルタミン酸、アラニンが合成される。アンモニアとATPを用いてアスパラギン酸とグルタミン酸からはアスパラギンとグルタミンが合成される。この反応にはリガーゼが関与する。グルタミン酸は還元的アミノ付加反応により合成される。セリンは3-ホスホグリセリン酸から還元、アミノ基転移、脱リン酸により合成され、セリンからはグリシン、システインが合成される。グルタミン酸からプロリンが合成され、アルギニンは尿素回路の一部を使って合成される。→アミノ基転移酵素

アミノ酸酸化酵素 ＝アミノ酸オキシダーゼ

アミノ酸残基 [amino acid residue] ペプチド鎖の両端のカルボキシル末端（C末端）とアミノ末端（N末端）のアミノ酸を別にして、ペプチド結合によってつながっているアミノ酸の各1個をいう。1個のアミノ酸のα-アミノ基から水素一つ、α-カルボキシ基からヒドロキシ基一つの、合計して水1分子を取り去った形が、そのアミノ酸の残基となる。

アミノ酸所要量 [amino acid allowance] 米国/カナダ（2002年）における食事摂取基準では、成人のアミノ酸所要量は^{13}C標識アミノ酸を用いて測定された成績を採用し、アミノ酸平均必要量を1.24倍して算定されている。成人の必須アミノ酸所要量（mg/kg体重/日）は以下の通りである。ヒスチジン14、イソロイシン19、ロイシン42、リシン38、含硫アミノ酸19、芳香族アミノ酸33、トレオニン20、トリプトファン5、バリン24。

アミノ酸スコア [amino acid score] ＝アミノ酸価

アミノ酸組成 [amino acid composition] アミノ酸の比率。タンパク質中のアミノ酸は加水分解した後、また遊離のものはそのまま高速液体クロマトグラフィー法で分析される。動物性食品の必須アミノ酸組成はヒトの必要量に近く良質である。

アミノ酸代謝異常症 [disorder of amino acid metabolism] ＝アミノ酸異常

アミノ酸脱炭酸酵素 [amino acid decarboxylase] ＝アミノ酸デカルボキシラーゼ

アミノ酸デカルボキシラーゼ [amino acid decarboxylase] アミノ酸を脱炭酸して対応するアミンを生じる酵素の総称。アミノ酸脱炭酸酵素ともいう。動物組織ではグルタミン酸（γ-アミノ酪酸）、チロシン（チラミン）、ヒスチジン（ヒスタミン）、システイン（タウリン）、5-ヒドロキシトリプトファン（セロトニン）に対して特異的に作用する酵素がある。多くの場合ピリドキサールリン酸を補酵素とする。

アミノ酸尿症 [aminoaciduria] アミノ酸の尿中排泄がアミノ酸代謝異常や腎尿細管障害などにより異常に増加する病態。発現機序から溢流型（増加したアミノ酸が正常の尿細管再吸収閾値を超えて尿中に排泄される）、無閾値型（増加したアミノ酸が尿細管再吸収障害により、尿中に排泄される）、腎性アミノ酸尿（腎尿細管障害により全アミノ酸が排泄される）に分類され、特定のアミノ酸が増加する特異性アミノ酸尿、あるいは全アミノ酸が増加する汎性アミノ酸尿を呈する。

アミノ酸配列 [amino acid sequence] ポリペプチドやタンパク質を構成するアミノ酸残基の並び。DNAの塩基配列を転写して作られるmRNAの遺伝暗号中の三塩基連鎖（トリプレットあるいはコドン）が、翻訳されて生じるポリペプチド鎖のアミノ酸配列を規定している。配列を測定・決定する方法には、N末端のα-アミノ基と特異的に結合する

フェニルイソチオシアネート（PTC）を使ったエドマン分解法，mRNAを逆転写して得られるcDNAの塩基配列から求める遺伝子分析法などがある。一本鎖ペプチドの配列を，そのペプチドの一次構造といい，タンパク質の高次構造の基本となる。

アミノ酸パターン [amino acid pattern]
アミノ酸相互の比率。食品タンパク質の質を決定するのは，個々のアミノ酸の絶対量よりも全体としての相互比率である。

アミノ酸バランス [amino acid balance]
各アミノ酸量の調和。アミノ酸栄養においては個々のアミノ酸の絶対量よりも全体としてのアミノ酸の比率，すなわちバランスがより重要である。一つあるいはいくつかのアミノ酸が他のアミノ酸必要量から離れていると，その程度に応じて利用率は低下する。

アミノ酸必要量 [amino acid requirement]
一日に必要なアミノ酸摂取量。最初 Rose WC（米国）らによって，窒素出納法を用いて成人について測定された。近年，^{13}C 標識アミノ酸を用いた直接アミノ酸酸化法と指標アミノ酸酸化法が開発された。前者は測定したいアミノ酸を ^{13}C で標識し，後者はそれとは別の ^{13}C 標識アミノ酸を用いる。Roseらの求めた成人の必須アミノ酸必要量は小児の1/3に過ぎないが，^{13}C 標識アミノ酸法では両者の値が類似している。成人のアミノ酸平均必要量（mg/kg 体重/日）は以下の通りである。ヒスチジン 11，イソロイシン 15，ロイシン 34，リシン 31，含硫アミノ酸 15，芳香族アミノ酸 27，トレオニン 16，トリプトファン 4，バリン 19。

アミノ酸評点パターン [amino acid scoring pattern]
食品タンパク質の化学的な質の判定法であるアミノ酸価などの計算に用いられる基準となるアミノ酸パターン。一般に窒素 1 g 当たりの各アミノ酸のミリグラム数で表示される。アミノ酸評点パターンとして，卵パターン，人乳パターン，ヒトのアミノ酸必要量のパターンを用いた場合，それぞれ卵価，人乳価，アミノ酸価とよばれる。

アミノ酸プール [amino acid pool]
体内の遊離アミノ酸画分。食事から摂取したタンパク質由来のアミノ酸と体タンパク質分解により遊離したアミノ酸は血中や組織中で区別されずに同じ遊離アミノ酸プールに入る。プール中のアミノ酸からタンパク質や他の窒素化合物が合成され，また分解されてエネルギー源として利用される。

アミノ態窒素 [amino nitrogen]
土壌中や食物中の有機態窒素の一形態で，アミノ酸に由来する窒素。タンパク質やペプトンに亜硝酸を加えても反応しないが，アミノ酸に亜硝酸を加えると化学反応により窒素ガスを発生するため，これを利用して，試料に含まれるアミノ酸由来の窒素量を測定することができる。

アミノ糖 [aminosugar] 糖の一部のアルコール性ヒドロキシ基がアミノ基 $-NH_2$ で置換された化合物の総称。グルコサミン，マンノサミンが天然に多い。動植物，微生物の多糖，ムコ多糖，糖タンパク質の構成成分。

アミノトランスフェラーゼ [aminotransferase] ＝アミノ基転移酵素

p-アミノ馬尿酸 [p-aminohippuric acid]
$C_9H_{10}N_2O_3$，分子量 194.19。白色結晶，融点199℃，アルコールに可溶，冷水に難溶。p-アミノ安息香酸とグリシンとから肝臓の解毒作用によって生成し，直ちに腎臓を介して尿中に排泄される。ナトリウム塩は腎臓機能診断薬として使用する。

3-アミノプロピオニトリル [3-aminopropionitrile] $C_3H_6N_2$，$CH_2(NH_2)CH_2CN$，分子量 70.09。沸点185℃，アミン臭の液体。β-アラニン，パントテン酸の製造中間体。空気に触れるとゆっくりと重合する。酸性下では速やかに重合する。

アミノペプチダーゼ [aminopeptidase] プロテアーゼ（タンパク質分解酵素）の一種で，タンパク質やペプチドのペプチド鎖のアミノ末端から順次アミノ酸を加水分解して遊離するエキソペプチダーゼ。α-アミノアシルペプチドヒドラーゼともいう。

アミノ末端 [aminoterminus；aminoterminal] ＝N末端

γ-アミノ酪酸 [γ-aminobutyric acid, GABA]
酪酸（$CH_3CH_2CH_2COOH$）の γ 位にアミノ基が結合した γ-アミノ酸 $CH_2(NH_2)CH_2CH_2COOH$ で，ギャバとよぶ。生体内では L-グルタミン酸のカルボキシル基の脱炭酸反応（グルタミン酸脱炭酸酵素）によって生じる生理活性アミン。神経伝達物質として働くほか，血圧上昇抑制効果，抗肥満，抗ストレス作用が知られている。玄米などの種子の発芽時にも合成される。

アミノレダクトン [amino reductone] エンジオールのヒドロキシ基をアミノ基に置換した窒素を含むレダクトン。レダクトンとはエンジオール基 $-C(OH)=C(OH)-$ を有する化合物の総称。アミノ基が一つのエナミノールと，二つのエンジアミンがある。レダクトン構造に基づく強い還元性を有する。食品系において，アミノカルボニル反応によってアミノレダクトンが生成する。

5-アミノレブリン酸 [5-aminolevulinic acid]
$C_5H_9NO_3$，$CH_2(NH_2)COCH_2CH_2COOH$，分子量 131.13。生物界に広く分布。スクシニル CoA とグリシンから α-アミノ-β-ケトアジピン酸を経て生合成される。また，植物の葉緑体，光合成経路の C5経路によっても作られる。2分子の5-アミノレブリン酸が脱水縮合したポルホビリノーゲンはヘムや胆汁色素，ビタミン B_{12} の生合成の代謝中間体。

あみのれふり

5-アミノレブリン酸シンテターゼ ［5-aminolevulinate synthetase］　ポルフィリンやヘムの生合成の最初の中間体である5-アミノレブリン酸（δ-アミノレブリン酸ともいう）を，グリシンとスクシニルCoAから合成する酵素。ピリドキサールリン酸を補酵素とする。δ-アミノレブリン酸シンテターゼともいう。通常はミトコンドリアのマトリックス内に局在し，ヘム生合成の律速酵素である。

δ-アミノレブリン酸シンテターゼ
［δ-aminolevulinate synthetase］　＝5-アミノレブリン酸シンテターゼ

アミラーゼ ［amylase］　デンプンやグリコーゲンのようなグルコースを構成糖とするα-グルカンを加水分解する酵素の総称。ジアスターゼともいう。α-グルカン分子の非還元末端側から順次グルコース単位あるいはマルトース単位でα-グリコシド結合を切断するエキソ型と分子内部のグリコシド結合をランダムに切断するエンド型がある。エキソ型にはマルトースを遊離するβ-アミラーゼ（1,4-α-D-グルカンマルトヒドラーゼ），α1→4，α1→6結合の両方に作用し，グルコースを遊離するグルコアミラーゼなどがある。エンド型には，α1→4結合のみを切断するα-アミラーゼ（1,4-α-D-グルカングルカノヒドラーゼ），α1→6結合を切断するプルラナーゼやイソアミラーゼがある。α1→6結合を切断する酵素は枝切り（脱分枝）酵素ともよばれる。動物はα-アミラーゼである唾液アミラーゼ（プチアリン）と膵液アミラーゼを有している。

α-アミラーゼ ［α-amylase］　→アミラーゼ，唾液アミラーゼ，膵液アミラーゼ

β-アミラーゼ ［β-amylase］　→アミラーゼ

α-アミラーゼ阻害剤 ［α-amylase inhibitor］　唾液，膵液中の消化酵素であるα-アミラーゼを阻害する物質。食事により摂取されたデンプンはα-アミラーゼにより限界デキストリン，マルトトリオース，マルトース等に分解される。α-アミラーゼ阻害剤はこれらの反応を阻害して摂取したデンプンの分解速度が遅延するために急激な血糖値の上昇が妨げられる。なお，マルトース，スクロース等の二糖類加水分解酵素（α-グルコシダーゼ）を阻害するアカルボース，ボグリボース（α-グルコシダーゼ阻害剤）は医薬品として用いられている。

アミルアルコール ［amyl alcohol］　$C_5H_{12}O$。分子量88.15。8種の異性体がある。沸点が，n-アミルアルコール（1-ペンタノール，$CH_3(CH_2)_4$-OH）が137℃。果実に含まれている成分で，フルーツ様の香気を有する。欧米では食品に着香の目的で使用されている。代謝中間体が毒性を示す。

アミロイド ［amyloid］　不溶性線維タンパク質の総称。臓器に沈着し機能低下を起こす疾患をアミロイドーシスといい，原発性は優性遺伝形式をとる。続発性は約70％がリウマチ性関節炎に合併，結核，梅毒，骨髄腫，ホジキン病等にも合併する。原発性と骨髄腫に伴うアミロイドーシスのアミロイドは免疫グロブリンのL鎖フラグメントであり，続発性のそれは免疫グロブリンと無関係のタンパク質である。沈着部位によってアミロイド腎，透析アミロイドーシス（手根管症候群），心アミロイドーシスとよばれる。沈着臓器の肥大，多発性神経炎（アミロイドニューロパチー）や知覚異常，末期には悪液質に陥る。

アミロイドーシス ［amyloidosis］　＝アミロイド症

アミロイド症 ［amyloidosis］　コンゴーレッド反応陽性タンパク質であるアミロイドが，全身の臓器，組織の細胞外に沈着し臓器障害を起こす代謝性疾患。アミロイドーシスともいう。治療法は，症状により異なり，ほとんどが対症療法である。

アミロイドニューロパシー ［amyloid neuropathy］　アミロイドが末梢神経に沈着することによる神経障害。発病は潜行性で，経過は緩徐進行性である。続発性アミロイドーシスではほとんどみとめられず，特に家族性アミロイドーシス（常染色体優性遺伝）で高頻度に発症する。

アミロース ［amylose］　α-D-グルコースがα1→4結合で直鎖状に重合した多糖で，デンプンの構成成分。平均数重合度は200～1,000。アミロースは溶液中でら旋構造（グルコース6残基で1回転）をとり，n-ブタノール，脂肪酸，ヨウ素分子を取り込みやすい。ヨウ素とアミロースの複合体は青色を呈す。α-アミラーゼによって加水分解されてマルトオリゴ糖を，β-アミラーゼによって加水分解されマルトースを生成する。

アミログラフ ［amylograph］　デンプンの糊化過程の粘度変化を連続的に測定する機器。デンプン粒と水の懸濁液を攪拌しながら加熱すると，デンプン粒は膨潤し抵抗力すなわち粘度が増加するが，糊化が始まり糊状になると抵抗力が弱くなって粘度は低下する。この後，徐々に温度を下げて行くと，デンプンの老化により再び粘度は上昇する。このようにして得られた粘性曲線をアミログラムとよぶ。

アミログルコシダーゼ ［amyloglucosidase］　＝グルコアミラーゼ

アミロ酒母・麹折衷法 ［koji-amylo combined process］　エタノール合成法である。アミロ法の改良法。アミロ酒母・液体麹折衷法ともいう。アミロ法ではクモノスカビの一種である *Amylomyces* 菌を用いて糖化させ，この糖化液に酵母を加えてアミロ酒母を作る。ここで酵母が糖をアルコールに変換する。アミロ酒母・麹折衷法ではアミロ酒母に麹菌を加える。麹菌は酵素活性が強いので，発酵が速く

進行し歩留まりも向上するためである。アミロ酒母・液体麹折衷法は，化成品としてのアルコール生産だけでなく，焼酎甲類の生産にも採用されている。→アミロ法

アミロデキストリン [amylodextrin]　デンプンの加水分解過程で生成される最も初期段階のデキストリン。分子量は10,000以上。工業的にはデンプンに大麦のアミラーゼを作用させた後，アルコールで沈殿させて製造する。ヨウ素反応は青藍色。冷水には難溶で，熱水によく溶解する。

アミロプシン [amylopsine]　=膵液アミラーゼ

アミロペクチノーシス [amylopectinosis]　=分枝酵素欠損症

アミロペクチン [amylopectin]　デンプンは，グルコースが$\alpha 1\rightarrow 4$結合で直鎖状につながったアミロースと，グルコースがところどころ$\alpha 1\rightarrow 6$結合で枝分かれ状につながり房状構造をしたアミロペクチンとの混合物である。コメの場合，両者の含まれる割合はほぼ2：8であるが，もち米，もちトウモロコシ，もちコムギ等はアミロペクチンだけからできており，もち特有の粘り気を示す。

アミロ法 [amylo process]　微生物を用いたエタノール生産は一般にアルコール飲料の製造に利用されている。これに対し，化成品としてエタノールを生産することを目的に，昭和初期に開発されたプロセスがアミロ法である。名前の由来は，クモノスカビの一種である*Amylomyces*菌を用いたことに由来する。日本酒の製造プロセスと異なり，糖化とアルコール発酵を別々に行う。

アミン [amine]　アンモニアNH_3の水素原子を炭化水素基で置換した化合物。水素原子1個だけが置換したものを第一（級）アミンRNH_2，2個，3個置換したものを，それぞれ第二（級）$RR'NH$，第三（級）アミン$RR'R''N$という。置換基が鎖式のものを鎖式アミンあるいは脂肪族アミンといい，芳香環を含むものを芳香族アミンという。分子中のアミンの数によりモノアミン（1個），ジアミン（2個），ポリアミン（3個以上）という。

アミンオキシダーゼ [amine oxidase]　銅とピリドキサールを含む酸化還元酵素。アミン酸化酵素ともいう。モノアミン類，ジアミン類（ヒスタミン等）及びポリアミン類を基質として，酸化的脱アミノ反応を触媒してアルデヒドを生成する。

アミン酸化酵素 =アミンオキシダーゼ

アメーバ [ameba；amoeba]　肉質虫類に属する原虫の一群で，単細胞の原生生物。原形質流動に基づく細胞の変形によって移動し，栄養を摂取することができる。水，海水，土中に広く分布し，ときにはヒトの糞便中にみられる。

アメーバ赤痢 [amebic dysentery]　赤痢アメーバの成熟シストの経口感染により，大腸粘膜に潰瘍を生じる法定感染病。血便，テネスムス，腹痛等の赤痢症状を伴う。イチゴゼリー状の粘血便が特徴である。熱帯，亜熱帯地方にみられ，不顕性感染率が高い。熱帯地方への旅行者の感染が多い。

アメリカ栄養学会 [American Society for Nutrition, ASN]　栄養学を通して生活の質（quality of life）の向上への貢献を目的とした学術団体。会員5,000人以上。その使命は，栄養学研究の充実，研究成果を共有し普及する機会（年次大会等）の提供，栄養学教育と研修の質の向上等である。学会誌として，The Journal of Nutrition, The American Journal of Clinical Nutrition, Advances in Nutritionを発行している。2014年に（公社）日本栄養・食糧学会と交流協定を締結した。

アメリカ合衆国食品医薬品局 [Food and Drug Administration of the United States, FDA]　米国厚生省（Department of Health and Human Services, DHHS）に属する局。米国の"食品，薬品及び化粧品に関する法律"の施行に携わる政府機関。食品，薬品，飼料などが正しく使われるように情報を提供し，適切な表示の監視をし，安全性を確保することで米国民の健康の責任を担っている。

アメリカ国立衛生研究所 [National Institute of Health, NIH]　米国のメリーランド州ベセスダにおかれている米国保健福祉省に属する医学研究の調査機関。主に医学研究における専門分野を扱う研究所と研究所以外の組織から構成されている。医学研究にかかわる研究費の支給は世界最大で，2,500以上の大学や研究機関に研究費を提供している。

アメリカ国立標準技術研究所 [National Institute of Standards and Technology, NIST]　産業技術の強化促進を援助する米国連邦政府の機関。ニスト（NIST）ともよぶ。情報技術，産業技術の強化，小中規模製造業支援，先端製造技術経済支援等である。また，標準物質（SRM）を研究所，産業界等に供給し，国際相互承認等を円滑に行うことができるようにしている。→標準物質

あらい [washing]　活魚または鮮度の高い魚をそぎ切りや糸造りにし，氷水，冷水，温水等の中で洗った刺身の一種。肉片は収縮して弾力を生じ，歯切れが良くなる。水中で洗うことにより肉中のATPを流出させ，その際起こるミオシンとアクチンの結合，すなわち死後硬直を短時間で起こさせる調理で，コイ，アユ，エビ，カニ等が用いられる。

アラカルト [á la carte（仏）]　á laはフランス料理名では"～風"の意味で用いる。直訳すれば1枚のカードによってとなり一品料理をいう。"料理メニュー方式の一つ"で，予めすべての献立が決まっているコース（定食）に対して，主菜などで単品を選択するものを指す。

アラキジン酸 [arachidic acid]　$C_{20}H_{40}O_2$，$CH_3(CH_2)_{18}COOH$，分子量312.54，融点76.5℃。

あらきとんさ

アラキン酸ともいい，エイコサン酸，イコサン酸の慣用名。ナンキンマメ（*Arachis hypogaea*）に由来。エーテル，クロロホルムに可溶で，メタノール，アセトンに難溶，水に不溶。ランブータン脂や硬化魚油に多いほか，落花生油やナタネ油などにも含まれる。

アラキドン酸　[arachidonic acid]
5,8,11,14-エイコサテトラエン酸。$C_{20}H_{32}O_2$，分子量304.47，融点-49℃，比重0.922。n-6系の多価不飽和脂肪酸で，動物内臓脂肪（脳，肝臓，腎臓，肺，脾臓）にある。リノール酸から$γ$-リノレン酸を経て合成されるが，体内で必要とする量を合成できない場合は，食事から摂取する必要があり，リノール酸，$α$-リノレン酸とともに必須脂肪酸とよばれる。細胞膜を構成するグリセロリン脂質の2位に多く組込まれていて，細胞がある種の刺激を受けると，ホスホリパーゼA_2，あるいはホスホリパーゼCとジアシルグリセロールリパーゼ等の作用でグリセロール骨格から離脱し，プロスタグランジン類の生合成経路（アラキドン酸カスケード）へ向かい，生理活性を発現する。→多価不飽和脂肪酸

アラキン　[arachin]　分子量約330,000，およそ670個のアミノ酸から構成されるグロブリンタンパク質。等電点約pH 5。ナンキンマメ（*Arachis hypogaea*）の乾燥種子中に25～30%含まれる。

アラキン酸　[arachic acid]　＝アラキジン酸

アラザン　[alazan]　製菓の材料の一つ。ケーキ類の飾り付けなどに使われる。デンプンに少量の砂糖を加えて小さな球形の粒に固めたものや，チョコレートの小さな粒などを核にして食用銀粉や金粉で衣がけしたものがある。アラザンの語源はフランス語の銀の意味の"アルジャン"であるといわれている。

荒塩　[granulated salt]　濃い塩水を平らな釜で静かに熱すると，表面に薄いピラミッド型の結晶が出てくる。これを脱水して乾燥する際に形が壊れてできる平板状のかさばった塩。粒径が大きく，3mm程度までになる。結晶がきれいで付着性が良いうえに，水に溶けやすい。京料理では「あく引き塩」として珍重されている。

N-β-アラニル1-メチル-L-ヒスチジン　[*N*-$β$-alanyl 1-methyl-L-histidine]　＝アンセリン

アラニン　[alanine]　$C_3H_7NO_2$，$CH_3CH(NH_2)COOH$，分子量89.09。三文字記号Ala（一文字記号A）。タンパク質構成非必須アミノ酸の一つ。ピルビン酸を介してグルコース-アラニンサイクルを形成。結晶は無臭でわずかに甘味があり水に溶ける。

アラニンアミノトランスフェラーゼ　[alanine aminotransferase, ALT]　ビタミンB_6の補酵素型であるピリドキサールリン酸（PLP）を補酵素とするアミノ基転移酵素。グルタミン酸ピルビン酸トランスアミナーゼ（GPT）ともいう。アラニン，$α$-ケトグルタル酸とピルビン酸，グルタミン酸の間のアミノ基転移を触媒する。肝臓，腎臓，心筋等ほぼすべての臓器組織に含まれるが，肝臓に特に多く含まれる。劇症肝炎，ウイルス性肝炎，アルコール性肝炎，慢性肝炎等の肝疾患において，血中ALT活性が高値を示す。

アラバン　[araban]　L-アラビノースの無水多糖体。アラビナンともいう。70％アルコールに溶解する。柑橘類やテンサイのペクチンで，オクラの粘性物質等にも含まれる。

アラビアガム　[gum arabic]　マメ科植物のアカシアセネガルの樹皮から分泌される粘質物。アカシアゴム，アラビアゴムともいう。水溶性食物繊維に分類される。成分はガラクトース，アラビノース，ラムノース，グルクロン酸。チューインガム，キャンディー，菓子等の増粘剤，安定剤，ゲル化剤，糊料として利用される。

アラビアゴム　＝アラビアガム

アラビナン　[arabinan]　＝アラバン

アラビノース　[arabinose]　$C_5H_{10}O_5$，分子量150.13，記号Ara。融点160℃の結晶。五炭糖で，トウモロコシ，テンサイや果汁，ゴム質のヘミセルロース中にアラビナン，アラビノキシラン，アラビノガラクタンとして存在している。味噌や醤油製造時に麹の作用で遊離し，色調に影響を与える。砂糖に近い味質をもち，難吸収性で血糖値の上昇抑制が知られている。

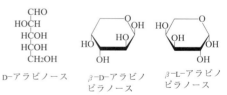

D-アラビノース　　$β$-D-アラビノピラノース　　$β$-L-アラビノピラノース

アラビノガラクタン　[arabinogalactan]　針葉樹から抽出される水溶性多糖。D-ガラクトース残基が$β$1→3結合でつながり，6位炭素にも分枝した構造をもち，ガラクトース，アラビノース等で構成される。増粘安定剤として使われる食品添加物。

アラビノキシラン　[arabinoxylan]　米糠，小麦フスマ，トウモロコシ外皮のヘミセルロース成分で，$β$1→4結合したD-キシロースの鎖の3位炭素にL-アラビノフラノースが結合，高度に分枝している多糖。アラビノース，キシロースを構成糖としてその他グルコース，ガラクトース，ウロン酸なども含まれる。

荒節　[katsuobushi without molding；dried bonito] かつお節製造工程の中で，焙乾を終了したカビ付け前の節．鬼節ともいう．削り節の原料となる．荒節の表面のタール分や脂肪分を削り取った節を裸節という．かつお節は，カツオを原料とし，三枚におろした原料を，煮熟→焙乾→カビ付け→乾燥の工程を経て作られる乾製品で，日本の伝統的な食品・調味品である．

D-アラボアスコルビン酸 ＝イソアスコルビン酸

アラントイン [allantoin] 核酸プリン塩基の代謝過程で，尿酸がウリカーゼの作用で生じた酸化分解産物．ヒトではウリカーゼは欠損しているので産生されない．

アリイナーゼ [all inase] ネギ属植物に含まれている酵素．分子量はおよそ55,000．補酵素因子としてビタミンB_6を要求．Mg, Mn, Coは活性を増強させる．易熱性，pH 3.8以下で不可逆的に失活する．ニンニクでは鱗片中の維管束細胞内に局在している．組織損傷によって基質アリルシステインスルホキシドと出会うと，基質の硫黄原子と炭素原子の間を切断し，アリシンとピルビン酸，アンモニアを生じる．

アリイン [alliin] $C_6H_{11}NO_3S$, 分子量177.22．ネギ属植物に含まれているアリルシステインスルホキシドの一般名．タマネギのプロピルシステインスルホキシドを含めたアルキル及びアルケニル・システインスルホキシドを総称してアリインと汎称することもある．アリイナーゼの基質．水溶性で無臭．酵素的に分解されて殺菌作用や忌避作用の強い臭気成分アリシンを生じる．

$$CH_2=CHCH_2SCH_2\overset{O}{\overset{\|}{}}CH(NH_2)COOH$$

アリザリン [alizarin] $C_{14}H_8O_4$, 分子量240.22．1,2-ジヒドロキシアントラキノン．アカネ科アカネ (*Rubia akane*)，セイヨウアカネ (*Rubia tinctorum*) などの根に含まれている赤色の色素．染料として使用．グルコース2分子を含む配糖体はルベリトリン酸とよばれ，アリザリンとともに食品添加物のアカネ色素としてハム，ソーセージなどに使用されてきた．しかし，同色素に遺伝毒性及び腎臓における発がん性が確認されたため，その使用や輸入が禁止されている．

アリシン [allicin] $C_6H_{10}OS_2$, 分子量162.28．ニンニクなどネギ属植物が抗菌や摂食忌避を目的に組織損傷時に産生する揮発性刺激物質．アリルチオスルフィネートなどのスルフィニル化合物の総称としても用いられる．植物体が傷つけられるとアリインにアリ

$$CH_2=CHCH_2SSCH_2CH=CH_2\overset{O}{\overset{\|}{}}$$

イナーゼが作用して生じる．有機溶媒中では不安定だが水中ではやや安定．スルフィドに変化して安定化する．ニンニク臭がある．

アリチアミン [allithiamin] ニンニクを細切り，磨砕することによって生じるアリシンとビタミンB_1（チアミン）との反応物．消化管からはチアミンより吸収されやすく，チアミンとアリルメルカプタンとに分解されてから活性を示す．

[構造式: ピリミジン環-CH_2N(CHO)-C=C(CH_2CH_2OH)-S-S-CH_2CH=CH_2, with CH_3, NH_2 substituents]

亜硫酸 [sulfurous acid] H_2SO_3, 分子量82.08．遊離の状態では得られていない．その塩類は漂白効果のほかに，保存，酸化防止などの効果を有するため多くの食品に添加物として使用されている．

亜硫酸塩 [sulfite] 強力な還元作用による漂白効果のほか，保存効果，酸化防止効果がある．水に可溶．ほとんど無臭でわずかな亜硫酸ガス臭がする．食品添加物としてカンピョウ，ワイン，天然果汁などに用いられる．亜硫酸ナトリウムNa_2SO_3，ピロ亜硫酸カリウム（二亜硫酸カリウム）$K_2S_2O_5$，ピロ亜硫酸ナトリウム（二亜硫酸ナトリウム）$Na_2S_2O_5$，亜硫酸水素ナトリウム$NaHSO_3$などがある．その使用基準は食品別に定められており，各々食品別に二酸化硫黄の残存量として規制されている．食品はもともと硫黄成分を含んでいるため，二酸化硫黄のバックグラウンドが異なる．

アリューロン層 [aleurone layer] 糊粉層ともいう．穀類種子の外皮の下にあり，胚乳をとりまく組織は単層，コメでは1～4層の細胞からなる．精米は，玄米から搗精により果皮，種皮，アリューロン層，胚芽（これらを合わせて糠とよばれる）を除いたものである．アリューロン層や胚芽は脂質を多く含み，ビタミンEなどの脂溶性ビタミン類も多く含んでいる．

アリルイソチオシアネート [allyl isothiocyanate] C_4H_5NS, $CH_2=CHCH_2N=C=S$, 分子量99.15．アブラナ科のカラシ (*Sinapis*) の種子や同科のワサビ (*Wasabia*) などの植物が作り出す辛味成分イソチオシアネート類の主成分．ツンと鼻に来る辛さがある．香辛料．抗菌作用，血小板凝集を抑制する作用がある．

アリルシステイン [allyl cysteine] アリインから酸素原子が取除かれた形のアミノ酸．アリイナーゼによる分解を受けないためニンニク臭成分（アリシン）に変わることがない．滋養強壮，免疫賦活作用等の生理作用が確認されている．ニンニクを希アルコール溶液中に長期間（約半年）浸漬すると，その鱗茎内に生じる．ニンニク中ではこの化合

物に酸化酵素が働いてアリインを作っている。

アリル転移　[allylic rearrangement]　炭素骨格中にアリル基 $CH_2=CH-CH_2$ をもつ化合物（$C_nH_{2n+1}CHXCH=CH_2$）は，カチオン（陽イオン），アニオン（陰イオン），ラジカル（遊離基）のいずれの化学形態でも電子の分子内非局在化のため安定性があり，二重結合と置換基 X が転移した $C_nH_{2n+1}CH=CHCH_2X$ の化学形になりやすい。この転移をアリル転移という。

アルカプトン尿症　[alkaptonuria]　ホモゲンチジン酸をマレイルアセト酢酸へ酸化する酵素であるホモゲンチジン酸酸化酵素が欠損している疾患。尿中に多量のホモゲンチジン酸を排泄する。アミノ酸代謝異常症の一つ。

アルカリ　[alkali]　水溶液が塩基性を示す物質の総称。水酸化ナトリウム水溶液などのように，赤色リトマス紙を青くしたり，酸を中和して塩を生成する性質を塩基性という。わら灰などを水に浸すと炭酸カリウム，炭酸ナトリウムを含む上清が得られる。これらは pH 9〜10 の強い塩基性のため，野草のワラビやゼンマイ，ヨモギなどのように堅く，アクの強い食品の組織の軟化，えぐみ除去に用いられる。家庭では，炭酸水素ナトリウムで代用することもできる。

アルカリ性食品　[base residue food]　食品を灰化して出来た灰分を水に溶解したとき，アルカリ性を示す食品。ナトリウム，カリウム，カルシウム，マグネシウム等の金属イオンを含む野菜，果実，海藻，牛乳等の食品。生体は恒常性維持機能をもつことから，摂取した食品により血液の pH が変わることはない。→酸性食品

アルカリ性洗剤　[alkaline detergent]　水酸化ナトリウム（カセイソーダ）や炭酸ナトリウムなどの強アルカリ成分を含有する洗剤。乳石やコーヒー汚れなどの除去に適している。

アルカリ[性]プロテアーゼ　[alkaline protease]　最適 pH がアルカリ性で，タンパク質のペプチド結合の加水分解を触媒する酵素（プロテアーゼ，タンパク質分解酵素）の総称。→プロテアーゼ

アルカリ[性]ホスファターゼ　[alkaline phosphatase]　最適 pH がアルカリ性で，リン酸エステルの加水分解を触媒する酵素。分子内に亜鉛を含む。血液中のアルカリホスファターゼの上昇は，肝疾患，胆道疾患，骨疾患の指標とされる。→ホスファターゼ

アルカリ剥皮　[lye peeling]　アルカリ処理による果実類の剥皮法。洗浄後の野菜や果実の剥皮（peeling）は手剥法や機械的剥皮法（果肉が比較的硬い場合）が採用される。ミカンの内果皮は，塩酸処理→アルカリ処理→水洗で除去し，モモの外果皮は，加熱処理→熱アルカリ処理→水中ブラッシング

で除去する方法が一般的である。

アルカローシス　[alkalosis]　体液の pH がアルカリ性に傾いた病態。炭酸ガスの排泄が亢進し血液の炭酸ガス分圧が低下した状態を呼吸性アルカローシスという。pH の上昇が急激に起こると血中カルシウムの減少により全身の攣縮が起こる。高山病，肺炎，発熱時の過呼吸，また神経性過呼吸症候群等にみられる。また炭酸水素イオンの増大による代謝性アルカローシスもある。嘔吐や胃液吸収のため塩酸の喪失が原因となる。→アシドーシス

アルギナーゼ　[arginase]　L-アルギニンを L-オルニチンと尿素に加水分解する酵素。脊椎動物の肝臓，腎臓等に分布するが，特に肝細胞の核に高濃度に含有する。尿素回路の構成酵素で窒素代謝に重要な役割を果たしている。ウシ肝臓の酵素は，分子量 115,000〜120,000，最適 pH 9.2〜10.2，活性化剤は Mn^{2+}, Fe^{2+}, Co^{2+}, Ni^{2+}, 阻害剤は Ag^+, Hg^{2+}, Zn^{2+}。pH 6〜10 で安定。Mn^{2+} の添加により安定性が増大する。

アルギニノコハク酸　[argininosuccinic acid]　$C_{10}H_{18}N_4O_6$，分子量 290.28。アミノ酸の一種。アルギノコハク酸ともいう。アスパラギン酸とシトルリンから合成され，尿素回路において，アルギニノコハク酸リアーゼによりアルギニンとフマル酸に分解される。

$$\begin{array}{c} COOH \\ | \\ H_2NCH \\ | \\ CH_2 \\ | \\ CH_2 \\ | \\ CH_2 \\ | \\ NH \\ | \\ C=NH \\ | \\ NHCHCOOH \\ | \\ CH_2COOH \end{array}$$

アルギニノコハク酸血症　[argininosuccinic acidemia]　アルギニノコハク酸リアーゼが欠損した患者では尿素回路を構成するアルギニノコハク酸をアルギニンとフマル酸に分解できないのでアルギニノコハク酸が尿中及び血中で増加し，血中アンモニア濃度も上昇して嘔吐，意識障害，痙攣を引起こす。常染色体性劣性遺伝をする。アルギニン投与を行うが，血液透析などでアンモニアを除去しない限り死亡する可能性が高い。

アルギニン　[arginine]　$C_6H_{14}N_4O_2$，分子量 174.20，三文字記号 Arg（一文字記号 R）。塩基性アミノ酸の一つで，グアニジノ基-NHC(=NH)NH_2 があるので最も塩基性が高い。尿素回路でアルギニノコハク酸から生合成されるが，アルギナーゼで速やかにオルニチンに変換される。家畜，魚類では必須アミノ酸である。また，成長の速い乳幼児期でもアルギニンが必須であるので，ヒトでは，条件的必須アミノ酸である。

$$\begin{array}{c} COOH \\ | \\ H_2NCH \\ | \\ CH_2 \\ | \\ CH_2 \\ | \\ CH_2 \\ | \\ NH \\ | \\ C=NH \\ | \\ NH_2 \end{array}$$
L型

アルギニンバソプレッシン　[arginine vasopressin, AVP]　H-Cys-Tyr-Phe-Gln-Asn-Cys-

Pro-Arg-Gly-NH$_2$。分子量 1,084。バソプレッシンの一種で，C末端から数えて8位にアルギニンが存在し，この位置にリシンがあるのがリシンバソプレッシンである。1位と6位のCys間でジスルフィド結合している。脳下垂体後葉から分泌され，副腎皮質刺激ホルモン（ACTH）分泌を促進することによって腎臓での水の再吸収を促進し，血管を収縮させることにより血圧を上昇させる。

アルギノコハク酸 ［arginosuccinic acid］
＝アルギニノコハク酸

アルキルアリルスルホン酸 ［alkylarylsulfonic acid］　陰イオン界面活性剤の一つ。分子内に親水基としてスルホン酸イオン，疎水基として直鎖アルキル基で置換したベンゼン環をもつ。

アルキル化 ［alky.ation］　一般的には化合物の水素原子をアルキル基などで置換する反応。

アルキル化剤 ［alkylating agent］　非酵素的に核酸やタンパク質と反応してその特定部位をアルキル化する試薬。特に核酸構成成分のグアニン塩基と反応しやすく，グアニンの7位の窒素がアルキル化を受ける。生物の核酸構成成分をアルキル基で置換することにより，DNAの生合成を阻害し，腫瘍細胞の分裂・増殖を阻止する一連の薬剤をいう。

アルキル基 ［alkyl group］　メタン系炭化水素（アルカン）から水素原子1個を除いた残りの原子団の総称。メチル基，エチル基などで，一般式は $-C_nH_{2n+1}$ で表される。

アルキルジアシルグリセロール ［alkyl diacylglycerol］　1-O-アルキル2,3-ジアシルグリセロール。トリアシルグリセロールの1位の脂肪酸の代わりにアルキル鎖がエーテル結合したもの。サメ，エイの肝油に含まれている。脂質燃焼促進作用があるといわれる。

アルキル水銀 ［alkyl mercury］　有機水銀化合物のうち水銀がアルキル基と結合した物質の総称。海産魚介類には有機水銀（主にメチル水銀）の含有量が高いものがあることが知られている。→メチル水銀

アルギン酸 ［alginic acid］　コンブをはじめとした褐藻類の細胞間粘質多糖。β-D-マンヌロン酸と α-L-グルクロン酸が β1→4 結合で交互に結び付いた化合物。遊離のアルギン酸は水に不溶だが，アルカリ塩では水溶性となる。アイスクリーム，チーズ，シロップ，しるこ等の安定剤や，人造イクラ，カプセル，フィルム状にしても利用される。

アルコール ［alcohol］　脂肪族のヒドロキシ基をもつ化合物の総称であるが，一般的にはエタノールを指す場合が多い。エタノールのエネルギー含量は1g当たり7.1 kcalであるが，エネルギー効率は種々の条件で変化するため，生体で利用されるエネルギーは約5 kcalである。

アルコールアセチルトランスフェラーゼ ［alcohol acetyltransferase］　イソアミルアルコールとアセチル CoA を基質として，酢酸イソアミルが生成される化学反応を触媒する酵素。酢酸イソアミルは，ビールや日本酒をはじめとする酒類の重要な香気成分の一つであり，バナナ様の吟醸香の成分である。2種類のアルコールアセチルトランスフェラーゼが酵母には存在することが知られている。

アルコール依存 ［alcohol dependence］　アルコールによる精神的苦痛からの解放や快感，多幸感等の精神的効果の体験を求めてアルコールを続けてあるいは周期的に反復して飲用し，時には強迫的に飲用し続ける状態。精神的依存，精神・身体依存，身体障害の三つの型に分けられる。

アルコール飲料 ［alcohol beverage］　原料からの発酵によって得られたアルコール（エタノール）を含む飲料。リカー，ハードドリンクともいう。日本ではアルコール分を1度（1% v/v）以上含む飲料と定義されている。アルコール飲料の製造及び販売は，日本を含む多くの国において法律により制限されている。

アルコール関連問題 ［alcohol related problem］　国民の健康の維持・増進を図る上で重大な課題となっている大量飲酒，アルコール関連疾患，未成年者の飲酒等の問題を指す。保健・医療上の問題であるとともに飲酒文化や商習慣とも関係しており，多角的な検討がなされている。

アルコール酢 ［white vinegar; distilled vinegar］　いも類，トウモロコシ等のデンプン質原料，糖蜜などをアルコール発酵させ，蒸留・精製したアルコールを希釈し，酢酸発酵させて作る食酢。無色透明で，ピクルス，マヨネーズなどの加工食品に用いられる。→果実酢

アルコール性肝硬変 ［alcoholic liver cirrhosis］肝硬変のうちアルコールが主な原因と考えられる肝硬変。毎日，日本酒に換算して5合（エタノール約135 mL）以上の飲酒を10年以上，あるいはこれに相当する積算飲酒量を有する大酒家で，食道静脈瘤，脾腫，腹水等の肝硬変に伴う身体所見がみられることにより診断される。ほかの成因による肝硬変と比較して，肝臓が腫大していること，小結節性肝硬変であることが特徴的である。

アルコール性心筋症 ［alcoholic cardiomyopathy］　慢性のアルコール多飲者に発現する左室拡張性病変を示す心筋症。不整脈や心不全を呈する。極めてまれな病態で，アルコール 125 mL/日を10年以上の酒歴が基準。治療は対症療法であるが，完全断酒により症状は改善される。

アルコール脱水素酵素 ＝アルコールデヒドロゲナーゼ

アルコール中毒 ［alcohol intoxication］　多量のアルコールを飲用した場合に，さまざまな精神的ならびに身体的な機能に危険な現象が現れること。

あるこおるて

急な中毒症状をアルコールによる酩酊という。反復して飲用することによって生じる毒性が現れている状態を慢性中毒という。

アルコールデヒドロゲナーゼ [alcohol dehydrogenase, ADH]　アルコール脱水素酵素ともいう。飲んだアルコールの90％は肝臓のアルコールデヒドロゲナーゼによりアセトアルデヒドに酸化され、続いてアルデヒドデヒドロゲナーゼによって酢酸に変えられる。ADHは分子量約8万で、亜鉛を2～4原子含有し、3種のサブユニット α、β、γ が2個結合した二量体酵素である。ADHのアイソザイムは数多くあり、それぞれ酵素活性の差異が認められる。ADH及びアルデヒド脱水素酵素には遺伝子多型が報告されており、その組合せにより"酒に強い、弱い"が決まるとされている。

アルコール発酵 [alcohol fermentation]　糖やデンプンを原料に、微生物を利用してエタノール（エチルアルコール）を生産するプロセス。単にアルコール発酵とよぶ場合は、エタノールを生産する場合に限られる。アルコール発酵が重要なのは、産業上重要な各種アルコール飲料（清酒、ビール、ワイン、焼酎、ウイスキー等）の生産において、アルコール発酵が利用されているからである。アルコール飲料はエタノールの麻酔作用を利用しており、酩酊を求めて古くから愛飲されてきた。世界中にはその土地で生産される穀物や果物等を原料にした酒がある。穀物や果物等が入手しにくい地域では、馬乳酒のように、動物の乳中のラクトースを原料とする場合もみられる。アルコールの生産にはテキーラのように細菌を用いる例もあるが、多くの場合は酵母が利用される。飲料以外の用途として、燃料や溶媒がある。特に燃料としての利用は、バイオマスエネルギーとして近年注目されるようになった。近年ガソリンと混合したガソホールがガソリンの代替物として利用されている。

アルコール不安定乳 [alcohol insecurity milk]　同容量の70％アルコール溶液と混合すると凝固物を生じる牛乳。凝固物を形成する原因は、乳酸菌が増殖して乳酸が生成されることによりカゼインミセルが不安定になったことによる。なお、乳酸濃度とは関係なし、初乳、分泌末期乳、乳房炎乳などでも凝固物を形成することがある。

アルコールフリービール [alcoholfree beer]　＝ノンアルコールビール

アルサス反応 [Arthus reaction]　＝アルツス反応

アルジミン [aldimine]　第一級アミン RNH_2 とアルデヒド RCHO またはケトン $RCOR'$ とが縮合して生じるシッフ塩基。RCH–NH で表される。有機合成に用いられる。

アルツス現象 [Artus phenomenon]　＝アルツス反応

アルツス反応 [Arthus reaction]　抗原を反復投与すると数週間後に投与部位に局所的な炎症反応が誘導される現象。アルツス現象、アルサス反応ともいう。Arthus M により発見された現象で、Ⅲ型アレルギー反応に属する。抗原と抗体が免疫複合体を形成し、それによって補体が活性化されて好中球を誘引し、好中球から放出されたリソソーム酵素はスーパーオキシドによる組織の障害を起こす。小血管の壊死を伴う炎症を引き起こす。血清病、過敏性血管炎、ループス腎炎等の発症に関与すると考えられている。

アルツハイマー病 [Alzheimer's disease]　進行性認知障害を来す原因不明の変性疾患。病理学的にはアミロイド沈着（老人斑）と神経細胞の脱落が特に海馬に強く起こり、アセチルコリンの低下が認められている。21番目染色体上のアミロイド前駆タンパク質遺伝子異常や19番のアポリポタンパク質 E_4 遺伝子がアルツハイマー病促進遺伝子であること、家族性では1番や14番染色体上の遺伝子異変が発見されている。発症は家族性の場合は若年、初老期発症は70歳前後に発症する老年認知症と区別するが、基本的には同じである。日本では血管性認知症が多い。

アルデヒド [aldehyde]　カルボニル基に水素原子1個を含む構造をホルミル基（アルデヒド基）-CHO といい、ホルミル基を有する化合物の総称。ホルムアルデヒド HCHO、アセトアルデヒド CH_3CHO などのほか、糖類ではホルミル基をもっている単糖（総称してアルドース）が多い。アルデヒドは還元性を示し、アンモニア性硝酸銀を還元して銀を、フェーリング液を還元して酸化銅（Ⅰ）を沈殿させる。シッフ試薬と反応して赤紫色を呈する。

アルデヒドオキシダーゼ [aldehyde oxidase]　アルデヒド類のカルボン酸への酸化を触媒する酵素。動物、植物、微生物に広く存在する。R–CHO + O_2 + H_2O → R–COOH + H_2O_2。動物では主に肝臓に、また赤血球にも存在する。FAD を補酵素とし Mo、Fe を含有する金属酵素である。

アルドース [aldose]　炭素鎖の末端にカルボニル基をもつ単糖類。単糖類の炭素原子が鎖状構造である場合、一つの炭素原子は二重結合で酸素原子と結合してカルボニル基をもっている。またカルボニル基がほかの位置にある場合はケトースである。六炭糖ではアルドースがグルコース、ケトースがフルクトースである。

アルドースレダクターゼ [aldose reductase]　代表的なアルドースであるグルコースを還元してソルビトールを生成する酵素。動物では貯精のう中で、NADPH を補酵素としてグルコースからソルビトールを生成する。

アルドサミン [aldosamine]　アルドースのヒドロキシ基がアミノ基に置換した化合物。自然界

にはグルコサミンやマンノサミンのように，2位炭素にアミノ基が結合したものが多い。

アルドステロン [aldosterone] $C_{21}H_{28}O_5$，分子量 360.45。副腎皮質で生成されるステロイドホルモンで水・電解質代謝調節を司る。電解質コルチコイドの主要なもの。レニン・アンギオテンシン系，副腎皮質刺激ホルモン（ACTH），K値などで分泌調節され，腎臓遠位尿細管に働きナトリウムの再吸収とカリウムの排泄を促す。分泌過多は高血圧と体液過多を来す。

アルドステロン症 [aldosteronism] 副腎の病変によりアルドステロン分泌過多を来し高血圧を呈する疾患。副腎皮質球状層の腺腫や癌によるものを原発性アルドステコン症（コーン症候群）といい，副腎の過形成を特発性アルドステロン症，糖質コルチコイド投与で症状改善するものを糖質コルチコイド奏効性アルドステロン症という。続発性または二次性アルドステロン症は副腎外の因子で生じるものであり，レニン・アンギオテンシン系の亢進によるものが多い。症状は高血圧，低カリウム血症，浮腫等で，血中アルドステロン濃度やCT等の画像で診断される。腺腫に手術の適応である。薬物療法ではスピロノラクトンとカリウムを用いる。

アルドフラノース [aldofuranose] 五員環のフラン環構造をとるアルドースの総称。六員環のアルドピラノースよりも不安定である。

アルドラーゼ [aldolase] フルクトース1,6-ビスリン酸をジヒドロキシアセトンリン酸とグリセルアルデヒド3-トリオースリン酸という二つのトリオースにアルドール開裂させる酵素。解糖系の主要酵素で，四量体として活性を示すが，筋肉，肝臓，脳でタンパク質の構造が異なり，それぞれA，B，Cの3種類のアイソザイムから成り，脳ではA-Cハイブリッドも存在する。

アルドラーゼB欠損症 [aldolase B deficiency] アルドラーゼBは肝臓で発現しているが，この酵素が遺伝的に欠損しているとフルクトースが解糖系に入る代謝が行われず，フルクトース不耐症となる。常染色体性劣性遺伝で，スクロースやフルクトースを含む食物を摂取すると嘔吐，体重増加不良，低血糖発作を起こし，肝不全症状となる。フルクトースを含まない食事により症状が改善する。

アルドン酸 [aldonic acid] アルドースのアルデヒド基の酸化により誘導されるポリヒドロキシカルボン酸の総称。アルドースの語尾を「-オン酸」に置き換えて命名する（例：グルコース→グルコン酸）。

αエラー [α error] ＝第1種の過誤
アルファ過誤 [α error] ＝第1種の過誤
アルファ化度 ＝糊化度
α構造 [α structure] ＝αヘリックス
α細胞 [α cell] (1)膵臓のランゲルハンス島にある分泌細胞の一種で，グルカゴンが分泌する。A細胞ともいう。ランゲルハンス島には少なくとも4種類の分泌細胞が存在し，α細胞はそのうちの約20％を占める。(2)脳下垂体前葉細胞の一種で酸性色素に染まる。成長ホルモン，プロラクチンの各分泌細胞を含む。

α酸化 [α-oxidation] 脂肪酸のカルボキシル末端から一炭素分子が切り出され，炭素数が1つ少ない脂肪酸を誘導すること。脂肪酸は主にβ酸化を受けることで分解されて代謝サイクルに入るが，フィタン酸のようなβ位に分枝のある脂肪酸はβ酸化されることができないため，まずα酸化されてα分枝脂肪酸となり，β酸化される。α酸化はペルオキシソームで行われる。α酸化系の酵素（主にフィタノイルCoAヒドロキシラーゼ）が遺伝的に欠損しているとフィタン酸が体内に異常蓄積し，神経障害を呈するレフサム病を発症することが知られている。

α遮断剤〔薬〕 [α-blocker] アドレナリン受容体の一つであるα受容体の遮断薬で，$α_1$，$α_2$と非選択性α遮断薬に分けられる。$α_1$遮断薬は血管平滑筋弛緩を来して血圧を下げる。プラゾシン，ブナゾシン，ドキサゾシン等が高血圧治療薬に用いられる。またタムスロシンは前立腺，膀胱，尿道の$α_1$受容体を介して弛緩させ，前立腺肥大の治療に用いる。$α_2$遮断薬は交感神経末端からのノルアドレナリン放出抑制を解除するため放出を促す。ヨヒンビン等がある。非選択性α遮断薬としてフェノキシベンザミン，エルゴタミンがある。

α受容体 [α receptor] カテコールアミン反応を司るアドレナリン受容体の一つ。αレセプターともいう。$α_1$と$α_2$のサブタイプに分類され，さらに受容体の遺伝子ファミリーのクローニングにより$α_1$は$α_{1A}$，$α_{1B}$，$α_{1D}$に，$α_2$は$α_{2A}$，$α_{2B}$，$α_{2C}$に分類される。受容体の分布密度は臓器または組織によって異なる。シナプス後に局在する$α_1$の刺激は血管収縮，心拍出量増大であり，シナプス前に局在する$α_2$はノルアドレナリン放出を抑制する。→アドレナリン受容体

α-トコトリエノール [α-tocotrienol] →トコトリエノール

α-トコフェロール [α-tocopherol] →ビタミンE

α-トコフェロール輸送タンパク質 [α-tocopherol transfer protein, α-TTP] 細胞内で選択的にα-トコフェロールを輸送するタンパク質。α-トコフェロールの体内保持に重要であり，このタン

パク質の遺伝子欠損は先天性ビタミンE欠乏症を引き起こす。

αヘリックス [α helix] タンパク質の二次構造の一つ。αら旋，α構造ともいう。1951年，Pauling L（米）らにより最初に提唱された。ペプチド結合の -NH- と -CO- は水素結合を形成し，アミノ酸3.6残基ごとに1回転し，ピッチ5.4Å (540 pm) のら旋構造をとる。L-アミノ酸から成る天然のタンパク質では右巻のら旋となる。アミノ酸側鎖はら旋構造の外側に配列する。短いポリペプチドは通常αヘリックス構造を形成できない。αヘリックス構造は特にDNA結合モチーフ（コイルドコイル，ロイシンジッパー，ジンクフィンガー）として重要な意義がある。

アルファ米 [precooked rice] 乾燥させた炊飯米。湯または水を注ぐだけで食べられ，長期保存が可能な非常用保存食や軍用食，レジャー用食品などに利用される。米デンプンがアルファ化（糊化）しているのでこの呼称がある。炊飯米の乾燥（水分約10%）によって，アルファ化したデンプンの老化を抑えることができる。アルファ米は日本古来の干飯（ほしいい）をヒントに開発された。

αら〔螺〕旋 = αヘリックス
αレセプター = α受容体

アルブミン [albumin] 熱凝固性を示す可溶性タンパク質の総称。硫酸アンモニウムの半飽和で沈殿せず，飽和で沈殿する。ヒトの血清アルブミンは分子量約67,000，基本的機能は血液の膠質浸透圧の維持と種々の物質の担送である。アルブミンは血清中の総タンパク質の約60～70%を占め，特に肝機能と深くかかわっており，肝臓の状態を知る指標となっている。アルブミンが減少しているときは，重症肝炎や肝硬変等肝臓の疾患，タンパク質が漏出する漏出性胃腸病やネフローゼ症候群，栄養失調等が疑われる。

アルブミン・グロブリン比 [albumin-globulin ratio, AG ratio] 血清アルブミンとグロブリンの濃度の比。A/G比。基準値は1.5～2.5。肝機能の状態や，全身状態等を示す指標として用いられる。A/G比の低下は肝硬変症，ネフローゼ症候群，慢性肝障害，膠原病，悪性腫瘍，多発性骨髄腫等でみられ，A/G比の上昇は免疫グロブリン欠乏症等である。

アルブミン欠乏症 [analbuminemia] = 無アルブミン血症

アルブミンチーズ [albumin cheese] ホエイチーズの一つで，イタリア原産のリコッタという名称で知られる。チーズ製造の副産物として得られるホエイに，全乳，脱脂乳などを添加し加熱して，乳清タンパク質を凝固させたもの。主成分はラクトアルブミンとラクトグロブリンである。

アルブモース [albumose] = プロテオース

アルベオグラフ [alveograph] ミキシング後のパン生地の性質を測定する機器。円盤状の生地に圧搾空気を送り，生地が膨化して破れるまでに伸びた距離と最大伸長時の抵抗を測定する。ヨーロッパ産コムギのように，やや強度の低いコムギ粉生地の評価に適する。

アルベド [albedo] 柑橘類の外果皮の内側の白いスポンジ状の組織。中果皮ともいう。果実の種子は，果皮により保護されている。一般に果皮は，外果皮，中果皮，内果皮より構成されている。柑橘類は子房が発達した真果である。

アルマ・アタ宣言 [Alma Ata declaration] 1978年のWHOとユニセフの共同国際会議におけるプライマリ・ヘルス・ケアに関する宣言。開発途上国にも先進国にも適用されるものであり，地域の保健問題解決等のための理念が示されている。2000年までにすべての人が一定の健康水準を達成することを各国政府の目標などとして謳っている。

アルマイト加工 [anodizing] アルミニウム板表面の腐食を防ぐために薄い酸化皮膜を形成させたもの。陽極加工ともいう。アルミニウムは軽い，熱伝導率がよい，保温性に優れている，非常に錆びにくいという特徴があるが，そのままでは表面が柔らかくて傷がつきやすく黒く汚れやすいという欠点があるため，アルマイト加工を施すことにより丈夫で安定した状態にする。

アルマニャック [armagnac（仏）] フランスのアルマニャック地方で製造されたブドウ原料のブランデーの原産地呼称。主なブドウ品種はサンテミリオンとバコ22Aで，伝統的には数段の精留棚をもつ蒸留器で半連続式蒸留が行われたが，コニャックと同じシャラント型蒸留器で2回蒸留を行う場合もある。主にガスコーニュオーク製の340～400L容の樽で最低1年間熟成されてから製品化される。製品のアルコール度数は通常40～42%。コニャックよりも個性的な品質の物が多い。→コニャック

アルミ蒸着フィルム [aluminum metallized film] 加熱蒸発させたアルミニウム蒸気を減圧チャンバー内でベースフィルムに蒸着（金属蒸着）させた材料。ベースフィルムにはポリエステル，ナイロン，ポリプロピレン等が使用される。アルミニウム層の厚さは数nmから10nm程度。通常のアルミフィルムよりバリア性はやや劣るが，「アルミ切れ」しにくい利点がある。

アルミナ [alumina] Al_2O_3，式量101.96。酸化アルミニウム。アルミニウムの酸化，水酸化アルミニウムの強熱等により得られる。非常に硬いので切削工具，研磨材として用いられるほか，微粉末は細菌の磨砕に，水和物はタンパク質の精製に用いられる。活性アルミナは吸着力が強く，吸着クロマトグラフィーの固定相として用いられる。

アルミニウム [aluminum；aluminium（英）]

元素記号 Al，原子番号13，原子量26.9815,13（3B）族元素。銀白色の金属結晶。展性延性に富む。空気中では表面に酸化被膜ができ内部を保護するため耐食性に優れている。両性元素で，酸にもアルカリにも溶ける。空気中では強い光を出して燃焼する。軽く，加工性に富むため各種材料に使用されている。マンガン，マグネシウム，亜鉛など多くの金属と合金をつくる。

アレキシン [alexin] 補体の旧称。植物のアレキシンをフィトアレキシン（phytoalexin）といい，植物体を細菌の侵入から守るアルカロイドなどを指す。最近は，後者を指して，単にアレキシンということが多い。→補体

アレニウスの式 [Arrhenius equation] ある温度での化学反応の速さを予測する式。反応の速度定数 k は，$k = Ae^{-E/RT}$ で表される（A は定数，E は活性化エネルギー，R は気体定数，T は絶対温度）。

アレルギー [allergy] 生体に不利な免疫反応。ある抗原によって感作されていた個体が再びその抗原に曝されると，免疫系はその抗原に対して，強く速やかな反応を起こす。この免疫反応が，生体にとって防衛的に働くのではなく，有害に作用する場合をいう。アレルギーの原因となる抗原をアレルゲンという。アレルギーは機序の違いから四ないし五つの型に区分される。①Ⅰ型：即時型反応ともいう。好塩基球やマスト細胞の表面に結合した特異的IgE抗体が関与する。②Ⅱ型：細胞膜上の抗原に対する抗体の作用で細胞が傷害される。③Ⅲ型：免疫複合体型ともいう。④Ⅳ型：遅延型過敏反応ともいう。抗体は関与せず，T細胞とマクロファージが主な作用細胞である。⑤Ⅴ型：細胞膜上の抗原（受容体等）に対する抗体の作用で，細胞の機能亢進がもたらされる。

アレルギー疾患 [allergic disease] アレルギー反応が関与する疾患の総称。アレルギー反応は，通常Ⅰ～Ⅳ型の四つに分類される。Ⅰ型アレルギーには，花粉症，食物アレルギー，枯草熱，喘息，蕁麻疹等がある。Ⅱ型アレルギーには，血液型不適合輸血副作用，新生児溶血性疾患，自己免疫疾患，橋本病等がある。Ⅲ型アレルギーには，アルツス反応，血清病，糸球体腎炎等がある。Ⅳ型アレルギーは，リンパ球が関与する遅延型反応で，ツベルクリン反応，接触性皮膚炎等がある。

アレルギー疾患用食品 [allergen-eliminated food] ＝アレルゲン除去食品

アレルギー反応 [allergic reaction] アレルギーとは変化した反応能力を意味するが，狭義には生体に不利な免疫反応を指す。通常Ⅰ～Ⅳ型の四つに分類される。Ⅰ型はIgEが関与する即時型反応で，花粉症や食物アレルギーの原因となる。Ⅱ型は細胞溶解性または細胞刺激性で，IgG, IgM, 補体が関与し，血液型不適合輸血副作用などの原因となる。Ⅲ型は抗原抗体複合物による障害で，IgG, IgM, 補体が関与し，アルツス反応，糸球体腎炎などの原因となる。Ⅳ型はリンパ球が関与する遅延型反応で，ツベルクリン反応や接触性皮膚炎の原因となる。

アレルゲン [allergen] アレルギーを引き起こす抗原物質。アレルゲンが免疫応答を引き起こす能力をアレルゲン性もしくは抗原性とよぶ。アレルゲン性はタンパク質，糖質，脂質，低分子化学物質（ハプテン）等に認められるが，タンパク質及び糖タンパク質が主要なアレルゲンである。タンパク質のアレルゲン部位をエピトープとよび，そのアミノ酸配列の決定が行われている。アレルギー性気管支喘息ではハウスダスト（ダニが重要）が，花粉症ではスギ花粉が，食物アレルギーでは卵白，牛乳，ダイズ等が主要アレルゲンである。

アレルゲン除去食品 [allergen-eliminated food] 食品中のアレルゲンとなり得る成分を除去したアレルギー疾患用食品。特別用途食品の一つ。

アレルゲン性薬品 [allergenic drug] 主としてⅠ型即時アレルギー反応を誘発する薬品。診断用と治療用（減感作療法）がある。

アロエ [aloe] ユリ科の多年生草本。原産地はアフリカ大陸及び地中海沿岸。温暖な気候に適しており，その品種は300～500種もあるといわれている。古代より薬用植物として利用されている。日本で一般的な品種はキダチアロエで，薬用・健康食品として利用されている。

アローダイアグラム [arrow diagram] プロジェクト遂行に要する各工程を矢印で図示する日程計画の手法。PERT（program evaluation and review technique）図ともいう。特に作業に要する日程に余裕のない経路のことをクリティカルパスとよぶ。また，医療の現場においてはクリニカルパスとよばれることもある。

アロキサン [alloxan] $C_4H_2N_2O_4$，分子量142.07。メソキサリル尿素ともいう。尿酸の酸化生成物で膵 β 細胞を選択的に壊死させる。インスリンの生合成や分泌を抑制するので，糖尿病のモデル動物の作成に用いられる。

アロキサンチン [alloxanthin] 尿素の酸化生成物であるアロキサン2分子の縮合物で，還元剤の存在下で生成される糖尿病誘発物質である。アロキサンは，ランゲルハンス島の β 細胞を選択的に壊死させるが，α 細胞には全く作用しないので，インスリンの生成，分泌を抑制し，糖尿病と同様の症状を起こし，マウス，ラット，ウサギ，イヌ等の小中動物において重症度のそろった糖尿病を確実に誘発できる薬剤として知られている。

アロステリックエフェクター [allosteric effector] アロステリック効果を誘導する物質。活性化する化合物をアロステリック活性化剤，阻害する化合物をアロステリック阻害剤という。

アロステリック効果 [allosteric effect] 酵素の基質結合部位とは異なる部位へのアロステリックエフェクターの結合が，酵素等の立体構造変化の引き金となり，活性が促進あるいは抑制される作用。酵素ではないが，四量体であるヘモグロビンの一つのサブユニットのヘムが酸素と結合すると，立体構造が変化し他のヘムと酸素の親和性が増加する。これもアロステリック効果に含まれる。この場合は，アロステリックタンパク質であるヘモグロビン自体がアロステリックエフェクターとなり，自らの活性を上昇させる。

アロステリック酵素 [allosteric enzyme] 基質結合部位とは異なる部位へのアロステリックエフェクターの結合により，活性が増減する酵素。基質濃度と反応速度の関係はミカエリス-メンテンの式にしたがわず，S字型曲線となる。

アロステリック修飾 [allosteric modification] アロステリック制御を示すタンパク質が，アロステリックエフェクターあるいは活性部位間で共有する情報に反応して活性が修飾されること。→アロステリック効果

アロステリック制御 [allosteric regulation] 機能性タンパク質の活性を調節するメカニズムの一種。アロステリック調節ともいう。アロステリック酵素では，基質結合部位とは異なる部位へのアロステリックエフェクターの結合により，活性が調節される。代謝経路における酵素のフィードバック阻害やフィードフォワード活性化もこれに属する。→アロステリック効果

アロステリック阻害 [allosteric inhibition] アロステリック効果により，機能性タンパク質の活性が阻害されること。非競合阻害である一連の代謝経路におけるフィードバック阻害は，アロステリック酵素が阻害されることにより生じる。→アロステリック酵素，アロステリックエフェクター

アロステリック阻害剤 [allosteric inhibitor] アロステリック阻害を引き起こす物質。→アロステリックエフェクター

アロステリックタンパク質 [allosteric protein] アロステリック制御を受けるタンパク質。アロステリックタンパク質は一つの機能部位が活性化されると他の部位の活性にも影響を及ぼす協同性を示す場合がある。例えば，ヘモグロビンの一つのサブユニット中のヘムが酸素と結合すると，他のサブユニットも活性化される。その結果，酸素濃度のわずかな変化に応じて活性を調節することができる。→アロステリック制御

アロステリック調節 [allosteric regulation] ＝アロステリック制御

アロマ [aroma] ＝香気

アロマ化合物 [aroma compound] 鼻腔内嗅細胞に存在する嗅受容タンパク質に結合し，芳香，香気の感覚を与える揮発性物質。テルペノイド系，フェノール系（フェニルプロパノイド），エステル系，不飽和脂肪酸由来系，色素由来系（アポカロテノイド）芳香物質等に分類する。

アロマターゼ [aromatase] 炭素数19をもつステロイドホルモンであるアンドロゲン（男性ホルモンの総称）から炭素数18のエストロゲンを合成する律速酵素でシトクロム P-450 arom とよばれる。エストロゲン合成酵素ともいう。卵巣，胎盤，精巣，脂肪細胞，脳，筋肉等に存在する。ミクロソーム膜のリン脂質に結合している。エストロゲンで増殖する乳癌の治療薬としてアロマターゼの阻害剤が開発されている。

アロラクトース [allolactose] $C_{12}H_{22}O_{11}$，分子量 342.30。グルコースとガラクトースから成る二糖類（D-Glc 6→1β-D-Gal）で，ラクトースの異性体。

泡 [foam] 液体中に多くの気泡が分散しているもの，または多くの気泡が互いに接しているものを泡沫といい，泡沫や気泡を泡という。安定した泡ができるためには界面活性剤（起泡剤）が必要で，液体中のタンパク質が起泡剤となっていることが多い。砂糖など糖類の添加は，液体の粘性を上昇させ，またそれらの保水作用のため泡の安定性を高める。

合わせ味噌 味噌を2～3種合わせて混ぜること。料理によって味噌の種類も選び，調味料を混ぜ合わせ，物によっては火にかけて練り合わせる。木の芽味噌や柚子味噌などは，色や香りを加える。

泡立て器 [beater] 卵やクリームを泡立てたり，材料を撹拌，混合する時に使われる器具。手動用の茶筅型，たわし型，ら旋型のもののほかに，同様の撹拌機能をもった電動型のものもある。

泡盛 [awamori] 沖縄地域で醸造される米だけの焼酎。日本の焼酎は沖縄から薩摩を経て，やがて九州から本土に伝わったと考えられている。原料にはタイ米が用いられる。麹は黒麹菌の *Aspergillus awamori* を使用し，原料のすべてを麹とした一次仕込みで醸造される。蒸留は単式蒸留で，アルコール分40～50％の焼酎をかめなどに入れて貯蔵する。貯蔵期間が3年を超したものは古酒（クース）とよばれる。

あん [餡] [bean paste] アズキ，ソラマメ，白インゲン，エンドウ等，デンプン含有量の多い豆類を煮てすりつぶしたもの。和菓子の基本材料として使われる。煮た豆を裏ごし，水にさらして布袋で搾ったものを生あん，生あんを水分5％にまで乾燥させたものを晒しあん，これらに砂糖を加えて練り

上げたものを練りあんという。また、アズキなどの赤色の豆から赤あん、シロアズキや手亡（シロインゲン）などから白あん、エンドウから鶯あんが作られる。あんは子葉組織を細胞単位で分離させたあん粒子の集合である。

アンカプラー [uncoupler] 酸化的リン酸化や光リン酸化において、生体膜のH^+透過性を上昇させて、電子伝達で得られたエネルギーをATP合成反応に共役するのを阻害する薬物。脱共役剤、脱共役剤ともいう。

アンギオテンシノーゲン [angiotensinogen] レニン-アンギオテンシン系の最初の基質であり、アンギオテンシンIIの前駆体。分子量55,000〜60,000の糖タンパク質である。主として肝臓で産生されるが、脳、心臓、血管、腎臓、副腎、脂肪組織などに発現がある。タンパク質分解酵素であるレニンによりアンギオテンシノーゲンは切断されて生理的不活性のアンギオテンシンIとなり、さらにアンギオテンシン変換酵素やキマーゼの作用で生理活性のあるアンギオテンシンIIに変換される。

アンギオテンシン [angiotensin] 生理的活性を示すのはアンギオテンシンIIであり、8個のアミノ酸より成るペプチドである。循環中または組織内のアンギオテンシンIよりアンギオテンシン変換酵素やキマーゼより生成される。アンギオテンシンII受容体はAT_1とAT_2があり、両受容体は対照的な生理作用を示す。AT_1受容体は昇圧的に働き、血管壁では血管収縮、血管肥厚、動脈硬化促進的に、心臓では心収縮力増加、心肥大促進、腎臓ではアルドステロンを介するナトリウム再吸収促進、腎血管抵抗増大、糸球体濾過圧上昇などを来し、高血圧合併症の発症に関与する。変換酵素阻害薬やAT_1受容体拮抗薬が治療に用いられる。AT_2受容体は血管拡張など心血管保護作用を有する。

アンギオテンシン変換酵素 [angiotensin converting enzyme, ACE] アンギオテンシン生成酵素で、主として肺血管床にあるカルボキシペプチダーゼの一つ。ブラジキニンを不活性化するキニナーゼIIと同一酵素でもある。生理的にはアンギオテンシンIIの血圧調節、水・電解質調節作用のほかに、ブラジキニンの血管拡張作用、プロスタサイクリン、一酸化窒素NC、サブスタンスP等の遊離を介した作用を示す。変換酵素の活性化亢進は高血圧、心肥大、動脈硬化、腎障害等を来す。サルコイドーシスでは変換酵素活性が高い。

アンギオテンシン変換酵素阻害剤 [薬] [angiotensin converting enzyme inhibitor] 高血圧治療の第一選択薬としてのみならず、心血管系や腎臓などの臓器保護薬として心肥大、慢性心不全、心筋梗塞、糖尿病腎症の治療に用いられる。酵素阻害はアンギオテンシンII生成とブラジキニン分解が抑制される。血管拡張、ノルアドレナリン放出抑制、アルドステロン分泌抑制に伴う体液量低下、腎臓糸球体濾過圧低下などを介して降圧する。特に組織内アンギオテンシン活性低下とブラジキニン活性亢進が臓器保護につながる。気管支組織内のキニン、サブスタンスP値の増加が空咳につながる。カプトプリル、エナラプリル等がある。

暗細胞 [dark cell] 鉄ヘマトキシリン染色によって細胞の顆粒が濃紫色に染まる細胞。エクリン汗腺の管腔に近い細胞や内リンパを分泌する蝸牛血管条や前庭系等の表層にみられる。

暗順応 [dark adaptation] 明るい場所から暗い場所へ変わった際、細胞の光感受性が時間経過とともに増加する自動調節機能。暗い場所にいると視細胞に含まれる視物質の量が増加すること、ロドプシンのリン酸化が抑えられて活動時間が伸びること等により光感受性が増大する。

アンズタケ [chanterelle；*Cantharellus cibarius*] アンズタケ科の食用きのこ。全体に卵黄色から橙黄色、傘は3〜8cmのゆがんだ円形、ロート状を成す。秋に林内地上に発生し、アンズ様の芳香がある。フランスではジロールとよばれ、水煮、乾燥品も利用されている。

アンスラニル酸メチル [methyl anthranilate] ＝アントラニル酸メチル

安静時代謝率 [resting metabolic rate] 安静代謝の測定条件は明確に決められていないが、一般的には椅座位での安静状態で測定されることが多い。安静時代謝率の指標の一つとしてメッツ（MET）がある。1 METは3.5 mL/(kg・分)の酸素摂取量に相当する。

アンセリン [anserine] $C_{10}H_{16}N_4O_3$、分子量240.26。β-アラニンと1-メチルヒスチジンのジペプチド。鶏肉など動物肉に多く存在する。カルノシン（β-アラニル-L-ヒスチジン）とともに筋肉で毛細血管拡張、カルシウムの体内輸送、Ca^{2+}-ATPアーゼ活性に関与する。抗酸化作用や食肉の味の緩衝作用があるが、詳細は不明である。

安全係数 [safety factor] 無毒性量（NOAEL）から一日摂取許容量（ADI）を求める際に、ヒト集団に対する安全性を担保するために用いる係数。安全係数は、種差、個体差、毒性の重篤度、データの不確かさなどを考慮して決められるが、通常は、種差10、個体差10を考慮し、両者を掛け100が用いられる。動物試験で得られたNOAELを安全係数（100）で除してADIが求められる。これは対象とする化学物質の生体内における動態（トキシコキネティックス）と生体に対する作用（トキシコダイナミックス）の二つの要因からなっている。WHOは、動物種間差はトキシコキネティックス4.0とトキシコダイナミックス2.5とし、個体間差は、トキシコキネティックス3.2とトキシコダイナミックス3.2とする考え方を提唱している。不確実係数は、

あんせんせつ

耐容一日摂取量（TDI）を求める際に，安全係数とほぼ同じ意味で用いられる。「日本人の食事摂取基準（2015年版）」では類似した用語として不確実性因子が用いられている。

安全摂取量　[safety intake]　人がある物質の一定量を毎日継続的に摂取しても，現時点でのあらゆる知見からみて，健康への認めるべき悪影響がないと推定される一日当たりの摂取量。通常体重 1 kg 当たりの物質の量（mg/kg 体重/日）として示される。農薬，添加物ではリスク評価の結果から定められる一日摂取許容量（ADI）に基づいて，リスク管理機関においてその水準を超えないように各食品ごとの残留基準や使用基準などが定められる。→一日摂取許容量

安全率　[safety factor]　（栄養）第六次改定栄養所要量まで用いられてきた概念で，少数実験例で得られたデータを集団に適用するために考慮する個人内・間変動，実験条件・誤差等の補正係数。

安息香酸　[benzoic acid]　$C_7H_6O_2$，分子量 122.12。食料品の防腐剤として広く用いられている。酸性下でカビ，酵母等の生育を抑制する。キャビア，醤油等に使用が認められている。一日摂取許容量（FAO/WHO 合同食品添加物専門家委員会：JECFA）は $0 〜 5$ mg/kg 体重。

アンタゴニスト　[antagonist]　2種の薬物を同時に投与したときの効果が，いずれか一方の薬物を単独で投与したときの効果より小さい場合，これを薬物の拮抗作用といい，これらの薬物をアンタゴニストという。拮抗剤ともいう。数種類ある拮抗作用の形式のうち，薬理学的拮抗とは同一の薬物受容体に二つの薬物が結合するような場合で，β 遮断薬や副交感神経遮断薬などの使用目的がこれに当たる。

アンチセンス鎖　[antisense strand]　情報が読み取られる側の一本鎖の核酸であるセンス鎖と相補的な配列を有する一本鎖の核酸のこと。転写産物の mRNA 鎖に相補的な DNA 鎖あるいは RNA 鎖や，転写の鋳型になる DNA 鎖がアンチセンス鎖である。

アンチセンス法　[antisense technique]　DNA や mRNA のセンス鎖に相補的なアンチセンス核酸を細胞内へ導入することで，センス情報を阻害することが可能である。DNA よりは mRNA に対するアンチセンス核酸が使われることが多い。アンチセンス RNA は機能的 RNA と塩基対を形成することにより結合し，失活させることができる。アンチセンス核酸として 20 塩基前後のオリゴヌクレオチドが用いられ，特異的な遺伝子のタンパク質産物の合成を阻害したり，遺伝子発現そのものを抑制したりすることができるが，効果を得るためには大量に細胞へ導入する必要がある。

α_1 アンチトリプシン　[α_1-antitrypsin]　肝細胞で合成される分子量 $45,000 〜 51,000$ の糖タンパク質。血液中に放出され，基準値は $170 〜 274$ mg/dL であるが，唾液，涙，気道分泌液，羊水，初乳中にも分泌される。セリンプロテアーゼであるトリプシン，キモトリプシン，膵臓エラスターゼ，プラスミン等を阻害する。細菌や顆粒球から出されるプロテアーゼから組織を守る役割をしている。遺伝子欠損があると小児で肺気腫や小児肝硬変を引き起こす。感染症，肝炎，肺癌等で高値となる。

アンチビタミン　[anti-vitamin]　＝ビタミン拮抗体

アンチポート　[antiport]　2種以上の物質が共役して逆方向に同時に担体輸送される現象。対向輸送ともいう。2種以上の物質の化学ポテンシャル勾配の差が輸送の駆動力となり，アンチポーターにより行われる。

アンチメタボライト　[antimetabolite]　＝代謝拮抗物質

アンチモン　[antimony]　元素記号 Sb，原子番号 51，原子量 121.760。15（5 B）族元素。ヒ素と類似した作用をもつが，ヒ素より毒性は弱い。

アンチモン中毒　[antimony poisoning]　アンチモンを含む容器や器具に接触した酸性飲料を飲んだ場合等にみられる中毒症状。急性中毒では，嘔吐，下痢，脱水症状，循環虚脱から死亡する。慢性中毒では，ヒ素中毒に類似する。

紅酒（あんちゅう）　[an chiew]　中国南部から台湾にかけて造られている赤色の酒。紅麹とよばれる蒸した白米に毛カビ（*Monascus*）を繁殖させた中国麹と糯米を米酒で仕込む。

安定剤　[stabilizer]　食品のゲルまたはゾルを安定させる食品添加物。食品衛生法の増粘剤，ゲル化剤または糊料に相当し，化学的合成品はアルギン酸ナトリウムなど数種，天然物は約 50 種指定されている。

安定同位体　[stable isotope]　同位体（同位元素）のうち放射活性のないもの。すなわち，放射性壊変によって，変化しない同位体である。例えば，^{12}C，^{13}C，^{14}N，^{15}N，^{16}O，^{17}O，^{18}O などである。

安定同位体希釈分析　[stable isotope dilution method of analysis]　＝同位体希釈法

アンデルセン病　[Andersen desease]　＝分枝酵素欠損症

アントシアナーゼ　[anthocyanase]　アントシアニンに作用して加水分解によりアグリコン（アントシアニジン）と糖に分解する酵素。ワインの製造等においてブドウ汁由来の過剰なアントシアニンを分解する際に利用される。

アントシアニジン　[anthocyanidin]　植物中に存在する赤，紫色系の色素であるアントシアニン

のアグリコンの部分。天然から18種類が見いだされている。基本的に3, 5, 7, 4'位にヒドロキシ基をもち, B環にもヒドロキシ基あるいはメトキシ基を有する。よくみられるものはペラルゴニジン, シアニジン, デルフィニジン, ペオニジン, ペチュニジン, マルビジンの6種類である。一般にアントシアニジンは不安定であるため, 植物中では配糖体（アントシアニン）として存在している。

アントシアニン [anthocyanin] 高等植物に広く分布し, フラボノイドに属する赤, 紫色系の色素。アグリコン（アントシアニジン）は二つの芳香環（A環, B環）をもち, C環は1個の酸素原子を有したフラビリウム構造を形成している。通常は配糖体（アントシアニン）として植物中に存在しており, 400種類ほどが知られている。糖の部分に有機酸が単独あるいは複数エステル結合したものはアシル化アントシアニンとよばれる。溶液のpHの影響を受けやすく, 酸性では安定な赤色のフラビリウムイオンとなるが, 弱酸性から中性付近の水溶液では不安定で退色する。

アントシアニン色素 [anthocyanin pigment] ＝アントシアニン

アントラニル酸メチル [methyl anthranilate] $C_8H_9NO_2$, 分子量151.17。o-アミノ安息香酸（アントラニル酸）のメチルエステル。アンスラニル酸メチルともいう。水にわずかに溶け, エタノールに易溶。ブドウの香りの着香料であり, 香料として一括名表示ができる。アントラニル酸はトリプトファン中間代謝物である（トリプトファン-アントラニル酸回路）。

アントルメ [entremets(仏)] 中世では料理と料理の間の余興のことであったが, 現代では食事のデザートコースのチーズの後に供される甘味菓子を指す。

アンドロゲン [androgen] 男性ホルモン（雄の第二次性徴：性器の発育, 声の低音化, 男性的体形等を発現するステロイドホルモン）の総称。精巣, 副腎皮質等においてコレステロールを出発物質として合成される。作用が最も強いのはテストステロン（血中濃度は, 男性0.7 μg/dL, 女性0.03 μg/dL）で, その他にデヒドロエピアンドロステロン, アンドロステロン, アンドロステンジオン等が知られている。

アンドロスタンジオン [androstanedione] アンドロゲン（テストステロン）の代謝・排泄経路の中間体。主に肝臓においてアンドロステンジオンから非可逆的に変換されてアンドロステロンを生じる。

アンドロステロン [androsterone] 男性ホルモンの一種。性腺で合成され, テストステロンの約1/10の活性をもつ。また, 肝臓におけるアンドロゲン代謝, 排泄経路の中間代謝産物としても存在する。

アンドロステンジオン [androstenedione] テストステロンの生体内合成系において重要な中間体。副腎や生殖腺で作られ, 17β-ヒドロキシステロイド脱水素酵素によりテストステロンへと変換される。

暗反応 [dark reaction] 光合成反応過程の一つで, 明反応で作られたATPとNADPHを用いて, 二酸化炭素から種々の炭水化物を合成する過程。暗反応では光エネルギーは必要としない。

アンフェタミン [amphetamine] 交感神経刺激作用と中枢興奮作用を有する代表的な覚醒アミン。強力な精神運動の刺激作用を発揮し, 気分昂揚, 疲労感消失, 食欲減退等を生じる。薬物耐性が現れやすく乱用を来す。保管や使用は「覚醒剤取締法」の規制を受ける。

アンプリファイアーT細胞 [amplifier T-cell] エフェクターT細胞の一種で, キラーT細胞の免疫応答（キラー活性）を増強し, その増殖を促進する機能をもつ。

アンモニア [ammonia] NH_3, 分子量17.03。アミノ酸の脱アミノ反応等で生成する。毒性があり, グルタミン酸デヒドロゲナーゼの逆反応で再利用するか, カルバモイルリン酸を経て, 尿素回路で解毒する。肝臓疾患ではアンモニアを解毒できないのが肝性昏睡の原因である。食品添加物としては凍り豆腐を柔らかく戻すために使用する。水質検査では尿尿汚染の指標となる。

アンモニア態窒素 [ammonia nitrogen] アンモニウムイオンの形（NH_4^+）で存在する窒素を窒素（N）で表したもの。成人の一日に排泄される尿中窒素は7.20～20.93 gであり, 摂取タンパク質代謝に由来する尿素態窒素6～18 g, アンモニア態窒素0.4～1.0 g, クレアチニン態窒素0.3～0.8 g, ペプチド態窒素0.3～0.7 g, 尿酸態窒素0.08～0.2 g（核酸由来）, アミノ酸態窒素0.08～0.15 g, 馬尿酸態窒素0.04～0.08 g等である。水質検査では尿尿汚染の指標となる。溶存するアンモニア態窒素は, 酸化されて亜硝酸態窒素を経て硝酸態窒素となる。

アンモニア排出 [ammonotelism] アミノ酸は酸化・分解されると, 含まれていた窒素はアンモニアとなる。生体にとって有害なアンモニアは排泄しなければならない。アンモニアの排出には尿素への転換, 尿酸への転換, さらにはアンモニア自体で排泄する形態がある。動物の生活形態や環境によりさまざまであり, 水生動物の魚類はアンモニアのまま排出する。

アンモニア排出動物 [ammonotelic animal] アミノ酸の酸化・分解により生じたアンモニアをそのまま体外へ排出する動物。魚類の大部分や水中に棲むタコ, イカ等の無脊椎動物の大部分。

アンモニアリアーゼ ［ammonia-lyase］ アミノ基と炭素間の結合を分解する際にアンモニアを遊離し炭素と炭素との間に二重結合を生じる反応を触媒する酵素で可逆的である。主なものは，アスパラギン酸アンモニアリアーゼである。細菌や植物に広く分布している。アスパラギン酸フマル酸＋NH_3の反応を触媒する。L-アスパラギン酸を工業的に生産するために，この酵素を固定化酵素として用いているる。

アンモニウムミョウバン ［ammonium alum］ $Al_2(SO_4)_3・(NH_4)_2SO_4・24H_2O$（または$AlNH_4(SO_4)_2・12H_2O$），式量906.66（453.33）。無色，等軸晶系の結晶。食品添加物として膨張剤，漬物の保色剤，水の浄化剤として使う。硫酸アンモニウムアルミニウムともいう。

イ

胃 [stomach]　　動物の消化器の一つ。ヒトの胃は，食道と小腸の間の袋状の臓器で，横隔膜のすぐ下に位置する。洋ナシ状あるいは鉤状をしており，個体差はあるが，容積は約1,400 mLである。食道とつながる部分を噴門，十二指腸とつながる部分を幽門とよぶ。噴門と幽門の間の部分は胃底部，胃体部，前庭部に区分され，胃体部と前庭部の境界部のくびれを胃角とよぶ。胃壁は内側から粘膜，粘膜下層，固有筋層，漿膜下層，漿膜に分けられる。胃は摂取された食物を貯留し，粘膜からの胃液分泌と固有筋層の収縮による蠕動運動により細かく砕き，少しずつ連続的に腸に送り出す働きをしている。

E 　＝グルタミン酸
EIA 　＝エンザイムイムノアッセイ
EAR 　＝推定平均必要量
EFA 　＝必須脂肪酸
EFSA 　＝欧州食品安全機関
EMB寒天培地 　＝エオシンメチレンブルー寒天培地
ELISA 　＝酵素結合免疫吸着測定法
E型肝炎ウイルス [hepatitis E virus]　　急性肝炎を引き起こすウイルスであり，ウイルスゲノムは1本鎖RNAである。感染経路は経口感染であり，潜伏期間は2〜9週で，慢性化することは一般的にない。ヒト以外にブタ，イノシシ等も感染するので人畜共通感染症の一つである。
EGF 　＝上皮成長因子
ECD 　＝電子捕獲型検出器
イーストフード [yeast food]　　＝発酵調整剤
EDTA 　＝エチレンジアミン四酢酸
EPA 　＝エイコサペンタエン酸
EBウイルス [EB virus]　　＝エプスタイン・バーウイルス
EBN [evidence based nutrition]　　科学的根拠に基づく栄養学のこと。栄養学と疫学の体系を基に，"最良の事実を選択抽出"し，最終的に"栄養学上の事実の決定"を求めるための手法である。この事実を求める過程では，①問題点を抽出し，②最新の文献を検索し，③得られた文献を批判的に吟味し，④対象とする問題点に応用できるかどうかを判断する段階がある。EBNは人（集団及び個人）を対象としていることが前提であり，範囲は基礎栄養学，臨床栄養学，行動栄養学など非常に広範囲にわたっている。

EBM [evidence based medicine]　　科学的根拠に基づく医学のこと。従来の臨床診断や治療は勘と経験に委ねられてきた要素が多く，単に動物実験から類推した論理や権威者の意見によって考察されることがあった。EBMは疫学的知見や実証的，実用的な根拠を用いて，効果的で質の高い患者中心の医療を実践するための事前及び事後評価の手技であり手段のことである。
EBPH [evidence based public health]　　科学的根拠に基づく公衆衛生のこと。統計データや疫学的結果から系統的に得られた科学的推論による根拠を適用して公衆衛生における政策決定や効果的な計画の展開，実現，評価を実行する考え方。EBPHは行動科学理論やプログラム学習モデルの使用も含んでいる。EBMが個人を対象とした医療分野に適用されるのに対して，EBPHは集団を対象とした予防医学分野に適用されるが，両者とも科学的根拠のある事実に基づいて恣意的な裁量を排除して科学的論理性を導入しようとすることが共通の背景となっている。
イェーツの補正 [Yates' correction]　　＝イェーツの連続修正
イェーツの連続修正 [Yates' continuity correction]　　2×2分割表で独立性の検定を行う際に計算するχ^2値のχ^2分布への近似精度を良くして，検定の精度を高めるために行う補正。イェーツの補正ともいう。
胃液 [gastric juice]　　主成分は胃底腺主細胞から分泌されるペプシノーゲンと壁細胞から分泌される塩酸。粘稠な強酸性液（pH 1.6〜2.0）で，胃粘膜によって産生され摂食刺激により分泌され，食物，主としてそのタンパク質をプロテオースやペプトンにまで分解する。ムチンを含む粘液は胃粘膜の保護に役立つ。一日平均総分泌量は2.5 L。
胃液分泌異常 [abnormal gastric secretion]　　胃の壁細胞や主細胞の増減及びアセチルコリンやガストリンの分泌異常により，胃への酸やペプシンの分泌が亢進あるいは低下した状態。
胃液分泌抑制ペプチド [gastric inhibitory polypeptide, GIP]　　消化管ホルモンの一種であり，十二指腸と空腸に分布するK細胞から分泌さ

れる。GIP は脂肪や糖質の摂取により分泌が増加し，胃からの胃酸やペプシンの分泌を抑制し，インスリン分泌を促進する。GIP は GLP-1 とともにインクレチンの一員である。脂肪細胞へ効率よくエネルギーを蓄える作用もある。

胃炎 [gastritis] 胃粘膜の炎症性疾患の総称で，急性と慢性に分けられる。急性胃炎は薬剤，アルコール，放射線等の外的刺激や感染症，アレルギー，ストレスなどにより急激に生じる粘膜障害である。強い自覚症状を伴うが，一般的には原因の除去により速やかに治癒する。慢性胃炎は繰返す粘膜の刺激が原因となって生じる病態で，ヘリコバクター・ピロリ（*Helicobacter pylori*）の胃粘膜への感染が関与している。

硫黄 [sulfur] 元素記号 S，原子番号16，原子量32.06, 16(6B)族元素。数種の同素体をもつ。生体成分としては，含硫アミノ酸（メチオニン，システイン，シスチン）の構成成分としてタンパク質に存在する。チアミン（ビタミン B_1），補酵素 A (CoA)，ビオチン，グルタチオン，タウリン，コンドロイチン硫酸，ヘパリン，硫酸イオン等の構成成分でもある。必須ミネラルであるが，チアミン以外は，通常のタンパク質（含硫アミノ酸）摂取量で不足することはない。硫酸塩として尿中に排泄される。

イオノフォア [ionophore] 細胞膜の脂質二重層に溶け込み特定の無機イオンまたは親水性の有機イオンを輸送する脂溶性物質の総称である。大部分は微生物が産生する抗生物質であるが，クラウンエーテル，クリプラントのような人工イオノフォアもある。人工イオノフォアとしては A23187（Ca^{2+} と Mg^{2+} の膜透過性を高める）など多種類が知られており，細胞研究で，特定のイオンに対する膜の透過性を増加させる目的で広く使われている。イオノフォアには作用様式により，キャリアイオノフォアとチャネル形式イオノフォアに分類される。

イオノン [ionone] $C_{13}H_{20}O$，分子量192.30。ミカン科 *Boronia megastigma* Nees の精油中に存在する。ヨノンともいう。二重結合の位置の違いで，α-イオノン，β-イオノン，γ-イオノンがある。ジャスミン，スミレ様の芳香をもつので着香料として用いられる。ビタミン A の環部分は β-イオノン環である。

イオン [ion] 電荷をもつ原子または原子団。中性の原子または原子団が1個または複数個の電子を失うか，あるいは電子を得て生じる。正に荷電したイオンを陽イオン（カチオン），負に荷電したイオンを陰イオン（アニオン）という。電場下では陽イオンはカソード（陰極）へ，陰イオンはアノード（陽極）へ移動する。

イオン化 [ionization] ＝電離

イオン強度 [ionic strength] 電解質溶液中のイオンの相互作用の強さを表す変数。イオンの電荷とモル濃度の関数として，Lewis GN, Randall M によって導入された。

イオン駆動性能動輸送 [ion-driven active transport] 二次能動輸送である。能動輸送（一次能動輸送）によって輸送されたあるイオンの電気化学的ポテンシャルの勾配を用いて，他の物質を輸送する仕組み。他の物質を同方向に輸送する共輸送（シンポート）と，反対方向に輸送する対向輸送（アンチポート）とがある。小腸粘膜による腸管内腔からのグルコースの汲み入れは，Na^+-K^+ 交換ポンプによる能動輸送で細胞から汲み出された Na^+ の濃度勾配を利用する Na^+ 依存性のグルコース輸送体（SGLT1）による共輸送である。→能動輸送

イオンクロマトグラフィー [ion chromatography, IC] 物質のイオン性の差を利用して分離分析する液体クロマトグラフィー。イオン交換クロマトグラフィーの一種である。基本構成は高速液体クロマトグラフィーと同様であるが，感度を上げるために，検出器の前に移動相のイオンを除去するサプレッサーカラムを置く。固定相には，微細なゲル状イオン交換樹脂を用いる。移動相には，均一な希薄緩衝液を用いる場合が多い。イオン化した成分を含む試料を導入すると，それらは，イオン交換樹脂と吸脱着を繰り返し，順次分離して流出する。生体成分では，有機酸の分析に利用され，この分析に特化したカルボン酸分析計もある。

イオン結合 [ionic bond] 化学結合の一つ。陽イオンと陰イオンがクーロン力（静電気力，距離の2乗に反比例する力）に基づいて結合する様式。塩化ナトリウム NaCl のような無機塩中で示される結合。アルカリ金属（1族）などイオン化エネルギーの小さい原子は陽イオンになりやすく，ハロゲン（17族）など電子親和力の大きな原子は陰イオンになりやすいため，このような原子間の結合はイオン結合の性質が強い。

イオン交換クロマトグラフィー [ion exchange chromatography, IEC] 液体クロマトグラフィーの一種。固定相にはイオン交換体であるイオン交換樹脂などを充填したイオン交換カラムにイオン化した成分を含む試料を導入し，イオン交換体に結合させる。移動相には，イオンに解離する塩の水溶液や，酸またはアルカリ溶液が使用される。これらの濃度を徐々に上昇させると，イオン交換体と結合した試料中のイオン化物質が，移動相中のイオンと競合することにより溶出される。陽イオンとなる成分の分離には陽イオン交換体を，陰イオンとなる成分の分離には陰イオン交換体を用いる。最初に利用されたものはアミノ酸分析で，アミノ酸自動分析計として現在でも利用されている。

イオン交換樹脂 [ion exchange resin] 合成樹脂の表面に，イオン交換基を結合したもの。陽イ

オン交換樹脂と陰イオン交換樹脂がある。基材として堅いポリスチレンゲルを用いたものは、耐圧性があるので、高速液体クロマトグラフィーに使用される。基材としてセルロースやデキストランなどを用いたものは、耐圧性がないので、カラムクロマトグラフィーに使用される。陽イオン交換体の官能基としては、$-SO_3^-$ や $-COO^-$ が、陰イオン交換体の官能基としては、$-N(CH_3)_2$ や $-N(C_2H_5)_2$ 等がある。

イオン交換水 [ion exchanged water] ＝脱イオン水

イオン交換セルロース [ion exchange cellulose]
セルロースを担体として、表面に陽イオン交換基あるいは陰イオン交換基を結合したもの。イオン交換クロマトグラフィーの担体（固定相）として、タンパク質や多糖類といった水溶性物質の分離に利用される。陽イオン交換基としてはカルボキシメチル（CM）基が、陰イオン交換基としてはジエチルアミノエチル（DEAE）基などが使われる。

イオン交換体 [ion exchanger] 電解質溶液と接触すると、溶液に含まれているイオンと自分がもっているイオンとを交換する物質を指す。天然にもゼオライトのようなイオン交換体があるが、一般に使用されるものは合成樹脂である。陽イオン交換体と陰イオン交換体の2種がある。脱イオン水の製造や排水処理が最大の用途である。また、膜状にしたイオン交換膜は、海水の淡水化や食塩製造に利用される。

イオン交換膜 [ion exchange membrane]
イオン交換樹脂を膜状としたもの。陽イオン交換膜は Na^+、Ca^{2+} 等の陽イオン（カチオン）は透過するが陰イオン（アニオン）は透過せず、逆に陰イオン交換膜は Cl^-、SO_4^{2-} 等の陰イオンは透過するが、陽イオンは透過しない。この選択透過性を利用して、電気透析に利用され、海水の濃縮による食塩の製造がその代表的なものである。→電気透析、イオン交換樹脂

イオン性高分子 [ionic polymer] ＝高分子電解質

イオン選択電極 [ion selective electrode, ISE]
イオン電極ともいう。溶液中の特定イオンの濃度（活量）に依存して電極と溶液の界面に電位差を発生する半電池。膜材料によりイオン選択性が決まる。イオン選択感応膜で構成される電極で、未知濃度のイオン測定に使われる。

イオンチャネル [ion channel] イオンチャネルともよぶ。生体膜に存在し、受動的にイオンを透過させる膜貫通型タンパク質で、細胞の膜電位の維持・変化やイオンの移動を行う。電位依存性、リガンド依存性、機械刺激依存性、温度依存性などのさまざまな制御により開閉する。なお、イオンを能動的に輸送するタンパク質はイオンポンプである。

イガイ中毒 [mussel poisoning] イガイ、ムラサキイガイ等の摂食によって起こる食中毒。イガイ、アサリ、マガキ等の二枚貝は麻痺性貝毒を産生する有毒渦鞭毛藻や藍藻類を直接食べて毒化する。毒の蓄積部位は中腸腺である。

胃潰〔かい〕瘍 [gastric ulcer] 胃粘膜の欠損を示す病変。組織欠損の深さは粘膜のみの場合から、粘膜下層、筋層に達するものまでさまざまである。症状は心窩部痛、食欲不振等が多いが、時に潰瘍からの出血による吐下血を起こしたり、穿孔して腹膜炎を起こすこともある。治療には酸分泌抑制剤や防御因子増強薬を使用するが、胃粘膜へのヘリコバクター・ピロリ（*Helicobacter pylori*）感染がある場合は除菌治療が有効である。

胃拡張 [gastric dilatation] 胃が異常に拡張した状態。糖尿病性神経障害、幽門狭窄、術後等により、胃内容の排出障害により生じる。

異化〔作用〕 [dissimilation；catabolism]
生体内で起こる酵素化学的変化やエネルギー変換などの代謝反応のうち、生体外部から取入れた栄養素または体組織を最終的に水、炭酸ガス、窒素化合物まで酸化分解してエネルギーを得る一連の過程。異化に対して体内で簡単な化合物より、体を構成する有機物質を合成することを同化という。

異化産物抑制 [catabolite repression] ＝カタボライト抑制

胃下垂 [gastroptosis] 胃の形態表現の一つで、立位に胃が本来の位置よりも下方に存在すること。診断にはバリウムによる造影X線検査が用いられ、立位充満像で胃角が腸骨稜より下がっている状態となっている。一般に痩せ型の女性に多いとされる。

胃管 [gastric tube；stomach tube] 経口または経鼻腔的に胃内に挿入されるチューブ。胃ゾンデともいう。経口摂取が困難な場合の薬剤や栄養剤の注入や、胃洗浄、胃液の吸引等が必要な場合に使用される。長さや太さはさまざまな種類があり、目的に応じて使い分けられる。材質はゴムやシリコン等の軟らかいものが広く使用されている。

胃癌 [gastric cancer] 胃癌は大部分幽門前庭、あるいは体部小弯側に発生するが、まれに噴門部からも発生する。胃癌の発生部位を上部、中部、下部に分けると およそ 2：4：4 の比である。胃癌は胃腺の腺細胞が癌化したものである。胃腺の構造が比較的保たれ、腺腔構造が残ったり、乳頭状になる癌は、比較的高齢者に多く、増殖もゆっくりで予後は良い。印環細胞癌は細胞質のほとんどが粘液によって占められ、核は偏在するために指輪のようにみえる。若年女性にも発生し予後は悪い。線維増生を伴うとスキルス癌になる。高塩食品の摂取やヘリコバクター・ピロリの感染による慢性萎縮性胃炎が

癌化のリスクとなる。

活き締め　　主に高級魚（タイ，ヒラメ，フグ）を活魚のうちに血抜きしたもの。淡水魚の品質向上のために行っていた。また，活魚に給餌しないで，清水中におくことで泥臭さを抜いて品質を向上させることをいう場合もある。

閾値　[threshold value]　　ある一定以上にならないと識別できない値。神経や筋肉は刺激の大きさがある強度にならないと反応しない。その強度のことを，文字通り，閾(いき)の値といい，視覚閾，聴覚閾，嗅覚閾，味覚閾，致死閾等がある。全か無かの法則ともいう。

胃鏡　[gastroscope]　　胃粘膜の検査に使用される筒状の器具で，1900年前後に主にドイツで開発された。当時は金属性の硬性胃鏡であったため，検査時の苦痛が大きいことからあまり普及しなかった。その後，1950年代に先端に小型のレンズとフィルムを装着した胃カメラが開発され，さらにグラスファイバー製のファイバースコープが開発されると，急速に普及した。現在は先端にCCD（半導体撮像素子）を装着した電子スコープが主に使用されている。

胃空腸吻合〔術〕　[gastrojejunostomy]　　胃と空腸に直接の通路を造設する手術様式。切除不能な胃癌や十二指腸癌，膵頭部癌等により胃幽門部や十二指腸に通過障害が生じた場合に行われる。通常，胃体部と空腸を側側吻合する。摂取した食物は十二指腸を通らずに，胃から直接空腸に排出される。

イクラ　[salmon caviar；red caviar；separated and salted salmon roe]　　魚卵という意味のロシア語からの言葉。日本ではベニザケの卵を用いた塩蔵品を指す。これには粒状イクラと圧搾イクラの2種類がある。粒状イクラは，鮮度のよい卵巣を木枠に綿糸を張ったものの上で揉み，網目を通して卵粒を下に落とし，卵膜を除き，飽和食塩水に10〜20分浸漬し，これを水切り後，低温で貯蔵したもの。圧搾イクラは，食塩水に浸漬したものをさらに袋に入れて5〜10時間圧搾したものである。

異型ポルフィリン症　[variegate porphyria]　＝ポルフィリン症

胃痙攣〔れん〕　[gastric cramp]　　胃の緊張が異常に亢進した状態。胃輪状筋の発作的収縮により生じる。急激な疼痛を訴える場合がある。

医原病　[iatrogenic disorder]　　診断，薬剤投与，手術等の医療行為一般によって，本来の疾病以外に引き起こされる病的状態を指す。治療薬の不適切な使用による副作用，透析による代謝障害，血管造影検査に起因する合併症，内視鏡の操作中の出血等がある。

移行乳　[transitional milk]　　初乳から成熟乳へ移行する過程の乳。ヒトの場合，分娩後3〜10日目あたりの乳。初乳と成熟乳の中間の性状を示す。

5,8,11,14-エイコサテトラエン酸　[5,8,11,14-eicosatetraenoic acid]　＝アラキドン酸

8,11,14-エイコサトリエン酸　[8,11,14-eicosatrienoic acid]　＝ジホモ-γ-リノレン酸

イコサペンタエン酸　[icosapentaenoic acid, IPA]　＝エイコサペンタエン酸

イコサン酸　[icosanoic acid]　　＝アラキジン酸

胃酸　[gastric acid]　　胃液中の塩酸。消化酵素ペプシンの働きを助け，飲食物とともに混入する微生物を殺菌する。胃酸が過剰分泌された胃液により胃粘膜自体が消化され，消化性潰瘍が起こる。

胃酸過多症　[hyperacidity]　　胃酸の分泌亢進状態。原因は壁細胞の増加，迷走神経の刺激，ガストリン分泌の増加等。胃・十二指腸潰瘍や逆流性食道炎の病因となる。腹痛，胸やけ，嘔吐，心窩部痛等を呈することが多い。

維持エネルギー　[maintenance energy]　　身体機能を維持していくためのみに用いられる摂取された食物に含まれるエネルギー。摂取された食物に含まれる代謝エネルギーから，食後産生により損失するエネルギーを差し引いたエネルギー。維持エネルギーの要求量が基礎代謝量に相当する。

意識障害　[disturbance of consciousness；consciousness disturbance]　　脳幹から間脳を介して大脳に至る意識を保持する機構の破綻に基づく症状。脳出血や脳腫瘍などによる二次的な脳幹機能不全と直接脳幹障害，全身性の病変（睡眠薬や一酸化炭素中毒など），糖尿病性昏睡などの代謝性，脳炎などの感染，痙攣，不整脈など病態はさまざまである。意識混濁，昏迷，昏睡とに分けられるが，臨床的には日本昏睡尺度（Japan Coma Scale, JCS）が広く用いられ，これは刺激を加えて覚醒する程度と種々の反応によって点数化したものである。

維持食　[maintenance diet]　　現在の状態を維持するための食事。処方食に対する語。

維持飼料　[stock diet]　　継代を保持するために必要とされるタンパク質，エネルギー，無機質，ビタミンを供給する飼料。

イシナギ中毒　[jewfish poisoning]　　イシナギ（ハタ科の大魚）の肝臓の摂食によるビタミンA過剰症による食中毒。頭痛，吐き気，皮膚の剥離等が起こる。

維持必要量　[maintenance requiremet]　　ある特定集団において，人々の生体機能を生理的レベルに維持するのに必要な栄養素などの量。維持要求量ともいう。例えばタンパク質の場合，摂取窒素量Xと窒素出納値Yの間の回帰式における$Y=0$の時のXの値，すなわち平均平衡維持量として求める。

石豆 ［stone bean］　水浸してから煮ても軟らかくならない豆。豆類の表皮は水を通さず，珠孔から徐々に吸水する。この珠孔や子葉が変形していると，豆は子葉に吸水することができない。豆の完熟期が高温・乾燥した気候になると，石豆の出現する割合が高くなるといわれている。

異臭 ［off-flavor］　もの本来の香りではなく，酸化反応，酵素反応，微生物発酵等で酸化的分解生成物，アミン，硫化水素等が生成することにより感じられる悪臭。オフフレーバーともいう。糖の分解ではアルデヒド，アルコール，酸が，タンパク質の分解ではアミン，硫化水素，カルボニル化合物が，脂質の分解では酸，カルボニル化合物が異臭の原因になる。

胃・十二指腸潰〔かい〕瘍 ［gastroduodenal ulcer, GU］　胃と十二指腸球部に発生する粘膜の一定の深さの組織欠損のこと。日本人では胃潰瘍の方が多くみられる。その成因は，攻撃因子（塩酸，ペプシン等）と防御因子（粘液，血流等）のバランスが攻撃因子側に傾くことで発生するという説（Shayのバランス説）が古くから支持されてきた。近年，ヘリコバクター・ピロリ（*Helicobacter pylori*）の胃粘膜への感染がGUの発生に深くかかわっていることが明らかになった。

萎縮 ［atrophy］　細胞や組織，臓器が縮小し，容積が減少した状態。縮退ともいう。初めから，形成の不全な状態（低形成）とは区別される。

異常γグロブリン血症 ［dysgamma-globulinemia］　＝γグロブリン血症

異常乳 ［abnormal milk］　生乳の規格基準に合致しない，正常な状態と明らかに異なる生乳。3種に大別される。生理的異常乳：乳等省令により使用が禁止されている初乳と，固形分含量が高くなる泌乳期終わりの末期乳が挙げられる。化学的異常乳：低酸度アルコール不安定乳，高酸度乳，低組成乳，異常風味乳，異物汚染乳，凍結乳が含まれる。微生物学的異常乳：細菌汚染乳，乳房炎乳，その他の病乳が挙げられる。

異食症 ［pica；allotriophagy］　通常は口にしないもの，あるいは食物とみなされないもの（例えば粘土，ゴミ，鉛筆，チョークなど）を食べる嗜癖をいう。知的障害児，ヒステリー，統合失調症，摂食障害，認知症，周囲から構われない幼児，妊婦等にみられる。

医食同源　生命を養い，健康を保つために必要な医薬品と食物はともに重要なもので，その源は同じであるということ。バランスのとれたよい食物を摂取していれば，薬を使う必要もなく健康でいられるという中国の古くからの"薬食同源"の考え方を，1972（昭和47）年，新居裕久が，"薬"は化学薬品と誤解されるとして，"医食同源"の造語が提唱された。近世には，これらの視点から食物を考える「食物本草書」が刊行された。これは，中国の本草学をもととしたもので，各食品のもつ機能や組合せによる宜禁（ぎきん）が示されている。例えば"大根は，豆腐の毒を消し咳によい""胡椒は，魚の毒を消し腹痛をとめる"等である。また，現代では，食品の栄養だけでなく，食品の機能性についての研究が行われ，病気に対する食事療法に応用されており，これも医食同源の考え方である。

移植片拒絶 ［graft rejection；transplant rejection］　移植片が受容者の拒絶反応を受け，生着できない現象。この反応の主体は，自身と異なるMHC分子，すなわちHLAをもつ細胞をキラーT細胞が認識して攻撃することによる（初期急性拒絶反応）。その他，移植組織に対抗して産生された抗体，補体，K細胞，好中球等による後期急性拒絶反応もある。

移植片対宿主反応 ［graft versus host reaction, GVH reaction］　輸血，骨髄移植等により他人（ドナー：供与者）のリンパ球が移入された際に，拒絶反応を受けることなく生着すると，その移植リンパ球が宿主（レシピエント：受容者）の細胞を攻撃し，宿主にさまざまな障害をもたらす反応。こうした反応の主体はドナーのT細胞で，特にキラーT細胞による組織破壊，リンホカイン放出に起因する遅延型アレルギー等が生じやすい。その結果，移植片宿主病（GVHD）になるが，その症状としては発熱，発疹，肝障害，黄疸，下痢，貧血等で，致死的な例も少なくない。

移植免疫 ［transplantation immunity］　臓器移植，細胞移入や輸血の際に，移植片がその受容者にとって異物となる抗原を含む場合，受容者の免疫機構がその抗原物質を非自己成分として認識し，これに反応して移植片を拒絶し，最終的に移植片の壊死，脱落によって完結する一連の過程。細胞性と液性の反応が複雑に絡み合って行われる。移植片の生着拒絶の原因となる抗原を移植抗原といい，その多くは細胞膜上の糖タンパク質である。特に，同種移植片に対する反応では，受容者の免疫担当細胞が移植片を認識する際に，組織適合抗原が自己か非自己かのマーカーとなる。組織適合抗原は，MHCがコードするMHC抗原及び非MHC抗原に分けられる。前者にはヒト白血球抗原やマウスのH-2抗原があり，後者にはヒトの赤血球抗原系等がある。

異所性ホルモン ［ectopic hormone］　正常のホルモン産生を行う内分泌臓器以外から分泌されたホルモン。肺小細胞癌からのカルシトニンや副腎皮質刺激ホルモン，バソプレッシン分泌，膵島癌からの成長ホルモン放出ホルモン，ヒト絨毛性ゴナドトロピン分泌などがある。

石綿 ［asbestos］　＝アスベスト

イズロン酸 ［iduronic acid］　$C_6H_{10}O_7$，分子量194.14。水，メタノールに可溶なアルドウロン

酸の一種。ヘパリン等のムコ多糖の構成成分で, 大部分はL-イズロン酸2-硫酸エステル（IdoA2S）として存在する。

```
    CHO
    HCOH
    HOCH
    HCOH
    HOCH
    COOH
    L型
```

異性化 [isomerization]　アルカリその他の化学的作用または, 温度, 圧力等を変化させる物理的作用によって, 化合物を構成する原子または原子団（基）の結合状態を変えることにより, ある異性体から他の異性体に変化させることができる。異性化を触媒する酵素を異性化酵素（イソメラーゼ）という。近年, グルコースをフルクトースに変換させるイソメラーゼが発見された。グルコースを異性化することによって, 分子式は同じながら生成するフルクトースの甘味度はほぼ2倍になる。

異性化酵素 [isomerase]　→異性化

異性化ショ糖 [isomerized sucrose]　＝パラチノース

異性化糖 [isomerized sugar]　イソメラーゼの作用でグルコースの異性化により作られたフルクトースとグルコースの混ざり合った糖。結晶化はできないため, 水溶液の形（液糖）で提供される。デンプンを加水分解したグルコースを原料にして工業的にフルクトースが生産可能で, 安さと扱いやすさが評価されて, 食品産業の世界で頻用されるに至った。名称は両者の混合割合の多い方を前に置き, 例えば「果糖・ブドウ糖液化糖」のように表記する。フルクトースの生成割合は50％を下回るが, イオン交換樹脂でグルコースとフルクトースを分離し, フルクトースをもとの糖液に加えて, フルクトース含有量を55％にした製品もある。

異性化ラクトース〔乳糖〕 [isomerized lactose]　＝ラクツロース

異性体 [isomer]　分子の原子組成は変わらないが, 原子の配列の組合せが異なる化合物同士。物理的・化学的性質は異なる。構造式が異なる構造異性体, 立体配置・立体配座が異なる立体異性体, 配位子の相違によるイオン化異性体や配位異性体, 原子核のスピンの向きの違いによるスピン異性体などがある。

胃切除 [gastrectomy；astric resection]　悪性腫瘍や胃・十二指腸潰瘍等の種々の胃疾患に対して, 患部を切除する手術。本来, **gastrectomy** は胃全摘術を表し, **gastric resection** は胃部分切除術を表す。

胃切除後症候群 [postgastrectomy syndrome]　胃切除後にみられる身体の機能的・器質的障害の総称。機能的障害には消化吸収障害, 貧血, ダンピング症候群, 低血糖症候群, 下痢, 骨代謝障害等があ

り, 器質的障害には逆流性食道炎, 輸入脚症候群, 胆石症等がある。

胃腺 [gastric gland]　胃の粘膜固有層に分布する管状腺で, 胃液を分泌する。部位により噴門腺, 胃底腺, 幽門腺に分類される。噴門腺は噴門周囲に分布し, 主に粘液を分泌する。胃底腺は胃体部と胃底部に分布し, 主細胞, 壁細胞, 副細胞の3種類の細胞より構成される。主細胞はペプシノーゲン, 壁細胞は塩酸を分泌し, 副細胞は粘液を分泌する。幽門腺は幽門部に分布し, 粘液と消化管ホルモンを分泌する。

胃穿孔 [gastric perforation]　胃壁全層が損傷され, 胃内腔と腹腔が交通した状態。原因としては胃潰瘍が最も多く, 外傷, 胃癌, 腐食性物質等によることもある。一般的に腹膜炎を発症し, 腹部の激痛や発熱などの症状がみられる。放置すると細菌性ショックを来す可能性が高く, 保存的治療で改善しない場合は穿孔部の外科的処置を必要とすることもある。

異染色性 [metachromasia]　＝メタクロマジー

イソアスコルビン酸 [isoascorbic acid]　$C_6H_8O_6$, 分子量176.12。D-アラボアスコルビン酸で, L-アスコルビン酸の立体異性体。エリソルビン酸ともいう。ビタミンC効果（抗壊血病作用）は約1/20であるが, 食品添加物では酸化防止剤と用途名を併記する。

イソアミラーゼ [isoamylase]　アミラーゼの一種で, グリコーゲン6-α-D-グルカノヒドロラーゼともよぶ。枝切り酵素の一種。アミロペクチン, グリコーゲン等の分枝点であるα1→6結合を切断して, 直鎖のα1,4-グルカンを生じる酵素。*Pseudomonas*, *Cytophaga* 等の細菌や高等植物に存在し, デンプンの工業的な加水分解に利用される。アミロペクチン, グリコーゲンの分枝点は完全に分解するが, 限界デキストリンへの作用は弱い。プルランに作用しない点が, 別の枝切り酵素であるα-プルラナーゼと異なる。→限界デキストリン

位相 [phase]　周期的な現象が関数 $\psi(t) = \sin(\omega t + a)$ で表される場合, $\omega t + a$ を位相という。

位相差顕微鏡検査〔法〕 [phase contrast microscopy]　通常の光学顕微鏡は, 試料に色がついているか, 濃淡があるかで観察することができる。逆に無色透明な試料は観察できない。生体試料や微生物は無色透明なものが多く, 染色して観察しなければならない。そのために生きたままの観察が不可能である。位相差顕微鏡は, 物質の屈折率の差を可視化して観測できるようにしたものである。位相差コンデンサーと位相差対物レンズにより屈折率の違いにより位相がずれた回折光を干渉させ, 位相差を濃淡に変える。

イソ吉草酸 [isovaleric acid] $C_5H_{10}O_2$, $CH_3(CH_2)_3COOH$, 分子量102.13。ヒトの糞便に含まれるタンパク質, アミノ酸由来の分枝脂肪酸の一つであり, 短鎖脂肪酸とする場合もある。足の裏の臭い, 加齢による口臭の原因物質でもある。腸内細菌により産生され, ヒト培養糞便中の含量はロイシン, イソロイシンにより増加する。→短鎖脂肪酸

イソ吉草酸血症 [isovaleric acidemia] ロイシンの代謝過程にあるイソバレリルCoAデヒドロゲナーゼが遺伝子異常で活性が失われた結果, イソ吉草酸が血中に増量する疾患。尿中にも排泄され, 蒸れた足のにおいのような特異なにおいがする。アシドーシスにより嘔吐, 嗜眠などが現れる。低ロイシン食を与え, カルニチンや抱合剤としてのグリシンの投与が有効である。

イソ吉草酸CoAデヒドロゲナーゼ [isovaleryl-CoA dehydrogenase] ロイシンの代謝においてイソバレリルCoAを脱水素して3-メチルクロトノイルCoAに変える反応を触媒するミトコンドリアに局在する酵素。

イソクエン酸 [isocitric acid] $C_6H_8O_7$, $HOOC-CH_2-CH(COOH)CH(OH)COOH$, 分子量192.12。クエン酸の構造異性体。クエン酸回路の構成成分の一つで, アコニターゼにより *cis*-アコニット酸の水和反応から生成され, イソクエン酸デヒドロゲナーゼによってオキサロコハク酸を経てa-ケトグルタル酸になる。

イソ酵素 [isozyme] 構成するアミノ酸が一部異なるが同一の化学反応を触媒する酵素群。アイソザイムともいう。置換したアミノ酸に荷電の変化がある場合には電気泳動によって分離することが可能である。代表的な例として乳酸脱水素酵素の心筋型(H)と骨格筋型(M)がある。組織により四量体を構成する比率が異なり, H_4, H_3M_1, H_2M_2, HM_3, M_4がある。ヘキソキナーゼにも4種類のイソ酵素があり, ヘキソキナーゼⅣはミカエリス定数K_m値が100〜10,000倍も高くグルコキナーゼとよばれ, 食後血糖値の高いときに活性が高い。またヘキソキナーゼⅠ〜Ⅲは生成物のグルコース6-リン酸によって阻害されるが, グルコキナーゼは阻害されない。

イソチオシアネート [isothiocyanate] 一般式R-N=C=Sで表される化合物の総称。カラシ油ともいう。アブラナ科のカラシ(*Sinapis*)の種子や同科のワサビ(*Wasabia*)などの植物の可食部に含まれている配糖体のシニグリンと酵素ミロシナーゼとが反応して生じる辛味成分。ツンと鼻に抜ける辛さがある。アリルイソチオシアネート $CH_2=CHCH_2-N=C=S$の形が最も多い。香辛料。殺菌作用が強く, 食品の保存にも用いられる。

イソニアジド [isoniazid] ピリジン誘導体やクエン酸から合成される抗結核薬。イソニコチン酸ヒドラジド(INAH)ともいう。他の菌に対する抗菌力はない。肝炎, 出血傾向のほか視神経萎縮炎, 知覚異常, 幻覚・興奮, 運動失調等の副作用がある。またクマリン系抗凝固薬の作用を増強するほか, インスリンによる血糖コントロールを不安定にする場合もある。

イソニコチン酸ヒドラジド [isonicotinic acid hydrazide, INH] =イソニアジド

イソフムロン [isohumulone] $C_{21}H_{30}O_5$, 分子量362.466。a-lupric acidとも表記される。テルペノイドの一種であり, ビールの苦味成分として知られている。ビール醸造の煮沸工程において麦芽にホップを加えると, ホップ中のルプリンとよばれる黄色の粒子に含まれるフムロン(a酸)はイソフムロン(イソa酸)に変換する。イソフムロンは, 苦味ばかりでなくビールの泡立ちや抗菌性にも関与する。光によるビールの劣化である日光臭発生は, イソフムロンが光分解して生成する3-メチル2-ブテン1-チオールが原因である。酸化臭においても, イソフムロンの酸化分解によるアルカナール生成が原因の一つである。一方, イソフムロンは三つのイソプレノイド側鎖をもつ特徴があり, 抗酸化作用や脂質代謝にかかわる生理機能性が注目されている。ヒト介入試験において, イソフムロン摂取が血糖値上昇抑制効果や体脂肪改善効果をもたらすことも発表された。→フムロン

イソフラバノン [isoflavanone] 構造上, 七つのカテゴリーに分類されるイソフラボノイド化合物の一つ。C_6-C_3-C_6の基本構造をとるが, イソフラボンと異なり, 2位と3位の炭素間に二重結合をもたず, 4位炭素にカルボニル基をもつ。これまでに知られているイソフラバノンはいずれもすべてマメ科植物由来である。

イソフラボン [isoflavone] C_6-C_3-C_6の基本構造をとるフラボノイドの一つ。B環が3位炭素に結合しており, 2位と3位の炭素間に二重結合, 4位炭素にカルボニル基を有する化合物。マメ科に最も多く分布している。日常的に摂取する食品の中ではダイズが給源となっており, 配糖体のダイジン, ゲニスチン, グリシチンとこれらのマロニル化, アセチル化配糖体, アグリコンであるダイゼイン, ゲニステイン, グリシテイン等12種類が存在する。イソフラボン配糖体は腸内細菌の作用を受けアグリコンになる。女性ホルモンと構造が類似していることから, エストロゲン受容体に対する親和性を有しており, チロシンキナーゼ阻害剤(ゲニステイン), 抗酸化作用等の多様な薬理作用をもつことが知られている。

イソフラボンアグリコン [isoflavone aglycon] 化合物中にC_6-C_3-C_6骨格をもち, B環が3位炭素に結合しているフラボノイドであるイソフラボンの非配糖部分(アグリコン)。アグリコンであるダイ

ゼイン，ゲニステイン，グリシテインの配糖体は，ダイジン，ゲニスチン，グリシチンであり，ダイズに多く含まれていることが知られている。イソフラボンアグリコンは摂取後は直接腸管から吸収される。大部分は体内でグルクロン酸あるいは硫酸抱合体となり，排泄される。ダイゼインの一部は腸内細菌による代謝を受け，生理活性の高いエクオールになった後に吸収される。

イソプレノイド [isoprenoid] イソプレン（2-メチル1,3-ブタジエン）を基本骨格とし，このC_5単位の繰返しを有する化合物。テルペノイド，ステロイド，カロテノイドはイソプレノイドである。アセチルCoAから複数段階の反応を経由して生合成され（メバロン酸経路），植物や微生物ではデオキシキシルロース5リン酸経路によっても生合成される。いずれの経路（総称してイソプレノイド経路）によってもまずイソペンテニルピロリン酸とジメチルアリルピロリン酸が合成され，その後，この二つが結合することでゲラニルピロリン酸が合成される。このゲラニルピロリン酸が基本となって種々のイソプレノイドが合成される。

イソプロピルアルコール中毒 [isopropyl alcohol poisoning] 摩擦研磨及び塗布薬の主成分であるイソプロピルアルコール（2-プロパノールともいう）による中毒症状。イソプロピルアルコールは，消化管，皮膚や気道から吸収される。主な中毒作用は中枢神経系抑制で，めまい，血圧低下，運動失調や意識障害を起こす。肝障害の報告もある。

イソマルトース [isomaltose] グルコース2分子が$α1→6$結合した還元性の二糖。アミロペクチンやグリコーゲン等において，側鎖との分枝部に存在する。清酒，甘酒，蜂蜜，水あめに含まれる。マルトースに$α$-グルコシダーゼを作用させると加水分解によってグルコースが生成するとともに，糖転移活性によってマルトースからグルコースが転移付加してイソマルトースが生成する。

イソマルトオリゴ糖 [isomalto-oligosaccharide] 分枝オリゴ糖の一つ。味噌，醤油，酒，蜂蜜に含まれる天然成分。コクのある甘みを有する。熱安定性に優れ，酸にも強い。保湿，デンプン老化防止効果も有する。難消化性オリゴ糖に比べると消化吸収されやすく，エネルギー換算係数は4kcal/gであるが，腸内で有用菌（ビフィズス菌など）により利用され，有用菌が腸内で増殖する。腸内細菌叢のバランスが改善されるために，糞便の消臭作用，排便回数・糞便性状の改善作用，サルモネラ菌定着に対する抑制作用がある。免疫担当細胞を刺激して免疫力を高める作用も報告されている。

イソメラーゼ [isomerase] →異性化

イソ酪酸 [isobutyric acid] $C_4H_8O_2$，分子量88.11 融点-47℃ 沸点154.3℃ 炭素数4のイソ分枝飽和脂肪酸。酪酸の構造異性体でジメチル酢酸ともいう。羊脂，チーズに含まれ，強いチーズ臭をもつ。

イソリノール酸 [isolinoleic acid] リノール酸の位置・幾何異性体の総称。$α$-リノレン酸の水素添加により副生成物として生じる。

イソロイシン [isoleucine] $C_6H_{13}NO_2$，$CH_3CH_2CH(CH_3)CH(NH_2)COOH$。分子量131.17，三文字記号Ile（一文字記号I）。必須アミノ酸の一つ。バリン，ロイシンとともに分枝アミノ酸である。結晶はわずかに苦みがあり，水にはやや溶け難い。熱エタノールには微量溶けるが，他の溶媒にはほとんど溶けない。

胃ゾンデ =胃管

イタイイタイ病 [itai-itai disease] 1960（昭和35）年頃，富山県神通川流域に発生した奇病で，1968（昭和43）年に公害病に認定された。カドミウムの慢性中毒により，腎臓障害，骨軟化症を生じ，肩，腰などに神経痛様の痛みを生じ，その後，体全体に痛みが広がり，歩行困難となり，わずかな衝撃でも骨折するようになる。この地方の飲料水及び農作物の高濃度カドミウムが原因で，汚染源は上流の三井金属神岡鉱業所の廃液と判明した。

板紙 =ライナー

委託給食 [contact food service management] 給食業務を給食業務専門の会社に委託して行う経営形態。委託には食器洗浄・消毒作業や配食業務などの作業の一部を委託する部分委託と，事業所や寮などにみられる給食業務を全部委託する全面委託とがある。委託化は病院，福祉施設，学校などでも増加の傾向を示している。委託化することで人件費の削減，運営の合理化などのメリットが挙げられるが，委託時の契約内容や条件，業務責任の分担など密な話合いが必要である。

炒める [fry；stir-fry；炒(いた)め（中）] 熱したフライパンや鍋などに少量の油をひき，食材を強火で加熱する調理法。部分的に高温になりやすいので，食品を混ぜたり，移動したりしながら焦げ付かないように加熱調理する。

イタリアンサラミ [Italian salami] ペパローニやミラノサラミなどイタリア発祥で有名なサラーメ（サラミ）製品を指す場合と，イタリア式サラミの総称として用いる場合がある。大部分はドライソーセージに属し，原料肉の挽き方（細挽き，中挽き，荒挽き），加える香辛料や食材（ニンニク，パプリカ，ワインなど），くん煙の有無や表面の白カビの有無などにより特徴が異なる。最近では，カビを洗い落とし，デンプンを付けてカビのように見せている製品もある。

位置エネルギー =ポテンシャルエネルギー

一塩基多型 [single nucleotide polymorphism, SNP] 一つの種内で，個体によってゲノム塩基配列中の一塩基が別の塩基に置換され多様性（多型）

が生じることをいう。ヒトの場合，平均1,000塩基に１塩基の相違が見つかり，遺伝的な多様性（個人差）をもたらす。体質の違いを示す例として，肝臓のアルコール代謝関連酵素にみられるSNPは，アミノ酸変異により酵素活性が異なっており，アルコール摂取による酔いの相違に関与している。また，タンパク質をコードしている遺伝子内のSNPだけでなく，転写活性領域やノンコーディングRNA（ncRNA）として機能するゲノム領域でのSNPの中に，体質の違いにかかわるものがある可能性も残されている。最近では，SNPを探索しオーダーメイド医療や栄養学に生かす試みが進行中である。→遺伝子多型，ノンコーディングRNA

１型糖尿病 [type 1 diabetes mellitus]
→糖尿病

Ⅰ型ムコリピドーシス [mucolipidosis Ⅰ, MLⅠ] ＝シアリドーシス

一軸延伸フィルム [uniaxial oriented film] 一定方向に延伸加工してその方向の引張りの力に対しての強度を付与したフィルム。表面が滑らかで耐摩耗性に優れている。溶かした樹脂原料を押し出し，冷却，成形し，成形直後のフィルムを縦方向に引張ると，分子はまっすぐ縦方向に整列する。一軸延伸フィルムは，直角方向には容易に裂くことができる（直線カット性フィルム）。また，一軸延伸フィルムを横方向にも引張ると縦横に引張り強さをもった二軸延伸フィルムとなる。→二軸延伸フィルム

一次構造 [primary structure] 各種のα－アミノ酸が多数ペプチド結合して鎖状につながり，高分子のペプチドであるタンパク質を作る時のアミノ酸配列。広義にはさらにジスルフィド結合の位置までを含める。ペプチド鎖の両末端にはアミノ基（N末端）とカルボキシ基（C末端）が存在する。一次構造のアミノ酸残基が相互作用することで二～六の高次構造（立体構造）をとるほか，これらが複数会合して四次構造が形成される。一次構造のアミノ酸配列は固有の遺伝子によって決定し，各々のタンパク質に特有の性質をもたらす。

一次性徴 [primary sex characters] →第二次性徴

一次相転移 [first order phase transition] 温度・圧力の変化によって，一つの相が，密度の不連続変化を伴って他の相へ転移する現象。多くの固体でみられ，代表例は高温高圧下で起こる黒鉛からダイヤモンドへの相転移である。液体ではリンの一次相転移が観測されている。

一次転写産物 [primary transcript] DNAを鋳型として合成されたRNA。転写後に修飾され成熟したRNAであるmRNA，tRNAやrRNAになる。

一次反応 [first-order reaction] 化学反応において，反応次数が１の化学反応。通常は，反応速度が１種類の反応物の濃度に比例する化学反応を指す。反応物の濃度をC，反応時間をt，反応定数をkとすると，濃度変化は，$-dC/dt = kC$で表され，半減期$t_{1/2} = \ln(2/k)$となり，初濃度C_0にかかわらず一定となる。スクロースの加水分解反応のような見掛け上，一次反応とみなせるものは擬一次反応とよぶ。

一重項酸素 [singlet oxygen] 基底状態の酸素分子は，外殻に２個の不対電子をもち，全スピン量子数は１となり三重項酸素とよばれる。酸素分子が，放射線や紫外線などで励起されると，Σ状態とΔ状態の２種類の励起一重項状態になるが，Σ状態は速やかにエネルギーの低いΔ状態になるので，通常は一重項酸素といえばΔ状態のものを指す。すなわち，一重項酸素とは，片方の電子軌道からもう一方の電子軌道に電子が移り，片方の軌道は電子が空になった状態のものといえる。非ラジカルである活性酸素種。

一汁三菜 [A meal consisting of a soup; a main dish and two side dishes] 日本料理の一食の献立パターンの一つである。汁物と主菜及び副菜２品の構成である。主食（一般には白飯）以外が「一汁三菜」となる。「一汁三菜」は元来，日本料理の本膳料理や懐石料理の表し方で，刺身，焼き魚，煮物などの組合せで魚や野菜が中心である。日常の献立では汁物と主菜とそれに合った副菜２品の組合せが基本となる。一例では主食は「ご飯」，汁は「豆腐とわかめの味噌汁」，主菜は「魚の塩焼き」，副菜は「かぼちゃの煮物」，「ほうれん草のお浸し」というパターンである。後者を副副菜とすることもある。一汁三菜を基本とする日本人の食事パターンは理想的な栄養バランスのとれた食事パターンとされている。

一次予防 [primary prevention] 病気に罹らないようにすること。第一次予防ともいう。疾病にはそれぞれ特有の進展様式（疾病の自然史という）があるが，疾病に罹る前の健康者に対して，疾病原因の除去や健康の増進を図り，その発生を予防すること。健常者が，病気に罹らないように，予防・健康維持をする段階。疾病の早期発見・早期治療のための定期的な検診や体温チェックは二次予防，罹患した後の予後悪化の予防，リハビリテーションは三次予防である。一次予防では，罹患しやすくする危険因子を避け，罹患し難くする予防因子を生活に取り入れることで効果が期待される。例えば，肥満や糖尿病の一次予防のために，脂質過多の食事（危険因子）を控え，日常の運動習慣（予防因子）を身に付ける。→二次予防，三次予防

一日栄養素必要量 [daily nutritional requirement; daily nutrition need] ある集団を構成している人たちの健康を維持する上で，生理的に必要な一日当たりのエネルギー及び各栄養素の量。個人間及び個人内変動が考慮されている。

一日最小必要量　[minimum daily requirement]
＝最小必要量
一日食物摂取量　[daily food intake]　一日に摂取あるいは消費する食事，食物，食料の重量。
一日摂取許容量　[acceptable daily intake, ADI]
最も重要なリスク評価の指標の一つで，食品添加物や農薬のように意図的に添加するもの，制御可能と考えられるものについて求められる。ヒトがある物質を毎日継続的に摂取しても，科学的知見からは有害影響がでないと推定される一日当たりの摂取量であり，通常一日間の体重 1 kg 当たりの量（mg/kg 体重/日）で表される。無毒性量（NOAEL）を安全係数（SF）で割り，求められる。「日本人の食事摂取基準（2015年版）」では類似した用語として，栄養素の一日当たりの総摂取量として示される耐容上限量（上限量）が用いられる。
一倍体　[haploid]　半数の染色体数，すなわち，染色体が 1 組だけの個体または細胞。一倍体の細胞とは，一般に減数分裂の産物である。多くの真核生物体は染色体が 2 組ある二倍体で，その配偶子が一倍体である。一倍体の染色体数 n は，ヒトで $n=23$ である。
一文菓子　[$ichimon$ snacks]　＝駄菓子
一夜鮨　[$ichiya$-$sushi$]　＝早鮨
一夜絶食　[overnight fasting]　小動物を使った代謝実験等で水以外の飼料を一晩与えないこと。これによって体重，肝臓重量などが減少する。
萎凋　[withering]　発酵茶や半発酵茶を製造する際に，茶葉をしおらせて次の工程に必要な柔軟さを付与するとともに，香味の発揚に必要な生化学反応を起こさせるために行う操作。生化学的変化としては，呼吸作用による多糖類の減少，クロロフィルの分解，アミノ酸，有機酸，カフェイン等の増加がある。ポリフェノールオキシダーゼ活性が上昇し，細胞膜の透過性が高まって発酵に都合のよい状態となる。萎凋方法には，伝統的な自然萎凋と下から通気して行う人工萎凋とがある。
胃腸炎　[gastroenteritis]　腹痛，嘔吐，下痢等を主症状とし，急性に経過する消化器疾患群の総称。主なものに細菌による食中毒，ウイルスによる胃腸疾患，アレルギー性のものなどがある。一般的に軽症のことが多いが，時にはショックを起こす重症の場合もある。
胃腸膵内分泌系　[gastroenteropancreatic endocrine system]　食物摂取後に消化管ホルモンを分泌し，胃酸，膵液，胆汁等の分泌を促すとともに消化管運動を調節して，主として三大栄養素の消化・吸収を促進する役割をもつほか，食欲，代謝調節に関与している。
胃腸内分泌細胞　[gastrointestinal endocrine cell]　消化管粘膜に存在する顆粒細胞で，消化管ホルモンを産生し血液中へ分泌する細胞。胃幽門にG細胞（ガストリンを分泌），十二指腸にあるS細胞（セクレチンを分泌），I細胞（コレシストキニン・パンクレオザイミンを分泌），K細胞（胃抑制ペプチドを分泌），H細胞（血管作動性腸間ポリペプチドを分泌）等がある。また胃体部の管腔と接していない閉鎖型内分泌細胞からグレリンが産生される。摂食後に増加したグレリンは下垂体からの成長ホルモンの分泌促進にかかわる。
イチョウ葉エキス　[ginkgo biloba extract]
イチョウ（$Ginkgo\ biloba$）の葉を乾燥させ，アルコールまたはアセトンを用いて有効成分を抽出したもの。健康食品として広く販売されている。主成分はフラボノイドとギンコライドである。このフラボノイドは植物の成分で血管拡張作用，動脈硬化の改善，鎮痙作用，血糖値正常化，がんの予防に役立つとされる。ギンコライドには血小板凝集の阻害，血栓形成の阻害効果がある。イチョウ葉エキスには認知症改善効果も報告されている。
一律基準　[equally standard]　人の健康を損なうおそれのない量として，食品中の残留農薬等に関するポジティブリスト制度において，厚生労働大臣が定めた量。日本では「食品衛生法」に基づき 0.01 ppm としている。
胃痛　[gastric pain；gastralgia；stomachache]
一般的に上腹部正中の痛みを指し，胃または腸の疾患が原因であることが多い。胃や腸の平滑筋の痙攣や過伸展による痛みや，物理的刺激，炎症による痛みなどがある。
一価不飽和脂肪酸　＝モノ不飽和脂肪酸
溢〔いつ〕血点　[petechia]　＝点状出血
1歳6か月児健康診査　[1 year 6 month child health examination]　1歳では早すぎ，3歳では遅すぎるという理由で，1977（昭和52）年から市町村により実施されている。1歳6か月児は歩行や言語の発達，心身障害・むし歯・栄養状態などを把握しやすく，保健指導のほかに，2001（平成13）年からは心理相談員や保育士による育児支援対策も強化されている。
一酸化炭素　[carbon monoxide]　CO，分子量 28.01。無色，無臭の気体。炭素や炭化水素が不完全燃焼することにより生じ，空気中で完全燃焼すれば二酸化炭素となる。酸素に比べヘモグロビンとの親和力が 250 倍も強いので，一酸化炭素を吸入すると血液の酸素輸送が阻害されて一酸化炭素中毒となる。→一酸化炭素ヘモグロビン
一酸化炭素中毒　[carbon monoxide poisoning；carbon monoxide intoxication]　一酸化炭素を吸入すると赤血球へモグロビンと結合して血液の酸素運搬能力を失わせて呼吸障害を起こす。急性中毒では，初め頭が重くなり，めまいがして突然意識不明になる。顔が紅潮し，まばらに発赤が出たり，いびきのような呼吸をして，やがて体温が低下する。慢

性中毒では頭重，めまい，徐脈，不眠症，記憶力減退などさまざまな症状を呈する．応急手当としては速やかに新鮮な空気を吸わせることで，人工呼吸を行い，保温に注意する．

一酸化炭素ヘモグロビン ［carboxy hemoglobin；carbon monoxide hemoglobin］　ヘモグロビンは鉄1原子につき1分子の酸素と結合し，酸素ヘモグロビンとなり，578μmと540μmに吸収極大を有する．一酸化炭素の親和力は酸素に比べると250倍も強く，わずかの一酸化炭素を吸入しても酸素を押しのけてヘモグロビンに結合し，一酸化炭素ヘモグロビンとなり，呼吸困難を来す．吸収極大は572μmと535μmであるので，酸素ヘモグロビンよりも鮮紅色である．

一酸化窒素 ［nitrogen monoxide］　NO．分子量30.01．脂溶性の気体で細胞膜を容易に通過する．細胞質中でNOシンターゼ（NOS）によりアルギニンと酸素から一酸化窒素とシトルリンが合成される．細胞から遊離すると酸素と反応して二酸化窒素NO_2となる．スーパーオキシドジスムターゼやカタラーゼは一酸化窒素を分解する．血管平滑筋を弛緩させて血圧を調節し，血小板の凝集，好中球の活性化，神経の可塑性，アポトーシスなどにもかかわっている．

一酸化二窒素 ［dinitrogen oxide］　＝亜酸化窒素

一致係数 ［coefficient of concordance］　3種類以上の属性それぞれに付けられた順位の一致の程度を表す係数．

溢〔いつ〕乳 ［initial vomiting；regurgitation］　授乳後，口角から少量の乳が出てくること．新生児の下部食道括約筋の緊張が低いためにしばしば起こる胃食道の逆流で，3～4か月頃までは，ほとんどの乳児にみられる．嘔吐ではなく正常のもので，ゲップさせておくとよい．このために栄養障害を来すことはほとんどない．

一般食 ［proximate diet］　一般治療食ともいう．入院患者の食事は患者個々に対応すべきであるが，食事制限がない患者の食事は一般的なバランスのとれた「日本人の食事摂取基準（2015年版）」にしたがう．摂食機能や消化機能に応じた食事の形状によって常食，軟食，粥食，流動食等に分類する．

一般治療食 ［general therapeutic diet］　＝一般食

溢〔いつ〕流 ［overflow］　堰や容器などの高さを超えて液体があふれ出すこと，または漏れ出すこと．

イディオタイプ　［idiotype, Id］　→イディオトープ

イディオタイプネットワーク説 ［idiotype network theory］　＝ネットワーク説

イディオトープ ［idiotope］　免疫グロブリンの可変領域にある抗原特異的結合部位に固有な抗原構造をイディオタイプ（idiotype, Id）とよび，このId上に存在する抗原エピトープのこと．また抗原結合部位に対する抗体を抗イディオタイプ抗体とよび，免疫応答の結果に影響を与える．

胃底腺 ［fundic gland］　胃体部から胃底部にかけて分布する胃腺で，主細胞，壁細胞，副細胞で構成される．主細胞はペプシノーゲンを分泌し，壁細胞は塩酸を分泌する．副細胞は粘液とヒスタミン，ガストリン，ソマトスタチン等の消化管ホルモンを分泌する．

遺伝 ［inheritance］　遺伝子が親から子に伝えられ親の形質が子孫に現れる現象．この情報を伝える物質を遺伝子といい，その本体は高分子のDNAである．DNAはデオキシリボースにアデニン，グアニン，シトシン，チミンの4種の塩基がついたもので，この塩基配列に遺伝情報が込められている．DNAの塩基配列はRNAに写し取られ（転写），その後で3個のヌクレオチド配列（コドン）が1個のアミノ酸に対応する様式でタンパク質に翻訳される．遺伝子は核の中の染色体にあり，ヒトでは23対，46本から成る．1対の性染色体は男ではXY，女ではXXである．

遺伝暗号 ［genetic code；codon］　生体内で合成されるタンパク質のアミノ酸配列を決めるための情報をもつ核酸塩基配列のこと．また，狭義では，各種アミノ酸に対応する三塩基連鎖（トリプレット；triplet）のことを指し，これをコドン（codon）とよぶ．この三塩基配列によって，1種類のアミノ酸が決定され，4種類の塩基で20種類のアミノ酸と翻訳の開始及び終止シグナルに対応できる．

遺伝子 ［gene］　遺伝情報を担う機能単位．その本体は，一部のウイルスを除きデオキシリボ核酸（DNA）である（RNAウイルスではRNA）．DNAは，デオキシリボースとリン酸及び塩基から構成され，デオキシリボースと塩基が結合したものをデオキシヌクレオシド，このデオキシヌクレオシドのデオキシリボースにリン酸が結合したものをデオキシヌクレオチドという．ヌクレオシドの塩基であるアデニン（A），グアニン（G），シトシン（C）及びチミン（T）のAとT，GとCが対をなすことによってDNAは二重ら旋構造を形成している．遺伝子には，タンパク質の情報をコードしているもの（エキソン）とコードしていないもの（イントロン）がある．タンパク質をコードする遺伝子の塩基配列はメッセンジャーRNA（mRNA）へ転写され，mRNA上の連続した三つのヌクレオチドの塩基配列が一つのアミノ酸に翻訳されてタンパク質が合成される．

遺伝子改変動物　＝トランスジェニック動物

遺伝子組換え作物 ［genetically modified crop］

いてんしくみ

ある生物から目的とする有用な遺伝子だけを取出し，改良しようとする生物に導入することにより，新しい性質を付与する技術（遺伝子組換え技術）を利用して作り出した作物。遺伝子組換え生物（genetically modified organism, GMO）と同義で使う場合も多い。日持ちを良くしたトマト（遺伝子組換え技術によりペクチン分解酵素の発現を抑制することで，軟化を抑えたトマト）が1994年に米国において世界で初めての遺伝子組換え作物として上市された。除草剤の影響を受けないダイズやナタネ，害虫に強いトウモロコシやワタ等も商品化されており，米国，アルゼンチン，カナダ，中国で栽培されている。→遺伝子工学，害虫抵抗性〔耐性〕作物，除草剤耐性作物

遺伝子組換え食品 [genetically modified foods, GM foods] 遺伝子組換え技術を応用した食品。遺伝子組換え技術とは，動植物の細胞中にある遺伝子を構成するDNAを操作し，ある生物由来の遺伝子をほかの生物に組込む技術。農産物では生産性を増すための育種改良や農薬等の使用の減少を目的として開発が進められており，日本では，2014年4月現在ジャガイモ，ダイズ，テンサイ，トウモロコシ，ナタネ，ワタ，アルファルファ，パパイヤの8種類の安全性が確認され流通している。これらの食品及びこれらを原料とした豆腐，納豆などの加工食品において，DNAそのものあるいは組換えによって生じたタンパク質が残存する食品には遺伝子組換え食品であることの表示が義務付けられている。

遺伝子組換え食品安全性評価指針 [standards for safety assessment of foods and food additives produced by recombinant DNA techniques] 遺伝子組換え食品の安全性を評価する上での指針で，組換えにより毒性やアレルギーを発生しないこと，元の農作物と比較して成分組成，栄養価等に変化がなく，同等であることとされる。→実質的同等性

遺伝子クローニング [gene cloning] 遺伝子のクローンを作成すること，つまり，ゲノムDNA分子の中から，特定の遺伝子やDNA断片を単離，増幅する操作。

遺伝子組換え生物 [genetically modified organism, GMO] →遺伝子組換え作物

遺伝子工学 [gene engineering；genetic engineering] 制限酵素を用いてDNAの一部に変異を加えることによって異種のDNA（組換えDNA）をつくり，これを生細胞に導入する（この操作を遺伝子操作という）ことによって新たなタンパク質を作り出す技術で，インスリンのように生理活性をもった有用な物質を大量に合成できるようになった。組換えDNAを移入させる宿主細胞や，異種DNAを運ぶベクターDNAが開発されて，農薬に強い大豆などの農作物が遺伝子工学の技術で開発されている。

遺伝子診断 [genetic diagnosis] 遺伝子情報や遺伝子の機能を検査することにより，その人の体質や病気の状態または病気への罹りやすさなどを診断すること。DNA診断ともいう。しかし，多くの疾患は多因子疾患であり，その場合，複数の遺伝子が病気の発症にかかわっているので，遺伝子検査によって病気遺伝子が検出されたとしても発症しない場合もある。広義には，出生前診断や親子鑑定及び犯罪捜査で行われるDNA鑑定なども遺伝子診断である。遺伝子の変異を検出する方法には以下の方法がある。PCR-RFLP法，PCR-SSOP法，PCR-SSP法，PCR-SSCP法，ダイレクトシークエンス法，TaqMan法，DNAチップ法など。→ポリメラーゼ連鎖反応法

遺伝子刷り込み [genomic imprinting] 父親か母親由来の遺伝子かによって，遺伝子が異なる発現パターンを示すようになる現象。非メンデル遺伝の一つとして注目されている。刷り込みを受ける遺伝子は胎児の発生や成長，脳の機能などに重要な役割を果たす。その分子機構として，DNAやヒストンのメチル化，クロマチン構造，複製のタイミング等が考えられている。

遺伝子操作 [gene manipulation] ＝遺伝子工学

遺伝子ターゲッティングマウス [gene targeting mouse] ＝ノックアウトマウス

遺伝子多型 [genetic polymorphism] 一つの種内で，個体によってゲノム塩基配列に見出される多様性（多型）をいう。多型を生じる原因は，一塩基多型（SNP）に代表されるような塩基の置換をはじめ，塩基の挿入，欠失，さらにトランスポゾンによるDNA転移，遺伝的組換えによる重複などが挙げられる。SNPは遺伝的背景の個別化マーカーとして研究が進行している。一方で，マイクロサテライトやコピー数多型（copy number variation, CNV）は，組換えによって生じた重複によると考えられ，トランスポゾンによるDNA転移とともに，ゲノムの多様性を増幅させ，進化を促進する機構と捉えられる可能性がある。例として，唾液腺アミラーゼ遺伝子にはCNVがあり（2〜15個／2倍体），日本人を含む高デンプン食を摂取する集団でコピー数が多く，唾液アミラーゼ活性が高いことが報告されている。→一塩基多型

遺伝子調節領域 [gene regulatory region] 遺伝子の転写レベルの調節に重要な役割を果たしているDNA上の領域。転写開始部位のすぐ上流に存在するプロモーター領域はTATAボックスやオペレーター，イニシエーター配列を含み転写開始点を規定している。プロモーターの上流には，エンハンサーやサイレンサー領域が存在し，それぞれ転写の促進，抑制を調節している。

遺伝子重複 [gene duplication] 細胞が分裂

して2個の娘細胞になる時に，ゲノム中の遺伝子が倍加し，細胞内に類似遺伝子が二つ出現する現象を遺伝子重複といい，これより生じた遺伝子を重複遺伝子とよぶ。遺伝子重複は進化に重要であると提唱されている。重複した遺伝子が2個あれば，一方に突然変異が生じても，もう一方が正常に機能すれば生物は生存できる。そのため重複遺伝子を有する生物は，突然変異により新しい形質の遺伝子を獲得し，進化に有利であると考えることができる。二つの遺伝子が共通の祖先に由来する場合，互いにホモロジー（homology，相同性）があるといい，このような遺伝子をホモログ（homolog，相同遺伝子）という。たとえ2つの遺伝子の塩基配列に類似性があったとしても，祖先が異なる遺伝子はホモログとはいえず，「ホモロジーが高い」という表現も適切でなく，「類似性が高い」と表現すべきである。ホモログは，パラログ（paralog，側系遺伝子）とオーソログ（ortholog，直系遺伝子）に分別される。パラログとは，遺伝子重複によってできた二つの遺伝子をいい，同一生物種内に存在する場合と，遺伝子重複ののちに種分化に伴って異なる生物種に存在する場合とがあり，機能も異なることが多い。オーソログとは，一つの遺伝子が種分化に伴って異なる生物種に存在する遺伝子をいい，共通の祖先では同一の遺伝子であり，同じ機能を有することが多い。

遺伝子治療 ［gene therapy］ 遺伝子やオリゴヌクレオチド，またはRNAを細胞に導入することにより遺伝子産物を補ったり遺伝子産物の生成を抑制したりして病気を治療する方法。遺伝子療法ともいう。単一の遺伝子が原因となって引き起こされる遺伝性の病気だけでなく，後天的な病気も治療の対象である。がんの遺伝子治療の一つである免疫療法では，免疫療法を活性化するために遺伝子を導入し，がん細胞を自己の免疫で攻撃する。がん細胞が直接的な標的ではない場合もある。これは，抗がん剤治療によってダメージを受ける骨髄細胞に遺伝子を導入し，抗がん剤に対する耐性を獲得させる方法である。→免疫療法

遺伝子導入 ［gene transfer］ 目的の遺伝子を細胞に導入すること。トランスフェクションともいう。遺伝子治療における遺伝子導入方法は二通りある。① *in vivo* 方式：ベクターに組込んだ目的遺伝子を直接体内に注入する方法。② *ex vivo* 方式：標的細胞をいったん体外に取出して培養し，目的遺伝子を組込んだベクターに感染させた後に体内へ戻す方法。

遺伝子毒性 ［genotoxicity］ 化学物質や放射線等によってDNAが個体にとって有害な化学的修飾を受けて変化し，それが子孫に伝えられて遺伝的障害が発現すること。

遺伝子発現 ［gene expression］ 遺伝情報に基づいてRNAやタンパク質が合成される過程。

遺伝子バンク ［gene bank］ ＝遺伝子ライブラリー

遺伝子病 ［genetic disease］ ＝遺伝病

遺伝子ライブラリー ［gene library］ 単一生物種の全ゲノムDNA断片が導入されたベクターの集合体。遺伝子バンク，ゲノムDNAライブラリーともいう。遺伝子ライブラリーは，タンパク質情報や機能的なRNAといったいわゆる遺伝子DNAのみではなく，機能不明確な非遺伝子DNA（ジャンクDNAともいう）断片を含んでいるので，狭義においては相補的DNAライブラリーとは異なる。

遺伝子療法 ［gene therapy］ ＝遺伝子治療

遺伝性多発神経炎性失調症 ［polyneuritic hereditary spinocerebellar ataxia；heredopathia atactica polyneuritiformis］ ＝レフサム症候群［病］

遺伝的欠陥 ［genetic defect］ 遺伝情報は染色体にあるDNAに塩基配列として保持されているが，この塩基配列に異常があると正常なアミノ酸配列をもったペプチドが作られずに機能が欠落したタンパク質となる。塩基の置換，挿入，欠失などがあり，その他転写の際のスプライシング異常もある。

遺伝的素因 ［genetic diathesis］ DNAの塩基配列として保持されている遺伝子情報は親から子へと伝えられ，受精卵から分化した体細胞に組込まれている。したがって遺伝子はすべての体細胞に同じセットとして存在するが，そのうちの一部がそれぞれの細胞に特有なタンパク質として発現している。この遺伝子情報に基づく形質を遺伝的素因という。

遺伝毒性発がん物質 ［genotoxic carcinogen］ 生活環境に存在する発がん性物質のうち，DNA中の塩基配列の異常やDNA鎖の切断などDNAに直接作用して損傷を引き起こし，次世代にがんを誘発する作用（遺伝毒性）をもった物質。

遺伝病 ［hereditay disease；genetic disease］ 遺伝子配列の異常のような遺伝的欠陥が原因で症状が現れる疾患。遺伝子病ともいう。単一遺伝子の突然変異により起こり，メンデルの法則により疾患遺伝子が伝えられる。このほかに，ターナー症候群のように女性でXXであるべきところXOと染色体の数が不足している場合もある。糖尿病では多数の遺伝子が関与し，さらに環境因子も絡んで初めて発病する。

移動因子 ［shift factor］ 粘弾性を調べる時に温度変化から力学的スペクトルを求めるために用いる変数。

易動性タンパク質 ［labile protein］ ＝貯蔵［性］タンパク質

移動度 ［mobility］ 電気泳動において，荷電粒子が反対符号の電極に向かって移動する速度で，特に電気泳動移動度または電気泳動度（electrophoretic mobility）ともよばれる。

移動平均　[moving average]　主として時系列データを平滑化する（偶然誤差による変動を除く）ために，個々のデータを隣り合った複数のデータの平均で置き換える技法。

糸寒天　[fine thread agar]　デングサなど紅藻を煮熱，蒸煮，中和，漂白し，自然濾過後，凝固させたところてんを約 5×5×35mm に天突（てんつき）で押し出し，天日乾燥，融解したものを自然乾燥により製造したもの。細寒天ともいう。粘りがあるので主に和菓子に使う。

胃内因子　[gastric intrinsic factor]　=内因子

胃内挿管　[gastric intubation]　チューブを胃内腔に挿入すること。経鼻または経口で行うのが一般的である。薬剤等の注入と胃液や胃内容物の排出を行う。

胃内滞留時間　[gastric emptying time]　摂取した飲食物が，胃から下部消化管へ送られ，胃内容が空になるのに要する時間。滞留時間は水分含量が少ないほど，浸透圧が高いほど長くなる。通常，固形物は約5時間，水分は約3時間である。

イニシエーション　[initiation]　=発がんイニシエーション

イニシエーター　[initiator]　(1) TATA ボックスを含まない *H2A* ヒストン遺伝子等のプロモーター領域にある DNA 配列。転写開始点のすぐ上流にある。通常この配列のすぐ近くから DNA から RNA への転写が行われる。(2)突然変異誘発能をもつ発がん物質を，特に発がんイニシエーターという。突然変異誘発能をもたない発がんプロモーターと区別される。

移入　[transfection]　プラスミド DNA，ウイルス DNA・RNA 等を細胞に取込ませ，遺伝子導入・感染を行うこと。

イヌリナーゼ　[inulinase]　イヌリン，イヌロオリゴ糖など β2→1 フルクトシド結合を加水分解する酵素。鎖内部に作用し，イヌロオリゴ糖を生じるエンドイヌリナーゼと，末端に作用し，D-フルクトースを生じるエキソイヌリダーゼがある。スクロースに対する活性は極めて低い。フルクトース残基のスクロースへの転位反応も触媒する。酵母，黒カビ，カタツムリ，キクイモ，タンポポなどに存在する。活性・最適 pH は起源によって異なる。

イヌリン　[inulin]　キクイモ，ゴボウ，ダリヤ，オグルマ（*Inula*）等のキク科植物の地下茎や根に含まれる β1→2 結合のフルクトースから成る不消化性の多糖類。アスパラガス根茎のフルクタンもイヌリン様構造である。フルクトース3個からできた低重合度のものから40個程度重合したものまで，各種重合度のものが見いだされている。しかしデンプンに比較して，その重合度が低いので，冷水にも若干溶解し，熱水によく溶ける。加水分解してフルクトースや各種フラクトオリゴ糖の製造に利用される。

イヌリン空間　[inulin space]　=イヌリンスペース

イヌリンスペース　[inulin space]　イヌリン空間ともいう。イヌリンはフルクトースの重合体で，静脈注射されても細胞膜を通過できず，細胞外に分布する。イヌリンが分布している空間は細胞外液量の指標となる。

イノシット　[inosite]　=イノシトール

イノシトール　[inositol]　$C_6H_{12}O_6$，分子量180.16。環状多価アルコール。イノシットともいう。天然には *myo*-，D-，L-，*muco*-，*scyllo*- の5種類の異性体が存在する。通常，イノシトールは *myo*-イノシトールを指す。穀類にはリン酸と結合したフィチン酸が多量に含まれている。

***myo*-イノシトール**　[myo inositol]　ビタミン様作用物質の一つ。ミオイノシトールともいう。イノシトールの9種類の異性体の中で最も一般的なもの。体内で合成されるが，ビオチンやコリン欠乏時には必須となる可能性がある。また，荒れ地ネズミやいくつかの種の魚では必須である。

イノシトール三リン酸　[inositol triphosphate]　イノシトールの分子内にある6個のヒドロキシ基のうち，3個がリン酸エステルになったもの。Ca^{2+}を動員させるホルモン作用をもつ 1,4,5-三リン酸やインスリン分泌に関与する 3,4,5-三リン酸がある。

イノシトール 1,4,5-三リン酸　[inositol 1,4,5-trisphosphate, InsP3；IP3；1,4,5-IP3]　ホルモン等の刺激により活性化された細胞内のホスホリパーゼ C がホスファチジルイノシトールビスリン酸を加水分解することにより産生されるセカンドメッセンジャーの一つである。

イノシトールトリスリン酸　[inositol trisphosphate]　=イノシトール三リン酸

イノシトールリン酸　[inositol phosphate]　*myo*-イノシトールのヒドロキシ基がリン酸エステル化されたものの総称。ホスホイノシトールともいう。イノシトール一リン酸，三リン酸，四リン酸，五リン酸，そして六リン酸であるフィチン酸が代表的である。

イノシトールリン脂質　[inositol phospholipid]　イノシトールを含むリン脂質の総称であり，イノシトール環の3，4，5位の水酸基が単独または異なった組合せでリン酸化されることで種々のリン酸化化合物が産生される。それらは生体内において，細胞内情報伝達におけるセカンドメッセンジャー産生や，イオンチャネルや細胞骨格タンパク質などの種々のシグナル伝達分子の調節に関与している。→イノシトール

イノシン　[inosine]　$C_{12}H_{12}N_4O_5$，分子量

268.23，三文字記号 Ino（一文字記号 I）。ヌクレオシドの一つ。5′-イノシン酸より5′-ヌクレオチダーゼの作用による脱リン酸によって生成する。

イノシン―リン酸 ［inosine monophosphate］
＝イノシン酸

イノシン酸 ［inosinic acid］　$C_{10}H_{13}N_4O_8P$，分子量348.21。イノシン―リン酸。鳥獣魚肉の死後に ATP から生成するヌクレオチド。煮干し，カツオ節など動物性食品に多く含まれ，主として塩類の形で存在する。動物組織に存在するのは5′-イノシン酸で，イノシン5′―リン酸（inosine 5′-monophosphate, IMP）ともいう。

イノシン酸ナトリウム　［sodium inosinate］
イノシン酸のナトリウム塩。強いうま味をもち，核酸系うま味物質として利用される。グルタミン酸ナトリウムに一定の割合で配合するとうま味の相乗効果がある。

医の倫理　［medical ethics］　近年の医学の急速な発展により，その倫理的側面が医師の側及び社会の側からも深く検討されるようになっている。特に死の宣告，脳死，受精の問題（人工授精を含め），遺伝病の治療，臓器移植，遺伝子解析，医師と患者の関係などに関してである。古くはギリシャ時代の「ヒッポクラテスの誓い」に始まるが，1964年の世界医師会総会で採択された「ヘルシンキ宣言」などにて言及されている。→ヘルシンキ宣言

いぶ〔燻〕す　［smoke］　木材及び木材チップを空気を十分に供給せずに焼く時に発生する煙の中に，塩漬け後乾燥した食材をさらすことの。煙に含まれるフェノール類などが表面に付着し風味付けが行われると同時に防腐，抗酸化性などが付与される。

異物　［foreign matter］　本来の食品に含まれていない成分で目視できる固形物。大きくは，動物性異物，植物性異物，鉱物性異物に分類されるが，その他繁殖した黴，生きたダニ等であっても異物と言える。それ自体人体に直接有害なものは少ないが，食中毒に結び付くなど衛生上の問題と関連することがある。

胃壁細胞　［gastric parietal cell］　胃底腺の構成細胞の一つ。塩酸を分泌して胃内を酸性にする働きがある。塩酸分泌は迷走神経刺激や，ヒスタミン，ガストリン等によって亢進する。また，内因子を分泌してビタミン B_{12} の吸収に関与する。

イボテン酸　［ibotenic acid］　$C_5H_6N_2O_4$，分子量158.11。テングタケやベニテングタケなどの毒きのこに含まれる非タンパク質性アミノ酸。強いうま味をもつ。中枢興奮作用を示し，弱いが毒性をもつ。ハエに対し強い神経毒作用があり，殺ハエ成分として知られる。

イポメアマロン　［ipomeamarone］　$C_{15}H_{22}O_3$，分子量250.34。苦味がある毒性物質。病原菌（黒斑病菌等）に侵されたサツマイモの青黒く変色した部分から得られる精油成分。家畜に与えると中毒を起こす。

イマースルンド症候群　＝イメルスルンド症候群

異味覚　［allotriogeustia；abnormal sense of taste］　通常の味覚と異なる味覚を感じる場合をいう。主にヒステリー，統合失調症，摂食障害，妊婦，認知症などでみられるが，結果としては異食症を来す。→異食症

イミテーションチョコレート　［imitation chocolate］　カカオ豆を使用せずに作られたチョコレート様のもの。日本では，カカオ豆が輸入されなくなった第二次世界大戦中に"代用チョコレート"としてユリ根やサツマイモを原料に製造された。終戦後もイモのデンプンから作られたことがあり，"グルチョコ"（グルはグルコース＝デンプンのこと）とよばれた。

イミテーションミルク　［imitation milk］
ミルクの模造物。乳脂肪の代用に植物油脂，無脂乳固形分の代用にカゼインナトリウムを使用したものが多い。欧米では豆乳もこの分類に含まれる。

イミノグリシン尿症　［iminoglycinuria］　先天性アミノ酸代謝異常症の一型。常染色体劣性遺伝。腎尿細管輸送障害によって，特異性アミノ酸尿を呈し，プロリン，ヒドロオキシプロリン，グリシンが，尿中に増加する疾患。血中アミノ酸の増加はみられない。

イミノ酸　［imino acid］　イミノ基（-NH）をもつアミノ酸で，プロリン，ヒドロキシプロリン等である。タンパク質中では水素結合を作らないので二次構造の形成を妨げる。ニンヒドリン反応では黄色（440 nm）に呈色する。

イミノ尿素　［iminourea］　＝グアニジン

イミン　［imine］　カルボニル基とアミノ基が縮合した結果生じる基。シッフ塩基はイミンの1種である。複素環を有する芳香族化合物であるピリジンなどは，構造式上イミンを含むが，狭義のイミンに含まれない。ビタミン B_6 であるピリドキサールリン酸は関与する酵素のリシン残基の ε-アミノ基にシッフ塩基（アルドイミン）を作って結合している。

イムノアッセイ　［immunoassay］　免疫学的測定法の総称。免疫測定法ともいう。測定したい物質に強い親和性と良好な特異性をもつ抗体を結合試

いむのふろつ

薬として利用した測定法である。古くは寒天板での拡散沈降反応（オクタロニーテスト），半定量的には赤血球凝集反応，ラテックス凝集反応，補体結合反応等があるが，より感度を高め定量化する方法として，抗体に結合させる標識物質に放射性同位体を用いたものをラジオイムノアッセイ（radioimmunoassay, RIA），酵素を用いたものをエンザイムイムノアッセイ（enzyme immunoassay, EIA）とよぶ。

イムノブロット法　[immunoblotting]　→ウエスタンブロット法

イメルスルンド症候群　[Imerslund's syndrome]　若年性の巨赤芽球性貧血で，小腸での選択的ビタミンB_{12}吸収不全の症候群。イマースルンド症候群ともいう。

鋳物　[casting]　鉄，青銅，錫，鉛，アルミニウム等の金属を溶融し，鋳型に流し込んで作った器物。日本の鋳物調理用具は茶釜，鉄びん，すき焼き鍋などがある。

医薬品　[drug；medicine]　①日本薬局方に収められているもの，②人または動物の疾病の診断・治療・予防を目的とするもので，器具機械等及び医薬部外品でないもの，③人または動物の体の構造または機能に影響を及ぼすことを目的とするもので，器具機械等・医薬部外品・化粧品を除くもの。（「医薬品，医療機器等の品質，有効性及び安全性の確保等に関する法律」第2条により規定されている。）

医薬品，医療機器等の品質，有効性及び安全性の確保等に関する法律　医薬品，医薬部外品，化粧品及び医療機器の品質，有効性及び安全性の確保のために必要な規制を行うとともに，医療上特にその必要性が高い医薬品及び医療機器の研究開発の促進のために必要な措置を講じることにより，保健衛生の向上を図ることを目的として，1960（昭和35）年に「薬事法」として制定された（所管：厚生労働省，農林水産省）。動物用医薬品等については，品質，動物に対する有効性及び安全性の確保に加え，食用動物用の医薬品については基準を定めて使用を制限している。2013（平成25）年の改正により，名称が「医薬品，医療機器等の品質，有効性及び安全性の確保等に関する法律」（略称：医薬品医療機器等法）に改称された。

医薬分業　[separation of dispensary and prescribing]　医師の診療を受けた際に受取った処方せん（薬の名前や種類，量，使い方が記載された書類）を街の薬局へ持参して薬を受取る制度。医師と薬剤師によって医薬品の使用をダブルチェックしてその効果や安全性を一層高めることが目的。

いりこ　[dried sea cucumber；boiled and dried small sardine]　小型のカタクチイワシを食塩水で短時間の煮沸後，水切り乾燥を行った煮干し品。体長3 cm以下の稚魚（シラス，関西ではチリメンジャコ）から作った煮干し品をしらす干し（関西ではちりめん）という。

炒り卵　[scrambled eggs]　卵を割りほぐして調味し，鍋で撹拌しながら加熱したもの。

医療計画　[community medical program]　医療施設や医療従事者の適正配置と効率化を図るために，医療法によって都道府県別に設定される医療の供給体制についての基準。地域医療対策ともいう。計画の内容は，まず都道府県に一次，二次，三次医療圏を設定し，基準病床数を算定するほか，地域医療支援病院や共同利用施設，療養型病床の設置，救急医療や僻地医療の充実，医療従事者の確保など。これらによって病診連携や，病院と薬局など地域医療資源相互の役割分担と協調体制を確立し，地域間格差を是正して，多様化する国民の医療需要に応えようとしている。

医療圏　[medical service area]　ある地域の住民の医療需要を，その地域の医療資源で充足できるような地理的空間。一次，二次，三次医療圏に大別される。一次医療圏は外来診療を中心に扱い，二次医療圏は複数の市町村によって構成され，入院治療も行う。三次医療圏は都道府県単位で，発生頻度の低い高度に専門的な医療が行われる。

医療保険　[medical insurance]　保険加入者が保険料を支払うと，加入者本人またはその家族は，医療費の3割を自己負担するだけで医療を受けられる制度。健康保険ともいう。大企業の従業員約3,000万人（2005（平成17）年3月末，以下同）が加入する健康保険組合，中小企業の従業員約3,600万人が加入し政府が運営する政府管掌健康保険，公務員や私学教員など約970万人が加入する共済組合と，農業や自営業，無職者など約4,700万人が加入し市町村が運営する国民健康保険（国保），ほかに自己負担が1割の75歳以上の老人医療保険などがあるが，医療保険財政の赤字化が問題化している。

煎る　[roast]　水分の少ない食材（ゴマ，豆，ギンナン等）に水を加えず焙烙（ほうろく）やフライパン等を用いて表面をわずかに焦がす状態で加熱する調理法。香りを引き立たせ，タンパク質の変性やデンプンの糊化が同時に行われるのが特徴である。

胃ろう〔瘻〕　[gastric fistula]　腹壁外と胃内腔の間に造設される瘻孔。主な目的は経口摂取が困難な場合の栄養補給や胃の減圧である。食道癌による食道の通過障害や脳疾患による嚥下障害等が対象となる。現在は内視鏡を使用して比較的簡単に胃ろう造設できるようになっており，急速に普及している。

胃ろう〔瘻〕造設〔術〕　[gasrtrostomy]　胃より上（咽頭，食道や胃の上部）の通過障害等で経口不能な場合に，直接胃に食物を送り込むため瘻孔を作ること。胃を腹側に固定し，胃前壁を皮膚，

体外と交通させる。

色戻り [color reversion] 大豆油を室温に保存すると徐々に色調が濃くなる現象。

イワシ酸 [clupanodonic acid] $C_{22}H_{34}O_2$, 分子量 330.51。7,10,13,16,19-ドコサペンタエン酸で, イワシ, ニシン等の油脂の構成脂肪酸である。クルパノドン酸ともいう。空気中で酸化されやすく, 魚油臭の原因物質の一つである。

イワシ油 [sardine oil；pilchard oil] イワシ類から融出法（煮取り法）によって採取した油脂。エイコサペンタエン酸やドコサヘキサエン酸などの $n-3$ ($\omega 3$) 系高度不飽和脂肪酸に富み, その生理作用が期待され, いわゆる健康食品や栄養補助食品に利用されている。水素添加されて硬化油として業務用のマーガリンやショートニングにも利用される。

陰イオン [anion] イオン化状態において負電荷をもっているイオン。アニオンともいう。反応においては, 塩基として, 電子供与体として働く。

陰イオン界面活性剤 [anionic surfactant] 親水基が溶液中で陰イオンに解離する界面活性剤。アニオン界面活性剤ともいう。多くの界面活性剤は陰イオン性であり, 洗浄剤として多用される。

陰窩〔か〕 [crypt] 広義には上皮が管状に陥入する構造をいい, 小腸絨毛の基部及び大腸の粘膜上皮にみられる腸陰窩を指すことが多い。クリプトともいう。小腸陰窩は吸収細胞が幹細胞から分裂・増殖する部位であり, 未分化の吸収細胞, パネート細胞, 内分泌細胞等で構成される。絨毛の細胞が NaCl 等の電解質の吸収に関与するのに対し, 陰窩の細胞は起電性 Cl^- 分泌に代表されるように電解質液の分泌を行う。

院外調理 [cooking outside the hospital] 病院外での調理。「院外調理における衛生管理ガイド」が 1996（平成 8）年に制定され, 調理技術, 衛生管理, 運搬保管技術等の進歩によって院外での調理が認められた。院外調理の搬入は冷蔵・冷凍状態で行うことを原則とし, 調理加工方式はクックチル, クックフリーズ, 真空調理等が挙げられる。いずれの方式においても HACCP の概念に基づく衛生管理で実施され, 喫食直前の再加熱は院内において行わなければならない。

因果関係の判断条件 [criteria for causality] 疫学における因果関係は, ①関連の時間性, ②関連の特異性, ③関連の強固性, ④関連の一貫性, ⑤関連の整合性を総合的にみて判断される。最近は, 介入研究の成績も重視されてきている。

インキュベーター [incubator] 一定の環境条件（温度, 湿度, 照明, 気体組成, 振とう数等）を保持できる容器。微生物や単離細胞の培養, 生体試料の反応, ふ卵器などに使われる。

インクレチン [incretin] 食事由来の栄養素に応答して, 消化管に存在する内分泌細胞から分泌され, 血糖依存的にインスリン分泌を促進するホルモンの総称。インクレチンは, 食後のインスリン分泌の 50% 以上を担っている。これまでに胃液分泌抑制ペプチド（GIP）, グルカゴン様ペプチド-1（GLP-1）が確認されている。両者とも, 小腸の絨毛毛細血管の内皮細胞や血液中に存在するジペプチジルペプチダーゼ-4（DPP-4）により分解・失活される。糖尿病治療薬として GLP-1 受容体作動薬, DPP-4 阻害薬が臨床応用されている。

インサイチュー [in situ] "本来の場所で"を意味するラテン語。その組織・器官が存在する生体内の位置そのままの条件や, 検査が行われる場所で行われる実験系を指す。インビボ（in vivo）, インビトロ（in vitro）以外の実験系に対して使われる用語。

飲作用 [pinocytosis] ＝ピノサイトーシス

インジカン [indican] (1)代謝性インジカンである 3-インドキシル硫酸（$C_8H_7NO_4S$, 分子量 213.21）は, トリプトファンが細菌分解でインドールとなり, 腸管から吸収されてインドキシルとなり, 硫酸抱合体になり, 血液, 尿中に存在する。尿中に増加するのは腸内容物停滞・異常分解, ハートナップ病等である。先天性代謝異常のハートナップ病のスクリーニング検査に有効である。(2)藍染料インジゴの前駆体である植物性インジカンはインドキシル β-D-グルコシド（$C_{14}H_{17}NO_6$, 分子量 295.29）で, 加水分解によりできたインドキシルが空気中で酸化し, インジゴ（インジゴチン）になる。

インジゴ [indigo] 主成分はインジゴチン（$C_{16}H_{10}N_2O_2$, 分子量 262.08）で, タデ科アイ［藍］から作る天然染料（青色）である。インジゴチンをスルホン化するとインジゴカルミン（食用青色 2 号）ができる。

インジゴカルミン [indigo carmine] $C_{16}H_8N_2O_8S_2Na_2$, 分子量 466.37。暗赤色粉末。インジゴイド系合成着色料で, 食用青色 2 号。水に溶けて紫青色を呈し, 色調の暗い色の混合色素として使用する。病変部やひだ集中部に貯まることを利用したコントラストをつける色素内視鏡検査や乳癌や悪性黒色内腫のセンチネルリンパ節生検に利用されている。

インジゴチン [indigotin] →インジゴ

因子分析 [factor analysis] 多数の変数の背後にある潜在的ないくつかの共通因子を推定する多変量解析の一つ。例えば, さまざまな食品摂取量から, "和風の食事指向" という共通因子を見いだそうとする場合等がある。共通因子ともとの変数との相関を因子負荷量, 共通因子を個人ごとに数値で表

したものを因子得点という。

飲小胞 ［pinocytotic vesicle］　細胞の飲作用の結果として形成される小胞。細胞が取込んだ液体または溶質を飲み込んだ直径およそ1μmの小胞である。

飲食作用　＝エンドサイトーシス

インシリコ ［*in silico*］　「コンピュータ（シリコンチップ）の中で」を意味する新造語。実際に対象物を取り扱わず，コンピュータシミュレーションで結果を予測する実験手法を指す。→インビボ（*in vivo*），インビトロ（*in vitro*），インサイチュー（*in situ*）

インスタントコーヒー ［instant coffee］
コーヒーの乾燥物。水溶性の粉状，顆粒状その他の形状のコーヒーであり，溶解して飲用する。他製品の原料としても用いられる。工業的には，コーヒー豆を焙煎，ブレンド，粉砕，熱湯抽出によりレギュラーコーヒー液を作成し，これをフリーズドライ，またはスプレードライによって乾燥して製造している。日本では「レギュラーコーヒー及びインスタントコーヒーの表示に関する公正競争規約」により，定義や商品への表示規制がある。

インスタント食品 ［convenience food］
手間をかけずに簡単に飲食できる加工食品。戦後の日本における食の簡便化の代表は，インスタント食品である。1953（昭和28）年に渡辺製菓がジュースの素を，1958（昭和33）年には日清食品がチキンラーメンを発売し，インスタント食品時代の幕開けとなる。1960（昭和35）年にインスタントコーヒーが売り出され，1961（昭和36）年以降，カレーやシチューのレトルト食品，味噌汁など，さまざまなインスタント食品が出回るようになった。

インスティチューショナルフード　＝給食用食品

インスリノーマ ［insulinoma］　膵内分泌腫瘍の一つ。自律性にインスリンを産生し分泌することで低血糖症を生じる。約90％が良性で単発性であり，予後は比較的良好である。20歳以降の発症がほとんどであるが，約10％の症例で多発性内分泌腫瘍1型に合併する場合がある。相対的な高プロインスリン血症を呈することが多く，絶食試験による低血糖誘発とともに診断の一助となる。低血糖を防ぐために過食となり体重増加を認めることが多い。また精神疾患，てんかん等と誤診されていることもある。

インスリン ［insulin］　膵臓で産生され，血糖値が上昇すると血液中に分泌されるホルモン。糖質や脂肪などの貯蔵や，インスリン受容体と結合してグルコースを細胞内に取込み，エネルギーにする働きをしている。インスリンが産生されない1型糖尿病患者では，インスリン注射が不可欠である。

インスリン依存状態 ［insulin-dependent status］　生命の維持のためにインスリンを使用しなければいけない状態。ケトアシドーシスや著しい高血糖を容易に生じる。極端な膵β細胞の消失のために内因性インスリンの高度の不足が生じ，この病態を呈する。→インスリン非依存状態

インスリン感受性 ［insulin sensitivity］　生体のインスリンに対する反応速度。インスリンを静脈注射すると，正常であれば血糖値は30分で低下して速やかに回復するが，その遅れはインスリン抗体の存在，インスリン受容体やそれ以降の情報伝達機構の異常などを表し，糖尿病治療の重要な指針となる。インスリン感受性は肥満，高血圧，脂質異常症，糖尿病等により低下する。

インスリン受容体 ［insulin receptor］　インスリンレセプター。インスリン等のタンパク質ホルモンは標的組織の細胞膜上に存在する特別な分子と結合することによってその作用が細胞内に伝達される。この特別な分子が受容体であり，インスリンと特異的に結合する受容体をインスリン受容体という。αとβの二つのサブユニット2組から成り，細胞外に存在するαサブユニットにインスリンが結合するとβサブユニットの細胞内部分がリン酸化され情報が細胞内に伝達される。インスリン受容体遺伝子は第19番染色体短腕に存在する。

インスリン受容体異常症 ［insulin receptor abnormality］　インスリン受容体の質的・量的な異常によりインスリンの作用発現が減弱する疾患。その結果として糖代謝障害を生じる。障害機序によりインスリン受容体そのものの先天的な異常により生じるA型と，インスリン受容体に対する自己抗体により生じるB型とに分類される。

インスリン受容体基質 ［insulin receptor substrate, IRS］　インスリンレセプター基質。インスリン受容体のチロシンキナーゼ活性によりリン酸化されるタンパク質のうち，比較的インスリン受容体に特異的なもの。IRSはさらに下流の酵素を活性化することによりインスリンの作用は伝達されていく。4種類のアイソフォーム（IRS-1～IRS-4）が知られている。

インスリン抵抗性 ［insulin resistance］　インスリンの有する組織へのグルコースの取込み促進作用が減弱している状態。グルコースの処理や血糖値の維持に必要なインスリン量は増大し，血中インスリンは代償性に高値を示す。このような状態が持続すると，やがてはインスリン分泌低下を招き糖尿病が発症すると考えられている。インスリン抵抗性を生じる原因は明らかではないが，肥満者ではインスリン抵抗性の強いことが知られており，脂肪細胞から放出される種々の物質がインスリンの作用を減弱させている可能性が示唆されている。

インスリン非依存状態 ［non insulin dependent status］　インスリン分泌の極度に低下した

糖尿病患者ではインスリンの注射なしには生命維持が困難であるが（インスリン依存状態とよぶ），インスリン欠乏の比較的軽度な患者では食事療法や運動療法あるいは経口血糖降下剤により血糖値をコントロールすることが可能でありインスリン注射は必須ではない。このような状態をインスリン非依存状態という。→インスリン依存状態

インスリン様成長因子　[insulin-like growth factor, IGF]　構造がプロインスリンに類似したペプチドホルモン。種々の組織や細胞の増殖及び分化を促進する作用を有している。IGF-1 と IGF-2 の 2 種類が存在するが，IGF-1 は成長ホルモン（GH）によって産生が増加し，GH の作用の大部分は IGF-1 を介して発揮される。ソマトメジン C と同一のタンパク質。

インスリン様成長因子結合タンパク質　[insulin-like growth factor-binding protein, IGFBP]　インスリン様成長因子（IGF）が結合しているタンパク質。IGF のほとんどはタンパク質と結合しており，現在のところ 6 種類（IGFBP-1〜6）が同定されており，IGF の作用調節や受容体結合への調節など機能的にも重要とされている。

インスリンレセプター　[insulin receptor]　=インスリン受容体

インスリンレセプター基質　[insulin receptor substrate]　=インスリン受容体基質

インターソルト研究　[INTERSALT study]　1984〜1997 年に，日本を含む 32 か国 52 地域の集団約 1 万人を対象に，徹底した精度管理と標準化のもとで 24 時間蓄尿による食塩やカリウム摂取量の推定とランダムゼロ血圧計による血圧測定を行い，ミネラルの摂取と血圧との関連を検討した研究。この結果によると一日尿中のナトリウム排泄量と血圧の間には有意な正の相関が認められた。ナトリウムは 100 mmol の摂取低下当たり最大血圧 3 mmHg の低下，カリウムは 15 mmol の摂取増加当たり最大血圧 1 mmHg の低下が予測される。

インターバルトレーニング　[interval training]　完全な休息ではなく，不完全な休息を運動の間に入れながら行うトレーニングのこと。間欠トレーニングともいう。トレーニングの距離，トレーニングの強度，休息時間，反復回数を調節することで有酸素性トレーニングもしくは無酸素性トレーニングを行うことができる。

インターフェロン　[interferon, IFN]　ウイルス感染や誘発薬の刺激などにより，脊椎動物の細胞が産生・分泌する分子量約 20,000 の糖タンパク質。ウイルス干渉作用の主要因子と考えられている。ウイルス干渉は，宿主細胞にあるウイルスが感染している場合，近縁の別のウイルスが感染できない現象。インターフェロンには，抗ウイルス作用のほかに，細胞増殖抑制作用や免疫調節作用がある。ヒトやマウスのインターフェロンの主な分子種には，インターフェロン α，β，γ がある。インターフェロンが細胞膜の受容体に結合すると，種々のインターフェロン誘導型遺伝子が活性化される。医薬品としては，数種のインターフェロンが，ウイルス性肝炎，抗がん剤や放射線との併用で使用されている。

インターロイキン　[interleukin, IL]　リンパ球，単球やマクロファージ等の免疫担当細胞が産生するタンパク質性の活性物質の総称。白血球間のシグナル伝達を担う物質という意味をもつ。IL-1 〜 3 は活性をもとに命名され，その後は物質本体の同定順に，2004 年までに IL-1 〜27 が命名された。主な IL の特徴を以下に示す。① IL-1：単球，マクロファージ等が産生。T・B・線維芽細胞の増殖，プロスタグランジン E_2 産生，発熱，骨吸収などの多彩な反応に関与。② IL-2：主に抗原やマイトジェンで活性化された T 細胞が産生。T 細胞増殖因子。③ IL 4：主にヘルパー T 細胞（Th2）や肥満細胞が産生。B 細胞に作用して IgE 抗体産生を誘導，また Th2 細胞の分化を促進。④ IL 6：T・B 細胞，マクロファージ，その他諸細胞が産生。B 細胞の抗体産生細胞への最終分化を誘導。

インディカ米　[Indica rice]　→米

インデューサー　[inducer]　遺伝形質の発現を促進する物質。原核生物では栄養源，高等動物ではホルモン，増殖因子，栄養源など。大腸菌におけるラクトースによる β-ガラクトシダーゼ遺伝子の発現は代表的である。

咽頭　[pharynx]　空気と食物の通路。両通路は咽頭で交差し，咽頭下端で食道と気管に通じる喉頭とに分かれる。乳児は立体交差し喉頭蓋が高位にあるため呼吸しながら食物を嚥下できる。離乳期には喉頭蓋は下がり平面交差し，嚥下時には喉頭蓋が気道をふさぎ食道へ食物が送られる。咽頭は内層の縦走筋と外層の輪状筋とから成り，前者は Ⅸ 脳神経の舌咽神経，また後者は Ⅹ 脳神経の迷走神経と舌咽・交感神経枝とから成る喉頭神経叢により支配されている。

咽頭炎　[pharyngitis]　病原微生物や有害な刺激物質によって咽頭に起こる炎症。大部分は細菌やウイルス感染による，いわゆるかぜ症候群であるが，発疹を伴う猩紅熱や A 型 β 連鎖菌によるリウマチ熱等，重症なものもある。

インドール　[indole]　C_8H_7N，分子量 117.15。無色小葉状結晶。ジャスミン等の香り成分で香水等に使われる。生体ではトリプトファンに由来するセロトニン等の神経伝達物質や麦角アルカロイド（インドールに置換基がついた物質）がある。インドメタシン（非ステロイド系消炎薬）に含まれる。

インドールエチルアミン　[indolethyl amine]

＝トリプタミン

インドシアニングリーン　[indocyanine green, ICG]　暗緑色の色素。ヒトに静注するとリポタンパク質（リポ蛋白）と結合し肝細胞に取込まれ，代謝されることなく胆汁中へ排泄される。肝間質系の変化と肝血流量と，肝血流量を反映するため肝機能検査として用いる。0.5 mg/kg体重を静脈注射し，15分後に採血し血中停滞率が10％以上であれば，実質性肝障害や肝予備能の低下（肝硬変）と診断する。

インドメタシン　[indomethacin]　非ピリン・非ステロイド系の消炎鎮痛薬。プロスタグランジン生成抑制作用をもつ。副作用として消化性潰瘍がある。また，タンパク質結合性が強く，メトトレキサート（免疫抑制薬）やクマリン系抗凝固薬の作用を増強する。

イントロン　[intron；intervening sequence]　真核生物の遺伝子DNAにあり二つのエキソンに挟まれた介在配列。DNAからRNAへ転写が行われた際には含まれるが，最終的に機能するmRNAには含まれず，スプライシング反応によって除去される遺伝子領域を指す。エキソンの対義語。

院内感染　[nosocomial infection；hospital infection]　患者，医療従事者等が医療施設内で感染すること。メチシリン耐性黄色ブドウ球菌（MRSA）等により起こる。→ MRSA

インパクト缶　[impact extruded can]　衝撃押出し缶ともいう。缶胴と缶底が一体の一種のツーピース缶。高純度アルミニウム（純度99.7％以上）のコイン状小塊を，衝撃押出しプレスにより容器状に成形する。エアゾル缶，ガスライター用ボンベ，ビール缶などの耐圧缶，練り歯みがきのチューブなどに利用されている。

インパルス　[impulse]　神経細胞の活動電位のことで，通常は軸索の活動電位を指す。筋・神経細胞などの興奮性細胞は，一定以上の強さの刺激により，活動電位（スパイク状の膜電位の一過性変化）を発生する。軸索のある部位に活動電位が発生すると局所電流を生じ，これが隣接部位に活動電位を発生させ，この連続でインパルスが伝導する。

インピーダンス　[impedance]　交流電流によって回路に生じる抵抗（交流抵抗）。交流電圧 E と回路の電流 I の比 E/I で表され，抵抗分とリアクタンス分から成る。

インピーダンス法　[impedance method]　脂肪が非電気伝導体であることを利用し，身体に微量な電気を流して，抵抗値を測定し，体水分量から除脂肪を算出して体脂肪量及び体脂肪率を求める方法。最も一般的な方法であるが，身体の状態（運動後，食後等）や，どの部位に電気を流すかにより値が変化することがある。

インビトロ　[in vitro]　"ガラス管の中で"を意味するラテン語。試験管や培養皿など人工的な実験系を指す。インビボ（in vivo）の対語として使われる。

インヒビター　＝阻害剤

インヒビン　[inhibin]　卵巣や精巣などで合成・分泌されるα鎖とβ鎖から成る二量体タンパク質。TGF-βスーパーファミリーに属する。アクチビンと拮抗して脳下垂体での卵胞刺激ホルモン（FSH）分泌を抑制する。

インビボ　[in vivo]　"生体の中で"を意味するラテン語。一般に生体が生きている状態での反応を観察するための実験系を指す。物質の生体への影響を調べるのに，より実際に近い環境という意味で，インビトロ（in vitro）の対語として使われることが多い。

インフォームドコンセント　[informed consent]　内容（目的，方法，便益とリスク等）に関する十分な情報を対象者に提供した上で，本人または責任ある代理人から得る，研究等の参加に対する完全に自発的な同意。

インフュージョン法　[infusion method]　動物またはヒトの脈管系にカニューレ（腔や導管に挿入するチューブ）を挿入し持続的に血液，栄養塩溶液あるいは薬剤等を注入する方法。脈管系以外の消化管等に注入する場合もある。

インフラマソール　[inflammasole]　インフラマソームの受容体の総称。Nod-like receptors（NLRs）に分類され，NLRC4, NLRP1, NLRP3などが知られている。Nodファミリーはマクロファージ表面に存在するToll-like receptor（TLR）と同じように免疫に関与する因子であると考えられている。Nodファミリーの中でも特に，喘息などのアレルギー炎症とNLRP3インフラマソールとの関連が報告されている。→インフラマソーム

インフラマソーム　[inflammasome]　アポトーシスや炎症性物質の産生に関与するタンパク複合体。Nod-like receptors（NLRs），シグナル伝達因子であるASC，プロテアーゼであるカスパーゼ-1などから構成されている。NLRsを介して細胞質内の異物（病原微生物成分や尿酸結晶など）を宿主細胞に対する危険シグナルとして認識する。そのシグナルは，細胞内カスケード系により伝達され，最終的にpro-IL-1βやpro-IL-18を炎症性サイトカインとして働くIL-1βやIL-18に変換するなど，炎症反応の誘導産生に重要な役割を果たしていることが明らかになっている。

インフルエンザ　[influenza]　インフルエンザウイルスによる急性気道感染症。上気道症状に発熱，頭痛，筋肉・関節痛，消化器症状等，全身症状を伴う。二峰性発熱は約半数の患者にみられる。飛沫感染が主体で潜伏期は1～2日である。インフルエンザウイルスはA，B，Cの3型に分類される。

ヒトA・B型は抗原変異を起こしやすく，特にA型は10数年ごとに新型が出現し大流行する。

インフレーションフィルム ［blown tubing film；tubular film］　溶融した材料を押出し機でチューブ状に押出し，この中に圧縮空気を送入してふくらませて作られたフィルム。

インベルターゼ ［invertase］　スクロースをグルコースとフルクトースの等モル混合物に加水分解（転化）する反応を触媒する酵素。加水分解が進行するにつれて旋光性が変化するために転化とよばれる。

インポートトレランス ［import tolerance］　海外で使用が認められている農薬等について，輸入食品を対象として設定される残留基準のこと。農薬の他，飼料添加物や動物用医薬品が含まれる。ポジティブリスト制施行に当たって，日本で使用されていないが，海外で使用されている農薬等についても残留基準を設定する必要が生じたために厚生労働省により指針が策定された。

インポテンス ［impotence］　性交の機会にさいして，陰茎に性交が可能となるほどの勃起が起こらず，満足な性交が行えない状態。勃起障害ともいう。原因は機能性，器質性，混合性に大別される。治療の第一選択はホスホジエステラーゼ-5阻害薬または陰圧式勃起補助具の使用である。

飲料 ［beverage］　乳酸菌飲料・乳及び乳製品を除く，アルコール分1％未満のものを清涼飲料水という。酸味を有しない飲料水，トマトジュース，摂取時に希釈，融解等により飲み物として摂取することを目的としたものすべてを含む。濃縮ジュース，凍結ジュース，ソーダ水，炭酸水，コーラ類，ミネラルウォーター，豆乳等はすべて清涼飲料水に該当する。一般的な意味では，水以外のソフトドリンク全般を指すことが多い。水分，電解質，糖質等の補給を目的にしたスポーツ飲料もある。

ウアバイン ［ouabain］ キョウチクトウ科植物のストロファンチンGから抽出される速効性の強心配糖体。Na^+, K^+-ATPaseを特異的に阻害する。心不全や不整脈の治療薬として用いられる。

ウイキョウ ＝フェンネル

ウイスキー ［whiskey；-ky］ 発芽した穀類（主にオオムギ）の酵素で穀類デンプンを糖化後，酵母により発酵させたもろみを蒸留し，木樽で一定期間貯蔵・熟成させたもの。主要な原料穀類はオオムギとトウモロコシで，ほかにライ麦やオート麦も用いられ，日本では精留したアルコールも一部用いられる。主産地はスコットランド，アイルランド，米国，カナダ，日本で，原材料・製造法にそれぞれ特徴がある。製造法及び生産地の名称からスコッチウイスキー，アイリッシュウイスキー，ジャパニーズウイスキー等のスコッチタイプとアメリカンウイスキー，カナディアンウイスキー等のアメリカンタイプに分けられる。

ウィップル病 ［Whipple disease］ トロフェリマウィップル菌による栄養素吸収障害を来すまれな消化器疾患。ホウィップル病，特発性脂肪性下痢症ともいう。胃内視鏡等を介して感染する可能性が示唆されている。脂肪性下痢を特徴とし，特発性のものもある。

ウイリスの動脈輪 ［Willis arterial circle］ ＝大脳動脈輪

ウィルコクスンの検定 ［Wilcoxon test］ 対応のない2群間で，量的変数（連続量，順序尺度）の分布の中心位置の差を比較するために用いるノンパラメトリックな検定方法の一つ。ウィルコクスンの順位和検定，マン・ホイットニーのU検定ともいう。注目している量的変数が正規分布せず，平均値が代表値として適切でない場合に用いる。対応のある2群の比較には，ウィルコクスンの符号付き順位（和）検定を用いる。→クラスカル・ウォリス検定

ウイルス性胃腸炎 ［viral gastroenteritis］ カリシウイルス，ロタウイルス，パラロタウイルス，アデノウイルス，アストロウイルス等のウイルスの感染により起こる胃腸炎。最近では，ノロウイルスによる嘔吐下痢症（感染性胃腸炎）が問題となっている。

ウイルス性肝炎 ［viral hepatitis］ 肝炎ウイルスの感染による肝臓の炎症で，急性肝炎と慢性肝炎に分類される。日本で経験される急性肝炎のほとんどはA型肝炎ウイルス（HAV），B型肝炎ウイルス（HBV），C型肝炎ウイルス（HCV）の初感染に起因する。急性ウイルス性肝炎の特徴を表に示す。慢性肝炎とは，臨床的には6か月以上の肝機能検査値の異常が持続している病態をいう。組織学的には，門脈域にリンパ球を主体とした細胞浸潤と線維化を認め，肝実質内に肝細胞の変性・壊死所見を認める。慢性肝炎の成因として，B型とC型それにB型と重複感染した場合のD型が挙げられる。慢性肝炎の中には肝硬変，肝癌に進行するものもみられる。

表：急性ウイルス肝炎の特徴

	A型肝炎	B型肝炎	C型肝炎	D型肝炎	E型肝炎
分類	picorna	hepadna	flavi	viroid	calici
遺伝子	RNA	DNA	RNA	RNA	RNA
潜伏期	2～6週	4～24週	2～16週	2～8週	2～8週
好発季節	冬～春	1年中	1年中	1年中	熱帯・亜熱帯地域
感染経路	経口感染	血液感染	血液感染	血液感染	経口感染
母児間感染	なし	あり	なし	なし	なし
劇症化	約1%	約1%	まれ	2～20%	1～2%*
慢性化	なし	まれ	高率にあり	まれ	なし

＊妊婦では20～30%

ウイルス性食中毒 ［virus food poisoning］ ノロウイルス（2003年までは小型球形ウイルス：略称SRSV）が主な原因で発症する食中毒。2002（平成14）年以降，日本で急増している。主な症状は吐き気，嘔吐，腹痛，下痢。その他としてA型肝炎ウイルスも原因となるが，黄疸などの肝炎症が出現する。細菌性食中毒に比べて発症までの潜伏時間が長く，1週間を超える場合もある。発生原因としてはカキの生食による事例のほか，生の二枚貝や調理員からの二次汚染による事例も多い。10～3月の冬期に多発し，冬場の食中毒の多数を占める。→ノロウイルス

ウイルソン病 ［Wilson disease］ 先天性の銅代謝異常により，主に肝臓，角膜，大脳基底核等に銅が過剰に沈着し，組織障害を起こす常染色体劣性遺伝性疾患。肝硬変，角膜のカイゼルフライシャー輪，進行性の錐体外路症状を3徴とする。検査所見では，含銅酵素であるセルロプラスミン活性の低下がみられる。肝臓中でゴルジ体に銅を輸送するATP依存性Pタイプ銅輸送ATPaseをコードする

ATP 7B 遺伝の異常により発症することが明らかとなった。

ウィンタリング ［wintering］　植物油を冷却し，高融点のトリアシルグリセロールもしくはロウを結晶析出させ，濾過により除去する操作。脱ろうともいう。サラダ油のように低温で用いる油を製造する場合，あるいはコメ糠油，ナタネ油，サフラワー油，コーン油等ロウ分を含む油を製油する場合に行う。

ウィンナーソーセージ ［Wiener sausage；Vienna sausage］　ドメスティックソーセージの一種。本来はオーストリアのウィーン風ソーセージを意味するが，日本農林規格（JAS）では羊腸を使用したものまたは製品の太さが 20 mm 未満のものと規定されている。

ウールグリース ［wool grease］　＝ラノリン

ウーロン茶〔烏龍茶〕 ［oolong tea］　中国の半発酵茶である青茶の一種。日光萎凋（いちょう），室内萎凋，揺青（ようせい），殺青（さっせい），揉捻，乾燥工程を経て製造される。ねじれ曲がった茶葉の形態が烏の羽，龍の爪に似ているのでこの名がある。萎凋中に生葉に傷をつける揺青の工程と明代に開発された日光萎凋工程を特徴とする。ジャスミンラクトン，メチルジャスモネイト，ジヒドロアクチニジオライド，インドール等の独特の香気成分が生成される。

ウェイトサイクリング ［weight cycling］　急激に体重を落とそうと無理に減量すると，その維持は難しく，すぐに体重が戻ってしまう。このように体重が短期間に減ったり増えたりする現象。この現象が起こると，心臓や血管への負担が大きくなり，心臓病で死亡する危険率が高くなるという報告もある。

ウェイトトレーニング ［weight training］　筋肉は使わないと痩せ細るが，負荷をかけて収縮させると筋力が高まるという性質がある。この性質を利用し，筋にバーベル等の重量物，あるいは自分の体重を利用して行うトレーニングのこと。あまりにも過重な負荷でのトレーニングや息を止めて強い力を発揮すると，怒責により血管系に異常が生じる危険があり，注意が必要である。

ウエスタンブロット法 ［Western blotting］　SDS-ポリアクリルアミドゲル電気泳動によりタンパク質を分子量にしたがって分離し，ニトロセルロース膜あるいはポリビニリデンジフルオリド（polyvinylidene difluoride, PVDF）膜上に転写・固定した後，目的タンパク質を特異的な抗体で検出する方法。ポリアクリルアミドゲル中のタンパク質は，電場により膜に転写する。目的タンパク質に結合した抗体（一次抗体）に，^{125}I 標識プロテイン A や西洋ワサビペルオキシダーゼなどで標識した抗 IgG 抗体（二次抗体）を反応させて二次的に検出する。定量性はイムノアッセイに劣るが，目的抗原の

分子量もわかるため，非特異的な反応の有無が判別できる。イムノブロット法と同義で用いられる場合が多いが，厳密には，イムノブロット法は電気泳動の有無にかかわらず，目的タンパク質をニトロセルロース膜上で，抗体を用いて検出する手法である。

ウエスト・ヒップ比 ［waist-to-hip ratio］　肥満のタイプを判定するための簡易法で，ウエスト（cm）÷ヒップ（cm）で求める。男性は 1.0，女性は 0.8 以上の場合は上半身型肥満（リンゴ型肥満），男性・女性ともに 0.7 以下の場合は下半身型肥満（洋ナシ型肥満）と判定される。上半身型肥満は生活習慣病を発症しやすく，食生活，運動など生活習慣の改善が必要である。

ウエットラミネーション ［wet lamination］　アルミニウム箔，プラスチックフィルムと紙，セロファン等の多孔質基材とを貼り合わせる方法の一つ。水性接着剤を塗布した基材同士をロールで圧着，オーブンで加熱，乾燥させる。接着剤として天然タンパク質（にかわ，ゼラチン，カゼイン），及びデンプン，デキストリン，アラビアガム，樹脂の水分散型エマルション等が使われる。

ウェルシュ菌 ［*Clostridium perfringens*］　偏性嫌気性グラム陽性桿菌。土中，下水，ヒトや動物の腸管に広く生息する。土中のウェルシュ菌が創傷を汚染するとガス壊疽になる。食物と一緒に腸管に達したウェルシュ菌は毒素を作り，この毒素が食中毒を生じる。

ウェルチの t 検定 ［Welch's t test］　対応のない 2 群間で，等分散（2 群の母分散が等しいこと）でない場合に母平均の差の検定を行う方法。ウェルチの t 検定ともいう。スチューデントの t 検定は，等分散でない場合は適切でない。→t 検定

ウェルニッケ・コルサコフ症候群 ［Wernicke-Korsakoff syndrome］　ビタミン B_1 の欠乏による意識障害，眼球運動障害，失調性歩行を 3 主徴とする疾患。アルコール依存症，低栄養状態，一時的にはグルコース負荷後に起こりやすい。アルコール中毒のときにみられる記銘力障害，記憶喪失等の精神症状を主症状とするコルサコフ症候群と区別することもある。→コルサコフ症候群

ウエルネス ［wellness］　個人が身を置いている特定の環境の中にあって，その個人がもっている潜在能力を最大限に引き出す機能を統合したもの。多次元的に見た健康観を表す概念。1950 年代に公衆衛生医師 Dunn HL（米国）の著書「High Level Wellness」によって提唱された。置かれた社会的状況の中で，より良く生きるという考え方である。この概念はその後，多くの医師に支持され，具体的な運動となって展開していった。日本では 1980 年代初期に，米国で行われた健康関連学会に参加した日本 YMCA の代表者が，帰国報告したのがきっかけとなり，概念や具体的活動が紹介され広まったとさ

魚そうめん　[fish paste noodle]　白身魚のすり身に卵白，食塩を加え，軟らかくすりのばし引き筒（細い穴の開いた）に詰めて熱湯中に押し出してゆでる。素麺状の練製品。

ウオッカ　[vodka]　穀類が原料の蒸留酒で，ロシアに起源をもつ。主原料はトウモロコシと原料の15％程度の麦芽で，ライ麦や東欧ではジャガイモも用いられる。精留したアルコールをシラカバ炭で濾過して，アルコール度数40〜50％，無色透明で香味を調えている。

ウォルナッツケチャップ　[walnut ketchup]　クルミをつぶして砂糖，塩，酢などの調味料を加えて作ったソース。主にヨーロッパで食される。

浮き袋　[air bladder]　魚が上下移動をする際に，水圧の変化に対応させるための器官。浮き袋の中では，二酸化炭素や窒素ガスの割合を変え気体体積を変化させることで，魚の比重を調節する。

受身免疫　＝受動免疫

ウコン　＝ターメリック

う〔齲〕歯　[carious tooth]　歯垢の細菌と食物の糖による歯の硬組織が蝕食した状態。いわゆるむし歯のこと。細菌は糖を分解して酸を産生すると骨組織と類似した構造をもつゾウゲ質，セメント質，また最も硬い歯冠のエナメル質を溶かす。う歯が歯髄や歯根まで波及すると歯痛が起こり，また顎骨膜炎を起こす。

牛海綿状脳症　[bovine spongiform encephalopathy, BSE]　ウシの病気の一つ。狂牛病ともいう。BSEに感染したウシでは，立体構造が変化して細胞内で分解されにくく難溶性になった変異型のプリオンタンパク質が，主に脳に蓄積することによって，脳の組織がスポンジ状になり，運動失調等の中枢神経症状を呈し死に至る。この異常プリオンをヒトが摂取すると，変異性クロイツフェルト・ヤコブ病を発症する。国内で生まれたウシでの発生は11年間（2003〜2013年）なく，十分にBSE対策が行われていることから，国際獣疫事務局（OIE）から，2013年に無視できるBSEリスク国に認定された。→伝達性海綿状脳症

牛海綿状脳症対策特別措置法　2002（平成14）年6月制定，同年7月施行された牛海綿状脳症（BSE）発生の予防及びまん延を防止するための特別措置法（所管：厚生労働省，農林水産省）。安全な牛肉を安定的に供給する体制を確立し，国民の健康の保護ならびに肉用牛生産及び酪農，牛肉にかかわる製造，加工，流通及び販売の事業，飲食店営業等の健全な発展を図ることを目的とする法律。当初は，施行規則にしたがってと畜場における全頭のBSE検査が行われていたが，対象月齢を48か月齢以上とする（2013（平成25）年）とともに，BSEに関連する特定危険部位の低減など数回施行規則の改正が行われている。

ウシガエル　[bullfrog]　＝食用蛙

牛の個体識別のための情報の管理及び伝達に関する特別措置法　牛海綿状脳症（BSE）のまん延防止措置の実施，牛肉の安全性に対する信頼確保を図るため，ウシを個体識別番号により一元管理するとともに，生産から流通・消費の各段階において当該個体識別番号を正確に伝達するトレーサビリティの確立のための特別措置法（所管：農林水産省）。2003（平成15）年6月制定，同年12月施行。また，牛肉の流通・消費の段階については，2004（平成16）年12月施行。

後向き研究　[retrospective study]　疾患の原因を追求する過程で行われる疫学研究の一方法。対象とする曝露要因を過去にさかのぼって調査し，ある疾病の発生ごとの関連を研究する手法。要因と疾病との関連の強さはオッズ比で表す。まれな疾患で患者・対照ともに母集団を代表していれば，オッズ比は相対危険度の近似値となる。疾患の診断が正確，まれな疾患でも調査可能，比較的労力が小さい等の長所がある反面，交絡因子が把握でない，標本に偏りが生じやすい等の短所がある。代表的なものとして症例対照研究がある。→オッズ比

ウスターソース　[Worcester sauce；Worcestershire sauce]　19世紀中ごろ，イギリスのウスターシャー州ウスター町で初めて作られた食卓用ソース。野菜の煮出汁と食塩，甘味料，うま味調味料，食酢，カラメル，香辛料などでできている。

薄手糊デンプン〔でんぷん〕　[thinboiling starch]　＝可溶性デンプン〔でんぷん〕

渦鞭〔べん〕毛藻　[Gonyaulax]　藻類プランクトンの一種。サキシトキシンやゴニオトキシンなどの麻痺性貝毒を産生するものや，オカダ酸などの下痢性貝毒を産生するものが存在する。海洋汚染や海水の異常上昇時に異常発生してホタテ貝やカキなどの貝類を有毒化させることがある。→麻痺〔ひ〕性貝毒，下痢性貝毒，サキシトキシン，ゴニオトキシン，オカダ酸

渦巻きポンプ　＝遠心ポンプ

ウズラ卵　[quail's egg]　ウズラが産む卵。卵重8〜10g。殻膜は鶏卵の0.05mmに比べて0.06mmと厚く，保存性に優れている。ゆで卵にしたときは卵殻部からの剥離性がよい。

右旋性　[dextrorotatory]　光学活性をもつ物質（不斉炭素をもつ化合物）の溶液中に偏光を通したとき偏光の振動面が右回り（時計の針の回る方向）に回転する性質。d-または（＋）で表す。逆の場合を左旋性といい，l-または（−）で表す。右旋性を示すものとしてグルコース，左旋性を示すものとしてフルクトースがある。

打ち粉　[sprinkle flour]　そば，うどん，餃子の皮などの生地や餅が台や麺棒に粘着しないよう

に振る粉のこと。とも粉といって生地と同じ粉を使う場合も多い。必要最小限の量にとどめる。

宇宙食 [space diet] 宇宙において食べることを想定して作られた食品。このため、宇宙食の条件として、宇宙飛行士が健康を維持するためのエネルギーや栄養素を確保できること、安全であること、軽量で長期保存が可能であること、衛生性が高いこと、食べるときに危険要因が発生しないこと、おいしく食べられることなどが挙げられる。

内ロース [tender loin] ＝ヒレ

うっ〔鬱〕血 [congestion; hemostatis] 静脈血の流出障害により局所に静脈血がうっ滞した状態。うっ血の原因は、心臓への還流血液量が減少する全身性のものと、静脈の圧迫や血栓等による血流遮断等局所性のものがある。うっ血が起こった部位に浮腫が起こり、局所性の場合、高度になると毛細血管からの出血が起こる。

うっ〔鬱〕血性心不全 [congestive heart failure] 心拍出量の減少により還流血液量が減少した状態。左心室からの拍出量が減少し、左心室、心房、肺循環系に血液がうっ滞した状態を左心不全という。肺うっ血による労作時の息切れ、咳・血痰、重症になると呼吸困難（起座呼吸）、心臓喘息、チアノーゼの症状がでる。右心室からの拍出量減少により体循環静脈系のうっ血を右心不全という。多くは左心不全に続発する。消化器のうっ血による食欲不振や消化吸収障害症状、肝うっ血による肝腫大、アルブミン合成低下、下半身浮腫が出る。

ウッシングチャンバー [Ussing chamber] 生体膜の物質輸送を測定する実験器具。短絡電流の測定により、消化管上皮などの電解質輸送速度や物質輸送機構の解析に用いられてきた。二つのチャンバー（小さな部屋）の間に、対象の生体膜を挟み、この膜を通した物質輸送速度を測定する。培養細胞単層膜にも多く適用されている。1950年初頭にデンマークの生理学者 Hans Ussing により考案されたたため、Ussing チャンバーとよばれている。もともとガラスで作られていたが、近年2対のアクリル製のブロックをくりぬいて作ったチャンバーを、多数連ねたものが市販されている。膜を挟んで、2つのチャンバー間の電気抵抗値を測定することにより、消化管上皮などの生体膜透過性に対する食品成分や薬物の影響をスクリーニングできる。

ウッチン [turmeric] ＝ターメリック

うつ〔鬱〕熱症 [heat retention] 高温環境下で運動、労働を行っている際に突然現れる病態。体温上昇、めまい、吐き気、頭痛等の症状に続いて精神錯乱、意識障害、筋肉弛緩等に陥る。手術中に体熱の放散が妨げられて、体温が上昇することもある。手術布、アトロピンや感染等が原因で、乳幼児に多い。

うつ〔鬱〕病 [depression] 抑うつ気分、悲哀・絶望感、不安・焦燥・苦悶感、不眠、食欲低下、易疲労感等があり、体調悪く、精神活動が抑制され、しばしば自殺企図・心気妄想などの症状をも呈する精神の病気。激務、転勤、引越し、子育て終了、近親者の死、病気などをきっかけとして発病することが多い。有病率は3〜5％くらいといわれ、単相性のものと双極性のものがある。治療は精神療法、薬物療法が主であるが、劇症の場合は電気ショックが使われることもある。

腕・胸・腰囲指標 ＝ACH指標

うま味 [umami] 基本味の一つで、L-グルタミン酸、5'-イノシン酸に代表されるうま味物質が呈する味。1908（明治41）年、池田菊苗がコンブから抽出したグルタミン酸をうま味と命名したことに始まる。特徴として、アミノ酸系と核酸系のうま味物質を合わせると、味の相互作用の一つ、相乗効果が認められる。うま味の強さはpHに依存し中性付近で最も強いため、調味料としてはナトリウム塩にして使用される。→味の相互作用

うま味調味料 [umami seasoning] 「食品衛生法」における食品添加物で「調味料（食品にうま味を与えるもの）」として指定されている物質の、単一型または複合型をいう。広く使われているのは、L-グルタミン酸ナトリウム単一型、それに5'-イノシン酸ナトリウムまたは5'-グアニル酸ナトリウム、あるいはその両者を混合した複合型である。複合型はうま味の相乗効果を利用している。

うま味物質 [umami compound] うま味を呈する物質。代表的なものは、L-グルタミン酸、5'-イノシン酸、5'-グアニル酸である。L-アスパラギン酸等も弱いうま味を呈する。グルタミン酸は、コンブ、チーズ、トマト、マッシュルーム等のほかに植物性・動物性食品に広く含まれる。イノシン酸は、かつお節、煮干し、肉類などの動物性食品に含まれる。グアニル酸はシイタケ等きのこ類を代表するうま味物質である。その他広義には、茶、きのこ類に含まれるテアニン、貝類、日本酒等に含まれるコハク酸なども、うま味物質に含められる。

うま味ペプチド [flavor-enhancing peptide] うま味を呈するペプチド。牛肉、鶏肉、チーズ、マグロ、醤油等から見いだされている。発酵食品や熟成した食品にはペプチドが多く、中でもオリゴペプチドを中心に苦味、甘味、酸味、うま味等を呈するものがある。

梅びしお〔醤〕 [dried puree of Japanese apricot] 梅干しをホウロウ鍋で水を加え、軟らかく湯煮し、ジャム状になったら種を抜き、裏ごし、砂糖を同量位加え煮たもの。調味料として、梅酢で割って用いる。

裏こ〔漉〕し器 [strainer] 円形の枠（金属・木製）に網（ウマの尾毛・ステンレス・絹布製）を張った篩（ふるい）状の器具。加熱調理したいも、

うらしる

豆，野菜，果実類などをヘラ（木杓子）を用いてきめ細かくこす。

ウラシル　［uracil］　$C_4H_4N_2O_2$，分子量112.09，三文字記号 Ura。ピリミジン塩基で主としてRNAに含まれる。DNAの遺伝情報がRNAに転写される時，DNAのチミンに相当する塩基がRNAではウラシルに置き換わる。pH 7 では259.5 nmに吸収極大をもつ。

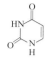

ウリ　［gourd；pepo］　ウリ科キュウリ属の一年生草本。ウリの仲間には，マクワウリ，シロウリ，メロンがある。マクワウリは香りと甘味があり，古くから果物として生食されていた。シロウリは甘味がなく，漬物用として利用されている。メロンはアフリカが原産地であり，マクワウリなどと交配することにより現在のような品種となった。

ウリジル酸　［uridylic acid］　＝ウリジン一リン酸

ウリジル酸 5´-ナトリウム　［sodium 5´-uridylate］　$C_9H_{11}N_2O_9PNa_2$，式量368.15。ウリジル酸二ナトリウム。食品添加物の核酸系調味料で，核酸のみから構成される場合は調味料（核酸），主として核酸から構成される場合は調味料（核酸等）と一括表示ができる。無色あるいは白色の結晶，粉末で水によく溶ける。

ウリジン　［uridine］　1-β-D-リボフラノシル-2,4(1H,3H)-ピリミジンジオン。$C_9H_{12}N_2O_6$，分子量224.20。三文字記号 Urd（一文字記号 U）。糖リボースとピリミジン塩基ウラシルがグリコシド結合したリボヌクレオシドで，RNAの構成成分である。

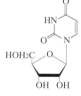

ウリジン一リン酸　［uridine monophosphate, UMP］　$C_9H_{13}N_2O_9P$，分子量324.18。ウリジル酸ともいう。ウリジンにリン酸がエステル結合したリボヌクレオチドで，2´-，3´-，5´-の三つの異性体が存在する。UMP と略した場合，ウリジン5´-一リン酸（5´-UMP）を示すことが多い（右図）。5´-UMP は ATP により，UDP（ウリジン5´-二リン酸），UTP（ウリジン5´-三リン酸）となりRNAに取込まれる。

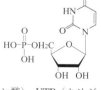

ウリジン 5´-一リン酸　［uridine 5´-monophosphate, UMP］　＝ウリジン一リン酸

ウリジン 5´-二リン酸　［uridine 5´-diphosphate, UDP］　$C_9H_{14}N_2O_{12}P_2$，分子量404.16。ウリジン5´-一リン酸にさらに1分子のリン酸基が結合。リボヌクレオチドレダクターゼによりデオキシウリジン5´-二リン酸（dUDP）となる。

ウリジン 5´-三リン酸　［uridine 5´-triphosphate, UTP］　$C_9H_{15}N_2O_{15}P_3$，分子量484.14。ウリジンのリボースの5´位炭素にリン酸が3分子結合したヌクレオチド。RNA合成の前駆物質である。また，D-グルコース 1-リン酸と反応し UDP グルコースを生成，糖代謝の重要な中間体である糖ヌクレオチドの合成に関与する。

ウリジン 5´-二リン酸グルコース　［uridine 5´-diphosphoglucose, UDP glucose；UDPG；UDP-D-glc］　$C_{15}H_{24}N_2O_{17}P_2$，分子量566.3。UTP と α-D-グルコース 1-リン酸から酵素反応（UDP-D-グルコースピロホスホリラーゼ）により生成する糖ヌクレオチド。トレハロースやスクロース等の生合成でグルコース供与体として働く。UDP-D-グルコースはさらに UDP-D-ガラクトース，UDP-D-グルクロン酸等の種々の糖供与体に変換する。

ウルソデオキシコール酸　［ursodeoxycholic acid］　$C_{24}H_{40}O_4$，分子量392.58。一次胆汁酸であるケノデオキシコール酸（3α,7α-ジヒドロキシコール酸）の7位ヒドロキシ基の立体異性体（3α,7β）。熊の胆汁に多く含まれる（熊胆(ゆうたん)，クマノイ）。利胆作用が強く，膵液分泌を促進し，リパーゼを活性化する。

うるち〔粳〕米　［nonglutinous rice］　一般に炊飯して食べる米で，胚乳中のデンプンが20％前後のアミロースと80％前後のアミロペクチンから成る。米飯の粘りや硬さはアミロース含量に影響を受け，インディカ米はアミロース含量が高いため，炊飯するとジャポニカ米に比べ粘りが少なく，硬くなる。

ウレアーゼ　［urease］　尿素を加水分解してアンモニアと炭酸を生じる反応を触媒する酵素。1926年にナタマメから初めて結晶化された酵素。$(NH_2)_2CO + 2H_2O \longrightarrow H_2CO_3 + 2NH_3$。1983年に発見された *Helicobacter pylori* 菌は胃潰瘍，十二指腸潰瘍，胃癌等を引き起こすと報告されている。従来強い酸性環境では細菌は定着できないと考えられていたが，この菌はウレアーゼで胃粘液中の尿素をアンモニアに変え局所的なpHを上げることにより生息していることが見いだされた。現在はピロリ菌の検出にアンモニアの産生の有無を調べる方法が行われている。

ウレア樹脂　［urea resin］　尿素とホルムアル

デビドの縮重合による熱硬化性樹脂．尿素樹脂ともいう．無色透明，自由に着色できるが，耐水性に劣る．木材接着剤やアルキド樹脂と配合して塗料に用いる．

ウレタン ［urethane］　＝カルバミン酸エチル

ウレタンフォーム ［urethane foam］　＝ポリウレタンフォーム

ウロガストロン ［urogastrone］　53個のアミノ酸から成るペプチド．胃におけるガストリン及び塩酸の分泌を抑制する作用がある物質で，ヒトの尿中から見つかった．セクレチンとは非拮抗的に胃潰瘍及び十二指腸潰瘍の発症を予防する．

ウロカニン酸 ［urocanic acid］　$C_6H_6N_2O_2$．分子量138.13．ヒスチジンのヒスチダーゼによる脱アミノ反応で生成する．皮膚表皮の角質層に存在し，紫外線吸収物質として働く．ウロカナーゼ欠損ではグルタミン酸にまで代謝できないので，ウロカニン酸尿症が起こる．

ウロキナーゼ ［urokinase］　プラスミノーゲンをプラスミンに変換するセリンプロテアーゼ．尿中で発見された．血液中に存在し，血栓溶解剤として治療に用いられる．活性のあるウロキナーゼは活性のないプロウロキナーゼからカリクレインによって切断されて生じる．

ウロクロム ［urochrome］　正常尿の黄色の色素で，高分子酸性化合物．還元性をもち，尿を黄色にする．→ウロクロモーゲン

ウロクロモーゲン ［urochromogen］　ウロクロムの基となる物質で，新鮮な正常尿中に存在し，酸化されるとウロクロムを生じる．→ウロクロム

うろこ〔鱗〕 ［scale］　真皮に起生する皮骨の要素で，多くの硬骨魚類，軟骨魚類の皮膚に存在する．硬骨魚類では，表面が滑らかな円鱗もしくはうろこの露出面に小棘のある櫛鱗で覆われているものが多く，うろこの最も特徴的な構造である隆起線の配列は，魚の成長と関係して疎密となる．成長の緩やかな時に形成される成長休止帯が，年輪として年齢査定の一助となる．

ウロゴナドトロピン ［urogonadotropin］　閉経婦人で，下垂体から分泌され尿中に放出されたゴナドトロピン．閉経婦人尿性腺刺激ホルモン（HMG）ともいう．黄体形成ホルモン（LH）と卵胞刺激ホルモン（FSH）から成り，臨床的には排卵誘発剤として用いられる．

ウロビリノーゲン ［urobilinogen］　胆汁色素系の物質．ステルコビリノーゲンともいう．無色で，空気酸化により橙黄色のウロビリンになる．ビリルビンからメソビリルビン，メソビリルビノーゲンを中間体として生成する．エールリッヒのアルデヒド試薬と反応して赤色を呈するので定性・定量に利用される．

ウロビリン ［urobilin］　ウロビリノーゲンの空気酸化により生成する橙黄色の胆汁色素．ほとんどは糞便に分泌されるのでステルコビリンともよばれるが，少量は再吸収されて血流に入り，尿に排泄される．

ウロポルフィリノーゲン ［uroporphyrinogen］　δ-アミノレブリン酸からウロポルフィリノーゲン合成酵素により生じる無色の物質で，空気酸化により赤色のウロポルフィリンになる．ウロポルフィリンは尿及び糞便中に排泄される．

ウロポルフィリノーゲンIII合成酵素欠損症 ［uroporphyrinogen III synthase deficiency］　δ-アミノレブリン酸からウロポルフィリノーゲンIIIを合成する酵素が欠損していると，ウロポルフィリノーゲンIが赤芽球系細胞に蓄積し，ギュンター病とよばれる常染色体性劣性の遺伝性赤芽球ポルフィリン症（congenital erythropoietic porphyria, CEP）となる．ウロポルフィリノーゲンIは酸化されてウロポルフィリンIとなり，ほかの組織に運ばれる．皮膚の光感受性が高まり，光線過敏症を呈する．

ウロン酸 ［uronic acid］　ホルミル基（アルデヒド基）またはカルボニル基のほかに，糖のω位の炭素に付いているヒドロキシ基（-CH_2OH）が酸化されてカルボキシ基となった糖質酸性誘導体の総称（アルドウロン酸，ケトウロン酸）．代表的なグルクロン酸は還元性をもち，種々の化合物とウロニド結合した形で尿中に排泄する．→グルクロニド

ウロン酸回路 ［uronate cycle］　グルコース1-リン酸がウリジン三リン酸（UTP）と反応し，ウリジン二リン酸（UDP）-グルコースとなり，D-グルクロン酸，L-グロン酸，キシリトール，D-キシルロースを経てペントースリン酸回路に入り，再びUDP-グルコースに至る代謝経路．グルクロン酸経路ともいう．グルクロン酸抱合のUDP-グルクロン酸やペントースリン酸回路のD-キシルロース5-リン酸を供給する．ヒトでは合成できないが，L-グロン酸から分かれたL-アスコルビン酸生成経路がある．

運動 ［exercise］　運動と身体活動はそれぞれ定義されており，運動とは，体力の保持・向上，健康づくり等のために意図的に計画的に繰返し行われる目的をもった身体活動のことである．また，身体活動は筋収縮により安静時以上のエネルギー消費量の増大を伴うすべての活動であり，運動はその中に含まれる．

運動型健康増進施設　有酸素運動及び筋力強化運動などの補助運動が安全に行える施設の配置，体力測定，運動プログラムの提供及び応急処置のための設備（トレーニングジム，運動フロア，プール等）の配置，健康運動指導士など指導者の配置，医療機関との密接な連携などが整備されている施設．

運動強度 ［exercise intensity］　運動トレーニング効果をもたらすための過負荷の3要素（強度，

頻度，時間）の一つ。全身持久性運動の場合には，運動強度は相対強度である％最大酸素摂取量，％最大心拍数や自覚的運動強度，または絶対運動強度であるMETs値で示される。トレーニング効果は強度と時間の積に依存するため，運動強度が強ければ時間は短くてすむ。

運動種目別エネルギー消費量 ［energy expenditure of various physical activities］　運動は静的運動と動的運動の二つに大きく分けられる。活動時間は10秒前後から数時間と，またその時エネルギー消費量は安静時の酸素消費量（約3.5 mL/kg体重/分）に相当するようなものから数十倍と著しい差がある。一般には，運動時のエネルギー消費量はダグラスバッグ法のような間接法，心拍数法のような推定法などにより測定されている。しかし，種目ごとのエネルギー消費量は同じ種目でも個人差が大きく，運動強度が異なるため種目ごとの一定の値を用いることは難しいが，RMRやMET（メッツ）といった安静時エネルギー消費量を基準とした種目別エネルギー消費量の目安が示されている。

運動処方 ［exercise prescription］　運動を実施する際に，個々の運動実施者に合わせた運動プログラムを決定すること。適度な運動は，骨格筋量・筋力の維持増加，脂肪量の減少，心肺機能の向上，有酸素性運動能力の向上に貢献する。安全に効率的・効果的に運動効果を得るためには，運動実施者の特性（年齢，性別，健康状態，個人的思考など）を踏まえた上で，適切な運動形態，運動強度，時間，頻度などを決定する必要がある。また，運動を継続することにより，運動適応が生じるが，その適応の状態に合わせ，上に述べた項目を調整することも重要である。

運動性無月経 ［amenia of athletes］　過度な運動により引き起こされる無月経のこと。発現要因としては，体脂肪率の減少，精神的・身体的ストレス，ホルモン環境の変化等が考えられている。陸上長距離選手や新体操選手等に多くみられる。

運動生理学 ［exercise physiology］　運動に伴う身体の生理機能や代謝及び身体の構造の変化に及ぼす影響を研究する学問分野。一過性の運動による生理機能や代謝反応のみならず長期的な運動の適応も研究される。生化学，血液生理学，神経生理学，生体力学などの分野において運動による影響を研究する学問。

運動浴 ［underwater exercise］　＝水中運動

エ

エアカーテン ［air curtain］　送風機から吹き出される空気によって、室外からの熱やほこりを遮断するもの。精密機器工場、冷凍冷蔵室、清掃工場のゴミ搬入口、小売店のショーケース等用途は多岐にわたる。空気噴流中の大規模渦の生成・成長を抑制し、噴流の拡散・混合を少なくして、風の流れ（噴流）を制御することが重要。

エアゾル缶 ［aerosol can］　噴霧器を装着した容器。液体、粉末などを霧状あるいはホイップ状に噴射させる。医療用、殺虫用、化粧用、食品用等に用いる。

エアロビクス ［aerobics］　身体の酸素利用能力を向上させる運動方法。具体的には心拍数を最高心拍数の70～85％程度に維持し、最低5分以上運動を行うと、筋肉に十分な酸素が行き渡り、エネルギー源であるグリコーゲンが酸素によって水と二酸化炭素に分解され、血中乳酸値が上昇することなく運動を行うことができる。訳すと有酸素運動となる。酸素を体内に取込むことにより肺、心臓、血管を強化することができ、生活習慣病のリスクファクター減少に効果があるとされる。エアロビクスを行うことのできる運動にはエアロビクスダンス、ウォーキング、ジョギング、サイクリング、水泳などがあり、これらの運動を総称してエアロビクス運動、もしくはエアロビクス・エクササイズとよんでいる。

エアロビクス運動 ［aerobic exercise］　エアロビクスを行うことのできる運動のこと。エアロビクス・エクササイズともいう。エアロビクスダンス、ウォーキング、ジョギング、サイクリング、水泳などさまざまな運動が該当する。

エアロビクス・エクササイズ　＝エアロビクス運動

永久歯 ［permanent tooth］　上顎骨と下顎骨に16本、計32本あり、8本の切歯、4本の犬歯、8本の小臼歯、12本の大臼歯から成る。生後6か月から2歳頃までに萌出した20本の乳歯は6歳頃から脱落し、漸次永久歯が萌出する。一番奥の大臼歯は7歳以降に萌出する。歯冠、歯頸、歯根から成り、歯頸・歯根は歯肉に囲まれている。歯根から血管、神経、リンパ管が進入し骨髄に分布する。小臼歯は2本、上顎の大臼歯は3本・下顎のそれは2本の歯根がある。

エイコサノイド ［eicosanoid］　炭素鎖長20個の多価不飽和脂肪酸から派生する、脂質メディエーター（脂質由来の生理活性物質）の一種。膜貫通型のエイコサノイド受容体を介して局所的なホルモン様作用を呈するなど、産生・受容する組織や臓器により多様な生理機能を示す。細胞刺激に応答したホスホリパーゼA_2により生体膜リン脂質から遊離するアラキドン酸（20:4 n-6）からは、シクロオキシゲナーゼ（COX）経路による代謝物であるプロスタグランジン（PG）及びトロンボキサン（TX）などのプロスタノイドが、リポキシゲナーゼ（LOX）経路ではロイコトリエン（LT）、ヒドロキシエイコサテトラエン酸（HETE）およびリポキシン（LX）などが生じる。これらの代謝系はアラキドン酸カスケードともよばれる。エイコサペンタエン酸（EPA、20:5 n-3）はこれらのアラキドン酸代謝と競合し、n-3系のエイコサノイドを産生する。

エイコサペンタエン酸 ［eicosapentaenoic acid, EPA］　$C_{20}H_{20}O_2$、分子量302.44。正式学術名はイコサペンタエン酸（IPA）であるが、慣用名としてエイコサペンタエン酸（EPA）も使われる。代表的なn-3（ω3）系の高度不飽和脂肪酸であり、炭素数20個、二重結合5個（C 20:5 n-3）から成る。魚介類、海獣類、海藻類に特異的に多く含まれるが、陸生動物、植物脂にはほとんど含まれない。ヒトでは、同じn-3系のα-リノレン酸からEPAに変換できる。近年、EPAの生理作用が明らかとなり、血液中の中性脂肪やコレステロール濃度を低下させる血中脂質の改善効果や血小板凝集抑制効果、さらには、動脈硬化、虚血性心疾患、血栓性疾患、アレルギー、炎症等に対する予防効果が期待され、いわゆる健康食品や栄養補助食品等の有効成分としても注目されている。

エイコサン酸 ［eicosanoic acid］　＝アラキジン酸

曳糸性 ［spinnability；thread-forming property］　納豆、卵白、とろろ汁、デンプン糊液等、ある種のコロイド溶液や高分子溶液が糸を曳く性質。この糸（液体糸）を切ると糸は弾性的に回復する。曳糸性の原因は粘性と弾性の混じった粘弾性にあると考えられている。

エイジング ＝加齢，熟成
エイズ [AIDS] ＝後天性免疫不全症候群
衛生 [sanitation] 健康の維持・増進を図り，病気の予防・治療を行うこと。国民全体を対象とする公衆衛生と個人対象の個人衛生とがある。公衆衛生を達成するために個人の衛生教育と健全な生活の実践が重要とされる。
衛生[学] [hygiene] 衛生統計，民族衛生，環境衛生，栄養，食品衛生，感染症予防，母子保健，口腔衛生，学校保健・体育，労働衛生，精神衛生及び衛生行政等について理論と知識を学び研究を行う学問。
衛生管理 [sanitary supervision] 衛生を確保・達成するために，事業所，レストラン，行政，個人等が実施する管理業務，また，それらのシステム。食品の衛生管理は，食中毒，有害物質による汚染，変質等の予防・防止を目的として実施される。
衛生管理者 [sanitary supervisor] 所定の事業所等において，衛生管理に関する法規に基づく命令等が適切に実施されるよう任命される，一定の教育・訓練を受けた人。
衛生教育 [health education] health educationの訳語として，公衆衛生あるいは衛生行政，労働衛生関係で主に用いられてきた。現在では「健康教育」という用語が使われる場合が多い。
衛星細胞 [satellite cell] ＝サテライト細胞
衛生植物検疫措置の適用に関する協定 [Agreement on the Application of Sanitary and Phytosanitary Measures] ＝ SPS協定
衛生統計 [public health statistics] 公的機関による疾患・健康統計。人口動態統計，国勢調査，患者調査等がある。
衛生法規 [public health regulation] 衛生行政に関連する法規の総称。「健康増進法」「医師法」「医薬品，医療機器等の品質，有効性及び安全性の確保等に関する法律」(旧：薬事法)「学校保健安全法」「労働安全衛生法」「国民健康保険法」「栄養士法」「調理師法」等が含まれる。
鋭敏度 [sensitivity] ＝感度
エイムス検定 [Ames assay] エームズ試験，エームス検定，サルモネラ試験ともいう。1974年にAmes BN (米国) により開発された突然変異原性試験。サルモネラ属菌のヒスチジン要求株を用いて，試験物質が復帰突然変異 (ヒスチジンを要求しなくなる変異) をどの程度誘発するかを調べる。発がん物質の多くが突然変異原性を示すことから，発がん物質のスクリーニングに用いられる。試験物質に肝臓抽出物を添加することで，生体内で代謝活性化を受けた後，突然変異性を示す物質も検出できる。
エイムス試験 [Ames assay] ＝エイムス検定
栄養 [nutrition] 生物の生命現象の中で，体外から取入れた物質に化学反応 (代謝) を加え，体成分の合成やエネルギーの獲得をし，生命活動や成長，生殖などに利用していく過程。ヒトの場合には，食物を摂取し，消化吸収の後，その成分を体構成成分やエネルギーに利用して健康を維持・増進することと正常な成長を図る状態を指す。このような生体の生命現象を営むために外界から取入れる物質を栄養素という。
栄養疫学 [nutritional epidemiology] 集団を対象とし，疾患・健康に影響する食生活 (関連) 要因を栄養学と疫学の視点をもって考究する学問。
栄養価 [nutritive value；nutritional value] 摂取した食品の栄養学的価値を表した値。100 g中に含まれる熱量や必須アミノ酸の含有量，体内の利用効率等で示される。栄養価は不足の程度を評価するのに用いられ，過剰の栄養評価には用いられない。
栄養改善法 [Nutrition Improvement Law] 国民の栄養改善思想を高めるとともに，国民の栄養を改善する方途を講じて国民の健康及び体力の維持・向上を図るために定められた法律 (1952 (昭和27) 年)。「栄養改善法」に規定されていた多くの事項は「健康増進法」(2002 (平成14) 年) に引き継がれ，2003 (平成15) 年に「健康増進法」が施行されると同時に「栄養改善法」は廃止された。
栄養カウンセリング [nutrition consultation] 健康の維持・増進を図るために，住民や患者からの健康，食生活上の栄養の改善に関する課題について相談を行うこと。
栄養学 [nutrition；nutritional science] 食物を単に空腹感を満たすものだけでなく，また，その選択が嗜好や趣味の対象としてなされるものではなく，生命の維持や心身の健康維持に不可欠な素材として理解し，食物と生体の相互の関係において栄養の状態や必要度等を考えていく学問。こうした学問構成分野には，生体の知識として解剖生理学，栄養素としての食品を扱う食品学，食品化学，食品加工学，調理学がある。一方，食物と生体との相互関係や汚染に重点を置く公衆衛生学，食品衛生学，臨床栄養学，また，学問上の成果を実践に移す分野としての公衆栄養学，栄養指導論，栄養教育論等がある。
栄養学的胸腺切除 [nutritional thymectomy] 加齢，ストレス，栄養障害，放射線，感染症等は，胸腺の萎縮の原因となり得る。栄養障害のうち，クワシオルコルやマラスムスのような強度のタンパク質・エネルギー栄養失調症，また亜鉛やビタミンB_6の欠乏症などで，胸腺の強い萎縮がみられる。栄養学的胸腺切除は，こうした栄養障害に伴う胸腺萎縮の比喩的よび方。
栄養環境 [nutritional environment] 栄養とは，生体外部より生存に必要な物質 (栄養素) を摂

り入れ生命を維持していく営みである。しかし，ヒトの場合は，栄養素を直接摂取しているわけではなく，栄養素を含む食品を調理・加工し，料理として摂取している。したがって，個人の食物（栄養）摂取行動はさまざまな要因，例えば食に対する価値観や嗜好，ライフスタイル，生活環境，経済状況，また社会における食品の生産や流通，文化，宗教等により影響を受ける。また，食べる側の要因で，年齢，健康状態，労働条件，ストレス等によっても，必要とされる栄養は変化し，同じ料理を食べてもその利用効率は変化する。このような栄養摂取にかかわるすべての要因をいう。

栄養管理 [nutrition management] 人が健全な生活を営むために，体外から必要な物質を取入れて全身の細胞で利用し，成長，発育しさらに生命活動を維持している状態を，できるだけ良い状態に保つように創意工夫していくこと。個人のヘルスケアの一貫として行う栄養ケア，病院等で回復促進のために行う食事管理や指導を指すことが一般的には多い。近年求められている栄養管理は，何を食べたら良いかというような栄養素の管理だけでなく，人を中心に据えた栄養学の視点をもち，栄養を取巻く社会環境も含めた多くの課題についても目を向けて，他領域の専門家との連携も図りながら，マネジメントできる能力（アドミニストレーター）が期待されている。

栄養管理報告書 [nutrition management report] 所轄者（自治体等）が栄養管理の実施状況を把握する目的で施設に提出を求める報告書。所轄により報告書の名称が異なり，栄養関係報告書，栄養管理状況報告書，給食実施状況報告書等という。また，その種類も特定給食施設とそれ以外に分けたもの，施設の種類により分けたもの等がある。

栄養基準量 [per capita nutritional allowance/feeding standard] 国民全体の平均的栄養所要量。国民全体について，男子の年齢別及び労作別人口，女子の年齢別，労作別及び状態別人口を推計し，これら各々の栄養所要量の総和を総人口で除して得られた数値。それ故，この量を必要とする個人や特定集団は存在しない。用語上の混乱を避けるため，1975（昭和50）年以降"日本人平均一人一日当たり所要量"に改められた。

栄養機能食品 [food with nutrient function claims] 2001（平成13）年4月1日から施行され，2005（平成17）年7月1日に一部改正された保健機能食品制度の一カテゴリーで，特定保健用食品（規格基準型の特定保健用食品と条件付き特定保健用食品を含む）と栄養機能食品とを併せて保健機能食品と総称される。栄養機能食品は，"身体の健全な成長，発達，健康の維持に必要な栄養成分（ビタミン，ミネラル等）の補給・補完に資する食品であり，食生活において特定の栄養成分の補給を目的として摂取をする者に対して栄養成分の機能の表示をするもの"と定義されている。栄養機能食品には，栄養成分含量の規格基準（上限値と下限値）及び栄養機能表示基準，また，注意喚起表示や厚生労働大臣（2009（平成21）年9月より消費者庁長官）による個別審査を受けたものではない旨などの表示が定められ，これらの基準に適合していれば，国への許可申請や届出の必要はなく，自由に製造・販売できる。2007（平成19）年7月1日時点で対象となっている栄養成分はビタミン12種類（A, B_1, B_2, B_6, B_{12}, C, D, E, ナイアシン, パントテン酸, 葉酸, ビオチン）とミネラル5種類（カルシウム, 鉄, マグネシウム, 銅, 亜鉛）。

栄養教育 [nutrition education；nutrition counseling] 健康にかかわる栄養問題の解決に対して保健行動の変容や維持を目的とした"教育的"な働きかけによる，栄養状態の改善あるいは維持を通じて健康の保持・増進，疾病の予防及び治療に寄与する活動。栄養教育の最終的な目標は，自己管理能力の習得などを通じて，QOL（生活の質）を向上することである。

栄養共生 [syntrophy] 二つの異なる種が，相互に依存しながら生活する状態を共生（symbiotic relationship）といい，栄養によってその関係が維持されている時，栄養共生という。根粒菌とマメ科植物のように，マメ科植物が太陽エネルギーで作り出した光合成産物で根粒菌を養い，根粒菌は空気中の窒素をアンモニアに固定して植物に供給する共生関係はその例である。

栄養教諭 [diet and nutrition teacher] 「教育職員免許法」第4条第2項に規定される教諭資格で，管理栄養士または栄養士を基礎資格とする。食に関する指導（学校における食育）の推進に中核的な役割を担うものとして栄養教諭の制度が2005（平成17）年度から施行され，栄養教諭の職務は食に関する指導と給食管理を一体として行うものとされた。前者には肥満，偏食，食物アレルギーなどの児童生徒に対する個別指導や学級活動，学校行事などの時間に学級担任と連携して行う集団的な指導，さらに家庭や地域と連携した食に関する指導を推進するための連絡・調整が該当する。後者には栄養や衛生，物資の管理が含まれる。栄養教諭が担う主な役割である食育は現代社会における若年層の食生活に対する社会的な危機感から，学校教育の場に導入されたもので，食育基本法（2005（平成17）年）は安全で安心できる食品を確保し，取り入れることによるさまざまな効果を掲げている。食育ということばは村井弦斎が1903年，「小児には徳育よりも知育よりも体育よりも食育が先」という歌をつくったことで当時世に広まったものであるが，広辞苑には2008（平成20）年の第六版で初めて収録された。

栄養ケア・ステーション [nutrition care sta-

えいようけつ

tion〕　都道府県栄養士会が創設する地域における特定保健指導の拠点。管理栄養士がメタボリックシンドロームやCKDの対策などで行う検診保健指導の一環として，日本栄養士会が全国で設置整備を進めており，特定保健用食品や特別用途食品をメタボリックシンドローム予備群や要介護者等に紹介する取組みを検討している。

栄養欠乏　〔nutrient deficiency〕　体内の栄養素が不足状態になること。症状が出現すると栄養欠乏症という。摂取の不足，吸収障害，体内での利用障害，体内需要の増大，排泄の増大等により生じる。

栄養欠乏症　〔nutritional deficiency disease〕
体内の栄養素が欠乏することによって起こる症状や病気。飢餓や食物摂取不足，偏食等により熱量及び栄養素の摂取量が不足したり，先天的あるいは後天的な栄養素の代謝異常によって，生体にとって必要な栄養素が欠乏して起こる。

栄養サポートスタッフ　〔nutrition support staff〕　病院やスポーツ界における栄養支援チームの構成員。例えば，選手の競技力向上のためコーチ（監督），スポーツドクター，トレーナーとともに主にコンディショニングにかかわる栄養指導や献立作成などを行う者。

栄養サポートチーム　〔nutrition support team, NST〕　病院内の医師，看護師，栄養士，管理栄養士，薬剤師，臨床検査技師などの専門職がチームを作り，患者の栄養管理を検討し主治医にアドバイスする組織。入院患者の栄養状態を把握し，医療行為上必要と思われる場合は，治療法の効果を上げやすくするために栄養療法の介入を主治医と相談する。近年NSTを設立する病院が増加している。

栄養士　〔dietitian；dietician〕　「栄養士法」(1947（昭和22）年12月29日法律第245号）に基づき，都道府県知事の免許を受けて保健所，病院，学校，事業所，福祉施設等において，栄養の指導を仕事とする者。栄養士の資格は，厚生労働大臣から栄養士養成施設として指定認可された学校（大学，短大，専門学校）に入学し，その課程を履修して卒業することにより得る。

栄養失調　〔malnutrition；denutrition〕　栄養素の摂取や代謝異常によって起こる状態で，栄養不全もしくは一般には栄養欠乏による食欲不振，痩せ，浮腫，疲労，全身倦怠感，無気力，下痢，低血圧，徐脈，低体温等の症状を呈するもの。

栄養指導員　〔nutrition counselor〕　「健康増進法」第19条に規定されている身分。医師または管理栄養士の資格を有する都道府県，保健所を設置する市または特別区の職員のうちから任命される。その任務は，住民の健康の増進を図るために必要な栄養指導等のうち，特に専門的な知識及び技術を必要とするものを行う。また，特定給食施設に対し，栄養管理の実施について必要な指導及び助言を行う。

栄養指導車　〔kitchen car〕　バスを改造して調理施設その他調理に必要な器具を備えるとともに，栄養指導に必要なパネル，紙芝居等を備え，僻地等で調理実習を行いながら栄養指導ができるようにした大型車。

栄養指標　〔nutrition index〕　栄養アセスメントは，栄養の不均衡のリスク及び栄養介入の必要性についての有無を調べるために行われ，通常は臨床診査，身体計測，臨床検査，食事調査の手法を用いる。これらの検査には栄養状態を示す多くの栄養指標が含まれており，基準値が設定されている。血清アルブミン，身長・体重（体格指数）等は比較的簡単に測定できる優れた栄養指標である。

栄養士法　〔Nutritionists Law〕　1945（昭和20）年4月に制定された「栄養士規則」が，終戦後の1947（昭和22）年5月に施行された新憲法下において，法律として制定されたもの。栄養士・管理栄養士の定義，栄養士・管理栄養士の免許制度，名称の独占，管理栄養士国家試験，栄養士・管理栄養士の養成制度等を規定している。

栄養順応　〔nutritional adaptation〕　順応とは環境・境遇にしたがって，これに適応すること。すなわち生物に同一刺激が持続的に与えられる時，これに応じて生理作用が適切に変化する現象であり，栄養順応は生物のおかれた種々の栄養環境あるいは栄養条件である。

栄養障害　〔malnutrition〕　＝栄養失調

栄養士養成施設　〔nutritionist training facilities〕
栄養士の養成は，高校卒業後，厚生労働大臣の指定を受けた栄養士の養成施設において2年以上，栄養士として必要な知識及び技能を習得しなければならない。

栄養状態　〔nutritional status〕　エネルギーや栄養素の摂取による体の状態。不足による欠乏症と過剰による過剰症が知られている。

栄養状態判定法　〔assessment of nutritional status〕　栄養状態（欠乏・過剰症及び適正な状態）を評価する方法。より広義の栄養アセスメントが用いられるようになっている。食事の側（エネルギー及び栄養素摂取量）からの評価と体の側からの評価（身体計測，生理・生化学検査，臨床検査）がある。

栄養状態評価　〔nutritional assessment〕
個人や集団の栄養状態の評価。直接的評価法としては，①栄養調査（食事記録法，食物摂取頻度調査など），②エネルギー消費量調査（身体活動度調査：簡易推定調査，歩数計など，体力調査：トレッドミルなど），③身体状況調査（身体計測：体重，BMI，体脂肪率など，生体指標（バイオマーカー）），④生活状況調査（運動・休養・睡眠・勤務状況などの健康状況調査）等がある。間接的評価法としては行政

栄養所要量 →摂取推奨量

栄養診断 [nutritional diagnosis] 諸種の方法によって，身体栄養状態，栄養素の摂取状態，栄養素の代謝の状態等を判定すること。個人または集団を対象として，主として食生活調査，栄養調査，身体計測，生化学検査等の結果を基にして行われる。

栄養出納表 [nutritional account card] 給食の献立が食品構成に基づいて作成され，給与栄養量が基準を満たしているかを評価するために，一人一日当たり食品群別使用量，エネルギー，タンパク質，脂質等の充足率，穀類エネルギー比，動物性タンパク質比等を求め記録する表。

栄養性疾患 [nutritional disease；nutrition related disease] 栄養素の過剰や欠乏によってもたらされる疾患の総称。エネルギーの過剰摂取による肥満，糖尿病，脂質異常症，高血圧や各種のビタミン，ミネラル過剰症，欠乏症には，エネルギー不足による痩せ，タンパク質欠乏症，ビタミン欠乏症としての脚気，夜盲症，くる病や，壊血病，ミネラル欠乏症としての骨軟化症，貧血，甲状腺腫等がある。

栄養性脳軟化症 [nutritional encephalomalacia, NE] ビタミンEや合成抗酸化剤を含まない飼料を与えた場合に，ニワトリのヒナなどでみられる症状。→脳軟化症

栄養成分表示 [nutrient content claims] 食品の栄養成分の表示基準は，1996（平成8）年に「栄養改善法」（現健康増進法）の規程に基づき定められた栄養成分量とエネルギーの量的表示と，栄養成分の強化や低減などの強調表示。食品の栄養成分の表示については，定められた分析法により測定した栄養素の含有量値を表示することとなっている。含有量の表示は，100gもしくは100mL，または1食分，1個分当たりの量で表すことになっている。

栄養生理学 [nutritional physiology] 食物の摂取から始まり，消化管における栄養素の消化・吸収，さらに体内各臓器における栄養素の代謝や排泄等の過程を研究，また個体の栄養状態を各種指標から判定するほか，労働時の栄養問題等を対象とする学問分野。

栄養素 [nutrient] 生物が生命を保ち，健康的な生活を営むため，あるいは成長・発育のために体外から取入れる物質。炭水化物（糖質），脂質，タンパク質，無機質，ビタミンの5種があり，五大栄養素という。これ以外に，非栄養素として食物繊維の栄養学的機能がよく知られている。

栄養相談 [nutrition consultation] 健康の維持・増進を図るために，住民や患者からの健康，食生活上の栄養の改善に関する課題について相談を行うこと。

栄養素エネルギー比率 [nutrient energy ratio] 一日総エネルギー摂取量に占めるタンパク質（protein：P），脂肪（fat：F）及び炭水化物（carbohydrate：C）からのエネルギー摂取比率（PFC比率）。栄養学的に望ましいP：F：C比は，13～15：20～25：60～65で，一般に，欧米諸国ではF比率が，発展途上諸国ではC比率がそれぞれ高い。

栄養素基準摂取量 ＝[標準]栄養素基準摂取量

栄養素吸収 [nutrient absorption] 消化管において消化された物質（栄養素）が消化管壁（細胞膜）を通して血管またはリンパ管内に取込まれること。吸収率は通常，ある期間に摂取した特定の栄養素量と，同じ期間に糞便中に排泄された同じ栄養素量から算出される。見掛けの吸収率＝{（摂取量－糞便中の排泄量）/摂取量}×100

栄養素欠乏 [nutritional deficiency] 相当長期間にわたる不適切な食物摂取，あるいは栄養利用障害の結果，生体がエネルギーまたは必須栄養素の欠乏を来した状態。栄養素によって諸種の特徴ある症状を示す。

栄養素補給物質 [nutrient supplement] 特定の単独もしくは複数の栄養素を錠剤等の形で供給するもの。サプリメントともいう。ビタミン及びミネラルを供給するものについては，コーデックス委員会の栄養・特殊用途食品規格部会においてガイドラインが定められている。

栄養素密度 [nutrient density] エネルギーを産生する栄養素について，注目している栄養素に由来するエネルギーが総エネルギー摂取量に占める割合。単位は％エネルギーなど。また，この概念を拡張して，エネルギーを産生しない栄養素についても，ある一定のエネルギーを摂取した場合に摂取された重量として摂取量を示す場合にも用いられる。1,000kcal当たりの摂取重量として示されることが多い。

栄養調査 [nutrition survey] 主なものに食物・食品摂取量と栄養素摂取量を調査する食事摂取量調査と，食事様式（日本食型・西欧型など）や特徴（欠食・飲酒・嗜好状況など）を調査する食習慣調査，生化学的生体指標（バイオマーカー）を用いる方法等がある。食事摂取量調査は食事記録法，面接法（24時間思い出し法，食歴法など），質問紙法（食物摂取頻度調査法など），陰膳法等で行い，食習慣調査は面接法，質問紙法等で行うことが多い。

栄養統計学 [nutritional statistics] 栄養学の範疇で用いられる統計学的技法。国民健康・栄養調査等の記述統計学に属するものから，栄養実験の企画・計画段階で用いる実験計画法，結果の解釈のための推測統計学，多変量解析などを含む。

栄養二法 [two laws in nutrition and dietetics] 栄養士の身分・業務と密接な関連のある「栄養士

法」「健康増進法」の二つの法律をいう。これに調理師の身分・業務を定めた「調理師法」を加えて，栄養三法という。

栄養の二重苦　[the double burden of malnutrition]　同じ国や地域，あるいは一世帯の中や一個人の中で，栄養不足と過剰栄養が共存していること。貧富の差が影響しているが，開発途上国のみならず全ての国で起こりうる現象である。特に幼児期での栄養不足は成長障害を招き，成人期以降の過剰栄養は肥満となり生活習慣病を引き起こす要因となっている。

栄養表示　[nutrition labeling；nutritive value labeling]　市販食品に含有栄養素，熱量を表示すること。栄養価表示ともいう。「健康増進法」に基づき，表示基準が定められている。食品の100 g，100 mLまたは1食分の可食部当たりの熱量，タンパク質，脂質，炭水化物及びナトリウム量並びに表示しようとする成分を表示することとされている。→健康増進法

栄養病理学　[nutritional pathology]　栄養代謝とかかわりのある領域の病理学を指す。

栄養比率　[nutrient energy ratio]　＝栄養素エネルギー比率，＝％エネルギー比

栄養不全　[malnutrition]　＝栄養失調

栄養不足　[nutritional deficiency]　正常な代謝に必要なエネルギー及び栄養素が体内で不足している状態。栄養素の摂取不足，吸収障害，体内需要の増大あるいは排泄の増加等の原因で起こる。

栄養補給　[alimentation；nutrition supply]　栄養素を経口摂取させたり，経腸・経静脈栄養法等の方法で体内に補給すること。

栄養保全　[nutritional preservation]　食品の栄養価の保全の意味に用いられる。食品の加工・貯蔵・流通・調理の過程で栄養価を低下させないように品質を保持すること。

栄養輸液　[infusion of nutrient]　肝機能や腎機能が低下したときに，病態に適した栄養治療ができるように用意された専用の輸液製剤。腎不全のときには糖濃度が高く，カリウムが含有されていない製品を基本輸液として使用し，アミノ酸製剤を併用することによって，窒素異化が抑制され，高BUN（血中尿素窒素）血症を抑制する効果がある。肝不全の時には分枝アミノ酸の欠乏や芳香族アミノ酸の血中濃度が増加することから，これらを是正する製品もある。

栄養療法　[nutrition therapy；nutritional treatment]　栄養素の投与量を是正して治療効果の改善を図る療法。栄養素を直接投与する方法であり，食事療法より積極的に治療に寄与する。成分栄養や中心静脈栄養による栄養補給，ビタミン大量投与等がこれに該当し，短期に効果を得やすい。

A　＝アデノシン

A　＝アラニン
Ara　＝アラビノース
Arg　＝アルギニン
AIC　＝赤池情報量基準
AIDS　＝後天性免疫不全症候群
A/E比　＝個別必須アミノ酸比
2-AAF　＝2-アセチルアミノフルオレン
Asn　＝アスパラギン
ASN　＝アメリカ栄養学会
Asp　＝アスパラギン酸
ANCOVA　＝共分散分析
ANP　＝心房性ナトリウム利尿ペプチド
AF-2　＝2-(2-フリル)-3-(5-ニトロ-2-フリル)アクリル酸アミド
AMP　＝アデノシン5′-リン酸

AMP活性化プロテインキナーゼ　[AMP-activated protein kinase, AMPK]　細胞内のAMP/ATPの比を感知してエネルギー代謝を調節する機能を有するキナーゼである。すなわち，細胞内のATPが少なくなりAMPが増加する状態になるとAMPKが活性化される。アセチルCoAカルボキシラーゼ（ACC）はAMPKによってリン酸化されることで不活性化され，マロニルCoA量が減少する。その結果ミトコンドリアにおけるCPT1（カルニチンパルミトイルトランスフェラーゼ1）が活性化され脂肪酸のβ酸化が促進される。またAMPKは糖の代謝も亢進することが知られており，細胞内でATPが減少した時に，細胞外からエネルギー産生の元となる糖や脂肪等の基質の取込みを促進する。AMPKの活性化剤としてAICAR（5-aminoimidazole-4-carboxamide ribonucleoside）が知られ，AMPKの生理作用を調べるために用いられている。

AMPデアミナーゼ　＝アデノシン一リン酸デアミナーゼ

Ala　＝アラニン
AOM　＝活性酸素法

A型肝炎ウイルス　[hepatitis A virus, HAV]　ピコルナウイルス科のヘパトウイルス属のウイルス。粒子は直径27 nm，正二十面体のRNAウイルス。強い熱抵抗性をもつ。食物や水による経口感染によって，A型肝炎を発症する。A型肝炎ウイルスは糞便中に排泄され，伝播するので，衛生状態が悪いと蔓延しやすい。日本での主要な感染源は，牡蠣（かき）と主に海産物によるものである。A型肝炎は一過性の急性肝炎，近年は年間1,000人弱の患者報告数がある。自然治癒する傾向が強い。B型肝炎のような無症候性キャリア，慢性肝障害，肝硬変へ移行するタイプとは異なる。

A細胞　[A cell]　＝α細胞

ACH指標　[ACH index]　腕周囲径（arm），胸厚（chest），腰囲径（hip）を測定して小児の栄養状態を評価する指標。腕・胸・腰囲指標ともい

う.

A/G 比 ＝アルブミン・グロブリン比
ACP ＝アシルキャリアタンパク質
A 帯 [A band]　筋原線維にみられる横紋構造の中,光学顕微鏡で異方性(複屈折性)を示す帯の部分で,電子顕微鏡的にはミオシンフィラメントから成る.筋原線維の収縮の状態により咬合するアクチンフィラメントと重なる部分もある.しかし,A 帯の長さはミオシンフィラメントの長さで 1.6μm ある.A 帯の中央部にはミオシンフィラメントのみから成りアクチンフィラメントと重ならない部分がある.これは H 帯とよばれる.H 帯の長さは収縮状態により変化する.H 帯の中央に M 線が知られている.

ADI ＝一日摂取許容量
Ade ＝アデニン
ADA 欠損症 ＝アデノシンデアミナーゼ欠損症
ADF ＝酸性デタージェント繊維
ADL ＝日常生活動作
Ado ＝アデノシン
ATGL ＝脂肪細胞特異的トリグリセリドリパーゼ
ADP ＝アデノシン 5′-二リン酸
ATP ＝アデノシン 5′-三リン酸
ATP アーゼ ＝アデノシントリホスファターゼ
ATP 感受性カリウムチャネル [ATP-sensitive potassium channel；K_{ATP} channel]　膵β細胞の細胞膜に存在し,グルコースによるインスリン分泌に重要な役割を行うチャネル.1983(昭和58)年に野間により心筋に発見され,翌年 Cook と Hales により膵β細胞における存在が報告された.グルコースによるインスリン分泌刺激機構の説明においては,グルコースが細胞内で代謝され,その過程で生じるシグナルがインスリン分泌を惹起するという代謝説が有力である.糖輸送担体 GLUT 2 によって β細胞内に取込まれたグルコースからミトコンドリア内で ATP が生成され,この ATP により ATP 感受性カリウムチャネルが閉鎖し,細胞は脱分極を来し,電位依存性カルシウムチャネルが開口し,細胞外のカルシウムが細胞内に流入し,これがインスリン分泌の引き金となる.このチャネルは,スルホニル尿素(SU剤)でも閉鎖し,インスリン分泌が促進される.また1995年,このチャネルの構造は,スルホニル尿素の受容体 SUR 1 と内向き整流性カリウムイオンチャネル Kir 6.2 の二つのサブユニットで構成されていることが示された.

ATP-結合カセット [ABC] タンパク質 [ATP-binding cassette protein, ABC protein]　アミノ酸配列のよく似た ATP 結合領域をもち,ATP の結合あるいは加水分解によって機能が制御されている膜タンパク質ファミリーである.バクテリアからヒトまで幅広い生物種に存在し,非常に大きな遺伝子ファミリーを形成している.ATP 結合領域がカセットのようにペプチド鎖中に挿入あるいはサブユニットとして使われていることから名付けられた.ABC タンパク質の多くは脂溶性低分子化合物を輸送するトランスポーターとして機能するが,チャネルや受容体として機能するものもある.ヒトではがんの多剤耐性に関連する ABCB1 や,コレステロール恒常性にかかわる ABCA1 など50種類近い ABC タンパク質が同定されており,ABCA から ABCG までの七つのサブグループに分類され,生理的に重要な役割を担っている.

ATP-結合カセット [ABC] トランスポーター A1 [ATP-binding cassette transporter A1, ABCA1]　ABC タンパク質の一つである ABCA1 は HDL の形成に必須であり,その異常はタンジール病を引き起こす.末梢細胞で過剰となったコレステロールは ABCA1 を介して apoAI へと受け渡され HDL が形成される.ABCA1 によって形成されるのはコレステロール含量の少ない preβ-HDL であり,さらに ABCG1 によってコレステロールが付加されることにより成熟型 HDL が形成される.

ATP-結合カセット [ABC] トランスポーター G5/8 [ATP-binding cassette transporter G5/G8, ABCG5/8]　小腸で吸収された植物ステロールを腸管腔へ排出するなど,重要な機能を果たしている.ABCG5/G8 は N 末端にヌクレオチド結合領域,C 末端に膜貫通領域を一組ずつもつハーフサイズ型の ABC タンパク質である.ABCG5,ABCG8 の一方にでも変異があると,体内に植物ステロールが蓄積するシトステロール血症を発症する.

ATP 合成酵素 [ATP synthetase；ATP synthase]　生体膜を境にして生じる水素イオンの濃度勾配による電気化学的ポテンシャルを利用して ADP とリン酸から ATP を合成する酵素.ATP シンターゼともいう.ミトコンドリア内膜,細菌形質膜,葉緑体のチラ

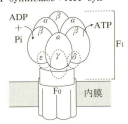

コイド膜,光合成細菌の色素胞に存在する.F_0 と F_1 部位から構成され,F_0 部位は原核細胞では三つのサブユニットから真核細胞ではそれ以上のサブユニットから成り膜を貫通している.F_1 部位は5種のサブユニット α,β,γ,δ,ε から成る.水素イオンが F_0 部位を通過すると,その時のエネルギーにより F_1 部位の γ と ε サブユニットが回転し,このサブユニットに結合している3分子の β サブユニットの立体構造が変化し,L 型,T 型,O 型となる.L 型では ADP とリン酸が弱く結合し,T 型で

ATP が合成され，O 型では ATP が離れてからの状態になる。結果的に電子伝達系で電子が運ばれる際にミトコンドリア膜間スペースに蓄えられた水素イオンがマトリックスに戻る際に ATP が合成されることになる。

ATP シンテターゼ ［ATP synthetase］ ＝ATP 合成酵素

ATP モノホスファターゼ ［ATP monophosphatase］ ＝アデノシントリホスファターゼ

ADP リボース ［ADP ribose］ 主に補酵素 NAD が加水分解されることによって生じる。ADP リボースが各種タンパク質に転移される反応が ADP-リボシル化（ADP-ribosylation）で，DNA の修復にかかわる核タンパク質の修飾，細菌毒素の発現等への関与が知られている。

ADP リボシルトランスフェラーゼ ［ADP ribosyltransferase］ NAD^+から ADP リボースを切り取り，ほかの物質に ADP リボシル基を転移する酵素。細菌毒素がモノ ADP リボシル化をするのに対して，ポリマーとして付加されるのは細胞核内でヒストン，RNA ポリメラーゼ，エンドヌクレアーゼ等が知られている。タンパク質合成の際に働くペプチド伸長因子 EF-2 にはジフテリアトキシン，緑膿菌外毒素 A が，細胞内情報伝達に関与する三量体 G タンパク質には百日咳，コレラ，大腸菌易熱性毒素が，筋肉以外の細胞のアクチンにはボツリヌス C2 毒素が，低分子量 GTP 結合タンパク質にはボツリヌス C，緑膿菌外毒素，ブドウ球菌表皮細胞分化抑制因子が，筋肉のアクチンにはウェルシュ菌イオタ毒素が ADP リボースを付加するため，それぞれのタンパク質の活性が失われる。

ABC タンパク質 ［ABC protein］ ＝ATP-結合カセットタンパク質

ABC 輸送体 ［ABC transpoter］ →ATP-結合カセットタンパク質

AVP ＝アルギニンバソプレッシン

A フィラメント ［A filament］ 筋収縮タンパク質の中のアクチンフィラメントのこと。分子量 42,000 の球状タンパク質（G アクチン）が重合して二重ら旋の線維を作る。これにトロポミオシンとトロポニンが加わり，筋原線維の細いフィラメントを構成する。

エームズ試験 ［Ames test］ ＝エイムズ検定

エール ［ale］ 上面発酵ビールの総称。一般に味は濃厚で，独特の香りをもち，アルコール濃度の高いものが多い。イギリスやアイルランドのものが有名であり，ペールエール，ビターエール等が代表的な種類である。

エールリッヒ反応 ［Ehrlich reaction］ エールリッヒ試薬を用いる呈色反応。アルデヒド反応とジアゾ反応がある。前者は p-ジメチルアミノベンズアルデヒドによりウロビリノーゲンを，後者はジアゾ試薬によりビリルビンの検出（尿ジアゾ反応とよぶ）に用いられる。

エーロゾル ［aerosol］ 気体を分散媒とした分散系。エアロゾルともいう。分散質が液体の場合を霧，雲等といい，固体の場合を煙，ちり等という。噴霧器（スプレー）は，圧縮した空気やほかの気体からの分散質をノズルからエーロゾルを噴出させるものである。工業的にエーロゾルを捕集するには特殊な濾紙を用いて濾過したり，高電圧の電極に微粒子を付着させる方法がとられている。

エオシンメチレンブルー寒天培地 ［eosin methylene blue agar, EMB-agar］ EMB 寒天培地。食品や飲料水の大腸菌群検査に古くから用いられてきた培地。メチレンブルーによりグラム陽性菌の発育を抑えると同時に，ラクトース分解菌は金属光沢を伴った黒青色コロニーを形成する。→大腸菌

液・液分配クロマトグラフィー ［liquid-liquid partition chromatography］ 担体の表面に層化した液体と，移動相との間の分配比により混合物質を分離するクロマトグラフィー。ゲル状樹脂の表面に，疎水性基をコーティングした逆相クロマトグラフィーは，高速液体クロマトグラフィーの主流である。

液化型アミラーゼ ［liquifying amylase］ デンプンやグリコーゲン等，多糖の α1→4 結合をランダムに切断するため，デキストリンを生成し，グルコースはほとんど生成しない。本酵素をデンプンに作用させると，デンプンは急速に低分子化し粘度が低下するため液化することから命名された。α-アミラーゼは液化型アミラーゼである。→アミラーゼ，糖化型アミラーゼ

疫学 ［epidemiology］ 明確に定義された集団を対象として，健康に関連するさまざまな事象の頻度，分布，規定因子を明らかにし，健康問題の制御に役立てるための科学。健康事象として疾病，事故，障害などのほか，喫煙等の健康行動，保健サービス，QOL，健康増進等が含まれる。

疫学指標 ［epidemiological indicator］ 疾病の発生を表示する尺度。例えば，疾病頻度の指標として罹患率，累積罹患率，有病率，死亡率，致命率などがある。一方，疾病の曝露効果を測定する指標として，生存率，相対危険度，寄与危険度などがある。

疫学調査 ［epidemiological survey；epidemiological investigation］ ヒト集団を対象に，疾病発症と疾病要因と因果関係を推論するために，疾病の罹患率，死亡率などの頻度情報をヒト集団の特性（年齢，性，職業など），時間，空間において調査すること。主な調査法としては記述疫学研究法，ケース・コントロール（症例対照）研究法，コホート研究法がある。疫学調査では，その疾病を発見して治療することが直接の目的ではなく，その疾病につい

ての有病性，発生年，さらにいくつかの関連要因の推移について調査することを目的とする．因果関係の成立のためには，調査法の妥当性や精度が要求される．

疫学要因 [epidemiologic factor] 健康事象に関連する要因．宿主要因（性，年齢，遺伝形質など）と環境要因（物理的・化学的・生物的・社会的要因）に分類される．急性感染症では細菌，ウイルス等の病原体が，多くの慢性非感染性疾患では生活習慣が重要な疫学要因となる．→多要因原因説

液化魚タンパク質 [liquefied fish protein] 魚肉原料の食品素材の一種．魚肉を自己消化酵素やプロテアーゼで分解，可溶化したペプチド主体の粉末製品．栄養価が高く，消化吸収性に優れる．

液化炭酸 [liquid dioxycarbon] 高圧で炭酸ガスを液体にしたもの．炭酸ガスを圧縮（通常20気圧），冷却すると液体に変化する．食品の急速凍結に使用される．→ドライアイス

液果類 [berry fruit] 高水分肉質の果実．多肉質．真果では，ウメ，モモ，カキ，ナス，トマト，ミカン等，偽果では，ナシ，リンゴ，イチジク，イチゴ等がある．

液くん〔燻〕法 [liquid smoking] 木酢液に亜硝酸塩，塩などを溶かした液体（ピックル）に肉を塩漬するくん煙法の一つ．液体くん製法，速くん法ともいう．塩漬とくん煙が同時に進行する．通常くん煙に比べて色沢，香りに劣る．木酢液の原料樹種とその精製法，ピックルのpHによって風味が支配される．

液状バランス食 [balanced liquid diet] 経口的に食事を摂ることができない人のために開発された，チューブを用いて胃に送り込むための液状の食事．食事バランスを整えるために，数種の栄養素を集めただけのものから，食事そのものを摩砕したもので多様な製品がある．

エキスパートシステム [expert system] 人間の専門家がもつ知識をコンピュータに埋め込んで，専門家に匹敵するような能力をもつようにしたシステム．知識ベース，推論機構，ユーザインターフェースから構成される．

エキソ- [exo-] 接頭語．外（部）…の意．エキソサイトーシス（exocytosis），エキソヌクレアーゼ（exonuclease），エキソペプチダーゼ（exopeptidase）など．

エキソサイトーシス [exocytosis] 開口分泌ともいう．細胞の分泌するタンパク質は小胞体からゴルジ体へ移動し，そのゴルジ複合体から分泌顆粒あるいは小胞内に移動する．顆粒と小胞の膜は細胞膜に融合して融合部分に穴が開き，この穴から顆粒と小胞の内容物が細胞外に排出され，細胞膜自身はそのままである．この放出過程をエキソサイトーシスという．細胞が分泌するほとんどのタンパク質は

エキソサイトーシスの様式により細胞外に放出される．

エキソソーム [exosome] エクソソームともいう．直径数10～100 nmの細胞から分泌される小胞のこと．エキソソームはほとんどすべての細胞から分泌され，体液中に存在している．エキソソームは，細胞小器官の一つである後期エンドソーム内の小胞が細胞膜との融合時に分泌されたものであり，かつては細胞内の老廃物を細胞外に廃棄する経路であると考えられていたが，内部に多種類のタンパク質，miRNA，mRNAを含有し，周辺細胞に取り込まれた後に，その細胞の機能を変化させることが示され，新たな細胞間情報伝達因子としての作用が明らかにされつつある．エキソソームにはテトラスパニンファミリーに属するCD9やCD63，熱ショックタンパク質であるHSP90が存在しており，これらのタンパク質はエキソソームのマーカーとして用いられる．がん細胞が微小環境内で悪性化する過程や生活習慣病の発症・進展にも関与していると考えられており，早期の疾患マーカーとしての役割や疾患発症機構解析の面から研究が進められている．

エキソヌクレアーゼ [exonuclease] ポリヌクレオチドの末端からヌクレオチドを切り離す酵素．3′-末端，5′-末端それぞれから作用する酵素，5′位にリン酸が結合しているモノヌクレオチドを生成する酵素，3′-リン酸モノヌクレオチドを生成する酵素，二本鎖DNAを基質とする酵素，一本鎖DNAに作用する酵素，DNAとRNAの組合わさったハイブリッド鎖に作用する酵素等がある．遺伝子工学実験ではこれらの酵素を目的に応じて使い分ける．→エンドヌクレアーゼ

エキソペプチダーゼ [exopeptidase] ペプチド鎖のN末端またはC末端に作用してアミノ酸やジペプチドを遊離させる酵素．N末端に作用する酵素にはアミノペプチダーゼ，ジペプチジルペプチダーゼがあり，C末端に作用する酵素にはカルボキシペプチダーゼ，ペプチジルジペプチダーゼがある．

エキソン [exon] 遺伝子DNAの構成成分の中で，タンパク質のアミノ酸配列情報を有し，転写によりmRNAとなる構造配列部分．エクソンともいう．真核生物の多くの種の遺伝子の転写領域ではエキソン領域が情報をもたない介在配列，イントロンにより分断されている．スプライシング反応によってmRNA前駆体からイントロン部分が取除かれ，エキソン部分のみが繋合されて機能性をもつ成熟RNA（mRNA）が出来上がる．この反応には核内の低分子RNA及び低分子リボ核タンパク質が関与する．

液体クロマトグラフィー [liquid chromatography, LC] 移動相に液体を用いるクロマトグラ

フィーのこと。分配クロマトグラフィー，吸着クロマトグラフィー，サイズ排除クロマトグラフィー，イオン交換クロマトグラフィーなどがある。この操作は分析にも応用でき，高速液体クロマトグラフィー（high performance liquid chromatography, HPLC）が広く使用されている。

液体クロマトグラフィー質量分析法　[liquid chromatography-mass spectrometry, LC-MS]　栄養・食糧にかかわる化合物の分析に，LC-MSやLC-MS/MS（liquid chromatography-tandem mass spectrometry）が積極的に活用されている。試料が移動相に溶解さえすれば，"熱に不安定な化合物"や"難揮発性化合物"であっても微量定量や構造解析が可能であり，適用範囲が広い。高感度かつ高選択的な分析モードとして，LC-MS/MSのMRM（multiple reaction monitoring）がある。その原理は，LCカラム部で試料中の化合物を分離し，1段目のMS部で化合物由来のプリカーサイオンを通過させる。このイオンを次のコリジョンセルで開裂させ，生成した化合物に特徴的なプロダクトイオンを2段目のMS部でモニターする。目的とする化合物のLC保持時間情報とともに，特徴的な質量情報に基づく解析が可能となり，例えば，試料中の夾雑成分のなかから目的化合物のみを，高感度かつ高選択的にモニターすることができる。→質量分析〔法〕

液体クロマトグラフィー・タンデム質量分析法　[liquid chromatography-tandem mass spectrometry]　→液体クロマトグラフィー質量分析法

液体くん〔燻〕製法　[liquid smoking]　＝液くん〔燻〕法

液体食　[liquid diet]　＝流動食

液体窒素　[liquid nitrogen]　極低温で液体化した窒素。沸点－195.8℃（77.3 K）。空気を冷却し，二酸化炭素（ドライアイス）（昇華点－78.5℃），液体酸素（沸点－183℃）を取除いて生産される。

液卵　[liquid egg]　鶏卵を割卵し，①卵殻を取り除いただけのもの，②卵黄または卵白を分離して取出したもの，③卵黄及び卵白を混合したもの並びにこれらに加塩または加糖したもの，がある。主に業務用として菓子メーカー，レストラン，弁当製造業者，卵焼き製造業者等で使用される。割卵工程はあるが，出荷時の包装，運送が殻付き卵より簡便になる利点がある。液卵製品には，生液卵と凍結卵があり，生液卵では，撹拌全卵，ホール全卵，卵黄，卵白，凍結卵では，全卵，卵黄，卵白がある。

疫痢　[ekiri]　幼小児にみられる細菌性赤痢の重症型。末梢循環障害や脳障害を起こし死亡率が高い。赤痢そのものの発症が少ないこともあり，最近では疫痢の発症はまれである。

エクオール　[equol]　$C_{15}H_{14}O_3$，分子量242.27。大豆イソフラボンの一つであるダイゼインが，腸内細菌によって変換された代謝産物。エクオールは女性ホルモンのエストロゲンと構造が類似していることから，エストロゲン受容体に対する親和性を有し，それら受容体の機能を修飾することで骨の健康維持やホルモン依存性の疾患を予防する可能性が報告されている。エクオールの生理活性は，前駆物質であるダイゼインやその他のイソフラボンよりも高いとされている。また，エクオールの代謝は個人差が大きく，腸内細菌の差異が大きく関与していると考えられている。日本人ではおよそ50〜60％，欧米人では10〜30％がエクオール産生者であると報告されている。ヒトにおけるイソフラボンの有用性は，エクオール産生能に依存する可能性が示唆されている。

エクステンソグラフ　[extensograph]　ミキシング後のパン生地の性質を測定する機器。コムギ粉に食塩と水を加えてミキシングした生地を棒状に成形し，所定時間後，生地が切断するまで伸ばし，伸長に対する抵抗を記録する。パン生地の伸展性，弾力性，ガス保持力等の評価に使用される。

エクストルージョン　[extrusion]　＝エクストルージョンクッキング

エクストルージョンクッキング　[extrusion cooking]　エクストルーダー（extruder）という加圧加熱押し出し装置による食品加工の方式。エクストルージョンともいう。耐圧円筒内でスクリューにより材料を移送，その過程で攪拌，混合，せん断，成形する。せん断による発熱もしくは外部からの加熱により殺菌され，酵素失活，化学的反応等も起こる。一連の過程の制御が容易であること，生産効率が高いこと，原料特性の制約が少ないこと等の利点がある。スクリューの本数により一軸型とその改良型である二軸型がある。スクリューの圧縮による高圧（数100気圧）下で，原料水分量によらず一般には200℃以下の高温処理が可能となる。

エクソソーム　＝エキソソーム

エクソン　[exon]　＝エキソン

えぐ味　[acridity]　苦味と渋味を混ぜたような舌や咽喉を刺激する味。野菜類のアクの好ましくない味を示す場合が多い。タケノコ，ホウレンソウ，サトイモ，ヤツガシラ，ワラビ等で感じられ，主なえぐ味成分にはホモゲンチジン酸，シュウ酸などがある。

エクリン〔汗〕腺　[eccrine sweat gland]　皮膚腺の一つで，小汗腺ともいう。体表全体に分布し，特に手掌と足底に密に分布している汗腺。皮膚の表面では汗孔となって開口している。水，塩類や代謝産物の排泄と体温調節や病原菌の繁殖予防を行う。

エゴマ油　[perilla oil]　シソ科の一年生草本のエゴマ（荏胡麻）の種子（含油率約43％）から

採取される油脂。α-リノレン酸を多く含む食用油として注目されている。

壊死 [necrosis] 非生理的な原因による局所的な細胞や組織の死。主として血液の供給不全（心筋梗塞，脳血管疾患，塞栓等），機械的作用（褥瘡等），物理的・化学的作用（火傷，凍傷，外傷等），神経障害（レイノー病）や病原微生物の感染などがある。病理学的には，凝固壊死，融解壊死，壊疽に分類される。

エシェリキア・コリ [Escherichia coli] =大腸菌

エシャロット [échalote(仏)；shallot] ユリ科の多年生草本で，タマネギの分球種。ラッキョウと同程度の大きさの分球をいくつか形成する。タマネギ，ニンニクよりフレーバーは弱い。ヨーロッパで広く栽培され，香辛野菜として利用されている。日本では葉付きのラッキョウがエシャロットとして市場に出荷されている。

S =セリン
SREBP =ステロール調節配列結合タンパク質
SRS-A =アナフィラキシー遅延反応物質
SRM =標準物質
SIR =標準化罹患比
Sia =シアル酸
SI 単位 [SI Unit] 国際単位系（Le Système International d'Unités）の単位。十進法を原則とした最も普遍的な単位系である。SI 単位は，それまで広く使用されていた MKS 単位（長さの単位にメートル（m），質量の単位にキログラム（kg），時間の単位に秒（s）を用い，この三つの単位の組合せでいろいろな量の単位を表現していたもの）を拡張したもの。メートル条約に基づいて 1960 年に国際度量衡総会で使用が採択された。日本では，1991（平成 3）年に日本工業規格（JIS）が完全に国際単位系準拠となり，JIS Z8203（国際単位系(SI)及びその使い方）に規定されている。

Ser =セリン
SEM =走査［型］電子顕微鏡
SEM →標準誤差
SHR =高血圧自然発症ラット
SH 酵素 =スルフヒドリル酵素
SH 試薬 =スルフヒドリル試薬
SH プロテアーゼ [SH protease] =チオールプロテアーゼ
Shy =チオヒポキサンチン
Sno =チオイノシン
SNP =一塩基多型
SMR =標準化死亡比
SLE =全身エリテマトーデス

エスカルゴ [escargot(仏)] 食用のカタツムリ。ヨーロッパでは紀元前より用いられている。カタツムリはブドウの葉を食べる害虫であったが，現在ではブドウの廃園などでブドウの葉やキャベツなどを飼料として養殖されている。ワインの産地であるブルゴーニュ産やシャンパーニュ産が有名で，冬眠中のものが最も味がよい。ゆでた後香草と一緒にバターなどで炒め，殻に詰めて供する。

エスカロープ [escalope] 子牛のヒレやもも肉を厚さ 1.5 cm ほどの楕円形に薄切りにしたもの。skala（木の実の殻）が語源。加熱すると周囲が縮み，中央がくぼんだ形になることからこのようによぶ。

S 状結腸 [sigmoidal colon] 結腸のうち下行結腸と直腸の間の S 字状に湾曲している部分。腸間膜を有し，後腹膜に固定されていないため，S 状結腸の長さには個人差が大きい。主に下腸間膜動脈からの血流を受けている。

SD =標準偏差
SDA =特異動的作用

エステラーゼ [esterase] エステルをその構成分の酸及びアルコールへの加水分解を触媒する酵素の総称。カルボン酸エステル加水分解（リパーゼ，コリンエステラーゼ等），チオールエステル加水分解（アセチル CoA ヒドロラーゼ等），リン酸ジエステル加水分解（ホスホリパーゼ等）等を含めて約 30 種に分類される。プロテアーゼも一般にアミノ酸エステルを加水分解しエステラーゼ作用を示す。

エステル交換 [ester transformation] =エステル転移反応

エステル転移反応 [transesterification；interesterification] トリアシルグリセロールの脂肪酸交換による油脂の改質。エステル交換ともいう。ナトリウムメトキシドを触媒とする方法，酵素リパーゼを用いる方法がある。超臨界流体内での反応を利用する方法も研究されている。脂肪酸交換により，融点等物性の変化，酸化安定性の向上，栄養特性の改変が可能的。

エストラゴン [estragon] =タラゴン

エストラジオール [estradiol] $C_{18}H_{24}O_2$，分子量 272.39。卵巣や胎盤から分泌される最も強力なエストロゲン。その分泌は卵胞成熟期に増加し，排卵直前にピークとなり，排卵直後に急激に低下する。下垂体の卵胞刺激ホルモン及び黄体形成ホルモンの支配を受けている。

エストリオール [estriol] $C_{18}H_{24}O_3$，分子量 288.39。エストロゲンの一種。妊娠尿中に多量に存在する。妊娠末期には他

えすとろけん

のエストロゲンの10数倍に増える。子宮頸部に作用し頸管の拡大や頸管腺の分泌を増やして出産を容易にする。生体ではエストラジオールの代謝産物でエストロンを経て生成され、尿へ排泄される。

エストロゲン [estrogen] ＝卵胞ホルモン，→女性ホルモン

エストロゲン合成酵素 [estrogen synthase] ＝アロマターゼ

エストロン [estrone] $C_{18}H_{22}O_2$，分子量270.37。エストロゲンの一種。アンドロステンジオンから卵巣，胎盤で合成され，エストラジオールに変換される。植物油にも存在する。

エスニック料理 [ethnic dishes] 民族料理のことで，特にメキシコやインド，アラブ料理に加え東南アジア，ラテン系中南米，アフリカ料理を指すことが多い。各民族特有のスパイスの辛みと香りが強調された料理が特徴である。日本においても，多国籍料理の一つとして1985（昭和60）年頃からエスニック料理の流行がみられ，エスニック・レストランの登場，若者の間で流行した激辛のカレーやウガラシ味のせんべいもその一つである。

SBR ＝スチレン-ブタジエンゴム

SPS協定 [Agreement on the Application of Sanitary and Phytosanitary Measures] 衛生植物検疫措置の適用に関する協定。WTO協定書の一環として，衛生植物検疫における貿易上の障壁の除去を目的として，国際基準の尊重，検疫措置の透明化等を規定している協定。

壊疽性口内炎 [stomatitis gangrenosa] ＝水癌

枝変わり [bud mutation] 果樹等において，ある枝にだけ発現する果実の果皮や果肉の色，熟期の早晩，種子の有無などの果実形質の突然変異のこと。体細胞突然変異により発生するもので，一部の形質のみ変異し，ほかの有用形質は変化しない。したがって，枝変わりは利用しやすく，また外見上識別しやすいことから，果樹等の育種や育成に多用される。枝変わりで育成されたものに，早生温州，川野ナツダイダイ（甘夏ミカン），マーシュシードレス（グレープフルーツ），スターキング，デリシャス（リンゴ）等がある。

枝切り酵素 [debranching enzyme] アミロペクチンやグリコーゲンのα1→6結合を切る酵素。脱分枝酵素ともよぶ。細菌や植物が有するイソアミラーゼや動物が有するグリコーゲン枝切り酵素がある。→イソアミラーゼ

枝つくり酵素 [brancing enzyme] ＝分枝酵素

枝肉 [dressed carcass] と畜・放血し剥皮まては脱毛した後，頭部，四肢，尾部及び内臓を除去したもの。骨盤結合を縦断し，脊柱の中央部から左右の半体に背割りしたものを半丸枝肉といい，その後の冷却の前後で温枝肉，冷蔵枝肉と区別される。一般に，一定期間の低温貯蔵（熟成）を経て部分肉に分割され，除骨・成形されて食肉や原料肉になる。枝肉の価値は，日本食肉格付協会が制定した「牛枝肉取引規格」及び「豚枝肉取引規格」に基づき評価される。→熟成

枝肉冷却 [carcass cooling] ウシやブタ等の家畜をと殺・放血後，皮や内臓を除いて背骨の線から半分に切断し，できた半丸枝肉を，洗浄した後，直ちに冷蔵庫に入れて一昼夜冷却する。その後流通に向けられる。生肉は熟成のために一定期間冷蔵保存を行う。畜種によって保存期間は異なる。

エタノール [ethanol] C_2H_6O，CH_3CH_2OH，分子量46.07。酒精。酒の成分（ビール約5％，日本酒約15％，ウイスキー約43％）。エチルアルコールともいう。体内で酸化し，アセトアルデヒド（悪酔いの原因）となる。その後，酢酸，アセチルCoAへと代謝する。エネルギー代謝では計算上7.1 kcal/gであるが，体内での有効利用率は正確ではない。エタノールを多飲すると酩酊状態となり，長期の過度の飲用により依存症や肝障害等の原因となる。化学工業用原料，燃料，医薬品に用いる。消毒用には濃度約70％で使用する。また，サトウキビ，トウモロコシ，テンサイなどから産生される燃料用エタノールをバイオマスエタノールまたはバイオエタノールという。

エタノールアミン [ethanolamine] C_2H_7NO，$CH_2(NH_2)CH_2OH$，分子量61.08。リン脂質のホスファチジルエタノールアミン（セファリン）の構成塩基。ヒドロキシエチルアミン，モノエタノールアミン，2-アミノエタノールともいう。メチル基転移を受け，コリンとなる。強いアミン臭をもつ。無色吸湿性液体で，炭酸ガスや硫化水素などの吸収剤である。水，アセトン，アルコールに可溶，ベンゼン，エーテルに難溶。アンモニアとエチレンオキシドからの反応生成物（2-アミノエタノール，$2,2'$-イミノジエタノール，$2,2',2''$-ニトリロトリエタノール等）の総称でもある。

エタノールアミンリン酸 [ethanolamine phosphate] ＝ホスホリルエタノールアミン

エダムチーズ [Edam cheese] 牛乳から作られ，熟成期間3～4か月の硬質チーズ。一般的には1.8 kg，直径約15 cm。オランダ北部エダムの地名に由来。球形に赤く着色したコーティングを施していることから赤玉チーズとして知られる。温和なナッツ風味を有し，後味にかすかな酸味とバター風味がある。

エタン [ethane] C_2H_6，CH_3CH_3，分子量30.07。常温で気体。体内過酸化脂質量を推定する

エチオニン [ethionine]　$C_6H_{13}NO_2S$, CH_3-$CH_2SCH_2CH_2CH(NH_2)COOH$, 分子量 163.23。メチオニンのエチル同族体。S-エチルホモシステインともいう。天然には存在しない。メチオニンアナログとして用いられ，脂肪肝などの肝障害，膵炎の疾患モデル動物作成に使用する。

エチルアルコール [ethyl alcohol]　＝エタノール

S-エチルホモシステイン [S-ethylhomocysteine]　＝エチオニン

エチレン [ethylene]　C_2H_4, $CH_2=CH_2$, 分子量 20.05。植物界に広く分布する気体で働くホルモンであり，果実，葉などの老化促進，離層形成，休眠打破，葉や根の伸張阻害，発根の促進等，さまざまな作用が知られている。植物体内ではメチオニン代謝の過程で，エチレン生成酵素によって生合成されると考えられている。特に，バナナ，アボカド，リンゴ，西洋ナシ，メロン等の果実の成熟に関与することから，それら果実の成熟や追熟の調節に用いられている。

エチレンオキシド [ethylene oxide]　C_2H_4O, 分子量 44.05。無色の気体で，殺菌・滅菌剤や有機合成の原材料として使用される。

エチレングリコール [ethylene glycol]　$C_2H_6O_2$, $CH_2(OH)CH_2OH$, 分子量 62.07。水溶性の有機溶剤。ポリエステル繊維，PET（ポリエチレンテレフタラート）の原料として使われる。自動車の不凍液にも利用される。

エチレン酢酸ビニル共重合体 [ethylene-vinylacetate copolymer]　エチレンと酢酸ビニルを高温，高圧下で共重合して得る合成樹脂。酢酸ビニルの含有率によって性質が異なる。柔軟性，ゴム弾性に富む熱可塑性プラスチック。

エチレンジアミン四酢酸 [ethylenediamine tetraacetic acid, EDTA]　$C_{10}H_{16}N_2O_8$, 分子量 292.24。多くの金属イオンと錯塩（キレート）を形成するため，容量分析（キレート滴定）に使用する。キレート剤として重金属イオンを封鎖することにより酸化防止効果を示す。食品添加物として酸化防止剤と用途名を併記する（二ナトリウム塩，二ナトリウム・カルシウム塩）。臨床的には血液凝固防止剤として使用する（二ナトリウム塩，二カリウム塩）。副甲状腺機能低下症診断に EDTA 負荷テストを行う（二ナトリウム塩）。医薬品製造等の化学工業にも利用する。

X　＝キサントシン
Xan　＝キサンチン
Xao　＝キサントシン

X線 [X-rays]　波長が約 10^{-2}〜10^{-3} Å の電磁波。レントゲン線ともいう。高速電子線などを障壁に照射して発生させる物質。透過性が大きく，写真感光作用を利用して病気の診断に用いる。また，反射，回折，光電効果，気体電離などの性質をもつため，物質構造の決定（X線回折）に用いる。

X線回折 [X-ray diffraction]　結晶構造をもつ分子に，X線を照射すると，結晶格子に配列する電子との相互作用によってX線の散乱が起こる。散乱するX線の回折角度と強度を解析することにより結晶の構造を知ることができる。この方法で，結晶化させたタンパク質や酵素の立体構造が明らかになる。

X線間接撮影[法] [fluoro-roentgenography；indirect radiography]　X線像をレンズあるいはミラーを用いて間接的に撮影する方法。解像力は直接撮影像より劣る。フィルムが小さく，短時間で撮影・処理ができるため胸部の集団検診に利用される。

X線マイクロアナライザー [X-ray microanalyzer]　＝電子プローブX線マイクロアナライザー

Xyl　＝キシロース

エッグヌードル [egg noodle]　麺の材料として卵が多量に練りこまれている卵入りパスタ。米国でよく用いられている。スープなどに利用する。

エッセンス [essence]　天然香料や合成香料を調合して作る香料ベースを 40〜60％ の含水エタノールで希釈した水溶性香料。アルコール水溶液可溶性の香料を抽出し精製したものもある。揮発性が高いので，使用にあたっては最終段階で添加する。オレンジエッセンス（オレンジオイル：95％ エタノール：水＝15：56：44）の例をみると，清涼飲料やアイスミックス等に 0.1％ 程度添加し用いられている。

H　＝ヒスチジン
His　＝ヒスチジン
HETE　＝ヒドロキシエイコサテトラエン酸
HACCP　＝ハサップ
HSP　＝熱ショックタンパク質
HFCS　＝高フルクトースコーンシロップ
HMG　＝ウロゴナドトロピン
HMG-CoA　＝ヒドロキシメチルグルタリル CoA

HMG-CoA 還元酵素 [HMG-CoA reductase]　＝ヒドロキシメチルグルタリル CoA レダクターゼ

HMG-CoA レダクターゼ [HMG-CoA reductase]　＝ヒドロキシメチルグルタリル CoA レダクターゼ

HMP 経路 [HMP cycle]　＝ペントースリン酸回路

HLA ［human leukocyte antigen］　ヒトのMHC抗原に当たるヒト白血球抗原のこと。第6染色体短腕部に存在する*HLA*遺伝子複合体，すなわちヒトのMHCの遺伝子群によってコードされ，自己と非自己の識別や，免疫応答の誘導に関与している。ほとんどの細胞の細胞膜上に存在するクラスⅠ分子（HLA-A，B，C抗原系）と，B細胞やマクロファージ等の限られた細胞または組織にのみ存在するクラスⅡ分子（HLA-DP，DQ，DR）とがある。*HLA*遺伝子は高度の多型性を示すため，多くの人は*HLA*遺伝子について2種類の対立遺伝子を発現する。対立遺伝子の中には，自己免疫疾患を中心とする疾患への感受性と相関を示すものや，人種によって遺伝子頻度が大きく異なるものがある。HLAが示す著しい多型性は臓器移植の際の移植片生着に深くかかわるため，これを事前に把握する目的で*HLA*タイピングが行われる。

H_2遮断薬 ［H_2-blocker］　胃壁に存在し，ヒスタミンの胃酸分泌作用にかかわるH_2受容体を遮断する薬物。H_2ブロッカーともいう。胃・十二指腸潰瘍改善薬。

H_2ブロッカー ＝H_2遮断薬
HDN ＝新生児出血性疾患
HDL-C ＝高密度リポタンパク質コレステロール

H-2組織適合性 ［H-2 histocompatibility］
マウスの主要組織適合抗原遺伝子複合体である*H2*遺伝子複合体によって規定される組織適合性。組織適合性とは，同種間移植において移植片の生着性を支配する，提供者と受容者の間の免疫学的な相性といえる。*H2*遺伝子複合体は第17染色体上にあり，その産物は構造と機能の違いから，主にクラスⅠ分子とクラスⅡ分子に分けられる。クラスⅠ分子をコードする遺伝子は*H2*領域のK，D，L亜領域に，クラスⅡ分子の場合はI亜領域に存在する。*HLA*遺伝子と同様に，*H2*遺伝子は高度の多型性を示し，これが組織適合性にかかわる。

HB抗原，HB抗体 ［HB antigen, HB antibody］　B型肝炎ウイルス（hepatitis B virus，HBV）は二本鎖の環状DNAウイルスであり，大きさは直径42nmの球形粒子である。HBVはS遺伝子，C遺伝子，P遺伝子，X遺伝子を有しており，S遺伝子からはHBs抗原，C遺伝子からはHBc抗原，HBe抗原が合成される。それぞれの抗原に対して，HBs抗体，HBc抗体，HBe抗体が産生される。HB抗原，HB抗体はB型肝炎の診断に重要である。急性B型肝炎では，HBs抗原の一過性陽性，IgMHBc抗体価の上昇を認める。B型慢性肝炎ではHBs抗原の持続陽性を示す。ほとんどがHBVキャリアの母親から子供への母子感染で成立し，e抗原・e抗体の測定，HBVDNAの定量は，病態の把握及び治療効果の判定に有用である。

HVP ＝植物タンパク質加水分解物
Hyp ＝ヒドロキシプロリン
Hyp ＝ヒポキサンチン

エデスチン ［edestin］　分子量310,000の球状タンパク質。等電点5.5，沈降係数12.8S。大麻種子中10％食塩水か希酸に可溶で水に不溶性のグロブリン画分に含まれる。同じサブユニットの六量体である。

エドマン分解［法］ ［Edman degradation］
タンパク質あるいはペプチドのN末端側からアミノ酸配列を段階的に決定する方法。N末端アミノ酸の遊離アミノ基をフェニルイソチオシアネート（PITC）で修飾し，酸処理で末端アミノ酸を切断・遊離させた後，フェニルチオヒダントイン（PTH）-アミノ酸として同定する。現在は，エドマン分解を自動化したプロテインシークエンサーもある。

餌止め ［starvation］　＝飢餓
エナメル芽細胞 ［ameloblast］　エナメル質を形成する細胞。外胚葉由来の内エナメル上皮の細胞が，外胚葉性間葉由来の歯乳頭細胞との上皮間葉相互作用により分化したもの。

エナメル質 ［enamel］　歯を形成する3種類の硬組織の一つ。歯冠の表面を覆う。う歯で腐食すると再生することができない。

N ＝アスパラギン
Nrf2 ［nuclear factor E2-related factor 2］
ベーシックロイシンジッパー型の転写因子であり，多くの抗酸化遺伝子の発現を制御することで，酸化ストレスの細胞毒性に対する防御機構因子として機能している。通常状態ではKeap1及びcullin3と複合体を形成することで細胞質に不活性型として局在する。酸化ストレスに応答してKeap1及びcullin3と解離し，核内へと移行し，MafやJunと複合体を形成して転写因子として機能する。その結合配列はARE（antioxidant response element）とよばれ，多くの抗酸化遺伝子のプロモーター領域に存在する。

NR・サプリメントアドバイザー ［NR・supplement advisor］　NR（nutritional representative：栄養情報担当者）とは「健康食品」等に関する正確な情報・知識を有し，NRの名称を用いて，消費者に対して「健康食品」等に関する適切な情報を提供することを主な業務とする者として，（独）国立健康・栄養研究所理事長が認定した者のこと。2004（平成16）年，厚生労働省が通知した「アドバイザリースタッフ」の創出を実現するため，2004（平成16）年に第1回NR認定試験が実施されたが，2010（平成22）年度の政府決定に基づき，2015（平成27）年7月に完全に終了，2012（平成24）年4月に（一社）日本臨床栄養協会に移管され，協会認定のサプリメントアドバイザー資格と統合し，NR・サプリメントアドバイザー制度となった。→アドバイザリースタッフ

NIST ＝アメリカ国立標準技術研究所
NE ＝栄養性脳軟化症
Neu ＝ノイラミン酸
NASH ＝非アルコール性脂肪性肝炎
NAFLD ＝非アルコール性脂肪肝疾患
NAD（NADP）依存性デヒドロゲナーゼ
〔NAD（NADP）-dependent dehydrogenase〕
＝ピリジン酵素
NST ＝栄養サポートチーム
NFκB ＝核内因子κB
NOAEL ＝健康障害非発現量
NK細胞 〔NK cell〕 ＝ナチュラルキラー細胞
NCD ＝非感染性疾患
NDF ＝中性デタージェント繊維
NDpCal% ＝正味食事〔餌〕タンパク質〔たんぱく質〕カロリーパーセント
NP ＝神経ペプチド
NPR ＝正味タンパク質〔たんぱく質〕効率
NPC1L1 〔Niemann-Pick disease, type C1-like 1〕 小腸上部の刷子縁膜上に発現する分子量145 kDaの膜表面タンパク質で，Niemann-Pick disease, type C1と約50％の相同性をもつ。2004年に小腸におけるコレステロールの吸収部位であることが明らかとなった。NPC1L1は13回膜貫通領域を有し，細胞外のループの部分にN-linked glycosylation sitesをもち，sterol-sensing domainを有する。
NBT試験 ＝ニトロブルーテトラゾリウム試験
NPU ＝正味タンパク質〔たんぱく質〕利用率
n-3脂肪酸 〔n-3 fatty acid〕 ω3脂肪酸ともいう。カルボキシ基とは反対の末端炭素から3番目の炭素より不飽和結合が起こる脂肪酸で，特に水産物に多い。エイコサペンタエン酸やドコサヘキサエン酸がよく知られている。
n-6脂肪酸 〔n-6 fatty acid〕 ω6脂肪酸ともいう。カルボキシ基とは反対の末端炭素から6番目の炭素より不飽和結合が起こる脂肪酸で，特に植物に多い。リノール酸，γ-リノレン酸，アラキドン酸がよく知られている。
N末端 〔N-terminal；N-terminus；amino terminal；amino terminus〕 タンパク質の一次構造（アミノ酸配列）のうち，下の端の，アミノ基側のこと。アミノ末端，窒素末端ともいう。
N末端残基 〔N-terminal residue〕 タンパク質，ポリペプチドを構成しているアミノ酸の最小単位をアミノ酸残基とよび，N末端に存在するアミノ酸残基のこと。
n-酪酸 〔n-butyric acid〕 $C_4H_8O_2$，$CH_3(CH_2)_2COOH$．分子量88.11。短鎖の揮発性脂肪酸。無色透明で特有の臭気をもつ。食品添加物として指定されており，着香の目的で使用できる。牛乳や乳製品に多く含まれている。反芻動物の第一胃内で発酵により産生される短鎖脂肪酸の一つで，ヒト大腸内においても腸内細菌により産生される常在物質でもある。結腸上皮細胞の主要なエネルギー源であり，正常な分化誘導を介して結腸組織の健全性維持に役立っている。→酪酸菌，酪酸発酵

エネルギー過剰 〔energy excess〕 ＝カロリー過剰

エネルギー換算係数 〔energy conversion factor〕 食物中の利用可能なエネルギー量を求めるための係数。炭水化物，タンパク質，脂質の含量に各成分のエネルギー換算係数を乗じて合計したものがその食品の生理的燃焼価となり，代謝エネルギーに相当する。アトウォーターのエネルギー換算係数では，炭水化物，脂質，タンパク質はそれぞれ4 kcal/g，9 kcal/g，4 kcal/gとなっている。日本の栄養表示基準では，ヒトの消化酵素で消化された後に吸収される炭水化物のエネルギー換算係数を4 kcal/gとし，食物繊維などの場合は，その発酵程度により異なったエネルギー換算係数を用いる。日本食品標準成分表2010では，ヒトによる消化吸収試験のデータに基づいて食品ごとにエネルギー換算係数を設定しているが，すべての食品のエネルギー換算係数は明らかにはなっておらず，食品を群分けし，その群の代表的な食品で求めた各栄養素のエネルギー換算係数を群全体に適用している。→食物繊維のエネルギー換算係数

エネルギー含量 〔energy content〕 食物中に含まれているエネルギーの量。ボンブカロリーメトリーで測定できる。

エネルギー欠乏 〔energy deficiency〕 何らかの原因でヒトに必要とされるエネルギー量が足りない状態。世界では，発展途上国などでしばしばみられる。

エネルギー源 〔energy source〕 ヒトは食物をエネルギー源としているが，エネルギー源となる栄養素は，炭水化物，脂質，タンパク質である。

エネルギー構成比 〔energy composition ratio〕 ヒトが摂取するエネルギー量を構成する栄養素の割合で示したもの。PFC比として示される（P：タンパク質，F：脂肪，C：炭水化物）。これを用いると，摂取する食事の質を評価できる。日本食ではタンパク質が15％，脂肪が25〜30％，炭水化物が60〜65％を占める。近年では脂肪の摂取割合が増加の傾向にある。

エネルギーコントロール食 〔energy control diet〕 食事中の栄養素バランスを考慮した上で，エネルギー量をコントロールした食事。やみくもに低エネルギーにした食事のことではない。種々の疾患や肥満療法等に使用される。

エネルギー収支 〔energy balance〕 エネルギー出納ともいう。エネルギーには摂取と消費があ

り，そのバランスのこと。収支のくずれが肥満や痩せをもたらす。

エネルギー消費　[energy expenditure；energy consumption]　エネルギーを使うこと。ヒトでは一日のエネルギー消費の60％を基礎代謝が占め，その他に，活動による消費，食事誘発性のエネルギー消費がある。活動によるエネルギー消費を増加させることが生活習慣病予防には大切である。

エネルギー出納　[energy balance]　＝エネルギー収支

エネルギー制限食　[energy restricted diet]　＝カロリー制限食

エネルギー生産　[energy production]　エネルギーを作ること。エネルギーを生産するもととなるのは食事である。食事を摂取することによって得られるエネルギーは体内において，一部は熱エネルギーとなるが，巧妙に調節されながら活動の源となる。

エネルギー代謝　[energy metabolism]　生体は食物として摂取した栄養素の分解と合成を繰返している。この物質の絶え間ない交代を代謝という。代謝の重要な役割の一つは，栄養素の酸化分解により利用可能な化学エネルギーに変換し，それを生命活動のために貯蔵あるいは利用することである。このような一連の化学的変化とエネルギー変換をエネルギー代謝（または熱量代謝）といい，これは生体内の物質代謝をエネルギーの面からみたものである。エネルギー代謝はもっぱらエネルギー消費を測定することによって求められている。このエネルギー消費を測定する方法として直接法と間接法があるが，最近では間接法が用いられている。ヒトの一日の総エネルギー代謝は主に基礎代謝，食事誘発性熱産生及び活動代謝の三つから構成されている。

エネルギー代謝率　[relative metabolic rate, RMR]　日本において用いられている指標で，運動によって増加した酸素摂取量（運動時の総酸素摂取量－安静時の酸素摂取量）を基礎代謝の酸素摂取量で除したもの。運動の強さ（運動強度）の指標の一つとされている。

エネルギー弾性　[energy elasticity]　温度一定で体積を変化させた場合にポテンシャルエネルギーを最小にしようとする弾性。原子間の結合力の強い固体にみられる。

エネルギー・タンパク質〔たんぱく質〕欠乏　[energy-protein deficiency]　エネルギー及びタンパク質の摂取量が不足している状態。発展途上国の小児によくみられるが，エネルギーもタンパク質も摂取不足の状態が極限に至れば，マラスムスに陥ることがある。エネルギーは十分で，タンパク質が不足している状態が極限に至れば，クワシオルコルとよばれる状態に陥る。マラスムスとクワシオルコルの中間型をマラスムス性クワシオルコルとよぶ。

エネルギー・タンパク質〔たんぱく質〕比　[energy-protein ratio]　エネルギー摂取の中で，タンパク質のエネルギーが占める割合を示したもの。「日本人の食事摂取基準（2015年版）」では目標量のおおむねの範囲は13～20％，範囲の中央値を16.5％としている。なお，中央値は最適な値を示すものではない。

エネルギー必要量　[energy requirement]　→推定エネルギー必要量

エネルギー変換　[energy transformation；energy conversion]　エネルギーには種々の形態が存在し，一つの形態から別の形態へと変わること。例えば，電気ストーブは電気エネルギーを，石油ストーブは化学エネルギーを各々熱エネルギーに変換している。

エネルギー補給　[energy supply]　人が生きるために必要なエネルギーを補うこと。しかし激しい身体活動やスポーツを行う場合には，維持エネルギーでは不足であり，身体活動で消費したエネルギーを効率良く補給する必要がある。そのために通常の食事以外にも，エネルギー源となる炭水化物や糖質を間食で補ったり，飲料，サプリメントを活用して補給する。

エネルギーレベル　[energy level]　＝カロリーレベル

エバポレーター　[evaporator]　蒸発器ともいう。圧縮ガスを蒸散させることにより冷却効果を得る装置。エアコンに利用される。

エバミルク　[evaporated milk]　＝練乳

エピカテキン　[epicatechin, EC]　$C_{15}H_{14}O_6$，分子量290.27。フラボノイドの一種でフラボノール類に分類される。茶などに含まれるカテキン類（フラボノイドの一種）の一つで苦み成分。カカオ（コーヒー）にも多く含まれる。強い抗酸化作用があり，消臭効果や血圧降下作用等を有している。

エピカテキンガレート　[epicatechin gallate, ECG]　エピカテキンの3位のヒドロキシ基に没食子酸がエステル結合したもの。

エピガロカテキン　[epigallocatechin, EGC]　フラボノイドの一種でフラボノール類に分類される。A環の5，7位とB環の3'，4'，5'位にフェノール性ヒドロキシ基をもつ。→フラボノイド

エピガロカテキンガレート　[epigallocatechin gallate, EGCG]　エピガロカテキンの3位のヒドロキシ基に没食子酸がエステル結合したもので，ポリフェノール（タンニン）の一種。茶カテキンはカテキン，エピカテキン（EC），エピガロカテキン（EGC），エピカテキンガレート（ECG），エピガロ

カテキンガレート（EGCG）等があり，緑茶にはEGCGが一番多く含まれている。O-157やピロリ菌などに対する抗菌作用を有するとされている。

エピジェネティクス　[epigenetics]　DNAの塩基配列の変化を伴わずに後天的に遺伝子発現の制御を受ける生物現象を対象とした研究分野。多細胞生物の発生過程において，細胞は特定の形質を持つように分化し，環境や細胞間のシグナルに対して異なる応答をするようになる。また，2本のX染色体のうち1本のX染色体以外の遺伝子は不活性化されている。このように細胞自体が経歴や位置の情報に依存して遺伝子の発現状態を維持（記憶）する現象はエピジェネティクスの概念で説明される。その分子機構としては，DNAのメチル化や脱メチル化，ヒストンのメチル化・アセチル化・リン酸化などの化学的修飾によるクロマチンの変化，および非翻訳性RNAによる遺伝子発現調節が知られている。ヒストンの構造変化を伴ったエピジェネティックな遺伝子発現の制御は，細胞の発がん過程では多くの遺伝子で観察され，また，栄養素や環境因子に対して特定の遺伝子の発現が変動する時にも認められる。

エピセサミン　[episesamin]　セサミンの異性体。市販セサミンにこの異性体との1：1混合物。いずれもラットの血清脂質濃度や脂肪酸酸化系酵素活性を低下させるが，エピセサミンの方がペルオキシソームβ酸化活性をより増加させる。

エピトープ　[epitope]　構造既知の抗原決定基。抗体の抗原結合部位あるいはT細胞受容体に結合する抗原の特定部分のことで，通常は7～30残基のアミノ酸で構成される。それぞれの抗体やT細胞は単一のエピトープを認識する。

エピトープマッピング　[epitope mapping]　目的のタンパク質構造の中のエピトープ（抗原決定基）を決定するために，タンパク質のアミノ酸配列から作成したペプチドライブラリーを用いて抗原結合部位の解析を行うこと。また，抗体やT細胞との結合性を示す最小単位を見つけるためには，エピトープを含むペプチドを決定した後，そのペプチドのアミノ酸残基の前後を短くして合成し，最小単位のペプチドを決定する。

エピネフリン　[epinephrine]　＝アドレナリン

エピマー　[epimer]　分子内に存在する複数の不斉炭素原子のうち，一か所の不斉炭素原子の絶対配置が異なる一対の異性体。

エピマー化　[epimerization]　構造中に存在する二つ以上の不斉炭素原子のうち，その一つの立体配置が反転し，エピマーになること。例えばα-D-グルコースとα-D-ガラクトース，またはα-D-グルコースとα-D-マンノースは互いにエピマーである。

エピメラーゼ　[epimerase]　糖の一つの不斉炭素を中心にした立体異性体（エピマー）間の相互変換を触媒する酵素の総称。酵素分類では，EC 5群の異性化酵素に分類される。→エピマー

F　＝フェニルアラニン
Fru　＝フルクトース
FANS　＝アジア栄養学会連合
FAO　＝国連食糧農業機関

FAO/WHO合同残留農薬専門家会議　[Joint FAO/WHO Meeting on Pesticide Residues, JMPR]　国際連合食糧農業機関（FAO）および世界保健機関（WHO）が合同で運営する専門家の会合で，残留農薬のリスク評価を行う機関である。FAO，WHOの加盟国およびコーデックス委員会に対し，農薬の一日摂取許容量（ADI）や食品由来の残留農薬の摂取推定量について科学的な助言を行う。コーデックス残留農薬部会（CCPR）が最大残留基準値（MRL）を決定する際に，科学的な意見を提供しているのもJMPRである。→コーデックス委員会

FAO/WHO合同食品添加物専門家委員会　[FAO/WHO Joint Expert Committee on Food Additives, JECFA]　国際連合食糧農業機関（FAO）及び世界保健機関（WHO）により運営されている委員会。食品添加物，汚染物質や動物用医薬品安全性の評価を，各国で行われた安全性試験の結果を基に検討し，許容一日摂取量や耐容一日摂取量を策定

FAO/WHO国際食品規格委員会　＝コーデックス委員会

FAD　＝フラビンアデニンジヌクレオチド

Fabフラグメント　[Fab fragment]　抗体が抗原物質と特異的に結合する部位を含む断片。IgGをパパインで消化すると2個のFabフラグメントと1個のFcフラグメントが生じる。ペプシンで消化すると2個のFabフラグメントがヒンジ領域で結合したF(ab')₂フラグメントが得られる。→Fcフラグメント

エフェクターT細胞　[effector T cell]　リンホカインを産生し，さまざまな免疫応答を行う細胞をエフェクター細胞という。T細胞は以下に示すような数種類のエフェクターT細胞に分化する。ヘルパーT細胞，キラーT細胞，サプレッサーT細胞，アンプリファイアーT細胞，DTH（delayed type hypersensitivity：遅延型過敏反応）エフェクターT細胞等。

FXR　＝ファルネソイドX受容体

エフェドリン　[ephedrine]　マオウに含まれるアルカロイド。塩酸エフェドリンともいう。アンフェタミン様中枢作用と末梢性のアドレナリン様作用を示す。気管支筋拡張と中枢性呼吸興奮作用があり，気管支喘息の治療に用いる。化学構造上，容易に覚醒アミンに変わりやすい。

FMN ＝フラビンモノヌクレオチド

F検定 ［F-test］　統計検定の手法のうちF分布を用いる検定の総称。分散分析や等分散性の検定などがその例。

FGF ＝線維芽細胞成長因子

Fc受容体 ［Fc receptor］　抗体のFcフラグメントに特異的に結合する受容体。免疫細胞の表面に発現する。抗体がFc受容体に結合すると個々の免疫細胞に特徴的な反応が誘導される。IgEと特異的に結合するFcε受容体やIgGに特異的に結合するFcγ受容体がある。

Fcフラグメント ［Fc fragment］　抗体のクラス，動物種，生理機能等を支配する領域。同一動物種の同一クラスの抗体から得られたFcフラグメントは共通の一次構造を有しており，低い塩濃度で結晶化する。補体の活性化を行い，Fc受容体への結合を通じて免疫細胞に特異的な反応を誘導する。

エプスタイン・バーウイルス ［Epstein-Barr virus, EB virus；EBV］　ヘルペス科に属するウイルス。EBウイルスともいう。成人の大半は感染しているが，発病することはまれ。伝染性単核症の病原菌で，1型糖尿病の原因となる。国外では上気道癌やバーキットリンパ腫との関連が報告されている。

F値 ［F-value］　食品の加熱殺菌効果を示す指標。一定の温度（通常は121.1℃）で加熱処理した時にすべての微生物を死滅させる加熱時間（分）をいう。主としてレトルト食品や缶詰食品での加熱殺菌処理時間を求める場合に多用される。

FT-IR ＝フーリエ変換赤外吸収スペクトル［測定］法

FPC ＝魚肉タンパク質濃縮物

Fuc ＝フコース

エポキシ化 ［epoxidation］　酸化反応の一形式で，アルケンなど二重結合をもつ化合物をオキシラン環（エポキシ基，右図）を有する化合物に変化させること。エポキシ樹脂（接着剤や塗料の原料）の一成分にも用いられる場合もある。生体内でもエポキシ化酵素が発見されている。　　　−CH−CH$_2$　　　　　　　　　　　　　　　　　　　　　　＼O／

エポキシ樹脂 ［epoxy resin］　1分子中に二つ以上のエポキシ基をもつ，あるいはそのエポキシ基の開環重合により生成した熱硬化性樹脂。黄〜褐色の粘稠な液体または固体で，主に塗料，電気絶縁体，接着剤として使用される。また，缶飲料や缶詰等の塗料や内側のコーティングなど酸化防止のために用いる場合もあるが，ビスフェノールA型エポキシ樹脂は内分泌攪乱化学物質（環境ホルモン）を含むため，発がん性が疑われている。

エポキシド ［epoxide］　エチレンオキシド，エピクロルヒドリンをはじめとする三員環を成すオキシド。オレフィン二重結合に酸素が付加したもの

で，反応性に富む。

エマルション塩漬法 ［emulsion curing method］　乳化塩漬。食肉製品（ソーセージなど）の塩漬方法の一つ。原料挽き肉に塩漬剤（食塩，硝酸塩，亜硝酸塩等の発色剤）をカッティング混合することにより塩漬時間を短縮できる。ドライソーセージ等，非加熱・長期乾燥品では塩漬中の微生物汚染を低減できる利点がある。

M ＝チオイノシン
M ＝メチオニン
MRI ＝磁気共鳴画像
MRSA ＝メチシリン耐性黄色ブドウ球菌
mRNA ＝伝令RNA
MET ＝メッツ
Met ＝メチオニン
Man ＝マンノース
MAO ＝モノアミンオキシダーゼ

MA包装 ［MA packaging］　青果物を低酸素・高二酸化炭素条件下など品質保持に適したガス組成にするための包装（modified atmosphere packaging）。青果物は収穫後も呼吸作用を営んでおり，呼吸速度は温度とガス組成に大きく影響を受ける。低温では呼吸が抑制され，これを利用した低温貯蔵が可能である。また低酸素・高二酸化炭素の状態で呼吸が抑制される。この呼吸をできるだけ低く抑えることが品質低下のスピードを遅らせ，鮮度を長く保つためのポイントとなる。CA貯蔵はこの原理を貯蔵に応用したもので，MA包装は包装により実現しようとするものである。→CA貯蔵

MS ＝質量分析［法］

MHC拘束 ［MHC restriction］　T細胞による抗原認識が，自己の主要組織適合抗原遺伝子複合体に依存，つまり拘束されていること。T細胞は単独の異物抗原を認識することはできず，自己の細胞がMHC分子との結合体として細胞膜上に提示する抗原由来ペプチドをT細胞受容体によって認識する。

MK ＝ビタミンK$_2$
MCP-1 ＝単球走化性タンパク質-1

M線 ［M line］　(1)格子骨格をもった結晶にX線を照射すると，格子構造によって干渉を起こし，元のX線と異なる波長の線が発散される。これを特性X線と称し，分析に用いられるのがM線である。(2)横紋筋の筋原線維のサルコメアA帯の中央部にみられる幅4〜8nmの濃い線状構造で，横断切片では，ミオシンフィラメントを連結する格子構造を示す。

mTOR ＝哺乳類ラパマイシン標的タンパク質

エムデン・マイヤーホフ経路 ［Embden-Meyerhof pathway］　＝解糖系

MBS ＝メタボリックボディーサイズ
MPN ＝最確数

エムルシン [emulsin] ウメ，アンズ等の仁（種の中身）から部分精製された配糖体加水分解酵素（グリコシダーゼ）調製品の名称。含有する配糖体加水分解酵素はβ-グルコシダーゼ，β-ガラクトシダーゼ，β-キシロシダーゼ等のほか，α-D-マンノシダーゼ，α-D-ガラクトシダーゼ，β-D-グルクロニダーゼ等多種類が知られている。β-グルコシダーゼが最も高い活性を含有している。

エメンタールチーズ [Emmenthal cheese] 牛乳を原料とし，熟成期間4～8か月の硬質チーズ。プロピオン酸菌による独特な風味と大きなガス孔(eye)を形成する。直径約1m，重さ70kg。スイスのカントン地方のエメンタール谷で作り始めた。引き締まった組織で弾力性があり，チーズフォンデュに使われる。

エライザ [ELISA] ＝酵素結合免疫吸着測定法

エライジン化 [elaidinization] 天然の油脂の二重結合は一般にシス型であるが，オレイン酸などシス型の不飽和脂肪酸を融点の高いトランス型へと変換すること。

エライジン酸 [elaidic acid] $C_{18}H_{34}O_2$，$CH_3(CH_2)_7CH=CH(CH_2)_7COOH$，分子量282.47。trans-9-オクタデセン酸を指す。cis-9-オクタデセン酸（オレイン酸）の異性化によって作られる。反芻動物の体脂肪や乳汁中にも微量ながら含まれる。シス型のオレイン酸と異なり，血清コレステロールの上昇作用が報告されている。

エラグ酸 [ellagic acid] $C_{14}H_6O_8$，分子量302.19。果実など植物に広く分布するポリフェノール化合物の一種。抗炎症作用，抗酸化作用，抗がん作用等があるが，特にメラニン生成に関与するチロシナーゼを阻害することから，美白用化粧品に利用されている。

エリスリトール [erythritol] ＝エリトリトール

エリスロデキストリン [erythrodextrin] ＝エリトロデキストリン

エリスロポエチン [erythropoietin, EPO] 赤血球生成促進因子(erythropoiesis stimulaing factor)。骨髄の赤血球系前駆細胞に働いて，赤血球に分化させる。主に腎臓で作られ，貧血や組織の酸素需要の増加した状態で増加し，多血症や組織における酸素需要の低下した状態では減少する。

エリスロマイシン [erythromycin, EM] マクロライド系の抗生物質。グラム陽性菌，マイコプラズマ，レジオネラ等に強い抗菌力がある。副作用に偽膜性大腸炎，スティーヴンス・ジョンソン症候群，ライル症候群，急性腎不全がある。

エリソルビン酸 [erythorbic acid] ＝イソアスコルビン酸

エリタデニン [eritadenine] シイタケから単離された血漿コレステロール低下作用のある物質。メチオニン代謝の中間体であるホモシステインの生成を阻害する作用ももつので，動脈硬化の抑制作用が期待される食品成分として注目されている。

エリテマトーデス [lupus erythematosus] 紅斑性狼瘡。初期は浸潤性で経過とともに角化性紅斑となる。円板状エリテマトーデスは，全身症状（発熱，関節痛など）あるいは抗核抗体や血清補体価異常を伴う全身性エリテマトーデス（systemic lupus erythematosus, SLE）にみられる。SLEは20歳台の女性に好発する自己免疫疾患で心臓，腎臓等にDNA-抗DNA抗体などの免疫複合体の沈着がみられる。

エリトリット [erythrit] ＝エリトリトール

エリトリトール [erythritol] $C_4H_{10}O_4$，分子量122.12。四価の糖アルコール，メソ形で光学不活性である。エリスリトール，エリトリット，エリトロール，フィシトールともいう。地衣類，きのこ類，海藻，発酵食品等に含まれ甘味を呈するが，非う蝕性である。

エリトロース [erythrose] $C_4H_8O_4$，分子量120.11。代表的アルドテトロースの一つ。4-リン酸型はペントースリン酸回路，カルビン回路の中間代謝物質である。

CHO
HCOH
HCOH
CH2OH
D型

エリトロース 4-リン酸 [erythrose 4-phosphate] $C_4H_9O_7P$，分子量200.09。ペントースリン酸回路の中間代謝物質であり，光合成や芳香族アミノ酸合成に関与している。

CHO
HCOH
HCOH
CH2PO(OH)2

エリトロール [erythrol] ＝エリトリトール

エリトロデキストリン [erythrodextrin] デンプンの加水分解中間生成物。50％のアルコールに可溶。分子量は6,000～7,000と考えられ，ヨウ素反応が赤色から褐色を呈するデキストリンのこと。エリスロデキストリンともいう。熱アルコールから球状結晶になり，冷水に容易に溶けて，60％アルコールには不溶の区分で，25％アルコール可溶アミロデキストリン，70％アルコール可溶アクロデキストリンと区別，分類されたが，現在はこのような名称はほとんど用いられない。

L ＝ロイシン
Leu ＝ロイシン
LXR ＝肝臓X受容体
LHRH ＝黄体形成ホルモン放出ホルモン
LL牛乳 [long life milk] ＝滅菌乳

エルカ酸 [erucic acid] $C_{22}H_{42}O_2$，$CH_3(CH_2)_7CH=CH(CH_2)_{11}COOH$（シス型），分子量338.57。カラシ，ナタネの種子油に存在する不飽和脂肪酸。ドコセン酸ともいう。この脂肪酸の過剰投与は，心臓に脂肪が蓄積したり線維症を起こす。

エルゴカルシフェロール ［ergocalciferol］
$C_{28}H_{44}O$，分子量396.65。エルゴステロールから紫外線により生成される。シイタケなどのきのこ類に含まれるビタミンDの一種。ビタミンD_2ともいう。

エルゴジェニックエイド ［ergogenicaid］
栄養補助食品（サプリメント）の中でも，特に身体機能，競技能力を高める効果をうたった食品，もしくは関連食品の経口摂取の総称。効率的なエネルギー補給，効率的な筋肉作り，積極的な疲労回復，集中力の増強や鎮静作用と，目的によって分類される。具体的にはエネルギー源として吸収されやすい形にした糖質や分枝アミノ酸，タンパク質源として筋肉合成には欠かせない必須アミノ酸を中心とした食品や飲料，活性酸素を取除くとされているビタミンCやEなどのビタミン剤などで，その形状も摂取しやすいように固形，飲料，ゼリー状と工夫されている。利用の際には十分な科学的データの裏付けを確認するとともに，これらの物質はドーピングとの関係もあることを認識する必要がある。

エルゴステロール ［ergosterol］ $C_{28}H_{44}O$，分子量396.65。エルゴカルシフェロール（ビタミンD_2）の前駆体であるプロビタミンD_2。植物や酵母に含まれる。紫外線照射によってビタミンD_2に転換する。

エルゴタミン ［ergotamine］ $C_{33}H_{35}N_5O_5$，分子量581.67。麦角アルカロイドの一種。リゼルグ酸とトリペプチドラクタムとのアミド。交感神経遮断作用が強く，子宮筋収縮作用による陣痛促進剤，子宮止血剤として，また，血管平滑筋に作用して血管の拡張を抑えることによる片頭痛治療薬として用いられている。

エルゴトキシン ［ergotoxin］ 麦角（ergot）菌がライ麦などに寄生して産生する活性アルカロイド。エルゴクリスチン，エルゴコルニン，エルゴクリプチン等の混合物。麦角の名は菌が角状の菌核を形成することによる。子宮収縮作用をもつ。産後の胎盤剥離促進や子宮出血の防止に用いられる。経口，注射で投与し，消化管で速やかに吸収される。

エルゴノビン ［ergonovine］ 麦角アルカロイド。エルゴメトリンともいい，マイレン酸エルゴメトリンのこと。子宮筋に直接作用して収縮させるが，他の平滑筋にはほとんど作用しない。

エルゴメトリン ［ergometrine］ ＝エルゴノビン

LC-MS ＝液体クロマトグラフィー質量分析法
LC-MS/MS →液体クロマトグラフィー質量分析法
LTLT 牛乳 ＝低温殺菌牛乳
LD_{50} ＝半数致死量

エルトール型コレラ菌 ［*Vibrio cholerae* Eltor；biovar *eltor*］ 激しい水様性下痢を引き起こすコレラ菌はO抗原型1と139とがあり，他の *Vibrio* と区別する。生物型はアジア型（古典型）とエルトール型に分類され，現在世界で流行しているのはエルトール型で輸入感染症である。

LPC ＝草類タンパク質濃縮物

エルボチーズ ［Elbo cheese］ 牛乳を原料とし，熟成期間3〜4か月の硬質チーズ。ダニッシュ・ローフともいい，平たい直方体（30×15 cm，厚さ10 cm）をしている。デンマーク原産。引き締まった組織に小さな孔が点在していて，あっさりした風味である。

Lys ＝リシン

遠位尿細管 ［distal tubule］ ネフロンを形成する尿細管で集合管に続く。この部の細胞と輸入細動脈の細胞とが傍糸球体装置を作りレニンを分泌する。遠位尿細管には，抗利尿ホルモンとアルドステロンが作用して，水，電解質の調節を行う。また酸塩基平衡を保つ重要な部位である。

塩化コリン ［choline chloride］ $C_5H_{14}ClNO$，分子量139.63。コリンの塩化物。コリンの生理作用としては，神経伝達物質のアセチルコリンやリン脂質の構成成分として，さらにメチル供与体として働いている。コリン欠乏では脂肪肝になる。

塩化水銀（Ⅱ） ［mercury(Ⅱ)chloride］ ＝塩化第二水銀，＝昇こう（昇汞）

塩化水素 ［hydrogen chloride］ HCl，分子量36.46。無色，刺激臭の気体。湿った空気中では水蒸気と結合して塩酸の細かい液滴となるため白煙を生じる。水に溶けやすい（0℃，82.3 g/100 g H_2O）。刺激性が強く，眼や鼻の粘膜を侵す。水溶液を塩酸といい，生体内では胃壁細胞から分泌され胃液中に存在する。市販の濃塩酸は約37％の塩化水素を含む。

塩化第二水銀 ［mercuric chloride］ $HgCl_2$，分子量271.50。塩化水銀（Ⅱ），昇汞（しょうこう）ともいう。白色で光沢のある結晶。強い刺激性があり，極めて有毒で，ヒトに対する致死量は0.2〜0.4 g。かつて梅毒の治療に用いられた。

塩化第二鉄 ［ferric chloride］ $FeCl_3$，式量162.21。塩化鉄（Ⅲ）。水溶液は強酸性で，タンパク質凝固作用がある。写真製版などの金属腐食剤，媒染剤，止血剤などに用いられる。

塩化鉄（Ⅲ） ［iron(Ⅲ)chloride］ ＝塩化第二鉄

塩化ナトリウム ［sodium chloride］ NaCl，式量58.44。海水中に平均2.8％含まれ，地下から岩塩として採掘される。溶解度は，35.7 g（0℃），35.9 g（25℃），39.3 g（100℃）/100 g H_2Oで，温度変化による溶解度の変化は小さい。食塩の主成分で，調理用，料理用として広く用いられている。また，寒剤として用いられ，NaClと氷の割合が2：8（重量比）の時，約–20℃となる。塩（しお）

塩化ビニリデン [vinylidene chloride]
$C_2H_2Cl_2$, $CH_2=CCl_2$, 分子量96.94。塩化ビニルの塩素付加体（トリクロロエタン）の脱塩化水素反応によって得られる無色の液体。熱、光、触媒等によって重合し、塩化ビニリデン樹脂を作る。塩化ビニルやアクリロニトリル等との共重合ポリマーは繊維、食品包装用フィルム、漁網等に多用される。

塩化ビニル [vinyl chloride] C_2H_3Cl, $CH_2=CHCl$, 分子量62.50。食塩とナフサから合成、または1,2-ジクロロエタンの熱分解によっても得られる化合物。重合反応によりポリ塩化ビニル、塩化ビニル樹脂を得る。

塩化ビニル樹脂 [vinyl chloride resin] ＝ポリ塩化ビニル

塩化物 [chloride] 塩素及び塩素より陽性な元素あるいは原子団との化合物。希ガス以外のほとんどの元素が塩化物をつくることができる。

塩化ベンジルコニウム [benzylkonium chloride] ベンジルデシルジメチルアンモニウムクロリド。陽イオン性界面活性剤の一つ。強い殺菌作用がある。日本薬局方収載。消毒剤、防腐剤として使用される。逆性石けんの一つ。

塩化マグネシウム [magnesium chloride] $MgCl_2$, 分子量95.21。通常は六水和物 $MgCl_2 \cdot 6H_2O$ の形で存在。海水から食塩を作る際の副生成物にがりの主成分。潮解性、苦味のある物質で、水やエタノールに易溶。

塩乾品 [salt dried product；salted and dried fish] イワシ、アジ、サンマ、サバ等の原料に食塩を浸透させ、また、乾燥することによりその貯蔵性を向上させる。この場合、用塩量、塩漬法、乾燥度は、原料の大小、鮮度、脂肪含量、製造時期により異なる。塩漬法には立塩漬け（食塩水に漬け込む方法）と振り塩漬けの2方法がある。また、消費者の嗜好によってもその製造方法は変遷する。

塩基 [base] 電子の供与体。一方、酸は電子の受容体である。核酸の分野では、プリン塩基（アデニン、グアニン）とピリミジン塩基（シトシン、ウラシル、チミン）があり、これら塩基性を示す化合物のことを一般に指す。

塩基性アミノ酸 [basic amino acid] α位不斉炭素及びそれ以外の炭素骨格に塩基性の性質を示す官能基（アミノ基やイミノ基）を2個以上もつアミノ酸。リシン、ヒスチジン、アルギニン、オルニチン等。

塩基対 [base pair] 核酸のポリヌクレオチド鎖同士は、アデニン(A)とチミン(T)（RNAならばウラシル(U)）、グアニン(G)とシトシン(C)が水素結合によって特異的に対を作る性質があり、前者は2本、後者は3本の水素結合を形成し、それによってDNAでは二重ら旋を形成する。これを相補的塩基配列という。核酸の間で塩基配列の情報を伝達するときは、常にこの相補的塩基配列形成によって行われるため、エラーが少ない。DNA鎖間のみでなく、RNA鎖間、あるいは、DNA-RNA鎖間にも成り立つ。

塩基配列 [nucleotide sequence] 核酸を構成しているヌクレオチドの結合順を、ヌクレオチドの一部を成す塩基の種類に注目して5′側から3′側に向かって記述すること、あるいは記述したもののこと。ヌクレオチド配列ともいう。DNAは、物質として遺伝情報を保持している本体であるが、この情報は塩基配列の形になっている。核酸の塩基配列を調べることは、遺伝情報の解析の上で非常に基本的な作業である。ゲノムプロジェクトはある生物のゲノムの全塩基配列の読み取りを目標としている。ヒト、チンパンジー、イヌ、マウス、ラット、ニワトリ、フグ、ハエ、線虫、ナズナ、イネ等のゲノムの全塩基配列が解明されている。微生物を含めるゲノムの全塩基配列が解読されている生物種は、180種を超えている。核酸の塩基配列のことを、単にシークエンスという。ある核酸の塩基配列を調べて明らかにする操作・作業のことを、塩基配列決定あるいはシークエンシングとよぶ。

塩魚 [salted fish] 塩漬けにした魚類。塩蔵法には立塩漬け（食塩水に浸漬）と振り塩漬け（塩をまぶす）がある。塩蔵により、浸透圧による魚肉からの水分の流出と塩の浸透により保存性が向上する。また、適度な塩分は食味の向上にも働く。新巻サケ、塩サバ等がよく知られている。→塩蔵品、水産加工品

嚥〔えん〕下 [swallowing] 咀嚼された食塊や液体を口腔から咽頭、食道を経て胃に輸送する生理機能。口腔相、咽頭相、食道相の3相に分けられる。

えん下困難者用食品 [dysphasia diet] 特別用途食品制度において、「健康増進法」第26条の定めに基づき販売に供する食品の包装容器に、特別の用途に適する旨を表示している特別用途食品のうち、嚥下困難者が摂取するのに適した食品として消費者庁長官からの表示許可を受けた食品のこと。嚥下を容易にし、かつ、誤嚥および窒息を防ぐことを目的とした食品であり、許可基準が定められている。規格基準は、硬さ、付着性、凝集性について定められている。ゼリー状、ムース状、まとまりのよい粥、やわらかペースト状やゼリー寄せ等の食品が該当する。喫食の目安となる温度や医師、歯科医師、管理栄養士等の相談指導を得て使用することが適当であることなど、必要な表示事項が定められている。

嚥〔えん〕下障害 [dysphagia；dysphagy] 口腔、咽頭、食道とその周辺の器質・機能障害。口腔から食道までのいずれかの癌や炎症による器質的異常と中枢神経系疾患（脳血管疾患など）や食道のアカラシア、頸部・肺の術後の反回神経麻痺、経管

栄養チューブや降圧薬使用による下部食道括約筋の弛緩等，神経・筋肉の運動障害によるものに分けられる。

嚥〔えん〕下性肺炎 [aspiration pneumonia]
肺炎は高齢者死因の第1位であり，その7割程度が嚥下性である。誤嚥性でも夜間の不顕著性誤嚥，すなわち少量の誤嚥の繰返しによるものが多い。仰臥位は胃液の誤嚥を生じやすい。また経管栄養チューブは食道括約筋の機能障害による誤嚥を起こしやすい。病原菌の主なものは嫌気性菌，肺炎球菌である。

嚥〔えん〕下痛 [odynophagia]　食物や口腔分泌液を嚥下する時の痛み。咽頭に炎症が認められる。

エンケファリン [enkephalin]　オピオイド受容体と特異的に結合し，アヘン様作用を示す内因性オピオイドペプチドの一種。YGGFXの配列をもち，メチオニンエンケファリン（X＝M）とロイシンエンケファリン（X＝L）が知られている。脳内に広く分布するが，視床下部に多く，消化管，副腎等にも存在する。→エンドルフィン

嚥〔えん〕下不能 [aphagia]　大脳から嚥下中枢と口腔，咽頭，食道の筋肉を動かす末梢神経のいずれかの障害あるいは器質的障害によって食物が通り難くなった状態。ヒステリー球とよばれる精神的なものもある。無〔摂〕食症ともいう。

エンゲル曲線 [Engel curve]　所得の変化と各財の最適消費量の変化の関係を示す曲線。普通，所得が増加すると需要は増大し，曲線は右上がりとなる。質の悪い財の曲線は右下がりとなる。

エンゲル係数 [Engel coefficient]　家計の消費支出総量に占める食料費の割合を％で表したもの。食料は必需品であるので，一般的に生活水準が上がっていくにつれて低下するといわれている。→家計支出

エンゲルの法則 [Engel's law]　統計学者のEngel E（ドイツ）が，1857年「ベルギー労働者階級の家計支出における飲食費支出状態」で高所得者ほど飲食費の支出比率が低くなる傾向にあるとした理論。経済の発展度合い，所得階層分析を通じ普遍性がある。発展途上国のエンゲル係数が50％以上に対し先進国では25％以下が多い。→エンゲル係数

炎光光度法 [flame spectrophotometry]
＝炎光分析法

炎光分析法 [flame analysis；flame photometry]
霧状試料溶液中の原子を炎の中に入れると，原子が励起され特有の波長をもった光が放出される。波長によって定性分析，強度によって定量分析が可能である。これを炎光分析法という。NaやK等のアルカリ金属の分析に利用される。

円口類 [Cyclostomate]　系統的には脊椎動物に属し，進化の過程でほかのすべての脊椎動物より以前に出現したグループと考えられている。現存するのは約50種。ヌタウナギ目とヤツメウナギ目が属する。一般的には魚とされるが，顎を持たず，ヌタウナギは骨格が未発達である。日本では，ヌタウナギ目のクロヌタウナギとヤツメウナギ目のカワヤツメが食用とされている。ヤツメウナギのビタミンA含量はウナギより高い。

エンサイ [water spinach]　東南アジアの池や湿地に自生するヒルガオ科サツマイモ属のつる性草本。サツマイモに似たつると葉があり，生長が早い。アジア，アフリカ，北アメリカ等広く栽培されている。日本では沖縄で栽培されており，カロテン含量がホウレンソウと同様に高く，茎や葉が食用とされている。

エンザイムイムノアッセイ [enzyme immunoassay，EIA]　抗原抗体反応を利用した抗原または抗体の定量分析を行うための標識イムノアッセイ。標識物質にβ-グルクロニダーゼやペルオキシダーゼなど酵素を用いる。均一エンザイムイムノアッセイと不均一エンザイムイムノアッセイからなる。均一エンザイムイムノアッセイは，たとえば抗原を酵素で標識し，その酵素の活性が抗原抗体反応により，阻害されることなどを利用する測定法であり，抗体と結合した標識抗原と結合していない標識抗原を分ける必要がない利点がある。不均一エンザイムイムノアッセイは抗体と結合した標識抗原と結合していない標識抗原を分ける測定法であり，代表的な不均一エンザイムイムノアッセイとしては酵素結合免疫吸着測定法（ELISA）がある。

塩酸 [hydrochloric acid]　HCl，分子量36.46。塩化水素HClの水溶液。市販品は33～37.5％の塩化水素を含む。また，脊椎動物の胃酸中に存在し，ペプシンによるタンパク質消化に寄与する。→塩化水素

塩酸エフェドリン [ephedrine hydrochloride]
＝エフェドリン

塩酸ジルチアゼム [diltiazem hydrochloride]
ベンゾチアゼピン系のカルシウム拮抗薬。高血圧症・狭心症治療薬。Caの流入を阻害して血管の平滑筋を弛緩させ末梢抵抗を減少させる。本剤の降圧作用は緩徐で，反射性交感神経興奮を起こすことが少ない。心刺激生成抑制・心伝導抑制作用があり，重篤なうっ血性心不全，2度以上の房室ブロック，洞不全症候群（洞停止及び洞室ブロックなど）のある患者での使用は禁忌である。妊婦での服用は動物実験において催奇形性が報告されているため，使用はできない。

エンジオール基 [endiol group]　二重結合の炭素の両方に一つずつヒドロキシ基が結合した構造−C(OH)＝C(OH)−をもつ官能基。非常に不安定であり，一般にこのエンジオール基を有する化合物は

反応性に富む。糖の異性化の反応などで生成する。

炎症 [inflammation] 組織が障害を受けた時,その局所に生じる変化。起炎物質として病原微生物による感染,機械的・物理的(温熱等)刺激,毒素等の化学的刺激による。局所の変性・壊死,血管透過性の亢進による血液成分の滲出,白血球による異物処理修復のための細胞増殖(肉芽形成)の三つの過程がある。

炎症性腸疾患 [inflammatory bowel disease, IBD; ulcerative bowel disease] 腸の粘膜に炎症や潰瘍を生じる原因不明の慢性疾患。若年層に多く発症する。一般的には潰瘍性大腸炎やクローン病を指す。潰瘍性大腸炎は,粘膜を侵し,びらんや潰瘍を形成する原因不明のびまん性非特異性炎症と定義される。似た症状を示すクローン病は,小腸型,小腸大腸型,大腸型と類別され,腸管壁に全層性炎症や潰瘍ができる慢性の炎症性疾患である。消化管だけでなく全身にさまざまな合併症を発生することもある。いずれの疾患も原因不明とされているが,遺伝的素因に加え,腸内細菌や環境因子の影響で過剰な免疫反応が惹起され慢性炎症が引き起こされると考えられている。罹患患者数は増加の一途をたどっている。

遠心式分級機 [centrifugal clarifier] 遠心力場における粒子の沈降速度の差を利用して,粒子径別あるいは密度別に粒子を分ける装置。重力式分級器,慣性式分級器に対比される。湿式分級機に液体サイクロンや遠心沈降機があり,乾式分級機にサイクロン,ミクロンセパレーター,エアセパレーター,ジェットオーマイザー等がある。

延伸処理 [stretching treatment] 高分子製品を1軸または2軸方向に引き延ばし,分子を延伸方向に配向させる処理。一般は融点以下二次転移点以上の温度で延伸する。フィルムや繊維等では成形の後工程として延伸処理を行い高次構造を変化させ,強度の増加や異方性を付与することが一般的に行われている。長鎖高分子は合成したままではランダムなコイル状であり,二次転移点以下では脆く,またそれ以上の温度では外力で容易に延びてしまう。延伸処理により材料は配向方向の剛性,耐衝撃性が増し,伸度が低下する。一軸延伸では延伸と直角方向では分子間力が小さく,容易に縦に裂けやすくフィブリル化する。二軸延伸では,耐屈曲疲労性が向上し,剛性も大きくなり,引き裂きにくくなる。

遠心性神経 [centrifugal nerve; efferent nerve] 大脳から下行神経線維を経て末梢の効果器にインパルスを送る末梢神経。末梢神経系は脳脊髄神経系(脳神経,脊髄神経)と自律神経系とで構成されている。脊髄神経の運動神経を遠心性神経とよぶことが多い。遠心性の伝導経路は,大脳の運動野から脳幹下部で交差し脊髄を下行する錐体路である。右の大脳半球から出た線維は左半身,左大脳半球からの線維は右半身を支配する。

遠心脱水機 [centrifugal filter] 遠心力により懸濁液やスラリーを脱水する装置。低粘度液体の分離,水洗に適する。回分式はバスケット支持方式によって直立型と懸吊型がある。回転体の軸が水平か垂直かで横型,縦型がある。回転体に孔の開いていないデカンター型もある。また,脱水固体の連続排出のために円錐形のバスケットを有するものと,横型円筒を有するものとがある。

遠心噴霧法 [centrifugal spray drying] 遠心力を利用した噴霧乾燥の方法。高速回転円盤の中心に注いだ液が遠心力により円盤周辺で微粒子化する原理を利用する。遠心噴霧機には円盤型,皿型のほか遠心効果を高め,縁に背圧をかけるタイプの椀型が一般的である。高粘度液には多翼型,液滴径の均一化には回転ノズル型,大量処理には多層型などが用いられている。通常,円盤周速は100 m/s程度,回転数は5,000~10,000 rpmである。

遠心分離器 [centrifuge; centrifugal separator] 遠心力を利用し固体と液体を,または密度差のある液体同士を分離する装置。遠心力gは,回転部の半径と回転速度に比例し,一般用では3,500~4,000 g であり,超遠心は10,000 g 以上となる。

遠心分離式搾汁機 [centrifugal type extractor; decanter] 遠心分離による連続搾汁機。バスケット型,スクリーン型,ソリッドボールデカンター型がある。バスケット型は,バスケットに投入された果実スライスが遠心力により搾汁され,果汁は孔を通って分離し,果皮はバスケットの内壁を上昇して排出される。スクリーン型は,多孔の円錐状回転ローターと粕の連続排出のためのスクリューから成る。連続供給された果肉破砕物は遠心力によりローター壁に押しつけられ,孔を通って搾汁液が分離される。粕はスクリューで下部へ押し出される。ソリッドボールデカンター型は横型で回転するソリッドボールと粕排出用のスクリューから成っている。

延伸ポリスチレン [oriented polystyrene] ポリスチレンフィルムを再加熱し,縦・横の2軸に延伸した製品。これにより溶融温度及び溶融粘度が低くなり,成形しやすくなる。剛性が増強され,屈折率が高くなって輝度・透明性に優れる。着色も容易,寸法安定性も良く,価格も比較的低廉である。ただし,耐熱性,耐衝撃性は低下する。かさ張る軽い乾燥食品などの容器,トレイとして広く利用される。

延伸ポリプロピレン [oriented polypropylene, OPP] ポリプロピレンフィルムを再加熱しながら引張り伸ばして特異な物性を付与したもの。一方向だけに引張る場合を一軸延伸フィルム,さらにこれと直交して引張る場合を二軸延伸フィルムという。延伸されると分子配列が引張った方向に揃っ

て，引張った方向への強度が増強する。一軸延伸フィルムでは強度に方向性をもち，縦に引き裂きやすくなる。二軸延伸フィルムでは縦横の強度のバランスがとれて機械的強度が増し，印刷などの加工適性に優れ基材フィルムとして多用される。透明性，防湿性，耐油性に優れる。一方，加熱収縮し，ヒートシールはできない。

遠心ポンプ ［centrifugal pump］　羽根車の回転により流体を輸送するポンプ。渦巻きポンプともいう。

延髄 ［medulla oblongata］　脳幹の最下部にあり脊髄の下行性・上行性神経線維が通っている。灰白質には心臓血管中枢，呼吸中枢のほか，嚥下，咳，くしゃみ，嘔吐等，生命活動に重要な中枢が存在する。その機能を果たすための必要な情報を自律神経系（舌咽神経，迷走神経）から受取る。またpH，酸素分圧，炭酸ガス分圧等の情報は感覚神経を経て直接延髄に伝達される。大脳機能が失われても延髄が機能している状態を失外套症候群（植物人間）という。

塩水注射器 ［brine injector］　肉加工品の製造に際し，塩水漬けに代わって，注射器を用いて肉片に塩漬剤液を注入する際用いられる装置。

塩水漬け ［pickle curing］　ハムの製造に際し，肉の保存性を高め，赤色を保つための塩漬剤による処理。塩漬剤を直接擦り込む方法（乾塩漬法）と，塩漬剤の溶液に肉を漬け込む方法（塩水漬け法）とがある。塩漬剤の主な成分は，保存性や保水性のための食塩，風味と肉質を柔らかく保つための砂糖，防腐効果と発色を保つための亜硝酸ナトリウム等の発色剤で，亜硝酸ナトリウムが塩漬中に徐々に分解してできた一酸化窒素NOが，肉色素のミオグロビンのヘム鉄に結合してニトロソミオグロビンを形成し，鮮紅色を示す。さらにハムを加熱処理することによりNOが加熱変性後も離れず，熱に安定な桃赤色が保たれる。→塩水注射器，ニトロソミオグロビン

延性 ［ductility］　金属や高温の高分子物体に一定以上の応力が加わった時，弾性限界を超えても物体が破壊せず引き伸ばされる性質。

塩析 ［salting out］　多量の電解質の脱水作用による親水コロイドの沈殿現象。電解質イオンがコロイドの荷電を中和し電気的反発をなくすと同時にコロイドの水和層が電解質イオンにより除去され，親水コロイドの溶解度を低下させることによる。タンパク質水溶液に硫酸アンモニウムを加えた時のタンパク質の析出など。タンパク質分子は種類によって析出する塩濃度が異なるので，これを利用して分別沈殿させることができる。タンパク質水溶液では添加する塩濃度が低い時には溶解度が増す。塩析の逆の現象を塩溶という。

遠赤外線加熱 ［far-infrared heating］　赤外線は波長により，近赤外線（波長0.78～1.4 μm），中赤外線（1.4～3 μm），遠赤外線（3～1,000 μm，工業的には2.5～30 μm）に分類される。なお波長は目安である。食品は水分が多く，水は基準振動として，2.66，2.73，6.27 μmの波長でエネルギーの吸収が起こり，加熱に利用できることになる。遠赤外線を含めて赤外線は食品の表面でほぼ吸収され，浸透を考慮しない放射伝熱として取扱うことが可能である。→赤外線

遠赤外線乾燥 ［far-infrared drying］　遠赤外線の照射により食品の乾燥を行うこと。遠赤外線を照射すると食品は発熱し，水分が蒸発する。遠赤外線照射による加熱は，遠赤外線が食品内部に入り，内部からも加熱するといわれるが，エネルギーは表面でほとんど熱エネルギーに変換されるとみた方がよい。熱風乾燥は対流伝熱であるのに対して，遠赤外線照射は放射伝熱である。

塩漬剤 ［curing ingredient］　塩漬に用いられる食塩，発色剤，発色助剤，砂糖，香辛料，結着補強剤等の資材。発色剤はハムやソーセージ等の色調や風味を改善するために用いられるもので，亜硝酸ナトリウム，硝酸ナトリウム等がある。市販の総合塩漬剤は，これらの塩漬剤を配合したもの。一定濃度の溶液を作れば，塩水注射法や湿塩漬法に利用できる。

塩素 ［chlorine］　元素記号 Cl，原子番号17，原子量35.453，17(7B)族元素。塩化物イオン Cl$^-$ として細胞外液に約70%，細胞内液に約30%が存在する。細胞外液では主な陰イオンとして，浸透圧を維持することに関与している。また，胃酸の構成元素でもある。

塩蔵 ［salting］　肉，魚介類，野菜等の食品を食塩または食塩水につけて貯蔵する，古くから行われている貯蔵法。浸透圧を高め，食品の水分活性を下げることによって腐敗細菌の発育を抑え，食品の保存性を高めている。作業としては，立塩(たてじお)法と散塩法(振り塩法)とがある。立塩法は，食塩水に食品を漬ける方法で，均一に食塩が浸透し，空気との接触がないために油脂の酸化が起こりにくい。散塩法は，食品に直接食塩を振り掛ける方法で，食塩濃度が高く長期の保存に耐え得るが，空気に触れるので油脂の酸化を起こしやすく，食塩の浸透が不均一という欠点がある。魚の開き等の塩乾物製造の前処理では，主にイワシ，サバ，タラ等には立塩法が，新巻鮭，塩だら等の塩蔵品には散塩法が用いられている。

塩蔵品 ［salt-preserved products］　乾製品とともに最も簡単な貯蔵食品。塩蔵品は原料を食塩水中へ浸漬（立塩漬け）または固体の食塩を原料に直接振りかける（振り塩漬け）ことにより製造する。魚類塩蔵品（サケ・マス，タラ，サバ）と魚卵塩蔵品（イクラ，スジコ，タラコ）が代表的。食塩によ

る脱水の促進で原料中の水分活性が低下し貯蔵性が向上する。→水産加工品

塩素化ポリエチレン [chlorinated polyethylene] ポリエチレンに塩素を反応させて得られる非結晶性のゴム状物質。難燃性、耐候性を高めるために塩化ビニル等の樹脂に配合する。

塩素系殺虫剤 [chlorinated pesticide; chlorinated insecticide] 殺虫効果がある有機塩素化合物。農薬として1940〜70年代に世界中で多用されたが、現在では一部の国を除いてほとんど使用されていない。代表的なものにDDT、BHC、ディルドリン等がある。これらは化学的安定性が高いため環境残留性が強く環境汚染物質として現在でも土壌や海泥に残存しており、食物連鎖を通じてヒトに取込まれるため内分泌攪乱化学物質（環境ホルモン）として懸念されている。

塩素殺菌 [chlorine sterilization] 次亜塩素酸NaClOやさらし粉等の次亜塩素酸イオンClO⁻を含む薬剤によって行う殺菌処理。飲料水（水道水）の殺菌やプール水の殺菌、生野菜や調理器具の殺菌、牛乳工場での配管内殺菌など幅広く利用されている。酸性電解水も塩素殺菌に該当する。通常は塩素消毒と同義で用いられる。→次亜塩素酸

塩素消毒 [chlorine disinfection] ＝塩素殺菌

塩素制限食 [chlorine-restricted diet] 塩化ナトリウム（食塩）の摂取量を制限する食事療法。減塩食、ナトリウム制限食ともいう。高血圧症、腎疾患等では食事中の食塩の制限が必要となる。通常一日6〜8g以下の食塩制限食を指す。

円卓法 [round-table method] ＝オープンパネルテスト

延長因子 [elongation factor, EF] タンパク質が生合成される過程で、ポリペプチド鎖が延長するのに必要な細胞質内可溶性タンパク質因子。伸長因子、ポリペプチド鎖延長因子ともいう。真核細胞由来の因子としてEF-1a、EF-1b及びEF-2があり、原核細胞ではEF-Tu、EF-Ts及びEF-Gがこれらに相当する。

エンテロウイルス [enterovirus] 腸管で増殖する腸内ウイルス。RNAウイルスのピコルナウイルス科の一つで、ポリオウイルス、コクサッキウイルス、エコーウイルス等がある。酸性下で安定である。

エンテロガストロン [enterogastron] 消化管ホルモンの一種で、小腸から分泌されて胃の機能を抑制する作用を有する因子（因子群の可能性もあり）の総称。その実体に関しては不明の点が多く、有力な候補としてGIP、CCK、SMS、GLP-1、GLP-2、CAL、PYY、セクレチン、ニューロテンシン等がある。

エンテロキナーゼ [enterokinase] ＝エンテロペプチダーゼ

エンテロクリニン [enterocrinin] 消化管調節性ペプチドの一種。小腸より分泌され、小腸の分泌腺を刺激する作用を有するが、分子構造は未同定である。

エンテログルカゴン [enteroglucagon] 回腸以下の下部小腸粘膜に分布するL細胞において生成、分泌されるグルカゴン様作用物質の総称で、グリセンチン、グルカゴン様ペプチドGLP-1やGLP-2等が知られている。膵グルカゴンとは生物活性、分子量が異なり、糖新生、膵外分泌抑制、インスリン分泌促進、平滑筋弛緩作用等において少しずつ異なる作用を有する。

エンテロトキシン [enterotoxin] 細菌が産生する食中毒原因物質（腸管毒）の総称。腸毒素ともいう。ブドウ球菌、ウェルシュ菌、大腸菌などから見いだされる。ブドウ球菌の毒素は耐熱性で、酸・アルカリ耐性である。急性腸炎を起こす大腸菌の毒素は耐熱性と非耐熱性とがある。

エンテロペプチダーゼ [enteropeptidase] 膵臓や十二指腸粘膜の細胞膜に存在し、トリプシンを活性化させるペプチド分解酵素。エンテロキナーゼともいう。膵液中の不活性なトリプシノーゲン中の6番目のリシンと7番目のイソロイシンの間のペプチド結合を選択的に分解してトリプシンに変換する。

エンド- [end-] 接頭語。内(部)…の意。エンドサイトーシス（endocytosis）、エンドソーム（endosome）、エンドヌクレアーゼ（endonuclease）など。

エンドサイトーシス [endocytosis] 細胞外物質を細胞内に取込む様式。飲食作用ともいう。形質膜の形態変化による物質の輸送様式であるエンドサイトーシスはエキソサイトーシスの逆の様式である。形質膜に物質が接すると膜へのへこみが生じ、このへこみの陥没が閉じて膜から分離し、物質を含む小胞（エンドソーム）となる。小胞の形態は多様であり、液体を小さな小胞として取込む飲作用（ピノサイトーシス）と、細菌、死んだ組織、物質小片などを比較的大きな小胞として取込む食作用（ファゴサイトーシス）がある。タンパク質などが細胞膜上で発現している特異的な受容体と結合した後に取込まれるピノサイトーシスを受容体依存性エンドサイトーシスとよぶ。

エンドセリン [endothelin, ET] 血管収縮ペプチドの一つで、21個のアミノ酸で構成される。前駆体がプロセッシングされて、エンドセリンになるが、ET-1、2、3と3種の異性体が存在する。ETは、一過性の血管拡張作用の後、持続的な血管収縮作用を示し、その作用はET-1、2が強い。ET受容体にはET$_A$とET$_B$の2タイプある。

エンドソーム [endosome] エンドサイトーシスにより細胞内に形成された小胞。食胞（ファゴ

ソーム）や飲作用胞（ピノソーム），小管状構造など多様な形態がある。小胞は細胞内を移動して物質を輸送し，この過程で食作用（ファゴサイトーシス）または飲作用（ピノサイトーシス）によるエンドサイトーシスのいずれのタイプも，構成的あるいは受容体介在による小胞形成がなされる。小胞に飲み込まれた受容体は低い pH で遊離してエンドソームから膜へ再循環する。初期エンドソームは細胞の奥深く入り込み後期エンドソームとなるものもあり，リソソームと融合し，その内容物がリソソーム酵素により消化分解される。

エンドトキシン　［endotoxin］　細菌毒素の一種。内毒素ともいう。グラム陰性桿菌の細胞壁の構成成分であるリポ多糖がその化学的本体である。タンパク質性の（菌体）外毒素とは異なり，積極的には分泌されず，菌体の破壊により遊出する。生物学的作用は多彩であり，生体反応レベルでは，ショックの誘導，発熱作用，免疫応答の増強と抑制等がある。分子・細胞レベルでは，補体の活性化，白血球の活性化，接着分子発現や血管内皮細胞の障害，汎発性血管内凝固，抗体産生促進，食菌の促進等がある。発熱作用をもっているため外因性発熱物質ともよばれる。その作用のほとんどにサイトカインが介在している。

エンドヌクレアーゼ　［endonuclease］　核酸分解酵素（ヌクレアーゼ）の内，ポリヌクレオチド鎖の途中で3',5'-ホスホジエステル結合を切断してオリゴヌクレオチドを生じる酵素の総称。一方，ポリヌクレオチド鎖の一端から順次切断してモノヌクレオチドを生じる酵素はエキソヌクレアーゼとよぶ。

エンドプロテアーゼ　［endoprotease］　タンパク質内部のペプチド結合を切断する酵素の総称。現在では，エンドペプチダーゼと同義で用いられることが多い。

エンドペプチダーゼ　［endopeptidase］　ペプチド鎖の中でペプチド結合を加水分解して断片化する酵素の総称。一方，ペプチド鎖のN末端またはC末端に作用して順次アミノ酸やジペプチドを遊離させる酵素をエキソペプチダーゼとよぶ。

エンドポイント　［end point］　統計的な観察対象として登録された状態と対極にある状態，終点。例えば，生存率が目的の場合，死亡がエンドポイントとなる。

エンドリン　［endrin］　有機塩素系殺虫剤の一つ。1954（昭和29）年に農薬登録されたが，1971（昭和46）年以降農薬の使用が中止され，1981（昭和56）年化学物質審査規制法の特定化学物質に指定され，製造・輸入・使用が禁止された。

エンドルフィン　［endorphin］　内因性オピオイドでオピオイド受容体と結合し，鎮痛作用を示す。endogenous morphine から命名され，視床下部，脳下垂体などに存在し，脳内麻薬ともよばれている。α-, β-, γ-エンドルフィンの3種があり，β-エンドルフィンが最も活性が強く，モルヒネの6.5倍の鎮痛作用がある。→エンケファリン

エンバクフスマ　［oat bran］　エンバク（Avena sativa L.）の外皮を除き得られた玄穀を加工処理する過程でエンバク粉とフスマ（オーツブラン）に分けられる。エンバク外皮とエンバクフスマはいずれも食物繊維素材として利用されている。エンバクフスマは 24〜32％の食物繊維を含み水溶性食物繊維の比率が高い特徴を有する。また，タンパク質を約 20％もつほか，フィチン酸も含む。

エンパワメント　［empowerment］　個人，社会集団が自らのニーズを表現し，関心を示し，意志決定に参画する方策を考え出せるようになり，ニーズを満たすための政治的，社会的，文化的な行動に達するような，社会的，文化的，心理的，政治的プロセス。ヘルスプロモーションにおけるエンパワメントとは，健康に影響を及ぼす意志決定や行為を，人々がよりよくコントロールできるようになる過程である（WHO, 1998年）。

エンハンサー　［enhancer］　真核細胞及びウイルスのゲノムに存在し，近傍に存在する転写開始反応にかかわるプロモーターの機能を促進するDNAの塩基配列。SV40，ポリオーマウイルス初期遺伝子のプロモーターの上流や，免疫グロブリン遺伝子等多くの真核細胞遺伝子で見いだされている。シス的に作用し，単一のエンハンサーがいくつかのプロモーターに働くこともある。転写促進のみならず，発生，分化や増殖シグナルに応じて遺伝子発現段階で働き，転写制御において重要な機能を担う。主に 5'-上流域にあるが，イントロン中や 3'-上流域での存在も報告されている。

塩類液　［saline］　NaClやその他の電解質を含む水溶液のこと。特に，0.9％ NaCl 水溶液（生理食塩水）を指すこともある。

オ

オイグロブリン [euglobulin] 水に溶けにくいグロブリンをいう。典型的なものに IgM がある。古くは，免疫グロブリン（抗体）はタンパク質，化学的に真性グロブリンと偽性グロブリンに分類されていた。

オイゲノール [eugenol] $C_{10}H_{12}O_2$．分子量 164.20。クローブ（丁子）油やシナモンリーフ油の主成分。強いスパイシーな香気をもち，クローブの特有香に寄与している。抗菌活性があり口腔内殺菌薬などに用いられる。

オイスターソース [oyster sauce] 牡蠣を塩漬け発酵したものの上澄み液，または牡蠣の煮汁を濃縮したものに香辛料を加え製造した褐色でとろりとした液体調味料。牡蠣ソースともいう。中華料理などでコクや風味を付加するために炒め物などに使う。

オイルサーディン [oil sardine；canned sardine with oil] 小型のマイワシを原料にした缶詰。代表的な製造法は，頭，内臓を除去後，食塩水中に数十分浸漬し，水洗後35℃で1～2時間風乾する。これを切断して缶に詰め，95～103℃で20～30分蒸煮し，発生したドリップを除き，これに食用油を加え，巻き締め後，レトルト加熱殺菌する。

オイルシール [oil-seal] 機械装置の回転軸間隙からの流体の漏れ，または外部からの異物侵入を防止するための密封装置。回転する軸に密着し薄い舌状のリップという弾性体で密封する。リップ材質にはエステルゴム，シリコンゴム，なめし皮，テフロン，木材加工物等が用いられる。周速 20 m/s 以下，有効内圧約 3×10^5 Pa（約3気圧）以下で用いられる。

横隔膜 [diaphragm] 胸部と腹部を隔てるドーム状筋板。骨格筋から成り腰椎部，肋骨部，胸骨部を区別している。また，大動脈裂孔，大静脈裂孔，食道裂孔がある。横隔膜の収縮によって胸腔が下方に広がり，胸腔内圧が低下して肺に空気が流入する。

王冠 [crown cap] ガラスびん用の金属性の蓋。周縁にひだが設けてある。ブリキ製または化学処理鋼板製で，外表面に防蝕塗装を施し，内面底には円板状またはリング状のパッキングが固定されている。パッキングはコルク，圧縮コルク，合成樹脂等で，表面にアルミニウム箔を貼ることがある。飲料用びんに広く用いられ，その他の食品用では，珍味などのケーシーびんの密封に使用。密封強度が強く，ビール，炭酸飲料等の高内圧びんの蓋に最適とされる。開栓にはオープナー（栓抜き）が必要。

嘔気 =吐き気

横行結腸 [transverse colon] 結腸のうち，上行結腸と下行結腸の間の部分で，左結腸曲と右結腸曲に区分される。長い横行結腸間膜を有し，後腹膜に固定されておらず，可動性に富む。主に上腸間膜動脈からの血流を受けている。

欧州食品安全機関 [European Food Safety Authority, EFSA] 欧州委員会（EC）から2002年に独立して設置された食品の安全に関する科学的評価機関。EU等に食品のリスクに関して科学的な助言とリスクコミュニケーションの手段を与えている。2009年に日本の食品安全委員会と協力文書を締結し，リスク評価に関するデータ収集や情報の共有，意見交換などを行っている。

黄色乳 [yellow milk] スタフィロコッカス（*Staphylococcus*）属やミクロコッカス（*Micrococcus*）属の細菌，*Bacillus synxanthus* などの黄色色素を産生する細菌が増殖することにより黄色になった牛乳。飲食用には適さない。

黄色ブドウ球菌 [*Staphylococcus aureus*] グラム陽性の球菌。検鏡した際，菌塊がブドウの房状に観察される。主要な食中毒菌の一つであり，食品中で耐熱性のエンテロトキシンを産生し，その毒素によってヒトが吐き気，嘔吐，腹痛等の食中毒症状を呈する。ヒトの鼻腔，咽頭，手指などのほか，動物の体表，乳房炎牛から搾乳した生乳などから高頻度に分離される。日本では握り飯や弁当，生菓子などによる本菌食中毒が多いが，牛乳による患者数1万人以上の大規模食中毒事例も発生している。院内感染の原因菌の一つである。

王水 [aqua regia] 濃硝酸と濃塩酸を体積比1：3で混合した溶液。$HNO_3 + 3HCl \longrightarrow NOCl + Cl_2 + 2H_2O$。塩化ニトロシル NOCl と塩素の強力な酸化作用により，通常の酸では溶けない金や白金をも溶解する。長期間の保存により劣化するので，使用時ごとに調製する。

黄体 ［corpus luteum］　三次卵胞が成熟した胞状卵胞（グラーフ卵胞）から排卵後に形成される。次の月経までエストロゲンとプロゲステロンを分泌する。妊娠しない場合は黄体は退縮するが，妊娠すればさらに大きくなり，妊娠3か月まではこれらのホルモンの分泌は続く。

黄体化ホルモン ＝黄体形成ホルモン

黄体形成ホルモン ［lutenizing hormone, LH］
思春期以降ゴナドトロピン放出ホルモンの刺激によって，月経周期の中頃に下垂体前葉から分泌される糖タンパク質。黄体化ホルモンともいう。排卵を誘発し，グラーフ卵胞から黄体への変換を促す。男性においては睾丸の間質細胞を刺激して男性ホルモンの分泌を促進する。→下垂体前葉ホルモン

黄体形成ホルモン放出ホルモン ［lutenizing hormone-releasing hormone, LHRH］　視床下部から分泌される性腺刺激ホルモン。10個のアミノ酸から成り，下垂体前葉からの卵胞刺激ホルモン（FSH）と黄体形成ホルモン（LH）の分泌を促す。

黄体ホルモン ［corpus luteum hormone］
＝ゲスターゲン

黄疸 ［jaundice；icterus］　血液中のビリルビンが増加して皮膚及び粘膜が黄染した状態。黄疸の原因には，直接ビリルビンが上昇する場合と，間接ビリルビンが上昇する場合に分類される。直接ビリルビンが上昇するのは，閉塞性黄疸，肝内胆汁うっ滞等であり，間接ビリルビンが上昇するのは，溶血性黄疸，新生児黄疸等である。

横断研究 ［cross-sectional study］　ある健康事象とその原因と考えられる疫学要因との関連を明らかにするために，明確に定義された集団を対象として，健康事象と疫学要因の両方を同時に調査する疫学研究。疾患などの有病率が得られるため，有病率研究ともよばれる。横断研究では罹患率は把握されない。

横断面分析 ［cross-sectional analysis］　原因は結果に先行するものであるが，その時間的な経過を考慮せずに，ある一時点において，原因と考えられる疫学要因と結果（帰結）である疾病等の健康事象を同時に調査し，その関連を検討すること。→横断研究

嘔吐 ［vomit；vomiting］　胃内容物を食道，口腔を経由して強制的に排出させる運動。横隔膜と腹壁筋の収縮により腹腔内圧が上昇した際に，胃の幽門が閉じて噴門が開くことで起こる。原因としては炎症や毒物による咽頭，胃の粘膜の刺激，腹腔内臓器の炎症，脳疾患による脳圧亢進，薬物による延髄嘔吐中枢への刺激等がある。

応答配列 ［responsive element；response element］　特定の転写調節因子が特異的に結合する塩基配列。エンハンサー内に存在するこの応答配列を欠失させると転写活性が減弱ないし喪失する。

王乳 ［loyal jelly］　＝ロイヤルゼリー

黄変米 ［yellowed rice］　カビに汚染され外観が黄色調を帯びた米。米は貯蔵中に生えたカビによって変色し，味も落ち，臭いもつく。ペニシリウム属のカビのいくつかは米に寄生して黄変米を作る。黄変米から検出されるカビ毒は，発がん性をもつほか，肝臓，腎臓の障害を起こす。

横紋筋 ［striated muscle］　筋の収縮構造である筋原線維に明暗の縞模様がある筋肉。Z線で区切られた最小機能単位である筋節に単屈折性の明調帯（Ｉ帯）と複屈折性の暗調帯（Ａ帯）がある。筋節はアクチンとミオシンから成る2種のミオフィラメント（筋細糸）から成り，ミオシン細糸の間にアクチン細糸が入り収縮機能を果たしている。骨格筋と心筋が横紋筋で，基本構造は同じであるが，核の位置や筋長，細胞配列，また収縮が随意か不随意か等，多くの点で異なる。

応用栄養学 ［practical nutrition］　ライフスタイルや生活のさまざまな場面における個人の身体状況や栄養状態に応じた栄養管理の考え方や手法を研究する学問。種々の栄養環境への適応，栄養状態の評価，栄養素の必要量，特殊栄養学として，生体リズム，ストレス応答，高温・低温・高圧・低圧・無重力等の特殊環境における栄養について研究する。

応力緩和 ［stress relaxation］　粘弾性体に瞬間的に一定の歪みを与える時，このひずみを維持するのに必要な応力は時間の経過とともに減少する現象。応力の減少速度は緩和時間による。

O ＝オロチジン
ORAC ＝酸素ラジカル吸収能
Ord ＝オロチジン
O157：H7 ＝腸管出血性大腸菌

オオウイキョウ ＝スターアニス

オーク ［oak］　ウイスキーの熟成用樽材。樹齢100年以上の楢（なら）, 樫（かし）が使われる。通称名はホワイトオーク，樽（stave）に使用されるところからステーブオークともいう。樹皮及び材が淡色。カナダ南東部から米国東部，南部と広い範囲に分布，よい土地と十分な水があれば比較的成長は早く，500～600年と樹齢は長い。

オーシャンパーチ ［ocean perch］　北洋（アラスカ湾，ベーリング海，アリューシャン列島周辺）で漁獲される。関東地方で漁獲されるアコウダイ（アカウオ）と同じメバルの仲間。水深200 m前後に生息し，漁獲された際に，水圧の急激な変化で眼がとび出すため目抜けとよばれる。1968（昭和43）年に最高漁獲量が記録されたが，それ以降急激に資源が減少した。切り身惣菜，加工品等に用いられた。ビタミンＡが豊富で肝油の原料にもなる。

オーソログ ［ortholog］　→遺伝子重複
オータコイド ［autacoid］　ギリシャ語のau-

tos（自己）と acos（医薬品）の合成語。分泌された場所で拡散し，強い生理作用を現す。プロスタグランジン，ヒスタミン，セロトニン等が代表的である。

O/W 型エマルション　　＝水中油滴型エマルション

オートクリン　[autocrine]　＝自己分泌

オートファジー　[autophagy]　細胞内における主要なタンパク質分解機構の一つ。オートファジーはリソソームを分解の場とした原則として非選択的な分解システムであるが，一部の基質は選択的にリソソームに運ばれて分解される。代表的な生理機能としては，通常オートファジーは低い活性状態にあるが，栄養飢餓によって活性化され，分解によって生じた栄養基質を飢餓状態にある細胞に供給するというような細胞の恒常性維持に関する役割がよく知られている。

オートミール　[oat meal]　カラス麦（エンバク）を精白して煎り，粉砕機で粉砕したもの。あるいはローラーで平らに圧延したもの。玄米や精白米に比べて食物繊維やタンパク質，ビタミン B_1，ミネラルを多く含み，栄養価が高く消化も良い。クッキーやマフィンに混ぜたり，水あるいは湯を加えて柔らかく煮て，砂糖や牛乳をかけたりして食べる。

オートラジオグラフィー　[autoradiography]　放射性同位体で標識した試料をクロマトグラフィーの手法（濾紙，薄層，ゲルクロマトグラフィー）で分析する手法。展開した濾紙，薄層，ゲルに感光フィルムを重ねて感光し，現像してオートラジオグラムを得て観察する。

オートリシス　[autolysis]　＝自己消化

オーバーラン　[overrun]　ホイップクリームやアイスクリームなどの泡沫に抱き込まれる空気の割合を示す値。

***ob* 遺伝子**　[*ob* gene]　＝肥満遺伝子

オーブン　[oven]　密閉した庫内で加熱する乾式加熱器具。熱源は電気，ガス等。熱せられた空気の対流と庫壁や天板からの放射熱及び熱せられた天板からの伝導熱で食品が加熱される。最近は熱風が庫内を強制的に循環するタイプが多くなり，加熱能が改善されている。

オープンパネルテスト　[open panel test]　官能評価分析において，個室ではないオープンスペースで互いに意見を交換しながら行う方法。円卓法ともいう。司会者がいて，パネリストの意見をまとめていく。アイデアや対象物の質的な評価，あるいは総合的判断等をするのに適する方法である。→クローズドパネルテスト

オーミック加熱　[ohmic heating]　＝通電加熱

大麦粉　[barley flour]　オオムギを粉にしたもの。オオムギは麦粒の付き方により六条大麦と二条大麦に大別される。六条大麦には皮麦と裸麦があり，日本では一般的に六条大麦の皮麦をオオムギといい，主に食用にされる。コムギと比べるとデンプンがやや少なく，繊維が多い。また，オオムギの主タンパク質はホルデインで，グルテンを含む小麦粉と異なり，大麦粉は粘性のある生地を作ることができない。

大麦麦汁　[barley wort]　オオムギの発芽したものを麦芽（malt）といい，発芽の過程で酵素作用によりデンプンが糖に分解される。これを砕いて水で抽出したもので，ビールやウイスキーの原料となる。ビール醸造用オオムギには千粒重 40 g 以上のものが求められる。麦芽の使用割合によって製品のよび名はビール，発泡酒と変わり，課税される税額も異なってくる。

大麦フスマ　[barley bran]　製粉の際にできるオオムギの外皮を主体とする部分。食物繊維が多い。家畜の飼料などに汎用。近年，食物繊維源として，製菓やシリアルフードの製造に用いられる。

大麦フレーク　[barley flake]　大麦粉から作った生地を圧延した後小片にし，乾燥したもの。

大麦ワイン　[barley wine]　ワインと同様に高いアルコール度数をもつ上面発酵ビールの総称。バーレイワインともいう。アルコール分は 10〜12% であり，麦汁濃度を高め発酵度を上げて醸造される。色は黄褐色から銅色，暗褐色で，ワインのような強い芳香があり，味は一般に濃厚で，甘味，苦味がある。発酵にワイン酵母が使用される場合もある。

オールスパイス　[allspice]　＝ピメント

オーレオマイシン　[aureomycin]　*Streptomyces* により産生されるクロロテトラサイクリン系の抗生物質。広い抗菌スペクトルを示す。

オカダ酸　[okadaic acid]　$C_{44}H_{68}O_{13}$，分子量 805.02。C_{38} 脂肪酸の誘導体。下痢性貝毒の主成分の一つ。ホタテ貝，ムール貝（ムラサキイガイ）等で，無毒の貝類が *Dynophsis* 属等のプランクトンを摂取して貝の中腸腺に蓄積して毒素を生成する。4〜9月に発生する。下痢性貝毒の毒成分はジノフィシストキシン，オカダ酸などである。原因毒は通常の加熱調理では破壊されない。→下痢性貝毒，イガイ中毒

オキサロ酢酸　[oxaloacetic acid]　$C_4H_4O_5$，分子量 132.07。クエン酸回路の中心的な役割を果たす化合物で，糖質，アミノ酸，脂肪酸に共通の代謝産物であるアセチル CoA を酸化することができる。糖新生やアミノ基転移反応の重要な基質になる。不足しないように常に，ピルビン酸やホスホエノールピルビン酸から補充されている。これはアナプレロティック反応（補充反応）の一種である。

オキシアミノ酸　[oxyamino acid]　分子内にヒドロキシ基を有するアミノ酸。α-アミノ酸ではセリン，トレオニン等が該当する。アミノ酸の一般的性質のほかにヒドロキシ基に基づいた性質も示

す。

オキシエチレン高級脂肪族アルコール
[oxyethylene higher aliphatic alcohol]　オキシエチレン基を有する高級脂肪族アルコール。直鎖高級アルコールにエチレンオキシドを付加させて合成する。以前は指定添加物として認められ、野菜や果物の表面に塗布し、鮮度を保つための皮膜剤として用いられていたが、現在は指定が削除され、食品への使用が認められていない。

オキシゲナーゼ　[oxygenase]　=酸素添加酵素

オキシダーゼ　[oxidase]　=酸化酵素

オキシチアミン　[oxythiamin]　$C_{12}H_{16}ClN_3O_2S$　分子量301.80。チアミンのピリジン環のアミノ基がヒドロキシ基に置換した化合物。チアミンの拮抗物質として作用し、糖代謝を阻害する。代謝が旺盛ながん細胞の糖代謝の抑制を通じて、核酸合成を阻止し、細胞周期をS期、G2-M期で止めるという。

オキシトシン　[oxytocin, OXT；OT]　→下垂体後葉ホルモン

オキシヘモグロビン　[oxyhemoglobin]　サブユニット1個当たり1分子の酸素分子を結合したヘモグロビン。酸素を結合していないデオキシヘモグロビンの吸収が555 nmであるのに対し、540及び578 nmの吸収帯がある。さらに一酸化炭素が結合するとカルボニルヘモグロビンとなる。

オキシミオグロビン　[oxymyoglobin]　筋肉タンパク質のミオグロビンは、酸素の貯蔵場所の役割をするとともに、赤色の発現に寄与している。ミオグロビンは1分子のポリペプチド鎖（グロビン）に、ポルフィリン環の中心に2価の鉄がキレートした分子内錯塩ヘム1分子が結合した構造で、これに酸素が結合すると、鮮紅色のオキシヘモグロビンとなる。新鮮な生肉は暗赤色をしているが、しばらく空気中に放置すると鮮やかな赤色に変わるのはこのためである。さらに長く空気に触れていると2価の鉄が3価の鉄に酸化されたメトミオグロビンとなり、褐色に変化する。これをメト化という。さらに肉を加熱すると、タンパク質が熱変性を受けてメトミオクロモーゲンが生じ、灰褐色に変化する。

2-オキソグルタル酸　[2-oxoglutaric acid]　=ケトグルタル酸

2-オキソグルタル酸脱水素酵素　[2-oxoglutarate dehydrogenase]　=α-ケトグルタル酸デヒドロゲナーゼ

オキソ酸　[oxo acid]　分子内にカルボキシ基とカルボニル基の両方をもっている化合物。ケト酸ともいう。ケトンとしてカルボニル試薬と反応し、酸として塩、エステル、アミド等の誘導体を生成する。2-オキソグルタル酸（α-ケトグルタル酸）、2-オキソプロピオン酸（ピルビン酸）など、代謝上重要な化合物が多い。

オキソ酸デヒドロゲナーゼ　[oxo-acid dehydrogenase]　=ケト酸デヒドロゲナーゼ

オクタコサノール　[octacosanol]　$C_{28}H_{58}O$, $CH_3(CH_2)_{26}CH_2OH$，分子量410.5。高級飽和一価アルコール。脂溶性。ブドウやリンゴの皮、小麦や米の胚芽などに微量に含まれる。ストレスへの抵抗性、持久力の向上、筋肉能力の亢進などの機能が報告されている。

オクタン酸　[octanoic acid]　$C_8H_{16}O_2$, $CH_3(CH_2)_6COOH$，分子量144.21。カプリル酸ともいう中鎖の脂肪酸。バターやパーム油、ココナッツ油に含まれ、特有のにおいをもつ。

オクタン酸エチル　[ethyl octanoate]　$C_{10}H_{20}O_2$, $CH_3(CH_2)_6COOC_2H_5$，分子量172.27。食品添加物の一つ。カプリル酸エチルともいう。無色透明でパイナップル様の香気を有する液体。香料として使われる。コニャック油中に含まれる成分の一つ。

オクチルアルデヒド　[octylaldehyde]　$C_8H_{16}O$, $CH_3(CH_2)_6CHO$，分子量128.21。レモングラス油中に存在し、レモン油、オレンジ油などの香料の調合に用いられる。水に微溶。エタノール、エーテルに可溶。

オクトピン　[octopin]　$C_9H_{18}N_4O_4$，分子量246.27。軟体動物、特にタコ、イカ、ホタテ貝などの筋肉組織に多く含まれるアミノ酸。分子構造はアラニン骨格とアルギニン骨格から成る。

オクラトキシン　[ochratoxin]　カビ毒の一種。南アフリカでトウモロコシを汚染した*Aspergillus ochraseus*培養液から得られたマイコトキシンである。Aのほか、B，C（オクラトキシンのエチルエステル）及び4-ヒドロキシオクラトキシンAが知られている。

おこわ　[okowa]　→赤飯，強飯

オサゾン　[osazone]　2分子のヒドラジン、例えば2,4-ジニトロフェニルヒドラジンがα-ヒドロキシアルデヒド、α-アミノケトン、α-ジケトン等のカルボニル化合物と縮合して生成するジヒドラゾンの総称。一般にオサゾンは水に難溶性の黄色結晶であることが多く、糖類の定性分析等でオサゾンの生成を調べる。

押出しコーティング　[extrusion coating]　接着剤を用いないで樹脂を異なるフィルムに貼り合わせる方法。押出ラミネート法ともいう。押出成形機により熱可塑樹脂の溶融塗膜を紙、プラスチックフィルム、アルミニウム箔や布などの基材の表面に加圧塗工する。使用樹脂としては、各種ポリエチ

レン，ポリプロピレン，ポリエチレンテレフタレート，ナイロンなど。

押出しラミネート法 [extrusion coating]
＝押出しコーティング

押し麦 [rolled barley]　　オオムギを精麦し，軽く蒸気で加熱し圧扁したもの。オオムギは皮が厚く堅いので消化が悪いが，押し麦にすると消化が良くなる。しかし，押し麦にする過程で漂白されるためビタミン B_1 が少なくなり，市販のオオムギにはビタミン B_1，B_2 が強化されている。

悪心 [nausea]　　＝吐き気

オステオカルシン [osteocalcin]　　分子中にγ-カルボキシグルタミン酸残基を含むカルシウム結合タンパク質で骨代謝のマーカー。骨芽細胞で合成され，ビタミンK依存性カルボキシラーゼの作用を受けて一部のグルタミン酸残基がγ-カルボキシグルタミン酸残基となり，骨に蓄積される。オステオカルシンは局所の石灰化調節や骨・体液間の Ca^{2+} 動態の制御等の生理的役割を果たす。腎臓で排泄されるため，腎不全では血中濃度が高値である。ビタミンKが不足すると，γ-カルボキシグルタミン酸残基への変換が不十分である未成熟なオステオカルシンの血中濃度が上昇する。骨の破壊（二次性副甲状腺亢進症）や骨代謝亢進時でも血中濃度が高値，骨軟化症，腎性骨異栄養症では低値となり，いずれの場合も骨は弱くなる。

オステオネクチン [osteonectin]　　17アミノ酸のシグナル配列に続く283から287のアミノ酸から成る一本鎖ポリペプチド。四つの領域から成り，塩基性低親和性カルシウム領域，10個のシステイン残基をもつ領域，プロテアーゼ感受性領域，親和性カルシウム結合部位をもつ領域が含まれる。骨組織のほか，軟組織，血小板，血管内皮細胞にも存在する。細胞外マトリックスと細胞との結合調節や細胞増殖に関与すると考えられている。

オステオプロテゲリン [osteoprotegerin]
→破骨細胞分化因子

オステオペニア [osteopenia]　　骨タンパク質合成の低下による骨減弱症。骨粗鬆症に進展する。加齢現象の一つ。

オステオポンチン [osteopontin]　　リン酸化糖タンパク質のサイトカイン。マクロファージに対する遊走活性をもつ。インターロイキン12（Th1反応を誘導する）産生の必須物質でもある。

オステオン　　＝骨単位

オストワルド粘度計 [Ostwald viscometer]
毛細管式粘度計の一種で，U字型のもの。一定の体積の液体の流下時間を測定し，ハーゲン・ポアズイユの式によって液体の粘度を決める。液状食品の中で比較的に低粘度の液体の測定に用いられる。

おせち料理 [new year's dishes]　　節(せち)は季節のかわり目の祝日，節句をいう。この日には神霊を迎えて供え物をし，人々も飲食を共にする習慣があり，この日の料理をおせち料理といった。いつのころからか正月料理を指すようになった。伝統的なおせち料理は昆布巻き，煮しめ，黒豆，田作り，数の子，紅白なます等で，ブリやサケなどの大魚が正月魚として購入され，焼き魚や雑煮としても供された。おせち料理には，喜ぶ（コンブ），祝い（紅白なます），豊作（田作り），健康長寿（豆），子孫繁栄（かずのこ），出世（出世魚ブリ）等の縁起をかついだ食材が使われた。現在では，肉や魚を使った西洋料理や中華風料理が取入れられ，おせち料理は伝統的料理から多国籍料理へ，家庭での手作りから調理済み食品の購入へと変容し，日常食との格差がなくなり，形骸化したものになった。

汚染 [pollution]　　自然状態では地表面や大気・水中に存在しないか，一定量存在する物質が，人間の活動によって，生態系の物質循環やエネルギーの流れに影響を与えた結果生じる物質の過剰や残留をいう。それが健康影響をもたらしたことで，注目されている。

汚染菌 [contaminated bacteria]　　食品や飲料水などに外部から混入した細菌。腐敗などの何らかの悪影響を与える場合に問題となる。汚染源としては，食品や飲料水に触れる器具や装置，人の手指，空気環境などさまざまなものが存在する。

汚染指標菌 [contamination index bacteria]
食品や飲料水が病原菌に汚染していないかどうかを病原菌そのものを調べるのではなく代わりに調べる細菌。赤痢菌やサルモネラ菌などの腸内病原菌の代わりに，比較的検査が簡便な大腸菌群や大腸菌，腸球菌などを調べる方法などが多用される。

汚染物質 [contaminant]　　人間の活動によって意図的に作り出した化学物質あるいはそれらから意図的に生じた化学物質。環境を汚染し，長期にわたって残留する場合がある。これらの化学物質は農作物，畜産物，水産物を汚染し，これを食するヒトの健康を害することになる。これらの化学物質には，有機ハロゲン化合物，金属，内分泌攪乱化学物質（環境ホルモン）がある。

オゾン [ozone]　　O_3，分子量48.00。殺菌力がある。空気（酸素）に紫外線を照射すると生成するので，その原理を利用してオゾン発生器が販売されており，食材や使用水の殺菌に利用されている。特有の臭気（オゾン臭）がある。

おたふくかぜ [mumps]　　耳下腺等の唾液腺におたふくかぜウイルス（ムンプスウイルス）が感染して発病する耳下腺炎。流行性耳下腺炎のこと。ムンプス，マンプスともいう。まれに髄膜炎，脳炎を起こす。学童前期に多く，思春期以降発病のおよそ20％は精巣炎である。潜伏期は2～3週間。生ワクチン接種で予防が可能である。頰が腫れおたふくのような顔になるのでこの言葉ができた。

オックステール ［ox tail］　ウシの尾部を意味し，剥皮した後，尾根部第1〜第2尾椎間で切断し尾椎末端を除去したもの．1本または尾椎間で切断したものが商品として流通している．尾骨筋，尾横突間筋，外背側仙尾筋などが骨に付着しており，特に尾根部には多い．尾椎節ごとに切り離し，スープやシチュー等に使われる．

オッズ比 ［odds ratio］　ある事象の発生する確率（P）と，その事象が起こらない確率（$1-P$）の比をオッズといい，オッズ比は2つのオッズの比である．ある集団で，ある要因に曝露した人数を曝露しなかった人数で割ったものを，曝露オッズという．症例対照研究の場合，集団全体での事象発生がまれなときには，症例群での曝露オッズと対照群での曝露オッズの比であるオッズ比をリスク比（相対危険度）の近似値として用いることができる．

落とし身 ［crushed fish meat］　水産練製品やすり身を作る工程の初期段階で得られ，頭と内臓を除いた魚を採肉機にかけ，骨や皮を除いた魚肉．

オニオンパウダー ［onion powder］　タマネギを薄く輪切りにし，食塩水に浸漬し，約60℃で酵素を失活しながら常圧乾燥した後，温度を下げて乾燥し，粉末にしたもの．肉料理などの生臭みを消すスパイスとして用いられる．

オニカマス ［barracuda］　スズキ目カマス科の硬骨魚．南洋海域に生息し食用とされる．時としてシガテラ（食中毒）の原因となるためドクカマスともいう．蓄積した毒素により温度に対する感覚異常（ドライアイスセンセーション）や顔面，四肢の麻痺を起こす．死亡例はない．→シガテラ食中毒

おにぎり ［rice ball］　握り飯，おむすびともいう．飯を握り固めた食べ物で，三角形や俵形に成形されることが多い．平安時代の強飯(こわいい)を握り固めた屯食(とんじき)が起源とされる．塩をまぶし，梅干とともに握るところから保存，携行に優れたため，室町時代以降の戦乱における兵食として，他方，一般の人々には旅行，行楽などの簡便な携行食として発達した．

尾肉 ［caudal meat（of fish）］　魚における肛門より尾部側の肉．クジラでは背びれから尾びれの付け根までの背部の肉のことを指し，尾の身ともいう．クジラのうち主にヒゲクジラから生産され，脂肪が網目状に分布しており，刺身用として珍重されている．

鬼節 ［dried bonito］　　　　=荒節
おねしょ　=夜尿症
おの実 ［hemp seed］　　　　=アサの実
尾の身 ［caudal meat（of fish）］　　　=尾肉
オバクラクトン ［obaculactone］　　　=リモニン
オピオイドペプチド ［opioid peptide］　ペプチド性のアヘン様作用を示す物質（オピオイド）の総称．哺乳類の中枢神経系や末梢組織には，特定の神経細胞から分泌され，オピオイド受容体と特異的に結合する内因性オピオイドペプチド（エンケファリン，エンドルフィン，ダイノルフィン等）が見いだされる．これらは，痛覚，体温，神経内分泌機能等にかかわると考えられている．

オヒョウ ［pacific halibut］　オホーツク，北米，大西洋などで捕獲され冷凍で日本に輸入される大型のカレイ．体長は2m近くに達するものも多い．日本の鮮魚店では丸ごとではなく切り身として販売される．刺身，鮨だね，煮付け，味噌汁の具のほか，ムニエル，フライ等にも利用される．また，塩蔵品やカマボコの材料にもなる．

おふくろの味 ［mom's home cooking］　手づくりされ，温かみのある「家庭の味」が感じられる料理をいう．最近では，必ずしも母親が作る家庭の味がする料理ばかりではなく，加工食品でもその性質をもつものもいう．その料理の多くは，日常食として日本の伝統的な食事の中で伝承されてきたものである．味噌汁をはじめとする汁物や肉じゃが，煮魚，野菜の煮付け，お浸しなどが挙げられる．

オプシン ［opsin］　網膜の視細胞に含まれる視物質のタンパク質部分．11-cis-レチナールと結合して桿体オプシンはロドプシンになる．錐体オプシンは，赤，緑，青の各色を区別するオプシンに分かれている．

オプソニン ［opsonin］　異物である粒子や菌体に結合することにより食細胞の食作用を高める血液や体液中の物質の総称．食細胞のもつFc受容体や補体C3b受容体に対応する抗体や補体成分C3bなどがある．菌体表層抗原に対する抗体は免疫オプソニンとよばれ感染初期の防御因子である．IgM抗体はIgG抗体よりオプソニン活性が高い．

オプトジェネティクス ［optogenetics］　光に応答して特定のイオンを細胞内に流入させるチャネルやポンプタンパク質（オプシンと総称される）を，主として神経細胞に発現させておき，外部から導入した光ファイバーなどを介して励起光を照射することによって神経の活動を制御する技術．組織特異的なプロモーターの支配下にオプシン分子を発現させれば，特定の神経系を限定的に光制御することができる．電気刺激に比べ刺激が目的外の神経に漏れず，薬物の微量投与よりも高い時間分解能で刺激を行うことができる．

オフフレーバー ［off-flavor；-vour］　=異臭

オブラート ［oblate；wafer paper］　ジャガイモデンプンやサツマイモデンプンを約10倍の水に溶き，85℃位の金属製円筒に薄く塗り，乾燥させて作った薄い透明なフィルム．デンプンが糊化されているので消化されやすく，飲みにくい薬の服用などに使われる．

オペレーター ［operator］　作動遺伝子とも訳

されることがあるように、タンパク質性の調節因子の結合や解離によりその下流のオペロンの転写を調節するDNAの機能単位。原核生物の転写調節における重要なシス因子。

オペロン [operon] Jacob FとMonod Jによってその存在が提唱された、ゲノム上に存在する機能的な単位。大腸菌の栄養学的解析を通して、代謝系の構造遺伝子群とその発現を制御する塩基配列部分とを合わせて一つの単位と考え、オペロンとした。主に原核生物にみられ、真核生物には基本的に存在しない。大腸菌には75程度のオペロンが存在し、誘導オペロン（ラクトースオペロンなど）と抑制オペロン（トリプトファンオペロンなど）の2種類に分けられる。

オボアルブミン [ovalbumin] アスパラギン結合型糖タンパク質。卵白における全タンパク質の約75％を占め、卵白アルブミンともいう。鶏卵から得られる標品は分子量45,000、等電点4.6。

オボインヒビター [ovoinhibitor] 鳥類に存在するプロテアーゼ阻害剤の一種で、分子量約50,000の糖タンパク質。トリプシンなど複数のプロテアーゼを同時に1分子で阻害する多頭型阻害剤で、微生物のプロテアーゼも阻害し、この点が、オボムコイドと異なる。

オボグロブリン [ovoglobulin] 卵白における塩可溶性であるグロブリン画分に属するタンパク質の総称。ニワトリでは全卵白タンパク質の約15％を占め、電気泳動的にG_1, G_2, G_3の3成分に分かれる。G_1はリゾチームである。

オボトランスフェリン [ovotransferrin] 卵白における全タンパク質の約10％を占め、分子量約70,000の鉄を含む糖タンパク質。コンアルブミンともいう。

オボビテリン [ovovitellin] 卵黄に存在する複合タンパク質の一種。アレルギーを誘発する成分として注目されている。

オボフラビン [ovoflavin] 1933年、Kuhn R（ドイツ），Gyorgy S（米国），Jauregg W（ドイツ）がそれぞれ卵白から抽出結晶化したビタミンB_2。ビタミンGとよばれたこともある。

オボムコイド [ovomucoid] 卵白における分子量約28,000、等電点3.9～4.5を示す糖タンパク質。耐熱性のトリプシンインヒビターである。キモトリプシンに対しても作用し、失活させるが、そのほかのトリプシン類似のセリンプロテアーゼには作用しない。

オボムチン [ovomucin] 卵白に多い。分子量約180,000の$α$オボムチンと分子量約450,000の$β$オボムチンが会合して、粘度の高い可溶性とゲル状の不溶性のオボムチンとして存在している。濃厚卵白のゲル状構造の維持や、卵白の泡の安定性に寄与している。

オミクス [omics] 生物学や生命科学において、さまざまな種類の分子や現象を網羅的・包括的に捉える際、ギリシャ語で"すべて""完全"の意味をもつ-ome（オーム）の接尾辞をつけて称される。遺伝子全体のセットを意味するゲノム（genome）の語は1920年代から提案されていたが、その後転写物全体であるトランスクリプトーム（transcriptome）、タンパク質全体であるプロテオーム（proteome）、代謝物全体であるメタボローム（metabolome）など、さまざまなオームが提案されている。それぞれのオームを解析することやそれらを対象とする学問分野のことを、"学問"を意味する接尾辞icsを付けて、ゲノミクス（genomics），トランスクリプトミクス（transcriptomics），プロテオミクス（proteomics），メタボロミクス（metabolomics）のようによび、これらを総称してオミクスという。これら4種のオミクス以外にも、非常に多様なオミクスが研究対象となっている。

オムレツ [omelet；omelette（仏）] 洋風卵料理。溶き卵に塩、コショウを加えたものをバターまたは油を熱したフライパンで加熱し、そのまま（プレーン）か詰め物をして巻いた料理。

ω酸化 [ω-oxidation] 脂肪酸のω末端（カルボキシ基の反対側の炭素）が酸化され、ジカルボン酸を生じる反応。脂肪酸は、いろいろな組織に取込まれ、一般的には$β$酸化によって酸化されるが、特殊な条件下で、また特別な脂肪酸は、$β$酸化以外にω酸化や$α$酸化を受ける。

ω3脂肪酸 [ω3 fatty acid] ＝n-3脂肪酸
ω6脂肪酸 [ω6 fatty acid] ＝n-6脂肪酸

思い出しバイアス [recall bias] 疾患発症の有無などの過去の経験に依存して、思い出しの精度が異なることに起因するバイアス。情報バイアスの一種。→バイアス

オランダミツバ [celery] セリ科の草木である。セロリー。→セロリー種子油

オリーブ油 [olive oil] オリーブの果肉（含油率40～60％）から採取される油脂。地中海沿岸諸国では代表的な食用油脂。オレイン酸含量が70％程度あり、酸化安定性が高い。いわゆる一番締めの油はバージンオイルとよび、独特の風味と色調を有し好まれる。

オリガナム [origanum] 和名オレガノ。ヨーロッパオレガノ（*Origanum vulgare* L.）は、ギリシャ、フランス、イタリアなど地中海沿岸に自生するシソ科の多年草。全草や葉を乾燥して、イタリア料理、特にピッツァやスパゲッティの調味用スパイスとして利用される。樟脳様の香気と辛味を有する。オレガノには、チモール、カルバクロールなどフェノール系モノテルペン化合物が含まれるため抗菌力が高く、駆虫、解毒、去痰、駆風薬としても利用されてきた。→オレガノ

オリガナム油［origanum oil］　オレガノの精油。精油量は1％以下。チモール、カルバクロール、カリオフィレン、ボルネオール、α-ピネン等が含まれる。沈静作用をもつことから、マッサージオイルや浴剤として利用される。ヨーロッパや中国では、頭痛、歯痛の鎮痛薬、疥癬症の治療薬としても用いられてきた。

オリゴグルタミン酸［oligoglutamic acid］　葉酸との結合体としてオリゴ（ポリ）グルタミン酸が存在することが報告されている。L-グルタミン酸ジエチルエステルに酵素パパインを作用させることによりオリゴグルタミン酸合成が可能である。新たな食品素材としての利用が期待されている。

オリゴサッカラーゼ［oligosaccharase］　オリゴ糖（オリゴサッカライド）を加水分解する酵素。代表的な酵素にスクロースをグルコースとフルクトースに加水分解するスクラーゼやマルトースを2分子のグルコースに分解するマルターゼがある。

オリゴデンドロサイト［oligodendrocyte］
＝希突起膠細胞

オリゴ糖［oligosaccharide］　単糖が2〜9分子程度脱水縮合した糖質。少糖ともいう。構成単糖の分子数により二糖、三糖、四糖などとよぶ。また構成糖の結合様式により、還元性を有するものと有しないものがある。二糖類ではスクロースとトレハロースは非還元性、マルトース、イソマルトース、ラクトース、パラチノース、ラクチュロースは還元性である。三糖類ではパノースは還元性、ラフィノース、ラクトスクロース、ケストースは非還元性、四糖類ではニストース、スタキオースが知られているが、いずれも非還元性である。→難消化性オリゴ糖

オリゴマー［oligomer］　一定の分子が構成単位となって2個、3個、4個結合したものをそれぞれダイマー（二量体）、トリマー（三量体）、テトラマー（四量体）という。明確な区分はないが、構成単位が数個から10個程度までの重合体をオリゴマーという。

オリザシスタチン［oryzacystatin］　稲の種子（米）の中から発見されたシスタチン。卵白シスタチンと同じような機能を有するシステインプロテアーゼ阻害剤の一つと考えられている。シスタチンは外界からの病原体の攻撃に対して生体を守り、ウイルス感染を防止する。オリザシスタチンはヒトの消化酵素を阻害せずに農業害虫や微生物の酵素を阻害するため、新しい生物農薬となる可能性がある。

オリザノール［oryzanol］　不飽和トリテルペンアルコール類のフェルラ酸エステルの総称。アルコール部としてシクロアルテノール、シクロアルタノール、β-シトステロール、カンペステロール、スチグマステロールなどが同定されている。これらのステロール類は血中コレステロール低下作用を示す。

オリジナルカロリー［original calorie］　畜産物や養殖魚等からの摂取エネルギー量を算出する場合、それらの食品そのものがもつエネルギー量ではなく、それらを飼育するのに要した飼料のエネルギー量。例えば畜産物の100 kcalは家畜のエネルギー効率を15％とすれば、そのオリジナルカロリーは、100/0.15＝667 kcalとなる。

オリゼニン［oryzenin］　米の主要なタンパク質で、希アルカリに溶けるグルテリンに属するタンパク質。栄養価は優れているが、リシンは少なく、トリプトファンやメチオニンもやや少ない。

オリフィス計［orifice meter］　簡便な流量計の一種。中央に円孔（orifice）のあるオリフィス板をはさんだ直管内に流体を通すと、流体は円孔を通過する際に流路の断面積が縮小して流速が増大し、下流での静圧が低下する。静圧低下は流量にほぼ比例するため、オリフィス板前後の圧力差を測定することにより、流量を知ることができる。

折り曲げテスト［folding test；bending test］　試験片の厚さ3〜5 mmの試料を用い、折り曲げて亀裂の発生の程度や速さをみる品質評価法。

オルガネラ［organelle；cell organelle］　主に真核細胞の細胞質内にほぼ共通に見いだされる機能をもつ構造体。細胞内小器官ともいう。閉鎖小胞膜で囲まれたリソソーム、ゴルジ体、ミトコンドリア、葉緑体、核などを狭義の細胞器官、細胞内骨格、粗面小胞体、滑面小胞体など連続した構造体も含めた広義の小胞体がある。

オルトフェニルフェノールナトリウム［sodium orthophenylphenolate］　$C_{12}H_9NaO \cdot 4H_2O$、式量246.25。白色、淡紅ないし紅色の粉末、薄片または塊で、特異な臭気を有する。o-フェニルフェノール $C_6H_5-C_6H_4OH$ を水酸化ナトリウム水溶液に溶解し、濃縮して得られる。柑橘類の防カビ剤として用いられ、柑橘類以外の食品での使用は禁止されている。

オルトホウ酸［orthoboric acid］　H_3BO_3、分子量61.83。一般にホウ酸のことをいい、正ホウ酸ともいう。静菌性をもつ。一部の国では食品の保存料として使用されているが、急性毒性があり、日本では使用が禁じられている。

オルトリン酸［orthophosphoric acid］　→リン酸

オルニチン［ornithine］　$C_5H_{12}N_2O_2$、分子量132.16。生体に存在する塩基性アミノ酸の一つであるが、タンパク質合成には使われないアミノ酸。アンモニア処理経路である尿素回路においてアルギニンの分解により生じる。

$$\begin{array}{c} COOH \\ | \\ H_2NCH \\ | \\ CH_2 \\ | \\ CH_2 \\ | \\ CH_2 \\ | \\ NH_2 \end{array}$$

オルニチン回路［ornithine cycle］　＝尿素回路

オルニチンカルバモイルトランスフェラーゼ
[ornithine carbamoyl transferase, OCT]　＝オルニチントランスカルバミラーゼ

オルニチンカルバモイルトランスフェラーゼ欠損症　[ornithine carbamoyltransferase deficiency]　オルニチントランスカルバミラーゼの欠損によるX連鎖半優性遺伝疾患。尿素回路の酵素異常症としては最も多い。高アンモニア血症を呈し、新生児期に痙攣、意識障害を起こして死亡することが多い。

オルニチン脱炭酸酵素　[ornithine decarboxylase]　＝オルニチンデカルボキシラーゼ

オルニチンデカルボキシラーゼ　[ornithine decarboxylase, ODC]　オルニチンを脱炭酸してプトレッシンを生成する反応を触媒する酵素。オルニチン脱炭酸酵素ともいう。分子量約50,000のサブユニットから成る二量体酵素で、補酵素としてピリドキサール5′-リン酸（ビタミンB_6）を必要とする。

オルニチントランスカルバミラーゼ　[ornithine transcarbamylase]　動物では肝臓のミトコンドリアに局在し、尿素回路に関連する酵素。オルニチンカルバモイルトランスフェラーゼ（OCT）ともいう。窒素代謝に重要な役割を果たす。ミトコンドリア内でカルバモイルリン酸とオルニチンからシトルリンを生成する反応に関与する。OCT活性の低下は血中アンモニア値の上昇（高アンモニア血症）を招く。

オレイン　[olein]　＝トリオレイン

オレイン酸　[oleic acid]　$C_{18}H_{34}O_2$, $CH_3(CH_2)_7CH=CH(CH_2)_7COOH$, 分子量282.47。二重結合は cis 型である。動植物のトリアシルグリセロールの構成脂肪酸であり、特に動物に多く存在する。

オレオオイル　[oleo oil]　＝オレオマーガリン

オレオマーガリン　[oleomargarine]　初期のマーガリンの原料となったオレオオイル（牛脂の低融点部分）の別名。マーガリンの米国での昔のよび名でもある。ウシの腎臓周囲脂肪組織から溶出し、分別した融点28〜34℃、ヨウ素価44〜48の脂肪。

オレガノ　[oregano]　シソ科の多年生草本（学名 Origanum vulgare）。ハナハッカともいう。葉は清涼感のある強い芳香とほろ苦さを有しトマトと相性がよい。精油の主成分はチモール、カルバクロールで抗酸化性や抗菌性を有する。極性成分のフェノール性カルボン酸やフェノール性配糖体に抗酸化性が知られている。抗変異原物質としてケルセチンがある。

オレキシン　[orexin]　視床下部で作用して摂食行動を促進させる因子として1998年に発見された神経ペプチド。その後の研究により、オレキシンには覚醒作用があり睡眠の制御にもかかわっていること、さらに報酬系も含めた統合的な役割を有することが明らかとなった。33アミノ酸から成るオレキシンAと28アミノ酸から成るオレキシンBがあり、Gタンパク質共役型受容体であるオレキシン1受容体、オレキシン2受容体を介して、これらの受容体を発現する細胞において興奮作用を発揮する。

オレタチ　[oretachi]　オレンジと耐寒・耐病性の強いカラタチとの細胞融合法による体細胞雑種。果実は、完熟するとオレンジと同程度の大きさになり、果皮もオレンジ色である。果皮はやや厚く、有機酸の含量が高く、カラタチ特有のフレーバーがあり、オレンジより風味が劣るといわれている。

オレンジジュース　[orange juice]　100％オレンジ果実の搾汁。搾汁を濃縮しないストレートタイプと濃縮した搾汁に水を加えて搾汁時の濃さに調製した濃縮還元タイプがある。→ジュース

オレンジピューレ　[orange puree]　オレンジの果実を破砕して裏ごししたもの。果肉分がなめらかに微細化され、粘稠な食感と濃厚感がある。ネクターなどの原料として用いられる。→ネクター

オレンジミート　[orange meat]　鮮度良好な凍結カツオを原料とした缶詰で発生するオレンジ（黄褐）色の変色肉。急速な解凍硬直により、アデノシン5′-三リン酸（ATP）やニコチンアミドアデニンジヌクレオチド（NAD）の消失が解糖反応を中断させ、筋肉中に多量のグルコース6-リン酸とフルクトース6-リン酸を蓄積する。これらの糖化合物が殺菌加熱時にエキス中のヒスチジン等のアミノ酸化合物とメイラード反応を起こすため発生する。魚体を予冷し、緩慢凍結することで防止できる。

悪露　[lochia]　産褥中に子宮、膣から排出される分泌物。分娩直後は血液であるが次第に血液は減少、4〜5日から子宮内創傷の治癒に伴い褐色となり、産褥3週末まで続くが腐敗面が感染すると悪臭を示す。

おろしチーズ　[grated cheese]　粉チーズ、または塊のチーズを使う前にチーズおろし器等でおろしたもの。パルメザンチーズなど硬質チーズが用いられる。

オロソムコイド　[orosomucoid]　＝a_1酸性糖タンパク質

5′-オロチジル酸　[5′-orotidylic acid]　$C_{10}H_{13}N_2O_{11}P$, 分子量368.19。核酸の構成単位としては見いだせないが、オロチジン5′-リン酸デカルボキシラーゼで脱炭酸し、核酸の構成単位である5′-ウリジル酸を生成する。

オロチジン　[orotidine]　$C_{10}H_{12}N_2O_8$，分子量288.21，三文字記号 Ord（一文字記号 O）。オロチン酸と D-リボースとから成るヌクレオシド。アカパンカビ *Neurospora crassa* より得られる。

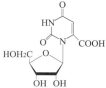

オロチン酸　[orotic acid]　$C_5H_4N_2O_4$，分子量156.10。6-カルボキシウラシル，オロト酸ともいう。牛乳中の核酸の10％を占める。ピリミジンヌクレオチドの生合成の中間体で，ホスホリボシル化されてオロチジル酸を生成する。この反応の先天的障害によるオロト酸尿症が知られている。ビタミン様作用物質の一つとされる。

オロト酸　[orotic acid]　＝オロチン酸

オングストローム　[angstrom]　光の波長を表すのに用いられた長さの単位。記号は A または Å。1mの百億分の一，1μmの1万分の一。10^{-8}cm，0.1nm。スペクトル分析で知られる物理学者 Ångström AJ（スウェーデン）に因んでつけられた。1868年にオングストロームが太陽のスペクトルの波長を記載するのに用い始めたもので，結晶の格子間距離や原子・分子の大きさ等，10^{-8}cm 程度の長さを示すときにも使用される。

オンコジーン　[oncogene]　＝がん遺伝子

温泉利用型健康増進施設　運動型健康増進施設に健康増進を目的とした温泉利用を実践するための設備の配置や，温泉利用の指導者が整備されている施設。厚生労働大臣が認可する。

温中枢　[heat center]　暑さに対応した調節を行う視床下部領域を指す語。動物の脳の特定領域で，そこを破壊すると，熱放散が障害され，高体温になり暑さに対する体温調節ができなくなる領域。前視床下部の正中線付近にあり，暑さや加熱刺激に反応して，熱あえぎ，発汗，血管拡張等によって放熱を促進して体温調節を行う。

オンチョム　[onthom；oncom；ontjom]　インドネシアで作られる発酵食品。落花生油の搾り粕やおから等を *Neurospora* 属のカビで発酵させたもの。

温度管理　[temperature control]　食材料の品質保持，調理後の菌の繁殖を防ぐための保存温度，おいしさを保つための供食温度などの温度管理。

カ

窩〔か〕 [crypt] 　一般には生体内のくぼんだ部分を窩という。(例：ダグラス窩，網膜の中心窩等)消化管上皮が落ち込んだ管状の部分も窩という。消化腺の形成の時に生じる。

加圧解凍 [pressure thawing] 　水の特異な物性の一つとして，圧力をかけると融点が下がるという性質がある。この性質のため，圧力をかけることで解凍が可能となる。→空気解凍

加圧蒸煮 [pressure cooking] 　$0.5～1 kg/cm^2$ の蒸気圧下での加熱処理。クッカーまたはレトルトなどの圧力容器を用い，加熱温度は100℃以上となり，魚，食肉，硬い豆などの調理または前処理に適する。缶詰用のマグロでは103～105℃，160分前後，コンビーフ用の牛肉では115～120℃，60分前後，ゆであずき用のアズキでは105℃，100分前後である。蒸煮時に圧力をかけない常圧蒸煮法に対して処理時間が大幅に短縮される。加圧蒸煮以上の蒸気圧による加熱処理を高圧蒸煮という。

加圧滅菌 [autoclaving] 　オートクレーブとよばれる耐圧耐熱装置を用いて，飽和水蒸気中で121℃，2気圧，15分以上(通常20分)の加熱により滅菌を行うこと。乾熱滅菌の高温で変形，あるいは燃えてしまうもの(樹脂製品器具，濾紙等)や，蒸気にさらされるため，水分を含む培地等の滅菌に最も適している。逆に，濡れると都合の悪い器具には不向きである。家庭用の圧力鍋も一種のオートクレーブである。

加圧冷却 [pressure cooling] 　缶詰，レトルト食品等の加熱殺菌工程終了時の冷却の方法。差圧予冷ともいう。加熱終了時の急激な圧力低下は，密封容器内外の圧力差による機械的損傷を招く場合があるため，適度な加圧によって容器内外の圧力を均衡させつつ冷却する。連続殺菌装置では，加熱装置の出口に，底部静水圧10m程度の水を満たした円筒を設け，製品がコンベアーにより水柱内を上昇する間に冷却しながら夕圧も下げていく方式がある。

加圧濾〔ろ〕過 [pressure filtration] 　大気圧以上の圧力をかけて行う濾過の方式。操作圧力は $3～5 kg/cm^2$ が多い。各種液体ポンプや圧縮空気を用いる。ほとんどがバッチ式であるが，最近では連続式のものも実用化されている。濾過速度が大きいこと，単位濾過面積当たりの床占有面積が小さいこと，装置が比較的安価なこと，濾液が揮発性あるいは高温の場合にも適していることなどの利点がある。一方，欠点は濾液の除去に労力を多く要することで，高濃度スラリーの濾過には適さない。→減圧濾〔ろ〕過

カード [curd] 　乳酸菌やレンネットの働きで凝固した牛乳のゲル。これを砕いたり，熱を加えて水分(ホエイまたは乳清という)を抜き，チーズを作る。

カード張力 [curd tension] 　カードの硬さを指数で示したもの。乳児に対する乳の消化性や適性などを表す。

カードテンションメーター [curd tension meter] 　カード張力の測定機器。ばねの先端に取付けたカードナイフをカードに圧入し，ナイフに生じる抵抗を測定する。

カードボードオフフレーバー [card board off-flavor] 　ビール製品の劣化によって感じられる異臭。カードボード臭ともいう。原因は，trans-2-ノネナールを中心とするカルボニル化合物であるとされる。ビール麦芽中のリポキシゲナーゼ(LOX)の作用で劣化前駆体が製造中に作られ，製品保存中にtrans-2-ノネナール等に変化すると考えられている。麦芽を熱風乾燥する焙燥工程をコントロールしLOX活性を減じたビールが開発されている。

カードボード臭 [card board off-flavor] 　=カードボードオフフレーバー

カードメーター [curd meter] 　元来は乳カードの硬さを測定するための装置。一般のゲル状食品の破壊強度や粘稠度などの測定にも利用されている。バネで吊した力の検出部，力の記録部及び試料を上昇させる駆動部から成る。試料を可動台板にのせて一定速度で上昇させ，試料の上面が力の検出部に取り付けた感圧軸の下端を押し上げバネが短くなり，この時のバネの長さの変化から感圧軸にかかる力が検出できる。ひずみ計で力の変位を記録する方式もある。

カートン [carton] 　折畳みのできる板紙製の小形ボックス。ボール[紙]箱ともいう。箱の底部は差し込み，糊貼り，テープ貼りのほかに底部が自動的に組み上がるオートロック，4枚のフラップを折り込んで底を組み立てるスナップロック等がある。上部のシールも差し込み，糊貼り，テープ貼り

等がある。板紙には化学パルプの多い高級品から，故紙の多い白ボールまである。

カーフ [calf]　＝子牛

カーラント [currant]　ヨーロッパや北米で主に栽培されている房状の実をつける小果樹の一種。果実色からブラックカーラントとレッドカーラントに大別されるが，それぞれに多くの栽培品種がある。和名では房スグリ。ブラックカーラントは糖含量が高く，ビタミンC含量も比較的多く含まれることから，生食されるほか，飲料としても利用される。また，レッドカーラントは酸味が強く，その果汁がゼリー等の原料として用いられる。

ガーリックソーセージ [garlic sausage]　加熱殺菌を行ったスモークソーセージの一種で，ニンニクの風味を強く出したフランクフルトやボロニアと類似したソーセージ。

ガーリック油 [garlic oil]　ニンニクの風味を溶かし込んだシーズニングオイル。ニンニクを生のまま，あるいは焦がすことで風味は大きく異なる。→シーズニングオイル

カール・プライス反応 [Carr–Price reaction]　食品中ビタミンAの定量反応。三塩化アンチモンによる青色発色（吸収極大620 nm）により定量する。一方，肝油等ビタミンAが多量に含まれる食品においては，全トランス型の吸収極大（350 nm）によって比色定量する場合もある。

カイアポイモ [caiapo]　ブラジルのカイアポ山地に自生する白甘藷（white-skinned sweet potato）の一種。紀元前2500年頃に栽培が始まったとされている。食用だけでなく，糖尿病の民間療法薬として栽培されてきた歴史がある。栄養価に優れ，カリウム，鉄，食物繊維を豊富に含んでいる。近年，インスリン分泌促進とインスリン抵抗性の改善作用のあることが糖尿病患者で報告され，主な有効成分は，皮部分に多く含まれる分子量約22,000の糖ペプチド（糖タンパク質）とされている。日本でもこうした効果を期待して，主に薬用に栽培され始めている。

外因性窒素代謝 [exogenous nitrogen metabolism]　食事タンパク質に直接由来すると考えられるタンパク質代謝。生体におけるタンパク質代謝の最終産物としては，尿素，尿酸，クレアチニン及びアンモニアがあり，これらはいずれも尿中に排泄される。そのうち，尿酸，クレアチニン等は摂取されたタンパク質量にかかわりなく一定量が排泄され，これを内因性窒素代謝という。一方，タンパク質摂取量が増加すると，尿中に排泄される尿素量が増加する。これはタンパク質の多くは体内に吸収されたのち，さまざまな体成分に合成されるが，一部は，そのまま尿中に，主として尿素となって排泄されることに由来する。この代謝を外因性窒素代謝という。この考え方は，Folinが発見し提唱したタンパク質代謝の二元論に基づいており，無タンパク質食摂取時に排泄される窒素総量の大部分は，内因性窒素代謝によるもので，タンパク質必要量を求める際の基本的な値となる。→内因性窒素

外因性尿中窒素 [exogenous urinary nitrogen]　無タンパク質食を摂取した場合でも尿中には窒素化合物が排泄される。これらの窒素を内因性尿窒素とよぶ。尿中に排泄される窒素のうちこの内因性窒素を差し引いた食事由来の窒素を外因性尿窒素という。

外果皮 [exocarp]　果皮は，種子を保護するもので，めしべの子房壁が変化したものであり，外果皮，中果皮，内果皮より構成されている。スイカは最も外側の緑色部分を，モモでは薄い皮の部分を外果皮という。

回帰 [regression]　遺伝学者Golton F（フランス）は，スイトピーの研究で，親の種子の直径を横軸に，子のそれを縦軸にとると親がばらつくほどには子はばらつかず，子は平均近傍に集まる（退行する）ことを報告した。これを平均への回帰とよんだ。

回帰係数 [regression coefficient]　回帰分析によって求められた回帰式の独立変数の係数。

回帰直線 [regression line]　散布図で見た2変量の関係が，楕円形で，長軸方向に直線の当てはめが想定できるとき，最小二乗法的に求めた一次式をいう。x軸は独立変数で誤差は考えない。

回帰分析 [regression analysis]　ある変数上の測定値の変動が，他の変数の測定値の変動によってどの程度説明されるかを分析する手法。

回帰方程式 [regression equation]　線形回帰モデルにおける従属変数の期待値に関する方程式。

塊茎 [tuber]　ジャガイモ，ヤマノイモ及びキクイモのような地下茎に栄養素が貯蔵され，肥大したもの。ここから新芽が多数発生する。貯蔵物質は主にデンプンであるが，キクイモではイヌリンである。

壊血病 [scorvy；scorbutus]　ビタミンC欠乏症。コラーゲンなど細胞間物質の生成障害のために起こる。出血傾向が最も特徴的で，口腔粘膜の変化，無力症，貧血，骨粗鬆症等の症状を呈する。メラー・バロー病は乳幼児にみられる小児壊血病。

解膠 [peptization]　ある種の電解質溶液を用いコロイド沈殿を分散させてコロイド溶液（ゲル）の状態にすること。ペプチゼーションともいう。この際に用いられる薬剤を解膠剤またはペプタイザー（peptizer）といい，その作用はコロイド沈殿粒子に吸着，あるいは粒子表面に電化を与える等から，凝結コロイドがゲル化する。ゼラチン等の親水コロイドはこの例であり，可逆コロイドとよばれる。

解硬 [resolution of rigor]　死後の筋肉では，

ATPが消失し,筋小胞体の機能が低下することにより,細胞内のCa^{2+}濃度が上昇する。これにより筋肉が一度限りの収縮を起こし,硬直する。しかし,これをさらに貯蔵すると徐々に軟化する。この軟化現象を解硬または硬直の解除という。この現象が起こるのは,ATPが消失した後で,しかも,筋小胞体によるCa^{2+}回収のない状態である。したがって,これは生きている筋肉の弛緩とは別の現象である。この原因としては,Ca^{2+}によるものとプロテアーゼによるものがある。Ca^{2+}は非酵素的にZ線を脆弱化させ,硬直複合体のアクチン-ミオシン間結合を弱めるとされている。カルパインやカテプシンLなどの筋肉プロテアーゼは酵素的にZ線を脆弱化させ,コネクチンを切断するとされている。こうしたCa^{2+}とプロテアーゼの働きにより,筋原線維構造が脆弱化して解硬が引き起こされる。

開口分泌 =エキソサイトーシス

介在配列 [intervening sequence] →イントロン

開始コドン [initiation codon] mRNAからタンパク質合成の開始を指定するコドンのこと。合成するタンパク質に対応するコドンフレームのうち,リボソーム結合部位(シャイン・ダルガノ配列等)以降最初に現れるコドンのことで,AUG(メチオニン),まれにGUG(バリン)やAUA(イソロイシン)等がある。

概日リズム [circadian rhythm] 概ね24時間を周期とする生理リズム。サーカディアンリズムともいう。睡眠・覚醒,体温,栄養物の摂取,消化・吸収,代謝,排泄,ホルモン分泌等ほとんどすべての行動・生理機能にみられる。約24時間で1回転する内因性の概日時計によって支配されているが,通常は一日周期で変化する環境因子(明暗,温度,食餌など)によって24時間に同調され,日周リズムを刻む。"時差ぼけ"は概日時計と環境因子の同調が一時的にずれた状態である。哺乳類の中枢の概日時計は視床下部視交差上核に存在し,主に光によって同調される。末梢組織にも概日時計は存在し,食事等の刺激環境因子の影響を強く受け,組織における代謝などの日周変動を制御する。*PER, CRY, CLOCK, BMAL1*などの時計遺伝子の相互的な転写制御により,リズム発振が行われる。

海獣 [sea animal ; sea mammal ; marine mammal] 海に棲む哺乳動物。一般にはラッコ,アザラシ,オットセイ,アシカ,トド,セイウチ等を意味し,クジラやイルカは含まない。ラッコ,オットセイの毛皮は高級品として取扱われる。日本では食用としてはほとんど利用されないが,イヌイットはアザラシを重要な食料としてきた。

海獣油 [sea mammal oil] ラッコ,アザラシ,オットセイ,アシカ,トド,セイウチのほか,クジラ目に属するすべてのクジラの体油。ただし狭義には,クジラ油(鯨油)を除く上記哺乳動物油を指す。鯨油中にはドコサヘキサエン酸(DHA)が6～8%含まれる。また,ミンククジラではエイコサペンタエン酸(EPA)が10%以上含まれている。アザラシ油中には*n*-3系のドコサペンタエン酸(DPA)が多く含まれることから,機能性脂質としてカナダ等で利用される。→魚油

外種皮 [testa] 種子は1～2枚の膜で被われており,種皮が2枚のものは,外側から外種皮,内種皮という。ギンナンの外種皮は,多肉質で異臭を発生する黄褐色の部分である。また,ザクロでは種子の周りの甘く,酸味のあるゼリー状の部分であり,これを食用としている。

外食 [eating-out] 家庭外でする食事。外食は江戸時代,江戸,大坂,京都など都市部に発展した。特に,そば,うどん,鮨,天ぷらなどは,今でいうファーストフードともいえる庶民の外食であった。明治期以降には,西洋料理店,中国料理店が加わる。デパートの食堂が発達する1920～30年頃は,女性や子供が外食するようになるが,外食が一般化・日常化するのは,1970年代以降,ファミリーレストランやファーストフード店が登場してからである。

外水様卵白 [outer thin albumen] 殻付卵で濃厚卵白と卵殻膜の間に存在する流動性がある卵白。外部からの衝撃緩和の役割を果たしている。全卵白に対する割合は23.2%で,内水様卵白,濃厚卵白に比べて水分量や灰分量が多い。→水様卵白

会席料理 [*kaiseki ryori*] 江戸時代文化文政期の町人文化の向上につれて"五歩一楼,十歩一閣"と盛行した料理茶屋の酒肴中心の料理様式。会席とは,もとは俳諧の席を指し,ここで会の終わりに酒などが出されたことが端緒とされる。吸物,口取肴,刺身などの酒と肴に始まり,一汁一菜または二菜の飯と菜で終わる構成である。これは,本膳料理,懐石料理などが"飯と菜"を主体とするのに対し,"酒と肴"を楽しむ遊興的なもので,料理も料理本来の味覚を重視した実質的なものとなる。また,膳組や作法にも特別にきまりがなく料理は1品ごとに時系列で供される不定形の料理様式といえる。

懐石料理 [*kaiseki ryori*] 室町時代,村田珠光(じゅこう)に始まり,武野紹鴎(じょうおう)に引き継がれ,千利休により大成する茶の湯の料理。初期には"会席"の語が用いられたが,茶の湯が禅の影響を強めるにしたがい,温石を懐に抱いて空腹を凌ぐとの故事に習って"懐石"の語となった。懐石料理は本膳料理をその源とし,はじめは二の膳,三の膳などの贅(ぜい)を競うが,次第に,儀礼的,遊興的要素を排除した簡素で合理的な様式となる。すなわち,利休は,懐石の基本を一汁二菜または三菜と規定し,併せて,侘茶(わびちゃ)にふさわしい茶礼を整えた。やが

て，一汁三菜（向附・煮物・焼物）の骨格に，酒肴の吸物，八寸を加えた形式が主流となって定着する。旬を尊び，技巧を排し，料理本来の味覚を基本とするもので，精進料理とともに，禅の精神性に合理性を融合させた料理様式といえる。

海藻 ［seaweed；marine algae］　一般に海中に生育する目視できる藻類。現在，世界中には約8,000種の海藻が知られている。日本の近海では1,200種程が生育し，緑藻類約220種，褐藻類約270種，紅藻類約670種に大別される。食用海藻をsea vegetable という。アマモのような水生の顕花植物は海草とよばれ区別されている。

回虫 ［roundworm］　消化管寄生線虫。経口摂取した成熟虫卵は小腸上部で脱嚢（だつのう）して幼虫となる。多数寄生すると腸閉塞を起こすことがある。また，胆管内に迷入し閉塞性黄疸を生じる例もある。

害虫抵抗性（耐性）作物 ［lepidopteran resistant crop］　農作物を食害するガの幼虫等の害虫に対する天敵微生物であるバチルスチューリンゲンシス（*Bacillus thuringiensis*）から，それらの特定の昆虫のみを殺すタンパク質（Bt毒素）を作る遺伝子（*Bt* 遺伝子）を取出し，これを農作物に導入し，Bt毒素を産生させることで鱗翅（りんし）目害虫（アワノメイガ等）に対して抵抗性を付与した遺伝子組換え作物。トウモロコシや綿花等で実用化されている。害虫に強い農作物を栽培すれば，殺虫剤の散布回数や使用量を減らせることが利点となる。→遺伝子組換え作物

貝中毒 ［shellfish poisoning］　貝による食中毒。麻痺性貝毒や下痢性貝毒等の毒素を蓄積した食用の二枚貝，巻貝類を食べて起こす場合と，巻貝の唾液腺のような有毒成分を含んだ部位を誤って食べて中毒を起こす場合がある。→サキシトキシン，フェオホルビド

回腸 ［ileum］　小腸のうち，十二指腸，空腸に続く部分で，小腸全体の肛門側3/5が回腸である。終末は回盲弁で盲腸につながる。回腸の壁構造は内側から粘膜，粘膜固有層，筋層となっている。粘膜の表面には無数の絨毛があり，表面積を増やして消化吸収を効率よく行う構造になっている。粘膜固有層には栄養素を吸収するための毛細血管やリンパ管，リンパ組織が発達し，消化管の局所免疫にも深くかかわっている。小腸の運動は筋層の収縮によって生じ，腸内容を大腸に輸送する。

回腸炎 ［ileitis］　主に回腸末端に炎症を来した状態で，感染性と非感染性に分けられる。感染性回腸炎としてはエルシニアの感染による一過性の回腸末端炎がある。また，非感染性回腸炎にはクローン病（肉芽腫性大腸炎）による慢性の炎症等がある。

回腸横行結腸吻合 ［ileotransversostomy］　切除不能の上行結腸癌に対してバイパス目的で行われる手術で，通常は回腸と横行結腸を側側吻合する。手術後，食物は上行結腸を通らずに，回腸から直接横行結腸に流入する。

回腸導管増設術 ＝回腸ろう〔瘻〕造設〔術〕
回腸ろう〔瘻〕造設〔術〕 ［ileostomy］　腸管利用尿路変向術。回腸導管造設術ともいう。膀胱癌を全摘した患者の回腸末端15 cmを導管とし，下腹部に小孔（ストーマ）をつくり集尿路を貼付する。高齢者の尿路管理が容易となるが，逆流防止機構がないため腎盂炎，ストーマ周囲炎，狭窄等の合併症を起こしやすい。

外的基準 ［external criterion］　測定対象としている真の値を反映することがわかっている基準となる値で，新しい測定方法の妥当性を検討するために用いる。

回転粘度計 ［rotational viscometer］　円筒，円錐，円板などの回転を利用して粘度を測定する装置。外筒を一定角速度で回転させ，外筒と内筒の間隙に入れられた液体の粘性のために内筒も回転し，ある角度だけ回ったところで止まる。この角度から試料液体の粘度が算出される。共軸二重円筒回転粘度計，単一円筒回転粘度計（ブルックフィールド粘度計），円錐一平板回転粘度計，円板回転粘度計などがある。比較的広範囲の粘度の液体の測定が可能。非ニュートン流体の測定に適する。→ビスコグラフ

回転ポンプ ［rotary pump］　回転子の等速回転を利用したポンプ。吐出し量の変動が少なく，また吸込み弁及び吐出し弁を必要としない。広範囲の粘性流体に適用できる。ただし，固体粒子が懸濁している液体では摩耗の恐れがあるため不適。腐蝕性の液体も要注意。

解凍 ［defrosting；thawing］　熱を加えて，冷凍状態にある食品を解かして元に戻すこと。常温や冷蔵庫内で自然解凍や，電子レンジ（マイクロ波加熱装置）解凍が通常使用される。

解糖 ［glycolysis］　ATPの生成を伴ってグルコースをピルビン酸に2分割する代謝経路。この経路は10種類の細胞質に存在する酵素によって触媒され，すべての中間体はリン酸化化合物である。炭素数6のグルコースが10段階の反応過程で炭素数3のピルビン酸2分子にまで分解される。その過程で生成したエネルギーはATPとNADHの形で保存される。解糖系はほとんどの生物に存在し，どの組織もグルコースを利用する。特に脳ではその要求量は大きい。解糖はグルコース代謝の主要な経路であるのみならず食事に由来するフルクトースやガラクトースや他の糖質の代謝にも関係している。低酸素でも活動のためにエネルギーを生成する骨格筋（特に白筋組織）やミトコンドリアのない赤血球では嫌気的解糖によって糖質から乳酸を生成する。酸素が存在する好気的条件下で生成されたピルビン酸はミトコンドリア中に取込まれ，アセチルCoAに変換

された後に，クエン酸回路によってCO_2にまで酸化される。解糖の準備期には2 molのATPを必要とし，グルコースを開裂して2分子のグリセルアルデヒド3-リン酸を生成する。

解糖系　[glycolytic pathway]　エネルギー獲得のためのグルコース分解機構。エムデン・マイヤーホフ経路，嫌気的解糖系ともいわれ，ほとんどの生物で行われている。最終産物は，乳酸あるいはピルビン酸である。→解糖

解糖系エネルギー供給　[glycolytic energy supply]　解糖系で得られるエネルギー（ATP）は，グルコース1分子当たり2分子である。しかし，解糖系における最終産物の乳酸やピルビン酸は，好気的条件下で多くの代謝過程と共役して大量のATPを生成する。

解凍硬直　[thaw rigor]　死後硬直前に凍結し貯蔵された肉を解凍したときに肉が収縮する現象。魚体を丸ごと凍結した場合には，骨や皮で肉が固定されているので解凍において硬直するものの収縮は起こらない。

外套細胞　[satellite cell]　→サテライト細胞

解凍装置　[defrosting machine]　食品の解凍に用いる装置。マイクロ波加熱装置，高周波加熱装置や通電加熱装置等を用いて解凍を行うことができる。マイクロ波では材料表面で熱にかわり，内部に伝熱による熱移動で解凍が進行する。冷蔵庫解凍と電子レンジ解凍を組合せた装置が実用化されている。高周波解凍装置では，高周波の波長は，マイクロ波に比べて長く，食品内部に入りやすく効率的解凍が可能であることが報告されている。通電加熱解凍は数MHz～数Hzの周波数の交流電気を用いて，電気的に解凍を行うもので，マイクロ波では電磁波が材料の内部まで浸透しないため均一加熱が望めないが，通電加熱では対象の食品の固体状態での電気伝導度が液体とほぼ同一か大きければ均一解凍が可能である。

外套膜　[mantle]　軟体動物における内臓塊を包む筋肉質の膜。頭足類の外套膜は円錐形または袋状で筋肉が厚い。ヒザラガイ類では殻板を，斧(ﾌ)足類，腹足類，掘足類では貝殻を分泌し，イカ類では石灰質の甲または膠(ﾆｶﾜ)質の軟甲が外套の内側に分泌される。

回答率　[response rate]　ある集団に調査表を配布し回収された調査表の配布数に対する割合。回答率が低いと調査結果の信頼性が低下する。

貝毒　[shellfish poison；shellfish toxin]　主に二枚貝（ホタテガイやアサリ等）が毒素をもった植物プランクトンを餌として食べることにより，体内に蓄積した毒。その症状により麻痺性貝毒や下痢性貝毒，神経性貝毒，記憶喪失性貝毒に分類され，複数の毒成分群から成る。これらの毒成分は，熱に強く加熱調理によって毒性が弱まることはない。

外毒素　[exotoxin]　＝菌体外毒素

カイ二乗検定　[chi-square test；χ square test]　χ^2分布にしたがう検定統計量を用いる検定法。確率分布の適合度の検定，独立性の検定が重要。一般的には分割表（特に四分表）の独立性の検定を指すことが多い。

外乳　[perisperm]　→内[胚]乳

介入研究　[intervention study]　対象者のある側面を研究者が意図的に変化させる（介入する）ことにより，原因（変化させた要因）と結果（疾患等）との関連を調べる疫学研究の一つ。予防や治療上の仮説を検証するために実施される。個々の人を対象として介入する場合（ランダム化比較試験等）と，集団全体を対象として介入する場合がある。→実験疫学

海馬　[hippocampus]　大脳辺縁系の一部で脳幹に近い部分。比較的短い時間だけ記憶を保持する機能をもち，記憶の獲得と再生にかかわる。認知症では海馬のアセチルコリンの低下がみられる。ヘルペス脳炎など両側の海馬に障害が起こると記憶力障害を来す。

外胚葉　[ectoderm]　着床した有精卵は，子宮内膜の中で細胞分裂を繰返しながら内層の胎芽葉の胎児となる部分と，外層に栄養胚葉の胎盤となる部分とに分化する。胎芽胚葉は外層の外胚葉，中層の中胚葉と内層の内胚葉の細胞群に分化する。外胚葉から中枢や末梢の神経系，表皮，毛髪，爪，下垂体前葉，眼，耳，鼻等が形成される。

灰白髄炎ウイルス　[poliovirus]　＝ポリオウイルス

貝柱　[adductor muscle（of scallops）]　二枚貝の閉殻筋。左右2枚の貝殻を閉じるための筋肉であり，ハマグリは前後に同じ大きさの閉殻筋をもつ。一方，イガイ等では前閉殻筋は後閉殻筋に比べて著しく小さく，ホタテ貝では前閉殻筋は退化し，後閉殻筋だけが発達して中央に位置している。閉殻筋の収縮により，貝殻はほとんどエネルギーを消費しないで長時間収縮していることができる。加工品として珍重されるホタテ貝，イタヤ貝，タイラ貝などにはグリシン，アラニン等の遊離アミノ酸が多く，それらが主な呈味成分となっている。

外部環境　[external environment]　外部から生体に影響を与えるすべての環境。温度や湿度，気候等の自然環境のほかに，騒音や振動，通勤距離等の生活環境，労働強度や労働内容等の労働環境，自分を取巻く人間関係等さまざまである。また高齢者などADL（日常の生活活動のレベル）が低下した場合には，住環境（便利な所か否か），居住内環境（バリアフリーか否か），生活を支援してくれる人がいるか否か，独居か否か等も直接・間接的に生体に影響を及ぼす要因になる。外部環境がストレスとなり疾病を引き起こす場合も少なくない。

灰分 [ash] →粗灰分
回文構造 [palindrome] ＝パリンドローム
回分精留 [batch rectification] 蒸留缶に入れた原液から成分を留出させる方式。バッチ精留ともいう。1回ごとに操作を終了する。蒸留缶残液の低沸点成分は操作回数が増えるともに減少する。一定還流比で所定の平均濃度で留出させる定還流操作と，還流比を漸増させながら，留出液中の着目成分の濃度を一定に保つ定留出組成操作がある。
回分操作 [batch operation] ＝バッチ法
回分抽出 [batch extraction] 1回ごとに操作を終了させる抽出操作（バッチ法）。バッチ抽出ともいう。装置，操作は簡単で，実験室規模ではもっぱら用いられる。抽出性の悪い物質の抽出や抽出率の差が小さい2種以上の物質の分離には不適。連続抽出法や向流分配抽出法に対比される。
回分発酵 [batch fermentation] →連続発酵
外分泌 [exocrine；external secretion] 生体内でつくられた分泌物を体表，消化管管腔，呼吸器系管腔等の外界に放出すること。内分泌では分泌物が血液に放出されることに対応する用語。外分泌を行う細胞が集合して外分泌腺を形成する。外分泌細胞は一般に分泌顆粒を開口放出するが，細胞質の一部がちぎれて放出される様式（アポクリン分泌）や細胞全体が放出される様式（ホロクリン分泌）がある。放出される分泌物は多岐にわたり，主に水と無機塩類を分泌するもの（汗腺），主に酵素タンパク質を分泌するもの（膵臓），脂肪を分泌するもの（皮脂腺）等がある。
外分泌腺 [exocrine gland] 外分泌を行う細胞が集合してできた器官。皮膚，消化管，呼吸器系等にみられ，汗腺，皮脂腺，唾液腺，胃腺，膵臓，肝臓（胆汁分泌），気管腺等がその例である。分泌細胞から成る腺房（終末部）と導管から成る。
外膜 [outer membrane] ミトコンドリアを形成する2枚の膜のうちで外側の膜。タンパク質分子は透過させないが，ポーリンとよばれるチャネルタンパク質があるためにスクロース程度は透過できる。外膜と内膜の間の空間を膜間腔という。
界面活性剤 ＝界面活性物質
界面活性物質 [surface active agent；surfactant] 界面に吸着して界面間の親和性を高める作用をもつ物質。界面活性剤ともいう。分子中に1個以上の小さな親水基と1個以上の大きな親油基（疎水基）とをもつ。これらの分子は，界面で親水性の相に親水基を，親油性の相に親油基を配向吸着し，少量で効果的に界面自由エネルギーを低下させる。界面活性剤は，水溶液中で電離するイオン性と電離しない非イオン（ノニオン）性に大別される。代表的な界面活性物質である石けんは脂肪酸のアルカリ塩であり，親油性の脂肪酸炭化水素鎖と親水性の陰イオンのカルボキシレート基をもつ。

海綿骨 ＝海綿質
海綿質 [cancellous bone；spongy bone] 骨の内部。海綿骨ともいう。骨梁から成り骨の強度をつくる。骨梁間腔には骨髄が詰まっている。骨髄には赤色骨髄と黄色骨髄があり，前者は肋骨，胸骨，腸骨，椎骨，上腕，大腿骨にみられ造血機能を営む。小児期以前はすべて赤色骨髄で，以降，脂肪に富んだ黄色骨髄に置き換わる。
海綿状タンパク質 [spongy protein] 小麦グルテンの膨化性，繊維性を利用して作られたスポンジ状タンパク質。小麦グルテン単独または他のタンパク質，デンプン等と配合して水分調整し，二軸エクストルーダーで高温，高圧で押し出すと肉状の繊維状組成をもつと同時に膨化した海綿状タンパク質が得られる。
界面張力 [interfacial tension] 混ざり合わない二つの液体の界面に生じる力。気体と液体の界面に生じる力を表面張力とよんで区別する。
回盲弁 [ileocecal valve] 回腸の終末部が盲腸と上行結腸の境界部に開口する部分。バウヒン弁ともいう。回腸末端の筋層により括約筋を成しており，通常は閉じているが，回腸末端部に腸内容物がたまると弛緩して開く。回盲弁は大腸の内容物の小腸への逆流を防ぎ，回腸内容を少しずつ大腸に送る働きがある。
外有毛細胞 [outer hair cell] 聴覚の感覚細胞。伸縮運動に伴い蝸牛内で基底板の振動を大きくする。
潰〔かい〕瘍 [ulcer] 粘膜筋板を越え粘膜下層以上に及ぶ組織欠損。深さによってⅠ度からⅣ度に分類される。潰瘍は組織の壊死・剥離・融解によって形成される。原因は，逆流性食道炎やカンジダ，サイトメガロウイルス感染，異物・腐食性薬物の誤嚥等にみられる食道潰瘍や胃・十二指腸潰瘍，潰瘍性大腸炎，ベーチェット病にみられる口腔内アフタ性潰瘍などの消化器系の潰瘍，尋常性天疱瘡，阻血性皮膚潰瘍である褥瘡，苺状血管腫や皮膚癌等腫瘍の自潰のほか，アテロームのかい瘍化等がある。
海洋魚 [ocean fish] 外洋を回遊するマグロ，カツオ，サンマ等の魚類。特に，養殖魚と対比させて用いる場合が多い。海水域の魚の総称としての海産魚（marine fish）とも意味が異なる。外洋での大規模な漁獲対象となるため，その資源保護が世界的な問題となっている。
潰〔かい〕瘍性大腸炎 [ulcerative colitis] 大腸の粘膜や粘膜下層がびまん性，連続性に侵される非特異的炎症性疾患。若年者に多い。原因として遺伝的素因や免疫異常，腸内細菌の関与等が疑われているが，不明な点が多い。腹痛や発熱，粘血便等の症状がみられ，大腸にはびらん，潰瘍，出血，炎症性ポリープの形成等の病変が直腸より逆行性に連

続してみられる。また、関節炎や虹彩炎、硬化性胆管炎等の腸管外合併症もみられることがある。多くの場合は寛解と再燃を繰返して慢性的に経過する。活動期の治療は安静と絶食が基本となり、薬物治療としてステロイドやサラゾスルファピリジン、免疫抑制剤等が使用される。

解離 [dissociation] (1)ある1種類の分子が、可逆的に分解して成分原子、原子団、小さい分子、イオン等に分かれ、元の分子と分解生成物との間に一定の平衡関係が成り立つような分解。イオンに解離する場合は特に電離とよぶ。元の分子数（モル）に対する解離した分子数（モル）の割合を解離度とよぶ。(2)細胞解離。細胞生物学的研究のために、組織を構成する細胞間結合をほぐして単一の細胞に分離するための処理。この場合、2価の金属イオンを除去するためにキレート剤を用いたり、トリプシン、ヒアルロニダーゼ、コラゲナーゼ等の酵素処理によって細胞間の結合を弱めたりして行う。(3)解離症状（dissociation symptom）。Janet P（フランス）が、ヒステリー症状発症の機序を示す語として解離を用いた。精神的機能の一部がほかの部分とは連絡が絶たれ独自の活動を始めるために、それまでの人格とは異なった精神活動が現れ、人格の統合性の喪失、意識障害、運動・知覚機能障害等が生じる。

解離基 [dissociable group] 分子が解離する時、イオンになる分子中の原子団。例えば、カルボキシ基、アミノ基、スルホ基等。

解離症状 [dissociation symptom] →解離

解離性感覚障害 [dissociative sensory disorder] 解離とはふだんは統合されている機能が混乱することをいう。解離性感覚障害では触覚、痛覚、圧覚、温覚等の体性感覚のうち一部だけが障害され、ほかは正常に保たれている状態にある。

解離定数 [dissociation constant] 分子RXが解離して、RX⇄R＋Xの平衡関係にある時、それぞれのモル濃度を[RX]、[R]、[X]で表せば、右向き反応の速度は$v_1 = k_1[RX]$、左向き反応の速度は$v_2 = k_2[R][X]$である。k_1、k_2は比例定数（速度定数）である。平衡時はこの両反応の速度が等しいので$k_1[RX] = k_2[R][X]$となり、これを変形すると次のようになり、一定になるのでこれをKとおく。$[R][X]/[RX] = k_1/k_2 = K$ ここでKは解離定数（平衡定数）と定義される。

解離度 [degree of dissociation] →解離

貝類 [shellfish] 軟体動物に属する斧足類（二枚貝）と腹足類（巻貝）。二枚貝ではカキ、ホタテ、アサリ、シジミ等、巻貝ではアワビ、サザエ等が多く生産されている。可食部としては肉質部のみ（アカガイ、バカガイ、アワビ類、サザエ、ツブ類等）とむき身（ホタテ、カキ、アサリ、シジミ、ハマグリ等）を利用する場合とがある。貝類では各組織の栄養成分の組成は大きく異なる。例えば、ホタ テでは貝柱にはグリコーゲンが多いが、生殖腺や中腸腺には少ない。一方、中腸腺には脂質が多い。また、カキには浸透圧調節作用を有するタウリンが多く含まれている。

外ろう〔瘻〕 [external fistula] 消化管や気道の炎症・腫瘍等によって体内の臓器から皮膚に開口した管状の異常な経路。例えば、クローン病では肛門周囲等にみられる。→クローン病

カイロミクロン [chylomicron] ＝キロミクロン

カイロミクロン血症 [chylomicronemia] 脂質代謝の異常により、肝臓と脾臓の腫大、膵炎、皮下や網膜への脂肪沈着を伴う症候群。キロミクロン血症ともいう。通常リポ蛋白（リポタンパク質）リパーゼの欠如やアポ蛋白（アポタンパク質）C-Ⅱ欠損などによる高中性脂肪（トリグリセリド）血症等（Ⅰ型高脂血症）のほか、糖尿病、過剰な脂肪摂取、アルコール摂取、肥満等の脂質異常症の危険因子が存在する場合に発症するⅤ型高脂血症などがある。Ⅰ型高脂血症の発生は稀（100万人に1人）であるが、全ての類型を併せると概ね2,000人に1人の割合でみられる。

カイロミクロンレムナント [chylomicron remnant] ＝キロミクロンレムナント

貝割大根 [radish sprout] 四十日大根の種子を水耕栽培して発芽させ、子葉が出て、高さ15cm程になったものを食用とする。先端の子葉が、二枚貝が開いたようなので、"貝割れ"という。ワサビとは異なる特有な香りと辛味成分は、4-メチルチオ3-ブテニルイソチオシアネートである。サラダ、刺身の"つま"として利用されている。

ガウス分布 [Gaussian distribution] ＝正規分布

カウパー腺 [Cowper's gland] ＝球尿道腺

カウプ指数 [Kaup's index] ＝ケトレー指数

カウンセリング [counseling] カウンセラーとクライアント（相談する人、援助を必要とする人）との言語的及び非言語的コミュニケーションを通して、行動変容を試みる人間関係手法。栄養教育における目的は、クライアントが自己責任において、栄養管理や食事管理が自立的に実施できるように援助することである。

カウンターシンク [counter sink] 厨房設備の一つ。下膳口のカウンターに接続している水槽で使用済みの食器がその場で浸水できるシンク。食品や食器、器具類を水洗いするのに使いやすく、水の給・排水が容易な構造をした水槽をシンクといい、用途により多種類ある。

カウンター配食 [over the counter meal service] カウンターをはさんで喫食者に料理を盛りながら手渡すセルフサービス型の配食。対面サー

109

ビスのメリットを生かすため，保温ウォーマーやコールドテーブル等をカウンターに隣接し，適温給食の効果を高める．
過栄養　［hyperalimentation；over nutrition］エネルギー及び栄養素摂取の相対的過剰により体内の過剰栄養状態を来すこと．
カエデシロップ尿症　＝メープルシロップ尿症
楓糖尿症　＝メープルシロップ尿症
過塩素酸　［perchloric acid］　$HClO_4$，式量100.46．無色で吸湿性・爆発性の液体で，強い酸化性を有する強酸．湿式灰化などに用いるが爆発の危険性がある．塩素酸カリウム $KClO_4$ は爆薬に用いられる．
加塩バター　＝有塩バター
香り　［aroma；flaver；scent］　＝香気
香り米　［scented rice；aromatic rice］　炊飯すると独特の香りをもつ米．におい米，麝香(じゃこう)米，ねずみ米，香子(こうし)ともいう．香りの主成分は2-アセチル-1-ピロリンである．日本でも少量栽培されているが，世界的に有名な品種にはインドやパキスタンのバスマティ，タイのカオドマリなどがある．
カカオ脂　＝カカオバター
カカオバター　［cacao butter］　カカオ豆を圧搾して得られる脂肪でチョコレートの重要な原料．カカオ脂，ココア脂，ココアバターともいう．パルミチン酸，ステアリン酸，オレイン酸で構成されるトリアシルグリセロールが80％近くを占めるために，35〜36℃の体温付近で急激に溶ける．これが口どけの良さをもたらしている．→チョコレート
カカオバター代替物　［cacao butter substitute］特異な物性を有するカカオバターと性質が類似するため，カカオバターの代わりに利用される油脂．トリアシルグリセロールの構造及び物性が類似したものと，物性のみが類似したものに大別される．前者にはサル脂やシア脂等があり，後者は水素添加，エステル交換，溶剤分別の工程によってヤシ油やパーム油から生産される．
カカオバター当量　［cacao butter equivalent, CBE］　カカオバターのトリアシルグリセロール組成に似せて調製し，同様の物性を有した油脂．サル脂やシア脂，イリッペ脂のほか，パーム油中融点分別脂など対称型トリアシルグリセロールをもつ油脂を原料に作られる．→カカオバター
カカオマス　［cacao mass］　焙焼したカカオ豆の胚乳を機械的に磨砕したもの．ココアマスともいう．チョコレート，ココアの主原料．→チョコレート
カカオ豆　［cacao beans］　南米原産，アオギリ科の樹木 Theobroma cacao の果実（cacao pod）に含まれる種子．ココア豆ともいう．乾燥したカカオ豆は48％前後の油分を含むが，このほかタンパク質，食物繊維，ポリフェノール含量も高い．カカオバター，カカオマスの原料．→チョコレート
化学価　［chemical score, CS］　試験食品タンパク質中の個々の必須アミノ酸量を基準タンパク質中の当該アミノ酸量で除し，それに100を乗じた場合の最も低い値（第一制限アミノ酸の％）．ケミカルスコアともいう．Block（米国）と Mitchell（米国）は鶏卵を基準タンパク質に選んだ．
化学寒天　＝工業用寒天
化学結合　［chemical bond］　化学結合は複数の原子が接触した時に，互いに電子配置が変わることによって生じる．その結合様式によって，イオン結合，共有結合，配位結合，金属結合等に分けられるが，それぞれの結合の境界は重なり合っており，より低いエネルギーを選択することにより結合の種類は認識される．→イオン結合，共有結合，配位結合，金属結合
化学合成型独立栄養　［chemoautotroph］→独立栄養
化学合成従属栄養生物　［chemoheterotroph］生物の生活増殖に必要となるエネルギーの獲得に基質（栄養物質）として有機化合物（炭素及び窒素）を利用している細菌あるいは生物体．化学合成有機栄養生物，有機栄養生物，他力栄養生物ともいい，化学合成独立栄養生物と対置される．
化学合成独立栄養生物　［chemoautotroph］無機化合物の酸化によって生活に必要なエネルギー源を得ている生物．化学合成無機栄養生物ともいう．無機化合物として，硫化水素，硫黄，アンモニア，亜硝酸などがある．生じたエネルギーを使って炭酸固定を行う．化学合成従属栄養生物と対置される．
化学合成無機栄養生物　［chemolithotroph］＝化学合成独立栄養生物
化学合成有機栄養生物　［chemoorganotroph］＝化学合成従属栄養生物
化学式　［chemical formula］　元素記号を用いて物質の組成や構成を表した式．化学式には，一つの分子に含まれる原子の種類と数を表した分子式，構成する原子の種類とその割合を最も簡単な整数比で示した組成式，原子の結合の状態を示した構造式などがある．
化学修飾　［chemical modification］　ある物質の特定の官能基を選択的に変化させること．化学反応によって新しい原子団を結合させたり，生体高分子を化学変化させたりすることをいう．
化学受容器　［chemical receptor；chemoreceptor］　受容器の周囲の化学的組成の変化が刺激となる感覚受容器．味覚（味覚受容細胞，味蕾），嗅覚（嗅覚ニューロン，嗅粘膜）に対する受容器や，血漿の酸素濃度（グロムス細胞）や pH（延髄腹側表面），浸透圧（脳質周囲器官の細胞）の変化を感じる受容器がある．呼吸性の化学受容器は，動脈血

液中の酸素ガス分圧，二酸化炭素ガス分圧，pHの変化を感知し，呼吸運動のリズムと深さを調節し，血液ガス分圧やpHを生理的範囲に維持する。

化学浸透圧説 [chemiosmotic theory] ミトコンドリア，葉緑体，細菌形質膜において電子伝達系で遊離された酸化還元のエネルギーは，生体膜のH^+の電気化学ポテンシャル差（$\Delta\mu H^+$）形成に用いられて後，$\Delta\mu H^+$によって駆動されるH^+のエネルギーでATP合成酵素がATPを合成するという学説。これらの生体膜は$\Delta\mu H^+$を保持するためH^+不透過性で，電子伝達系は$\Delta\mu H^+$を形成するため膜に一定方向に配列されており，ATP合成のほかに$\Delta\mu H^+$を利用して他の基質を輸送することのできる輸送体もある。

化学調味料 [flavor enhancer] 化学的に合成して単離した調味料。あるいは単離したものを調合した調味料のこと。→うま味調味料

科学的根拠に基づく医学 ＝ EBM
科学的根拠に基づく栄養学 ＝ EBN
科学的根拠に基づく公衆衛生 ＝ EBPH

化学的酸素要求量 [chemical oxygen demand, COD] 水質汚濁の程度を示す指標の一つで，有機物が化学的酸化剤（過マンガン酸カリウム，ないし二クロム酸カリウム）で最終分解程度で酸化するために必要な酸素量。簡便で再現性が高いが，生物学的に安定なものと不安定なものの区別ができない。有害物質などで微生物の働きが抑えられ，生物学的酸素要求量（BOD）が測定困難な場合に重要な指標となる。→生物学的酸素要求量

化学伝達物質 [chemical transmitter] 特定の細胞から分泌され別の細胞（標的細胞）の受容体に作用して応答を引き起こす化学物質の総称。狭義にはシナプス間隙で神経細胞から分泌される神経伝達物質（アセチルコリン，ノルアドレナリン，グルタミン酸，γ-アミノ酪酸等）を指すが，ホルモン，ニューロペプチド，局所ホルモン，サイトカイン等も分泌細胞と標的細胞の距離の遠近の違いだけで，作用様式は同じである。

化学平衡 [chemical equilibrium] 閉じた化学反応系において，正方向の反応と逆方向の反応の反応速度が等しくなったために，見掛け上反応がどちらの方向にも進んでいないような状態。この時，系内の自由エネルギーは極小になる。

化学ポテンシャル [chemical potential] 温度，圧力が一定の物質系において，一つの成分の分量が移動や化学反応で増減する時の1 mol当たりのギブスの自由エネルギーのこと。荷電をもつイオンなどが膜を通過するには，イオン濃度勾配と両側の電位差によりイオンの駆動力が決まる。そのイオンのもつモル比自由エネルギーは電気化学ポテンシャルとなる。

化学予防 [chemoprophylaxis；chemoprevention] 抗生物質等の化学薬品を投与することにより，感染や顕性疾患への進展を予防すること。近年は薬剤だけではなく，食事に含まれる微量栄養素（ビタミン等）等によるがんなどの非感染性慢性疾患の化学予防も注目されている。

化学療法 [chemotherapy] 一般的には化学物質を用いた療法。当初，対象疾患は細菌，ウイルス，リケッチア，原虫，寄生虫等の病原微生物が起こすさまざまな感染症であった。化学物質は，それらの病原微生物を死滅させるか，発育阻止に働き，抗生物質とよばれる。その後，悪性腫瘍を化学物質（＝抗がん剤）で抑制することも化学療法とよばれるようになった。→感染症，抗生物質，悪性腫瘍

鏡餅 [kagamimochi] 丸く平たい鏡のように形づくった大小の餅を二つ重ねて神仏や祭典の儀式に供えるもの。民俗学的には正月の鏡餅は年神様の依代といわれる。鏡餅の由来として，「類聚雑要抄」には正月に宮中の歯固（はがため）の儀式に大根，瓜，押鮎，猪肉，鹿肉などを供したものが，後に鏡餅も歯固に加わったと記されている。「江家次第」には，歯固とは"歯は人の年齢をいうなり，歯固は年をのばし齢をかためる義なり"と記され，年の初めに長寿を祝うために諸種のものを食べることを指したものである。室町時代になり，民間でも鏡餅を供えて食べる風習が一般化したといわれる。

過換気 [hyperventilation] 1回換気量や呼吸数が増加している状態。換気過剰，換気亢進ともいう。二酸化炭素が過剰に放出されて血中のpHが上昇し失神を起こすことがある。不安や精神的緊張が引き金となることが多い。→アルカローシス

鍵酵素 [key enzyme] ＝律速酵素

過期産 [post-term delivery] 妊娠42週以降の分娩。原因はいろいろあるが，胎盤機能の低下は最も危険である。胎児仮死や難産の増加などがあり，厳重な管理が必要である。経産婦に比べて初産婦に多い。

過ギ酸 [performic acid] CH_2O_3，HCOOOH，式量62.03。ギ酸と過酸化水素を混合すると生成する。強い酸化力があり，タンパク質中のS-S結合を酸化的に切断する作用がある。

過ギ酸酸化 [performic acid oxidation] Sanger F（イギリス）がインスリンの構造決定の際に開発した方法。過ギ酸によりタンパク質中のシステインやメチオニンは酸化され，システイン酸とメチオニンスルホンとなる。また，タンパク質中のトリプトファンを破壊する目的で使用されることもある。

柿渋 [persimmon tannin] 渋柿の未熟果を圧搾して得られた搾汁を，発酵・熟成させたもの。柿渋液の中には柿タンニンが含まれ，防腐，防水，防虫効果がある。また，漢方薬としても用いられ，高血圧降下剤，火傷の塗り薬，二日酔いの薬として

も用いられてきた。現在では主に，清酒の清澄剤として利用されている。また，染色にも用いられ，柿渋染めとして好まれている。酢酸や酪酸を原因とする悪臭があるが，近年では臭いの元となるタンニン以外の成分を分離して取り除いた無臭柿渋も製造されている。

柿酢〔persimmon vinegar〕　果実酢の一種。カキの果実を発酵させた酢酸が主体になっている醸造酢。果皮についている糖分が酵母菌の働きでアルコールに変化し，さらに酢酸になる。飲用や料理に使うだけでなく作物に葉面散布してもよい。穀物酢にはあまり含まれていないミネラルやポリフェノール，アミノ酸やビタミンが豊富に含まれている。

牡蠣ソース　＝オイスターソース

蝸牛管血管条〔stria vascularis ductus cochlearis〕　蝸牛のら旋帯の上部を覆う重層上皮で，毛細管に貫かれており，内リンパの産生部位といわれている。

架橋〔cross-linking；crosslink〕　タンパク質等の分子内部または分子間に化学結合ができること。ポリペプチド鎖のシステイン残基間のジスルフィド結合（S-S結合）が代表的。架橋することによって物性に大きな変化が現れる。また，酵素タンパク質にグルタルアルデヒドを用いて架橋させ，水に不溶化にした固定化酵素として利用する方法がある。

家禽〔poultry〕　人に飼われる鳥類の総称。ニワトリ，ウズラ，アヒル，ガチョウ，シチメンチョウ，ホロホロチョウについて，その肉あるいは卵が食用に用いられ，狭義ではこれらが家禽とよばれる。

家禽肉〔poultry meat〕　＝鳥類肉

核〔nucleus〕　DNAの遺伝情報を貯蔵，複製して遺伝を行い，転写してRNAを合成し細胞の代謝制御を行う最大の細胞小器官。原核細胞では構造は不明瞭であるが，真核細胞では核膜とよばれる二重膜に包まれたDNAタンパク質複合体をもつ。細胞分裂と細胞分裂との間の時期（間期）では伸展状態の染色糸が，細胞分裂時には凝縮して染色体を形成し核膜は消失する。間期には，DNA複製を行うS期とその前後のG1期及びG2期があり，S期にはDNAポリメラーゼがcDNAを合成する。情報の転写はRNAポリメラーゼがDNAの特異的な部位から情報を読み取りRNAの合成を行う。転写されたmRNA前駆体は核内でキャッピング，ポリ（A）付加，スプライシングを受け，成熟したmRNAとなって細胞質へ輸出される。

角化〔keratinization〕　皮膚の防御機能は，表皮細胞層の最外層にある角質細胞層が担っている。この機能維持のため，表皮基底細胞は分裂を繰返し新しい角質細胞の形成と更新が必要である。手足以外の皮膚の角質細胞は14日で更新される。この角質細胞が形成する過程を角化過程または角化とよぶ。表皮細胞が角化をたどる形態変化は，基底細胞→有棘細胞→顆粒細胞→角質細胞と変化する。基底細胞は立方体から方形体さらに扁平体に変化し最終に六角形の扁平な薄い細胞となり，一個一個の角質細胞は硬タンパク質ケラチンの沈着（角化）により鱗状となり剥離しう。

角化細胞〔keratinocyte〕　表皮細胞のうち角化する細胞。ケラチノサイトともいう。日本語表現での角化細胞と角質細胞の混同と誤解を避けるため，一般にケラチノサイトの語が用いられる。表皮細胞を表皮ケラチノサイトともいう。

顎〔がく〕下腺〔submandibular gland〕　下顎骨の内面に存在する唾液腺。耳下腺，舌下腺と並ぶ大唾液腺の一つ。耳下腺は漿液性の唾液を分泌し，舌下腺は主に粘液を分泌するのに対し，顎下腺は漿液を主体として粘液も分泌する混合腺である。漿液性唾液の分泌は，食事に伴う口腔粘膜刺激などによって著しく分泌量が変動する。

核果類〔stone fruits〕　モモ，ウメ，オウトウ，アンズ等の果実の中心部に硬い核をもち，その中に種子を有する真果類を指す。外側の薄い果皮は外果皮で，中果皮の部分は肥大して果肉となり，内果皮が硬い核となっている。

顎〔がく〕関節症〔arthrosis of temporomandibular joint〕　顎運動時の顎関節部の違和感・疼痛，関節雑音，開口制限，顎運動異常を主要症候とする慢性疾患群の統括的診断名。原因には，加齢による変化，咀嚼筋緊張，咬合異常，口腔習癖などがあり，これらの要因が集積することにより発症する。現在五つの病型に分類されている。Ⅰ型は主に咀嚼筋の疲労による筋痛を主体とする病型である。Ⅱ型は咬合異常，過度の開口，硬い食物の咀嚼などを原因とした顎関節部の慢性外傷による病型である。Ⅲ型は関節円板の転位，変性ならびに周囲の結合組織や滑膜の変性，線維化を特徴とする病型である。Ⅳ型は顎関節を構成する骨に変形を来す病型である。Ⅴ型は心身医学的要因により，顎関節領域に異常を来した病型である。

顎〔がく〕口虫症〔gnathostomiasis；gnathomiasis〕　淡水魚等の生食により，その筋肉内に潜む顎口虫（線虫類）の幼虫を取込むことにより，成虫になれずに体内を移動することによって起こる寄生虫疾患で，幼線虫移行症の一つ。

角砂糖〔cube sugar〕　分蜜糖であるグラニュー糖にグラニュー糖飽和溶液を加えてサイコロ状に押し固めたもの。精製度が高く蜜臭がないので，紅茶やコーヒーなどの飲料の甘味料として用いる。

核酸〔nucleic acid〕　細胞核の中にある酸性の高分子物質として単離され，その名が付いたが，細胞質にも存在する。五炭糖，リン酸及び塩基から成るヌクレオチドを基本単位とする重合体でポリヌクレオチドの一種。五炭糖にはD-リボースとデオ

キシ-D-リボースの2種があり，リボ核酸（RNA）にはD-リボース，デオキシリボ核酸（DNA）にはデオキシ-D-リボースが含まれる．塩基にはアデニン（A），グアニン（G），シトシン（C），ウラシル（U），チミン（T）の五つがあるが，RNAではA，G，C，U，DNAではA，G，C，Tが含まれる．DNAは主として核やミトコンドリアに存在し，次の細胞に遺伝情報を伝達するキャリアの役割をもっている．一方，RNAは核やミトコンドリア以外にリボソームや粗面小胞体などに存在し，タンパク質の合成などに関与している．→DNA，→RNA，→ポリヌクレオチド

核酸系調味料　[nucleotide flavor；nucleotid seasoning]　化学調味料の一種．5′-イノシン酸ナトリウム（かつお節のうま味），5′-グアニル酸ナトリウム（シイタケのうま味）などを指す．グルタミン酸ナトリウムに少量加えるとうま味が相乗的に増すので，両者を加えて複合調味料として使われることが多い．スープ，たれ，調味料などの加工食品に使用される．

核酸発酵　[nucleic acid fermentation]　糖やデンプン等の原料から，微生物を利用して核酸成分を生産するプロセス．核酸系物質にはイノシン酸やグアニル酸のようにうま味を呈する成分があるため，核酸系調味料として消費される．特にうま味がグルタミン酸と相乗作用を示すことが国中明により発見されたので，重要性が高まった．核酸系調味料の生産方法としてはイノシン酸やグアニル酸を培養液に蓄積させる直接発酵が一般的であるが，ほかに，中間体を生産して化学合成する方法，酵母菌体中の核酸を分解・分画する方法もある．→グルタミン酸発酵

核磁気共鳴吸収法　=核磁気共鳴分析［法］
核磁気共鳴分析［法］　[nuclear magnetic resonance spectroscopy, NMR spectroscopy]　核磁気共鳴吸収法ともいう．強い磁場内に置かれた原子は，原子核を構成する陽子と中性子によって，特有の磁気モーメントをもつ．この時に外部から電磁波を照射すると，共鳴を起こした周波数を吸収する．原子が単独で存在すれば共鳴する周波数は一定であるが，周囲の原子により電子状態が変わると周波数にずれを生じる．このずれを化学シフトと称し，原子の周辺の化学構造を反映する．NMRはこの原理を利用したもので，分子の化学構造の解明に利用される．観察される原子は ^{1}H（プロトン），^{13}C，^{15}N が主である．照射する周波数が高いほど，磁場が強いほど精密な情報が得られる．医療分野で使用される磁気共鳴映像法（MRI）はNMRの情報を画像化したものである．

核小体　[nucleolus]　真核細胞の核内にある1～数個のRNAを含む小体．タンパク質の合成の場であるリボソームRNAの合成を行う．塩基性色素に染まり，がん細胞などの増殖やタンパク質合成の盛んな細胞で，肥大する．

核心温　[core temperature]　頭蓋内や胸腔内，腹腔内など身体深部の温度のこと．中心温，深部体温ともいう．外部の環境温度変化による影響が少なく，比較的一定している．普通は，直腸で測定した直腸温（肛門より8 cm以上挿入）を用いるが，直接測定する方法もある．体温調節中枢のある視床下部近くの温度は，生理的意義が高い．

隔世遺伝　[reversion；atavism]　1世代以上（通常は祖父母を指す）隠れていた先祖の遺伝形質が現れること．先祖返り，またはその一種．

覚醒〔せい〕反応　[arousal response；alerting response]　睡眠中に上行性脳幹網様体賦活系が刺激されて，大脳の広い領域に覚醒型の低振幅速波がみられることを指す．大振幅徐波が消失して，小振幅速波が現れる脳波パターンの変化を覚醒反応ということが多い．

核タンパク質　[nucleoprotein]　タンパク質と核酸の複合体．自然界ではほとんどすべての核酸がタンパク質と結合して存在する．染色体は巨大な核タンパク質である．→染色体，ヌクレオソーム，リボソーム

拡張期血圧　[diastolic blood pressure]　血圧の低い側の値．最小血圧ともいう．心血管系疾患のリスクファクターであり，高血圧の診断基準や分類に用いる．血圧測定時，コロトコフ音の消失（第5相）が始まる血圧（第5点）である．1988年の米国高血圧合同委員会報告までは拡張期血圧をもって高血圧の診断・分類がなされていた．その後，収縮期高血圧に関する成績が発表され，1993年の報告以降では収縮期と拡張期血圧の双方に基づいた診断基準と分類がなされるようになった．

カクテル　[cocktail]　種々の酒類，果汁，シロップ等を混ぜ，特徴的な味，香りを作り出した酒類．通常，飲用する場で作られるが，瓶詰，缶詰も市販されている．日本の酒税法では，主にリキュールに分類される．ベースになる酒類としては，ジン，ウイスキー，ブランデー，ラム，ウオッカ等の蒸留酒，リキュール，ベルモット等の甘味果実酒が主に使用される．昔から酒類に蜂蜜やハーブを混ぜて飲まれることはあったが，現在のような氷で冷やすカクテルが作られるようになったのは，1879年に製氷機が発明されてからで，米国から世界に広まった．非常に種類が多いが，特に有名なものとしてドライ・マティーニ，マンハッタン，ジンフィーズ等があり，日本でサワーやチューハイとよばれる酒類もカクテルに含まれる．

学童　[school children]　「学校教育法」で定められる小学校で義務教育を受けている満6歳から12歳未満の児童．この時期は乳幼児期に比べると成長のスピードは低下するもののまだ成長期にあ

る。特に女児では9〜10歳，男児では11〜12歳頃に成長が加速化され，思春期における本格的な第二次性徴を迎える。しかし成長の早い女児では学童期後半になると初潮を迎える者もある（初潮の平均年齢は12歳）。男女差が顕在化していく一方で，個人差も大きい時期である。

学童・思春期 [school children and adolescence]　学童とは小学生を指し，満6歳から12歳未満の小児。学童期前半の成長速度は比較的緩やかであるが，後半では発育の急進期となり，身長，体重，性の分化など急激な発育・発達を遂げ，思春期となる。思春期は第二次性徴の発現から完成までの期間を指す。

獲得免疫 [acquired immunity]　微生物等による感染症罹患や予防接種の結果，生体が生後に獲得した免疫。特異的な細胞性免疫及び液性免疫から成る。その獲得方法により，前者は自然活動（能動）免疫，後者は人工活動免疫とよばれる。初回感染時に抗原と結合したB細胞はヘルパーT2（T_H2）細胞の作用により分化して形質細胞（抗体産生細胞）となるが，B細胞の一部は形質細胞に分化せず記憶B細胞となり，次回以降の感染時に形質細胞へと分化する。このようにして獲得免疫の"記憶"が保たれる。

獲得免疫寛容 [acquired immunologic tolerance]　抗原刺激に対応する免疫反応が生じない状態を免疫寛容という。動物に対し，免疫制御剤投与や放射線照射の後，極めて大量もしくは極めて少量の抗原を接種した場合，免疫寛容の状態が生じることがあり，これを特に獲得免疫寛容という。

核内因子κB [nuclear factor kappa B, NFκB]　転写因子の一つ。ストレス，炎症，自然免疫などを制御する遺伝子の発現を調節する二量体タンパク質である。哺乳動物には5種類のNFκBサブユニットが存在し，ホモ二量体あるいはヘテロ二量体を形成している。細胞質でinhibitor κB（IκB）と結合し複合体を形成しているときは不活性体である。病原体，死細胞由来物質ならびにIL-1やTNF-αなどの炎症性サイトカインの刺激により，IκBキナーゼが活性化され，さらにNFκB-IκB複合体のIκBタンパク質がリン酸化されると，IκBのユビキチン化及びプロテアソームでの分解により，NFκBが核へ移行するようになる。核内に移行したNFκBはDNA上のκBモチーフに結合し，標的遺伝子の転写を活性化する。NFκBの代表的な標的遺伝子として，*IL1*，*IL2*，*IL6*，*TNF*などが知られている。炎症性疾患やがんに対する医薬品の標的として注目されている。

核内因子κB活性化受容体 [receptor activator of NF-κB, RANK]　NFκB活性化受容体ともいう。腫瘍壊死因子（TNF）受容体ファミリーの膜タンパク質。破骨細胞分化に必須の因子である破骨細胞分化因子（RANKL）の受容体。破骨細胞前駆細胞上に発現し，RANKLと結合することで，破骨細胞への分化を促進する。破骨細胞上にも発現し，RANKLとの結合により，骨吸収を促進する役割も担う。RANK欠損マウスは，RANKL欠損マウスと同様に，破骨細胞が全く認められず，重篤な大理石骨病と歯の萌出不全を呈する。なお，乳癌細胞，前立腺癌細胞もRANKを発現しており，RANKL/RANK経路は骨転移に重要な役割を担っている。

核内受容体 [nuclear receptor]　細胞核内でリガンド依存性の転写調節因子として働く受容体の総称。細胞内受容体ともいう。ステロイドホルモン，甲状腺ホルモン，レチノイン酸，活性型ビタミンD等の受容体のほか，リガンドが未同定のものも多い。各受容体はリガンド結合領域とDNA結合領域をもつ。この核内受容体群は，原初遺伝子由来のスーパーファミリーを形成している。

攪乳 [churning]　牛乳クリームに機械的な攪拌衝撃を与えて脂肪球を凝集させる操作。チャーニングともいう。バターの製造工程の一つ。凝集現象は脂肪球界面と気泡の相互作用によるとされる。バターの製造は，脂肪率30〜45％のクリームを10℃前後で，数時間から10数時間エージングしたのち，チャーンにその1/3〜1/2容量を入れ，バター粒が生成されるまで攪乳する。

攪乳器 [churn]　バター製造の時に使われるチャーニング容器。チャーンともいう。→攪乳

核の移動 [nucleokinesis]　真核細胞が移動する際，移動する方向に核が細胞内の位置を変更する現象。核をケージのように囲む微小管の束と中心体，ダイニン等が核の移動に関与していることが知られているが，詳細は不明である。

核膜 [nuclear envelope；nuclear membrane]　真核生物の核と細胞質とを分ける膜。内外2枚の膜から成り，直径50〜100 nmの核膜孔を通してmRNAなどが核から細胞質に輸出される。

角膜 [cornea]　眼球の正面中央部の透明な部分。約1 mmの厚さをもち，周辺は白く不透明な結膜と強膜に移行する。水晶体を覆う体表組織が分化して透明になったもので，知覚神経が分布している。

角膜潰〔かい〕瘍 [corneal ulcer]　角膜の一部が欠損した状態。単純ヘルペスによるものがよく知られているように，大部分は細菌，ウイルス等による感染性である。栄養障害性角膜潰瘍も知られている。→角膜

角膜乾燥症 [corneal xerosis]　ビタミンAの欠乏により角膜の乾燥が起こり，角膜が濁って透明度を失った病態。ビタミンAは皮膚や粘膜を正常に保つ働きもあるので，欠乏によって粘膜，表皮の角質化，乾燥化が発生する。眼球結膜では灰色のビトー斑がみられることがある。ビタミンA欠乏症では，

初発症状として暗順応が不良となり，次いで角膜乾燥症等が出現する．→ビタミンA，夜盲症

角膜軟化症　[keratomalacia]　ビタミンA欠乏症による角膜病変が重症化して起こる病態．角膜乾燥が進展して潰瘍形成，さらに角膜穿孔を来して失明に至る．

角膜はん〔瘢〕痕　[corneal scar]　角膜に起こった感染症や外傷の結果，角膜が変性し混濁した状態．角膜には，血管新生がみられることもある．

角膜老人環　[corneal arcus senilis]　角膜周辺にリン脂質やコレステロールが蓄積してできる輪状の混濁．老人環ともいう．高齢者に高率にみられるが，自覚症状はなく，視力も低下しない．

確率　[probability]　ある事象の起こる可能性・確からしさを数字で示したもの．必ず起こる場合が確率1で，その可能性が全くない場合が確率0である．

確率誤差　[probability error]　＝偶然誤差

家計支出　[family expenditure；household expenditure]　家計における消費支出．GDP（国民総生産）の約60％を占めており，その動向が景気に与える影響は大きく，景気を判断する際に重要な指標となる．古くからエンゲル係数は生活程度を示す指標とされてきたが，最近では消費支出に占める養育費の割合をエンジェル係数ということもある．→エンゲル係数

過形成　[hyperplasia]　臓器や組織において細胞の数が異常に増えることであり，組織を構成する細胞のうち，特定の細胞が種々の刺激を受けて細胞分裂を越こし，細胞数が過剰に増えるために組織や器官が大きくなることを意味する．一方的に増殖を続ける腫瘍とは違って増殖には限界があり，刺激がなくなれば組織の大きさは元に戻る可逆的反応である．

家計調査　[household budget survey；family budget survey]　総務省が実施している調査．各世帯の収入と支出を調査票（家計簿）に詳細につけることにより経済分析等の基礎資料に資する．調査結果は，「家計調査報告」「家計調査年報」として公表．個々の食品の数量，金額等も記載されるので，食品供給量や栄養供給量が世帯間，都道府県別等に月別に解析できる等，栄養調査の観点からの利点もある．

陰膳法　[duplicated method]　対象者が摂取したものと同じ食物（陰膳）を化学分析し，栄養摂取量を推定する方法．思い出しバイアスの影響を受けず，食品成分表に未掲載の栄養素摂取量を測定できるが，陰膳の用意には手間がかかり日常の食生活を反映しない，すべての食物の収集は困難，高コスト，習慣的な食生活の把握ができないという難点がある．→食事調査

可欠アミノ酸　[dispensable amino acid]　＝非必須アミノ酸

下行結腸　[descending colon]　結腸のうち，横行結腸とS状結腸の間の部位で，長さは約25cmである．主に下腸間膜動脈からの血流を受けている．

加工食品　[processed food]　天然の食材にさまざまな加工を加えた食品．保存性・貯蔵性を高める目的で，あるいは嗜好性や調理性を高める目的で，種々の加工食品が製造されている．

加工助剤　[processing aid]　食品加工工程で使用許可されている食品添加物．最終的に食品として包装する前に食品から除去されるもの，または食品中に通常存在する成分に変えられ，かつその成分の量が食品中に通常存在する量を有意に増加させないものを指す．ただし，その食品添加物を食品製造加工に使用したときに，使用しないときと量的に差がないことを，その食品メーカーが証明することが求められる．亜塩素酸ナトリウム，アセトン，イオン交換樹脂，塩酸，過酸化水素，次亜塩素酸水，シュウ酸，臭素酸カリウム，水酸化ナトリウム，ナトリウムメトキシド，二酸化ケイ素等がある．

加工済食品　＝調理済食品

化工デンプン〔でんぷん〕　[modified starch]　使用目的に合わせて化学的，物理的あるいは酵素的に処理して天然の特性を変えたデンプンの総称．食品工業，繊維工業，製紙工業等に広く利用される．可溶性糊，糊化デンプン，デキストリン，化学修飾デンプン等がある．製品の種類は非常に数が多い．

加工乳　[processed milk]　「乳及び乳製品の成分規格等に関する省令」（略称：乳等省令）で〈生乳，牛乳若しくは特別牛乳又はこれらを原料として製造した食品を加工したもの（成分調整牛乳，低脂肪牛乳，無脂肪牛乳，発酵乳及び乳酸菌飲料を除く．）〉と定義され，牛乳由来以外の原料使用は認められていない．牛乳，還元乳，クリーム等を混合して製造された製品で，牛乳と成分組成が同等のものから濃厚タイプ，低脂肪タイプがある．また，還元乳は粉乳等の乳製品を原料とした食品に水を加えたものであって，市乳の成分と類似した成分をもつものである．

加工油脂　[modified fat；processed oil or fat]　天然油脂を化学的あるいは物理的処置を施して改質された油脂あるいはそれらを混合（練合せ）して得られる油脂．天然油脂にはない物性を利用して，マーガリン，ショートニング，粉末油脂，コーティング油脂，カカオ代用脂等が作られる．食用加工油脂の製造に用いられる代表的な加工法として，油脂を構成する不飽和脂肪酸に水素を添加し不飽和結合を減らして融点を上昇させる水素添加（硬化），グリセリンに結合する脂肪酸の位置を変化させるエステル交換，融点の差異や溶剤に対する溶解性の差を利用する分別等がある．栄養的には，硬化油中のトランス脂肪酸含量の増加が問題となる．→硬化油

化骨　[ossification]　何らかの原因で筋肉内,腱や靭帯等の軟部組織内に生じる異所性骨化。外傷後の筋肉内には,外傷性化骨性筋炎がみられることがあり,自発痛や運動障害を起こす。

果菜類　[fruit vegetables]　野菜は利用部位により果菜類,花菜類,茎菜類,根菜類及び葉菜類に分けられる。果菜類は,草本植物の果実や種子を食用とする野菜で,多くの野菜が含まれる。ウリ科のキュウリは未熟果,カボチャは完熟果,ナス科のトマトは完熟果,ナスは未熟果を利用している。一般的に糖質やビタミンが多く含まれている。

花菜類　[flower vegetables]　草本植物の花蕾,花弁,花托などを食用とする野菜の総称。カリフラワー,ブロッコリー,食用菊,アーティチョーク,ミョウガ等が和洋中料理及び料理の"つま",薬味として利用されている。

カサゴ　[marbled rockfish；scorpion fish]　メバル科の魚。体は側扁し,両目の間が深くくぼみ,体色は黒みがかった朱赤色で不規則な褐色の横縞がある。全長35 cm程度。沿岸性魚で北海道から南日本,朝鮮半島,南シナ海に分布する。東京でカサゴ,阪神地方でガシラ,下関でカラコ,長崎でアラブカ,富山県魚津でマハツメ等という。

過酸化脂質　[lipid peroxide]　脂質過酸化物ともいう。ペルオキシ構造(-O-O-)を有する脂質の総称。不飽和脂肪酸が酵素的(リポキシゲナーゼ)あるいは非酵素的に酸化を受けて生成する。過酸化脂質は血管内皮細胞の損傷を引き起こすため,動脈硬化性疾患の危険因子として知られている。また,過酸化脂質は変異原性,DNA損傷,活性酸素産生亢進などを介して,発がんに関与している可能性が指摘されている。

過酸化水素　[hydrogen peroxide]　H_2O_2,分子量 34.01。無色で粘性の液体。不安定で徐々に分解し酸素を生じる。活性酸素種の一種。体内ではカタラーゼやグルタチオンペルオキシダーゼ,体外では二酸化マンガン等を触媒として水と二酸化炭素に分解される。市販品は通常30 %水溶液であるが,濃度3 %の過酸化水素水はオキシドールとして殺菌や消毒用に用いられている。

過酸化物　[peroxide]　有機物ではペルオキシ構造(-O-O-)を有する化合物を意味し,無機物ではペルオキシドイオン(O_2^{2-})を有する化合物を示す。→過酸化脂質

過酸化物価　[peroxide value, POV]　油脂の劣化指標の一つで,試料にヨウ化カリウムを加えた時,試料 1 kg 当たりの遊離するヨウ素のミリ当量数。油脂の自動酸化生成物ハイドロパーオキシドがヨウ化水素酸と反応してヨウ素を遊離するので,これをチオ硫酸ナトリウムで滴定する。過酸化物価は油脂の自動酸化の初期に生じる一次生成物の量を示し,新しい油脂では 0 に近いが,空気に触れている間に値が増加する。10 以下であれば新鮮な油と見なされる。

菓子　[confectionary；confection；sweetmeat]　起源は西洋で,蜂蜜の甘さの発見に始まり,蜂蜜と刻んだフルーツを混ぜ合わせペーストにした糖菓子。今は,菓子類の総称。果実を水菓子ともいう。

仮死　[asphyxia]　客観的には死亡したようにみえるが,まだ生命が保持されている状態。新生児ではよくみられ,心拍動はあるが呼吸がはなはだ微弱か,または一時的に停止している状態。原因は,臍帯圧迫や巻絡,脳の損傷等,胎盤の血行障害や早期剥離,早期破水,羊水の気管内吸引等にある。比較的軽症の青色仮死と重症の白色仮死に分けられる。

カシア油　[cassia oil]　=ケイ皮油

果果飲料　[fruit juice]　果実の搾汁や果実ピューレまたはこれらを主原料とした飲料。「日本農林規格」(JAS)では,濃縮果汁,果実ジュース,果実ミックスジュース,果粒入り果実ジュース,果実・野菜ミックスジュース,果汁入り飲料の分類がある。

果実酢　[fruit vinegar]　果実を原料とした食酢。果汁中の糖分をアルコール発酵させ,さらに酢酸発酵させて作る。酢酸が主成分であるが,ほかの発酵成分や果実のもつ香味,糖,有機酸等が混在した特有の風味をもつ。ビネガーとはフランス語で"酸っぱくなったワイン"の意味で,フランスではブドウ酢,米国でリンゴ酢が多く,日本でも最近は果実酢の消費が増加している。ワインに白赤があるようにブドウ酢には白酢,赤酢がある。→食酢

果実ピューレ　[fruit puree]　果実の全果または剥皮果から芯や種子を除いて細かく粉砕し,裏ごししたもの。ネクター,ケチャップ等の原料となる。主として,モモ,ナシ,オレンジ,ブドウ,パッションフルーツ,トマト等から製造される。

果実類　[fruits]　木本性被子植物の花器である子房や花托等が肥大したもの。ただし,草本植物であるスイカ,イチゴ,メロン等は果実として分類されている。子房が肥大し果実となったものを真果(柑橘類,カキ,モモ,ブドウ等),子房とともに花托などが発達して果実となったものを偽果(リンゴ,ナシ等)という。

可視分光[法]　[visible spectroscopy]　物質の可視領域(370〜700 nm)の吸収を利用する分析法。吸収の強度が物質の濃度に依存することを利用する。一般に濃度を決めた標準物質であらかじめ吸収強度を測定し,標準曲線(検量線)を作成し,試料の測定結果を比較する。また,どの波長を吸収するかで物資の推定も可能である。

カシューアップル　[cashew-apple]　ウルシ科の果樹であるカシューの木の果実。リンゴのような香りと味を呈することから名付けられた。生食さ

れるほか，ジュースやワインに加工される。種子をカシューナッツという。

カシューナッツ ［cashewnuts］ ウルシ科の常緑高木（高さ10～15 m）で，その枝先に花托が肥大したピーマンのような果実部分を形成する。さらにその先に長さ2～3 cmの硬い殻をもった果実がつく。その中の白い勾玉状の仁がカシューナッツである。ブラジルを原産地とする。栄養特性として，オレイン酸が構成脂肪酸の60％を占めている。

加重平均 ［weighted mean］ 重みづけ平均のこと。一般的には度数を重みとすることが多い。

荷重〔加重〕平均食品成分値 ［weighted average of nutrition element value］ 食品の使用率によって重みづけをした食品群別の栄養成分値。各施設で使用した食品を食品群に分類して比率を求め，それを重量に換算して各食品の成分値から栄養素量を計算する。食品群中のすべての食品の成分値を合計したものが食品群100 gの荷重平均食品成分値となる。→食品群別荷重〔加重〕平均成分表

過熟児 ［postmaturity baby；postmature infant］ 在胎42週以降に出生した児。過熟兆候として毛髪が多く，爪が長く，皮膚は落屑があり胎脂が少ない。また，皮膚は羊皮紙様を呈すこともあり，産毛も少ない。正期産児に比して死亡率・罹患率も高い。この用語は現在用いられていない。

可消化エネルギー ［digestible energy］ 食物が有するエネルギーのうち，消化して吸収されるエネルギー。摂取したエネルギーから糞へ排泄されるエネルギーを差引いた値として求めることが多い。この場合，代謝性糞中エネルギー量は考慮されていない。

可消化粗タンパク質〔たんぱく質〕 ［digestible crude protein］ →可消化タンパク質〔たんぱく質〕

可消化タンパク質〔たんぱく質〕 ［digestible protein］ 消化されうる食品中のタンパク質。タンパク質を窒素として測定した場合，可消化粗タンパク質とよばれる。多くの場合，摂取した食品中〔粗〕タンパク質から糞中に排泄された〔粗〕タンパク質の差として測定される。この場合，代謝性糞中窒素は考慮されない。

可消化養分総量 ［total digestible nutrients］ 飼料の可消化栄養素含量の表示法で，可消化粗タンパク質，可消化可溶無窒素物及び2.25×可消化粗脂肪を加算したもの。飼料におけるエネルギー含量の指標となる。

過剰カロリー摂取 ［exessive calorie intake；overintake of energy］ 健康維持に必要な量に対して過剰にエネルギーを摂取すること。

過少月経 ［hypomenorrhea］ 経血量が異常に少ないもの。一般に20～30 mL以下（正常月経20～140 mL）で，月経持続日数が2日以内のものは過少月経と判断される。原因は子宮発育不全，子宮萎縮，内分泌障害等である。

過食 ［bulimia；hyperphagia］ 多量の食事をある一定期間に食べることにより，摂取エネルギー量が消費エネルギー量より多くなること。それにより，余分なエネルギーは脂肪組織に蓄積されたり，体重増加を防ぐために嘔吐，下痢，過活動，絶食等を行うケースもある。

過食症 ［bulimia；polyphagia］ 極端で発作的に食事を多量に摂る症状。大食症ともいう。過食行動に伴う肥満恐怖からくる，自己誘発性嘔吐や下剤乱用などの行動が特徴である。体重が激しく変動することはあるが，拒食症にみられるような極度の体重減少はみられない。

可食〔性〕フィルム ［edible film］ デンプンやプルラン，アルギン酸ナトリウム，寒天などの多糖やコラーゲンを原料とする薄片。可溶性でケーシングのように食べられるフィルム。味など刺激性のある薬剤などを包んで水とともに飲むことができる。また可食性フィルムは，即席麺や即席スープなどの食品の包装に用いられ，プラスチックフィルムとは異なり，調理または喫食時に包装を取り除く必要がないという利点がある。このような用途に求められる要件としては，湯で溶解する熱溶解性に優れていること，ヒートシール性がよく調味料を包装できること，及び引張強度が高く加工性に優れていることなどが挙げられる。

可食率 ［ratio of edible part］ 食品のうちで皮や芯などの廃棄部分を除いた利用可能な部分の割合。（100－廃棄率）で求めるが，切り方や操作量によっても異なる。調理規模によって異なるため，大量調理では少量の調理よりも可食率は小さい。

柏餅 ［kashiwamochi］ 江戸中期から五月五日の端午の節供の食べ物になったと「温故叢書」には記されている。製法について「守貞漫稿」（もりさだまんこう）には"米粉を練りて円形，扁平となし，二つ折となし，間に砂糖入赤豆餡を挟み，柏葉大なるは一枚を二つ折にしてこれを包み蒸す，江戸にては砂糖入味噌をも餡に代えまぜるなり"とある。唐菓子の餢飳（ぶと）が祖形ともいわれるが，石川県七尾市には平安時代が起源と伝わる青柏祭に"ふと"（白飯）が青い柏葉に盛られ，赤柏祭には"柏の餅"が紅葉した柏葉に盛られて神饌として供えられ，"餢飳"と"柏餅"の発達を考える上で興味ある事例である。

カシン・ベック病 ［Kaschin-Beck disease］ バイカル地方のUrov川を含むアジア地域の地方病性変形性骨関節症。短肢，低身長を来す。セレン欠乏などが病因と考えられているがまだ結論は出ていない。

加水酵素 ［hydrase；hydratase］ 基質への水の付加やその逆反応を触媒する酵素。ヒドラーゼともいう。加水反応が主の場合はヒドラターゼ，脱

かすいたい

水反応が主の場合はデヒドラターゼの名称が用いられている。

下垂体 ＝脳下垂体

下垂体機能亢進症 [hyperpituitarism] 脳下垂体が腫瘍もしくは視床下部の刺激等により過形成になり，各種下垂体ホルモンが過剰に分泌され，各標的器官の機能を亢進させた病気。クッシング病，巨人症，末端肥大症，無月経乳汁漏出症等がある。

下垂体機能低下症 [hypopituitarism] 一般に下垂体ホルモンの分泌が病的に低下した状態。とりわけ 6 種の前葉ホルモンを中心に複数のホルモンが分泌低下したものを指す。下垂体前葉ホルモンの分泌は対応する視床下部ホルモンによって調節されているので，分泌低下の原因部位にしたがって脳下垂体自身に異常のある場合と視床下部に異常のある場合とに分類される。視床下部及び脳下垂体の異常としては腫瘍，循環障害，炎症や物理的障害等がある。→下垂体前葉ホルモン

下垂体後葉ホルモン [posterior pituitary hormone] 視床下部で生合成され，神経軸索を経て脳下垂体後葉に貯蔵されるホルモン。哺乳類ではバソプレッシンとオキシトシンがあり，ともにアミノ酸 9 個から成る互いに似た構造をしたペプチドホルモンである。バソプレッシンは，腎尿細管で水の再吸収を促進し尿を濃縮する。オキシトシンは，子宮の収縮作用と乳汁の射出作用がある。

下垂体前葉ホルモン [anterior pituitary hormone] 下垂体前葉ホルモンには，副腎皮質刺激ホルモン（ACTH），成長ホルモン（GH），プロラクチン（PRL），甲状腺刺激ホルモン（TSH），卵胞刺激ホルモン（FSH），黄体形成ホルモン（LH）がある。GH 以外のホルモンは，下位内分泌腺からのホルモン分泌をコントロールするホルモン（刺激ホルモン）である。分子構造では，ACTH，GH，PRL はペプチドホルモンであり，TSH，FSH，LH は糖タンパク質ホルモンである。脳下垂体前葉は下垂体門脈系によって視床下部と連絡しており，視床下部から分泌される視床下部ホルモン（すべての下垂体前葉ホルモンの放出ホルモンと GH と PRL の抑制ホルモン）によって調節される。

下垂体摘出 [hypophysectomy] 外科的に脳下垂体組織を摘出すること。下垂体に至るアプローチとしては，開頭せず蝶形骨洞から入る方法と開頭術によるものがある。対象疾患はほとんど下垂体腫瘍である。

下垂体ホルモン [pituitary hormone] 脳下垂体前葉と後葉から分泌されるホルモンに分けられる。ヒト成人では中葉は退化している。前葉から分泌されるホルモンには，副腎皮質刺激ホルモン（ACTH），成長ホルモン（GH），プロラクチン（PRL），甲状腺刺激ホルモン（TSH），卵胞刺激ホルモン（FSH），黄体形成ホルモン（LH）がある。脳下垂体前葉は下垂体門脈系によって視床下部と連絡しており，視床下部から分泌される視床下部ホルモン（すべての下垂体前葉ホルモンの放出ホルモンと GH と PRL の抑制ホルモン）によって調節される。下垂体後葉ホルモンには，哺乳類ではバソプレッシンとオキシトシンがある。ともに視床下部で生合成され，神経軸索を経て下垂体後葉に貯蔵される。

下垂体門脈系 [hypophyseal portal system] 一般に，毛細血管から続く静脈は次々に合流して心臓に戻る。しかし，途中でもう一度枝分かれし毛細血管網を形成することがあり，それに流れ込む静脈を門脈という。門脈には，肝門脈系と下垂体門脈系がある。視床下部の漏斗からの血流は隆起部等に沿って下行し脳下垂体前葉に入り，さらに毛細血管網に分岐する血管を形成する。この門脈では，視床下部から前葉ホルモンの放出ホルモンや放出抑制ホルモンが運ばれる。

加水分解 [hydrolysis] 化合物に水を作用させてそれを構成する二つの物質に分解する反応。水解ともいう。ペプチド結合が切断されてアミノ酸を生じる反応，トリアシルグリセロールから脂肪酸が生じる反応など。加水分解を触媒する酵素を加水分解酵素という。→加水分解酵素

加水分解酵素 [hydrolase] 反応形式が，X-Y + H$_2$O ⟶ X-OH + Y-H で表される加水分解反応を触媒する酵素の総称。ヒドロラーゼともいう。

加水量 [volume of added water] 調理の際に加える水の量。出来上がりの水量や調理中の蒸発量などから定める。

ガスクロマトグラフィー [gas chromatography, GLC] 移動相にガスを用いるクロマトグラフィー。試料は気体である必要があるので，注入口の温度を高くし，その温度では揮発しにくいものは，揮発性の誘導体に変える必要がある。固定相に液体を用い気体との分配比の差を利用して分離する気・液分配クロマトグラフィー（gas-liquid partition chromatography）と，固定相に固体を用い液体と気体との分配比の差を利用して分離する気・固分配クロマトグラフィー（gas-solid partition chromatography）がある。よく用いられている気・液分配クロマトグラフィーでは，固定相には細かい粒子の表面に液体を塗布したパックドカラムと，ガラス，金属，プラスチックの細管の表面に液体を塗布したキャピラリーカラムがある。検出には水素の炎の中で物質を燃焼し，電流の変化をとらえる水素炎イオン化検出器（FID）が一般的である。その他にも，熱伝導度検出器（TCD），電子捕獲検出器（ECD）等がある。各物質の分配比に応じて流出時間が異なることからその時間（リテンションタイム）を利用して物質の推定が可能である。近年は，検出器に質量分析器を用いたガスクロマトグラ

フィー質量分析法（GC-MS）が広く用いられるようになっている。GC-MS ではリテンションタイムに加え，分子イオンや断片化した物質（フラグメントイオン）の質量（m/e）を測定することで，同定精度が向上する。

ガスクロマトグラフィー質量分析法 [gas chromatography-mass spectrometry, GC-MS]
ガスクロマトグラフィーの検出器として，質量分析器を用いる手法。ジイシイエムエス（GC-MS）ともいう。ガスクロマトグラフィーでは，物質の同定はリテンションタイムのみであるので，確実性が十分でない。そこで，質量（m/e）を測定することで，同定の精度が向上する。質量分析では試料は気化している必要があるが，ガスクロマトグラフィーでは気体試料を使うので好都合である。質量分析器には，簡易型では四重極（quad-polar）型が，高精度分析では二重収束型が用いられる。二重収束型では，天然元素の同位体比を利用して最大分子イオン（M^+）と M^+ の存在比から分子の組成式が判明する。現在，農薬や天然物質の分析に欠かせない手法である。

カスタード [custard] 卵黄に牛乳，砂糖と香料などを混ぜたものをいい，加熱によりクリーム状あるいはゲル化させて用いる。全卵液に 2 倍量の牛乳と砂糖，香料を加え加熱し，ゲル化させたものをカスタードプディングといい，牛乳量を多くし小麦粉やコーンスターチなどのデンプンを加えて加熱によりクリーム状にしたものをカスタードクリーム（custard cream；crème patissiere）という。とろみの薄いものをカスタードソースという。

カスタードソース [custard sauce；crème anglaises (仏)；sause anglaise (仏)] カスタード（卵黄，砂糖をよく混ぜ，牛乳，香料を加え混ぜたもの）を火にかけ，絶えず木杓子で撹拌しながらとろみをつけて仕上げた洋菓子のソース。とろみをつけるため，小麦粉やコーンスターチを加えることもある。

カスタードプディング [custard pudding] プリン型にカラメルソースを流し，卵液（カスタード）を静かに流し込み，蒸すまたは蒸し焼きにした洋菓子。

カステラ [castilla；castelra (葡)] 小麦粉，卵，砂糖を原料として製造した菓子。焼き面が濃く，内部は明るい黄色でしっとりしているものが品質がよい。ポルトガルから伝播したものであるが，後に日本独自のものとなった。

ガスト尺度 [gust scale] 甘味，酸味，塩味，苦味はそれぞれ異質の味であるが，味の強さという観点から共通の尺度ができるとして Beebe-Center らが提唱した味の心理的尺度。スクロース 1 g，酒石酸 0.0085 g，食塩 0.3 g，硫酸キニーネ 0.0002 g を 1 ガストとし，味の強さを 10 倍に感じる各濃度を 10 ガストとする。ガストの対数と各味の濃度の対数の間には直線関係が成り立ち，かつ四つの味の直線の傾きはほぼ等しい。

ガストリノーマ ＝ガストリン産生腫瘍

ガストリン [gastrin] 消化管ホルモンの一つで，胃幽門前庭部の粘膜上皮 G 細胞から放出されるホルモン。胃体部壁細胞に作用して胃酸分泌を促すとともにペプシノーゲンの N 末端を切断し活性型ペプシンにする作用もある。前駆体であるプレプロガストリンがプロセシングを受けアミノ酸 34, 17, 14 個のガストリンが産生される。ガストリンの分泌は，タンパク質を主体とする食事，胃壁拡張，体液性・神経性刺激等により調節される。

ガストリン産生腫瘍 [gastrin producing tumor；gastrinoma] ガストリノーマともいう。大部分は膵臓のランゲルハンス島に発生し，悪性のことも多い。血中ガストリン濃度が高値となり，胃酸分泌が亢進し，難治性の消化性潰瘍を繰返すときゾリンガー・エリソン症候群という。一般にガストリン分泌はセクレチンによって抑制されるが，この場合セクレチンを負荷しても抑制は受けない。

ガストリン放出ペプチド [gastrin-releasing peptide, GRP] カエルの皮膚から得られたボンベシンに一部共通構造をもつペプチドホルモン。消化管・脳に見いだされる。消化管では，ガストリン，胃酸，ペプシン，膵酵素の分泌を亢進する。脳室内投与で動物の行動に変化を与える。

かずのこ [herring roe] ニシンの卵巣。昔は素乾品の干しかずのこの生産が多かったが，現在ではほとんどが塩蔵品である。

カスパーゼ [caspase] 線虫から哺乳動物までの多細胞動物に存在し，細胞内で作用するシステインプロテアーゼの一種である。アポトーシスの実行において中心的役割を果たしている一群のものを指す。哺乳動物ではカスパーゼ 1 から 14 までが知られており，カスパーゼファミリーを形成している。カスパーゼは，基質タンパク質のアスパラギン酸残基の C 末側を切断するシステインプロテアーゼであるため，**cysteine-aspartic-acid-protease** の略からこの名称がつけられた。カスパーゼはイニシエーターカスパーゼとエフェクターカスパーゼに分類され，細胞内外からのアポトーシス誘導シグナルにより最初にイニシエーターカスパーゼが活性化し，活性化されたイニシエーターカスパーゼがエフェクターカスパーゼを活性化し，それぞれの基質タンパク質が分解され，細胞死が誘導される。細胞死のシグナルごとに活性化されるイニシエーターカスパーゼの種類は異なるが，エフェクターカスパーゼはカスパーゼ 3, -6, -7 の 3 種類である。カスパーゼが連続して活性化される経路をカスパーゼカスケードとよぶ。

ガス分析 [gas analysis] 気体中の成分の分

析。ヒトの呼気ガスには，窒素や酸素に加えてヒトの体内で生成された炭酸ガス，水素，メタン等が含まれる。運動との関係では，消費した酸素量と排出した炭酸ガスの比率（呼吸比）より，ヒトが体内で消費したエネルギー源（糖，脂肪，タンパク質）の割合を算出できる。食物繊維などの難消化性の成分を摂食すると大腸において発酵し，水素ガスなどを発生することが知られており，これらの呼気ガス成分の分析では，種々のガス分析装置が用いられる。

ガスリー試験［Guthrie test］　枯草菌を用いた細菌増殖阻止試験。その発育度からアミノ酸代謝異常症をスクリーニングする試験。フェニルケトン尿症，メープルシロップ尿症の診断に用いられている。日本では1977（昭和52）年から新生児マススクリーニングに利用されている。

化製処理［rendering］　と畜解体した時に出る食用にならない部分等を加熱脱脂処理した粉末を飼料や肥料及び工業用に製品化すること。レンダリングともいう。

カゼイン［casein］　脱脂乳を20℃に保ち，pH 4.6にした時に沈殿するタンパク質。4種類に大別されるとともに，ホスホセリンの集中域をもつためにカルシウム存在下で沈殿するカルシウム感受性カゼインと，ホスホセリンを1個しかもたないためにカルシウム存在下でも沈殿しないカルシウム非感受性カゼインに分けられる。

カゼイン共沈物［casein coprecipitate］　脱脂乳に塩化カルシウムまたは酸を加えて高温加熱することにより得られるカゼインと乳清タンパク質の凝固沈殿物。塩化カルシウムによる沈殿物をカルシウム共沈物，酸による沈殿物を酸共沈物という。

カゼインホスホペプチド［casein phosphopeptide, CPP］　カゼインの分解により生じるリン酸化されたセリン（ホスホセリン）残基を含むペプチド。ミネラルの吸収促進作用や免疫調節作用をもち，カルシウムの吸収促進を目的とした特定保健用食品素材となっている。

カゼインミセル［casein micelle］　乳中の主要タンパク質であるカゼイン，カルシウム，リン酸，クエン酸などの結合により形成される直径130～160 nmの球状複合体。牛乳1 mLにはおよそ1,000兆個のカゼインミセルが分散している。牛乳が白くみえるのはカゼインミセルと脂肪球が光を乱反射するためである。

かぜ症候群［common cold］　上気道粘膜に起こる急性炎症の総称。一年中みられる疾患であるが，秋から早春の寒い時期に多い。ほとんどがウイルス性の感染症である。インフルエンザウイルス，ライノウイルス，アデノウイルス等，原因ウイルスがある。上気道粘膜は充血，腫脹等，炎症反応を示し，鼻閉，鼻汁，咽頭痛，咳，痰等，上気道及びそれに関連した症状がみられる。1週間くらいで治癒するが，発熱等全身症状を示したり，細菌感染等二次感染が合併することもある。治療は安静，保温，栄養が基本である。

可塑化［plasticization］　可塑性のない物質に熱や可塑剤の添加によって可塑性を与え，可塑物の状態にすること。

家族計画［family planning］　出産間隔と子供の数を適切に計画すること。産児制限，受胎調節ともいう。国によっては人口増加抑制策としても意義を有する。計画的な受胎調節は，母子の健康を向上させ，1994年にカイロで開催された国際人口開発会議において提唱されたリプロダクティブヘルス・ライツの概念の根幹を成すものである。

家族集積［familial aggregation］　ある疾病や異常が，特定の家族に集中的に発生する現象。その要因としては遺伝によるもの，共通の空間や環境における行動や経験の共有によるもの，感染性のもの等がある。高血圧症のような慢性疾患では，前二者が複合的に作用して発症する。

家族性イミノグリシン尿症［familial iminoglycinuria］　＝プロリン尿症

家族性失調症多発神経炎［polyneuritic hereditary spinocerebellar ataxia；heredopathia atactica polyneuritiformis］　＝レフサム症候群［病］

家族歴［family history］　医療面接に際して医師や看護師が患者から聴取するもので，祖父母，両親，同胞，子を中心に健康状態，既往歴，死亡時の死因や年齢など。家族内に多発しやすい疾患としては，遺伝性疾患や同じ生活習慣に起因するものがある。病名だけではなく，症状，治療内容，経過等についても確認する必要がある。→既往歴

可塑剤［plasticizer］　硬い高分子物質に可塑性を与えて柔軟性や加工性を高めるために添加する物質。可塑剤を必要とする高分子物質には熱可塑性樹脂，セルロース誘導体，合成ゴム等がある。工業的に用いられる可塑剤にはフタル酸エステル，リン酸エステル，脂肪酸エステル等がある。

可塑性［plasticity］　弾性限界を超えて物質に外力を加えた時，破壊することなしに生じる外力方向へのひずみが，外力を除いても永久ひずみとしてそのまま残るような性質。

可塑性油脂［plastic fat］　固体脂指数15～25％のバター，マーガリン，ショートニング等の油脂。可塑性のある適度な柔軟性をもち，パイ生地やバターケーキ等の調製に優れている。

かた［shoulder］　ウシにおける前肢つけ根部の部分肉名。前肢自体はまえずねとよばれ区別される。ブタの場合は枝肉をもも，ロース，ばら，かたに4分割した場合の最前部を指し，ここからさらに部分肉であるかたとかたロースに分けられる。ウシと異なり，ブタの場合は部分肉であるかたに前肢が含まれる。ウシ，ブタともに複数の筋肉で構成さ

れ，その特性は筋肉ごとに異なる。

過体重 [overweight] 体の総体重が超過している状態。体重超過ともいう。体脂肪だけが超過している肥満と区別して使われている。したがって体重が重くても，その中身が筋肉の場合には過体重という。

片対数図表 [semi-logarithmic chart] グラフ用紙の一種で，横軸を等間隔，縦軸を対数目盛りに刻んだ用紙。したがって縦軸には0を目盛らない。一番下に1（または0.1, 10）などがくる。

カダベリン [cadaverine] $C_5H_{14}N_2$，分子量102.18。リシン脱炭酸酵素の作用によりリシンから生成する $H_2N(CH_2)_5NH_2$ の構造をもつポリアミンの一種。新鮮な肉では検出されないが，発酵食品では相対的に多く含まれる。腐敗臭として検知される化合物の一つで"死体のような"の意味である"cadaverous"にその名称が由来する。ヒトでは生得的に忌避されるが屍肉を漁る生物では誘引する物質となる。ポリアミンは生理的作用とともに毒性ももち，カダベリンも食中毒症状を促進させるという報告がある。食品中の変質物であり，不揮発性腐敗アミンの一つとして定量される。

カタボライト抑制 [catabolite repression] 微生物において，ラクトースを炭素源とする培地にグルコースを添加するとラクトース代謝酵素の合成率が低下する現象。グルコース代謝の異化代謝産物（カタボライト）が抑制に関与すると考えられている。

硬焼きパン [hard roll] 小さめのパンを一般的にロールパンという。ドイツのカイザーロールのようなハードタイプのパンのこと。歯ごたえがある。

偏り [bias; inclination; deviation] ＝交絡バイアス

カタラーゼ [catalase] 過酸化水素2分子を酸素と水に分解する酵素。サブユニット4個からなるヘムタンパク質で分子量は220,000から260,000。生体内での酸化反応の際に発生した過酸化水素をカタラーゼにより酸素と水に分解する。例えば，ペルオキシソームにおける脂肪酸のβ酸化でアシルCoAオキシダーゼの作用によりアシルCoAと酸素から生成された過酸化水素をカタラーゼが分解する。肝臓，赤血球，腎臓に主に存在し，肝臓と腎臓のペルオキシソーム中では酸化酵素と共存している。植物の葉緑体，微生物にも存在する。

カタル [catarrh] 血清成分とほぼ同じ成分が滲み出し細胞成分の少ない粘膜の炎症。同時に粘液の分泌が亢進し，著明な粘膜上皮の剥離も認められる。鼻粘膜の場合は鼻カタル，大腸の場合は大腸カタルとよばれる。

かたロース [ウシ：chuck loin；ブタ：Boston butt] かたの部分にあるロース部位であり，胸最長筋（ロース）の一部を中心として，その周辺の筋肉を含む。ウシでは頸部に近い部分はさらにネックとよばれ区別される。ウシにおいては脂肪交雑が入りやすく，関西ではくらしたロースともよばれ，すき焼きやしゃぶしゃぶ用として高く評価される。ブタにおいては，かたを二つに分割し，前肢側がうで，背側がかたロースとなる。ボストンバットともいう。ブタの場合はロースに準じた用途となる。

カチオン [cation] ＝陽イオン
カチオン界面活性剤 [cationic surfactant] ＝陽イオン界面活性剤

家畜伝染病予防法 [Act on Domestic Animal Infectious Diseases Control] 家畜の伝染性疾病の発生を予防及びまん延の防止をすることにより，畜産の振興を図ることを目的に1951（昭和26）年に制定（所管：農林水産省）。検査，家畜伝染病の患畜等の届出，殺処分等の措置について規定するとともに，家畜及び畜産物の輸出入検疫について規定している。

滑液 [synovial fluid] 関節腔を満たす粘稠な液。滑液は，特有の成分としてヒアルロン酸-タンパク質複合体を含み，接触部の摩擦を減じる潤滑油のような働きをしている。→滑膜

渇感 [thirst] 水分摂取の欲求を意識する感覚。渇きともいう。"のどが渇く"と表現するように口腔，咽頭に起こる。発汗による細胞外水分量減少，浸透圧上昇が視床下部の飲水中枢を刺激する。

脚気 [beriberi] ビタミンB_1欠乏症の一病態である末梢神経疾患。浮腫の有無により，湿性脚気と乾性脚気に分けられる。脚気の神経症状は，腱反射消失，下肢等の知覚鈍麻，運動障害等で，心肥大を伴うこともある。ビタミンB_1の投与は著効を示す。→湿性脚気，乾性脚気

喀血 [hemoptysis] 気道または肺に出血があって咳とともに血液が吐き出される場合をいう。少量で喀痰に混じる場合は血痰という。肺結核等の炎症性疾患，肺癌，気管支拡張症，肺梗塞等でみられる。消化管出血による吐血と鑑別する必要がある。→吐血

学校栄養職員 [dietitian for school lunch program] 学校給食の実施にあたり，公立の義務教育諸学校及び共同調理場に配置されている栄養士。食の専門家として担任教諭を補佐し，児童生徒に望ましい食生活のあり方についての教育にあたっている。

学校給食 [school lunch] 「学校給食法」に基づき，義務教育諸学校において以下のような目標のもとに実施されている。①日常生活における食事について，正しい理解と望ましい習慣を養う。②学校生活を豊かにし，明るい社交性を養う。③食生活の合理化，栄養の改善及び健康の増進を図る。④食糧の生産，配分及び消費について，正しい理解に導く。

学校給食センター　[central kitchen for school lunch]　複数校の調理をまとめて共同調理・提供する施設。人件費，施設設備費の節約ができる一方，適温給食，食育が困難である。

学校保健　[school health]　幼稚園，小・中・高等学校，大学の保健。領域としては，保健教育と保健管理に大別され，保健教育はさらに保健学習と保健指導に分けられる。保健学習では主に授業を通じて，生涯を健康に生きることができるような基本的な知識や態度を学習する。一方，保健管理は健康診断などの健康管理と，学校施設の管理に分けられる。健康管理の対象者は幼稚園から大学までの在学者と教職員で，日本の人口の1/5を占める。また小学，中学，高校には保健室があり，養護教諭が児童や生徒の健康管理業務を行っているが，IT化や急激な社会変容を反映して，より高度な業務能力が必要となっている。

合食禁　ある食品と別の食品とを同時に組合せて食べると身体に害となるために，それらを組合せて食べることがタブーとなっている食品の組合せ，またはそのような食物。食い合わせともいう。中国から伝来した本草学には，合食禁が示されているため，江戸時代に刊行された本草学の書物にも合食禁の事例がみられる。また，"ウナギに梅干し"などのように民間に伝承された合食禁もある。

褐色細胞腫　[pheochromocytoma]　カテコールアミン産生腫瘍であり，クロム親和性細胞が腫瘍化したもの。その90％は副腎髄質に発生するが，10％は副腎外（頭部，胸部，腹部）に発生する。90％は良性腫瘍であるが，悪性もある。アドレナリン分泌型とノルアドレナリン分泌型がある。高血圧の形で持続型と発作型に分類する。動悸，頭痛，発汗過多，めまい等を呈する。カテコールアミン濃度と画像診断の後に外科治療を行う。薬物療法はα，β遮断薬を用いる。

褐色脂肪　[brown fat]　→褐色脂肪組織，褐色脂肪細胞

褐色脂肪細胞　[brown adipocyte]　褐色脂肪組織を構成する脂肪細胞。白色脂肪細胞と異なりミトコンドリアが発達しており，多胞性の脂肪滴を有する。ミトコンドリア内膜で特異的に発現している脱共役タンパク質-1（UCP-1）が電子伝達系で生じる膜間のプロトン勾配を減少させることによって，ATP生成との共役を防ぎ（脱共役），ATP合成を伴うことなく熱産生を起こし，体温維持やエネルギー消費に働く。

褐色脂肪組織　[brown adipose tissue, BAT]　冬眠する脊椎動物や新生仔期の動物に多く存在する脂肪組織で，血管に富み，肉眼的に褐色を呈する。体内での非ふるえ熱産生に関与して体温維持に働く。ヒトでは新生児に豊富であるが，加齢に伴って退縮し，成人では頸部，鎖骨上，傍脊柱，腎臓周囲等に認められる。褐色脂肪組織の活性や存在量が低い場合は，肥満になりやすい。

褐色藻　[brown algae；phaeophyta]　＝褐藻類

褐色腸管症候群　[brown bowel syndrome]　ビタミンE及び脂質の小腸吸収障害により重症の脂肪便が持続し，過酸化脂質由来のリポフスチン（セロイド系色素）が腸管に沈着する，ビタミンE欠乏症の一症状。

活性化　[activation]　最低のエネルギー状態である基底状態の反応物質が外部からの刺激を受けて，遷移状態になること。

活性化エネルギー　[activation energy]　活性化が起こる時に外部から与えられたエネルギー（刺激）。遷移状態のエネルギーから基底状態のエネルギーを差引いたもの。

活性型ビタミンD　[active vitamin D]
＝1,25-ジヒドロキシビタミンD

活性グルテン　[vital gluten]　生のグルテンを変性温度以下で乾燥するか，酢酸，アンモニア，エタノール，炭酸水等に分散溶解させてから乾燥することにより，タンパク質を変性させずに粉末化したもの。バイタルグルテンともいう。水を加えると生のグルテンの状態に戻る。小麦粉やパンの改良剤，ソーセージや練り製品の結着剤等に利用される。

活性酸素種　[reactive oxygen species, ROS]　活性酸素ともよぶ。分子状酸素に比べ反応活性をもつ分子種。分子種には，ラジカル種であるスーパーオキシド，ヒドロキシラジカル，ヒドロペルオキシラジカル等とノンラジカル種である過酸化水素，一重項酸素，オゾン等がある。活性酸素種は不対電子をもつものが多く，それらはフリーラジカル（酸素フリーラジカル）ともよばれる。なかでも，特に酸化力の強いヒドロキシラジカルは重要であり，寿命は短いが細胞膜のリン脂質を酸化したり，タンパク質やDNAに酸化障害を及ぼす作用が強い。活性酸素種は血管を障害し，老化やがん化を促進する。生体内ではスーパーオキシドジスムターゼ，カタラーゼ，グルタチオンペルオキシダーゼ等の酵素により，スーパーオキシドや過酸化水素は消去される。

活性酸素法　[active oxygen method, AOM]　短時間に脂質の安定性を比較する方法。試料を加温し，酸素を加えて酸化促進することで酸化誘導期を短縮する。過酸化物価が100に達するのに要した時間で表す。

活性組織量　[active tissue mass]　筋肉と骨格などの身体実質の量。通常，体重から脂肪の重量を差し引いた除脂肪体重と同義で，筋肉の発達度を評価することができる。

活性中心　[active center]　酵素が基質と結合し，化学反応の触媒作用を引き起こす部位。活性部位ともいう。基質と結合する基質結合部位と触媒部

位とがあり，非常に近接している．酵素分子に溝のようなポケットがあり，そこに基質が結合する．例えばセリン酵素は活性中心にセリンがあり，そのセリンにジイソプロピルフルオロリン酸を反応させると失活する．セリン近傍にヒスチジン，アスパラギン酸があり，反応に際して電子の流れに共同して当たるが，一次構造上の位置は離れている．トリプシン，キモトリプシン，トロンビン，セリンタイプカルボキシペプチダーゼ等がある．また別にチオール酵素はシステインを活性中心にもち，チオール阻害剤により失活する．この酵素の失活を防ぐために還元剤であるジチオスレイトール等を加える．コハク酸デヒドロゲナーゼ，アルコールデヒドロゲナーゼ等がある．競合阻害剤は酵素の活性中心に基質と競争して結合することにより酵素活性を低下させるが，基質の濃度が阻害剤よりずっと多い場合には基質との結合が増加するため活性は回復する．

活性部位 [active site] = 活性中心

活性メチオニン [active methionine] = S-アデノシルメチオニン

活性メチレン基 [active methylene group] メチレン基のうち，隣接位置にカルボニル基やニトリル基をもち，求核試薬に対する反応活性をもつもの．両方の隣接位置にカルボニル基をもつものは，片方の隣接位置にカルボニル基をもつ活性メチレン基よりも反応性が高い．β-ジケトン，β-ケトエステル，マロン酸エステル等の活性メチレン基は反応性が高く，有機合成試薬としてよく使われる．

活性輸送 [active transport] = 能動輸送

褐藻類 [brown algae; phaeophyta] 藻類の大分類群の一つ．褐色藻ともいう．褐色を呈するのは，葉緑素のほかにβ-カロテン，キサントフィル，フコキサンチン等の色素を多量に含むためである．モズク，コンブ類，ワカメ，アラメ，ヒジキ等は食用として，このほかヨウ素，カリウム，アルギン酸等の製造原料として用いられるもの等，日本では約270種を産する．

カッターキュアリング法 [cutter curing method] ソーセージの製造工程における手法の一つ．原料肉に塩漬剤，豚脂，氷水等を直接添加しながらカッティングし，ソーセージエマルションを直ちにケーシングに充填して製品とする．通常のエマルション塩漬法に比べ塩漬は極めて短時間で済む．ウインナーソーセージやフランクフルトソーセージの製造に近年多用される．

カッテージチーズ [cottage cheese] = コテージチーズ

活動代謝量 [activity metabolic rate, E_a] 仕事，スポーツ，身支度等の身体活動によって増大したエネルギー消費量．(身体活動時の総エネルギー消費量) - (安静時エネルギー消費量) で表される．

活動的余命 [active life expectancy] 高齢者が一定の健康状態を保持しながら，何年生存できるかを評価したもの．健康寿命ともいう．日本の平均寿命は世界最長であるが，この指標には高齢者の有病率やQOLの低下などの質的側面は反映されていない．平均寿命と活動的寿命との差はいわば要介護余命で，日本では男性が約6歳，女性が約7歳と女性の方が長い．活動的余命を延伸し，要介護余命を短期化できれば，老人医療費や介護費用が軽減し，高齢者や家族のQOLが向上するので，老人保健法や健康日本21などによる活動的余命の延伸政策が展開されつつある．

活動電位 [action potential] 神経・筋細胞に刺激が与えられると，細胞膜電位が急激に脱分極して，負電位から正電位に逆転した膜電位が生じ，これはmsという短時間のうちにもとの負電位に戻る．この一連の膜電位変化を活動電位という．膜が脱分極して閾電位に達すると，ナトリウムイオン透過性が急激に増加してスパイク状の電位変化により+30～50 mVに達し，次いでカリウムイオンに対する膜透過性の上昇により膜電位は下降して-40～-100 mVの静止電位よりも低いカリウムイオンの平衡電位に近づく．これを後過分極という．約2 ms後にはもとの静止電位に戻る．

活動度 [activity] 溶液に含まれる分子やイオンのうち，化学反応において実質的に反応するものの割合．熱力学的な実効濃度で，溶液の濃度に活動度係数を乗じて求める．

活動度係数 [activity coefficient] 溶液における溶質の活動度を表す概念．活量係数ともいう．一般に溶質の濃度が低い時，つまり理想溶液では溶質の活動度は濃度に比例するが，濃度が高い時は溶質の活動度は割引かれ，濃度と活動度の積で定引かれる．すなわち溶質の活動度 a は，濃度 c と活動度係数 f の積で $a = fc$ となる．これは気体においても同様である．

カットバック法 [cut back process] 濃縮果汁に生果汁をブレンドする操作．濃縮果汁は濃縮工程で濃縮前の生果汁に比べ香味が低下するため，これを改良する目的で行われる．約60 Bx程度に濃縮した果汁に無殺菌の生果汁をブレンドして，45 Bx程度に調整する．必要に応じて回収フレーバーを加え急速冷凍する．

カップケーキ [cup cake] 油脂を含むバターケーキやパウンドケーキ生地を小さな型に流し，焼き上げた小型のケーキ．

カップ詰包装 [cup package] 紙，プラスチック，ガラス製カップによる食品包装．食品保存を兼ねた使い捨て食器の機能をもつ．軽便性，気密性，易開封性，安全性，外観の良さ，廉価などの条件を備える．アイスクリームは液洩れしない紙カップ，スナックは防湿・気密性と耐油性の紙またはプラス

チックカップ，プディング，ヨーグルト，コーヒークリームはプラスチックカップ，酒は耐熱ガラスカップ，カップ麺は断熱性・密封性のある発泡スチロールカップが適している。

カップ麺ブーム　[cup precooked noodles boom]　1958（昭和33）年に袋入りインスタントラーメンが市場に登場し爆発的な人気を博し，1971（昭和46）年にはカップ麺（スナック麺）が市販された。これまでにない即席性や簡便性，新規性，大衆性を背景に，若い世代のレジャー食品としてカップ麺ブームを巻き起こした。その後もラーメン，うどん，そば等種類は多彩となり，根強い人気をもっている。

カップリングシュガー　[coupling sugar]　甘味料の一種。スクロースとデンプンの混合液にシクロデキストリングルカノトランスフェラーゼを作用させて生産する。組成はスクロースのグルコースの4位炭素にグルコースが1分子から数分子 $α1→4$ 結合したオリゴ糖の混合物。甘味料として各種食品に利用されている。

合併症　[complication]　原疾患に重ね合わせて起こった別の疾患。原因は原疾患による場合と全く関係ない場合とがある。生理機能の低下した高齢者には，多くの合併症を併せもつことが多い。

褐変　[browning]　食品等が褐色に変化する現象。酵素が関与する酵素的褐変と非酵素的褐変とに分類される。前者は，ポリフェノールオキシダーゼによるリンゴの切断面の褐色化が代表的である。後者として，メイラード反応，カラメル化反応，ポリフェノールの重合反応等が挙げられる。

褐変防止　[inhibition of browning]　褐変に対する抑制法。酵素的褐変には加熱や超高圧処理によって酵素を失活させる方法が有効。非酵素的褐変では，反応の種類によって防止法が異なる。低温保存，脱酸素，窒素置換，遮光，遷移金属のキレート等が有効である場合が多い。

滑膜　[synovial membrane]　関節の周りを包んでいる関節包の内腔（関節腔）を覆う膜。関節腔を満たす滑液を分泌していると考えられている。慢性関節リウマチでは，滑膜に炎症が起こり，滑膜が増殖して関節が冒される。→滑液

滑面小胞体　[smooth endoplasmic reticulum；smooth-surfaced endoplasmic reticulum]　表面にリボソームが付着していない小胞体。細胞分画ではミクロソーム。袋状，管状などの形態を示し，機能は脂質の代謝，脂溶性異物の酸化と抱合解毒である。筋小胞体のようにカルシウムイオンの輸送で筋収縮を制御する場合もある。粗面小胞体で合成された分泌タンパク質がゴルジ装置，分泌顆粒へと輸送される通路ともなる。

桂むき　ダイコン，ニンジン，キュウリ，ウドなどを5～10 cmの長さに切り，皮をむく要領で紙のように薄く長くむく切り方。刺身に使う白髪大根，けん等に用いる。

活量係数　[activity coefficient]　＝活動度係数

ガティガム　[gum ghatti]　インド，スリランカ等に生育するシクシン科ガディ（*Anogeissus latifolia*）樹から得られるガム質。ウロン酸含量の高いグルクロノマンナンで高濃度で溶かすと粘稠な溶液となることから，増粘安定剤として使用される。

家庭血圧　[home blood pressure]　家庭において測定した血圧のこと。血圧測定には3つの方法があり，診察室血圧測定，家庭血圧測定，自由行動下血圧測定がある。家庭血圧の測定の特徴は，降圧薬治療による過剰な降圧や不充分な降圧を発見することに役立つ。また血圧の概日変動性や長期変動性の評価にも有用である。24時間血圧を測定した際，昼間覚醒時の平均血圧の10％以上夜間に下降するものを dipper，10％未満を non-dipper，dipper の中でも20％以上の血圧下降を示すものを extreme-dipper と定義することが多い。non-dipper や extreme-dipper 型に心血管病のリスクが高いとされる。

家庭保健　[family health；home healthcare]　母性，小児，家庭と家族の面からアプローチすることにより，健全な生活と健康を守り，保つこと。

カテーテル　[catheter]　管状の器具で先端もしくは先端付近に孔が開いている。材質はゴム，金属，メッシュ，プラスチック等で，体腔に差し込み液体を排出したり注入したりするときに使用する。

カテキン　[catechin]　$C_{15}H_{14}O_6$，分子量290.27。ポリフェノールの一種で，茶の苦味や渋みの成分。茶カテキンにはエピカテキン（EC），エピガロカテキン（EGC），エピカテキンガレート（ECG），エピガロカテキンガレート（EGCG）の4種類があり，緑茶に多く含まれる。フラボノイドに属する。カテキンには強い抗酸化作用があり，消臭効果や血圧，血中コレステロールの低下，抗アレルギー作用など，さまざまな作用があると考えられている。

（＋）－カテキン（2*R*,3*S*）

カテキン酸　[catechinic acid；catechuic acid]　カテキンと同義語として扱われている。また，カテキンをアルカリで加熱処理すること等により生成する物質を示すこともある。→カテキン

カテコール　[catechol]　$C_6H_6O_2$，分子量110.11。1,2-ジヒドロキシベンゼン，ピロカテキンともいう。カテコール核をもつ生体アミノ酸はL-

ドーパで，チロシンの酸化で生成される。ドーパはさらに酸化，重合されると黒色色素メラニンとなる。ドーパはカテコールアミン含有細胞では脱炭酸されてドーパミンとなる。→メラニン，ドーパミン

カテコールアミン [catecholamine] カテコール環をもつアミンで，ノルアドレナリン，アドレナリン，ドーパミン（ドパミン）より成る。カテコラミンともいう。チロシンを基質としてドーパ（DOPA），ドーパミン，ノルアドレナリン，アドレナリンの順で生成される。ノルアドレナリンは中枢神経，神経節，交感神経に含まれ，神経末端のシナプス間隙に放出されて情報伝達を行う。放出されたノルアドレナリンの8)%は再吸収され，残りは血中に流出する。アドレナリンは副腎髄質から放出される。ドーパミンは中枢神経，交感神経に含まれ情報伝達を行うとともに，腎臓近位尿細管細胞で生成されナトリウム利尿を司る。尿中ドーパミンは腎臓由来である。

カテコールオキシダーゼ [catechol oxidase] カテコールアミンの代謝酵素で不活性化を行う。モノアミンオキシダーゼ（MAO），ジフェノールオキシダーゼともいう。MAOとカテコール-O-メチルトランスフェラーゼ（COMT）でもって，ドーパミンはホモバニリン酸（HVA）に，ノルアドレナリンとアドレナリンはバニリルマンデル酸（VHMA）とメトキシヒドロキシフェニルエチレングリコール（MHPG）に代謝される。

カテコラミン [catecholamine] ＝カテコールアミン

カテゴリー尺度 [category scale] 官能評価分析において対象物の特性や嗜好がどの程度か知りたい場合，評価の尺度として3～9段階を用いることが多いが，その各段階に程度を表す用語を当てはめた尺度。例えば5段階では，2：非常に（強い），1：やや，0：どちらでもない，−1：やや，−2：非常に（弱い）等が使われる。

カテプシン [cathepsin] リソソームに局在するタンパク質分解酵素群の総称。これまでに，分子量，最適pH，基質特異性，阻害剤の影響の異なる10数種類が知られており，A，B，C，D，H，L，S等のアルファベットをつけた名称が与えられている。カテプシンは生筋中でタンパク質分解にかかわっている。死後筋肉では食肉の軟化に貢献していると考えられる。

糧飯 [katemeshi] 雑穀に野菜や芋類，草木の葉を加えて炊いた飯，あるいは米を補う目的で米以外の食材を一緒に炊き込み増量した飯。米食民族といわれる日本人であるが，古代から昭和20年代頃までは麦飯や芋飯，雑穀飯などが庶民の日常の糧であり，飢饉や戦時下の救荒食でもあった。田植えや米の収穫時の農繁期には，大豆飯や油揚げや煮干し，貝類などのタンパク質源を入れた煮込み飯や醤油飯がごちそうとして作られ，重労働を支えた。炊き込み飯は現在にも根付いた米料理の一つである。

果糖 [fructose; fruit sugar] ＝フルクトース

果糖不耐症 [fructose intolerance] ＝フルクトース不耐症

加糖粉乳 [sweetened milk powder] 生乳，牛乳，特別牛乳にスクロースを添加して乾燥粉末化するか，あるいは全粉乳にスクロースを添加したもの。以前は育児用として使用されていたが，現在では生産されていない。→加糖練乳

加糖練乳 [sweetened condensed cream] 牛乳中の水分を蒸発させ，スクロースを加えた液状乳製品。濃縮ミルク，コンデンスミルクともいう。全脂加糖練乳と脱脂加糖練乳に分けられ，双方ともに乳固形分28％以上，糖分58％以上，水分27％以下，細菌数50,000/mL以下，大腸菌群陰性であることに加えて，前者は乳脂肪分8％以上と定められている。

ガトー [cake; gatean; gâteau(仏)] 甘味のケーキ，パンケーキの総称。フランス語の"食べ物"wastilが12世紀に"もてなす"のgastel, wastelとなった。小麦粉に卵，牛乳，蜂蜜または砂糖，ドライフルーツなどを入れて焼いたもの。

カドミウム [cadmium] 元素記号Cd，原子番号48，原子量112.411，12(2B)族元素。鉱物中や土壌などに天然に存在する重金属。日本では千年以上前から鉱山開発などにより，地中から掘り出されてきた。食品を摂取した際，含まれるカドミウムの一部が体内に吸収・蓄積されることから，カドミウム濃度の高い食品を長年にわたり摂取すると腎機能障害を起こす可能性がある。米などの穀物以外にも，野菜，果実，肉，魚など多くの食品に含まれている。日本米のカドミウム量は平均して0.06 mg/kg。この摂取量をFAO/WHO食品添加物専門家会議（JECFA）が定めた暫定耐容摂取量（7μg/kg/週）と比較して，日本における食品からのカドミウム摂取量は約6割に当たる。イタイイタイ病の原因物質と考えられている。

カナッペ [canapé(仏)] オードブルの一つ。一口大のパンやクラッカーにバターを塗り，その上に魚や肉野菜または加工品を彩り良くトッピングしたもの。

カナディアンウイスキー [Canadian whiskey; -ky] アメリカンタイプのウイスキーで，原料として大麦麦芽に加えてライ麦麦芽が一部用いられる。ライ麦麦芽は大麦麦芽に比べて酵素力価が低く，ウイスキーに特徴的な香味を付ける働きがある。

カナマイシン [kanamycin] 放線菌の培養液から単離したアミノ配糖体系抗生物質。グラム陰性

菌，特に大腸菌に有効であり，ストレプトマイシン耐性の結核菌にも有効である。

カナマイシン耐性遺伝子 [kanamycin resistant gene] アミノグリコシド系抗生物質の一種であるカナマイシンを修飾し，カナマイシンに耐性になる酵素タンパク質をコードする遺伝子。ネオマイシンホスホトランスフェラーゼⅡ（neomycin phosphotransferase Ⅱ, NPT Ⅱ）遺伝子等がある。遺伝子組換え作物などを作る時のマーカー遺伝子（目的遺伝子が組込まれたかを確認するための目印）として使われる。目的遺伝子と一緒に，カナマイシン耐性をもつ遺伝子を組込んだベクターを用い遺伝子組換えを行うと，遺伝子組換えが起こっていないものはカナマイシンを含んだ培地上では生育できないが，遺伝子組換え体は生育することができ，多数の試料の中から遺伝子組換え体を選択できる。→マーカー遺伝子

かに棒 [crab meat-like kamaboko ; crab flavored kamaboko] カニ（蟹）風味かまぼこの一種。魚肉のすり身に，カニエキスやグリシン等の調味料を加え，カニの脚やそれをほぐした筋肉線維に似せた形状に成形し，テクスチャーを類似させた製品。日本で発明・製造されたものであるが，現在では高価なカニの代用品として米国をはじめ世界の各地で生産されるようになっている。

加熱殺菌 [heat sterilization] 食品中の微生物を加熱により死滅させること。カビや酵母の真菌，大腸菌やサルモネラ等の栄養型細胞は60〜65℃で1〜30分の条件で殺菌できる。耐熱性の胞子を形成した場合は，90〜100℃，10分以上の条件が必要であり，ボツリヌス芽胞菌の死滅には100℃，5時間以上の条件が必要とされている。加熱殺菌装置の種類は多く，食品を容器に充填密封して行う容器内殺菌と，食品を流動させながら行う連続流動殺菌に大別される。容器内殺菌では低温殺菌装置，高温殺菌ではレトルトが通常使用される。連続流動殺菌では，熱交換機を用いた加熱が用いられ，加熱後は冷却水を用いて冷却する。例えば牛乳の殺菌は熱交換機を用いて，超高温殺菌（130℃，2秒間），高温殺菌（72〜85℃，15秒間以上），低温殺菌（62〜66℃，30分間以上）の3種類が利用されている。

加熱する [cook ; heat] 食材に熱を通すこと。熱源としては，直火，間接加熱として水を媒体とした湿熱加熱，空気や金属，油を熱媒体とした乾熱加熱，分子を振動させ発熱させる電子レンジ加熱等がある。

加熱損失 [cooking loss] 加熱により特定の栄養成分や特異な有用成分が分解などで消失すること。

加熱致死時間 [thermal death time] 一定の条件下で加熱した場合にすべての微生物を殺すのに要する時間（分）。食品の加熱殺菌では特にバチルス属菌やクロストリジウム属菌などの熱に強い芽胞形成菌の殺菌が問題であり，各食品中における加熱致死時間の測定が重要となる。

加熱調理操作 [cooking] 熱を加えることにより構成成分を変性させる調理操作。加熱には焼く，蒸す，煮る，揚げる，炒める等があるが，いずれもタンパク質については熱変性させることにより歯触り等の食感を変え食べやすくしたり，デンプンについては糊化によりおいしさを引き出すとともに消化吸収をしやすくする等の効果が生まれる。→非加熱調理操作

加熱通風乾燥 [air-drying by heating] 材料を充填した容器に熱風を通気して乾燥する方法。材料を上部から連続供給して重力で落下して底部から排出する間に熱風通気により乾燥するタイプや，幅1〜3mの金網または多孔板のバンド上に材料を載せ移動させながら熱風通気を行うタイプ等がある。穀類等の乾燥に用いられる。

加熱濃縮 [concentration with heat] 食品加工の一つで，果汁等の液状食品を加熱することにより水分を蒸発させ溶質濃度を上げること。蒸発濃縮の一種。蒸発濃縮は気液平衡を原理として液体からの蒸発を利用するもので，コストは最も安く濃縮限界も高いが品質面では最も広い。→凍結濃縮法

加熱変性 [heat denaturation] 加熱処理により，タンパク質などの構造・性質が，多くの場合不可逆的に変化すること。食品タンパク質の例では，球状タンパク質である卵アルブミンは，加熱後も球状を保持しているものの，分子間凝集により凝固する。また，プロテアーゼに対する感受性や物理的性質も変化する。乳タンパク質の場合は，カゼインよりも乳清タンパク質の方が加熱変性を受けやすい。

化膿 [purulence ; suppuration] 急性炎症の一形態で，滲出物に膿がみられる。化膿性炎ともいう。膿（のう）は，細菌，組織の壊死物，好中球及びその壊死物等から成る。多くは黄色ブドウ球菌や緑膿菌等による細菌感染である。→黄色ブドウ球菌

化膿性炎 [purulent inflammation] ＝化膿

化膿性骨髄炎 [pyogenic osteomyelitis] ＝骨髄炎

化膿性疾患 [purulent disease] 細菌感染に基づく疾患。化膿性関節炎，肝腫瘍，髄膜炎等がある。

カビ〔黴〕 [fungus ; mold] 微生物の一種で菌糸の伸長で増殖し，胞子形成で子孫を残す（増やす）ものを一般に指す。微生物分類的には酵母と併せて真菌とよぶ。清酒やかつお節などの多様な発酵（醸造）食品製造や抗生物質製造に利用されるものも多いが，一方，食品の変質を起こしたり，食品の異物苦情となるカビや発がん性があるカビ毒を産生するものも存在する。20℃以下でも増殖するものが多いので，常温保存食品や冷蔵長期保存食品で

カビ〔黴〕汚染 [fungal contamination; mold contamination] 　食品（食料）がカビに汚染されること。変質や異物形成を起こしたり，有害物質を蓄積する場合が最も問題となる。特に，小麦や米などの穀類や輸出用柑橘類における汚染（と増殖）が重要なので，柑橘類などには食品添加物として数種の防カビ剤が日本でも認可されている→カビ毒，アフラトキシン，異物，防カビ剤

かび〔黴〕付け [molding] 　かつお節の製造工程で利用されるかび付けを指す場合が多い。かつお節は，コンブと並んでだしを取るのに利用される代表的な素材である。かつお節にはうま味成分のイノシン酸が大量に含まれている。かつお節製造では単純に乾燥させるだけでなく，かび付けして焙乾する。このような工程を経るかつお節をほかのかつお節と区別して枯節とよぶこともある。かび付けにはかつお節菌とよばれる麹菌の仲間が用いられる。かび付けすることにより，水分が均一に乾燥される，魚臭にかかわる脂質を分解する，まろやかな味と香りを付与する，といわれている。

カビ毒 [fungal toxin] ＝マイコトキシン

果皮油 [peer oil] 　オレンジ，グレープフルーツ，レモン，ライム等の柑橘類の果皮表層部フラベド（flavedo）の泄細胞を圧搾，切断あるいは蒸留して得られる精油。果皮からの収率は0.5～1.5％程度。オレンジ果皮油の香気成分は，バレンセン，α-シネンサール，リナロール，酢酸エステル類等である。グレープフルーツ果皮油では，ヌートカトンが特徴的な香りを示す。

過敏症 [hypersensitivity] 　広義には生体内に侵入した物質が生体に異常な反応を引き起こす場合をいい，狭義には免疫学的機序により誘導される異常反応をいう。一般的には免疫学的な過敏症を指し，アレルギーと同じ意味で使われることが多い。過敏症には，薬物に対する中毒作用，通常薬理作用が現れない少量の物質に対する反応，免疫学的機序によるアレルギー反応がある。薬物に対する過敏症では，薬理作用が非常に強く発現する場合があり，投薬に際して注意が必要である。

過敏性大腸症候群 [irritable colon syndrome] ＝過敏性腸管症候群

過敏性腸管症候群 [irritable bowel syndrome] 　過敏性腸管症候群ともいう。自律神経系の変調を素地に食事性因子，心理的因子等，種々の刺激が加わって起こる。器質的異常を認めないのに便秘，下痢等の便通異常，腹痛，腹部膨満等が持続する。女性に多い。治療には，精神療法，食事療法，薬物療法等があるが，ストレスの原因を除去するように生活改善を行い，腸管に刺激を与える冷たい飲み物，繊維の多い食品，アルコールやコーヒー等を避け，栄養補給を心がける。補助的に抗不安薬等を用いる。

カフェアリン [coffearine] ＝トリゴネリン

カフェイン [caffeine] 　$C_8H_{10}N_4O_2$，分子量194.19。キサン誘導体とよばれるアルカロイドの一つ。メチルテオブロミンともいう。苦味があり，茶やコーヒーに含まれている。中枢神経興奮作用，利尿作用，強心作用がある。

カフェイン中毒 [caffeinism; caffeine intoxication] 　カフェインの使用による中毒症状。カフェインの中枢神経刺激作用，強心・利尿作用のため，大量に摂取すると消化器症状，循環器症状，精神神経症状，泌尿器系症状等が現れる。重症になると対光反射消失，呼吸麻痺等がみられる。致死量は約10gとされている。

カフェー酸 ＝カフェ酸

カフェ酸 [caffeic acid] 　$C_9H_8O_4$，分子量180.16。3,4-ジヒドロキシケイ皮酸，コーヒー酸，カフェー酸ともいう。代表的なフェノールカルボン酸である。配糖体，エステルあるいは遊離型で植物中に広く存在するが，コーヒー豆中にはキナ酸と結合したクロロゲン酸として含まれる。強い抗酸化活性を有する。腸内細菌によりジヒドロカフェ酸（HCA）に変換され，HCAにも抗酸化活性が認められている。

3-カフェオイルキナ酸 [3-caffeoylquinic acid] ＝クロロゲン酸

カフェテリア [cafeteria] 　喫食者が主食・主菜・副菜など多種類の料理の中から自由に選択する方式。喫食者の味覚，嗜好に任せた選択は，偏食や栄養素選択のアンバランスを引き起こしやすいので，選択上の教示，指導が必要である。直線型，L字型などに料理が並べられ，喫食者はそのレーンに沿って進むレーン方式，ストレート方式と，料理をコーナー別にいくつかの群に配置し，喫食者は好きなところに移動して選択する動線が交差する率が高いスクランブル方式がある。

カフェテリア実験 [cafeteria test] 　2種類以上の献立を単品の料理にばらして，喫食者の判断で自由に選んで食べる方式をカフェテリア方式といい，この方式で提供された料理の組合せ，味付け，また和・洋・中華等の嗜好選択度を調べること。

カフェテリア方式 [cafeteria style] 　あらかじめ並べられている料理を利用者が選んだり，カウンター越しに料理をよそってもらい，最後にレジで清算する，配膳から後片付けまで自分で行うセルフサービス方式。給仕する人件費が不要なため，安価で食事を提供できる。

カプサイシノイド [capsaicinoid] 　トウガラ

シの辛味成分の総称。トウガラシの辛味成分カプサイシンの同族体。トウガラシには主にカプサイシン，ジヒドロカプサイシン，ノルジヒドロカプサイシン，ホモカプサイシン及びホモジヒドロカプサイシンが含まれる。品種によっても異なるが，通常カプサイシンとジヒドロカプサイシンが辛味成分の80～90％を占める。

カプサイシン　[capsaicin]　$C_{18}H_{27}NO_3$，分子量305.42。トウガラシに含まれるアルカロイドで，辛味の主要成分。脂溶性の無色の結晶で，アルコールには溶けやすいが冷水にはほとんど溶けない。痛覚神経を刺激し，局所刺激作用あるいは辛味を感じる。体内に吸収されたカプサイシンは，脳に運ばれて内臓感覚神経に働き，副腎のアドレナリンの分泌を活発にさせ，発汗を促す。

$$H_3CO--CH_2NHCO(CH_2)_4CH=CHCHCH_3$$
$$HOCH_3$$

カプサンチン　[capsanthin]　$C_{40}H_{56}O_3$，分子量584.88。カロテノイド色素の一つで，トウガラシの赤い色素。

カプシエイト　[capsiate]　タイ産の強辛味トウガラシ品種を選抜・固定した甘味トウガラシ品種から見出された極低辛味成分である。辛味の度合いは，トウガラシの代表的な辛味成分であるカプサイシンの約1/1,000とされる。その構造はバニリル基に脂肪酸が結合したもので，カプサイシンが酸アミド結合をもつのに対して，カプシエイトはエステル結合となっている。カプシエイトは極低辛味性であるが，カプサイシンと同様に生体のTRPV1（transient receptor potential vanilloid 1）チャネル-交感神経系を介してエネルギー代謝を活性化し，体脂肪蓄積の抑制効果を示す。

カプシノイド　[capsinoid]　トウガラシに含まれる極低辛味成分であるカプシエイトやその同族体であるジヒドロカプシエイト，ノルジヒドロカプシエイトなどの総称名。代表的なトウガラシの辛味成分であるカプサイシンとその同族体であるジヒドロカプサイシンやノルジヒドロカプサイシンは，カプシノイドと総称される。

カプリル酸　[caprylic acid]　＝オクタン酸
カプリル酸エチル　[ethyl caprylate]　＝オクタン酸エチル
カプリン酸　[capric acid]　＝デカン酸
カプロンアルデヒド　[capronaldehyde]　＝ヘキサナール
カプロン酸　[caproic acid]　＝ヘキサン酸

花粉症　[pollen allergy]　花粉が抗原となって引き起こされるⅠ型アレルギー。原因となる花粉は，日本ではスギ，ハンノキ，ナラ，ケヤキ，ヨモギ，ブタクサ等が多い。多量の水のような鼻汁，鼻閉，眼の充血等の症状が中心である。→アレルギー

可変部　[variable domain]　免疫グロブリンにおいて抗体活性部位として特有の可変領域を含む構造部位。V領域ともいう。H鎖，L鎖のN末端にある。一方，定常領域を含む構造部位は定常部とよばれる。

可変領域　[variable region]　免疫グロブリンのポリペプチド鎖において抗体に特有の一次構造（アミノ酸配列）をもつ領域で，変異が高い領域。免疫グロブリンのH鎖，L鎖にそれぞれ存在してVH，VL領域とよばれ，特に変異しやすい部分は超可変領域または高変異領域（hypervariable region）とよばれる。→可変部

過飽和　[supersaturation]　溶質が飽和状態以上の濃度に達している状態。ある温度において溶解度を超えた濃度の溶液を過飽和溶液といい，不安定で，溶質結晶の投入，埃等の結晶核の混入，振とう等により過剰溶質を急激に析出し，安定飽和溶液になる。過飽和溶液は高温溶液の温度を急速に下げた場合に出現しやすい。

カポジ肉腫　[Kaposi's sarcoma]　血管肉腫の一種で，下腿や駆幹に生じやすい。エイズの進行により免疫能が落ちると合併しやすい。

カボチャの種　[pumpkin seeds]　カボチャには，食用とされる日本カボチャ，西洋カボチャ，ペポカボチャと，種子専用のミクスタカボチャがある。ミクスタカボチャの種子は大きく品質が良い。殻をはずした種子，蒸して乾燥した種子，バターでローストした種子が市販されている。乾燥した後，塩炒りしたものは南瓜子（ナンクワーズ）といい，中国料理でおつまみとして用いられる。タンパク質や脂肪を多く含む。

カポック油　[kapok oil]　カポック綿を採った後の種子（含油率25％前後）から得られる油脂。少量のシクロプロペン酸を含む。

鎌状赤血球性貧血　[sickle cell anemia]　遺伝子の点変異による病的ヘモグロビンSの産生のため赤血球の鎌状化と溶血を示す遺伝性疾患。発生の地理的頻度はアフリカの熱帯地方に高いので，北米の黒人にもみられる。

ガマ皮症　[phrynoderma]　ビタミンA欠乏に起因すると考えられる毛孔性角質増殖性の発疹。

カマンベールチーズ　[Camembert cheese]　牛乳を原料とし，白カビによる表面熟成の軟質チーズ。直径10～11cm，厚さ2～3cm。フランス北西部ノルマンディ地方のカマンベール村が発祥の地であり，農家のマリー・アレル夫人が作り始めたといわれる。熟成が進むにつれペースト状になり，クリーミーで刺激的な風味である。

カミサリー　[commissary]　給食会社が協同して流通センターを設置し，食材購入，保管及び配送を行うシステム。大量購入のスケールメリットを

紙容器　[paper container]　ダンボール箱，紙器，紙皿，紙コップ，紙袋，紙筒等。樹脂，アルミニウム箔等を貼り合わせたものもある。

ガム　[gum]　ガム質，ゴム，ゴム質ともいう。天然のものにバラ科，マメ科，オオバコ科などの植物の樹液や種子，外皮を原料とし，乾燥あるいは粉砕して得られたもの，海藻類（紅藻，褐藻）から抽出して得られた寒天やアルギンやカラゲニン，さらには微生物発酵から得られたデキストラン等の総称。チューインガムを略していう場合もある。→デキストラン

ガム基礎剤　=ガムベース
ガム質　[gum；gummy matter]　=ガム
ガムベース　[gum base]　チューインガムの噛み心地や風船ガムの膨張などの基盤を成す。ガム基礎剤ともいう。サポジラの樹皮から採取するチクルや酢酸ビニル樹脂が主剤となるほか，ポリイソブチレン，カンデリラロウ等その他の材料を併用する。甘味料や香料を加えてチューインガムとする。

下面[発酵]酵母　[bottom yeast]　ビール製造に使用される酵母の一種。凝集酵母ともいう。ビール製造に使用される酵母はビール酵母と総称されるが，下面酵母と上面酵母とに大別される。その区別は発酵の終了時に酵母が底に沈むか表面に浮いているかの違いである。分類学的にも，近縁種であるが，多少異なる。発酵後期になると，凝集し沈降する。上面発酵酵母の発酵温度15～25℃に比べ，5～10℃と低い。下面酵母の方が有名なのは，ピルスナータイプのビールの製造に利用されるためである。日本の大手ビール会社が生産しているビールはほとんどピルスナータイプのビールである。一方，地ビールでは上面酵母を使用している例が多い。

カモミール　[chamomile]　キク科の草本。カモミル，カモミレともいう。ローマン種（*Anthemis nobilis* L. 多年生）とジャーマン種（*Matricaria recutita* L. 一年生）がある。白い花冠部を乾燥して鎮静作用のあるハーブティーとして使用されている。また，水蒸気蒸留で調製した精油や浸出液には，殺菌，抗炎症，鎮痙，抗腫瘍などの薬理作用があるアズレン化合物が含まれているため，ヨーロッパでは古くから医薬品として，また香粧品や食品のフレーバーとして使用されている。

カモミール油　[chamomile oil]　カモミルの花を水蒸気蒸留して採取した精油。花のにおいは青リンゴに似ており，呼称は古代ギリシャの大地のリンゴ「カマイ・メロン」に由来する。α-，β-ピネン，1,8-シネオール，ミルテナール等のテルペン化合物やアンゲリカ酸のエステルが主要成分であり，このうちアンゲリカ酸のエステルが特有香に関与する。精油はシャンプー等の香粧品の調合に使われる。

カモミレ　[chamomile；camomile]　=カモミール

可溶性デンプン〔でんぷん〕　[soluble starch]　デンプンを塩酸，硫酸，オルトリン酸などの酸で処理し，冷水には溶けないが熱水には溶けるように加工したもの。酸処理デンプン，薄手糊デンプンともいう。デンプンのグルコシド結合が酸で部分加水分解されており，強いゲルを形成するため菓子類の製造原料として用いられる。

過ヨウ素酸シッフ染色　[periodic acid Schiff staining, PAS staining]　パス染色，PAS染色ともいう。隣り合ったヒドロキシ基をもつ炭素間の結合を過ヨウ素酸で酸化して開裂するとホルミル基（アルデヒド基）が生じるので，これをシッフ試薬と反応させてシッフ塩基にすると，赤色ないし赤紫色を呈する。グリコーゲンなど糖類の組織化学的染色に用いられ，シアル酸を含む糖質は特に強く染色される。上皮性粘液細胞や腎臓の基底膜，腫瘍化した細胞のムチンの同定など応用範囲が広い。

唐菓子　[togashi；karagashi；karakudamono]　菓子の語源は果実であるが，中国から唐代に日本に伝えられた粉食菓子を唐菓子または唐果物（からくだもの）といった。当時の唐菓子には大豆餅，小豆餅，煎餅（いりもち），環餅（まがり），青粱餅（あおざしもち），呉麻餅（くれのごまもち），索餅（むぎなわ）などがあった。平安時代の「倭名類聚抄」には八種唐菓子（やくさのからくだもの）として"梅枝，桃枝，餲餬，桂心，黏臍，饆饠，鎚子，団喜"が記載されている。春日大社には唐菓子が神饌として奉献される。製法は米粉をこねて蒸し，それぞれの形に作り，ゴマ油で揚げたものである。この唐菓子の団喜が団子になり，索餅が素麺の祖形になったと伝えられる。

ガラクタナーゼ　[galactanase]　ガラクタンのβ-ガラクトシド結合を加水分解する酵素。

ガラクタン　[galactane]　D-ガラクトースから成る多糖の総称。通常はヘテロ多糖として植物に含まれている。ペクチンを構成しているガラクタンはβ1→4結合をした直鎖構造である。

ガラクツロン酸　[galacturonic acid]　$C_6H_{10}O_7$，分子量194.14。ガラクトースの6位炭素が酸化されたカルボキシ基をもつ糖カルボン酸の一種。ペクチンを構成しているガラクツロン酸はメチルエステル化された部分を含む。

```
CHO
HCOH
HOCH
HOCH
HCOH
COOH
```
D-ガラクツロン酸

ガラクトース　[galactose]　$C_6H_{12}O_6$，分子量180.16，記号Gal。アルドヘキソースの一種で，二糖のラクトース，多糖の寒天，ペクチン等を構成している単糖。甘味度はスクロースの約40％である。ガラクトース血症の乳幼児はガラクトースを代謝できないの

```
CHO
HCOH
HOCH
HOCH
HCOH
CH2OH
```
D-ガラクトース

でガラクトースやラクトースを除去したミルクを与える必要がある。

ガラクトースエピメラーゼ欠損症 [galactose epimerase deficiency]　UDP-ガラクトースをエピメル化してUDP-グルコースにする酵素であるガラクトースエピメラーゼが欠損すると，ガラクトースがグルコースに変換されないが，UDPグルコースはグルコースから供給されるので，代謝上の問題は少なく，無症状のことが多い。ガラクトース血症を呈することは少なく，白内障もみられない。赤血球のガラクトース 1-リン酸濃度が上昇しているのでラクトースの摂取を制限する。

ガラクトース血症 [galactosemia]　ガラクトース代謝過程の酵素が遺伝的に欠損した結果，血中のガラクトース濃度が上昇する疾患。ガラクトース 1-リン酸ウリジルトランスフェラーゼ欠損症とガラクトキナーゼ欠損症があり，症状は出ないまれな疾患としてガラクトースエピメラーゼ欠損症がある。いずれもガラクトースを含む食事を摂取することにより血中ガラクトース濃度が上昇し，尿中ガラクトース排泄も増加する。ガラクトース 1-リン酸ウリジルトランスフェラーゼ欠損症が最も劇症で，ガラクトキナーゼ欠損症では白内障がみられるのみである。いずれもガラクトース制限食が治療の基本である。

ガラクトース 1-リン酸ウリジルトランスフェラーゼ [galactose 1-phosphate uridyltransferase]　ガラクトース 1-リン酸とUDP-グルコースからUDP基の交換によりUDP-ガラクトースとグルコース 1-リン酸にする反応を触媒する酵素。

ガラクトース 1-リン酸ウリジルトランスフェラーゼ欠損症 [galactose 1-phosphate uridyltransferase deficiency]　ガラクトース 1-リン酸ウリジルトランスフェラーゼが欠損するとガラクトース 1-リン酸が細胞内に蓄積して，細胞毒性による症状を呈する。ガラクチトールによる白内障に加えて，嘔吐，下痢，黄疸，肝腫，溶血性貧血，アシドーシス，知能障害などが現れる。

ガラクトオリゴ糖 [galactooligosaccharide]　甘味のある機能性オリゴ糖の一種。ラクトースにβ-ガラクトシダーゼを作用させて生産する。組成はラクトースのガラクトース部分の4位炭素にガラクトースが1分子から数分子結合したオリゴ糖の混合物。主成分は4′-ガラクトシルラクトースである。

ガラクトキナーゼ [galactokinase]　ガラクトースをリン酸化してガラクトース 1-リン酸とする反応を触媒する酵素。

ガラクトキナーゼ欠損症 [galactokinase deficiency]　ガラクトキナーゼが欠損すると，食事から摂取したガラクトースをガラクトース 1-リン酸にすることができないので，ガラクトース 1-リン酸による細胞毒性が現れず，臨床症状としてはガラクチトールの蓄積による白内障だけである。致命的ではない。ラクトースなどガラクトースを含む食事を制限することによって白内障も防止できる。→ガラクトース血症

ガラクトサミン [galactosamine]　記号GalN。アミノ糖の一種。糖タンパク質，ムコイドに多く含まれる。ガラクトースの2位がアルコール基ではなくアミノ基になったもので，生体内ではN-アセチル誘導体として存在する。

β-ガラクトシダーゼ [β-galactosidase]　＝ラクターゼ

ガラクトシド [galactoside]　ガラクトースと別の化合物のアルコール基がエーテル結合した物質をいう。

ガラクトシルトランスフェラーゼ [galactosyl transferase]　UDP-ガラクトースからガラクトースを受容分子に転移する酵素。受容分子としては糖，スフィンゴシン，セラミド，ジアシルグリセロール，ヒドロキシリシン等がある。この反応は細胞内のゴルジ体で行われるので，ゴルジ体のマーカーとして用いられる。

ガラクトマンナン [galactomannan]　D-マンノースがβ1→4結合した主鎖にD-ガラクトースがα1→6結合した側鎖をもつ構造の多糖。グアーガムやローカストビーンガムの主成分で，加工食品の安定剤等に用いられている。

カラゲナン [carrageenan]　紅藻類のツノマタ，スギノリに含まれる難消化性多糖類の一種で，熱水抽出によって得られる白色粉末。カラゲニンともいう。スルホ基を含むガラクタンでκ型とλ型がある。ゲル化性，増粘性，保水性，乳化性を有するので，食品の安定剤，増粘剤，糊料として広く利用されている。

カラゲニン [carrageenin]　＝カラゲナン

カラザ [chalaza]　卵黄膜を包むようにして存在するカラザ層は両端で糸状のカラザコードになり，先端は濃厚卵白に入り，濃厚卵白の一部を形成している。このカラザコードのこと。カラザは卵黄が卵殻の中心部に位置するように支える役割をしている。主成分は水分とタンパク質である。

カラシ油 [mustard seed oil]　カラシナ種子（含油率35〜40%）から採油される油脂。エルカ酸を多く含むので，食用に用いられることは少ない。→エルカ酸

カラシ油配糖体 [mustard oil glucoside]　ワサビ，ダイコンなどのアブラナ科植物に含まれる成分で，香りや辛味の生成にかかわる。ワサビや大根おろしなどの辛味の原因となっている。カラシ油（イソチオシアネート：-N=C=S 構造をもつ化合物群）にグルコースなどの糖が結合したものをカラシ油配糖体とよぶ。この配糖体を含む野菜はミロシナーゼという分解酵素をもつので，糖鎖が切れカラ

シ油が生成するため香りや辛味を呈する。ブロッコリーに多く含まれるスルフォラファンは、体内の解毒酵素の生成を促進することにより肝臓機能の改善をもたらすことが知られている。

からすみ ［dried mullet roe；botargo；bottarga；salted and dried mullet roe］　ボラ卵巣の塩乾品で、製品が唐墨に似ているところからこの名が付けられた。長崎野母のからすみ、越前のうに、三河のこのわたは、江戸時代に天下の三珍といわれた。大型ボラの卵巣に食塩をすりこみ、一昼夜以上漬け込み、その後塩抜きし、卵巣を4～5段重ねで板の上に並べ、この圧力で水を搾り出す。加圧と日乾を繰返し、20日ぐらいで仕上がる。薄いべっこう色が良品である。Bottarga, Botargo 等の外国産からすみ代用品では、塩抜きせずに、製品は蜜ロウで被覆されて変敗防止が図られている。タラやサワラの卵巣から作られたコピー製品も市販されている。

辛味成分 ［pungent principle］　温覚、痛覚を刺激し辛味を知覚させる成分。主に香辛料に含まれ、カプサイシン（トウガラシ）、ピペリン（コショウ）、ジンゲロール（ショウガ）、サンショオール（サンショウ）、アリルイソチオシアネート（ワサビ、カラシ）、ジアリルジスルフィド（ガーリック）等の成分がある。辛味により食欲増進、唾液分泌が促進され、カプサイシンやピペリンには体熱産生機能がある。

カラムクロマトグラフィー ［column chromatography］　ガラス等のパイプに充填材を詰め、移動相として液体を流す液体クロマトグラフィー。充填材の種類によって、イオン交換クロマトグラフィー、ゲル濾過クロマトグラフィー、分配クロマトグラフィー、吸着クロマトグラフィー等がある。細管を利用して高圧で移動相の液体を流す高速液体クロマトグラフィーもカラムクロマトグラフィーであるが、通常は、低圧で移動相を流すものに限って呼称する。

カラムス油 ［calamus oil］　菖蒲の根から水蒸気蒸留して得られる精油。ベルモットの香り付けに使われる。

カラメル ［caramel］　糖質（スクロース、グルコース、デンプン等）を加熱し、重合により得られる褐色の高分子化合物。単一の物質ではなく、化学構造は不明。アンモニアを使用する場合もある。食品添加物として、醤油、ソース、ウイスキーなどの着色や香り付けに使用する。

カラメル化 ［caramelization］　糖質を加熱（100～200℃程度）し、褐色物質を生成する反応。メイラード反応とともに、味噌、醤油、パン、ビスケット等の褐変の一因である。カラメル化反応は、糖質のアノマー化、異性化、脱水反応、開裂反応、縮合反応等を伴う。生成した褐色色素（カラメル）は、食品添加物として、食品の着色や香り付けに使用される。カラメル香気の主成分は、マルトールや、4-ヒドロキシ2,5-ジメチル3（2H）-フラノンなど、多くの揮発性成分である。カラメル製造の際には、クエン酸、酢酸等の酸や、重曹、水酸化ナトリウム、アンモニア等のアルカリ性物質を添加することが多い。

カリウム ［potassium］　元素記号 K、原子番号19、原子量39.0983、1（1A）族のアルカリ金属。動物においては、細胞内液に多く含まれ、細胞外液に多く含まれるナトリウムと拮抗して細胞の浸透圧の維持や神経伝達にかかわっている電解質。日本人はナトリウム摂取量が多いため、カリウム摂取量を増加させることによってナトリウムの弊害を抑制すれば、血圧値の低下、脳血管疾患の予防につながる。

カリウム摂取基準 ［potassium intake］　「日本人の食事摂取基準（2015年版）」ではカリウム摂取量は目安量を成人男性2,500 mg/日、成人女性2,000 mg/日としており、ほぼ達成しているが、カリウム不足は、多量の発汗、下痢、ナトリウム（食塩）の過剰摂取によるナトリウム/カリウム比率の上昇、利尿降圧剤服用時のカリウム排泄増加等でみられる。

カリウムチャネル ［potassium channel］　イオンチャネル（イオンを通す膜タンパク質）のうち、K^+ に選択性が高い一群のもの。合計で70種類ほどの遺伝子座が知られている。ほとんどの細胞には何らかのカリウムチャネルが存在すると考えられている。

カリオフィレン ［caryophyllene］　$C_{15}H_{24}$、分子量204.36。α-、β-、γ-カリオフィレンの異性体が存在するが、天然には β 型が多く、一般に β 型をいう。α 型は α-フムレンともいう。緑葉、柑橘類、スパイスなどに広く存在するセスキテルペン。スパイシーなウッディ系の香気を有し、香粧品香料のカーネーション、ローズの調合に利用される。含有量の高いクローブ（丁字）葉油から抽出する。酸性下では不安定で環化する。

α-カリオフィレン　　β-カリオフィレン

カリクレイン ［kallikrein］　触媒部位にセリンを含むタンパク質加水分解酵素（セリンプロテアーゼ）の一種。血中や組織中のキニノーゲンを切断して降圧ペプチドであるブラジキニンやカリジンを生成する。

カリクレイン-キニン系 ［karllikrein-kinin

system〕　カリクレインによってブラジキニンやカリジンを生成し，これらが血管平滑筋に作用して弛緩させ，血管拡張によって血圧を低下させる系のこと。

カリジン　〔kallidin〕　Lys-Arg-Pro-Pro-Gly-Phe-Ser-Pro-Phe-Arg から成る生理活性ペプチドの一つ。キニン10ともいう。血管拡張作用を有する。血漿中の $α_2$ グロブリン画分中に存在するカリジノーゲンというタンパク質から生成する。

カリニ肺炎　〔carinii pneumonia〕　＝ニューモシスチス・カリニ肺炎

顆粒　〔granule〕　医学生物学では，細胞質にみられる粒状のものをいうことが多い。例えば，血液細胞には，顆粒をもつ白血球がある。分泌機能のある細胞は分泌されるものを含む分泌顆粒をもつ。→顆粒球

顆粒球　〔granulocyte〕　白血球には5種類あるが，細胞質に顆粒を含む好中球，好酸球，好塩基球のこと。それぞれの顆粒はメイ・ギムザ染色で中性，酸性，塩基性に染色される。なかでも，好中球は最も多くみられるタイプで，総白血球数の55〜70％を占め，感染部位で病原体等を貪食する。膿(う)には，好中球の壊死物が含まれる。好酸球は，ある種のタンパク質を放出して特定の寄生虫を傷害する。好塩基球は，ヒスタミンやヘパリンを放出し，炎症反応にかかわる。

顆粒球形成　〔granulocytopoiesis〕　好中球，好酸球，好塩基球が，骨髄の多能性幹細胞から分化した骨髄芽球を経て，さらに分化・成熟して形成される過程。その過程には，特殊な成長因子等が作用する。その中でも，顆粒球コロニー刺激因子（G-CFS）とよばれるサイトカインは，最近遺伝子組換え製剤の使用が可能となって抗がん剤の投与量を増量したり，抗がん剤投与後の顆粒球減少からくる重篤な感染症を回避したりすることが可能となった。

顆粒球マクロファージ　〔granulocyte-macrophage〕　顆粒球とマクロファージは共通の前駆細胞から分化するが，この前駆細胞は脾臓等に存在し，顆粒球マクロファージコロニー形成単位（CSF-GM）として *in vitro* でコロニーを形成することが可能である。顆粒球マクロファージを共通して刺激するサイトカインが存在し，顆粒球マクロファージコロニー刺激因子とよばれる。→サイトカイン

加リン酸分解　〔phosphorolysis〕　オルトリン酸が加わることによって分子が分解される反応。加リン酸分解反応を触媒する酵素をホスホリラーゼとよぶ。

カルコン　〔chalcone〕　一般的にはベンジリデンアセトフェノン $C_6H_5COCH=CHC_6H_5$ の誘導体に属する天然色素の総称。この構造をもつ化合物自身は非天然物ではあるが，本構造の芳香環上に種々のヒドロキシ基が置換した化合物はカルコン系色素とよばれ，ベニバナの黄色または赤色色素がその代表である。フラボノイド生合成の前駆体として重要であり，また生理機能として，胃酸分泌を抑制し潰瘍を鎮める作用，アレルギー抑制作用や強い抗菌作用，さらには，発がん促進の抑制作用や血液の粘着・凝固を抑えて血栓ができるのを抑える作用などが報告されている。

カルシウム　〔calcium〕　元素記号 Ca，原子番号20，原子量40.08。2（2A）族元素。生体中の無機元素としては最も多く，約1kg含まれる。体内分布は，骨に99％，血液と組織に1％である。生体及び細胞のあらゆる機能に関与する。血液中のカルシウム濃度は厳密に調節されており，慢性的なカルシウム摂取不足は骨からのカルシウム溶出（骨吸収）を促し，骨量減少が起こる。

カルシウム拮抗剤　〔calcium antagonist〕　高血圧や虚血性心疾患の治療に用いられる薬剤の一つ。血管平滑筋細胞へ Ca^{2+} の流入を妨ぐことにより血管を弛緩させるため，結果として血管を拡張させる働きがある。ニフェジピン，アムロジピン等がある。グレープフルーツとともに服用すると，肝臓での代謝が抑制され，薬の効果が増強されるので注意が必要である。

カルシウム結合タンパク質　〔calcium-binding protein〕　細胞内でカルシウムと結合するタンパク質。カルモジュリン，トロポニンC，パルブアルブミン等がある。特にカルモジュリンは，ホルモン作用，血液凝固作用，酵素反応等のうちカルシウム要求反応に重要である。

カルシウム出納　〔calcium balance〕　カルシウムは食事から10 mg/kg体重/日を摂取され，糞便中に7 mg/kg体重/日，尿中に3 mg/kg体重/日を排泄されることで，常に一定に保たれている。

カルシウム制限食　〔calcium-restricted diet〕　カルシウムの過剰摂取を防ぐために，その含量を制限した食。

カルシウム代謝　〔calcium metabolism〕　生体内には約1kgのカルシウムが存在し，99％が骨や歯に存在している。骨に含まれるカルシウムは貯蔵としての役割があり，血清カルシウム濃度が低下すると副甲状腺ホルモンや活性型ビタミンDによって骨からカルシウムが動員され，逆に血清カルシウム濃度が上昇するとカルシトニンによって骨への沈着を促すことで血清濃度が一定（10 mg/100 mL）に維持されている。

カルシウム・タンパク質〔たんぱく質〕摂取量の比　〔calcium/protein ratio〕　タンパク質の多量摂取により尿中カルシウム排泄量が増大することが知られている。1997年，米国 Food and Nutrition Board は中高年の女性の骨折予防のためのカルシウム（mg）とタンパク質（g）の摂取比率を20：

1以上としているが，根拠に乏しいとされている。

カルシウムチャネル [calcium channel] カルシウムイオン Ca^{2+} を選択的に透過させるイオンチャネルの一群。開口により，細胞内へのカルシウムの流入や，細胞内ストアからのカルシウムの流出を引起こし，細胞内遊離カルシウム濃度の上昇をもたらし，カルシウムシグナリングの要となる。電位依存性チャネルと受容体介在型チャネルに大別される。前者は細胞膜電位の脱分極によって開口するチャネルで，神経，筋，分泌細胞等の興奮性細胞に広く分布し，電気生理・薬理学的特性によりL，N，P，Q，R型等に分類されている。高血圧や虚血性心疾患の治療に用いるカルシウム拮抗薬の多くは，L型チャネル阻害作用をもつ。受容体介在型チャネルには，Gタンパク質共役型受容体やチロシンキナーゼ型受容体の活性化によって作動するもの，また受容体直結型（イノシトール1,4,5-トリスリン酸受容体や N–メチル–D–アスパラギン酸型グルタミン酸受容体など）があり，多様性に富む。

カルシウムヒドロキシアパタイト [calcium hydroxyapatite] 水酸化リン酸カルシウム。水に不溶性の結晶でタンパク質，核酸等の高分子多価陰イオンを吸着するが，低分子物質はほとんど吸着しない特徴がある。クロマトグラフィー用充てん剤としてタンパク質精製に用いられる。

カルシウム・リン比 [calcium/phosphorus ratio] カルシウムが小腸から吸収される際，リンの存在によって吸収率が影響を受ける。カルシウム・リンの存在比は 1：1～2：1 が適当である。

カルジオリピン [cardiolipin] ＝ジホスファチジルグリセロール

カルシジオール [calcidiol] ＝25-ヒドロキシコレカルシフェロール

カルシトニン [calcitonin] 32個のアミノ酸から成るペプチドホルモン。血中カルシウム低下作用をもち，副甲状腺ホルモン，1,25-ジヒドロキシビタミンDとともにカルシウム代謝調節ホルモンの一つ。主に甲状腺の傍濾胞細胞（C細胞）から産生・分泌され，骨に作用して破骨細胞の骨吸収を抑制し，血中カルシウム低下作用を示す。血中カルシウムの上昇によって分泌が促進される。甲状腺髄様癌（傍濾胞細胞由来の癌）や異所性カルシトニン産生腫瘍では，血中カルシトニンが上昇する。カルシトニンは骨粗鬆症やそれに伴う腰背部痛の治療薬として利用されている。

カルシトリオール [calcitriol] →1,25-ジヒドロキシビタミンD

カルシフェロール [calciferol] ＝ビタミンD

カルタヘナ法 [Law Concerning the Conservation and Sustainable Use of Biological Diversity through Regulations on the Use of Living Modified Organisms] 生物の多様性に関する条約のバイオセーフティに関する議定書（カルタヘナ議定書）を日本で円滑に実施することを目的とした「遺伝子組換え生物等の使用等の規制による生物の多様性の確保に関する法律」のこと。遺伝子組換え生物等が野生動植物等へ悪影響を与えないよう規制するために策定された。この法律では，遺伝子組換え生物の使用を第一種使用等，第二種使用等に区分し，規制を行っている。第一種使用等とは，一般ほ場での栽培や食品原料としての流通等の環境中への拡散を防止しないで行う使用であり，第二種使用等とは，実験室内での研究等の環境中への拡散を防止する意図をもって行う使用であると定義されている。日本の遺伝子組換え食品の安全性評価基準においても遺伝子組換え生物の定義はカルタヘナ法の概念に準拠している。セルフクローニング及びナチュラルオカレンスは，カルタヘナ法の対象外であるとされている。→遺伝子組換え食品，セルフクローニング，ナチュラルオカレンス

カルダモン [cardamon] ショウガ科の一種。ショウズク（小豆蔲，*Elettaria cardamomum*）の種子とほぼ完熟した果実を乾燥して作った香辛料の名称でもある。カルダモンの外皮には，ほとんど香味はなく，中の種子の成熟度によって香味が変化する。肉類の臭消しとして用いられるが，微量で十分な効果が得られるので，多量に使用しないように注意が必要である。カルダモンはインド及びその周辺国ではカレー粉の重要な材料に，中近東ではカルダモン・コーヒーに，また，北欧では粉末のカルダモンをパン作りに，さらには，カルダモン・シュガーとして菓子類やパンに振掛けて食べる。ソーセージ，パン製品，砂糖菓子の風味付けの香辛料として，またピクルスの味付けにも用いられることもある。

カルチノイド症候群 [carcinoid syndrome] カルチノイドとは，癌腫に比較して組織学的に細胞異型度が低く，緩徐に発育する腫瘍で，良性腫瘍と悪性腫瘍の中間にある病変である。消化管等に好発するが，セロトニン，ヒスタミン等のアミン類，ブラジキニン，カリクレイン等の活性ペプチド，プロスタグランジン等の活性物質を産生し，皮膚紅潮，下痢，喘息様発作，心弁膜症等のカルチノイド症候群を引き起こす。

カルチャードミルク [cultured milk] ＝酸乳

カルナウバろう〔蠟〕 [carnauba wax] 南米で栽培されるカルナウバヤシの葉または葉柄から得られるろう。ヒドロキシ酸を含むので乳化性がある。

カルニチン [carnitine] $C_7H_{16}NO_3$, $(CH_3)_3-N^+CH_2CH(OH)CH_2COOH$。分子量162.20。脂肪酸のミトコンドリア内への移行においてアシルキャリアとして働き，脂肪酸の β 酸化に関与する。不足す

ると脂肪酸酸化が低下する。ビタミン様作用物質の一つ。

カルニチン・アシルカルニチントランスロカーゼ [carnitine-acylcarnitine translocase]
ミトコンドリアのマトリックスにおいて脂肪酸は酸化されるが、この酸化の場所に異なった長さのアシルカルニチンで、ミトコンドリア内膜を通過して輸送される。この輸送を媒介する酵素である。

カルニチンパルミトイルトランスフェラーゼ [carnitine palmitoyltransferase] カルニチンとパルミチン酸から生成されたパルミトイル CoA を結合させ、パルミトイルカルニチンとする。カルニチンアシルトランスフェラーゼ（アシル CoA ＋ カルニチン⇄アシルカルニチン ＋ CoA の反応を触媒する酵素）の一つに分類される。脂肪酸は、アシルカルニチンの形で、ミトコンドリアの内膜を通過し、ミトコンドリアに移行する。本酵素は内膜外側と内側に存在し、それぞれⅠ、Ⅱと付記し、区別される。脂肪酸の炭素鎖長による特異性が異なる3種の酵素がある。

カルノシナーゼ [carnosinase] カルノシンを加水分解してアラニンとヒスチジンにする酵素。この酵素が欠損すると血中及び尿中にカルノシンが増量する。

カルノシン [carnosine] $C_9H_{14}N_4O_3$、分子量226.24。β-アラニルヒスチジン。骨格筋に広く分布し、収縮に働いている。また脳にも検出され、嗅覚神経の神経伝達物質と考えられている。カルノシン合成酵素によって合成され、カルノシナーゼによって分解される。

カルノシン酸 [carnosic acid] ローズマリーに多く含まれる抗酸化作用をもつジテルペノイドで、神経成長因子の生成を促進して神経細胞の維持に重要な役割を果たすという。

カルノシン尿症 [carnosinuria] カルノシンを分解するカルノシナーゼが欠損し、尿中に多量のカルノシンが排泄される疾患。常染色体性劣性遺伝で、約半数の患者に神経症状が現れるが、ほかは無症状である。

カルパイン [calpain] 活性の発現にカルシウムを必要とする細胞内中性プロテアーゼであり、高等動物の各臓器の細胞質に幅広く存在する。細胞骨格タンパク質や各種受容体を限定分解するので、カルシウムを介した情報伝達系に関与する酵素である。骨格筋の筋原タンパク質の分解にも関与する。

カルバクロール [carvacrol] $C_{10}H_{14}O$、分子量150.22。5-イソプロピル2-メチルフェノール。殺菌・鎮静作用があり、気管の不調を整え、頭痛を抑える作用のほか、食欲増進効果、消化促進効果があるとい

われている。うがい薬、医薬品に用いられる。オレガノオイルに多く含まれる。

カルパスタチン [calpastatin] カルパインを特異的に阻害するタンパク質で、カルパインが存在する生物、臓器すべてにおいてこのタンパク質も存在する。細胞内では特に細胞質中に多く存在する。カルパインの活性は、細胞内のカルシウム濃度と、阻害剤のカルパスタチンにより厳密に調節されている。

カルバドス [calvados（仏）] フランスのノルマンディ地方で製造される、リンゴ酒を蒸留したブランデーの原産地呼称。高級なものは、ブドウのブランデーと同様、長期間熟成させた後に出荷される。→ブランデー、リンゴ酒

カルバミルリン酸 [carbamyl-phosphate]
＝カルバモイルリン酸

カルバミン酸 [carbamic acid] CH_3NO_2、H_2NCOOH、分子量61.04。アミノギ酸ともいう。極めて不安定で、遊離型では存在せず、エステル型として生体中に存在している。

カルバミン酸エチル [ethyl carbamate] $C_3H_7NO_2$、$H_2NCOOC_2H_5$、分子量89.09。ウレタンともいう。長期または反復曝露により生体に悪影響を及ぼす。発酵食品や発酵飲料中に数 ppb 以下のレベルで含まれている。

カルバメート [carbamate] カルバミン酸系殺虫剤の総称。作用はコリンエステラーゼ阻害によるが、同じくコリンエステラーゼ阻害による殺虫剤には有機リン系殺虫剤がある。日本ではウンカ、ヨコバイの防除によく用いられている。

カルバモイル基 [carbamoyl group] 有機化合物の官能基。-$CONH_2$。栄養素ではグルタミン、アスパラギン、ニコチンアミドにこの基が存在する。

カルバモイルリン酸 [carbamoyl-phosphate] CH_4NO_5P、H_2N-$COOPO_3H_2$、分子量141.02。カルバミン酸のエステルの一つ。カルバミルリン酸ともいう。ピリミジン及び尿素合成の初発物質ともいえる生体成分。尿素生合成経路においては、肝細胞のミトコンドリアのマトリックス内で HCO_3^-、NH_4^+ と ATP からカルバモイルリン酸シンターゼⅠの触媒作用により生成する。ピリミジン生合成経路においては、細胞質に存在するカルバモイルリン酸シンターゼⅡにより、HCO_3^-、グルタミンと ATP から合成する。

カルバモイルリン酸シンターゼ [carbamoyl-phosphate synthase] カルバモイルリン酸合成を触媒する酵素で、ⅠとⅡがある。カルバモイルリン酸シンターゼⅠは肝ミトコンドリアにおいて ATP、アンモニアと二酸化炭素からカルバモイルリン酸を合成する。カルバモイルリン酸シンターゼⅡはサイトゾルにおいて ATP、グルタミンと二酸化炭素からカルバモイルリン酸を合成し、ピリミジン

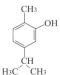

カルビ　[short rib]　→ばら
カルビノース　[carubinose]　=マンノース
カルボアミジン　[carbamidine]　=グアニジン

6-カルボキシウラシル　[6-carboxy uracil]
=オロチン酸

カルボキシカテプシン　[carboxycathepsin]
=ジペプチジルカルボキシペプチダーゼ

カルボキシ基　[carboxy group]　有機化合物の官能基の一つ。-COOH。カルボキシル基ともいう。カルボキシ基を有する有機化合物は酸で, アミノ酸, 脂肪酸, ビタミンのパントテン酸, ニコチン酸等の栄養素もカルボキシ基を有する。

カルボキシグルタミン酸　[carboxyglutamic acid]　$C_6H_9NO_6$, $CH(COOH_2)CH_2CH(NH_2)$-COOH, 分子量191.14。グルタミン酸の γ 位がカルボキシル化されたアミノ酸。記号 Gla。血液凝固因子のプロトロンビン等や骨形成・維持にかかわるオステオカルシンやマトリックス Gla タンパク質などに含まれている。これらの修飾は, タンパク質翻訳後に起こり, ビタミン K 依存性カルボキシラーゼによって触媒される。

1′-N-カルボキシビオチン　[1′-N-carboxy-biotin]　カルボキシル化されたビオチンのこと。炭酸固定反応やカルボキシ基転移反応を触媒する酵素の補酵素として働く。

カルボキシペプチダーゼ　[carboxypeptidase]
タンパク質やペプチドの C 末端からアミノ酸またはジペプチドを遊離させる酵素の総称。膵臓から分泌されるカルボキシペプチダーゼには, 芳香族・疎水性アミノ酸を遊離するカルボキシペプチダーゼ A と塩基性アミノ酸を遊離するカルボキシペプチダーゼ B がある。ともに亜鉛を含むプロ酵素として分泌され, 腸管腔内でトリプシンによって活性化される。

カルボキシメチルキシラン　[carboxymethyl-xylan]　植物性多糖のキシランをカルボキシメチル化したもので, 糊料として用いられるカルボキシメチルセルロース (CMC) と同様の物性をもつ。

カルボキシメチルセルロース　[carboxymethyl cellulose, CMC]　セルロースのヒドロキシ基を部分アセチル化して得られるアニオン系水溶性高分子である。人体に対する安全性が高く, 食品においては増粘安定剤として使用される。また, 飼料, 化粧品, 医薬品のほか, 繊維, 段ボール・ベニヤ板用接着剤などの工業用分野においても幅広く使用されている。

カルボキシメチルデンプンナトリウム　[sodium carboxymethyl starch]　ジャガイモデンプンを架橋, カルボキシメチル化することによって得られる物質。デンプングリコール酸ナトリウムともいう。増粘安定剤の一種であり, 主として錠剤の崩壊剤として使用されている。「食品衛生法」においては指定添加物に分類されている。

カルボキシメチルリシン　[carboxymethyl lysine]　アミノ酸のリシンの ε-アミノ基がカルボキシメチル化された化合物。老化や糖尿病により, 生体濃度が高くなる。

カルボキシラーゼ　[carboxylase]　ATP を利用して基質のカルボキシル化を触媒する酵素。補酵素としてビオチンが必要である。アセチル CoA カルボキシラーゼ, ピルビン酸カルボキシラーゼ等がある。

カルボキシル化　[carboxylation]　ある化合物にカルボキシ基-COOH を導入すること。第一級アルコールやアルデヒドの酸化, ニトリルの加水分解等によりカルボキシ基とすることはカルボキシル化とはいわない。

カルボキシル基　[carboxyl group]　=カルボキシ基

カルボキシル末端　[carboxyl terminus]
ペプチド中の遊離の α-カルボキシ基をもつアミノ酸。C 末端アミノ酸残基, 炭素末端ともいう。α-カルボキシ基はペプチド結合を形成する際に結合する相手のアミノ酸の α-アミノ基と脱水縮合するので, 遊離の α-カルボキシ基を有するアミノ酸はペプチドの末端に位置するものだけである。したがって, 通常 1 本のペプチドには 1 個のカルボキシル末端が存在する。ペプチドのアミノ酸配列を記す場合, カルボキシル末端は右端に書く。

カルボニックアンヒドラーゼ　[carbonic anhydrase]　=炭酸デヒドラターゼ

カルボニル　[carbonyl]　アルデヒド及びケトンの官能基である >C=O をカルボニル基という。この基を含むものをカルボニル化合物といい, ケトンとアルデヒドの総称名としてカルボニル化合物という名称が使用されている。

カルボニルアミン反応　[carbonyl-amine reaction]　=アミノカルボニル反応

カルボニル化合物　[carbonyl compound]
カルボニル基を有する化合物の総称。カルボニル基としては, アルデヒド (-CHO), ケトン (-CO-), α-ジケトン (-CO-CO-), β-ジケトン (-CO-CH$_2$-CO-), α-ケトアルデヒド (α-ジカルボニル化合物, CHO-CO-) 等が挙げられる。カルボニル化合物は酵素的作用や非酵素的作用 (糖の分解, メイラード反応, 脂質の酸化分解など) で生成され, 褐変の原因物質となる。緑の香りやストレッカーアルデヒドなど生鮮食品や加工食品の香気成分として重要である。また, 酸化や褐変などにより, 異臭 (オフフレーバー) の原因ともなる。

カルボヒドラーゼ　[carbohydrase]　炭水化物を加水分解する酵素の総称。アミラーゼ, マル

ターゼ，セルラーゼ等がある。

カルボン [carvone] $C_{10}H_{14}O$．分子量150.22。立体異性体があり，立体構造により香りが異なる。$R(-)$体はスペアミント様香気をもちスペアミント油の主成分。$S(+)$体はキャラウェイ様香気をもちキャラウェイ油やディル油の主成分である。

カルミニン酸 [carminic acid] $C_{22}H_{20}O_{13}$．分子量492.39。コチニールから抽出されるアントラキノン骨格を有する赤色色素。光や熱に安定で，pHによって色調が変化し，酸性で橙色，中性で赤色を示す。菓子類や飲料，トマト加工品等に天然着色料として用いられている。

カルミン酸 [carminic acid] $C_{22}H_{20}O_{13}$．分子量492.39。コチニールから抽出されるアントラキノン骨格を有する赤色色素。光や熱に安定で，pHによって色調が変化し，酸性で橙色，中性で赤色を示す。菓子類や飲料，トマト加工品等に天然着色料として用いられている。

カルモジュリン [calmodulin] 環状AMPホスホジエステラーゼの活性化因子として，Chen（米国）と垣内史朗が独立に発見（1971（昭和46）年）したカルシウム結合タンパク質。真核細胞に広く分布する。アミノ酸148～150個から成り，その配列は分子進化的に極めて保存性が高い。立体構造はダンベル様を呈し，二つの球状部分にカルシウムが結合すると，シャフト部分の屈曲という大きな構造変化を示す。カルシウムによるこの制御の特性に基づき，数多くのカルシウム依存性酵素や機能タンパク質の調節，カルシウムシグナリングにおいて，カルシウム作用の仲介役となる。

加齢 [aging] 生物が経時的に変化することで，発達，成長，成熟，老化等の現象。また，人間は受精により出生したのち，時間とともに形態的，生理的に発育，成長という変化を活発に繰返して成熟するが，それ以後の不明確な退行的，不可逆的変化は老化ということが多い。加齢に伴う老化をエイジングともいう。

過冷却 [supercooling] 液体を凝固点以下に冷却すること。例えば水は−12℃まで液体のまま冷却することができる。過冷却された液体に結晶核を投入したり，急激に振とうしたりすると凝固が誘起される。同時に潜熱の放出により温度は凝固点まで上昇する。

加齢臭 [body odor (odour) of old person] →ノネナール

カレー [curry；cari(仏)] 代表的なインド料理。インド南西部のマラーバ語（タミール語）cariが語源で汁物のこと。カレー粉で味と香りをつけたインド発祥の料理。

カレー粉 [curry powder] カルダモン，シナモン，クローブ，コリアンダー，クミン，フェヌグリーク，マスタード，チリ，ペッパー等の数種の香辛料に色素・ターメリック（ウコンともいう）が混ぜられた配合香辛料。

ガロカテキン [gallocatechin] $C_{15}H_{14}O_7$．分子量306.27。エピガロカテキンの異性体で茶や果実などの成分。独特の渋みを与える。

カロチノイド ＝カロテノイド
カロチン ＝カロテン

カロテノイド [carotenoid] 植物性食品に存在するカロテンと化学的に関連があるC_{40}をもつ黄色ないしは赤色色素化合物の総称。カロチノイドともいう。炭素と水素のみでできているものはカロテン類，それ以外に特にヒドロキシ基を含む種はキサントフィル類と区別される。カロテンやキサントフィルは二重結合を多く含むので抗酸化作用が大きく，植物では酸素が多く発生する場所に多く存在する。極性溶媒に溶けにくく，非極性溶媒に溶ける。したがって，脂肪とともに摂取すると効率的である。なお，一部のカロテン（β-カロテンがその代表）は動物に吸収されるとビタミンAまたは関連化合物となるのでプロビタミンAとよばれることもある。→カロテン，キサントフィル

カロテノール [carotenol] ＝キサントフィル

カロテン [carotene] $C_{40}H_{56}$，分子量536.89。カロテノイド炭化水素の総称。カロチンともいう。多くの植物に含まれる赤色またはオレンジ色の色素として知られ，ニンジンの根，赤色パーム油，黄色トウモロコシ等で顕著である。葉ではクロロフィルと共存している。食品中では，3種類の主な異性体（α-，β-及びγ-カロテン）が存在する。このうち，β-カロテンが最も安定で，その存在量も多い。β-カロテンはビタミンAの前駆体として重要であり，人体の脂肪組織に蓄えられている。肝臓や小腸の粘膜中で，必要な時に2分子に分解されビタミンAになるため，ビタミンA前駆体（プロビタミンA）ともよばれ，多くのビタミンAがβ-カロテンに由来している。ヒト血清中のβ-カロテンの濃度は40～200 μg/dL。カロテンは細胞膜の損傷を防ぐ働きをする。がんの進展やがんに対する予防効果が注目されていたが，その効果を否定する臨床試験の結果が報告されている。

カロテン過剰症 [hypercarotenosis] カロテンの過剰摂取，カロテンのビタミンAへの変換障

害等により，体内のカロテンが過剰になる状態。皮膚が黄色を呈する。

カロテン症 [carotenosis]　カロテン含量の高い食品の過剰摂取や，肝臓でのカロテン転換障害によって起こる黄色色素沈着。黄疸と異なり，原因となる食事の制限または中止により改善される。

カロリー [calorie]　熱量の単位。記号は cal。1 カロリー(cal)は水 1 g を 14.5℃から 15.5℃まで 1 度上昇させるのに必要なエネルギーである。1,000 cal = 1 kcal。ある物質の熱量価が 100 kcal であるとすると，そのすべてが放出されると 100 kg の水を 1 度上昇させる熱量をもつことになる。

カロリー価 [calorie value; caloric value; calorific value]　体内で利用される食品中のエネルギー量。摂取エネルギー量から糞及び尿への損失エネルギー量を差し引いて求められる。

カロリー過剰 [calorie excess]　エネルギー過剰のこと。エネルギーの摂取量より消費量が少ない状態をいい，脂肪の体内への蓄積をもたらす。

カロリー欠乏 [calorie deficiency]　エネルギー欠乏のこと。生体が必要とするエネルギーが十分補給されず，消費量が大きい状態。体のエネルギー成分である脂肪，タンパク質，グリコーゲン等が失われ，体重の減少をみる。

カロリー効率 [caloric efficiency]　利用エネルギー量（摂取エネルギー量－糞中及び尿中エネルギー量）を摂取エネルギー量で除したもの。

カロリー制限食 [calorie restricted diet]　エネルギー摂取を減らすための食事で，主に脂質，糖質，アルコールを制限する。エネルギー制限食ともいう。

カロリー不足 [caloric deficit; calorie malnutrition]　摂取するエネルギー量が必要量を下回ること。

カロリー密度 [caloric density]　単位重量当たりの食品や食事中のエネルギー含量。

カロリーメーター ＝熱量計

カロリーメトリー [calorimetry]　熱量を測定すること及びその方法。食物の熱量はボンブカロリーメトリーで測定され，燃焼熱は炭水化物が 4.2 kcal，脂質が 9.4 kcal，タンパク質が 5.6 kcal とされている。

カロリーレベル [calorie level]　摂取するエネルギー量や食事からの供給量で示される。エネルギーレベルともいう。

渇き [thirst]　＝渇感

川崎病 [Kawasaki disease; mucocutaneous lymphnode syndrome, MCLS]　1967（昭和42）年，川崎富作が報告した急性熱性皮膚粘膜リンパ節症候群。その後，病名は川崎病とされた。0 歳児をピークにして 4 歳以下の小児が発症する。39℃以上の高熱で突然発症し，発熱は 5 日以上持続する。眼球結膜充血，口唇の紅潮・亀裂，非化膿性頸部リンパ節腫脹，体幹・四肢の不定形紅斑を主症状とする。急性期には手掌・足底の発赤・浮腫があり，回復期に四肢先端から膜様に落屑する。しばしば冠動脈等に血管炎を随伴し，冠動脈瘤等のために虚血性心病変を起こし突然死する。現在では，後天性心疾患の原因として注目されている。

皮麦 [hulled barley; covered barley]　オオムギのうち穎（えい）と穎果が強く接着しているもの。皮麦に対して穎と穎果が容易にはがれるオオムギを裸麦という。皮麦は裸麦に比べて耐湿性，耐寒性に優れており，主に東日本で栽培される。穎が接着したままなので裸麦と比べて精麦歩留は小さく，裸麦で 55～60 % に対して，皮麦は 50～55 % 程度である。穂に対する種子の並び方が 6 列のもの（六条大麦）と 2 列のもの（二条大麦）があり，二条大麦の方が六条大麦よりも粒が大きくなりやすいので主としてビールなど醸造用に用いられる。六条大麦は精麦して米に混ぜて炊飯し，麦飯として食されるほか，麦味噌の原料となったり，焙煎して麦茶に加工されたりする。→裸麦

カワラタケ [turkey tail; *Trametes versicolor*]　各種の木の切り株などに多数が屋根瓦状に発生する，カワラタケ科の硬質きのこ。抗がん作用のあるきのことして知られており，培養菌糸体よりクレスチンが単離されている。

皮をむく [pare]　根菜類を料理するときに表皮を包丁かピーラーでむく操作。

缶 [can]　無塗装金属缶あるいは PC 缶(plain can)のこと。内面・外面のいずれかまたは両方が無塗装であるかによって数種類に分類される。

がん [cancer; carcinoma]　病理学的には上皮細胞の悪性増殖を癌といい，非上皮細胞の悪性腫瘍である肉腫と区別される。白血病は特殊な血腫といえる。癌，肉腫両方を合わせて "がん" という。

簡易生命表 [abridged life table]　ある時期における年齢別死亡状況が今後一定不変とした時，各年齢における平均生存年数を死亡率，生存数，平均余命などの生命関数によって表現したもの。完全生命表は，国勢調査の確定人口及び人口動態統計の確定データを使用して 5 年ごとに作成されるのに対し，簡易生命表は，各年の推計人口，死亡数，出生数（概数）を基により簡略化された方法で毎年作成される。→平均寿命

がん遺伝子 [oncogene]　オンコジーン。正常対立遺伝子が存在していても，細胞のがん化に関与し得る変異遺伝子。がん抑制遺伝子は正常の対立遺伝子の欠失があって初めて変異遺伝子ががん化に関与する遺伝子をいう。前者は細胞の増殖に関連する遺伝子，後者は細胞の分化に関連する遺伝子が多い。それぞれ数十個あるがん遺伝子，がん抑制遺伝子のうち重要な 5 個程度の遺伝子が突然変異や欠

失，転座などを起こし，細胞増殖に有利になった細胞ががん細胞である。→がん抑制遺伝子

がんウイルス　[oncovirus；oncogenic virus；tumor virus]　がんを起こすウイルスで DNA 型ではエプスタイン-バーウイルス（Epstein-Barr virus, EB virus, EBV），B 型肝炎ウイルス（HBV），ヒトパピローマウイルス（HPV）が，RNA 型では C 型肝炎ウイルス（HCV），ヒト T 細胞白血病ウイルス（HTLV）が知られる。実験動物ではさらにいくつかのウイルスが知られている。

肝炎　[hepatitis]　肝臓の炎症性疾患。原因により，ウイルス性，自己免疫性，薬剤性，アルコール性，非アルコール性脂肪性等に分類される。肝炎では血清トランスアミナーゼ AST（GOT），ALT（GPT），乳酸脱水素酵素（LDH）の上昇がみられる。自己免疫による肝炎には，自己免疫性肝炎，原発性胆汁性肝硬変（PBC）等がある。薬剤性による肝障害の中に，肝炎を起こすタイプがみられる。アルコール性肝炎では肝臓内に好中球の浸潤，マロリー体がみられる。→ウイルス性肝炎

肝炎ウイルス　[hepatitis virus]　現在，肝炎ウイルスは，A 型〜E 型の 5 種が知られている。日本で経験される急性肝炎のほとんどは A 型肝炎ウイルス（HAV），B 型肝炎ウイルス（HBV），C 型肝炎ウイルス（HCV）の初感染に起因する。慢性肝炎の成因として，B 型と C 型それに B 型と重複感染した場合の D 型が挙げられる。A 型〜E 型以外のウイルスでも，エプスタイン・バーウイルス（Epstein-Barr virus, EB virus, EBV）（EB ウイルス），サイトメガロウイルス等のウイルス感染で肝障害を起こすことがある。

がん化　[malignant transformation]　発がんは化学物質，放射線，ウイルス等によって起こる。最初の発がん刺激（イニシエーション）からプロモーション，プログレッションと段階を経て臨床的ながんに至るまでには 20〜30 年かかる。それぞれ数十個あるがん遺伝子，がん抑制遺伝子のうち重要な 5 個程度の遺伝子が突然変異や欠失，転座などを起こし，細胞増殖に有利になった細胞ががん細胞である。

感覚認知　[sensory perception]　嗅覚，視覚，聴覚，味覚，触覚を五感という。皮膚の知覚には触覚のほかに痛覚，温度覚，振動覚がある。これら受容体への刺激は脳神経あるいは末梢神経から脊髄視床路を経て大脳に伝えられ，大脳辺縁系で認知される。

眼窩〔か〕静脈　[orbital vein]　眼球からの血液を集めて眼窩から流出する静脈。視神経の集まる黄斑と血管の出入り口など網膜の状態は眼底鏡で観察できる。

肝癌　[carcinoma of the liver；liver carcinoma；liver cancer]　肝細胞由来と胆管細胞由来に分けられる。極めてまれに血管肉腫もある。発生母地は従来 B 型肝炎ウイルス（HBV）感染後の肝炎，肝硬変があったが，最近は C 型肝炎ウイルス（HCV）肝炎後の肝癌が増えていて，肝癌全体の 3/4 以上を占める。C 型肝炎ウイルスはいくつかの亜型が知られる。ウイルス肝炎の後，肝細胞の壊死部は再生結節となる。細胞密度が高く，分裂像も混じって腺腫様になることもある。肝癌はそのような中からさらに悪性度の増したクローンが現れ増殖したものである。癌細胞の幼弱化の指標としてプレアルブミンに似た α フェトプロテインが血中に増加する。

換気過剰　[hyperventilation；overventilation]　= 過換気

換気亢進　[hyperventilation；overventilation]　= 過換気

換気性閾値　[ventilatory threshold, VT]　= 無酸素性作業閾値

柑橘シロップ　[citrus fruit syrup]　柑橘類の果汁やピューレ，糖類，酸味料，香料，着色料等を加え，通常飲用時の 4〜6 倍程度の濃度に仕上げ，加熱殺菌して容器に密封したもの。水や炭酸水などで希釈して飲用する。

柑橘油　[citrus oil]　果肉・果汁から得られるジュースオイルと，果皮から得られる果皮油があり，それぞれ成分が異なる。ジュースオイルは果皮油に比べ，炭素数 4〜6 の脂肪酸のエステル，アルデヒド，アルコールが多く，テルペンが少ないのが特徴。柑橘油は，ヨーグルトなどの乳製品や菓子類の香り付けに使われている。

柑橘類　[citrus fruits]　カンキツ属，キンカン属及びカラタチ属の総称。食用にする果肉部が砂じょうの中に貯蔵されている。カンキツ属はミカン，オレンジ，グレープフルーツ等多くの品種が含まれる。キンカン属はニンポウキンカン等 5 種類あり，生食もされている。カラタチ属は大きさ 4 cm 程の果実をつけ，一属一種で，食用には不適である。

含気包装　[air containing packaging]　内部を陽圧に保った包装形態。プラスチック製トレイあるいはカップにフィルムをヒートシールした容器が使われる。容器内部の圧力制御により加熱殺菌時のふた用フィルムの変形を防止することができる。空気で変敗しにくい食品の包装に用いられる。また，内部の食品の衝撃破損を緩和することができる。

眼〔球〕乾燥症　[xerophthalmia]　ビタミン A 欠乏，トラコーマ，外傷等によって，角膜や結膜が乾燥して角化，混濁した状態。治療には人工涙液の点眼を行う。

肝吸虫　[oriental liver fluke]　= 肝ジストマ

環境　[environment]　一般にヒトを取巻く外的環境を示し，物理的，化学的，生物的，地理的条件から成る自然環境と，社会・文化的環境から成る。

環境アセスメント [environmental assessment] 工業開発や都市計画などの開発事業を行うにあたって、その内容が環境に影響を及ぼすかどうかについて、事業者自らが事前に調査、予測、評価を行うこと。環境影響評価ともいう。予測、評価される項目は、動物や植物などの自然環境、大気や水質などの生活環境、文化財などの歴史的環境、二酸化炭素などの地球環境に関するものである。これらの結果を公表して住民、地方公共団体等から意見を聴き、それらを踏まえて環境の保全の観点からより良い事業計画を作り上げていこうという制度である。1999（平成11）年6月に「環境影響評価法」が全面施行され、すべての都道府県・政令指定都市で環境アセスメントに関する条例が制定された。

環境医学 [environmental medicine] 外部環境として物理的・化学的・生物学的要因を中心として、疾患、健康との関連を研究する科学。

環境影響評価 [environmental assessment] ＝環境アセスメント

環境衛生[学] [environmental hygiene] 外的環境やその変化がヒトの健康障害、疾病発生にどのような影響を及ぼしているか、どの程度の変化が問題となるかを解明し、その改善を図る学問。ヒトの健康の維持・増進に役立つ環境の最適条件を見いだすことを目標としている。

環境疫学 [environmental epidemiology] ヒトの健康、疾病と外的環境との関連を疫学的手法を用いて解明する学問。特に環境汚染による健康影響（例えばカドミウムとイタイイタイ病、有機水銀と水俣病、大気汚染と慢性呼吸器疾患）の解明に用いられている。

環境学 [environmentology；environmental science] 自然環境や社会環境などのヒトを取巻く外的環境と、それがヒトや動植物にもたらす影響について、物理学的、化学的、生物学的な各面から研究し、さらにその基礎的メカニズムについて解明する総合科学。

環境基準 [environmental quality standard] 環境基本法で定められた基準で、ヒトの健康の保護及び生活環境の保全の上で維持されることが望ましい基準として、また汚染物質によって引き起こされる健康障害予防のための基準として、大気、水、土壌、騒音などをどの程度に保つべきかを示した行政的目標。

環境生態学 [environmental ecology] ヒト、動植物などの生物とその周囲の外的環境との関係を研究する学問分野で、疾病の成立を宿主（host）、病因（agent）、環境（environment）の3者の関連から解明するものである。生物が環境によって生活していくと同時に生活することで環境を変えており、両者は切り離せない一つの系（主体－環境系）として考える。

環境ホルモン [environmental hormones] 正式な名称は内分泌攪乱化学物質。環境中に存在する物質で生物の体内に入り込み、種々のホルモンの合成、貯蔵、分泌、体内輸送、結合等に影響し、体内ホルモンのような振る舞いをする物質。多くの農薬や環境汚染物質を環境ホルモンという場合もある。合成樹脂に含まれるビスフェノールAやフタル酸エステルにも同様の作用がみられる。→内分泌攪〔かく〕乱化学物質

環境要因 [environmental factor] ヒトの健康に影響を与える外的要因には、温熱・騒音・振動・気圧・放射線などの物理的要因、ガス・金属・有機化学物質などの化学的要因、細菌やウイルスなどの病原性微生物・植物・動物などの生物的要因、地形・河川・湖沼などの地理要因から成る自然環境要因と教育・医療・産業構造・経済状況などの社会環境要因がある。

缶切り [can opener] 開缶用の器具。缶の上部縁に沿って刃を移動させながら押し切る方式、缶の上部縁に刃を突きさしたのち、上部縁に密着した歯車を回して移動しながら切っていく方式、上面の中心に道具の先端を突き立て固定して、これを軸として刃を押し回して切る方式等がある。

管腔内消化 [intraluminal digestion] 消化器系の管腔内で起こる中間段階の消化。小腸吸収細胞の管腔側膜で起こる最終段階の消化（膜消化）と対比させて用いられる用語。消化液に含まれる各種の消化酵素による加水分解（化学的消化）が中心的な役割を果たすが、咀嚼や消化管運動による食物の破砕、細分化、混和、攪拌、移送等の機械的消化も補助的な役目を果たす。管腔内消化にかかわる消化腺と消化管平滑筋は、いずれも自律神経及び消化管ホルモンによって調節を受け、刺激－反応サイクルを形成して効率的に化学反応が進行する。炭水化物とタンパク質の管腔内消化では、単糖、アミノ酸までの完全な加水分解までに至らないという特徴があり、膜消化・吸収への準備を効率良く行う過程とみなされる。

ガングリオシド [ganglioside] 1分子あるいはそれ以上のノイラミン酸を含むスフィンゴ糖脂質の総称。多くの場合、ノイラミン酸はN-アセチル誘導体であるシアル酸である。中枢神経系には高濃度に存在するが、ほかの多くの細胞膜にも少量含まれる。→シアロ糖脂質

ガングリオシドーシス [gangliosidosis] 細胞内では、不要になったガングリオシドが加水分解酵素等によりリソソーム内で分解されているが、遺伝的な酵素欠損等があれば神経細胞内に大量に蓄積し神経細胞の機能を障害する。主な臨床型としてテイ-サックス病、サンドホフ病等がある。

間隙結合 [gap junction] ＝ギャップ結合
間欠給餌 [meal feeding] 食事の時間、量、

ときには食べ終わる時間までも規制した食事法。

間欠トレーニング [interval training] ＝インターバルトレーニング

還元 [reduction] 狭義には物質が水素と化合する変化及び酸化された物質から酸素の一部または全部を戻す変化。広義には物質が電子と結合すること。単に戻すという意味で還元ジュースや還元牛乳という用い方もある。

還元型ビタミンC [reduced vitamin C] 生体内のビタミンCは大部分がこの還元型で存在し，種々の酸化還元反応や抗酸化剤としての生理作用を示す。→アスコルビン酸

還元型ミオグロビン [reduced myoglobin] ＝デオキシミオグロビン

還元クリーム [recombined cream] バターと脱脂乳，脱脂粉乳などを原料にして，生クリームと同様の成分比になるように均質化し，クリーム状にしたもの。→生クリーム

還元酵素 [reductase] 分類上の酸化還元酵素のうち，還元反応を触媒する酵素。基質に作用し還元する酵素の総称。レダクターゼともいう。→酸化還元酵素

還元剤 [reducing agent] 他方の物質に電子を与え自らは酸化される物質。生体での代表的な化合物としてニコチンアミドの補酵素型であるNADHとNADPH，リボフラビンの補酵素型である$FADH_2$等がある。→電子供与体

頑健性 [robustness] 統計技法の適用の前提から少々外れた場合にも用いることが可能である性質。一元配置分散分析は各群の分散が等しいことを前提にしているが，各群の例数がほぼ等しい場合，等分散でなくても，有意水準はほとんど変わらない。

がん原性 [carcinogenicity] がん化を起こす性質をもつもの。多くはDNA障害性のことが多い。イニシエーターとプロモーターに分ける場合が多い。

がん原性物質 [carcinogen] がん化を起こす物質。腫瘍原性物質ともいう。変異原性と同じ。DNA切断を起こすもの，DNAに付加体を形成し，複製や修復時に遺伝子の変化を起こすものなどがある。化学物質としてはアルキル化剤，ニトロソアミン，複素環アミン等がある。

還元糖 [reducing sugar] ホルミル基やカルボニル基をもち還元性を示す糖類。単糖では，グルコース，フルクトース，マンノース等，二糖類ではラクトース，マルトース等が代表的である。

還元乳 [recombined milk；reconstituted milk] →加工乳

還元粘度 [reduced viscosity] 相対粘度から1を差し引いたもの（比粘度）を濃度で除した値。つまり，単位濃度当たりの比粘度。

還元分裂 [reduction division] ＝減数分裂

看護 [nursing] あらゆる人間が生涯を通して，その人らしく生を全うできるように援助を行うこと。健康の維持・増進，疾病や障害などの症状や状態の緩和，よりよき死などに重きが置かれている。

冠硬化性心疾患 [coronary arteriosclerosis heart disease] ＝虚血性心疾患

感光性 [photosensitivity] 光感受性をいう。ヒトでは網膜細胞の桿体と錐体が感知。動物では松果体細胞も感知する。光感植物の葉緑体は光合成を行い炭水化物の合成を行う。

感光性樹脂 [photopolymer] 光エネルギーによって物理的，化学的性質が変化する高分子材料。光感光性物質とポリマーやモノマーとの反応混合液をガラス，金属，シリコンウエハー等の基質面に塗布して感光性樹脂薄膜を形成させる。薄膜表面に画像を投射，画像輪郭に沿って光化学反応を起こさせた後，溶媒処理で画像を現像する。印刷材料，塗料，インキ，記録材料，超LSI等の微細加工，電子部品の加工等に用いられている。

肝細胞 [hepatocyte] 肝臓の細胞で栄養代謝の主役を務める。門脈血を全量受け，血糖の維持，血清脂質の維持，種々のタンパク質産生，胆汁産生などに関与し，薬物代謝・解毒作用ももつ。ステロイドホルモンの代謝にも関係する。胆汁酸，コレステロールを胆汁に分泌し，消化に寄与する。胆汁中にはさまざまな解毒物質も含まれる。

幹細胞 [stem cell] 多種類の細胞へ分化する能力と自己複製の能力をもった細胞。種々の臓器に存在する。小腸陰窩の基底細胞や造血幹細胞は多種類の細胞への分化能をもっているが，表皮や精子における分化は一方向である。小腸上皮，血液，皮膚，生殖器等の成熟細胞は一定の寿命後に死滅する。一方，死滅した細胞を補うために，未分化の幼若細胞が増殖・分化・成熟して，身体内の定常状態を保っている。

がん細胞 [cancer cell] がん化した細胞。核，細胞の異型性と増殖能が強い。周辺組織へ浸潤，血管やリンパ管を介して遠隔臓器に転移する。

寒晒〔さら〕し粉 [glutinous rice flour] ＝白玉粉

乾式加熱 [dry heat cooking] 水を媒体にしない加熱。一般には直火，加熱した空気・油脂などを熱媒体として用いる加熱方式である。水を媒体としないことから表面温度は熱源によっては数100℃の高温にさらされる場合もあるが，これにより香ばしさが付与される利点もある。

乾式融出法 [dry rendering] →煮取り法

肝ジストマ [Distoma sinensis] 肝臓に寄生する寄生虫。肝吸虫ともいう。細長い葉状。雌雄同体。体長10〜25mm，幅3〜5mm。口と腹に吸盤をもつ。

肝ジストマ症　[clonorchiosis]　　寄生虫の肝ジストマによって引き起こされる疾患。門脈域の線維化から胆汁性肝硬変を起こす。日本，中国，韓国に多い。

間質　[(1) stroma；(2) interstitial tissue]　(1)①動物の器官内で，結合組織性の細胞群ならびにそれらが合成した基質のこと。ストロマ，ストローマ，間充織ともいう。②葉緑体内部の水溶性部分。ストロマ，ストローマともいう。DNA，mRNA，tRNA，リボソームが含まれており，タンパク質合成の場である。→葉緑体。(2)精巣において精細管間に存在する間細胞を含む結合組織のこと。

間質液　[interstitial fluid]　　細胞間の組織に存在する体液。塩類組成や膠質浸透圧は細胞間液に等しい。

乾湿球湿度計　[dry-and wet-bulb psychorometer；psychrometer]　　大気中の湿度測定に用いる。同形同大の温度計を2本並べ，一方の感温部を湿った薄布で包むと，水の蒸発のためにもう一方の示す気温より下がる。この温度差は水の蒸発量に依存しており，水の蒸発量は空気中の水蒸気圧に依存している。この関係より水蒸気圧，相対湿度を求めることができる。

間質細胞　[interstitial cell]　　発生学的に中胚葉から発生する細胞で，上皮細胞と血管や神経，リンパ管などの組織間を埋める。線維芽細胞は潰瘍など上皮の欠損を補ったり，炎症の肉芽組織形成にあずかる。→ライディッヒ細胞

間質性肺炎　[interstitial pneumonia]　　→肺炎

間質腺　[interstitial gland]　　→ライディッヒ細胞

患者調査　[patients survey]　　病院及び診療所を利用する患者数，受療率，退院患者の平均在院日数，診療費支払方法等を明らかにし，医療行政の基礎統計とするもの。厚生省（現厚生労働省）によって，1984（昭和59）年以降は3年ごとに実施されている。都道府県及び保健所を通じ，施設の管理者に対する郵送調査の方法により，10月中旬の3日間のうち医療施設ごとに指定した1日間に実施されている（1984年以前は，毎年7月の1日間に行われていた）。調査対象は，当該医療施設で調査日に受療したすべての患者及び9月の1か月間に退院した患者である。

肝腫大　[hepatomegaly]　　正常の肝臓重量は男性1,500 g，女性1,200 g程度であるが，うっ血や炎症，脂肪肝などで腫大すること。右季肋下に触診できるようになる。

冠循環　[coronary circulation]　　心臓を灌流する血液循環。心臓の栄養血管である左右2本の冠状動脈は上行大動脈より分枝して，左右心室を灌流して冠静脈洞，右心房に注ぐ。冠動脈血流は拡張期に多く流れ，冠灌流圧や冠血管抵抗により規定される。

甘蔗　[sugar cane]　　=サトウキビ

環状アデニル酸　[cyclic adenylic acid]　　=サイクリックAMP

環状グアニル酸　[cyclic guanylic acid]　　=サイクリックGMP

緩衝作用　[buffer action]　　溶液に酸や塩基を加えてもpHをほぼ一定に保つ作用。バッファーともいう。

桿状体細胞　[rod cell]　　光を受容する網膜を構成する視細胞の一つ。桿体ともいう。ロドプシンを含んだ円筒状の細胞である。光が当たると急速にロドプシンが分解され，暗所で次第に合成される。その反応にはビタミンAが関与する。もう一つの視細胞である錐状体細胞より高い感度をもち，暗所での視力に関与している。

冠［状］動脈　[coronary artery]　　心臓の栄養血管として上行大動脈起始部左右バルサルバ洞より左右1本ずつ分枝。左冠状動脈はまもなく心臓前面の室間溝に沿って走る前下行枝と，回旋枝に分かれる。前下行枝は左心室自由壁，心室中隔前部，右心室自由壁の一部に血液を供給し，回旋枝は左室後側壁，左心房を灌流する。右冠状動脈は右心室，右心房，心室中隔に枝を送りつつ心尖部切痕に至る。左右冠状動脈の灌流域は個人差が大きく，また細枝間の吻合は出生時には極めて少なく事実上の終動脈である。

冠［状］動脈血栓症　[coronary artery thrombosis]　　冠動脈の動脈硬化性病変が進展し内皮が傷害されたり，管腔が狭窄したところで血小板やフィブリン，血球等の血液成分が凝固して冠状動脈に血栓ができる病態。冠状動脈は吻合の少ない終動脈であるため，血栓による閉塞は末梢部の心筋壊死を起こし心筋梗塞に至る。

冠［状］動脈［性心］疾患　[coronary heart disease, CHD]　　動脈硬化性病変が進展し冠状動脈の管腔が狭窄して，冠状動脈の血流量が減少するために起こる狭心症と，動脈硬化巣の血栓形成等によって冠状動脈の血流が途絶する結果生じる心筋梗塞を併せていう。→心筋梗塞症，虚血性心疾患

緩衝能　[buffer capacity]　　=緩衝容量

肝静脈　[hepatic vein]　　肝小葉の中心静脈は合流を重ねて肝静脈となる。肝臓に血液を運ぶ門脈及び肝動脈が肝門から入るのに反し，肝臓から血液を運び出す肝静脈は肝門を通らず，裏側から下大静脈に注ぐ。

肝小葉　[hepatic lobule；hepatic acinus]　　肝臓は，肝小葉という構造的機能的単位の集合である。肝小葉の中心に中心静脈があり，中心静脈に向かって肝細胞索と類洞とが放射状に配列している。小葉間の結合組織（グリソン鞘）では，門脈，肝動脈，小葉間胆管があい伴って走る。

緩衝［溶］液　[buffer solution]　　少量のH$^+$

あるいは OH⁻ を加えたときに溶液の pH が大きく変化することに抵抗し，この変動を最小に抑える能力をもつ溶液．互いに共役であるような一対の弱酸とその塩基を含む溶液は緩衝溶液である．

緩衝容量 ［buffer capacity］　緩衝溶液の緩衝作用の大小の程度を表す尺度．緩衝能ともいう．緩衝溶液に加えた後の強塩基の濃度である（強塩基に由来する対陽イオン濃度に等しい）dC_B とその溶液の pH の変化 dpH の比の絶対値｜dC_B/dpH｜で表される．この値が大きいほど緩衝作用が大きい．

甘蔗糖　［sucrose］　＝スクロース

かん〔鹹〕水　［brine］　「食品衛生法」では，炭酸カリウム，炭酸ナトリウム，炭酸水素ナトリウム及びリン酸類のカリウム塩またはナトリウム塩のうち1種類以上を含むものと定義されている．ブラインともいう．中華麺などに使用される．かん水で小麦粉をこねると麺に特有の歯ごたえ，なめらかさ，風味が加わり，小麦粉のフラボン系色素が発色して黄色味を帯びた麺になる．

かん〔鹹〕水処理　［brining］　中華麺のこしを強くするための食品添加物．アルカリ変性による小麦粉タンパク質の増粘現象を利用する．炭酸カリウム，炭酸ナトリウム，炭酸水素ナトリウム等の炭酸塩と，ピロリン酸四カリウム，リン酸三カリウム，ポリリン酸カリウム等のリン酸塩が食品添加物として指定されている．使用基準はない．通常，小麦粉 1 kg 当たり，比重 1.26 のかん水を 25 mL（炭酸カリウムとして約 9 g）を添加する．シューマイやワンタンの皮にも利用される．

がん性悪液質　［cancer cachexia］　がんの末期に生じる悪液質．

乾性角結膜炎　［keratoconjunctivitis sicca］　涙液分泌減少によって起こる角結膜炎．眼がゴロゴロする，異物感がある，羞明（しゅうめい）等の訴えがある．シェーグレン症候群等でみられる症状．

乾性脚気　［dry beriberi］　浮腫を起こさず末梢神経症状が主体となる脚気．脚気の神経症状は，腱反射消失，下肢等の知覚鈍麻，運動障害等でビタミン B_1 の投与は著効を示す．→湿性脚気，ビタミン B_1

肝性昏睡　［hepatic coma］　肝性脳症が進行すると意識が混濁し昏睡に陥る（肝性脳症Ⅳ，Ⅴ度）．成因として，急性型では肝細胞機能の著明な低下，慢性型では門脈－大循環短絡による高アンモニア血症や，フィッシャー比，すなわち分枝アミノ酸（ロイシン，イソロイシン，バリン）/芳香族アミノ酸比（チロシン，フェニルアラニン）の低下と関連があるとする説もある．

肝性低血糖　［hepatic hypoglycemia］　空腹時血糖は主に肝臓でのグルコース産生により維持されているので，肝不全の病態においては低血糖が生じることがある．これを肝性低血糖という．

肝性脳症　［hepatic encephalopathy］　肝細胞機能の著明な低下により，意識障害を来した病態．急性型は劇症肝炎等でみられ，慢性型は肝硬変の非代償期にみられる．程度に応じて5段階に分類されている．Ⅰ度では，睡眠・覚醒リズムの逆転，Ⅱ，Ⅲ度では羽ばたき振戦がみられ，Ⅳ，Ⅴ度になると昏睡に陥る．便秘，食事タンパク質の過剰摂取，利尿剤による脱水・電解質のアンバランス等が誘因となって，肝性脳症が起こる．

乾製品　［dried products］　魚介類をそのままあるいは前処理をした後に乾燥させたもの．水分含量が低いので腐敗しにくく貯蔵食品として適している．ただし，消費者の嗜好により比較的水分量の高い製品もあり，この場合には冷凍貯蔵や低温貯蔵をする必要がある．乾燥法としては，天日乾燥法（イワシの煮干し，シラス干し，アジ開き干し），寒冷地において冬季に食品を夜間屋外において乾燥させる凍乾法（棒ダラ，明太，サケトバ），熱風乾燥法，冷風乾燥法，火を直接当てて加熱により乾燥させる焙乾法（干し貝柱，イカくん製），噴霧乾燥法（魚介類エキス），真空乾燥法等がある．かつお節も乾製品の代表的な製品である．→水産加工品

乾性油　［drying oil］　ヨウ素価130以上の植物油で，乾燥性の高い油脂．例として，α-リノレン酸含量の高いアマニ油やエゴマ油，シソ油，α-エレオステアリン酸の多い桐油，リカン酸の多いオイチシカ油などがある．食用油のほか，塗料，ワニス，インク等に利用．リノール酸を70％以上含むサフラワー油も乾性油に属する．→半乾性油，不乾性油

関節　［joint］　2個ないしそれ以上の数の骨が連結する部位．関節は，骨と骨をつなぎ止め，骨と骨の間の動きを可能にする．すべての関節が自由に動くわけではなく，動きの程度によって可動関節，半関節，不動関節に分類される．

関節炎　［arthritis］　関節及びその周囲組織に起こる炎症．罹病期間によって急性関節炎と慢性関節炎に，また冒される関節の数によって単関節炎，多発関節炎に分類される．原因には，外傷性，自己免疫性，感染性等がある．

関節円板　［articular disk］　顎関節や胸鎖関節等で関節腔を二分する線維軟骨性の小板．周縁は関節包や筋に付着する．関節面の適合性を高め，関節運動を円滑にする．

間接喫煙　［involuntary smoking］　＝受動喫煙

間接的エネルギー測定法　［indirect calorimetry］　エネルギー測定法の一つ．直接法と間接法があり，間接法には開放式と閉鎖式がある．ダグラスバッグ法は間接法の開放式で，外気を吸引して一定容量のバッグに一定時間内の呼気を採取後，呼気量，酸素と二酸化炭素の濃度を測定してエネルギー

量を算出するものである。フィールドでの活動時エネルギー量もこの方法で測定可能である。近年はマスクとチューブを介して被験者を機械に直接つながないで測定できる日本製の開放式測定機もあるが、フィールドでの測定には適していない。閉鎖式は外気を吸引するのでなく、チャンバー内に満たされた酸素を吸引し、消費された酸素と産出された二酸化炭素からエネルギー量を算出するものである。活動時の測定には適さない。

乾せん〔癬〕 [psoriasis]　炎症性角化症の一つ。五つの臨床型があり、尋常性乾せんが圧倒的に多い。銀白色の鱗屑を伴う紅色丘疹等が全身に多発する。病因は不明である。

汗腺 [sweat gland]　皮膚に付属する管状腺で、エクリン腺とアポクリン腺がある。エクリン腺は口唇部を除いてほぼ全身の皮膚に分布し、99％以上が水である汗を分泌し、体温調節等に働く。アポクリン腺は腋窩などの特定の部位にあり、体臭と関係がある。

感染 [infection]　病原体がヒトや動物の体内（宿主）に侵入し発育、増殖すること。単に病原体が宿主の表面に付着している状態は汚染である。感染の成立には、感染源、感染経路、宿主の感受性の3要素が必要である。宿主は感染しても必ずしも臨床症状を起こす（発病）とは限らず、これを不顕性感染という。

感染型細菌性食中毒 [infectious bacterial food poisoning]　摂取した病原細菌がヒトの腸管内で増殖し、腹痛や下痢などの消化器症状を呈する食中毒。この型の食中毒を起こす菌にはサルモネラ菌、腸炎ビブリオ、病原大腸菌、ウェルシュ菌、カンピロバクター菌など多種多様な病原菌が存在する。菌体外毒素を産生しないことで毒素型細菌性食中毒と対比した用語であるが、これらの中には腸管内で毒素を産生するタイプ（ウェルシュ菌や腸管出血性大腸菌等）も含むことがある。発症までの潜伏時間は通常、半日から2、3日程度であるが、時には1週間以上の場合も存在する。→サルモネラ菌、細菌性食中毒

感染経路 [route of infection]　病原体が宿主に感染するすじ道。経口感染（食事や飲み水）、経気道感染（病原体の吸入）、経皮感染（皮膚や粘膜）等がある。輸血による血液を介する経路（HIV、B型・C型肝炎等）もある。

感染症 [infectious disease]　病原性のある細菌、ウイルス、真菌、寄生虫等の微生物が、宿主の防御機構に打ち勝ち定着、増殖して発症する疾患。伝染病ともいう。感染症の発症及び進展には、微生物の病原性、宿主の感染抵抗力、それに衛生環境等の環境要因がかかわっている。→微生物

感染性胃腸炎 [infectious enterocolitis]
＝流行性嘔吐下痢症

完全精製飼料 [chemically defined diet]　栄養成分のすべてを純粋な単品として準備し、必要な成分を調合して作り上げた飼料。既知組成飼料ともいう。小動物等の成長効果や栄養素欠乏にかかわる影響等を実験的に調べる場合に利用される。

完全生命表 [complete life table]　各年度における出生集団の生存率、死亡率、平均寿命等を男女別に表示したものを生命表という。5年ごとの国勢調査時に公表される完全生命表と、毎年公表される簡易生命表がある。前者は確定数値であるのに対し、後者は概数と推計値によるが誤差は少なく、毎年最新の平均寿命等がわかるので便利である。

完全無作為配置 [completely randomized design]　実験計画の方法。対象被験者を、対照群と実験群、あるいは条件の異なるいくつかの水準の群に割り振る（割付）必要がある。この際、乱数表や擬似乱数を用いて無作為に割り付け、混入する誤差が偶然誤差（例数を多くして平均を取ると0となる）のみとなるようにすること。

カンゾウ〔甘草〕 [liquorice；licorice]　漢方処方中では最も多く配合される生薬で、マメ科の植物の根等を用いる。甘味を呈し甘味剤として用いられる。薬理作用としては、抗炎症、抗アレルギー、鎮咳、肝保護等が報告されている。→漢方薬、グリシルリチン

肝臓 [liver]　腹腔上部で、右横隔膜の下面に位置している。重量は成人で1,200～1,500gである。肝臓は肝鎌状間膜を境に大きな右葉と小さな左葉に区分される。下面には、両葉の間に挟まれて小型の方形葉と尾状葉が存在する。下面の中央に肝門があって、血管（門脈及び肝動脈）や胆管等が出入りする。肝臓は体の中の化学工場とよばれるように、物質代謝、胆汁の生成、尿素の生成、薬物・アルコール代謝、血液凝固因子の生成など重要な機能を営んでいる。

肝臓X受容体 [liver x receptor, LXR]　核内受容体の1種類で、酸化コレステロールをリガンドとして結合した後、活性化される。構造の似たLXRαとLXRβが存在する。α型は肝臓、小腸、マクロファージ等で発現が高く、β型は全身で発現している。LXRは別の核内受容体であるレチノイドX受容体とヘテロ2量体を形成し、5′-AGGTCA xxxxAGGTCA-3′様のDNA配列に結合し、近傍の遺伝子の転写を調節する。AGGTCA配列が4塩基のスペースをおいて配置することからDR-4［direct repeat-4］配列とよばれる。α型はコレステロール代謝の活発な組織で、細胞内コレステロール濃度の上昇に伴い増加する酸化コレステロールにより活性化され、複数のコレステロール排出ポンプの遺伝子発現を増加させる。こうしてLXRαはコレステロール代謝恒常性維持に寄与する。しかしその一方で、肝臓においては転写因子SREBP-1cの遺

伝子発現を強く上昇させる作用を持つ。その結果，脂肪酸・トリアシルグリセロール合成を増加させる。

乾燥果実　［dry fruit］　果物を乾燥したもの。レーズン，プラム，パインアップル，バナナ，リンゴ，アンズ，イチジク等が材料となる。製菓材料に利用される。

乾燥血漿　［dry plasma］　血液の有形成分の血球を除いた液体部分である血漿を乾燥したもの。血漿中に含まれるタンパク質や血液凝固因子が保存されているので，血友病治療のための血液凝固因子の補充，熱傷等による循環血流量減少の改善等に用いられる。

乾燥酵母　［dry yeast］　粉体になるまで完全に乾燥させた酵母菌体をいう。ドライイーストともいう。微生物の多くは，粉体になるまで乾燥させても生きていることを利用している。産業的には圧搾酵母が一般的であるが，乾燥酵母は取扱いが容易なので，不定期に少量利用するような場合に利用される。乾燥工程では酵母の一部は死滅または損傷を受けるので，助剤を加えて乾燥する。乾燥は，噴霧乾燥法によるのが一般的である。→圧搾酵母

乾燥食肉製品　［dried meat product］　食品衛生法では，乾燥させた食肉製品で，乾燥食肉製品として販売するものをいう。水分活性は 0.87 未満でなければならないと規定されている。これにはドライソーセージ，ジャーキーなどが含まれる。

乾燥食品　［dried food］　水分の多い食品の貯蔵性を高めるため乾燥し，使用時に水で戻し，簡便に新鮮な状態に近い食品を得ることを目的としている食品。海産物，豆類，各種茶類，粉乳，インスタントスープやコーヒー等。乾シイタケ，凍り豆腐，干しブドウ，カンピョウ等のように乾燥によって新鮮なものと違った新しいフレーバーやテクスチャーをもつものもある。

乾燥豆乳　［dried soybean milk］　豆乳を乾燥したもの。コーヒーやスープなどに添加し，粉乳と同様に用いることができる。

乾燥肉　［dried meat］　味付けせずに肉塊あるいは薄切りにして，天日，熱風あるいは凍結乾燥などで乾燥させて保存性を高めた肉。

肝臓発癌物質　［liver carcinogen］　肝癌の原因となるもの。ヒトでは B 型肝炎ウイルス，C 型肝炎ウイルス，カビ毒のアフラトキシンが挙げられる。アンドロゲンは腺腫を起こす。特殊な血管肉腫は塩化ビニルモノマーで起こる。

乾燥野菜　［dehydrated vegetable；dried vegetable］　天日乾燥や熱風乾燥などさまざまな方法により水分を除去して保存性を高め，新しいフレーバーやテクスチャーを付与したり，即席性を高めた野菜。伝統的なものに，干しサツマイモ，乾シイタケ，切干しダイコン，カンピョウ等がある。工業的にはインスタント食品の材料として凍結乾燥法を用いた，タマネギ，ネギ，ニンジン，ミツバ等の乾燥品が作られている。

乾燥卵　［dried egg］　卵殻を取除いた液状卵より，噴霧乾燥や凍結乾燥などの乾燥法により水分を除去した卵。水分除去により保存性が高くなる。水分は 2％ 以下である。乾燥後の褐変化，不溶化，異臭発生を防ぐために脱糖処理後に乾燥を行う。

桿体　［rod］　網膜にある 2 種類の視細胞のうちの一種である桿体細胞から突出した細い棒状の光受容装置の部分。桿体は明暗視覚に関与する。錐体が網膜の中心部に多いのに対し，桿体は網膜の周辺部に多く，黄斑部にはない。→桿状体細胞

カンタキサンチン　［canthaxanthin］　$C_{40}H_{52}O_2$，分子量 564.85。アンズタケ（*Cantharellus retinopathy*）に含まれるカロテノイドの一つ。ビタミン A 前駆体とはならない。赤色の食品着色料として用いられ，ブロイラーの皮膚とすね肉を着色するため飼料に添加される。また，天然のマスと同じ鮮明な色を出すため養殖マスのえさに添加される。日本ではその使用は許可されていない。

カンタキサンチン網膜症　［canthaxanthin retinopathy］　β-カロテンの4',4-ジケト誘導体を毎日大量（50～100 mg）に摂取すると，網膜に結晶が沈殿することにより生じる視力障害。摂取を中止することにより，徐々に回復する。

カンタロープメロン　［cantaloupe melon］　アメリカ系（*Cucumis melo* var. *reticulatus*）は網目型露地メロンで，形，大きさ，果肉の色は多様で芳香がある。ヨーロッパ系（*Cucumis melo* var. *cantalupensis*）は表面が平滑のものが多く，芳香がある。プリンスメロンはヨーロッパ系カンタロープとマクワウリの一代雑種である。

寒天　［agar-agar；agar］　紅藻類の粘質多糖の主成分であるアガロースと副成分のアガロペクチンから成るガラクタンの一種。アガロースは中性の多糖でゲル化力が強く，アガロペクチンは酸性多糖でゲル化力が弱い。ゼラチンに比べて 7～8 倍の凝固力をもつ。江戸時代に戸外に捨てた心太（ところてん）が寒気で凍り，乾燥したことから寒天の名がある。テングサ等を主原料として，水洗→煮熟→抽出→濾過→凝固→裁断→自然融解⇄乾燥の工程で作られる。寒天は白色で，溶けやすく，透明感があり，弾力に富むゲルを形成できるものが良品とされている。主に菓子用に用いられるほかに，細菌研究用培地など医薬用，工業用に広く用いられる。

寒天藻　［agarophyte］　寒天の原料となる紅藻類の原藻で，テングサ，ヒラマサ，マクサ，オゴノリ等が主である。原藻を漂白後，原藻の性質によって適宜配合し，また湯に入れておく時間を加減して煮熟する。

感度　［sensitivity］　計測器が微小な測定量ま

たはその変化に感じる度合。鋭敏度ともいう。臨床では，実際に病気である人のうち，検査によって正しく病気であるとされた人の割合。

冠動脈血栓症　[coronary thrombosis]　冠動脈の動脈硬化性病変が進展し内皮が傷害されたり，管腔が狭窄したところで血小板やフィブリン，血球等の血液成分が凝固し凝塊を形成した病変。冠動脈を閉塞すれば心筋梗塞となる。

冠動脈心疾患　[coronary heart disease]
＝虚血性心疾患

冠動脈スパスム　[coronary artery spasm]　冠動脈攣縮ともよび，局所性に一過性の血管の痙攣が生じて心筋虚血を起こすこと。原因として冠動脈内皮細胞の機能障害と血管平滑筋の過収縮の両者が関与している。冠攣縮性狭心症は欧米人に比べて日本人の発病率が高い。

がん登録　[cancer registry]　がん患者の診断，治療，予後等を登録するシステム。医療評価等のための院内がん登録，がん罹患率の動向把握・がん対策やがん医療の効果的推進等のための地域がん登録等がある。

カントリーエレベーター　[country elevator]　大規模乾燥調整貯蔵施設。主として米（籾）・麦の乾燥・貯蔵のために，穀倉地帯に設置される。循環式乾燥機あるいは連続送り式乾燥機という大型の穀物乾燥機を備えており，人工乾燥の後，そのまま貯蔵も行う。水分24％程度の生籾をいったん18％程度の水分含量に乾燥し，サイロ等でバラで一時的に貯蔵したのち，再び本装置にかけて15％以下に乾燥することが多い。

カントリースタイルソーセージ　[country-style sausage]　country styleは"田舎の""手作り"などの意味があり，ハム，ソーセージのいずれにも使用されるが，米国では breakfast sausage と同じ意味で用いられ，フレッシュソーセージの一種。製品の形状は腸詰めもしくは皮なしタイプのソーセージ状であったり，ハンバーグのようなミートパティ状であったりとさまざまである。

広東住血線虫症　[angiostrongyliasis]　広東住血線虫の幼虫を保有するカタツムリ，ナメクジ等の中間宿主や待機宿主を摂取した時に発症する感染症。好酸球性髄膜脳炎や視力障害がみられ，知覚異常を生じることもある。

カンナビノイド　[cannabinoid]　カナビノイドともいう。カンナビノイド受容体に作用し，多幸感，鎮痛作用，食欲増進作用，記憶障害などマリファナ（大麻）様の生理作用を示す化合物の総称。大麻を意味する cannabis に由来する。カンナビノイド受容体は，7回膜貫通型 $G_{i/o}$ タンパク質共役型受容体で，CB1受容体と CB2受容体の2種類のサブタイプが同定されており，CB1は中枢神経系に，CB2は免疫系に多く発現している。マリファナに含まれるテトラヒドロカンナビノール（THC）が脳内の CB1受容体に作用し神経症状を発現する。これらの受容体の内因性リガンドとして，アナンダマイド，2-アラキドノイルグリセロールの2種類のエンド（内因性）カンナビノイドが同定されている。
→アナンダマイド

乾熱滅菌　[dry heat sterilization]　乾熱滅菌器を用いて 160〜180℃で 60〜90分程度の加熱により滅菌する方法。ガラス器具や金属など高熱に耐えるものの滅菌に利用される。

間脳　[interbrain；Zwischenhirn(独)]　大脳半球と中脳の間にある脳の一領域。主に視床，視床下部から成り，第三脳室の壁を構成している。視床にはほとんどの感覚性上行路が集合して，大脳皮質への中継点となっている。視床下部は自律神経の中枢である。

官能基　[functional group]　有機化合物の性質を特徴づける特定の原子団。同一の官能基を含む化合物は類似した生体反応を受ける。代表的な官能基として，アルコール類やフェノール類のヒドロキシ基-OH，アミノ酸のカルボキシ基-COOHとアミノ基-NH_2，糖類のカルボニル基=C=O とヒドロキシ基，脂肪酸類のカルボキシ基，メチオニンのメルカプト基-SH，脂質類のエステル基 R-COO-R' 等がある。さらに，炭素-炭素二重結合（エチレン結合）や三重結合（アセチレン結合）も官能基である。官能基は反応性に富むため，生体内の反応はすべて官能基で起こる。

官能試験　[organoleptic test；sensory test]
→官能評価分析

官能特性　[sensory characteristics]　人が五感を用いて評価する食品の特性。外観（色，光沢，透明性など），におい，味，音（咀嚼音など），テクスチャー，温度などをいう。

官能評価　[organoleptic evaluation；sensory evaluation]　→官能評価分析

官能評価分析　[sensory evaluation]　人の五感（視覚，聴覚，嗅覚，味覚，皮膚感覚）を用いて，食物の特性，品質，嗜好性等について評価する分析方法。複数の被験者（パネル。各個人はパネリスト，またはパネルメンバーという）に一定の条件で評価（官能評価）させ，得られたデータは統計的に解析して結果を推定する。試料の特性を知るための分析型検査と，パネルの嗜好を知るための嗜好型検査に大別される。

カンパリ　[campari(伊)]　イタリア製リキュールの商品名。製法は公開されていないが，ビターオレンジ，キャラウェイ，コリアンダー，リンドウの根などのスパイスやハーブをアルコールで抽出し，糖分を加えたものと考えられる。独特の苦味と赤色を特徴とする。カンパリソーダ等のカクテルのベースとしても使用される。

乾パン ［hard tack］　小麦粉，砂糖，食塩，ショートニング，黒ゴマ，イーストで生地を作り，発酵，整形，再発酵後，焙焼した水分の少ないパン。保存性が高いので緊急時の備蓄用，携帯用食料として用いる。自衛隊では2個の針穴のある小型と15個ある大型のものが使われている。

肝庇護食 ［therapeutic diet for liver disease］　肝疾患患者のための治療食。慢性肝不全や非代償性肝硬変では，血中アンモニア濃度の上昇のあるとき分枝アミノ酸の摂取を行った上，タンパク質制限食，浮腫や腹水のあるときは食塩制限食，脂肪肝ではカロリー制限食を供与する。

乾皮症 ［dry skin］　皮膚の角質の水分量が少なくなったり，表面の脂質が減少したりして皮膚が乾燥し，ひび割れや落屑がみられるような状態。皮脂欠乏症ともいう。ときに掻痒（そうよう）感がある。高齢者やアトピー性皮膚炎でもみられる。石けんの使用を避ける等して保湿薬を使うとよい。

カンピョウ〔干瓢〕 ［dried ground shavings；kanpyo］　ウリ科ユウガオの果実を細長くむいて乾燥させたもの。果実の表皮をとった後，果肉を幅3 cm，厚さ2～3 mm程度の帯状にむき，2.5 mくらいの長さにして丸一日天日で乾燥させる。水で戻して，精進料理やすし等に利用される。

カンピロバクター属 ［Campylobacter］　酸素濃度3～15％の微好気性条件でしか増殖できない両端鞭毛性のグラム陰性らせん状桿菌。食中毒細菌としての代表菌種はカンピロバクター・ジェジュニ及び同・コリである。本菌食中毒の原因食品としては鶏肉などの食肉が多い。

カンペステロール ［campesterol］　$C_{28}H_{48}O$，分子量400.69のステロイドアルコール。コレステロール骨格を有する。西洋アブラナの種子，ダイズ，コムギ胚芽，ナタネなどに含まれる。

眼房水 ［aqueous humor］　＝房水

漢方薬 ［Chinese herbal remedy］　紀元前後に中国で集大成されたといわれる漢方医学に基づいて処方される薬剤。主に自然界に産出する生薬を用いる。生薬とは，植物や動物，天然の鉱物を薬として利用するときの形状を指す。植物では，根，根茎，茎，樹皮，葉，花，果実，種子，菌類，乾燥した分泌物等が利用される。動物では，臓器，器官，分泌物等がある。これらの生薬を複数組合せて処方する。

γ-グルタミル回路 ［γ-glutamyl cycle］　Meister（米国）によって提唱された，グルタチオンの分解と合成に連動して行われるアミノ酸の細胞内への輸送機構。細胞外のアミノ酸と細胞内のグルタチオンが細胞膜中のγ-グルタミルトランスフェラーゼの作用でγ-グルタミルアミノ酸となり，細胞内に取込まれる。

γグロブリン ［γ-globulin］　血清に含まれるタンパク質のうち，50％飽和硫酸アンモニウムにより沈殿するものをグロブリンという。グロブリンを電気泳動した際，移動度が最小となる分画がγグロブリンで，血清タンパク質の10.1～17.2％を占める。血清中の抗体の多くがこの分画に含まれるため，抗体は免疫グロブリン（immunoglobulin, Ig）と表現され，IgG，IgM，IgA，IgE，IgDの5種類のクラスに分類されている。→抗体，免疫グロブリン

γグロブリン血症 ［γ-globulinemia］　異常γグロブリン血症ともいう。持続的抗原刺激があると，γグロブリン量が上昇し，高γグロブリン血症となる。形質細胞の異常である多発性骨髄腫では，単クローン性のγグロブリン血症となる。→γグロブリン，血清タンパク質

γ線 ［γ-ray］　放射線の一種で，波長がおよそ10 pmよりも短い電磁波。X線とは一部波長領域（エネルギー領域）が重なる。X線との区別は波長ではなく発生機構による。電子軌道の遷移によるものをX線，原子核内のエネルギー準位の遷移によるものをγ線とよぶ。一般的にX線よりも高いエネルギー領域（短い波長領域）の電磁波はγ線とよぶ。γ線が放出しても原子核の質量数，原子番号は変わらず，放出によってエネルギーが減少し，原子核は安定化する。透過能力は高いが，電離作用は弱い。γ線の遮蔽は鉛，鉄，コンクリート等が使われる。遮蔽効果が最も高い鉛では遮蔽には約5 mmの厚さを要する。

γ線殺菌 ［disinfection by γ-ray irradiation］　γ線は線量20～75 kGy（キログレイ）の高線量で，完全殺菌が可能であり，ハムやベーコン，宇宙食，免疫不全患者食に適用されている。1～10 kGyの中線量処理は，畜産製品や魚介類，香辛料，乾燥野菜等の殺菌，サルモネラ等食中毒菌の殺菌が可能である。なお，0.02～1 kGyの低線量処理で，生鮮野菜等の発芽抑制，果実や穀類の殺虫等が可能である。

緩慢凍結 ［slow freezing］　食品の凍結を緩慢に行うこと。凍結食品中に生成する氷結晶の大きさは，最大氷結晶生成帯通過時間に依存する。最大氷結晶生成帯とは通常，0～−5℃の温度帯で，食品中の水分の大部分が凍結する。この温度帯通過時間が長いと（例えば数時間），大きな氷結晶が形成され，食品の細胞が破壊され，解凍時のドリップ生成量が多くなる。→急速凍結

かん〔鹹〕味 ［saltiness］　塩化ナトリウム

（食塩）で代表される味で，塩味ともいう．甘味，酸味，苦味，うま味とともに五基本味の一つ．かん味は中性塩の示す味であるが，塩化ナトリウム以外の塩（塩化カリウムなど）はかん味以外の雑味がある．→基本味

甘味果実酒 [sweet wine; fortified wine]　日本の酒税法では，果実酒にブランデー等，グルコース・フルクトース・果糖以外の糖類，色素等を加えたり，植物成分を浸出させたりした酒類（その他詳細は省略）と定義している．ポート，シェリー等，果実酒の製造工程中にブランデー等を添加した酒精強化ワインや，ハーブの風味を付けたフレーバードワイン（ベルモット等）が甘味果実酒に分類され，甘味がないものも含まれる．日本では，明治時代にワイン醸造が始まったものの，当時の食生活になじまずに消費が広まらなかったため，砂糖，香味料等を加えた甘味果実酒が開発され，果実酒類の消費の大部分を占めるようになった．その後，高度経済成長と食生活の洋風化に伴って果実酒（いわゆるワイン）の消費が増加し，甘味果実酒の生産は1967（昭和42）年をピークに減少している．→シェリー

甘味成分 [sweet substance]　スクロース，グルコース，フルクトース，フラクトオリゴ糖，マルチトール，ソルビトール，キシリトール等の糖質関連成分，グリシン，アラニン，アスパルテームのアミノ酸，ペプチド成分，ステビアの配糖体成分など，甘味を示す成分．

甘味料 [sweetener]　天然甘味料には，糖類（スクロース，グルコース，フルクトースなど）や糖アルコール（キシリトール，ソルビトールなど）の他，ステビオシドやグリチルリチンのような配糖体，ソーマチン，モネリンのようなタンパク質がある．人工甘味料には，複素環系化合物（サッカリン，アセスルファムカリウムなど），合成ペプチド（アスパルテーム），スクロース誘導体（スクラロース）がある．甘味度はスクロースを基準とした相対値で表される．→合成甘味料

顔面神経 [facial nerve]　第7脳神経．顔の表情に関係する運動線維，唾液や涙の分泌に働く遠心性線維，味覚の一部や鼓膜や外耳道等の知覚の線維を含む混合神経である．→脳神経

顔面神経麻痺 〔ひ〕 [facial paralysis]　ベル麻痺ともいう．顔面神経が障害されると，障害された側の表情運動が欠落する．閉眼が不能になったり，口角が下がり食べ物がこぼれたりする症状が出現する．原因は特定できないことが多いが，寒冷刺激，循環障害，ウイルス等が考えられる．

肝毛頭虫感染症 [*Capillaria hepatica* infection]　肝毛頭虫の卵を摂取することにより感染する肝腫大，肝機能障害．肝毛頭虫はドブネズミによくみられる寄生虫（線虫）で，感染したネズミの肝臓を摂食した動物の糞便中に排卵され，土壌中で成熟卵となる．

肝油 [liver oil]　魚類肝臓から得られるビタミンAやDを多く含む油脂．日本ではタラ，スケトウダラ，サメ類，マグロ，カジキ類，クジラ類等の肝臓から製造されてきた．新鮮な原料から得たものは薄い黄褐色をしており独特の臭気を有するため，精製を行い製品とする．また，製造工程中に分子蒸留（高真空下における蒸留）などの操作を加え，ビタミンAとDの含量を高くする．ビタミンAとDは合成もできるため薬用としての肝油の用途は減少しているが，栄養補助食品，家畜飼料等に用いられている．サメ肝油ではビタミンAの効力ではなく，含まれるスクワレンの機能性を強調している製品も多い．→魚油

間葉細胞 [mesenchymal cell]　動物発生の初期においてみられる中胚葉由来の未分化な結合組織である間葉（間充織）を構成している細胞．多分化能をもっていて線維芽細胞，脂肪細胞，軟骨や骨細胞，心筋や平滑筋細胞，血液細胞等に分化する．→中胚葉

幹葉表示 [stem and leaf display]　データの分布の表現法の一つ．各階級に属する個数のみ示すのではなく，個々のデータの最後の桁を積み上げていく方法．階級の中での分布も知ることができる．データ数が多い場合には不向きである．

がん抑制遺伝子 [tumor suppressor gene]　細胞増殖を抑制的に制御し，欠失あるいは優勢ネガティブ突然変異によりがん化にかかわる遺伝子．現在まで約30種類が知られており，代表的なものには *p53, RB, WT1, BRCA1, VHL*（転写調節に関与），*NF2, APC*（細胞接着に関与），*p16*（*cdk* 阻害剤）などがある．*p53* 遺伝子は転写因子で，DNAが損傷して修復される時には細胞周期を停止する働きがある．したがって，がん抑制遺伝子 *p53* が失活するとがん化が進む．最近，*p53* 遺伝子を用いた肺癌の遺伝子治療の臨床研究も行われている．

管理栄養士 [national registered dietitian]　管理栄養士の免許を受けて傷病者等に必要な栄養の指導を行う者．栄養士，管理栄養士の養成施設を卒業して管理栄養士国家試験に合格することにより免許を得ることができる．栄養の指導や給食施設での栄養管理を業とする．

管理血清 [control serum]　→精度管理物質

管理限界 [control limit]　統計学的制度管理手法を用いて求めた品質精度の許容の限界．一般に管理限界は工程での品質精度の平均値を中心に標準偏差の3倍を上方管理限界，下方管理限界として管理限界線を引き，この間に品質精度の値があれば工程は管理状態にあるといえる．

灌流 [perfusion]　できるだけ *in vivo* に近い条件で特定の組織・器官の機能を調べたい場合，その組織・器官を体外に取出し（取出さない場合もあ

る），血管系にチューブをつなぎ灌流液をポンプにより循環させる実験手技。生きている状態での正常な機能を長時間維持するためには，その動物に合わせた灌流液を用いなければならない。特定の物質の影響を調べる場合には，その灌流液に添加すればよい。

含硫アミノ酸　[sulfur-containing amino acid]　分子中に C, H, O, N 以外に硫黄 S を含むアミノ酸（メチオニン，シスチン，システイン等）の総称。その S は遊離・結合型の硫酸及びタウリンとして体外に排泄される。

灌流液　[perfusate]　灌流の実験を行う場合，血液の代用となる循環溶液。基本的には生理的塩類溶液であるが，組成は動物により異なり，イオン組成，浸透圧，pH 等を調整する。

還流冷却器　[reflux condenser]　溶媒蒸気を冷却・液化して元の溶媒溜めに戻すための冷却装置。空気冷却器，リービッヒ冷却器，球管冷却器（アリーン冷却器），ジムロート冷却器等がある。特にジムロート冷却器は表面積が広く冷却効率がよいので最も多用される。溶液濃縮，溶媒抽出，揮発性物質の反応等によく使われる。

寒冷順化　[cold acclimatization]　恒温動物が寒冷下に長期間曝露された時，体温を維持して正常に生存できるような適応性の生理的調節反応。絶縁によって体熱の放散を減少させる保熱性機序による断熱性寒冷順化，熱産生の促進に基づく適応である代謝性寒冷順化などがある。

寒冷ストレス　[cold stress]　低温環境での生体への一般的影響。気温が低下するにしたがって体温維持のため，血管収縮や非ふるえ熱産生など外界からの刺激に対する恒常性維持の生理的反応が生じる。気温がさらに低下すると，適切な衣服等で防御しなければ，ふるえ，低体温，凍傷などが起こる。

寒冷誘導熱産生　[cold-induced thermogenesis]　骨格筋における運動神経を介したふるえ熱産生と褐色脂肪組織などで生じる交感神経を介した非ふるえ熱産生がある。非ふるえ熱産生では，寒冷により交感神経が刺激されると，褐色脂肪細胞のミトコンドリアに存在する脱共役タンパク質-1（UCP-1）による熱産生が高まり，体温が維持される。

キ

偽アレルギー反応 [pseudoallergic reaction]
免疫的機序を介することなく誘導されるアレルギー反応。ヒスタミンを多く含む食品を摂取すると，Ⅰ型アレルギーと同じ症状の蕁麻疹が発症する。この場合，ヒスタミンを仮性アレルゲンという。

ギー [ghee] ウシ，スイギュウ，ヤギなどの乳を乳酸発酵させたもの。インドから中近東，アフリカにいたる広い地域で食用とされている。バターよりも腐敗しにくく，平均気温の高い地域において長期間，常温で保存することが可能になる。食用にする他に，冠婚葬祭を含む宗教儀式にも利用される。

木苺 [bramble] バラ科キイチゴ属の落葉低木。茎に棘が多く発生する品種と，少ない品種がある。日本にも多くの品種が自生している。食用としては，ラズベリー，ブラックベリー等が主に栽培されている。果実は2～3gになり，1個の花からいくつかの子房が形成された集果である。

偽陰性 [false negative] 実際病気があるにもかかわらず検査結果が陰性であること。

既往症 [past history] 出生してから現在に至るまでに罹患した疾患。特に，医療面接に際して医師や看護師が患者から聴取する。病名だけではなく，症状，治療内容，経過等についても確認する必要がある。→家族歴

記憶細胞 [memory cell] 免疫系が以前に出会ったことのある抗原から再度刺激を受けた場合に迅速かつ強力な免疫応答を発揮する細胞。メモリー細胞，免疫記憶細胞ともいう。記憶T細胞，記憶B細胞から成り，抗原の非存在下でも長期間体内で生存していると考えられている。

飢餓 [starvation] 食物に対する欲望や切望のある状態。餌止めともいう。あらゆる種類の渇望で，実質細胞は体積が減少し，大量のリポフスチン沈着を伴う。しかし心筋や脳など，個体の生命維持に重要な臓器では萎縮の程度は比較的軽度である。

偽果 [pseudocarp] →果実類

幾何異性体 [geometrical isomer] 立体構造が異なる異性体。シス・トランス異性体ともいう。二重結合では結合軸に沿って原子が回転することが不可能なために，立体配置の異なる異性体を生じる。例えば，炭素–炭素二重結合に結合している置換基が同じ空間配置に付いている場合をシス型，別々の方向に置換基が付いている場合をトランス型という。

機械的消化 [mechanical digestion] 食物として摂取した高分子栄養素物質を，腸管から吸収でき得る形にまで分解，低分子化する生理作用が消化である。この過程には消化液による化学的消化と機械的消化がある。機械的消化は，口腔内における咀嚼や消化管運動による食物の粉砕，混合，攪拌，移送等である。

危害分析重要管理点方式 ＝ハサップ
危害要因 ＝ハザード

飢餓収縮 [hunger contraction] 絶食時胃内の空状態が続くと，1～2時間間隔で起こる強力な収縮運動。空腹期収縮，食間収縮ともいう。食物の摂取またはグルコースの注射で消失する。

飢餓水腫 [famine dropsy] ＝飢餓浮腫

気化熱 [heat of vaporization] 液体から気体に相転移する時に必要な熱量（潜熱）。蒸発熱ともいう。凝縮熱と等しい。通常は液体1gが気化する熱量をいい，100℃の水では1g当たり539 calである。圧力によって異なり，臨界温度で0となる。

飢餓浮腫 [hungar edema；cachectic edema] 浮腫は細胞外液量，特に間質液量の増加した状態で，細胞外液の主要な成分である水分やNaClが間質に蓄積・貯留する。飢餓などの栄養不良に伴う低タンパク質血症では血液浸透圧の低下のために間質液量は増加して浮腫を示す。この量が多い時は体重増加や圧痕により確認できる。飢餓水腫ともいう。

幾何平均 ＝相乗平均

飢餓療法 [starvation therapy] 栄養の摂取量を抑制する治療法。主に肥満治療を目的とした絶食。体重減少効果は良好だが，脂肪組織の減少だけでなく，筋肉や内臓組織の崩壊を来し，心臓障害等を引き起こす危険性がある。

器官 [organ] 体内の一定の位置にあり，独立した一定の形態を備え，一定の機能を営む多数の部分。1種類以上の組織によって組立てられている。例えば，骨は一つの器官であり，骨組織や骨髄，骨膜という組織を含んでいる。

気管 [trachea] 気道の一部を成す長さ約10cmの管状器官。第6頸椎下縁の高さで喉頭に続いて始まり，食道の前を垂直に下行し第4～6胸椎

高さで左右の気管支に分かれる。気管の前壁と側壁は 16 〜 20 個の馬蹄形の気管軟骨で囲まれているが，後壁は軟骨を欠き平滑筋を含んだ膜性壁を形成する。このため気管は完全な円筒形ではない。

気管支 [bronchus]　肺に出入りする空気を運ぶ役目を果たす気管の細区分の一つ。気管は左右の主気管支に分かれ，各々が分岐して葉気管支，区域気管支，細気管支となる。肺気管支は多列線毛円柱上皮と縦走する網状の弾性線維に富む固有層を有する。平滑筋束はら旋状に配列し，粘膜漿液腺に富み，外壁部には不規則なヒアリン様軟骨板がある。

気管支炎 [bronchitis]　気管支主幹部から終末細気管支にまで生じる急性または慢性炎症性病変。急性気管支炎の多くはウイルス性上気道炎に続発するもので，感冒やインフルエンザ，特に麻疹や百日咳の後に細菌感染によって生じる。さらに高温ガスや毒ガス，アンモニア，硝酸ガス，亜硫酸ガスの吸入によっても生じる。

気管支喘〔ぜん〕息 [bronchial asthma]　広域にわたり気道狭窄が起こっている状態。平滑筋の種々の程度の痙縮，粘膜の浮腫，気管支または細気管支管腔の分泌亢進がみられる。これらの変化は，ヒスタミン，ロイコトリエン，プロスタグランジン等の平滑筋収縮物質や血管刺激物質がアレルギー発生過程において局所的に放出されることにより生じる。臨床症状は喘鳴，呼吸困難，せき，喀痰などである。検査所見では末梢血，喀痰中の好酸球増多が特徴である。

危機管理 [crisis management]　被害が発生したとき，または予想される危機への政策や体制。発生した被害への対処，または被害を予測して対処すること。

棄却域 [critical region ; rejection region]　帰無仮説を棄却すべき検定統計量の値の区間。現在のように簡単に検定統計量の値から p 値を知ることができなかったころは，あらかじめ設定した危険率（5 ％，1 ％など）の％点（検定統計量の値）を数表から求めこれ以上を棄却域とした。

気胸 [pneumothorax]　胸腔に空気あるいは気体が存在すること。臓側胸膜の穿孔のほか胸壁，横隔膜，縦隔，食道などの胸腔への穿孔で起こる。一般に発症原因としては，自然気胸，外傷性気胸，医原性気胸がある。自然気胸は主として肺尖胸膜下の気腫性嚢(?)胞の破裂，索状癒着の起始部の破綻，肺胸膜の断裂などがあり。外傷性気胸は交通外傷に合併し，医原性気胸はまれであるが針穿刺，針生検の際の肺及び胸膜損傷のほか，気管内麻酔後の縦隔気腫に続発する。

奇形発生 [teratogenesis]　胎生期における個体発生が障害されたために生じる非可逆的な形態構造の異常。1 個体にみられる単体奇形と双胎形成の際に成立する二重体奇形とがある。1 個体に複数の奇形がある場合には複合奇形，多発奇形，複雑奇形という。また生存への影響や機能的障害の程度から大奇形と小奇形に分けられる。

危険因子 [risk factor]　＝リスクファクター
危険性 [risk]　＝リスク
危険率 [critical rate]　仮説検定で結論を出す際の判断の誤りの確率。第 1 種の過誤（α）と第 2 種の過誤（β）がある。

ギ酸 [formic acid]　CH_2O_2，HCOOH，分子量 46.03。無色，刺激性の液体（沸点 100.8 ℃）。葉酸の一炭素代謝反応に必要な生体成分。アリやハチの毒性成分であり，皮膚に触れると痛みを伴い腫れてくる。

ギ酸イソアミル [isoamyl formate]　$C_6H_{12}O_2$，$HCOOCH_2CH_2CH(CH_3)_2$，分子量 116.16。香料として使用が許可されている食品添加物。ギ酸イソペンチルともいう。果実の香気を有する無色の液体。嗜好品の着香に使用されている。

ギ酸イソペンチル [isopentyl formate]　＝ギ酸イソアミル

ギ酸ゲラニル [geranyl formate]　$C_{11}H_{18}O_2$，分子量 182.26。香料として使用が許可されている食品添加物。バラ臭を有する。用途は，バラ，ラベンダー等の花精油調合，モモ，イチゴの食品香料である。

キサンタンガム [xanthan gum]　グルコース，マンノース，グルクロン酸などを構成成分とする多糖類。グラム陰性菌であるキサントモナスの培養液から分離して製造される。増粘安定剤として広く使用され，「食品衛生法」においては既存添加物に分類されている。

キサンチン [xanthine]　$C_5H_4O_2N_4$，分子量 152.11，三文字記号 Xan。核酸塩基のアデニンとグアニンの代謝産物である。痛風の原因物質である尿酸は，キサンチンがキサンチンオキシダーゼによって酸化されることにより生成する。

キサンチンオキシダーゼ [xanthine oxidase]　プリンヌクレオチドの代謝において，ヒポキサンチンからキサンチン，キサンチンから尿酸への反応を触媒する酵素。肝臓や血管内皮等哺乳類の組織中に広く分布している。反応においてスーパーオキシドアニオンラジカルを生成する。高尿酸血症（痛風）の治療薬には本酵素反応を阻害することで作用を発揮するものがある。

キサンツレン酸 [xanthurenic acid]　$C_{10}H_7NO_4$，分子量 205.17。酸にもアルカリにも溶ける黄色結晶。トリプトファンの代謝物で，尿中に排泄される。

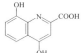

キサンツレン酸尿症 [xanthurenic aciduria]
尿中に排泄されるキサンツレン酸はビタミン B_6 が欠乏すると著増し，多量のピリドキシン投与で正常化する．キサンツレン酸尿症は家族性の代謝異常症で，知能障害がしばしばみられる．

キサンテン系色素 [xanthene dye] キサンテン環を基本骨格とする合成色素の総称．食用赤色3号，104号，105号，106号はこれに分類される．

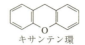
キサンテン環

キサントゲン酸セルロース [cellulose xanthate] キサントゲン酸のセルロース塩．アルカリセルロースを二硫化炭素と反応させることにより得られ，セロハンなどの製造原料として用いられる．

キサントシン [xanthosine] $C_{10}H_{12}N_4O_6$，分子量284.13，三文字記号Xao（一文字記号X）．核酸の中には存在しないプリンヌクレオシド．加水分解されるとキサンチンとリボースが生じる．

キサントフィル [xanthophyll] カロテンの環部にヒドロキシ基をもつカロテノイドアルコールの総称．カロチノールともいう．ルテイン，ゼアキサンチン，アスタキサンチン等がこれに属するが，特にルテイン（$C_{40}H_{56}O_2$，分子量568.88）をキサントフィルと限定することもある．

キサントプロテイン反応 [xanthoprotein reaction] タンパク質の呈色反応の一つ．試料溶液に濃硝酸を加え，加熱すると淡黄色を呈する．冷却後，これをアルカリ性にするとオレンジ色を呈する．これはタンパク質を構成するアミノ酸のうちトリプトファン，チロシン，フェニルアラニンの芳香環がニトロ化されることによる呈色反応で，タンパク質の定性や定量に利用される．

生地 [(1) dough；(2) batter] 小麦粉に水等の液体その他の副材料を加えたものの総称．粉と液体の比率により流動性が異なり，(1)液体比率が低く，粉の約半量の水分を加え手でこねられる硬さで粘弾性のある生地をドウといい，パン，麺生地やパイ生地などがある．(2)液体比率が高く，手でこねられない流動性のある生地をバッターといい，蒸しパン，スポンジケーキ月生地，天ぷらの衣などがある．

生地熟成剤 [dough conditioner] ＝ドウコンディショナー

疑似相関 [spurious correlation] 2変量間に相関がみられる場合，これが因果関係を示しているのではなく，実は第三の要因を介して見かけ上大きな関係として示されている場合がある．このような相関関係をいう．

生地調整剤 [dough conditioner] ＝ドウコンディショナー

基質 [substrate] 酵素の作用を受けて化学反応を起こす物質．生体内のほとんどの化学変化は酵素というタンパク質によって触媒される．基質は酵素分子の表面の特定の部位に結合し，酵素タンパク質が作り出す特殊な環境により，いったんエネルギーの高い状態の酵素-基質複合体を形成する．この状態から，基質は生成物へと化学形を変え，酵素から離れる．それと同時に酵素は元の分子状態に戻り，再び次の基質と結合する．

基質回路 [substrate cycle] ＝無益回路
基質サイクル [substrate cycle] ＝無益回路
基質特異性 [substrate specificity] 特定の反応だけを触媒し，また特定の化合物または一群の化合物にしか作用しない酵素の性質．酵素の表面には基質が結合する溝状のくぼみがある．基質はこのくぼみに結合し変化を受ける．このような酵素の立体構造の領域を，活性部位または活性中心という．酵素には立体特異性がみられることから，活性部位において基質は少なくとも3点で酵素と結合すると考えられている．この結合がぴったり行われる必要から，鍵穴（酵素）と鍵（基質）にたとえられる．
→活性中心

記述疫学 [descriptive epidemiology] 性，年齢，人種，職業等の人の特性，時間，場所に特に着目し，疾病，健康との関係を観察し記述する疫学．

記述統計学 [descriptive statistics] 得られたデータの特徴や傾向を，代表値，散布度，ヒストグラム，比率等の指標で記述して把握すること．人口静態統計，人口動態統計の基本集計などはこれに該当する．これに対して，標本データから母集団の特徴を推測することを，推測統計学という．ほとんどの医学研究では，記述統計学でデータの特徴を把握した上で，推測統計学の手法を用いるという手順を踏む．

基準体位 →参照体位
基準値 [reference value；standard value] 臨床検査領域で最頻値を中心とした正規分布を推計学的に抽出し，平均値及び標準偏差を求め95％の度数を含む範囲を基準値すなわち正常範囲とする．

基準電極 [reference electrode] ＝参照電極
希少糖 [rare sugar] 自然界に微量にしか存在しない単糖の総称．自然界に多量に存在する単糖は，D-グルコースやD-フルクトースなど7種類にすぎず，他はすべて希少糖といえる．D-タガトース，D-プシコース，D-アロース，L-グルコース，L-リボースなど約50種類の希少糖が知られている．希少糖D-タガトースを希少糖D-ソルボースに変える酵素であるD-タガトース 3-エピメラーゼが発見され，さらに，その酵素がフルクトースをプシコース

に変換できる酵素であることが判明してから，希少糖が系統的に生産できるようになった。希少糖の多くは甘味を示すが，消化管で吸収されにくいため，血糖上昇や脂肪の蓄積をもたらさない甘味糖といえる。

生醤油 ［raw soy sauce；not pasteurized soy sauce］　火入れ（低温加熱殺菌）をしていない，もしくは火入れをする前の醤油。火入れ工程により殺菌，酵素の失活，色度や香味の調整などが行われ，品質が安定し貯蔵性が高まる。

キシラン ［xylan］　樹木やイネ科植物の細胞壁に存在するヘミセルロース。β1→4結合したD-キシロースを主鎖とし，4-O-メチル-D-グルクロン酸や α-L-アラビノフラノースを側鎖としてもつ構造。キシランを抽出してキシロースやキシリトールを生産する原料とする。

キシリット ［Xylit(独)］　＝キシリトール

キシリトール ［xylitol］
$C_5H_{12}O_5$，分子量 152.15。D-キシロースの還元によって得られる糖アルコールの一種で，血糖値を上昇させない甘味料。キシリットともいう。甘味度がスクロースとほぼ同じであることから甘味料として用いられるようになった。

$$\begin{array}{c} CH_2OH \\ | \\ HCOH \\ | \\ HOCH \\ | \\ HCOH \\ | \\ CH_2OH \end{array}$$

キシルロース ［xylulose］
$C_5H_{10}O_5$，分子量 150.13。代謝系においては，キシリトールはキシルロースに酸化され，次に5-リン酸となり，ペントースリン酸回路に入る。

$$\begin{array}{c} CH_2OH \\ | \\ C=O \\ | \\ HOCH \\ | \\ HCOH \\ | \\ CH_2OH \end{array}$$
D-キシルロース

キシロース ［xylose］
$C_5H_{10}O_5$，分子量 150.13，記号 Xyl。キシランの構成成分である五炭糖。甘味度はスクロースの約60％である。アミノカルボニル反応を起こしやすく，食品の着色等に利用される。

$$\begin{array}{c} CHO \\ | \\ HCOH \\ | \\ HOCH \\ | \\ HCOH \\ | \\ CH_2OH \end{array}$$
D-キシロース

キシロオリゴ糖 ［xylooligosaccharide］　難消化性オリゴ糖の一種。キシロースが2〜10個重合した少糖類で，キシランを酵素キシラナーゼで加水分解すると，キシロースがβ1→4結合したキシロオリゴ糖が得られる。甘味度はスクロースの約40％であるが，腸内細菌のビフィズス菌を増殖させるので整腸効果がある。

キシログルカン ［xyloglucan］　グルコースがβ1→4結合した主鎖にキシロースが側鎖として結合した双子葉植物に由来する多糖類。ヨード反応により青色を呈するが，アミロースとは構造上の共通性はない。

キシロケトース ［xyloketose］　$C_5H_{10}O_5$，分子量 150.13。植物中に存在する多糖類キシランを加水分解して得られる。キシロース，木糖ともいう。遊離型はタケノコ等に含まれる。

偽性アルドステロン症 ［pseudoaldosteronism］　高血圧，低カリウム血症，代謝性アルカローシス，血漿レニン活性の抑制などがみられ原発性アルドステロン症に似ているが，レニン活性は抑制され，二次的にアルドステロン産生も低下している疾患。原因は不明であるが，腎尿細管におけるイオン交換の異常のため，ナトリウム保持傾向と尿中カリウム排泄増加が認められる。

偽性グロブリン ［pseudoglobulin］　＝プソイドグロブリン

寄生虫 ［parasite］　ヒトや動物の体内（主に腸管等の内臓）に寄生する多細胞性生物。回虫，条虫，吸虫，蟯虫(ぎょう)など多種類のものが存在する。日本では寄生虫症は激減したが現在でも海産の青魚に存在することが多いアニサキスによるアニサキス症は比較的多く発生している。

寄生虫咽喉頭炎 ［halzoun；parasitic laryngopharyngitis］　肝蛭等の寄生吸虫の成・幼虫が，ヒトの咽頭・喉頭部に吸着し，嚥下困難等の障害を呈する炎症。中近東地域でヒツジ等の肝臓を生食した際にみられる。

寄生虫病 ［parasitosis；parasitic disease］　人体に内部寄生をする原虫，蠕(ぜん)虫などにより発症する疾患。日本では，生活環境・衛生意識の向上，対策の強化により，寄生虫病や昆虫媒介性疾病は減少してきた。しかし，開発途上の熱帯諸国では重要で脅威のある疾患である。

偽性副甲状腺機能低下症 ［pseudohypoparathyroidism］　副甲状腺ホルモンの主標的器官である骨と腎が不応性を示す疾患。副甲状腺ホルモン受容体に関連するGタンパク質欠損（Ⅰ型）とGタンパク質以後の障害（Ⅱ型）とがある。低カルシウム血症，テタニー，高リン血症，脳内石灰化，白内障，円形顔貌，低身長，短指趾などのAlbright遺伝性骨異栄養症，知能異常，歯の異常がある。

キセノン ［xenon］　元素記号 Xe，原子番号 54，原子量 131.293，18(0)族の希ガス。空気中には 0.087 ppm 含まれる。キセノンランプで知られるように，放電管用充填ガスとして利用されている。

キセロゲル ［xerogel］　ゲルから水分を取り去った固相の骨組み。乾燥寒天はキセロゲルであり，水に浸けておくと膨潤する。水にこれを加えて加熱すると，半透明なコロイド溶液（ゾル）になる。

基礎医学 ［basic medicine］　人体の構造・機能についての研究や，臨床についての基礎的研究などを行う医学分野の総称であり，医学の研究や臨床の基礎となる学問である。解剖学・生理学・生化学・病理学・薬理学・微生物学・衛生学などが含まれる。

帰属危険度 ［attributable risk］　相対危険度

(relative risk) は，要因がどのくらい疾病に強く作用するかを比で示すのに対し，帰属危険度は，要因への曝露によって，問題の疾病や異常等がどのくらい増えたかを差で示したもの。曝露群よりの発生（罹患や死亡）率と非曝露群よりの発生（罹患や死亡）率の差。寄与危険度ともいう。

基礎食 [basal food ; basal ration] 基礎熱産生量に等しいエネルギーを有し，必須栄養素を十分に含んでいる食事。また一方では，栄養の評価実験において，決められた成分として，例えば，ビタミン，ミネラル，アミノ酸などを一定期間除き，効果を観察するための食事を示すこともある。

基礎食品 [basic food] 厚生省（現厚生労働省）が，栄養素の摂取バランスのとれた食事を普及させるために作成した栄養教育教材に，"6つの基礎食品—毎日の食事に必ず6つを組み合わせましょう—"がある。ここで規定された類似の栄養素を供給する食品群に含まれる食品のこと。

基礎食品群 [basic food group] "6つの基礎食品—毎日の食事に必ず6つを組み合わせましょう—"に示された，第1群〈魚，肉，卵，大豆〉，第2群〈牛乳，乳製品，骨ごと食べられる魚〉，第3群〈緑黄色野菜〉，第4群〈その他の野菜，果物〉，第5群〈米，パン，めん，いも〉，第6群〈油脂〉を指す。→基礎食品

基礎成分 [basic ingredient] （食品・栄養学）炭水化物，タンパク質，脂質，ビタミン，ミネラルを指すことが多い。

基礎体温 [basal body temperature, BBT] 最も安静時の体温。男性の基礎体温は一相性，正常の成熟女性の場合には，エストロゲンは体温上昇作用がないが，排卵後に分泌されるプロゲステロンは体温上昇の中枢に働くことから，卵胞期には低温相，黄体期には高温相を示す二相性の曲線である。

基礎代謝 [basal metabolism] 身体機能を維持していくために必要な最少のエネルギー消費量。基礎代謝の測定は，夕食後12時間以上経過した翌朝，朝食を摂らず快適な環境（温度など）条件下の覚醒仰臥位安静状態で行われる。

基礎代謝基準値 [basal metabolism standards ; reference standards of basal metabolic rate] 基礎代謝量の参照値，推計値を提示したもの。基礎代謝量の一般的定義は，体温の維持，呼吸・循環機能，中枢神経機能，最小限の筋緊張など生命維持に必要な生理化学的反応を支える覚醒安静時の最小エネルギー代謝量である。実際には，食後12時間以上経過した翌朝空腹時に，仰臥安静・覚醒状態で適正室温において測定したものを基礎代謝量としている。健常人を対象とした多くの測定値に基づいて作成された推計式や，性，年齢階級，体格（身長，体重）別代表値を基準値として用いている。

基礎代謝量 [basal metabolic rate, BMR] 肉体的，精神的に安静な状態で営まれる最小のエネルギー代謝量。食後12〜15時間の絶食後早朝覚醒時に20℃の室内において安静仰臥状態で測定する。

キゾメグサ ＝ターメリック

期待体重 [expected weight] 成長期の年齢に対応した正常な発育状態で予測される体重。身長に対して設定される。

期待値 [expected value] 大きさNの標本から計算されたある統計量について，標本数Nを固定して，限りない標本抽出を通じて得られた統計量を平均して得られる値。予測値ともいう。

気体定数 [gas constant] 熱力学の定数。記号R。1 mol の理想気体のとき，RはPV/T（P：圧力，V：体積，T：絶対温度），n mol の気体では$PV = nRT$になる。値は，0.082058 L・atm/（K・mol），SI 単位では，8.31441 J/（K・mol）である。

既知組成飼料 [chemically defined diet] ＝完全精製飼料

既知組成培地 [chemically defined medium] 培地構成成分が化学的に明らかになっている培養液をいうが，必ずしも全成分が明らかとなっているわけではない。したがって高純度な化学的調製品を用い培地を調製できるが，調製品の原料あるいは純度などの違いにより再現性への影響が懸念される。また，化学合成品により調製された合成培地（完全合成培地）と混同しない。→合成培地

キチン [chitin] エビ・カニをはじめとして，昆虫，貝，きのこにいたるまで，きわめて多くの生物に含まれている天然の素材。構造は，セルロースと類似の構造であるが，2位の水酸基がアセトアミド基になっている。すなわち，N-アセチルグルコサミンの1,4-重合物である。工業的には主に水産物として漁獲されるカニ類などの甲殻類の殻から得られる。

拮抗 [antagonism] 互いに逆の作用を持つ要因が同時に働き，相互にその作用を打ち消し合うこと。心臓の拍動に対して交感神経は促進的に，副交感神経は抑制的に作用することや，ある関節の屈曲に対し伸筋と屈筋が互いに拮抗筋の関係にあることなど。薬理学的には，特異的な受容体に結合して作用を現す分子Aに対し，同様に結合するが作用は持たない分子Bが共存し，結合部位を互いに取り合うことで薬理作用が抑制されることを示す。前者をアゴニスト，後者をアンタゴニストという。

拮抗阻害 [competitive inhibition] ＝競合阻害

拮抗[薬]剤 [antagonist] ＝アンタゴニスト

喫食温度 [eating temperature] 喫食者が飲食物を口にした時の温度。フードサービスの品質管理で重視される項目の一つ。一般においしいと感じられる料理の喫食温度は体温±25℃といわれる。

吉草酸 [valeric acid]　　$C_5H_{10}O_2$, $CH_3(CH_2)_3COOH$, 分子量 102.13。直鎖飽和脂肪酸である。ペンタン酸，バレリアン酸，プロピル酢酸ともいう。吉草酸のエステルは果実の香気をもつ。

規定食 [formura diet; standard food]　　正しい食事のこと。食物繊維やミネラルを豊富に含む規定食を摂取することにより，栄養を細胞に運び，細胞を活性化し，免疫力を高めて体を最良の状態に保つことが可能になる。正しいダイエットと規定食は同じ意味であり，減量や食事療法を行う手段になる。

基底膜 [(1) basement membrane; (2) basolateral membrane]　　(1)上皮細胞と間質細胞などの間や，脂肪細胞やシュワン細胞を取り囲む無構造な細胞外層構造。IV型コラーゲン，ラミニン，ヘパラン硫酸プロテオグリカンなどを多く含むが，組織によって成分が大きく異なる。選択的フィルターであるとともに構造的形態形成機能を有する。細胞に接触する透明層，その下に稠密層と網状層があり，前二者を基底層という。基底層は腎糸球体や肺胞壁などでは選択的フィルター，細胞の極性の決定，代謝への関与，細胞分化の誘導，細胞の移動路としての機能がある。(2)＝側底膜

キトオリゴ糖 [chitoologosaccharide]　　多糖であるキチンやキトサンを限定分解して得られるオリゴ糖の総称。基本骨格構造として，N-アセチルグルコサミンあるいはグルコサミンの$\beta 1\rightarrow 4$結合を有する。代表的なキトオリゴ糖は，グルコサミンの重合度 2～20，分子量 4,000 以下である。それ以上の分子量を有するものを低分子キトサンとよぶ。キトオリゴ糖や低分子キトサンは，食品添加物や医薬品，生化学材料などとして広範な用途に利用されている。キトオリゴ糖は人体に吸収されやすく，人体の免疫力を高め，腫瘍細胞の成長を抑えることが報告されている。従来これらは，キトサンを濃塩酸などで直接に加水分解することにより製造されていた。しかし，キトサンを濃塩酸で加水分解する場合には大量の酸が必要であるとともに，反応が不均一系であるためにキトサン鎖の端から分解が進みやすく，キトサンの大部分がグルコサミン単糖まで分解されてしまうので，多量のグルコサミンが生成してしまう。したがって，重合度が比較的大きいオリゴ糖及び低分子キトサンを，効率よく工業生産することは難しいとされている。

キトサン [chitosan]　　キチンを濃アルカリ中で煮沸処理することにより脱アセチル化して得る。アミノ基の存在により，高分子電解質としての性質を示し，酸の水溶液に溶解する。重金属や各種塩基性物質の吸着能を有する。

希突起膠細胞 [oligodendrocyte]　　中枢神経系にみられる神経膠細胞の一種で，細胞質突起の極めて少ない細胞。オリゴデンドロサイトともいう。全神経膠細胞の50～70％を占め，灰白質よりも白質に圧倒的に多く存在する。灰白質では神経細胞の軸索小丘近くによくみられ，白質では有髄神経線維の間に存在し，その細胞質突起の先端が神経の軸索を取り囲み，髄鞘を形成する。

キナーゼ [kinase]　　ATP など高エネルギーリン酸結合をもつ分子からリン酸基を転移する酵素の総称。リン酸化酵素ともいう。その反応に Mg^{2+}, Mn^{2+} 等の2価の金属イオンを必要とする。ピルビン酸キナーゼやヘキソキナーゼのように代謝経路上で低分子化合物を基質として働くタイプとプロテインキナーゼのようにタンパク質を基質として細胞内でのシグナル伝達経路で働くタイプがある。

きな粉 [$kinako$; soy flour]　　ダイズを回転式焙煎機で焙煎後，粉砕したもの。一般には全粒ダイズを用いるが，脱皮して製造する製品もある。ダイズの加熱と粉砕によって香味が良くなり，消化率も高くなる。餅や飯にまぶしたり，製菓材料に用いる。

キナ酸 [quinic acid]　　$C_7H_{12}O_6$, 分子量 192.17。キナ樹皮から発見された環式構造をもつヒドロキシ酸であり，クランベリーやプルーンの果実などに多く含まれる。摂取すると体内で馬尿酸に変換されて尿を酸性化することから，尿路感染症の予防に有効であるとされている。

キニナーゼ [kininase]　　キニン類の加水分解酵素。アルギニンカルボキシペプチダーゼであるキニナーゼⅠとジペプチジルカルボキシペプチダーゼであるキニナーゼⅡがある。前者は血漿中に存在してブラジキニンのカルボキシル末端アルギニンを遊離させてキニン活性を消失させる。後者は肺に存在して，ブラジキニンのカルボキシル末端からジペプチドを遊離させてキニン活性を消失させる。アンギオテンシンⅠ変換酵素と同一である。

キニノーゲン [kininogen]　　肝臓で作られ血漿中に分泌されるキニンの前駆体。高分子型の酸性糖タンパク質は血漿カリクレインにより分解されてブラジキニンを生じる。低分子型は組織性カリクレインにより切断されてカリジンとなる。

キニノゲナーゼ [kininogenase]　　カリクレインともいう。セリンプロテアーゼで，血漿カリクレインは高分子キニノーゲンからブラジキニンを遊離させる。組織性カリクレインは膵臓，唾液腺，顎下腺などに分布しており，低分子キニノーゲンを切断してカリジンを遊離させる。静脈注射するとプラスマキニンを生じて血圧降下作用を示すので，血管循環改善薬として用いられる。

キニン10 [kinin 10]　　＝カリジン

キヌレニナーゼ [kynureninase]　　トリプトファンの中間代謝産物であるキヌレニンと 3-L-ヒドロキシキヌレニンをアントラニル酸（3-ヒドロ

キシアントラニル酸）とアラニンに加水分解する酵素。肝臓，腎臓，シュードモナス等，細菌等に存在する。細菌の酵素は適応酵素だが，肝臓の酵素は適応的でない。ピリドキサールリン酸（PLP）を補酵素とし，透析により失活し，補酵素の付加で活性化する。

キヌレニン [kynurenine]　$C_{10}H_{12}N_2O_3$，分子量208.22。必須アミノ酸のトリプトファン代謝産物の一つであり，トリプトファンからニコチンアミドが生成する経路の鍵中間代謝産物。主に肝臓内で生成する。

キヌレニンアミノ基転移酵素 [kynurenine aminotransferase]　＝キヌレニントランスアミナーゼ

キヌレニンアミノトランスフェラーゼ [kynurenine aminotransferase]　＝キヌレニントランスアミナーゼ

キヌレニントランスアミナーゼ [kynurenine transaminase]　トリプトファンの中間代謝産物であるL-キヌレニンをキヌレニン酸にする酵素。キヌレニンアミノ基転移酵素，キヌレニンアミノトランスフェラーゼともいう。

キヌレニンヒドロキシラーゼ [kynurenine hydroxylase]　トリプトファンの中間代謝産物であるL-キヌレニンをO_2とNADPH＋H^+存在下で3-L-ヒドロキシキヌレニンに変換する酵素。

キヌレン酸 [kynurenic acid]　$C_{10}H_7NO_3$，分子量189.17。必須アミノ酸のトリプトファン代謝産物の一つであるキヌレニンから生成する化合物。犬尿酸ともいう。主に肝臓内で生成し，体内には貯蔵されず，尿中に排泄される。

キノア [quinoa]　アカザ科アカザ属の一年生草本。アンデス地方を原産地とする。草丈は1～1.5mになり，葉も野菜として利用され，先端に赤紫や緑色等の花穂をつける。種子は直径約2mmの扁平な円形で，黄色，褐色，黒色等である。"母なる穀物"ともよばれ，米，小麦より栄養価が優れている。穀粒や粉として調理されている。グルテンを含まないため，小麦アレルギーのようなグリアジンアレルギーをもつ人でも摂取できる。

機能訓練 [functicnal training]　加齢，疾病や外傷などにより生じた運動機能障害の改善，悪化防止のために行われる訓練。"老人保健法"に基づく保健事業の一つである。A型（基本型）は，40歳以上を対象に市町村保健センターなどで行われ，自立支援，筋力強化，転倒・失禁の予防体操等のほか，習字，絵画，レクリエーション，スポーツが含まれる。B型（地域参加型）は虚弱老人（寝たきり判定基準のJに相当）を対象とし，A型と同様の訓練をするが，地域の住民同士の交流や行事への積極的な参加を主な目的とする。介護保険制度の実施に伴い，機能訓練は，要介護状態の予防に重点を置いた事業として実施されることを原則とするが，介護保険サービスが十分でない市町村は，要介護者なども機能訓練の対象としている。制度の趣旨を踏まえ，今後，介護保険制度担当部局との調整を図るものとしている。→レクリエーション効果

機能亢進 [hyperfunction]　ホルモン等の合成と分泌が増加し，そのためにホルモン過剰の症状が出現している状態。原因としてホルモン分泌刺激ホルモンが過剰や抗体が受容体に結合することによりスイッチ・オンになった状態と理解される。

機能性オリゴ糖 [functional oligosaccharide]　＝難消化性オリゴ糖

機能性脂質 [functional lipids]　油脂の摂取後に吸収・代謝を受けて生体機能に影響を与える脂質成分へと変換されたり，脂質それ自身が生理活性をもち，あるいは，生理活性をもつ成分で構成され，生体の機能に影響を与える脂質の総称。生体機能に影響を与える脂質成分へと変換される例としては，①プロスタグランジン，血小板活性化因子等に変換されるケースがあり，また，②生体内で代謝変換されたある種の脂肪酸，例えばドコサヘキサエン酸のようにペルオキシソーム増殖応答性受容体に結合したり，脱共役タンパク質などのタンパク質を誘導してその機能を修飾するものなど，ほかにも多くの例がある。脂質それ自身が生理活性をもつ例としては，中鎖脂肪酸で構成されるトリアシルグリセロールや1,3-ジアシルグリセロールによる体脂肪の蓄積抑制作用が挙げられる。また，生理活性をもつ成分で構成される例としては，中鎖脂肪酸あるいはエイコサペンタエン酸やドコサヘキサエン酸などをグリセリド骨格の特定の部位に結合させた構造脂質が挙げられる。

機能性食品 [functional food]　食品には栄養機能（一次機能），感覚機能（二次機能）のほかに，疾病を予防する生体調節機能（三次機能）があるという考えに基づき，機能性食品の概念が日本から提唱された。食品の三次機能を活用して，その生体調節機能が有効に発現するように設計され，健康の保持・増進，生活習慣病の一次予防に役立つことが期待される食品全般を指す。研究の対象として機能性食品の名称が用いられるが，法的に制度化されたものではない。機能性食品のうち，ヒトで安全性及び有効性の科学的検証がなされ，法制度の下に消費者庁長官により健康強調表示が許可された食品を特定保健用食品という。→健康食品，デザイナーフード，特定保健用食品

きのこ中毒 [mushroom poisoning]　きのこによって引き起こされる食中毒。日本には約50種

類の毒きのこが存在する。そのうち中毒例が最も多いのはツキヨタケ，次いでクサウラベニタケやカキシメジ等の仲間である。代表的な毒きのこのタマゴテングタケの毒成分はインドール環を含む環状ペプチドで，アマニタトキシン類と総称される。速効性のファロトキシン群，遅効性のアマトキシン群がある。→アマニタトキシン

きのこ類 [fungi；mushroom] 菌類（担子菌類，子嚢（のう）菌類）の中で大型の子実体を作るものの総称。各地で食用とされているきのこは200種類に及ぶが，通常利用されているきのこのほとんどは担子菌類に属する。子嚢菌類に属する有名な食用きのことして，トリュフやアミガサタケが挙げられる。食用きのこの価値は特有の風味と食感によるものが多い。エネルギー値が低く，食物繊維やプロビタミンD_2（エルゴステロール）等の良い給源である。香気成分としてはマツタケのマツタケオール（1-オクテン3-オール），桂皮酸メチルやシイタケのレンチオニンが有名である。シイタケのうま味の主体は$5'$-グアニル酸である。近年，抗腫瘍成分をはじめ，アルツハイマー病や生活習慣病の予防成分など，各種機能性成分の存在が明らかになってきている。→担子菌類，子実体

キノリジンアルカロイド [quinolizine alkaloid] クララをはじめルピナス（lupinus），エニシダ（cytisus）等のマメ科植物に含まれる毒成分。中毒の原因物質としてルピニン，マトリン，オキシマトリン，シチシン等が知られている。

キノリン酸 [quinolinic acid] $C_7H_5NO_4$。分子量167.12。ピリジン環にカルボン酸基が二つ付加した化合物であり，無臭性の結晶である。加熱するとニコチン酸とCO_2に容易に分解される。トリプトファンがニコチン酸に変換される際の中間代謝物であり，脱炭酸してニコチン酸となる。グルタミン酸を内因性リガンドとするN-メチル-D-アスパラギン酸（NMDA）受容体のアゴニストとしての作用があり，脳内ではミクログリアとマクロファージのみで産生されて強い神経毒性があり，多くの神経障害（アルツハイマー型認知症，筋萎縮性側索硬化症，多発性硬化症，パーキンソン病，統合失調症など）に関係している。

希薄化 [attenuation] 信頼度の低い（測定誤差の大きい）データ同士の相関係数が，実際の相関係数の値よりも低い値となってしまうこと。信頼性係数を用いた希薄化の修正が可能である。

希薄溶液物性 [dilute solution property] 通常の溶液中では，溶質分子が相互作用することによって，しばしば溶液の粘性上昇などの物性変化が起こる。分子間の相互作用が無視できる程度の低濃度溶液（希薄溶液）を用いれば，溶質分子の固有の物性を観察することができる。

揮発性アミン [volatile amine] 魚介類など食品の抽出液をアルカリ性にしたとき，常温常圧で揮発するアミン類の総称。海産魚介類のトリメチルアミンオキシドが分解されて生成するトリメチルアミンやジメチルアミンが代表的である。

揮発性脂肪酸 [volatile fatty acid, VFA] 常温常圧で揮発する炭素鎖6以下より成る低級（短鎖）脂肪酸。酢酸，プロピオン酸，酪酸が含まれる。

揮発性物質 [volatile substance] 常温で気化する液体や，昇華する固体。分子量20〜300，沸点-60〜300℃程度の低分子化合物が該当する。鼻孔から物質が入りにおいを感じさせるためには，揮発性の有香物質であることが基本条件となる。オランダの栄養食品研究所（TNO，旧称CIVO）は食品中の7,000以上の揮発性物質のリストを作成・出版している。

貴腐 [noble rot；botrytis] 完熟した白ワイン用ブドウに貴腐菌（ボトリティス・シネレア）がついて果皮のワックスを溶かし，水分が蒸発してしぼんだ状態を貴腐ブドウといい，これから醸造したワインを貴腐ワインという。貴腐ブドウには糖分，その他の成分が濃縮されるとともに，グリセロールや特有の香気成分が生成されるため，濃厚な味と高い香気をもつ極甘口のワインが醸造される。フランスのソーテルヌ，ドイツのトロッケン・ベーレン・アウスレーゼ，ハンガリーのトカイが世界の三大貴腐ワインとして有名。→ブドウ酒

ギブス・ドナン膜平衡 [Gibbs-Donnan equilibrium] 膜を介して一方の側に膜を透過できない高分子の電解質が存在する場合，その電荷と浸透圧効果により，K^+やCl^-などの小さなイオンが自由に通過できる場合でも，これらのイオンは両側で等しい濃度にはならず，電位差も発生し，さらに静水圧差も加えた条件下で平衡となる。

ギブスの吸着等温式 [Gibbs adsorption isotherm] 溶質が溶液の表面（気相との界面）へ吸着する場合の平衡状態を表す式で，濃度による界面張力の変化率に支配される。

ギブスの自由エネルギー [Gibbs free energy] 熱力学，電気化学などで用いられるエネルギー量。記号G。$G = H - TS = U + PV - TS$（H：エンタルピー，T：温度，S：エントロピー，U：内部エネルギー，V：系の体積）Gが負の時，化学反応は自発的に起こる。

ギブスの相律 [Gibbs phase rule] ＝相律

黄豚 [yellow pig；yellow fat disease in pigs] 豚に，多価不飽和脂肪酸を多く含むさなぎ粕や魚のアラを含む飼料を酸化防止剤を加えずに，長期間，多量に与えると，背脂肪，腎臓周囲脂肪及び筋間脂肪が黄色で異臭のあるものが生産される。これを黄豚という。この症状は，油脂中に含まれる多価不飽和脂肪酸の酸化による変敗が原因であると考えられ

る。

起泡性 [foaming property] 液体の連続相中に気泡を分散させる性質。卵白タンパク質などの起泡性成分は液体の薄膜を安定化し、細かい気泡を長時間保つ。少ないエネルギーで、細かく安定な泡をどのくらい作れるかが指標となる。

基本味 味覚のみによって知覚され、ほかの味の混合では得られない味のこと。味のうち、甘味、塩味、酸味、苦味、うま味の五つを五基本味という。20世紀前半まで、世界的にうま味を除いた四基本味説が主流であったが、1908（明治41）年、池田菊苗がコンブの味の主体がグルタミン酸であることを発見し、それをうま味と提唱したことに始まり、現在ではほぼ国際的に五基本味が受け入れられている。

偽膜性腸炎 [pseudomembranous colitis] 抗生物質投与による腸内の菌交代現象により異常増殖した黄色ブドウ球菌や *Clostridium difficile* が産生する毒素により大腸粘膜が障害されて発症する。下部消化管内視鏡検査所見としては、黄白色の円形の偽膜が散在して認められる。抗生物質投与後の患者で下痢が認められたときに本疾患をうたがう。軽症例では起因性抗生物質を中止するだけで軽快する。中等症以上ではバンコマイシンの経口投与が行われる。

帰無仮説 [null hypothesis] 統計学的検定では、母集団においてある変数Xがほかの変数Yと関連がないという仮説を設定し、その仮説が正しいときに標本において観測されたXとYの関連が生じる確率を計算し、その確率が十分に小さければ仮説は誤っていたと考えて棄却し、母集団においてXとYに関連があると判断する。ここで設定された仮説を帰無仮説という。帰無仮説を棄却したときに採用する仮説を対立仮説という。

ギムザ染色 [Giemsa staining] 血液及び骨髄塗抹標本の基本的染色法。酸性物質すなわち核のDNA、細胞質のRNA、アズール顆粒などの好塩基性物質を青紫色に染めるアズールⅡと塩基性物質すなわちヘモグロビン、好酸性顆粒などの好酸性物質を赤橙色に染めるアズールⅡ・エオジンを含む。

ギムネマ酸 [gymnemic acid] インド原産のガガイモ科のツル性植物、ギムネマシルベスタ（*Gymnema sylvestre*）の葉に含まれる甘味を阻害する物質群。トリテルペンアルコールのグルクロン酸配糖体を基本構造とし、各種のアシル化体が存在する。

ギムネマシルベスタ [*Gymnema sylvestre*] 甘味阻害物質ギムネマ酸を含むインド原産のガガイモ科に属する植物。インドのアーユルヴェーダで糖尿病の民間薬として利用される植物。本植物の葉を噛むと甘味だけを感じなくなる。これは、葉に含まれるギムネマ酸の作用により、舌の味細胞にある甘味受容体の働きが抑制されるためである。ギムネマ酸には糖の吸収を抑制する作用もあるため、食事の際ギムネマを摂ると糖分の吸収が抑制され、そのため、糖尿病や肥満の改善、ダイエットにも効果が期待できる。その他、むし歯菌の働きを阻害して、歯垢を防ぐ働きもあるとされる。

キメラ [chimera] 遺伝的に異なる複数の組織や細胞が混在する個体。複数の受精卵や細胞から構成される場合をいい、植物では接木、動物では胚移植などにみられる。類似の意味で使われるモザイクは厳密には斑入りのように単一の細胞から体細胞変異によって生じた異なる細胞で構成される場合をいう。

キモシン [chymosin] 反芻動物の第四胃から分泌され、凝乳作用を示すプロテアーゼの一種。不活性のプロレンニンとして分泌され、塩酸の作用で活性のレンニン（rennin）になる。レンニンは乳汁中のカゼインに作用し、不溶性の凝乳を生じる。

キモスタチン [chymostatin] セリンプロテアーゼ、システインプロテアーゼへの阻害効果をもつプロテアーゼ阻害剤。放線菌により生成され、キモトリプシンインヒビターとして見いだされた。キモトリプシン、パパイン、カテプシンA、B、C、カルパインを阻害する効果がある。

キモトリプシノーゲン [chymotrypsinogen] キモトリプシンの前駆体であり、膵臓において作られる。小腸に分泌されトリプシンが作用し、活性型のキモトリプシンに変換される。

キモトリプシン [chymotrypsin] セリンプロテアーゼの一種であり、脊椎動物がもっている主要な消化酵素。最適pHは7～8。膵臓中に酵素の前駆体であるキモトリプシノーゲンとして存在している。膵液として小腸へ分泌される。トリプシン及びキモトリプシンによる限定分解を受けて活性型キモトリプシンとなる。食事タンパク質中のトリプトファン、フェニルアラニン、チロシン、ロイシン残基のC末端側のペプチド結合を加水分解する。

キモパパイン [chymopapain] 果物のパパイヤに含まれるシステインプロテアーゼの一種。パパインやリソソームプロテアーゼのカテプシンLと基質特異性が類似している。塩基性アミノ酸、ロイシン、グリシンを含むペプチドを加水分解する。

偽薬 [placebo] ＝プラセボ

逆遺伝学 [reverse genetics] ＝逆行性遺伝学

脚筋力 [leg extensor strength] 脚伸展力と脚屈曲力の二つに分けられる。両者とも筋が膝関節を介して発揮する力（静的筋力）である。一般的には、脚伸展力が脚筋力の指標とされることが多い。特に、高齢者の活動的平均余命（健康寿命）や将来の身体的虚弱（寝たきり）などの有用な予測因子とされている。

きやくこうか

偽薬効果 [placebo effect]　＝プラセボ効果

逆行性遺伝学 [reverse genetics]　従来の遺伝学とは逆に，DNAの塩基配列から遺伝子を同定，それに対して変異を導入することにより，その遺伝子の支配する表現型を明らかにする方法。逆遺伝学ともいう。

脚伸展パワー [leg extensor power]　筋が膝関節など下肢の複数の関節を介して発揮するパワー（瞬発力）。動的筋力ともいう。特に，高齢者の活動的平均余命（健康寿命）や将来の身体的虚弱（寝たきり）などの有用な予測因子とされている。

逆浸透 [reverse osmosis, RO；hyperfiltration]　溶媒のみを透過する半透膜で溶液と溶媒とを隔てると，溶媒は溶液側に移動する。浸透を阻止し平衡状態を保つには，溶液側に圧力を加えなくてはならない。この時の圧力が溶液の浸透圧である。溶液側に溶液の浸透圧以上の圧力を加えると，溶液中の水は膜の反対側へと移動し，溶液から水を除去することができる。これを逆浸透とよぶ。逆浸透は，海水の淡水化，果汁濃縮，超純水製造等に広く応用されている。逆浸透は相変化を伴うことなく水を分離除去できるため，濃縮に必要なエネルギーを削減することができる。加熱を伴わないため，液状食品の濃縮に伴う栄養価損失を抑えることができる。→限外濾〔ろ〕過，精密濾〔ろ〕過

逆性石けん〔鹸〕 [invert soap；cationic soap]　通常，石けんが陰性（－）に荷電しているのに対し，逆に陽性（＋）に荷電している界面活性剤。洗浄力はないが，殺菌力があるので主に手指の消毒に用いられる。化学成分としては塩化ベンザルコニウムなどの第四級アンモニウム塩を主成分とするものが多い。

逆説睡眠 [paradoxical sleep；REM sleep]　睡眠はレム睡眠とノンレム睡眠の二相に分けられる。レム睡眠では，脳波はあたかも覚醒時のような低振幅速波パターンを呈し，抗重力筋の緊張が完全に消失し，自律機能は不規則な変動を示す。この睡眠相では深い眠りであるが急速眼球運動（REM）を伴い起きている状態に似た脳波形を示すので逆説睡眠という。

逆相関 [opposite correlation]　一方が増加すればもう一方が減少する2変量の関係。負の相関ともいう。

逆相クロマトグラフィー [reverse phase chromatography]　液・液分配クロマトグラフィーの一種。固定相として疎水性の液体を塗布した担体を用いる。固定相にはシリカにオクタデシル基（ODS）を化学結合したものが代表的である。移動相にはメタノール，アセトニトリルなどの極性溶媒を用いる。試料中の各成分が担体と移動相の間での液・液分配の分配係数の大きな成分から先に溶出する。初期に開発された液体クロマトグラフィーは，吸着クロマトグラフィーの範疇で，移動層の極性を順次上げることで分離を行っていたので，この逆であることから逆相と名付けられた。さまざまな固定相が開発されており，高速液体クロマトグラフィーで多用されている。→順相クロマトグラフィー

逆転写酵素 [reverse transcriptase]　＝RNA依存性DNAポリメラーゼ

キャッサバ [cassava]　トウダイグサ科の常緑低木。メキシコ，ブラジル地域を原産地とする。根が肥大し，1株に5～10個のサツマイモのような塊根を形成する。青酸配糖体であるリナマリン含量の高い品種は，キャッサバデンプン（タピオカ）の製造に利用され，リナマリン含量の少ない品種は，皮を除いて食用にされている。

キャッシュフロー計算書 [cash flows statement]　会社の現金と利益の関係を示した書類。手元にある現金と利益がどのような経緯で違いが生じたかの関係を明らかにしたもの。損益計算書，貸借対照表とともに財務諸表を構成する書類の一つ。→損益計算書，貸借対照表

キャッスル因子 [Castle's factor]　＝内因子

キャッソン流体 [Casson fluid]　非ニュートン流体の一種で，ずり応力τの平方根をずり速度$\dot{\gamma}$の平方根に対してプロットする時，直線で表されるような流体。$\sqrt{\tau}=\sqrt{\tau_{CA}}+\sqrt{\eta_{CA}}\cdot\sqrt{\dot{\gamma}}$ そのy軸の切片$\sqrt{\tau_{CA}}$はキャッソンの降伏応力（τ_{CA}），勾配（$\sqrt{\eta_{CA}}$）はキャッソン粘度（η_{CA}）を与える。チョコレートの公定法として採用されている。

ギャップ結合 [gap junction]　細胞と細胞の間の接触部位の構造。細胞間連絡ともいう。この部位のチャネル（小孔）を通して両細胞間で物質の移動・交換が行われる。このチャネルは，両細胞の細胞膜に斑状に埋め込まれたそれぞれのチャネルタンパク質粒子（コネクソン）が結合して形成されるが，この部分の両細胞の膜間には2nm以上の隙間（ギャップ）がある。→間隙結合

キャノーラミール [canola meal]　キャノーラ油の搾りかす。

キャノーラ油 [canola oil]　カナダで品種改良されたナタネCanola種から採取された油脂。在来種が多く含むエルカ酸を0～数％しか含まない。また大豆油に比較して，リノール酸が30％程度少なくオレイン酸が多いのが特徴。日本で生産されている食用油脂の第1位。→ナタネ油

ギャバ [γ-aminobutyric acid, GABA]　＝γ-アミノ酪酸

キャパシタンス [capacitance]　＝静電容量

ギャバロン茶 [Gabaron tea]　茶を摘採した後，窒素ガス等の不活性ガス中に数時間，生葉を保存して得られる茶。嫌気条件下でγ-アミノ酪酸（GABA）含有量が高くなり，血圧上昇を抑制する

効果があるとされる。

キャビア　[caviar]　一般に魚卵を塩蔵したものをいうが，特にチョウザメ卵の塩蔵品を指す。製法は，卵を水切り後，夏期は10％，秋期は8％前後の食塩を混ぜ，密封して熟成させる。保存力がないので，5℃以下に冷蔵貯蔵する。

キャピラリーゾーン電気泳動　[capillary zone electrophoresis]　キャピラリー（毛細管）の中に，媒体を充填し，両端に電圧をかけて電位勾配を利用して試料中の物質を移動させ，移動速度によって分離分析する手法。キャピラリー電気泳動，毛細管電気泳動ともいう。

キャピラリー電気泳動　[capillary electrophoresis]　＝キャピラリーゾーン電気泳動

キャラウェイ　[caraway]　セリ科の二年生草本（*Carum carvi*）。ヒメウイキョウともいう。若葉は生のままサラダ等に用いる。種子はさわやかな芳香をもち，パンや菓子類，リキュール類の香り付けに利用される。ドイツ料理のザワークラウトの香り付けには欠かせない香辛料である。駆風薬にも用いられる。

キャラウェイチーズ　[caraway cheese]　キャラウェイ（ヒメウイキョウ）の乾燥完熟実を添加したチーズ。オランダ産のゴーダチーズ，エダムチーズ，ライデンチーズ等に添加されている。さっぱりした後味と爽快感のある香りから食欲が増進される。プロセスチーズにも添加されることがある。

キャラウェイ油　[caraway oil]　キャラウェイの果実から得られる精油。収率は乾燥果実に対して3〜6％。主な成分は*d*-カルボン，リモネンである。肉加工品やソース類の香り付けや口腔清涼剤，うがい薬等にも利用される。

キャラメル　[caramel]　ソフトキャンディーの一種で，砂糖，水あめ，牛乳，生クリーム，バター等を練り合せ，香料を加えて作ったもの。チョコレート，コーヒー等を加えたものもある。日本には，16世紀頃ポルトガル人によって伝えられた南蛮菓子。森永太一郎が1914（大正3）年に製造したものが始まりである。

キャリア　[carrier]　＝担体

キャリアガス　[carrier gas]　ガスクロマトグラフィーにおいて，移動相として用いられる気体。高純度の窒素またはヘリウムを用いる。水素イオン化検出器を使用するときは安価な窒素でよい。

キャリーオーバー　[carry over]　質問紙法での調査で，直前の質問が次の質問の回答に影響を与えることをキャリーオーバー効果という。また，クロスオーバー法において，前期の条件が後期にまでもち越すこと。

キャリパー　[caliper]　＝皮脂厚計

キャリパー法　[caliper method]　皮下脂肪厚の測定方法。皮下脂肪厚法ともいう。一般的にキャリパーで測定され，日本では栄研式キャリパーが広く用いられている。皮下脂肪厚と体密度との間には高い相関があるため，皮下脂肪厚から体密度を計算し，式から体組成を推定する。

キャンティ　[chianti（伊）]　イタリアのトスカーナ地方の5県にまたがる地域で生産される原産地呼称の赤ワインで，サンジョベーゼとカナイオーロ・ネーロを主原料に作られる。生産量が多く，日本でもよく知られている。発酵終了前に，白ブドウのトレッビアーノ・トスカーノとマルヴァージアを陰干ししてから潰した果汁を加え，一種の連続発酵をさせるゴヴェルノ法が認められており，さわやかで口当たりの良いワインになるとされている。最近は熟成タイプの製品が増加し，ゴヴェルノ法や，キャンティの特徴であった藁で包んだフラスコ瓶は減少している。

キュアード・ミート・カラー　[cured meat color]　食肉製品の塩漬工程で生じる肉色。塩漬剤に含まれる亜硝酸ナトリウムから生じる一酸化窒素が，肉色素（ミオグロビン）のヘム鉄に結合してニトロシルミオグロビンが形成され，塩漬肉や生ハム等の非加熱食肉製品が示す鮮紅色を担っている。加熱すると安定な変性グロビンニトロシルヘモクロムを生じ，桃赤色の加熱塩漬肉色の主体を成している。→塩漬剤，亜硝酸ナトリウム，ミオグロビン，ヘム，ニトロシルミオグロビン

キュアリング　[curing]　農産物の損傷修復処理。長期貯蔵前に収穫時に受けた表面の傷を治癒（キュア）するために一定期間，一定温度，一定湿度に保持する。この処理により，貯蔵中の病原菌による腐敗を防止することが可能である。例えば，サツマイモは収穫後32〜35℃，85〜90％湿度で3〜4日間のキュアリングで傷口にコルク層を形成，貯蔵中の黒斑病原菌の侵入を阻止し，黒斑病の発生を軽減できる。タマネギも収穫直後のキュアリングにより，貯蔵中の灰色腐敗病を防ぐことが可能。

Q　＝グルタミン

牛枝肉取引規格　[beef carcass trading standard]　日本食肉格付協会が制定した牛枝肉の評価法。肉質等級（5段階，数値が大きいものほど良い）と3段階の歩留等級（A〜C，Aが最も高い）からなる。脂肪交雑，肉の色沢，肉の締まり及びきめ，脂肪の色沢と質の4項目を評価し，全項目のうち最小の値がその枝肉の肉質等級となる。歩留等級は，胸最長筋断面積とバラ肉の厚さ，枝肉重量，皮下脂肪の厚さから，枝肉当たりの肉量を推定した指標。

嗅覚　[olfaction]　化学感覚の一つで，主に揮発性の化学物質を感知する。臭覚ともいう。におい物質が嗅上皮に存在する嗅細胞で受容されることによって生じる。食物のにおいを感知して探索行動や消化に関連する生理反応を引き起こす，有害物質の

においを感知し忌避行動を引き起こすなどの役割がある。食物を摂取する際には味覚に対して大きな影響を及ぼす。

嗅覚器 [olfactory organ]　　鼻腔に存在し、におい物質を受容する化学感覚器官。嗅覚受容器ともいう。

嗅覚系 [olfactory system]　　におい物質の受容と刺激の伝達を行う感覚器官及び神経。におい物質を受容する嗅上皮、嗅上皮の嗅細胞が神経軸索を伸ばす脳の嗅球など。さらに高次の中枢領域を含むこともある。

嗅覚受容器 [olfactory organ]　　＝嗅覚器

嗅覚受容体 [olfactory receptor]　　嗅細胞に発現し、におい物質を受容するタンパク質。嗅覚レセプターともいう。ヒトで約400、マウスで約1,000の遺伝子が存在する。七回膜貫通型の構造をとり、Gタンパク質を介してにおい物質の刺激を細胞内シグナルに変換する。

嗅覚障害 [olfactory disturbance]　　鼻炎や副鼻腔炎が原因となって嗅裂の閉塞が生じて、吸気が鼻の最上部にある嗅細胞に達する通路が遮断されて起こる呼吸器性嗅覚障害、嗅細胞や嗅神経の障害による末梢神経性嗅覚障害、嗅覚中枢が障害される中枢神経性嗅覚障害の三つに分類される。神経変性疾患であるパーキンソン病やアルツハイマー病の初期症状として中枢神経性嗅覚障害が注目されている。

嗅覚レセプター　　＝嗅覚受容体

球茎 [corm]　　植物が翌年の生長のために、地下茎の一部に養分を貯蔵して球形に肥大し、葉の基部が薄い皮となって残っているもの。サトイモ、クワイ(デンプン)、コンニャクイモ(グルコマンナン)等が食用として利用されている。

吸光係数 [absorption coefficient]　　単色光が物質の中を進む時、Lambert-Beerの法則より、濃度と吸光度が直線関係になるので最小二乗法を用いて求めた直線の傾き。試料物質の透過率を T、純溶媒の透過率を T_0 とする時、吸光度 $A = \log_{10}(T/T_0)$、$A = \varepsilon$(吸光係数)$\times c$(濃度)$\times \ell$(セル長)で表すことができる。

吸光度 [absorbance]　　物質が光を吸収する程度。単色光(強度 I_0)が均一な物質を透過後、強度 I になった時の吸光度 A は $\log_{10}(I_0/I)$ で算出できる。

嗅細胞 [olfactory cell]　　嗅上皮に存在し、におい物質を受容する神経細胞。嗅神経細胞ともいう。約1か月の寿命をもつ。表層側に嗅線毛を有し、ここでにおい物質を受容する。一つの嗅細胞は1種類の嗅覚受容体のみを発現しており、におい物質への応答特性は受容体の種類に依存している。ある嗅覚受容体を発現する嗅細胞は脳の嗅球の決まった場所に神経軸索を伸ばしている。

臼歯 [molar tooth]　　歯冠が四角形に近い形

の歯。永久歯列では犬歯の後方に左右上下に2本ずつの小臼歯が、またその後方に左右上下に3本ずつの大臼歯がある。主に咀嚼を行う。

牛脂 [beef tallow]　　ウシの脂肉から得られる脂肪。飽和脂肪酸含量が50%に近いため融点は40℃を超え、普通に食する動物脂の中では、羊脂とともに融点が最も高い。マーガリン、ショートニングの原料油脂となるほか、工業用油脂原料としても重要である。→タロー

給餌チューブ [feeding tube]　　経口摂取が不可能な患者に栄養物を注入するために直接消化管まで挿入するために用いるチューブ。経管栄養チューブともいう。

吸収細胞 [absorptive cell]　　小腸の絨毛に存在する円柱上皮細胞で、膜消化・吸収の機能を果たすように特殊に分化した細胞。吸収上皮細胞ともいう。腸絨毛の構成細胞の90%以上を占め、杯細胞、内分泌細胞とともに単層で腸絨毛の表面を覆う。管腔に面した細胞表面に微絨毛という指状突起をもち、膜消化・吸収のための細胞表面積を著しく広げている。吸収細胞は絨毛基部の陰窩(いんか)で増殖・分化した後、ヒトでは約5日をかけて絨毛先端まで移行する。この過程で吸収細胞は成熟し、吸収細胞に特異的な消化酵素、吸収担体、栄養素結合タンパク質等を発現するようになる。隣接する細胞間にはタイトジャンクション等の接着結合があり、物質が吸収細胞間を通過するときの関門となっている。

吸収スペクトル [absorption spectrum]　　溶液中の物質に波長成分が連続している光を当てたとき、透過してきた光が示す固有のスペクトルパターン。物質を構成する分子の化学構造によって吸収する光の波長が異なるのでスペクトルの解析により分子の構造を知る手掛かりとなる。定性・定量分析に利用されている。

吸収速度 [absorption rate ; absorption speed]　　消化された食物が消化管の粘膜細胞の膜を通して細胞内に取込まれ、血液やリンパ液中に移行する速度。一般に糖類は吸収速度が速く、次いで脂肪とタンパク質、炭水化物は最も遅いとされている。

吸収能 [absorptivity]　　消化管において各栄養素を吸収できる能力。小腸の各栄養素の吸収能は部位によって差があり、十二指腸から空腸では糖質、鉄、カルシウム等、タンパク質や脂肪は小腸中部で吸収される。回腸では胆汁酸、ビタミン B_{12} が吸収される。水分の85%は小腸で吸収され、残りは大腸で吸収される。水分の最大吸収能は15〜20 L/日とされている。

吸収不良 [malabsorption]　　糖質、タンパク質、ビタミン、電解質等の各栄養素の消化吸収障害が起こった状態。原因として小腸粘膜細胞の障害、栄養素の小腸内輸送の障害、栄養素と小腸粘膜の接触時間の短縮、腸内細菌の影響等がある。

吸収不良症候群 [malabsorption syndrome]
アルブミンを中心とする血漿タンパク質が胃腸粘膜から胃腸管腔へ異常に漏出することによって起こる低タンパク質血症を主訴とする症候群。浮腫や腹水, 下痢等の消化器症状, 低カルシウム血症等の症状を来す。腸リンパ管拡張症, メネトリエ病, アレルギー, 炎症性腸疾患等が原因となる。診断にはアルブミンの分解亢進や消化管への漏出の証明が必要となる。治療には薬物療法とともに高タンパク質低脂肪食, 成分栄養等の食事療法が行われる。

吸収率 [rate of absorption; absorption coefficient] 食品中の栄養素の吸収は, 食品や栄養素の種類によって異なる。消化吸収率(%) = (吸収された成分量/摂取食品中成分量) × 100 = {(摂取食品中の成分量 − 糞便中に排泄されたものの成分量)/摂取食品中の成分量} × 100。しかし, 糞便中の成分には内因性の排泄も含まれるので, 真の消化吸収率(%)は, {(摂取食品中の成分量 − (糞便中排泄量 − 内因性損失量))/摂取食品中の成分量} × 100。

球状タンパク質 [globular protein] 球状あるいは球状に近い外観をしているタンパク質の立体構造上の総称。タンパク質の立体構造の外観を示す用語の一つ。酵素タンパク質, アルブミン, グロブリン等, 細胞内で遊離の状態で存在しているタンパク質のほとんどは球状タンパク質である。

嗅上皮 [olfactory epithelium] におい物質を受容する組織。嗅粘膜ともいう。鼻腔の中隔の背側に2対存在する。嗅細胞, 基底細胞, 支持細胞, 嗅腺細胞から成る。表層には嗅細胞の嗅繊毛が達している。基底側では嗅細胞の軸索が篩骨(しこつ)を通じて脳に連絡している。

給食 [feeding service] 喫食者の健康の維持・増進, 治療を目的とした栄養管理に基づいて, 特定の人々に対して継続的に食事を提供すること。病院, 学校, 事業所, 福祉施設などの施設において実施されている。

給食管理 [institutional food service management] 喫食者の健康の維持・増進, 治療などを目的に, 特定の人々に食事を提供する給食の運営を管理すること。それぞれの給食施設の栄養管理の目的に沿った食事を, 栄養, 衛生, 品質, 食材, 労務, 施設・設備, 財務, 事務等においてさらに総括的に管理し, 食事計画に基づいて給食を行うこと。これらの管理工程には, 常に喫食者による評価を受けながら, マネジメントサイクルの運用で質の向上を求めていく。

給食計画 [feeding service plan] = 食事計画

給食システム [institutional food service management system] 給食を運営する際, 組織体において, 適正な栄養の供給, 栄養・食事指導などを行う栄養管理, 適正価格による食材の購入, 労務の省力化などを含んだ財務管理, 調理, 調理技術, メニュー管理などを含んだ安全・衛生管理, 食事環境, 供食システム等のサービス管理など, サブシステムとしてすべて包括した上で実施されるシステム。

給食施設 [facilities for boading] 1回に提供する食数にかかわらず, 企業, 病院等で特定・多数の人に継続的に食事を提供する施設。特定給食施設, 小規模給食施設をあわせた総称。

給食用食品 [institutional food] インスティチューショナルフード。給食を提供する施設(学校や事業所等)において, 使用する食品の総称。

嗅神経細胞 [olfactory (receptor) neuron] = 嗅細胞

求心性神経[線維] [afferent nerve (fiber)] 神経線維の中で末梢から中枢へと情報を伝達する神経。神経系は中枢神経と末梢神経に大別され, そのうちの末梢神経は求心性神経と遠心性神経に分けられる。求心性神経は生体の受けた変化の情報を中枢に伝達する役割をもっている。例えば温度を感じたり, 痛みを感じたりする皮膚や関節の体性感覚, においや味の情報を伝達する役割である。遠心性神経は運動神経のように中枢から末梢へ情報を伝える神経である。また, 自律神経は主として遠心性神経によって構成され, 内臓諸器官の活動を支配しているが, 大動脈神経などは求心性神経である。

急性アルコール中毒 [acute ethanol poisoning] 摂取されたエタノールは, 大部分が胃や小腸から吸収される。急性アルコール中毒の主症状は, 多幸感, 言語不明瞭, 運動失調, 意識障害, 血圧低下, 呼吸抑制などである。急性アルコール中毒の診断は, 飲酒歴, アルコール臭, 臨床症状などから総合的に行う。血中アルコール濃度の測定ができれば診断を確定できる。個人差はあるが, 血中エタノール濃度と中毒症状の間に相関関係があり, 血中エタノール濃度が410 mg/dL以上になると呼吸麻痺により死亡することがある。治療は保温, 輸液, 呼吸管理, 循環管理である。

急性灰白髄炎 [poliomyelitis] = 脊髄灰白質炎

急性期タンパク質 [acute phase protein] 炎症の急性期に血中に増加するタンパク質。一般に病原体が生体内に侵入し炎症が惹起されると肝臓において急性期タンパク質の合成が促進される。その代表的なものとして$α_1$アンチトリプシン, ハプトグロビン, セルロプラスミン, フィブリノーゲン, 補体C3, C4, C反応性タンパク質(CRP)などがある。

急性期反応 [acute phase response] 感染, 悪性腫瘍, 熱傷等で生体に炎症が起こることにより, 短時間にタンパク質をはじめとする血漿成分が増減すること。例えば, C反応性タンパク質(CRP)等

は急性炎症，組織の壊死を伴う疾患で血中濃度が急増する。

急性期物質 ［acute phase reactant］　感染初期における炎症，組織破壊性病変などへの生体反応として産生される物質。セルロプラスミン，フィブリノーゲン，補体Ｃ３，Ｃ４，Ｃ反応性タンパク質（CRP），a_1アンチトリプシン，ハプトグロビン等がある。特異性は低いが抗体よりも早く産生されるため臨床的意義がある。CRPは肺炎球菌のＣ多糖類と反応する代表的な急性期物質で臨床検査に用いられる。外傷，急性ストレス，ショック，アレルギー性疾患，心筋梗塞，悪性腫瘍等でも産生される。→急性期タンパク質

急性参照用量 ［acute reference dose, zARfD］　食品や飲料水を介した農薬や化学物質などの摂取による急性影響を考慮するために設定される。ヒトの24時間またはそれより短時間の経口摂取により健康に悪影響を示さないと推定される限度量である。一日摂取許容量（ADI）のような慢性曝露を対象とした基準値に対し，こちらは急性毒性に関する基準であり，一日当たりの摂取量により示される。→一日摂取許容量

急性腎炎 ［acute nephritic syndrome］　急性腎炎症候群ともよぶ。急激に発症する血尿，タンパク尿，高血圧，糸球体濾過量の低下，水とナトリウムの貯留を特徴とする症候群である。その代表的疾患が急性糸球体腎炎である。典型的にはＡ群β溶連菌による咽頭炎，扁桃炎，皮膚感染症などの先行感染の後，約２週間の潜伏期を経て発症する。溶連菌以外の病原微生物として，ブドウ球菌，肺炎球菌，サイトメガロウイルス，ヘルペスウイルスなどのウイルス，原虫，真菌によるものもみられる。溶連菌などの抗原に対して，患者が産生する抗体が免疫複合体を形成し，糸球体に沈着し，補体を活性化することで糸球体病変を発症する。潜伏期，乏尿期，利尿期，回復期，治癒期の臨床的経過をたどることが多く，全体的に予後は良好である。治療は支持療法が主体となり，高血圧と浮腫の管理，必要があれば血液透析を行う。感染病巣が残存しているときは抗菌薬の投与による治療を行う。

急性膵炎 ［acute pancreatitis］　各種の要因により膵臓細胞内に貯蔵されている不活性型の消化酵素が膵臓内で活性化され，膵臓と周囲組織が自己消化される急性病変。男性に多いアルコール摂取と女性に比較的多い総胆管結石が２大原因であるが，特発性の急性膵炎も存在する。自覚症状として上腹部痛，背部痛，悪心・嘔吐等がみられる。重症急性膵炎では炎症が膵臓局所に止まらず，多臓器不全や重症感染症を併発しやすく，予後不良である。

急性痛風性関節炎 ［acute gouty arthritis］　＝高尿酸性関節炎

急性毒性 ［acute toxicity］　自殺の目的や誤飲で大量の薬物が摂取されたのちに短期間で急激な中毒症状を呈すること。ヒトの生命が危険にさらされるような薬物など有害作用を毒性という。薬物の毒性の発現を促進させる因子には，肝臓の代謝機能や腎臓の排泄機能の低下，小児や高齢者など年齢，遺伝的要因，薬物相互作用などがある。

急性毒性試験 ［acute toxicity test（study）］　被験物質の急性毒性兆候を調べる試験。急激な曝露に対して引き起こされる中毒症状を急性毒性といい，その際観察される症状等を定性的・定量的に評価する。医薬品の開発等に用いられる。薬理学的には薬物の毒性の検査法として動物実験により短期間で%致死率（LD50）を求めて急性毒性や強さを示す試験のこと。

急性非細菌性嘔吐症 ［acute non-bacterial vomiting］　＝流行性嘔吐下痢症

嗅腺 ［olfactory gland］　嗅上皮中に存在する粘液分泌腺。ボーマン腺ともいう。嗅上皮表面を粘液で覆うことにより，気体あるいは浮遊粒子状のにおい物質を溶解した状態で嗅細胞に到達させる役割をもつ。

急速解凍 ［quick thawing；quick defrosting］　食品の凍結は急速で，解凍はできるだけ緩慢にということが一般的な基本であり，急速解凍はドリップが多くなるためのぞましくないが，最近，高周波解凍による急速解凍技術が開発されてきている。低温下で冷凍食品を２枚の平行電極板の間に置き高周波を印加（13 MHz）すると，冷凍品の＋－の電荷をもつ分子が互いに衝突，振動して摩擦熱を発生し，自己加熱されて解凍が進む。電子レンジ（マイクロ波，2,450 MHz，915 MHz）を利用した解凍は周波数が高すぎ，浸透の深さが十分でなく，薄い形状のもの以外の急速解凍には適さないが，高周波解凍では周波数が低いため浸透の深さが大きく，内部まで加熱され，急速加熱が可能である。

急速加熱 ［quick-heating］　加熱開始から沸騰までの温度上昇が速く加熱時間が短い加熱方法。一般に大量調理では扱う食品容量や付着水が多く，ゆで水や油の温度が低下して再度温度上昇に時間を要するため緩慢加熱となる。そのため料理の品質が低下しやすい。急速加熱ではその欠点を補うことができる。電気を熱源とした場合は，エネルギー効率が良いため，急速加熱を行いやすい。→急速冷却

急速凍結 ［quick freezing］　食品の凍結を急速に行うこと。凍結食品中に生成する氷結晶の大きさは，最大氷結晶生成帯通過時間に依存する。最大氷結晶生成帯とは通常，０～－５℃程度までの温度帯で，食品中の水分の大部分が凍結する。この温度帯通過時間が短い時（例えば20～30分以内），微細な氷結晶が形成され，食品の細胞破壊が起こりにくく，解凍時のドリップ形成が抑えられる。また食材を磁場環境の中において微弱エネルギーを付加し，

素材の水分子を振動させながら，水分の氷結晶化を抑え，過冷却状態を維持し，細胞破壊を抑えて急激に凍結する方式も提案されている。→緩慢凍結

急速冷却 [quick-cooling] 加熱後の料理を急速に冷却すること。微生物が増殖しやすい危険な温度帯（10～65℃）を短時間に通過させるため，食品衛生の観点のみならず，料理の品質管理，作業管理からも好ましい。大量調理において急速冷却を行うためには，ブラストチラーやタンブルチラー等の機器を使用する。→ブラストチラー，タンブルチラー

吸着 [adsorption] 気相や液相中の物質が接する液相や固相との界面で，内部と異なる濃度になる現象のこと。内部より界面の濃度が高くなる場合を正吸着，低くなる場合を負吸着という。

吸着カラムクロマトグラフィー [absorption column chromatography] 充填材に吸着能のある担体を用いるカラムクロマトグラフィー。担体としては，活性炭やシリカゲルが一般的である。試料を担体に吸着させた後，極性の高い液体で溶出する。高速液体クロマトグラフィー自体にはあまり用いられなくなったが，生体試料の分析の前処理として，ディスポーザブルカートリッジのものが用いられている。

吸着剤 [adsorbent] 気体や液体中の物質を吸着して分離する物質。吸着表面積の大きい活性炭素，活性アルミナ，シリカゲル，ベントナイト等の固体がよく知られている。クロマトグラフィーのカラム充填剤やイオン交換樹脂として，また脱色，脱臭，脱塩等の目的で広く使われる。

吸着等温線 [adsorption isotherm] 縦軸に吸着量，横軸に圧力をとって，両者の関係を表した曲線。固体表面に気体分子が吸着していく場合，分子の吸着量は気体の圧力の変化により変化する。Langmuirの単分子層吸着では単純な飽和曲線が得られるが，圧力を増加させるとBET吸着のような多層吸着が起こり，吸着等温線は特有のパターンを示す。タンパク質のような高分子が吸着する場合も，吸着によるタンパク質の構造変化のために低分子の吸着とは異なる曲線となる。

吸着熱 [heat of adsorption] 固体の表面にほかの物質が吸付けられる現象を吸着といい，物質が湿気等を吸着する際に発生する熱量。内部表面積の大きい多孔質物質であるシリカゲルやウール等が高い吸着熱を生み出す。

吸虫類 [fluke] ＝ジストマ

牛痘 [cowpox] ポックスウイルス科の一種である牛痘ウイルスに起因し，乳房と乳頭に限局する乳牛の疾病。Jenner E（イギリス）が，牛痘感染牛により乳しぼりの女性の手に発痘した痘疱内容液をヒトに接種すると，痘瘡流行地では痘瘡に罹患しないか非常に軽症で経過することを見いだした。これにより牛痘接種法が確立した。

牛鍋 [sukiyaki] 幕末から明治以降，特に東京を中心に流行。牛肉をネギとともに加熱し，醤油味をつけた鍋物で，東日本におけるすき焼きのルーツとされる。それまでの肉食禁忌を破るきっかけとなった。今日のように数人で囲む鍋物ではなく，一人用の鍋である。

牛肉 [beef] ウシ亜種から得られた食肉。牛肉は豚肉よりもミオグロビン含量が多いので赤色が濃い色調を呈している。品種，年齢，性別，肥育状態などにより味や硬さなど若干異なる。長期間肥育されて脂肪交雑が高まると霜降り肉とよばれる。宗教の中でヒンズー教はウシを神聖なものとし，牛肉を食べることを禁止している。

牛乳 [cow's milk] 「乳及び乳製品の成分規格等に関する省令」（略称：乳等省令）で〈直接飲用に供する目的又はこれを原料とした食品の製造もしくは加工の用に供する目的で販売する牛の乳〉と定義され，ウシから搾取した生乳を清浄化，ホモジナイズ，殺菌，充填等の処理を行い出荷される。成分のすべて，または一部を除去，または乳成分を含むほかの成分を添加することは認められない。成分規格は無脂乳固形分8.0％以上，乳脂肪分3.0％以上のほか，比重，酸度，細菌数，大腸菌群の規格が設定されている。一般に"成分無調整牛乳"と表示して販売されているものは乳等省令では牛乳に相当する。

牛乳アレルギー [milk allergy] ミルク中のタンパク質に対する過敏症であり，90％が生後3か月以内に，大部分が生後2～6週の間に発症し，哺乳力低下，下痢，嘔吐などの消化器症状のほか，アトピー性皮膚炎，喘鳴，アナフィラキシー・ショックを呈する。ミルク中のβラクトグロブリン，αラクトグロブリン，ウシ血清グロブリン，ウシ血清アルブミン等が抗原である。

球尿道腺 [Cowper's gland] 尿道海綿体球部後上方で，前立腺の下方に位置する左右一対の小さな分泌腺。カウパー腺ともいう。その排泄管である球尿道腺管は尿道に開口する。分泌液は無色透明，粘稠である。女性の大前庭腺に相当する。

嗅粘膜 [olfactory mucosa] ＝嗅上皮

Qマス [Q mass] ＝四重極質量分析計

休養 [rest] 身体と精神の両者を休めること。現在では，健康づくりのための重要な三要素（運動・栄養・休養）の一つであると認識されており，健康づくりのためにはこれらのバランスのとれた生活習慣を築くことが重要であるとされている。休養については，生活リズム，時間的要素，空間（環境）的要素，社会的要素が重要視されるようになっており，日々の生活の中での規則正しい生活リズム，生活の中で時間的にゆとりをもつこと，自然と触れ合う等の豊かな環境の中で生活すること，及び

人間関係でストレスの少ない社会生活を送ることが健康の維持・増進に重要であると認識されている。

休養指導　[relaxation guidance]　休養には消極的休養（睡眠，入浴，マッサージ等）と積極的休養（スポーツ，芸術，旅行，社交的集まり等のレクリエーション活動）があり，個人の社会的状況や身体的状況に応じて両者のバランスを保つようにする指導。

給与栄養量　[nutritional supply]　給食施設において提供する食事の栄養量。企業，病院等の施設での基準値で，献立作成時の目標あるいは目安となる量のことを給与栄養目標量といい，対象者の年齢・性別等を考慮して算出される。

キュラソー　[curaçao(仏)]　オレンジ風味のリキュール。スピリッツにオレンジの皮，丁字，肉桂などの香辛料を2日間浸漬した後，蒸留してキュラソーのエッセンスを採取する。これをブランデーやキルシュワッサーに添加し，砂糖を加えて製品とする。その他，キルシュワッサーに直接オレンジや香辛料を浸漬する方法もある。カクテルや製菓用に使用されるほか，デザートとして飲まれる。甘口はアルコール分約30％，糖分30〜60％，辛口はアルコール分37〜40％，糖分25〜30％。→キルシュワッサー

キュリー　[curie]　→ベクレル

キュンメル　[Kümmel(独)]　キャラウェイ（caraway，ヒメウイキョウ）風味の無色透明のリキュール。キュンメルとはキャラウェイのドイツ語。キャラウェイをスピリッツに浸漬した後，蒸留してエッセンスを採取し，それに糖分を加えて作る。他に，アニスやレモンピールなどのエッセンスも使用される。アルコール分40〜60％，糖分10〜30％で，タイプによって異なる。

胸囲　[chest circumference]　胸の周囲。乳首のすぐ下（女性では乳房突起の上端）の位置で測定する。

饗応食　[entertaining dishes；banquet cuisine]　酒や料理をとり揃えて客をもてなす饗応は，上古から上層社会における極めて重要な儀式である。平安貴族の大饗，足利，徳川などの将軍の御成（おなり），なかでも寛永3（1626）年徳川幕府が後水尾天皇を二条城に迎えた二条城行幸の饗応は，本膳料理による饗応食の頂点とも位置づけられる。庶民間にあっても，婚礼，仏事等の慶弔の儀礼，正月，祭礼等には本膳料理による豪華な饗応がもたれた。饗応食は料理様式を整え，また料理技術の向上，食品の開発を促すなど，食文化の普及に大きく寄与している。

強化アミノ酸　[fortified amino acid]　食品のタンパク質栄養価を高めるために，その食品に補強されるアミノ酸。日本では，以前，特殊栄養食品の一部として必須アミノ酸であるリシンを補強した小麦粉，食パン，ゆで麺，乾麺，即席麺等が一定の基準に基づいて厚生省（現厚生労働省）から許可されていた。1996（平成8）年に強化食品制度が廃止され，厚生省認可のこのような食品は存在しなくなった。

境界域高血圧　[borderline hypertension]　軽症高血圧に分類されるもの。1993年のWHO/ISHガイドラインの高血圧分類で収縮期血圧141〜159 mmHgかつ/または拡張期血圧91〜94 mmHgを境界域高血圧とした。その後の改訂で変更された。同様に1984〜88年の米国高血圧合同委員会（JNC）ガイドラインでも境界域なる表現があるがその後に訂正され，境界域なる概念はなくなった。2014（平成26）年，日本高血圧学会の分類では収縮期血圧140〜159 mmHg，拡張期血圧90〜99 mmHgをⅠ度高血圧と分類している。

境界型［糖尿病］　[borderline diabetes]　75g経口グルコース負荷試験で，糖尿病型にも正常型にも属さない血糖値を示す群。WHO（1998年）分類でのIFG（impaired fasting glycemia）とIGT（impaired glucose tolerance）がこの群に属する。→耐糖能異常

強化因子　[reinforcer]　＝補強剤

強化食品　[enriched food]　食品中にビタミン，アミノ酸，ミネラル，その他の成分などを単独あるいは複数補強して，栄養価を高めた食品。日本では以前，特殊栄養食品の一部として強化食品が位置づけられていたが，現在は法律上の強化食品の名称は存在しない。これに代わる食品として，「栄養表示基準制度」に基づいて，タンパク質，食物繊維，カルシウム，鉄，ビタミン類12種の内のいずれか1種類以上含む食品は，当該成分を強化した食品と表示してよいとされている。外国では現在でもenriched foodとして，政府の基準の下でこの食品が存在している国がある。→栄養表示

強化精麦　[enriched barley]　ビタミンB_1，カルシウム，その他の栄養素を1種または複数補強した押し麦。精白米に混合して炊き，精白米の栄養価を高めるために用いられる。補強される栄養素の種類と量は，製造業者によって異なる。→栄養機能食品

強化米　[enriched rice]　ビタミンB_1，B_2，カルシウム，アミノ酸，その他の栄養素を白米に補強し，さらにその表面をコーティング剤で処理，または，パーボイリング処理して，補強し，栄養成分等が溶出しにくくしたもの。ビタミンB_2を含む強化米は黄色になっている。精白米200に対し1の割合で混ぜて使用する。補強する栄養成分の種類と量は製造業者によって異なる。→プレミックス，パーボイルドライス

強化ミルク　[fortified milk]　ミルクに，カルシウム，鉄，ビタミンD，その他の栄養成分を1

種類または複数補強して栄養価を高めたもの。日本の場合，補強する栄養成分の種類と量は製造業者によって異なるが，補強した栄養成分を強調して表示する場合には，「栄養表示基準制度」の基準を満たしている必要がある。

胸管 [thoracic duct]　全長35～40 cm あり，左右の腰リンパ本幹と腸リンパ本幹が合流してできたリンパ管。左右の2主大幹の左側のもので，もう一方は右リンパ本幹とよばれる。下端は第1，2腰椎で始まり，上端は内頸静脈と鎖骨下静脈との合流角に開口している。

供給栄養量 [nutrient supply]　経口，非経口にかかわらず与えられた栄養素の総量。

供給熱量自給率 ＝自給率

狂牛病 [mad cow disease] ＝牛海綿状脳症

凝血 [cruor] ＝血液凝固

凝固 [coagulation]　液体が固体になる現象。冷却または圧縮により起こる。血液の場合は温度や圧力に関係なく血管の損傷，異物の作用等により，フィブリノーゲンがトロンビンの作用でフィブリンに変化して血液凝固が起こる。→血液凝固

凝固因子 [coagulation factor；clotting factor]　一般には血液凝固因子とよばれ，血液凝固反応に関与する因子のこと。第Ⅰ因子（フィブリノーゲン），第Ⅱ因子（プロトロンビン），第Ⅲ，第Ⅳ（カルシウム），第Ⅴ因子，第Ⅶ～Ⅷ因子にプレカリクレインと高分子キニノゲンを加えたものがある。これらの凝固因子が連続的に反応してトロンビンの作用によりフィブリノーゲンからフィブリンができ，血液凝固が起こる。

競合 [competition]　(1)同種の生物集団内の個体と個体との間にみられる種内競争及び異なる集団にみられる種間競争の関係。(2)構造の類似した物質同士が特定の活性などについて干渉し合う現象をいう。酵素の基質結合部位に基質分子Aが結合することで酵素反応が進行する分子，別の物質，例えば基質の構造類似体Bが同時に存在し，基質結合部位の奪い合いが起こるようなとき，これをBによる競合または拮抗という。また反応が阻害されるような場合は，Bを競合阻害剤といい，この作用を競合阻害あるいは拮抗阻害という。例えば，コハク酸デヒドロゲナーゼの基質はコハク酸であるが，構造が類似しているマロン酸によって反応は阻害される。

競合危険 [competing risk]　疾病Aをエンドポイントとした疫学的な追跡研究において，別の原因（例：疾病B）によって対象者が観察打ち切りとなるとき，その原因（疾病B）を競合危険という。例えば，喫煙と肺癌の関連を調べるコホート研究における虚血性心疾患による死亡が挙げられる。

競合阻害 [competitive inhibition]　拮抗阻害ともいう。酵素は基質と特異的に結合し，酵素・基質複合体を形成するが，酵素の基質結合部位に競合剤が基質と拮抗的に結合することにより酵素と基質が結合できなくなり，酵素活性が抑制されること。最大反応速度は変化しないが，K_mは大きくなる。

凝固剤 [coagulant]　豆腐製造時，豆乳を固めるために使う食品添加物。使用凝固剤の種類によって，豆腐の味，歩留まり，硬さ，タンパク質含有量等が異なる。にがりは，塩化マグネシウムが主体で海水に約2～3％含まれる。凝固力が強く保水性が悪く離水しやすい。硫酸カルシウムは凝固反応がやや遅く，豆腐の歩留まりがよく，舌ざわりが滑らかな豆腐ができる。グルコノデルタラクトンは，充填豆腐用の凝固剤で凝固反応は遅く保水性の良い豆腐ができる。

凝固時間 [clotting time]　血液が凝固するまでに要する時間。通常8～11分が正常とされる。これにより内因性の凝固系の異常を確認する。検査にはプロトロンビン時間（PT），活性化部分トロンボプラスチン時間（APTT），部分トロンボプラスチン時間（PTT）などがある。

凝固タンパク質 [coagulated protein]　酸，熱，塩などによってタンパク質の三次構造（立体構造）が変化し，不溶性のゲル化した状態になったもの。タンパク質は凝固によって，溶解性や物性等が変化する。

胸骨 [sternum]　胸部の前面中心部にある平たい骨。胸骨柄，胸骨突起，胸骨体から成る。第1～第7肋骨の軟骨及び鎖骨の軟骨と接合している。

凝固点降下 [depression of freezing point]　→氷点降下

胸式呼吸 [chest respiration]　日常的な呼吸法で，脊柱に対して肋骨や胸骨を呼吸筋の動きにより上下させて行う呼吸。女性に多くみられる。これに対し，横隔膜の沈下による呼吸を腹式呼吸とよぶ。新生児，乳幼児では胸郭の広がりが悪く，表在性腹式呼吸を行う。

凝集 [aggregation]　一般に，液体中に分散している粒子状の物質が集合して塊を作る現象。特に免疫学では，赤血球や細菌のような粒子状の抗原が抗体と特異的に結合し，分散していた粒子状抗原が集合し凝集塊の形で複合体を作ることを凝集反応という。

共重合 [copolymerization]　2種またはそれ以上の単量体から構成される重合体を作り出す重合反応のこと。生じた重合体を共重合体という。

凝集酵母 [flocculant yeast] ＝下面［発酵］酵母

凝集性 [cohesiveness]　(1)液体中に分散している粒子が密な集合状態をとる性質。(2)食物の組織を構成する成分間の内部結合力に起因する組織の崩れやすさ。

凝集素 [agglutinin]　血漿中に存在し，赤血

きょうしゅう

球や細菌などの抗原に凝集反応を起こす作用を有する抗体のこと。ABO式血液型では抗Aと抗Bの2種の抗体がある。

凝集沈殿法　[coagulation sedimentation]
液体中に懸濁分散している微粒子を諸種の手段によって凝集させ，これを沈殿分離して清澄な液を得る方法。フロキュレーションともいう。

凝集法　[agglutination assay]　抗原が特異抗体（凝集素）と反応して互いに塊状になる現象を利用して，抗体の検出や抗血清中の抗体の比較的な量を測定するのに用いられる。

供食温度　[temperature on trayline]　配食・配膳時の料理の温度。給食の品質管理の評価基準となる。食品衛生の観点からも供食温度は温菜では65℃以上，冷菜では10℃以下にすることが望ましいが，そのためには保温・保冷のための機器を使用したり提供時間から逆算した作業管理を行う。→保温食器，保温トレイ

供食形態　[type of food service]　食事を提供，配膳，配食する形態。フードサービスでは施設の種類や設備により異なる。学校給食では食缶配食，事業所給食ではカウンター配食，病院給食では中央配膳，病棟配膳が一般的である。→中央配膳

狭心症　[angina pectoris]　狭心痛を呈する虚血性心疾患。心筋の一過性の虚血で，酸素供給不足に陥ったために生じる胸部痛，不快感などを来す臨床症候群。労作時に起こるものを労作性狭心症，安静時に起こるものを安静狭心症という。臨床経過面より，安定狭心症と不安定狭心症に分ける。睡眠中に発作的に痛みと心電図ST変化を来すものを異型狭心症という。発症機序の面から，冠動脈内に器質的狭窄を認めるものを器質性狭心症，冠動脈の攣縮によるものを冠攣縮性狭心症，血栓を認めるものを冠血栓性狭心症という。ニトログリセリン，カルシウム拮抗薬，亜硝酸薬，β遮断薬を用いる。冠動脈形成術，冠動脈バイパス手術を行う。

偽陽性　[false positive]　疾患をもっていないが，（スクリーニング）検査で誤って疾患ありとされるとき偽陽性であるといい，その割合を偽陽性率という。

共生　[symbiotic relationship]　→栄養共生

強制栄養　[forced feeding]　チューブを通し胃内に直接流動食等を強制的に投与すること。強制投与ともいう。対象は，手術や意識障害等により経口的に食事が摂取できない人，また食欲がなく自ら食べようとしない人。実験動物に対してもチューブを用いて餌や栄養素を胃内に投与することがある。

行政栄養士　[public health nutritionist]　国の栄養・健康づくり施策を推進する行政機関や地方公共団体の管理栄養士，栄養士をいう。行政機関においては栄養・健康づくり行政に関する業務に，地方公共団体（都道府県，市町村，特別区）においては地域住民に対する栄養指導などに従事する。地方公共団体としては，都道府県・保健所設置市・特別区の本庁，保健所（福祉事務所），市町村の保健センターなどに配置される。

強制対流式オーブン　[forced convection oven]
オーブン庫内にファンを組込み，庫内の熱風を循環させるタイプのオーブン。熱源は電気，ガス。風速の大きい機種ほど熱伝達速度が大きい。一般に，放射伝熱の割合が強制対流式オーブンは低く，焼き色が付きにくい。

強制投与　[forced feeding]　＝強制栄養

胸腺　[thymus]　T細胞の分化，増殖，選択を担う免疫系の中枢器官。胸腔にあり，左右2葉から成る。胸腺上皮細胞，マクロファージ，樹状細胞，血管，神経などから成る胸腺ストロマ（間質組織）とT細胞で構成される。T細胞の前駆細胞は胸腺内で増殖，分裂し，CD4$^-$CD8$^-$のダブルネガティブ細胞からCD4$^+$CD8$^+$のダブルポジティブ細胞に分化し，胸腺上皮細胞上のMHC分子と反応した後，正・負の選択を受け，95％のリンパ球は除かれる。胸腺が欠落したヌードマウスや先天的に胸腺が低形成なディジョージ症候群の存在が知られ，T細胞系の免疫不全を来す。

胸腺依存領域　[thymus-dependent area]　末梢リンパ組織において，T細胞が集合的に分布している領域。例えば，脾臓の中心動脈周囲，リンパ節の傍皮質部，腸管付属リンパ組織の傍濾胞領域などがこれに当たる。ディジョージ症候群に代表される胸腺低形成症や，生下時に胸腺摘出を受けた実験動物のリンパ組織では，胸腺依存領域のリンパ球が減少している。

胸腺依存リンパ球　[thymus-dependent lymphocyte]　＝胸腺由来リンパ球

胸腺因子　[thymic factor]　胸腺上皮細胞から分泌され，胸腺内でのT細胞の分化や，末梢T細胞の機能的分化に働くさまざまなペプチド・タンパク質の総称。胸腺ホルモンともいう。チモシン（thymosin），胸腺体液性因子（thymic humoral factor, THF），血清胸腺因子（facteur thymique serique, FTS），チモポエチン（thymopoietin）等が知られている。チモシンやTHFは，もともとはT細胞の分化誘導などの作用をもつ子牛胸腺抽出物を指すが，チモシンについてはα，β，γに大別されるペプチド群が，THFについてはTHF-γ_2（LEDGPKFL）が同定されている。FTSはQAKSQGGSNの配列をもち，活性発現に亜鉛との結合を必要とする。

胸腺細胞　[thymocyte]　胸腺に存在する主としてT細胞に分化する細胞。胸腺皮質には骨髄から移住してきたT細胞前駆細胞である未熟胸腺細胞が，胸腺髄質には成熟したT細胞である成熟胸腺細胞が存在する。

胸腺上皮細胞 [thymic epithelial cell]　胸腺を構成する細胞の一つ。内胚葉由来の上皮細胞が，外胚葉神経堤細胞由来の間充織細胞と相互作用して胸腺の器官形成が行われる。胸腺皮質にはT細胞の前駆細胞である未熟胸腺細胞を包むように皮質特有の上皮細胞が，胸腺髄質には髄質特有の上皮細胞が存在し，T細胞の分化・成熟，胸腺選択における抗原提示に関与したる。

胸腺選択 [thymic selection]　造血幹細胞に由来するT前駆細胞は，胸腺へ移行してその上皮細胞などの作用を受けてT細胞へと分化・成熟する。その過程でT細胞抗原受容体（TCR）遺伝子の再構成により，抗原特異性の異なる多様なT細胞クローンが生じるが，それらの中から生体に有害なものが除かれ，有用なもののみが胸腺内で選択的に分化する現象をいう。その機構は次のように考えられている。まず，自己のMHCクラスⅠ分子またはクラスⅡ分子と反応する細胞は生存が保障される正の選択を受け，この選択を受けなかった細胞はアポトーシスにより死滅する。次いで，自己のタンパク質分子に由来するペプチドと反応するクローンが選択的に殺される過程を経て，非自己タンパク質と反応するT細胞群が形成される。

胸腺ホルモン [thymic hormone]　→胸腺因子

胸腺由来リンパ球 [thymus-derived lymphocyte]　骨髄幹細胞から分化し胸腺内で成熟した後，末梢リンパ系組織に分布するリンパ球で，細胞表面に抗原認識を担うT細胞受容体をもつ。T細胞，胸腺依存リンパ球，Tリンパ球ともいう。

鏡像 [mirror image]　ある形に対して，それが鏡に映った時の形。そのような関係にある像を互いに鏡像関係にあるという。化学では，不斉炭素原子をもつ有機化合物には，分子の立体構造が鏡像関係にある異性体が存在し，この鏡像異性体は右手と左手の関係にあるので，対掌体ともいう。→鏡像異性体，光学異性体。

鏡像異性体 [enantiomer]　分子の立体構造が，重ね合わすことができない実体と鏡像の関係にある異性体。例えば右手と左手のような関係の異性体をいう。分子式，構造式は同じで結合の配置が異なる。鏡像異性体同士は光学的性質が異なり，偏光面を逆方向に同じ角度だけ回転させるので光学異性体ともいう。例としてD（+）-グリセルアルデヒドとL（+）-グリセルアルデヒドが挙げられる。

競争阻害 [competitive inhibition]　＝競合阻害

郷土料理 [regional traditional dishes]　地域の気候・風土のもとで生産された特産物を主な食材として，その土地の生活環境の中で生み出され，育まれ，伝えられてきた。その土地に共通性のある特定の食形態をもった料理。生活環境や生業とも結び付いて，地域独特の食物や料理を生み出してきた。北海道の三平汁，秋田県のきりたんぽ，滋賀県の鮒鮨，奈良県の茶粥や柿の葉寿司，高知県の皿鉢料理，沖縄県のごーやーちゃんぷる等があり，これらは先人の知恵により創造され伝承されてきた料理で，科学的にも栄養学的にも長年の経験によって裏づけられ，その合理性が実証された食べ物である。

凝乳 [milk coagulation；curdled milk]　プロテアーゼや酸の添加，乳酸菌の増殖などにより，乳中のカゼインミセルが不安定になり凝固することにより生じる乳のゲル化をいう。

凝乳酵素 [milk-clotting enzyme]　乳を凝固させるプロテアーゼ。一般に，κカゼインの105番目と106番目のペプチド結合であるPhe-Metに対して高い基質特異性を有している。子牛の第4胃から分泌されるキモシンが最も代表的。→レンネット，キモシン

強皮症 [scleroderma]　結合組織の病変により皮膚が硬化する疾患。皮膚だけでなく全身諸臓器が障害される全身性進行性硬化症（汎発性強皮症）と限局性の皮膚病変のみで他臓器に病変が及ばない限局性強皮症がある。

共分散 [covariance]　二つの連続変数XとYの間の関連の程度を表す要約統計量の一種で，$\sum (X_i - \bar{X})(Y_i - \bar{Y})/(n-1)$で計算される。ここでは$\bar{X}$と$\bar{Y}$の標本平均，$n$は標本数である。共分散を$X$と$Y$それぞれの標準偏差で除すと相関係数になる。→相関係数

共分散分析 [analysis of covariance, ANCOVA]　連続変数Yの平均を，複数のカテゴリーCの間で比較する際に，ほかの連続変数Xの影響を考慮する統計モデル。Xを調整した上でのCのカテゴリー別平均値（最小2乗平均）を推定するために用いられることが多い。CとXは複数あってもよい。

共変数 [covariate；confounding variable]　研究対象としている疾病や状態等の結果変数を説明するために用いる要因。共変量ともいう。重回帰分析等の統計モデルでは，独立変数とほぼ同義で用いられる。→独立変数

共変量 [covariate]　＝共変数

胸膜 [pleura]　肺臓を包み込み胸腔を覆う漿膜。肺の外面と肋骨の枠組みの内面を覆い，完全に閉じた腔を形成する。左右独立した胸膜がある。

強膜 [sclera]　眼の外包を形成している線維性膜層で，角膜となっている前部1/6を除いた部分。主成分はコラーゲンであるが，角膜とは異なり大小まちまちで，その走行も不規則で不透明である。前部強膜は球結膜の下に存在し，角膜輪部を除いて血管に乏しい。結膜に被覆されている部分の結合組織には深部に血管の豊富な層があり上強膜とよばれている。

胸膜腔 [pleural cavity]　　肺の外面を覆っている漿膜と肋骨の枠組みの内面を覆っている漿膜の空間。膜は漿液で湿っており腔内で肺の運動を容易にしている。

共鳴 [resonance]　　(1)物体に加える外力の振動数が物体の固有振動数に近づくにつれて物体の振幅が急激に増大する現象。(2)二つのエネルギー準位間のエネルギー差に等しい振動数の電磁波が吸収されて準位間の遷移が起こる現象。(3)ベンゼンのように一つの価電子が複数の原子に共有されるような構造のこと。

共鳴エネルギー [resonance energy]　　ベンゼン環のように二重結合が隣接して存在する構造において生じる共鳴構造間の共鳴による安定化エネルギーのこと。

共役 [coupling]　　二つ以上の化学反応において、一つの反応の生成物が他の反応の基質となるような連続した反応の場合、これらの反応は共役しているとよぶ。二つの反応に共通な中間体としては、生成物・基質の場合もあるが、生体膜両側の電位差やイオン濃度差の場合もある。

共役ジエン [conjugated diene]　　二重結合（エチレン単位構造）が2個連続している不飽和結合。3個連続すれば共役トリエン、数個連続すれば共役ポリエンとよばれる。

共役リノール酸 [conjugated linoleic acid]　　リノール酸の位置・幾何異性体で共役二重結合-CH=CH-CH=CH- をもつ脂肪酸。抗肥満、脂質代謝改善作用、インスリン抵抗性の改善、がん細胞の増殖抑制作用等さまざまな生理機能が報告されているが異性体で作用は異なる。10-*trans*-12-*cis* 体は脂質代謝改善作用が報告されている。天然には9-*cis*-11-*trans* 体が最も多い。反芻動物の第一胃で生産され、牛肉、バター等に含まれる。→リノール酸

共有結合 [covalent bond]　　化学結合の一つ。価電子をもつ2個の原子がいくつかの電子を共有することによってできる化学結合。共有する電子が1対のときの結合を単結合、2対のときの結合を二重結合、3対のときの結合を三重結合という。電気陰性度の差の小さい2原子間の結合は共有結合となりやすく、差の大きな2原子間の結合はイオン結合となる。

共輸送 [symport; cotransport]　　生体膜の内外を物質やイオンが Na^+ や H^+ の電気化学ポテンシャルを使って輸送される際、複数の物質を輸送すること。1種類の物質を輸送することを単輸送という。共輸送の中でも狭義では同時に同一方向に行われる輸送を意味し、逆方向輸送の対向輸送（アンチポート）と区別する。特に、腎臓の近位尿細管においてほとんどのグルコースやアミノ酸は再吸収されるが、これは細胞内に入ろうとする Na^+ のエネルギーを使った Na^+ との共輸送であり、小腸におけるグルコースやアミノ酸の吸収も同様である。ミトコンドリアにおける ATP 合成に必要なリン酸イオンは、電子伝達によって膜間間隙に蓄積された H^+ との共輸送により、内膜を横切ってミトコンドリアマトリックスに輸送される。→アンチポート

供与体 [donor]　　ある化学反応で必ず受取り手（受容体：receptor）と対になって機能し、片方では意味がない物質。例えば、ATP はリン酸基の供与体、一方 ADP は受容体として機能する。脱水素酵素の補酵素は酸化反応では水素の受容体となり、還元反応では供与体となってそれを与える。

強力粉 [hard flour]　　一般的にタンパク質の含有量の多い（12〜13％）小麦粉を指す。硬質小麦から作られ、カナダ、オーストラリアなどから輸入されている。粉の粒が粗く、手触りがサラサラしている。パンやパイ生地、餃子の皮などに使われる。吸水率が高く、コシの強い生地になる。学校給食用強力粉はビタミン B_1、B_2 が強化されている。

魚介毒 [marine toxin]　　魚、カニ、貝、海藻等がもつ自然毒の総称。マリントキシンともいう。魚がもつ自然毒にはフグ毒（テトロドトキシン）やシガテラ毒（シガトキシン）等、甲殻類がもつ自然毒には麻痺性貝毒やパリトキシン等、貝類がもつ自然毒には、二枚貝では下痢性貝毒、巻貝類では麻痺性貝毒、海藻では記憶喪失性貝毒などがある。これらの毒は有毒プランクトンなど下等生物が産生し、食物連鎖を経て下等動物から高等動物へ移行し濃縮される。→魚毒、貝毒

巨核球 [megakaryocyte]　　骨髄中で直径40〜100 μm の巨大な細胞。辺縁は偽足様の突起を認める血小板を産生する母細胞である。原形質は淡紅色、部分的に淡青色を示し、微細なアズール顆粒が多数存在している。核は多形性を示し、分葉傾向が著しい。1個の巨核球は2,000〜7,000個の血小板を放出する。

魚粕 [fish meal]　　＝フィッシュミール

極限粘度数 [limiting viscosity number]　　還元粘度を濃度ゼロに外挿した値。固有粘度ともいう。高分子の単位質量当たりの液体中での体積を表す。溶媒中でその高分子がどのような広がりを示すかを表しており、溶媒が与えられれば、高分子の分子量、形状によってその値が決まる。

棘細胞腫 [acanthoma]　　皮膚の有棘細胞が腫瘍化したもの。老人性角化症や日光角化症などがある。

局所的貧血 [ischemia]　　→虚血

局所ホルモン [local hormone]　　分泌細胞そのもの、または近傍細胞に作用するホルモン。オータコイドともいう。各種のプロスタグランジン類、ロイコトリエン、セロトニン、ヒスタミン等が局所ホルモンに含まれる。例えば、血小板凝集、免疫反

応，炎症反応，血管収縮・拡張等に作用する．

極性分子 [polar molecule] 電場のない自然の状態で，一つの分子の中に電気的双極子をもつ化合物において，その極性が分子の対称性によって打消されない場合に極性分子（極性化合物）となる．イオン結合をもつ化合物は極性分子となる．有極性分子ともいう．

極性溶媒 [polar solvent] →溶媒

曲線下面積 [area under the curve, AUC] 投与した物質の血中濃度などを経時的に描き，時間軸との間に生じた部分の面積を指す．この曲線下面積は，当該物質の対象測定時間内の体内変化量の指標となり，吸収率や生体利用率の評価に利用される．例えばグルコースを経口投与することによって得られる血糖応答曲線とインスリン応答曲線からそれぞれの曲線下面積を求めることができ，その応答曲線パターンと面積は，糖尿病の診断に用いられるが，簡便な代替方法として，75 g 経口グルコース負荷後2時間の血糖値が診断では用いられることが多い．また，白パンや米飯など基準食を経口投与した場合の増加曲線下面積に対する試験食品投与の場合の増加曲線下面積の相対割合は，グリセミックインデックスとして試験食品に含まれる糖質の消化吸収されやすさの評価に用いられる．→糖尿病

局方塩 [salt; sodium chloride] 医薬品医療機器等法（日本薬局方）に基づく塩化ナトリウム．

虚血 [ischemia] 局所を流れる血液が，正常より少なくなる状態を局所的貧血といい，その程度が強く血液が全くなくなる状態．高度の局所的貧血あるいは乏血と同じである．虚血では局所は蒼白となり臓器固有の色調を呈し，温度が下がり，容積が減少する．虚血により細胞や組織は変性，壊死，萎縮を来し，中枢神経細胞は3～5分，心筋細胞は20～60分で壊死に陥る．

虚血性心疾患 [ischemic heart disease] 冠動脈硬化症，狭心症，無症候性心筋虚血，心筋梗塞症など心筋虚血を生じる疾患を総括する表現で，単一疾患名ではない．冠動脈の病的変化で心筋への血流減少または途絶によって生じる急性または慢性虚血の心機能不全である．冠動脈心疾患，冠硬化性心疾患ともいう．不安定狭心症，急性心筋梗塞症，心臓突然死など一連の急性心筋虚血を呈する病態を急性冠症候群とよぶ．

虚血性卒中 [ischemic stroke] 脳への血流低下によって起こる脳虚血疾患（慢性脳循環不全症，一過性脳虚血発作（TIA），RIND）の総称．動脈性だけでなく，静脈性の虚血性脳血管障害（静脈洞血栓症）も含まれる．

魚膠 [fish glue] ＝フィッシュグルー

巨細胞 [giant cell] 正常細胞に比べ，著しく大きな細胞．多数個の核から成ることが多く，その場合は合胞細胞または多核巨細胞とよばれる．異物反応，肉芽腫性炎症組織やウイルス感染症の一部，特殊な腫瘍にみられる．細胞の融合や細胞質の分裂を伴わない核分裂等が原因と考えられ，種々の多核巨細胞が知られている．

魚翅 [shark fin] ＝フカひれ

虚弱 [frailty] フレイルティともよぶ．健康面や日常生活動作に障害となる可能性の高い虚弱を意味しており，高齢者の生理的予備機能低下を主に意味する．身体的虚弱の定義は，多数の原因や誘因による医学的な症候群で，筋力・持久力の低下と生理的機能の低下が特徴であり，要介助状態や死亡に至る脆弱性が増加した状態である．筋力低下がみられる場合はサルコペニアが考えられ，サルコペニアの原因の中心がフレイルティともいわれている．なお，日本老年医学会ではfrailtyの日本語訳として「虚弱」では，frailtyのもつ多面的な要素を十分に表現できないとし，学術的背景を考慮し「フレイル」を使用することとしている．

魚臭 [fish odor] 代表的な魚臭成分は，生臭いにおいを呈するトリメチルアミン（$CH_3)_3N$である．前駆体のトリメチルアミンオキシドから生成される．このほかの魚臭成分としてアンモニア，ジメチルアミン，ピペリジン等のアミン類，低級脂肪酸，アルデヒド，含硫化合物などによる．冷凍魚では，酸化によりアルデヒド類が増加する．くさや（ムロアジ等の加工品）の独特の強いにおいはプロピオン酸と酪酸による．

魚醤 [fermented; fish sauce] 魚介類を高濃度の食塩とともに発酵，熟成させた食品．魚醤油ともいう．製造法は塩辛と同じであるが，食塩濃度や熟成期間が異なり，魚体が分解するまで熟成させて液化部分を用いるもの．原料魚介の形を残しており，その固形部分を食用とするものが塩辛．代表的な魚醤は秋田のしょっつる，香川のいかなご醤油，能登のいしる．外国のものでは，アンチョビーソースやニョクマムが知られる．熟成中に，魚の内臓や肉に含まれている酵素でタンパク質などが分解され，呈味性ペプチドやグルタミン酸などが生成される．→調味料

魚醤油 [fermented fish sauce] ＝魚醤

拒食症 [anorexia; food refusal] 痩せ願望に基づく極端な減食を継続する症状．神経性食欲不振症ともいう．その結果，極度の体重減少がみられ無月経が起こる．さらに痩せているにもかかわらず活動性はむしろ亢進するのが特徴である．

巨人症 [gigantism; macrosomia] 骨端線閉鎖以前から成長ホルモンの分泌過剰が生じ，高身長を呈する病態．骨端線閉鎖以後も成長ホルモンの分泌過剰が持続すれば，先端巨大性巨人症を呈する．先端巨大症の身体的特徴として四肢末端（前額部・下顎の突出，鼻翼・口唇）の肥大が挙げられる．原因として成長ホルモン産生下垂体腺腫によることが

多い。

去勢牛 [steer] 雄牛のうち，種雄畜以外の肉用家畜として，肉質の改善や肥育管理などの目的から生後3か月齢前後で去勢（精巣の機能を抑制するために摘出）が行われたウシ。

巨赤芽球症 [megaloblastosis] 造血細胞のDNA合成障害による巨赤芽球性造血を特徴とする骨髄の病態。DNA合成障害による核の成熟が障害される一方，RNA及びタンパク質合成は障害されないので細胞は細胞核と細胞質がともに大きさを増す。このような異常な赤血球を巨赤芽球とよぶ。主な原因はビタミンB_{12}欠乏と葉酸欠乏である。

巨赤芽球性貧血 [megaloblastic anemia] 巨赤芽球造血による貧血。骨髄ではDNA合成障害のため核の成熟障害が生じるが，RNA及びタンパク質合成は障害されないので細胞はその大きさを増し，赤芽球は巨赤芽球となる。巨赤芽球は赤血球に分化できず，寿命が短いので溶血が亢進する。そのため赤血球数の減少による貧血が生じる。主な原因はビタミンB_{12}欠乏と葉酸欠乏で，前者は自己免疫性胃炎の結果生じる内因子欠乏による悪性貧血，胃全摘，吸収不良症候群等，後者は低栄養，がん，妊娠，溶血性貧血等の葉酸要求量増大により生じる。

巨赤血球 [megalocyte] 直径10～20μmの巨大赤血球。悪性貧血等の際に生じる巨赤芽球に由来する。また，大赤血球が多数出現し，平均赤血球容積が100fL以上となった状態を巨赤血球症という。

巨大肝蛭 [Fasciola gigantica] 竹の葉状の吸虫。体長2～7cm，体幅0.6～2cm，肝臓に寄生し実質障害，胆管障害を起こす。終宿主はウシ，ヤギ，ヒツジ等。ヒトにも寄生する。アフリカ，ハワイ，アジアに分布する。日本における中間宿主はヒメモノアラガイ。

巨大児 [macrosomia] 奇形などの肉眼的異常がなく，妊娠週数を問わず出生時体重4,000g以上の児。在胎週数に比し体重の大きいものは不当重量体重児（heavy-for-dates infant, HFD）という。母体に糖代謝異常や肥満がある場合，過期妊娠，以前に4,000g以上の巨大児を出産した既往のある母体に多いといわれている。

巨大卵 [giant egg] 正常に形成され卵殻腺部に運ばれた卵が，何らかの原因により膨大部に戻り，次に排卵された卵とともに卵白，卵殻膜，卵殻に包まれ，産卵された約3倍大の鶏卵。二重卵ともいう。

魚タンパク質濃縮物 ＝魚肉タンパク質濃縮物

魚毒 [fish poison] 動物性自然毒の一つで魚類の自然毒（マリントキシン）。フグ毒やシガテラ毒等がある。マリントキシンは魚種，生息地域により毒力に差があり，器官ごとに毒力が異なる。また，耐熱性のものが多く，食物連鎖により毒化する。症状は，胃腸障害，神経障害，皮膚障害等が主で，シガテラ毒の場合は症状も複雑となる。

魚肉タンパク質 [fish meat protein] 魚肉は栄養的に優れており，畜肉や乳製品のタンパク質と同等の栄養価を有する。海藻（ワカメを除く），軟体動物（貝類，イカ，タコ）のアミノ酸価は100以下であるが，イワシ，サンマ，サケ，ブリ等の魚類のタンパク質は100である。また，魚肉タンパク質のアミノ酸にはリシンが多く，リシンを制限アミノ酸とする米（精白米）の欠点を補う。魚肉タンパク質は穀類タンパク質よりも消化・吸収されやすい。生物価及び正味タンパク質利用率で比較すると，魚肉タンパク質はラクトアルブミンよりはやや劣るものの，カゼインと同等ないしはやや高い栄養価を有する。機能性については，コレステロール低下作用が，その分解物（ペプチド）には血圧低下作用のあることが報告されている。魚肉タンパク質を主成分とする食品としては，すり身，魚肉ソーセージ，魚肉ハム等がある。→水産加工品

魚肉タンパク質濃縮物 [fish protein concentrate, FPC] 生鮮魚を化学的（溶剤処理による脱脂），生物的（酵素分解），物理的（濃縮，粉砕）に処理し，タンパク質を濃縮した製品（タンパク質含量60％以上）。魚肉タンパク質濃縮物ともいう。高い栄養価を有し，安価かつ貯蔵性に優れている。形態は粉末状またはペースト状。貯蔵中の変化と魚臭の発生を防ぐために完全に脱脂する。製造法としては，溶剤（アルコール，ヘキサン，アセトン等）で魚肉を脱脂し，乾燥，粉砕する溶剤処理法と，酵素製剤で魚肉を液化し，遠心分離，溶剤処理後濃縮する液化法がある。当初はFAO（国連食糧農業機関）の主導で，食料不足の解消策の一環として製造されたが，白身魚を原料とし，無味・無臭を目指したため，うま味に乏しく適切な活用法が見いだされなかった。その後，赤身魚の利用やゲル形成能を有する親水性魚肉タンパク質濃縮物の開発なども行われている。日本ではオキアミ由来の魚肉タンパク質濃縮物がキムチ等に利用されている。

魚肉ハム [fish meat ham] マグロ等の魚肉にブタ脂身及びつなぎ（塩ずり身など），調味料，香辛料を加えて練り合わせ，型（ケーシング）に詰めて密封・加熱したもの。日本農林規格（JAS）により，魚肉が20％以上，つなぎが50％未満，植物タンパク質が20％以下，デンプンが9％以下のものとされている。→魚肉タンパク質，水産加工品

魚肉ハンバーグ [fish hamburger] 魚肉から水分を除去し，魚肉中のタンパク質を濃縮したもの。水を加えることで畜肉様のテクスチャーをもつようになる。ハンバーグ，コロッケ，餃子等の食品素材に利用される。魚肉の落とし身に食塩を加えすりつぶし，さらにエタノールを加えてタンパク質の一部を凝固させるとともに脱脂，乾燥して製造す

る。筋線維タンパク質の変性凝固により弾力性が生じる。→魚肉タンパク質

魚粉 [fish meal；fish flour] 　魚全体や水産加工残滓を煮熟し固形部分を乾燥後に粉砕したもの。家畜の飼料や養殖魚の餌料に用いられる。フィッシュフラワーともいう。原料にはタラ、スケトウダラ等の白身魚や、イワシ、サバ、サンマ等の赤身魚が用いられる。赤身魚は色素タンパク質と脂質を多く含むため変色しやすく魚粉の色が茶褐色（ブラウンミール）となるが、白身魚から製造した魚粉（ホワイトミール）の変色は少ない。

清見オレンジ [Kiyomi tangora] 　農林水産省果樹試験場興津支場で宮川早生ウンシュウとトロビタオレンジを交配して育成された品種。育種は1949（昭和24）年に行われ、"清見"として1979（昭和54）年に品種登録された国産第1号のタンゴール種。果実は約200gで、オレンジのような風味、香りがある。ほとんどが生食されるが、ジュースにも加工される。

魚油 [fish oil] 　魚体を加熱後、油分を圧搾、遠心分離等により粗油を得る。これを精製（脱ガム、脱酸、脱色、脱臭等）することにより製造する。魚粉製造の副産物としても得られる。魚油の水素添加で得られる硬化油はマーガリンやショートニングの原料となる。また、魚油中にはエイコサペンタエン酸（EPA）やドコサヘキサエン酸（DHA）などのn-3系高度不飽和脂肪酸が多く含まれるため、機能性食品や薬品（EPA製剤）の素材にもなる。

許容上限量 [tolerable upper intake level]
＝摂取上限量

許容量 [tolerance；tolerable amount] 　生体が、ある期間、外部から化学物質を取込んでも生物学的影響がないと推定される量。許容量が大きければ、化学物質の影響が少ないことを示す。例えば、一日摂取許容量は、ヒトが食品添加物などを毎日継続的に摂取しても有害な影響がみられない最大摂取量をいう。

魚卵 [fish egg；fish roe] 　魚の卵巣や卵。食用では塩蔵品が多い。スジコとタラコはそれぞれ、サケ、マスの未熟な卵巣及びスケトウダラの卵巣を食塩水で洗浄し、塩漬けして製造する。イクラはサケ、マスの成熟卵を短時間塩蔵して製造するため、塩分濃度が低く長期保存はできない。かずのこはニシン卵巣の塩蔵品である。魚卵は栄養成分として脂質とタンパク質を多く含む。脂質中にはエイコサペンタエン酸（EPA）やドコサヘキサエン酸（DHA）等の高度不飽和脂肪酸が多いが、コレステロール含量も高い。→塩蔵品、水産加工品

寄与割合 [attributable proportion, AP；attributable fraction] 　集団内において、あるリスク源への曝露が原因となって生じた疾病数あるいは死亡数の観察値あるいは推定値。リスク要因を取除くことによって疾病の減少ができる部分の割合。曝露群の罹患率I、非曝露群の罹患率I_0とすると寄与率APは、$(I-I_0)/I$で表される。

キラー細胞 [killer cell；K cell] 　標的細胞に接触し、細胞傷害活性を示すリンパ球の総称。K細胞ともいう。代表的なものは細胞傷害性T細胞（キラーT細胞）、ナチュラルキラー細胞（NK細胞）である。T細胞受容体を発現する大顆粒リンパ球（LGL）や、リンホカイン活性化細胞（LAK細胞）等、主要組織適合性遺伝子複合体産物に無関係に標的細胞を傷害するリンパ球も含まれる。

キラーT細胞 [killer T cell] 　標的細胞に接触し、細胞傷害活性を示すCD 8陽性T細胞（細胞傷害性T細胞、cytotoxic T cell, CTL）。ウイルスに感染した細胞や、熱ショックや突然変異により異常なタンパク質を産生するようになった細胞を除去する役割を担う。胸腺から末梢へ移行しただけでは、CD 8陽性T細胞は細胞傷害活性をもたない。特異的な抗原によって活性化された後、細胞内の顆粒中にパーフォリンやグランザイム等の細胞傷害活性に機能するタンパク質をもつようになり、キラーT細胞となる。

キラル化合物 [chiral compounds] 　実体と鏡像の重なり合わない性質をもつ構造をキラル（掌性）といい、その化合物をキラル化合物という。分子がキラルであれば鏡像体となり得る。キラリティーは鏡像体が存在するための必要かつ十分な条件である。乳酸のように、互いに異なった4個の置換基と結合している炭素をキラル中心（キラル炭素）という。キラルな分子はすべて光学活性体である。塩化イソプロピルのように実体と鏡像が重なり合う化合物はアキラル（achiral）といい、鏡像体ではならない。

キラルクロマトグラフィー [chiral chromatography] 　キラルな構造、すなわち光学活性をもった物質の担体を使用するクロマトグラフィー。生体物質のL型とD型を分離分析する際に使用される。

起立性調節障害 [orthostatic dysfunction, OD] 　臥位から起立させることにより、収縮期血圧が20 mmHg以上下降するもの。循環血液量の減少あるいは他の全身的な代謝性疾患による神経障害等によって起こる起立性低血圧（二次性）以外の起立性低血圧を特発性起立性低血圧とよぶ。症状は立ちくらみ、めまい、腹痛、頭痛、身体のだるさ、吐き気、食欲不振、顔色が悪い等多彩で、朝なかなか起きられないが、午後から夜にかけては元気が出てくる。治療は早寝、早起き、適度な運動などで自律神経を鍛錬する。

起立性低血圧 [orthostatic hypotension] 　起立時の血圧低下でめまい、ふらつきを呈する病態。起立試験で収縮期血圧20 mmHg以上、拡張期

血圧10 mmHg以上の低下を呈して症状のあるもの。起立による重力の変化が血液の下肢静脈系貯留や静脈還流低下を来し，心拍出量を低下させる。圧受容体反射機能の低下，脳循環量の低下，自律神経障害を伴うことが多い。

キルシュワッサー ［Kirschwasser(独)］　サクランボを潰して水を加え，発酵させた後，蒸留して作られるフルーツブランデー。ドイツ，フランスのアルザス地方，スイスで作られ，着色を嫌うため熟成に木樽を使用しない。ストレートで飲むほか，カクテルや製菓用，リキュールの原料に使用される。

キレーター ［chelator］　＝キレート剤

キレート剤 ［chelating agent；chelating reagent］　金属イオンに配位結合してキレート化合物を形成する多座配位子。キレーターともいう。特定の金属イオンと選択的に結合する性質を利用し，金属イオンの定量，金属イオンが関与する化学反応の阻害に利用される。代表的なものとしてEDTAがある。

キロカロリー ［kilocalorie］　＝大カロリー

キロジュール ［kilojoule］　熱量の単位。記号はkJ。1 kcalは4.18 kJと換算できる。

キロミクロン ［chylomicron］　食事性の脂質を輸送する血漿リポタンパク質。カイロミクロンともいう。大量のトリアシルグリセロールを含み（75%重量組成），比較的大きな（100～1,000 nm）球形リポタンパク質粒子で，比重は0.95 g/mL以下。食事性の脂肪酸の大部分をトリアシルグリセロールとして末梢細胞に，コレステロールを肝臓にそれぞれ直接運ぶ機能を果たしている。血流に入ったキロミクロンは脂肪組織や筋等でリポタンパク質リパーゼによりトリアシルグリセロールの水解を受ける。残った（レムナント）粒子は食事性のコレステロールを含んでおり，肝細胞に取込まれる。

キロミクロン血症 ［chylomicronemia］　＝カイロミクロン血症

キロミクロンレムナント ［chylomicron remnant］　キロミクロンのトリアシルグリセロールがリポタンパク質リパーゼにより分解されて，小型化した中間代謝物。カイロミクロンレムナントともいう。含有するアポタンパク質のアポEを認識するレムナント受容体（アポE受容体）により取込まれて，肝臓で代謝される。キロミクロンレムナントの主要なアポタンパク質はB-48である。

偽和 ［adulteration］　容量を増やしたり価格を下げる目的で，食品や化粧品等に本来の物質とよく似た性質の物質を添加すること（混ぜ物を入れること）。牛乳やビールへの水の添加，香辛料へのデンプンの添加，化粧品への高価な精油の代わりに安い精油を添加した例がある。

偽和剤 ［adulterant］　偽和の目的で添加する物質（混ぜ物）。牛乳やビールに対する水，香辛料に対するデンプンが偽和剤になる。

筋胃 ［gizzard］　＝砂嚢〔のう〕

筋萎縮 ［muscle atrophy］　筋肉の容積及び重量が小さくなる状態。筋肉(特に骨格筋)は，活動しない状態（不活動）が持続すると萎縮を引起こす。この場合，筋細胞数の減少と重量（容積）の低下を伴う。筋萎縮は，筋タンパク質の合成と分解のバランスが分解に傾いた結果である。多くの疾病に伴い発生するが，その他にも長期ベッドレスト，ギプス固定，宇宙飛行等の骨格筋の不活動によっても発生する。

筋萎縮症 ［muscular atrophy］　＝筋ジストロフィー

近位尿細管 ［proximal tubule］　腎小体に続く太い管で，細胞膜の面積を広げるため，管腔側の刷子縁と側底側の嵌合する細胞突起をもつ。近位尿細管の前半部分は近位曲尿細管とよばれ，皮質迷路内を迂曲する。後半部分は近位直尿細管とよばれヘンレループの下行脚の上部を占める。尿の50～75%を等張性に再吸収するとともに，尿中の糖やアミノ酸のほとんどを血液中に回収する。

筋芽細胞 ［myoblast］　未分化の単核骨格筋細胞。発生初期に筋形成前駆細胞が主に筋節で生じ，筋形成領域に移動して筋芽細胞となり，筋分化の過程に入り筋線維となる。筋芽細胞の分化決定因子にはMyoDとそのファミリーに属する分子がある。

菌株 ［strain］　分類学名は同じような特徴をもつ微生物の総称であるのに対し，菌株は特徴のある一つひとつの微生物を指す。分類学上にあるいは産業上に有用と考えられる微生物は保存される。凍結乾燥してアンプル中に保存することが多かったが，現在では液体窒素を使うことが多い。

筋管〔細胞〕 ［myotube］　＝ミオチューブ

筋間脂肪 ［intermuscular fat］　筋肉の第二次筋線維束（筋線維が数十本集まった第一次筋線維束が十数本集まったもの）の周りを取囲んでいる結合組織に沈着した脂肪。筋肉内脂肪よりも沈着しやすい。筋肉の間に見える脂肪はこれである。→筋線維

銀鏡反応 ［silver mirror reaction］　アルデヒドなど還元性有機化合物の検出反応。硝酸銀水溶液にアンモニア水を加えると，初め酸化銀の褐色沈殿を生じるが，さらにアンモニア水を加えると銀アンモニア錯イオンを生じて溶ける。この溶液にアルデヒド類など酸化されやすい有機物質を加え，清浄なガラス容器に入れて少し温めると銀イオンが還元されて銀が生じ，容器の内側の壁面に膜状に析出して鏡のようになる。

筋グリコーゲン ［muscle glycogen］　筋肉収縮のエネルギー供給源で，筋重量の0.5～1%を占め，肝グリコーゲンとは役割が異なる。筋肉では，グルコース-6-ホスファターゼがないので，血中にグルコースとして放出されることなく，好気的条件

下では完全に酸化され，嫌気的条件下では乳酸になる。

筋形質 [sarcoplasm] ＝筋漿

筋原性疾患 [mycpathy] ＝ミオパシー

筋原線維 [myofibril] 横紋筋細胞に存在する収縮性要素の単位構造を成す線維。ミクロフィブリル，ミオフィブリルともいう。直径1～2μmの円柱状か角柱状を呈し，筋細胞の全長にわたり平行に配列する。心筋でに分枝することがある。両端は細胞膜に付着して終わる。各筋原線維は規則正しい横紋構造を示し，光学顕微鏡で異方性のA帯，等方性のI帯，及I帯の中央にZ帯（膜）を区別できる。A帯の中央にはH帯をみる。横紋構造の詳細は電子顕微鏡で確立された。筋原線維は大小2種類のフィラメント，すなわち，太いミオシンフィラメント（直径約15 nm）と細いアクチンフィラメント（直径6～7 nm）が互いに咬合するように平行に配列している。この咬合部では太いフィラメントの周りに六角形を呈するように細いフィラメントが配列している。A帯は長さが1.6μmでミオシンフィラメントの長さに一致する。A帯で細いフィラメントと咬合しない部分はミオシンのみから成りH帯とよばれ，収縮による両フィラメントの重なり具合によりその長さは変化する。ミオシンフィラメントはその両端をチチンとよばれる弾性のあるタンパク質線維でZ膜に付着し，フィラメントの位置の安定化を行う。

筋原線維タンパク質 [myofibrillar protein] 筋原線維を構成するタンパク質。主要なタンパク質はミオシンとアクチン。その他にミオシンフィラメントと関連してCタンパク質（白筋のみに存在）とMタンパク質（ミオシンフィラメントの中央に存在)，さらにミオシンの端とZ膜をつなぐチチンが知られている。アクチンフィラメントと関連してはトロポミオシン，トロポニン，ネブリン，アクチニンなどがある。

菌交代症 [microbial substitution] 身体の各所に常在している非病原菌は，病原菌がその部位に異常に増殖することを防ぐ環境をつくって生息しており，常在菌叢とよばれる。この常在菌が抗菌剤投与後に減少し，代わりに病原菌が繁殖し，正常菌叢が乱れる現象を菌交代現象とよぶ。この結果，臨床症状を示す場合を菌交代症とよぶ。

筋細胞 [muscle cell；myocyte] 収縮活動を営むために分化した細胞。骨に付着して主に関節動作を制御する骨格筋，心臓の運動を司る心筋，内臓その他の運動を行う平滑筋の3種類が区別される。骨格筋と心筋は共に横紋構造を認めることから横紋筋とよばれるが，骨格筋は1個の細胞内に多数の細胞核をもち，これに対し，心筋では単核である。平滑筋細胞は単核性で横紋はみられない。→横紋筋

ギンザケ [coho salmon] サケ目サケ科の遡河性魚。ギンマスともいう。腹部にかけて銀白色となり，体の背面に小黒点が散在する。河川で孵化したのち，1～2年後に降海し，海で1～2年生活したのち，河川に遡上して中流域で産卵する。全長1m程に達する。北千島，カムチャツカ，アラスカから北米西岸の北太平洋に分布する。肉はベニザケより赤味が薄く，欧米向けの輸出品としては高級品であるが，日本国内向けの塩鮭にはあまり使われない。

筋弛緩剤 [muscle relaxant] 骨格筋を麻痺させる薬剤。神経筋接合部でのアセチルコリンによる刺激伝達をブロックし，気管挿管，人工呼吸，開腹手術等における操作を容易にするために使用される。作用部位により中枢性筋弛緩剤と末梢性筋弛緩剤に分類される。

筋持久力 [muscle endurance] 筋肉が活動する持久的能力。筋持久力を決定する生理学的要因として，筋線維組成と筋肉内の血液循環が考えられる。一般的に遅筋線維が多く，また筋肉内の毛細血管が多いことが筋持久力にとって重要である。

筋ジストロフィー [muscular dystrophy] 進行性左右対称性の筋力低下・筋萎縮を示す遺伝性筋疾患の総称。筋萎縮症ともいう。筋細胞構築の乱れ，間質の増生，筋細胞の壊死・再生，脂肪化等を特徴とするいわゆるジストロフィー性変化を示す。乳児期から青年期に歩行困難，上肢挙上困難等で発症し，緩徐進行性，血清クレアチンキナーゼ値高値を示す。

均質化 [homogenization] ある物質のどの部分をとっても物理的・化学的性質が同等であるようにする操作。ホモジナイズともいう。例えば，牛乳に含まれている脂肪分に高圧をかけて脂肪球を細粒化するなど。

筋収縮 [muscle contraction] 神経などの刺激により筋肉が収縮すること。等張性収縮（筋の短縮を伴う）と等尺性収縮（筋の短縮を伴わない）がある。さらに，筋肉が張力を発揮しながら伸張される伸張性筋収縮（エキセントリック収縮）もある。

筋鞘 [sarcolemma] 筋細胞の表面に光学顕微鏡で認められる薄い弾性の膜構造。筋線維鞘ともいう。電子顕微鏡的には筋細胞の細胞膜とその外周に密接する細網線維と無構造の基底板を認める。この細胞膜以外の構造は筋内膜とよばれ，今日ではsarcolemmaという英語は細胞膜自体を意味する。

筋漿 [sarcoplasm] 筋原線維の間にある細胞質を指すこともある。筋形質ともいう。ミトコンドリアや筋小胞体などの有形物の外，これらを埋めている無形のゾル，ゲル状の基質もここに存在する。細胞代謝に必要な多くの無機質やミオグロビンをはじめ，多くの酵素タンパク質，グリコーゲンや脂肪滴なども存在する。

吟醸酒 [ginjyo-syu] 清酒の特定名称酒の

一つ。精米歩合60％以下の白米と米麹及び水，またはこれらと醸造アルコールを原料とし，いわゆる吟醸づくりとよばれる手作り的要素の多い高度な製造技術によって造られる。精米歩合50％以下のものは大吟醸と表示できる。醸造アルコールの使用量は，白米使用量の10％以下に制限されている。醸造アルコールを全く使用しない場合は純米吟醸酒とよばれる。味は端麗で，吟醸香といわれるフルーティーで華やかな香りがある。冷酒やオンザロックで飲むのに適している。

筋漿タンパク質　［sarcoplasmic protein］
細胞質に線維タンパク質以外に存在するミオグロビンや多くの代謝にかかわる酵素タンパク質。例えば，グリコーゲン代謝に関与する酵素，タンパク質代謝にかかわるカルパインやリソソーム酵素などがある。筋細胞が障害されると，これらの酵素タンパク質が細胞から血液中に流出することから，血液検査で障害の程度を知ることができる。

筋上皮細胞　［myoepithelial cell］　唾液腺や乳腺などの外分泌線の腺房の外周で，基底板と腺細胞の間に存在している。形状は星形を呈し，細胞質には平滑筋細胞にある収縮性フィラメントが密に詰まっている。形態は平滑筋細胞と同じであるが，起源は異なり上皮細胞由来である。細胞が収縮することにより腺分泌物を腺房から送り出す役目をもつ。

筋小胞体　［sarcoplasmic reticulum］　骨格筋及び心筋細胞の筋原線維の周りを取巻くレース状の網目を作る小胞体。高度に特殊化した滑面小胞体で，横紋に一致した形態分化を示す。骨格筋細胞では，筋原線維のA帯とI帯との境界部に一致して存在する細胞膜の陥入により形成された横細管（T細管）に密接する筋小胞体部分は槽状に膨大しており，終末槽とよばれる。終末槽から反対側の終末槽にわたる筋小胞体は管状及び有窓板状を呈し筋原線維の横紋のレベルに一致したパターンを繰返す。筋横細管とその両側に密接する終末槽を合わせて三つ組みとよび，筋収縮の始動に重要な役割を果たす。筋小胞体にはCa^{2+}が蓄えられており，神経刺激で細胞膜が興奮すると，その興奮は横細管を伝わり終末槽を介して筋小胞体に伝達され，Ca^{2+}が筋原線維に向け放出される。その結果，アクトミオシンが形成され筋収縮が起こる。筋原線維が弛緩するときにはCa^{2+}は筋小胞体に回収される。

近親交配　［inbreeding］　＝同系交配

筋節　［sarcomere］　筋原線維の収縮機能の構造単位。サルコメアともいう。筋原線維はミオシンとアクチン両フィラメントが規則的に配列して成り立っている。I帯を構成するアクチンフィラメントはI帯の中央部にあるZ膜（帯）に両側から付着している。一方，ミオシンフィラメントは隣接する二つのZ膜の間の中央部を占めている。したがって，アクチンとミオシンの相互作用はZ膜からZ膜までの間で起こることになる。このZ膜から次のZ膜までを筋節という。

筋線維　［muscle fiber］　筋肉を構成する筋細胞。細胞内に筋原線維をもつため収縮する。筋線維は多枚の細胞で形は長い円筒形であり，1枚の細胞膜（筋線維鞘）により包まれている。骨格筋，心筋，横隔膜等には顕微鏡により横紋が観察されるので，横紋筋とよばれ，腸などの内臓に存在する筋肉には横紋がないので平滑筋とよばれる。→平滑筋

筋線維鞘　［sarcolemma］　＝筋鞘

筋線維組成　［muscle fiber composition］　筋肉には大きく分けて速筋線維と遅筋線維があり，これらの構成比率をいう。速筋線維は，収縮が比較的速い筋線維であり，一般的にエネルギー代謝を解糖に依存している。一方，遅筋線維は酸素を効率良く利用でき，絶対的パワーは小さいが持久力が高い特徴をもつ。

筋線維便　［creatorrhea］　膵臓疾患等でタンパク質の消化吸収障害が起こった時に糞便中に筋線維が多量に（2.5ｇ／日以上）検出されること。脂肪便を伴うことが多い。

筋束　［muscle bundle］　筋周膜とよばれる結合組織で包まれた数本～数十本の筋線維の束。さらに，筋束はいくつか集まって大きな筋細胞の集合体，すなわち筋肉を構成する。その外周は線維性結合組織の鞘である筋上膜で包まれ，さらにその外側は強靭な線維性結合組織から成る筋膜で覆われている。筋端部ではこれらの結合組織から伸びる腱となり骨に付着する。

金属結合　［metallic bond］　すべての金属における原子間の結合。最外殻電子が結晶格子点にある金属イオン（陽イオン）の間を自由に動き，この自由電子がすべての金属イオンに共有されることによって結合している。金属が熱や電気を通すのは，この自由電子による。また，展性・延性を示すのは，外力により金属イオンの位置がずれても結晶格子点の配列は変わらないからである。金，銀，アルミニウム，銅は特に展性・延性が大きい。

金属酵素　［metalloenzyme］　金属と結合している酵素や金属が活性に必須な酵素。金属イオンとしてはマグネシウム，カリウム，鉄，銅，亜鉛，セレン，モリブデンなど。多くの場合は金属が配位しているが，モリブデンは補酵素の構成元素であり，セレンはセレノシステインとして酵素タンパク質に組み込まれている。金属の多くはその活性中心に存在し，酵素反応に直接関与する。一部は酵素タンパク質の構造維持に関係している。現在知られている酵素の約1/3は金属酵素であるといわれている。

金属タンパク質　［metalloprotein］　鉄，亜鉛，銅等の金属がタンパク質と直接結合している複合タンパク質の一つ。金属としてほかにコバルト，カルシウム，マンガン，マグネシウム，ニッケル等が含

まれる。鉄を含むタンパク質として電子伝達を行うシトクロム，鉄の運搬・貯蔵を行うトランスフェリン，酸素分子の運搬・貯蔵を行うヘムエリトリン等がある。亜鉛を含むタンパク質にはアルコールデヒドロゲナーゼ等がある。ある種のDNA結合タンパク質のDNA結合領域がとる立体構造である亜鉛（ジンク）フィンガーモチーフをもつ転写因子群がある。銅を含むものとして光合成における電子伝達体で可逆的に酸化還元反応を行うプラストシアニンや軟体動物，甲殻類などの血リンパに溶存する細胞外呼吸色素ヘモシアニン等がある。

金属プロテアーゼ ＝メタロプロテアーゼ

菌体外毒素 [exotoxin] 細菌が産生する毒素。外毒素ともいう。菌体外に産生（分泌）される毒素で，その作用機構によって神経毒，腸管毒，細胞毒に分類される。神経毒としてはボツリヌス毒素，破傷風毒素等，腸管毒としてはコレラ毒素等，細胞毒としてはジフテリア毒素等が知られている。外毒素の成分はタンパク質あるいはポリペプチドで，強い免疫原性を有することから，抗毒素抗体によりその毒素の活性は容易に失活する。

禁断症状 [abstinence] 常用していた麻薬，アルコール，睡眠剤等，精神作用物質の摂取を中止または減量した際に生じる物質特異性の症候群。退薬症状，離脱症状ともいう。不安，焦燥・せん妄，発汗，振戦，不眠等の身体症状がみられる。

筋断面積 [muscle cross section] 筋肉を長軸に対して垂直に切った場合の面積。一般的に筋肉は細長い円筒形であり，筋線維はその長軸に沿って配列している。筋肉のパワーは，筋断面積に比例するとされている。

筋電図 [electromyogram] 筋肉の収縮に伴って発生する電流（活動電流）を記録した図。活動電流は，神経-筋単位（筋肉が収縮する活動単位）が反復するスパイク状の放電として現れるが筋収縮の程度が大きくなるにしたがってその頻度が高くなる。皮膚の表面に電極を貼付する表面電極法などの方法により測定できる。

金時 [dwarf red kidney bean] インゲンマメ（マメ科インゲンマメ属一年生草本）の一種。中南米を原産地とする。インゲンマメは品種が多く，若莢用と種実用があり，金時は種実用である。種皮は主に赤紫色で，長さ1.5～2 cmの腎臓形をしている。甘納豆や煮豆や洋風の煮込み料理に使用される。

きんとん [kinton] クリ，インゲンマメ，サツマイモ，ユリ根などを甘く煮て一部を裏ごしし，その中に形のままのものを混ぜ合わせたもの。あるいはその裏ごしたものに砂糖を加えて練り上げたもの。主に日本料理の口取りに用いる。

筋内膜 [endomysium] 個々の骨格筋細胞はその表面を基底板と細網線維から成る薄い結合組織で包まれており，この層を筋内膜といい，毛細血管の通路となる。

筋肉 [muscle] 収縮可能な筋細胞により構成された身体の器官。随意に動かすことのできる随意筋と，そうでない不随意筋がある。随意筋には骨格筋が含まれ，不随意筋には一般的に内臓の筋肉が含まれる。骨格筋は，ヒト（及び動物）が運動するための器官であり，一般的には体重の約40％を占め，ヒトの身体で最も多くを占める臓器である。骨格筋は，大別して白色の白筋と赤色の赤筋に分類できるが，両者はエネルギー代謝の様式が異なる場合が多い。白筋では酸素を利用せずグルコースを乳酸にまで分解（解糖）する嫌気的エネルギー代謝が中心であり，赤筋では酸素を有効に利用できる好気的エネルギー代謝が中心である。よって，瞬発力は白筋で大きく，持久力は赤筋で優れている。一般的には，白筋には速筋線維が多く，赤筋には遅筋線維が多く分布する。

筋肉色素 [myopigment；muscle pigment] 筋細胞内に存在する赤い色素タンパク質。赤血球に存在するヘモグロビンに極めてよく似ておりミオグロビンとよばれ，酸素の運搬や細胞内貯蔵の役目をする。この色素を多く含む筋は赤色を呈するので赤筋とよばれ，ミトコンドリアが豊富である。

筋肉痛 [muscle soreness] 筋肉の痛み全般のこと。運動数時間後から数日後にかけて生じる筋肉の痛みは，遅発性筋痛とよぶ。→遅発性筋痛

[筋]肉胞子虫症 [muscle sarcosporidiosis；muscle sarcocystosis] 主に哺乳類筋肉内で多数分裂し，終宿主の肉食獣，鳥，爬虫類の腸管内で有性生殖を営み，オーシストを形成する。ヒトに病害を与えるものは8属13種が知られている。下痢等腸炎の原因となり，ときには壊死性腸炎や小腸の好酸球性肉芽腫を引き起こす。診断は糞便検査で，直接鏡検か培養でスポロシストを検出する。

筋バイオプシー [muscle biopsy] 筋肉の生体材料検査（生検と略す）。特殊な針を用いて筋肉の小片を採取し，組織学的及び生化学的に検査すること。

筋肥大 [muscle hypertrophy] 運動トレーニング等により筋肉が太くなること。主に筋線維が太くなることに起因する。筋肉のタイプにより肥大する率は異なり，赤筋よりも白筋の方がその率が高い。重負荷のレジスタンストレーニングは，筋肥大させる運動として知られている。

筋ポンプ作用 [muscular pumping action] 骨格筋が収縮することにより静脈の血行が促進される作用。静脈には弁が存在するので静脈血は逆流することはないが，心臓の血液拍出量が低下するような場合には静脈の血液循環が障害される。それを防ぐように働く作用である。

ギンマス [coho salmon] ＝ギンザケ

筋力 ［muscle power］　筋肉が収縮することにより生み出す力。一般的に筋力は筋断面積に比例する。

筋力強化 ［muscle strengthening］　筋力を高めること。一般的にはレジスタンストレーニング（ウエイトトレーニングを含む）により筋力は増大する。

筋力トレーニング ［muscle power training］　筋力を高めるための運動トレーニング。ウエイトトーニングを含むレジスタンストレーニングが一般的に知られている。

ク

グアーガム ［guar gum］　インド，パキスタンに生育するマメ科植物グアー（*Cyamopsis tetragonolobus*）の胚乳部を粉末化したガラクトマンナン。β-D-マンノースの一つおきに α1→6 結合を介して D-ガラクトースで置換された構造で，ガラクトースとマンノース（モル比 1：2）を構成糖とする。水に溶け，高い粘性をもつ。アイスクリームをはじめ各種食品の安定剤のほか，紙力増強剤としても使用される。

グアイアク樹脂 ［guajac resin］　西インド諸島に産するハマビシ科の植物ユウソウ木（*Guajacum officinale*）の樹皮から分泌される樹脂。グアヤク樹脂ともいう。α-グアヤコン酸及び β-グアヤコン酸を主成分とし，油脂の酸化防止剤として使われる。

グアニジン ［guanidine］　CH_5N_3，$(NH_2)_2C=NH$，分子量 59.07。強い塩基性を示す物質で尿素の酸素原子をイミノ基で置換した化合物。イミノ尿素，カルボアミジンともいう。ヒト尿中にも見いだされる。コリン作動性神経を興奮させアセチルコリンの遊離を増加させる。

グアニリルシクラーゼ ［guanylyl cyclase］　グアノシン三リン酸（GTP）からサイクリックグアノシン 3′,5′-一リン酸（cGMP）を合成する酵素。グアニルシクラーゼ，グアニル酸シクラーゼともいう。細胞膜結合型と細胞質に存在するタイプとがある。リガンドの受容体と酵素が一つのタンパク質を成している（受容体酵素）。血流が増加し，心筋が拡張することにより心房から放出された心房性ナトリウム利尿ペプチドがこの酵素の受容体部分に結合すると活性化され cGMP が生成される。cGMP は腎臓で Na^+ とそれに伴う水分の排出を促し，血管を拡張させることにより血圧を低下させる。小腸においては，小腸ペプチドであるグアニリンやグラム陰性菌が放出するエンドトキシンと結合するタイプのグアニリルシクラーゼが活性化され Cl が排出され水の吸収を抑制するため下痢を引き起こす。→サイクリック GMP

グアニル酸 ［guanylic acid］　$C_{10}H_{14}N_5O_8P$，分子量 363.22。グアノシンのリン酸エステル体でグアノシン一リン酸ともいう。リン酸の結合位置により，グアノシン 2′-リン酸，3′-リン酸，5′-リン酸の 3 種の異性体が存在するが，通常はグアノシン 5′-リン酸（GMP）を指す。うま味成分の一つで，Na 塩は調味成分として用いられる。

グアニル酸シクラーゼ ［guanylate cyclase］　＝グアニリルシクラーゼ

グアニルシクラーゼ ［guanyl cyclase］　＝グアニリルシクラーゼ

グアニン ［guanine］　$C_5H_5N_5O$，分子量 151.13，三文字記号 Gua。核酸塩基の一種。DNA の二重らせんの中ではシトシンと 3 個の水素結合で結ばれている。

グアノシン ［guanosine］　$C_{10}H_{13}N_5O_5$，分子量 283.24，三文字記号 Guo（一文字記号 G）。核酸の構成成分の一種であるプリン系ヌクレオシド。塩基としてグアニンを含んでいる。

グアノシン一リン酸 ［guanosine monophosphate］　＝グアニル酸

グアノシン 5′-一リン酸 ［guanosine 5′-monophosphate, GMP］　グアノシンのリボースの 5′ 位のヒドロキシ基にリン酸が 1 分子結合したヌクレオチド。→グアニル酸

グアノシン 二リン酸 ［guanosine diphosphate, GDP］　＝グアノシン 5′-二リン酸

グアノシン 5′-二リン酸 ［guanosine 5′-diphosphate, GDP］　グアノシンのリボースの 5′ 位のヒドロキシ基に 2 分子のリン酸が連続してエステル結合したヌクレオチド。1 分子中のリン酸基間に高エネルギー結合を 1 個有する。

グアノシン 三リン酸 ［guanosine triphosphate, GTP］　＝グアノシン 5′-三リン酸

グアノシン 5′-三リン酸 ［guanosine 5′-triphosphate, GTP］　グアノシンのリボースの 5′ 位

のヒドロキシ基に3分子のリン酸が連続してエステル結合したヌクレオチド。1分子中のリン酸基間に高エネルギー結合を2個有する。生体内ではグアノシン5′-二リン酸（GDP）からATPのリン酸を受容して生合成される。また，RNA合成の前駆物質でもあり，糖新生ではリン酸供与体として働く。

クアハウス [public bath-house for health promotion] 温泉利用型健康増進施設。厚生労働省が1988（昭和63）年から認定している。気泡浴，蒸気浴などの所定の施設と規準を満たした温泉施設。2014（平成26）年現在で20施設が認定されている。健康志向のブームにのり，各種の浴槽を備えた保養施設が全国的に人気をよんでいる。

グアヤク樹脂 [guaiac resin] ＝グアイアク樹脂

食い合わせ ＝合食禁

腔（⤴） [cavity] 体の中あるいは器官内の空間もしくは空間となり得るところ。口腔，鼻腔，咽頭腔，腹腔，胸腔，骨髄腔，くも膜下腔，子宮腔等多くの腔がある。

空回腸バイパス [jejunoileal bypass] 空腸と回腸の間に交通路をつけること。バイパス手術によって生じた盲管内で腸内細菌の異常繁殖が起こると，盲管症候群の病態に陥り，吸収障害となり低栄養性の脂肪肝が生じる危険がある。

空気解凍 [air thawing；defrosting in air] 凍結した食品材料を空気中で緩慢に解凍すること。冷凍マグロの解凍等がある。通常は冷蔵庫内で1～5℃の低温下で行う。→加圧解凍

偶然誤差 [accidental error；random error] ある測定値（個人の測定値や標本平均等）が，真の値から正または負の方向のいずれか一方に偏ることなく全くの偶然によってばらつく時，そのばらつきのこと。ランダム誤差，確率誤差ともいう。偶然誤差の期待値（平均）は0である。

空腸 [jejunum] 腸間膜小腸は空腸と回腸に区分され，空腸は口側のおよそ2/5を指す。空腸は十二指腸空腸曲に始まり，左下腹部，左側腹部，臍部を占める。輪状ヒダが発達しており，数も多い。

空腸炎 [jejunitis] 空腸にみられる炎症。下痢，悪心，嘔吐，腹痛等がみられるが，腸炎のうち空腸炎であると厳密に診断することは困難なことが多い。発症原因としては，細菌やウイルス，真菌，寄生虫の感染，水銀，亜鉛，ヒ素等の中毒，クローン病等の炎症性腸疾患，うっ血性心不全等の循環障害，尿毒症等の全身性代謝性疾患が考えられる。

空腸ろう〔瘻〕造設術 [jejunostomy] 栄養の経口摂取ができない患者に皮膚と空腸の間にろう孔を作ること。ろう〔瘻〕とは組織の管状のトンネル。造ろう術とは治療目的に皮膚と体内中腔臓器との間に作成するろう孔のこと。

空洞状膨化 [cavity expansion] 内部に大きな気泡を保持しながら膨らんだ状態の膨化。シュークリームのシューのように，キャベツ状に大きく膨らませ，焼き上がりを安定させるには，生地を作る時にグルテンの形成とデンプンの十分な加熱糊化が必要である。さらに60℃位に冷まし，卵を加え攪拌後，オーブンで水蒸気が一気に気化するような条件で加熱すると，この時発生した大量の蒸気により中心部に大きな空洞が形成され，外皮は多孔質の焼上がり生地のシューができる。

空腹感 [hunger sensation] 食物を摂取したいという欲望（食欲）を引き起こす感覚。食欲は視床下部腹内側核に存在する満腹中枢と，視床下部外側野に存在する摂食中枢により調節されている。視床下部弓状核は摂食一次中枢とよばれ，内側部に摂食促進因子のニューロペプチドY（NPY）とアゴーチ関連タンパク質（AGRP），外側部に摂食抑制因子の（メラノサイト刺激ホルモン）（α-MSH）と（コカイン・アンフェタミン調節転写物）（CART）が存在する。レプチンあるいはグレリンはNPY/AGRPニューロンやPOMC（プロピオメタノコルチン）ニューロンを刺激あるいは抑制することにより摂食量を調節している。

空腹期収縮 [interdigestive contraction] ＝飢餓収縮

空腹時血糖値 [fasting blood sugar level, FBS；fasting plasma glucose level, FPG] 通常，前夜から10時間以上絶食し朝食前に測定した血糖値。日内変動の中で最も低値であるとされ，75g経口グルコース負荷試験2時間値とともに糖尿病の判定に用いられる。日本糖尿病学会の判定基準（2013年改訂）では，110 mg/dL未満である場合を正常，126 mg/dL以上を糖尿病域，その間の場合を境界型〔糖尿病〕とされている。

空胞 [vacuole] 細胞内の1枚の膜に囲まれた酵素機能のない液状の小胞。液胞膜には特異的なH$^+$-ATPアーゼ等のポンプがイオンを胞内に蓄積する。

クーリー貧血 [Cooley anemia] →サラセミア〔症候群〕

クーロンの摩擦法則 [Coulomb's law of friction] 摩擦力は摩擦面に働く垂直荷重に比例するという法則。その比例係数を摩擦係数とよぶ。

クエットの流れ [Couette flow] 直径の異なる円筒の間に液体を入れ，外筒あるいは内筒を回

転させる時に起こる流れ。二重円筒型回転粘度計では，この流れを生じさせて粘度測定を行う。

クエルセチン [quercetin] ＝ケルセチン

クエン酸 [citric acid] $C_6H_8O_7$，分子量192.13。2-ヒドロキシプロパン1,2,3-トリカルボン酸。柑橘類，野菜，動物組織に含まれる。微生物のクエン酸発酵により作られる。食品添加物の酸味料として清涼飲料，ソースなどに添加される。生体内ではクエン酸回路の重要な中間体で，アセチルCoAとオキサロ酢酸からクエン酸シンターゼにより生成する。ホスホフルクトキナーゼを阻害し解糖系を抑制し，アセチルCoAカルボキシラーゼを促進して脂肪酸の合成を促進するなど解糖，脂肪酸合成の調節をする。

$$\begin{array}{l} CH_2COOH \\ HOCCOOH \\ CH_2COOH \end{array}$$

クエン酸イソプロピル [isopropyl citrate] $C_9H_{14}O_7$，分子量234.23。無色ないし白色の油状，またはろう状の物質。無臭。食品添加物で，油脂やバターの酸化防止剤として使用される。

クエン酸回路 [citric acid cycle] 糖，脂肪酸，多くのアミノ酸などの炭素骨格を完全に酸化する代謝回路。TCA回路 (tricarboxylic acid cycle)，クレブス回路ともいう。ミトコンドリアのマトリックスに存在する。アセチルCoAとオキサロ酢酸の縮合によりクエン酸が生成し，脱炭酸，脱水素等を経て，オキサロ酢酸が生成することによりアセチルCoAのアセチル基は完全に酸化される。

クエン酸合成酵素 [citrate synthetase] ＝縮合酵素

クエン酸シンターゼ [citrate synthase] ＝縮合酵素

クエン酸ナトリウム [sodium citrate] $Na_3C_6H_5O_7$，式量258.07。抗凝血薬。Ca^{2+}，Fe^{3+}とキレートを作るため血液の凝固を阻止する。採血した血液の凝固防止剤に使用。

クエン酸発酵 [citric acid fermentation] クエン酸発酵菌など多くの微生物が炭水化物や脂肪から酸化的代謝によってクエン酸を生成する反応。近年，炭化水素のn-パラフィンからクエン酸が大量生産されている。

クエン酸リンゴ酸カルシウム [calcium citrat-emalate, CCM] カルシウムにクエン酸とリンゴ酸を一定の比率にしたがって配合したもの。消化酵素の影響を受けず，その吸収が一定に保たれるよう合成されているため，通常のカルシウムよりも体内への吸収率が良いとされている。そのため，特定保健用食品に"カルシウムの吸収性が良く，効率的に摂取できる食品：CCM"として認定されている。

クエンチ剤 [quencher] ＝クエンチャー

クエンチャー [quencher] 消光因子のこと。化学反応の進行を抑制する物質あるいは操作。クエンチ剤ともいう。例えばカロテノイドは活性酸素と衝突して過剰のエネルギーを奪い，基底状態酸素に変えるクエンチャーとして機能する。また，ポリフェノール類はフリーラジカルをトラップし，その連鎖反応を抑止するクエンチャーである。

クオリティ・オブ・ライフ [quality of life, QOL] 人生の内容の質や社会的にみた生活の質を意味し，身心の健康，人間関係，仕事，住環境，教育，レクリエーション活動などの観点について，一人ひとりがどれだけ人間らしい生活や自分らしい生活を送っているか，あるいは人生の幸福感をもっているか，ということを指標にしてとらえる概念。この概念は個人の収入や財産を基に算出される生活水準という概念とは異なるものである。

区間推定 [interval estimation] 標本の平均，割合，相対危険度，オッズ比等から，母集団の真の値（母数）を推定して一つの値で示すことを点推定，存在範囲を下限と上限で示すことを区間推定という。95％信頼区間で表すことが多い。→信頼区間，点推定

区間推定法 [interval estimation method] 区間推定を行う方法。標本の推定値のばらつきが正規分布等の分布型にしたがう性質を利用する方法，検定に基づく方法，コンピューターシミュレーションによる方法等がある。例えば，大標本では標本平均が正規分布にしたがう性質を利用して，標本平均±1.96×標準誤差が95％信頼区間となる。→区間推定，信頼区間

クコ [box thorn; matrimony vine] ナス科クコ属の落葉低木。原産地は日本，中国，朝鮮半島。日本では，川岸や荒地に自生している。夏にナスのような紫色の花をつけ，秋には長さ1cm程の赤いナスのような実がなる。実を焼酎に漬けてクコ酒，葉は乾燥させて，クコ茶として利用されている。

くさや [kusaya; dried scad] 伊豆諸島の新島や大島などで作られているアジなどの魚の干物で，独特の臭気と風味をもち一般の干物よりも腐りにくい。江戸時代には塩が貴重であったので，採れた魚を干物にする際に常に同じ塩水に10〜20時間浸漬後乾燥した。この塩水は魚の成分が溶け出るとともに微生物の作用を受け独特の臭気と風味をもつようになり，くさや汁とよばれている。くさや汁には抗菌物質を産生する *Corynebacterium* が多く存在し，腹開きにして内臓を除いたアジなどの魚を浸漬することにより保存性が高くなるといわれる。

串打ち [spit broche(仏)] 焼く材料に串を刺すこと。種類としては，うねり串（踊り串），褄折り串，平串，すくい串などがある。

クジラ [whale] 哺乳動物クジラ目に属する海獣。種類が多く全部で80種以上に達する。クジラ目は有鬚クジラと有歯クジラに分けられる。有鬚クジラには口中に歯がなく鬚をもち，オキアミを海

水ごと呑みこみ，海水は鬚の間から吐き出す。一方，有歯クジラはイカや大型魚を食べる。有鬚クジラの種類は少ないが，シロナガスクジラなど大型のものが多い。有歯クジラでは大型のものとしてマッコウクジラが知られ，日本近海に多い。肉は食用となり，肝臓や内分泌器官はビタミン類やホルモンの原料，結合組織はゼラチンの原料，骨や歯は細工物など，肉も含めてすべての部分が利用できる。1988（昭和63）年以来商業捕鯨は禁止されている。

クスクス ［couscous］　挽き割り硬質小麦を蒸したもの。あるいはこれにヒツジや野菜の煮込みを添えた北アフリカ，マグレブ諸国の料理。挽き割り小麦を蒸す穴あき小鉢が語源。

クズデンプン〔でんぷん〕 ［kudzu starch；arrowroot starch］　マメ科クズ属のつる性多年草クズの根に貯蔵されるデンプン。日本各地の野原に自生している。クズは生длなэн旺盛であり，根は太さ20 cm，長さ2 mにも達する。ほかのデンプンと比較すると，クズデンプンは透明度の高い糊となるのが特徴であり，古くから病人の栄養食，高級和菓子の材料として利用されている。

クチクラ ［cuticle］　卵殻の一番外側を覆う主にタンパク質から成る被膜。卵殻の気孔を閉塞し，微生物の侵入阻止に役立つ。産卵（放卵）時の粘液が乾燥したもので，摩擦や水洗いなどによりはがれやすい。従来，卵の鮮度はクチクラの存在の程度により推定していたが，現在の市販卵は多くの場合洗卵されているので，クチクラは存在せず，鮮度判定の指標にはならない。

クッカリー ［cookery］　料理法，調理室。食品素材を食べやすく，衛生的で安全なものに調製する方法。

クッキー ［biscuit；cookie（米）］　小麦粉，砂糖，卵などを材料とした生地を型で抜く等し，硬めに焼き上げた菓子。語源はオランダ語の小さなケーキ。ケーキの試し焼きをしたことから始まった。ビスケット。

クッキング ［cooking］　＝調理

クックサーブシステム ［cook and serve system］　給食施設における調理（生産）とサービス（提供）を組合せたシステムの一つ。調理から食事の提供までが連続的に行われるシステム。すなわち，提供時間に合わせて，調理する。近年，調理作業の効率化などで導入されているクックチル，クックフローズン，真空調理などの調理法を取り入れたレディーフードシステムに対して，従来からの調理とサービスのシステムを指す。

クックチルシステム ［cook chill system］　食材料を加熱調理後30分以内に冷水または冷風にて急速冷却した後，冷蔵により保管や運搬を行い，再加熱した後に提供する調理システム。冷却開始後90分以内に3℃以下まで冷却する。保管は0～3℃で製造と消費日を含めた5日以内とする。再加熱は中心温度75℃以上で1分以上行うなど厳しい温度と時間基準が設定されている。そのため微生物の増殖が抑えられ，食品衛生上のメリットは大きい。大量調理では急速冷却のためにブラストチラーやタンブルチラーを用いる。→クックサーブシステム，クックフリーズシステム

クックフリーズシステム ［cook-freeze system］　食材料を加熱調理後30分以内に0～1℃の氷水または冷風にて急速冷却した後，冷凍により保管や運搬を行い，再加熱後に提供する調理システム。冷却開始後90分以内に−18℃以下まで冷却し，保管も−18℃以下で行う。→クックサーブシステム，クックチルシステム

クッシング症候群 ［Cushing syndrome］　副腎皮質から分泌される糖質ステロイドの過剰によって起こる症候群。1932年にCushing HW（米国）により記載された病態。病因は副腎皮質の腺腫，がん，原発性副腎皮質結節性過形成や異所性副腎皮質刺激ホルモン（ACTH）産生腫瘍等。成人女性に多く，中心性肥満，満月様顔貌，多毛，紫赤色皮膚線状等の身体症状を呈する。

クッシング病 ［Cushing disease］　副腎皮質刺激ホルモン（ACTH）産生微小腺腫によるACTH依存性クッシング症候群。副腎皮質刺激ホルモン放出ホルモン（CRH）は抑制され，副腎は両側が肥大する。クッシング症候群に特徴的な徴候のほかに，ACTH過剰による色素沈着を来す。

クッパー細胞 ［Kupffer cell］　肝細胞の索間に存在する類洞（sinusoid）内壁に密着して存在するマクロファージの一種。クッパー星細胞ともいう。一般的な内皮細胞と比べると核・細胞体が大きく食作用を有している。血流で運ばれてきた異物，老化赤血球や細菌などを貪食する。

クッパー星細胞 ［Kupffer satellite cell］　＝クッパー細胞

クドア ［*Kudoa* spp.］　Kudoidae科に属する多細胞生物の一属。胞子はコイル状の極糸を入れた極嚢（きょくのう）を有し，主に胞子のサイズや形，極嚢の数などに基づいて同定分類される。魚体から粘液胞子として水中に出てゴカイのような環形動物に取り込まれた後，その腸上皮細胞に極糸を放出して固定し胞子原形質が上皮細胞に侵入する。環形動物を捕食あるいは水中を浮遊している放線胞子に接触した魚類に感染して生活環を形成すると考えられている。ヒラメ，特に輸入ヒラメや養殖ヒラメの刺身などを喫食後1～22時間で嘔気・嘔吐・腹痛・下痢などの消化器症状を呈する症例が近年増加していたが，その原因として2011（平成23）年6月に厚生労働省が粘液胞子虫を食中毒の病因物質として新たに認定し注目を集めた。健康被害は，胞子（約10 μm）に6～7個の極嚢を有しナナホシクドアと名付けられた種

によって起こされるが，その他のクドアとヒラメ以外の魚種によることを示唆する報告もある。症状の持続時間は長くて24時間，多くは6時間程度で回復すると報告されており予後は良い。→住肉胞子虫

クマリン ［coumarin］ $C_9H_6O_2$，分子量146.15。植物に遊離あるいは配糖体として広く分布し，特にセリ科，ミカン科等の樹皮，葉，根に多く含まれ，甘い芳香を呈し化粧品香料として用いられる。光感作促進，抗炎症，種子発芽抑制，冠状血管拡張，殺虫・抗菌作用等の生理・薬理作用がある。

クマリン誘導体 ［coumarin derivatives］ ビタミンK拮抗体であり，ビタミンKを補酵素とするγ-グルタミルカルボキシラーゼの活性を抑制することによって，肝臓におけるビタミンK依存性の血液凝固因子の活性（グルタミン酸残基のγ-カルボキシル化）を低下させる。臨床ではワルファリン等が血栓塞栓症治療薬として用いられる。消化管から吸収されるので経口投与が可能である。

苦味 ［bitterness］ 基本味の一つで，キニーネ等が呈する味。基本味の中で最も閾値が小さい。代表的な苦味物質には，チョコレートのテオブロミン，コーヒーのカフェイン，グレープフルーツのナリンギン，ホップのフムロン等がある。

組換え体 ［recombinant］ 古典的にはその両親のどちらとも異なる組合せの対立遺伝子をもっている生物を指す。遺伝子工学的・分子生物学的には，外来のDNA配列によってその一部が置き換えられたDNAのことをいう。組換えDNAともいう。

組換えDNA ［recombinant DNA］ 試験管内でDNAリガーゼの作用により外来DNA配列をファージやプラスミド等のベクター分子に組込んだDNAを指す。ここでいうベクターは宿主細胞内で複製可能なDNAであり，外来DNA配列の運搬体の役割を果たす。外来DNA配列はベクターの助けを借りて細胞に導入され，そこで転写・翻訳され，タンパク質を発現させる。遺伝子工学，分子生物学の基盤的なツールとなっている。

組換えDNA技術 ［recombinant DNA technology］ 試験管内でDNAを目的に合わせて改変し，任意の細胞に導入し複製させ，タンパク質の発現を起こさせる一連の技術の総称。1970年代に米国スタンフォード大学を中心に開発され，現在の遺伝子工学，分子生物学の基礎的な技術の一つである。この技術を利用して，標的遺伝子を突然変異遺伝子などと入れ替えた組換え体を作ることができ，それによって発現するタンパク質から標的遺伝子の機能を解析したり，目的とするタンパク質を大量に合成することが可能となった。この組換えDNA技術により，全く異なる生物に由来するDNA配列をつなぎ合わせることも可能となり，作物や家畜などの品種改良やヒトの遺伝子治療への道も開かれた。

クミス ［kumiss］ 主に馬乳を原料とする発酵乳製品で，馬乳酒ともいう。乳酸菌及び酵母をスターターとして用いる。通常の発酵乳にみられる乳酸に加えて，アルコールを含む。

苦味成分 ［bitter substance］ アルカロイドのカフェイン（茶，コーヒー），テオブロミン（チョコレート，ココア），テルペンのリモニン（ミカン），フムロン（ホップ），フラバン配糖体のナリンギン（夏ミカン），疎水性ペプチド（チーズ），塩化マグネシウム（にがり）など苦味を示す成分。

組立て食品 ［fabricated food］ 成分特性の異なる食品素材を組合せて新たに作り出した加工食品。安定した品質のものを低コストで製造できる。例えば，分離大豆タンパク質とパーム油を組合せて作り出した乾燥油揚げは酸化されにくく，長期間安定した品質を保つことができる。

苦味ペプチド ［bitter peptide］ タンパク質の加水分解により生成するペプチドのうち苦味を呈するもの。特に疎水性アミノ酸を含むペプチドは強い苦味をもつ。

クミン ［cumin］ セリ科の一年生草本（*Cuminum cyminum*）で，種子を香辛料とする。独特の強い芳香は精油成分のクミンアルデヒドに由来する。クミンはカレー粉の香味を特徴づける重要な香辛料である。クミンの精油はリキュールの香り付けにも用いられる。

クモノスカビ ［*Rhizopus*］ カビの一種。麹菌のように利用されるが，分類学的には遠縁で，ケカビの方が近い。名前の由来は生育した時，気中菌糸がクモの巣のように見えることによる。麹菌に比べるとクモノスカビはアミラーゼやプロテアーゼなど酵素活性が低いが，それでも幅広く使用されるのは，熱帯・亜熱帯地方ではカビ毒を産生する麹菌が少なくないためと思われる。クモノスカビを用いる代表的な発酵食品にテンペ（インドネシア）がある。東南アジアの酒づくりにもよく用いられる。

クモ膜下出血 ［subarachnoid hemorrhage, SAH；subarachnoidal bleeding］ 脳血管病変の破綻により，クモ膜下腔に出血が起こり，脳脊髄液に血液が混入した病態。脳卒中の約10％を占め，年齢は40～60歳台にピークがあり，女性が男性の約2倍をみとめる。原因疾患は脳動脈瘤の破裂が最も多く，重症頭部外傷，脳動静脈奇形の破裂や高血圧性脳内出血等の血管障害，脳腫瘍等多くの疾患で発生をみる。突然の激しい頭痛，嘔吐，意識障害等で発症，項部硬直等髄膜刺激症状を示す。CTスキャン，髄液検査での診断が重要な手掛かりとなる。遺伝的因子（家族内発生），喫煙，高血圧等が危険因子として挙げられている。

曇り点 ［cloud point］ 冷却に伴って透明な油脂が曇り始め，パラフィンその他の固体が析出，

分離し始める温度。曇点(どんてん)ともいう。

クラウディーフレーバー　[cloudy flavor]　乳化香料の一種。飲料に安定に香料を分散・混濁させるために開発されたもので，O/W型エマルションのものが一般的である。香料，比重安定剤，安定剤，SAIB（スクロースの脂肪酸エステル），水などから構成され，内部相の香料が外部相のSAIBで包まれた形の1μm程度の粒子に調整されている。香気が揮発し難いためにおい立ちは悪く，主に口，中咽頭，鼻腔経由で香りを感じることになる。

くらしたロース　＝かたロース

グラシン紙　[glassine paper]　パラフィン紙のこと。パラフィンに浸漬して作った紙。耐油性に優れているので油製品の油分の外部漏出を抑える機能をもつ包装材として多く用いられる。

クラスⅠ抗原　[class Ⅰ antigen]　＝クラスⅠ分子

クラスⅠ分子　[class Ⅰ antigen；class Ⅰ molecule]　MHC（主要組織適合遺伝子複合体）のクラスⅠ領域の遺伝子にコードされたα鎖と，$β_2$ミクログロブリンから成る会合体。血清学的解析が先行したことから，クラスⅠ抗原ともよばれる。一部の軟骨魚を除く脊椎動物の有核細胞及び血小板に発現されている。クラスⅠ分子は，その先端部の溝に細胞内タンパク質の断片ペプチド（アミノ酸8〜9個）を結合して細胞表面に提示する。αβ型T細胞受容体をもつ$CD8^+$キラーT細胞は，クラスⅠ分子が自己に，またペプチドがウイルス等の非自己に由来する場合に，両者を認識して細胞を傷害する。この仕組みはウイルス感染細胞や腫瘍細胞の排除に重要である。→クラスⅡ分子

クラスカル・ウォリス検定　[Kruskall-Wallis test]　対応のない3群以上の間で，量的変数（連続量，順序尺度）の分布の中心位置の差を比較するために用いるノンパラメトリックな検定方法の一つ。ウィルコクスンの検定の3群以上の場合に相当する。→ウィルコクスンの検定

クラススイッチ　[class switch]　免疫グロブリンは，そのH鎖定常領域C_Hの構造の違いから5クラス（IgM，IgD，IgG，IgE，IgA）に分けられ，またこのC_H領域が補体の固定やFc受容体との結合性などの各クラスに特有な生理活性を担っている。B細胞の分化過程で初めに発現される抗体はIgMであるが，免疫反応が進行するとともに，抗原特異性は保たれたまま，抗体のクラスは変化する現象をいう。その分子的基盤は，抗体のクラスを規定するH鎖定常領域の遺伝子群（$μ-δ-γ-ε-α$の順に配列）における遺伝子組換えにある。

クラスター分析　[cluster analysis]　多数の個体や変数の中から類似したもの同士をまとめて，いくつかのサブグループ（クラスター）に分類する分析手法の総称。類似の程度を表す指標として，ユークリッド平方距離等が用いられる。

クラスⅡ抗原　[class Ⅱ antigen]　＝クラスⅡ分子

クラスⅡ分子　[class Ⅱ antigen；class Ⅱ molecule]　MHCのクラスⅡ領域の遺伝子にコードされた免疫グロブリンスーパーファミリーに属するタンパク質で，α鎖とβ鎖から成る。血清学的解析が先行したことから，クラスⅡ抗原ともよばれる。単球，マクロファージ，樹状細胞，B細胞，その他の限られた細胞の細胞膜上に発現されており，これらの細胞が処理した異物抗原のペプチド断片を結合して，MHCクラスⅡ分子拘束性をもつT細胞（ヘルパーT細胞）に提示する働きがある。→クラスⅠ分子

クラスリン　[clathrin]　細胞内の小顆粒である被覆小胞の表面を構成する主要な線維状のタンパク質。クラトリンともいう。分子量約180,000。3分子のクラスリンが3分子の小ペプチドと結合してトリスケリオンとよばれる三本足構造を形成する。トリスケリオンはバスケット状構造を形成し小胞を包み込む。被覆小胞は，外環境からタンパク質などさまざまな物質を細胞内に取込むエンドサイトーシス等，膜成分の細胞内移動に重要な役割を果たしている。また，細胞膜運動に重要なアクチン等の細胞骨格系との関係が深い。

グラタン　[gratin(仏)]　鍋底の焦げを意味する言葉。バターを塗ったグラタン用皿に材料を入れて，ソースをかけるか，和えるかして入れ，上にチーズかパン粉を振り，さらに溶かしバターをかけ上火の効いたオーブンで表面を焦がすように焼きつけた料理。

クラッカー　[cracker]　イギリス発祥の軽くてサクサクした塩味菓子。擬音語（パリッ，パン）からの派生語。小麦粉を主原料とした甘味をつけない薄い，堅焼きビスケット。膨化は主としてイースト発酵法による。重曹を併用するソーダクラッカー，チーズクラッカーがある。

クラトリン　[clathrin]　＝クラスリン

グラニュー糖　[granulated sugar]　精製したスクロース液を濃縮して結晶化した糖度99.8度以上，粒径0.25〜0.55 mmの砂糖。水に溶けやすく，不純物を含まないので，嗜好飲料のためのテーブルシュガー，清涼飲料，ミカン缶詰，キャンディーに用いる。

グラハム粉　[Graham flour]　＝全粒小麦粉

グラハムパン　[graham bread]　小麦粒の外皮や胚芽を除かずに全粒のまま製粉したグラハム粉を用いて作ったパン。膨らみが小さく，どっしりとした重いパンで，グラハム粉由来のミネラル，食物繊維，ビタミン等を多く含む。

グラミシジン　[gramicidin]　細菌 *Bacillus brevis* が産生するポリペプチド系抗生物質。グラム

陽性菌に陽性。二量体で1価陽イオンを通過させる特異的なチャネルを形成する。酸化的リン酸化の脱共役剤として作用する。

グラム陰性菌 [Gram-negative bacterium]
グラム染色した時に青く染まらない細菌。サフラニン等で対比染色して顕微鏡観察することが多いので赤色に染まった形で観察される。例えば、大腸菌など腸内細菌科の細菌をはじめとする大部分の桿菌。

グラム染色 [Gram stain] Gram C（オランダ）により考案された細菌染色法。クリスタルバイオレットなどの青色色素とヨード液を用いて細菌を染色し、顕微鏡下で観察する。青く染まる菌をグラム陽性菌といい、染まらない菌をグラム陰性菌という。細菌の分類や鑑別に有用なため多用される。

グラム陽性菌 [Gram-positive bacterium]
グラム染色した時に青く染まる細菌。例えば、ブドウ球菌など球菌の大部分。桿菌ではバチルス属菌やクロストリジウム属菌が挙げられる。

クララ細胞 [Clara cell] 肺の終末細気管支の粘膜上皮にある細胞。線毛のない円柱状の細胞で、線毛上皮よりも背が高い。ラットやマウスでは気管まで広範囲にみとめられる。細胞質には滑面小胞体がよく発達し、脂質性の分泌物を作る。

クランプシール缶 [clamp seal can] 液漏れしない18L缶や大型円筒缶の一種。天板の中央部分に内容物を詰めるための比較的大きな円形開口部が切り取られている。この天板開口部の周縁は金属ワイヤーで補強され、開口部をふさぐ金属ぶたの周縁にはシーリングコンパウンドが塗布されている。このふたを開口部にかぶせ、クリンパーとよばれる締め具を用いて密封する。

クランベリー [cranberry] ツツジ科スノキ属のつる性低木。北米の湿地帯を原産地とする。春に薄い桃色の花が咲き、夏に直径1～1.5cmの赤い実がなる。果実は酸味が強く、料理、ジャムやジュース等に利用される。米国では広く栽培されており、古くから感謝祭やクリスマス料理の必需品である。健康食品としても注目視されている。

グリア細胞 [glia cell；glial cell] 神経線維の間を埋める膠質で、アストログリア（星状膠細胞）、オリゴデンドログリア（稀突起膠細胞）、ミクログリア（小膠細胞）、上衣細胞から成る支持組織。神経膠細胞、神経グリアともいう。興奮伝導速度の上昇（軸索周囲をミエリンで囲む）、化学伝達物質の漏出防止（シナプス周囲）、イオンの取込み・分解・濃度の調節、血液・ニューロン間の物質交換等に関与する。中枢神経では、グリア細胞は神経細胞（ニューロン）の数倍以上の数に達する。

グリアジン [gliadin] プロラミンタンパク質の一種で、小麦等に多く含まれる。グルテンの主成分。→グルテン腸症

グリアジン制限食 [gliadin-restricted diet] セリアック症候群では、小腸粘膜でムギに含まれるグリアジンを消化できないため、タンパク質のグルタミン結合分画を排除した食事とする。コムギ、ライムギ、エンバク、オオムギとこれらの含有食品を禁忌とし、ほかのタンパク質とビタミン、ミネラルが欠乏しないようにする。

クリアランス [clearance] 通常は腎臓において血液中の老廃物等を尿中へ排出する機能値を指す。浄化値あるいは清掃値とも訳される。一定時間内に排泄されたある物質（X）の総量を含んでいる血漿量で示す。Xの尿中濃度をU_x、血漿中のXの濃度をP_x、1分間当たりの尿量をVmLとすると、Xのクリアランス（C_x）は、$C_x = U_x \times (V/P_x)$で示される。単位はmL/分となる。この値が大きい場合、物質Xは血漿が腎臓を通過する間に比較的能率良く排泄することを意味する。イヌリンのような腎尿細管で再吸収や分泌が全くない物質のクリアランスは1分間当たりの糸球体濾過値と等しい。尿細管で完全に再吸収を受けるL-アミノ酸などではクリアランスはほとんどゼロである。部分的に再吸収を受ける物質ではゼロと糸球体濾値の中間の値を示す。これに対し、尿細管で分泌される物質のクリアランスは糸球体濾過値より大きくなる。→糸球体濾〔過〕過値

クリープ曲線 [creep curve；creep] 物体に一定の外力を与えた時、その物体の変形の時間変化を示す曲線。一般に、瞬間弾性領域、遅延弾性領域、ニュートン粘性領域の三つの主要領域から成る。4要素または6要素モデルによって解析される。

クリーム [cream] 粘度が大きい液体状のものの総称。また、牛乳から脂肪分の多い部分を分離したものをクリームともいう。

クリームセパレーター [cream separator]
遠心力を用いて牛乳クリームと脱脂乳を連続的に分離する装置。ボウル、ボウル駆動機構、クリームの脂肪調節用バルブ等から構成されている。開放型、半開放密閉型がある。開放型は泡が生じやすいため現在あまり用いられていない。密閉型は製品が空気と接触せず、泡立ちが抑えられる。牛乳は供給管からボウル内に送られ、遠心力を受ける。比重の小さいクリームはボウル内側に、比重の大きい脱脂乳は外側に集まる。分離温度は30～40℃で、低温では分離能力が低下する。脂肪濃度はバルブで調整する。

クリームソーダ [cream soda] バニラ風味でシロップや果汁等を加えた炭酸飲料。本来は日本のクリームソーダのようにアイスクリームは乗っていない。加える材料によりメロンクリームソーダ、ストロベリークリームソーダなどのよび名がある。

クリームダウン [cream down] 紅茶が冷えたときに、白く濁る現象。紅茶は緩慢に冷やすと、タンニンとカフェインが結合し不溶性の沈殿物が生成する。カフェイン含量、タンニン含量の高い良質

な紅茶ほど生成しやすい。急冷すると，結合を防止できる。

クリームチーズ　[cream cheese]　高脂肪(25～50％)生クリームまたはクリームと牛乳の混合物から製造した非熟成の軟質チーズ。アメリカ原産。多くは酸凝固であることから酸味が感じられる。組織は滑らかなペースト状である。チーズケーキの材料として汎用される。

クリームパウダー　[cream powder]　生乳，牛乳または特別牛乳の乳脂肪分以外の成分を除去したものからほとんどすべての水分を除去し，粉末状にしたものと，乳等省令で定義されている。成分規格は，乳固形分95.0％以上（うち乳脂肪分50.0％以上），水分5.0％以下，細菌数50,000以下，大腸菌群陰性と定められている。粉末クリームともいう。主にコーヒー用として供されている。

グリーンチーズ　[green cheese]　＝生チーズ

グリーンベーコン　[green bacon]　ベーコンとは豚肉を整形し，塩漬及びくん煙したものと日本農林規格（JAS）では定義されているが，ベーコンの原料でくん煙前のものをグリーンベーコンとよび取引している場合がある。

グリーンミート　[green meat]　→緑変現象

クリーンルームテクノロジー　[cleanroom-technology]　密閉すると同時に給排気をHEPAフィルターなどで濾過し，塵埃や微生物などの混入や排出を防いだ部屋（クリーンルーム）で行う作業や技術のこと。食品の無菌包装などに利用されている。

グリオキシル酸回路　[glyoxylate cycle；glyoxylic acid cycle]　発芽過程の植物脂肪性種子に出現するグリオキシソームとよばれる小器官に存在する代謝回路の一つ。グリオキシソームにはグリオキシル酸回路や β酸化系の酵素系が存在し，発芽時にはこれら二つの酵素系活性が高まる。植物と一部の微生物では，クエン酸回路以外に，グリオキシル酸回路をもっている。

クリオグロブリン　[cryoglobulins]　異常なグロブリンタンパク質で，37℃以下では白濁沈殿し不溶性を示し，37℃に戻すと再溶解する性質をもつ。陽性と判定された場合には，感染性単核球症，白血病，リンパ腫，マクログロブリン血症，多発性骨髄腫，関節リウマチ，全身性エリテマトーデスのような病気の可能性が疑われる。

グリカン　[glycan]　分子量が数万から数千万の糖類。多糖ともいう。デンプン，セルロース，ヘミセルロース，キチン等が代表的である。同種の単糖が重合したホモグリカンと異種の単糖が重合したヘテログリカンがある。→多糖［類］

グリケーション　[glycation]　糖化反応ともよばれる。食品の加工または生体内で生じる非酵素的なタンパク質や脂質などへの糖付加のこと。グルコース等の還元糖とタンパク質がメイラード反応により非酵素的に結合すること。この反応の初期段階では，還元糖のカルボニル基とタンパク質のアミノ基がシッフ塩基を形成し，それに引き続きアマドリ化合物が生成される。この物質はさらに複雑な脱水，縮合反応を経て，終末糖化物質（advanced glycation endproduct, AGE）を形成する。→メイラード反応，アミノカルボニル反応

グリコアルカロイド　[glycoalkaloid]　糖と結合しているアルカロイド。ジャガイモに含まれる有毒なアルカロイドはソラニンとよばれ，α−ソラニン，α−チャコニンほか複数のグリコアルカロイドを含む。→ソラニン

グリコーゲン　[glycogen]　D−グルコースを構成糖とする動物にみられる貯蔵多糖。肝臓（5～6％）と筋肉（0.5～1％）に主に存在する。アミロペクチンに類似した構造をもつが，分枝度が高く全体として球状構造をとる。ヨウ素デンプン反応では赤褐色を呈する。

グリコーゲン回復　[glycogen recovery]　運動により消費したグリコーゲンを糖質の摂取により回復すること。運動選手においては，グリコーゲン回復が十分でないまま次の運動を行うと逆効果になる。練習の後に速やかに糖質を摂取することが重要である。

グリコーゲン合成　[glycogenesis]　インスリンの働きによってグリコーゲンシンターゼが活性化されて筋肉と肝臓で起こる。グルコースから生成されるグリコーゲン合成経路には，特別なグルコースヌクレオチド（UDP-グルコース）が関与する。

グリコーゲン合成酵素　[glycogen synthase]　UDP-グルコースとグリコーゲンの末端を α1→4 グリコシド結合させ，糖鎖を伸長する酵素。さらに，1,4-α-グルカン分枝酵素により α1→6結合による分枝を作ってグリコーゲン合成が行われる。調節は，リン酸化（不活性型）と脱リン酸化（活性型）で行われる。

グリコーゲン再補充　[glycogen recovery]　スポーツ選手が，日常の練習などで消費されるグリコーゲンを次の練習までに回復させること。運動によってグリコーゲンを枯渇された後にできるだけ早く，炭水化物の豊富な食事を摂ると，再充填の割合が高まるとされている。

グリコーゲン分解　[glycogenolysis]　グルカゴンやアドレナリンによって細胞内のサイクリックAMPが上昇し，その結果，ホスホリラーゼが活性化されて起こるグリコーゲンの分解。グリコーゲンの分解はグルコース6-ホスファターゼが存在する肝臓ではグルコースを，存在しない筋肉では乳酸を生成する。

グリコーゲンホスホリラーゼ　[glycogen phosphorylase]　グリコーゲンの非還元末端からグル

コース残基の除去反応を触媒する酵素。この反応は無機リン酸による加リン酸分解反応によってグルコース 1-リン酸を生じる。不活性型のホスホリラーゼbと活性型のホスホリラーゼaが存在し，グルカゴンやアドレナリンの作用によりホスホリラーゼbのセリン残基がリン酸化されることによりホスホリラーゼaとなり活性化される。また，この共有結合修飾に加えて，アロステリックな調節を受けており，例えば不活性なホスホリラーゼbにAMPが結合すると活性型に変換される。アロステリック制御を受けている酵素として示された最初の例であり，その活性制御は生理的に重要な意義をもつ。

グリコーゲンホスホリラーゼキナーゼ
[glycogen phosphorylase kinase] =ホスホリラーゼキナーゼ

グリコーゲンローディング [carbohydrate loading] カーボローディングともいう。スポーツ選手が，運動中の筋グリコーゲンの枯渇による疲労を防ぐために，計画的な糖質摂取の増減をつうじて筋グリコーゲンの貯蔵量を増加させること。試合の3～4日前にエネルギー摂取の60～70%を糖質として摂取することで筋内のグリコーゲン量を通常よりも増加させることができるとされている。

グリコールアルデヒドトランスフェラーゼ
[glycolaldehyde transferase] =トランスケトラーゼ

グリコール酸 [glycolic acid] =ヒドロキシ酢酸

グリココール酸 [glycocholic acid] 胆汁酸であるコール酸とグリシンが酸アミド結合した抱合胆汁酸の一つ。タウリンとの抱合体をタウロコール酸という。肝臓でコレステロールより生成したコール酸はCoA誘導体となりグリシンと抱合され，胆汁中に分泌される。腸管では腸内細菌の作用で一部脱抱合される。ヒトの胆汁中では胆汁酸の2/3はグリシン抱合で1/3はタウリン抱合である。

グリコサミノグリカン [glycosaminoglycan] 動物が分泌する粘性の多糖。ムコ多糖ともいう。アミノ糖とウロン酸から成る二糖が繰返し結合した構造をもつ酸性多糖で，ヒアルロン酸，コンドロイチン等がある。また硫酸化されたコンドロイチン硫酸，ヘパリン等がある。多くのグリコサミノグリカンはタンパク質と結合してプロテオグリカンを形成する。

グリコサン [glycosan] 糖の分子内でヘミアセタール性ヒドロキシ基とほかのヒドロキシ基の間で脱水縮合して新たに複素環を形成したもの。

グリコシダーゼ [glycosidase] グリコシド結合を加水分解する多種類の酵素の総称。通常は，多糖を加水分解する酵素はグリコシダーゼには含めず，オリゴ糖の糖残基間結合や，配糖体のアグリコン結合を加水分解するものを指す。この酵素群の中で主なものとして，α-グリコシダーゼ（マルターゼ），β-グリコシダーゼ，β-フルクトシダーゼ（スクラーゼ），α-ガラクトシダーゼ，β-ガラクトシダーゼ（ラクターゼ），β-グルクロニダーゼ等が知られている。

グリコシド [glycoside] =配糖体

グリコシド化 [glycosidation] 一方の糖のヒドロキシ基がほかの糖のアノマー炭素と反応してグリコシド結合を形成する変化。単糖類や単糖類と単糖類がグリコシド結合したものを糖質という。その他に単糖類または少糖類のグリコシド性ヒドロキシ基と糖以外のアルコールやフェノール類のヒドロキシ基と結合し配糖体を作ることもいう。グリコシル基が直接結合している原子により O-，N-，S-，C-グリコシドともよばれる。

グリコシド基 [glycoside group] 糖のヘミアセタールヒドロキシ基の水素原子を一つ取って得られる一価の基。糖の名称にしたがって，グルコシド基，フルクトシド基，ガラクトシド基等とよぶ。また，ピラノース形，フラノース形は各ピラノシド基，フラノシド基とよんで区別をする。

グリコシド結合 [glycosidic bond；glycoside linkage] グルコース等のホルミル基（アルデヒド基）とアルコールあるいはフェノールのヒドロキシ基との間で生じたエーテル様結合。糖とイソフラボン（ポリフェノール）もグリコシド結合して，配糖体を形成する。

グリコシルアミン [glycosylamine] グリコシド性のヒドロキシ基がアミノ基で置換された単糖やその誘導体。食品の非酵素的褐変反応の開始時にグリコシルアミンが生じ，これがアマドリ転位を経て褐色色素が生成する。

グリコシル化 [glycosylation] =糖鎖形成

グリコシル基転移酵素 [glycosyltransferase] グリコシル基（G）を含む供与体（G-R）から，受容体（A）にグリコシル基を転移してG-Aを生成する反応を触媒する酵素の総称。単糖の転移を行う酵素がほとんどを占めるが，オリゴ糖の転移を行うものもある。生体内でのオリゴ糖，多糖や複合糖質の生合成において働いている。

グリコスフィンゴ脂質 [glycosphingolipid] 分子内に糖，長鎖脂肪酸，長鎖塩基のスフィンゴシンを含む糖脂質。セレブロシド，スルファチド，ガングリオシド等。細胞膜に存在し細胞の認識機構に関与する。

グリコペプチド [glycopeptide] =糖ペプチド

グリコヘモグロビン [glycated hemoglobin] =グルコヘモグロビン

グリコマクロペプチド [glycomacropeptide, GMP] 乳やホエイに含まれる糖ペプチド。牛乳のκカゼイン由来グリコマクロペプチドは免疫系

への関与やミュータンス菌の生育阻害など抗齲食(ししょく)作用が報告されている。

グリシドール　[glycidol]　$C_3H_6O_2$，分子量74.08。グリシドールは，分子内に反応性の高いエポキシド基とアルコール基の両方を有する C_3 の有機化合物である。常温で無色透明の液体で，わずかに粘性がある。水，エタノール，エーテル，ベンゼンに溶解する。国内では法律により特定化学物質に指定されておりその外界への漏えいに関して管理（PRTR 法）が必要である。国際がん研究機関により，発がん性物質グループ2A（ヒトに対しておそらく発がん性がある）に分類されている。グリシドールは脂肪酸エステルの高温処理や酸処理などにより生成する。一方，グリシドールの反応性が非常に高いため，様々な化学薬品の原料や医薬品中間原料としても使われている。

グリシニン　[glycinin]　大豆タンパク質の40～60％を占める主要成分で，単純タンパク質グロブリンの一種。グロブリンは水に不溶で希薄塩溶液に可溶なタンパク質で加熱すると凝固する性質がある。グリシニンは六量体構造をもち分子量は30～35万であるがサブユニット組成や分子量が異なる複数の分子種が存在する。栄養価，加工特性に優れ大豆タンパク質の示す血中コレステロール低下作用に関与している。

グリシルリチン　[glycyrrhizin]　$C_{42}H_{62}O_{16}$，分子量822.95。甘草（*Glycyrrhiza glabra*）の主甘味成分で，トリテルペンジグルクロニドの一種。アグリコンをグリシルレチン酸という。副腎皮質ホルモン様活性，抗炎症，抗アレルギー，鎮咳作用などが報告されている。

グリシン　[glycine]　$C_2H_5NO_2$，$CH_2(NH_2)$-COOH，分子量75.07，三文字記号 Gly（一文字記号 G）。アミノ酢酸，グリココルともいう。最も単純なアミノ酸で，不斉炭素をもたない。非必須アミノ酸。甘い化合物で食品に甘味やコクを加えるため添加されることもある。生体内ではセリンから生合成される。グリシンはグルタチオン，クレアチン，ポルフィリン，プリン等が生合成される時の素材となっている。グリココール酸の生成など抱合反応にも用いられる。食品添加物として摂取された安息香酸は，肝臓内でグリシンと結合し馬尿酸となり尿中に排泄され解毒される。

グリシン尿症　[glycinuria]　尿細管上皮細胞の管腔側にあるイミノ酸転送系の常染色体性優性の遺伝子異常によりグリシン，プロリン及びヒドロキシプロリンの再吸収が障害されてこれらのイミノ酸が尿中に現れる疾患。特段の治療を必要としない。

グリシン脳症　[glycine encephalopathy]　血中のグリシンが増量する先天性代謝異常症。グリシン開裂酵素系の障害により髄液中のグリシンも著明に増量して痙攣，知能障害などの症状を呈する。

グリシンベタイン　[glycine betaine]　C_5H_{11}-NO_2，分子量117.15。トリメチルグリシンのこと。動植物に広く分布し軟体動物に多く含まれるアミノ酸の一種。イカ，タコ等のうま味成分。哺乳類ではコリンから生成され，グリシンで代謝される。生体内でメチル基供与体としてホモシステインからメチオニンへの再メチル化に関与する。

クリスタ　[crista（*pl.* cristae）]　ミトコンドリア内膜がマトリックス側に入り込んだひだ状の膜構造。内膜の延長であるから，電子伝達体と ATP 合成酵素を含んでおり，酸化的リン酸化を行う。そのため H^+ に不透過性であり，ヌクレオチド，アミノ酸，有機酸など親水性物質が透過するのはそれぞれに特異的な各種の輸送体による。

クリスタ内腔　[intra cristal space]　ミトコンドリアの内糸粒体膜の一部分がひだ状または盲端管状に伸び出したものがクリスタで，内腔に電子伝達系，酸化的リン酸化系，クエン酸回路の酵素群が存在する。

クリスタルチェリー　[crystal cherry]　種を除いたサクランボを砂糖液で煮詰めて砂糖を浸透させた後，さらに濃い砂糖シロップをかけ，サクランボの表面に糖分の結晶を析出させたもの。丸粒や刻んだ状態でケーキなどの製菓材料に用いる。

グリセミックインデックス　[glycemic index, GI]　食品摂取後の血糖上昇の程度を示した指標。1981年カナダの Jenkins らによって提唱され，国際的に標準化された。一定の糖質量を含む食品を摂取しても，食品毎に摂取後の血糖上昇の度合いが異なることから考えられた概念である。GI は同一の被験者において，一定量の糖質を含む基準食の摂取120分後までの血糖測定値から求めた血糖上昇曲線下面積（incremental area under the blood glucose response curve, IAUC）を100とし，基準食と同量の糖質を含む試験食を摂取した場合の IAUC の相対値として示したものである。GI＝試験食の IAUC ÷ 基準食の IAUC × 100 として算出される。基準食は，当初50ｇのグルコースであったが，その後，海外では白パン，日本では日本 GI 研究会が Sugiyama らの方法にしたがって定めたプロトコールにより，特定の包装米飯147ｇ（糖質量50ｇ）を用いる。GI の低い食事は食後血糖の上昇がゆるやかであり，インスリンの過剰分泌を抑制する。

グリセリド　[glyceride]　脂肪酸がグリセリンとエステル結合している物質。最も多い脂肪の構造はグリセロール1分子に脂肪酸が3分子結合したトリアシルグリセロール。三つの脂肪酸の種類は異なっていることが多い。グリセリンに脂肪酸が1分子結合したものはモノアシルグリセロール，2分子結合したものはジアシルグリセロールという。日本人が摂取する平均的な脂質の92～96％はトリアシル

グリセロールである。トリアシルグリセロールは小腸で胆汁酸と膵リパーゼの作用を受けて遊離脂肪酸とモノアシルグリセロールに消化される。一方，食品添加物としては，長鎖モノアシルグリセロールが乳化剤として用いられる。これは界面活性作用が強いためである。

グリセリルエーテル [glyceryl ether] 微量成分であるが深海性のサメの肝油に多く含まれる。水に不溶，エーテル，アセトンに可溶で乳化剤として有用。

グリセリン [glycerin] ＝グリセロール

グリセリン酸 [glyceric acid] $C_3H_6O_4$，分子量106.08。D型は水溶液中で右旋性を示すがその金属塩は左旋性である。肝臓のフルクトース代謝の中間体で，グリセリン酸キナーゼにより2-ホスホグリセリン酸になり，解糖系に入り代謝される。→グリセルアルデヒド

CH_2OH
$CHOH$
$COOH$

グリセリン 1,3-ジアセタート [glycerol 1,3-diacetate] $C_7H_{12}O_5$ 分子量176.17。グリセリンに2分子の酢酸がエステル結合したジアシルグリセロール。ジアセチンともいう。プラスチック柔軟剤として用いられる。

CH_2OCOCH_3
$CHOH$
CH_2OCOCH_3

グリセリン脂肪酸エステル [glycerin fatty acid ester] ＝グリセリド

グリセルアルデヒド [glyceraldehyde] $C_3H_6O_3$，分子量90.08。グリセリンの第一アルコールのうち一つがホルミル基となった糖。糖の構造を表示する基本であり，D型，L型，DL型がある。還元されるとグリセリンになり酸化されるとグリセリン酸になる。環状構造をとらず変旋光を示さないが，光学的には活性。リン酸エステルは糖代謝の重要な中間体である。

CHO　　　　　CHO
H-C-OH　　HO-C-H
CH_2OH　　CH_2OH
D型　　　　　L型

グリセルアルデヒド 3-リン酸 [glyceraldehyde 3-phosphate] $C_3H_7O_6P$，分子量170.06。①解糖系とペントースリン酸回路の重要な高エネルギー中間体。解糖系で生成されたフルクトース1,6-二リン酸はアルドラーゼの作用によりアルデヒドであるグリセルアルデヒド3-リン酸とケトースであるジヒドロキシアセトンリン酸の2種類のトリオースリン酸になる。次にジヒドロキシアセトンリン酸はトリオースリン酸イソメラーゼによってグリセルアルデヒド3-リン酸になる。グリセルアルデヒド3-リン酸はペントースリン酸回路のトランスケトラーゼによっても生成される。②グリセルアルデヒド3-リン酸はグリセルアルデヒドリン酸デヒドロゲナーゼとホスホグリセリン酸キナーゼによって速やかにNADHとATPを生成する。

CHO
HCOH
$CH_2O-PO_3H_2$

グリセロール [glycerol] $C_3H_8O_3$，分子量92.10。1,2,3-トリヒドロキシプロパン。グリセリン，プロパントリオールともいう。三価アルコールの一つで保湿剤，化粧品，医薬品と広く用いられる。生体内ではアシルグリセロール，糖脂質，リン脂質の構成成分。三つの脂肪酸とのエステルであるトリアシルグリセロールとして動植物油脂中に広く存在する。グリセロールは体内の貯蔵脂肪がリパーゼにより加水分解されて生じ，さらに肝臓で代謝され解糖系に入る。

CH_2OH
$HCOH$
CH_2OH

グリセロールキナーゼ [glycerol kinase] 主に脂肪組織でトリアシルグリセロールがリパーゼによって加水分解されて生じるグリセロールをリン酸化してグリセロール3-リン酸に変換する酵素。肝臓や腎臓に存在する。この酵素はATPを必要とする。グリセロール＋ATP─→グリセロール3-リン酸＋ADP。また，トリアシルグリセロールなどの中性脂肪の測定に用いられる。

グリセロール 3-リン酸 [glycerol 3-phosphate] $C_3H_9O_6P$，分子量172.08。L-グリセロール3-リン酸，D-グリセロール1-リン酸ともよばれる。リン脂質とトリアシルグリセロールの骨格となり，グリセロールリン酸シャトル(解糖系など細胞質で生成されたNADHの電子がミトコンドリア内に転送される経路)の重要な輸送物質。肝臓と腎臓の細胞だけに存在するグリセロールキナーゼによって生成され，グリセロール3-リン酸デヒドロゲナーゼの作用とNAD$^+$の酸化によってNADHとジヒドロキシアセトンリン酸になる。2回アシル化を受けてホスファチジン酸となった後，リン脂質とトリアシルグリセロールに変わる。高炭水化物食により増加し，絶食や糖尿病の進行とともに減少する。

CH_2OH
H-C-OH
$CH_2-PO_3H_2$

グリセロ脂質 [glycerolipid] グリセリンを含む脂質の総称。グリセリンの代わりにスフィンゴシン塩基を骨格としてもつスフィンゴ脂質と大別して用いられる。

グリセロ糖脂質 [glycoglycerolipid] 糖を含む脂質である糖脂質はグリセロ糖脂質とスフィンゴ糖脂質に分かれる。グリセロ糖脂質はジアシルグリセロール，アルキルアシルグリセロール等に糖がグリコシド結合した糖脂質。糖鎖は単糖，多糖，硫酸基を含む糖などから成る。精巣，細菌，植物等に分布している。

グリセロリン酸カルシウム [calcium glycerophosphate] 食品添加物のカルシウムの補給剤。調製粉乳などに添加される。わずかな苦味のある無臭の白色の粉末で水に溶けやすい。

グリセロリン脂質 [glycerophospholipid]

sn-グリセロール3-リン酸（グリセロリン酸）を骨格としてもつリン脂質の総称。天然のリン脂質の多くは1,2-ジアシルグリセロリン脂質である。ホスファチジルコリン（レシチン），ホスファチジルエタノールアミン，ホスファチジルセリン，ホスファチジルイノシトール等がある。前二者は生体膜の構成成分として重要。ほかに，1-アルキル2-アセチルグリセロリン脂質である血小板活性化因子（PAF）があり，炎症反応のメディエーターとして重要である。→リン脂質

クリセン　[chrysene]　$C_{18}H_{12}$，分子量228.28。1,2-ベンゾフェナントレンともいう。無色板状結晶。紫外線下で青色蛍光を示す。コールタール中に含まれ，発がん性，変異原性がある。環境汚染指標物質の一つ。

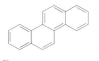

クリタケ　[brick top；*Naematoloma sublateritium*]　モエギタケ科の食用きのこ。秋に広葉樹の切り株や倒木上に群生する。傘は3〜8 cmくらいで，表面は赤褐色をしている。毒きのこのニガクリタケに似ているので注意が必要。一部栽培も行われている。

クリティカルパス　[critical path]　＝アローダイアグラム

クリニカルパス　[clinical path]　入院診療におけるスケジュール表。入院日から退院日までの日付が横軸に記載され，安静度，排泄，食事，検査，治療，病状説明・指導などが縦軸に設定される。多職種から構成される医療者と患者やその家族が，診療の全体像を把握し，相互に情報交換することを可能にする。医療の質の向上，診療の標準化に資するものである。

グリホサート　[glyphosate]　＝グリホセート

グリホセート　[glyphosate]　非選択性のアミノ酸系除草剤。ラウンドアップともいう。植物や細菌において芳香族アミノ酸生合成のための重要な酵素である5-エノールピルビルシキミ酸3-リン酸合成酵素（EPSPS）の基質であるホスホエノールピルビン酸の構造類縁体。そのためEPSPSに対して酸と競合的に作用することで5-エノールピルビルシキミ酸3-リン酸の生成を阻害する。その結果，芳香族アミノ酸やポリフェノール類の枯渇が起こり，植物は枯れる。標的酵素であるEPSPSをもたず，アミノ酸を食物として摂取する動物に対しては毒性が低く，安全性が高い。遺伝子組換え作物を除草剤耐性作物と組合わせた除草剤として用いられる。→除草剤耐性作物，遺伝子組換え作物

クリプト　[crypt]　＝陰窩〔か〕

クリプトキサンチン　[cryptoxanthin]　$C_{40}H_{56}O$，分子量552.88。ヒドロキシβ-カロテンともいう。黄色トウモロコシ，ホオズキ属のケエプグウスベリの種子等の食品に含まれる黄色のカロテノイド。カロテンの水酸化物で，体内でビタミンAの供給源になる。

クリプトスポリジウム　[*Cryptosporidium*]　哺乳類の腸管に感染し，下痢や激しい腹痛などを引き起こす寄生性の原虫。そのオーシスト（原虫の生活環におけるステージの一つ）は塩素消毒耐性が強いため水道水を原因とした大規模集団感染事例が米国や日本で起こっている。

クリヤー粉　[clear flour]　コムギの製粉時，ロールで粉砕していく際にピュリファイヤー（粉砕したコムギの胚乳部を振動と風力で純化する機械）を通過しないで粉になったもの。小麦粉としては低品質である。普通はファーストとセカンドの2種に分けられる。

グリル　[grill]　肉などを焼く網や鉄板を指す場合と，これらを用いて肉や魚を焼く調理法を指す場合，さらにはこのような方法で作られた料理を指す場合もある。直火焼きなので表面温度は高温になる。中心部にも熱が加わるよう厚さや大きさを調節し調理する。

グルイェールチーズ　[Gruyere cheese]　牛乳を原料とし，熟成期間6か月〜1年の硬質チーズ。直径約70 cm，40 kg。スイスのフリブール地方のグルイェール村で作られたのが最初。エメンタールに比べ甘味，酸味，ナッツ様風味が強く，チーズフォンデュに使われる。

グルカゴノーマ　[glucagonoma]　膵臓でグルカゴンを産生・分泌するランゲルハンス島A細胞が腫瘍化したもの。グルカゴン産生腫瘍ともいう。ほとんどが膵原発性であり，消化管でのグルカゴン産生細胞（L細胞）に由来するエンテログルカゴノーマは極めてまれである。診断は耐糖能異常や特徴的な症状（グルカゴノーマ症候群）とともに，血中グルカゴンの上昇と腫瘍の存在を認めることである。

グルカゴノーマ症候群　[glucagonoma syndrome]　グルカゴノーマ（グルカゴン産生腫瘍）の多くは悪性であり，グルカゴン分泌の程度や進展状況により，さまざまな臨床症状を呈するようになる。多くはグルコース不耐性に関連した症状で，軽度の糖尿病のほか，舌炎，口内炎，眼瞼炎，会陰部や下肢を中心に出現する移動性の壊死性皮膚炎，低アミノ酸血症，貧血，体重減少等が認められる。

グルカゴン　[glucagon]　膵臓のランゲルハンス島A細胞で合成，分泌されるホルモン。一部は消化管上部に存在するA細胞でも合成される。29個のアミノ酸から成る単鎖のポリペプチドで，分子量は3,483。主な作用は血糖を上昇させることであり，その機序は主として肝グリコーゲンを分解し，血中にグルコースを放出することによる。最も生理

的な分泌刺激は血糖の低下であるが，アルギニンなどアミノ酸によっても分泌は刺激される。

グルカゴン産生腫瘍 [glucagonoma]　＝グルカゴノーマ

グルカゴン様ペプチド [glucagon-like peptide, GLP]　膵ホルモンのグルカゴンと同じ前駆体から，プロセッシングの違いにより合成されるペプチド。なかでも GLP-1（7-36アミド）は小腸下部のL細胞から炭水化物や脂肪が消化吸収される際に分泌され，膵β細胞に作用してインスリン分泌を促進する。GLP-1は腸管由来のインクレチンの一員で，糖尿病治療薬として臨床応用されている。膵β細胞のアポトーシスを抑制する作用も動物で確認されている。また，GLP-1は膵外作用として胃排泄抑制作用，食欲抑制作用等の血糖低下に働く作用も有する。

グルカナーゼ [glucanase]　グルコースで構成される多糖類（デンプン，グリコーゲン，セルロース等）のグルカンを加水分解し，グルコオリゴ糖またはグルコースを生成する酵素の総称。アミラーゼ等。

グルカン [glucan]　D-グルコースを構成糖とする多糖の総称。グルコース残基のアノマー炭素原子の立体配置の違いによりα-グルカンとβ-グルカンに分けられる。α-グルカンの代表的なものはデンプンやグリコーゲンで，α1→4結合の直鎖をもち，分枝鎖はα1→6結合である。β-グルカンの代表的なものはセルロースで，β1→4結合の直鎖から成る。→D-グルコース

1,4-α-D-グルカングルカノヒドラーゼ [1,4-α-D-glucanglucanohydrase]　→アミラーゼ

グルカン 1,4-α-グルコシダーゼ [glucan 1,4-α-glucosidase]　＝グルコアミラーゼ

α-1,4-グルカン分枝酵素 [α-1,4-glucan branching enzyme]　＝分枝酵素

クルクミン [curcumin]　$C_{21}H_{20}O_6$，分子量368.39。カレー粉に欠かせない，ショウガ科香辛料ターメリック（和名ウコン）の根茎に含まれる黄色色素。ジケントンの一つ。強い抗酸化性を有し，老化防止，殺菌・抗菌作用，LDLコレステロールの酸化を予防して動脈硬化を防ぐ作用，さらには発がん抑制作用をもつ。

HO-（CH₃O置換ベンゼン環）-CH=CHCOCH₂COCH=CH-（OCH₃置換ベンゼン環）-OH

クルクリン [curculin]　タンパク質性甘味物質及び味覚修飾物質で，アミノ酸残基114からなるポリペプチドの二量体（分子量24,000）である。マレーシアなどのゴムの木の下に自生するキンバイザサ科の植物クルクリゴ（*Curculigo latifolia*）の実から，食塩水または酸性水溶液で抽出・精製される。クルクリンを口に含むと甘味を感じるが，しばらくすると唾液中のカルシウムやマグネシウムイオンによって甘味は消失する。しかし，水や酸を口に含むと再び甘味を感じるようになる。同じような作用を有するタンパク質性の味覚修飾物質として，酸味を甘味に変えるミラクリン（ミラクルフルーツから単離）が知られている。アメリカ食品医薬品局や欧州連合では食品添加物として認可されなかったが，日本では1996年に厚生省の認可を受けた。

グルクロニダーゼ [glucuronidase]　グルクロン酸の配糖体に作用してそのグルクロニド結合を加水分解する酵素の総称。腸内から発がん物質や内分泌攪乱化学物質（環境ホルモン）等有害成分の排出を妨害し，がんを誘発する。

グルクロニド [glucuronide]　D-グルクロン酸がグリコシド結合した化合物の総称。グルコシドウロン酸ともいう。天然に存在する化合物はすべてβ-グリコシド結合である。D-グルクロン酸が結合するものにはアルコール，フェノール，アミンあるいは芳香族カルボン酸があり，結合の様式はエーテルあるいはエステル結合である。D-グルクロン酸は生体内である種の化合物や生体異物と結合し，尿中への排泄を促進する。この反応はグルクロン酸抱合とよばれ，解毒作用の一種である。グルクロン酸の供与体はUDP-グルクロン酸で，主としてUDPグルクロノシルトランスフェラーゼにより行われる。→グルクロン酸

グルクロン酸 [glucuronic acid]　$C_6H_{10}O_7$，分子量194.14。グルコースの6位炭素のヒドロキシ基がカルボキシ基に酸化されたもので，代表的なウロン酸。生体内ではUDP-グルクロン酸やグルクロン酸抱合体などの結合型で存在する。また，多くの多糖中の構成糖としても存在し，それらは遊離のカルボキシ基のため酸性多糖の性質を示す。→ウロン酸

```
CHO
HCOH
HOCH
HCOH
HCOH
COOH
```
D型

グルクロン酸経路 [glucuronate pathway]　＝ウロン酸回路

グルコアミラーゼ [glucoamylase]　グルカン 1,4-α-グルコシダーゼ，アミログルコシダーゼともよばれる。デンプンの非還元性末端側からグルコース単位でα1→4グルコシド結合だけでなく，α1→6グルコシド結合にも作用してグルコースを生成するエキソ型の酵素である。工業的に使用されているグルコアミラーゼはコウジカビ（*Aspergillus*）やクモノスカビ（*Rhizopus*）から精製されたもので，デンプン粒（生デンプン）にも作用する。

D-グルコース [D-glucose]　$C_6H_{12}O_6$，分子量180.16，記号 Glc。ブドウ糖，デキストロースと

くるこおすあ

もいう。アルドヘキソースの一つで，還元性を有する。デンプンやグリコーゲン等の多糖類やスクロースやマルトース等の二糖類の構成糖として天然に最も広く分布している単糖。生体の最も重要なエネルギー源である。また，糖新生経路によりアミノ酸，グリセロール等からも合成される。

```
   CHO           CH₂OH              CH₂OH
   HCOH         ／  ＼O            ／  ＼O
  HOCH         ／    ＼           ／    ＼
   HCOH      HO       OH       HO        OH
   HCOH        ＼    ／OH         ＼    ／
   CH₂OH        ＼  ／              ＼  ／OH
                 OH                  OH
D-グルコース  α-D-グルコピラノース  β-D-グルコピラノース
```

グルコース-アラニン回路 ［glucose-alanine cycle］　筋肉中のアミノ基をアラニンに変換して肝臓へ，そしてグルコースを肝臓から筋肉に移す仕組み。糖-アラニン回路ともいう。アミノ酸をエネルギーとして利用する筋肉では，アミノ基はアミノ基転移反応によってグルタミン酸として集約される。グルタミン酸のアミノ基は，筋肉の解糖系によって生成されたピルビン酸に転移してアラニンになる。このアラニンを肝臓に運び，糖新生によりグルコースに再生して筋肉に送り返される。また，アラニンのアミノ基（アンモニア）は排泄のために尿素に変換される。糖新生に必要なエネルギーは脂肪酸の酸化によって得られる。

グルコースイソメラーゼ ［glucose isomerase］　グルコースを異性化糖（グルコース＋フルクトース）にする酵素。微生物由来の酵素であり，生成物は砂糖の約90％の甘味度を有する。この酵素を固定化し，バイオリアクター法による異性化糖の工業的生産が行われている。

グルコースオキシダーゼ ［glucose oxidase］　グルコースをグルコノ-δ-ラクトンと過酸化水素にする反応を触媒する酵素。グルコースオキシヒドラーゼともいう。分子内に2分子のフラビンアデニンジヌクレオチド（FAD）と16％の糖を含むフラボ糖タンパク質。カビから作られるグルコースオキシダーゼは，臨床生化学のグルコース定量に用いられる。

グルコースオキシヒドラーゼ ［glucose oxyhydrase］　＝グルコースオキシダーゼ

グルコース・ガラクトース吸収不全 ［glucose-galactose malabsorption］　小腸上皮細胞のナトリウム依存性糖輸送体であるSGLUT1の異常が原因とされ，重度の酸性の水溶性下痢と，それによる著明な脱水症を特徴とする。グルコース及びガラクトースを含まない食事により，症状は劇的に改善する。

グルコース効果 ［glucose effect］　グルコース添加培地で生育した菌において，ほかの炭素源代謝酵素の合成率が低下する現象。グルコース以外の糖及びそれらの異化代謝産物でもグルコース効果がみられる。

グルコース酸化酵素 ［glucose oxidase］　＝グルコースオキシダーゼ

グルコース耐性因子 ［glucose tolerance factor］　酵母に存在し，クロムを含む。インスリンと複合体を形成し糖代謝の働きを助けると考えられている。インスリンの感受性を高めて，筋肉細胞へのグルコースの取込みと，利用を促進する。しかし，いまだ分離に成功せず，その構造は不明である。

グルコース当量 ［dextrose equivalent, DE；glucose equivalent］　グリコーゲン量をグルコース量に換算して表した値。イワガキなど養殖水産物に含まれるグリコーゲン量はグルコース酸化反応による比色定量でグルコースの量から策定される。また，農作物の生産コストを推定する指標である。物質のカロリーが高いほどエネルギーコストが高い前提でグルコースなど糖質を燃焼させたときに生じる熱量，つまりグルコース当量で生産コストを決定している。

グルコース毒性 ［glucose toxicity］　＝糖毒性

グルコース負荷試験 ［glucose tolerance test, GTT］　グルコースを投与した後の血糖値の動態と血中インスリンを検討する試験。ブドウ糖負荷試験ともいう。血糖値の上昇に伴い膵β細胞から分泌されるインスリンの血糖降下作用を評価することが可能であり，糖尿病の診断に利用される経口グルコース負荷試験と主としてインスリン分泌反応を検査する静脈内グルコース負荷試験がある。血中インスリン濃度を同時に測定することにより，インスリン分泌能も評価することができる。糖尿病の診断には75g経口グルコース負荷試験が用いられる。→経口グルコース負荷試験

グルコース輸送体 ［glucose transporter］　グルコースの細胞内外への輸送を行う担体。小腸や腎臓に分布する糖の濃度勾配に逆らってNa⁺と共に糖を取込むNa⁺-糖共輸送担体と異なり，現在まで構造上類似した5種類が知られている。

グルコース輸送体	主な発現部位	作用
Glut1	全身，特に胎盤	胎生期に強く発現
Glut2	肝臓，腎臓，膵臓	肝臓での糖利用，インスリン分泌
Glut3	全身，特に脳	
Glut4	骨格筋，脂肪組織	耐糖能，血糖調節
Glut5	空腸	糖の吸収

グルコースリン酸 ［glucose phosphate］　リン酸化されたグルコース。負の電荷をもつ。細胞膜はイオン化した分子が細胞膜を透過できないの

で，リン酸化された解糖中間体は細胞から逃げ出さない。また，酵素の活性部位に統合したグルコースリン酸のリン酸基は，活性化エネルギーを節約し酵素反応を促す働きがある。

グルコース 6-リン酸　[glucose 6-phosphate]
$C_6H_{13}O_9P$，分子量260.14。ヘキソキナーゼの作用によってグルコースとATPから生成され，いくつかの代謝経路（解糖，糖新生，ペントースリン酸回路，グリコーゲン合成，グリコーゲン分解）の分岐点に位置する。また，ヘキソキナーゼとホスホリラーゼの阻害剤，グリコーゲン合成酵素の活性化に関与し，糖代謝を調節している。

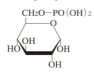

グルコース 6-リン酸イソメラーゼ　[glucose 6-phosphate isomerase]
グルコース 6-リン酸をフルクトース 6-リン酸に異性化する酵素。ホスホヘキソースイソメラーゼともいう。この反応の自由エネルギーは小さい（平衡定数 $K = 0.3$）ので，生理的条件下でも反応はほぼ完全に可逆的である。

グルコース 6-リン酸脱水素酵素　[glucose 6-phosphate dehydrogenase]
＝グルコース6-リン酸デヒドロゲナーゼ

グルコース 6-リン酸デヒドロゲナーゼ　[glucose 6-phosphate dehydrogenase]
次の反応を触媒するペントースリン酸回路の酵素。グルコース 6-リン酸 + NADP$^+$ ⟶ 6-ホスホグルコノ-δ-ラクトン + NADPH + H$^+$。グルコース 6-リン酸脱水素酵素ともいう。生成したホスホグルコノラクトンは不安定で非酵素的に不可逆的に加水分解し，6-ホスホグルコン酸となる。インスリン，肝臓障害，肝臓癌等で酵素活性は増加する。本酵素は代謝上解糖系とペントースリン酸回路の分岐点に位置し，代謝調節上重要な意義を有するとともに，各種合成反応に対する還元型NADPの供給にあずかる。

グルコキナーゼ　[glucokinase]
グルコース代謝の第一段階であるグルコースからグルコース 6-リン酸へのリン酸化反応を触媒する酵素。膵 β 細胞と肝細胞に特異的に発現する。膵 β 細胞ではグルコース代謝の律速酵素であり，インスリン分泌機構の中のグルコースセンサーと見なされている。

グルココルチコイド　[glucocorticoid]
＝糖質コルチコイド

グルコサミン　[glucosamine]
$C_6H_{13}NO_5$，分子量179.17，記号GlcN。アミノ糖の一種。グルコースの2位炭素のヒドロキシ基がアミノ基に置換されたもの。D-グルコサミンは主として N-アセチルグルコサミンの形でキチンやプロテオグリカン，糖タンパク質，糖脂質などに存在する。それらを塩酸で加水分解するとD-グルコサミン塩酸塩が容易に得られる。一方，キチンをアルカリ処理により脱アセチル化したキトサンはグルコサミンのポリマーで，遊離のアミノ基のため塩基性多糖の性質を示す。

```
    CHO
    HCNH₂
    HOCH
    HCOH
    HCOH
    CH₂OH
 D-グルコサミン
```

グルコサン　[glucosan]
$C_6H_{10}O_5$，分子量162.16。グルコースの分子内脱水により生じ，1,2- あるいは 1,6-無水物が存在する。グルコースを減圧下で加熱することにより生成する。

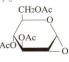

グルコシダーゼ　[glucosidase]
非還元末端に存在する α-D-グルコシド結合を加水分解するエキソグリコシダーゼの総称である。動植物，微生物界に広く分布している。原料によってアグリコン特異性は大きく異なっている。狭義のマルターゼは α 1,4-グルコシダーゼでマルトース等に働く。

α-グルコシダーゼ　[α-glucosidase]
＝マルターゼ

α-グルコシダーゼ阻害剤　[α-glucosidase inhibitor]
α-D-グルコシド結合を加水分解しD-グルコースを遊離する酵素（α-グルコシダーゼ）の活性を阻害する物質の総称。食事中の炭水化物の消化を遅らせる働きがあり，グルコースやフルクトースへの分解が遅くなり食後の急激な血糖の上昇を抑える。食事の直前に服用する。主な副作用として，腹部膨満感や排ガス（おなら）の頻度の上昇や，低血糖を来すことがある。

グルコシド　[glucoside]
グルコースのアノマー炭素がアルコール，アミン，チオール等と縮合したアセタール結合をもつ化合物の総称。D-，L- あるいは α-，β- 等の違いによりさまざまな異性体が存在する。酸あるいはグルコシダーゼにより容易にグルコースとアグリコンに加水分解される。→配糖体

グルコシドウロン酸　[glucosiduronic acid]
＝グルクロニド

グルコシノレート　[glucosinolate]
カラシ油配糖体とよばれ，アブラナ科 *Brassica* 属（芽キャベツ，キャベツ，ラディッシュ，クレソンなど）植物の辛味を特徴づける上記の一般式で表される成分の総称。グルコシノレートでは辛味は発しないが，植物自身に含まれる酵素ミロシナーゼにより分解されると強い辛味と香気を有するイソチオシアン酸エステルが生じる。野菜中のグルコシノレート由来のイソチオシアン酸エステル類には，発がん性を含む毒性物質を解毒・排泄する薬物代謝第2相酵素群を誘導する作用があり，がん予防の分野で注目されている。

$$R-N=C-S-C_6H_{11}O_5$$
$$|$$
$$O-SO_3R$$

グルコシルシクロデキストリン　[glucosyl cyclodextrin]
グルコース糖鎖の分枝をもつシクロ

デキストリン。抗菌，静菌作用が見いだされている。

グルコシルセラミドーシス ［glucosyl ceramidosis］ ＝ゴーシェ病

グルコシルトランスフェラーゼ ［glucosyltransferase］ グルコース残基の転移を触媒する酵素の総称。トランスグルコシラーゼともいう。Glc-O-R + R'-O-H ⇌ R-O-H + Glc-O-R' の反応を触媒する。グルコシル基の供与体（Glc-O-R）としては，グルコースリン酸，多糖やオリゴ糖がある。種々の単糖，オリゴ糖，多糖等はグルコシル基の受容体（R'-O-H）になる。

グルコシルトレハロース ［glucosyltrehalose］ α-グルコシダーゼを非還元性二糖のトレハロースに作用させるか，またはα-シクロデキストリンを供与体としてシクロマルトデキストリングルカノトランスフェラーゼをトレハロースに作用させると，三糖のグルコシルトレハロースが生成する。グルコシルトレハロースは主として化粧品に用いられる。

グルコノラクトン ［gluconolactone］ グルコン酸のラクトン。通常は1位炭素のカルボキシ基と5位炭素のヒドロキシ基が分子内で脱水閉環したグルコノ-δ-ラクトンを指す。

グルコノ-δ-ラクトン ［glucono-δ-lactone］
$C_6H_{10}O_6$，分子量178.14。グルコン酸の1位炭素のカルボキシ基と5位炭素のヒドロキシ基が分子内で脱水閉環したもの。グルコノ1,5-ラクトンともいう。グルコノラクトナーゼにより加水分解されてグルコン酸になる。ペントースリン酸回路では，6-ホスホグルコノラクトンが代謝中間体として存在する。

グルコノ1,5-ラクトン ［glucono 1,5-lactone］ ＝グルコノ-δ-ラクトン

グルコピラノース ［glucopyranose］ D-グルコースの環状異性体の一つ。D-グルコースのホルミル基と6位炭素の間でヘミアセタノール環を形成し環状構造の六員環となり，ピランに因みD-グルコピラノースとよばれる。α及びβ異性体が存在する。ピラノース構造は安定しており，結晶ではこの状態で存在する。

グルコヘモグロビン ［glucohemoglobin］ グリコヘモグロビン，糖化ヘモグロビン，ヘモグロビンA_1c（Hb A_1c）ともいう。ヘモグロビンとグルコースが非酵素的に結合（グリケーション）したもの。糖尿病患者の血糖コントロール指標として頻用され，過去1～2か月間の平均血糖値を反映する。基準値は4.3～5.8％である。赤血球寿命が短い病態（溶血性貧血や肝硬変など）では低値を示すので注意が必要である。

グルコマンナン ［glucomannan］ D-グルコースとD-マンノースがβ1→4結合した直鎖状の多糖で，コンニャクイモに含まれるグルコマンナン（コンニャクマンナン）がよく知られており，水酸化カルシウムを加えるとゲル化する。

グルコン酸 ［gluconic acid］ $C_6H_{12}O_7$，分子量196.16，記号 GlcA。グルコースの酸化物で，水溶液中ではグルコノデルタラクトンと化学平衡を保つ。食品添加物に指定されており，酸味料，pH調整剤として使用される。

グルコン酸カルシウム ［calcium gluconate］ カルシウム強化剤として食品添加物に指定されている。グルコン酸石灰ともいう。

グルコン酸石灰 ［gluconic acid lime］ ＝グルコン酸カルシウム

グルシトール ［glucitol］ $C_6H_{14}O_6$，分子量182.17。グルコースを還元して生成する6価の糖アルコールで，甘味度はスクロースの約60％である。ソルビトール，ソルビットともいう。非褐変性の甘味料で保湿性が高く，食品，医薬品，化粧品等に広く使用されている。

D-グルシトール ［D-glucitol］ ＝D-ソルビトール

グルタウリン ［glutaurine］ グルタミン酸のγ-カルボキシ基とタウリンのアミノ基がペプチド結合したジペプチド。グルタミン酸はD型とL型がある。生体内では脳などに存在することが知られている。

グルタチオン ［glutathione］ $C_{10}H_{17}N_3O_6S$，分子量307.33。γ-L-グルタミル-L-システイニル-グリシンの構造をもつトリペプチド。動植物及び微生物中に比較的高濃度に存在する代表的なチオール化合物。グルタチオンはメルカプト基による直接の還元作用で細胞内の還元状態を維持するとともに，グルタチオンペルオキシダーゼを介して有害な脂質過酸化物などの代謝に関与する。酸化的ストレス下では細胞内グルタチオン濃度が低下し，2分子のグルタチオンがジスルフィド結合した酸化型グルタチオンが増加する。酸化型グルタチオンはNADPHとグルタチオンレダクターゼにより還元型グルタチオンに戻る。γ-グルタミルトランスフェラーゼによりグルタミン酸が加水分解あるいは転移される。

グルタチオン過酸化酵素 ＝グルタチオンペルオキシダーゼ

グルタチオン還元酵素 ［glutathione reductase] グルタチオンはグルタミン酸，システイン及びグリシンから成るトリペプチドで，生体内の酸可溶性チオール化合物の主成分である。本酵素は，酸化型グルタチオン（GSSG）と NADH（または NADPH）から，2分子の還元型グルタチオン（GSH）と NAD^+（または $NADP^+$）を生成する反応を触媒する。

グルタチオン還元酵素欠損 [glutathione reductase deficiency] グルタチオンレダクターゼ。グルタチオン還元酵素は多くの酸化還元反応に関与しており，この酵素の欠損により酸化ストレスによる溶血を来す。

グルタチオン血症 [glutathionemia] グルタチオン及びグルタチオンジスルフィドの血中濃度及び尿中排泄が増加している状態。

グルタチオンペルオキシダーゼ [glutathione peroxidase] グルタチオン過酸化酵素ともよぶ。1957年に赤血球から発見された。グルタチオンと過酸化水素からの酸化型グルタチオン生成反応を触媒する酵素。過酸化水素及び脂肪酸ヒドロペルオキシドは，それぞれ水及びヒドロキシ脂肪酸に還元される。グルタチオンは補酵素として作用する。哺乳動物の組織，特に赤血球に多量に存在し，過酸化水素除去の生理的役割が考えられている。セレノタンパク質として最初に発見された。セレンを含有するグルタチオンペルオキシダーゼがこれまで5種類同定されている。セレン欠乏により活性が低下し，溶血などの症状が現れる。

グルタチオンレダクターゼ [glutathione reductase] ＝グルタチオン還元酵素

γ-グルタミルエチルアミド [γ-glutamyl-ethylamide] ＝テアニン

γ-グルタミルカルボキシラーゼ [γ-glutamyl carboxylase] ビタミン K を補酵素とする γ-グルタミルカルボキシラーゼは，ビタミン K 依存性タンパク質の翻訳後のグルタミン酸残基のカルボキシル化を触媒する。ヒト肝臓の本酵素は小胞体内膜に存在する。種々のグルタミン酸残基の γ-カルボキシグルタミン酸への転換は，ビタミン K 依存性タンパク質の活性化に必須である。ビタミン K 拮抗体であるクマリン誘導体のジクマロールやワルファリンは，ビタミン K 代謝サイクルに関与するビタミン K エポキシドレダクターゼとビタミン K キノンレダクターゼを阻害することにより，γ-グルタミルカルボキシラーゼ活性を抑制する。

γ-グルタミルトランスフェラーゼ [γ-glutamyltransferase, γ-GT] γ-グルタミルトランスペプチダーゼ（γ-GTP）ともいう。刷子縁酵素として小腸微絨毛及び腎尿細管などに局在し，肝臓では肝細胞毛細胆管膜から胆管上皮に分布する。形質膜と結合して次の反応を触媒する。①グルタチオン ＋ H_2O ⇌ グルタミン酸 ＋ システイニルグリシン　②グルタチオン ＋ アミノ酸（ペプチド）⇌ γ-グルタミルアミノ酸（ペプチド）＋ システイニルグリシン。脂肪肝を含む肝胆道系疾患で血清測定値が高くなるが，男女差がある（基準範囲は男性70 U/L 以下，女性30 U/L 以下）。アルコール，薬物には酵素誘導作用があり，このため肝内におけるγ-GT 量が増加する。肝内胆汁うっ滞，閉塞性黄疸では他の肝胆道系酵素（アルカリホスファターゼ：ALP，ロイシンアミノペプチダーゼ：LAP など）とともに増加するが，γ-GT だけが増加する場合は飲酒が原因であることが多い。

γ-グルタミルトランスペプチダーゼ [γ-glutamyl transpeptidase, γ-GTP] ＝γ-グルタミルトランスフェラーゼ

γ-グルタミルヒドロラーゼ [γ-glutamyl hydrolase] ＝プテロイルポリグルタミン酸ヒドロラーゼ

グルタミン [glutamine] $C_5H_{10}N_2O_3$，分子量146.15，三文字記号 Gln（一文字記号 Q または Z）。グルタミン酸の γ-カルボキシ基がアミド化されたアミノ酸。グルタミンシンテターゼによりグルタミン酸とアンモニアから合成され，グルタミナーゼにより加水分解される。タンパク質の構成アミノ酸となるほか，α-アミノ基は一般的なアミノ基転移反応によりほかのケト酸に転移され，γ-アミド基はプリン環やピリミジン環の合成に用いられる。グルタミンは肝臓以外の組織でアミノ酸の異化により生じたアンモニアをアミド基の形で固定し，アンモニアのキャリアとして血中に放出される。小腸や腎臓は血中グルタミンを取込む臓器で，小腸はグルタミンをエネルギー源として利用し，一方，腎臓はグルタミン由来のアンモニアを酸塩基平衡の調節に利用する。

COOH
H2NCH
CH2
CH2
C=O
NH2
L型

グルタミン酸 [glutamic acid] $C_5H_9NO_4$，分子量147.13。三文字記号 Glu（一文字記号 E または Z）。γ-カルボキシ基をもつ酸性アミノ酸で，タンパク質構成アミノ酸の一つ。その名は小麦グルテンの加水分解物中から見いだされたアミノ酸であることに由来する。γ-カルボキシ基のナトリウム塩はうま味として知られており，調味料として広く用いられている。生体内で α-ケトグルタル酸からアミノ基転移反応により生成するが，グルタミン酸はさまざまなアミノ基転移反応においてアミノ基供与体としてもアミノ酸代謝において重要な役割を果たしている。グルタミン酸は神経組織において興奮性の伝達物質として機能する。一方，グルタミン酸の脱炭酸により生じる γ-アミノ酪酸は代表的な抑制性の伝達物質である。

COOH
H2NCH
CH2
CH2
COOH
L型

グルタミン酸一ナトリウム　[monosodium glutamate]　$C_5H_8NNaO_4$，$HOOCCH(NH_2)CH_2CH_2\text{-}COONa$，式量 169.11。動植物に含まれるうま味物質の一つ。1908（明治41）年，池田菊苗によりコンブだし汁のうま味物質として単離された。L型のナトリウム塩がうま味を呈し，うま味以外に食品にまろやかさやコクを出す作用もある。発酵法で製造され，化学調味料として広く用いられている。→うま味調味料

グルタミン酸オキサロ酢酸トランスアミナーゼ　[glutamic-oxaloacetic transaminase]　=アスパラギン酸アミノトランスフェラーゼ

グルタミン酸デヒドロゲナーゼ　[glutamate dehydrogenase]　グルタミン酸をアンモニアとα-ケトグルタル酸に分解する酵素。肝臓に高濃度に分布している。アンモニアとα-ケトグルタル酸から，グルタミン酸を生合成する反応も触媒する。グルタミン酸を生合成する際には，$NADP^+$を補酵素に使用し，グルタミン酸を異化する際には，NAD^+を補酵素に使用する。

グルタミン酸発酵　[glutamic acid fermentation]　アミノ酸の一種であるL-グルタミン酸を微生物を利用して生産するプロセス。グルタミン酸ナトリウムは，代表的なうま味成分であり，産業的に重要である。グルタミン酸発酵では，生産菌から各種の変異株を作り出した上で，培養液中のビオチン等の成分濃度を巧みに調節する代謝制御発酵が発展した。なお，発酵法によるまでは，コムギを原料にして化学的に分解して生産していた。また，発酵法が利用するアミノ酸としてはグルタミン酸のほかにリシンやメチオニンが産業上重要である。→核酸発酵

グルタミン酸ピルビン酸トランスアミナーゼ　[glutamic-pyruvic transaminase；glutamate-pyruvate transaminase, GPT]　=アラニンアミノトランスフェラーゼ

グルタリル CoA　[glutaryl-CoA]　動物肝臓におけるトリプトファンやリシン代謝の中間代謝物である2-オキシアジピン酸と CoA からα-ケト酸デヒドロゲナーゼの酸化的脱炭酸反応によって生成する。さらに代謝されて2分子のアセチル CoA になる。

グルテニン　[glutenin]　小麦タンパク質のグルテリンに属し，グリアジンとともにグルテンを形成する。アミノ酸組成はグルタミン酸とロイシンが多く，グリシンとバリンは少ない。

グルテン　[gluten]　小麦粉を水にこねてデンプンを洗い流した後に残る粘弾性のある塊（湿麩）。主要タンパク質は弾性を示すグルテニンと粘性を示すグリアジンから成る。麩の原料となるほか，魚肉ソーセージ，水産練製品などにも粘着剤として用いられる。

グルテン過敏性腸炎　[gluten-sensitive enteropathy]　=グルテン腸症

グルテン腸症　[gluten enteropathy]　コムギ，ライ麦，オオムギなど，麦製品に含まれるタンパク質成分グルテン摂取によって，悪臭のある著明な脂肪便，体重減少，貧血，骨軟化症などがみられる吸収不全症候群のことをいう。グルテン過敏性腸炎，セリアック・スプルーともいう。

クルトン　[crouton；croûton(仏)]　小さな角切りにして，澄ましバターや油で揚げたパン。ポタージュにつける。

クルパノドン酸　[clupanodonic acid]　=イワシ酸

くる病　[rickets；rachitis]　主としてビタミンDの欠乏，代謝異常や不応症によって成長期に起こる骨の石灰化障害。骨端線の閉鎖以前の骨骨の石灰化障害によって，骨の成長障害や骨・軟骨の変形を主症状とする。生後間もない乳児では頭蓋骨全体の軟化（頭蓋癆）が，年長の幼児では頭蓋骨の隆起，肋骨骨の肥大，脊柱の前彎症，後彎症，側彎症が，年長の小児や青年では歩行時の痛み，内反膝（O脚）や外反膝（X脚）が発現することがある。→骨軟化症，ビタミンD欠乏，ビタミンD依存性くる病

クルミ油　[walnut oil]　クルミの実（含油率60〜70％）から抽出される油脂。リノール酸を70％近く含む乾性油。

クレアチニン　[creatinine]　$C_4H_7N_3O$，分子量113.12。骨格筋や脳等に含まれるエネルギー貯蔵物質であるホスホクレアチンが非酵素的にリン酸を放出することにより作られる。腎障害があると，尿中への排泄が低下するため，血中濃度が上昇する。

$$\begin{array}{c} CH_3N\text{-}CH_2 \\ | \qquad | \\ HN\text{=}C\text{-}NH \end{array} \Big\rangle C\text{=}O$$

クレアチニンクリアランス　[creatinine clearance]　糸球体濾過値（GFR）の検査法の一つ。クレアチニンを持続投与して外因性クレアチニンを利用する方法と，生体内に存在する内因性クレアチニンを利用する方法とがあるが，外からの負荷が不要であり，測定が容易であることから内因性クレアチニンを利用する方法が臨床ではよく用いられる。血中クレアチニンは腎糸球体から濾過され，尿細管ではほとんど再吸収も分泌もされることなく尿中へ排泄される。クレアチニンクリアランスは，単位時間中に排泄されるクレアチニン量（尿中濃度×尿量）÷血中クレアチニン濃度で算出される。採尿が正確にできる場合には2時間法，時間的に採尿が難しい場合には24時間法が実施される。→糸球体濾〔ろ〕過値，クリアランス

クレアチニン係数　[creatinine coefficient]　一日のクレアチニン排泄量(mg)/体重(kg)で表される。成人の男性は20〜26，女性は14〜22でほぼ

一定である。クレアチニンは尿中に 24 時間で 1.0 ～1.5 g 排泄されるが，その量は筋肉量や運動量と深く関係している。

クレアチニン身長係数　[creatinine height index, CHI]　24 時間クレアチニン排泄量を同一身長の健常者と比較して，（クレアチニン(mg)/被験者の 24 時間尿）/（クレアチニン(mg)/同一身長の健常者 24 時間尿）×100 により求める。主に筋肉タンパク質の消耗状態を評価する指標である。ただし，高齢者はクレアチニン排泄量が少なくなるので注意を要する。60～80 % を中等度，60 % 未満は高度栄養障害としている。

クレアチン　[creatine]　$C_4H_9O_2N_3$，HN=C-(NH_2)N(CH_3)CH_2COOH，分子量 131.13。筋肉に比較的豊富に存在し，エネルギー代謝と関係する化合物。筋肉内でアデノシン 5′-三リン酸（ATP）によりリン酸化され，高エネルギー化合物であるクレアチンリン酸になる。クレアチンリン酸は筋肉の運動（特に瞬発的な運動）においてエネルギー源として消費される。

クレアチンキナーゼ　[creatine kinase]　ATP の高エネルギーリン酸基をクレアチンに転移する反応を触媒（Mg^{2+} 存在下）する酵素。クレアチンホスホキナーゼともいう。反応は可逆的で，筋収縮時の ATP の消費を補うためホスホクレアチンより ATP を生成する反応も行う。生体内各組織にあるが，特に筋肉に大量に含まれる。

クレアチン・クレアチニン比　[creatine creatinine ratio]　成人のクレアチンは血清 0.4～1.1 mg/dL，尿中 0.2 g/日以下であるのに対し，クレアチニンは同 0.6～1.1 mg/dL，1.0～1.5 g/日である。それぞれの比を求めることができるが，尿中クレアチンは小児，妊娠中の女性以外ではほとんどみられないため，高値に疾患を疑う。

クレアチンホスホキナーゼ　[creatine phosphokinase]　＝クレアチンキナーゼ

クレアチンリン酸　[creatine phosphate]　＝ホスホクレアチン

グレインウイスキー　[grain whiskey；-ky]　原料は大麦麦芽，トウモロコシ，ライ麦が用いられ，多段式連続蒸留器で蒸留されるウイスキー。大麦種は二条大麦に加えて，窒素含量が高い六条大麦も使用される。発酵はモルトウイスキーもろみよりも長く，もろみのアルコール分もやや高い。

グレービー　[gravy]　肉を焼いた時に出る肉汁。これを利用してソースを作る。ローストビーフやビーフステーキによく合う。

クレープ　[crepe；crêpe (仏)]　フランス語で，絹のように薄く焼いたものの意。小麦粉，牛乳，卵等を混ぜ，鉄板などでごく薄く円形に焼いたもの。中に具を包んで食べる。

グレープシードオイル　[grape seed oil]　ブドウ種子（含油率約 10 %）から得られる油脂。鮮やかな緑色を有し，リノール酸を約 70 % 含む。

グレーブス病　[Graves' disease]　甲状腺のびまん性腫大による中毒性甲状腺腫で甲状腺機能亢進症を示す。自己免疫性甲状腺疾患の一つで，TSH（甲状腺刺激ホルモン）受容体に結合する抗体が産生され結合により常時刺激するために機能亢進が起こる。抗甲状腺剤で甲状腺ホルモン合成の抑制，[131]I で甲状腺組織破壊，甲状腺亜全摘術により治療される。→バセドウ病

クレチン症　[cretinism]　新生児期あるいは乳児期から甲状腺ホルモン欠乏の諸症状が発現する甲状腺機能低下症。身長発育の著明な遅延，知能障害，四肢短縮，顔貌も鞍鼻などの特徴がある。原因は甲状腺の形成不全，自己免疫異常による甲状腺破壊，ホルモン合成酵素欠損，ヨード欠乏などのほか，先天性甲状腺刺激ホルモン欠損，甲状腺ホルモン不応症などがある。マススクリーニングにより早期に発見して早期に治療を開始することにより発病を予防できる。

クレブス回路　[Krebs cycle]　＝クエン酸回路

クレブス・ヘンセライト回路　[Krebs-Henseleit cycle]　＝尿素回路

グレリン　[ghrelin]　胃から分泌される 28 アミノ酸から成るペプチド（ヒトグレリンの分子量は 3,370.9）で，成長ホルモンの分泌促進作用をもつ。1998（平成 10）年 12 月に児島，寒川らによって発見された。grow を意味する ghre からグレリン（ghrelin）と命名され，また GH release（成長ホルモンを放出する）という意味も含まれている。3 番目のセリンまたはトレオニン残基が脂肪酸による修飾を受けており，脂肪酸化されていないグレリン分子は成長ホルモン分泌活性がない。グレリンは，主に胃（特に胃体部の内分泌細胞）で産生され，血中に分泌されるが，その分泌は空腹により刺激され，摂食やグルコース負荷により抑制される。また，血漿のグレリン濃度は BMI と負に比例しており，肥満者では低い。胃酸の分泌や胃運動の亢進，末梢神経の拡張作用などさまざまな生理作用が明らかにされている。

クロイツフェルト・ヤコブ病　[Creutzfeldt-Jakob disease, CJD]　感染型プリオンタンパク質が脳に蓄積する致死性の中枢神経疾患。病型には医原性（感染），遺伝性（突然変異），孤発性の 3 種類が存在する。1996 年にイギリスで報告された変異型クロイツフェルト・ヤコブ病は 20 歳台の若年者に生じ，本疾患と異なる病像を呈し，牛海綿状脳症（BSE）を呈したウシからの感染により発生したと考えられる。

グロース　[gulose]　$C_6H_{12}O_6$，分子量 180.16，記号 Gul。アルドヘキソースの一つ。天然には存在

しない。また，微生物によっても代謝されにくい。

$$\begin{array}{c} CHO \\ HCOH \\ HCOH \\ HOCH \\ HCOH \\ CH_2OH \\ D\text{-グロース} \end{array}$$

クローズドパネルテスト [closed panel test]
官能評価分析において，パネリストがそれぞれ独立した個室（ブース）で検査する方法。個室法ともいう。特徴はほかのパネリストに影響されることなく判断できることで，官能評価分析の方法として広く一般的に採用されている。→オープンパネルテスト

クローニング [cloning] 組換え DNA 技術を用いて目的とするクローンを大量に得ること。クローン化ともいう。種々雑多な遺伝子断片をプラスミドやファージ等のベクターに組込んだ組換え体ライブラリーを作製し，これを大腸菌に導入して得られた多種類のコロニーの中から目的とする遺伝子をもつものを単離し，特定の遺伝子を純化する。例えば，目的タンパク質のアミノ酸配列の断片的情報に基づいて遺伝子の塩基配列の一部を推測，そのDNA断片を合成し，これをプローブとしてハイブリッド形成法により，目的クローンを探索する。これ以外にさまざまな変法がある。

クローブ [clove powder ; clove] ＝ちょうじ

クローン [clone] 単一細胞もしくは生物を由来とした，遺伝的に同一な細胞あるいは生物の一群のこと。また，同一の塩基配列をもつ遺伝子群のこと。肉質の良いウシや乳量の多いウシを大量生産するため，ウシの初期胚や体細胞を用いて，遺伝的に同一なクローン牛を生産するクローン技術が開発されている。

クローン化 [cloning] ＝クローニング

クローン選択 [clonal selection] 免疫担当細胞のうち T 細胞と B 細胞は特定の抗原に対する特異的な受容体を 1 種類のみもっている。そのため，無数の抗原に対して生体は無数の種類の T 細胞，B 細胞クローンを準備している。それらのうち，自己の正常な組織に応答するクローンは禁止クローンとして除去あるいは不応化し，非自己に対して応答するクローンのみを必要に応じて選択し，抗体産生等の免疫応答に用いている。抗体産生に参加した B 細胞の一部は抗体の可変部分（IgV 領域）に突然変異を生じる。それらの多くは抗原への反応性を失うが，ごく少数，抗原への親和性増加を獲得したクローンのみが選択されて生存，増殖し，免疫応答の増強をもたらす。このようにクローンの選択はさまざまな状況下で生じ，免疫機構の維持，強化に関与している。

クローン選択説 [clonal selection theory]
Burnet FM（オーストラリア）の提唱した免疫機構に関する理論で，特定の抗原に対し，特定の抗体が産生される仕組みを説明するもの。まず，各リンパ球のクローン（一つの細胞から無性生殖的に増殖した細胞集団）は，それぞれただ一つの抗原決定基のみを認識すると仮定する。次に，特定の抗原に対して反応し，その抗原に対する抗体を産生する細胞クローンだけが選択的に増殖するとする。また，無数の抗原に対して，無数のクローンが準備されており，自己の体内成分を抗原として反応するクローンは禁止クローンとして排除されることにより自己と非自己の区別がなされるとした。この説は免疫の実態をよく説明し，基本的に正しいことが実証されて免疫学の基礎となっている。Burnet はこの功績により 1960 年にノーベル生理学・医学賞を受賞している。

クローン病 [Crohn disease] 腸管全層に及ぶ非特異的慢性炎症性腸疾患。原因不明である。10 歳台後半〜20 歳台にかけて好発する浮腫，線維[筋]症や潰瘍を伴う肉芽腫性炎症性病変から成り，主として回腸や大腸，またはその両者に主病変を有するが，口腔から肛門まで消化管のどの部位にも起こり得る。腹痛，下痢，発熱，体重減少，肛門部病変等を主症状とする。

クロケット [croquettes（仏）] コロッケのこと。croquer（パリパリ音がする）に ette が付いた語。肉や魚を野菜等と濃厚なホワイトソースで和え，小麦粉，卵，パン粉をつけて揚げたもの。

黒コショウ [black pepper] →白コショウ

クロシン [crocin] $C_{44}H_{64}O_{24}$，分子量 976.96。カロテノイド系水溶性黄橙色色素。クロチンともよばれるカロテノイドのクロセチンにゲンチオビオースが 2 分子エステル結合した配糖体エステル。アヤメ科サフランの花の花柱や柱頭，アカネ科クチナシの果実の主要色素成分。天然着色料として利用する。

黒酢 [jar vinegar] 穀物酢の一種。原材料として米（玄米）または大麦を，酢 1 L 当たり 180g 以上使用し，かつ発酵や熟成によって（黒）褐色になったもの。麹，蒸米，水を壷に入れ，麹をふりかけて蓋をし，1〜3 年間日当たりのよい所に置く。糖化，アルコール発酵，酢酸発酵を同時に行う複合発酵で作られる。壷酢ともいい，鹿児島県霧島市福山町が有名である。

クロスオーバーデザイン [crossover design] ＝クロスオーバー法

クロスオーバー法 [crossover method] 介入研究において被験者を無作為に A，B の 2 群に分けて，介入期間の前半は A を処理群，B を対照群とし，（通常はウォッシュアウト期間を挟んで）後半は逆に B を処理群，A を対照群として介入の効果を評価する方法。クロスオーバーデザイン，交差

〔又〕法,交互法ともいう。

クロスグリ [black currant] スグリ科スグリ属の落葉低木。ヨーロッパを原産地とする。直径0.8〜1.0 cmの丸く黒い実がブドウのように房状になる。冷涼な気候に適しており,日本では主に北海道で栽培されている。果実は酸味が強く独特な香気があり,ジャム,ゼリー,リキュール等に利用されている。

クロストリジウム属 [Clostridium] グラム陽性の偏性嫌気性桿菌。ボツリヌス菌,ウェルシュ菌,破傷風菌などの病原菌が代表菌。耐熱性の芽胞を形成するものが多いため,殺菌には高温加熱を要し,完全殺菌(滅菌)には通常120℃以上で15分以上の加熱が行われる。これらの菌による食中毒は缶詰,びん詰,真空包装食品,スープなどの大鍋料理に多い。

クロテッドクリーム [clotted cream] =固形クリーム

クロトン酸 [crotonic acid] $C_4H_6O_2$, CH_3-CH=CHCOOH (トランス型),分子量86.09。ハゼ油に含まれる有毒物質。

黒パン [brown bread; rye bread] 主にライ麦粉で作った黒茶色のパン。日本では色の黒いパンの総称。

黒ビール [black beer] 濃色ビール用麦芽を用いて作った特に色の濃いビールの総称。ビールの表示に関する公正競争規約に〈濃色の麦芽を原料の一部に用いた色の濃いビールでなければ,黒ビール又はブラックビールと表示してはならない〉と定められている。濃色ビール用麦芽にはミュンヘン麦芽,黒麦芽等がある。一般に濃厚な味である。上面発酵ビールのスタウト,下面発酵ビールのミュンヘンビールなどの種類がある。

グロビン [globin] ヘモグロビンの各サブユニットのタンパク質部分。分子量は16,500で1分子につきヘム1分子と結合し,通常四量体を形成しヘモグロビンを構成する。α鎖系(α,ζ),β鎖系(β,γ,δ,ε)がある。ヘモグロビンAでは$\alpha_2\beta_2$の四量体を構成している。

クロフィブラート [clofibrate] $C_{12}H_{15}ClO_3$,分子量242.70。クロフィブレートともいう。エチル-p-クロロフェノキシイソ酪酸で,脂質異常症治療薬として開発されたもの。塩素を含むことが特徴であるが,類似の構造のものがいくつかあり,フィブラート類とよばれる。投与により血清トリグリセリド濃度が低下し,HDLコレステロール濃度が上昇する。フィブラート類を投与するとラット等のげっ歯類では肝臓肥大や肝臓ペルオキシソームの増加,さらには発がんがみられるがヒトではみられない。フィブラート類はペルオキシソーム増殖剤応答性受容体α(PPARα)の活性化を介してさまざまな作用が発揮されることが明らかにされている。

クロフィブレート =クロフィブラート

グロブリン [globulin] 可溶性タンパク質のうち,50%飽和硫酸アンモニウムで塩析されるタンパク質の総称。元来は50%飽和硫酸アンモニウムで塩析される血清タンパク質の総称で,このうち蒸留水に不溶で33%飽和硫酸アンモニウムで塩析されるものを真性グロブリン(オイグロブリン),蒸留水にも可溶なものを偽性グロブリンとよぶ。血清グロブリン,ラクトグロブリン(牛乳中),オボグロブリン(卵白中),クリスタリン(水晶体中)等がある。血清グロブリンは電気泳動でα_1, α_2, β及びγの4分画に分離される。γ分画とβ分画の一部は免疫抗体を含む。

クロマチン [chromatin] =染色質

クロマトグラフィー [chromatography] 試料中成分と担体(固定相)との親和力の差を利用して混合物を分離する分析手法。固定相とその周囲を移動する移動相からなり,試料中の各成分が移動相とともに固定相に導入されると,固定相とさまざまな相互作用が生じる。その相互作用の差に応じて各成分の保持時間または移動距離が異なることにより分離される。最初に色素(クローム)の分離に使われたのが語源である。移動相の別により,ガスクロマトグラフィー,液体クロマトグラフィーに分かれる。

クロマトグラム [chromatogram] クロマトグラフィーのデータ。横軸に時間,縦軸に検出器の出力が記録される。波形のピーク面積(高さ)から定量が,溶出にかかる時間(リテンションタイム)から物質の同定が可能である。

黒豆 [black soybean] 種皮の色が黒色のダイズの一種。大きさは1 cm前後で,ダイズとしては粒の大きな品種である。種皮の色はアントシアニンによるもので,抗酸化作用等が最近注目視されている。正月料理の煮豆等に利用される。

クロム [chromium] 元素記号Cr,原子番号24,原子量51.996,6(6A)族元素。金属であり,微量元素の一つである。通常の食事をしている限りは欠乏症は起こらないが,輸液等で不足するとインスリンの感受性が低下する。

クロム親和性細胞 [chromaffin cell] 胃から先の消化管の全域にわたって散在し,クロム酸塩で染色される顆粒をもつ内分泌細胞で,セロトニンを分泌する。特に幽門部から十二指腸にかけて多いが,膵臓や胆道系の上皮組織や副腎にもみられる。

クロメート処理 [chromating] 亜鉛めっき鋼板等は,大気中で白錆が生じやすいために,表面を皮膜で覆い腐食を抑制する方法。皮膜の主成分はクロム酸錯塩である。

クロラムフェニコール [chloramphenicol]
グラム陽性菌，グラム陰性菌，レプトスピラ，リケッチア，大型ウイルスによる感染症に有効な抗生物質。グラム陰性菌感染症のうち，腸チフス，パラチフス，ゲルトネル菌腸炎などのサルモネラ感染症に対して特に有効である。まれに再生不良性貧血など造血機能障害，視神経，末梢神経障害を生じるので注意が必要である。

クロルデン [chlordane] 有機塩素系農薬の一つ。シロアリ駆除剤。1986（昭和61）年，化学物質審査規制法特定化学物質に指定され，すべての用途で製造・販売・使用が禁止された。業界が自主規制するまでに1,138トンが輸入された。

クロレラ [chlorella] オオシスティス科クロレラ属の淡水産の単細胞緑藻。直径3〜10μmの球形または楕円形をし，葉緑体が1個存在している。生長が早く，タンパク質含量が約60％（乾物）と高いのが特徴である。日本で大量培養されている主なものはブルガリス種であり，健康補助食品として利用されている。

クロロゲン酸 [chlorogenic acid] $C_{16}H_{18}O_9$，分子量354.31。カフェ酸とキナ酸3位ヒドロキシ基の間で形成されるデプシドの一種。3-カフェオイルキナ酸ともいう。キナ酸と結合する酵素の位置やカフェオイル残基の数により，多数の異性体または関連成分が存在する。植物界（双子葉植物）に広く産するが，特にコーヒー豆中に豊富に含まれている。中枢神経興奮作用や，胃酸・胆汁酸の分泌促進作用があるほか，抗酸化活性にも注目が集まっている。

クロロテトラサイクリン [chlortetracycline]
→オーレオマイシン

クロロフィラーゼ [chlorophyllase] クロロフィルをクロロフィリドとフィトールに分解する反応に与かる酵素。緑色野菜の褪色に関与している。野菜加工品の製造におけるブランチング工程はこの酵素の失活が目的の一つ。

クロロフィリド [chlorophyllide] クロロフィルからフィトール部分がクロロフィラーゼ等による加水分解によって外れて生じたもの。酸性下でマグネシウムを失って，光過敏症の原因となるフェオホルビドを生じる。

クロロフィリン [chlorophyllin] クロロフィルを酸またはアルカリで加水分解した際に生じる二塩基酸。マグネシウムを鉄または銅で置換した鉄・銅ポルフィリンが示す緑色は安定で，そのナトリウム塩は着色料として利用される。

クロロフィル [chlorophyll] 植物の葉の緑色色素を形成している。葉緑素ともいう。太陽エネルギーを利用した植物の光合成に重要な役割をもっている。食品中のクロロフィルは比較的不安定で，さまざまな同族体に分解され，それらの脱臭作用，褪色・変色への関与，油脂の酸化促進作用などとの関連がある。

クロロプラスト [chloroplast] ＝葉緑体

クロロホルム [chloroform] $CHCl_3$，分子量119.38。トリクロロメタンともいう。揮発性有機塩素化合物の一つ。無色透明，揮発性，不燃性の液体で水に溶けにくく，比重は1.1474〜1.478。強い麻酔性があり，強酸と混合するとホスゲンを生じる。フッ素樹脂の原料，溶剤，抽出剤等広い用途に使用されている。

クロワッサン [croissant（仏）] 三日月形の小さいパン。バターの多い折りたたみ生地あるいはイースト入り発酵生地で，二等辺三角形の生地を底辺からくるくる巻いて，オーブンで軽くパイのように焼き上げる。

グロン酸 [gulonic acid] $C_6H_{12}O_7$，分子量196.16。グルクロン酸経路でUDP-グルクロン酸からグルクロン酸，グルクロン酸からグロン酸が生成される。グロン酸からはキシルロースが生成される。

```
    COOH        COOH
    HCOH        HOCH
    HCOH        HOCH
    HOCH        HCOH
    HCOH        HOCH
    CH2OH       CH2OH
    D型          L型
```

クワシオコール ＝クワシオルコル

クワシオルコル [kwashiorkor] クワシオコールとも表記する。摂取タンパク質の量的及び質的摂取不足によって起こる栄養不良の病型。三大徴候は浮腫，低アルブミン血症，脂肪肝である。低アルブミン血症の病因としては，タンパク質漏出性，栄養不良，摂取不足，吸収障害，産生低下，異化亢進，体内分布異常が挙げられる。低アルブミン血症のために膠質浸透圧は低下し浮腫を来す。

クンケル試験 [Kunkel test] ＝硫酸亜鉛混濁試験

くん〔燻〕製〔品〕 [smoked products]
くん材（ブナ，ミズナラ，クヌギ，カシ，シラカバ，ヒッコリー等の広葉樹が利用される）を不完全燃焼させ，その周辺に魚介類や畜肉を置いて乾燥させた乾製品の一種。一般に，魚介類はあらかじめ塩漬けされ，次いで水に浸して適度に塩抜きを行ってからくん乾される。この操作により，製品に塩味が付き，くん乾中の脱水も容易となる。くん煙中には有機酸，脂肪族アルコール，アルデヒド，フェノール類が含まれており独特の風味と抗酸化性を製品に与える。また，これらの物質は殺菌性も有するが，

くん製品の貯蔵性に影響を及ぼすのは主に水分含量である。くん製法としては，冷くん法（15〜23℃で2〜3週間），温くん法（30〜80℃で3〜8時間），液くん法（くん液に原料を浸漬し，乾燥させる）等がある。魚介類の原料としては，サケ，マス，ニシン，タラ，ホッケ，ホタテ貝柱，イカ・タコ類等が用いられる。→水産加工品

ケ

計画・実施・評価 ［plan-do-see］　Plan Do Seeモデル。まず戦略をもち計画を立て（plan），それに基づいて事業を実施し（do），その結果を評価する（see）サイクルである。実際には，最初に計画を立てるための基礎資料として，現状評価（assessment）が必要である。よく利用されているマネジメントサイクルの一つ。限られた資源を有効に活用しながら効果をあげるために，マネジメントサイクル（効果的な管理を行うための段階）が活用されている。経営戦略のみならず公衆栄養，臨床栄養等のすべての分野の課題に，このモデルが応用されるようになっている。

計画・実施・モニタリング・評価・フィードバック ［plan-do-monitoring-evaluation-feedback］　マネジメントサイクルともいう。1950年代に品質管理の父といわれる Deming WE（米国）が提唱したマネジメントサイクルに Plan Do Check Actサイクル（PDCAサイクル）がある。計画（plan），実施（do），評価（check），改善（act）の順に実施し，最後の改善を次の計画に結び付けるモデルである。製造過程，品質向上，業務改善に広く用いられ，デミングサイクルとも称されている。モニタリングが check に，フィードバックが act に相当する。→計画・実施・評価

経管栄養 ［tube feeding］　消化管にチューブを介して栄養物を補給する栄養法。非経口栄養，チューブ栄養ともいう。食道から腸の各部に手術的，あるいは経鼻的にチューブを挿入し，ここから栄養物を注入する。経口的に栄養物が摂取できない場合に用いる。

経管栄養チューブ ［feeding tube］　＝給餌チューブ

経口 ［oral］　口腔を用いること。

蛍光イムノアッセイ ［fluoroimmunoassay］　＝免疫蛍光法

経口栄養 ［oral feeding；oral nutrition］　消化管機能が正常で経口的な摂取の可能な場合に用いられる栄養補給の方法。経腸栄養，経静脈栄養等に対して使う。

経口感染 ［oral infection］　病原体が経口的に消化管より侵入して感染すること。経口感染症には，腸チフス，パラチフス，赤痢，コレラ，A型肝炎，ロタウイルス下痢症，食中毒等がある。

経口感染症 ［peroral infectious disease］　＝経口感染

経口グルコース負荷試験 ［oral glucose tolerance test, OGTT］　糖尿病の診断に用いられる検査法。早朝空腹時に採血した後，あらかじめ決められた量のグルコースを服用させ，負荷後30，60，120，180分に採血し，血糖値または膵β細胞からのインスリンの分泌反応を経時的に測定する。日本糖尿病学会の判定基準（2013年改訂）では，75g経口グルコース負荷2時間後に，血糖値が140 mg/dL 未満である場合を正常，200 mg/dL 以上を糖尿病域，その間の場合を境界型［糖尿病］とされている。なお，厳守すべき注意点として，①検査前日までの3日間は炭水化物を150g以上含む食事の摂取，②前夜から翌朝実施までの絶食時間は10～14時間，③検査終了までは水以外の摂取を禁止，④なるべく安静，検査中は禁煙，がある。

傾向検定 ［trend test；test for trend］　3群以上の順序尺度によってグループ分けがなされた場合に，群の順序が上昇するにしたがって，各群の平均，割合，相対危険度，オッズ比等が上昇または下降する傾向性があることを検出する検定方法の総称。傾向性の検定，トレンド検定ともいう。回帰分析，相関分析，拡張マンテル検定，コクラン-アーミテージ検定，比例ハザードモデル，ロジスティックモデルを用いる方法等がある。

蛍光顕微鏡 ［fluorescence microscope］　蛍光色素で染色した組織標本観察用顕微鏡。蛍光色素染色標本に特定波長の光を照射すると，その光の波長より長い波長の蛍光を発して目的細胞内の構造が暗黒を背景にして光る。

蛍光抗体法 ［fluorescent antibody technique］　蛍光色素で標識した抗体を用いて，標的となる抗原を染色する方法。蛍光色素にはフルオレセインを用いる。抗原を蛍光色素で染色する場合もある。抗原の抗体を標識する場合を蛍光直接法，抗体の抗体を標識する場合を蛍光間接法という。

蛍光測定［法］ ［spectrofluorometry］　物質の蛍光特性を利用した定量法。試料に蛍光励起光を当て，発する蛍光光度を測定する。通常，分光光度法の1,000倍の感度を有し，微量定量に有効である。食品分野では，一般的分析のほか，鶏卵中のアフラトキシンの検出，柑橘果皮傷害の判定等に用い

られている。

経口投与 [oral administration ; oral medication]
薬物を口から投与する形式。最も簡便、安全で経済的な方法である。主に注射による投与方法と対比的に用いられる用語。

経口避妊薬 [oral contraceptive] 女子が避妊の目的で経口服用する薬剤。一般にピルとよばれている。現在最も広く使用されているのはゲスターゲンとエストロゲンの混合剤で、その主な作用機序は排卵抑制である。それ以外に頸管粘液の性状、子宮内膜の生化学的及び組織学的性状、卵管運動にも変化を与え、受胎を阻害する。

経口免疫 [oral immunization] 口から摂取または投与された抗原に対して免疫が成立すること。腸管はさまざまな病原微生物や非自己成分の侵入門戸なので、パイエル板、小腸上皮組織や粘膜固有層に分布する免疫担当細胞などから成る腸管免疫系を備えている。パイエル板は侵入した抗原を認識し、免疫担当細胞が活性化される誘導部位に当たる。活性化されたT細胞やIgA前駆B細胞は、腸間膜リンパ節を介して全身の血液循環系に入った後、腸管に帰還して粘膜固有層に代表される実効組織に分布する。IgA前駆B細胞はここでIgA形質細胞へと最終分化し、分泌型IgAを産生して侵襲抗原に対応する。経口免疫の優れた応用例にポリオの経口生ワクチンがある。このワクチンは、ポリオウイルスに対する血清中の中和抗体と腸管内の分泌型IgA抗体を上昇させる感染予防効果が大きい。

経口免疫寛容 [oral immune tolerance]
腸管免疫系を介して誘導される抗原特異的な免疫応答の抑制状態。経口摂取された非自己タンパク質抗原に対して、腸管免疫系は正の免疫応答（経口免疫）だけでなく、負の免疫応答（経口免疫寛容）を誘導することができる。その例として、アメリカ先住民が毒ツタを摂取することで接触性過敏症を予防したことが知られている。

警告反応期 [period of alarm reaction]
Selye H（カナダ）の提唱した汎適応症候群の第1期。ストレッサーに曝された生体に最初の防衛反応が起こる。初期のショック相では、体温低下、低血圧、低血糖、神経系の活動抑制、筋弛緩、血液濃縮等の症状が現れる。続いて起こる反ショック相では、副腎皮質ホルモンと交感神経系の活動を介した積極的なストレス防御反応が起こる。反ショック相では、体温や血圧の上昇、高血糖等、ショック相とは逆の生理変化が現れ、次の抵抗期に移行する。

けい〔脛〕骨 [tibia] 下腿を構成する2本の長骨のうち下腿の内側部に位置する骨。上端（近位）は幅広く大腿骨と関節し、下端（遠位）は距骨と関節し、外側は腓骨と接している。

経済協力開発機構 [Organization for Economic Cooperation and Development, OECD] ヨーロッパ16か国で構成されたOECDに米国、カナダが加わり、1961年9月に設立。先進国間の意見交換・情報交換を通じて、経済成長、雇用の増大、貿易自由化、経済発展途上国支援に貢献することを目的とする。加盟国は34か国（2014年現在）。

茎菜類 [stem vegetables] 主に植物の茎を食用として利用する野菜の総称。特に地上茎を食用とする野菜類を指す。アスパラガス、ウド、タケノコ、セロリー、フキ等があり、独特のフレーバーをもつものが多い。生食や煮物として利用されている。

経産婦 [multipara] すでに分娩を1回以上したことのある妊婦。分娩経験のある女性の意味に用いることもあり、現在の妊娠の有無を問わない場合もある。

鶏脂 [chicken fat] ニワトリを原料として得られた動物性油脂。牛脂及び豚脂に比べて飽和脂肪酸が少なく、多価不飽和脂肪酸が多いことが特徴。シチメンチョウ、アヒル、ガチョウ等の家禽類の脂肪の化学的組成と比べてもほぼ同じ値である。

憩室 [diverticulum] 食道、胃、腸等の管腔臓器の壁の一部が周囲に拡張した状態。先天性と後天性がある。回腸に発生するメッケル憩室は先天性憩室、周囲の炎症に壁が巻き込まれて形成される牽引性憩室は後天性憩室である。壁全体が脱出する真性憩室と、壁を構成する要素の一部が脱出する偽憩室（グラーゼル憩室等）がある。欧米ではS状結腸に、日本では上行結腸、盲腸に多い。

憩室炎 [diverticulitis] 憩室とは消化管、気管、膀胱、尿道などの中空性の臓器の壁の一部が嚢状に管外に突出したもの。憩室の発生頻度は大腸が高い。憩室に炎症が生じたものが憩室炎である。

形質細胞 [plasma cell] リンパ系組織に存在するリンパ球系の細胞のうち、B細胞が分化成熟した最終段階の細胞。免疫グロブリン（IgG、IgA、IgM、IgD、IgE）を産生し分泌する。表面にはB細胞の特徴である補体、Fc受容体、表面免疫グロブリン等はない。

形質転換 [transformation] DNAがほかの細胞に取込まれ、その性質が遺伝的に変化する現象。特に腫瘍細胞が表現形質の型を変化させ、悪性化した場合を指すこともある。この現象は、微生物遺伝学の分野で遺伝解析の重要な技術であり、最近では酵母や動植物細胞における遺伝子解析の手段としても用いられ、遺伝子工学の基本技術の一つでもある。組換えDNA実験では、カルシウムイオン処理または電気穿孔法により、プラスミドやそれに結合した遺伝子などを含めたDNA分子を人為的に大腸菌に導入する形質転換法が用いられている。

形質転換植物 [transforming plant] ＝トランスジェニック植物

形質転換成長因子 [transforming growth factor, TGF] トランスフォーミング成長因子、ト

ランスフォーミング増殖因子ともいう。正常線維芽細胞の増殖を促進する因子として発見されたサイトカインで，α，βの分画がある。TGF-αは上皮細胞増殖因子の一つで細胞活性化作用を有し，組織形成，創傷治癒，腫瘍形成などにかかわっているとされる。一方TGF-βは細胞増殖抑制作用，細胞外基質産生作用を介して炎症，免疫反応を終了させる調節因子など多様な作用を有している。類似したサイトカインにはアクビチンや骨形成タンパク質（BMP）がある。

形質転換動物［transforming animal］　＝トランスジェニック動物

形質膜裏打ち［plasmalemmal undercoat］
細胞膜（形質膜）を細胞質側から支える支持構造を指し，主としてタンパク質から構成されている。膜骨格ともいう。スペクトリンというタンパク質が裏打ち構造の本体で，赤血球型スペクトリンと非赤血球型スペクトリンがあり，アクチンとともに存在する。細胞膜の硬さ，弾力性，強度等に寄与する。

頸〔けい〕静脈［jugular vein］　頸部に存在する静脈。外・内頸静脈とその流入枝がある。頸部の区分は下顎骨下縁・乳様突起・外後頭隆起を結ぶ線の下方と胸骨上縁・鎖骨・肩峰・第7頸椎棘突起を結ぶ線の上方の間を示す。

経静脈栄養〔法〕［parenteral nutrition, PN］　＝静脈栄養〔法〕

経静脈高カロリー輸液［intravenous hyperalimentation, IVH］　中心静脈までカテーテルを挿入し，15〜30％の高張糖液と3％のアミノ酸を注入して十分なエネルギーを投与する方法。消化管に病変があって経口摂取が不可能な患者に対する栄養投与法となる。しかし，非ケトン性高浸透圧性昏睡，カテーテル感染による敗血症，血栓，低リン血症，必須脂肪酸欠乏，ビタミンやミネラル欠乏症などに対する注意が必要である。

軽食［snack］　食事と食事の間に摂取する少量の食物。スナックともいう。成長期の小児やスポーツ選手にとっては，三度の食事では不足する栄養素を補給する補食としての意味をもつ。小児にとっては精神的な満足感を得る役割も大きいので，嗜好性も大切ではあるが，摂取する時間を決め，適量を食べる習慣を身につけさせることが重要である。

ケイ素［silicon］　元素記号Si，原子番号14，原子量28.0855，14(4B)族元素。シリコンともいう。地殻中に約27％存在し，酸素に次いで多い。単体は銀白色光沢のある共有結合結晶で原子配列はダイヤモンド型であるが，ダイヤモンドほど硬くはない。抵抗率は温度の上昇とともに減少し半導性を示す。結晶単体は半導体素子に，アモルファス単体は太陽電池などに利用されている。生体内では，骨，毛，皮膚などに存在し，酸性ムコ多糖類の構成成分である。

ケイソン病［caisson disease］　＝潜函病

経腸栄養［enteral nutrition］　経口摂取が不十分あるいは不可能な患者にチューブを消化管に挿入して栄養を注入する栄養法。通常の食事をミキサーにかけて作ったミキサー食，低残渣食，消化管機能に欠陥がある場合は半消化態栄養剤及び成分栄養剤が用いられる。半消化態及び成分栄養剤では浸透圧が高いため下痢が問題となる。

茎頂培養［shoot tip culture］　茎の先端の分裂活性の高い成長点である茎頂を取出した無菌培養。茎頂にはウイルスがほとんどないため，ウイルスフリーの苗（メリクローン苗）を作ることができる。メリクローン苗はウイルスフリーで無病のため，生育が旺盛となり，また生産物の色や形などの良品率が高い。さらに，均一な良質苗が同一時期に入手できるため，栽培管理も容易になる。ジャガイモ，イチゴ，サツマイモ，ナガイモ等の野菜類，ラン，カーネーション，ユリ，キク等の花卉類で実用化が進んでいる。

頸〔けい〕動脈［carotid artery；carotid］
脳への血流を供給している動脈。肩甲舌骨筋上腹，胸鎖乳突筋前縁，顎二腹筋後腹で分けられる三角形の部位で頸動脈は，内側頸動脈と外側頸動脈に分岐する。頸動脈の動脈硬化などで内膜が肥厚し，頸動脈が狭くなると脳への血流が不十分になり，一過性脳虚血発作や脳梗塞を起こす。

系統名［systematic name；strain name］　安定で均一な遺伝形質をもつ個体群に対して，その形質にちなんで付けられた名称のこと。

鶏肉［chicken；chicken meat］　日本では主にブロイラーなどの肉用鶏から得られた食肉のこと。ブロイラー肉は軟らかいため，最近では本来の鶏肉の歯ごたえや風味などを求めて地鶏肉などの需要も国内で増加する傾向にある。肉質の特徴は，他の畜肉と比べて脂肪が少なく，色調が淡いピンク色をしていることである。

鯨肉［whale meat］　クジラの肉の総称。このうち，マッコウクジラ，イルカ類など有歯クジラの肉は赤黒く味が悪いのであまり食用には向かない。一方，ナガスクジラ，イワシクジラなど有鬚クジラの肉は多少鯨肉特有のにおいをもつが，栄養価が高く，牛肉，豚肉などと同じように各種の材料に使用し得る。赤肉はソーセージやハムに，脂肪が多く美味である尾の身（お）部分は霜降り肉として，白色で脂肪の多い尾羽（おば）部分は，ゼラチン質を多く含むので，さらしくじらと称され，酢味噌に用いられる。有鬚クジラの腹側にある縞状をした切れ込み部分の畝（うね）は，その内側に須の子という結締組織の多い肉があるので，主に缶詰にされる。畝に須の子がついたものを畝須（うねす）と称し，これから鯨ベーコンが作られる。背中側の黒い表皮のすぐ下側にある厚い脂肪層は本皮（ほんがわ）といわれ，大部分が搾油原

料となるが，薄く切り，味噌汁や煮込みにすると美味である。本皮を加熱して搾油した後のものである煎皮（せんぴ）（あるいは，ころ，がら，揚花などといわれる）は，関西では味噌汁，おでん，煮込などに用いられる。

経年推移 [secular trend]　＝すう〔趨〕勢変動

ケイパー [caper]　地中海原産のフウチョウソウ科植物，*Capparis spinosa* の花のつぼみを塩漬けや酢漬けにしたもの。ケッパーともいう。南ヨーロッパで栽培されている。独特の風味と酸味があり，肉や魚のにおい消しとしてソースやドレッシングの薬味に加えて利用される。スモークサーモンの添えものとして使われるのは酢漬け。

経鼻カテーテル [transnasal catheter]　＝鼻腔栄養チューブ

ケイ皮油 [cinnamon oil]　クスノキ科の常緑喬木であるニッケイ（*Cinnamomum cassia*）の樹皮を水蒸気蒸留して得られる精油（収率1.5％）。シナモン油，カシア油ともいう。原産地は東南アジア。甘い芳香とスパイシーな刺激味を有する。主成分はケイ皮アルデヒド（85～95％），酢酸シンナミル，ケイ皮酸。菓子やコーラ飲料，医薬品，化粧品の香料に利用されている。

鯨油 [whale oil]　ヒゲクジラ類（セミクジラ，ナガスクジラ，シロナガスクジラ，ミンククジラ，コクジラ等）の脂肉，赤肉，内臓，骨等から得られた油。食用に用いられていた。組成は中性脂質（トリアシルグリセロール）が主体で，高度不飽和脂肪酸を含むため，硬化油として利用される。→魚油

桂葉油 [cinnamon leaf oil]　桂皮の樹葉を水蒸気蒸留して得られる精油。ケイ皮油とは成分が大きく異なる。主成分は，オイゲノール（70％）のほか，カリオフィレン，リナロール，安息香酸ベンジル，アセトオイゲノール，サフロール，ケイ皮アルデヒド等。チューインガム，ピクルスなどの食品香料として利用される。

鶏卵 [chicken egg]　白色レグホンが産卵した白色卵が多いが，ロードアイランドレッド種などが産卵した赤色卵もある。外側から卵殻，卵殻膜，卵白，卵黄膜，卵黄より成る。卵殻の表面には気体が出入りする気孔がある。卵白は粘度が高い濃厚卵白と流動性がある水様卵白から成り，鮮度低下とともに水様卵白が増える。

鶏卵タンパク質 [egg protein]　卵白の主要タンパク質はオボアルブミンであり，その他のタンパク質としてはアレルギーの主要因のオボムコイド，細菌に対して溶菌性を示すリゾチーム，卵白の泡立ち性に大きく寄与するオボグロブリンがある。卵黄は遠心分離により高密度リポタンパク質，低密度リポタンパク質，ホスビチンを含む顆粒（グラニュール）と低密度リポタンパク質，リベチンを含む液体部分のプラズマに分離される。

計量スプーン [measuring spoon]　少容量を計るスプーン。1 mL，5 mL，15 mLの3種類のスプーンがあり，調味料などを計量する。

痙攣〔けん〕 [convulsion]　全身または身体の一部の筋群の不随意かつ発作性の収縮をいう。強直性または緊張性痙攣と間代性痙攣とがある。てんかんをはじめとしてさまざまな疾患でみられる。

軽労作 [light work ; light labor]　労働強度の目安。座作業を主とする業務が該当する。エネルギー消費量との関連では，労働強度が増すにしたがってエネルギー消費量が増加することから，適正なエネルギー摂取量を算定するために"軽""中""強""重"労作等の段階に分類して，その目安としている。近年は，職業的労作だけでなく日常生活での家事，余暇活動・身体活動などで消費するエネルギーも重要であることから，身体活動レベルをいくつかに分類し，その目安としている。→身体活動レベル

K ＝リシン

K_m 値 [K_m value] ＝ミカエリス定数

ケーキ [cake] ＝ガトー

K 細胞 ＝キラー細胞

ケーシング [casing]　物品の包装に使う箱，さや，袋，包み等の総称。菓子，冷凍食品等の紙製ケーシング，食肉加工品のソーセージ用プラスチックケーシング，天然腸ケーシング，フィブラスケーシング等がある。

ケーススタディ [case study]　(1)1 症例を対象として，所見，治療，予後等を詳細に検討すること。症例報告，ケースレポートともいう。科学的根拠に基づく医療（EBM）の分野ではエビデンスとはみなされない。(2)症例や事例を扱う研究という広い意味で用いられる総称的な用語。事例研究ともいう。

ケースレポート [case report]　＝ケーススタディ

K 値 [K value]　鮮度判定恒数。魚の死後にATPが分解されるが，そのATP関連化合物総量に対する分解生成物（イノシン，ヒポキサンチン）の割合（％）。鮮度が良いほどK値は小さい。極めて良好な鮮度の刺身ではK値が20％以下，腐敗が始まるものでは60％を超える。

ケーパー [caper] ＝ケイパー

ゲームミート [game meat]　肉を食用として得るために野生動物を狩猟して得られた肉。狩猟の対象となる鳥獣をゲームアニマル（game animal）とよんでいる。小型の鳥獣類にはキジ，ウサギ等が含まれ，一方，大型にはシカ，エルク等が含まれる。対比するファームドミート（farmed meat）は逆に家禽・家畜から得られた食肉を指す。

劇症肝炎 [fulminant hepatitis]　急性肝炎の

うち，症状発現後早期（およそ8週間以内）に高度の肝機能障害に基づいて肝性昏睡Ⅱ度以上の脳症を来し，プロトロンビン時間40％以下を示す病態。初期は重症急性肝不全の一般臨床像を呈し，AST（GOT），ALT（GPT）等は初期に著増するが，その後，黄疸の増強とともに減少し，代謝回転の速い血液凝固因子の著減，コレステロールやアルブミンの減少，アンモニアの増加等がみられる。発病後10日以内に脳症が発現するものを急性型，それ以降に発現するものを亜急性型という。急性型の予後は約半数が生存するが，亜急性型の生存率は24％，さらに遅発性では10％以下であり，肝移植の適応となる。

劇物　[deleterious substance]　ヒトや動物に対して毒性が高く，生命維持に障害を及ぼすとされる物質。医薬品及び医薬部外品を除く毒物及び劇物に対して，「毒物及び劇物取締法」により，その製造や輸入，販売及び保管等が規制されている。毒物と劇物の判定基準は「毒物及び劇物取締法」により定められている。→毒物

下血　[melena]　タール便，鮮血便，粘血便も含み，便の中に血液が混入している状態。タール便は，胃十二指腸潰瘍，胃癌，急性胃炎，上行結腸癌，食道静脈瘤，食道癌等，鮮血便は直腸癌，横行下行結腸癌，痔核等，また粘血便は腸結核，潰瘍性大腸炎，赤痢，腸チフス等の場合に多い。一方，下血とは異なり，肉眼的には判明しないものを潜血便とよぶ。

下剤　[cathartics]　＝瀉下薬

克山病（けしゃんびょう）　[Keshan disease]　中国の北東部から南西部にかけてみられる心筋症を主体とする疾患。最近の研究でセレン欠乏とほかの因子との複合要因が考えられている。慢性型は心筋の線維化や壊死を伴う著しい心肥大が特徴である。トウモロコシなど単一の穀物に依存している地域で多発するが，ダイズを含む多種類の副食物摂取で発生を抑制できる。→セレン

ゲスターゲン　[gestagen]　プロゲステロン及びそれと類似の生物学的作用をもつ物質の総称。プロゲスチン，プロゲストーゲン，黄体ホルモンともいう。ステロイド構造を有し，子宮内膜分泌期変化，妊娠維持，体温上昇，排卵抑制，乳腺発育などの作用を示す。

ケチャップ　[ketchup]　トマトやマッシュルーム，クルミなど野菜類のつぶし汁に調味料を加えたソース。原料の名からトマトケチャップ，マッシュルームケチャップ，ウォルナッツケチャップなどとよばれる。日本では完熟トマトを濃縮し，食塩，食酢，砂糖，香辛料などを加えたものを指す。

血圧　[blood pressure]　心臓から拍出された血流が動脈壁に及ぼす圧力。動脈血圧ともいう。測定機会により，診察時血圧，家庭血圧，自由行動下血圧などがある。心臓の収縮期血圧を最大血圧，拡張期血圧を最小血圧という（至適血圧は収縮血圧120 mmHg未満かつ拡張期血圧90 mmHg未満である）。収縮期血圧が140 mmHg以上かつ/または拡張期血圧が90 mmHg以上を高血圧といい，同じく100 mHg以下，60 mHg以下を低血圧という。血圧は血液量と血管や血液の性状，腎臓や心身の状況，気温などにより微妙に変動する。

血圧降下剤〔薬〕　[antihypertensive drug]　降圧剤〔薬〕ともいう。高血圧の薬物療法に用いる。第一次選択薬としてカルシウム拮抗薬，アンギオテンシンⅡ受容体拮抗薬（ARB），アンギオテンシン変換酵素阻害薬（ACE阻害薬），利尿薬，β遮断薬，α遮断薬，α・β遮断薬などの中から病状に合う薬剤が選択される。単剤，低容量から始めて2～3か月以内に降圧目標140/90 mmHg未満（可能なら135/85 mmHg未満）に到達しない時は増量または他剤を併用する。合併症や臓器障害の有無にて適応と禁忌がある。カルシウム拮抗薬，ARB，ACE阻害薬が高頻度に処方される。

血液　[blood]　全身の血管という閉鎖された系の中を循環する体液。赤血球，白血球，血小板の3系統の血液細胞（血球）が液体成分（血漿）中に浮遊している。血液量は健常成人の場合，体重の約1/13で，男性75 mL/kg，女性65 mL/kg，赤血球数は男性400×10⁴～540×10⁴/μL，女性で370×10⁴～500×10⁴/L，白血球数は4,000～8,000/μL，血小板数は15×10⁴～35×10⁴/μL，全血比重は男性約1.057，女性約1.053，浸透圧は約280 mOsmである。生体のホメオスタシスの維持に重要な役割を果たしている。

血液化学　[blood chemistry]　血液，特に血清を用いて測定できる臨床検査項目で，ビリルビン，総タンパク質，アルブミン，尿素窒素，クレアチニン，尿酸，アルカリホスファターゼ，コリンエステラーゼ，中性脂肪，Na及びCl，K，Ca，Mg，膠質反応，クレアチン，グルコース，乳酸脱水素酵素，酸性ホスファターゼ，コレステロール，アミラーゼ等である。

血液学　[hematology]　血液と血液を形成する組織に関係した解剖学，生理学，病理学，症候学，治療学に関する医学の専門分野。血球では赤血球，白血球（顆粒球，単球，リンパ球など），血小板と血漿無形成分では種々タンパク質に関する学問である。健康人の循環血液量はおよそ体重の1/12～1/13である。

血液ガス　[blood gas]　血液中に溶在する気体の総称。動脈血100 mLの中に，酸素約20 mL，二酸化炭素約49 mL，窒素約1 mLを含んでいる。混合静脈血の中には，それぞれ約15.5 mL，53 mL，1 mLを含んでいる。通常の血液ガス測定は動脈血のpH，炭酸ガス分圧，酸素分圧の三者を同時に測定する。血液ガスは酸塩基平衡と密接に関係してお

り，体内における呼吸機能や代謝状態を反映する．

血液型　[blood group；blood type]　　一般的には赤血球膜上の抗原特異性によってヒトの赤血球を分類したもの．広義には赤血球型（ABO 式血液型，Rh 式血液型等）のほかに，組織適合性抗原として白血球抗原系や血小板抗原系，血漿タンパク質等の抗原系型も含む．赤血球の血液型は 400 種類以上発見されている．

血液凝固　[blood coagulation；blood clotting；hemopexis]　　血液が血管外に出ると，血液凝固因子が連続的に反応して，可溶性タンパク質のフィブリノーゲンが不溶性タンパク質のフィブリンに転換し，血液が固まる現象．凝血ともいう．反応は血小板やほかの細胞膜表面上で進行する．血管内では通常，血液は流動性を保つように凝固阻害因子が優位になっている．血液凝固反応が病的に進行すると血栓症が起こり，病的に低下すると出血症状が起こる．

血液凝固因子　[blood coagulation factor]　血液凝固反応に関与する因子．国際血液凝固因子名称委員会で第Ⅰ〜第ⅩⅡ因子（第Ⅵ因子は欠番）の 12 種類が命名された（1954 年）．第Ⅰ因子（FⅠ）から第Ⅳ因子は，それぞれフィブリノーゲン，プロトロンビン，組織因子，カルシウムイオンと慣用年によばれることが多い．プロトロンビン，第Ⅶ因子，第Ⅸ因子，第Ⅹ因子は，肝臓での生合成の最終過程でビタミン K の作用が必要である．

血液凝固阻害剤　[anticoagulant；coagulation inhibitor]　　血液凝固過程を阻害するワルファリンカリウムやヘパリン．静脈血栓症，心筋梗塞症，肺塞栓症，脳血栓症，播種性血管内凝固症候群などの治療に用いられる．作用は個体差が大きく同一個人でも変化するので治療初期にはプロトロンビン時間やトロンボテスを頻回に繰り返す必要がある．

血液凝固促進剤　[blood coagulation accelerant；coagulant]　　局所的止血薬として吸収性ゼラチンスポンジ，酸化セルロース，トロンビン等がある．トロンビンは血小板凝集と血液凝固を促進する．全身性の出血傾向に対しビタミン K を投与し，肝臓でのトロンビン，第Ⅲ因子，第Ⅳ因子，第Ⅹ因子などのビタミン K 依存性の血液凝固因子の産生を促進する．線維素溶解酵素プラスミン阻害薬もある．

血液凝固第 1 因子　[blood coagulation factor 1]　＝フィブリノーゲン

血液細胞　[blood cell；hemocyte；hematocyte]　血液中を流れている細胞の総称で，大きく分けて赤血球，白血球及び血小板の 3 種がある．白血球はさらに，その形態から顆粒球（好中球，好酸球及び好塩基球），単球及びリンパ球に分けられる．

血液透析　[hemodialysis]　　血液をカテーテルまたは皮下動静脈瘻のいずれかにより透析器（ダイアライザー）に導入し，透析液と透析膜を介して，血液中の高窒素血症，水・電解質異常を人工的に是正する治療法．急性腎不全，慢性腎不全，薬物中毒等の治療法．血液浄化療法として血液透析，血液濾過，血液透析濾過が応用されるが，慢性腎不全の治療としては血液透析が主体であり，血液濾過，血液透析濾過は合わせて約 1 ％になる．

血液脳関門　[blood-brain barrier, BBB]　血液と脳の間質液との間の物質移行を選択的に行う機構．脳の毛細血管は内皮細胞間隙が狭く，水，気体，脂溶性物質はこの関門を通過するが，タンパク質等の大きな分子や水素イオン等の荷電粒子は極めて通過しにくい．この関門機構により，血液組成に大きな変動があっても間質液の組成はあまり変化せず，脳の神経細胞は化学的ストレスから保護されている．血液脳関門は，脳虚血，中枢神経系感染症，脳腫瘍，脳症等では破綻が生じる．

血液力学　[hemodynamics]　　＝血行力学

結核〔症〕　[tuberculosis, TB]　　結核菌を飛沫吸入することによって起こる伝染性感染症．ほとんどが肺結核として発症する．菌が肺胞に定着すると初感染巣が形成され，さらに肺門リンパ節にも到達して病巣が作られる．この肺内と肺門リンパ節の病巣を初期変化群といい，多くは石灰沈着を残して治癒（硬性初期変化群）し，結核免疫が生じてツベルクリン反応陽性となる．一次性結核として発症するものもあるが，多くはいったん治癒した後，結核菌が再増殖し，二次性結核として発症する．

血管拡張　[vasodilation]　　血管平滑筋の緊張が低下して血管が拡張すること．末梢血管抵抗は低下して血圧は下降する．血管平滑筋は細胞膜のカルシウム流入阻害，交感神経やアンギオテンシン等の昇圧系の活性低下，カリクレイン・キニン等の降圧系の活性亢進により，緊張が低下して血管は拡張する．

血管拡張薬〔剤〕　[vasodilator]　　血管平滑筋を直接弛緩させて血圧を下げる降圧薬．血管拡張により降圧するが，同時に反射性交感神経刺激やレニン-アンギオテンシン系が亢進して降圧効果を軽減させるので，高血圧治療においては併用薬として用いられる．塩酸ヒドララジン，エカラジン，ピナシジール，ミノキシジール等がある．カルシウム拮抗薬や α 遮断薬は狭義の範疇に含まれない．

血管活性腸管ペプチド　[vasoactive intestinal peptide, VIP]　　消化管，中枢神経細胞，自律神経線維などに発現している活性ペプチド．バソアクティブ腸管ペプチド，ビップ（VIP）ともいう．血管拡張作用や血圧低下作用を有している．

血管作動性アミン　[vasoactive amine]　　アドレナリン，ノルアドレナリン，ドーパミン，セロトニン，ヒスタミンなどより成り，中枢・末梢神経系の神経伝達物質及び血管平滑筋に作用する物質として働き，循環調節に関与している．副腎からアドレナリンが，消化管のエンテロクロマフィン細胞や血

けつかんしゅ

小板よりセロトニンが，肥満細胞や好塩基性白血球よりヒスタミンなどが放出されて血管に働く。

血管収縮 ［vasoconstriction］ 血管平滑筋の緊張が増大すること。血管抵抗が上がり血圧は上昇する。交感神経活動の亢進，カテコールアミン放出亢進，レニン・アンギオテンシン・アルドステロン系の亢進，体液量増大，昇圧薬投与などにより，血管の収縮は増大する。

血球 ［blood corpuscle］ →血液細胞

月経 ［menstruation］ 10代前半から50歳位までの女性においてほぼ月に一度みられる周期的出血。生理またはメンスともいう。女性ホルモンの周期に伴い，肥厚した子宮内粘膜が受精しなかった場合に剥がれ落ちる現象で，数日間にわたり血液が膣口から排出される。初日には下腹部痛を伴うことが多い。

月経困難症 ［dysmenorrheal］ 月経時あるいはその直前から下腹痛，腰痛などの月経痛や悪心，嘔吐，頭痛等が過度に強く出現し，日常生活に支障を来し，治療を必要とする症候群。原発性月経困難症と続発性月経困難症に分類される。

月桂樹 ［bay leaf；laurier（仏）］ クスノキ科の常緑樹（*Laurus nobilis*）。ローレル，ローリエ，ベイリーフともいう。葉はユーカリ様の香りや樟脳様の涼感を伴う芳香を有し，矯臭，賦香作用がある。ブーケガルニに欠かせない香辛料で，肉，魚の臭み消しに用いられる。精油の主成分は1,8-シネオールである。

月経周期 ［menstrual cycle］ 月経の初日から次の月経の前日までをいう。28日を中心とし，短い場合も長い場合もあるが，精神的及び体重の影響が大きく，時に不規則となる。周期の中間に排卵期があり，排卵後は体温が上昇する高温期に入る。

結合エネルギー ［bond energy］ 分子を構成する各原子間の結合を切って各々の原子に解離するために必要なエネルギー。

結合水 ［bound water］ 炭水化物やタンパク質その他の構成成分と水和して束縛された状態の水や微細構造内に閉じ込められた状態にある水。成分分子の表面に直接固定され運動できない単分子層吸着水と，単分子層の外側を取囲んでいる束縛の程度はやや低いが自由に運動できる多層吸着水がある。結合水は，通常の水と異なる構造をとるため，0℃で凍結せず，100℃で蒸発しない。また，ほかの溶質の溶媒とならず，微生物の繁殖にも利用されない。

結合組織 ［connective tissue］ 発生の過程で間葉から分化した組織であり体に広く分布している。細胞と細胞間物質から構成され，特に細胞間物質が結合組織の機能の重要な担い手となる。その細胞間物質の差により疎水性結合組織，緻密性結合組織，弾性結合組織，細網性結合組織，粘液性結合組織等がある。

結合定数 ［coupling constant；binding constant］ (1)二つの原子核のスピン同士が化学結合によって相互作用する場合，また，電子スピンと分子中の原子核スピンとが相互作用する場合，相互作用の大きさを表すパラメータをいう。(2) 2種類の分子A，Bが複合体ABを形成する時，元の分子と複合体が平衡関係にあれば，それらのモル濃度 [A]，[B]，[AB] の間に $K = [AB]/[A][B]$ が成り立つ。K は，A，Bがイオンで塩を形成するような場合には結合定数，タンパク質のような高分子間の場合には会合定数とよぶことが多い。結合定数は解離定数の逆数になる。

血行力学 ［hemodynamics］ 心臓を中心として網の目のように走る血管系を流れる血流の動きに関する学問。また，血圧，血流量及び血管抵抗などの諸因子間の関係やそれら変化を解析するための力学理論のこと。血液力学ともいう。

血色症 ［hemochromatosis］ ＝ヘモクロマトーシス

血色素症 ［hemoglobin；hemoglobinemia］ 血色素は赤血球のヘモグロビンで，3.8％のヘムと96.2％のグロビンから成り，$\alpha_2\beta_2$（HbA），$\alpha_2\gamma_2$（HbF）及び$\alpha_2\delta_2$（HbA$_2$）で構成され，酸素を運搬する。血色素症は溶血により血漿中に遊離ヘモグロビンが存在する状態である。

血色素尿症 ［hemoglobinuria］ 赤色あるいは赤褐色調の尿が認められ，その成分がヘモグロビンまたはヘモグロビン分子がわずかに変化した分子を含む状態。病因は，赤血球の血管内破壊による溶血による。

血腫 ［hematoma；hematocele］ 出血が起こり，臓器，組織，空隙，または有効空隙に相当量の血液がたまっているもの。通常は凝固して，出血後の経過時間にしたがって種々の程度の器質化と脱色がみられる。場所により動脈血腫，硬膜下血腫，硬膜外血腫，広靱帯血腫等がある。

血漿 ［blood plasma；plasma］ 血液から赤血球，白血球，血小板を除いた液体成分。血漿を採取するには，ヘパリン，クエン酸ナトリウム，エチレンジアミン四酢酸（EDTA）等の抗凝固剤を血液に加えて遠心し，血球を取除く。健常者の血漿は淡黄色を呈し，比重は1.024～1.029であり，その91～92％は水分である。この中に，タンパク質，リポタンパク質，グルコース，無機質，非タンパク態窒素化合物が含まれている。血清との大きな違いは，フィブリノーゲンが入っていることである。タンパク質としては上記フィブリノーゲンのほか，アルブミン，グロブリン，トランスフェリン等多数の種類から成る。脂質はトリグリセリド，コレステロール，リン脂質であり，リポタンパク質として存在する。遊離脂肪酸はアルブミンと結合して運搬さ

れる。その他，遊離アミノ酸やビタミンなどの栄養素，抗体，補体，ホルモン，血液凝固因子等を含み生体防御，代謝や生体機能調節に寄与している。→血清

血漿アミノ酸比 [plasma amino acid ratio]
血漿遊離アミノ酸濃度の変化からタンパク質栄養状態を評価する指標の一つ。クワシオコール型 PEM では，アミノ酸の体内再利用の亢進により必須アミノ酸濃度（総必須アミノ酸または Leu ＋ Ile ＋ Phe ＋ Val ＋ Met）が低下し，非必須アミノ酸濃度（総非必須アミノ酸または Gly ＋ Ser ＋ Gln ＋ Tau）が上昇し，E/N 比は低下する。

結晶化度 [degree of crystallinity]　ポリマーの結晶領域が全体の重量に占める割合。結晶領域では分子の一部が規則正しく並び結晶状を呈している。結晶化度は冷却条件，化学構造，枝分かれ状態，立体規則性，水素結合の有無等により異なる。測定法には比重法，X線回折法，赤外線吸収スペクトル法等がある。ポリエチレンは製造法によって結晶性が異なり，結晶化度の低いものを軟質ポリエチレン，高いものを硬質ポリエチレンという。→硬質ポリエチレン，→軟質ポリエチレン

血漿交換 [plasma exchange]　循環血漿中に何らかの毒性病因物質が存在すると考えられる場合，その物質を除去することにより病態の改善を目指して，体外循環により血漿を除去し，代わりに正常血漿を加える治療法。薬物中毒，劇症肝炎，慢性関節リウマチや SLE（全身性エリテマトーデス）等の免疫性疾患，多発性骨髄腫，重症筋無力症などで行われる。

血漿瀉血 [plasmapheresis]　全血液を生体から取り出し遠心沈殿によって分離された細胞成分を生理食塩水またはほかの代用血漿に懸濁して再び生体に戻すこと。プラスマフェレーシスともいう。細胞成分を減らさずに血漿タンパク質を除くことができる。

結晶性滑膜炎 [synovitis crystalline]　関節，腱鞘または滑液包の滑膜の炎症。炎症の種類により，化膿性，結核性，アレルギー性，外傷性等がある。

血漿タンパク質 [plasma protein]　血漿中に存在して，全身を循環しているタンパク質。多数のものがある。総タンパク質の大半はアルブミンであり，次いで各種免疫グロブリン，リポタンパク質，フィブリノーゲン，トランスフェリンがある。なお，フィブリノーゲンは血清中には含まれていない。その他，ペプチド性ホルモン，酵素，補体，凝固因子等微量ではあるが重要な機能をもつ成分も含まれる。血漿タンパク質濃度は肝細胞，網内系細胞での合成と，血管内外での分布状況，異化，腎臓，腸管，皮膚からの排出とのバランスによって規定される。種々の疾患や栄養状態によって高タンパク質血症や低タンパク質血症が生じる。例えば，腎炎時やタンパク質栄養不良時は低タンパク質血症を呈する。→血清タンパク質

結晶蜂蜜 [crystallized honey]　粘性のある黄褐色の液体が，白濁から結晶に進行した蜂蜜。蜂蜜中のグルコースが結晶化するために，結晶化は蜂蜜の成分組成や種々の要因により生じる。

血小板 [platelet]　骨髄中の巨核球において合成，分泌される直径2〜3 μm の最も小さい血球成分。粘着と凝集反応に関与し，特に出血時の一次血栓の形成に働き止血作用を示す。4種の凝固因子を含んでおり，これらにより血小板の凝集と血栓の形成が行われる。

血小板活性化因子 [platelet-activating factor]
好塩基球の脱顆粒時に放出される炎症性メディエーターとして発見された物質。その後，血管内皮細胞や種々の炎症細胞においても合成，分泌されることが見いだされた。血小板を活性化する以外に，白血球のローリング，接着の活性化や活性酸素産生にも関与している。

血小板由来成長因子 [platelet-derived growth factor, PDGF]　血管内皮細胞や血管平滑筋細胞，またマクロファージなどの間葉系細胞で産生され，血小板に由来する成長因子。トロンビンや PMA (phorbolamyristate acetate)，TGF-β，アンギオテンシンⅡなどが PDGF の産生を刺激する。

欠食 [skip a meal]　食事を抜くこと。児童や生徒，幼児の朝食の欠食，若い世代での欠食が問題となっている。児童生徒では，就寝時間の遅延による夜食の摂取や遅起きなどが原因となっている。妊娠準備期にある若い女性では，食生活を軽視していることがうかがわれる。つわりによる欠食は一時的なもので，後に十分回復できる可能性が大きく厳しい指導は必要ない。

げっ〔齧〕歯類 [rodent]　実験動物として，医学，薬学，栄養学等の領域で広く用いられている小動物。さまざまな系統，種があり，それぞれに特徴がある。最も用いられているのがマウスとラットである。現在では，分子生物学の技術を用いてノックアウト動物やトランスジェニック動物が作製されている。

血清 [blood serum；serum]　血液は，血球（赤血球，白血球，血小板）と血漿から成っている。血液を採取して放置すると，凝固し血餅と液体成分に分離する。この液体成分を血清という。血清は血漿中の血液凝固にかかわる因子であるフィブリノーゲンと第Ⅴ因子，第Ⅷ因子等が取除かれたものである。生化学的臨床検査によく用いられる。ウシの血清は，動物細胞の培養に用いられる。→血漿

血清アルブミン [serum albumin]　血清タンパク質の大半（55〜60％）を占め，肝臓で合成される単純タンパク質である。脂肪組織から動員さ

れる脂肪酸や各種薬剤と結合し利用組織へ運搬する。また，血液膠質浸透圧の維持に寄与する。タンパク質栄養不良，肝硬変，腎炎等で血清アルブミン濃度が低下し，浮腫の原因となる。→血清タンパク質，膠質浸透圧

血清学　[serology]　血清を対象に，抗原，抗体及び抗原抗体反応についての事項を扱う免疫学の一領域。その名称は，抗体を含む血清（抗血清）を用いて抗原抗体反応の解析を行ったことに由来する。したがって，血清の性質や変化についての研究というよりも，体液性免疫の *in vitro* での抗原抗体反応に基づく現象を研究する学問である。欧米では，ウイルスや梅毒などの血清学的検査を指すこともある。

血清脂質　[blood lipid]　血液中に存在するコレステロール，中性脂肪（主にトリアシルグリセロール），遊離脂肪酸，リン脂質などのこと。遊離脂肪酸を除く血清脂質は疎水性が強いため，アポリポタンパク質とともにリポタンパク質という球形の形態をとって血液中を運搬される。リポタンパク質は比重によって分類され，低いものから順にキロミクロン（カイロミクロン），超低密度リポタンパク質（VLDL），中間型リポタンパク質（IDL），低密度リポタンパク質（LDL），高密度リポタンパク質（HDL）の5種類に分類される。キロミクロン（カイロミクロン），VLDLからリポタンパク質リパーゼによってトリアシルグリセロールが分解・取り除かれた後のリポタンパク質はレムナントリポタンパク質とよばれ，動脈硬化惹起性因子である。遊離脂肪酸は血液中でアルブミンと結合して運搬される。

血青素　[hemocyanin]　　　＝ヘモシアニン

血清タンパク質　[serum protein]　血漿タンパク質から血液凝固にかかわるタンパク質（フィブリノーゲン，第V因子，第Ⅷ因子等）を除いたもの。総タンパク質の大半はアルブミンであり，次いで各種グロブリンが占める。γ-グロブリンは主として抗体としての機能をもつ。また，リポタンパク質，トランスフェリンなど脂質や鉄を運搬するものがある。その他，ペプチド性ホルモン，酵素，補体など微量ではあるが重要な機能をもつ成分も含まれる。→血漿タンパク質

血清鉄　[serum iron]　健康人は体内に全体として3～4gの鉄を有するが，その一部が血清鉄で，その濃度は男子70～80，女子60～160mg/dLである。それらの濃度は鉄の消化管からの吸収，骨髄移行，マクロファージ，血漿間の移動等の平衡の上に立つ。

血清病　[serum sickness]　異種血清や血清成分の投与後に生じる副作用症状。異種タンパク質と抗体との免疫複合体による組織障害により，発疹，発熱，嘔吐，痙攣，リンパ腺腫脹などがみられる。再投与時により重篤な症状。

結石　[calculus]　体内で分泌物の成分が石のように固まったもので，胆道と尿路にできやすい。割面が層状構造を呈する結石では，中心部の核となっている部分を核石，それを被殻状に包んでいる部分を殻石という。通常は無機酸または有機酸の塩，あるいはコレステロール等の物質から成る。

結節性甲状腺腫　[struma nodosa；nodular goiter]　正常人の甲状腺は約20gの蝶形であるが，それ以上に大きく触知されるときに甲状腺腫という。全体に均一にその形体のまま大きく触知される場合をびまん性甲状腺腫，一部または多数の結節を触知する場合を結節性甲状腺腫という。甲状腺腫の大きさ及びその性状は，甲状腺シンチグラムや，甲状腺超音波検査などにより推測される。

血栓症　[thrombosis]　血栓によって血管が閉塞した状態。動脈血栓は，主として動脈硬化に合併して生じる。冠状動脈の血栓は心筋梗塞で，脳動脈では脳梗塞である。一方，静脈の血栓は，安静，凝固亢進状態，局所の炎症等によって生じるが，急性の深部静脈血栓症の場合，血栓が剥離して肺梗塞などを生じることがある。

血栓[性]静脈炎　[thrombophlebitis]　四肢の静脈には表在静脈系（大伏在・小伏在静脈）と，深部静脈系（脛・腓骨・膝窩・大腿・腸骨静脈）があるが，そのいずれにも血栓症がみられる。一般に問題になるのは深部静脈血栓症である。原因としては，血管壁の病変または損傷，血液凝固性の変化，血流の停滞の三つの要素が関係し，手術侵襲，長期臥床，高張輸液，ギプス固定などが発症の危険因子となる。

欠測値　[missing value]　何らかの理由でその変数の値が得られていない場合の値。欠損値ともいう。

欠損値　＝欠測値

血痰　[bloody sputum]　→喀血

結着剤　[binding agent]　肉製品や水産練製品の結着性増大のために使用される食品添加物。ピロリン酸，ポリリン酸，メタリン酸のカリウム塩，ナトリウム塩等がある。結着剤の添加により，加熱肉の保水性及び弾力性が増大する。これらの縮合リン酸塩は原料肉のアクトミオシンのミオシン部分に結合してアクチンとミオシンに解離させる。そのため遊離状態のミオシン分子間で相互作用が高まり肉全体の結着性や保水性を高めるものと考えられている。上記の縮合リン酸塩のほかに水溶性のカゼインナトリウムがある。

血中グルコース　[blood glucose]　＝血糖
血中脂質　[blood lipid]　＝血清脂質
血中乳酸　[blood lactate]　血液中の乳酸。解糖系により生成される量と組織で利用される量により規定されるが，運動強度が高ければ，次第に無酸素的に乳酸が生成される。その結果，安静時乳酸値

（1 mM）は、激しい運動後には 7～14 mM になることがある。運動強度が高まり、血中乳酸増加の始まる乳酸性閾値（lactate threshold, LT）は持久力、運動強度の指標となる。

血中尿素態窒素 ［blood urea nitrogen］　血液中の尿素に含まれる窒素。血液に含まれるタンパク質以外の窒素態の総称を非タンパク態窒素といい、これには尿素、尿酸、クレアチニン、クレアチン、遊離アミノ酸、核酸及びこれらの窒素を含む誘導体がある。このうち尿素、クレアチニン及び尿酸は含窒素化合物の体内代謝終末物質で尿に排泄されるため、腎機能の指標として重要である。

結腸 ［colon］　大腸のうち、小腸に近い盲腸と肛門側の直腸を除いた残りの部分。上行結腸、横行結腸、下行結腸、S 状結腸に分けられる。

結腸癌 ［carcinoma of the colon；colon cancer］　運動不足、動物性脂肪摂取の増加、食物繊維の摂取の低下等、食事が関係している。腸内細菌の分解による酪酸は脂肪酸シクロオキシゲナーゼ（COX-2）を抑制することで癌化を防ぐ。女性は肥満や脂肪に富む食事で胆汁酸の分泌が多いこと、便秘になりがちなこと、大腸癌の発育にエストロゲンが関係していること等から、結腸癌には男女差が少ない。S 字結腸が好発部位であるが、遺伝が関係している場合は上行結腸が多い。結腸癌は APC 遺伝子や p53 遺伝子の段階的遺伝子変化によって発生する。素因として遺伝子不安定も関係する。

血糖 ［blood glucose］　血液中に存在するグルコース。体内の各臓器組織のエネルギー源として用いられる。ことに、中枢神経系ではほとんど唯一のエネルギー源となっており、糖尿病患者でインスリン注射量が多過ぎたり、注射量が一定でもマラソンなど身体運動量が多ければ、低血糖となり、脳神経細胞の活動が低下し、意識消失や昏睡に陥ることがある。

血糖曲線 ［blood glucose response curve；glucose curve］　測定された血糖値を結んだ曲線のこと。グルコース負荷試験や日内変動にて得られた曲線は、耐糖能の病態解明や糖尿病治療法の選択に関するよい指標となる。

血糖降下薬 ［hypoglycemic agent］　糖尿病治療に広く用いられている血糖値を低下させる薬剤の総称。原則として適応は 2 型糖尿病である。通常、食事療法や運動療法などの生活習慣の改善を 3 か月程度行っても、良好な血糖コントロールが得られない症例に用いる。現在、日本で使用されている薬剤として、スルホニル尿素薬、速効性インスリン分泌促進薬、ビグアナイド薬、チアゾリジン系薬、α-グルコシダーゼ阻害薬がある。

血糖値 ［blood sugar level；blood sugar concentration］　血液中のグルコース濃度。健常者の静脈血中の正常値は空腹時 4～6 mmol/L（70～110 mg/dL）、食後でも 160 mg/dL 未満とほぼ一定範囲に保たれている。血糖値は腸管からの吸収、肝臓における取込みと分泌、末梢組織における取込みのバランス等により変動するが、インスリンをはじめとする調節ホルモンの関与により、過度な上昇や低下は防止されている。測定はグルコース酸化酵素などを用いた酵素法により行われ、全血と血漿、動脈血と静脈血で差がある。

血糖調節 ［regulation of blood glucose］　血糖値の調節。インスリン、グルカゴン等のホルモンによって調節され、生命維持のため 60～140 mg/dL の間に維持されている。すなわち、食後には腸管からグルコースが吸収され、血糖値は上昇するが、インスリンが分泌され、組織で利用されたり、肝臓や筋肉へ取込まれグリコーゲンとして貯蔵される。空腹時にはグルカゴンにより肝臓グリコーゲンが分解したり、肝臓でアミノ酸より糖新生が行われ、一定値を保っている。

血尿 ［hematuria］　尿に赤血球がみられる状態で、肉眼的血尿と顕微鏡的血尿に大別される。腎臓からの出血は、急性糸球体腎炎、IgA 腎症、腎腫瘍、腎盂腫瘍、腎結石など、尿管からの出血は尿管結石や尿管腫瘍、膀胱からの出血は、膀胱腫瘍、膀胱結石、急性膀胱炎など、尿道からの出血は、尿道損傷、尿道結石など、前立腺由来の血尿には、前立腺肥大症や前立腺癌などがある。

血粉 ［blood meal］　と場から出る血液を加熱凝固し、脱水を行って、乾燥粉末にして得られる。粗タンパク質含量は約 80％以上と高く、リシン、メチオニン等の必須アミノ酸を多く含むが、消化率は低い。

血餅 ［blood clot］　血液中に存在するフィブリノーゲンからフィブリンへと変化することにより生じた血液凝固塊。赤血球、白血球及び血小板などが含まれる。止血メカニズムの一つとして重要な役割をもつ。

欠乏症 ［deficiency］　あるものが量的にあるいは質的に不足しており、何らかの症状が出現している状態。食事・栄養の欠乏、ヘモグロビン欠乏、酵素欠損症、血液の酸素運搬能の欠乏などがあり、補充することによって問題を解決することが可能である。

結膜乾燥症 ［conjuctival xerosis］　ビタミン A の欠乏により涙の分泌が止まり、結膜が乾燥する。主に幼児にビトー斑という白色斑が発症する。進行すると角膜軟化症の原因となる。

血友病 ［hemophilia］　出血と血液凝固時間の延長を特徴とする伴性劣性遺伝性疾患の一つ。男性に多く、幼少期に発症することが多い。皮下出血、筋肉内出血、関節内出血などの症状を示す。第 VIII 因子欠乏の血友病 A と、第 IX 因子欠乏の血友病 B が主要である。

ケツルアズキ　［black gram；black mappe］
＝ブラックグラム

ケトアシドーシス　［ketoacidosis］　血中にケト酸が蓄積してアシドーシスとなった状態。ケト酸性症ともいう。糖質の供給不足や利用障害が続くと脂肪分解が亢進してケトン体が増量し、ケトアシドーシスとなる。糖尿病でインスリンのコントロールが乱れた時などにみられる。口渇、多尿、脱水症状、呼気のアセトン臭、意識障害などが現れ、放置するとケトン性昏睡に陥る。小児の自家中毒に際しても現れる。

β-ケトアシルチオラーゼ　［β-ketoacyl thiolase］　＝チオラーゼ

ケトーシス　［ketosis］　糖代謝障害時、エネルギー源として利用された脂肪酸の分解産物であるケトン体（β-ヒドロキシ酪酸、アセト酢酸、アセトン等）が血液中に蓄積する状態。ケトン体は酸性物質であり、ケトーシスが発生すると、糖尿病の場合は血糖コントロールのさらなる悪化などが起こる。その結果ケトン体の量がさらに増えて血液のpHが酸性に傾き、代謝性アシドーシスが生じ、ケトアシドーシスに至ることもある。糖尿病のほか、長時間の絶食や嘔吐、飢餓など種々の消耗性疾患時に認められる。

ケトース　［ketose］　ポリヒドロキシケトン構造をもつ単糖の総称。アルドースと同様に還元性を示し、グリコシド結合も形成する。多くのケトースはヘミアセタール環状構造をとる。三炭糖のケトースはジヒドロキシアセトンで、四炭糖のエリトルロース、五炭糖のリブロースやキシルロース、六炭糖のフルクトースやソルボース、七炭糖のセドヘプツロース等がある。

解毒　［detoxication］　有毒物質を体内で毒性の低い物質に変化させること、または尿、頭髪、皮膚などから体外へ排出させること。肝臓のミクロソームに存在する酵素シトクロムP-450は、毒性物質を水溶性に変えることで尿からの排泄を促す。

解毒能　［detoxication ability］　毒物や薬物の毒性を低下させる、または尿などにより体外へ排出させる能力。

α-ケトグルタル酸　［α-ketoglutaric acid］
$C_5H_6O_5$、$CH_2(COOH)CH_2COCOOH$、分子量146.10。ピルビン酸やオキサロ酢酸と並んで生体内での代謝に幅広く関与するケト酸。2-オキソグルタル酸ともいう。クエン酸回路でイソクエン酸からイソクエン酸脱水素により生成、また、グルタミン酸からアミノ基転移酵素あるいはグルタミン酸脱水素酵素により生成する。多くのアミノ基転移酵素反応においてアミノ基受容体となる。→ケト酸

α-ケトグルタル酸脱水素酵素　［α-ketoglutarate dehydrogenase］　＝α-ケトグルタル酸デヒドロゲナーゼ

α-ケトグルタル酸デヒドロゲナーゼ　［α-ketoglutarate dehydrogenase］　α-ケトグルタル酸（または2-オキソグルタル酸）脱水素酵素ともいう。生体内ではクエン酸回路の中で、複合酵素体を形成して、α-ケトグルタル酸 ＋ CoA ＋ NAD$^+$ ⟶ スクシニル CoA ＋ NADH ＋ H$^+$ の反応を触媒する。ほかにチアミンピロリン酸、リポ酸、FADの補酵素が関与し、反応全体の機構はピルビン酸脱水素酵素系が触媒する反応に酷似する。

ケト原性アミノ酸　［ketogenic amino acid］
アセトアセチル CoA を経由して、肝臓でアセトン、アセト酢酸、β-ヒドロキシ酪酸等のケトン体（アセトン体）を生成するアミノ酸（ロイシン、リシン、トリプトファン、フェニルアラニン、チロシン、イソロイシン）。ケトン形成アミノ酸ともいう。

ケト酸　［keto acid］　一つの分子中にカルボニル基とカルボキシル基を併せもつ物質。オキソ酸ともいう。2-オキソ酸(α-ケト酸) R-COCOOH、3-オキソ酸（β-ケト酸）R-COCH$_2$COOH、4-オキソ酸（γ-ケト酸）R-COCH$_2$CH$_2$COOH などがある。2-オキソ酸としてはピルビン酸、α-ケトグルタル酸がある。

ケト酸性症　［ketoacidosis］　＝ケトアシドーシス

ケト酸デヒドロゲナーゼ　［keto acid dehydrogenase］　オキソ酸デヒドロゲナーゼともいう。ケト酸の酸化的脱炭酸反応を触媒する酵素で、R-COCOOH ＋ CoA ＋ NAD$^+$ ⟶ R-CO-CoA ＋ CO$_2$ ＋ NADH。チオエステル化反応である。ピルビン酸デヒドロゲナーゼをはじめ生体では重要な役割を果たしている。

ケトステロイド　［ketosteroid, KS］　ステロイド骨格のD環の17位炭素にケトンを有するステロイドの総称。17-KSと略記される。副腎や精巣のステロイドホルモンから生成し尿中へ排泄されるので、尿中17-KS測定は副腎皮質や下垂体前葉の機能検査法の一つである。

ケトヘキソース　［ketohexose］　ケトースのうち、六炭糖のものの総称。代表的なものにフルクトースやソルボースがある。

ケトレー指数　［Quetelet index］　体重 W（kg）を身長 H（m）の二乗で除した指数（W/H^2）。近年では、BMI（body mass index）とよぶことが一般的となったが、Quetelet LAJ（ベルギー）が1830年代にこの指標を最初に計算・提示したのでケトレー指数とよばれた。1920年代に Kaup I（ドイツ）が W/H^2 を用いた論文を発表し、カウプ指数ともよばれ、乳幼児の発育状態を知る目安として使われている。

ケトン　［ketone］　カルボニル基が2個の炭化水素基と結合した化合物の総称。炭化水素基が二つともアルキル基のものを脂肪族ケトン、アリル基

を含むものを芳香族ケトンという。

ケトン形成アミノ酸 [ketogenic amino acid]
＝ケト原性アミノ酸

ケトン血症 [ketonemia] アセト酢酸，3-ヒドロキシ酪酸及びアセトンの総称であるケトン体が基準値（空腹時28〜120 μM）を超えた状態のこと。ケトン体は生体内における脂肪酸の代謝産物であるため，生体内でのエネルギー代謝が糖質に比べ，脂肪酸への依存度が増加する状態においてケトン血症を来し得る。また，ケトン血症が増悪すると，ケトーシス（総ケトン体 1 mM 以上）やケトアシドーシス（総ケトン体 3 mM 以上で pH 7.3 以下）へ移行する。アセトンは中性であるが，アセト酢酸，3-ヒドロキシ酪酸は酸性を示すため酸塩基平衡に影響を与える。→ケトーシス，ケトアシドーシス，ケトン尿症

ケトン産生 [ketogenesis] 糖質の供給不十分（飢餓など）や糖質代謝異常（糖尿病）などで，脂肪が代わりに燃焼すると，中間代謝産物であるケトン体（アセトン，アセト酢酸，β-ヒドロキシ酪酸）が肝臓で産生される。

ケトン食 [ketogenic diet] 食事療法として摂取エネルギーの60〜90％を脂肪で摂る治療食。炭水化物の摂取を極端に減らすことにより，体内でエネルギー源として通常使われている糖が枯渇し，代わりに脂肪が分解されてケトン体が生じ，これをエネルギー源として利用する。小児の難治性てんかんに有効であるとされている。

ケトン体 [ketone body] アセト酢酸，β-ヒドロキシ酪酸，及びアセトンの総称。アセトン体ともいう。肝臓で脂肪酸のβ酸化により生成したアセチル CoA とアセトアセチル CoA が縮合して3-ヒドロキシ-3-メチルグルタリル CoA（HMG-CoA）となった後，分解酵素によりアセト酢酸が生成する。そのうち一部は還元されてβ-ヒドロキシ酪酸となる。アセト酢酸が脱炭酸するとアセトンになる。肝臓ではケトン体を利用することができないが，肝臓以外の組織ではアセチル CoA に変換されてエネルギーとなる。糖尿病や飢餓時には，生成速度が分解速度を上回り尿中への排泄量が上昇する。これをアセトン尿症（ケトーシス）という。

ケトン尿症 [ketonuria] 血中ケトン体の増加を反映し，尿中へのケトン体の排泄が増加した状態のこと。広く用いられている試験紙法の定性では，アセトン及びアセト酢酸のみが反応し，3-ヒドロキシ酪酸は測定されない。血中ケトン体が上昇する際（ケトン血症）に陽性を示す。→ケトン血症

ゲニスチン [genistin] $C_{21}H_{20}O_{10}$，分子量432.39。イソフラボンの配糖体の一つで，ゲニステインの7β-グルコシドである。ダイズなどに含まれ，そのアグリコン（ゲニステイン）はエストロゲン（女性ホルモン）様作用を示す。抗突然変異性や抗酸化作用があり，胃癌，乳癌などに対する癌予防作用や，循環器疾患などを含む各種生活習慣病の予防作用が注目されている。

ゲニステイン [genistein] $C_{15}H_{10}O_5$，分子量270.24。ダイズなどに含まれるゲニスチンからグルコースが外れたアグリコン。摂取したゲニスチンは腸内細菌の作用によりグルコースが切り取られた後アグリコンとして血流に取込まれる。エストロゲン受容体の機能調節やチロシンキナーゼ阻害作用，PPARのリガンドとしての作用が報告されている。エストロゲン受容体への結合性はゲニステインがダイゼインより高く，ダイゼインの代謝産物であるエクオールはゲニステインより高い。

ゲニン [genin] ＝アグリコン

ケノデオキシコール酸 [chenodeoxycholic acid] 一次胆汁酸の一つ。コレステロール系石の溶解を目的に開発された胆石症治療薬である。

ゲノミクス [genomics] 生物学や生命科学において，ゲノムを対象とする研究分野。その目的はさまざまであり，各種生物のゲノム配列を解読することそのものから，遺伝子多型解析，ゲノム疾患関連解析（GWAS），進化の研究，遺伝子機能の解明，ゲノム解析のバイオインフォマティクスの方法論などが含まれる。

ゲノム [genome] 生物の遺伝情報の全体。ヒトゲノムは22本の常染色体とXYの性染色体から成り，ここにすべての遺伝情報が詰込まれている。真核生物であるヒトのゲノムサイズは約30億塩基対で，そのうちわずか20％がタンパク質のアミノ酸配列をコードした遺伝子とそれに関連した配列であり，残りのDNAの機能は大部分が未解明である。原核生物である大腸菌のゲノムサイズは約500万塩基対とヒトに比べて小さいが，非遺伝子部分が少ない。

ゲノム DNA ライブラリー [genomic DNA library] ＝遺伝子ライブラリー

ケモカイン [chemokine] 細胞を移動させうる化学誘因性サイトカインとして知られており，分子質量が8-14 kDaの低分子塩基性タンパク質の大きな一群の総称である。その多くは炎症や感染局所に白血球を遊走させる働きを有する。1987年にインターロイキン-8（CXCに分類される）が同定されたのが始まり，現在ではヒトにおいて，50種類以上のケモカインが同定されている。このファミリーの構造上の特徴は，アミノ酸配列中によく保存された四つのシステイン残基を有することである。ジスルフィド結合形成に関与するシステイン残基の数とその間のアミノ酸配列に基づいてCC，CXC，XC（Cサブファミリーともよばれている），CX3Cの四つのサブファミリーに分けられる。一部のケモカインは組織に構成的に発現し，生理的状態のリンパ球の集積に関係しているが，多くは炎症性刺激に

よる転写レベルで誘導される。その作用は，Gタンパク質共役型受容体である複数のケモカイン受容体を介して発現する。

ケミカルスコア [chemical score, CS] ＝化学価

ケラチノサイト [keratinocyte] ＝角化細胞

ケラチン [keratin] シスチンの含有量が高い不溶性の細胞内タンパク質。表皮や角，爪，うろこ，毛，羽のように，皮膚の上皮由来の構造体の主成分タンパク質内にジスルフィド結合が多数存在する線維状のもの，無定形のものとがある。

ゲラニウム酸 [geranic acid] 鎖状モノテルペンカルボン酸で，ローズ油やシトロネラ油に含まれるゲラニオールがカルボン酸の形になったもの。

ゲラン酸 [geranic acid] 鎖状モノテルペンカルボン酸で，ローズ油やシトロネラ油に含まれるゲラニオールがカルボン酸の形になったもの。

ゲラニオール [geraniol] $C_{10}H_{18}O$，$(CH_3)_2C=CHCH_2CH_2C(CH_3)=CHCH_2OH$，分子量154.25。ゼラニウムから発見された直鎖モノテルペンの一種でトランス型。常温常圧で無色の液体で，揮発性を有する。水にもある程度溶けるが，油の方がこれをよく溶かす。バラ油などの精油にあり，芳香をもつため，食品添加物（着香剤）として用いられており，合成も可能。ゲラニル二リン酸からピロリン酸が外れた形をしており，最も単純なモノテルペンといえる。シス型はネロール（nerol）という。

下痢 [diarrhea] 糞便中の水分量が増加した状態（80％以上）で，通常は排便回数も増加する。腸の蠕動や分泌の亢進，消化吸収阻害が関与する。急性下痢では，細菌，ウイルス，原虫などによる感染性のものと，神経症，食物アレルギー，食事などによる非感染性のものがある。慢性下痢は，2～3週間以上続く場合で，消化器異常や何らかの疾患が考えられる。激しい下痢では，十分な水分の補給が必要である。

下痢原性大腸菌 [diarrheagenic *Escherichia coli*] ＝病原性大腸菌

下痢性貝毒 [diarrhetic shellfish poison] 渦鞭毛藻の一種である *Dinophysis* sp.のある種のものが産生しホタテ貝やカキなどの貝に蓄積される毒素。代表的なものにはオカダ酸等がある。ヒトが摂取すると30分～数時間で下痢や腹痛等を起こす。

ゲル [gel] 自重では流動せず形を保っている固体（分散質）/液体（分散媒）のコロイド。ゲルとゾル（流動性コロイド）の境界は連続的である。デボラ数（Deborah number, DN）は材料の緩和時間と工程の観測時間の比として定義され，DNが小さければ粘性体（流体），DNが大きいものは弾性体（固体）とされる。多くの食品はゲル状態である。ゲル状態は口あたり，歯ざわり，のどごしなど口腔内感覚を支配する，食品の熱特性，保水性などを調節する等の理由からゲルは食品の加工利用の上で重要な意義を有する。ゾル/ゲルの転移がどの方向にも起こり得るものを熱可逆性ゲル，一度ゲルが形成されてしまうと元のゾルに戻らないものを熱不可逆性ゲルという。

ゲル化 [gelation] コロイド溶液のようなゾルが分散媒を含んだまま固まり，剛性を示すようになること。ゲルの内部で鎖状高分子が網状構造を作る変化と考えられている。コラーゲンの熱変性物であるゼラチンは，加熱溶液ではランダムコイル状の分子構造をとるが，冷却するとゼラチン分子の一部が元のコラーゲン様のら旋構造をとり，ネットワークが形成され，流動性を失う。このネットワークは，冷却を続けると時間とともに増加し，より強固なゲルを形成する。

ゲルクロマトグラフィー [gel chromatography] ＝ゲル濾〔ろ〕過クロマトグラフィー，ゲル浸透クロマトグラフィー

ゲルシフト分析 [gel shift assay] 特定の塩基配列に結合するタンパク質を検出する方法。電気泳動移動度シフト分析，バンドシフト分析ともいう。標識したDNA断片と結合タンパク質（転写制御因子などの結合性因子）を混合し，ゲル電気泳動を行った後オートラジオグラフィー等で検出すると，タンパク質と結合したDNAは分子サイズが大きくなり結合していないDNAのバンドよりも遅れて移動するので特異的に検出できる。電気泳動におけるDNAの移動度低下を利用したタンパク質との相互作用解析のための手法である。タンパク質とDNAの結合反応を定量的に解析することもできる。電気泳動前に結合タンパク質に対する抗体を添加すると，さらに移動度は低下する。これをスーパーシフトとよび，スーパーシフトによって，結合タンパク質の同定が可能である。

ゲル浸透クロマトグラフィー [gel permeation chromatography, GPC] 一般に，分子の大きさを基に試料中各成分の分離を行うサイズ排除クロマトグラフィーの中で，移動相に有機溶媒を，担体（固定相）に多孔性粒子などを使用し，疎水性物質を分子の大きさによって分離するものをいう。

ケルセチン [quercetin] $C_{15}H_{10}O_7$，分子量302.24。植物性食品素材に広く含有されるフラボノール型フラボノイドの一種。植物中ではそのほとんどが配糖体として存在し，糖の種類によって，ケルシトリン（ラムノース），イソケルシトリン（グルコース），ヒペロシド（ガラクトース），ルチン（ルチノース）等が存在する。タマネギやレタスなどの野菜類に豊富に存在しており，100g中に数～数10mg含まれてい

る。抗酸化作用をはじめとしてさまざまな生理活性を有することが確認されている。

ケルダール法　[Kjeldahl method]　1883年ケルダールが考案したタンパク質などに含まれる窒素の定量法。本法で定量できる窒素化合物は，アミノ基，ペプチド結合，酸アミド，アンモニウムイオンなどである。いくつかの改良法があるが，一般的な方法は以下のとおり。試料を触媒（水銀，銅，セレンなど）と沸点上昇剤（硫酸カリウム）の存在下で，濃硫酸とともに加熱すると，窒素化合物はアンモニアに分解され，硫酸アンモニウムとして分解液中に残る。これに過剰のアルカリを加えて水蒸気蒸留を行い，発生するアンモニアをホウ酸溶液で捕捉し，希硫酸で中和滴定することによって窒素量を求める。中和滴定の際，pH 5以下に変色域を持つ指示薬（メチレンブルーとメチルレッドの混合液）を用いると，弱酸であるホウ酸は希硫酸/アンモニアの滴定系には関与しない。なお，水蒸気蒸留で発生したアンモニアを強酸に吸収させ，標定したアルカリ標準液で逆滴定する方法は，アルカリ標準液が保存中に大気中のCO_2を吸収し濃度が変化するので，あまり用いられない。

ゲル電気泳動　[gel electrophoresis]　電気泳動法の一種で，担体にゲルを使用するもの。ポリアクリルアミドゲル（PAGE）が広く利用される。タンパク質，酵素，DNA等の生体成分の分析に欠かせない。分子の大きさと電荷との双方で分離される。

ゲルマニウム　[germanium]　元素記号Ge，原子番号32，原子量72.64，14(4B)族元素。人体中に5 mg存在し，代謝機能を刺激するといわれているが，生理作用は知られていないため，現時点では必須元素ではない。

ゲル濾〔ろ〕過クロマトグラフィー　[gel filtration chromatography, GFC]　分子サイズの大小に基づく流出速度の違いによる篩い分けを基に試料中各成分の分離を行うサイズ排除クロマトグラフィーの中で，移動相に水溶液を，担体（固定相）にデキストリンゲルやアガロースゲルなどのゲルを使用するもの。高速液体クロマトグラフィー用には耐圧性のゲルが用いられる。タンパク質の分離精製などの水溶性物質に多用される。

腱〔けん〕　[tendon]　線維性の結合組織。骨格筋の末端から移行して腱となり骨に付着する。四肢の筋の動きを骨に伝える役割をする。膠原線維が集まって腱束となり，腱束がさらに結合組織で束ねられて腱を構成する。体肢などの長い腱の回りには腱鞘があり，腱の動きを助けたり腱を固定したりする役割を果たしている。

減圧症　[decompression disease]　高地または上空の低圧環境に移動すると，体液や組織内に溶解している窒素ガスが過飽和状態となって気泡化して起こる障害。その部分の組織や神経・血管を圧迫し疼痛を伴う。また，胸骨下の圧迫感・呼吸困難も起こり，まれに遅発性ショックを起こし死亡する例もある。→潜函病

減圧濾〔ろ〕過　[suction filtration]　濾過面に圧力差を生じさせて濾過する操作。吸引濾過ともいう。真空ポンプ，アスピレーターで吸引する。

検疫　[quarantine]　海外で流行する検疫感染症の侵入をとまん延し，また，違法な食品，添加物等の輸入により国民の生命，健康が損なわれるのを防ぐため，主要な海港，空港において検査，防疫等を実施すること。例えば，患者の診査・隔離・停留・消毒，船舶・航空機内のネズミ等衛生動物の検査，輸入食品等の届出審査，検査命令，モニタリング検査，廃棄・積戻し等。

検疫所　[quarantine station]　検疫業務を実施するため，主要な海港，空港に設けられている国の機関。2014年現在全国に13の検疫所（本所）がある。海外渡航者に対して感染症情報の提供，感染症の予防接種の実施，食品の輸入に際しての相談業務なども行っている。

検疫法　[Quarantine Law]　国内に常在しない感染症（コレラ，ペスト等）の病原体が船舶，航空機を介して国内に侵入することを防止するため，旅客の診察，検査その他必要な措置を行うことを規定する法律。

減塩　[salt restriction；sodium restriction]　食塩摂取量を減らすこと。正確には食塩のうちのナトリウムを減らすこと。または，食品や料理中の食塩含有量を減らすこと。ナトリウムの過剰摂取が高血圧の原因になることや，高食塩食は胃癌の誘因にもなることから減塩が望ましい。「日本人の食事摂取基準（2015年版）」では成人一日当たりの目標量は男性8.0 g未満，女性7.0 g未満とされているが，実際の食塩摂取量は10.4 g/日（平成24年国民健康・栄養調査；男性11.3 g，女性9.6 g）とまだ多いのが現状である。

嫌煙権　[the right to live free from smoke]　喫煙を忌み嫌うのみならず，受動喫煙をしない権利。近年，喫煙の影響は喫煙者本人の健康問題にとどまらず，喫煙者の出す煙が非喫煙者にとってもがんなどの危険因子（リスクファクター）となり，周辺の空気環境を悪化し，人々の不快感を増すとして，非喫煙者の"煙を吸わない権利"及び喫煙者の社会的責任をいう。東京都千代田区は2002（平成14）年から，生活環境条例と称し，一定区画での路上喫煙と吸い殻の路上などへの廃棄を罰則付きで禁止した。これは大きな話題となり，2005（平成17）年2月時点には，路上喫煙禁止は約30自治体に広がり，もはや嫌煙権は個人や小集団の運動ではなく，地域行政のレベルで推進されている。さらに，2005年2月27日には，WHO（世界保健機関）による「たばこ規制枠組み条約」（日本を含む57か

国が批准）が発効した。3年以内にたばこ包装面の30％以上に健康への警告表示を当てる，5年以内に広告を全面禁止する等が課題となり，受動喫煙防止，禁煙指導，未成年者へのたばこ自動販売機利用禁止にも一層力が入れられる。→受動喫煙，WHO

減塩醤油　[low salt soy sauce]　ナトリウム含量が通常の醤油の50％以下のもの。1973（昭和48）年，「栄養改善法」第12条の"特殊栄養食品"が制度化され，この許可基準ではナトリウム摂取制限を必要とする疾患（高血圧，腎臓疾患，心疾患等）に適する旨の特別用途と表示の範囲が定められた。

減塩食　[low-sodium diet；hypochloric diet]
＝ナトリウム制限食

限界水準　[critical level]　統計学的仮説検定でこの値以下であれば偶然ではなかろうと判断する確率。有意水準ともいう。あらかじめ研究企画の段階で設定する。

限界デキストリン　[limit dextrin]　デンプンやグリコーゲンをアミラーゼで酵素分解したときに残存するデキストリン。直鎖部分の分解が進み，α 1→6分枝の手前数個のグルコースを残して酵素分解が止まって生成する。デンプンや酵素の種類によって生成する限界デキストリンの重合度，構造，性質は異なる。α-アミラーゼで分解したときに生じる限界デキストリンをα-限界デキストリン，β-アミラーゼで分解したものをβ-限界デキストリンとよぶ。

限界濃度　[limiting concentration；concentration limit]　確認反応や検出反応において当該物質を検出しうる最低濃度のこと。

限外濾〔ろ〕過　[ultrafiltration, UF]　コロイド粒子やタンパク質等の高分子を分離するのに用いる濾過操作。通常の濾過では，コロイド溶液やタンパク質溶液からコロイド粒子やタンパク質を分離することはできない。用いる膜を限外濾過膜（ウルトラフィルター）という。限外濾過膜の孔の大きさは数 nm～数10 nm で，通常1～10気圧程度の圧力を加えて膜透過を行う。この操作により溶媒（水）とイオンや低分子が膜を透過し，高分子やコロイド粒子は膜により阻止され，分離が可能となる。膜材質として，酢酸セルロース，ポリスルホン等の高分子素材が使用され，チーズホエイのタンパク質回収，果汁の清澄化等に実用化されている。→逆浸透，精密濾〔ろ〕過

限外濾〔ろ〕過膜　[ultrafilter]　＝限外濾〔ろ〕過

けん化価　[saponification value]　試料1gをけん化するのに要する水酸化カリウムのミリグラム数。油脂類の特徴の一つで，けん化価は構成脂肪酸の分子量が小さいほど大きくなる。トリアシルグリセロールの場合，この値から平均分子量が算出できる。通常の油脂は190前後であるが，ヤシ油やパーム油では240～250，ヒマシ油では170～180である。

幻覚　[hallucination]　実際にはないことが聞こえたり，見えたりする体験。幻聴，幻視，幻嗅，幻味，体感幻覚等がある。錯覚とは異なる。統合失調症，老人性及びアルコール中毒のせん妄状態，脳炎などの器質的障害等でみられるが，入眠時幻覚は正常でも観察される。

原核細胞　[procaryotic cell；prokaryotic cell]　染色体を構成するDNAを包み，細胞質と核質を隔てる核膜をもたない原始的な細胞。真核細胞と対置される。真核細胞に比べ細胞は小さく，ミトコンドリア，葉緑体，小胞体等の細胞内小器官の分化はなく，真核細胞にみられるような典型的な核をもたない。また，原形質流動は起こらず，アメーバ様運動はみられない。細菌と藍藻植物の細胞が含まれる。染色体は1個で，細胞質中にまとまって存在し，有糸分裂を行わない。光合成，酸化的リン酸化など膜を必要とする代謝は，すべて細胞膜で行われる。

原核生物　[procaryote；prokaryote]　原核細胞から成る単細胞性の生物。前核動物ともいう。生物をその構成細胞に核があるかないかで二分する時の一つで，真核生物と対比される。すべての細菌と藍藻類を含む。クロロプラスト・ミトコンドリア等の細胞内膜系から成る細胞小器官の分化はない。染色体数は n で，半数体（ハプロイド）である。

堅果類　[tree nut]　果実類の中で花托や子房壁が堅い外果皮となり，その中の種子の肥大した仁（胚及び胚乳）を食用とするもの。クリ，ギンナンは炭水化物が多く，アーモンドやクルミはタンパク質及び脂質含量が高い。

減感作　[hyposensitization]　Ⅰ型アレルギー患者に微量のアレルゲンを繰り返し投与すると，アレルゲン特異的IgGが誘導され，アレルギー症状が緩和される現象。この緩和現象はアレルゲン特異的IgGがIgEと競合することに起因する。アレルゲンが特定されたアレルギー患者に対する減感作療法に利用される。

原基　[anlage；germ]　生物の発生において，組織や器官が形成され成熟する基となる細胞の集まり，あるいは形成前段階の構造。

嫌気〔性〕細菌　[anaerobic bacteria]　酸素の存在下では増殖できない細菌群。クロストリジウム属菌，バクテロイデス属菌，ビフィドバクテリウム属等の乳酸菌など多くのものが存在する。中でも，クロストリジウム属に属するボツリヌス菌やウェルシュ菌等の芽胞形成性の嫌気性菌の芽胞は耐熱性が強いため加熱殺菌に高温を要するなど食品衛生（食品製造）上，特に注意が必要である。→クロストリジウム属，ボツリヌス中毒，好気性細菌

嫌気性代謝　[anaerobic glycolysis；anaerobic metabolism]　無酸素性の代謝。細胞内に取込ま

れたグルコース（六炭糖）はリン酸化され，グルコース6-リン酸となり，2分子の三炭糖グリセルアルデヒド3-リン酸を経て，ピルビン酸，乳酸に無酸素的に代謝され，1分子のグルコースから2分子のATPを生成する。この解糖系は細胞の可溶性画分で行われる。有酸素性条件下では，ピルビン酸はミトコンドリアに入り，アセチルCoAに変換し，クエン酸回路でCO_2とH_2Oに代謝され，より効果的にATPを生成する（酸化的リン酸化）。

嫌気［的］運動 ［anaerobic exercise］ 重量挙げのような等尺性運動や等張性運動でも100mスプリント走のように強度が極度に大である運動。筋肉への酸素供給が十分でなく，嫌気的解糖によりATPを生成する。乳酸が急速に蓄積するので短時間しか持続できない。糖質のみがエネルギー源となり，脂質は利用されない。

嫌気的解糖 ［anae-obic glycolysis］ ＝解糖

嫌気［的］生活 ［anaerobiosis；anaerobic life］嫌気的とは酸素が無い，もしくは十分でない状態であり，そのような状態下で生活すること。

原形質 ［protoplasm］ 細胞内で代謝を行って生命の維持を行う部分。細胞質と核質に分けられる。水を溶媒として低分子の糖，アミノ酸，ヌクレオチド等を含み，同時に水を分散媒として反応を担う酵素，情報伝達を担う核酸などを含む。この分散媒中に細胞小器官が存在し，分散媒がその膜で分画され，原形質膜で外界と分画されている。

原形質体 ［protoplast］ 細胞から細胞壁を除去した細胞質膜に囲まれた原形質の塊。プロトプラストともいう。細菌や植物細胞を高張液中において細胞壁分解酵素で処理して得られる。適当な条件下では細胞としての生理的活性を維持し，高分子物質の取込みや細胞融合などの現象を示す。核を含まない原形質体をサイトプラストといいミトコンドリア移入実験などに使う。

原形質流動 ［protoplasmic streaming］ 細胞の外形は変わらず，細胞内部の細胞質が流れるような動きを示す現象。広義には，細胞外形が変化する場合（アメーバ運動や変形菌）も含める。

健康 ［health］ 一般には病気でない状態という意味で使われている。WHO（世界保健機関）の定義が広く引用されており，"健康とは，病気あるいは虚弱でないというだけでなく，肉体的，精神的，社会的に完全に良好な（well-being）状態である。"すなわち，単に無病であるといった消極的な概念ではなく，完全に良好な状態であるという理想的な健康を提案している。また，"社会的"健康であることも強調している。一方，体の内部機構にまで言及し，"個体あるいは集団の健康とは，流動する環境系の諸条件に対応して体内条件の恒常性維持（ホメオスタシス）のために動的平衡を保持する状態のことである。"つまり，健康とは環境に適応している状態であるとするDubos R（フランス）や郡司らの概念も明確な指摘と思われる。

健康意識 ［health conscious］ 自分の健康状態のとらえ方。健康に対する関心を指す場合もある。厚生労働省が実施する"国民生活基礎調査"では健康意識として，自分の健康状態を"良い・まあ良い・普通・あまり良くない・良くない"の5段階で評価している。

健康運動実践指導者 ［health fitness instructor］ 生涯を通じた健康づくりのための運動指導者。2005（平成17）年度まで厚生労働大臣（以前は厚生大臣）の認定事業として，健康運動指導士とともに養成が行われてきた。2006（平成18）年度以降は（公財）健康・体力づくり事業財団の事業として育成されている。健康運動指導士により作成された運動プログラムに基づき実践指導を行う。講習会後に指導実技試験と認定試験に合格すれば，健康運動実践指導者台帳に登録される。

健康運動指導士 ［health fitness instructor］健康づくりのための運動指導者に与えられる称号の一つ。生活習慣病を予防し，健康水準を保持・増進する観点から，医学的基礎知識，運動生理学の知識等に立脚して，個々人に対して，安全で効果的な運動を実施するための運動プログラムの作成及び指導を行うことができると認められた人。1988（昭和63）年に始められたこの称号制度は，厚生省（現厚生労働省）による「健康づくりのための運動指導者の知識及び技能の審査・証明事業の認定に関する規程」に基づいて（公財）健康・体力づくり事業財団が養成事業を行っている。「地域保健法」の「健康づくりのための運動指導者の知識及び技能に係る審査及び証明の事業の認定に関する省令」（2001（平成13）年）に基づいた厚生労働大臣の認定事業であったが，2006（平成18）年より，財団の独自事業として継続している。

健康科学 ［health science］ 健康づくり，健康支援の方法論を科学的な裏づけの基に探究する学問。すなわち，心身両面，社会面を含んだ健康を医学，栄養，運動・スポーツ，環境・公衆衛生，心理等のアプローチで広く，深くとらえることで，健康づくりに関するあらゆる課題を解決へと導き，新しい時代の「健康」を創造することを目指す。研究領域としては，健康医学，健康スポーツ医学，健康栄養医学，環境健康医学，健康心理学，健康支援学，健康行動科学，健康哲学，臨床身体学，運動生理学等を含んている。

健康科学センター ［health science center］健康科学に関する研究を推進し，国民の健康の維持増進に寄与するとともに，心身の健康づくり指導者の養成教育を行う組織。最近は全国各地の大学・短期大学や地方自治体で健康科学関連の学科・センターが設立されている。

けんこうかん

健康感 ［sense of well-being］　自分自身が健康であると思うことができる状態。自覚的なものであると同時に主観的でもあるため、個人差が大きいが、個々の健康感をいくつかの側面から総合的に評価する"主観的健康感尺度（Subjective Well-being Inventory：Sell & Nagpal 1992年）"なども作成されている。

健康観 ［health view］　WHO の健康の定義をはじめ、"健康"というものに対する共通認識、あるいは健康に対する価値観や価値基準を指す場合もある。これらは時代や社会的背景、性別や年齢等の属性によっても異なり、変化するものである。

健康関連体力 ［health related fitness］　体力テスト項目の中で、健康との関連性の大きい、筋力、筋持久力、全身持久力及び柔軟性など"行動体力"の総称。すなわち、(1)形態：体格、姿勢、身体組成、(2)機能運動能力：①行動を起こす能力；筋力、筋パワー、②行動を持続する能力；筋持久力、全身持久力、③行動を調節する機能；平衡性、敏捷性、巧緻性、柔軟性などから構成されている。

健康危険評価 ［health risk appraisal, HRA］　ある個人が特定の疾病に罹患したり死亡したりする危険性を評価する方法の総称。健康危険度評価ともいう。疫学的知見に基づき、その個人の性、年齢、血圧、喫煙、その他の要因から、将来の疾病罹患・死亡の確率を推定して具体的な数値で示すのが典型例。米国フラミンガムのコホート研究に基づく、個人の将来の循環器疾患リスクの推定式等が有名。高リスク者の同定や保健指導における動機付けのツールとしての応用等が考えられる。

健康教育 ［health education］　いくつかの定義がみられる。最も簡潔には"人々が健康について学習するプロセス"とされる。米国の健康教育誌（Journal of Health Education）の委員会（1991年）によれば、"個人あるいは社会の構成メンバーである人々が、健康を増進するような方向に、自発的な意思決定を行い、行動を変容し、社会的条件を変えることを可能にする学習プロセスのこと"とされる。また、Green and Kreuter（1999年）によれば、"健康のための自発的な行動を促進するように計画された学習経験の組合せ"とされる。

健康教室 ［health class］　生活習慣病対策をはじめ、さまざまな健康問題をテーマとして取上げ、その予防・改善に必要な知識や行動などを啓発するための取組み。自治体、企業、病院等が開設している。

肩甲骨 ［shoulder blade］　肩の基礎を成す逆三角形の扁平骨。第2～第8肋骨にかぶさっている。左右は鎖骨と、肩関節では上腕骨と関節している。

肩甲骨下部の皮下脂肪厚 ［subscapular skin fold thickenss］　両腕を自然に下ろした被験者の背後から右肩甲骨下端の真下1～2 cmの部位の立位の皮下脂肪厚。上腕三頭筋部皮下脂肪厚とともに体脂肪率の算出に用いられる。

健康指標 ［health indicator；health index］　個人、あるいは地域や国といった集団の健康状態を示す数値。健康指標は、①ある時点での公衆衛生における問題点を明らかにする、②個人や集団の健康状態の変化を時系列に検討する、③集団における衛生状態の差を示す、④保健学計画の目標がどの程度達成しているか等を評価するために用いられる。例えば、日本の人口動態統計からは、出生率、死亡率、乳児死亡率、妊産婦死亡率、合計特殊出生率、年齢調整死亡率などを知ることができる。

健康寿命 ［healthy life expectancy］　WHO（世界保健機関）が World Health Report 2000 で加盟国の健康寿命を発表して以来、健康水準の指標の一つとして活用されるようになった。健康を害した状態で生きる期間を考慮して算出された寿命のこと。日本でも、「健康日本21」報告書の中で"痴呆や寝たきりにならない状態で生活できる期間"と定義され、そうした健康で障害のない期間、いわゆる健康寿命の延伸が国民健康づくり運動の目的の一つとされた。＝活動的余命

健康障害非発現量　＝無毒性量

健康食品 ［health food］　通常の食品のもつ栄養素の供給（食品の一次機能）以上の健康増進効果、疾病予防効果、薬理的効果が期待できる食品としての意味合いで使われる。法律で規定された用語でも学術用語でもなく、便宜的に用いられている言葉である。したがって、"いわゆる"を付けて使うことが多い。この点では、学術用語としての機能性食品とほぼ同義と考えられるが、ヒトでの科学的検証に乏しい場合が多い。ヒトで安全性及び有効性の科学的検証がなされて許可される食品が特定保健用食品である。しかし、日常の食事で不足しがちな栄養素を補給できる食品として、機能性食品よりもさらに包含的な意味合いで健康食品とされる場合が多い。ただし、健康食品には、疾病や人体の構造/機能への効能・効果の表示が医薬品医療機器等法で禁じられているので、表示には極めてあいまいな記載が多い。

健康診査 ［medical examination］　疾病の早期発見・早期治療を目途として行われている保健事業。市町村が「老人保健法」に基づいて行っている基本健康診査と医療保険者が加入している被保険者及び被扶養者に対して行っている健康診査がある。健康診査は、疾病や健康状態の異常の早期発見の機会（二次予防）として重要であるが、危険因子の早期発見による疾病などの発生予防（一次予防）のための保健指導に結び付ける機会としても重要である。なお、妊娠した女性及び乳児は、市町村が定める方法で受けることができ、必要に応じて精密検査が実施され、治療、指導が行われる。

健康診断 [medical examination; health examination] 疾病の早期発見・早期治療（二次予防）を目指して行われている保健事業。すなわち，「学校保健安全法」により小・中・高等学校，大学等において，生徒，学生を対象として実施する。また，労働安全衛生法に基づき，職場の事業者がその雇用する労働者に対して行っている。後者は，就業の可否，適正配置の判断にも用いられ，健康管理，作業管理，作業環境管理にフィードバックすることにより，労働者が常に健康な状態で働くことができるようにするためのものである。全労働者に対する一般健康診断と有害な業務に従事する者に対する特殊健康診断がある。

健康増進 [health promotion] 1986年にオタワ（カナダ）で出された宣言に基づくと，人々が自分の健康をコントロールし，改善することができるようにするプロセスといえる。健康増進を個人の生活改善に限定してとらえるのではなく，生活・社会的環境の改善を含む概念である。狭義には，この内容のうち，環境への取組みを含めない場合もある。

健康増進施設 [health promotion facilities] 健康増進のための運動を安全かつ適切に行うことのできる施設で，適切な生活指導を提供する場を有するもの。温泉を利用した施設で，この要件を満たすものも含まれる。

健康増進センター [health promotion center] 第一次国民健康づくり対策（1978～88(昭和53～63)年）の中で，健康づくりのための基盤整備として自治体，医療機関等に設置が推進された。地域住民の健康診断やその結果に基づいた医師，トレーナー，栄養士による健康増進のための指導・助言が行われている。

健康増進認定施設 [health promotion recognition facilities] 健康増進施設の中でも，設備や健康運動指導士などのマンパワーが整備され，運動指導の内容などについても一定の基準を満たしているもの。健康増進のための運動を安全かつ適切に行える施設として，厚生労働大臣からの認可を与えられた施設。

健康増進法 [Health Promotion Law] 国民の健康の増進の総合的な推進に関し基本的な事項を定めること，ならびに国民の栄養の改善その他国民の健康の増進を図るための措置を講じることにより，国民の保健の向上を図ることを目的としている法律。基本方針の作成，国民健康・栄養調査の実施，保健指導等，栄養指導員，特定給食施設の栄養管理，受動喫煙の防止，特別用途表示・栄養表示基準制度等を規定している。

健康相談 [health consultation] 「学校保健安全法」に規定されている保健管理活動。学校医または学校歯科医が，①健康診断または日常の健康観察の結果，継続的な観察と指導を必要とする者，②病気欠席がちの者，③本人または保護者が健康相談の必要を認めた者，④学校行事の参加の場合において必要と認める者に健康相談を実施する。また，「老人保健法」に基づき，40歳以上の者およびその家族等を対象に健康相談を行う。すなわち，重点健康相談（高血圧，脂質異常症，糖尿病，歯周疾患，骨粗鬆症など病態別），総合健康相談（心身の健康一般）がある。

健康調査 [health survey] 健康状態を把握するための調査。日本では国民の健康を把握するための代表的調査に「国民健康・栄養調査」がある。国民の健康増進のための基礎資料として，体の状況，栄養摂取・生活習慣の状況を明らかにするために，「健康増進法」に基づき実施される。→国民健康・栄養調査

健康づくりのための身体活動基準2013 [Physical Activity Standards for Health in 2013] 厚生労働省による健康施策の一つで，生活習慣病予防を目的とした身体活動・運動の基準を定めたもの。基準値は，「健康づくりのための運動基準2006」を基本とし，身体活動・運動や体力と死亡や生活習慣病，ロコモティブシンドローム，認知症の発症リスクとの関連についてメタ分析を行った結果を重視して改定された。具体的には，18歳以上65歳未満の身体活動基準値は，3メッツ以上の身体活動を対象として23メッツ・時/週であり，そのうち運動量の基準値として4メッツ・時/週を定めている。身体活動基準値は時間に直すと一日約60分に相当し，歩数に直すと一日約8,000歩と表現できる。65歳以上の身体活動基準値については，3メッツ未満も含む身体活動量として10メッツ・時/週を基準としている。これは，「座ったままでなければどんな動きでもよいので，身体活動を一日40分」に相当する。また，量反応関係に基づいた現状に加える身体活動基準として「今より毎日10分長く動く」ことが示された。これらの基準値は，国が推進する「健康日本21（第二次）」との整合性が考慮されている。

健康づくりのための身体活動指針（アクティブガイド） [Physical Activity Guidelines for Health, Active guide] 「健康づくりのための身体活動基準2013」に掲げられた目標を達成するためのツールとして厚生労働省により策定されたもの。身体活動基準2013で全ての世代に共通した基準として示された「今より毎日10分長く動く」を基準としている。これは，一日1,000歩（約10分）余分に歩くことで，がんや生活習慣病の発症リスクが3％，ロコモティブシンドロームや認知症の発症リスクが9％低くなるというメタ分析の結果に基づいている。対象者は，健常成人，生活習慣病等の罹患者，65歳以上の高齢者である。

健康づくりのための睡眠指針2014 [Sleep Guidelines for Health Promotion 2014] 厚生労

働省が策定した健康施策の一つで，身体と心の健康づくりを目的とした睡眠に関する指針である。健康づくりのための睡眠12箇条が示されている。第1条では総論，第2条〜5条では睡眠と健康に関する基本的な科学的知見，6条〜10条では睡眠に関する保健指導，11〜12条では睡眠と疾病の早期発見の重要性との関連を示している。

健康度自己評価　[self-rated health]　自分自身の健康状態の主観的評価で，死亡率，有病率等の客観的指標では表せない包括的な健康状態をとらえる健康指標。個人の健康観を総合的に評価するために開発された。主観的健康観，自覚的健康観ともいう。多くの研究により健康度自己評価が高いほど生存率が高い結果が得られている。総合的満足感，社会的支援の確信，身体的自覚症状，精神的動揺と不安の4因子から成る質問票が開発されている。

健康と身体活動[量]　[health and physical activity]　健康の保持・増進においては，エネルギー摂取量とエネルギー消費量との間に過不足が生じないことが重要である。このことから，健康づくりでは，身体活動量はエネルギー消費量（J：ジュール）で表されることが多い。身体活動量と罹患率との間には量-反応関係が報告されており，一般的には日常生活における身体活動量が多い者はそうでない者より有病率は低いとされている。

健康と体力　[health and fitness]　健康に近い概念として体力がある。体力は身体的要素と精神的要素に二分され，さらに行動体力と防衛体力に分類される。体力は狭義的には"人間の身体活動の基礎となる身体的能力"と定義される。米国では健康と体力テストとは近年関連性が重視され，健康関連体力の測定が提案されている。いずれにしても，体力ことに全身持久力のある人がより健康的であることは共通の認識と思われる。

健康日本21　[Healthy Japan 21]　「21世紀における国民健康づくり運動」ともいう。21世紀のわが国を，すべての国民が健やかで心豊かに生活できる活力ある社会とするため，壮年期死亡の減少，健康寿命の延伸及び生活の質の向上を実現することを目的に，2000年から厚生省（当時）が行っている施策。従来の疾病対策の中心であった健診による早期発見又は治療にとどまることなく，健康を増進し，疾病の発病を予防する「一次予防」に一層の重点を置き，具体的な目標を提示することで，健康に関連する関係機関・団体等を始めとして，国民が一体となった健康づくり運動を総合的かつ効果的に推進する取り組みである。2013年からは「健康日本21（第二次）」が行われている。

健康保険　[health insurance]　医療保険。日本では民間保険ではなく，社会保険の制度として用意され，強制加入となっており，国民のすべてが加入している"皆保険制度"となっている。医療保険制度は職域保険と地域保険に分類される。前者には被用者保険（健康保険（政府，組合）），特定被用者保険（国家公務員，地方公務員，私立学校など）と自営業保険（医師など）があり，後者には市町村国民健康保険がある。

健康保養地　[health resort]　気候，風土の特性が健康の回復や健康増進に有益な地域を指す。心身のリフレッシュ等に加え，健康的な生活習慣の形成につながるよう，健康への気づき，健康快感の体験，健康生活の学習といった滞在型健康保養プログラムを安全かつ安定して提供できる自然条件やハード・ソフトの要件を備えた地域。

原産地呼称　[appellation of origin]　農産物等に原産地を示す呼称。品質や社会的評価等にその原産地の地理的属性が関連する場合に，その産品の呼称を他地域で使用することを禁止することにより，保護を行い，当該産品の付加価値の向上及び，その生産の振興を図る。ボルドーワイン（フランス），パルマハム（イタリア）等が有名である。

検死　[medical examination]　＝死後検査

原子吸光分析　[atomic absorption spectrometry]　原子が基底状態から励起状態になるときに固有の波長の光を吸収することを利用した元素分析法。2,000〜3,000 Kの高温をアセチレン炎により発生させ，その中に溶液試料を噴霧し，光源からの光の吸収を測定する。操作が容易なので（食品試料であれば塩酸溶液）金属分析に広く利用されている。

原子蛍光　[atomic fluorescence]　基底状態の原子に，ある波長の光を照射し，励起原子が放射する蛍光。原子を極めて安定に高温状態におくことが必要で，原子吸光分析，原子発光分析に比べて普及はしていない。

原子発光分析　[atomic emission spectrometry, AES]　原子発光を利用する分析。原子を高温状態にすると電子が励起状態となるが，これが基底状態に戻るときにエネルギーを光として放射する。かつてはアーク放電により高温を得ていたが，最近は誘導結合高周波プラズマの利用が増えている。→高周波誘導結合型プラズマ発光分析法

検収　[inspection]　納品される食材料について発注伝票控えと照合しながら，品目，数量，品質，納入時の品温，包装容器，搬入状況等を点検すること。

検出力　[power]　統計学的検定において，第2種の過誤を起こさない，つまり，真実は関連（や差）があるときに，"関連（や差）がある"と正しく判断できる確率のこと。一般に標本数が大きく，真の関連（や差）が大きいほど検出力は大きくなる。また，有意水準を厳しく（小さく）すれば検出力は小さくなるという関係がある。→第2種の過誤

検食　[meal evaluation]　給食責任者が調理

後の料理について，栄養・衛生状態，味等を点検評価すること。その結果を記録に残し，給食改善の資料とする。

原子量 [atomic weight]　質量数 12 の炭素の同位体 ^{12}C の原子量を 12 とした時の原子の相対的な質量の比較値。

健診 [health examination（check-ups）]　健康な人を対象に健康上問題のある者，または疾病の疑いのある者がいるか否かをふるい分ける（screening）こと。いわゆる健康な人は数が多いので，その対象をそれぞれの生活の場で"集団健診"の形式で行われることが多い。妊産婦健診，乳幼児健診，小・中・高等学校・大学健診，職場健診，成人・高齢者健診までライフステージごとにある。生活習慣病健診や高齢者健診など居住地のかかりつけ医療機関で個人で受診した場合でも，個人を集めれば公費事業としては集団となるので，集合健診のカテゴリーに入る。

検診 [medical examination]　学校，職場，地域などでの健康診断（健診）の結果，健康上問題があるかあるいは疾病の疑いがあるとふるい分けられた（screening）人に対し，結核検診，がん検診など特定の疾病のありなしについて診断を行うこと。

健診・保健指導　=特定健診・特定保健指導

減数分裂 [meiosis]　細胞分裂に際し，有糸分裂が 2 回連続して起こる時，染色体数が半減する核分裂。減数有糸分裂，還元分裂，成熟分裂ともいう。第一分裂は異型（核）分裂ともいい，相同染色体が対合面で分離（還元的分離）する。すなわち，前期で DNA の倍加・染色質の凝縮・染色糸の対合交叉・染色糸の縦裂・染色糸のら旋化・紡錘体形成を経て，染色体の動原体が赤道面に並び（中期），染色分体が紡錘体の両極に分かれ（後期），中間期の核になる（終期）。第二分裂は同型（核）分裂といい，染色体が縦裂面で均等に分裂（均等的分裂）し，2 本の染色体が 1 本ずつ極に分かれる。

減数有糸分裂 [meiotic mitosis]　=減数分裂

原生動物 [protozoa；protozoan]　原虫，プロトゾアともいう。単細胞性の真核生物で動物的な性質をもった生物群。原生生物界に分類されている。消化管に寄生するものとしては，赤痢アメーバ，ランブル鞭毛虫，クリストポリジウム，大腸バランジウムなどがあり，消化管以外の粘膜には膣トリコモナスや歯肉アメーバ，内臓や筋肉にはトキソプラズマ，住肉胞子虫などが寄生する。

元素分析 [elemental analysis]　化合物の構成元素の分析。一般には，有機化合物の炭素，水素，酸素，窒素，硫黄，リン等を測定する。一般に化合物を燃焼して生成するガスの種類と量を測定する。有機化合物の構造を知る分析法の第一歩である。数 mg の試料を必要とする。

懸濁液 [suspension]　固体の微細粒子（分散質）が液体の分散媒になじんだ分散状態にある溶液。サスペンションともいう。土壌や泥土などの微細粒子が水中に分散したような濁りのある溶液で，肉眼または顕微鏡で粒子が直接見られるような系を指す。電解質を加えると容易に凝集・沈殿する。→乳濁液

懸濁コロイド [colloidal suspension]　0.001～1 μm 程度の粒子が，液体中に浮遊あるいは懸濁している状態。

ゲンチアナ [gentian；*Gentiana lutea*]　リンドウ科の多年草で高地に自生する。苦味があるので，味覚を通じて反射的に胃液分泌を促進し，食欲を起こさせるために，苦味健胃薬として用いられる。

ゲンチアニン [gentianin]　リンドウ科植物の根及び根茎に存在するアルカロイド。

ゲンチアノース [gentianose]　$C_{16}H_{32}O_{16}$，分子量 504.44。Glc（$\beta 1 \to 6$）Glc（$\alpha 1 \to 2\beta$）Fru。リンドウ科植物の根茎に存在する難消化性の非還元性オリゴ糖。

現地調査 [field work]　フィールドワーク。現場において学術研究の実施対象（ヒトまたは物）に対して，聞き取り調査や資料収集などを行い，現場においてこそ得られる結果を得て，何らかの客観的な成果を求めるもの。文献研究の対立概念である。

原虫類 [protozoan]　=原生動物
検糖計 [saccharimeter]　=糖度計
腱〔けん〕はずれ [perosis]　=ペローシス

原発性アルドステロン症 [primary aldosteronism]　血中アルドステロン濃度が高く，高血圧や低カリウム血症などを呈する病態。高アルドステロン症ともいう。副腎皮質の腫瘍（原発性）や過形成（特発性）ではアルドステロンの分泌過多によって起こる（低レニン）。腎血管性高血圧症やレニン産生腫瘍などでは，レニン-アンギオテンシン-アルドステロン系が亢進してアルドステロンの分泌過多を来す。バーター症候群，うっ血性心不全，肝硬変，ネフローゼでも類似の病態を示す。

原発性食作用異常症 [primary dysphagocytosis]　原発性免疫不全症候群の一つ。口内炎や歯肉炎などの症状を示す。好中球を中心とする食細胞の機能異常が主体だが，NK 細胞（ナチュラルキラー細胞），リンパ球の異常を示すこともある。

原発性免疫不全症候群 [primary immunodeficiency syndrome]　細菌やウイルスに対する反復感染や日和見感染などの易感染性を主症状とする遺伝性の疾患。体液性免疫（B 細胞）の異常，細胞性免疫（T 細胞）の異常，食細胞（好中球）の異常，補体の異常などが原因となる。WHO では以下のような分類を行っている。複合免疫不全症，抗体産生不全を主とする免疫不全症，他に特徴的な臨床

像を示す免疫不全症，補体欠損症，食細胞機能異常症，先天性または遺伝性疾患に伴う免疫不全症．

腱〔けん〕反射 [tendon reflex]　骨格筋の腱を叩いて筋の急激な伸展を起こした時に，それが刺激となって反射的にその筋肉が収縮する現象．膝蓋腱反射，上腕二頭筋反射，アキレス腱反射などがある．運動神経障害や末梢神経障害の診断に用いられる．

顕微注射 [microinjection]　＝マイクロインジェクション

ケンフェロール [kaempferol]　$C_{15}H_{10}O_6$，分子量286.24．自然界ではケルセチンに次いで多く存在するフラボノール．パセリ，リンゴ，ケール，ホウレンソウに比較的多量に主として配糖体の形で含まれている．血流を整える作用をもつ．

ケンペロール [kaempferol]　$C_{15}H_{10}O_6$，分子量286.24．植物性食品素材に広く含有されるフラボノール型フラボノイドの一種．植物中ではそのほとんどが配糖体として存在している．ネギやニラなどの野菜類に多く存在しており，100 g中に数mg～10数mg含まれている．抗酸化活性などの生理活性を有することが確認されている．下剤としての効果もある．

検便 [stool examination；feces examination]　健康保菌者の確認，食中毒の感染経路の調査，消化器疾患の診断などに用いられる検査法の一つ．一般的には，色調は主に胆汁成分により影響を受け，血液の存在は消化管出血が疑われ，鏡検により細菌の存在を知ることができる．

健忘作話症候群 [amnesia-confabulatory syndrome]　＝コルサコフ症候群

健忘症 [amnesia]　記憶障害の一つで，記憶が失われた状態または物忘れが激しい状態．脳血管障害，脳腫瘍，事故等による頭部への衝撃などに起因する器質性健忘症と，ストレスなどによる心因性健忘症に分けられる．

健忘症候群 [amnesic syndrome；amnestic syndrome]　記憶障害や作話などの症状を示す症候群．コルサコフ症候群ともいう．ウェルニッケ脳症の慢性化や脳障害などが原因となる．→ウェルニッケ・コルサコフ症候群

腱〔けん〕紡錘 [tendon spindle]　腱と筋肉の移行部に存在する筋の伸展受容器．筋線維，膠原線維，神経線維から成り，筋肉の自己抑制に関与する．

玄米 [brown rice；husked rice]　籾米から籾殻を除いたもの．玄米は糠層（果皮，種皮，糊粉層）5～6％，胚芽2～3％，胚乳92％から成り，日本では一般に玄米で貯蔵し，玄米を精白した胚乳部分を精白米として精白後1か月以内に食するのが望ましいとされる．精白米よりタンパク質，脂質，ビタミン，ミネラル，食物繊維が多い．

減量 [weight reduction]　一般に"分量が減ること，分量を減らすこと（reduction in quantity）"という意味で用いられているが，ここでは"体重を減らす"ことについて解説する．飽食と家庭，職場における機械化，車社会による運動不足は，肥満症，糖尿病（2型），高血圧，脂質代謝異常などメタボリックシンドローム/生活習慣病を増加させている．一方，適度な食事制限と身体運動の継続的実施という"生活習慣の是正"はメタボリックシンドロームの上流に位置する（根本的な原因）内臓脂肪蓄積を選択的に減少させ，減量する．その結果，個体のインスリン抵抗性は改善する等メタボリックシンドロームの予防・治療に有効に作用する．

原料原産地表示 [labeling the raw materials and place of origin of food]　加工食品の原材料に使われた一次産品の原産地に関する表示．「日本農林規格」（JAS）に基づく品質表示基準により，生鮮食品に近い加工食品の主な原材料（製品に占める重量割合が50％以上のもの）には原産地表示が義務付けられている．主な原材料が国産品の場合は"国産"，輸入品の場合は"原産国"を表示する．

減量食 [diet for weight reduction]　一日の摂取エネルギーを消費エネルギーより少なくすることにより，肥満者の減量を図る．一日1,200～1,800 kcalの食事制限療法，600～1,200 kcalの低エネルギー食（LCD），600 kcal以下のフォーミュラー食（液状ダイエット食）を用いる超低エネルギー食療法（VLCD）がある．VLCDでは，一日体重1 kg当たり1 g以上の良質なタンパク質を摂取させる．

検量線 [calibration curve]　試料中のある物質を定量する場合に用いるもの．あらかじめ標準物質を用いて同様の操作を行い，数段階の既知濃度での吸光度などを測定し，その結果をグラフ化したもの．検量線を用いて濃度を算出することができる．

減量法 [weight reduction method]　体重を減少させる方法．かつて，肥満症の減量に絶食療法が行われたが，絶食療法ではタンパク質補給がないため，筋肉などの崩壊が生じ，基礎代謝率も低下するなど副作用も多く，現在は行わない．また，運動療法を実施せず，食事制限のみで減量しても，内臓脂肪の減少は少なく，インスリン抵抗性も改善しない．BMI 30未満の脂肪細胞の機能異常による軽症の肥満症では1,200～1,800 kcalの食事制限と散歩など有酸素運動の積極的実施を指導する．BMI 30以上の脂肪細胞の量的異常による肥満症では，食事制限を強化し，VLCDも用い，水泳など膝や足に負担のかからない運動療法を実施する．

コ

ゴイトリン ［goitrin］　チログロブリンへのヨウ素の導入を阻害し，甲状腺腫を誘発する物質。ある種のアブラナ科植物に含まれる。

ゴイトロゲン ［goitrogen］　甲状腺機能を低下させる物質の総称で，ゴイトリンはこの一種。甲状腺機能亢進症の治療に使われる。

コイヘルペス ［koi herpes virus, KHV］
マゴイとニシキゴイに発生するウイルスによる伝染病。ヒトや他種の魚への感染はない。コイヘルペスウイルスは30℃以上では増殖することができないため，ヒト（体温36～37℃）が仮に感染したコイを摂取したとしても影響はない。

降圧剤〔薬〕 ［antihypertensive drug］
＝血圧降下剤〔薬〕

高圧食品 ［high pressure food］　食品に数百MPa（数千気圧）の高圧処理（静水圧処理）を施した食品。高圧処理は常温でもできるため，温度と圧力の組合せにより食品の状態は異なってくる。高圧処理により生とも加熱とも異なる外観，味，テクスチャーなどが得られることから，いくつかの高圧食品が開発されている。世界初の高圧食品となった高圧ジャムは色や香りの加熱による変化が少なく，生に近い風味など典型的な高圧食品の特徴がある。高圧処理では共有結合に変化せず，非共有結合のみ影響を受けるためである。高圧処理は圧力が均一に瞬時に伝わり，加熱による成分劣化がない，圧力保持にエネルギーがかからないなどの利点があるが，初期の設備投資は多額となる。食品成分の高圧処理による変化としてタンパク質の変性，デンプンの糊化などがあるが，加熱と同じというわけではない。タンパク質の圧力変性は400 MPa以上で不可逆的に起こるが，それ以下では可逆的なことがある。高圧処理による殺菌効果は温度との併用で効果が上がり，殺菌の対象とする微生物の種類によって圧力と温度の条件が異なる。高圧処理はジャム以外では果汁類，米飯類，ハム類などに実用化されている。

高アルギニン血症 ［hyperargininemia］　ヒトの遺伝子代謝欠陥症。肝臓のアルギナーゼの欠損により，高アンモニア血症と重症の中枢神経障害を来す常染色体劣性の遺伝子性疾患。アルギナーゼは，尿素サイクルの尿素合成の最終段階で働き，アルギニンから尿素とオルニチンを生成する反応を触媒する。本症でみられる中枢神経症状の成因としてアルギニンあるいはこれに関連した低分子化合物の関与が指摘されている。この高アンモニア血症は，オルニチンの欠乏によると考えられる。極めてまれな疾患であるが，ほとんどが新生児期以降に発症し，約60％が死亡。生存しても重症の中枢神経障害を残す。

高アルドステロン症 ［hyperaldosteronism］
＝原発性アルドステロン症

抗アレルギー食品 ［antiallergic food］　アレルギーの発症を軽減するか，または抑制する食品。法律的あるいは学術的に厳密な定義はない。皮膚炎，鼻炎，その他のアレルギー症状を軽減することが認められたり，アレルギー疾患がある者に多い血中免疫グロブリンE等を低下させる食品を一般に，抗アレルギー食品とよんでいる。アレルギー反応は四つの型（Ⅰ，Ⅱ，Ⅲ，Ⅳ）に分類され，Ⅰ型アレルギーの発症は，食品，花粉，ダニ等により特異的抗体（IgE）が作られ，この抗体がさまざまな経路を介して，化学的伝達物質を遊離させることによって起こる。抗アレルギー食品は，抗体が作用するいずれかの個所に働いて，あるいは抗体そのものの生成を抑制することにより，アレルギー症状を軽減すると考えられる。この食品中の有効成分として，茶のカテキン，特定の乳酸菌，その他が知られている。→アレルギー疾患

高アンモニア血症 ［hyperammonemia］
血液中のアンモニア濃度が異常に上昇した状態。腸内細菌による腸管内でのアンモニアの過剰産生，オルニチントランスカルバミラーゼ欠損症や肝障害によるアンモニア処理能力の低下などが原因となる。肝性脳症の原因になるともいわれている。

高インスリン血症 ［hyperinsulinemia］　膵β細胞から分泌されるインスリンの血中濃度が高い状態のこと。評価する際には，同時に測定した血糖値や食事摂取などの条件を加味する必要がある。血糖値が低い場合は，インスリノーマや抗インスリン抗体の存在が疑われる。一方，血糖値が正常か，もしくは高い場合は，肥満，2型糖尿病，もしくはクッシング症候群，末端肥大症などインスリン拮抗ホルモンの分泌増加などによるインスリン抵抗性の増大が考えられる。→インスリノーマ，インスリン抵抗性

抗うつ〔鬱〕剤 ［antidepressant］　うつ病，

うつ状態の治療に用いられる薬剤の総称。1957（昭和32）年頃から使用されていた三環系抗うつ剤（イミプラミンなど）に加え，現在はSSRI（選択的セロトニン再取込み阻害剤），SNRIなども使用されるようになってきているが，ほかの治療法とうまく組合せて使用する必要がある。

抗ウレアーゼ　[antiurease]　尿素を二酸化炭素とアンモニアに加水分解する酵素を阻害する物質。ピロリ菌（ヘリコバクター・ピロリ）はウレアーゼによりアンモニアを産生することで胃内での生存を可能にしているため，抗ウレアーゼによるピロリ菌の除菌が期待されている。

抗栄養因子　[antinutritional factor；antinutrient]　栄養素の代謝や機能を阻害したり分解する因子。抗栄養素ともいう。

抗栄養素　[antinutrient]　＝抗栄養因子

抗エストロゲン剤　[antiestrogen drug]　抗ホルモン剤の一つ。がん細胞にあるエストロゲン受容体に結合することで乳癌などの進行を抑制するため，抗がん剤として用いられている。

高エネルギー化合物　[high-energy compound；energy-rich compound]　高エネルギー結合をもつ化合物。生体内の条件で高い自由エネルギーを放出する化学結合としては，ATPのリン酸-リン酸間結合がある。→高エネルギーリン酸結合

高エネルギー結合　[high-energy bond]　＝高エネルギーリン酸結合

高エネルギー食　[high energy food]　エネルギーの高い食事。例えばスポーツ活動に伴うエネルギー源の消費は大きく，組織・器官を構成する諸要素の損耗は激しいので，運動による疲労を回復し，トレーニング効果を発揮するためには，高エネルギー食を摂取し，身体構成要素を補給する。脂質の摂取量を増加させれば，胃腸の負担を軽減できる。動物性タンパク質も十分摂取させる。

高エネルギー食品　[high calorie food]　法律的あるいは学術的に定義された高エネルギー食品は存在しない。厚生労働省許可の低（無）タンパク質高カロリー食品の表示許可基準では，"通常の食品よりタンパク質含量を50％以下に減らし，さらにカロリー量を高めたもの云々"の記載があるのみである。同じく，高齢者用特別用途食品の表示許可基準では，"エネルギー又は特定の栄養成分を豊富に含む旨の表示をする場合は，食品一食分として当該栄養所要量（原則として，生活活動強度Ⅰ，60～64歳の男性の数値を用い，略）に対して，次の割合の範囲であること。エネルギー及びタンパク質については20％以上50％以下。以下略"と記載されている。コーデックス委員会の特殊栄養食品・食品表示委員会においては，高エネルギー食品の表示の討議をすることがとりやめられている。→特別用途食品

高エネルギーリン酸結合　[high-energy phosphate bond]　リン酸結合をもつ化合物が生体内でエネルギー代謝や物質代謝の中心的役割を果たすもので，エノールリン酸（ホスホエノールピルビン酸），アシルリン酸（1,3-グリセロリン酸），グアニジルリン酸（クレアチンリン酸），ピロリン酸（ATP，ADP）等の結合。加水分解によってリン酸基がはずれる時に生じるエネルギーが筋収縮，タンパク質合成，細胞内外への物質輸送に使われる。

高LDLコレステロール血症　[hyper LDL-cholesterolemia]　国内外の疫学調査の結果，総コレステロール濃度やLDLコレステロール濃度の上昇に伴って，動脈硬化疾患発症率や死亡率が上昇することが示されていることから，血中LDLコレステロール濃度140 mg/dL以上を高LDLコレステロール血症としている。日本のMEGA研究において，LDLコレステロール18％低下で，冠動脈疾患の相対リスクは33％低下することが認められている。LDLコレステロール濃度に影響する主要な食事因子は，脂肪の量と質（飽和脂肪酸，多価不飽和脂肪，トランス脂肪酸など），コレステロール，食物繊維の摂取量である。この疾患では，酸化などにより変性したLDLに由来するコレステロールが血管壁に蓄積して粥状動脈硬化を発症・進展させる。→高脂血症

好塩基球　[basophil(e)]　顆粒球の一種。細胞質内に好塩性顆粒を含む，直径12～15μmの細胞。末梢血中に0.2～1.5％程度含まれる。細胞膜上にIgE受容体を有し，この受容体に結合したIgEに抗原が結合して受容体が架橋されるとヒスタミンなどの化学伝達物質が顆粒から放出され，即時型アレルギーを引き起こす。

好塩菌　[halophile；halophilic bacteria]　＝好塩[性]細菌

好塩細菌　[halophilic bacterium]　＝好塩[性]細菌

抗炎症剤　[anti-inflammatory drug]　ステロイド系抗炎症剤と非ステロイド系抗炎症剤（non-steroidal anti-inflammatory drugs, NSAIDs）に大別される。ステロイド系抗炎症剤はホスホリパーゼA₂を，非ステロイド系抗炎症剤はアラキドンカスケードの初発酵素であるシクロオキシゲナーゼを阻害することにより生理活性を示す。主な副作用としては，ステロイド系抗炎症剤では骨粗鬆症，動脈硬化症が，非ステロイド系抗炎症剤では胃粘膜の障害が挙げられる。

好塩[性]細菌　[halophilic bacterium；halophile]　高濃度の食塩水中でも生育できる細菌。好塩細菌，好塩菌ともよばれる。発酵食品の中には，漬物，味噌，醤油，塩辛のように食塩を大量に加えるタイプが多いため，好塩性細菌が重要となる。腐敗菌や食中毒菌の増殖を抑えるためには食塩

を高濃度に保つことが有利である。好塩性細菌は，このような環境でも生育して熟成などに関与する。なお，発酵食品分野では，好塩性細菌と耐塩性細菌とを明確に区別しないが，食品衛生分野では，好塩性細菌を食塩がない環境よりも食塩のある環境の方が生育がよい細菌に限っている。→酵母，→発酵食品

好塩性微生物 [halophilic microorganism]
高濃度の食塩中でも生育できる微生物。カビは少ないので，多くは細菌や酵母である。このうち細菌に対しては，好塩性細菌とよぶことも多い。特に味噌や醬油の製造では酵母が熟成に関与するが，これらは好塩性微生物である。→好塩性細菌

高温環境 [high-temperature environment]
産業革命以来，科学技術の進歩と産業の発展に伴う社会分業化が進み，種々の温熱環境下における労働が生じてきたが，なかでも，鉱山坑道・トンネル工事，金属精錬のための炉前作業や紡績工場における労働など，常時30℃以上，時には50℃以上といった過酷な暑熱環境（高温環境）が，人の健康障害上問題となってきたが，1960～70年代以降は，技術革新による熱環境改善が労働負担軽減に効果をあげてきた。

高温菌 [thermophilic bacteria] ＝好温〔細〕菌

好温〔細〕菌 [thermophilic bacterium] 一般に40℃以上の温度で活発に増殖する細菌をいう。好熱〔細〕菌，高温菌ともいう。45～60℃を好むものが多いが中には90℃以上で増殖する特殊な細菌も存在する。カンピロバクター菌も43℃付近を至適増殖温度とするので該当する。→カンピロバクター属

高温障害 [high temperature injury ; heat exposure trouble] いわゆる熱中症のこと。高温環境では，皮膚血管の拡張と発汗による熱放散で体温調節が行われる。しかし，外界の温度が体温よりも高くなると体内に熱がこもり，うつ熱（熱射病，日射病）を引き起こす。熱失神，熱虚脱症，熱痙攣症，熱疲弊が起こり，昏睡状態にまでなる。

抗壊血病因子 [antiscorbutic factor] 壊血病の予防や治療にかかわる因子。通常アスコルビン酸を指す。

抗壊血病ビタミン [antiscorbutic vitamin] ＝アスコルビン酸

口蓋裂 [cleft palate] 生まれつき上顎に亀裂のある状態。胎児は，妊娠7～12週目に左右の上顎突起が癒合するが，これに支障が生じることが原因。遺伝要因と環境要因の組合せにより起こるといわれている。

光化学反応 [photochemical reaction] 物質が光のエネルギーを吸収した時に起こす化学反応。大気中の窒素酸化物や炭化水素が太陽からの強い紫外線を受けて光化学オキシダント（強い酸化性物質）を生成する過程に関与する。

光学異性体 [optical isomer] 化学的性質及び物理的性質は同じであるが，旋光性だけが異なることによる異性体。光学異性体は化学構造によって次のように分類される。①不斉炭素原子をもつもの，②不斉炭素原子が環式構造の一部を成すもの（テルペン類，アルカロイド類等），③分子不斉によるもの，④不斉原子としてN, S, Se, Sn, Si, P等の4価の原子をもつ化合物，⑤不斉原子が金属であるもので錯体の場合。

口角炎 [angular cheilitis stomatitis ; angular stomatitis] 口内炎の一つ。口の隅にびらん，かさぶた，ひびわれなどの症状がみられる。ビタミンB_2，ビタミンB_6，ニコチン酸アミドの欠乏や，カンジダ，ブドウ球菌等の感染によって起こる。

光学活性 [optical activity] 直線偏光を入射した時，偏光面が右または左に回転する性質。偏光面を時計回りに回転するものを右旋性といいdまたは（＋）で表し，左回りに回転するものを左旋性といいlまたは（－）で表す。吸収係数の相違によって円二色性が現われ，タンパク質やDNAの構造に対する情報を与える。

光学密度計測 [densitometry] ＝デンシトメトリ

甲殻類 [crustaceans ; crustacean] 節足動物の一綱に分類され，頭部に胸部が合して頭胸部を形づくっている。体が多くの節から成り，殻はキチン質。えらで呼吸し，多くは水中または水辺に棲む。エビ，カニ，シャコなど食用として重要なものから，アミのように餌になるものまで含まれ，経済的には重要水産物である。

抗脚気因子 [antiberiberi factor] ＝チアミン

抗カビ〔黴〕剤 [fungicide] ＝防カビ〔黴〕剤

硬化油 [hardened oil ; hydrogenated oil]
液状の魚油や鯨油，植物油に水素添加し，構成脂肪酸の不飽和度を減少させて，固体状あるいは半固体状にした油脂。製品の酸化・熱安定性の向上や，融点の上昇による固体脂の増加，色相や風味の改良を目的とする。

硬化油臭 [hydrogenated oil odor] 硬化油にみられる独特なにおい。リノール酸由来の2,4-デカジエナールの還元で生じる1-デカノールが主な臭気成分とされる。→硬化油

高カリウム血症 [hyperkalemia] 血液中のカリウム濃度が5.5mEq/L以上に上昇した状態。腸管内溶血などの細胞破壊による細胞内カリウムの流出や，副腎からのアルドステロン分泌低下や腎不全によるカルシウム尿中排泄の低下，生野菜，果物の過剰摂取などが原因となる。筋力の低下，便秘，

嘔吐，不整脈，心不全などの症状を示す。

高カルシウム血症 [hypercalcemia] 血液中のカルシウム濃度が異常に上昇した状態。ビタミンDの過剰摂取による健康障害。副甲状腺からのパラソルモン過剰分泌による骨からのカルシウム放出上昇，腎臓での排泄抑制が原因となる。腎障害，中枢神経の障害，消化器系の症状を示す。悪性腫瘍随伴症候群の一つでもある。

高カルシウム尿症 [hypercalciuria] 24時間尿中のカルシウム量が異常に高い状態。ビタミンDやカルシウムの過剰摂取，甲状腺からのカルシトニンの分泌低下などが原因となる。臓器へのカルシウム沈着が起こりやすくなるため，腎結石などの発症がみられやすい。

こう〔睾〕丸 [testis；testicle] ＝精巣

抗眼球乾燥薬 [antixerophthalmic agent] 人工涙液や角膜保護剤が用いられる。

抗がん剤 [anticancer agent] 作用機序から次のように分類される。①アルキル化剤：遺伝子DNAにアルキル基を付加することにより細胞分裂を阻害する。シクロホスファミド，チオテパなどが代表的。②代謝拮抗剤：生体反応の代謝物や核酸に類似した物質で，誤って細胞内に取込まれて細胞分裂を止める。葉酸代謝を阻害するメソトレキセートや核酸に似た5-フルオロウラシル等。③抗生物質：カビなどが産生する物質でDNAの二重ら旋の間に架橋し分裂を阻止するものが多い。アドリアマイシンやマイトマイシン，ブレオマイシン等。④植物由来の物質：植物の根から採られたポドフィロトキシン誘導体のエトポシドはDNA複製酵素のトポイソメラーゼⅡと複合体を作ってDNA合成を阻害する。シスプラチンのようにDNAの鎖内あるいは鎖間結合を起こす薬剤と一緒に使用することによって治療効果があがる。植物アルカロイドのビンクリスチンは細胞分裂に伴う微小管の合成を阻害し，有糸分裂を阻害する。タキソールは微小管重合を促進し，安定化させることによって細胞分裂を抑制する。

高感受性 [hypersensitivity；high sensitivity] さまざまな刺激やホルモン分子，生理活性分子，毒物等に対し，刺激のサイズが小さくても，濃度が低くても反応が現れる場合を指し，反応性が高いまたは感受性が高いという。反対に，感受性が低下し濃度が高くないと反応しない場合，抵抗性という。

交感神経 [sympathetic nerve] 交感神経系を構成するそれぞれの遠心性末梢神経。脊椎動物の末梢神経系は，体性神経系と自律神経系で構成されている。そのうち自律神経系は，大脳の支配からは比較的独立しており内臓運動，血管運動，腺分泌等を自動的に支配している。例えば心臓の動き，肺による呼吸，発汗等の運動を調節する神経系である。自律神経系には，交感神経系と副交感神経系の二つの系統があり，支配器官は両者の二重支配を受け，一方が促進的に働くなら他方は抑制的に働く。例えば，胃や小腸などの消化管の運動に対しては交感神経が抑制的に，副交感神経が促進的に作用する。

交感神経系 [sympathetic nervous system] 脊椎動物の自律神経系は交感神経系と副交感神経系に大別され，両者は一般的に拮抗的に作用する。脳と脊髄にある神経細胞から出た神経線維（前節線維）は末梢の支配器官に向かうが，交感神経系は脊髄（胸髄，腰髄）から発出し，途中の交感神経幹などの神経節で別のニューロンにシナプス接続し，交感神経ニューロンが神経伝達物質ノルアドレナリンを出し，支配器官を調節する。一方，副交感神経系は脳（中脳，延髄）と仙髄から発出し，分布する器官の直前で迷走神経シナプスを作り，迷走神経ニューロンが神経伝達物質アセチルコリンを出し支配器官を調節する。

交感神経興奮剤 [sympathomimetic drug] 交感神経様薬ともいう。カテコールアミンと化学構造上類似した薬物で，中枢性及び末梢性に交感神経刺激効果を呈する。末梢性にはアドレナリン様効果がある。中枢性としては神経興奮作用がある。中枢性のものとしてはエフェドリン，アンフェタミンなどがあり，多弁，気分高揚，行動増大を呈して，後者は覚醒剤扱いとなる。精神運動刺激薬，精神刺激薬に分類される。

交感神経刺激薬 [sympathetic drug (stimulant)] 交感神経のα受容体，β受容体を刺激興奮させるアドレナリン作動薬。α，β受容体共通の作動薬にはアドレナリンとノルアドレナリン，α受容体の作動薬にはメトキサミンやクロニジン，β受容体の作動薬にはイソプロテレノールなどがある。アドレナリンはα受容体刺激効果で血管収縮，β受容体刺激効果で心拍数増加，気管支弛緩を来すことから止血剤，抗喘息薬に用いられる。ノルアドレナリンは主としてα受容体刺激効果が強く，β受容体刺激効果が弱く，よって昇圧剤に用いられる。イソプロテレノールは気管支を弛緩させるとともに痙攣を改善するので，気管支喘息治療薬に用いられる。また，心臓収縮力増大や心拍数増大作用があり，急性心不全の治療薬にも用いる場合がある。→アドレナリン作動性効果遮断薬

交換神経様薬 [sympathomimetic substance] ＝交換神経興奮剤

高γグロブリン血症 [hypergammaglobulinemia] 血清総タンパク質濃度にはそれ程変化がみられず，γグロブリンのみが異常に上昇した状態。B細胞系の異常によるもので，HIV感染者の多くに高γグロブリン血症がみられる。

交換輸血 [exchange transfusion] 患者の血液の大半を供血者の血液と交換する輸血方法。血液型不適合による新生児の高ビリルビン血症（黄疸）の治療に用いられることがある。

香気 [aroma] 　有香成分や分子が放つ香りをいい，芳香，アロマ，フレーバーともいう。有香分子は，天然物と合成物を合わせ約 40 万種あるといわれている。有香分子の分子量，官能基，立体異性（幾何，光学）など固有の骨格構造により，香りの質や強度が異なる。一般的に，CH 化合物に O, N, S が入ると特異臭をもつようになり，においが強くなる。

好気[性]細菌 [aerobic bacteria] 　生育するのに空気（すなわち酸素）を利用する細菌。これに対し，空気を利用しない細菌は嫌気性細菌という。酸素を利用するとエネルギー効率がよいので，好気性細菌は嫌気性細菌に比べると，栄養条件の悪い環境でも生育でき，増殖速度も一般に速い。生命が誕生した頃の地球上の大気には酸素はほとんど存在しなかった。したがって初期の生物は嫌気性であった。酸素を発生する光合成藻類が長い時間をかけて水中に，次いで大気中に酸素を蓄積させた。好気性細菌はこの酸素の恩恵を受けている。

好気性処理 [aerobic treatment] 　＝好気性生物化学的処理

好気[性]生物化学的処理 [aerobic biochemical treatment] 　廃水処理の一つ。したがって，好気性処理。代表的な方法は，活性汚泥法である。活性汚泥法の名前は，廃水処理で働く微生物叢は外観が泥のように見えることに由来する。廃水処理は，廃水中の負荷物質（主に有機物質）を，微生物を利用して水と炭酸ガス及び微生物菌体に変換することである。好気性処理では　主に好気性細菌が働く。これに対し，嫌気性細菌を主に利用するのが嫌気性処理法で，その代表的な処理法はメタン発酵法である。→好気性細菌

好気的運動 [aerobic exercise] 　散歩，ジョギングのように運動時の筋肉へのエネルギー供給を有酸素的に行う運動。有酸素性運動ともいう。乳酸性閾値以下の持久的運動では，グルコースや脂肪酸がクエン酸回路で有酸素的に代謝され，ATP が合成され，長時間運動が可能となる。筋肉のトレーニングに加えて，血中と脂肪組織に貯蔵されている脂質の利用率を高めることを目標とした生活習慣病/メタボリックシンドロームの運動療法としては好気的運動を行う。

好気[的]呼吸 [aerobic respiration] 　好気的とは，酸素のある状態で種々の営みが行われる時に使われる言葉で，好気的呼吸とはミトコンドリアにおける酸素を使用した代謝を示している。

好気的代謝 [aerobic metabolism] 　＝有酸素的代謝，＝有酸素性機構

高級アルコール [higher alcohol] 　炭素数の多い脂肪族アルコール。一般に炭素数 12 以上のものを指す。天然ろうの高級脂肪酸エステルのアルコール部分に含まれ，蜜ろうにはミリシルアルコール(C_{30})が，カルナウバろうには C_{30}, C_{32}, C_{34} のアルコールがエステルを形成している。

高級脂肪酸 [higher fatty acid] 　炭素数 14 個以上の直鎖状のモノカルボン酸。長鎖脂肪酸ともいう。食用油脂のほとんどがこのタイプである。天然のものは炭素数が偶数個である。

抗凝固剤 [anticoagulant agent] 　血液凝固を抑制する物質の総称。血栓予防薬のワルファリンはビタミン K と，高血圧治療薬のニフェジピンはカルシウムと拮抗することで薬理作用を示す。その他，アンチトロンビン II を活性化するヘパリン，カルシウムイオンと結合するクエン酸，EDTA などがある。

工業用寒天 [industrial agar] 　テングサを高圧蒸煮釜で抽出し，圧搾機で濾過し，凝固した寒天ゲルを冷凍機で冷凍後，融解して脱水し，乾燥機で乾燥したもの。化学寒天，粉末寒天ともいう。この工場生産された工業用寒天は，天然寒天に比べて色沢，形状，ゼリー強度も高く品質がよい。

抗菌性 [antibiotic action] 　細菌などの微生物の増殖を抑える作用があること。抗菌性をもつ化学物質としてはさまざまな合成抗菌剤（薬）や天然の抗菌物質が知られる。金属銅や銀などの無機性物質で抗菌性をもつものも存在する。

抗菌性物質 [antimicrobial；antibacterial] 　微生物に対して殺菌作用，静菌作用等を示す化学物質。抗菌薬ともいう。細菌をはじめとする微生物の死滅，発育阻止，病原性除去作用をもつ。ニューキノロン系抗菌薬，β ラクタム系抗生物質などがある。広義では酸，銅等の金属も該当する。

抗菌薬 [antibacterial；antimicrobial] 　＝抗菌性物質

口腔 [oral cavity] 　消化器官の始まり。口唇，歯，口蓋，唾液腺から構成される。食物摂取，食物の消化，味覚などの機能を有する。発声や呼吸にも重要な役割を果たす。

口腔衛生 [oral hygiene] 　→歯科保健

口腔炎 [stomatitis] 　＝口内炎

口腔癌 [oral cavity cancer] 　口腔内に発生する癌。舌癌，咽頭癌が主。口腔咽頭癌は喫煙習慣と関係が深い。飲酒と喫煙が重なるとリスクはさらに高くなる。これらの部位の癌は多重癌を起こしやすく，10 年間で 50 ％ の患者に二次癌が起こったとの報告もある。扁桃の悪性リンパ腫も口腔発生であるが血液・造血系腫瘍として扱う。

高グリシン血症 [hyperglycinemia] 　グリシンの分解を行うグリシン開裂酵素が先天的に欠損した患者でみられ，血清をはじめ髄液など体液中にグリシンが異常蓄積する。先天性アミノ酸代謝異常症の一つ。出産直後は正常値であるが，数日後から高グリシン血症を呈し，嗜眠と痙攣，嘔吐を起こして死に至る。

抗くる病因子 [antirachitic factor] 　くる病

こうけいれん

を予防・改善する，すなわち骨へのリン酸カルシウムの沈着（石灰化）を促進する因子。活性型ビタミンDやカルシウムなどが挙げられる。

抗痙攣〔れん〕薬 [anticonvulsant drug]
抗てんかん薬。運動神経の興奮による骨格筋の緊張から起こる痙攣を阻止する薬物。痙攣は大脳皮質運動領や運動神経路の興奮により惹起される不随意な異常運動であるので，大脳発作を起こす部分の血流不全を改善する，過剰に興奮しているニューロンの発射を抑制するなどが抗痙攣薬の作用機序であり，フェノバルビタール製剤，ヒダントイン誘導体，サクシニド誘導体，オキサゾリン誘導体，アセチル尿素誘導体などがある。

高血圧 [hypertension] 最高血圧または収縮期血圧（心臓の収縮により最高に達した時の値）が140 mmHg以上，最低血圧または拡張期血圧（心臓の拡張により最低に達した時の値）が90 mmHg以上の状態。

高血圧自然発症ラット [spontaneously hypertensive rat, SHR] 高血圧を自然発症する遺伝子をもつラット。遺伝性高血圧モデル動物の代表的なもので，正常血圧 Wistar Kyoto ラット（WKY）から分離された系統である。加齢とともに高血圧200 mmHg前後を発症する。脳卒中易発症ラット（SHRSP）はSHRより選択交配で分離された系統で，重症の高血圧を発症し全例が脳卒中（脳血管障害）で死亡するモデル動物である。

高血圧症 [hypertension；hypertonia；high blood pressure] 血圧が持続的に高い状態で，収縮期血圧140 mmHg以上，拡張期血圧90 mmHg以上をいう（日本高血圧学会2004年ガイドライン，WHO，米国高血圧合同委員会も同じ）。高血圧症には原因がわからない本態性高血圧症（高血圧症の90％以上）と腎動脈狭窄，原発性アルドステロン症，褐色細胞腫のようにはっきりした病気が原因の二次性高血圧症がある。血圧が高いと脳血管障害，心筋梗塞，冠動脈疾患，腎硬化症等の臓器障害を発症する頻度が高く死亡率も高い。高血圧症と脳血管障害罹患率，死亡率の間に正相関がある。適切な降圧療法を施行継続することにより，心血管合併症発症の危険を軽減することができる。日本人は欧米人と比べて脳血管障害罹患率が高い。

高血糖 [hyperglycemia] 血液中のグルコースが基準を外れて高濃度に存在すること，あるいはその状態。早朝空腹時の血糖値は，通常70～110 mg/dL未満であるが，これより高値を示すこと。糖質摂取後の血糖値に関する基準は75 g経口グルコース負荷試験において決められており，摂取2時間後の血糖値は140 mg/dL未満である。→経口グルコース負荷試験，→血糖

抗原 [antigen] 動物の生体組織内に入ると特異的な免疫応答を起こす物質。タンパク質や複合糖質，その他の有機物とタンパク質との複合体が抗原としての活性を示す。免疫応答として抗体を産生する場合，細胞媒介免疫を発現する場合，特異的免疫寛容を起こす場合がある。免疫応答を刺激する抗原は，通常，その生体にとっては異物とみなされ，それらに対して抗体が産生される。異物とみなされるものには自己由来の場合もあり，自己抗原といわれる。ほかのキャリアと結合して初めて免疫応答を示すような抗原は不完全抗原（ハプテン）といわれる。→不完全抗原

抗原決定基 [antigenic determinant；determinant] 抗体がその抗原結合部位を介して特異的に結合する抗原の表面上の特定部分。あるいは抗原がT細胞受容体に結合する抗原表面の特定部分。構造に重点を置く場合はエピトープという。抗原決定基は，対応する抗体と三次元的な非共有結合により結合すると考えられている。

抗原抗体反応 [antigen-antibody reaction]
抗原と抗体がそれらの間に作用する親和力によって結合する反応。抗原抗体反応の結果起こる影響や効果は，in vivo や in vitro でさまざまな形で現れる。例えば，可溶性の抗原が抗体と結合して沈殿を作る沈降反応，細菌や赤血球等が抗原である場合に生成する複合体が大きな粒子となって生じる凝集反応，抗原が示す生理活性が抗体により阻害される中和反応，細菌（抗原）に抗体が結合しこれに補体が結合して活性化され溶解する溶菌反応，IgE抗体が抗原と反応し，肥満細胞（マスト細胞）からヒスタミン等が放出されて起こるアレルギー反応などがある。

抗原抗体複合体 [antigen-antibody complex]
抗原と抗体が互いに特異的に結合して生じる高分子の複合体。免疫複合体ともいう。可溶性の状態あるいは沈殿物として存在する。免疫複合体ともいうが，これには補体成分が結合した抗原抗体補体複合体も含まれる。生体内で生成した抗原抗体複合体はⅢ型アレルギーの免疫複合体病の重要な誘因となる。

抗原受容体 [antigen receptor] B細胞，T細胞とも抗原エピトープと相補的な構造をもつ，抗原特異的な細胞表面の受容体。受容体にエピトープが特異的に結合し，T細胞，B細胞とも活性化し，抗原と相補鎖をもった受容体をもつクローンのみが分裂増殖し，それぞれ特異な機能をもつ細胞に分化する。

抗原性 [antigenicity] 微生物，ウイルス，毒素等が生体内で免疫応答を引き起こす活性，及びその結果産生された抗体と反応する活性の両方をいう。特に免疫応答を引き起こす活性についていう場合は免疫原性という。

抗原提示細胞 [antigen presenting cell, APC]
エピトープ（抗原決定基）を結合させた主要組織適合遺伝子複合体（MHC）をT細胞に提示し，T細胞を活性化させる機能をもつ細胞群で，樹状細胞，

ランゲルハンス細胞，マクロファージや B 細胞等が APC として知られている。エピトープを結合した MHC は T 細胞受容体に結合するが，T 細胞の十分な活性化のためには，APC 側の ICAM-1（T 細胞側は LFA-1）や CD 80/CD 86（T 細胞側は CD 28）等が T 細胞に結合し，補助シグナルを入れることが必要となる。

膠原病　[collagen disease, CD]　全身の結合組織（膠原線維）が変性を起こす病気の総称。全身性エリテマトーデス，全身性皮膚硬化症（強皮症），皮膚筋炎，関節リウマチ，リウマチ熱，ベーチェット病，シェーグレン症候群などが挙げられる。代表的な自己免疫疾患の一つで，関節や血管，多数の臓器に病変が生じる。女性に多く，発症は遺伝因子及び環境因子によるといわれているが定かではない。ステロイドホルモンや免疫抑制剤が使われるが，副作用も大きいので難病として扱われている。

抗原レセプター　=抗原受容体

抗甲状腺薬　[antithyroid drug]　甲状腺機能を抑制する物質の総称で，甲状腺機能亢進症などの治療に用いられる。ヨウ化物イオンの酸化を阻害することで，甲状腺ホルモンの合成を抑制する。

光合成　[photosynthesis]　植物や光合成細菌が光のエネルギーを利用して二酸化炭素から有機物を合成する過程。炭酸固定の典型的な反応。植物の光合成では電子供与体として水が利用され，固定された二酸化炭素と等モル量の酸素を放出するが，光合成細菌では水の代わりに電子供与体として無機物や S^{2-}，$S_2O_3^{2-}$，H_2，有機化合物が利用され，酸素の発生を伴わない。植物の光合成では，クロロフィルなどの同化色素（光合成色素）に光が吸収される。光合成細菌では同化色素としてバクテリオクロロフィルとカロチンフィルが主なものである。

光合成型独立栄養　[photoautotroph]　→独立栄養

交互作用　[interaction]　広義には，二つ以上の要因が相互に作用しあって疾病を発生させたり予防したりすること（相互作用）。狭義には，ある要因 B の存在によって，ほかの要因 A が結果変数 Y に与える作用の大きさが異なることをいい，要因 B のことを要因 A の作用修飾因子という（A と B を逆に読み替えても同様）。疫学・統計学で交互作用といえば狭義の交互作用を指すことが多い。

硬骨魚類　[osteichithyes]　肺魚（ハイギョ）類，総鰭（そうき）（シーラカンスなど）類を含む大部分の硬骨魚から，ヤツメウナギ等の無顎類とサメ・エイ類から成る軟骨魚類を除いた魚類群。軟骨魚類との違いは，骨格が硬骨でできており，多くの魚種に浮き袋があり，真のえら蓋（た）が発達し，真皮性のうろこで体表が包まれ，多くは体外受精である点である。

交互法　[crossover method]　=クロスオーバー法

高コレステロール血症　[hypercholesterolemia]　脂質異常の一つで，血漿（血清）脂質中のコレステロールが異常に上昇した状態（総コレステロール 220 mg/dL 以上，LDL コレステロール 140 mg/dL 以上）。特に高 LDL は動脈硬化の危険因子とされている。一次性では LDL 受容体の欠損による家族性高コレステロール血症などが，二次性では甲状腺機能低下症によるものなどが挙げられるが，食事や運動など生活習慣によることも多い。

虹彩　[iris]　角膜の後方にある色素をもった軸状膜で，瞳孔と結合（穿痛）したもの。瞳孔を開く役割を担い，平滑筋線維と色素上皮細胞から成るもの。

交差汚染　[cross-contamination]　本来汚染されていないものが，汚染されているものと接触することによって，汚染されること。食品加工の際，微生物汚染されていない食品が下処理時に汚れた調理器具や人等を介して微生物汚染されることがある。また，飼料製造の際，ほかの飼料の製造原材料や汚染物質等が混入することも指す。

交差〔叉〕法　[crossover method]　=クロスオーバー法

抗酸化剤　[antioxidant]　=酸化防止剤

抗酸化作用　[antioxidative action]　活性酸素（反応性の高い酸素やその関連物質）は脂質，タンパク質，核酸等のさまざまな生体成分を酸化してその機能を低下させる。この活性酸素による酸化の抑制作用をいう。

抗酸化成分　[antioxidant]　ヒドロキシルラジカル，スーパーオキサイド，一重項酸素などの活性酸素やフリーラジカルによって引き起こされる酸化反応を抑制する化合物であり，その多くは酸化物を還元する能力をもつ。低分子抗酸化成分にはグルタチオン，ユビキノン（補酵素 Q），尿酸，ビリルビン等の生体成分やビタミン C，ビタミン E，カロテノイド，フラボノイド等の食品成分がある。また高分子抗酸化成分にはセルロプラスミン，アルブミン，フェリチン等の金属イオン結合タンパク質があり，抗酸化酵素であるスーパーオキシドジスムターゼ，グルタチオンペルオキシダーゼ，カタラーゼ等を含める場合もある。

抗酸化ビタミン　[antioxidative vitamin]　生体成分（脂質，タンパク質，核酸）の酸化の抑制作用を有するビタミン。ビタミン E・C，ビタミン A の前駆体である β-カロテン等が該当する。

抗酸化物質　[antioxidative materials]　活性酸素（反応性の高い酸素やその関連物質）による生体成分（脂質，タンパク質，核酸等）の酸化を防止する物質。ポリフェノール，カロテノイド，ゴマリグナン，ビタミン C・E 等が知られている。

好酸球　[eosinophil]　末梢血中の顆粒球で，

好酸球増加・筋痛症候群 [eosinophilia-myalgia syndrome]　トリプトファンの過剰摂取により発症する。筋肉痛，筋浮腫，皮膚紅斑などの症状を示す。

好酸球増多症 [eosinophilia]　末梢血液中の好酸球が異常に上昇した状態で，気道や皮膚の疾患を示す。原発性のもののほかに，アレルギー，寄生虫などの感染，好酸球性白血病などの悪性腫瘍，好酸球胃腸炎などによるものがある。

好酸性細胞 [oxyphil cell]　副甲状腺に局在する酸性色素に好染する細胞。腎臓，内分泌腺，唾液腺などの膨大細胞腫（オンコサイトーマ，oncocytoma）に見いだされる。甲状腺にみられる好酸性細胞は，ヒュルツル細胞とよばれる。ヒュルツル細胞は濾胞性甲状腺腫にしばしば観察される大型の細胞で，ピンク色に染色される。主細胞よりわずかに大きく，細胞質が好酸性顆粒状に染まり，ミトコンドリアが密に詰まっている。酸好性細胞とは異なる。

高山病 [altitude disease]　高所に未順化の人が，短時間に標高3,000〜5,000 mの高所に登った時に起こる気圧低下による低酸素状態に対する適応不全症状。拍動性の頭痛，起立時のめまい，悪心，嘔吐，食欲不振などの症状を来し，重症の場合は意識喪失を来すこともあるが，通常2〜3日の安静で消退する。これを急性高山病とよぶ。また，標高3,500 m以上の高地で生活していて，高地への順化が完成している人がまれに非適応を起こすことがあり，呼吸困難，咳，頭痛，めまい，チアノーゼ等の症状を示し，低地に降りなければ症状が進行する。これを慢性高山病という。

抗酸薬 [antiacid drug]　胃潰瘍の治療薬として用いられる。

子牛 [calf]　育成を目的とした肉用子牛は満12か月未満のものと定義されているが，食用を目的とした場合は通常満10か月未満のものを指す。満6か月未満の子牛肉はヴィール（veal），6か月以上9か月未満のものはカーフ（calf meat）とよばれる。と畜まで乳のみで育てられたボビーヴィール，ホワイトヴィール，粗飼料や穀物で飼育されたスタークヴィール等がある。国産子牛肉のほとんどは乳用種の雄子牛である。

光子 [photon]　＝光量子

麹 [koji]　麹菌（コウジカビ）を蒸したコメ及びムギなどの穀物あるいはダイズに繁殖させたもの。清酒・焼酎などの酒類及び醤油，味噌など日本の醸造物の原料となる。使用する麹菌の種類によって黄麹，黒麹，白麹とよび，使用目的によって清酒麹，焼酎麹，醤油麹，味噌麹ともいう。麹菌は種々の酵素によって原料のデンプン質やタンパク質などを分解し，酵母の栄養源の供給を行うとともに，醸造物の風味を形成する。

コウジカビ [Aspergillus]　＝アスペルギルス属

抗脂肝因子 [lipotropic factor]　脂肪肝を予防・改善する因子。イノシトール，コリン，パントテン酸などがこれにあたる。

高脂血症 [hyperlipidemia]　＝脂質異常症

高次構造 [higher order structure; high-order structure]　タンパク質の二次構造，三次構造，四次構造の総称。一次構造とはアミノ酸配列，塩基配列など分子の配列のみを指す。二次構造はタンパク質のαヘリックス構造，β構造を成し，これがさらに折りたたまれて三次構造を成す分子が集合し，機能とかかわる四次構造を形成する。

コウジ酸 [kojic acid]　$C_6H_6O_4$，分子量142.11。麹菌などのカビにより産生される環状エーテル結合をもつ有機酸。麹生成の際の副産物として見いだされた。栄養源として取込まれたグルコースから直接的変換によって生成される。弱い抗菌力を有し，特定の細菌やカビの生育阻止に効果がある。

硬質小麦 [hard wheat]　殻粒の硬軟質性に基づいて分類されたコムギの種類の一つで，殻粒が硬いものを指す。一般に粒を切断すると切口が半透明ガラス質のものが多く，グルテン含量が多い製パンに適する粉が得られる。

膠質浸透圧 [colloid osmotic pressure]　溶液中に含まれる膠質（コロイド）に起因する浸透圧。コロイド浸透圧ともいう。コロイド粒子は，食塩やグルコースに比べ拡散速度が遅く半透膜を通過しない。体液中にはコロイド粒子であるタンパク質（血清アルブミンなど）が重量濃度では高濃度で存在しているが，分子量が大きいのでモル濃度は低く分子数は少ない。浸透圧の大きさは，分子の大きさよりも一定容積の中に含まれる分子数によって決まる。一定重量濃度のタンパク質溶液では分子量の小さいタンパク質の方が高い浸透圧を示す。例えば，一定重量濃度（g/L）のアルブミン溶液とグロブリン溶液を比べるとアルブミン溶液の浸透圧が高い。血清（血漿）中ではアルブミンは量的にも多く，膠質浸透圧への影響は大きい。→血清アルブミン

膠質性甲状腺腫 [struma colloides]　コロイド結節性甲状腺腫。ホルモン合成に必要なヨウ素が不足することにより甲状腺が肥大した状態。

硬質チーズ [hard cheese]　チーズを硬さで，特別（超）硬質・硬質・半硬質・軟質に区分する方法で，無脂乳固形分に対する水分が49〜56％のも

の。チーズ中の水分含量は34～45％程度を指し，チェダーチーズ（水分35％）がこれに当たる。

硬質プラスチックフィルム ［rigid plastic film］
硬質プラスチックを材料としたフィルム。弾性率（引張り弾性率，曲げ弾性率）が7,000 kg/cm³以上のプラスチック。700 kg/cm²未満を軟質プラスチックといい，その中間のものを半硬質プラスチックという。OPP（オリエンテッドポリプロピレン），OPS（オリエンテッドポリスチレン），PET（ポリエチレンテレフタラート），ポリカーボネートフィルム，アクリルフィルム，無可塑塩ビフィルム等がある。

硬質ポリエチレン ［rigid polyethylene］ エチレンを，触媒を用いて常温・常圧で付加重合させて得られるポリエチレン。高密度ポリエチレンともいう。この方法を低圧法という。硬質ポリエチレン分子は枝分かれが少ないため結晶化しやすく，微結晶と無定型部分とが入り混じった構造をしている。微結晶は光を散乱するため，白色不透明である。密度，融点がともに比較的高く，硬く，機械的にも強いので，容器，機械部品の製造に用いられる。触媒としては，四塩化チタンとトリエチルアルミニウムの錯体（チーグラー触媒，チーグラー・ナッタ触媒という）が用いられる。→軟質ポリエチレン

硬質ポリ塩化ビニル ［rigid polyvinyl chloride］
可塑剤を全く含まないか，または少量しか含まない塩化ビニル樹脂。軟質または可塑化塩化ビニル樹脂と対比して，機械的に強く耐薬品性に優れるが耐衝撃性には劣る。パイプ，薬品タンクや化学工業用タンクのライニング，冷蔵庫のドアバック，看板，アイスクリーム用カップ等に利用される。

硬質米 ［hard rice］ 北海道・東北・北陸・山陰地方産のコメを軟質米，その他の，一般に暖かい地方で生産されたコメを硬質米とよんだ。古くからの商品流通の便宜上からの産地区分である。

膠質溶液 ［colloid solution］ ＝コロイド溶液

子牛肉 ［calf meat；veal］ 一般に約10か月齢未満の幼齢牛の食肉。なかでも乳用牛の雄子牛で，生後約3か月間代用乳のみを給与されたものをホワイトヴィール（white veal）といい，肉色は淡い白色を呈し，軟らかく汁液に富みミルキーフレーバーを有している。

口臭 ［halitosis］ 口の中の悪臭。においの強い食べ物だけでなく，口腔内の細菌，副鼻腔炎，糖尿病などにより起こることもある。

公衆衛生 ［public health］ Winslow CEA（米国）は，コミュニティの組織的努力を通して，疾患を予防し，寿命を延伸し，身体的・精神的健康と効果的な仕事等をする能力を高める科学であり，アートであると定義している。

公衆衛生栄養士 ［public health nutritionist, PHN］ 米国における制度。通常PHNは行政機関の公衆衛生部門に所属しており，地域の栄養ニーズを評価し，栄養に関するサービスの計画，編成，マネジメント，監督，調整，評価等の責任者となる。PHNの称号を得るには，栄養士としての実務経験と公衆栄養学に関連する修士の学位が必要である。→公衆栄養士

公衆衛生学 ［public health；public hygine；public hygienics］ 個人ではなく，人間集団を対象に，地域社会，機能集団における組織的な努力を通じて，疾病を予防し，寿命を延伸し，肉体的及び精神的な健康を向上させるための実践活動及びそのための技術や根拠を提供する科学。

公衆栄養 ［public nutrition］ 人間集団を対象に，健康の維持・増進，疾病の予防を目的として，栄養にかかわる各種の方策を検討し，実践すること。健康分野に範囲を限定せず，農業，教育，経済等の視点を含めることもある。

公衆栄養活動 ［community nutrition action；community nutrition activity］ 地域住民の健康・食生活改善を目的とした諸活動の総称。活動の対象は，健康な人から病者まで，乳幼児から学童，思春期，成人，高齢者までと幅広く，対象とする規模も個人から集団，あるいは地域社会（コミュニティ）全体までさまざまである。主たる活動の場は，保育所・幼稚園，学校，職場，医療施設や保健施設，老人クラブ等地域活動の場と多様である。活動の中心的役割を担うのは，行政やこれらの施設の専門職，とりわけ管理栄養士，栄養士とされる。

公衆栄養計画 ［community nutrition plan］
政策レベルからプログラムレベルまであり，政策レベルの比重が大きいほど長期計画となる。中期計画は，地域（コミュニティ）の栄養プログラム全体の計画で，短期計画は個々のプログラムについての計画である。地域栄養計画ともいう。公衆栄養マネジメントのプロセスにしたがい，計画の前にアセスメントを行い，ニーズや課題を把握し，その原因や条件を明確にする。計画段階では目的・目標の明確化，対象・事業の選定，必要な資源（人・物・資金等）の確保を行う。計画策定には，プリシード・プロシードモデル等の手法を用いると策定プロセスが明確になり，管理しやすい。

公衆栄養士 ［community nutritionist］ 日本において公衆栄養栄養士という名称は米国のようには確立されていない。しかし，現状に照らし合わせると公衆衛生分野，主として保健所で活躍する管理栄養士が公衆衛生栄養士に該当するといえる。それに対して，公衆栄養士は市町村で活躍し，地域住民の栄養問題に関連するサービスの提供に従事する（管理）栄養士といえる。→公衆衛生栄養士

公衆栄養指導 ［community nutrition guidance］
病院や診療所で患者を対象に行う臨床栄養指導に対して，地域住民が保健所や保健センター，地区集会

所等に集合したり，あるいは指導者が住民の自宅訪問によって行う栄養指導。地域における栄養指導ともいう。一次予防，二次予防を中心とした栄養指導に重点が置かれる。

公衆栄養プログラム　[community nutrition program]　地域集団の栄養問題あるいはニーズを把握し，それらに対応するために実施すべき公衆栄養活動の計画書。地域栄養プログラムともいう。すべての公衆栄養プログラムには，健康寿命の延長あるいは生活の質（QOL）の向上という目的がある。しかし，この目的を達成するためには長期間を要すると予想されるので，比較的短期間に変化を確認できる短期目標や中期的な目標を設定し，長期目標へと結び付ける必要がある。

公衆栄養マネジメント　[public nutrition management]　人間集団を対象とした栄養にかかわる各種プログラムを実践し，その目標を達成するために，対象集団におけるニーズや課題の把握，計画，実施，評価のサイクルを，計画的かつ系統的に行うための調整。

高シュウ酸尿症　[hyperoxaluria]　原発性のほか，シュウ酸の過剰摂取などにより起こる。シュウ酸カルシウムの沈着による尿路結石や腎結石が特徴。

高周波誘電加熱　[high-frequency dielectric heating]　1～100 MHz 程度の高周波を利用した加熱法。誘電体である食品に高周波の交流電場を加えると，電場の変化に対して電気分極が分子の摩擦等によって遅れるため，誘電体損が生じ電力が消費され発熱する。高周波は放送通信に使用されている電波であるため，工業・医療用に割り当てがあり，13 MHz と 27 MHz のものが使われている。→マイクロ波加熱

高周波誘導結合型プラズマ発光分析法　[inductively coupled plasma-atomic emission spectrometry, ICP emission spectrometry]　原子発光分析の一種。ICP 発光分析法ともいう。アルゴンやヘリウム等の希ガスを高周波誘電結合によりプラズマ状態として，そこに試料を噴霧すると，原子が励起する。励起原子が基底状態に戻るときにエネルギーを光として放出する。プラズマという極限状態を利用すると，ほとんどすべての元素を可視・紫外領域で発光をとらえることができる。原子吸光法に代わって重金属の高感度測定に用いられることが多くなった。

後熟　[after ripening]　果実の収穫後に成熟が進むこと。これにより香りの発生，果肉の軟化，着色，デンプンの糖化等が起こる。例えば，メロン，洋ナシ等。バナナなどのように人為的に処理して後熟を促進させる場合もある。

抗腫瘍活性　[antitumor activity]　がん細胞の増殖を止めたり，アポトーシスに陥らせて細胞死に導く能力。

恒常性　[homeostasis]　=ホメオスタシス

甲状腺　[thyroid]　甲状軟骨の下，気管の前面にある蝶形の内分泌腺。コロイドを蓄える多数の甲状腺濾胞（小胞）から構成される。細胞代謝や神経系の成長や分化に関与するチロキシン（サイロキシン）や，血清カルシウム濃度の調節に関与するカルシトニンなどのホルモンを分泌する。甲状腺機能の維持には適切なヨウ素の摂取が必要で，「日本人の食事摂取基準（2005年版）」の推定平均必要量は，成人では，一日に 95 μg と定められている。

甲状腺炎　[thyroiditis]　甲状腺に生じる炎症性疾患の総称。細菌感染による急性化膿性甲状腺炎，甲状腺機能の亢進または低下を伴う亜急性甲状腺炎，甲状腺機能が低下する慢性甲状腺炎（橋本病）などが挙げられる。

甲状腺癌　[thyroid gland cancer]　乳頭癌，濾胞癌，未分化癌，髄様癌の4組織型がある。乳頭癌は若年女性に多く，組織学的には乳頭状増殖と砂粒体や核内封入体がみられる。リンパ行性に転移する。濾胞癌は中年女性に多く，細胞異型が少ないが，被膜や骨，肺への血行性転移を生じる。未分化癌は高齢者に多く，大型細胞，小型細胞があるが，後者は悪性リンパ腫との鑑別が必要である。

甲状腺機能亢進　[hyperthyroidism]　血中甲状腺ホルモン T_3, T_4 の過剰分泌はバセドウ病を起こす。これは甲状腺の機能を亢進させ，眼球突出，甲状腺腫大，基礎代謝率の亢進による体温の上昇，発汗，感情的不安定，耐糖能低下，糖尿，体重減少，不整脈などを来す。甲状腺は過形成であり，大小のコロイドを入れた濾胞が充実性に増生する。時に乳頭状発育もみられる。甲状腺刺激ホルモン受容体に対する自己抗体が cAMP の合成を促し，甲状腺ホルモンの合成を亢進させるのが原因である。

甲状腺機能亢進症　[hyperthyroidism]　血中の甲状腺ホルモンが異常に高い状態。遺伝的素因が関与した自己免疫疾患といわれている。甲状腺機能亢進症としてはバセドウ病（グレーブス病）が最も多く有名。発症は 20～40 歳の女性が主である。眼球突出，甲状腺のびまん性肥大，頻脈，発汗，ふるえ，動悸，不眠，不安，体重の減少，コレステロールの低下などの症状が現れる。また，結節性甲状腺腫でも甲状腺機能の亢進が起こることもある。→バセドウ病

甲状腺機能低下症　[hypothyroidism]　血中の甲状腺ホルモンレベルが低下した状態で，合成・分泌の異常により起こる。甲状腺機能不全ともいう。この場合，甲状腺刺激ホルモンの分泌は増加する。一般に，疲労感，筋力低下，食欲低下，徐脈，体重の増加，コレステロールの上昇などの症状がみられる。小児で発症すればクレチン症とよび，精神機能障害や発達障害を伴う。成人で発症すれば橋本

病とよび，女性に多い。また，体組織中の甲状腺ホルモン受容体に異常がある場合も甲状腺機能低下症とよぶ。→橋本病

甲状腺機能不全 [dysthyreosis]　＝甲状腺機能低下症

甲状腺刺激ホルモン [thyroid-stimulating hormone, TSH]　脳下垂体前葉から分泌される糖タンパク質ホルモン。チロトロピンともいう。甲状腺ホルモンの分泌や甲状腺濾胞細胞の成長を促進する。分泌は甲状腺刺激ホルモン放出ホルモンによって増加し，甲状腺ホルモンによって低下する。

甲状腺刺激ホルモン放出ホルモン [thyrotropin-releasing hormone, TRH]　間脳視床下部から分泌されるトリペプチドホルモンで甲状腺刺激ホルモンの分泌を促進する。また，プロラクチンの分泌も促進する。チロトロピン放出ホルモンともいう。

甲状腺腫 [goiter]　甲状腺が腫大している状態の総称。甲状腺にしこりがみられる結節性甲状腺腫と，甲状腺全体が腫れるびまん性甲状腺腫に分けられる。結節は腺腫（良性）や甲状腺癌（悪性）などで，びまん性肥大はバセドウ病や橋本病などでみられる。

甲状腺腫誘発性 [goitrogenic]　甲状腺は食物中のヨウ素を取込みモノヨードチロシン，ジョードチロシンの段階を経て甲状腺ホルモンのトリヨードチロニン，チロキシンとして血中に脳下垂体の甲状腺刺激ホルモンの影響を受けて放出する。甲状腺ホルモンの不足はヨード摂取不足，細胞障害による機能低下などで起こる。

甲状腺腫誘発物質 [goitrogen; goitrogenic compound]　ヨウ素など甲状腺腫を引き起こす物質。ヨウ素摂取の少ない地域では血中からヨウ素を最大限取込むように肥大化する。甲状腺ホルモンの分泌亢進は伴わない。実験動物ではダイズが誘発物質として知られる。

甲状腺切除 [thyroidectomy]　良・悪性腫瘍と機能亢進時に切除する。切除後は甲状腺ホルモンの服用が必要である。

甲状腺肥大物質 [goitrin]　甲状腺腫誘発物質。チオシアネート，ゴイトロゲンなどヨウ素の欠乏を促進する物質のこと。

甲状腺ホルモン [thyroid hormone]　甲状腺から分泌されるホルモン。チロキシン（T4），トリヨードチロニン（T3），カルシトニン。基礎代謝の上昇，成長や発育などにかかわる。

高所順化 [altitude acclimatization]　通常平地で生活している人が高所環境に曝露され，低酸素ストレスが長期間持続する場合に，呼吸・循環系の代償作用が継続して起こる。この代償による生体への負担を軽減しようと新たな適応機序が発現し，その結果循環血中の赤血球増加等の恒久的な酸素欠乏に耐えられるような態勢が整えられ，高所に対する耐性が強化される状態。

口唇炎 [cheilitis]　唇に乾燥や亀裂がみられる状態で，色素沈着を伴うこともある。原因としては，接触性，アトピー性，舌なめずりなどが挙げられる。

香辛料 [spice]　食品に香り，味，色を賦与して嗜好性を高める植物性食品の総称。植物の種子，果実，葉，花，蕾，茎，樹皮，根塊等の部位から調製された伝承的食材。芳香と辛味のある香辛系香辛料（スパイス）と，香りが特徴的な香草系香辛料（ハーブ）に大別される。辛味にはコショウのピペリン，チリ，トウガラシのカプサイシン，ショウガのジンゲロール，ワサビ，カラシのアリルイソチオシアネート等がある。香気成分にはテルペン類，フェニルプロパノイド類がある。色素にはパプリカのβ-カロテン，カプサンチンが赤色を呈し，ターメリック（ウコン）のクルクミン，サフランのクロシンが黄色を呈する。食品保存機能もあり，クローブ，オレガノ，シナモン等は抗菌性を示す。シソ科のローズマリー，セージ，オレガノには強力な抗酸化性を有するフェノール系化合物が存在する。古来，民間薬，生薬として利用されてきた茴香（ういきょう），生姜（しょうが），桂皮（けいひ），丁字（ちょうじ）等に薬理的機能がある。

硬水 [hard water]　ミネラル分を多く含んだ硬度の高い水。硬度は用水のカルシウムとマグネシウム含量を炭酸カルシウム重量（mg/L＝ppm）で表している。WHOが示す基準は軟水（硬度0〜60 mg/L未満），中硬水（硬度60〜120 mg/L未満），硬水（硬度120〜180 mg/L未満），超硬水（硬度180 mg/L以上）としている。→硬度

厚生科学審議会 [Health Sciences Council]　疾病の予防及び治療に関する研究，厚生労働省の所掌に関する科学技術及び公衆衛生に関する事項について審議する厚生労働省関係の機関。省庁再編に伴い，2001（平成13）年に設置。感染症分科会，生活衛生適正化分科会がある。

合成甘味料 [synthetic sweetner]　化学的合成によって製造される甘味料。食品に甘味を与える目的で使用される。アスパルテーム，サッカリン，サッカリンナトリウム，グリチルリチン酸二ナトリウム等がある。

合成牛乳 [synthetic milk]　合成牛乳はfilled milkとimitation milkに分けられる。filled milkは，乳脂肪以外の脂肪と脱脂乳，脱脂濃縮乳，脱脂粉乳等を混合した製品で，脂肪置換を行ったもの。imitation milkは，乳脂肪以外の脂肪と牛乳以外の成分を混合した製品である。

合成抗菌剤 [synthetic antimicrobial]　ニワトリ，ブタ，ウシ，魚介類の感染症を防止し生産性を高める目的で飼料に添加する抗菌性物質。畜水産物への残留は厳しく制限されている。サルファ剤，

チアンフェニコール，オキソリン酸等がある。

合成酵素 ［synthase；synthetase］　合成反応を触媒する酵素の総称。シンターゼともいう。二重結合への付加反応を触媒する酵素や，二つの基質を結合させる反応を触媒する酵素であるリガーゼが含まれる。後者はまた，シンテターゼとよばれることもある。

合成ゴム ［synthetic rubber］　生ゴムの主成分のイソプレン $CH_2=C(CH_3)-CH=CH_2$ と似ている構造の化合物の重合により得られるゴム。人造ゴムともいう。合成ゴムは，天然ゴムより耐油性，耐熱性，耐寒性，耐摩耗性などの点で優れたものがある。①ネオプレン：クロロプレン $CH_2=CHCl-CH=CH_2$ の付加重合により得られる合成ゴム。②ブナS：ブタジエンとスチレン $CH_2=CH-C_6H_5$ の共重合により得られる合成ゴム。③ブナN：ブタジエンとアクリロニトリル $CH_2=CH-CN$ の共重合により得られる合成ゴム。

合成樹脂 ［synthetic resin］　合成高分子材料の一つ。プラスチックともいう。合成繊維，合成ゴムに対比される。JIS用語では成型物に限定。塗料，接着剤等は含まない。熱による加工特性の違いから熱硬化性樹脂と熱可塑性樹脂に大別され，熱硬化性樹脂には，フェノール樹脂，メラミン樹脂，エポキシ樹脂，ユリア樹脂等が，熱可塑性樹脂には塩化ビニル樹脂，ポリエチレン，ポリプロピレン等がある。

抗精神病薬 ［antipsychotic drug］　向精神薬の一つ。精神安定剤。統合失調症のほか，躁病，うつ病，中毒性精神病などさまざまな精神疾患の治療に用いられる。主に，脳内ドーパミン D_2 受容体の阻害剤として作用する。

向精神薬 ［psychotropic drug］　中枢神経に作用し，精神機能に影響を与える薬物の総称。精神異常誘発物質も含まれるが，一般には精神治療薬のことを示す。また，抗痙攣薬を含めることもある。抗精神病薬，抗うつ薬，抗躁病薬，抗不安薬に大別される。

合成清酒 ［synthetic *sake*］　飲料アルコールまたは焼酎に糖類，アミノ酸類，有機酸類，食塩，香料などを混合し，普通の清酒に含まれる成分と同程度に調合して製造した酒。1921（大正10）年，理化学研究所において鈴木梅太郎博士が主となって工業化に成功し，当初理研酒とよばれた。

合成繊維紙 ［synthetic fiber paper］　紙のようなテクスチャーをもつプラスチックフィルム。印刷特性に優れ，光沢がよく，雨露に強い。地図やポスター，カレンダー等のほかショッピングバッグなどに多用される。ポリプロピレン，ポリスチレンのフィルムを二軸延伸して伸縮をなくし表面加工してある。

合成洗剤 ［synthetic detergent］　石けんは油脂から製造されるが，石油から合成される界面活性剤を主成分とする洗剤を指す。性質により中性洗剤と弱アルカリ性洗剤がある。洗濯用合成洗剤の助剤として使用されていたトリポリリン酸塩が湖沼の富栄養化の原因の一つとして問題視されたため，現在は無リン洗剤になっている。

合成速度 ［synthetic rate］　生体内で物質を合成する速さ。高分子化合物が合成される速さや酵素が触媒する合成反応の速さを指す場合が多い。

合成速度定数 ［synthetic rate constant］　化学反応の生成物合成速度は反応物質の濃度またはそれらの積に比例することが多い。その比例定数を合成反応速度定数または単に合成速度定数という。

合成着色料 ［synthetic food dye］　自然界にはないもので，化学的合成によって製造される着色料。食品に着色し，色調を調節するために使用される。タール系色素12品目（食用赤色2号・3号・40号・102号・104号・105号・106号，食用黄色4号・5号，食用緑色3号，食用青色1号・2号），二酸化チタン，銅クロロフィリンナトリウム等がある。

構成的発現 ［constitutive expression］　遺伝子が細胞内で常に一定量転写されること。対語は誘導的発現で，ある条件を与えた時，転写が起きること。

合成培地 ［synthetic medium］　増殖させようとする細胞の要求に見合った栄養組成に合成した培地。精製された化学物質により調整されており，培養の再現性がよい。

抗生物質 ［antibiotics］　微生物によって産生され，ほかの微生物の発育を阻止または死滅させる活性を有する化学物質。天然起源の化合物を基にして半合成や全合成した物質も含めて抗生物質とよぶことがある。代表的な基として，ペニシリン系，セフェム系，マクロライド系，テトラサイクリン系等があり，多くの感染症の治療に用いられる。

合成膨張剤 ［synthetic baking powder］　食品の膨化加工に用いる化成品。化学変化により発生するガスで菓子生地を膨張させて多孔性にし，特有の物理的感触を付与する。発生する気体が炭酸ガスを主としたベーキングパウダーと，アンモニアと炭酸ガスを併用したイスパタがある。

合成保存料 ［synthetic preservative］　自然界にはないもので，化学的合成によって製造される保存料。食品中の微生物やカビの繁殖を防ぎ，食品の保存性を良くする目的で使用される。安息香酸ナトリウム，ソルビン酸等がある。

厚生労働省 ［Ministry of Health；Labour and Welfare］　国民生活の保障，向上ならびに経済の発展を目指し，社会福祉，社会保障，公衆衛生の向上と増進ならびに働く環境の整備，職業の安定，人材の育成などを推進することを任務とする日本国の中央行政官庁の一つ。2001（平成13）年に厚生省と労働省が統合し，発足した。健康づくり，疾病対策

から感染症などの健康危機管理，生活衛生，水道行政まで，健康で衛生的な生活を確保するための取り組みを担当している。また，日本の食品の安全性を確保するためのリスク管理機関でもあり，農林水産省及び都道府県と連携し，食品に関する各種規格・基準の策定や衛生上の危害要因の発生防止など様々な施策を展開している。

広節裂頭条虫症 [diphyllobothriasis] 広節裂頭条虫（サナダムシの中で最大で全長2～10m）の寄生による下痢，腹痛などの症状。第1中間宿主はケンミジンコ，第2中間宿主はサケ，マス（日本ではサクラマス）などで，魚を生食することが多いため増加傾向である。成虫はヒトの小腸内で多数の虫卵を産み，糞便とともに排出された虫卵が幼虫となりケンミジンコからサケ，マスに取込まれ，これをヒトが食べることにより感染し約1か月で成虫となる。自覚症状は下痢，腹痛で，無症状のこともある。排便時に長い虫体に気付いて感染を知ることがある。一方アレルギー反応抑制成分を分泌するという報告もある。魚類の生食に気をつけること。マス鮨にも注意が必要である。

香煎 [roasted barley；roasted barley flour] オオムギを精白し，煎って挽いて粉にしたもの。麦焦し（関東），はったい粉（関西）ともいい，麦らくがんの原料である。好みで砂糖や塩で味を調えたり，熱湯を加え練り混ぜて食べる。ゆかり，あられなど，風味のよい材料を添加したものもある。

光線過敏性皮膚症 [photosensitization disease] ＝光過敏症

光線療法 [phototherapy] ある波長の光線を病変部に照射する治療法。慢性の皮膚炎などに用いられることが多い。

酵素 [enzyme] 生体内で行われる多種多様な化学反応を触媒する高分子化合物の総称。タンパク質だけから成るもの，タンパク質と低分子化合物から成るものがある。一般の無機触媒に比べ促進の度合いが高い，穏やかな条件で進行するなど特異性が著しい。醸造，食品工業，製薬工業に広く利用されている。→補酵素

構造異性 [structural isomerism；constitutional isomerism] 分子式が同じで原子や原子団の結合順序が異なる状態。異性体間で物理的化学的性質が異なる。

構造脂質 [structured lipid] エステル交換反応等で脂肪酸の構成及び結合位置などを変更することにより，栄養機能性及び物性を改善した機能性脂質。

構造粘性 [structural viscosity] 複雑な流体において，ずり速度が増加すると粘度が減少すること。ずり流動化と同義。この語は粘度が減少するのは，流体内部の三次元的な構造が破壊されるからであるという意味で使われる。

紅藻類 [red algae] 紅褐色を呈し，脂溶性のクロロフィル，カロテン，ルチン，水溶性のフィコエリスリン，フィコシアニン等の色素を含む。アマノリ，テングサ，オゴノリ，フノリ，トサカノリ，エゴノリ等が主要な藻種である。テングサ，オゴノリは寒天原料，フノリ，ツノマタは糊料，アマノリは乾のり製品としてよく利用される。

酵素加水分解 [enzymatic hydrolysis] 基質ABが酵素によって，AB＋H$_2$O → A-H＋B-OHのように加水分解されること。酵素分類のEC3群の酵素によって行われる反応である。

酵素活性 [enzyme activity] 酵素の触媒能。酵素は生体内で基質の化学反応の触媒として働いており，酵素活性は，基質濃度やpH，温度の影響を受ける。酵素反応の活性は，酵素の濃度を一定にして，基質濃度を変化させた条件のもとで求めた反応速度により定量的に評価することができ，ミカエリス・メンテンの式で，$v = V_{max} \cdot [S]/(K_m + [S])$ のように表される。v は反応速度，V_{max} は最大速度，$[S]$ は基質濃度，K_m はミカエリス定数（最大反応速度の1/2の速度に対応する基質濃度）である。この時の V_{max} と K_m が酵素活性の指標となる。

酵素・基質複合体 [enzyme-substrate complex] 酵素反応において，反応中間体として形成される酵素と基質の複合体。基質＋酵素⇄[酵素・基質複合体]→酵素＋生成物。この複合体形成は可逆的反応で，基質は酵素に結合した状態で触媒作用を受けて生成物となる。

梗塞 [infarct] 動脈の閉塞が急に起こり限局的虚血性組織壊死を来す症候群。脳梗塞，心筋梗塞，肺梗塞，腎梗塞等がある。成因として動脈硬化，アテローム硬化，血栓形成，動脈攣縮等による。閉塞した動脈の還流領域の組織は壊死を来す。

高速液体クロマトグラフィー [high performance liquid chromatography, HPLC] 液体クロマトグラフィーの一種。高分解能液体クロマトグラフィーともいう。細粒子の担体を固定相に使用し，高圧で液体の移動相を流す。分離の仕組みから，順相クロマトグラフィー，逆相クロマトグラフィー，ゲルクロマトグラフィー，イオンクロマトグラフィーなどがある。均一の移動相を用いるアイソクラティック溶出と，分離の向上を図るために移動相の極性などを連続的に変えるグラジエント溶出などがある。検出器には，吸光度検出器，蛍光検出器，電導度検出器，屈折率検出器等が試料の性質によって使い分けられる。近年では，質量分析器を検出器とした液体クロマトグラフ質量分析法が用いられている。場合によっては，カラムから溶出した後に特定の吸収や蛍光をもつ官能基と結合させ高感度かつ特異的に測定するポストカラムラベル法も用いられる。

酵素結合イムノソルベントアッセイ ＝酵素

こうそけつこ

結合免疫吸着測定法

酵素結合免疫吸着測定法 [enzyme-linked immunosolvent assay, ELISA] 代表的な不均一エンザイムイムノアッセイ。固相の表面（通常はマイクロプレートのウエル）に測定対象成分を吸着させ，次にこの成分の抗体を加え，結合しなかった抗体を分離する。結合する抗体の量は抗原である成分に等しい。抗体をあらかじめ酵素で標識しておけば酵素活性は抗体量すなわち，測定対象成分量と等しい。この原理に則ったものは直接法とよばれ，簡便であるが，微量分析に向かない。感度を向上したものがサンドイッチ法で，まず，固相の表面に抗体を固定しておき，抗原を結合させる。次いで酵素で標識した抗体を加え，抗原を挟む。その後，抗原に結合しなかった標識抗体を分離し，酵素活性を測定する。これら以外に，抗原を酵素で標識する競合法がある。ELISA は特異性が高く微量分析に適しているが，測定可能な濃度範囲が狭いので，未知の試料ではあらかじめ手順を確認する必要がある。

酵素欠損症 [enzyme deficiency] 酵素をコードする遺伝子の異常などにより，作られたタンパク質に本来あるべき活性がない状態で，代謝障害が現れる。

酵素修飾 [enzyme modification；enzymatic modification] (1)修飾酵素によって，標的酵素が付加反応等の化学変化を受けて酵素活性が変化すること。生体内での代謝調節にも関係している。(2)酵素が基質に作用して，リン酸化，メチル化，アセチル化等の化学修飾をすること。

酵素消化 [enzymatic digestion] 酵素による基質の分解。酵素消化により，タンパク質やペプチドは低分子のペプチドやアミノ酸に分解され，糖はオリゴ糖や二糖，単糖等に分解される。

酵素阻害剤 [enzyme inhibitor] ＝酵素阻害物質

酵素阻害物質 [enzyme inhibitor] 酵素に結合して酵素活性を低下させる物質。代表的な阻害様式としては，基質と類似した構造をしていて，酵素の活性部位に基質と競合して結合する競合阻害（競争阻害，拮抗阻害ともいう）や，基質の結合部位とは異なる部位で酵素と結合して酵素が変形することにより阻害する非競合阻害（非競争阻害，非拮抗阻害ともいう）がある。

酵素多型 [enzyme polymorphism] 同一個体内で，同じ化学反応を触媒するが，化学的性状や基質親和性等の酵素特性が異なる一群の酵素が存在すること。このような一群の酵素をイソ酵素（アイソザイム：isozyme）という。乳酸脱水素酵素には5種類のイソ酵素が知られており，組織により存在比が異なっている。→イソ酵素

酵素的褐変 [enzymatic browning] 主に青果物が切断などの傷害を受けた際に，傷害部やその近辺でみられる変色。青果物にはクロロゲン酸，カテキン，ドーパミン等オルソジヒドロキシ型（カテコール型）のポリフェノール化合物（o-ジフェノール類）が多く含まれ，それらが酸素存在下でポリフェノールオキシダーゼにより酸化され，赤色のキノン体を生じ，このキノン体自身の酸化重合反応や共存するアミノ化合物などとの重合反応により，最終的にメラニンやメラノイジン様の褐色色素を生成するために起こる。青果物の加工・保蔵上大きな問題となっており，その防止のために，ブランチングによる酵素の不活性化，アスコルビン酸等の還元剤や食塩等の酵素阻害剤の使用などが行われているが，完全なものはない。一方，紅茶やウーロン茶の製造の際には逆に品質形成に利用される。

酵素免疫測定法 [enzyme immunoassay, EIA] ＝エンザイムイムノアッセイ

酵素誘導 [enzyme induction] 医薬品や環境物質，アルコール等が体の中に入ってくると，代謝酵素が誘導されて増加する現象。医薬品によるシトクロム P-450 酵素の誘導や飲酒によるアルコール脱水素酵素の誘導等がよく知られている。

高ターンオーバータンパク質 ＝高代謝回転タンパク質

抗体 [antibody] 外来物質(抗原)に応答してB細胞により産生されるタンパク質で，その抗原と特異的に結合する能力をもつ免疫グロブリン。通常，結合する抗原が明らかな場合や抗原との結合性についていう場合は抗体といい，その構造についていう場合は免疫グロブリンという。抗体は，対応する抗原決定基と非共有結合により結合する抗原結合部位を有しており，抗原抗体反応によってさまざまな生体反応が生じる。例えば，生体内に侵入したウイルスなどを無害にして排除するのを助け2度目の感染を防ぐ。抗原抗体反応は極めて特異的で，タンパク質抗原のアミノ酸残基の違いや多糖体抗原の単糖の立体構造の違いを識別することもある。その特異性を利用したエンザイムイムノアッセイ（enzyme immunoassay, EIA）やラジオイムノアッセイ（radioimmunoassay, RIA）などの高感度分析法は，現在では生体高分子成分の重要な微量分析法となっている。→免疫グロブリン

抗体依存性細胞障害 [antibody-dependent cellular cytotoxicity, ADCC] ＝抗体依存症性細胞媒介性細胞障害

抗体依存性細胞媒介性細胞障害 [antibody-dependent cell-mediated cytotoxicity；antibody-dependent cellular cytotoxicity, ADCC] 抗体に覆われた標的細胞が，細胞表面に IgG の Fc 部分に対する受容体（Fcγ受容体）をもった細胞によって殺されること。抗体依存性細胞障害ともいう。Fcγ受容体を有する細胞には，NK細胞，好中球，マクロファージ等があり，これらの細胞が標的

細胞表面の抗原に結合した抗体のFc部分に，Fcγ受容体を介して結合することによりリンホトキシン，タンパク質分解酵素などを産生し，標的細胞が障害される。したがってADCCは，標的細胞に対する免疫応答に依存している。マクロファージによる場合を特に抗体依存性マクロファージ介在性細胞障害という。

抗体遺伝子 [antibody gene] 抗体をコードする遺伝子。抗体の基本構造は2本の長いペプチド鎖（H鎖）と2本の短いペプチド鎖（L鎖）から成る。さらに，両鎖とも多くの抗体に共通の鎖域（C領域）と，抗体ごとに構造の異なる可変（抗原受容体）領域（V領域）がある。H鎖を作る遺伝子はV領域遺伝子の次に複数のC領域遺伝子がつながってできており，用いられるC遺伝子の種類により，抗体のクラス（IgM，IgG等）が決定される。V領域はV，D，J遺伝子群（H鎖），V，J遺伝子群（L鎖）に大別される。1,000種もの遺伝子の中からそれぞれの領域の遺伝子を一つずつ選び，さらに遺伝子間の結合に余分な塩基が挿入されることによりV領域が作られる。こうした遺伝子の再編成により，無数ともいえる抗原に対応する多様性を生み出すのである。

抗体欠乏症 [antibody deficiency disease]
＝無γグロブリン血症

抗体産生機構 [mechanism of antibody production] 生体にとって異物である抗原を取込んだ細胞のうち，マクロファージ，樹状細胞，B細胞はリンパ節に移動し，その抗原に特異的な抗原認識受容体（TCR）をもつT細胞にそれを伝える。抗原提示を認識したT細胞はヘルパーT2（T$_H$2）細胞として分化・増殖，活性化し，IL-4，IL-5，IL-10等のサイトカインを分泌してB細胞の増殖，分化を促進し，抗体を産生する形質細胞へと成長させる。B細胞は抗原との反応だけでは十分な活性化がなされず，同じ抗原によって活性化したT細胞からCD40リガンド（CD40L）-CD40分子を介してシグナル伝達を受け，上記サイトカインの刺激を受けることが必要である。こうして活性化した形質細胞は，IgGをはじめとする抗体の産生を盛んに行うようになる。

高代謝回転タンパク質 [rapid turnover protein] 血漿に含まれるタンパク質の中で半減期が短いタンパク質。高ターンオーバータンパク質ともいう。アルブミンの半減期が17〜23日であるのに対し，それよりもさらに短い半減期をもつ血漿タンパク質の総称。レチノール結合タンパク質（10〜19時間），プレアルブミン（1〜9日），トランスフェリン（7〜10日）が臨床検査で一般に用いられる。

コウタケ [scaly prickle fungus；*Sarcodon aspratus*] マツバハリタケ科の食用きのこ。秋に松の混じった広葉樹林内の地上に群生する。傘は10〜15 cmでロート状をしており，表面は粗いささくれが密生している。乾燥すると強い香りを発するので，乾燥品を戻して炊き込みごはん，混ぜごはん等に利用することが多い。地方名でシシタケ，イノハナ等とよばれている。

高炭水化物食 [high-carbohydrate diet；carbohydrate-rich diet] 通常，体重1 kg当たり，およそ8〜10 gの糖質を含む食事，または，全摂取エネルギー量の70％以上を糖質が占める食事のこと。スポーツ選手が，練習などで消費したグリコーゲンを回復するため，または試合前に摂る食事。高糖質食ともいう。

硬タンパク質 [scleroprotein] 難溶性タンパク質の総称。動物の結合組織を構成するコラーゲン，皮膚，腱の構造タンパク質のエラスチン，表皮，爪を形成するケラチン等がある。ペプシン，トリプシン等の消化酵素による消化が難で，コラゲナーゼ等の特異的酵素か，酸・アルカリでないと加水分解されにくい特徴がある。

高タンパク質血症 [hyperproteinemia]
血漿（清）中のタンパク質濃度が異常に上昇した状態（8.0 mg/dL以上）。自己免疫疾患，肝硬変，脱水による血液濃縮時などにみられる。

高タンパク質食品 [protein-rich food] 栄養表示基準制度の基準によって，食品100 g当たり14 g以上のタンパク質を含む食品とされている。（飲用に供する場合は，100 mL当たり7 g以上）。一方，厚生労働省許可の病者用食品の場合には，通常の同種の食品の2倍以上のタンパク質を含む食品。いずれの場合にも栄養価の高いタンパク質であることが条件。→栄養表示

高タンパク質療法 [high protein diet therapy]
高タンパク質食事療法。栄養失調時，または肝疾患，甲状腺機能亢進症など低アルブミン血症を伴う疾病の治療に用いられる。

紅茶 [black tea] 発酵茶の茶葉あるいは浸出液。茶葉酵素の働きを利用して，室内萎凋，揉捻，発酵，乾燥工程により製造される。酵素反応で茶葉成分のテルペン配糖体の加水分解やカテキンの酸化が進み，独特の芳香，渋み，色が生まれる。紅茶特有の赤い色素はテアルビジンとテアフラビンによる。インド・ダージリン，スリランカ・ウバ，中国・キーモン紅茶は世界三大紅茶とよばれている。大航海時代にヨーロッパに伝えられた緑茶がやがて中国の茶製品開発により紅茶に変わり，イギリスの紅茶文化を生んだ。

鉤虫 [hookworm；*Ancylostoma*] 空腸上部に寄生し，貧血などの症状を引き起こす寄生虫。体長は約10 mm。若菜などから感染するズビニ鉤虫とアメリカ鉤虫の2種が存在する。日本では，前者は農村に，後者は関東より南西地域に多い。経皮感

染では皮膚炎，経口感染では消化器症状，小児や栄養状態不良者では吸血による貧血を起こす。

口中香（こうちゅうか） [retronasal aroma]　後鼻腔性香気ともいう。また，日本酒の鑑定では戻り香あるいは含み香ともよばれる。食品，花，香水などを鼻先で嗅いで感じられる香り（鼻先香，orthonasal aroma）に対して，食品を口の中に入れて，咀嚼したときに，香気成分が咽頭を通って鼻腔に達し，嗅覚細胞に結合することで感じられる香り。呈味物質が舌の味覚細胞に結合して味を感じる時とほぼ同時に感じられるために，日常的には口中香も「味」として認識されていることが多い。しかし，味は鼻孔をノーズクリップ等で閉じても感じられるのに対して，口中香は鼻孔を閉じると感じられなくなり，鼻孔の開閉によって初めて感じられる。このように，両者は鼻孔の開閉によって容易に識別される。口中香が味の強度に影響するあるいは味が口中香の強度に影響するというように，両者間に相互作用があることが明らかにされつつある。

好中球 [neutrophil]　中性の色素に染まる顆粒をもつ多核白血球。主要な免疫担当細胞の一種で，感染部位に最も早く遊走し，異物（細菌，ウイルス等）の貪食，消化にあたる。

好中球減少症 [neutropenia]　白血球減少症の一つだが，同義で使用されることが多い。末梢血液において好中球が$2,000/\mu L$以下の状態。放射線による骨髄での好中球産生の低下，ウイルスや細菌感染による好中球の需要の増加のほか，葉酸やビタミンB_{12}の欠乏，遺伝要因などが原因となる。

鉤虫症 [ancylostomiasis；hookworm disease]　鉤虫が経口または経皮的にヒトに感染し，幼虫の体内移行及び成虫の腸内寄生によって症状を示す病態。十二指腸虫症ともいう。腹痛，下痢等の腹部症状が主症状である。→鉤虫性貧血

高中性脂肪血症 [hypertriglyceridemia]　血中トリグリセリド濃度が高いタイプの脂質異常症で，血中トリグリセリド濃度が一般に$150 mg/dL$以上を高中性脂肪血症としている。血中トリグリセリド濃度上昇が動脈硬化症の発症を促進する可能性がある。レムナント蛋白（レムナントタンパク質）やsmall dense LDLの増加，低HDLコレステロール血症を合併することが多いことから，血中トリグリセリド濃度上昇に伴う他の因子を十分に考慮する必要がある。飲酒，肥満，高脂肪食，身体活動不足などが危険因子として挙げられるが，肝臓病，腎臓病，糖尿病などの疾患やステロイドホルモン剤，利尿薬，避妊薬などの薬剤が原因で発症することもある。→高脂血症

鉤虫性貧血 [hookworm anemia]　鉤虫症状は経皮感染時，幼虫の体内移行に伴う症状，成虫の腸内寄生による症状に分けられる。成虫による腸管寄生時に示す貧血のこと。十二指腸虫性貧血ともいう。→鉤虫症

抗張力 [tensile strength]　＝引張り強度

高張液 [hypertonic solution]　細胞を溶液中に浸したとき，細胞から正味の水が外部に移動するような溶液。逆に内部に水が移動するような溶液を低張液といい，いずれの場合も細胞に障害を受ける。高張液中では，細胞は原形質分離（細胞の収縮）を生じ，低張液中では細胞外物質の取込み（細胞の膨張）を生じる。水の移動が見られない溶液を等張液といい，等張液は細胞の培養，生理機能の解析に用いられる。水の移動は，細胞膜の浸透圧の差により生じる。

高チロシン血症 [hypertyrosinemia]　チロシンアミノ転移酵素が遺伝的に欠損して血中及び尿中のチロシンが高濃度になった状態で，尿中のパラヒドロキシフェニル乳酸（PHPLA）も増量する。小児にみられ肝硬変，腎尿細管アシドーシスが現れる。治療はフェニルアラニンとチロシンを制限した食物を与えることである。

口蹄疫 [foot and mouth disease]　＝口蹄病

口蹄病 [foot and mouth disease]　ウシ，ブタ等偶蹄類動物にみられる急性ウイルス性伝染病。口蹄疫ともいう。病原ウイルスはピコナウイルス科に属するRNAウイルスである。ヒトへの感染はまれで，発生は集団的に流行し，日本では海外悪性感染症の一つに挙げられる。

後天性免疫不全 [acquired (secondary) immunodeficiency]　薬物，悪性腫瘍，ウイルス感染等により，後天性（二次的）に生じる免疫不全。薬物由来の免疫不全の例として副腎皮質ホルモン剤，抗腫瘍薬（抗がん剤）による免疫担当細胞障害，悪性腫瘍による例として多発骨髄腫（液性免疫不全），ホルモン病（細胞性免疫不全）に伴うもの，ウイルス感染例に後天性免疫不全症候群（AIDS）がある。

後天性免疫不全症候群 [aquired immunodeficiency syndrome, AIDS]　ヒト免疫不全ウイルス（human immunodeficiency virus, HIV）の感染によって生じる。エイズともいう。HIVはCD4をもつ細胞（ヘルパーT細胞，マクロファージ，脳神経細胞，グリア細胞等）に好んで感染し，その機能を障害，破壊する。特にCD4T細胞が機能不全に陥るとIL-2（インターロキシン2）産生障害によりキラーT細胞の誘導，NK細胞の増殖・活性化が阻害されи，また，IFN（インターフェロンγ）産生障害によりマクロファージの活性化が損なわれる。こうした一連の反応により，生体は広範な免疫不全に陥り，一般感染症のほか，ニューモシスチス・カリニ肺炎（カリニ肺炎），真菌等の日和見感染，カポジ肉腫，亜急性脳炎等を続発する。

硬度 [(1) hardness；(2) water hardness]
(1)硬軟の程度。材料の力学的性質の一つ。さまざまな硬度試験によって測定された値が用いられてい

る。一般的には、一定荷重のもとで材料に圧子を押込み、その時の荷重を圧痕の表面積や深さで割った値で表されることが多い。(2)硬水の程度を表す尺度。日本では水100 mL中に酸化カルシウム1 mgを含むときを1度とする。欧米ではカルシウムイオンとマグネシウムイオンの濃度の和を炭酸カルシウムの濃度（ppm）として表した量。

喉頭 [larynx]　気道の一部を構成し咽頭に開いた空気の入り口。喉頭の次にあるのが気管である。吸気では下の気管へ空気を送り、呼気では気管からの空気を咽頭へ送る。→喉頭蓋

喉頭蓋 [epiglottis]　喉頭の入り口に開く喉頭口の前壁にある蓋状の気管。食物の誤嚥を防ぐ役割をする。喉頭壁にある喉頭軟骨のうち甲状軟骨上にある喉頭蓋軟骨により構成される。→喉頭

高糖質食 [high carbohydrate diet]　＝高炭水化物食、＝高糖食

行動修正 [behavior modification]　＝行動変容

高糖食 [high-carbohydrate food]　グリコーゲンを体内に貯えるための糖質の多い食事。高糖質食ともいう。運動時の筋肉グリコーゲン貯蔵量と運動能力は相関し、筋グリコーゲンが枯渇すれば運動は継続不可能となる。この知見を応用し、運動能力向上の目的で、グリニーゲンローディング（カーボローディング）法が考案された。すなわち、トレーニングにより肝臓のグリコーゲンを枯渇させた後、高糖食を3日間続けることにより、肝臓のグリコーゲンを飽和させれば、持久性運動能力が向上する。

行動変容 [behavior modification]　行動療法により、問題となっていた行動をやめ、新しい行動の様式を実践するようになること。行動修正ともいう。人間の行動には環境刺激条件がかかっており、対象となる行動の場面を、家庭、学校、社会に広げることも必要である。例えば、肥満を個人の摂食行動と身体活動・行動の問題としてとらえ、摂食量の減少や身体活動量の増加を促す行動変容のみでなく、広く生活・食環境との関連でとらえる試みが重要である。

行動療法 [behavioral therapy]　神経症的行動や不適応行動など、いわゆる異常・問題行動等に適用し、行動変容を促す臨床心理学的治療法の総称。Pavlov P（ロシア）の古典的条件付けやSkinner F（米国）のオペラント条件付け理論を基礎理論とし、その後の行動理論モデル等の進展によって、精神分析を中心とする心理療法モデルと比較して、客観的・実証的側面を重視する。問題行動は条件付けの過剰あるいは不足した状態とみなされ、学習行動に着目して、条件付け過剰や不足を補うことによって、不安軽減、抵抗力増強、問題行動の低減を促す技法が一般的である。多様な方法と技法が工夫されており、肥満（摂食行動）、飲酒行動、喫煙行動や広く生活習慣病に対して行動修正を動機付ける行動療法の試みもある。

抗毒素血清 [antitoxin serum]　主に細菌毒素などの高分子毒素の活性を失わせる抗毒素抗体を含む血清。毒素を弱毒化（弱毒化されたものをトキソイドとよぶ）して動物（ウマ、ヒツジ、ウサギ等）に注射して抗体を作らせ、その血清を採取して使用される。

硬度計 [hardness meter]　材料の硬度を測定する機器。ブリネル硬度計、ビッカース硬度計、ロックウェル硬度計、ショアー硬度計等がある。

硬度試験 [hardness test]　材料の硬度を調べる試験。硬度計を用いて球体、円錐、四角錐等の圧子を材料に押込み、圧痕の表面積や深さ等から硬度を測定する方法が多く用いられる。

高度不飽和脂肪酸 [highly unsaturated fatty acid]　＝多価不飽和脂肪酸

口内炎 [angular stomatitis]　口腔粘膜の細菌性、ウイルス性あるいは外傷性の炎症。口腔炎ともいう。口腔粘膜の発赤、腫脹、疼痛、唾液分泌過多、口臭、局所リンパ節腫瘍、食欲不振、倦怠感等がみられる。治療はテトラサイクリン含有副腎皮質軟膏の塗布、ビタミン剤などの投与を行う。

高ナトリウム血症 [hypernatremia]　血中のナトリウム濃度が145 mEq/L以上に上昇した状態で、血中とともに細胞外液の浸透圧も上昇する。純水分欠乏ともいう。大量発汗、飲水減少、尿崩症により、水分が体内ナトリウム量より相対的に少ない状態で起こることが多い。高張性脱水を伴うことが多く、治療は低張液による補液が中心となる。

高尿酸血症 [hyperuricemia]　血中尿酸が異常高値を示す病態で、血清尿酸値7.0 mg/dLを超える状態。原発性と続発性があり、原発性のものは尿酸過剰産生型、尿酸排出低下型がある。続発性のものは薬物（サイアザイド系利尿剤、ループ利尿剤、ピラジナミド等）や、造血器疾患、腎不全等が原因になる。→痛風結節

高尿酸性関節炎 [urarthritis]　異常高値の血中尿酸が、血液が酸性になると結晶化して関節に結節状に腫脹したものを痛風結節といい、これによる関節痛は激痛として突如始まる。急性痛風性関節炎、痛風ともいう。部位としては特に拇指第一関節に多い。危険因子は男性、腎臓病、糖尿病、鎌状赤血球性貧血、肥満等がある。

好熱[細]菌 [thermophilic bacterium]　＝好温[細]菌

更年期障害 [climacteric disturbance (disorder)]　女性ホルモンの分泌低下による閉経期にあたる更年期に現れる発汗、頭痛、冷え性、腰痛など多様な症候群。閉経症候群ともいう。自律神経失調症を中心とした不定愁訴を主訴とする症候群である。

抗パーキンソン薬 ［antiparkinson drug；antiparkinsonism drug；anti-Parkinson drug］　パーキンソン病・症候群治療薬ともいう。パーキンソン病・症候群は中枢神経の変性疾患で，脳線条体内のドーパミン減少によるドーパミン作用性神経機能低下とコリン作動性神経の機能亢進を示すためドーパミン補充剤，ドーパミン遊離促進薬，ノルアドレナリン前駆体，ドーパミン分解酵素等が用いられる。

抗発がん物質 ［anticarcinogen］　発がん物質の作用を無力化する物質。緑茶，食物繊維，抗酸化作用のあるビタミン（A, C, E），ある種の野菜及び果物に含まれるポリフェノール化合物やイソチオシアネート等の含硫化合物，ヨーグルト等の乳製品等がその候補になっている。体内に入った発がん物質が，代謝活性化を受ける等して DNA に損傷を与えないようにする。

高バリン血症 ［hypervalinemia］　分枝鎖アミノ酸のバリンは7種類の酵素が順次働いてプロピオニル CoA に代謝されるが，いずれの酵素が欠損してもバリンが貯留して血清中や尿中に増量する。このうち，3－ヒドロキシブチリル-CoA デアシラーゼ欠損症とメチルマロン酸セミアルデヒドデヒドロゲナーゼ欠損症が知られている。前者は食欲がなく，発育が悪い。筋緊張低下，神経系の発達異常などにより数か月で死に至る。後者は下痢や嘔吐がみられるが，生後直ちにメチオニンを抜いた食事で数年間育てると，その後は普通食で正常の発育をする。

紅斑性狼瘡 ［lupus erythematosus］　＝エリテマトーデス

後鼻腔性香気 ［retronasal aroma］　＝口中香

高比重リポタンパク質 ［high-density lipoprotein］　＝高密度リポタンパク質

紅皮症 ［erythroderma］　＝剥脱性皮膚炎

抗ヒスタミン剤 ［antihistaminic；histamine antagonist］　ヒスタミン H_1・H_2・H_3 受容体のうち H_1 受容体を介する反応を抑える薬物。ヒスタミン拮抗薬ともいう。ジフェンヒドラミン，クロロフェニラミン，プロメタジン等がある。制吐作用，抗振戦作用があるので，動揺病やパーキンソン病治療にも使われる。副作用としては，眠気をさそう。

高ヒスチジン尿症 ［hyperhistidinuria］　ヒスチジンをウロカニン酸にするヒスチダーゼが常染色体性劣性遺伝で欠損すると，ヒスチジンが高濃度に血中に増量し尿中に排泄される状態。知能障害や言語障害，小脳性失調症，水頭症などがみられることもあるが，大部分は無症状で良性の経過をたどる。ヒスチジンを含まない食事の投与もあるが，症状の出ない患者には特段の治療を要しない。

抗ビタミン ［anti-vitamin］　＝ビタミン拮抗体

抗肥満薬 ［antiobesity agent；antiobesity drug］　過剰な体脂肪の蓄積を抑えて肥満を治療する薬物で，食事療法の補助として使用される。食欲抑制薬や消化吸収抑制薬などがある。前者ではマジンドールやシブトラミンなどが承認されたが，現在ではマジンドールのみが保険適用を受けている。後者ではセチリスタットとオルリスタットなどがあり，リパーゼを阻害することにより脂肪の吸収が抑制されるが，セチリスタットのみ保険承認を受けている。

高病原性鳥インフルエンザ ［highly pathogenic avian influenza］　鳥に対して特に高い病原性を示す鳥インフルエンザウイルスによる感染症。発症すると致死率はほぼ100％。日本では，H5亜型，H7亜型のタイプが家畜に感染した場合及びその他の高病原性のものを指す。

高ビリルビン血症 ［hyperbilirubinemia］　血清総ビリルビン値が基準値 0.2～1.0 mg/dL を超えている状態。ビリルビン過剰血症，黄疸ともいう。2～3 mg/dL を超えると顕性黄疸となり，それ以下を潜在性黄疸とよぶ。血中に間接型ビリルビンが増加すると溶血性貧血などを生じ，直接型ビリルビンが増加すると胆石症などを生じる。また，両者が上昇すると肝疾患などを発症する。→ビリルビン

抗貧血因子 ［antianemia factor］　＝内因子

高フェニルアラニン血症 ［hyperphenylalaninemia］　＝フェニルケトン尿症

高フルクトースコーンシロップ ［high-fructose corn syrup, HFCS］　デンプンを酵素で糖化してできたグルコースの約半分を異性化酵素にてフルクトースへと転換させた液糖。甘味度の低いグルコースを高甘味のフルクトースに変えることで甘味度を増加させた甘味料で，飲料類，冷菓，菓子等の加工品に広く用いられている。

高プロインスリン血症 ［hyperproinsulinemia］　インスリンの前駆物質であるプロインスリンが血中に過剰に存在する状態。その原因として，①プロインスリンのインスリンへの変換過程の異常，②未熟なインスリン顆粒の放出が考えられている。血中濃度は早朝空腹時で 5～10 pmol/L とする報告が多い。プロインスリン／インスリンのモル比を算出して相対的な高プロインスリン血症を評価する方法もある。

高プロラクチン血症 ［hyperprolactinemia］　血中のプロラクチン値が基準値の15ng/mL以上を示す病態。薬剤の服用によるもの，下垂体腫瘍に伴うものが多い。排卵障害や無月経，乳汁分泌等が症状である。

高プロリン血症 ［hyperprolinemia］　プロリンを分解するプロリンオキシダーゼが欠損して血中のプロリンが著増する状態。常染色体性劣性遺伝である。コラーゲンの代謝に影響することもなく，臨床症状は現れないことが多いので，特段の治療を要しない。

光分解 [photodecomposition；photolysis]
光の吸収により分子が分解する現象。光化学的分解ともいう。化学結合がラジカル開裂することが多い。アセトアルデヒドの蒸気の分解，有機金属化合物の分解等がある。

高分解能液体クロマトグラフィー [high performance liquid chromatography] ＝高速液体クロマトグラフィー

高分子 [polymer；macromolecule] 一般に分子量の大きな分子を高分子，またはポリマーといい，その化合物を高分子化合物という。デンプン，グリコーゲン，セルロース，タンパク質等は天然高分子化合物，ナイロン，ポリエチレン等は合成高分子化合物である。

高分子凝集剤 [polymer flocculation agent]
懸濁粒子を凝集させて沈降・分離を促進する製剤。イオン性基や活性官能基が分子鎖に沿って多数置換されている。無機系と有機系に大別され，有機系には，天然物系（アルギン酸ソーダ，キトサン等）と合成ポリマー系があり，合成ポリマー系凝集剤が都市下水，し尿処理，産業廃水処理等で多用される。懸濁粒子の表面電荷を中和し粒子間の電気的反発力を低下し，反対イオンとの複塩形成，活性官能基との架橋形成，巨大分子鎖による絡み作用等により凝集ブロックを生成する。

高分子電解質 [polyelectrolyte] 多数のイオン性基をもつ高分子化合物。イオン性高分子ともいう。水溶液中で分子鎖に沿って，多数のイオン雰囲気を形成，高分子イオン鎖の顕著な形態変化等，通常の電解質や，非電解質の高分子と顕著な違いを示す。高分子電解質ゲル，コロイド分散系，細胞中のゲノムDNA分子等の機能特性は，高分子イオンとイオン雰囲気との相互作用によって複雑な影響を受ける。

抗ペラグラ因子 [antipellagra factor] ビタミンB群の一つのナイアシン（ニコチン酸とニコチン酸アミドの総称）を指す。皮膚炎，下痢，認知障害を主訴とするペラグラはナイアシンの欠乏により起こる。ペラグラ阻止因子，抗ペラグラビタミンともいう。トリプトファンは，生体内でナイアシンに変換されるので，トリプトファンも抗ペラグラ因子に入れることがある。→ナイアシン当量

抗ペラグラビタミン [antipellagra vitamine]
＝抗ペラグラ因子

硬変 [cirrhosis] 肝臓や膵臓等において実質細胞の破壊，線維化などにより間質結合組織が増殖し，臓器が硬く縮小した状態になること。

抗変異原 [desmutagen；antimutagen] 変異原物質の作用に拮抗性を示すこと。

酵母 [yeast] 生活史の大部分を単細胞で過ごし，出芽により増殖する微生物の総称。子嚢（のう）菌類，担子菌類，不完全菌類に属する。球形・楕円形のものが多いが，細胞が連なって偽菌糸を作るものもある。大きさは5～10μm。子嚢胞子を作る有胞子酵母，子嚢胞子を作らない無胞子酵母に分けられる。一般に通性嫌気性で好冷性を示すものが多い。自然界では果実表皮や地表，海水と広く分布している。これらを野生酵母といい，野生酵母から目的に合わせ分離したものを培養酵母という。野生酵母は食品の汚染菌としても知られる。一般に耐熱性は弱く60℃15分で死滅する。ビール酵母，清酒酵母，パン酵母等が培養酵母にあたる。酵母は産業上重要な微生物でアルコール発酵能をもつものが多く，ビール，ワイン，清酒，パン，味噌，醤油等の製造に用いられる。

酵母エキス [yeast extract] 酵母を自己消化，酵素分解などで菌体成分を抽出し，濃縮したもの。ビタミン群，アミノ酸など栄養分を豊富に含む。スープの素，調味料，発酵生産の培地等に用いられる。

酵母臭 [yeasty flavor] 醸造食品で利用する酵母が異常に増殖すると正常な発酵の香気のほかに生じる酵母自体のにおい。また加熱殺菌などに伴い，酵母が自己消化すると含硫アミノ酸が変化し，酵母臭を生じる。これはメチオニン等から生じる低級含硫化合物，硫化水素などの混合物のにおいである。野生酵母が食品中で増殖した場合も酵母臭を生じることがある。

高マグネシウム血症 [hypermagnesemia]
血清中のマグネシウム濃度が異常に高い病態。マグネシウムはATPを基質とする解糖系に関与する酵素の賦活剤として作用している。症状は全身倦怠感，食欲不振，胃部不快感，便秘，下痢等である。

高密度ポリエチレン [high-density polyethylene] ＝硬質ポリエチレン

高密度リポタンパク質 [high-density lipoprotein, HDL] 密度1.063～1.21 g/mLの血漿タンパク質。タンパク質約50％，コレステロールエステル14～18％，遊離コレステロール3～5％，トリアシルグリセロール3～6％，リン脂質20～30％から成る。末梢組織における余剰のコレステロールを肝臓にコレステロール逆輸送経路により輸送する働きがある。

高密度リポタンパク質コレステロール [high-density lipoprotein cholesterol, HDL-C] 血液中で高密度リポタンパク質（HDL）に含まれるコレステロールの濃度。血漿HDL濃度を代用させる最も実用的な指標で，この値と虚血性心疾患など動脈硬化性血管病変による疾患の発症率が疫学的に逆相関を示すことが知られている。VLDLとLDLは2価陽イオンとヘパリンの存在下で沈殿するのに対し，HDLは沈殿しない性質を利用してHDLにおけるコレステロール濃度を測定できる。

香味油 [seasoning oil] ＝シーズニングオイル

高メトキシ［ル］ペクチン　［high methoxyl pectin］　植物の非木質化組織に特有の酸性多糖であり，柑橘類の果皮やリンゴ果実などに多く含まれる。ペクチン酸を構成成分としており，ペクチン酸のカルボキシ基が7％以上メチルエステル化したものが高メトキシルペクチンである。一般にペクチンといわれるものは高メトキシルペクチンを指す。砂糖，酸とともに煮て冷却することによりゼリー化する性質を有し，増粘安定剤として氷菓，ジャム，ゼリー酸性飲料等に用いられている。→ペクチン

肛門　［anus］　直腸に続く消化管の外口部。内肛門括約筋によって取囲まれた肛門管は成人では長さ3〜4cmである。直腸癌等で肛門括約筋が障害されると，人工肛門が造設される。

高野豆腐　［dried soybean curd；*kori-tofu*］　豆腐を凍結，乾燥，膨軟加工して作られる保存性の高い大豆製品。一般には凍り豆腐という。関西では高野山でよく作られていたため，高野豆腐という。膨軟加工は重曹やかん水によるアルカリ処理で行う。→豆腐

抗溶血［性］ビタミン　［antihemorrhagic vitamin］　＝ビタミンK

高麗人参　＝チョウセンニンジン

交絡　［confounding］　二つ以上の曝露要因について，ある結果事象へのそれぞれの影響が分離できない状況や，他の要因と結果事象との関連のために検討している曝露要因の見掛け上の影響が歪められてしまう状況をいう。その結果，曝露と疾病の関係が見掛け上のものとなり，注目している要因と結果事象との関連を歪めてしまう要因を交絡要因，交絡因子，交絡変数という。ある要因が交絡要因である条件は，①その要因自体が，結果に影響を与える，②曝露と関連している（曝露群と非曝露群の間でバランスが崩れている），③曝露と結果の間にある中間変数ではないことである。→バイアス，因果関係の判断条件，ランダム化比較試験

交絡因子　［confounding factor］　原因と結果である真の関係を歪める第三の因子。

高リシン血症　［hyperlysinemia］　α-アミノアジピン酸セミアルデヒドシンターゼが欠損すると，血中にリシンが貯留する。この酵素はリシン-ケトグルタル酸還元酵素活性とサッカロピンデヒドロゲナーゼ活性を併せもつ二機能性酵素で，欠損すると尿中にもリシンが多量に排泄される。常染色体性劣性遺伝であるが，臨床症状は神経症状や知能障害が現れることもあるが，無症状のことも多い。

抗利尿ホルモン　［antidiuretic hormone, ADH］　下垂体後葉ホルモンの一つ。バソプレッシンともいう。主な機能は，腎臓の集合尿細管に作用し，水の再吸収を促進し尿を濃縮すること。体液浸透圧の変化が刺激となり，体内水分量を一定に保つように分泌される。欠乏すると尿崩症となり，著しい多尿を呈する。

向流　［counter current flow］　ある物質を含む流体とほかの抽出溶媒等の流体を接触させつつ互いに逆方向に流すこと。この方法を利用した分析には高速向流クロマトグラフィーがある。

香料　［flavors；aroma；flavoring agent］　食料品，化粧品等に芳香を添えるために加える物質の総称。天然香料と合成香料に大別される。天然香料は天然の動植物原料を物理化学的処理して香り成分を取出したもの。合成香料には天然香料から特定の香り成分を取出したもの，いくつかの原料から合成したもの，人工的に新しく合成したもの等がある。

光量子　［photon］　光のエネルギーを担う基本的粒子。光子ともいう。

高リン血症　［hyperphosphatemia］　血中のリン濃度が異常に高い病態で，腎不全に伴う場合が多い。症状がみられることはまれだが，骨が徐々にもろくなり，骨折しやすくなる。血中リン濃度は血中のカルシウム濃度と逆相関する。

光リン酸化反応　［photophosphorylation］　植物や光合成細菌で行われるATP合成。植物では，葉緑体のチラコイド膜に存在する光化学系が光エネルギーで水を分解し，酸素分子，プロトン，電子を生じる。電子は，電子伝達系を経てNADP$^+$に伝達される。電子伝達に共役して生じたチラコイド膜内外のプロトン濃度勾配を利用してATPを合成する。水の分解とNADPHの生成を伴わない循環的光リン酸化もある。

高齢化社会　［aged society］　→高齢社会

高齢者　［aged person］　年齢の高い人を意味するが，「人口動態統計」では65歳以上を指す。加齢に伴い，瞬発力，敏捷性，脚筋力，柔軟性，全身持久力（最大酸素摂取量）などの体力，全身持久力が低下し，インスリン作用力も低下し，糖尿病，高血圧，動脈硬化性疾患が増加する。

高齢社会　［aged society］　総人口に占める老年人口（65歳以上）の比率（老年人口割合，高齢化率ともいう）が7％を超えて増加することを高齢化という。さらに，老年人口割合が14％以上の国を高齢社会という。日本は1970（昭和45）年には高齢化を迎え，1994（平成6）年に高齢社会に突入した。

高ロイシン・イソロイシン尿症　［hyperleucine-isoleucinuria］　ハルトナップ病ではロイシンやイソロイシンが高濃度に尿中に排泄される。これは腎尿細管及び腸管での中性アミノ酸転送障害に基づくものである。血中濃度は正常かむしろ低いことが多い。

CoA　＝補酵素A

コエンザイムA　＝補酵素A

コエンザイムQ　［coenzyme Q, CoQ］　＝ユビキノン

コエンドロ　［coriander］　＝コリアンダー

ゴーシェ病 ［Gaucher disease］　β-グルコシダーゼの欠損による先天性代謝異常症。グルコシルセラミドーシスともいう。グルコシルセラミドが細胞内に多量に蓄積し，肝脾腫をみる。常染色体劣性遺伝である。

ゴーダチーズ ［Gouda cheese］　牛乳を原料とし，熟成期間3～6か月の半硬質チーズ。直径約35 cm，12 kg。オランダのゴーダ村で作られたのが最初。組織は緻密で小さな不定形の気孔が散在し，温和な風味が日本人の嗜好に最も合ったナチュラルチーズといわれる。

コーティング ［coating］　紙，フィルム，布等の表面に薄い樹脂皮膜を形成すること。樹脂塗布後に加熱して皮膜形成させる乾式コーティングと，溶液中で樹脂を化学反応させて被膜を形成させる湿式コーティングがある。透湿防水加工は後者の方式がほとんど。例えば有機溶媒に溶かしたポリウレタン樹脂を布面に塗布，水中で反応させてポリウレタン被膜を再生させる。皮膜形成時に溶媒が樹脂から抜け，微細孔ができる。被膜形成方式には，コーティング加工のほかにラミネート加工もある。

コーデックス委員会 ［Codex Alimentarius Commission］　FAO/WHO国際食品規格委員会のこと。国際連合食糧農業機関（FAO）及び世界保健機関（WHO）が1963年に合同で設置した国際的な政府間機関で，日本を含む185か国と1機関（EU）が加盟している（2014年3月現在）。コーデックス委員会では消費者の健康保護と食品取引における公正性の確保のため，衛生管理のガイドラインから添加物や残留物の基準値などの国際的な食品規格等を作成している。

コーテッドペーパー ［coated paper］　表面をコーティング加工した紙。アート紙とコート紙がある。アート紙は上・中質紙をベースにクレーや糊料をコーティングした紙で，両面アート，片面アート，艶面アート，艶消し（マット）アート等がある。高級紙で高価。美術書やカタログに多用する。コート紙は，コーティング量がアート紙の半分程度の紙。光沢，平滑度がアート紙より劣るが，廉価。表紙や口絵などに利用。

コーヒー ［coffee］　コーヒー樹の種実から果肉や皮を取除いて得られた種子部分を煎って精製した，コーヒー煎り豆から得られる抽出液。通常は熱湯で抽出し，飲用される。インスタントコーヒーと区別するため，レギュラーコーヒーともよぶ。コーヒー樹は主に熱帯地方で栽培されており，40種以上の種があるが，そのうち主に生産に利用されているものはアラビカ種，ロブスタ種である。日本では「レギュラーコーヒー及びインスタントコーヒーの表示に関する公正競争規約」により，定義や商品への表示規制がある。

コーヒー酸　＝カフェ酸

コーヒーシュガー ［coffee sugar］　コーヒー用として作られた，カラメル溶液を加えて茶褐色に着色した小粒の氷砂糖や粗糖結晶のこと。コーヒーに甘味を付与するために加える糖類全般を指すこともある。

コーヒーホワイトナー ［coffee whitener］　コーヒー，紅茶等に，主にマイルド感を付与する目的で加えられるクリーム類の総称。通常，原系料の脂肪に乳成分，乳化剤，増粘剤，香料等を添加・均質化して調製される。もともとはミルクの代替製品であるが，植物性の油脂，タンパク質を用いたものも多い。

コーラ飲料 ［cola beverage］　特徴的なフレーバーをもつ炭酸飲料。標準的なものはカラメルで褐色に着色した炭酸飲料。アオギリ科の植物であるコーラの種子コーラナッツの抽出物を原料として使用したのが名前の由来である。→炭酸飲料

凍り豆腐 ［kori-tofu；dried soybean curd］　＝高野豆腐

氷水 ［iced water］　氷を入れた水。ゲル化させて，冷たくして供するデザート類はあら熱がとれてから，氷水で冷やすとゲル化しやすい。

コールスロー ［coleslaw］　せん切りキャベツをフレンチドレッシングで和えたサラダ。

コールドチェーン ［cold chain］　低温流通機構と訳される。生鮮食品を冷凍，冷蔵，低温の状態で生産者から消費者に送り届ける仕組み。常温流通と比較すると，生鮮度は保たれるが，低温輸送，貯蔵機材などに多額の投資が必要となる。温度帯は，冷蔵（クーリング：2～10℃），氷温（チリング：－2～2℃），冷凍（フローズン：－18℃以下）に大別される。

ゴールドチオグルコース ［gold thioglucose］　グルコースの1位炭素のヒドロキシ基の代わりに-SAu基を有する有機金製剤であり，慢性関節リウマチなどの治療に用いる。空気中で安定，水に可溶でpH 6.3である。満腹中枢を特異的に破壊することから，過食ラットモデルの作製にも利用される。

コールドテーブル ［cold table］　冷蔵庫もしくは冷凍庫の機能を有した作業台。盛り付け前後の食材，料理の温度管理ができ，動線も短縮化できるため，衛生管理や作業管理面でのメリットは大きい。

コールドブレイク ［cold break］　トマトジュース製造において熱処理を行わない破砕方式。冷時粉砕ともいう。原料を破砕後直ちに裏漉しする。種子を採収できること，香気が優れたパルプを得ることができるなどの利点がある一方，ペクチン質の低分子化による果汁粘稠度の低下，パルプの沈降による漿液分離を起こしやすい等の難点がある。破砕前加熱または破砕後加熱によるホットブレイクに対比される。

こおんかつふ

コーンカップ ［corn cup］　小麦粉にコーンスターチ，砂糖，油脂，食塩等を加えて焼いたもので，食べられるアイスクリーム容器の総称。ソフトアイスクリームやアイスもなかの容器に用い，香ばしい香りと乾いた感覚でアイスクリームの風味を向上させ，冷感を和らげる効果がある。

コーングリッツ ［corn grit］　トウモロコシから外皮と胚芽を除き，胚乳のみを粉砕して製造された粗粒度のもの。用途により粒度の異なる製品がある。粒度の大きいものはコーンフレーク，スナック食品に，小さいものはビール原料，シリアル，菓子類に用いる。

コーンシュガー ［corn sugar］　トウモロコシから作られ，主にグルコースから成る製品でプライミングシュガー（発酵が終わった若ビールに炭酸ガスを溶け込ませる工程において使用する糖分）として用いられる。スクロースよりも速やかに発酵するため自家醸造でよく使用される。

コーンシロップ ［corn syrup］　欧米ではコーンスターチを酵素あるいは酸で分解した液状糖の総称。コーンスターチが主な原料であるが，他のデンプン原料も含まれる。日本では液状グルコースから水あめまでをいい，製菓用甘味料として広く使用されている。

コーンシロップソリッド ［corn syrup solid］　デキストロース当量（DE，加水分解の程度を表す指標）が普通の水あめより低い25～40のデンプン加水分解物の乾燥粉末。コーヒーホワイトナー，インスタントコーヒー，スープ等を粉末化するときの基材，プディング，キャンディーなどのボディーに用いられる。

コーンスナック ［corn snack］　トウモロコシを原料として作られたスナック食品。代表的なものとして，ポップコーン，コーンフレーク，コーンチップ，さらにエクストルーダーなどを用いて製造されるコーンカールやキャラメルコーンがある。

コーンフラワー ［corn flour］　＝トウモロコシ粉

コーンミート ［corned meat］　貯蔵のために塩漬した畜肉，またはそれを加熱したもの。コーン（corn）には穀類などの粒状物の意味以外に，塩漬けにするという意味がある。

糊化 ［gelatinization］　デンプン粒を水の存在下で加熱するか，ジメチルスルホキシドやアルカリ溶液などのように水素結合を破壊する溶媒中に置いた時，不可逆的に膨潤（または溶解）する現象。糊化に伴い，デンプン粒は結晶性や複屈折性を失い，粘度が上昇し，アミラーゼ等の酵素や化学薬品に対する反応性が大となる。

コカイン ［cocaine］　$C_{17}H_{21}NO_4$，分子量303.36。コカの葉から取れるアルカロイド。日本では「麻薬及び向精神薬取締法」で規制されている麻薬である。神経を興奮させ気分を良くすることから強い習慣性をもつ。乱用を続けると幻覚，妄想が現れ，大量の摂取で死に至る。

焦がす ［burn］　表面を過熱状態にして成分の変性やアミノカルボニル反応などの化学反応を引き起こさせ，風味や食感，色調を好ましい状態に変える調理操作を指す。

小型球形ウイルス ［small round structured virus, SRSV］　直径23～26 nmの球形ウイルス。1997（平成9）年5月改正の「食品衛生法」で，食中毒病因物質にSRSVが追加され，さらに2003（平成15）年8月の改正でこの病因ウイルス名がノロウイルスに変更された。→ノロウイルス

糊化度 ［gelatinization degree］　デンプンの糊化の程度を示し，糊化度0％とは生デンプンの状態，100％は完全糊化した状態のデンプンを指す。生デンプンと糊化デンプンの結晶性の違いをDSC（示差走査熱量計）で比較する方法や，糊化デンプンにのみ働くプルラナーゼとβ-アミラーゼとの併用による分解率を求める方法，その他簡便な方法として膨潤度，溶解度より求める方法がある。

糊化率 ［degree of gelatinization］　＝糊化度

股関節 ［hip joint］　大腿骨頭と寛骨臼との間に作られる球状関節。骨頭の2/3が深い関節窩にはまり込んでいる。運動の方向は自由であるが，体重を支持するため強靭な靭帯で補強されている。大腿骨頭は大腿骨頭靭帯で，関節は長骨大腿靭帯，座骨大腿靭帯及び恥骨大腿靭帯で覆われている。

呼気水素ガス ［expiratory hydrogen gas］　ヒトの体内代謝で水素ガスが発生することはないが，腸内細菌によって生成される場合がある。腸から吸収されたこの水素が血液によって運搬され，肺でガス交換されて呼気に出現したものを呼気水素ガスという。さまざまな基質を投与して呼気水素ガスを測定することで被験者の腸内環境の判定に応用できる。乳糖（ラクトース）不耐性やフルクトース吸収異常がある場合，それぞれを摂取したときに被験者が代謝できないために腸内細菌で利用され，呼気水素ガスの増大として検出される。

呼気分析 ［respiratory gas analysis］　呼気ガス分析ともいう。呼気中の酸素濃度，二酸化炭素濃度を分析すること。これらの濃度を分析することでエネルギー消費量，栄養素の燃焼割合等を知ることができる。→呼吸商，熱量計算法

五基本味　→基本味

呼吸交換比 ［respiratory exchange ratio, RER］　吸気から減少した酸素の量（酸素消費量）と，呼気に含まれる二酸化炭素の量を測定し，算出された

比。安静時及び運動負荷時において間接的に身体でどのようなエネルギー基質が酸化されているかを見積もることができる。代表的な糖であるグルコースは、1分子に炭素が6個、水素が12個、酸素が6個含まれるので完全に酸化して二酸化炭素と水にするのに必要な酸素分子は6個であり、生成する二酸化炭素は6分子なので、その比は1である。これに対し1分子当たりの炭素数が多い脂肪酸では多くの酸素を必要とするため、この比は小さくなる。定常状態にあるときの呼吸交換比を呼吸商とよぶ。

呼吸酵素 [respiratory enzyme]　呼吸に関連する酸化還元反応を司る酵素の総称。最終的に酸素を電子受容体にする酵素のほかに、広義には細菌にみられる硫酸や硝酸を受容体とするものを含む。好気性呼吸を行うミトコンドリアにおいてはクエン酸回路における NAD, FAD を補酵素とするオキシダーゼ、電子伝達系における NADH-CoQ オキシレダクターゼ、$CoQH_2$-シトクロム c オキシレダクターゼ、シトクロムオキシダーゼがある。NADH-CoQ オキシレダクターゼは NADH から CoQ へ電子を伝達し $CoQH_2$ とする。$CoQH_2$ は $CoQH_2$-シトクロム c オキシレダクターゼによって酸化され、シトクロム c が還元される。シトクロム c に渡された電子はシトクロムオキシダーゼによって酸素に渡される。→電子伝達系

呼吸鎖複合体Ⅳ [respiratory chain complex Ⅳ] =シトクロムオキシダーゼ

呼吸商 [respiratory quotient, RQ; respiratory coefficient]　呼気中の二酸化炭素産生量に対する酸素消費量の割合。通常、0.7〜1.0の範囲内で推移し、0.7に近いほど脂質の燃焼割合が高く、1.0に近いほど炭水化物の燃焼割合が高いとされる。ちなみにタンパク質ではおよそ0.85とされている。

呼吸性アシドーシス [respiratory acidosis]　肺からの二酸化炭素換気が低下して起こる血液アシドーシス。気管支喘息、肺気腫、横隔膜麻痺、などにより、肺からの二酸化炭素排泄量が体内の二酸化炭素産生量を下回ること、二酸化炭素が体内に蓄積し、体液の CO_2 分圧の上昇、pH の酸性化が起こる。

呼吸性アルカローシス [respiratory alkalosis]　肺からの二酸化炭素換気が増加して起こる血液アルカローシス（アルカリ性）。過換気症候群などにより、肺からの二酸化炭素排泄量が体内の二酸化炭素産生量を上回り、体液の二酸化炭素分圧が低下し、pH がアルカリ性側に傾いた状態。

呼吸熱量計 [respiratory calorimeter]　呼気を分析して熱量を算出する機器。

呼吸分析 [respiratory gas analysis]　呼気中の酸素濃度、二酸化炭素濃度を分析すること。これらの濃度を分析することでエネルギー消費量、栄養素の燃焼割合等を知ることができる。

国際栄養科学連合 [International Union of Nutritional Sciences, IUNS]　栄養学の国際組織として、情報交換、国際会議の計画、科学的研究成果の出版を目的に、1948年ロンドン会議にて結成された。国際科学会議に加盟している。4年毎の国際栄養学会議の開催や、FAO や WHO を始めとする国際機関への特別諮問を行う。加盟団体は2014年時点で100以上。日本は1965年に、（公社）日本栄養・食糧学会が代表して加盟し、その後日本学術会議が代表団体となり、IUNS 分科会が設置された。→アジア栄養学会連合

国際小麦協定 [International Wheat Agreement, IWA]　1949年に小麦の貿易等に関して情報交換等を行うこと、開発途上国に対する一定量以上の食糧援助を確保することを目的として発足した。その後順次修正され、1995年に国際穀物協定に改められている。小麦その他の穀物の貿易等に関する情報交換等について定める穀物貿易規約と、開発途上国に対する食糧援助について定める食糧援助規約により構成されている。

国際疾病分類 [International Classification of Diseases, ICD]　死因別死亡率の国際比較を統一した基準で行うために WHO（世界保健機関）によって作成されたもので、「疾病および関連保健問題の国際統計分類」という。ほぼ10年ごとに修正が行われ、現在第10回修正分類が用いられている。約14,000項目に分類され、保健医療統計、臨床統計、診療録管理など幅広く用いることができる。

国際純正・応用化学連合 [International Union of Pure and Applied Chemistry, IUPAC]　1919年に設立された国際学術機関で、各国の化学学会がそのメンバーとなっている。IUPAC をアイユウパック、ユパックともよむ。現在、加盟45か国と準加盟20か国から構成されており、元素名や化合物名についての国際基準の作成、国際単位名を定義、環境、食糧、資源、エネルギー等の地球規模の問題及び化学の教育や普及について、化学者の立場からさまざまな勧告や提言を行っている。

国際障害分類 [International Classification of Impairmens; Disabilities and Handicaps, ICIDH]　WHO（世界保健機関）が1980年に定めた国際疾病分類（ICD）の補助分類。機能障害・能力障害・社会的不利の国際分類。2001年にその改訂版として国際生活機能分類（ICF）が作成されている。→国際生活機能分類

国際食品科学・工学連合 [International Union of Food Science and Technology, IUFoST]　1962年に設立された食品科学・工学・栄養科学に関係する学会などの国際学術組織であり、科学者、食品技術者や専門家の食品科学・工学分野の情報の交換と連携、食品科学に関する理論、応用面からの

研究の国際的進歩を支援，教育や研修などを目的とする．日本では（公社）日本栄養・食糧学会，（公社）日本食品衛生学会など5団体が日本国際食品科学・工学連盟を設立し，加盟している．

国際生活機能分類 [International Classification of Functioning; Disability and Health, ICF]
2001年に国際障害分類（ICIDH）の改訂版としてWHO（世界保健機関）が作成したICDから独立した人間の生活機能と障害の分類．ICIDHは，障害を機能障害（impairment）"心理的，生理的，解剖的な構造又は機能の何らかの喪失又は異常"，能力低下（disability）"機能障害が原因で人間として正常とみなされる方法や範囲で活動していく能力の何らかの制限や欠如"，社会的不利（handicap）"機能障害や能力低下の結果として，その個人に生じた不利益"と示していたが，ICFでは，対象を「人間の生活と人生のすべてに関わること」とし，健康状況と健康関連状況を表現するため，心身機能・身体構造（physical functions and structures），活動（activities），参加（participation）の3分類で示している．

国際単位 [international unit, IU] ビタミンやホルモンなどの効力を，国際的に統一して示す時に用いる単位．国際単位系とは異なる．

国際標準化機構 [International Organization for Standardization, ISO] 国際的に通用させる規格や標準類を制定するための国際機関として1947（昭和22）年に設立された．本部はスイスのジュネーブ．ISOは英文名称の頭文字語ではなく，ギリシャ語のisos（均等，均質）に由来する接頭辞iso-を元にした単語である．ISOは主要な産業分野の標準化を，各専門委員会（Technical Committee）で行っており，食品はTC34，臨床検査及び体外診断検査システムはTC212，保健医療情報はTC215，漁業・水産・養殖はTC234が担当している．

国際酪農連盟 [International Dairy Federation, IDF] 1903（明治36）年に創立された酪農乳業関係の民間国際機関．コーデックス委員会とも協力して酪農乳業の諸問題に関する科学的・技術的アドバイスを出す等の活動を行っている．本部はブリュッセル（ベルギー）にあり，日本は1957（昭和32）年に加盟している．

国際労働機関 [International Labour Organization, ILO] 1919年に設立され，現在は国際連合と協定を結んだ専門機関となり，さまざまな労働条件の世界的な向上をもたらせる解決策の発見を可能とする国際的な制度的枠組みを推進している．本部はジュネーブ（スイス）にあり，日本は1951（昭和26）年に加盟した．

コクサッキーウイルス [coxsackie virus]
エンテロウイルスに属する直径約28nmの小型RNAウイルス．A群に24血清型，B群に6血清型が存在する．経口感染し，主に腸管で増殖する．不顕性感染も多いが，主として夏に，小児を中心に多彩な感染症を起こす．A群では肺炎，肝炎，咽頭炎，胃腸炎，発疹，下痢など，B群では髄膜炎，心筋炎，麻痺，上気道炎などが報告されている．

黒死病 [black plague; black death] ＝ペスト
黒舌病 [black tongue disease] ＝黒毛舌
黒糖 [kokuto; brown sugar] 主に沖縄県や鹿児島県の島部で生産されるサトウキビを原料とした含蜜糖．サトウキビ搾汁液を加熱しながら煮詰めて，分蜜することなく固化して作る．独特の香りをもち，サトウキビ由来のミネラル等を多く含んでいる．そのまま菓子として食べたり，菓子原料や黒糖焼酎等にも用いられる．

穀粉 [flour] 穀粒を粉にしたもの．米粉などの二次加工品も含む．米粉にはうるち米を粉にした上新粉ともち米を粉にした白玉粉がある．他に，裸麦を煎って粉にした麬（ふすま）粉などがある．

国民経済 [national accounts] 国が営む経済活動の総体をいい，国民総生産（一定期間内に国全体で新たに生産された財やサービスの付加価値の合計），国内総生産（国民総生産のうち国内で生産されたもの），国民純生産（国民総生産から固定資産消耗分を差し引いたもの），狭義の国民所得（国民純正産－間接税＋補助金で表され，付加価値を生産した国民に分配された金額の合計）などで把握されている．

国民健康・栄養調査 [National Health and Nutrition Survey] 2003（平成15）年より，「健康増進法」に基づいて厚生労働省が毎年実施する調査．全国から無作為に抽出された300単位区の世帯（約6千世帯）及び世帯員（約2万人）を対象として，毎年11月に保健所が調査を実施する．身体状況調査，栄養摂取状況調査，生活習慣調査の三つの要素から成る．栄養政策の基盤となる国民の栄養・食生活に関するデータを提供するとともに，「健康日本21」の評価，生活習慣病対策の推進にも欠くべからざる調査である．2002（平成14）年までは，「栄養改善法」に基づき「国民栄養調査」（1946（昭和21）年より毎年実施）として行われていた．→独立行政法人国立健康・栄養研究所

国民健康保険 [national health insurance]
各種医療保険のうち，市町村（特別区を含む）が運営する（保険者となる）もので，民間企業の被用者や公務員等以外の者（農業者，自営業者等）を対象とする．

国民生活基礎調査 [Comprehensive Survey of Living Conditions of People on Health and Welfare]
世帯構造，保健，医療，福祉，年金，所得等に関して国民生活の実態を明らかにするために，厚生労働省が行う統計調査．毎年行われ，3年ごとに大規模調査が行われる．

国民生活審議会 ［Social Policy Council］ 内閣総理大臣及び関係各大臣の諮問機関として内閣府に設置。総合企画部会，消費者政策部会，個人情報保護部会を設置し，国民生活の安定及び向上，一般消費者の利益の擁護及び増進に関する基本的な政策等に関する調査・審議を行う。

黒毛舌 ［black hairy tongue］ 舌背が黒褐色の絨毛状を呈する病態。毛舌，黒舌病ともいう。糸状乳頭先端の角質層が増生し，乳頭間にみられるさまざまな真菌や細菌が原因の病変である。原因を除くと数週間で治癒する。

穀物自給率 ［self-sufficiency rate of cereals；self-sufficiency rate of grains］ 基礎的な食料である穀物に着目して，その自給度合いを示したもので，重量ベース（重量の比率）で計算される。なお，穀物自給率といった場合，飼料を含む穀物全体の自給率を指す。その他に，主食用穀物自給率が計算されている。日本の穀物自給率は30％を割っており，主食用穀物自給率は60％前後となっている。

穀物酢 ［grain vinegar］ コムギ，オオムギ，コメ，酒粕，トウモロコシ等の穀類を1種類以上，40g/L以上使用し，デンプンを麹で糖化させてアルコール発酵させ，さらに酢酸菌で酸化させて作った酢。特に米だけを40g/L以上使用したものは米酢という。表面から徐々に発酵させる伝統的な静置発酵法と，空気を仕込み液に分散注入して発酵を早める通気発酵法がある。

穀物総生産量 ［gross grain production］ 穀類である，コメ，コムギ，オオムギ，裸麦，雑穀（トウモロコシ，コウリャン，エン麦，ライ麦，アワ，ヒエ，キビ，ソバ）の総生産量。農林水産省の統計情報部から公表されている。日本の穀類の国内総生産量は年々減少してきている。

コクラン・アーミテージの検定 ［Cochran-Armitage test］ 傾向検定の一種。3群以上の順序尺度によってグループ分けがなされている場合に，群の順序が上昇するにしたがって，各群での状態"あり"の割合が徐々に上昇（または下降）するという順序関係があるかを検定する方法。通常の χ^2 検定とは異なり，順序関係を考慮するのが特徴。類似の方法に，拡張マンテル検定がある。

コクラン共同計画 ［The Cochrane Collaboration］ 世界中のヘルスケアにかかわる意思決定がより質の高いエビデンスに基づいて行われることを目的として，介入の効果について系統的レビューを実施し，その成果を公開する国際的な取組み。イギリスの医師 Cochrane AL が提唱し，1993年に設立された。

国立医薬品食品衛生研究所 ［National Institute of Health Sciences］ 医薬品，食品，生活環境中の化学物質について，品質，安全性，有効性の評価のための試験，研究，調査を行う厚生労働省関係の機関。1874（明治7）年に医薬品試験機関として発足。のち，国立衛生試験所が1997（平成9）年に改称。

国立感染症研究所 ［National Institute of Infectious Diseases］ 感染症にかかわる研究，病原体の保管，情報の収集，国際協力関係業務等を行う厚生労働省関係の機関。1947（昭和22）年に設立。感染症を制圧し，国民の保健医療の向上を図る予防医学の立場から，広く感染症に関する研究を行う。

国立保健医療科学院 ［National Institute of Public Health］ 保健医療事業及び生活衛生に関する職員並びに社会福祉事業に関係する職員等の養成及び訓練，これらに関係する調査及び研究を行う機関として国立公衆衛生院，国立医療・病院管理研究所及び国立感染症研究所・口腔科学部の一部を統合し，2002（平成14）年に設置された。15研究部と1センターにおいて教育研修並びに研究を担当している。

穀類 ［cereals；cereal grain］ イネ科作物の種子の総称であるが，擬似穀類であるタデ科のソバ，アカザ科のキノア，ヒユ科のアマランサスを含める場合もある。イネ科の種子を禾穀（かこく）類，マメ科の種子を菽穀（しゅくこく）類とし，両者を含める場合もある。世界の穀類の三大作物はコムギ，コメ，トウモロコシである。

国連食糧農業機関 ［Food and Agriculture Organization, FAO］ 国連の専門機関として，1945年に設立。本部はローマにある。日本は1951（昭和26）年に加盟。世界各国国民の栄養水準及び生活水準の向上，食糧及び農産物の生産及び流通の改善，農村住民の生活条件の改善を通じ，世界経済の発展及び人類の飢餓からの解放を実現することを目的としている。

固形クリーム ［clotted cream］ 高脂肪のクリームを加熱し，その後冷却して製造する脂肪含量50〜60％の水中油滴型エマルション。独特の風味をもつ。クロッテッドクリームともいう。

固形脂 ［solid fat］ 常温で固体の脂肪。バターやラードなどの動物性脂肪は固形脂が多いが，ヤシ油のような植物性の固形脂もある。

固形食 ［solid diet；solid food］ 摂食，消化吸収などに支障のない正常な患者に供される食事。特別な調理法，制限のない食事で普通食ともいわれる。

固形飼料 ［pellet］ 動物の成育に必要な栄養成分を含み，固めて成形した飼料。ペレットともいう。粉塵が出にくく取扱いが簡単。無菌動物用の滅菌固形飼料もある。

焦げ臭 ［burnt odor；burnt flavor；burnt smell］ 一般に食品の加熱により生じる香りで，香ばしい焦げた感じの香り。代表的な食品はコーヒー，ローストビーフ，パンの皮等で，成分としては食品中の糖

とアミノ酸の反応（メイラード反応）の過程で生じるアルキルピラジン類等がよく知られている。

ココア飲料　[cocoa drink；cacao drink]
ココアパウダーを用いた飲料。通常は砂糖や乳成分を添加し，ホットで飲用する。「チョコレート利用食品の表示に関する公正競争規約」ではチョコレートドリンクに分類され，カカオ分を全重量の0.5％以上含むものをチョコレートドリンク，ココア飲料，チョコレート飲料，ココアドリンクとして表示できる。

ココア脂　[cocoa butter]　＝カカオバター

ココアパウダー　[cocoa powder；cacao powder]　カカオ豆から殻を取除いたカカオニブを摩砕したカカオマスから脂肪分の一部を取除いて粉砕したもの。水に溶けやすくするため，通常はカカオニブやカカオマスをアルカリ処理している。「チョコレート類の表示に関する公正競争規約」におけるココアパウダーの規格ではココアバターが全重量の8％以上，水分が全重量の7％以下であって，バニラ系以外の香料，香辛料，ビタミン，ミネラル等の添加は3％未満でなければならない。

ココアバター　[cocoa butter]　＝カカオバター

ココアバター代替物　[cocoa butter substitute]　＝カカオバター代替物

ココアバター当量　[cocoa butter equivalent]　＝カカオバター当量

ココアマス　[cocoa mass]　＝カカオマス

ココア豆　[cocoa bean]　＝カカオ豆

五口舌虫感染症　[pentastomiasis；pentastomoses]　舌虫症ともいう。五口舌虫（舌状虫）は脊椎動物の寄生虫で，イヌの鼻汁中の虫卵，ヒツジレバーの生食などによりヒトに感染する。

ココナッツウォーター　[coconut water]　＝ココナッツミルク

ココナッツクリーム　[coconut cream]　ココナッツの完熟した胚乳をすりおろし，そのままか，ごく少量の水を加え搾汁したもの。ココナッツミルクと同様，料理や菓子に利用する。

ココナッツ粉　[coconut powder；coconut flour]　ココヤシの殻を乾燥したコプラを破砕して粉末に加工したもの。クッキーやケーキ，チョコレートなどの菓子類の原料として利用する。

ココナッツミルク　[coconut milk]　2種類あり，飲料とされるものは，未熟果のココナッツ内部にある果実水で，ココナッツウォーターともよばれる。一方，カレーやスープなどの料理に使用されるココナッツミルクは，完熟した胚乳をすりおろし，水を加えてその浸出液を，あるいは固まりかけた胚乳を搾汁したもの。

ココナッツ油　[coconut oil]　ココヤシの殻を乾燥したコプラから採油される固体脂。融点24～27℃。主にラウリン酸とミリスチン酸から構成され，製菓用油脂，乳製品類似食品のほか，石けんや高級アルコール等の工業原料に利用される。中鎖脂肪酸トリアシルグリセロールの原料でもある。→中鎖脂肪酸

誤差　[error]　観察値の真の値からのずれ。

誤差分散　[error variance；error variation]　注目している量的変数のばらつき（分散）のうち，考慮した要因では説明できない部分のばらつき。例えば，(重)回帰分析では予測値と観測値との差の分散で，モデルのあてはまりの良さを表す指標となる。

個室法　[booth method]　＝クローズドパネルテスト

狐臭　[foxy flavor]　アメリカ原産のラブルスカ種（*Vitis labrusca*）のブドウから作ったワインの独特な香りを表現する用語。フォクシーフレーバーともいう。日本産でもデラウエア種からのワインなどに存在し，メチルアンスラニレートなどの成分が関与している。

50％感染量　[50% infecting dose, ID_{50}]　動物または培養組織の系に，感染性の微生物等を含む検体を摂取したとき，全体の50％に感染を起こさせると推定される微生物等の量。細菌やウイルスの定量法の一つ。

50％致死量　[fifty percent lethal dose；lethal dose 50 percent kill]　＝半数致死量

コショウ油　[pepper oil]　黒コショウから水蒸気蒸留して得られる精油。風味付けに使われる。

個食　[*kosyoku*]　(1)家族など複数の人と共に食事をとる際にそれぞれが食べたいものを個別に食べること，(2)一人分もしくは少量に分けられた食べ物。また，一人で食べる「孤食」と同じ意味で使われることもある。従来，家族など複数人で同じ献立を食べることによって，栄養のバランスがとれ，コミュニケーションもはかられると考えられていたことから共食が重要視されてきた。しかし，食事は同じものを食べるものという価値観が希薄になり，個性の重視という社会的風潮もあって個人個人が好きなものを食べることが許容されるようになったが，さらに同じものばかり食べる「固食」という状況も起きかねず，栄養の偏りも懸念される。(2)の場合，近年，未婚者や高齢者の独居世帯が増加傾向にあり，個食パックなどの中食における販売形態が増加している。

孤食　[*kosyoku*]　一人で食事を食べること。ライフスタイルや生活時間の多様化により，家族形態が変化し，家族そろって食卓を囲む団欒を重要視する意識が薄れたことに起因する。孤食が最初に取り上げられた1980年代は，親の就業形態により子どもがしかたなく孤食するという状況であったが，近年は子どもの塾や習い事，ゲームをしたいがための孤食も認められる。子どもの孤食（子食ともいう）

は，偏食を助長し，食事のマナーやコミュニケーション能力が育成できないなどの問題をはらんでいる。そのため，第2次食育推進基本計画では，家庭における「共食」を通じた子どもへの食育の推進のため，朝食または夕食を家族と一緒に食べる「共食」の回数の増加が目標に掲げられた。一方，独居高齢世帯の増加や同居世帯においても生活時間がかみ合わないなどの理由による高齢者の孤食の増加も問題視される。高齢者の孤食の場合，身体的・経済的状況から同じものばかり食べることによって栄養バランスがとれないばかりか，高齢者特有の心理的な問題に起因する摂食量の不安定さにより栄養の過不足が生じやすく，生活習慣病の助長や低栄養，脱水症などが危惧され，高齢者のQOLに影響を与えかねない。

子食 →孤食

個人間変動 ［inter-individual variation；between-person variation］　栄養素摂取量や血圧等の変数の値の，個人間でのばらつき。個人間分散ともいう。連続変数の場合は分散で表すことが多い。→個人内変動

個人差 ［personal difference；individual difference］　薬物，毒物，その他環境要因曝露に対する，個人間の反応性の違い。安全係数や不確実係数に関して，動物種間差や同一種内の個体差は，それぞれ10倍の係数が用いられるが，その対象とする化学物質の生体内における動態（トキシコキネティックス）と生体に対する作用（トキシコダイナミックス）の二つの要因から成っている。WHOは，動物種間差をトキシコキネティックス4.0とトキシコダイナミックス2.5とし，個体間差を，トキシコキネティックス3.2とトキシコダイナミックス3.2とする考え方を提唱している。→安全係数

個人内分散 ［within-person variance］　＝個人内変動

個人内変動 ［intra-individual variation；within-person variation］　栄養素摂取量や血圧等の変数の値の，同一個人内での経時的な変動。個人内分散ともいう。一日だけの食事記録のような1回測定の値の多人数でのばらつき（分散）は，個人間変動に個人内変動が加わるため，真の個人間変動よりも大きいことに注意。→個人間変動，個人内変動係数

個人内変動係数 ［intra-individual coeffient of variation；within-person coefficient of variation，CV_W］　個人内変動を標準偏差で表し，それを平均値で除したもの。その変数が個人内で経時的にどの程度大きく変化しやすいかを意味する。例えば，多数日の食事記録により栄養素Aの個人内変動の標準偏差がs，平均がmとすると，s/mで計算され，値が大きいほど，摂取量の日々の違いが大きい。→個人内変動

糊精 ［dextrin］　＝デキストリン

固体脂指数 ［solid fat index］　マーガリンのような固体状の油脂に含まれる固体脂の割合を表す指標。ある温度における固体脂指数は，その温度から完全に溶けるまでの膨張から，その間の液体油だけの膨張を差し引いた値（mL/kg）で表す。

五炭糖 ［pentose］　＝ペントース

五炭糖回路 ［pentose cycle；pentose shunt］　細胞内糖代謝経路。グルコース6-リン酸を経由し，キシロース5-リン酸，リボース5-リン酸からフルクトース6-リン酸を生成する，またはグルコース6-リン酸に戻る経路である。

コチュジャン ［kochujang］　韓国の発酵調味料。ゆでたダイズをつぶして固めたもの，あるいはゆでたダイズと上新粉，黍（きび）粉，小麦粉等の粉類を同量に合わせたものを成型，風乾して，麹菌を繁殖させ，味噌玉を作り，これを粉にしたもの（メジュ粉）を使うのが基本で，2種類ある。一つは白玉団子にメジュ粉と唐辛子粉と塩を加えて混ぜ，熟成させたもの。もう一つは白玉粉で粥を作り，麦芽汁を加えて弱火にかけて糖化させ，冷まして塩，メジュ粉，唐辛子粉を加えて混ぜ，壺に入れ，日当たりのよい場所において熟成させたもの。

骨異栄養症 ［osteodystrophia］　＝骨形成異状症

骨塩 ［bone salt；bone mineral］　骨をタンパク質とともに構成しているミネラル。カルシウムとリン酸から成る塩が主成分。ヒドロキシアパタイトとよばれる六方晶系の構造をしている。少量のマグネシウム，ナトリウムを含む。骨塩量が減ると骨折しやすくなる。→骨粗鬆〔しょう〕症

骨格筋 ［skeletal muscle］　骨に付着して骨格を動かす働きをもつ筋肉。例外として，骨に付着しないもの，例えば，食道の一部や肛門等にもある。必ず運動神経の刺激により収縮することが，ほかの心筋や平滑筋と異なる。骨格筋は全体重の40〜45％を占める体の中でも最も大きな組織である。筋を構成するのは直径10〜100μm，長さ30cmにも達する円柱状の横紋筋細胞で，ほかの一般細胞と異なり細胞膜直下の細胞質に多数の細胞核をもっている。細胞質の約80％は，細胞の長軸方向に配列し，規則正しい横紋を示す直径約1〜2μmの収縮性筋原線維で占められている。各細胞は結合組織の筋内膜で覆われ，いくつか集まって筋束を作る。筋束は筋周膜とよばれる結合組織で包まれながらさらに集まり筋を構成する。筋は全体を筋上膜とよばれる線維性結合組織に包まれ，その外周をさらに強靱な結合組織である筋膜で包まれる。これらの結合組織は筋内部へ血液を供給するための血管の通路となる。筋の末端部ではこれらの結合組織からの延長として膠原線維の豊富な腱に移行し骨に付着する。一部の筋，例えば腹直筋などでは骨ではなく再び筋に移行するものもある。

骨芽細胞 [osteoblast]　骨膜の内側に一層に並んだ結合組織由来の骨形成細胞。造骨細胞ともいう。膠原線維と線維間質の形成，細胞外液とのカルシウム転送に働く。また，骨質に骨塩が沈着すると骨芽細胞は分裂能を失い，骨細胞になる。骨を吸収する破骨細胞と一定の機能的協調関係を保つ。

骨基質 Gla タンパク質 [matrix Gla protein]　骨中に豊富に含まれる非コラーゲン性のビタミン K 依存性タンパク質。γ-カルボキシグルタミン酸 (Gla) を高度に含む。オステオカルシンがある。オステオカルシンはヒドロキシアパタイトと結合して骨の石灰化に影響を及ぼし，血清中のオステオカルシン濃度は骨代謝（形成）マーカーとされている。

骨吸収 [bone resorption]　破骨細胞が骨基質の表面に付着し炭酸脱水素酵素によって無機成分を溶解し，リソソーム酵素によって有機成分を加水分解し，骨組織を分解すること。骨吸収の期間は14～30日である。

コックスの比例ハザードモデル [Cox proportional hazard model]　=比例ハザードモデル

骨形成異常症 [osteodystrophy；osteodystrophia]　代謝性骨異常。骨異栄養症，骨ジストロフィーともいう。ビタミン D の代謝異常と副甲状腺の機能亢進によるカルシウムとリンの代謝障害により小児ではくる病，成人では骨軟化症，骨粗鬆症等を来す。

骨形成細胞 [osteoprogenitor cell]　骨を形成する細胞。骨芽細胞，軟骨細胞，筋芽細胞，脂肪細胞，腱細胞，線維芽細胞をいう。共通の未分化間葉系細胞から分化する。

骨形成層 [osteogenic layer]　骨膜のうち，外層の線維層に対し，内層の骨に直接接する層。粗な線維性結合組織から成り，骨母細胞が存在し，骨芽細胞になり，骨の横軸方向の成長を形成する。また，骨折の時にはこの層に多数の骨芽細胞が作られ，骨の再生が起こる。

骨形成タンパク質 [bone morphogenetic protein, BMP]　軟骨内骨形成を引き起こす活性のある骨基質タンパク質として同定された。遺伝子クローニングの結果，この活性を有するタンパク質は複数存在することが明らかになり，BMP のあとに数字ならびにアルファベットが加えられた名称 (BMP1, BMP2A, BMP2B, BMP3) が与えられた。その後，遺伝子配列の類似性を基に，さらに複数の BMP が同定されたが，これらの BMP の軟骨内骨形成を引き起こす活性に関して，必ずしも証明されていない。現在，脊椎動物では，17種類の BMP が知られている。メタロプロテアーゼである BMP1 を除く BMP は TGF-β と構造上，類似しており，TGF-β ファミリーの一員に分類される。軟骨細胞や骨芽細胞分化調節活性以外にも神経系細胞の分化，中胚葉誘導，腎臓形成，ならびに鉄代謝の調節活性も有している。したがって，現在では，他の TGF-β ファミリーの一員と同様に，多機能性の成長因子と理解されている。

骨細胞 [bone cell；osteocyte]　石灰化した骨の骨小腔中に存在する細胞。骨芽細胞が自ら形成した骨基質に埋め込まれて形成される。多数の細長い細胞突起をもち，この突起を介してネットワークを形成し，骨細胞や骨芽細胞と情報交換を行っている。骨細胞の機能に関しては不明な点も多いが，骨からのカルシウムの溶出に関与していると考えられている。

骨ジストロフィー [osteodystrophy]　=骨形成異状症

骨障害 [osteopathy]　骨の異常がある場合に使われる用語。骨症，骨病ともいう。例としては糖尿病性骨障害，腎性骨症，母指種子骨障害，膜性化骨障害等がある。

骨症〔病〕 [osteopathy]　=骨障害

骨髄 [bone marrow]　両生類以上の脊椎動物の骨の髄腔を満たしている柔軟組織。すべての骨に存在するが，特に肋骨，脊椎，長骨に多い。赤色髄は発育しつつある骨で造血機能を有し，その活動は胎生後期より始まる。成熟動物では赤色髄の一部は脂肪組織と置き換わり黄色随となる。骨髄には，循環血に存在するすべての細胞及び前駆細胞が存在するが，いずれの細胞もここで成熟してから血流中に出る。ここに存在するマクロファージは機能が十分でない細胞を貪食し，新たな細胞の形成を助ける。T 細胞や B 細胞の前駆細胞も骨髄で作られている。

骨髄移植 [bone marrow transplantation]　他人または本人の骨髄細胞を宿主の静脈内に注入する療法。重症再生不良性貧血，急性白血病，慢性骨髄性白血病，重症複合免疫不全症等のほか，強力な治療（放射線・化学療法）後の悪性新生物（癌，白血病等）患者等に対し，免疫，造血機能を再建する目的で行われる。GVH 反応を防ぐために，なるべく HLA の一致するドナーを選ぶが，多少不一致の場合はモノクローナル抗体を用いて移植細胞からドナーの T 細胞を除去する，免疫抑制剤を用いる等の方法がとられる。

骨髄炎 [osteomyelitis]　骨髄内に細菌が増殖した骨感染症。化膿性骨髄炎ともいう。原因菌は黄色ブドウ球菌が多い。症状は高熱，悪寒，嘔吐など。疼痛，圧痛をみることもある。治療は抗生物質投与，高気圧酸素治療，場合によっては腐骨の除去，骨移植を行うこともある。

骨髄芽球 [myeloblast]　骨髄中にある顆粒球系の最幼若細胞で，コロニー刺激因子により骨髄系の幹細胞から分化した細胞。骨髄芽球はさらに前骨髄球を経て骨髄球へと分化成熟する。→骨髄球

骨髄球 [myelocyte]　骨髄中にある顆粒球系の幼若細胞で，幹細胞から顆粒球前駆細胞，骨髄芽

球，前骨髄球を経て分化成熟し生成する。骨髄球が成熟すると好中球，好酸球，好塩基球となる。→骨髄芽球

骨髄細胞　[bone marrow cell；myeloid cell]
骨髄に存在する造血組織。さまざまな分化段階にある顆粒球・マクロファージ系細胞，赤芽球系細胞，骨髄巨核球系細胞，形質細胞，造血幹細胞等から成る。骨髄細胞を採取して移植する治療法を骨髄移植という。

骨髄組織　[myeloid tissue]　骨髄静脈洞を有し，造血組織である細網細胞と線維の間質に幼若，成熟の各段階の赤血球，顆粒球，巨核球とかとなっている骨髄。

骨折　[fracture]　外力負荷により発生する骨構造の破壊。骨皮質が途絶えていない骨折を微小骨折という。加わる外力によって横骨折，斜骨折，ら旋骨折，陥入骨折，剥離骨折，粉砕骨折等の骨折を生じる。

骨組織　[bone tissue]　骨細胞とその間隙を埋める骨基質とから成る結合組織。骨基質はコラーゲン線維及び非コラーゲンタンパク質から成り，骨基質にリン酸カルシウムなどの無機塩が沈着して硬い骨が形成される。

骨粗鬆〔しょう〕症　[osteoporosis]　骨の構成成分である骨塩（カルシウム，リン等の無機成分）と骨基質（コラーゲンや非コラーゲン性タンパク質）の割合が変化することなく骨の量が減少し，骨折の危険性が高まっている状態。二重エネルギーX線吸収（DXA）法等による骨密度測定により診断ができる。骨粗鬆症の診断は脆弱性骨折がある場合，もしくは骨密度が若年成人（20～44歳）の70％未満になることによりなされる。成因により原発性骨粗鬆症と続発性骨粗鬆症に分類される。前者はさらに，閉経後骨粗鬆症と老人性骨粗鬆症に分類される。

骨単位　[osteon]　オステオン。皮質骨を構成する基本単位で，ハバース管を中心とした同心円状の層板構造をしている。長管骨の骨幹部は，筒状の皮質骨とその内側の海綿骨及び骨髄で構成されている。ハバース管は骨の長軸方向に走る管で，縦走する毛細血管を含む。層状構造を横断するフォルクマン管にも血管が通っており，ハバース管の毛細血管と連絡している。層状構造には骨細胞が配列しているる。骨単位と骨単位の間には介在性の層板骨があるが，これは古い骨単位の断片である。

骨端成長板　[epiphyseal growth plate]　長骨の骨幹と骨端の間に存在する骨端軟骨。成長期に軟骨の成長が停止すると骨幹側と骨端側の境界から内部に向かって石灰化が進み，骨の長軸方向の成長が行われる。骨化した軟骨の一部が骨端線として残ることがある。

骨軟化症　[osteomalacia]　骨の石灰化障害により，類骨が過剰に骨組織中に出現する成人で起こる病態。骨痛や筋力低下などを主症状とする。また，高齢者では骨折の原因となることがある。原因としてはビタミン D の欠乏及び代謝異常や不応症，また尿細管障害腫瘍性低リン血症，金属中毒が挙げられる。→ビタミンD欠乏

骨盤　[pelvis]　体幹と下肢骨の間に位置し，左右の寛骨（腸骨，坐骨及び恥骨から成る）と後方の仙骨及び尾骨で構成されている。寛骨の寛骨臼で大腿骨頭と，仙骨の上方で腰椎と結合している。

骨粉　[bone meal]　家畜の骨を加圧蒸煮し，タンパク質や脂肪を除いてから乾燥，粉砕したもの。天然のカルシウム強化剤で，主成分のヒドロキシアパタイトは吸収性が良い。1,000℃ 以上で加熱したものは焼成骨粉という。農業用にも用いられる。

コッホの原則　[Koch's postulates]　Koch R（ドイツ）による感染症の病原体を特定する際の原則。①その病気をもつ宿主には一定の病原体が必ず見いだされること，②その病原体を分離し純粋培養できること，③分離した病原体を感受性宿主に感染させて同じ病気を起こせること，④その感染させた宿主から同じ病原菌が分離されること。

骨密度　[bone density；bone mineral density]
単位体積当たりの骨塩の量。骨の無機質含量の尺度であるが，一定の測定法が定められているわけではない。測定原理，測定条件，表示単位など個々の測定方法によって評価されている。

骨密度計　[osteodensitometer]　単純 X 線法，二重 X 線撮影法（dual energy X-ray absorptiometry, DEXA），超音波法等があり，二重 X 線撮影法が骨粗鬆症判定基準に用いられる。

骨リモデリング　[bone remodeling]　破骨細胞により古い骨が吸収され，それに続いて骨芽細胞による新たな骨基質形成と石灰化が営まれ，骨の構造が保たれる仕組み。骨の代謝回転の一つであり，骨格成長時でも成長完了後でも起こる。骨吸収と骨形成は，骨量が平衡に保たれるようにコントロールされており，骨リモデリングのバランスが崩れると，骨粗鬆症などの骨代謝性疾患が起こる。

骨量　[bone mass]　骨塩量と同義であるが，狭義には超音波法などで測定される骨塩と骨基質を併せた量を指すことがある。

固定化酵素　[immobilized enzyme]　各種の担体に結合（付着）させた酵素。固定化酵素は，バイオテクノロジーの代表的技術の一つとして注目されたバイオリアクターに利用された。酵素は生物体内の化学反応を触媒する。酵素を利用した反応は，一般の化学反応よりも，反応特異性が高く，副産物が少ないことから食品素材の生産には優れている。また省エネルギーである。ところが，酵素はタンパク質でできているために，安定性が低く失活しやすい。この欠点を補うために，酵素を固定化して安定

性を高める。また，固定化酵素は反応液に溶けないので，繰返し利用できる長所もある。→バイオリアクター

固定化微生物 ［immobilized microorganism］
各種の担体に付着させた微生物。バイオリアクターに固定化酵素とともに利用される。固定化酵素が担体に結合させることが多いのに対し，固定化微生物では付着させる。固定化する目的も，容積内の菌体の密度を高めることにある。微生物は浮遊して増殖するよりも担体に付着する性質があるので，特別な処理をしなくても，固定化微生物となることも少なくない。→固定化酵素

コテージチーズ ［cottage cheese］ 脱脂乳を原料とした非熟成の軟質チーズ。カッテージチーズともいう。米国原産凝乳はスターターと少量のレンネットによる場合と，乳酸発酵のみによる場合とがある。粒状の凝乳カードにクリームや香辛料を添加したものもある。

コドン ［codon］ ＝遺伝暗号

ゴニオトキシン ［gonyautoxin］ 麻痺性貝毒の成分群の一つ。サキシトキシン（STX），ネオサキシトキシン（neoSTX），ゴニオトキシン群（GTX 1～6），プロトゴニオトキシン（PX 1～4）等10数成分がある。これらは著しく強力な神経毒で，フグ毒に酷似した中毒症状を示す。→貝毒

コニャック ［cognac（仏）］ フランス南西部のコニャック地方（シャラント地方）で生産されるブドウ原料のブランデーの原産地呼称。主なブドウ品種はサンテミリオンで，フォル・ブランシュ，コロンバールなども使用される。ワインの発酵終了後，銅製のシャラント型蒸留器で2回蒸留し，中留画分をリムーザンまたはトロンセ産のオーク樽で熟成させる。その後，ブレンドとアルコール度数の調整（40～43％）を行い，再度6か月～1年の熟成を行って製品化される。→アルマニャック

コネクチン ［connectin］ 脊椎動物の横紋筋に存在する弾性タンパク質。タイチンともいう。

こねる ［knead］ 小麦粉やデンプンなどの粉体や乾燥食材に水あるいは卵などの含水量の高い食材を加えて，全体がつながるように手あるいは機械で力強く混ぜる。この操作によりきめの細やかさや粘性，弾性など物理的な性質に影響を及ぼす例が多々みられる。

コハク酸 ［succinic acid］ $C_4H_6O_4$，CH_2(COOH)CH_2COOH，分子量118.09。無色結晶。クエン酸回路の中間体でスクシニル CoA から CoA が分離されてできるが，同時に放出されたエネルギーは GTP 合成に使用される。ケトン体の一つであるアセト酢酸はアセトアセチル CoA に代謝される際にスクシニル CoA から CoA が供給され，残りがコハク酸となる。したがって，ケトン体を利用する際に GTP を生成するのと同じエネルギーが利用されることになる。プロピオン酸発酵の中間体でもある。腸内細菌により産生されるが，高濃度のコハク酸は家畜の下痢の原因と考えられている。大腸での吸収性に乏しく大腸内に蓄積すると極度の pH 低下が起こり，大腸の動きが阻害する。

コハク酸脱水素酵素 ［succinate dehydrogenase］ ＝コハク酸デヒドロゲナーゼ

コハク酸デヒドロゲナーゼ ［succinate dehydrogenase；succinic dehydrogenase］ 分子量は約100,000。コハク酸をフマル酸に酸化し，同時にFADを還元する酵素。コハク酸脱水素酵素ともいう。補酵素のFADはほかのFAD酵素とは異なり，酵素のヒスチジン残基と共有結合している。クエン酸回路の酵素の中でこの酵素のみがミトコンドリア内膜に存在し電子伝達系を構成する複合体Ⅱを形成しており，コハク酸から得た電子を CoQ に渡し電子伝達系に入れる。コハク酸と同様ジカルボン酸であるマロン酸によって阻害される。

コバラミン ［cobalamin］ →ビタミン B_{12}

コバルト ［cobalt］ 元素記号 Co，原子番号27，原子量58.933，9(8)族元素。必須微量元素で，ビタミン B_{12} の構成金属である。欠乏症には悪性貧血，メチルマロン酸尿，食欲減退等，過剰症は心臓病，甲状腺異常がある。

コバルト毒性 ［cobalt toxicity］ コバルトの過剰摂取による障害。甲状腺腫，粘液水腫，うっ血性心不全を起こすことが報告されている。

コピー食品 ［copy food］ 全く異なる原料で本物に似せて作った加工食品。模造食品ともいう。人工イクラ，カニカマボコ，ホタテ貝柱風カマボコ等が代表的。また，マーガリンやコーヒーフレッシュなども元はコピー食品である。

コピグメンテーション ［copigmentation］ アントシアニンとフラボン等の物質（コピグメント）との相互作用によりアントシアニンの発色が安定化するとともに青みがかる現象。アントシアニンは，橙から赤，紫，青色までの多彩な色を示す主要な花色素であり，溶液の pH 変化によって構造と色調が変化する。このアントシアニンが，フラボン，フラボノール，タンニン，多糖類等のコピグメントと共存すると青味を帯びた色調を示すようになる。

子羊肉 ［lamb］ →羊肉

こびと症 ［dwarfism］ 身長が正常の平均値から 3 SD（標準偏差値）以下あるいは 3％以下（成人では 1 m 未満）の場合をいう。低身長ともいう（"こびと症"は差別的用語であるため，最近では低身長が用いられている）。原因不明の原発性あるいは体質性のこびと症と，内分泌疾患，染色体異常，奇形症候群，骨系統疾患，慢性疾患等に合併する二次性のこびと症に分けられる。

コファクター ［cofactor］ ＝補因子

小袋充填包装 ［pouch packaging］ ＝パウチ

包装

コプラ [copra] 熱帯アジアに分布するココヤシの果実の胚乳部分を取出し、乾燥したもの。多くの良質な脂肪分を含み、圧搾し、コプラ油が得られる。圧搾後の粕はコプラミールとして利用される。

コプラミール [copra meal] ココヤシの胚乳を乾燥したコプラから油をとった後の粕。薄い黄褐色で良い香りがする。ヤシ粕ともいう。乳牛などの畜産飼料や国内ではペット用フードの原料としても用いられる。

ゴブレット細胞 [goblet cell] ＝杯細胞

コプロスタノール [coprostanol] $C_{27}H_{48}O$, 分子量388.68。5β-コレスタン3β-オール。コレスタノールの異性体で、腸管内で腸内細菌により分解されて生成すると考えられている。

コプロスタン [coprostane] $C_{27}H_{48}$, 分子量372.68。腸内細菌によりコレステロールが分解されて生成したコプロスタノールの骨格を有したもの。

コプロステロール [coprosterol] ＝コプロスタノール

コプロポルフィリノーゲン [coproporphyrinogen] ポルフィリン生合成系の中間体。ポルフィリンの生合成経路において、スクシニルCoAとグリシンから生合成された5-アミノレブリン酸からポルホビリノーゲン、ウロポルフィリノーゲンⅢを経てコプロポルフィリノーゲンⅢが生成され、これがコプロポルフィリノーゲンオキシダーゼによって脱炭酸及び酸化されてプロトポルフィリノーゲンⅢが生成される。さらに続く中間代謝物に鉄が結合してヘムが作られる。

コプロポルフィリノーゲンオキシダーゼ [coproporphyrinogen oxidase] ミトコンドリアに局在し、ポルフィリンの生合成経路の中間代謝物であるコプロポルフィリノーゲンⅢの側鎖の2個のプロピオン酸基の脱炭酸及び酸化反応を触媒して、プロトポルフィリノーゲンⅢを生成する。

コプロポルフィリン [coproporphyrin] $C_{36}H_{38}O_8N_4$, 分子量654.72。ポルフィリンの生合成系経路の中間代謝物であるコプロフィリノーゲンの酸化により生じる副産物であり、代謝されずに尿に排出される。正常尿には微量に存在するが、ポルフィリン症患者の尿中には多量に排出される。

誤分類 [misclassification] 疫学研究でみられる誤差要因の一つ。記憶などから得る情報は、個人の資質に依存する部分が大きく、避けることができなかったり、対照群よりも患者群の方がより詳細な情報を申告するなどによって分類を誤ること。

個別対応食 [meals modified according to individual] 特定給食において供される食事が、栄養量など集団のくくりの中で設定されたものではなく、集団であっても喫食者の必要に応じて個人要望を取入れた食事。病人、高齢者に必要な対応である。

個別必須アミノ酸比 [amino acid/essential amino acid ratio, A/E ratio] 食品タンパク質中の個々の必須アミノ酸（A）量の全必須アミノ酸（E）量に対する比率。AE比ともいう。Eの1g当たりのAのmg、あるいはEの窒素1g当たりのAの窒素のmgで表す。

コホート [cohort] よく定義された比較的均一な集団。例えば、高齢者集団、米国栄養士集団、一定の地域住民、一定の職場労働者等、あるいは同じ外的条件（被曝など）を受けた集団を対象として定義し用いられる。

コホート効果 [cohort effect] 生まれ年が同じ人々の集団のことを出生コホートといい、生まれ年が疾病頻度に与える影響をコホート効果という。出生コホート効果ともいう。ある出生コホートにおける疾病頻度と加齢との関係を経年的に記述することを、出生コホート分析という。横断研究での年齢と疾病頻度との関係は、加齢効果とコホート効果が混在しているので解釈に注意が必要である。

ゴマ油 [sesame oil] ゴマ種子（含油率45〜55%）から採油される油脂。焙煎を行ったのち搾油し、独特の香味を保持させるためにあまり精製を行わない焙煎ゴマ油と種子を圧搾し精製するゴマサラダ油がある。セサモール、セサモリン等の天然抗酸化性物質が含まれるために酸化安定性が良い。

古米 [aged rice] 一般には新米が出荷された後の前年の米の呼称。粘りがなく、つや、香り等が劣化し食味が低下する。原因には、貯蔵によってデンプン粒や細胞を覆っている膜が硬くなり、炊飯中の吸水や膨潤を妨げること、脂肪酸が増え、デンプンと結合して糊化を妨げること等がある。高温多湿は古米化を促進させるので、低温貯蔵される。

コマイ [saffron cod] タラ目の海産魚。日本海北部、オホーツク海、北海道東岸の水深100m前後の海底に生息する。コマイを"氷魚""氷下魚"と書くのは、根室地方などでは冬に結氷した海面に穴をあけ、釣りや刺網などで漁獲されることに由来する。

5′-末端 [five prime terminal] 糖の5′位の炭素にヒドロキシ基またはリン酸基が結合し、その先が遊離の状態になっている鎖端。こちらをポリヌクレオチド鎖の1番目とする。糖とリン酸と塩基から成るヌクレオチドでは、糖の炭素原子の位置番号に′（プライム）を付ける。重合すると、糖とリン酸の共有結合の骨組みに塩基が突き出した形となる。核酸の転写や翻訳は5′から3′炭素へ進む。塩基配列は塩基の一文字記号を用いて、5′ACGT3′のように書くことができ、この場合の5′-末端はアデニンである。

ゴマ豆腐 ゴマを生のままあるいは煎ってすりつぶし、本葛の水溶きを混ぜ、裏ごしにかけ、火に

かけてよく練り合わせて型に流して冷やし固めたもの。葛はよく練ることで独特の粘着力のある滑らかなテクスチャーが得られる。

コミニュテッドジュース　[comminuted juice]　柑橘類の果実を丸ごと破砕して得られた果汁。果皮オイルが多いため、フレッシュな香りが強い。通常の濃縮果汁に外皮破砕物を混合する場合もある。→柑橘シロップ、濃縮果汁

コミュニティオーガニゼーション　[community organization]　公衆栄養活動の地域援助技術の一つで、地域社会の栄養改善と健康づくりを目的とし、住民参加を原則に、地域共通の問題を解決することができるように援助する組織。

ゴム　[gum]　＝ガム

小麦あられ　[puffed wheat]　コムギを高温高圧状態から常温常圧状態に急に戻して、小麦粒を数倍膨化させた食品。この膨化処理により、水分の突沸による急激な体積膨張とデンプンの糊化が起こり、サクサクとした食感となる。

小麦アレルゲン　[wheat allergen]　小麦アレルギー患者のIgE抗体に認識されるタンパク質。最も主要なものはα-アミラーゼ阻害剤（AI）とグルテンである。AIは小麦喘息患者における主要アレルゲンでもある。皮膚炎患者では、グルテン中のGln-Gln-Gln-Pro-Pro構造（低分子量グルテニン由来）がIgE抗体に認識される部位である。一方、小麦依存-運動誘発性アナフィラキシー患者はグリアジン画分に感受性を示す。変性剤によっても抗原性を失わない。食品加工用酵素で小麦アレルゲンを分解したものが低アレルゲン化食品として市販されている。→アレルゲン

小麦グルテン　[wheat gluten]　コムギの種子貯蔵タンパク質であるグルテニンとグリアジンが小麦粉に水を加えて混捏してドウを調製する過程で会合することによって生成する独特の粘弾性を有するタンパク質。グルテニン、グリアジンともに多くのサブユニットから成り、グルテニンは分子表面のシステイン残基が分子間でジスルフィド結合することによって重合したポリマーを形成して弾性的性質を与える。グリアジンは重合への関与は少なくグルテンに流動性、可塑性を与える。コムギ品種ごとのグルテニンやグリアジンのサブユニット構成の違いによって物理的性質の異なったグルテンが生成して加工特性に差が生じる。グルテンの粘弾性によって、小麦粉ドウには手延べ麺製造時の伸展性や、パン発酵時のガス保持能力などの小麦粉製品特有の性質が与えられる。

小麦粉　[wheat flour]　コムギ種子を粉砕して胚乳部のみを採り分けた粉。コメやオオムギでは胚乳部を採り分けるために外側から外皮を削り取っていく搗精を行うが、コムギはコメやオオムギと比べて胚乳部が柔らかく、搗精すると胚乳部も外皮とともに崩れてしまいやすいので、ロールを使用して外皮を細かく砕かないように粉砕し、粉砕されて細かくなった胚乳部を篩（ふるい）で採り分ける工程を段階的に繰返して外皮と胚乳を分離する。小麦粉の分類には特別な決まりごとはないが便宜的なものとして、主としてタンパク質含量に基づいて強力粉、準強力粉、中力粉、薄力粉という用途別と、主として灰分含量から1等粉、2等粉、3等粉などの等級で分類される。用途別の小麦粉の分類は原料となるコムギの種類によって決まる。等級分類は製粉工程のどの箇所から採り分けられたかで決まり、灰分含量が高い外皮部分の混入が多い粉ほど等級が低くなり色のくすみも大きくなる。

小麦粉改良剤　[flour bleaching and oxidizing agent]　＝小麦粉処理剤

小麦粉処理剤　[flour improving agent]　小麦粉の品質改良を目的とする食品添加物。小麦粉改良剤ともいう。現在認められているものには、過硫酸アンモニウム（0.30 g/kg以下）、過酸化ベンゾイル（0.3 g/kg以下）、臭素酸カリウム（臭素酸として0.030 g/kg以下、最終製品に残留してはいけない）、二酸化塩素（10～20 μg/kg）、がある。酸化による小麦粉の熟成促進や漂白効果のほか、臭素酸カリウムにはグルテニン分子間のジスルフィド結合促進による製パン時の生地物性改善効果がある。

小麦胚芽　[wheat germ]　コムギ種子は皮部、胚乳部、胚芽部に大別され、胚芽部はおよそ2％を占める。ビタミンE当量が32.6 mg/100 gと高く、健康食品などに用いられる。これから小麦胚芽油が分離される。

小麦胚芽凝集素　[wheat germ agglutinin]　植物レクチンの一種。植物性レクチンは豆類をはじめ植物種子に存在する糖タンパク質（糖結合性のタンパク質を含む）の総称。小麦胚芽やダイズ、タチナタマメはがん細胞に対して強い凝集活性をもつ。

小麦胚芽油　[wheat germ oil]　コムギの約2％を占める胚芽（含油率8～14％）から採取される油脂。ビタミンE活性が高く、なかでも生理活性の高いα-トコフェロールを133 mg/100 gと多く含むものが特徴。→胚芽油

小麦フスマ〔麩〕　[wheat bran]　コムギ種子は硬い種皮で覆われており、粉砕して胚乳部を取出したものが小麦粉であり、それ以外をフスマ分とよぶ。種皮及び胚乳を含み、食物繊維やビタミンEに富む。

ゴム質　[gummy matter]　＝ガム

ゴム弾性　[rubber elasticity]　ゴム構造（長い鎖状高分子の架橋による網目構造）により発現する弾性。この状態では鎖状高分子はブラウン運動をするが流動せず、固体状態を呈する。金属や結晶などの規則正しい原子配列の固体の示すエネルギー弾

性と異なり，ゴム状態では鎖状高分子のブラウン運動に起因するエントロピー弾性を示す．昇温に伴い弾性率が増加し，大変形することも金属などの固体と異なる．

米 ［rice］　イネ科の一年生草本の穀類．インディカ米（インド型），ジャポニカ米（日本型）及びその中間のジャバニカ米（ジャワ型）に分類される．国内では加工法や利用法により主にうるち米，もち米，酒米に分類され，その他として香り米，着色米などがある．→うるち［粳］米，もち［糯］米，香り米

米粉 ［rice powder；rice flour］　うるち米またはもち米の粉で和菓子の材料となる．米をそのまま製粉したものにうるち米の上新粉（柏餅），もち米の白玉粉（団子），求肥粉（和菓子），もち米を蒸して糊化させた後，乾燥させてから粗く砕いた道明寺粉（桜餅），炒るまたは焼いてから粉にしたみじん粉または寒梅粉（らくがん）がある．現在ではパン用など製粉方法も異なったいろいろ品質のものがある．

米油 ［rice bran oil；rice oil］　米糠（含油率18～20％）から溶剤抽出される油脂で，日本唯一の国産原料油脂．米糠油ともいう．ヨウ素価が100前後で安定性が良く，ビタミンEが多く含まれるほか，成長促進作用などが知られているオリザノールが存在するのも特徴である．→米糠

米酢 ［rice vinegar］　コメを原料として，コウジカビを接種した蒸し米を添加することで米デンプンが糖化し，酵母によるアルコール発酵，酢酸菌による酢酸発酵の工程を経て作られる穀物酢．鮨や酢の物など和風料理に用いる．

米タンパク質 ［rice protein］　コメに含まれているタンパク質．玄米には6～7％のタンパク質が含まれ，主要なものはプロラミンとグルテリン（コメはオリゼニン）．リシンが制限アミノ酸であるが，他の小麦，トウモロコシなどの穀類タンパク質よりもアミノ酸組成は優れている．

米糠 ［rice bran］　精米の過程で除かれる繊維質の多い部分．玄米の約8％を占め，脂肪，タンパク質に富む．米油の原料となるが，多くは飼料に使われる．含まれるリパーゼの活性が強いので，米油の製造は，米糠生成後できるだけ短時間に行う必要がある．→米油

米糠油 ［rice bran oil］　＝米油
固有粘度 ［intrinsic viscosity］　＝極限粘度数
コラーゲン ［collagen］　結合組織の主要な構成タンパク質であり，骨，皮，骨格筋等に多い．コラーゲン分子は3本のポリペプチド鎖から成る右巻きの三重ら旋構造をもっている．コラーゲン分子が集合してコラーゲン線維を形成し，それがさらに集合して結合組織となっている．筋肉におけるコラーゲンの性状は肉の硬さに関与している．

コラーゲンケーシング ［collagen casing］　コラーゲンを利用したソーセージ肉詰用のケーシングで，天然腸の代用品．人工ケーシングともいう．牛皮の結締組織を機械・化学処理によって精製解繊後，コラーゲン溶液と混ぜて得たペーストを特殊ノズルから食塩水中に吐出，チューブ状に成型する．これを洗浄・乾燥し，ひだづけした後に所定の長さにカットする．強度付与，滅菌のために加熱・加湿処理して最終製品とする．

コラゲナーゼ ［collagenase］　結合組織の主要構成成分であり，特有の三重ら旋構造を有するコラーゲンを特異的に切断するプロテアーゼ．数種のコラゲナーゼが細菌と動物組織から採られている．種類によってコラーゲンⅠ～Ⅴ型の各タイプに対する作用性は異なっている．

コラナット ［cola nut；kola］　熱帯アフリカ原産のコラ属アオギリ科コラノキの種子．コラノキの果実は長楕円形で，内部に4～10個の種子をもっている．種子はカフェイン，テオブロミン等を含み，清涼飲料水の原料や薬用となる．

コリアンダー ［coriander］　セリ科の一年生草本（*Coriandrum sativum*）．コエンドロ，香菜（しゃんつぁい）ともいう．葉はチャツネの材料や香味野菜として利用されている．独特の芳香は脂肪族アルデヒドに起因する．種子はピクルスやカレー粉の香り付けに用いられる．種子の精油の主成分は*d*-リナロールである．鎮咳，解熱作用がある．

コリのサイクル ［Cori cycle］　Cori F（米国）によって発見された代謝系．骨格筋や赤血球で生成した乳酸は血液中に放出され，肝臓や腎臓へ運ばれ，糖新生系によりグルコースに再生される．生じたグルコースは再び血液循環によって各組織に移行し，再び利用される．→糖新生

コリパーゼ ［colipase］　リパーゼを活性化するために膵臓で産生されるタンパク質性因子．トリアシルグリセロールの腸管での消化吸収において，小腸に分泌される膵リパーゼはトリアシルグリセロールの1位と3位の結合を切断して2-モノアシルグリセロールと脂肪酸を生じる．

コリン ［choline］　$C_5H_{14}NO$, $(CH_3)_3N^+CH_2$-CH_2OH, 分子量104.17．ホスファチジルコリン（レシチン）の構成成分として動植物界に広く分布しているアミン．ヒトではビタミン様作用物質，家畜では水溶性ビタミンとされている．神経刺激伝達物質のアセチルコリンの前駆物質．

コリンアセチラーゼ ［choline acetylase］　＝コリンアセチルトランスフェラーゼ
コリンアセチル転移酵素 ［choline acetyltransferase］　＝コリンアセチルトランスフェラーゼ
コリンアセチルトランスフェラーゼ ［choline acetyltransferase］　アセチルコリンをアセチルCoAとコリンから合成する酵素．コリンアセチル

こりんえすてる

転移酵素，コリンアセチラーゼともいう。中枢神経では線条体に活性が高い。コリン作動性ニューロン全体に存在するが，神経終末に最も多い。その細胞質に酵素の大部分はあると考えられる。

コリンエステラーゼ [choline esterase]
アセチルコリンを酢酸とコリンに特異的に加水分解するアセチルコリンエステラーゼ（ACHE）と，それ以外の種々のエステルも分解する非特異的コリンエステラーゼ（CHE）がある。ACHE は神経組織等に存在し，神経の刺激伝達に関係する。一方，CHE は血清，肝臓等に存在し，肝機能の指標として利用される。

コリンエステラーゼ阻害剤 [choline esterase inhibitor] コリンエステラーゼの活性を阻害し，アセチルコリンの分解を抑制し，神経末端のアセチルコリンの濃度を高め，コリン作動性の毒性をもたらす薬物。スミチオン等の有機リン剤とフィゾスチグミン等のカルバメート剤が代表的である。脳内のアセチルコリン量を一定に保つために活用される。

コリンキナーゼ [choline kinase] リン脂質合成酵素の一つ。ホスファチジルコリン合成経路の調節酵素である。ホスファチジルコリンの前駆体であるCDPコリンのさらに前駆体となるコリンリン酸を合成する酵素。コリンとATPとからコリンリン酸とAMPを生じる反応を触媒する。本酵素は，エタノールアミン等もリン酸化する。

コリン作動性 [cholinergic] 交感神経や副交感神経で神経伝達物質のアセチルコリンを分泌するもの。交感神経や副交感神経すべての節前線維はコリン作動性であるため，アセチルコリンやコリン作動性物質を投与すると交感神経や副交感神経の両方を興奮させることになる。また，副交感神経のほぼすべての節後線維や交感神経の汗腺・血管拡張線維もコリン作動性である。

コリン作動性系 [cholinergic system] 神経線維への刺激によって末端から化学伝達物質としてアセチルコリンを遊離する神経伝達経路。シナプス前線維に興奮が達すると，その末端が活動電位により脱分極し，アセチルコリンがシナプス間隙に放出され，シナプス前及び後膜のアセチルコリン受容体に結合する。交感神経の節後線維以外のすべての自律神経線維，運動神経線維，交感神経で汗腺・血管拡張線維にみられる。

コリン作動性シナプス [cholinergic synapse]
神経伝達物質としてアセチルコリンを遊離するシナプスの総称。シナプス前線維に興奮が達するとシナプス終末から，アセチルコリンがシナプス間隙に放出される。放出されたアセチルコリンはシナプス後膜に存在するアセチルコリン受容体に結合し，興奮を伝達する。また，シナプス前膜の受容体にも結合し過剰な興奮を抑制する。

コリン作動性神経 [cholinergic nerve]
＝コリン作動性線維

コリン作動性線維 [cholinergic fiber] 神経終末から神経伝達物質であるアセチルコリンを放出し，ほかの神経細胞，筋線維などへ興奮を伝達する神経線維。コリン作動性神経ともいう。末梢神経系では，交感神経節前線維，副交感神経節前・節後線維，運動神経線維，交感神経の汗線・血管拡張線維が相当する。

コリンリン酸 [choline phosphate] ＝ホスホリルコリン

ゴルゴンゾラチーズ [Gorgonzola cheese]
牛乳を原料とし，青カビによる内部熟成の半硬質チーズ。直径約30 cm，12 kg。イタリアのゴルゴンゾラ村で作られたのが最初。熟成期間は2～6か月。風味はクリーミーで塩味が薄く，刺激的な青カビ独特の香り。

コルサコフ症候群 [Korsakoff syndrome]
記銘力障害，失見当識，健忘，作話を主症状とする症候群。コルサコフ精神病，健忘作話症候群ともいう。新しい記憶を留める能力が障害され，記憶の欠損を作話で埋めることが目立つ。種々の感染病，アルコール中毒やビタミン B_1 欠乏症によるウェルニッケ脳症などに随伴して典型的な病像がみられる。→ウェルニッケ・コルサコフ症候群

コルサコフ精神病 [Korsakoff psychosis]
＝コルサコフ症候群

ゴルジ体 [Golgi apparatus；Golgi body] 扁平な彎曲した円板状の小嚢（ｼｽﾀｰﾅ）が数層重積した細胞小器官。この層板は凸面から凹面にかけて，順にシス部，中間部，トランス部に分ける。粗面小胞体で合成されたタンパク質はゴルジ体のシス側から中間部を経てトランス側まで輸送される過程で糖鎖修飾を受ける。トランス部からタンパク質がトランスゴルジ網を経て小胞に振り分けられ，目的の細胞内外の目的部位に輸送される。

コルチコイド [corticoid] ＝コルチコステロイド

コルチコステロイド [corticosteroid] 副腎皮質より産生されるステロイドホルモンと類似の作用をもつ化学合成物質の総称。コルチコイドともいう。糖及びタンパク質代謝に影響を及ぼし，抗炎症作用がある糖質コルチコイドと，電解質や細胞外液量の維持に不可欠である電解質コルチコイドがある。自然に存在するコルチコステロイドには，糖質コルチコイドのコルチコステロン，コルチゾン，コルチゾールや電解質コルチコイドのアルドステロンなどがある。合成糖質コルチコイドではデキサメタゾンがある。脂溶性ホルモンであり，細胞質内または核内に存在する転写因子に結合して，その作用を発揮する酵素の発現を上昇させる。

コルチコステロイド結合タンパク質 [corticosteroid-binding protein, CBP] 副腎皮質ホル

モンと特異的に結合する分子量約52,000の血漿タンパク質で，肝臓で合成される。トランスコルチンともいい，コルチコステロイドの担体としての役割をもつ。血漿中のコルチゾールの約90％がこのコルチコステロイド結合タンパク質と結合して存在している。妊娠やエストロゲンにより産生量が増加する。

コルチコステロン [corticosterone] $C_{21}H_{30}O_4$，分子量346.47。副腎皮質の束状層で合成される糖質コルチコイドの一つ。グリコーゲン貯蔵作用，抗炎症作用は，

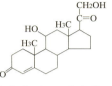

同じ糖質コルチコイドのコルチゾール，コルチゾンよりも弱い。電解質コルチコイドであるアルドステロンの前駆体でもある。

コルチコトロピン [corticotrop(h)in] ＝副腎皮質刺激ホルモン

コルチコトロピン放出因子 [corticotrop(h)in-releasing factor, CRF] ＝副腎皮質刺激ホルモン放出ホルモン

コルチコトロピン放出ホルモン [corticotrop(h)in-releasing hormone] ＝副腎皮質刺激ホルモン

コルチゾール [ccrtisol] $C_{21}H_{30}O_5$，分子量362.47。副腎皮質の束状層より産生される糖質コルチコイド。糖新生作用や筋におけるタンパク質合成の抑制などの働きを示す。ステロイド 11β-ヒドロキシラーゼが11-デオキシコルチゾールに作用して生合成される。血中では75％がコルチコステロイド結合タンパク質と，15％がアルブミンと結合した状態で存在する。血糖上昇作用，タンパク質分解亢進，脂肪分解亢進，昇圧作用，免疫抑制等の作用がある。＝副腎皮質ホルモン

コルチゾン [cortisone] $C_{21}H_{28}O_5$，分子量360.45。コルチゾールと同様に副腎皮質の束状層より産生される糖質コルチコイド。グリコーゲン貯留作用を示す。コルチゾールに 11β-ヒドロキシステロイドデヒドロゲナーゼが作用して作られる。慢性的なコルチゾンの分泌過剰症にクッシング症候群がある。

コルビーチーズ [Colby cheese] 牛乳を原料に作られる熟成期間2～3か月の半硬質チーズ。米国ウイスコンシン州の地名に由来。チェダーチーズに類似するが，ミリングしないためチェダーチーズよりきめが粗く，高水分，多孔質な組織でマイルドな風味。

コルヒチン [colchicine] $C_{22}H_{25}NO_6$，分子量399.44。ユリ科の多年草イヌサフランの種子から単離されたアルカロイド。痛風発作時に有効であるため，古くから用いられた。

コレカルシフェロール [cholecalciferol] ビタミン D_3 のこと。魚類の肝臓，魚肉，バター及び卵黄などの動物性食品に含まれる。紫外線照射により皮下で7-デヒドロコレステロールから生成する。

コレカルシフェロール当量 [cholecalciferol equivalent] ビタミンDには数種の同族体があり，それらの相対的活性をビタミン D_3（コレカルシフェロール）を基準に換算する単位。

コレシストキニン [cholecystokinin, CCK] 十二指腸粘膜中のI細胞から分泌される消化管ホルモン。胆嚢(たんのう)平滑筋，十二指腸，小腸平滑筋の収縮，膵液の分泌などの作用をもつ。セクレチンが電解質に富む膵液の分泌を刺激するのに対し，酵素に富む膵液の分泌を刺激する。別に発見されたパンクレオザイミン（PZ）とは同一の物質。コレシストキニン／パンクレオザイミン（CCK/PZ）とよばれる。

コレスタノール [cholestanol] $C_{27}H_{48}O$，分子量388.68。コレステロールのB環の二重結合が単結合になったコプロスタノールの異性体。哺乳類の正常組織にはコレステロールの1/400～1/500しか存在しない。ヒトの体内には5～10 g存在するがその機能は不明である。

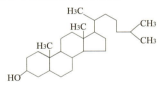

コレスタン [cholestane] $C_{27}H_{48}$，分子量372.68。コレステロールから誘導される5-コレステンの水素化物。コプロスタンの異性体。

コレスチラミン [cholestyramine] 白色あるいは淡黄色の粉末。アニオン交換樹脂の一種で，腸管でコレステロールと結合して排泄を促し，血清におけるコレステロール値を低下させる。脂質異常症の治療薬として用いられる。

コレステロール [cholesterol] $C_{27}H_{46}O$，分子量386.65 動物性のステロールであり，細胞膜やミリエン鞘の主要な構成成分であるとともに，胆汁酸，ステロイドホルモンの重要な代謝前駆体である。両親媒性の遊離体の他に，貯蔵・運搬体として3位のヒドロキシル基に脂肪酸がエステル結合したコレステロールエステルがある。コレステロールとそのエステルは，生体内では血清，副腎，皮膚，脂肪組織，脳に多く存在し，血清中で低密度リポタンパク質（LDL）として体内循環し末梢組織に供給され，高密度リポタンパク質（HDL）により組織から回収され肝臓に運ばれる。コレステロールは，肝臓でアセチルCoAからメバロン酸経路を経ておよ

そ1〜1.5g/日合成される。また，肝臓コレステロールの一部は胆汁酸として十二指腸に分泌され，小腸で再吸収される（腸肝循環）。食品では卵黄，魚卵，イカ，タコ，内臓肉（もつ），バターに多い。

コレステロール

コレステロールアシルトランスフェラーゼ
［cholesterol acyltransferase］　＝アシルCoAコレステロールアシルトランスフェラーゼ

コレステロールエステラーゼ［cholesterol esterase］　非イオン化脂肪酸とコレステロールをエステル結合させ，またコレステロールの加水分解も行う酵素。肝臓及び膵臓に多く存在する。この反応はエマルション系で進行し，生成した遊離型コレステロールはミセルに溶解する。

コレステロールエステル［cholesterol ester］
リポタンパク質中や細胞内に存在するコレステロールの中で遊離コレステロールの3β-OH基が脂肪酸とエステル結合したもの。血漿中では，HDLに取込まれた遊離コレステロールがレシチン-コレステロールアシルトランスフェラーゼ（LCAT）によりエステル型となり，コレステロールエステル輸送タンパク質（CETP）の作用によりVLDLおよびLDLにトリアシルグリセロールと引き替えに転送された後，肝細胞に取込まれる。細胞内の遊離コレステロールは膜の構成成分として利用され，余分はアシルCoAコレステロールアシルトランスフェラーゼ（acyl-CoA cholesterol acyltransferase, ACAT）によりコレステロールエステルとなって貯えられる。この他，非イオン化性脂肪酸と遊離コレステロールがコレステロールエステラーゼによりコレステロールエステルとなる。

コレステロールエステル輸送タンパク質
［cholesteryl ester transfer protein, CETP］　血漿中に存在する糖タンパク質であり，HDL中のコレステロールエステルをVLDL及びLDLにトリアシルグリセロールと引き替えに輸送する。マウスやラットではCETP活性が検出されないので，ヒトとラットやマウスのリポタンパク質代謝は大きく異なる。ヒトではCEPT欠損症があり，高HDLコレステロール血症の原因となる。

コレステロール結石［cholesterol gallstone］
成分の70％以上をコレステロールが占める胆石。コレステロール胆石ともいう。色調は白〜灰白色。肝臓から分泌されたコレステロール過飽和胆汁が胆嚢(たんのう)で成長して結石になる。

コレステロール胆石［cholesterol gallstone］
＝コレステロール結石

コレステロールヒドロキシラーゼ
［cholesterol hydroxylase］　コレステロール7α-あるいは，12α-ヒドロキシラーゼやコレステロール側鎖切断酵素系が知られている。前者は胆汁酸生合成系の初段階で重要である。後者はコレステロールの側鎖をモノオキシゲナーゼ反応によって切断し，プレグネノロンとイソカプロンアルデヒドとを生じる酵素系，ステロイドホルモン合成系の初段階で重要である。

コレラ［cholera］　グラム陰性桿菌のコレラ菌で起こる消化器感染症。3類感染症。コレラが産生する毒素は腸管粘膜上皮アデニルシクラーゼを活性化し，細胞内のcAMPを増加させる。その結果腸管内に多量の水，電解質が分泌され激しい下痢，嘔吐，脱水を呈する。治療はテトラサイクリン投与と脱水予防の大量の輸液を行う。

コレラ毒素［cholera toxin］　コレラ菌が産生する毒素。分子量約84,000のタンパク質性毒素。小腸上皮細胞のアデニルシクラーゼを活性化し，細胞内のcAMPを増加させ，結果として腸管内への大量の水，電解質が分泌され，激しい水溶性下痢の原因となる。→コレラ

コロイド結節性甲状腺腫［struma colloides］
＝膠質性甲状腺腫

コロイド浸透圧［colloid osmotic pressure］
＝膠質浸透圧

コロイド腺腫［colloid adenoma］　甲状腺の良性腫瘍の濾胞腺腫の一亜型。濾胞性甲状腺腫ともいう。拡張した濾胞内にコロイドを充満する腺腫。

コロイドミル［colloid mill］　大きな粒子を物理的に破砕し，非常に細かい粒子として分散させるのに用いる機械。工業的に利用される。

コロイド溶液［colloidal solution］　媒質中に分散している直径10^{-5}〜10^{-7}cmの粒子をコロイドといい，コロイドが水に分散しているため，わずかに濁った状態をいう。膠質溶液ともいう。性質は半透性，チンダル現象，ブラウン運動が特徴である。

コロイドリン酸カルシウム［colloidal calcium phosphate］　カルシウムがリン酸と複合体を形成し，コロイド粒子として存在することがある。乳中に存在するアパタイト型のリン酸カルシウム複合体はその代表例である。乳を加熱すると，可溶性のカルシウムはコロイド性カルシウムに移行するなど，加工や貯蔵の過程で状態変化が起こることが知られている。

コロソリン酸［corosolic acid］　$C_{30}H_{48}O_4$，分子量472.70。ミソハギ科の植物バナバ（和名 オオバナサルスベリ）の葉に含まれるトリテルペノイドの一種。別名2α-ヒドロキシウルソル酸。筋細胞に対してインスリンと類似の作用を示し，糖輸送体

GLUT4の細胞膜への局在を促進することにより糖取り込みを促進する。動物やヒトでも血糖上昇抑制作用が示されている。
　コロッケ　[croquette（仏）]　＝クロケット
　強飯　[steamed glutinous rice]　もち米を甑（こしき）や蒸籠（せいろう）で蒸した飯。古くは米を土器で煮ることに始まり、釜・竈・甑で蒸した強飯（こわいい）、次第にやわらかく炊いた固粥（姫飯（ひめいい））と調理法が変化した。もち米の強飯は一部では常食とされたが、主に祭祀用であったといわれている。アズキを混ぜた赤色の強飯は慶事に用いられ、これが、おこわや赤飯として現在に引き継がれている。また、白蒸（しらむし）（もち米を蒸したもの）に黒豆を入れた飯は仏事等に用いられる。
　コンアルブミン　[conalbumin]　卵白中に約10％含まれる分子量約70,000のタンパク質。血清トランスフェリンと極めてよく似た性質をもち、鉄と強固に結合する。オボトランスフェリンともいう。
　コンウェイ微量拡散法　[Conway microdiffusion method]　Conway EJ によって考案された精度の高い微量容量分析法。主として、試料溶液中のアンモニア態窒素やその他揮発性成分、尿素などの分析にも用いられる。分析器具は市販のコンウェイユニットを使用する。
　コングリシニン　[conglycinin]　大豆タンパク質の主要成分の一つ。グリシニンとともに大豆グロブリンを構成する。コングリシニンは α（33％）、β（61％）、γ（6～7％）の3種類に分けられ、αコングリシニンは2Sグロブリン、β 及び γ コングリシニンは7Sグロブリンに対応する。
　混合栄養　[mixed feeding；nutrition with breast milk and artificial milk]　母乳栄養と人工栄養（牛乳及び乳製品による）を併用すること。母乳分泌が不十分な場合、あるいは他の原因によって母乳のみで栄養を摂ることが不可能あるいは困難な場合に用いられる。授乳方法には毎回母乳を飲ませた後、人工栄養で補う方法と、母乳と人工栄養を交互に授乳する方法がある。出産後早期で母親に母乳栄養を行う意思がある場合は前者が望ましい。後者の場合で母乳分泌を維持したい場合は母乳栄養を一日3回以上行うよう努める。
　混合感染　[mixed infection]　遺伝的に異なる2種類以上の病原微生物に同時に感染すること。単一感染よりも病態が重いことが多い。
　混合リンパ球培養　[mixed lymphocyte culture, MLC]　非自己主要組織適合遺伝子複合体を発現する刺激細胞に反応して、リンパ球が幼若化する反応をみる培養法。T細胞による非自己抗原の認識能を測定する検査法。
　コンゴーレッド　[Congo red]　$C_{32}H_{22}N_6Na_2O_6S_2$、分子量695.68。赤色合成染料。一般染料、酸塩基指示薬（$_pH$ ＜3.0：青紫色，＞5.0：赤色），アミロイドの染色に使われる色素。

　コンシステンシー　[consistency]　固体と液体の中間にある物体の硬軟の程度を表す概念。稠性（ちょうせい）（ちょうだせい）ともいう。水やシロップ等のニュートン液体に対して用いられる粘性に対し、コロイド分散液や高分子溶液等の非ニュートン液体に用いられる見かけの粘性。
　こん〔昏〕睡　[coma]　持続性で深い覚醒不能な意識障害。強い刺激でも覚醒せず、その反応も示さない状態。角膜反射、腱反射も消失することもある。
　混成　[hybridization]　→ハイブリッド形成
　CONSORT声明　[CONSORT statement]　CONSORT（Consolidated Standards of Reporting Trials）は、臨床試験の報告の質を改善するためのガイドラインであり、多くの医学雑誌で採用されている。例えば、CONSORT 2010声明は、ランダム化比較試験の報告のための25項目のチェックリストとフローチャートから成る。→臨床試験、ランダム化比較試験
　コンソメ　[clearsoups；consomme（仏）]　澄んだスープ。ポタージュ・クレールともいう。獣鳥肉や魚からとっただし汁を、卵白で澄ましたスープ。
　混濁ジュース　[cloudy juice；unclarified juice]　100％果実飲料のうち、混濁果汁を使用し液色が濁った飲料。混濁ジュースと透明ジュースは外観上の違いだけでなく、香味の面でも異なった特徴があり、混濁ジュースはパルプ分が入っているため果実感が強く感じられる。
　献立　[menu]　料理名、使用食品と重量、栄養価を嗜好性、価格を考慮して主食・主菜・副菜の合理的な組合せが示されたもの。調理作業の指示書としての使命をもつ。
　献立表　[menu]　献立を表にしたもの。1回の食事を単位とする料理や食品の組合せを示したものから一定期間（1週間、1か月等）の献立を示すものまである。献立一覧表、メニューともいう。
　コンデンスミルク　[condensed milk]　＝加糖練乳
　コンドロイチン　[chondroitin]　アミノ糖、ウロン酸、酢酸と少量の硫酸から成る多糖で、結合組織成分である。
　コンドロイチン硫酸　[chondroitin sulfate]　コンドロイチンが硫酸と結合したもの。軟骨、皮

皮膚，膽囊(たんのう)等に存在する。

コンドロイチン硫酸ナトリウム [sodium chondroitin sulfate]　コンドロイチン硫酸のナトリウム塩。無味無臭の白色粉末で保水性，乳化安定剤として利用されている。

コンニャクマンナン [konjac mannan]　コンニャク精粉をアルコールまたは水で洗浄処理して得られる。サトイモ科のコンニャクイモ (*Amorphophallus konjac*) の塊茎に含まれるグルコマンナンでマンノースとグルコース（モル比2：1または3：2）が $\beta 1 \rightarrow 4$ 結合し，分子量 1,000,000～2,000,000，分枝の少ない，一部ヒドロキシ基がアセチル化した多糖。ヒトの消化酵素では分解されず，水を吸収，膨潤し，コロイド溶液となり，これにアルカリを加えて加熱すると凝固，食用コンニャクとなる。

混捏〔ねつ〕 [kneading; dough mixing]　パンや菓子の生地をつくる際，小麦粉やほかの材料を混ぜるだけでなく，こねてグルテンの形成と材料を均等分布する操作。グルテンの形成とは適度の弾性と伸展性をもった生地を作るということ。

コンバーテッドライス [converted rice]　パーボイルドライスの一種であり，原始的な方法を改良してパーボイルドライスの色やにおいを改善したもの。もみを減圧してから熱湯に浸し，次に加圧して糠のビタミンを胚乳に移行させる。これを蒸煮，乾燥してから搗精する。

コンビーフ [corned beef]　本来は粒状の粗塩で塩漬け (corned) したウシの塊肉またはそれを加熱したもの。日本では一般に牛肉を塩漬して湯煮した後，筋線維をほぐして調味した缶詰製品を指すことが多い。馬肉を混ぜたものは従来ニューコンビーフとよばれてきたが，「畜産物缶詰及び畜産物瓶詰の品質表示基準」の改正（2006（平成18）年5月）によりコーンドミートとよぶことになった。ただし，牛肉の割合が20％以上のものはニューコーンドミートまたはニューコンミートとよぶことが許されている。

コンビーフ缶 [corned beef can]　固形分の多いコンビーフを，空気が入らないように充填するために開発された上下面が大きさの異なる楕円形もしくは角丸四角形で，台形の形をした缶。枕缶ともいう。

コンビニエンスフーズ [convenience food]　下処理や調味・加熱等の加工処理がなされ，食用の際，比較的簡単な調理ですみ，保存性を有する簡便な加工食品。缶詰食品，びん詰食品，袋詰食品，乾燥食品，冷凍食品。調理済み食品，半調理食品，レトルト食品等がある。食の簡便化を反映し発達した。

コンピューター断層撮影 [computerized tomography, CT]　X線等を使用して物体の走査断層撮影を行い，得られたX線吸収値をコンピューターを用いて処理し，内部構造を輪切りにしたような画像で構成する撮影。コンピューター体断層撮影ともいう。がん等の腫瘤性器質疾患の発見，同定に使用される。

コンピューターネットワーク [computer network]　複数のコンピューターを接続し，双方向通信可能なネットワークのことで。

コンフィズリー [confiserie; confiseries（仏）]　砂糖を主材料として作った糖果のこと。砂糖溶液は煮詰める温度によって状態が変化するので，それぞれの特性を生かして作る菓子類。

コンプライアンス [compliance]　患者が医師の指示を受容し，それにしたがって治療を行うこと。受容を高めるには薬品の作用，副作用等を十分患者に説明する指導が重要である。本来の意味は，命令への服従である。

コンフリー [comfrey]　ムラサキ科ヒレハリソウ属のヒレハリソウの英名。ヨーロッパ，西アジア原産で，その葉や根は抗炎症作用を有することで有名であり，古くから抗炎症薬として用いられてきた。コンフリーの摂取が肝障害を引き起こすおそれがあるという報告もある。

コンプレメンタリー DNA [complementary DNA, cDNA]　＝相補的 DNA

コンベア配食 [tray assembly by conveyor]　作業員がベルトコンベアを挟んで両側に立ち，流れてくるトレイに各料理を盛り付ける配食方法。病院などのように多様な食種の給食，大規模給食や弁当給食などで効率的に作業を行うことができる。→中央配膳

サ

サーカディアンリズム　[circadian rhythm]
＝概日リズム

サーチュイン　[sirtuin]　　NAD依存性ヒストン脱アセチル化酵素の総称であり，はじめに同定されたのは酵母の Sir2 遺伝子産物である．その後，哺乳類において Sirt1～7 の7種類のサーチュイン遺伝子が発見されている．当初，酵母，線虫，ショウジョウバエでのエネルギー制限による寿命延長効果には Sir2 遺伝子が関与すると報告され，一躍脚光を浴びた．しかしその後の解析により，Sir2 遺伝子が線虫やショウジョウバエの寿命を延長しないとの報告がなされた．酵母 Sir2 遺伝子の哺乳類でのオーソログは Sirt1 遺伝子である．Sirt1 が哺乳類での寿命延長に関与するかどうかは否定的な意見が多いが，Sirt1 遺伝子導入マウスでは野生型マウスで見られる高脂肪食による寿命の短縮が起こらないことから，ある種の代謝改善効果を有すると考えられている．

差圧予冷　[pressure cooling；forced air cooling]　＝加圧冷却

サーベイランス　[surveillance]　　疾患の発生状況・蔓延状況と関連する諸要因について継続的に監視し，必要な情報を得ること．一般には，集団サーベイランスを意味する．

サーロイン　[sirloin]　　ウシにおいて，最も代表的なステーキ用の部位．リブロースからももに続く背部の部位で，そのほとんどが胸最長筋で占められる．ロース系の部位のうちでも軟らかく，最も高く評価される肉質を有することから，「サー（sir）」の称号を冠してよばれている．関東ではヒレ下ロースともよばれる．

サイアザイド　[thiazide]　　利尿剤の一つで，高血圧治療の第一選択薬．チアジドともいう．サイアザイド利尿剤は近位尿細管で尿細管腔に分泌され，遠位尿細管で Na^+-Cl^- 共輸送体を阻害することにより，ナトリウムと塩素イオンの再吸収を抑制して利尿効果を示す．Na の再吸収が抑制されると，循環血液量が減少し血圧が低下する．循環血液量の減少の結果として糸球体濾過率が低下し，その結果近位尿細管での再吸収が亢進する．このため，高窒素血症，高尿酸血症，高カルシウム血症となる．また，循環血液量の低下により，アルドステロンが増加すると，低カリウム血症となる．また，高血糖，脂質異常症などの副作用が認められる．

サイアミン　[thiamine]　　＝チアミン

最確数　[most probable number, MPN]　　液体培地を使用して測定した数値から，確率論によって算出される食品1 g中の大腸菌群，大腸菌，腸炎ビブリオ菌などの推定値．

サイカシン　[cycasin]　　$C_8H_{16}N_2O_7$，分子量252.22．ソテツ科の実に含まれる配糖体．腸内細菌の β-グルコシダーゼによってメチルアゾキシメタノールとなる．メチルアゾキシメタノールはホルムアルデヒドとなり，中毒作用を示す．また，メチルアゾキシメタノエルは発がん性を示す．

再感染　[reinfection]　　初感染と同じ病原性微生物に再び感染を経験すること．微生物によっては初回の感染で永久免疫ができ，再感染しないものもあるが，免疫ができにくいか免疫力の減退で感染を繰返す病原微生物もある．

催奇形因子　[teratogen]　　薬や放射線など奇形を起こす可能性のある因子．催奇形因子として，化学物質・薬物（有機水銀，サリドマイド，ダイオキシン），物理因子（放射線，低酸素），生物学的因子（梅毒，風疹ウイルス，水痘ウイルス，サイトメガロウイルスなど），栄養因子（葉酸不足）が挙げられる．催奇形因子が胎芽期に作用すると，奇形となる危険性が高い．

催奇形性　[teratogenicity]　　奇形の発生を誘発する性質あるいは傾向．胎児（特に胎芽期）に作用して奇形を発生させる性質あるいは作用のこと．催奇形性は，胎児に奇形を起こしやすい臨界期依存性，胎児の発育段階（特に胎芽期）依存性がある．

催奇形性試験　[teratogenicity test]　　妊娠している動物（ラット，マウス）の一方と，ウサギを用い，胎仔の器官形成期に被検物質を投与し，催奇形作用を検証する試験．主に，外形奇形，内臓奇形，及び骨格奇形について検査する．サリドマイド事件以来，薬物の承認申請の条件として動物実験による毒性試験が要求されるようになった．

再吸収　[reabsorption]　　滲出物等，すでに排泄された物質を再び吸収すること．例えば，腎糸球体ボウマン嚢内に濾過された血液成分のうち生体に必要な成分は，第一次（近位）または第二次（遠位）曲尿細管で再吸収され血液中に戻る．この再吸収能には物質それぞれに閾値があり，閾値を超える

部分は再吸収されず尿として体外に排泄される。

細菌　[bacterium]　大きさが数 μm 程度の最も原始的な単細胞微生物で，バクテリアとよばれる。形態的に球菌，桿菌，ら旋菌に分けられる。地球上で数十億年前に発生した最初の生物体であると考えられており，地球上のほとんどあらゆるところに存在する。土壌にいるものは土壌細菌，水系にいるものは水系（棲）細菌，食品などを腐敗させるものは腐敗細菌とよばれる。病原性を有する細菌はごく一部で，大部分はヒトに無害か，もしくは乳酸菌などのように有用なものも多い。→原核生物，グラム染色，グラム陽性菌，グラム陰性菌

細菌アミラーゼ　[bacterial amylase]　細菌が産生するアミラーゼ。コムギやダイズに由来するアミラーゼと区別してよばれる。代表的な産生菌は枯草菌（*Bacillus subtilis*）である。①微生物は特性の異なるいろいろなアミラーゼを産生する。②産生菌から変異株を作り出して元の菌株よりも機能が向上したアミラーゼに改良することができる。また，酵素はタンパク質であり，遺伝子操作により機能を改良することが容易という長所ももっている。③工場で生産でき，微生物から変異株を作り出したり，培養方法を改良して生産量を飛躍的に上げることも可能である等，有利な点が多い。細菌を利用したアミラーゼ生産技術が確立し，高活性のアミラーゼが安定的に供給されるようになった。この結果，デンプンから水飴，デキストリン，マルトース，グルコース等が安価に生産されるようになった。

細菌感染症　[bacterial infection]　細菌を病原とする感染症。感染によって宿主の抵抗力より菌の攻撃力が優った場合に病的症状となる。

細菌性食中毒　[bacterial food poisoning]　病原性がある細菌によって引き起こされる食中毒。代表的な病原菌はサルモネラ菌，腸炎ビブリオ，病原性大腸菌，ブドウ球菌，ウェルシュ菌，カンピロバクター菌，ボツリヌス菌等である。食中毒の大部分は細菌性食中毒であり，最も警戒すべき食中毒といえる。大別すると，ブドウ球菌やボツリヌス菌のように食品中で毒素を産生し，その毒素によってヒトが中毒を起こす毒素型食中毒と，サルモネラ菌や腸炎ビブリオのように摂取した菌がヒトの腸管内で増殖して中毒を起こす感染型食中毒がある。発生原因は二次汚染，温度管理不良による増殖，加熱不十分による病原菌の生残などが主なものなので，予防法としては"付けない，増やさない，殺す"という 3 原則が推奨される。

細菌プロテアーゼ　[bacterial protease]　細菌が産生するプロテアーゼ。食品産業では，パパイヤやパインアップルなど植物に含まれるプロテアーゼも利用されるが，これと区別してよばれる。代表的な産生菌は枯草菌（*Bacillus subtilis*）である。細菌プロテアーゼの生産技術が確立したので，高活性のプロテアーゼが安定的に供給されるようになった。→細菌アミラーゼ

サイクリック AMP　[cyclic AMP, cAMP]　$C_{10}H_{12}N_5O_6P$，分子量329.21。環状アデニル酸。アデニル酸シクラーゼによって ATP から合成される情報伝達物質。各種ホルモンや神経伝達物質，生理活性物質の細胞外刺激を細胞内に伝える第二メッセンジャー（セカンドメッセンジャー）として，細胞内情報伝達に関与している。各種ホルモンやプロスタグランジン刺激によって細胞内の cAMP 量が増加すると，cAMP 依存性プロテインキナーゼが活性化し，エネルギー代謝等に関与する酵素や機能性タンパク質がリン酸化されて機能の変化が引き起こされる。

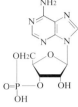

サイクリック GMP　[cyclic GMP, cGMP]　$C_{10}H_{12}N_5O_7P$，分子量345.21。環状グアニル酸。グアニル酸シクラーゼによって GTP から合成される。cAMP と同様に，細胞内の第二メッセンジャーとして働いており，cGMP 依存性プロテインキナーゼを活性化させてタンパク質のリン酸化を導き平滑筋を弛緩させる。

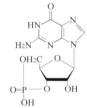

サイクルメニュー　[cycle menu]　繰返し実施する一定期間分の献立表。2～4 週間を 1 サイクルとし季節ごとに作成している。食材料の購入計画，調理，配膳システム等の標準化が容易となる。

サイクロデキストリン　[cyclodextrin]　＝シクロデキストリン

再現性　[reproducibility；reliability]　＝精度

最高血圧　[maximal blood pressure]　＝収縮期血圧

最高心拍数　[maximal heart rate, HRmax]　運動強度の増加に伴い上昇する心拍数が，それ以上に上昇しなくなる上限の心拍数。通常，220 から年齢を引算した数値を推定最高心拍数（拍/分）とする。

在庫管理　[stock management]　保管している食材料の正確な出納と品質の確保のために最低必要在庫量を知り，発注のタイミング，品質保持のための保管スペースから可能発注量を総合的に把握すること。

最終産物　[end-product]　一連の反応により最終的に生成する物質。一連の酵素反応から成る生合成経路における最終の反応産物。

最終産物阻害　[end-product inhibition]　＝フィードバック阻害

最終産物抑制 [end-product repression]
一連の酵素反応によって生じる最終産物が,最初の反応段階にかかわる酵素の働きを負に調節すること。この酵素はアロステリック酵素といい,活性中心近くの基質部位とは別の結合部位に低分子物質を結合させ調節を受ける。例えばアスパラギン酸からリシンを合成する反応系では,最終産物のリシンが酵素活性を調節する。

最終需要 [final demand] 家計外消費支出,民間消費支出,一般政府消費支出,域内総固定資本形成,在庫純増及び移輸入から求められる需要。各産業の生産は,究極的にはこの最終需要を満たすために行われている。

最終消費財 [final consumption goods] 食品,衣服,家具,医療品等のように,消費者が直接入手する財。最終消費財には,必需品,日用品,贅沢品の水準がある。

最小血圧 [minimal blood pressure] ＝拡張期血圧

最小致死量 [minimum lethal dose, MLD]
特定のグループの動物をすべて死亡させるのに必要とされる薬物の最小投与量。最小中毒量ともいう。

最小中毒量 [minimum toxic dose] ＝最小致死量

最小毒性量 [lowest observed adverse effect level, LOAEL] ある物質について何段階かの異なる投与量を用いて毒性試験を行ったとき,有害影響が認められた最小の投与量のこと。「日本人の食事摂取基準（2015年版）」では最低健康障害発現量とされている。

最小二乗法 [method of least squares] 求めるべき回帰式によって予測される値と実際に得られている値の差の2乗和が最小になるように回帰係数を決める方法。

最小必要水分量 [minimum water requirement] 人は,不感蒸泄として,呼気中や皮膚や角膜からの蒸発により,無意識のうちに水分を排泄している。成人で一日約700 mLである。汗と糞便中に約300 mL排泄している。体内で生成された不要物を排泄するのに400～500 mLの尿（不可避尿）が必要である。一方,生命維持のために摂取した食事中の栄養素の代謝により約200 mLの水が産生される（代謝水）。差し引きした1,200～1,300 mLが,最小必要水分量である。

最小必要量 [minimum requirement] 生体の生理的機能維持に必要な栄養素の最小量で,実験的データに基づき決定される量。この値に性,年齢,身体状況等に関する安全率を考慮し推奨量が決定される。「日本人の食事摂取基準（2015年版）」における推定平均必要量（EAR：当該集団における50%の人が必要量を満たす摂取量）にほぼ該当する。

菜食主義 [vegetarianism] 肉・魚類などの動物性食品を摂らず,菜食で食生活を送る生き方。アジアの仏教徒には,動物性食品を全く摂らない菜食主義者もあるが,インド,欧米では,卵,牛乳・乳製品については摂取することも多く,通常ベジタリアンと称する。日本で発達した精進料理は植物性食品のみでつくられる料理で,禅宗の発展に伴い発達し,豆腐,ゆば,麩など植物性タンパク質性食品の利用が盛んになった。

サイズ排除クロマトグラフィー [size exclusion chromatography, SEC] 試料中成分の分子サイズ差により分離する液体クロマトグラフィー。分子排斥クロマトグラフィー,分子ふるい〔篩〕クロマトグラフィーともよばれる。担体（固定相）としては内部が狭くなっている多孔質素材を用いる。大きな分子は担体内部まで侵入することができず担体の外部を流れ去るので流出が速く,一方,小分子は担体内部にまで拡散できるため流出が遅くなる。サイズ排除クロマトグラフィーにおいて,移動相が有機溶媒である場合をゲル浸透クロマトグラフィー,移動相が水溶液である場合をゲル濾過クロマトグラフィーとよぶ。

再生産 [reproduction] （人口の再生産）指標には,出生数,出生率,合計特殊出生率（粗再生産率），総再生産率,純再生産率がある。総再生産率は女性が一生の間に生む平均女児数を示したもので,合計特殊出生率のほぼ1/2。純再生産率は総再生産率に女性の生存率を考慮した時の平均子供数。純再生産率1未満では人口は減少する。

再生バター [processed butter] 変質または溶融したバターを融解,水洗,濾過,標準化,殺菌などの前処理後冷却し,再練圧または再チャーニングして製品としたもの。→バター

再生不良性貧血 [aplastic anemia] 骨髄中の多能性幹細胞が障害されるため骨髄の低形成を来し,末梢血での赤血球,白血球や血小板の減少といわゆる汎血球減少症を呈する疾患。顆粒球数,血小板数及び網赤血球数により重症度分類が行われる。重症では,顆粒球が500個/μL未満,血小板数が20,000個/μL未満,及び網赤血球が20,000個/μL未満の2または3項目を満たすものをいう。中等症は顆粒球が1,000個/μL未満,血小板数が50,000個/μL,及び網赤血球数が60,000個/μL未満の2または3項目を満たすものをいう。原因は先天性と後天性に分けられる。遺伝子異常による先天性再生不良性貧血はFanconi貧血とよばれる。後天性再生不良性貧血の原因として,ウイルス,薬物（クロラムフェニコールなど），鎮痛薬,抗炎症薬等や放射線等が挙げられている。血液検査では正球性正色素性貧血を呈す。血清鉄および血中エリスロポエチンは増加する。輸血（白血球除去赤血球），G-CSFを投与する。また,20歳以下の重症例では骨髄移植が行

われる。20～45歳では免疫抑制療法，タンパク同化ホルモン療法などが選択される。

細線維 [fibre；fiber] 動物における，細胞性や非細胞性の細長い形態の組織。筋線維，神経線維，結合組織の膠原線維・弾性線維やさらに線維状組織の内部にある筋原線維・膠原線維，体表の糸状突起物（毛，体外の糸）など。

サイダー [cider] 柑橘類果実などのフレーバーを付けた透明炭酸飲料の総称。フランス語でリンゴの果汁を発酵させた果実酒を意味するシードル cidre が語源。→炭酸飲料

さい〔臍〕帯 [umbilical cord] 胎児と胎盤をつなぐ紐状組織。長さ約50cm，直径1～2cm。内部には2本の臍動脈と1本の臍静脈があり，母体胎児間の物質輸送を行っている。

最大安全量 [maximum safety level] ＝無毒性量

最大下運動 [submaximal exercise] 最大酸素摂取量まで到達しない運動強度。身体の酸素需要に対しその供給が追いつき，呼吸循環機能の定常状態が成立する運動。最大酸素摂取量に到達する強度の運動を最大運動，それ以上を超最大運動という。

最大下負荷法 [maximal load (method)] 運動負荷試験の一つで，運動負荷強度を最大運動能力（最大酸素摂取量）以下に設定して運動させる試験。身体の酸素需要に対しその供給が追いつき，呼吸循環機能の定常状態が成立する運動での負荷試験法。

在胎期間 [gestational age] 新生児側からの妊娠期間，在胎週数ともいう。妊娠前の最後の月経開始日から数えた週数を在胎週数とする。妊娠持続日数は，280日とし，28日を妊娠歴の1か月，7日を1週とする。月経が不定期であると，真の妊娠期間とは大きく異なることがある。在胎期間を知ることは，胎児の発育管理，出生時の医療管理上，重要である。在胎週数により，流産（在胎22週未満），早産（在胎22週より37週未満），正期産（在胎37週より42週未満），及び過期産（在胎42週以降）の分類が行われる。

最大酸素消費量 [maximum oxygen comsumption] ＝最大酸素摂取量

最大酸素摂取量 [maximal oxygen uptake, V_{O_2max}] 運動強度の増加に伴い上昇する酸素摂取量が，それ以上に上昇しなくなる上限の値。最大酸素消費量ともいう。一般に，自転車エルゴメータやトレッドミルを用いた漸増運動負荷試験にて計測する。V_{O_2max} 到達の判定は，これらの運動様式で運動強度をさらに上げても V_{O_2} が上昇しない V_{O_2} の leveling off（プラトー）の確認と，ガス交換比が1.0～1.5 もしくは心拍数が最高心拍数（220－年齢）に到達したことによる。peak V_{O_2} は V_{O_2max} と異なり，単に一定の最大努力をした際に得られる最高の V_{O_2} をいう。

最大酸素負債 [maximal oxygen dept] 運動後の酸素負債の最大値。運動強度が最大酸素摂取量を超える短距離走の全力疾走のような激しい運動の場合では，運動終了後の酸素摂取量は，一定時間，運動前よりも高い。運動直後に呼吸が大きく，速いのはこのためである。

最大耐量 [maximum tolerance dose] 薬が投与される身体が，その薬に耐えられる限界の量。この他に，最大無作用量などを求めることで，薬剤の至適投与量を決定することができる。

最大氷結晶生成帯 [zone of maximum ice crystal formation] 食品の冷凍に際し，食品が凍り始めてからほとんどの水分が氷結するまでの温度帯。通常0～－5℃程度。この温度帯をゆっくりと通過すると，氷の結晶が大きくなり，解凍した際にドリップが多く，味成分が溶け出す要因となる。したがって，できるだけこの温度帯を急速に通過させることが，食品の品質を保つ上で重要である。

最大無作用量 [maximum no effect level] ＝無毒性量

最大無酸素パワー [maximal anaerobic power] 作用する負荷の大きさと，動きの速度により決定される瞬発力の指標。大きな力を瞬間的に発揮する競技種目（陸上競技短距離，跳躍，投てき，重量挙げ等）の競技成績を決定する因子となる。この非乳酸性の運動で発揮される最大無酸素パワーを階段の駆け上がりによって測定する方法が1978年，Margaria らによって考案されている。

在宅看護 [home nursing] ＝訪問看護

細胆管 [bile canaliculus；bile ductule] 毛細胆管と小葉間胆管とを結ぶ胆管。ヘーリング管ともいう。

最低健康障害発現量 ＝最小毒性量

細動脈 [arteriole] 30～300μmの動脈（細動脈が分岐して毛細血管に血液を運ぶ）。内膜，中膜及び外膜で構成される。内膜は扁平上皮，中膜は筋層，及び外膜は結合組織により構成される。中膜の筋肉の収縮により血流を調節する。壁は比較的厚く，交感神経節後線維が細かく分布していて，血管内径の変化によって血管抵抗性を調節している。

細動脈硬化症 [arteriolosclerosis] 細動脈内膜の硝子様変性と増殖，中膜の線維性肥厚により生じる硬化症。実質臓器の細動脈に起こりやすい。加齢や高血圧症が発症要因。脳ではラクネ梗塞，腎臓では細動脈性腎硬化症と関係がある。

サイトカイニン [cytokinin] 植物ホルモンの一種。シトキニン，サイトキニン，フィトキニンともいう。細胞分裂，芽の伸長，葉の生長の促進作用を示すとともに，アミノ酸の集積，老化阻止，葉緑素形成促進等を示す。

サイトカイン　[cytokine]　免疫応答における細胞間相互作用を担う液性因子の総称。シトキンともいう。インターフェロン（IFN），インターロイキン（IL），コロニー刺激因子（CSF）等に分類される。IFN は IFN 感染防御に重要な分子で，IL は対応した受容体をもつ限られた細胞にだけ働き，さまざまな細胞に分化・増殖を引き起こす。CSF は骨髄の造血細胞の分化・増殖を誘導する。その他にも TNF-α や TGF-β など細胞障害，線維化細胞増殖にかかわる重要なサイトカインも存在する。また，ヘルパー T 細胞の産生するサイトカインは T_H1 と T_H2 の二つの型に分類され，T_H1 サイトカインには IFN-α，TNF-β，IL-2 があり，細胞障害性反応，炎症反応や遅延型過敏性反応に関与する。T_H2 サイトカインには IL-4，IL-10，IL-13 等があり，抗体応答やアレルギー応答にかかわっている。

サイトキニン　[cytokinin]　＝サイトカイニン
サイトクローム　[cytochrome]　＝シトクロム
サイトゾル　[cytosol]　＝細胞質ゾル
サイトプラスト　[cytoplast]　→原形質体
最頻値　[mode]　分布の代表値の一つ。データの分布を見た時，最も度数の大きな階級の階級値。モードともいう。
細胞　[cell]　DNAの遺伝情報の複製とその転写 RNA を翻訳して合成された酵素の代謝による自己再生能をもち，タンパク質を含む脂質二重層膜構造に包まれた生命の最小基本単位。細胞内外では情報，エネルギー，生体物質の統一的な交換，変換の調節が行われる。細胞は核構造のない原核細胞（細菌など）と，核膜で囲まれた核とその他のオルガネラをもつ真核生物とに分かれる。細胞は細胞分裂で再生されるが，真核細胞では雌雄の生殖細胞の合体に始まり発生の過程にしたがって，機能を分担する各種の体細胞に分化し，組織から器官を作り個体を生じる。ウイルス，ファージ，ミトコンドリア等は細胞内でのみ増殖できるので細胞とはよばない。多細胞生物の体細胞は内的環境に浸っており，その恒常性を維持するため，神経，内分泌系，免疫系で全体細胞が統一されている。
細胞外液　[extracellular fluid]　細胞外に存在する体液。細胞内液とは細胞膜で隔てられている。全体液量の約 1/3 を占めるが，測定に用いるマーカー物質により，値は多少異なる。血管内液（血漿），血管外液（間質液，リンパ）に大別される。細胞外液の主な電解質は Na^+，Cl^-，HCO_3^- で，特に Na^+ は全陽イオンの 90％以上を占める。血漿ではタンパク質分子も重要な陰イオンであるが，血管外液のタンパク質濃度は極めて低い。細胞外液は内部環境ともよばれ，その量，イオン組成，浸透圧，温度等の恒常性は細胞機能を支え，生命維持の基本的条件となっている。

細胞外水分　[extracellular water]　細胞外液を構成する水。細胞外液の浸透圧の維持は，細胞外水分量の維持よりも生体に重要なので，その量は，水の補給（飲食物中の水や代謝水）と喪失のバランス，ナトリウムの過剰などの影響を受ける。
細胞外マトリックス　[extracellular matrix, ECM]　＝細胞間物質
　細胞解離　[cell dissociation]　→解離
　細胞間液　[intercellular fluid]　＝間質液
　細胞間隙　[intercellular space]　組織を構成する細胞間の間隙。結合組織では広く，上皮組織では極端に狭い。細胞間隙は物質の通過にかかわるため，機能上の必要から幅はある程度可変である。
　細胞間物質　[intercellular substance]　主として動物組織における細胞と細胞の間を満たす物質。細胞外マトリックスともいう。細胞自身によって生合成されて，細胞外に分泌・蓄積した生体高分子の複雑な集合体。結合組織に多い。基底膜もその一種。主な構成分子には，コラーゲンやエラスチン等の線維性タンパク質，プロテオグリカンやグリコサミノグリカン等の複合糖質，フィブロネクチンほかの細胞接着性糖タンパク質がある。
　細胞間連絡　[intercellular communication]　＝ギャップ結合
　細胞系[統]　[cell line]　系とは広く生物における世代の連係，各種の進化の経路，種間の類縁関係を示す言葉で，細胞系では，細胞を対象とした，このような関係をいう。
細胞呼吸　[cellular respiration]　細胞内に取込んだ酸素を利用してエネルギー（ATP）を発生させ，最終産物として二酸化炭素と水を排出する代謝過程。内呼吸ともいう。
細胞骨格　[cytoskeleton]　真核細胞内の線維状タンパク質で構成される運動，輸送，形態維持の構造。チューブリンを主成分とする微小管，アクチンを主成分とするアクチンフィラメント，ビメンチンやデスミン等から成る中間径フィラメントの構造体。動物細胞の形態は細胞骨格と細胞接着で決まる。細胞骨格は細胞運動の主装置としても機能している。動植物細胞ともに原形質流動は細胞骨格に付着した細胞小器官の移動を行う。
細胞質　[cytoplasm]　原形質の中から核を除いた部分。水を溶媒として低分子の糖，アミノ酸，ヌクレオチド等を含み，同時に水を分散媒として反応を担う酵素，情報伝達を担う核酸などを含む。この分散媒中に核以外の細胞小器官が存在して分散媒がその膜で分画され，原形質膜で外界と分画されている。
　細胞質基質　[cytoplasmic matrix]　＝細胞質マトリックス
　細胞質ゾル　[cytosol]　細胞質から細胞器官，後形質などの顆粒成分を除いた液状部分。サイトゾ

さいほうしつ

ルともいう。細胞分画法では超遠心上清の画分。この液体は水が細胞内低分子の溶媒，タンパク質などの分散媒である。

細胞質膜 [plasma membrane] 細胞質を機能的に外界から分離しているタンパク質を含む脂質二重層膜。細胞質膜は細胞質内の溶質，コロイド質が散逸するのを防ぎ，生命体である細胞内の代謝，遺伝系の独立を維持する。同時に細胞の外界からの特定の物質を選んで細胞内外に輸送する輸送体や情報を細胞に伝達する受容体を含んでいる。

細胞質マトリックス [cytoplasmic matrix] 細胞質ゾルの同義語。細胞質から細胞小器官や顆粒などを除いた液相。

細胞周期 [cell cycle] 細胞の分裂時に，細胞分裂と DNA 複製にみられる周期性。分裂サイクル，分裂周期ともいう。細胞分裂は G_1 期の途中から開始し，S 期に DNA を複製する。続いて G_2 期があり，次の M 期で遺伝情報（DNA）は等配分されて G_1 期に至り，一巡する。

細胞障害性T細胞 [cytotoxic T cell] 主に主要組織適合遺伝子複合体（MHC）クラスIに拘束性の抗原ペプチドを発現している，ウイルス感染細胞などを破壊する細胞。ウイルス排除における主要な役割を果たす。エフェクター分子としては，パーフォリン，Fas リガンドや TNF-α が知られている。少ないながら MHC クラスII拘束性のものもある。MHC クラスI拘束性のものは CD8 を発出し，クラスII拘束性のものは CD4 陽性である。

細胞診 [cytodiagnosis；cytologic diagnosis] 採取した細胞から塗抹標本を作り，細胞学的診断を行う検査。がんの早期発見，性周期の判定，ホルモン作用の研究等に広く用いられている。細胞診は，特に，がんの診断において広く用いられている。重症度診断にはパパニコロウ分類を用いる。

細胞性免疫 [cell-mediated immunity] 細胞内に寄生するウイルス等に対する免疫反応で，リンパ球や食細胞によって引き起こされる反応の総称。一方で，抗体によって起こる反応を体液性免疫とよぶ。マクロファージ，NK 細胞，NKT 細胞，ヘルパーT細胞，細胞障害性T細胞等が細胞性免疫応答で主要な役割を果たしている。ただし，抗体応答がない場合は抗原提示も起こりにくく，細胞性免疫反応も制限されるため，細胞性と液性免疫を分離して考えることはできない。

細胞増殖 [cell proliferation] 細胞が分裂して増える。細胞分裂の過程を細胞周期といい，G_1 期，S 期，G_2 期及び M 期に分類される。また，M 期は前期（prophase），前中期（prometaphase），中期（metaphase），後期（anaphase）及び終期（telophase）に分類される。終期に続き細胞質が分裂する。正常時には増殖が止まるが，がん化すると止まらない。→細胞分裂

細胞増殖型肥満 [hyperplasia obesity]
→細胞肥大型肥満

細胞増殖巣 [focus] 細胞増殖が塊状に起こる場合。細胞分裂像が多い。

細胞毒 [cytotoxin] 細胞の増殖，及び機能障害を与え，細胞死に導く物質。細胞毒性の要因として，細胞生存に必要な生理活動（DNA の複製・転写・翻訳，タンパク合成，細胞呼吸）の障害，細胞膜障害，細胞周期の制御障害，細胞内シグナル伝達障害などが挙げられる。

細胞内液 [intracellular fluid] 細胞内に存在する体液。全体液量の約 2/3 を占め，細胞外液とは細胞膜で隔てられている。組成は細胞の種類により異なるが，主な陽イオンは K^+，Mg^{2+}，陰イオンはリン酸，硫酸，タンパク質である。細胞外液とのイオン組成の大きな差は，細胞膜イオン輸送ポンプ Na^+，K^+-ATPase 等により維持されている。

細胞内受容体 [intracellular receptor] =核内受容体

細胞内消化 [intracellular digestion] 原生動物やマクロファージ等の食細胞が，その細胞境界内に外因性物質である細菌等を取込み，細胞内リソソームやファゴリソソーム中の糖タンパク質性の加水分解酵素により，取込まれた成分が消化・分解を受けること。

細胞内小器官 [cell oragnelle] =オルガネラ

細胞内水分 [intracellular water] 細胞内液を構成する水。その量は，細胞外液の浸透圧が高くなると減少し，低くなると増加する。また，高齢者では組織細胞数の減少により，各細胞の水分量の変化はほとんどないが，総量は減少する。

細胞内凍結 [intracellular ice formation；intracellular freezing] 微生物などを急速凍結する際に細胞内で起こる氷結晶形成。一般的に，氷結晶形成の際の機械的破壊作用により，微生物などの細胞は死滅する。また，冷凍食品の場合は細胞内凍結の割合が高い方が生成する氷結晶が小さく，解凍した際に高品質となる。

細胞肥大型肥満 [hypercellular obesity] 脂肪を貯蔵する脂肪細胞の容積が大きくなることによる肥満。脂肪細胞の分裂により脂肪細胞数が増えることによる肥満を細胞増殖型肥満という。前者は成人に多く後者は成長期の小児に多い。

細胞表面抗原 [cell-surface antigen] 表面マーカーともよばれ，白血球などのさまざまな免疫担当細胞の細胞膜表面に発現する分子。細胞の分化や活性化の程度によって発現する抗原の種類が異なり，表面抗原は，結合するモノクローナル抗体の種類によって分類される。この分類のことを CD（cluster of differentiation）分類とよび，CD 分類は細胞機能の指標となるだけでなく，急性白血病，悪

性リンパ腫, ウイルス性疾患などの発症の手がかりとなる。また, 細胞表面抗原には細胞内へのシグナル伝達に関与する分子も存在する。例えば, 脂肪細胞, マクロファージ, 肝細胞などの表面に存在するCD36は, 脂肪酸, 酸化LDL, トロンボスポンジンの細胞へのエンドサイトーシスに関与し, 肥満, 動脈硬化症, 血栓症の発症にかかわる重要な分子として栄養学的にも注目されている。

細胞分裂 [cell division] 1個の細胞（母細胞）が2個以上の細胞（娘細胞）に分裂する現象。真核細胞の母細胞（哺乳類体細胞など）において, 休止状態にある細胞は活性型サイクリン依存性キナーゼ4（CDK4＋サイクリンD）によって細胞周期（G_1期, S期, G_2期, M期）が活性化する。サイクリンEの結合した活性型CDK2（CDK2＋サイクリンE）はG_1期／S期の移行を制御する。G_1期からG_2期にかけて中心体などの複製が行われる。サイクリンAの結合した活性型CDK2（CDK2＋サイクリンA）はS期の進行をもたらす。S期からG_2期にかけて, 核のDNAやRNA及びタンパク質の複製が行われる。活性型CDK1（cdc2キナーゼ（CDK1＋サイクリンB）］はM期を開始させる。M期に核内容物・染色体の分配（核分裂）が起こり, 次いで細胞質の分配が起こる。CDK1が不活性化（サイクリンBの分解）する時M期が終わり, 母細胞の分裂が完了する。CDK阻害因子はG_1期とS期の進行を抑え, G_1期からG_0期への離脱をもたらす。

細胞壁 [cell wall] 植物, 菌類, 細菌類の細胞にみられる最外部の構造で, 主成分は多糖。固い網状構造で, 絶えず成長を繰返し, 防御, 改築・補強, 物質補給, 細胞間連絡などの役割を担っている。

細胞壁溶解酵素 [cell wall digesting enzyme；cell wall lytic enzyme] 細胞壁の構成成分のうち, 主に多糖を加水分解する酵素。細胞の形態維持に必要であり, 栄養増殖期に機能するものや胞子形成期に機能するものなどがある。

細胞膜 [cell membrane] 細胞を包んでいる膜構造の総称で, 細胞質膜とその外側の細胞壁や細胞外被などの構造も含む。細胞内外の低分子物質の障壁となっているのは細胞質膜であって, その外側の細胞壁や外被はこれらを透過させる。

細胞融合 [cell fusion] 細胞膜が癒合して原形質が溶け合うこと。正常では起こらないがセンダイウイルス感染などにより膜癒合が起こる。巨細胞を形成する。実験のため, レクチン等を用いて細胞を癒合させることもある。

サイム油 [thyme oil] ＝タイム油

ザイモグラム [zymogram] ゲル電気泳動で分離した酵素タンパク質を, ゲル内で酵素活性に基づいて酵素反応させて染色する活性染色法。酵素活性と分子量の情報を同時に得ることができる。

サイロ [silo] 穀物やダイズを乾燥したのちバラで数か月以上にわたって貯蔵するための施設や飼料作物や牧草を嫌気発酵させる施設をサイロとよぶ。穀物の乾燥施設, 穀物搬入用エレベーターと大型のサイロを合せてカントリーエレベーターとよぶ。飼料作物や牧草を嫌気発酵させたものはサイレージである。

サイロキシン [thyroxine] ＝チロキシン

ザウアークラウト [Souercraut(独)；choucroute(仏)] ドイツ語で酸っぱいキャベツという意味。せん切りキャベツを長時間塩漬けにし, 乳酸発酵させたドイツ及びフランス・アルザス地方特有の漬け物。

杯細胞 [goblet cell；beaker cell；caliciform cell] 腸管と気道の粘膜上皮にみられる粘液分泌細胞。ゴブレット細胞ともいう。細胞頂部に粘液顆粒が充満し, 基底部にくびれた好塩基性の細胞質と細長い核をもち, ワイングラスに類似していることから命名された。腸管では回腸末端に最も多い。粘液顆粒は多量のスルホ基を含む糖タンパク質を主成分とする。

魚タンパク質濃縮物 [fish protein concentrate, FPC] ＝魚肉タンパク質濃縮物

サキシトキシン [saxitoxin] 麻痺性貝毒成分の一つで強力な神経毒素。神経の伝達を妨害することで全身に麻痺を起こし, 呼吸麻痺で死亡する。化学兵器として指定され製造及び保管が制限されている。→麻痺〔ひ〕性貝毒, ゴニオトキシン

作業環境管理 [working environment management] 作業場における温湿度, 気流, 換気, 採光・照明, 騒音・振動, 有害物質, 電磁波, 電離放射線等の物理的な環境条件の管理。作業中の有害な因子を除きあるいは防ぐために環境測定, 施設の整備等対策を講じ, それらが有効に機能しているか健康管理等を行い常に監視することが必要である。

作業管理 [work management] 作業方法の分析・改善によって, 標準作業と標準時間を設定し, この標準を維持する統制を行うこと。標準作業を行い標準時間と実績時間との差異を分析し, 次の作業の標準化につなぐように, 労働条件や作業の内容, 方法を検討する。

作業区域 [working area] 給食施設などにおいて, 安全かつ衛生的に調理作業が行えるよう厨房（調理場）内を区分けした空間のこと。大量調理施設衛生管理マニュアルに規定した作業区域が代表的な区分けである。ここでは微生物の汚染の程度によって, 汚染作業区域, 非汚染作業区域に2区分し, さらに非汚染作業区域を清潔作業区域と準清潔作業区域に分けている。

作業指示書 （給食管理）調理作業の指示書。料理単位の食品の純使用量, 調味割合, 料理手順, 出来上がりの形態や重量を記載したもの。→献

立表，レシピ

作業の標準化 ［standardization of work］
品質管理された価値の高い商品を提供するためにマニュアルを作ること。すべての作業工程においてムダ，ムリ，ムラをなくした作業と手順，時間を「繰返し作業」の中から問題点を検出し，改善策の検討を行って標準を求め，このマニュアルにしたがって作業することで，担当者の交替があっても工程の統制を図ることができる。サービス，価格面の標準化も品質管理の面で重要である。

酢酸 ［acetic acid］　$C_2H_4O_2$，CH_3COOH，分子量60.05。短鎖の揮発性脂肪酸。アルコール発酵後に酢酸菌により産生される食酢の主成分である。酢酸ナトリウムは酸味料，調味料として食品添加物用途に用いられる。酢酸濃度の高いものは氷酢酸とよばれる。腸内細菌により産生される主要な短鎖脂肪酸で，大腸内常在成分でもある。腸内細菌はピルビン酸の脱炭酸により生じるアセチル CoA から酢酸を産生している。→酢酸発酵，短鎖脂肪酸

酢酸グリセリド ［acetoglyceride］　油脂から得られた脂肪酸とグリセリンを酢酸と反応させて出来るエステル。有機酸グリセリドの一つ。現在，酢酸モノグリセリドや乳酸モノグリセリド，クエン酸モノグリセリド等が乳化剤として使用されるほか，起泡剤，豆腐用消泡剤，デンプンの品質改良剤等広く使用されている。

酢酸ゲラニル ［geranyl acetate］　ユーカリ油，レモン油等の精油中に存在する無色または淡黄色の透明な液体。香料として食品添加物として利用される。

酢酸シトロネリル ［citronellyl acetate］　シトロネラ油，ゼラニウム油に存在する無色透明な液体。バラの香りをもつ食品添加物。

酢酸シンナミル ［cinnamyl acetate］　ケイ皮油，ヒアシンス油，カシア油に存在する。甘い花香を有する食品香料として利用される食品添加物。

酢酸発酵 ［acetic acid fermentation；acetification］　微生物を利用して，デンプンやグルコースから酢酸を生産するプロセス。酢酸発酵は食酢生産に利用される。人類が酢酸発酵を発明するまでは，酸味料としては梅酢やカンキツ酢に含まれるクエン酸等が利用されていた。酢酸発酵微生物は酢酸菌とよばれ，代表的な菌は *Acetobactor aceti* である。なお，酢酸菌はエタノールを酢酸に変換する。グルコースからエタノールに変換するのは酵母である。壺酢は鹿児島県が有名であるが，米を原料としている。この場合，米を糖化してグルコース等に変換するのは麹菌（すなわちカビ）なので，壺の中では，カビ，酵母，細菌の3種の発酵微生物が働いているが，壺酢のような伝統的な酢酸発酵は静置して行うが（表面発酵法），酢酸発酵は好気発酵なので，空気を吹き込む方が効率的である。この場合，表面だけでなく，培養液全体で発酵が進行することから，全面発酵法とよばれる。→食酢

酢酸ビニル樹脂 ［polyvinyl acetate］　酢酸ビニルの重合体ポリ酢酸ビニルより成る合成樹脂。無色透明で無味無臭の柔らかい物質。接着剤，チューインガム，水性塗料等に繁用。加水分解物のポリビニルアルコールは合成繊維ビニロンの原料としても重要。

酢酸レチノール ［retinyl acetate］　ビタミンAの医薬品として酢酸と結合させ合成品とされたもの。レチノールアセテートともいう。同様なものにパルミチン酸レチノールがある。

サクシニル CoA ［succinyl-CoA］　＝スクシニル CoA

錯体 ［complex］　金属を主とする原子を中心にいくつかの非金属原子あるいは原子団が配位してできた化学種。

さくら肉 ［sakura-niku］　＝馬肉

酒 ［sake］　→清酒

鮭くん〔燻〕製 ［smoked salmon］　＝スモークサーモン

鎖骨 ［clavicle］　頸部の下端の両側にある軽くS字状に曲がった棒状の骨。全体を皮下に触れることができる。

鎖骨下静脈 ［subclavian vein］　腋窩静脈の下流で第一肋骨外側縁から胸鎖関節までの範囲の静脈。中心静脈栄養やカテーテル挿入部位に使われることがある。

サザンブロット ［Southern blot technique；Southern blotting］　特定の DNA を同定する方法で，1975年 Southern EM（スコットランド）によって考案された。DNA を制限酵素で切断し，アガロースゲルを用いて電気泳動し，泳動後ゲル中で変性させて一本鎖にし，ニトロセルロースやナイロンのフィルタに移し取り，標識プローブと反応させる。プローブは塩基相補性のあるところだけが二本鎖を形成するので，余分のプローブは洗い流すことができる。標識は放射性同位体や，蛍光物質で付けられるので，プローブに対応する DNA 断片を識別することができる。→ノーザンブロット法，ウエスタンブロット法

サシ　＝脂肪交雑

刺身 ［sashimi］　魚介類を生食する日本料理の代表的な料理。材料はごく新鮮なものを用いる。つくりは，平つくり，引きつくり，そぎつくり，細つくりと皮霜つくり，焼き霜つくり，湯引き，たたきつくり，昆布締め等と魚によって作り方を選び，生魚のテクスチャーを楽しむ。

砂じょう ［juice sac；juice vesicle］　柑橘果肉を形成する果汁を内蔵する細粒。1果当たり8～12室に分かれているじょう囊（゜）内に多数存在する。日本独特の果粒入り飲料（つぶつぶジュース）

挫傷 [contusion；bruise]　外力により深部の組織が押しつぶされ損傷を受けるが表層との連続性は保たれている損傷。脳挫傷，肺挫傷などがある。

鎖状高分子 [linear polymer]　鎖状分子から成る重合体。原子または原子団が鎖状に連なって結合している分子を鎖状分子という。天然にはゴム，セルロース，デンプン，線維状タンパク質，核酸等がある。

差スペクトル [difference spectrum]　二つの試料の同一波長における吸収強度の差あるいは一つの試料の特定波長の吸収とほかの試料の吸収スペクトルとの差を取ること。濁った試料の測定に有利である。

サスペンション [suspension]　＝懸濁液

左旋性 [levorotatory]　光学活性の物質内を直線偏光が通過する際に偏光面が左に回転する性質。→右旋性

サッカラーゼ [saccharase]　スクロースをグルコースとフルクトースに加水分解する酵素。β-フルクトフラノシダーゼともいう。また，原料のスクロース溶液の旋光度が加水分解によって右旋光性から左旋光性に逆転すなわち転化するためインベルターゼともいい，このグルコースとフルクトースの加水分解混合物を転化糖という。→インベルターゼ

サッカリン [saccharin]　$C_7H_5NO_3S$，分子量183.18。食品添加物（ナトリウム塩も）。甘味料（甘味度はスクロースの200～500倍）。一日摂取許容量（合同食品添加物専門家委員会：JECFA）0～5 mg/kg 体重。ナトリウム塩の発がん性は新しい知見に基づき否定されている。

（遊離型）　　　ナトリウム塩

サッカロース [saccharose]　＝スクロース

サッカロピン [saccharopine]　$C_{11}H_{20}N_2O_6$，分子量276.29。哺乳動物の肝臓におけるリシン代謝の中間生成物である。リシンに2-オキソグルタル酸が付加して生成する。この過程は可逆的で，サッカロピンはリシンの前駆体でもある。

殺菌 [sterilization]　バチルス属やクロストリジウム属の細菌が形成する芽胞（内生胞子）以外のすべての微生物を死滅させること。それらの芽胞までも死滅させることは滅菌といって区別している。消毒とは病原菌などの感染力を失わせることで，厳密には殺菌と区別されるが，一般には三者を厳密に区別せずに単に菌を殺すという意味で使用されることも多い。加熱や紫外線・放射線などによる物理的殺菌及び薬剤による化学的殺菌が多用される。→消毒，塩素殺菌，アセプティク食品

殺菌機 [sterilization apparatus；pasteurizer]　加熱殺菌器，紫外線殺菌機，オゾン殺菌機，酸性電解水殺菌機など殺菌を行うための機器。ほかにも種々の殺菌機が開発されている。

殺菌剤 [sterilization agent；germicide]　殺菌を目的に使用される薬剤。ハロゲン系殺菌剤（塩素剤など），第四級アンモニウム塩（逆性石けんなど），フェノール系殺菌剤（クレゾールなど），アルコール，過酸化水素等多種類ある。

殺菌灯 [sterilization lamp；ultraviolet lamp]　殺菌力がある 250～280 nm の波長の紫外線（UV）を照射する蛍光灯型のランプ。主に室内空気やまな板・包丁の殺菌などに利用される。

殺菌用石けん〔鹸〕 [sterilization soap；germicidal soap]　TMTDなどの殺菌力のある薬剤を乳化剤に混ぜたもの，塩化ベンザルコニウムなどの第四級アンモニウム塩を主成分とするもの（逆性石けんとよばれる）やクレゾール石けん液が一般に消毒殺菌用石けんとして汎用される。

殺菌料 [sterilizer]　「食品衛生法」の規定により食品添加物として使用できる食品の殺菌用薬剤。過酸化水素，高度さらし粉，次亜塩素酸ナトリウムなどがある。微生物を殺菌する目的で使用されるが，同時に漂白効果をもつ場合も多い。

雑穀 [millet；minor cereal]　コメ，コムギ，オオムギを除いた穀類の総称。主な作物はイネ科イネ亜科のワイルドライス，ウシノケグサ亜科のライムギ，エンバク，スズメガヤ亜科のシコクビエ，キビ亜科のアワ，ヒエ，キビ，ハトムギ，トウモロコシ等。擬似穀類を含める場合もある。

刷子縁 [brush border]　小腸や腎臓の近位尿細管の細胞上に存在する，長さ約2 μmで規則正しく密に被われた微絨毛から構成される先端の上皮表面を指す。刷子縁の存在により，細胞の表面積は著しく増大し，栄養素等の物質の迅速な吸収に有利となる。

刷子縁膜小胞 [brush border membrane vesicle]　小腸吸収細胞の微絨毛膜（刷子縁膜）を材料にして調製した細胞膜の小胞。小腸粘膜は Ca^{2+} の存在下でホモジナイズすることにより，微絨毛の内髄が収縮し，直径約1 μmの球状の膜小胞ができる。膜輸送担体の生理学的な性質を試験管内で解析するために用いられる。

雑種強勢 [hybrid vigor；heterosis]　二つの異なった品種や系統の間で交雑を行った場合，その一代雑種（F_1）が両親に比べ，生長の速さ，大きさ，耐病性などで優れた形質を示す場合がある。この現象を指す。ヘテローシスともいう。この性質を利用した育種法を一代雑種育成法（ハイブリッド育成法）という。この方法では両親となる品種を維持

し，毎回その間で交雑を行いF_1を作る必要がある。トウモロコシにおいては収量の高いF_1が開発され，広く用いられている。ナス，キュウリ，トマト等多くの野菜でも利用されている。

雑食 [omnivorousness] 動物性，植物性のいずれも食物として食べること。人間は，雑食性動物のため，地域・風土の違いによりさまざまな食材を組合せて，各地域の特有の食物を工夫してきた。地域の食文化を生み出したのもその雑食性のためといえる。

雑豆 [minor bean] ダイズ，ラッカセイを除いた豆類の総称。アズキ類ではアズキ，ササゲ，リョクトウ等，インゲンマメ類ではインゲンマメ，ライマメ，ベニハナインゲン等，その他の豆ではエンドウ，ソラマメ，ヒヨコマメ等。

サテライトキッチン [satellite kitchen] 主となる厨房（セントラルキッチン）の衛生的存在として，再加熱や盛り付けなどの小規模かつ限定的な作業を行う厨房。チェーン展開を行う外食産業の営業店や，院外調理システムの受け入れ病院厨房がこれに該当する。作業を限定することにより衛生管理や品質管理を行いやすい。→セントラルキッチン

サテライト細胞 [satellite cell] 主たる細胞の表面に周りを包むように密着して存在する細胞に対する呼称。衛星細胞ともいう。例えば，筋サテライト細胞では，骨格筋と基底膜の間を埋め，筋の支持細胞としての役割のほか，筋が傷ついた時に筋芽細胞に分化し，筋の再生に関与している。神経節サテライト細胞（外套細胞）では，脳・脊髄神経節の神経細胞自体を取囲んで存在し，その突起との間を埋めている。機能として神経組織の支持，栄養の補給，興奮の伝達速度の維持等が挙げられている。

サトイモ [taro] サトイモ科の植物。肥大した球茎を食用とする。葉柄もズイキとよばれ食用とされる。原産地は熱帯アジア。栄養繁殖作物で種イモ（球茎）を植えて栽培する。デンプンが主成分で，カリウムを多く含む。独特のぬめりはムチンやガラクタン，えぐ味はホモゲンチジン酸による。

砂糖 [sugar] 甘蔗，テンサイ（シュガービート）からとれるスクロース（ショ糖）を主成分としたもの。菓子，料理などに多く使われる上白糖（白砂糖）は，甘蔗，ビートから製糖上の不純物等を除去し，糖蜜を分離した後，脱色，脱塩，濃縮の操作により結晶化した精製糖の一種でビスコ（転化糖）を1～3％加えてあるのでしっとりとした湿り気がある。平均粒径0.2～0.7 mm。精製度の高いグラニュー糖に比べ濃厚な甘味をもつ。吸湿しやすく塊を形成しやすい。

サトウカエデ [sugar maple ; *Acer saccharum*] 北米原産のカエデ科の落葉高木で，高さは20 mくらいになる。樹液の流動が盛んな春に樹幹に深く穴をあけ，管を挿入して樹液を採取する。樹液はメープルシロップ，メープルシュガーの原料となる。

サトウキビ [sugar cane ; cane] 甘蔗ともいわれるイネ科の多年生植物（*Saccharum officinarum*）。主に熱帯，温帯地方で栽培される。高さは2～3 mに達し，茎には大きく節がある。節と節の間の柔軟組織には約18％の糖分が含まれ，その約90％がスクロースである。サトウキビを搾って得られた汁液から砂糖が製造される。

サトウダイコン [beet] ＝テンサイ

砂糖漬け [preserved in sugar] 砂糖の防腐性（砂糖濃度50％以上）を利用した長期保存を目的とする漬物で，野菜，果実に利用される。日本ではフキ，ユズ，ブンタン，アンズ等がある。

作動薬〔剤〕 ＝アゴニスト

サナダムシ [beef tapeworm] ＝無鉤条虫

砂嚢〔のう〕 [gizzard] ニワトリの筋胃。腺胃に続く部位で，内部にニワトリが経口摂取した砂礫（されき）が取込まれていることから砂嚢もしくは砂ぎもとよばれる。筋胃では筋収縮することで砂礫により飼料を破砕するため，非常に厚い筋肉で構成される。独特の歯触りを有し，焼き鳥や刺身など，広い用途で用いられる。

サバイバル食品 [survival food] 缶詰のドライフーズ食品。アメリカ航空宇宙局（NASA）で開発された。水を加えるだけで食用となるので非常食として利用できる。長期保存が可能。

鯖鮨 [mackerel *sushi*] サバを用いた姿鮨，棒鮨の総称。古くは鮮魚が入手しにくい地域で塩漬を使って作られた。若狭湾のサバを使って京都で発達した鮨ともいわれ，近畿地方を中心に岡山県，広島県の中国山地にかけて分布する。祭りの料理として作られ，背開きまたは腹開きした塩サバを水に浸けて塩抜きしてから酢締めし，鮨飯を詰める。竹の皮に包み鮨桶に並べ，重石をかけて1～2日間漬けたもの，3枚におろしたサバを酢締めして長方形の箱に敷き鮨飯を詰め棒状にしたものがある。長期間漬け込んだものは腐れ鮨ともよばれたというから，古くは生成鮨（なまなれ）の段階があったものと推測される。

サバ節 [dried mackerel *fushi*] サバから作るかつお節の類似品。サバを二枚におろし，75～80℃で30～40分煮熟後，4～5回焙乾したもの。主に削り節の原料とされ，濃厚な出し汁を得る。

サバ油 [mackerel oil] サバを原料として得た魚油。サバが大量に漁獲される際に単一種の魚油として製造されるが，通常はフィッシュミール製造の過程で雑油として，その他の魚種と混在で生産されることが多い。

サバラン [savarin（仏）] Brillat-Savarin A（フランスの政治，美食家）の名前をつけた菓子。パート・ルブエ（発酵生地）をサバラン型という蛇の目型に入れて焼き上げ，ラムシロップに浸し，か

けて仕上げる。

錆 [rust]　空気に触れた金属の表面に生じる酸化物あるいは水酸化物。鋼鍋，鉄のフライパンや鋼の包丁は水気があると錆びやすい。包丁に生じた錆は砥石で研ぐことで除かれる。

サブシステム [subsystem]　給食業務において，栄養，財務，生産，品質，安全，衛生，サービス等の管理業務が各部門別に下部組織として存在し，給食システムを構成するためのサポートシステム。

サブユニット [subunit]　一つの機能発現単位（生体粒子，生体高分子）が，非共有結合で会合した複数個の構成成分（ポリペプチド鎖など）から成り立っている場合の構成単位。

サフラワー [sufflower]　＝ベニバナ色素

サフラワー油 [safflower oil]　＝ベニバナ油

サフラン [saffron]　アヤメ科の多年生草本（*Crocus sativus*）。めしべを乾燥して香辛料として用いる。主に料理を黄色に着色する目的で用いられ，パエリアやブイヤベースには欠かせない。水溶性の橙黄色色素クロシンを含む。

サプリメント [supplement；dietary supplememt]　ダイエタリーサプリメントと同義で，簡略化してサプリメントとよばれることがある。例えば，ビタミンサプリメント，ミネラルサプリメント，ハーブサプリメント等である。一方で，ダイエタリーサプリメントの総称として用いることがある。この場合，ダイエタリーサプリメントの日本語訳は栄養補助食品，健康食品，健康補助食品，健康志向食品等に相当する。ダイエタリーサプリメントが求める機能，例えば，栄養素の補給，健康増進，疾病予防，薬理的効果等を考えると，これらのいくつかの日本語訳の総称とも考えられる。

サブレー [sable；sablé(仏)]　小麦粉，多めのバター，卵，砂糖などを混ぜて焼いた，さくっとした口当たりのクッキー。

サプレッサーT細胞 [suppressor T cell]　IgE等の抗体産生や移植片拒絶応答等を抑制する細胞。抑制性T細胞ともいう。ただしT細胞亜集団として特定される細胞ではなく，いくつかの細胞群が担っている。$CD4^+CD25^+$ T細胞が調節性T細胞とよばれ，サプレッサーT細胞の一部と考えられる。

サポゲニン [sapogenin]　→アグリコン

サポジラ [sapodilla；chicle tree；*Achras zapota*]　熱帯アメリカ及び西インド諸島原産のアカテツ科の熱帯果樹。果実は卵型で直径5～10cm，果皮は淡褐色でジャガイモに似ている。果肉は赤褐色で，干し柿のような風味と甘みをもっている。樹液を煮詰めたチクルはチューインガムの原料である。

サポタ [sapota]　＝サポジラ

サポニン [saponin]　ステロイド，ステロイドアルカロイド，あるいはトリテルペンの配糖体で，水に溶けて石けん様の発泡作用を示す物質の総称。苦味，渋み，えぐみといった不快味の原因物質である。大豆，茶葉，高麗人参をはじめ植物界に広く分布し，動物界ではナマコやヒトデに含まれている。サポニンの生理活性は植物種により異なるが，界面活性作用により細胞膜を破壊する性質があるために血液に入ると赤血球を破壊する溶血作用などの有害な作用を示すことが知られている。しかし，一方でコレステロール吸収抑制や抗菌作用，抗カビ作用，抗酸化作用等の有益な作用もあることが報告されている。

サマースクワッシュ [summer squash]　イタリアでズッキーニ，フランスでクージェットとよばれる。原産地は中米で，緑色種と黄色種の2種類があり，20cm前後のものが多い。ペポカボチャの仲間で，未熟な実を食べる。南フランスの夏野菜をオリーブオイルで炒め煮したラタトゥイユが代表的な調理法である。

サムソーチーズ [Samsoe cheese]　牛乳を原料とし，熟成5～8か月の硬質チーズ。直径約45cm，14kg。デンマークのサムソー島で作られたのが最初。スイスチーズに類似し，小さいガス孔を有するが，風味は温和なナッツ様の甘味がある。

サメひれ [shark fin]　＝フカひれ

作用薬[剤]　＝アゴニスト

サラカヤシ [salak；*Salacca edulis*]　ジャワ島原産のヤシ科の植物。幹はほとんどなく，とげをもつ葉が地際から生え，高さは5m程度。果実は三角形の鱗片状の果皮で覆われ，熟すと褐色で光沢がある。果肉は甘酸っぱく，主に生食される。

さらし粉 [bleaching powder]　主成分は次亜塩素酸カルシウム $Ca(ClO)_2$ で，有効塩素を25～40％含む白色の粉末。殺菌力が強いため野菜等の食品，飲料水，プール水，浴場水などの殺菌に利用される。食品添加物として指定されている高度さらし粉は純度が規定されている。→塩素殺菌，殺菌剤，殺菌料，漂白剤

サラセミア[症候群] [thalassemia (syndrome)]　地中海沿岸地方に多発する重症の先天性溶血性貧血。現在は世界各地，各民族にみられる。タラセミア[症候群]，地中海性貧血ともいう。小球性低色素性貧血。奇型赤血球が多数出現し，黄疸，肝脾腫，下肢潰瘍等の症状を示す。原因はヘモグロビンを構成するグロビン鎖の合成障害である。

サラダ [salad]　生野菜，加熱野菜，果物，調理された獣鳥肉類，卵，魚介類などを冷たくし，サラダ用ソースで和えたり，ソースを添えて供する料理。

サラダドレッシング [salad dressing]　サラダの調味に用いるソース。酢，サラダ油，塩，コ

ショウを主材料としたフレンチドレッシングがその代表格である。

サラダ油 [salad oil] 生のまま食べても風味が良く，低温においても濁らない（清澄な）ように調製された食用植物油。製造過程において，低温に保蔵した際に生じる固形分を分別している。→植物油

サラミソーセージ [salami sausage] キプロス東岸の古代都市サラミスが発祥とされる代表的なドライソーセージの一つ。香辛料の効いたあら挽きタイプの代名詞的存在で，世界各地でさまざまなものが作られている。イタリアのものが有名で，微生物やカビで発酵させてくん煙しないものが多い。日本では豚肉と牛肉のみを原料肉としたドライソーセージを指す。

ざらめ〔双目〕糖 [hard sugar; granulated sugar] 上ざらめ（白ざらめ）糖，中ざらめ糖，グラニュー糖の総称。結晶は$0.3〜2\ mm$と比較的大きく，スクロース分は99%以上である。上ざらめ糖は透明感があり高級和洋菓子など，中ざらめ糖は淡黄褐色で漬物など，グラニュー糖は和洋菓子や家庭用などとして用いられる。

サラン [saran] 塩化ビニリデンの重合体ポリ塩化ビニリデンから成る合成樹脂フィルム。銃器，弾丸の防湿用包装フィルムとして開発された。食品包装用フィルムとして一般に普及している。

ザリガニ [Japanese crayfish; crawfish] ザリガニ科の甲殻類で，日本の在来種は1種だけ。アメリカザリガニより小型で，殻の色は暗褐色。河川に生息し，体長は$6\ cm$程に達する。スープ等として食用にされる。東北，北海道に分布している。しかし，現在では食用ザリガニはほとんどが輸入品である。

サリチルアルデヒド [salicylaldehyde] $C_7H_6O_2$，分子量122.12。芳香をもつ無色の液体。クマリンや染料の製造に使われる。

サリチル酸 [salicylic acid] $C_7H_6O_3$，分子量138.12。水に難溶性で，針状の結晶あるいは粉末。食品添加物として保存料で使用されている。

サルコイドーシス [sarcoidosis] 原因不明の壊死を伴わない類上皮細胞肉芽腫病変。組織学的に類上皮細胞，ラングハンス巨細胞が認められる。ベック類肉腫，ベニエー・ベック・シャウマン病，血管類狼瘡，ベック病ともいう。20歳台に好発する。病変は全身の臓器に認められ，症状は多彩である。肺では，両側性の肺門リンパ節腫大（BHL）が特徴的である。眼症状として，両側性のぶどう膜炎，皮膚では結節性紅斑が認められる。その他リンパ節腫脹，心臓（特殊心筋及び固有心筋障害），腎臓（タンパク質尿，結石），神経・筋病変，耳下腺，骨，肝臓及び骨格筋等に病変が認められる。血清ではカルシウム，リゾチーム及びアンギオテンシン転換酵素（ACE）の増加が特徴的である。クヴァイム反応は本症の診断の参考になる。またツベルクリン反応は陰性化する。死因の多くは心臓病変（刺激伝導系障害）及び肺疾患に基づく。

サルコシン [sarcosine] $C_3H_7NO_2$，CH_3-$NHCH_2COOH$，分子量89.09。コリン代謝の中間生成物。N-メチルグリシンともいう。また，抗生物質アクチノマイシンDの構成成分でもある。

サルコペニア [sarcopenia] 加齢に伴う骨格筋量と筋機能（筋力や動作能力）の低下を特徴とする症候群。疾患とは異なり健常者でも認められる。身体機能の低下に伴う転倒リスクの増加，代謝異常，心肺機能の低下，QOLの低下，死亡率の増加などを引き起こすことが指摘されている。サルコペニアの進行には，①低栄養，②タンパク質やビタミンDの不足，③活動性の低下，④生体内ホルモン環境の変化，⑤炎症性サイトカインの上昇等が関与していると考えられている。高齢者の栄養状態を正確に評価し，適切な介入によってサルコペニアの進行を遅らせることは，高齢者の健康維持や介護予防に重要である。

サルコメア [sarcomere] ＝筋節
サルビア [salvia] ＝セージ
サルベージ経路 [salvage pathway] 生体物質が分解を受ける時に生じる中間代謝産物を再利用して，生合成する経路や反応。ヌクレオチドの合成系には$de\ novo$（新規）の合成と，ヌクレオチドの分解過程において生じた遊離の塩基をヌクレオチドに変換するサルベージ経路（再利用系）がある。→ヌクレオチド

サルモネラ〔菌〕 [*Salmonella*] 大きさが1〜数μmの鞭毛を有する通性嫌気性グラム陰性桿菌で腸内細菌科に属する病原菌。チフス菌やパラチフス菌などの感染症菌のほか，エンテリティディス菌やネズミチフス菌等の多数の食中毒起因菌が属する。家畜や野生動物の腸管に広く存在するため，食肉類（内臓類を含む），卵類，ネズミ，ペット，保菌しているヒト等が感染源となる。本菌食中毒は世界的にも発生件数の多い食中毒菌である。

サルモネラ試験 [*Salmonella* test] ＝エイムス検定

サルモネラ症 [salmonellosis] サルモネラ（*Salmonella*）菌属に基づく経口感染症の総称。サルモネラ属はヒトに対して病原性のないものから，食中毒・急性胃腸炎（*S.enteritidis, S.typhimurium*）を起こすもの，チフス症（*S.typhi*）パラチフス症（*S.paratyphi*）を起こすものまで，2,000種以上の血清型に細分される。一般に非チフス性サルモネラ症をサルモネラ症とよぶ。胃腸炎型サルモネラ症は

夏季に多発し，食肉，卵等の食物による経口感染のほかに，ペット（イヌ，ネコ，ミドリガメ）が感染源となる。潜伏期は6〜48時間で，発熱を伴う急性胃腸炎の症状（悪心，嘔吐，頻回の下痢，腹痛）が出現する。下痢は水様性のものが多い。小児，老人では菌血症・敗血症を起こすこともある。下痢の程度に応じて，水分摂取を心がける。

サワークリーム［sour cream］　クリームを殺菌，冷却後に乳酸菌スターターを加えて発酵させるか，または人工的にクリームに酸を加えて酸味を付与したクリーム。良好なサワークリームは爽快な風味，適度な硬さ，なめらかな組織を有している。

サワーピクルス［sour pickles］　甘味料が少ない西洋風の漬物。乳酸発酵させたものと，発酵せずに酢やワインなどの保存液に漬けたものがある。漬汁にローリエやタイムなどさまざまな香辛料を使い，酸味が強く，キュウリ，キャベツ，タマネギ，カリフラワー，オリーブ，ピーマン，赤カブ等が原料として使われる。

サワーミルク［sour milk］　牛乳を乳酸発酵させて得られる酸乳を原料とした飲料。直接飲用のほか，洋菓子等の原料にも用いられる。→酸乳

酸［acid］　水に溶解して水素イオンを生じ，塩基と反応して塩と水とを生じる物質。

3Rの原則［3R principle］　3Rの原則は国際的な動物実験の基本理念で，1959年にイギリスの科学者 Russell と Burch によって提唱された。1985年に国際医学連合（Council for International Organizations of Medical Sciences）がこの原則を具体化して，「動物を用いた医科学研究の国際原則（International Guiding Principles for Biomedical Research Involving Animals）」として公表した。3R は Replacement（代替），Reduction（削減），Refinement（改善）を指す。Replacement（代替）は細胞を用いる実験など動物を用いる方法に代わるものを利用すること，Reduction（削減）は実験に用いる動物数を削減し，使用するのは科学的に必要な最少の数とすること，Refinement（改善）は実験動物に苦痛を与えないことなどを意味している。日本の「動物の愛護及び管理に関する法律」にこの基本理念が取り入れられている。動物実験はこの原則に配慮して行わなければならない。

酸アミド［acid amide］　アンモニアの水素原子をアシル基 RCO− で置換した化合物。アセトアミド，ベンズアミド，ベンゼンスルホンアミド等がある。

酸塩基指示薬［acid-base indicator］　水溶液中のpHを測定するための指示薬の総称。pH指示薬，中和指示薬ともいう。代表的なものにフェノールフタレイン（pH<8.2：無色，>9.8：赤紫色）がある。測定できる範囲を広くするために，いくつかの指示薬を混合して用いることが多い。

酸塩基触媒［acid-base catalyst］　プロトン供与体あるいはプロトン受容体として作用する反応基。酵素活性部位におけるヒスチジンの側鎖等の例が知られている。

酸塩基滴定［acid-base titration］　酸塩基指示薬を用いて反応の終点を検出する滴定。いわゆる中和滴定のこと。被検溶液中の酸性物質を滴定する方法をアルカリ滴定，被検溶液中の塩基性物質を滴定する方法を酸滴定という。

酸塩基反応［acid-base reaction］　酸と塩基の反応。例えば，塩酸 HCl と水酸化ナトリウム NaOH の反応では，塩酸からは H^+ が，水酸化ナトリウムからは OH^- が放出され，$H^+ + OH^- \longrightarrow H_2O$ の反応によって水が生じる。また，Cl^- と Na^+ から NaCl が生じる。このような水以外の生成物を塩（えん）とよび，酸塩基反応では必ず塩が生じる。

酸塩基平衡［acid-base equilibrium］　生体では代謝によりさまざまな酸や塩基が産生されるが，血液はpH 7.28〜7.42という狭い範囲に保たれている。これには肺と腎臓からの排泄がかかわっている。産生された酸のうち炭酸ガスは肺から排泄される。一方，その他の酸と塩基に関しては，産生された正味の H^+ 量（酸と塩基の産生量の差）が腎臓から排泄される。その際，リン酸イオンやアンモニウムイオンに H^+ が吸収された形で尿中に出る。また，血液中には HCO_3^-/CO_2 緩衝系も存在し，急激なpHの変化が防がれている。これらの調節機序が追いつかない場合や異常を来した場合，アシドーシスやアルカローシスになる。

三塩基連鎖［triplet］　＝トリプレット

酸化［oxidation］　(1)狭義には酸素と化合する反応。例えば銅板 Cu を空気中で加熱すると表面が黒色の酸化銅(Ⅱ)CuOに変化する（$2Cu + O_2 \longrightarrow 2CuO$）。(2)ある物質が水素を失う反応。硫化水素 H_2S を空気中で燃焼させると硫黄 S が生じる（$H_2S + O_2 \longrightarrow 2S + 2H_2O$）。これは硫化水素に酸素を反応させた酸化反応であるが，同時に硫化水素は水素原子を失っている。(3)広義には，物質から電子 e^- を奪う反応。物質が酸化され酸素原子と結合するのは電気陰性度が大きい酸素原子に電子を与える反応である。→還元

酸価［acid value］　油脂試料1g中に含まれる遊離脂肪酸を中和するのに必要な水酸化カリウムのミリグラム数。試料をエチルエーテル-エタノール溶液またはベンゼン-エタノール溶液に溶かし，フェノールフタレインを指示薬として，N/10水酸化カリウム-エタノール標準液で滴定して求める。油脂は温度や水分などの影響を受けて，加水分解反応により遊離脂肪酸を生じる。この遊離脂肪酸量の含量を表す値が酸価で，油脂の劣化を示す指標として広く利用されている。

サンガー法［Sanger method］　Sanger F（イ

ギリス）によって考案されたDNAの塩基配列決定法。目的の一本鎖DNAを鋳型としてDNAポリメラーゼの伸長反応を行い，この伸長反応を塩基特異的に停止させ電気泳動によって塩基配列を分析する。伸長反応停止に2′,3′-ジデオキシヌクレオチド三リン酸類似体を用いるのが一般的である。→マクサム・ギルバート法

酸化アルミニウム ［aluminium oxide］ ＝アルミナ

酸化型アスコルビン酸 ［oxidized ascorbic acid］ ＝デヒドロアスコルビン酸

酸化型ビタミンC ［oxidized vitamin C］ ＝デヒドロアスコルビン酸

酸化還元酵素 ［oxidoreductase］ 酵素の分類上の一群の総称で，基質の酸化還元反応を触媒し，生体内の呼吸や発酵の反応に関与する酵素。NADやNADP等の補酵素あるいは酸素を電子受容体とする。→酸化還元反応

酸化還元滴定 ［redox titration］ 酸化還元反応に基づいて，溶液中の酸化物質あるいは還元物質を滴定する方法。標準液として過マンガン酸塩など酸化剤で滴定する方法を酸化滴定，チオ硫酸塩など還元剤で滴定する方法を還元滴定という。

酸化還元電位 ［oxidation-reduction potential］ ＝レドックス電位

酸化還元反応 ［oxidation-reduction reaction］ 酸化は電子を失う反応，還元は電子を獲得する反応である。酸化と還元は二つの物質の間で同時に起こり，1成分が酸化されるとほかの成分は還元される。したがって両者をまとめて酸化還元反応とよぶ。生体内では酸化還元酵素（オキシドレダクターゼ）により多くの有機，無機化合物の酸化還元反応が行われる（生体酸化還元）。酸化還元反応には電子（水素）供与体となる物質と受容体となる物質が必要であるが，生体酸化還元では通常その片方は比較的限定された物質であり，ピリジンヌクレオチド補酵素（NAD, NADP），キノン類（ユビキノン），ジスルフィド化合物（グルタチオン），シトクロム類，鉄-硫黄タンパク質，アスコルビン酸，酸素，過酸化水素などである。生体酸化還元に関与する酵素は，反応の様式，供与体や受容体の種類により，脱水素酵素（デヒドロゲナーゼ），還元酵素（レダクターゼ），酸化酵素（オキシダーゼ），オキシゲナーゼ（酸素添加酵素），ヒドロペルオキシダーゼ等に分類される。

酸化クロム（Ⅲ） ［chromic oxide］ Cr_2O_3，式量151.99。溶解度が低く定量も容易であることから消化吸収率測定のマーカーとして用いられる。

酸化酵素 ［oxidase］ 酸化還元酵素の一つで，酸素を電子受容体として基質を酸化する酵素。オキシダーゼともいう。脱水素酵素や酸素添加酵素等とともに酸化還元酵素の範疇に含まれる。→酸化還元反応

酸化コレステロール ［cholesterol oxide］ ラジカル反応等により酸化を受けたコレステロール。コレステロールα-エポキシド，7α-ヒドロキシコレステロール，7-ケトコレステロール等がある。食物から摂取されるより生体内で作られる方がはるかに多い。細胞毒性や，生体膜の機能に影響を与えること，脂質代謝に影響を与えること等が知られている。酸化コレステロールを含む変性LDLは動脈硬化の発症にかかわる。

酸化臭 ［oxidized odor；oxidized flavor］ 油脂などが劣化して生じる不快なにおい。主として不飽和脂肪酸の分解により生じた揮発性成分による。特にラクトン類（不飽和ラクトン）が代表的成分であり，不飽和アルデヒド類も酸化臭の原因となる。→酸敗臭

酸加水分解 ［acid hydrolysis］ 酸を用いて物質を加水分解すること。タンパク質のアミノ酸組成，糖タンパク質の単糖組成などを分析する際に，揮発性の高い酸（塩酸，トリフルオロ酢酸）を用いて酸加水分解しペプチド結合，グリコシド結合を切断し，遊離アミノ酸，単糖を調製する。

酸化ストレス ［oxidative stress］ 生体内において生成される活性酸素群の酸化損傷力と生体がもつ抗酸化システム（抗酸化物質と抗酸化酵素）のバランスが崩れ，生体を酸化状態にすること。またそのような状態にする要因。酸化ストレスが高くなると生体成分が酸化損傷を受け，種々の生体機能が低下する。

酸カゼイン ［acid casein］ 等電点沈殿により得られるカゼイン。一般に，脱脂乳を20℃に保ちながら酸を加えてpH 4.6に調整することにより沈殿物として得る。

酸化的解毒 ［oxidative detoxication］ 生体内に取込まれた環境汚染物質や薬物等を酸化により無毒性あるいは低毒性の物質に変換すること。薬物代謝酵素としてシトクロムP-450がよく知られているが，酸化された物質によっては逆に毒性が増大するものもある。

酸化的損傷 ［oxidative damage］ 放射線照射，化学物質投与，炎症，日常の代謝によって形成される活性酸素が引き起こす損傷。DNAでは8-ヒドロキシデオキシグアノシン（8-OHdG），脂質ではヒドロペルオキシドやアルデヒド化合物，タンパク質ではカルボニルタンパク質が損傷のマーカーとして知られている。

酸化的脱アミノ反応 ［oxidative deamination］ アミノ酸の代謝において，アミノ基転移反応の後，生成したグルタミン酸がミトコンドリア中でグルタミン酸デヒドロゲナーゼによりα-ケトグルタル酸とアンモニアを生成する反応をいう。

酸化的脱炭酸 ［oxidative decarboxylation］

イソクエン酸のようなカルボキシ基をもつ化合物の酸化の際に同時に脱炭酸されて二酸化炭素を生成する反応。

酸化的リン酸化 [oxidative phosphorylation]
電子伝達系の酸化還元反応によって遊離されるエネルギーを用いて，ADFと無機リン酸からATPを生成する反応。ミトコンドリア内膜には酸化還元酵素複合体，シトクロム c，ユビキノン等が存在し，解糖系やクエン酸回路等によって生成したNADH$_2$やFADH$_2$を酸化する反応に共役してATPを合成する。→電子伝達系

酸化デューウテリウム [deuterium oxide]
＝重水

酸化デンプン〔でんぷん〕[oxidized starch]
デンプンを酸化処理したもの。次亜塩素酸で酸化処理したものが一般的であり，易糊化や可溶化される。食品分野では艶出し，増粘，乳化分散安定，賦形剤などに用いられる。

酸化防止剤 [antioxidant]
食品の酸化による品質低下を防ぐ目的で添加する物質。抗酸化剤ともいう。L-アスコルビン酸，エリソルビン酸，カテキン，ジブチルヒドロキシトルエン（BHT），トコフェロール，ブチルヒドロキシアニソール（BHA）等がある。

酸化油 [oxidized oil]
油脂が自動酸化や熱酸化を受けて，におい，味，色の変化を生じたもの。その反応生成物にはヒドロペルオキシド，アルデヒド，ケトンや重合物などがあり，栄養低下や酸化臭発生など食品品質の低下の原因となっている。

残基 [residue]
重合体における最小構成単位。例えば，ポリペプチドのアミノ酸はアミノ酸残基とよぶ。単量体の遊離の状態と区別するために用いる。→アミノ酸残基

産業衛生 [occupational hygiene] →産業保健

産業保健 [occupational health]
勤労者の作業環境を改善し，作業に伴う危険要因を減らすことによって，疾病や事故を予防し，健康を保持・増進し，人間の基本的な営みである労働の喜びと，労働による生産性の向上を目指す保健活動全般。産業衛生，労働衛生は基本的には同義であり，職業性の健康（occupational health）という観点から共通しているが，法律では，「労働基準法」，「労働安全衛生法」など，「労働」が使われ，職場の管理体制やスタッフにおいては，衛生委員会，衛生管理者，産業医などとよばれる。労働衛生管理の基本は作業環境管理，作業管理，健康管理の三つであり，労働衛生の三管理という。

酸クロリド [acid chloride]
カルボン酸のカルボキシ基中のヒドロキシ基を塩素で置換した構造をもつ有機化合物〈一般式：R-CO·Cl〉の総称。

山菜 [wild vegetable[s]]
山野に自生している食用となる山野草。一般には，食べて食味がよく，季節感があり，栄養価が高く保健用によい，あるいは農作物が不作のとき救荒的に役立つ等のことから，古来食料として用いられていたものの総称。日本の山菜資源は極めて豊かで，その数は160余種といわれる。

残菜調査 [plate waste survey]
食べ残し量の調査。提供量から残菜量を差し引いて摂取量を調べることができる。提供されずに残った料理や食事を残食という。→残食調査

三叉神経 [trigeminal nerve]
第Ⅴ脳神経ともいう。脳神経の中で最大の神経で，橋から出て三叉神経節を作った後，眼神経，上顎神経，下顎神経の3枝に分かれる。感覚神経は前頸部，顔面，口腔・鼻腔粘膜，角膜，脳硬膜等の表在感覚と，歯，顎関節，硬口蓋，咀嚼筋（伸張受容体）の深部感覚に関与している。運動神経は側頭筋，咬筋，翼突筋を支配し咀嚼運動を司る。また，鼓膜張筋，口蓋帆張筋を支配する。三叉神経に入力された信号の種類により，角膜反射（三叉神経より，顔面神経に信号が伝えられ，顔輪筋が収縮），下顎反射（咀嚼筋の伸展受容器より咬筋・側頭筋の収縮），流涙反射（角膜・鼻粘膜よりの入力信号から遠心路とし遠心路を上唾液核近部の副交感神経），くしゃみ反射等が引き起こされる。

残差分析 [residual analysis]
回帰モデル（線形回帰，ロジスティック回帰，比例ハザードモデル等）のあてはまりの良さを評価するために，予測値と観測値との食い違い（残差）のパターンを調べる分析方法。例えば，横軸を独立変数の値，縦軸を残差としてプロットし，両者の関係を調べる。

残差法 [residual method]
栄養疫学において，総エネルギー摂取量Xの影響を調整した上で，栄養素摂取量Yと疾病等の結果変数との関連を調べる方法の一つ。Yを従属変数，Xを独立変数として回帰分析を行い，Xの平均値におけるYの予測値に，残差を加えたものをYの総エネルギー調整摂取量といい，分析に用いる。

三次構造 [tertiary structure]
タンパク質の一次構造，二次構造に対する語。アミノ酸側鎖は静電結合を生じたり，水素結合を生じたり，あるいは非極性側鎖同士での疎水的結合が生じるほか，システイン同士のS-S結合等により，その立体構造が形成されている。→高次構造

産児制限 [birth control] ＝家族計画

三次胆汁酸 [third bile acid] ＝抱合胆汁酸

三尺ササゲ [sanjaku cowpea]
マメ科ササゲ属でサヤインゲンよりやや細い若莢（⅔）を食する。サヤの長さが60～120 cm（三尺＝90 cm）にもなることからこの名がついたといわれる。サヤインゲンの生産量が減る夏季に関西地方に出回る。

酸臭 [acidic odor ; acidic flavor]
脂肪酸が

示すにおいで，微生物の発酵などにより生成する。代表的な酸臭は酢酸であるが，脂肪酸の炭素数の違いでにおいも異なる。C_3，C_4は酸敗したバター様のにおい，C_5，C_6は汗臭であり，食品中での濃度が高くなると不快臭になる。

三重項酸素　[triplet oxygen]　酸素分子は2原子分子であり，不対電子を2個もつため基底状態の酸素を三重項酸素 $^3O_2$ という。酸素分子に電子が1個入るとスーパーオキシドアニオン O_2^-，・O_2^- となる。酸素分子の2個の不対電子が対を成して一方の酸素原子の π 軌道に入り，他方の軌道が空になったものを一重項酸素 $^1O_2$ とよぶ。・O_2^- や $^1O_2$ はヒドロキシルラジカル・OHや過酸化水素とともに活性酸素種とよばれ，殺菌などの生体防御や疾患などさまざまな生命現象にかかわっている。→酸素

三重項状態　[triplet state]　多電子系の電子軌道について，スピン量子数を s とする時 $2s+1$ を多重度（縮重度）とよび，多重度3すなわち s が1の状態を三重項状態という。基底状態の炭素原子や酸素原子は3個の縮重した2p電子軌道のどれか2個に電子を1個ずつ占有させているので三重項状態である。基底状態が三重項状態である分子はまれで，多くの場合三重項状態は励起状態である。ただし，酸素分子は例外で三重項状態が基底状態，一重項状態が励起状態である。→三重項酸素

三重水素　[tritium]　＝トリチウム

三重盲検　[triple-blind]　ランダム化比較試験において，被験者が処理群と対照群のいずれに割り当てられたかを，被験者自身にも観察者（例えば主治医）にもわからないようにして行うことを二重盲検といい，さらに統計解析者も割り当て状況を知らずに行うことを三重盲検という。→二重盲検，盲検法

算術平均　[arithmetic mean]　全ての値の合計をその値の個数で割る計算。

三硝酸グリセリン　[glycerol trinitrate]　＝ニトログリセリン

参照体位　[reference values of height and body weight]　食事摂取基準の策定に際し用いられる年齢階級内の性別の最も典型的な体位。「日本人の食事摂取基準（2015年版）」で用いられている。「日本人の食事摂取基準（2010年版）」までは基準体位とされていた。2010（平成22）年，2011（平成23）年の国民健康・栄養調査における，性別，年齢別の身長と体重の中央値が用いられている。

参照電極　[reference electrode]　2点間の電位差を測定する場合，基準となる方の電極。基準電極ともいう。通常，参照電極の電位を0とした時の，もう一方の電極の電位で電位差を表す。

産褥　[puerperium]　妊娠分娩によって生じた母体の変化が，ほぼ妊娠前の状態に復帰するまでの期間。子宮，腟，外陰の形態に生じたさまざまな変化が，正常非妊時の状態へと復帰するが，完全に妊娠前の状態に戻るわけではなく，腟壁は進展し広くなり，外子宮口は横裂，妊娠線は旧妊娠線となって残る。一般には分娩後約6週間とされている。

残食調査　[survey of leftover dishes]　調理食数（仕込み食数）と供給数（提供食数，出食数）との差である残食数を調べること。食べ残しは残菜というが，残食を食べ残しととらえて用いることもある。→残菜調査

三次予防　[tertiary prevention]　患者の病状の悪化や合併症を防ぎ，後遺症やQOLの低下を最小限に抑えて損失した身体機能のリハビリテーションを行い，社会復帰させること。

酸性　[acidic]　水素イオン指数(pH)が7未満の水溶液を指す。また，酸味があり，青色リトマス試験紙を赤変させるもの。水素よりも電気的に陽性の金属と反応して水素を発生し，金属酸化物と反応して塩と水を作る性質をもつもの。

酸性アミノ酸　[acidic amino acid]　酸性の性質を示す官能基であるカルボキシ基を分子中に二つ（α 位不斉炭素とそれ以外の炭素）もったアミノ酸（グルタミン酸及びアスパラギン酸）。

酸性加水分解酵素　[acid hydrolase]　＝酸性ヒドロラーゼ

酸性食品　[acid food]　食品を灰化してできた灰分を水に溶解したときに酸性を示す食品。水に溶けると酸性を示すリン，塩素，硫黄などが多い肉類，穀類は酸性食品である。→アルカリ性食品

酸性タール色素　[acid tar color; acid tar dye]　タール色素のうち，スルホ基，カルボキシ基，ヒドロキシ基の酸性基をもつもの。日本で食品添加物として認可されているタール色素はすべて酸性タール色素である。

酸性タンパク質　[acidic protein]　構成アミノ酸として酸性アミノ酸に富み，等電点が酸性側にあるタンパク質。ペプシンがその典型例で，ブタ胃ペプシンの等電点はpH 1以下。通常生体には塩基性タンパク質よりも多く含まれる。

酸性デタージェント繊維　[acid detergent fiber, ADF]　食物繊維定量法のVan Soest法には，NDF（neutral detergent fiber）法とADF法がある。セチルトリメチルアンモニウムブロミドを酸性界面活性剤として使用，処理，定量される繊維（ADF）でセルロースとリグニンの合計量に相当するとされる。

α_1 酸性糖タンパク質　[α_1-acid glycoprotein, α_1-AGP]　急性相反応タンパク質の一種。分子量40,000，181個のアミノ酸から成る。オロソムコイドともいう。糖成分にシアル酸含量が高いので酸性を示す。ネフローゼ症候群，低栄養，肝実質障害で低下し，妊娠や炎症の急性期に増加する。

酸性度指数　[acidity index]　pK 値。酸AH

は水に溶解してH^+を放出する。$AH \rightleftarrows A^- + H^+$ この解離反応の平衡定数Kは$K = [A^-][H^+]/[AH]$で表される（$[A^-]$はA^-の濃度を表す）。これから，$\log_{10} K = \log_{10}[A^-]/[AH] + \log_{10}[H^+]$。この解離定数の10を底とした対数に負号を付けたもの（$pK = -\log_{10} K$）を酸性度指数pKという。$-\log_{10}[H^+]$はpHなので$pK = pH - (\log_{10}[A^-]/[AH])$となる。AHの酸としての強度は$pK$値が小さいほど大である。

酸性ヒドロラーゼ [acid hydrolase] 最適pHが酸性で，加水分解反応（A-B + $H_2O \longrightarrow$ A-OH + B-H）を触媒する酵素の総称。酸性加水分解酵素ともいう。酸性プロテアーゼ，酸性カルボキシペプチダーゼ，酸性グルコシダーゼ等が含まれる。→酸性プロテアーゼ

酸性プロテアーゼ [acid protease] 一般にアスパラギン酸プロテアーゼを指す。最適pHが酸性で，活性中心にアスパラギン酸が存在する。一般に，疎水性アミノ酸を含むペプチド結合の加水分解を触媒する酵素。代表的な酸性プロテアーゼには，ペプシン，カテプシンD，レニン等がある。→アスパラギン酸プロテアーゼ，プロテアーゼ

酸性ホスファターゼ [acid phosphatase] 最適pHが酸性で，リン酸エステルの加水分解を触媒する酵素。→ホスファターゼ

酸性ムコ多糖 [acid mucopolysaccharide] ヒアルロン酸，コンドロイチン硫酸のようなN-アセチル化されたヘキソサミン（グルコサミンもしくはガラクトサミン）と，ウロン酸（D-グルクロン酸またはL-イズロン酸）より構成される二糖の繰返し単位から成る長鎖多糖で構成糖が酸性の基をもつものの総称。

三染色体性 [trisomy] 細胞に一つの型の染色体が三つある状態。トリソミーともいう。発生原因は，染色体の不分離現象が考えられる。ヒトの場合，第21番染色体のトリソミーが最も多く認められ，ダウン症候群を呈する。

酸素 [oxygen] 元素記号O，原子番号8，原子量15.9994。16（5B）族元素。単体O_2は無色無臭の気体。同素体としてオゾンO_3がある。化学的には非常に活性で希ガス類元素，ハロゲン，金，銀，白金以外の元素を直接酸化して酸化物にする。酸素は生物の呼吸に使われ，生体内ではヘモグロビン，ミオグロビン（脊椎動物），ヘモシアニン（無脊椎動物）が酸素の運搬に関与する。

酸素運搬系 [oxygen transport system] 呼吸器系（肺）と循環器系（心臓，血管系，血液）を含めた酸素輸送系。一方，骨格筋，酸化反応系を酸素利用系という。運動時には，酸素利用系活動が亢進し，これを満たすために酸素運搬系活動も亢進する。

酸素需要量 [oxygen requirement] 身体が必要とする酸素の量。運動により増加し，安静によ

り減少する。呼吸から供給される酸素量と酸素需要量の均衡がとれている状態を定常状態という。一方，酸素摂取量が酸素需要に追いつかない一時的不均衡状態を酸素負債という。

酸素消費量 [oxygen consumption] 酸素を呼吸により体内に取入れ，利用する能力。生体内のエネルギーの代謝はすべて酸素の消費に基づくので，酸素消費量を測定することによりエネルギー消費量を算出することができる。安静時，体重1kg当たり，3.5 mL/分の酸素を消費している。

酸素中毒 [oxygen intoxication] 高濃度の酸素を長期間吸入することにより，咳や呼吸困難などを伴う気管支炎・肺気腫様の呼吸気道症状。感受性の強い人では，肺の拡張不全を起こす無気肺または肺虚脱の症状が慢性的にみられる。

酸素添加 [oxygenation] 通常分子状酸素がオキシゲナーゼの作用により基質に導入される反応。リポキシゲナーゼによる脂肪の酸化，コラーゲン分子中のプロリンのヒドロキシル化などが酸素添加の例である。

酸素添加酵素 [oxygenase] 生体内に取込まれた分子状酸素から直接化合物に酸素原子を取込ませる反応を触媒する酵素。オキシゲナーゼともいう。脱水素酵素や酸化酵素等とともに酸化還元酵素の範疇に含まれる。

酸素電極 [oxygen electrode] 溶液中の酸素分圧を測定する電極。白金が用いられ，酸素の酸化還元電位を測定する。白金（及び銀塩化銀参照電極）の表面を合成樹脂膜（酸素は通す）で覆った構造をもっている。

酸素負債量 [oxygen dept] 運動終了後の酸素摂取量は，一定時間，運動前よりも高い。この運動前よりも高値を示す酸素摂取量のこと。酸素負債量は，酸素需給の一時的不均衡で，身体を運動前の状態に回復させるために必要とされ，安静時以上の酸素摂取量が必要となる。

酸素フリーラジカル [oxygen free radical] 不対電子をもつ酸素種で反応性が高く，脂質，タンパク質，核酸に酸化的な損傷を与える。ヒドロキシラジカル（OH・），スーパーオキシド（$O_2^-\cdot$），一酸化窒素（NO）等がある。

酸素分圧 [oxygen partial pressure] 酸素を含む気体全体が示す圧力のうち，酸素が全容積を占めた時の圧力。全圧×酸素の容積比で表される。液体に溶けた気体の分圧は，溶解している気体がその液体と平衡した時，液体内に今溶けているのと同じ濃度にその気体が溶けるような圧力を指す。空気中には酸素が約21％含まれているので，吸気の酸素分圧は760×0.21 = 160 mmHgであるが，肺胞内では水蒸気と混ざり合い100 mmHgに低下する。これが肺静脈血と動脈血の酸素分圧である。静脈血では，末梢組織に酸素を与えるので，40 mmHgに低

下する。

酸素補給装置　［oxygen supply equipment］
慢性呼吸不全の患者が，在宅酸素療法に用いる装置。空気中の酸素を濃縮して供給する酸素濃縮装置や，液化した酸素を供給する液化酸素装置，酸素を濃縮して詰めた携帯用高圧酸素ボンベ等がある。

酸素ラジカル吸収能　［oxygen radical absorbance capacity, ORAC］　1992年，米国立老化研究所のCaoら及び米国農務省（USDA）のPriorらにより開発された抗酸化評価法である。食品やサプリメントの抗酸化力を測定方法として米国を中心に用いられてきた。2007年12月にはUSDAのホームページ上で多くの食品に関するデータベースが公開された。ORAC法は蛍光物質のフルオレセインを蛍光プローブとして使用し，2,2′-アゾビス（プロパン-2-カルボアミジン）・二塩酸（AAPH）から発生するペルオキシラジカルの存在下でフルオレセインが分解され，蛍光強度の減少速度を測定する方法である。米国ではORAC値が記載された食品が市場に出回った。しかし，試験管内の実験結果のORAC値は生体の抗酸化評価には直接には繋がらないという理由により，USDAは2012年5月にホームページからORAC値のデータベースを取り下げた。

三大栄養素　［three major nutrients］　＝主栄養素

三炭糖　［triose］　＝トリオース

酸度　［acidity］　塩基がプロトンをいくつ受取ることができるかを示す数値。中和反応の際，反応する酸との当量関係を示し，通常整数である。例えば，塩基 NaOH，Ca(OH)$_2$，Fe(OH)$_3$ の酸度はそれぞれ1，2，3である。また，食品に含まれる酸の量を意味することもある。

サンドイッチ　［sandwich］　薄切りのパンの間に具をはさんだもの。カードに熱中したイギリスの政治家Sandwich伯爵が食事に中断されずにカードを続けるために考案したといわれる。

酸糖化　［acid saccharification］　デンプンを酸で加水分解して糖（主として水あめ）をつくる方法。糖化は，耐酸耐圧の糖化缶を用いる回分式と，反応パイプ中を連続的に通す連続式があり，20～22Bé'のデンプン乳をシュウ酸を用いて以下の条件で糖化を行う。回分式：120～130℃，30分前後。連続式：130～160℃，5～10分。日本ではイオン交換精製をするので，シュウ酸で糖化し炭酸カルシウムで中和して酸を除去しているが，米国では塩酸による糖化が行われている。グルコースが主成分なので，酵素糖化水あめに比べて着色しやすく，吸湿性も強い。

サントニン　［santonin］　ミブヨモギに含まれるセスキテルペン類の一つ。蟯虫，回虫，鞭虫に対する駆虫薬である。虫体の神経中枢に働き，運動を麻痺させる。腸管の蠕動運動により虫体は排泄される。頭痛，めまい，黄視等の副作用がある。

酸乳　［sour milk］　牛乳，脱脂乳などに乳酸菌を加えて発酵させたものの総称。カルチャードミルクともいう。日本では乳等省令で定義される発酵乳と乳酸菌飲料がこれに相当する。

酸敗　［rancidity］　酒類や油脂などが熱や細菌などの作用を受けて酸化及び分解し，におい，味，色などが変化して酸味を呈する現象。油焼けともいう。酸敗が起こるとアルデヒド，ケトン等が生じ，酸化臭を発するようになる。

酸敗臭　［rancid flavor；souring smell］　酸敗の時に生じるにおい。油脂及び食品中の油脂成分は，長期間保存すると空気中の酸素，金属，日光などにより酸化されて，色，臭気，味，粘度などが変化し，やがて食用に適さなくなる。この時に生じるにおいを酸敗臭とよぶ。→酸化臭

三倍体魚　［triploid］　基本数の3倍の染色体をもつ個体または細胞をもった魚。二倍体は減数分裂によって単性（一倍性）の生殖細胞を，また四倍体は二倍性の生殖細胞を作る。これら両者が受精すると三倍体ができる。また，減数分裂異常による二倍性の染色体をもった生殖細胞と半数の染色体をもつ生殖細胞との受精においても生じる。三倍体などの奇数倍数体は一般に不妊で，繁殖期の魚介類の成長停滞，死亡，肉質劣化などの防止に利用する試みがなされている。陸上では，種なしスイカがこの原理の応用で作り出されたものである。

酸敗油脂　［rancid oil］　＝変敗油脂

散布図　［scatter diagram］　2変量データの散らばりの程度を二次元平面に図示したもの。異常値の存在や2変量の関係が直線的か曲線的か等を直感的に把握できる。

散布度　［measure of dispersion］　データの分布を数値で表現するための二つの指標（代表値・散布度）のうちの一つ。データの散らばりの程度を示したもので，範囲，パーセンタイル，分散，標準偏差等がある。

サンプリング　［sampling］　＝標本抽出

酸ホエイ　［acid whey］　牛乳または脱脂乳にレンネットや酸を加えて生じるカードを除いたあとに残る黄緑色の液体。チーズ製造やカゼイン製造の副産物として得られる。主成分は約5％のラクトースで，固形分は6～7％。チーズやレンネットカゼインの製造で得られるホエイはスウィートホエイとよばれ，pH5.9～6.3であり，酸カゼインの製造ではpH4.3～4.6の酸ホエイが得られる。濃縮ホエイやホエイパウダーとして製菓材料に利用されるほか，ラクトースの原料，機能性素材の原料としても重要である。

三枚おろし　［filleting］　魚のおろし方の一種で，中骨の部分とその両側を分けて，ちょうど三枚に削いだように切り分けること。

三枚肉 [ribs of beef] ＝ばら

産膜酵母 [film yeast] 漬物やワイン等の発酵・熟成中に醪(もろみ)の表面に生育してくる酵母。醪の表面に膜を形成することから，産膜酵母とよばれている。シロカビともいう。産膜酵母が増えすぎると製品の風味を損ねる例が多いので，汚染菌と考えられている。しかし，開放的な条件で生産する発酵食品では，産膜酵母の発生を完全に排除することは不可能である。少量の産膜酵母は製品の風味に深みを与えると考えることができる。実際，一部のチーズでは熟成に寄与するとされている。

3′-末端 [three prime terminal] 糖であるリボースまたはデオキシリボースの3′位の炭素がヒドロキシ基で，その先が遊離の状態になっている鎖端。こちらをポリヌクレオチド鎖の末端とする。糖とリン酸と塩基から成るヌクレオチドでは，糖の炭素原子の番号に′(プライム)を付ける。これが互いに結合し，糖とリン酸の共有結合の骨組みに塩基が突き出したDNAやRNAのポリヌクレオチドとなる。塩基配列は，塩基の一文字記号を用いて，5′ACGT3′のように書くことができ，この場合の3′-末端はチミンである。

サンマ油 [saury oil] サンマを原料とする魚油。エイコサペンタエン酸(EPA)やドコサヘキサエン酸(DHA)といったn-3系の高度不飽和脂肪酸供給源となる。主な脂肪酸としては，DHA(5～30％)，EPA(5～14％)，パルミチン酸(7～18％)，オレイン酸(5～7％)等が含まれている。脂肪酸組成は漁獲の時期，海域，成熟度等により異なる。→魚油

酸味 [sourness] 基本味の一つで，水中で解離して水素イオンを生じる有機酸，無機酸などが呈する味。代表的な酸味物質には，酢酸，リンゴ酸，乳酸，クエン酸，酒石酸，アスコルビン酸等がある。

酸無水物 [acid anhydride] カルボン酸のカルボキシ基2個が脱水結合した構造($R_1COOCOR_2$)を有する有機化合物。カルボン酸の脱水，もしくはカルボン酸のナトリウム塩，アンモニウム塩などを酸塩化物に反応させることによって生成する。

残留塩素 [residual chlorine] 水道水などを塩素消毒した結果，水中に残留した酸化力を有する形の塩素のこと。遊離残留塩素(次亜塩素酸や次亜塩素酸イオン)と，結合型残留塩素(アンモニアや有機性窒素酸化物などと結合したイオン)がある。

残留農薬 [pesticide residue；residue of agricultural chemicals] 農薬の使用に起因して食品に含まれる農薬，その代謝物など。農薬などが残留した食品を摂取することにより，人の健康を損なうことがないように，「食品衛生法」に基づく「食品，添加物等の規格基準」において農産物に残留する農薬等の限度が定められており，一般に「残留農薬基準」とよばれている。ポジティブリスト制のもとでは，ある一定量を超えて農薬が残留することを禁止している。残留農薬基準が設定された場合はその基準値，設定されていない場合は一律基準0.01 ppm，これを超えるような農薬などが残留している農産物は販売禁止などの措置がとられる。→ポジティブリスト

次亜塩素酸　[hypochlorous acid]　HClO，分子量52.46。水溶液中にのみ存在する。淡黄色，刺激臭の溶液。極めて弱い酸。水溶液は不安定で，容易に塩酸，酸素，塩素酸に分解する。強い酸化力をもつ。5HClO → 4HCl + O₂ + HClO₃

次亜塩素酸カルシウム　[calcium hypochlorite]　Ca(ClO)₂，式量142.98。白色の粉末。水によく溶ける。容易に分解し酸素を発生するため，殺菌剤，漂白剤として用いられる。さらし粉の主成分。

ジアシルグリセロール　[diacylglycerol]　グリセロール骨格の1,3位あるいは1,2位に2個の脂肪酸がエステル結合したグリセロール。ジグリセリドともいう。結合位置によりそれぞれ1,3-ジアシルグリセロール，1,2-ジアシルグリセロールとよばれる。食用植物油には，一般的に1～2％含まれるが，パーム油やオリーブ油では5～6％含まれている。食品添加物として多くの食品に使用されているが，食用油と同じように使用できる製品も市販され，体に脂肪が付きにくい油として特定保健用食品の許可を得ている製品もある。

ジアスターゼ　[diastase]　=アミラーゼ

ジアステレオマー　[diastereomer]　不斉原子または分子不斉が2個以上存在する分子では，対掌体を得る場合，両方の不斉原子もしくは分子不斉部分を反転しなくてはならない。一方がそのままの状態で他方のみを反転した場合両者は対掌体の関係にはなく，原子団間の相対的な空間関係の異なった異性体となる。このような立体異性体をいう。

ジアセチン　[diacetin]　=グリセリン1,3-ジアセタート

ジアゾ化　[diazotization]　芳香族第一アミンに塩酸酸性下で亜硝酸HNO₂を作用させて，ジアゾ基(-N⁺≡N)を分子に導入すること。ジアゾ基は，芳香族アミンやフェノール類と反応して結合するので，ハプテン抗原の作製の際にハプテンをキャリアタンパク質に結合する反応に用いられる。

ジアゾメタン　[diazomethane]　CH₂N₂，分子量42.04。ニトロソメチルウレタン CH₃N(NO)-COOC₂H₅ に水酸化カリウムを作用させて合成する。カルボン酸やフェノール等さまざまな化合物にジアゾメタンのエーテル溶液を作用させると分子中の酸素をメチル化できるので，メチル化剤として用いられている。爆発性，遺伝子のメチル化による強い変異原性があるので取扱いには注意を要する。

シアニジン　[cyanidin]　C₁₅H₁₁O₆，分子量287.24。シアニン，アントシアニン等の配糖体のアグリコン。フラボノイドの一種で抗酸化作用，ラジカル捕捉作用を有する。

シアノーゲン　[cyanogen]　青酸配糖体など，酵素分解により青酸(シアン化水素)を発生する天然有機化合物。ウメ，モモ，アンズの種子には青酸配糖体アミグダリンが含まれており，共存する酵素により分解されベンズアルデヒドとシアン化水素を発生する。

シアノコバラミン当量　[cyanocobalamin equivalent]　ビタミンB₁₂は4種のコバルト含有化合物であり，これをシアノコバラミンに相当する量で示した量。

シアノバクテリア　[cyanobacterium]　=ラン色細菌

ジアミンオキシダーゼ　[diamine oxidase]　アミンを酸素と水で酸化しアルデヒド，ケトンやアンモニア，過酸化水素を生成する反応を触媒する銅含有の酸化還元酵素。ヒスタミナーゼともいう。

シアリドーシス　[sialidosis]　リソソームは40種以上の酸性水解酵素を有する。リソソーム酵素の異常により，未分解物質がリソソーム内に蓄積する。リソソームのシアリダーゼが遺伝的に欠損すると，非還元末端にシアル酸をもったガングリオシドなどが蓄積することをシアリドーシスとよぶ。小児例ではⅠ型ムコリピドーシスともよばれる。症状は，知的障害，神経障害，及び臓器肥大である。ノイラミニダーゼとβ-ガラクトシダーゼの両者の活性が欠損している場合にはガラクトシアリドーシスとよぶ。

ジアリルジスルフィド　[diallyl disulfide]　C₆H₁₀S₂，CH₂=CHCH₂S₂CH₂CH=CH₂，分子量146.27。ニンニクの臭気成分で，ニンニクを水蒸気蒸留して得られる油性成分。ニンニクの組織損傷によって生じるアリシンは不安定で酸素を遊離してスルフィドとなる。ジアリルジスルフィドは，そのスルフィド中の主成分の一つで，ニンニク臭を放つ。比重約1.5の透明な油性成分。抗がん作用等の薬効がある。

シアル酸　[sialic acid]　ノイラミン酸のアシ

ル誘導体の総称。記号 Sia。N-アシル（またはN-アセチル，N-グリコリル）ノイラミン酸，N-アシル-O-アセチルノイラミン酸が天然に存在する。大部分は少糖，多糖，糖タンパク質，スフィンゴ糖脂質（ガングリオシド）分子中の酸に結合している。消化管，気道，膣などの分泌液中の糖タンパク質に存在して高い粘度を付与している。また，動物細胞表面に多く局在し細胞の陰性荷電に寄与し，ウイルスの感染にも関与している。

ジアルデヒドデンプン [dialdehyde starch] 過ヨウ素酸塩で酸化処理した化工デンプン。パップ剤（湿布薬）基材，製紙工業で主に使用される。

シアロ糖脂質 [sialoglycolipid] シアル酸を含むスフィンゴ糖脂質の総称。ガングリオシドともいう。

シアロ糖タンパク質 [sialoglycoprotein] 生体内では，糖タンパク質の非還元末端にノイラミン酸のアシル誘導体の総称であるシアル酸が結合したもの。多彩な生理機能を発現している。

シアン化水素酸 [hydrocyanic acid] ＝青酸
シアン中毒 [cyanide poisoning] 青酸ナトリウム，青酸カリウム等の青酸化合物による中毒。青酸中毒ともいう。致死量 200〜300 mg。青酸配糖体は酵素分解で青酸を発生し，食中毒の原因となる。

シアン配糖体 [cyanogenic glycoside；nitrile glycoside] シアン配糖体は酵素分解で青酸を発生し，食中毒の原因となる。ウメ，モモ，ビワ，キョウニン（杏仁）やトウニン（桃仁）の実の核に含まれるアミグダリン，バクチノキに含まれるプルナシン等がある。

C ＝システイン
C ＝シチジン
G ＝グアノシン
G ＝グリシン

GRAS [generally recognized as safe] 一般に安全と認められる物質の略語で，米国食品医薬品局（FDA）の食品添加物承認システムの中で安全性が確認されているとして食品に使用を認めている物質群。GRAS を取得するには，1958 年の改正法に基づいて FDA に認可申請を行い，安全性や有用性についての審査を経て認可される必要がある。

GRP ＝ガストリン放出ペプチド
CIP [clean in place] 機器をその場所に置いたまま洗浄を行うこと。定置洗浄ともいう。乳処理施設，清涼飲料水製造施設などで食品を移送するためのパイプ類を分解せずに，そのまま一定の圧力をかけた温湯，洗剤，殺菌剤を一定時間流すことにより洗浄すること。

GIP ＝胃液分泌抑制ペプチド
Gal ＝ガラクトース
GalN ＝ガラクトサミン
CA 貯蔵 [CA storage] 果物や野菜等の青果物を気密性の高い冷蔵室に入れ，大気と比べて室内の炭酸ガス濃度を高く，酸素濃度を低くなるようにガス組成を調節して長期間貯蔵する方法（controlled atmosphare storage）。青果物は水分含量が多くて腐敗しやすく，また収穫後も蒸散や呼吸が盛んなので，しおれやすく，糖や酸の含量も急速に低下する。したがって，青果物の鮮度や品質をかなりの期間保持するためには，一般に低温で貯蔵して蒸散や呼吸を抑え，微生物の繁殖を防ぐ必要がある。低温に弱い熱帯，亜熱帯産のものを除き，貯蔵適温は 0〜4℃ のものが多い。代表的な応用例として青森県のリンゴがある。

GAP ＝適正農業基準
GABA ＝γ-アミノ酪酸
GH ＝成長ホルモン
CHD ＝冠［状］動脈［性心］疾患
GnRH ＝性腺刺激ホルモン放出ホルモン
CF ＝粗繊維
CMC ＝カルボキシメチルセルロース
CMP ＝シチジン 5′-一リン酸
GMP ＝グアノシン 5′-一リン酸
GMP ＝グリコマクロペプチド
GMP ＝適正製造基準
Gln ＝グルタミン
Glc ＝グルコース
GlcA ＝グルコン酸
GlcN ＝グルコサミン
GLP ＝グルカゴン様ペプチド
GLP ＝適正実験室基準
Glu ＝グルタミン酸
Gly ＝グリシン
CoA ＝補酵素 A
CoQ ＝コエンザイム Q
COD ＝化学的酸素要求量
COPD ＝慢性閉塞性肺疾患

シークエンサー [sequencer] タンパク質のアミノ酸配列を決定するプロテインシークエンサーと DNA の塩基配列を決定する DNA シークエンサーがある。アミノ酸配列の決定装置は，エドマン分解を自動化した装置。DNA シークエンサーは，蛍光色素で標識した 4 種類のジデオキシヌクレオチドを用いたサンガー法による塩基配列の決定を自動化した装置。

シークエンス [sequence] →塩基配列
シイクワシャー [shekwasha；shiikuwasha；*Citrusdepressa*] 南西諸島から台湾の産地にかけて自生するミカン科の果実。国内では沖縄県本島北部の大宜味村や名護市などで栽培されている。果皮は緑色から成熟すると黄橙色，果実の重さは 30 g くらいになる。酸味が強く，未熟時は酸味料，成熟すると主に果汁加工用の原料になる。

CKD ＝慢性腎臓病

C言語 ［C language］ ＝プログラム言語
C細胞 ［C cell］ ＝傍濾［ろ］胞細胞
GC-MS ＝ガスクロマトグラフィー質量分析法
ジイシイエムエス ［GC-MS］ ＝ガスクロマトグラフィー質量分析法
GC含量 ［GC content］ 核酸の塩基組成全体の中で，グアニン（G）とシトシン（C）が占める割合（パーセント表示）。核酸の性質を表す指標の一つとなる。ゲノム中のGC含量は生物により異なり，高等動物ではほぼ40％前後とされている。核以外の細胞内小器官のDNAのGC含量は核内DNAの含量とは異なる。
シーズニングオイル ［seasoning oil］ ネギ，ニンニク，タマネギ，ショウガ，トウガラシ等の香味野菜の風味を付与あるいは強化する目的で使用される油脂。香味油，風味油，調味油ともいう。素材を入れた油脂を加熱することにより，素材の風味が油脂に移行する。植物油だけでなくラードのような動物脂も使われる。広い意味ではゴマ油，オリーブ油もシーズニングオイルであるが，日本農林規格（JAS）には香味食用油の規格がある。
Gタンパク質 ［G protein］ ホルモン作用を細胞内に伝達する際に関与するタンパク質。受容体にリガンドが結合すると，受容体に結合しているGタンパク質が活性化され，αサブユニットがβ，γサブユニットから遊離し，結合していたGDPがGTPに置き換わり，さらに次の酵素を活性化する。この酵素には2種類あり，アデニル酸シクラーゼとホスホリパーゼCである。アデニル酸シクラーゼによりATPからcAMPが合成され，cAMP依存性プロテインキナーゼA（PKA）が活性化される。このPKAはグリコーゲンホスホリラーゼ，ステロイドホルモン合成酵素，ホルモン感受性リパーゼの活性化，転写調節等を行う。ホスホリパーゼCは，その活性化によりホスファチジルイノシトール4,5-二リン酸からイノシトール1,4,5-三リン酸（IP$_3$）とジアシルグリセロールを遊離する。IP$_3$は小胞体から細胞質へCa^{2+}を放出させ，Ca^{2+}とジアシルグリセロールが共にプロテインキナーゼCを活性化し，種々のタンパク質がリン酸化され，ホルモン作用を表す。→アデニル酸シクラーゼ，ホスホリパーゼ
シーチキン ［sea chicken］ ツナ缶の商品名。→ツナ缶
CT ＝コンピューター断層撮影
CD ［cluster of differentiation］ ヒトの血液系細胞には，分化の段階，活性化の状態等によって発現が異なる分化抗原が多数存在する。CDとは，これらの分化抗原を認識するモノクローナル抗体のうち，同一抗原に対する抗体の一群をまとめたよび名で，それぞれの群には国際的な定義，分類に基づく番号が付されている。各群の抗体が認識する抗原自体を示すこともあり，CD抗原とよばれる。2004年の時点で247のCD番号が存在する。いくつかのCDに対応する抗原の具体例を挙げると，CD4はT4（MHCクラスⅡ分子と結合），CD8はT8（MHCクラスⅠ分子と結合），CD25はインターロイキン受容体α鎖，CD71はトランスフェリン受容体，CD143はアンギオテンシン変換酵素，CD220はインスリン受容体，CD230はプリオンタンパク質という具合である。
cDNA ＝相補的DNA
CD4$^+$細胞 ［CD4-positive cell］ 分化抗原に対応する特異的モノクローナル抗体の分類群（cluster of differentiation）の一つCD4によって識別される抗原T4（CD4抗原ともいう）を細胞表面にもつ細胞。この抗原は胸腺内では皮質細胞のほとんどに，また末梢ではMHCクラスⅡ分子拘束性をもつT細胞（ヘルパーT細胞）に発現している。T4抗原は，T細胞受容体がMHCクラスⅡ分子と異物抗原由来ペプチドの複合体を認識する際に，クラスⅡ分子と結合してT細胞受容体の抗原認識を助ける補助受容体として働き，またヒト免疫不全ウイルスの受容体の働きももつ。一般的には，CD4$^+$細胞はヘルパーT細胞を示すといえる。
CD8$^+$細胞 ［CD8-positive cell］ 分化抗原に対応する特異的モノクローナル抗体の分類群（cluster of differentiation）の一つCD8によって識別される抗原T8（CD8抗原ともいう）を細胞表面にもつ細胞。この抗原は，末梢ではクラスⅠMHC拘束性T細胞に発現しており，T細胞受容体がMHCクラスⅠ分子と異物抗原由来ペプチドの複合体を認識する際に，クラスⅠ分子の定常領域と結合してT細胞受容体の抗原認識を助ける補助受容体として働く。また，胸腺選択におけるT細胞の正の選択にも重要な役割を果たしている。一般的には，CD8$^+$細胞はキラーT細胞及びサプレッサーT細胞を示すといえる。
CD抗原 →CD
GTT ＝グルコース負荷試験
CTP ＝シチジン5'-三リン酸
CDP ＝シチジン5'-二リン酸
GTP ＝グアノシン5'-三リン酸
GDP ＝グアノシン5'-二リン酸
シートバター ［sheet butter］ パイ，クロワッサン，デニッシュ生地等の折込用にシート状に成型されたバター。発酵と無発酵バターがあるが，ほとんどが無塩。
C反応性タンパク質 ［C-reactive protein, CRP］ 1930年に肺炎球菌菌体の細胞膜のC多糖体と沈降反応を起こすタンパク質として発見された。CRPは肝臓で産生され，組織障害や炎症により血中濃度が1,000倍以上に急増する急性期反応性タンパク質で，炎症の局所に集積する。炎症や組織

破壊のある疾患発症時には，CRP値が陽性を示すため，病気の進行度や重症度，経過，予後などを知るうえで重要な指標となる。陽性の場合は，リウマチ熱，リウマチ様関節炎，気管支肺炎，耳下腺炎，骨髄炎，尿路感染症などの炎症性の疾患や心筋梗塞やがん，肉腫などの組織破壊を伴う疾患の可能性があるとされる。

CP ＝粗タンパク質〔たんぱく質〕
CBE ＝カカオバター当量
CPP ＝カゼインホスホペプチド
CVw ＝個人内変動係数
CVD ＝脳血管障害

CVT 寒天培地 [CVT agar medium] Olsonによって考案された乳及び乳製品中の低温殺菌（主に *Pseudomonas* 等の非発酵性グラム陰性桿菌）の生菌数測定用の培地。

Cペプチド [C-peptide] インスリンは前駆体プロインスリンとして生成し，プロテアーゼの作用によりCペプチドを放出し，ホルモン活性を発現する。Cペプチドのアミノ酸は31個であり，その分子量は3,617である。血中における寿命がインスリンよりも数倍長い（血中半減期は11分）ので，インスリン合成，分泌機能を評価するのに用いられる。Cペプチドには生理作用はない。脳下垂体機能低下，褐色細胞腫，糖尿病で低値を示し，インスリノーマでは増加する。

C末端アミノ酸残基 [C-terminal amino acid residue] ＝カルボキシル末端

Gua ＝グアニン
Gul ＝グロース
Guo ＝グアノシン

シーラー [sealing machine] プラスチックフィルム袋の開口部を溶着させる加熱装置。溶着方式は，密着シール（一般的なヒートシール）と溶断シールがある。ヒートシールは，ヒーター線の幅により，シール幅が変わる。多くは2mm，5mm，10mmのいずれかのシール幅が使われる。溶断シールは，ピアノ線状のヒーターでフィルムを溶かして断ち切る方法で，フィルム同士のシール面はわずかでシール強度はほとんどない。

C領域 [C domain] ＝定常部
Cys ＝システイン
Cyt ＝シトシン
Cyd ＝シチジン

死因 [cause of death] 死亡の原因。死亡統計の死因としては，死亡診断書の死因欄の記載から判断される原死因を用いる。

死因別死亡率 [mortality by death causes；disease-specific mortality rate] 特定の死因を対象とする死亡率。例えば脳血管疾患死亡率や肺癌死亡率などのように，それぞれの死亡原因での1年間の死亡数をその集団のその年の人口で割り，人口10万

対で表したもの。
J ＝ジュール
JECFA ＝FAO/WHO合同食品添加物専門家委員会
JMPR ＝FAO/WHO合同残留農薬専門家会議

ジエチルアミノエチルセファデックス [diethylaminoethyl-Sephadex, DEAE-Sephadex] ＝DEAEセファデックス

ジエチルアミノエチルセルロース [diethylaminoethyl cellulose, DEAE-cellulose] ＝DEAEセルロース

ジエチルスチルベストロール [diethylstilbestrol] $C_{18}H_{20}O_2$。分子量268.34。ステロイド骨格を有しない合成エストロゲンであり，エストラジオールと同程度のホルモン作用を示す。米国で流産防止用として使用された。その後，膣癌誘発の可能性が指摘された。現在は女性には適用されず，リン酸スチルベストロールとして前立腺癌の治療に用いられる。

シェリー [sherry] スペイン南部のヘレス・デ・ラ・フロンテラ周辺で生産される有名な酒精強化ワイン。主なブドウ品種はパロミノで，フィノ系のシェリーは発酵終了後，アルコール分15.5％までグレープスピリッツを添加し，空隙を残して樽詰めし，表面に産膜酵母（シェリー酵母）を繁殖させる。この皮膜（フロール：花）によって，シェリー香とよばれるアセトアルデヒド等を主成分とする香気成分が生成される。その後，さらに熟成，アルコール分の調整を行い，製品化する。オロロソ系のシェリーはアルコール分を18〜20％まで強化して皮膜の形成を行わず，長期間熟成させたものである。甘口のものには，ペドロヒメネス種のブドウを天日乾燥させて糖分を高めた果汁を添加する。辛口のものは食前酒，甘口のものは食後酒として飲まれる。→甘味果実酒

ジエン酸 [dienoic acid] 二重結合を二つもつ脂肪酸。共役二重結合をもつ場合には共役ジエンという。→共役ジエン

塩 ＝食塩
塩味 [salty taste] ＝かん〔鹹〕味
塩かずのこ [salted herring roe] ニシン卵巣の塩蔵品。原料ニシンから取出した卵巣を4％程度の食塩水で血抜きを行った後，飽和食塩水で塩漬けする。数の子はイクラ，スジコ等とは異なり，脂質含量は少なくタンパク質含量が高い。また，脂質はほとんど極性脂質（リン脂質）から成る。→塩蔵品，水産加工品

塩辛 [salted guts] 水産発酵食品の一種。魚介類の筋肉，内臓，卵または白子に食塩を加えて腐

敗を防止しながら放置し，微生物発酵により熟成させた製品。微生物酵素の働きでタンパク質が分解されアミノ酸などの呈味成分が生成される。イカ塩辛，カツオ塩辛，ウニ塩辛，ナマコの腸の塩辛（コノワタ）等が知られる。→水産加工品

ジオキソピペラジン ［dioxopiperazine］
＝ジケトピペラジン

塩クラゲ ［salted jelly fish］　クラゲの塩蔵品。ビゼンクラゲ，エチゼンクラゲ等にミョウバンを加えて塩蔵して製造する。貯蔵できるためクラゲを素材とした各種食品の食材に利用される。→塩蔵品，水産加工品

塩ずり身 ＝すり身

塩タラ ［salted cod］　タラの塩干品。開きマダラを塩蔵後，天日干しを行い製造する。→水産加工品

塩漬け ［salting］　素材を塩で漬ける基本的な漬け方あるいは漬物のこと。浸透圧の差により塩分が食材に入り込み，風味が付与される。

塩納豆 ［salty natto］　寺納豆，浜納豆ともいう。豆麹を天日で乾燥後，樽に入れ，食塩水を加えて仕込み，攪拌しながら1年以上熟成させた後，天日で乾燥して製造する。

塩焼け ［salt burning］　高濃度の食塩に長時間さらされることにより，食品が脱水され，またタンパク質の変性も起こり，おいしさを失うことをいう。主に魚介の塩蔵品にみられる現象である。

耳介 ［auricle］　耳は外耳，中耳，内耳に区分され，外耳は外耳道と耳介より成る。耳介は外耳道の外側後方に突出した外耳軟骨に連なる耳介軟骨（組織学的に弾性軟骨）に支えられた構造物で耳珠・耳輪・耳垂より構成される。

紫外線殺菌 ［ultraviolet ray sterilization］
殺菌力がある250～280 nmの波長の紫外線（UV）を利用した殺菌法。太陽光を利用した殺菌のほか，室内空気，まな板，包丁，飲料水などの殺菌に用いる殺菌灯による殺菌がある。

視覚 ［visual perception；vision］　光刺激によって生じる感覚の総称。光受容器は目の網膜にある錐体と桿体より構成される。錐体は明所で働き，色覚と映像に対する高度の解像力を有する。錐体は，それぞれ青，緑，赤の光波長に感受性が高い三つのタイプより構成される。桿体は暗所で働き，光の明暗を感受する。光エネルギーが閾値以上のレベルに到達すると，ロドプシンの*cis*-レチナールが*trans*-レチナールへと立体異性化する。その結果，受容器電位が生じる。網膜の電気信号は視神経，視交叉，視索を経て，外側膝状体に伝達されるが，一部は，直接，視交叉上核，中脳の上丘及び視蓋前域に伝達される。外側膝状体に送られた信号は，神経線維を換え，視放線を介して大脳皮質視覚領に信号伝達される。

痔核 ［pile；hemorrhoid］　肛門管の上・中・下痔静脈叢に生じた静脈瘤。歯状線より上の上痔静脈叢に生じたものを内痔核，歯状線より下方の下痔静脈叢に生じたものを外痔核という。また，血栓性外痔核，嵌頓痔核，さらに痔核が肛門管外に脱転した脱肛がある。痔核の原因としては静脈，門脈系のうっ滞を来す長時間の座位，排便時の怒責，過度の腹圧負荷，慢性便秘，妊娠，門脈圧亢進症等が挙げられる。内痔核の症状は出血が最も多い。また排便時に内痔核が肛門外へ脱出（脱肛）することもある。門脈圧亢進を原因とする痔出血では，高度出血を呈することがある。治療は保存的療法，手術療法に分けられる。

自覚的運動強度 ［rate of perceived exertion］
＝主観的運動強度

自覚的健康 ［self-rated health；perceived health］　自分自身の健康状態の主観的評価。日本の大規模調査の一つである国民生活基礎調査では，質問"あなたの最近の健康状態はいかがですか"が自覚的健康を評価する質問であり，回答：よい，まあよい，ふつう，あまりよくない，よくない，の5段階で評価する。自覚的健康は，死亡率，有病率などの客観的指標では表せない，より全体的な健康状態をわかりやすくとらえ，かつ将来の地域の健康度を反映する指標として，諸症状，生活習慣や生活の質（QOL）との関連が検討されている。

自覚的健康感 ［health of perception］　＝健康度自己評価

シカクマメ ［winged bean］　マメ科のつる性多年草。東南アジア地域一帯で広く栽培される。原産地はマダガスカル。莢（さや）は長さ15～30 cmほどで縦に4稜の翼があり，断面が四角形なのでこの名前がついた。未熟果を煮て食す。日本では栽培が難しかったが，ウリズンという品種が作られてから沖縄県や小笠原諸島などで栽培されるようになった。

視覚野〔領〕 ［optic area；visual area］　＝視覚野皮質

視覚野皮質 ［visual cortex］　視覚野〔領〕ともいう。一次視覚野は後頭葉内側面の鳥距溝周辺にあり，ブロードマンの17野に相当する。膝状体鳥距路よりの信号を受ける。網膜上の神経細胞の配列は一次視覚野の配列に再現されている。この情報は視覚連合野（18, 19野）に送信される。視覚連合野では，現在と過去の視覚体験を関連づける。一次視覚野には，反対側に入力された信号が伝達されるためヒトの視覚野皮質を破壊すると反対側の同側半盲が生じる。

直こね〔捏〕法 ［straight dough method］
製パン法の一種。ストレート法ともいう。すべての材料を一工程でミキシング及び発酵させてパン生地を作る方法。中種法に比べてパンは特有のしこしことした食感をもち，フレーバーも良好といわれる

が、グルテンの伸長性が中種法よりも劣るため、生地が損傷しやすく、パンの体積は小さくなる。

耳下腺 [parotid gland] 舌下腺、顎下腺とともに三大唾液腺の一つであり、最大の唾液腺である。耳の下前方にあり、下顎骨と咬筋より表在性で皮下にある。耳下腺管は口腔前庭の耳下腺乳頭に開口する。粘液と漿液を分泌する混合腺である。唾液は一日に0.5～1.5 L分泌され、ムチン、$α$-アミラーゼである唾液アミラーゼ（プチアリン）、リゾチーム、神経成長因子、上皮成長因子、免疫グロブリン、重炭酸塩、カリウムが含まれる。唾液に分泌されるリゾチームは抗菌作用があり、口腔内の清浄化作用がある。耳下腺分泌は、延髄に存在する唾液核にもたらされた情報により、舌咽神経を遠心路とする副交感神経によって制御されている。

自家中毒 [autointoxication] アセトン血性嘔吐症、周期性嘔吐症ともいう。2～10歳の小児で、感染、精神的ストレス等を誘因として、急に活動性が低下し、顔面蒼白、嘔気・嘔吐、腹痛が出現する。発生頻度は10人中1～2人程度である。嘔吐は、一日数回から十数回に及ぶ。血液中及び尿中のアセトン濃度の増加が認められる。末梢組織におけるグルコース利用の障害、脂肪が過剰に利用されたものと推測されている。頻回の嘔吐の結果、脱水症状、循環障害、自律神経障害が前面に出る。治療として、輸液療法、食事療法が行われる。

シガテラ食中毒 [ciguatera poisoning] 熱帯から亜熱帯のさんご礁に生息する魚類の摂取による食中毒の総称。死亡率は低い。食後30～90分で発症し、中毒症状はドライアイスセンセーションという温度感覚の異常の他、関節痛、筋肉痛、頭痛、倦怠感、下痢、掻痒等が挙げられる。2～3週間で回復する。→魚毒

シガトキシン [ciguatoxin] シガテラ食中毒の原因となるポリエーテル系海産毒素。→シガテラ食中毒

歯科保健 [dental health] 生涯の歯の健康にかかわる対策と活動。口腔衛生。齲蝕(?)、歯槽膿漏、歯周病などを予防し、幼児期の齲蝕の予防から、学齢期における歯口清掃習慣、高齢者における歯喪失予防（8020運動、80歳において20歯以上をもつこと）対策等を対象とする。歯の健康は、咀嚼能力のみならず、生活の質（QOL）、生活の満足感、精神的、社会的健康にも影響する。歯科保健の充実により、生涯にわたり口から食物を自立的に得ることが、個々人の目標となる。

直焼きパン [hearth bread；baked bread] パン生地を型に入れず、天板に直接置いて焼成するパン。その代表格はフランスパン、バターロール、クロワッサンなどがある。

歯科用アマルガム [dental amalgam] 水銀と特定の金属との合金をアマルガム（ギリシャ語"柔らかい"の意）といい、歯科用アマルガムは、水銀約50％と銀、スズ、銅などから成る。歯に充填される銀色の歯科治療材料で、健康保険が適用される。毒性をもつ水銀イオンの溶出は極微量だが、ほかの歯科材料の開発から、今後の必要性の有無が検討されている。→アマルガム

ジガラクトシルジグリセリド [digalactosyl-diglyceride] ジアシルグリセロールの3位に2個のガラクトースが付いたグリセロ糖脂質。光合成を行う植物に多く含まれ、光合成膜のマトリックスである。動物の脳にも微量存在する。

ジカルボキシルアミノ酸尿症 [dicarboxylic amino aciduria] アスパラギン酸とグルタミン酸というジカルボン酸の腎臓における遺伝的な輸送機構の欠損のために、再吸収が行われずに尿中に排泄されてくる疾患。常染色体性劣性遺伝をする。これらのアミノ酸の血中濃度は高くない。これらのアミノ酸が食事から適当量入れば、無症状に経過する。

ジカルボニル化合物 [dicarbonyl compoud] 分子内に隣り合った二つのカルボニル基を有する有機化合物の総称である。カルボニル基が隣り合っている。$α$-ジカルボニル化合物にはメイラード反応の中間生成物として知られているジアセチル、メチルグリオキサール、1-デオキシグルコソン、3-デオキシグルコソンなどがある。これらは還元糖とアミノ化合物との反応によって生じたアマドリ化合物から生成する。食品の加熱香気成分であるアルデヒド類やピラジン類は$α$-ジカルボニル化合物と$α$-アミノ酸とが反応し、脱水や脱炭酸等を経て生成する（Strecker分解）。一般に、モノカルボニル化合物に比較して、$α$-ジカルボニル化合物の反応性は高く、メイラード反応においてこれらが生成すると、その後の着色反応は加速される。$β$-ジカルボニル化合物にはアセチルアセトン（2,4-ペンタンジオン）がある。

メチルグリオキサール　　アセチルアセトン
　　　　　　　　　　　　（2,4-ペンタンジオン）

ジカルボン酸 [dicarboxylic acid] 2個のカルボキシ基をもつ二塩基酸。生体内で重要な役割をもつものが多い。脂肪族直鎖ジカルボン酸HOOC-$(CH_2)_n$COOHはよく知られており、$n=0$のジカルボン酸はシュウ酸$(COOH)_2$である。

子癇 [eclampsia] 妊娠高血圧症候群によって起こった痙攣発作。痙攣発作の発生した時期により、妊娠子癇（妊娠後期に多い）、分娩子癇（分娩第1期に多い）、産褥子癇（分娩後24時間以内に多い）という。初産婦、特に高年初産婦、多胎妊娠や羊水過多症などに多く、季節的には秋、冬の寒冷期に多い。

時間-温度・許容限度 [time-temperature tolerance] ＝T-T・T

閾値 [threshold value] →閾値(いきち)

磁気共鳴画像 [magnetic resonance imaging, MRI] 磁気にさらされた原子核が特定の周波数の電磁波に共鳴して，自ら電磁波を発信する磁気共鳴現象を利用した診断法。コンピューター断層撮影 (CT) との違いは被曝がないことで，X線の周波数が10^{10}〜10^{11}Hzと高い電磁波エネルギーを出すのに対しMRIで使用される電磁波はラジオ波に属し，周波数10^2〜10^3Hzであり電磁波エネルギーは少なくヒトへの影響はほとんどない。MRIには，①スピンエコー (SE) 画像，②グラディエントエコー (GRE) 画像などがある。SE画像にはT1強調画像とT2強調画像があり，空間分解能が高い画像が得られ，血管内腔は無信号になる (black-blood method)。GRE画像では空間分解能は高くはないが，高速撮影が可能で心電図と同期しシネMRIが行える。血管内腔は高信号となる (white-blood method)。さらに最近はガドリウムを使用した心筋虚血診断の向上や冠動脈描出の進歩によりMRIガイドの介入研究が行われてきている。

色原体 [chromogen] ヒトの網膜細胞は，形とともに色を感じることができ，色光の波長は380〜780 nmである。この中で540 nm周辺の波長は緑色に，565 nm付近の波長は赤に対応する。物体に色が付いているのを感じるのは，物体がその色に対応する波長を反射あるいは透過しているからである。物体が発色するには，発色する分子が必要で，その分子において発色の原因となる特定の原子団を発色団とよぶ。また，発色団を有する化合物を色原体という。

色差計 [color-difference meter] 光電色度計の一つ。視覚における色の差を客観的に測定する計器。色差とは二つの色の違いの定量的表記で，均等色空間中の2点間の距離で表される。工業製品の色の管理に用いられることが多い。刺激値直読型の色彩色差計または分光光度計で測定される。日本では現在，L*a*b*（エルスター・エースター・ビースター）色差が汎用されている。

色素 [dye；color；pigment] 可視光線の一定波長部分を選択的に吸収する性質をもち，吸収されなかった残りの波長の光をヒトは色として認識するので色素という。色調は色素のもつ共役二重結合の長さ，酸素や窒素等，非共有電子対をもつヘテロ原子との共役等，電子構造に影響される。この原理に基づいて種々の染料を合成することができる。食品添加物としての合成着色料には食用タール色素，銅クロロフィル等の天然系色素の誘導体がある。一方，動物，植物，微生物から得られる天然色素にはポルフィリン系（クロロフィル，ヘム色素），キノン系（カルミン酸），カロテノイド系，アントシアニン系，フラボノイド系，アザフィロン系（モナスコルブリン），ベタイン，クルクミンがある。

色素還元試験 [dye reduction method] 微生物増殖の検出試験の一つ。微生物が増殖すると酸素が消費され培養基の酸化還元電位は低下する。還元によって変色する色素を，あらかじめ微生物の成育を阻害しない程度に培地に添加しておくことによって，培地中の微生物の増殖状況を知ることができる。生乳中の細菌数を間接的に推定したり，細菌生育阻害物質の検出に応用されている。還元色素としてはメチレンブルー，レサズリン，2,3,5-トリフェニルテトラゾリウムクロリド (TTC) が一般的。メチレンブルー還元試験とレサズリン還元試験は，主に生乳の微生物品質の判定，TTC還元試験は，乳等省令による生乳に残留する抗生物質の判定に利用される。

色素上皮細胞 [pigment epithelial cell (layer)] 10層より構成される。網膜の一番外側の層。メラニンが産生され，入射した光が反射しないように光を吸収する。また，視細胞と血液の間で代謝産物の処理や栄養物質の受渡しを行う。網膜剥離は色素上皮細胞より神経細胞が剥離する。→網膜

色素タンパク質 [chromoprotein] 金属あるいは色素を補欠分子族として結合しているタンパク質。ヘモグロビンやミオグロビンはその代表で，動植物界に広範に存在する視物質のロドプシンもこれに属する。

ジギタリス [digitalis] Na^+/K^+-ATPaseの阻害薬であり，NaとKの能動輸送を阻害する。その結果として，細胞内にNaが増加し，細胞外Na^+と細胞内Ca^{2+}の交換が低下するため，細胞内Ca^{2+}が蓄積する。この結果，心筋の収縮力が増す。うっ血性心不全の治療薬。房室伝導系を抑制して心機能を改善する。心房細動，心室性起源の頻拍性不整脈，及びうっ血性心不全の治療に用いられる。腎機能障害及び低カリウム血症では中毒症状が出現しやすい。

色調 [color] 色の濃淡，明暗などの調子。色合。色は，色相（単色光の波長で表す），明度（明るさの程度。反射光の多少）及び彩度（鮮やかさの程度）の3要素によって規定される。

磁気分析 [magnetic analysis] 磁気的性質に基づく構造解析方法。磁気の温度依存性測定，磁化率の測定，磁気共鳴測定によるもの等がある。核磁気共鳴による水分・有機成分の測定は磁気共鳴測定の例。

子宮 [uterus；womb] 骨盤腔の中央で膀胱と直腸の間にある。長さ約7 cm，幅約4.5 cm，厚さ約2.5 cmの扁平な形をした洋梨状の中腔性の女性生殖器。上部2/3は子宮体といい，子宮底と子宮狭部より構成される。子宮狭部は卵管につらなる。子宮の内腔を子宮腔といい，逆三角形の形状を示

す。下1/3は子宮頸といい，膣につながる。子宮は内膜，筋層，外膜より構成される。子宮内膜は，思春期以降更年期まで，約28〜30日の周期性変化を示す。妊娠時には受精卵を養育する。

子宮頸部 [uterine cervix ; uterine neck]
子宮の下1/3を占める。子宮頸部には子宮頸管腺があり，排卵期には，アルカリ性ゲル状物質が分泌され，黄体期には粘稠になる。子宮頸部に原発する癌を子宮頸部癌といい，20〜40歳台に好発する。

持久性運動 [endurance exercise]　心肺機能体力を向上させる運動様式。多くの大筋群を使った動的運動で，中等度強度で時間が長い運動を指す。例えば，歩行，ジョギング，水泳等である。持久性運動は最大酸素摂取量を向上させ，生活習慣病の予防・治療のための運動として用いられている。最大酸素摂取量の向上にには強度，時間，頻度が重要な要因であり，中等度強度の持久性運動を1回20分以上，週3回以上が望ましい運動量とされる。

糸球体 [glomerulus]　ヒトでは片側の腎臓に約100万の腎小体が存在し，腎小体は糸球体とボーマン嚢より構成される。糸球体の直径は約200μmである。腎小体にはそれぞれ1本の輸入細動脈と輸出細動脈が出入りする。輸入細動脈は分岐と吻合を繰返した毛細血管がメサンギウムを中軸とする糸玉状構造を作る。糸球体毛細血管は有窓内皮から内皮，内皮に密接して基底膜があり，その外側には足細胞が存在し，ボーマン腔と接する。基底膜はIV型コラーゲン，ラミニン，プロテオグリカン等より構成される。糸球体では血液を濾過するが，血液中の有形成分，分子量の大きなタンパク質等は濾過されず，正常状態では尿中には出現しない。また，基底膜と上皮細胞は陰性荷電されており，同じ分子量でも陰性荷電されている物質の方が，陽性荷電されている物質よりも濾過されにくい。

糸球体近接装置 [juxtaglomerular apparatus, JGA] ＝糸球体傍装置

糸球体腎炎 [glomerulonephritis]　糸球体に各種病因が加わり糸球体に炎症が発生する病態。臨床的にはタンパク質尿，血尿，腎機能障害を示す。糸球体疾患は臨床所見，病理組織学的所見及び病因により分類される。WHOによる臨床分類では，①急性腎炎症候群，②急速進行性腎炎症候群，③反復性または持続性血尿症候群，④慢性腎炎症候群，⑤ネフローゼ症候群に分類されている。疾患としては，急性糸球体腎炎，急性進行性糸球体腎炎，慢性糸球体腎炎に分類され，慢性糸球体腎炎はさらに，微小変化型，層状糸球体硬化症，膜性腎症，メサンギウム増殖性糸球体腎炎（IgA腎症，非IgA腎症），管内性増殖性糸球体腎炎，管外性増殖性糸球体腎炎，膜性増殖性糸球体腎炎，デンス・デポジット糸球体腎炎，硬化性糸球体腎炎に分けられる。慢性に経過する腎炎として，IgA腎症が多い。

糸球体傍細胞 [juxtaglomerular cell, JG cell]
傍糸球体細胞ともいう。傍糸球体装置は輸入細動脈と輸出細動脈及び遠位尿細管で構成され，輸入細動脈の壁で遠位尿細管に近接する部分の平滑筋細胞が肥厚し，上皮細胞様となる。糸球体傍細胞では，レニンが分泌され，血圧制御に関与する。血圧低下，脱水等により，腎血流量が低下するとレニン分泌が亢進し，レニン-アンギオテンシン-アルドステロン系により血圧が調節される。しかし，全身血圧が70 mmHg以下になると，腎血流量も低下する。

糸球体傍装置 [juxtaglomerular apparatus]　糸球体の血管極近傍に位置する細胞の集合で，輸入細動脈，輸出細動脈，糸球体傍細胞，マクラデンサ（緻密斑），糸球体外メサンギウム細胞により構成される。傍糸球体装置，糸球体近接装置，糸球体傍複合体ともいう。レニン分泌や尿細管・糸球体フィードバック（TGF）を行う。遠位尿細管のCl^-濃度が増加すると，マクラデンサのCl^-濃度が増加し，その信号が糸球体外メサンギウム（Lacis細胞）に伝達される。この情報が糸球体傍細胞に伝達されることにより，レニン分泌は低下し，糸球体濾過量は低下する。一方Lacis細胞の信号はメサンギウム細胞に伝えられ，メサンギウム細胞が収縮することにより，糸球体濾過量を低下させる。

糸球体傍複合体 [juxtaglomerular complex] ＝糸球体傍装置

糸球体濾〔ろ〕液 [glomerular filtrate]
糸球体毛細血管より濾過された成分であり，血液中の有形成分，分子量の大きなタンパク質は含まれない。一日で約100L作られる。濾過されてボーマン嚢に入った濾過液を原尿という。

糸球体濾〔ろ〕過 [glomerular filtration]
糸球体毛細血管とボーマン腔の圧勾配によって血漿成分が濾過される現象。有形成分及び分子量の大きなタンパク質成分は濾過されない。分子量が50,000以下の場合は自由に通過するが，同一の分子では負電荷の大きなものは濾過されにくい。

糸球体濾〔ろ〕過値 [glomerular filtration rate]　糸球体で濾過されてボーマン嚢に押し出される濾過液の単位時間の量。糸球体濾過量ともいう。腎血漿流量の20%程度（100〜150 mL/分）が糸球体で濾過される。日常の臨床ではクレアチニンクリアランスで糸球体濾過量を推定する。糸球体濾過量は，全身血圧，腎血流量，血漿の膠質浸透圧，糸球体毛細血管血圧，毛細血管透過性，ボーマン腔内圧等により影響を受ける。腎機能評価の指標として糸球体濾過値は重要な指標である。

子宮内栄養不良 [intrauterine malnutrition]
子宮内発育遅延（IUGR）は胎児に原因があるものと，母体及び胎盤に原因があるものに分けることができる。母体を原因とする場合の原因の大きな因子が栄養不良である。母体の栄養障害により子宮内の

子宮内成長遅延 [intrauterine growth retardation, IUGR]　胎児は栄養不良に陥り，胎児の細胞数が15～20％減少するが，その減少は中枢神経系で著しい。特殊栄養素による子宮内栄養不良として，葉酸欠乏による神経管閉鎖不全（無脳症，脳瘤，二分脊椎）の発生，ヨウ素不足による先天性甲状腺機能低下症が挙げられる。

子宮内成長遅延 [intrauterine growth retardation, IUGR]　子宮内での胎児発育に異常（遅延，停止）を来す状態。子宮内胎児発育遅延ともいう。母体側の因子（子宮内環境の悪化），胎児自体の異常（染色体異常，子宮内感染）に基づく。超音波所見での推定体重が，子宮内発育曲線の標準値と対比して，10パーセンタイル以下あるいは-1.5SD以下の低値を示す。頭位，身長，体重のバランスにより対称性IUGRと非対称性IUGRに分けられる。対称性IUGRの予後は非対称性IUGRに比し，生命予後は不良である。

子宮内胎児発育遅延 [intrauterine growth retardation, IUGR]　=子宮内成長遅延

子宮内膜異常 [endometrial disorder]　子宮内膜が病理学的変化を受けた病態。子宮内膜腺の過剰増殖を来した場合に子宮内膜異型増殖症，子宮内膜に炎症を来した場合に子宮内膜炎，また，子宮内膜に悪性変化が認められた場合に子宮内膜癌，内膜間質が腫瘍性変化を来した場合に子宮内膜間質肉腫という。

子宮内膜癌 [endometrial cancer]　ほとんどが分化型腺癌である。まれに未分化型や扁平上皮化生を示す時もある。扁平上皮成分が悪性で腺癌に混在しているものは腺扁平上皮癌という。進展すると，頸部，膣方向，卵管方向への進展，子宮壁を貫通し，子宮傍結合織へ浸潤性に発育する。肥満に伴う内因性エストロゲンが過剰の場合や，更年期のホルモン置換療法がリスクである。

子宮内膜症 [endometriosis]　子宮内膜組織の異所性増殖で，多くは卵巣，卵管，ダグラス窩，直腸等の骨盤内組織にみられる。性周期に一致して増殖，出血，再生を繰返すため，月経困難症，腰痛等の症状を呈し，不妊症等の原因となる。

子宮［平滑］筋腫 [myoma uteri；uterine leiomyoma；uterine myoma]　子宮の平滑筋細胞が増殖して作る境界明瞭な腫瘤。大きさは種々あり，数mm～10cm以上になる。分裂像が一視野当たり5個以上ある時は平滑筋肉腫への悪化を考える必要がある。

自給率 [self-sufficiency rate]　通常，単に自給率という場合は，食料自給率または供給熱量自給率のことを指す。食料自給率は，食料の国内消費量に対する国内生産量の割合を示す指標である。供給熱量自給率は，年間の消費食品による熱量（エネルギー）摂取のうち国内で自給できる割合を計算したもの。

持久力 [endurance]　もちこたえる能力。耐久力。運動などを持続する能力を指す。

事業所給食 [food service for employees]　企業体が工場やオフィスに勤務する労働者や社員寮の入所者を対象に提供する給食。勤労者の福利厚生，健康の維持・増進など，栄養管理が目的と「健康増進法」に明記されているが，給与栄養量の基準を定めた法令はない。経営形態ではコントラクトサービス（委託給食）が多く，経費負担は多様であるが，食材費を利用者が負担する場合が多い。

軸索 [axon]　神経細胞の細胞体から信号を遠心性に送る突起。軸索突起ともいう。シュワン細胞の一部が軸索を取囲むことにより髄鞘が形成される。これは有髄線維とよばれる。無髄線維はシュワン細胞が数本の軸索を取囲み髄鞘はない。運動神経と知覚神経は有髄神経線維である。有髄神経では1～2mmごとにランビエ絞輪があり，これを介して電気信号の跳躍伝導が行われるため，神経伝導速度が速い。軸索では原形質流動があり軸索流が認められる。細胞体より神経末端までの早い順行性軸索流と軸索の先端より細胞体に向かう逆行性軸索流が存在する。順行性軸索流では，ミトコンドリア・シナプス小胞，神経伝達物質などが運ばれ，キネシンが関与する。

軸索突起 [axis cylinder process]　=軸索

ジクマロール [dicumarol；dicoumarol]　$C_{19}H_{12}O_6$，分子量336.30。マメ科のムラサキウマゴヤシ，セイヨウエビラハギなどの牧草を発酵（腐敗）した時に生成するクマリン二量体。ビタミンK拮抗体であり，ビタミンKを補酵素とするγ-グルタミルカルボキシラーゼの活性を抑制することによって，ビタミンK依存性凝固因子の活性（グルタミン酸残基のγ-カルボキシル化）を低下させる。ジクマロールをもとに，より作用の強い誘導体として合成されたのがワルファリンであり，血液凝固阻止役として血栓症予防や治療に幅広く用いられている。

シクラミン酸 [cyclamic acid]　$C_6H_{13}NO_3S$，分子量179.24。シクロヘキサンスルファミン酸。水に溶けにくい。ナトリウム塩やカルシウム塩はチクロとよばれる甘味料で砂糖の30～40倍の甘味を示す。現在は使用が禁止されている。

シクラミン酸塩 [cyclamate]　シクラミン酸のカリウム塩，ナトリウム塩など。

シクラミン酸ナトリウム [sodium cyclamate]　$C_6H_{11}NHSO_3Na$，式量201.22。合成甘味料の一つ。チクロともいう。水に易溶。スクロースの30～50倍の甘味度をもつ。発がん性問題により1969（昭和44）年に食品添加物指定項目より削除されたが，その後の知見で純品での発がん性は否定されている。

ジグリセリド [diglyceride]　=ジアシルグ

リセロール

シクロオキシゲナーゼ [prostaglandin cyclooxygenase] アラキドン酸からプロスタグランジンが産生される反応に関与する酵素で，COX1とCOX2の二つのタイプがある。COX1はあらゆる組織に存在するが，COX2はサイトカイン (特にIL-1, TNF-α) によって誘導され，単球，好中球・線維芽細胞や血管内皮細胞等で誘導される。アラキドン酸の第二系列のプロスタグランジンとトロンボキサンへの変換経路の初発酵素であり，生理的に重要な役割を果たしている。

シクロオキシゲナーゼ阻害剤 [cyclooxygenase inhibitor] ステロイドホルモンや，アスピリン，インドメタシンなど非ステロイド系抗炎症剤があり，プロスタグランジンの生成を抑制し，鎮痛・抗炎症作用を示す。

シクロデキストリン [cyclodextrin] グルコースがα1→4結合で6～12個結合した環状のオリゴ糖。サイクロデキストリンともいう。グルコースが6個，7個，8個結合したものを，それぞれ，α-，β-，γ-シクロデキストリンという。いずれも非還元性で水に可溶である。環状構造の内側は，疎水性の空洞になっているため，疎水性のゲスト分子を取込んで包接することができる。食品添加物として認められており，ゲスト分子として揮発性の香料を粉末化したり，難溶性物質を可溶化したり，苦味物質等をマスキングすることに利用されている。シクロデキストリンは，デンプンに微生物 (*Bacillus*属) 起源のシクロデキストリン合成酵素を作用させて合成される。

刺激閾値 [stimulation threshold] ある刺激を感知できた時の最小の強さ。味の場合は，水に溶けた呈味物質を感知できた時の最低濃度をいう。厳密には，水とは違うことがわかる最低濃度は検知閾値，味の種類までわかる最低濃度は認知閾値と区別する。一般に閾値といえば認知閾値を指す。

刺激臭 [pungent] 鼻粘膜を刺激する化学物質による反応が刺激臭として感じられる。刺激臭は三叉神経を介して中枢に伝えられる。刺激臭の原因となる化学物質としてアンモニア，塩酸，ホルムアルデヒド，硫酸，オゾン等多くの物質が挙げられ，生体に対して有害なことが多い。

刺激伝導系 [impulse conducting system] 心臓には，収縮・弛緩のための固有心筋と自動興奮の発生及び伝導に適した特殊心筋細胞とが存在する。特殊心筋は刺激の伝導及び心拍出量の調律を行い，正常では洞房結節に発生した信号が，房室結節，ヒス束，右脚と左脚 (さらに前枝と後枝に分かれる)，プルキンエ線維を通り心室全体の固有心筋に伝えられる。この一連のペースメーカー信号を伝える系を刺激伝導系という。洞房結節と房室結節の間に心房内伝導路があり，前方路，中央路及び後方路に分けられる。特殊伝導系以外の刺激伝導系 (副伝導路) を有する例もある。心房と心室の間にあるものをケント束といい，房室結節内伝導路はジェームズ束という。

止血 [hemostasis] 血管が破綻して出血する際に，血液の流出を防止するための機構を止血機序といい，止める方法を止血法という。止血機構には，血管の収縮，血小板の凝集と粘着，血液凝固因子が関与する。破綻した血管内皮の膠原線維に血管内皮細胞で作られたvon Willebrandt因子が結合する。そののち血小板が結合し，凝固機構が進行する。止血法には，局所の圧迫，止血鉗子，縫合糸による結紮等があり，手術に際して電気メスによる焼灼等が行われる。止血の目的で局所的に酸化セルロース，トロンビン等の止血薬を用いることもある。

ジケトグロン酸 [diketogulonic acid] $C_6H_8O_7$，分子量192.13。L-アスコルビン酸の代謝産物であり，さらに代謝が進むとシュウ酸$(COOH)_2$が生成される。

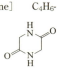
L型

ジケトピペラジン [diketopiperazine] $C_4H_6N_2O_2$，分子量114.10。ジオキソピペラジンともいう。2分子のグリシンから形成された環状構造体。普通2位，5位の炭素にカルボニル基がある2,5-ジケトピペラジンを指す。アルカリや無機酸でグリシルグリシンからアミノ酸にまで加水分解される。

ジケトン [diketone] 有機化合物で1分子中にカルボニル基>COを2個もつもの。例えば，ジアセチル$CH_3COCOCH_3$やアセチルアセトン$CH_3COCH_2COCH_3$など。

シゲラ症 [shigellosis] 赤痢ともいう。赤痢とは血液の混じった赤い下痢をするという意味で，血液や粘液の混じる粘液便を頻繁に排泄する急性感染性大腸炎の総称。赤痢菌 (*Shigella dysenteriae*) によって起こる細菌性赤痢，赤痢アメーバ (*Entamoeba histolytica*) による赤痢アメーバ症がある。細菌性赤痢は赤痢菌 (1898年，志賀潔が発見) によって起こる急性感染性大腸炎である。赤痢菌はA (*Shigella dysenteriae*)，B (*Shigella flexneri*)，C (*Shigella boydii*) 及びD (*Shigella sonnei*) に型別される。潜伏期は1～4日で，発熱，下腹部痛を認める。その後，出血性及び化膿性腸炎の症状 (下痢便，裏急後重) を呈する。1999 (平成11) 年4月施行の感染症新法では細菌性赤痢が2類感染症に，赤痢アメーバ症は5類感染症に指定されている。最近は，東南アジアからの輸入感染症として比較的軽症

例も多い。合併症として，溶血性尿毒症症候群がある。

視紅　[visual parple]　＝ロドプシン

嗜好飲料類　[beverages]　一般的に栄養補給目的ではなく，その特徴的な香味，成分が気分的な心地良さをもたらす飲料。コーヒー，緑茶，紅茶，ココアなど。

視交叉上核　[suprachiasmatic nucleus]　視床下部の神経核の一つ。概日時計としての機能を持ち，網膜からの直接の入力による光刺激によって体内の概日リズムを同期，あるいはリセットする。視床下部の他の神経核と連絡することにより睡眠や摂食など日周リズムがある行動を調節する。

嗜好尺度　[hedonic scale]　官能評価分析において，対象物の嗜好の程度を知りたい場合に用いられるカテゴリー尺度。例えば，7：かなり好き，6：少し好き，5：やや好き，4：好きでも嫌いでもない，3：少し嫌い，2：やや嫌い，1：かなり嫌いがある。

嗜好食品　[favorite food]　栄養素等の摂取を目的とせず，食品の第二機能である風味や刺激など嗜好を満足させる飲食物。菓子，チョコレート，コーヒー，茶飲料，酒等があり，カフェイン，テオブロミン，アルコールなどナルコチクス，トーニフィケーションとよばれる脳神経系に対する薬理活性と習慣性をもつ成分や，ビールのイソフムロン類，オレンジのリモニン，ミントのイソドニンなど苦味をもつ成分が含まれるものが多い。それぞれの食文化圏に独特の嗜好品が生まれた。

嗜好性　[palatability]　食物に対する好ましさの度合い。主に幼少期の食習慣，食体験などによって形成され，大人になっても比較的変わりにくいが，年齢や食経験によって変化してくる。

死後解糖　[postmortem glycolysis]　グルコースが嫌気的に乳酸に分解される過程。グルコースはグルコース6-リン酸やフルクトース1,6-二リン酸を経てピルビン酸に変わり，酸素供給が絶たれた死後筋肉においてはピルビン酸は乳酸に代謝・蓄積される。このため正常な死後筋肉のpHは5.5付近まで低下する。pH低下速度や極限pH値が異常肉発生と深く関係している。→グルコース，乳酸，ピルビン酸

自己寛容　[self-tolerance]　抗原特異的な免疫無反応状態を免疫寛容とよび，自己のタンパク質やペプチドに対しての免疫寛容を自己寛容とよぶ。寛容には，反応する細胞が除去されるクローン除去や，反応し得る細胞は存在しても，反応できない状態となるアネルギー等がある。→免疫寛容

自己管理　[self-care]　＝セルフケア

自己管理能力　[empowerment]　個人，組織，コミュニティが参加を促進し，自分たちのコミュニティや，より大きい社会に対するコントロールを獲得する社会的プロセス。イネイブリングともいう。教育学者Freire P（ブラジル）が提起した概念で，これが健康分野に適用されるようになった。その内容は，個人レベルでは「自分の人生に対して決定し，コントロールできる能力の向上」，組織レベルでは「民主的なマネジメントの向上」，コミュニティレベルでは「その中の個人や組織がスキルと資源を使って，彼らのニーズを実現するための集団としての取組み」である。→エンパワメント

ジゴキシン　[digoxin]　ジギタリス製剤の一つで，うっ血性心不全や頻脈性不整脈に用いられる。体内では大部分代謝されずに腎臓から排泄されるが，容量過多でジギタリス中毒となり，不整脈を呈する。

自己血糖測定　[self-monitoring of blood glucose, SMBG]　糖尿病の血糖コントロール状況を把握するために，患者自身が自己の血糖値を測定すること。特定の皮膚穿刺器具を用い，通常指先から採血し，小型簡易血糖測定器で測定する。現在保険適用が認められているのはインスリン自己注射を行っている患者に限られる。患者自身が日常生活における血糖値を知り，インスリン注射量を医師から許可された範囲内で微調整することにより，より厳密な血糖コントロールが可能となる。また，低血糖を疑う場合や体調不良の場合等に血糖値を測定することは，病態を把握する上で極めて重要である。

死後検査　[postmortem inspection；postmortem examination]　医師が死体を外表面から観察して病死か変死かを検査すること。検死ともいう。診療中の患者が死亡すると医師は死亡診断書を作成するが，変死とみられる場合には死体検案書を作成し，速やかに警察署に届け出なくてはならない。この場合，警察官が死体を検査する。これを行政検死といい，犯罪が予想されると検察官が司法検死する。

自己抗原　[autoantigen]　自己のタンパク質の一部に由来するタンパク質やペプチドのこと。自己抗原に反応するT細胞は胸腺内で負の選択を受け，クローン除去されるが，負の選択を免れ末梢にこのような自己抗原反応性T細胞が現れた場合，自己免疫性疾患が引き起こされる可能性がある。

自己抗体　[autoantibody]　自己抗原に対する抗体のこと。自己のタンパク質と極めて近い構造を部分的にもっているウイルスの感染があった場合等で，それまで寛容状態であった自己抗原に対して抗体が産生されると考えられる。また各種自己免疫疾患に特異的な自己抗体が知られており，疾患の診断に有用である。

死後硬直　[postmortem rigidity；rigor mortis]　死後の全身硬直。死体硬直ともいう。死亡により死体は神経支配を消失して全身の筋肉は緊張を失うが，2～3時間後には筋収縮が上体から下肢の順に起こり，6～8時間で全身が硬直する。これは死後

自己消化　[autolysis]　組織タンパク質が組織のプロテアーゼによって分解され，ペプチドやアミノ酸を生じること。オートリシスともいう。死後の筋肉では酸性プロテアーゼのカテプシンや中性プロテアーゼのカルパインが自己消化を引き起こすとされている。食肉の熟成中の軟化と呈味成分の増加は自己消化が一因であるとされている。

自己触媒反応　[autocatalytic reaction]　反応中に生じる生成物自体が触媒となって進行する反応。代表的な例は油脂の自動酸化反応であり，この反応では反応中間体であるペルオキシラジカルが触媒となって，連鎖的にヒドロペルオキシドを生成する反応を進行させる。

自己分泌　[autocrine]　細胞が自らの細胞表面の受容体に作用する増殖因子やオータコイドを分泌する現象。オートクリンともいう。細胞の自律的調節機構として働き，がん細胞の異常増殖にも深くかかわる。

自己免疫　[autoimmunity]　自己の組織に対して起こる免疫反応。自己に対して免疫反応を起こさないために，生体は自己寛容機構を有するが，時に破綻が起こり，自己抗体や自己反応性T細胞が出現して，自己免疫疾患が引き起こされる。

自己免疫疾患　[autoimmune disease]　自己抗原に対する免疫学的寛容状態が破綻して，自己抗原に対して免疫反応が起こり引き起こされる疾患の総称。器官特異的なもの（橋本病など）から全身性のもの（全身性エリテマトーデスなど）までさまざまな疾患がある。自己抗体や自己反応性T細胞が疾患の原因と考えられる。また家族発生もあり，特定のヒト白血球抗原（human leucocyte antigen, HLA）との関連がある自己免疫疾患もあるため，遺伝的要因も考えられている。しばしば一人の患者に二つ以上の自己免疫疾患が発症することがある。

自己免疫性萎縮性胃炎　[autoimmune atrophic gastritis]　A型胃炎ともいい，壁細胞を障害し，低酸症及び内因子分泌減少を来す遺伝性自己免疫疾患である。ビタミンB_{12}吸収不良のために高頻度に悪性貧血を伴う。胃癌のリスクが3倍に増加する。内視鏡検査によって診断され，治療としてビタミンB_{12}の非経口投与が行われる。

自己免疫性甲状腺炎　[autoimmune thyroiditis]　自己免疫性の機序により特に20～50歳の女性に認められる甲状腺の慢性炎症。慢性甲状腺炎，橋本病，橋本甲状腺腫ともいう。刺激性甲状腺刺激ホルモン受容体抗体によるバセドウ病と阻害性甲状腺刺激ホルモン受容体抗体による甲状腺機能低下症に代表される。病理組織学的には甲状腺にリンパ球のびまん性浸潤，間質の種々な程度の線維化，濾胞上皮細胞の変性をみる。甲状腺ミクロソーム抗体，抗サイログロブリン抗体の増加を認める。

視細胞　[photoreceptor cell]　＝光受容細胞

視索前野　[preoptic area]　視床下部の最前側に存在する。終板器官と視神経交叉の間にある神経核群で，内側視索前野（MPA）と外側視索前野に分けられる。視束前野ともいう。MPA上のアンドロゲン受容体が刺激されると，性行動を起こす。神経核群の大きさは雌より雄の方が大きい。視索前野の脳室周囲核には性腺刺激ホルモン放出ホルモン産生細胞が存在する。新生児期にテストステロンが不足すると，雌型の神経核となる。また，エストロゲンは視索前野のニューロンに作用し，雌型の生殖行動を誘発する。内側視索前野の破壊で性行動障害が起こる。

示差屈折計　[differential refractometer]　密度の異なる物質の境界面での光屈折現象を利用した物質検出装置。示差屈折検出器（RI検出器）ともいう。溶液の密度（＝屈折率）は，溶媒の種類，溶質の種類・濃度により異なる。溶媒自体と溶液の屈折率の差を計測し，試料濃度を測定することができる。あらゆる物質に感度をもつ汎用検出器としてHPLC（高速液体クロマトグラフィー）以外にも濃度計としても広く用いられている。

示差屈折検出器　[refractive index detector]　＝示差屈折計

示差走査熱量測定　[differential scanning calorimetry, DSC]　試料及び標準試料を一定速度で昇温させる熱エネルギー差を測定する手法。入力補償型と熱流束型の二つの方式がある。試料の熱分析（転移熱，反応熱，転移エンタルピー，比熱等）に利用される。

示差熱天秤分析装置　[differential thermal and thermobalance gravimetric analyzer]　試料の加熱による相転移，融解，分解に伴って生じる熱的変化を反応過程における試料の質量変化と同時測定する装置。

示差熱分析［法］　[differential thermal analysis, DTA]　試料の微少な熱的変化を検出する装置。試料と測定温度内で熱的変化を起こさない物質（基準物質）を同一炉内に置き，加熱（冷却）過程における温度変化及び両物質間の温度差ΔTを示差熱電対で連続的に測定記録する。加熱（冷却）曲線と温度差曲線（DTA曲線）から試料の温度変化特性を判定する。

死産　[still birth]　人口動態統計で規定された死産は妊娠満12週（第4月）死児の出産をいう。自然死産と人工死産に分けられる。死産率は一般に出産（出生＋死産）千対の割合で表される。

支持細胞　[supporting cell]　精巣の精細管を構成し，精細管の基底部にある円柱状の細胞。精原細胞から精子に至る精子形成を支え，栄養を与えて

ししつ

いる。

脂質 [lipid；fat] →脂肪

脂質異常症 [dyslipidemia] 血漿（血清）中の総コレステロール（TC）（220 mg/dL 以上），LDLコレステロール（140 mg/dL 以上），中性脂肪（トリグリセリド，150 mg/dL 以上）のうちのいずれか，または複数が異常に高い状態。低HDLコレステロール（40 mg/dL 未満）も脂質異常症の指標として用いられる。発症は遺伝的要因のほか，脂肪や糖質の過剰摂取，肥満，運動不足，アルコールなどの生活習慣による。二次的には，甲状腺機能低下症，クッシング症候群，腎不全，急性肝炎，胆汁うっ滞などでも起こる。一般に，脂質異常症は動脈硬化の危険因子とされている。2007（平成19）年5月，日本動脈硬化学会によりコレステロール値の異常を診断・治療する指針が変わり，名称が高脂血症から脂質異常症となった。

脂質運搬タンパク質 [lipid transfer protein] リポタンパク質中のアポタンパク質として，キロミクロンにはA, B, C, VLDLにはB, C, E, LDLにはB, HDLにはA, C, Eなどが知られている。また遊離脂肪酸を運搬するタンパク質としてはアルブミンがある。

脂質過酸化物 [lipid peroxide；lipid hydroperoxide；lipoperoxide] ＝過酸化脂質

脂質過酸化ラジカル [lipid hydroxyl radical] 自動酸化や酵素のリポキシゲナーゼによって脂質から生成する脂質ペルオキシラジカル（LOO・）。反応性が高く，ほかの脂質と連鎖的に反応して過酸化脂質を形成する。

脂質コントロール食 [lipid control food；lipid restricted diet] 脂質異常症，胆嚢（たんのう）疾患，膵臓疾患などの食事療法のために食事中の脂質量を制限した食事。脂質異常症における食事療法の基本について，日本動脈硬化学会では2段階にわたる，栄養ケアの方法を示している，第1段階は総エネルギー，栄養素配分及びコレステロール摂取量の適正化を，第2段階としては，病型別食事療法と適正な脂肪酸摂取を脂質異常症のタイプ別に適用することを提案している。

子実体 [fruit body] 菌類が胞子を生じるために作る器官。一般に大型のものはきのことよばれる。子嚢（しのう）菌類の子実体は子嚢果，担子菌類のそれは担子器果とよぶ。子実体は有性生殖のための器官なので，種子植物でいえば花に相当する。担子器果には通常4個の胞子が，子嚢果には8個の胞子が作られる。→きのこ類，担子菌類

脂質代謝 [lipid metabolism] 脂肪酸，トリアシルグリセロール，コレステロール，リン脂質などの輸送，同化・異化などの細胞内での機構を指す。狭義には，血中の脂質代謝を指すことが多い。食事由来の脂質は，小腸で吸収され，大部分はキロミクロンを形成して血中に移行し，最終的には肝臓で処理される。

脂質蓄積症 [lipid storage disease] 脂質の蓄積異常が認められる疾患の総称。リピドーシスともいう。リソソーム酵素が欠損して，特定の脂質の分解が障害され，脂質が蓄積するために代謝障害を伴う。GM1ガングリオシドーシス，ファブリ病，ニーマン・ピック病，テイ・サックス病，ハンター症候群，ファブリー症候群，ゴーシェ病，サンドホフ病等がある。

脂質滴 [lipid droplet] 脂質滴にはワックス，トリアシルグリセロールが含まれる。全分泌形式の細胞では，細胞内に脂質滴が充満し，核は退縮し，細胞膜が破壊されて全分泌が起こる。

指示薬試験紙 [indicator paper] ＝pH試験紙

歯周炎 [periodontitis] 歯垢の付着，歯垢の細菌による歯肉，歯根膜組織，歯槽骨の炎症。歯周ポケット及び歯槽骨の吸収がみられる。プラークに起因する歯肉炎が歯周全体に及んだもの。初期には刺激時に，歯肉の発赤・腫脹・出血が認められ，次第に歯周ポケットが深くなり，排膿がみられる。進行すると，歯の動揺，歯間の離開が高度となる。局所因子（口腔内衛生状態，口呼吸）及び全身性の因子（内分泌・代謝疾患，血液疾患等）が誘因となる。

四重極質量分析計 [quadrupole mass spectrometer, QMS] 平行した4本の電極（四重極）に直流と高周波交流を重ね合わせた電圧を与え，その電場を通過するイオンを，質量/電荷数 に応じて分離する質量分析計。略してQマスともいう。

歯周疾患 [periodontal disease] 歯周組織にみられる病変で，歯肉炎と歯周炎に大別される。歯肉炎は，病変が歯肉に限局しており，歯周炎は，病変が歯根膜，歯槽骨まで波及している。歯肉炎には，単純性歯肉炎，萌出性歯肉炎，思春期性歯肉炎，急性壊疽性潰瘍性歯肉炎などがある。全身疾患で免疫能の低下がみられるときに，歯周疾患が認められる。

思春期 [adolescence；puberty] 第二次性徴の発現から完成までの期間を指す場合が多い。第二次性徴は性的成熟の過程であり，女子では乳房，乳腺，生殖器の発達と併せて初経が発来する。男子では生殖器や声帯の発達（声がわり）がみられる。

思春期スパート [adolescent spurt] 第二次性徴の前半に起こる発育の急進（スパート）。第二次性徴は，それほど明らかでない。身長や体重などの発育速度が急激に上昇するだけでなく，女児では，皮下脂肪が増加し，男児では筋肉が増す。男児11歳頃，女児9歳頃。

思春期痩せ症 [puberty emaciation；anorexia nervosa] 神経性食欲不振症ともいう。男女比は1：20と圧倒的に女性に多い。主に，10・20歳台に

多く発症する。診断はアメリカ精神医学会の診断基準によることが多い。この基準として，①標準体重の－15％以上の痩せ，②肥満に対する恐怖，③自己体型（身体イメージ）に対する誤った認識，④無月経の4項目が挙げられている。また，過食を伴う例や，神経性過食（無茶食い，排出行動）を伴う例もある。痩せに伴い，生命の危険が生じる。この場合に急激にカロリーを補給すると，refeeding syndromeによる低リン血症が出現することがある。

視床 [thalamus]　間脳の中心を成す卵円形の灰白質で，内側は第三脳室側壁及び側脳室床の一部を形成し，前方は室間孔，外側方は一部内包，後方は後交連に囲まれる。この視床を中心に視床上部，視床後部，視床下部及び視床腹部がある。視床核は内髄板により前核群，内側部，外側部，後方，後下方に分かれる。後下方には内側（聴覚線維を受ける）及び外側膝状体（視覚線維を受ける）が含まれる。嗅覚を除くすべての感覚を受取り，統合するとともに相関させ，さらには意味付けされ，信号を大脳皮質に送る。

視床下部 [hypothalamus]　視床下部の上方は視床下部溝により視床と境され，前方は終板及びを含み，後方は後交連と乳頭体後縁を結ぶ線で中脳に移行する。視床下部は，背側部，前部（内側及び外側視索前野，視索上核，室傍核，前視床下部核），中間部（漏斗核，弓状核，隆起核，腹内側核，背内側核）及び後部（背側視床下部核，後室周核，乳頭体核，後視床下部核）に大別される。さらに視床下部には多数の求心性線維結合（分界条，脳弓，内側前脳束，末梢自律神経や弓状核等）及び遠心性線維（背側縦束，乳頭体視床束，乳頭体被蓋束，視床下部下垂体路）による情報の受信及び発信を行っている。視床下部は自律神経系の中枢であるとともに，ホルモン，ペプチド・アミン等の生理活性物質を産生・分泌し，自律神経内分泌の全体的統合を行っている。

視床下部外側野　[lateral hypothalamic area, LHA]　視床下部の領野の一つ。古典的な実験で，この部位を破壊すると動物で食餌摂取が減少し痩せていくことから，摂食中枢と認識されていた（破壊すると摂食が止まらなくなるため満腹中枢と当時考えられたのは視床下部腹内側核である）。この部位の神経細胞は，摂食促進に重要な役割を果たすオレキシンとメラニン凝集ホルモン（melanin-concentrating hormone, MCH）を産生する。現在ではオレキシンはむしろ覚醒状態の維持により重要な役割を果たすものと考えられている。

視床下部下垂体系　[hypothalamo-hypophyseal system]　視床下部と脳下垂体は解剖学的及び機能的に密接にかかわる。脳下垂体は腺下垂体（下垂体前葉）と神経下垂体（下垂体後葉）より成り，視床下部との関連性の機序は，脳下垂体前葉は視床下部-下垂体-門脈系で，脳下垂体後葉は視床下部-神経下垂体系で関連する。神経下垂体では，視索上核（バソプレッシン産生）と室傍核（オキシトシン産生）に細胞体が存在し，ニューロンの神経終末は下垂体後葉にまで伸びている。神経細胞体ではバソプレッシン（ADH）及びオキシトシンを産生・輸送し，必要に応じて神経終末より分泌する。下垂体門脈を構成する動脈枝は正中隆起において微細血管網を作り（第一次毛細血管網）次いで下垂体門脈となって脳下垂体前葉に達する第二次毛細血管網を形成する。視床下部に産生されたホルモンは，正中隆起に運搬され，第一次微細血管網に放出される。このホルモンは，脳下垂体前葉の下垂体前葉ホルモンの合成及び分泌を調整する。

視床下部腹内側核　[ventromedial hypothalamus, VMH]　視床下部の腹内側に存在する神経核。性行動，摂食行動に関連し，この部位が破壊されると過食となり，その結果，肥満となる。また，刺激すると摂食を中止することより，満腹中枢と推測されている。グルコースにより活動が促進され，インスリンや遊離脂肪酸により活動は抑制される。腹内側核の障害では，迷走神経機能が亢進し，インスリンが過分泌状態となり，過食となる。

視床下部ホルモン　[hypothalamic hormone]　視床下部に存在する神経細胞が産生・分泌するホルモン。下垂体前葉ホルモンの産生・放出を制御するホルモンと下垂体後葉ホルモンの産生及び放出を制御するホルモンに分けられ，ドーパミンを除いてすべてペプチドである。下垂体前葉ホルモンを制御するホルモンは下垂体前葉ホルモンの放出ホルモン（促進系）と放出抑制ホルモン（抑制）系に分けられる。促進系ホルモンとしてTRH，GnRH，CRH及びGHRHが，成長ホルモン放出抑制ホルモンとしてソマトスタチンが知られている。ドーパミンはプロラクチン抑制因子として作用している。下垂体後葉ホルモンは2種あり，バソプレッシンは視索上核で産生され，オキシトシンは室傍核で産生される。視床下部ホルモンは，カテコールアミン，ドーパミン，セロトニン，ヒスタミン等のアミンや，血管作動性腸管ポリペプチド，サブスタンスP等の神経ペプチドにより制御を受けている。→下垂体後葉ホルモン，→下垂体前葉ホルモン

糸状虫症　[filariasis]　＝フィラリア症

糸状乳頭　[filiform papillae]　舌の前半の表面に密集する突起。先端は角質で，基底周辺には機械刺激を受容する神経終末が存在する。食物の保持や触感の受容に役立っている。

茸状乳頭　[fungiform papillae]　舌の前半の表面に散在する味覚受容組織。杯状を成し，内部に1～数個の味蕾が存在する。顔面神経が連絡している。

自助食器　[self-help plates]　＝ユニバーサ

ししんけい

ルデザイン食器

視神経 [optic nerve]　視覚の受容器は網膜内の桿状体細胞と錘状体細胞である。この信号は一次ニューロンである双極細胞を介し，水平細胞及びアクアマリン細胞で修飾され，二次ニューロンの神経節細胞に受け渡される。この神経節細胞の軸索は視神経は視神経乳頭に集まり，視神経となる。その後，視交叉，視索を経て，上丘，視蓋前域，外側膝状体に分岐する。外側膝状体より第三次ニューロンとなり視放線を形成し，後頭葉に至る。

視神経炎 [optic neuritis]　視神経に炎症が生じた結果として出現する。球後視神経炎，視神経乳頭炎，視神経網膜炎の総称。変性，循環障害，脱髄，代謝障害，中毒等の非炎症性機転に基づくものは視神経症とよばれる。しかし，視神経炎と視神経症との区別は明確でない。症状は，眼痛，眼球運動痛，視力低下，中心暗点である。脱髄性視神経症では，視神経のみならず脊髄障害がみられる。東洋人には視神経脊髄炎が多い。急性，亜急性で両眼同時多発し，脊髄症状を含め，1～2週で症状が完成する。

シズ [Atlantic butterfish]　スズキ目マナガツオ科の海産魚。体形はイボダイに近いが，小型で体長15～25 cm，北大西洋の水深70～150 mに分布する。1970（昭和45）年頃から日本に輸入され，開きとして市販されている。自身で脂肪があり，塩焼きのほか，バター焼き，煮付け，味噌煮，空揚げにされる。

指数分布 [exponential distribution]　密度関数が $f(t)=\lambda\exp(-\lambda t)$ で表される，指数関数的に単調に減少する形をした連続型の度数分布。t を時間，λ を瞬間死亡率として，生存時間を表すモデルとして用いられることが多い。交通事故死のように観察期間中の瞬間死亡率が一定の場合に適する。

シスタチオニン [cystathionine]　$C_7H_{14}N_2O_4S$，分子量222.27。水，有機溶媒ともに難溶。メチオニンから作られる含硫アミノ酸であるが，タンパク質の構成成分ではない。セリンとホモシステインがシスタチオニン β-シンターゼによって生成する。ヒトの脳中に高濃度に存在するシスタチオニン代謝系により作られる H_2S が海馬における長期増強作用を促進することが認められている。

COOH
|
H₂NCH
|
CH₂
|
CH₂
|
S
|
CH₂
|
HCNH₂
|
COOH
L型

シスタチオニン γ-リアーゼ [cystathionine γ-lyase]　＝システインデスルフヒドラーゼ

シスタチオニン尿症 [cystathioninuria]　尿中に含硫アミノ酸のシスタチオニンが大量に排泄される状態。シスタチオニンの分解酵素であるシスタチオナーゼが欠損する常染色体性劣性遺伝でみられ，知能障害，肝障害，腎障害，貧血などの報告があるが，無症状の場合も多い。ビタミン B_6 投与で血中，尿中のシスタチオニンは減少する。

シスタチオニン β-合成酵素 [cystathionine β-synthase]　動物でメチオニンに由来するホモシステインとセリンを重合する反応を触媒し，シスタチオニンを合成する酵素。

シスタチン [cystatin]　パパインスーパーファミリーに属するシステインプロテアーゼの特異的阻害剤で，ペプチドである。

シスチン [cystine]　$C_6H_{12}N_2O_4S_2$，分子量 240.30。分子中に2原子の硫黄を含む非必須アミノ酸。生体内ではメチオニンから生成され，ケラチン等に多く，無味・無臭で水には不溶。工業的にはケラチンの酸加水分解物より製造している。

NH₂
|
S–CH₂–CH–COOH
|
S–CH₂–CH–COOH
|
NH₂

シスチン尿症 [cystinuria]　シスチンが尿中に多量に排泄される疾患。シスチンは溶解度が低いので結晶化して結石となりやすい。近位尿細管におけるシスチンの再吸収機構に障害があるために起こる。治療は結石形成の予防である。

システイン [cysteine]　$C_3H_7NO_2S$，分子量121.16，三文字記号 Cys（一文字記号 C）。タンパク質を構成する硫黄を含む非必須アミノ酸の一つ。メチオニンから生合成される。酸化されシスチンになる。特異な味があり水に溶けやすい。化粧品，医薬品に利用される。

COOH
|
H₂NCH
|
CH₂SH
L型

システインデスルフヒドラーゼ [cysteine desulfhydrase]　L-シスタチオニンを基質とし，L-システインと2-オキソ酪酸とアンモニアを生成する反応を触媒する酵素で，ピリドキサールリン酸を補酵素とする。シスタチオニン γ-リアーゼともいう。高等動物の肝臓に存在し，本酵素の変異によるシスタチオニン尿症が知られている。

システインプロテアーゼ [cysteine protease]　活性中心にメルカプト基をもつプロテアーゼの総称。チオールプロテアーゼともいう。システインプロテアーゼの例としてリソソームプロテアーゼのカテプシン B，H，L，果実のパパイヤに含まれるパパイン，キモパパイン等が挙げられる。ロイペプチンやアンチパイン等の阻害剤がある。

システマティックレビュー [systematic review]　系統的レビューともよぶ。特定の研究テーマについて，文献を網羅的かつ系統的にレビューし評価すること，またはその方法論。根拠に基づいた医療のための情報収集と正当性評価を行うための調査に用いられている。これを実践するプロジェクトとして英コクラン共同計画が有名。

ジストマ [distoma]　通常，寄生虫のうち吸虫類を指す。口様の吸盤を二つもつことから二口類

(*Distoma*) とよばれ，肝臓ジストマ（肝吸虫）や肺ジストマ（肺吸虫）が食品媒介寄生虫症として有名である。→寄生虫病

シス・トランス異性体 [*cis-trans* isomer]
＝幾何異性体

シス・トランスイソメラーゼ [*cis-trans* isomerase]　シス型とトランス型の異性体相互の変換を触媒する酵素。例えば，マレイン酸イソメラーゼはマレイン酸をフマル酸に変換する。

シス不飽和脂肪酸 [*cis*-unsaturated fatty acid]　不飽和脂肪酸のうち，その分子内の二重結合を挟む両炭素の平面配置に対して炭素鎖が同じ側にあるシス (*cis*) の関係の立体構造をもつ不飽和脂肪酸。食品に含まれる脂肪酸の二重結合は大部分がシス型である。→不飽和脂肪酸，トランス脂肪酸

ジスルフィド [disulfide]　硫黄 S を含む化合物の中で一般式に R-S-S-R' の構造をもつ二硫化物の総称。食品ではネギ類の香気成分であるニンニクのアリルジスルフィドやタマネギの *n*-プロピルジスルフィド等が二硫化アリルとして知られるほか，キャベツのジメチルジスルフィドやシスチンもある。

ジスルフィド結合 [disulfide bond]　硫黄-硫黄結合 -S-S- のこと。シスチンを含むポリペプチド鎖相互間やポリペプチド鎖内での結合に与る。小麦粉から生成するグルテンは小麦中のタンパク質同士を捏ねることによりジスルフィド結合が生成し，粘弾性を生じる。-S-S-結合を還元により切断すると，タンパク質の活性は失われるなど，生体においてきわめて重要な役割をもつ結合である。

シスレチナール [*cis*-retinal]　ビタミンAのアルデヒド型をレチナールとよび，その立体構造にシス型を含むもの。レチナールはオプシンと結合して視物質ロドプシンとなり光信号を受容，光感覚に変換することで視覚を司る。

脂腺 [sebaceous gland]　＝皮脂腺

自然解凍 [natural defrosting；natural thawing]　冷凍食品を室温または冷蔵庫内に静置して解凍させる方法。緩慢解凍の一つである。パンやケーキ類は室温で，肉，魚，果実などは冷蔵庫内で自然解凍することが多い。

自然毒 [natural occurring poison]　自然界の動植物に含まれる有毒化学物質。動物性自然毒にはフグ毒（テトロドトキシン），貝毒（麻痺性貝毒，下痢性貝毒），シガテラ毒等があり，植物性自然毒にはキノコ毒，毒草（毒セリ，ヤマゴボウ，ハシリドコロ等）の有毒成分，マメ類の一部が含むシアン配糖体等がある。本食中毒の発生原因のほとんどが食用動植物の素人鑑別による誤認・誤用であり，死亡率が高いので最大限の注意を要する。

自然乳化 [spontaneous emulsification]　界面で起こる化学反応のエネルギーを利用して乳化が起こる現象。界面活性剤が存在するなどして，2液を混合した場合の界面張力がほとんどゼロになる場合には，エネルギーを必要とせず自発的に乳化が進む場合がある。

自然免疫 [natural immunity]　先天免疫ともいう。非特異的な生体の防御機構で，食細胞による異物食食，補体の活性化，ナチュラルキラー細胞による細胞障害が挙げられるが，広義には，唾液，鼻水に分泌されるリゾチーム，胃酸（pH），腸内細菌，皮膚等による生体防御全体，さらには咳，くしゃみ等も含まれる。→獲得免疫

視束前野 [preoptic area]　＝視索前野

持続保菌者 [chronic carrier]　慢性保菌者ともいう。ウイルスや微生物等の病原体に生体が感染されると，一般的には免疫機構により，生体より排除される。種々の生体の条件により，病原微生物が生体内にあって，免疫等により除菌されず，無症状の状態にあるヒトを保菌者といい，長期間症状の現れていないヒトを持続保菌者という。腸チフスでは長期にわたり胆嚢（たんのう）に保菌されることが多い。→潜伏期，腸チフス

シソニン [shisonin]　赤シソの葉に含まれるアントシアニン系の色素で，pH により色は異なる。水，プロピレングリコール，アルコール，酢酸などに可溶で油脂には不溶。酸性で赤，中性で紫，アルカリ性で青緑に変色し，中性・アルカリ性では不安定で短期間で褐変する。

舌 [tongue]　口腔底より口腔内に隆起している柔軟な横紋筋性の器官。前後・左右・上下方向の運動が可能であり，哺乳・咀嚼・嚥下に重要な働きをするとともに，言語器官，味覚受容器としても働いている。舌の運動は，舌の前方2/3を舌体，前端を舌尖，外側縁を舌縁という。舌の上面は舌背といい，その前方には舌乳頭が存在し，その中には味蕾がある。味覚は舌の部位により感受性が異なる。分界溝より後方に舌扁桃がある。舌下神経によって支配される。

死体硬直 [rigor mortis；cadaveric rigidity]
＝死後硬直

仕出し料理 [dish delivery]　他店または個人宅に配達供給する料理。すし，そば，うどん等の出前と区別する。江戸時代，経済的に安定した豪商，町人などの富裕層に仕出し料理を利用する風潮が生まれた。関東に比べて関西なかでも京都は仕出し専門の業者が多く，茶事の懐石料理から一般家庭まで仕出し料理を利用する慣習が根強い。

四炭糖 [tetrose]　＝テトロース
肢端肥大症 [acromegaly]　＝末端肥大症
シチジル酸 [cytidylic acid]　$C_9H_{14}N_3O_8P$，分子量 323.20。シチジンのモノリン酸エステルであるヌクレオチドのこと。2'-, 3'-, 5'- の3種の異性体があるが，通常はヌクレオチド代謝の中間生

成物であるシチジン 5′ーーリン酸（CMP）を指す。

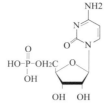
シチジン 5′ -リン酸

シチジル酸ナトリウム ［sodium cytidilate］
シチジル酸（シチジンーリン酸）のナトリウム塩。うま味があり調味料に用いられる。

シチジン ［cytidine］
$C_9H_{13}N_3O_5$，分子量 243.22，三文字記号 Cyd（一文字記号 C）。RNA を構成するリボヌクレオシドの一つで，塩基部位にシトシンをもつもの。シトシンリボース。

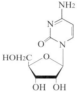

シチジン-ーリン酸 ［cytidine monophosphate, CMP］ ＝シチジル酸

シチジン 5′ーーリン酸 ［cytidine 5′-monophosphate, CMP］ $C_9H_{14}N_3O_8P$，分子量 323.20。シチジンのモノリン酸エステルヌクレオチド。→シチジル酸

シチジン 5′ーニリン酸 ［cytidine 5′-diphosphate, CDP］ $C_9H_{15}N_3O_{11}P_2$，分子量 403.18。シチジンのジリン酸エステルヌクレオチド。リン酸化されて CTP となり，RNA 合成の前駆体となるほか，リボヌクレオチドリダクターゼによって dCDP に還元されてから，リン酸化されて dCTP となり，DNA 合成の前駆体となる。

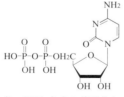

シチジン 5′ -三リン酸 ［cytidine 5′-triphosphate, CTP］ $C_9H_{16}N_3O_{14}P_3$，分子量 483.16。シチジンのトリリン酸エステルヌクレオチド。動物組織に存在し，RNA 合成の前駆体であるほか，リン脂質生合成の中間生成物の材料となる。

七炭糖 ［heptose］ ＝ヘプトース

シチュー ［stew；ragout(仏)］ 煮込み料理。牛肉，豚肉，鶏肉，羊肉，野菜などを汁の中でゆっくり煮込む。

市町村保健センター ［health center］ 「地域保健法」に規定される保健所をもたない市町村が地域保健活動の拠点として設置している機関。住民に身近な一般的保健サービスを実施する。

膝窩〔か〕静脈 ［popliteal vein］ 膝の後方に位置する静脈。上方は大腿膝窩静脈，下方は小伏在静脈に続く。膝窩静脈に起こる血栓性静脈炎では疼痛，発赤が認められる。飛行機に長時間搭乗している人にエコノミークラス症候群が発症することが報告されるようになった。これは，肺の血栓塞栓症であり，長時間座位による腸骨大腿静脈，膝窩静脈の血栓がその原因とされる。

疾患 ［disease］ 患者が自覚する不快感，感覚及び運動障害等に基づく症状と，客観的に身体に現れている徴候，経過及び臨床病像より構成される病的な条件での生命現象。

しつけ ［nurture；breeding］ 他人に迷惑をかけないように自主的，自発的に，自立した生活が送れるように，生きていくための基本的な社会規範やマナー，スキルを身につけさせること。特に幼少期のしつけは社会的知性を養う上でも基礎となり重要である。

失血 ［blood loss］ 出血によって血管内から血液が失われること。急性と慢性に分けられる。急性大量失血では，ショックさらには死に至る。慢性出血では鉄欠乏性貧血となる。

実験疫学 ［experimental epidemiology］ 分析疫学（コホート研究等）で疾病の原因であることが推測された要因を，人間集団に適用あるいは除去して，疾病の増減を実験的に確かめる疫学的方法。介入研究ともいう。対象者を介入群と対照群に無作為に分けるものをランダム化比較試験，地域集団に介入するものを地域介入研究という。

実験計画〔法〕 ［design of investigation］ 測定値に及ぼす偶然誤差及びほかの要因（実験順序，日内・日間変動，籠差等）の影響を，可能な限り除去するように実験を組み立てること（その方法）。偶然誤差を減らすためには反復測定を行う。注目している要因以外の要因は可能な限り一定にする（局所管理）。一定にできない要因は，無作為化により偏りが生じないようにする。完全無作為化法，完備乱塊法，ラテン方格法等がある。

実験動物 ［experimental animal］ 研究に必要であるという目的で，繁殖，生産，生育された動物。その動物を用いて実験すれば，環境条件が一定である限り，同じ結果が得られることが期待される。このため，遺伝的背景が同一であることが望まし，兄妹交配を繰返すことにより純系の実験動物が作られる。特に，マウスは遺伝的に固定化されたものが多く，実験動物として高頻度に使用される。

実際摂取量 ［actual intake］ 集団や個人において真に摂取されている食物，栄養素，化学物質等の絶対量。

湿式灰化 ［wet ashing］ 有機物を無機強酸溶液中で加熱分解すること。食品中の無機元素定量の前処理法に利用。特に動物性食品に有効である。硝

酸，硫酸，過塩素酸，過酸化水素水等を組合せて使う。乾式灰化法では，高温のため逸散する恐れのある水銀，ヒ素，セレン，ゲルマニウム，アンチモンなどの定量に適する。一般に硝酸，過塩素酸を用いる方法が多い。ヒ素及び水銀には硫酸硝酸と過塩素酸の組合せがよい。通常は，ホウケイ酸ガラス製のビーカーを用いてホットプレート加熱する。

湿式融出法　[wet rendering process]　＝煮取り法

実施給与栄養量　[practical amount of nutrient]
給食施設において実際に提供した食事のエネルギー及び栄養素量。栄養素の目標量は施設の喫食者数，入荷量，残食・残菜量等により補正されることがある。給与量，実給与栄養量，実給与量ともいう。

実質的同等性　[substantial equivalence]　遺伝子組換え食品が元の食品と比較して成分組成，栄養価等に実質的変化がなく同等であること。遺伝子組換え食品安全性評価指針で示された基本理念で，当該食品が流通する上で安全であることの条件。

湿疹　[eczema]　表皮の炎症性変化であり，湿疹皮膚炎群（eczematous dermatitis group）として一括される。皮膚炎ともいう。外来刺激と生体側の異常，生体要素等との相互作用によって発症する。外来刺激としては種々の化学物質，化粧品，金属，洗剤，薬物をはじめ植物，微生物，昆虫等の生物学的因子，日光，温熱，寒冷，乾燥等の物理的因子等がある。生体側の因子としては発汗，皮脂の分泌異常，角化異常等の局所的異常のほかに，アトピー素因，感染病巣，消化器障害，腎障害，内分泌障害等の全身的異常も関連する。発症機序としてはアレルギーと非アレルギーに大別される。湿疹は接触性皮膚炎，アトピー性皮膚炎，脂漏性湿疹，感染性皮膚炎等に分けられる。

湿性脚気　[wet beriberi]　脚気のうち，循環器の障害が現れ，浮腫が出現する脚気。→脚気，乾性脚気

シッフ塩基　[Schiff base]　第一級アミンとアルデヒドの脱水縮合で生成する化合物の総称。アミノ酸のアミノ基がアルデヒドと反応し，形成する。シッフ塩基による架橋は，コラーゲンの分子間にもできる。極性二重結合であるので，反応性に富む。生体試料のホルマリン漬け標本では，この反応が起こり，タンパク質に変性が生じてホルマリン固定される。

シッフ反応　[Schiff reaction]　遊離アルデヒドを証明する反応。シッフ試薬を作用させると紅紫色を呈する。

疾病登録　[disease registration]　集団の特定の疾病や健康状態について，一定の診断基準で全症例を把握記録すること。必要があれば追跡調査を継続し，データの集計解析を行う。登録者への適正な医療サービスの提供，疾病対策，疫学研究への応用

が目的。登録対象は一定集団（地域，職域等），医療機関等。代表的なものとして地域がん登録がある。→がん登録

疾病の自然史　[natural history of disease]
医学的処置を加えない状態で，ある疾病が発症から最終結果に至るまでの過程のこと。このような疾病の一つのサイクルを知ることは，疾病の標準的な動向を知ることになり，効果的な予防，適切な治療，予後の確立のために有効である。

疾病予防　[disease prevention]　疾病には特有の進展様式があり，健康，感受性期，疾病早期，疾病進行期（臨床期），回復期，治癒・後遺症・死亡という流れをたどる。疾病進展の各段階に対応した予防対策が立てられている。健康，感受性期の第一次予防（健康増進と特異的予防），疾病早期の第二次予防（早期発見と早期治療），疾病進行期，回復期，後遺症期の第三次予防（重症化防止とリハビリテーション）である。

疾病率　＝罹患率

卓袱(しっぽく)料理　長崎の代表的な料理。江戸時代前期に，ポルトガルやオランダの料理を家庭料理に取入れて作り上げられた唐風料理に，中国料理を取入れて卓袱料理が確立したといわれる。数人で食卓を囲み，大皿に盛られた料理を，銘々に取分けて食べる中国料理形式の豪華な料理で，個々に出す従来の日本料理と異なる。料理には，御鰭，味噌椀，壺，小菜，中鉢，大鉢，梅椀，飯，水菓子等がある。

失味症　[ageusia]　＝無味覚症

失明　[blindness]　視覚を欠く状態。両眼が失明の状態の個人を盲という。WHOでは，視力が0.05未満の場合を盲，0.05以上から0.1未満までを低視力という。視覚領皮質の障害あるいは外側膝状体より中枢まで両側性に障害が認められる場合，中枢性失明という。この場合，対光反射及び眼底は正常である。

質量　[mass]　物質の量を示すが，物質に働く重力をキログラム原器に働く重力の比で表した重力質量を質量とするのが一般的である。

質量数　[mass number]　原子核を構成する陽子と中性子の数の和。原子，同位体，核種などの表示に使用する。原子質量単位で表した原子または原子核の質量はほぼ質量数に等しい。

質量分析[法]　[mass spectrometry, MS]
イオン化した試料分子の質量電荷比（質量/電荷数）を電磁場において測定する方法。真空中でイオン化したフラグメントが電気的・磁気的な場を飛行している間に分離する性質を利用して，質量電荷比を横軸，検出強度を縦軸とするマススペクトルを得る。試料分子が正または負の電荷を一つだけもったイオン，2価以上の多価イオン，二次的に解離したイオン，試料同士の会合イオンなどが生成するため，複

295

雑なスペクトルを与える。スペクトル解析によって物質の同定や構造決定が可能である。液体クロマトグラフィーやガスクロマトグラフィーの検出器として用いられている。現在は，イオン化した試料分子フラグメントを1段目のMS部を用いて特定の質量数のイオンのみを選択し，このプリカーサイオンをさらに開裂させることにより生じる試料に特徴的なプロダクトイオンを2段目のMS部でモニターするタンデム質量分析法が広く用いられている。

自転車エルゴメーター [bicycle ergometer] 自転車式の運動負荷装置。移動せずにその場で自転車をこぐ形式で運動負荷する装置で，運動負荷の強度を変化できるものが一般的である。

自動酸化 [autoxidation] 空気中の酸素によって自然に起こる有機物の酸化反応。その反応は光，熱，金属（特に鉄イオン）等によって促進される。特にリノール酸等の不飽和脂肪酸を多く含む油脂は自動酸化を受けやすく，酸化した油脂は色相の変化や臭気の発生を起こし品質が低下する。

耳道腺 [ceruminous glands] 耳介と中耳を連絡する長さ約25 mmの管。入口部側が軟骨で形づくられ軟骨部外耳道といい，鼓膜側は側頭骨の一部で骨部外耳道という。軟骨部の皮膚には，耳道腺（アポクリン腺）が発達し，その分泌物は剥離した皮膚とともに耳垢となる。耳垢には乾燥性耳垢と粘着性耳垢があり，アポクリン腺の活性が高いほど，耳垢の粘り気が高くなり，人種によりその粘性は異なる。

シトキニン [cytokinin] ＝サイトカイニン
シトキン [cytokine] ＝サイトカイン
シトクロム [cytochrome] 構造中にヘムをもつヘムタンパク質。チトクローム，サイトクロームともいう。好気呼吸において重要な役割を果たしている。含有するヘムの種類から3種類に分けられ，シトクロムaはホルミルポルフィリン鉄を，シトクロムbはプロトポルフィリン鉄を，シトクロムcはメソポルフィリン誘導体鉄をもつ。シトクロムの役割は電子伝達系においてヘム鉄の酸化還元による電子の授受を行うことである。酸化型シトクロム（Fe^{3+}）は電子一つを受け取って還元型シトクロム（Fe^{2+}）となり，次の電子受容体に電子を渡して再度酸化型に戻る。

シトクロム aa_3 [cytochrome aa_3] ＝シトクロムオキシダーゼ

シトクロムオキシダーゼ [cytochrome oxidase] 真核生物では，ミトコンドリア内膜に存在する呼吸鎖の成分。シトクロム酸化酵素，シトクロム c オキシダーゼ，シトクロム aa_3，呼吸鎖複合体Ⅳともいう。次の反応を触媒する。

$$シトクロム\ c^{2+} + H^+ + 1/4\ O_2 \longrightarrow シトクロム\ c^{3+} + 1/2\ H_2O$$

シトクロム還元酵素 [cytochrome reductase] ＝シトクロムレダクターゼ

シトクロム酸化酵素 [cytochrome oxidase] ＝シトクロムオキシダーゼ

シトクロム c [cytochrome c] ミトコンドリア内膜の膜間側に存在する電子伝達系を構成するタンパク質で，ヘム c を補欠分子族としてもつ。分子量約13 kDa。チトクローム c ともいう。複合体Ⅲから1個の電子を受け取り，複合体Ⅳに伝達する。また，ミトコンドリアから細胞質に放出されることでカスパーゼ9を活性化させ，アポトーシスを誘導することが知られている。

シトクロム c オキシダーゼ [cytochrome c oxidase] ＝シトクロムオキシダーゼ

シトクロム P-450 [cytochrome P-450, CYP] 生物界に広く存在する一群のヘムタンパク質であり，還元型で一酸化炭素と結合して450 nmに吸収極大をもつ吸収スペクトルを示す色素（pigment）ということから，この名前がつけられた。単にP-450ともよぶ。モノオキシゲナーゼ様式の酸素添加酵素活性をもち，非常に多くの分子種が存在する。高等動物においてはステロイドホルモンの生合成，アラキドン酸由来の生理活性物質の合成，ビタミンD_3の活性化，胆汁酸の生合成等数多くの代謝に関与している。さらに，本来は生体内に存在しない生体異物を摂取した際には，脂溶性である生体異物の酸素添加反応を触媒して生体異物の極性を増大させることにより，生体異物の酸化的解毒，体外への排泄を促す。電子伝達タンパク質であるシトクロムとは機能が異なる。

シトクロム P-450 ヒドロキシラーゼ [cytochrome P-450 hydroxylase] シトクロム P-450（CYP）はモノオキシゲナーゼ様式の酸素添加酵素活性をもっており，さまざまな基質に対して作用する多種類の分子種が存在している。この酵素が行う反応の中で，モノオキシゲナーゼ反応の結果，基質にヒドロキシ基が導入される反応にかかわる酵素である。

シトクロム P-450 モノオキシゲナーゼ系 [cytochrome P-450 monooxygenase system] シトクロム P-450（CYP）は1原子の分子状酸素を基質に添加する反応を触媒するモノオキシゲナーゼの一種の酵素である。この酵素反応を進めるためにはNADPHまたはNADHからCYPへの電子伝達経路の存在が必要であり，この電子伝達は主にNADPH-CYPレダクターゼが行っている。CYP及び前述の電子伝達系を含めた系を指す。

シトクロムレダクターゼ [cytochrome reductase] シトクロムを電子受容体とする酵素（単一酵素の場合）や酵素系（複数の構成成分から成る電子伝達系の場合）の総称。シトクロム還元酵素ともいう。ミトコンドリアの電子伝達系に存在するコハク酸-シトクロム c レダクターゼ系は酵素系の一

シトシン [cytosine]　$C_4H_5N_3O$，分子量111.10，三文字記号 Cyt。チミン，ウラシルとともにピリミジン塩基の一つで，核酸の構成成分である。

シトスタノール [sitostanol]　$C_{29}H_{52}O$，分子量416.73。植物ステロールのシトステロールの環内二重結合が飽和化された化合物。スチグマスタノールともいう。コレステロールと比較して腸管からの吸収率が低いシトステロールよりシトスタノールの吸収率はさらに低いが，強い血清コレステロール濃度低下作用がある。

シトステロール [sitosterol]　$C_{29}H_{50}O$，分子量414.72。植物に含まれる代表的なステロールである。カンペステロール，スチグマステロールなど他の植物ステロールと共存しており，植物中ではシトステロールの含有量が最も高い。単離されたシトステロールは溶解度によってα-シトステロール，β-シトステロール，ジヒドロ-β-シトステロール，γ-シトステロールの4種類に分類されたが，最近になって，α及びγ体は混合物であることが示されたことから，β-シトステロールを単にシトステロールとよぶことがある。植物ステロールには血中コレステロールレベルを低下させる効果があり，特定保健用食品「コレステロールが高めの方に適する食品」の関与成分として挙げられている。

シトラール [citral]　$C_{10}H_{16}O$，分子量152.24。レモングラス精油の主要成分。多くの果実やショウガなどのスパイス類に含まれる。レモン様のさわやかな香りを有するので柑橘系食品香料として広く使われている。trans型とcis型の2種の異性体が存在し，天然シトラールはtrans型80～90%，cis型10～20%の混合体である。抗菌活性や抗がん活性が報告されている。

シトラナキサンチン [citranaxanthin]　合成着色料。鶏肉や卵黄の色付けの目的で飼料中の添加物として利用されることが多い。カロテノイドの一種。ニワトリではβ-カロテンの2/3のプロビタミンA活性を示す。

シトリン [citrin]　1936年，Szent-Gyorgyi（ハンガリー）らが，結晶化したビタミンPをシトリンと命名したが，後にこれはルチンとヘスペリジンの混合物であることがわかった。

シトレオビリジン [citreoviridin]　カビ毒の一種。*Penicillium toxicarium* が産生するカビ毒で，台湾産の黄変米から発見された。中枢性の上行性麻痺症状を起こす神経毒を有し，血圧低下，呼吸困難を起こす。

シトロネラール [citronellal]　$C_{10}H_{18}O$，分子量154.25。シトロネラ油に多い成分で，柑橘系の香りをもつ。柑橘類，ジンジャーエールのフレーバーに利用される。光学異性体が存在するが，香りには大きな違いはない。

シトロン [citron]　柑橘類の一種で，果皮は厚く芳香に富むが，果汁は少ない。地中海地方で主に栽培されている。

シナジー効果 [synergy effect]　＝相乗効果

シナプス [synapse]　神経細胞間，あるいは神経細胞とほかの細胞の間の接合部。シナプスには化学シナプスと電気シナプスがある。化学シナプスはシナプス前細胞より放出された神経伝達物質がシナプス後膜に存在する受容体に結合して情報が伝達する。一方，電気シナプスは，細胞間がイオンなどを通過させる分子で結合され（ギャップ結合），イオンや低分子が細胞間を移動，すなわち，電位変化がそのまま伝達される。

シナモン油 [cinnamon oil]　＝ケイ皮油

死米 [dead rice]　主にデンプンの蓄積が不十分で白色不透明な白死米と，成熟が不十分で葉緑素が残っている青死米がある。玄米の品質は整粒と未熟粒，死米，被害粒，着色粒等の割合により評価される。整粒以外の未熟粒，死米等が多いと精米の品質劣化につながる。

市乳 [market milk]　牛乳，特別牛乳，加工乳，成分調整牛乳を意味する言葉。

シヌソイド [sinusoid]　＝洞様血管

シネオール [cineole]　植物性香気を形成するp-メンタンのオキシド型。1,8-シネオール，ユーカリプトールともいう。ユーカリ油をはじめ，植物精油中に含まれる。食品の着香料として利用される。

1,8-シネオール [1,8-cineole]　＝シネオール

シネルギスト [synergist]　それ自身に酸化防止作用がないか，あるいは弱いが，酸化防止剤と併用することで，酸化防止効果を強める物質。トコフェロールやBHAなどのフェノール性酸化防止剤の再生や金属封鎖作用により酸化防止剤の作用を助ける。アスコルビン酸やクエン酸，レシチンなどが相乗剤として使用される。

シネレシス [syneresis]　ゲルがその構造の間隔に含んでいた分散媒の一部分を脱離する現象。離液，離漿ともいう。食品では寒天やチーズが「汗をかく」と表現する現象に相当する。

死の四重奏 [deadly quartet]　肥満，高血圧，脂質異常症，糖尿病の4因子がそろうと，個別には軽症でも死への危険性が高まることを警告したもの。1980年代の後半から，複数の冠動脈危険因子が相互に関連して引き起こされる病態を特有の症候

群と考えるようになった。その一つがカプランによる死の四重奏である。メタボリックシンドロームとほぼ同義であり，死の四重奏に示されている上半身肥満（リンゴ型）に着目しているが，メタボリックシンドロームでは，単なる肥満でなく内臓脂肪蓄積を示す腹部肥満に着目している点が異なる。

紫斑病 [purpura] 皮下の血管が破綻し，血液が容易に皮下に出血し，紫色の斑ができる疾患。原因は血小板，血管（血管性紫斑病）及び凝固因子の異常に大別される。血小板の異常は血小板の特発性及び症候性減少と血小板機能異常（先天性血小板機能異常：ベルナール・スリエ症候群，グランツマン血小板無力症，後天性血小板機能異常：尿毒症，異常タンパク質血症，骨髄増殖性疾患，肝疾患，薬剤による血小板機能異常）によるものがある。血管の異常には，遺伝性出血性毛細血管拡張症，アレルギー性紫斑病が含まれる。凝固因子異常では血友病A，血友病B，凝固因子の異常，播種性血管内凝固症候群等が含まれる。

シビ・ガッチャキ病 [shibi gatuchaki disease] 主としてビタミンB_2とニコチン酸の欠乏症。症状として，皮膚炎，全身倦怠感，頭痛，口唇炎，舌炎等が挙げられる。

ジヒドロカプサイシン [dihydrocapsaicin] $C_{18}H_{29}NO_3$，分子量307.43。トウガラシの辛味成分であるカプサイシノイドのうち30〜40％を占める脂肪族カルボン酸アミド。熱に安定で，アドレナリン分泌促進作用，代謝亢進作用，発汗作用などを示すほか，強い抗菌活性や防腐作用も示す。

ジヒドロカルコン [dihydrochalcone] カルコンはC環が開環したフラボノイドであり，主にカルコンとジヒドロカルコンの2種類が存在する。リンゴに含まれるフロレチンの配糖体であるフロリジン（フロレチン2'-グルコシド）はジヒドロカルコンの一種である。フロリジンはグルコース輸送担体（SGLT1）の阻害作用があり，抗糖尿病薬の一つに分類されている。

ジヒドロキシアセトンリン酸 [dihydroxyacetone phosphate] $C_3H_7O_6P$，分子量170.06。解糖系の中間生成物。フルクトース1,6-二リン酸からアルドラーゼの作用により生成する。

$CH_2O-PO_3H_2$
$C=O$
CH_2OH

1,2-ジヒドロキシアントラキノン [1,2-dihydroxyanthraquinone] ＝アリザリン

3,4-ジヒドロキシケイ皮酸 [3,4-dihydroxycinnamic acid] ＝カフェ酸

1,25-ジヒドロキシコレカルシフェロール [1,25-dihydroxycholeciferol] →1,25-ジヒドロキシビタミンD

1,25-ジヒドロキシビタミンD [1,25-dihydroxyvitamin D] 活性型ビタミンDともいう。ビタミンDは，肝臓において25-水酸化酵素（CYP27A1）の作用により25-ヒドロキシビタミンD（25-OHD），次いで腎臓において1α-水酸化酵素（CYP27B1）の作用により，活性型である1,25-ジヒドロキシビタミンD（1,25-$(OH)_2$D）に代謝される。ビタミンD_2に由来する1,25-ジヒドロキシエルゴカルシフェロールとビタミンD_3に由来する1,25-ジヒドロキシコレカルシフェロール（カルシトリオール）がある。腸管でのカルシウム吸収や腎臓でのカルシウムの再吸収を高める。

ジヒドロキシフェニルアラニン [dihydroxyphenylalanine] $C_9H_{11}NO_4$，分子量197.19。ドーパ（DOPA）と同義。チロシンからチロシンヒドロキシラーゼにより合成され，L-アミノ酸デカルボキシラーゼによりドーパミンに変換される。ドーパミンは血液脳関門を通過しないが，前駆体であるジヒドロキシフェニルアラニンは通過するため，パーキンソン病の治療薬として用いられる。

1,2-ジヒドロキシベンゼン [1,2-dihydroxybenzene] ＝カテコール

ジヒドロプテリジン還元酵素 [dihydropteridine reductase] フェニルアラニンヒドロキシラーゼによる反応により生じたジヒドロプテリジンをNADPHによって還元して補酵素型であるテトラヒドロビオプテリンにリサイクルする酵素。ジヒドロプテリジンレダクターゼともいう。本酵素が欠損すると，フェニルアラニンヒドロキシラーゼによるフェニルアラニンからチロシンへの代謝が阻害されてフェニルケトン尿症が引き起こされる。

ジヒドロプテリジンレダクターゼ ＝ジヒドロプテリジン還元酵素

ジヒドロリポアミドS-アセチルトランスフェラーゼ [dihydrolipoamide S-acetyltransferase：EC 2.3.1.12] ピルビン酸デヒドロゲナーゼ複合体を構成する酵素の一つ。複合体の構成要素であるピルビン酸デヒドロゲナーゼによって脱炭酸されたピルビン酸を，アセチル基と水素として自身の補酵素リポ酸（酸化型）に受容し，アセチル基をCoAに供与してアセチルCoAを生成する。

ジヒドロリポアミドデヒドロゲナーゼ [dihydrolipoamide dehydrogenase：EC1.8.1.4] ピルビン酸デヒドロゲナーゼ複合体を構成する酵素の一つ。アセチル基をCoAに転移したジヒドロリポアミドS-アセチルトランスフェラーゼの還元型リポ酸を，自身の補酵素FADに水素を受容することによって酸化型に戻す。次いで，受容した水素をNAD^+に供与してNADHを生成する。

指標酵素 [marker enzyme] 特定の細胞小器官にのみ存在し，各々の細胞小器官の存在や状態の指標となる酵素。標識酵素ともいう。

ジフェニル [diphenyl] ＝ビフェニル

ジフェノールオキシダーゼ [diphenol oxidase]　銅を含む酵素で，種々のカテコール化合物を酸化する。カテコールオキシダーゼともいう。動物では色素細胞に存在し，メラニン色素の生成に関与している。

シブオール [shibuol]　カキ渋タンニンのこと。渋柿に含まれるエピカテキン，エピガロカテキン等のポリフェノールから成る分子量約 15,000 のプロアントシアニジンポリマーで，舌のタンパク質を変性させ，強い渋味を呈する。未熟な渋柿から製造される柿渋（5～6％タンニン含有）は，タンパク質除去能に優れ，清酒清澄剤，塗料等に用いられる。→柿渋

渋きり [removal of astringency]　アズキ等から餡を作る時，豆に加えた水が沸騰したらざるにあげて煮汁を捨て，水を注いで，豆のポリフェノール，サポニンなど餡の風味を低下させる水溶性成分を洗い流すこと。渋きりにより，餡の色は薄く，味は淡白になる。

ジブチルヒドロキシトルエン [dibutyl hydroxytoluene；butylated hydroxytoluen，BHT]　1957（昭和32）年に食品添加物として指定された酸化防止剤で天然には存在しない。ブチル化ヒドロキシトルエンともいう。ブチルヒドロキシアニソールとともに魚介冷凍品，油脂，バター等に基準内で使用が認められている。安定性に優れ，食品以外にも合成樹脂等に安定剤として使用されている。→酸化防止剤

ジフテリア [diphtheria]　ジフテリア菌（*Corynebacterium diphtheriae*）の感染によって主に咽頭，喉頭，鼻腔，扁桃等に偽膜性の病変が生じる。さらに，菌の産生する毒素で回復期にジフテリア心筋炎，ネフローゼ，ジフテリア後麻痺等の合併症が起こる。菌の感染部位によって症状が異なる。感染力が強く致命率も高いが，近年は予防接種の普及で減少した。幼児や小児がかかりやすい。潜伏期間は2～5日。喉頭ジフテリアは，声がかれ，犬の遠吠えに似た咳（犬吠咳）をする。喉頭に生じた偽膜のため気道が狭くなると吸気性の呼吸困難となり，窒息死することもある。ジフテリア菌の産生する毒素により心筋炎が発症し，心不全となり死亡することもある。ジフテリア患者の約20％に，末梢神経の障害が認められる。特に，脳神経が障害されることが多い。予防接種法により，ジフテリア，百日咳及び破傷風の混合ワクチン接種が行われている。

渋抜き [removal of astringency]　西条，平核無などの渋柿を出荷する際，渋味の原因となる可溶性タンニンをアセトアルデヒド等と縮合させることにより不溶化して，渋味を除去する操作。脱渋には通常，ドライアイス（二酸化炭素）やアルコールが用いられる。

渋味 [astringency]　渋柿や茶，赤ワイン等のタンニン，茶のカテキンに代表される味。収斂味ともいう。渋味物質が舌の表面のタンパク質に作用して収斂させ，刺激が痛覚に伝わって渋味と知覚する。強い渋味は好まれないが，弱い渋味はほかの味と混ざってその食品特有の味となり好まれる。

自閉症 [autism]　3歳以前に，①社会的相互関係の発達障害，②社会的コミュニケーションのための言語の障害，③機能的・創造的遊びの発達異常が認められるもの，に特徴づけられる異常所見を呈す。社会的相互関係の質的障害として，①視線，表情，身振り等非言語的行動を社会的相互関係統制に使えない，②発達水準に相応した友達関係を作れない，③社会的または情緒的相互性の欠如，④喜び，興味または達成感を他人と分かち合うあるいは共有しない等が挙げられている。コミュニケーションの障害として，①話し言葉の遅れまたは欠如（クレーン現象），②他人との会話の開始，維持ができない，③言葉の情動的で反復的な使用，④自発的なごっこ遊びあるいは物まねあそび，または社会的模倣遊びの欠如が挙げられている。さらに，興味活動において，①常同的で制限された，程度や対象が異常な興味へのとらわれ，②特定の機能的でない，日課や儀式への明白に柔軟性のない執着，③常同的で反復的な奇異な運動，④遊具の一部や機能とはかかわりのない要素へのこだわり等が挙げられている（ICD-10 小児自閉症の診断基準）。その他，数字や風景など特定のものに対して高い記憶能力をしめす（サヴァン症候群），客観性をもたない文章構成，他人の心の動きがわからない，などの特徴を有する。

ジペプチジルアミノペプチダーゼ [dipeptidyl aminopeptidase]　N末端からジペプチドを遊離する活性を示す酵素の総称。4種類（Ⅰ～Ⅳ）が知られている。ⅠはカテプシンCともよばれ，リソソーム由来で，分子量約 200,000，pH 5 で，Gly-Are-MCA などを加水分解する。Ⅱはリソソーム由来で，分子量約 130,000，pH 5 で Lys-Ala-MCA を分解する。Ⅲは，分子量約 80,000，アルカリ性で Arg-Arg-MCA を分解する。Ⅳは，分子量約 230,000 で二量体，弱アルカリ性で Gly-Pro-MCA を分解するセリン酵素である。

ジペプチジルカルボキシペプチダーゼ [dipeptidyl carboxypeptidase]　ペプチドのC末端からジペプチドを遊離する反応を触媒する酵素。カルボキシカテプシン，ペプチダーゼP，ペプチジルジペプチダーゼAともいう。アンギオテンシンⅠをⅡに変換するアンギオテンシン変換酵素として見いだされたが，ブラジキニンを不活性化するキニナーゼⅡと同一であることが示され，レニン-アンギオテンシン系とカリクレイン-ブラジキニン系を

連結する重要な酵素であることが明らかになった。本酵素は1分子中に1個のZn^{2+}を含む細胞膜結合性の糖タンパク質である。

ジペプチダーゼ [dipeptidase] 　ジペプチドヒドロラーゼの総称。ブタの腎臓から単離・精製されたジペプチダーゼは分子量47,200，補因子として1 molの亜鉛を含む。Leu-Gly など Gly を含むジペプチドを切断するが，Gly-Glyが最も良好な基質となる。

ジペプチド [dipeptide] 　二つのアミノ酸が結合したもので，一個のペプチド結合を有する。Gly-Lys, Ala-Gly のように表されるもの。

ジベレリン [gibberellin] 　イネのバカナエ病菌 *Gibberella fujikuroi* によって産生される高等植物の生長促進物質の総称。1938（昭和13）年，薮田，住木らは，上記病菌の培養濾液中から，イネを徒長させる物質を結晶状に単離し，ジベレリンAと命名した。その後，住木らは，ジベレリンAが，A_1, A_2, A_3, A_4の混合結晶であることを明らかにした。最も作用の強いA_3については，1954年にBrain TW（イギリス）ら及び Stodola FH（米国）らによってそれぞれ独立に単離された。いずれも無色の結晶で，アルコール類，アセトン，氷酢酸，酢酸エステルに可溶。水，エーテル，ベンゼン，石油ベンゼン，クロロホルムに難溶。ジベレリンを作用させると，ほとんどすべての高等植物は丈だけが顕著に大きくなる。ブドウの芽を浸すことにより，種無しブドウの栽培に応用されている。

ジベンゾイルチアミン [dibenzoyl thiamin] 　水に難溶性で易吸収性かつ体内でのビタミンB_1効果にも持続性を発揮するチアミンの誘導体。油脂にある程度溶解する。食品の栄養強化剤として利用される食品添加物。

死亡 [death] 　内因あるいは外因により生体の内部環境の恒常性が保たれず，生命活動が不可逆的に破綻した状態。臨床医学では，自発呼吸の停止，心拍動の停止，瞳孔の散大を死の三徴候といい，それらが一定時間持続した場合をいう。脳死は，深昏睡状態で，脳波の平坦化，脳幹反射，自発呼吸は消失しているが，心臓の駆動を認めるため，個体死とはみなされていないが，臓器移植の関係で認められている。

脂肪 [fat; lipid] 　広義に栄養素としてとらえる場合には，脂質（中性脂肪，複合脂質，ステロール類のような有機溶媒に溶ける一群の有機化合物）を指す。室温で固体である脂質を脂肪，半固体である脂質をグリース，液体である脂質をオイルとよぶこともある。狭義には，中性脂肪を指す。中性脂肪はグリセロールの脂肪酸モノ，ジ，トリエステルの集合体であり，体内ではトリアシルグリセロールが大部分であり，モノ，ジアシルグリセロールは少ない。脂肪細胞内のトリアシルグリセロールが，カテコールアミンやACTHによって分解され，グリセロールと脂肪酸になる。このとき，脂肪細胞内のホルモン感受性リパーゼが活性化され，脂肪滴表面へ移行し脂肪が分解されるとともに，細胞内のトリアシルグリセロールを含む油滴脂肪滴を覆うタンパク質（ペリリピン）と脂肪細胞特異的トリグリセリドリパーゼの活性化が起こっていることが明らかになっている。

脂肪異栄養症 [lipodystrophy] 　＝リポジストロフィー

脂肪エネルギー比率 [fat energy ratio] 　一日当たりの総脂質の総エネルギーに対する摂取割合（エネルギー比率，％エネルギー，％E）。「日本人の食事摂取基準（2015年版）」では，目標量として20〜30％Eとされている。

死亡確率 [death rate; mortality] 　＝死亡率

脂肪芽細胞 [lipoblast] 　間葉系細胞に由来する成熟脂肪細胞の幼若型細胞。脂肪蓄積能力を有する。小血管の周囲に発生するとされる。インスリンやインスリン様成長因子の作用により，脂肪細胞へと分化する。脂肪細胞の数は，生後の栄養状態により影響を受ける。

脂肪肝 [fatty liver] 　正常の肝臓には湿重量で約3〜4％の脂肪が含まれているが，脂肪肝では10〜12％以上に増加する。また，組織学的にはトリアシルグリセロール脂肪が肝細胞内に蓄積し，肝小葉の1/3以上に認められる状態をいう。肝脂肪症（hepatosteatosis）ともよぶ。アルコール性と非アルコール性に分類される。非アルコール性脂肪肝（non-alcoholic fatty liver）を合併する生活習慣病として，肥満，糖尿病，脂質異常症が挙げられる。脂肪肝が進行すると炎症が生じるとともに線維化が生じ非アルコール性脂肪性肝炎（nonalcoholic steatohepatitis, NASH）となる。脂肪肝と非アルコール性脂肪性肝炎をあわせた非アルコール性脂肪肝疾患（nonalcoholic fatty liver disease, NAFLD）とよぶ。

脂肪球 [fat globule; lipid globule] 　牛乳中で乳脂肪が存在している球状の状態のもの。その直径はホルスタイン乳で平均3μmで，牛乳1 mL中に$2 \sim 4 \times 10^9$個存在するといわれている。脂肪球表面は脂肪球被膜で覆われ，内部には主にトリアシルグリセロールが存在する。

脂肪球被膜 [fat globule membrane; membrane on lipid globule] 　牛乳中のトリアシルグリセロールの表面を覆っているタンパク質，リン脂質，コレステロールなどから成る膜。3層から成っており，内側の1層は乳腺上皮細胞内でO/W型エマルションを形成している膜，外側の2層は乳腺上皮細胞外に分泌されるときに覆われた細胞膜に由来する。

脂肪血症 →高脂血症，脂質異常症

脂肪交雑 [marbling] 　サシともよぶことが

ある。脂肪組織が筋繊維束間に分布すること。特にウシの場合は筋繊維小束があり，筋肉内で小さな脂肪組織が数多く認められる。脂肪交雑が高まり，白い脂肪が斑点状に多量に分散して蓄積し，霜が降りたようにみえる状態を霜降り，このような牛肉を霜降り肉という。多汁で軟らかく，和牛香などの好ましい風味をもつ。特に，和牛の大部分を占める黒毛和種牛を長期間肥育した場合に生じやすい。牛肉ではその価格を決める最も重要な形質である。牛枝肉取引規格では，12段階の牛脂肪交雑基準（beef marbling score, BMS）をもとにした5段階の脂肪交雑等級で評価される。Tokyo-X等の特別な系統の豚肉にも脂肪交雑が認められる。

脂肪合成　[triglyceride synthesis ; lipogenesis] 生体内で脂肪を合成すること。2種類の脂肪合成系が存在する。モノアシルグリセロール経路は，小腸の吸収上皮細胞で行われるもので，吸収された2-モノアシルグリセロールに吸収された脂肪酸などに由来するアシルCoAが結合してトリアシルグリセロールを合成する。一方，肝臓や脂肪細胞では，α-グリセロリン酸にアシルCoAが結合してトリアシルグリセロールになる。

脂肪細胞　[adipocyte]　トリアシルグリセロールを貯留した結合組織細胞。白色脂肪組織では大型脂肪滴1個に満たされた白色脂肪細胞が密集している。白色脂肪細胞は生体のエネルギー代謝に関連して短時間内に多量のトリアシルグリセロールを貯蔵したり放出したりする。褐色脂肪組織は小型脂肪滴を有する褐色脂肪細胞から成り熱産生を行うことにより，体温維持やエネルギー消費に寄与している。ヒトでは脂肪組織の存在部位により脂肪細胞の数や大きさが異なる。脂肪組織量（脂肪細胞の数や大きさ）は身体発育に伴って二つの時期に急速に増す。第一の時期は，胎生期末期3か月と生後18か月の間であり，脂肪細胞の数が増える。生後の一年間に体脂肪の絶対量は3〜4倍増加する。第二の時期は思春期にあり，脂肪細胞の数の増加が目立ち大きさも軽度に増す。この時期の脂肪組織の発育は男女ともに著しく，特に女性に著明である。ヒトの白色脂肪細胞の半減期は約10年と長い。

脂肪細胞特異的トリグリセリドリパーゼ
[adipocyte triglyceride lipase, ATGL]　脂肪組織で主に発現し，脂肪滴のトリアシルグリセロールに対して強く作用するリパーゼである。その活性化は脂肪滴結合タンパク質ペリリピンとそのパートナータンパク質（CGI-58）による影響を受ける。カテコールアミン刺激によりペリリピンがリン酸化されるとCGI-58が遊離し，脂肪細胞特異的トリグリセリドリパーゼとCGI-58が相互作用することによりトリアシルグリセロール分解が活性化される。→ペリリピン

脂肪細胞内の油滴　[oil droplet in adipocyte]
脂肪細胞内のトリアシルグリセロールは，その表面をホスファチジルコリンなどのリン脂質とペリリピンなどのタンパク質で覆われている。これを油滴とよぶ。ペリリピンは，平常時にはリパーゼの油滴への接近を阻止しているが，カテコールアミン刺激によりペリリピンがリン酸化されると，活性化されたホルモン感受性リパーゼの油滴への接触や脂肪細胞特異的トリグリセリドリパーゼの活性化が始まり，脂肪の分解が起こる。→ホルモン感受性リパーゼ，脂肪細胞特異的トリグリセリドリパーゼ，ペリリピン

脂肪酸　[fatty acid]　鎖状のモノカルボン酸の総称。分子中に二重結合をもつ不飽和脂肪酸と二重結合のない飽和脂肪酸に分けられる。飽和脂肪酸にはC_2の酢酸からC_{30}のメリシン酸まであるが，普通の動植物油ではC_{16}のパルミチン酸とC_{18}のステアリン酸が多い。不飽和脂肪酸にはn-9系のオレイン酸（動植物油），n-6系のリノール酸（植物油），アラキドン酸（動物油），n-3系のα-リノレン酸（植物油）やエイコサペンタエン酸，ドコサヘキサエン酸（水産物）がよく知られている。

脂肪酸アシルCoA　[fatty acid acyl-CoA]
β酸化等，脂肪酸が体内で利用される場合，ミトコンドリア外膜等に存在するアシルCoA合成酵素により脂肪酸はCoAエステルに転換され活性化される。このCoAエステルを脂肪酸アシルCoAまたはアシルCoAという。

$$\text{RCOOH} + \text{CoA} + \text{ATP} \longrightarrow \text{RCO-CoA} + \text{AMP} + \text{PPi} \rightarrow \beta\text{酸化}$$

脂肪酸エステル　[fatty acid ester]　脂肪酸とヒドロキシ基が反応すると，水がとれてエステルが形成される。生体内の脂肪酸エステルには，脂肪，リン脂質，コレステロールエステル等がある。

脂肪酸基運搬タンパク質　＝アシルキャリアタンパク質

脂肪酸合成酵素　[fatty acid synthetase]
細胞質に存在し，脂肪酸の生合成経路において，アセチルCoAとマロニルCoAからNADPHを還元剤として炭素数2個ずつの伸長反応を触媒し，脂肪酸を合成する酵素複合体。脂肪酸シンターゼ，脂肪酸シンテターゼともいう。二量体で存在し，アセチル転移，マロニル転移，縮合，3-オキソアシル還元，脱水，エノイル還元，パルミトイル転移の7種類の反応を触媒する。アシル基はこの複合体中のアシルキャリアタンパク質（ACP）に結合した状態で存在する。

脂肪酸シンターゼ　[fatty acid synthase]
＝脂肪酸合成酵素

脂肪酸シンテターゼ　[fatty acid synthetase]
＝脂肪酸合成酵素

脂肪酸ヒドロペルオキシド　[fatty acid hydroperoxide]　脂肪酸の過酸化物の一つ。ヒドロペ

ルオキシ脂肪酸ともいう。多価不飽和脂肪酸が非酵素的に酸化されて生じる。さらに分解されるとアルデヒド，ケトン類や低級脂肪酸等を生じる。

脂肪浸潤 [fatty infiltration]　脂肪が結合組織の細胞内に蓄積した状態。心臓では右心室にみられ，膵臓では小葉間の結合組織にみられる。肝実質細胞に与える影響は少ない。

死亡診断書 [death certificate]　WHOにより規定され，日本も従っている死亡状況記載様式に基づき，死亡の時刻・場所・原因・死因の種類等を医師が書くもの。

脂肪族アミノ酸 [aliphatic amino acid]
アミノ酸の基本構造 R-CH(COOH)-NH$_2$ のR残基部に炭化水素鎖をもつ一連のアミノ酸の総称。グリシン，アラニン，バリン，ロイシン，イソロイシンがある。

脂肪族アルコール [aliphatic alcohol]　芳香族アルコールに対して脂肪族の炭化水素基に1個または複数個のヒドロキシ基が結合した化合物の総称。炭素の直鎖もしくは分枝鎖で構成されるアルコール。ヒドロキシ基の数により一価，二価，多価アルコールなどに分類する。

脂肪族化合物 [aliphatic compound]　有機化合物を炭素骨格で分類し，炭化水素鎖が直鎖または分枝している有機化合物を指す。現在では環状構造をとる芳香族化合物などは脂肪族に含めない。

脂肪族高級炭化水素 [aliphatic higher hydorocarbon]　脂肪族化合物のうち，炭素と水素で構成され，比較的分子量の大きい化合物。

脂肪組織 [adipose tissue]　生体内で余剰のエネルギーを脂肪に変換して貯蔵する白色脂肪組織と，エネルギーを熱として放出する褐色脂肪組織がある。白色脂肪組織は，レプチンやアディポネクチンなどのアディポカインなどを分泌し，ほかの臓器に影響を及ぼす。

脂肪組織切除〔術〕 [lipectomy]　局所的に沈着した脂肪組織に対して，手術的侵襲を加えて脂肪を切除する。術式として脂肪切開法と脂肪吸引法に分けられる。

脂肪置換クリーム [fat substituted cream]　クリームの乳脂肪の代わりに一部あるいはすべてをヤシ油などの植物性油脂を用い，乳化剤や安定化剤を加えて製造したクリーム。植物性クリームともいう。コーヒーホワイトナー等に利用される。

脂肪沈着症 [lipomatosis]　臓器や組織に，脂肪腫に類似した脂肪が沈着した状態である。脂肪沈着を生じた元来の組織は萎縮している。膵臓，心室壁，精素等にみられる。デュシェンヌ型進行性筋ジストロフィーにみられる仮性肥大では筋線維間に脂肪が増殖沈着し，肉眼的には肥大して見える。

脂肪動員ホルモン [adipokinetic hormone]
ホルモン感受性リパーゼ（脂肪動員リパーゼ）は，脂肪組織中の脂肪を遊離脂肪酸とグリセロールに分解する。脂肪動員リパーゼは脂肪動員ホルモン（アドレナリン，副腎皮質刺激ホルモン，甲状腺刺激ホルモン，成長ホルモン，副腎皮質ホルモン，グルカゴン，甲状腺ホルモン）によって活性が亢進し，インスリンによって活性が抑制される。

脂肪分解 [lipolysis]　生体内でトリアシルグリセロールが遊離脂肪酸とグリセロールに分解されること。食事（餌）性のトリアシルグリセロールは，主に膵リパーゼによって，脂肪酸とモノアシルグリセロールに分解され小腸上皮細胞から吸収される。VLDLやキロミクロンのトリアシルグリセロールは，筋肉や脂肪組織の毛細血管壁内皮細胞表面に存在するリポタンパク質リパーゼによって分解される。白色脂肪組織では，貯蔵されているトリアシルグリセロールが必要に応じて分解されて脂肪酸を放出するが，この分解にはホルモン感受性リパーゼや脂肪細胞特異的トリグリセリドリパーゼが関与しており，カテコールアミン刺激によって活性化される。→ VLDL，キロミクロン，リポタンパク質リパーゼ，ホルモン感受性リパーゼ，脂肪細胞特異的トリグリセリドリパーゼ

脂肪便 [steatorrhea]　常食で大便中（1日）に脂肪量が6g以上あるいは脂肪摂取量の5％以上となる場合をいう。吸収されない脂肪のため，腸管内の浸透圧が増加し下痢となる。大便の性状は，脂肪のため光沢性があるもの，一部ケン化（石けん様）したものも認められ，比重が低下し，水に浮くようになる。脂肪の消化は，膵臓酵素リパーゼ作用の低下によることが多いため，慢性膵炎等による膵臓疾患，肝・胆嚢疾患，胃切除後症候群，腸疾患でみられる。

脂肪変敗 [fat deterioration]　食用の脂肪を構成する脂肪酸，特に多価不飽和脂肪酸がラジカル機構により酸化を受けること。変敗に伴いヒドロペルオキシド等の過酸化物が生成し，風味を低下させるばかりでなく毒性を有するようになる。

死亡率 [mortality；death rate]　一定期間における総死亡数を人口で除したもの。単に死亡率というときは粗死亡率と同義である。

死亡力 [force of mortality]　同時出生人口集団を考え，各個体は各年齢において排他的な状態（"死亡確率"をもった状態）のどれかに属していると仮定し，死亡への推移強度（死亡力）が計算される。

ジホスファチジルグリセロール [diphosphatidylglycerol]　リン脂質の一種。カルジオリピンともいう。動物組織においては，ミトコンドリア内膜に多く存在し，ホスファチジルグリセロールとCDP-ジアシルグリセロールから生合成される。

1,3-ジホスホグリセリン酸 [1,3-diphosphoglycerate]　$C_3H_8O_{10}P_2$，分子量266.04。解糖系の

代謝中間体で，1位炭素に高エネルギーリン酸結合をもつため，ホスホグリセリン酸キナーゼの作用で次の反応によりATPを生成する。1,3-ビスホスホグリセリン酸ともいう。1,3-ジホスホグリセリン酸 + ADP ⇄ 3-ホスホグリセリン酸 + ATP

2,3-ジホスホグリセリン酸 [2,3-diphosphoglycerate]　$C_3H_8O_{10}P_2$，分子量 266.04。解糖系の代謝中間体で，赤血球に多く存在する。2,3-ビスホスホグリセリン酸ともいう。1,3-ジホスホグリセリン酸からジホスホグリセリン酸ムターゼの作用により生成し，さらに 2,3-ジホスホグリセリン酸ホスファターゼの作用により 3-ホスホグリセリン酸とリン酸に代謝される。ホスホグリセリン酸ムターゼの補酵素。赤血球においては，2,3-ジホスホグリセリン酸の濃度の上昇によってヘモグロビンの酸素親和性が減少する。

ジホスホピリジンヌクレオチド [diphosphopyridine nucleotide]　酸化型は DPN，還元型は DPNH の略号で表す。現在では別名であるニコチンアミドアデニンジヌクレオチドの略号である NAD，NADH（還元型）がよく用いられる。

ジホスホン酸塩 [diphosphonate；diphosphite]　二亜リン酸ナトリウムが主である。P-O-P結合をもつ。

ジホモ-γ-リノレン酸 [dihomo-γ-linolenic acid]　$C_{20}H_{34}O_2$，$CH_3(CH_2)_4(CH=CHCH_2)_3CH=CH(CH_2)_6COOH$，分子量 306.49。8,11,14位にシス二重結合をもつ n-6 系不飽和脂肪酸。ビスホモ-γ-リノレン酸，8,11,14-エイコサトリエン酸ともいう。必須脂肪酸であるリノール酸を原料に，デサチュラーゼによってγ-リノレン酸となり，さらにエロンガーゼによって炭素鎖が C_2 伸長しジホモ-γ-リノレン酸が形成される。さらに，脱水素反応を経ることによってアラキドン酸となる。リノール酸やアラキドン酸とに異なる生理活性（抗炎症性など）を示す。

シマガツオ [(Pacific) pomfret]　スズキ目の海産魚。北太平洋の温帯域に広く分布し，体長 50 cm 程に達する。マグロ延縄(はえなわ)などで混獲され，えら，内臓，頭を除去したドレスにして水揚げされている。白身で淡白であり，切り身総菜として仕出し弁当などに利用されている。

シミュレーション [simulation]　ある物理的，生物的，社会的な現象を，模型や数学モデルを用いて，模擬的にコンピューターやあるシステム上で試行すること。一般には，実際に実現することが困難な事象を仮想的に体験し，再現する模擬実験であることが多い。経済予測やフライトシミュレーターによる飛行訓練などもシミュレーションの一種である。

シメチジン [cimetidine]　胃粘膜の壁細胞にあるヒスタミン H_2 受容体にヒスタミンと拮抗して働き，胃酸の分泌を抑制する薬剤。胃十二指腸潰瘍の治療薬として用いられる。

ジメチルシステイン [dimethyl cysteine]　ペニシラミン，メルカプト-D-バリンともいい，医薬品として使用される。

ジメチルスルホキシド [dimethyl sulfoxide, DMSO]　C_2H_6OS，$(CH_3)_2SO$，分子量 78.14。有機硫黄化合物の一種。吸湿性に富む無色・無臭の液体。無痛性・抗炎症性で浸透性が良いため，炭化水素化合物を溶解させ細胞などに投与する時の生物検定用溶媒としても使われる。皮膚刺激や角膜の濁りを起こすことがある。また，天然の醸造物や果実にもわずかに存在する。

ジメチルトコール [dimethyltocol]　ビタミンEであるトコフェロール類の別名。5,8-ジメチルトコール（β-トコフェロール）と 7,8-ジメチルトコール（γ-トコフェロール）の2種類がある。α-トコフェロールは，トリメチルトコールである。

ジメチルトコトリエノール [dimethyltocotrienol]　ジメチルトコールの側鎖が完全飽和されているのに対し，ジメチルトコトリエノールは不飽和炭素結合を含むイソプレン単位 3 個からできている。ジメチルトコールよりも分布が狭い。

霜降り [marbling]　(1)=脂肪交雑。(2)魚介類，肉類の表面だけが白くなる程度に熱湯をかけるなどして軽く熱処理すること。生食料理の下処理として行うもので，タンパク質が加熱により変性して白く凝固し，表面部に霜が降りたようにみえるため霜降りとよばれる。熱湯をかける以外に軽く直火で焼くこともある。いずれも加熱後は冷水にとるなどして温度を下げ，水気をふき取る。材料表面のタンパク質が変性するだけでなく，余分な脂肪，におい，ぬめりなどがとれる。タイの松皮造りは，生の時には硬くて噛み切りにくい皮に熱湯をかけることで歯切れがよくなり，食べやすくなる。カツオのたたきは表面を焼くことで表面部分が硬く締まり，内部は軟らかいので異なるテクスチャーが楽しめ，さらに焼くことで好ましい焙焼香が生成され風味が向上する。

霜降り肉 [marbled meat]　→脂肪交雑

シャーベット [sherbet；sorbet(仏)]　果汁またはワインなどの酒類に砂糖や香料，牛乳，ゼラチン等を加え，凍らせて作る氷菓。語源はアラビア語の"シャヴァリ（飲む）"という説がある。

ジャーマンサラミソーセージ [German salami sausage]　あら挽きのドライソーセージで，牛肉を加えるものが多い。微生物を利用した発酵製品が多いが，イタリアのものとは異なりカビ発酵はさせず，燻煙するものが多い。

社会医学 [social medicine]　社会的存在としての人間を重視して研究，診療を行う医学である。その対象は個体ではなく集団であり，それぞれ

特殊な生活状況と健康状態との関連を検討し，特に勤労者階層の健康の維持，増進，修復について，医学的及び社会的に取り組む医学分野である．すなわち，社会的要因と健康との関係について追究する医学の一分野であり，農村医学・工場医学などの労働衛生・環境医学や地域医療などが含まれる．

ジャガイモデンプン〔でんぷん〕 ［potato starch］ ジャガイモの塊茎に貯蔵されるデンプン．バレイショデンプンともいう．アミロース含量は約25％である．デンプン粒は卵形もしくは球形で，他のデンプンと比べサイズが最も大きい（平均粒径は30〜40μm）デンプン粒の一つである．糊化開始温度は穀類デンプンと比べやや高く，膨潤度が大きいという特徴がある．市販片栗粉はジャガイモデンプンである．

釈迦頭 ＝バンレイシ

弱塩基 ［weak base］ 電離定数が塩基より小さく，プロトン受容体あるいは電子供与体としての反応が可逆的な物質．生体物質ではアミノ酸やアミン類など．

弱電解質 ［weak electrolyte］ 溶液中でイオンに解離する電解質のうち，解離する前の総分子数に対して解離した分子の割合（電離度）の低い物質．水溶液中での濃度を高めても容易には電離しない物質．

尺度 ［scale］ 評価，測定，判断等をする際の基準，ものさし．統計学では，名義尺度，順序尺度，間隔尺度，比例尺度の4種類に区別し，データの特性によって，用いられる統計処理方法が異なる．

若年型糖尿病 ［juvenile diabetes mellitus］ 多くの場合，若年に発症する1型糖尿病であり，インスリンの絶対的な産生不足状態であり遺伝性はない．一方，常染色体優性遺伝形式の若年発症成人型糖尿病（maturity onset diabetes of the young, MODY）は3種類に分類され，MODY-2は，グルコキナーゼの突然変異を原因とする．また，ミトコンドリア遺伝子の点変異によるインスリン分泌障害やアミリン異常による糖尿病も30歳台に発症することが多い．近年，これらに加えて35歳未満における2型糖尿病の増加が問題となっている．

瀉下薬 ［cathartics］ 便秘に対して使用される薬剤．下剤ともいう．便秘の原因には，弛緩性便秘，痙攣性便秘があるが，それぞれの原因に応じて瀉下薬を使い分けることが必要である．弛緩性便秘には刺激性下剤がよく，痙攣性便秘には塩類下剤，膨張性下剤，浸潤性下剤のような非刺激性のものが選択される．

ジャスミン茶 ［jasmine tea］ 花茶の一つで，緑茶や烏龍茶の茶葉にジャスミンの新鮮な花（茉莉花）を混ぜて付香させたもの．宋代の「茶録」に乾燥花を茶に使った記載がある．香片，真珠花茶，茉莉銀毫等の名で福建省，浙江省，台湾で生産されている．薫花法とよばれる製法がとられており，三薫一提，四薫一提など花の香りを付ける操作を3〜6回繰返し，最後にわずかな花を加える．高級なものほど操作回数を多くし，花は混ざらない．花のリナロール，アントラニル酸メチルが特有香となっている．

ジャスミン油 ［jasmine oil］ インド原産のモクセイ科の常緑灌木の花からヘキサン等で抽出した花精油．比較的高沸点の化合物が多いため，エタノールで脱蝋処理してアブソリュート（花精油）の形にする．酢酸ベンジル，安息香酸ベンジルの芳香族化合物，ジャスモン酸メチル，*cis*-ジャスモン，ジャスミンラクトン等のジャスモノイド，インドール等の特有香成分が含まれる．

遮断薬〔剤〕 ［blocker］ ＝アンタゴニスト

尺骨 ［ulna］ 前腕骨のうち小指側に位置する長管状骨．近位骨端は上腕骨と関節により結合され，遠位骨端は手根骨と相対する．また，橈骨とは近位骨端，遠位骨端で関節により結合され，橈骨の回内，回外運動が行われる．

尺骨神経 ［ulnar nerve］ 腕神経叢から出た枝で，上腕，前腕の尺側を走行する神経．筋枝は前腕屈筋群の一部と小指球筋に分布する．皮枝は手掌と手背の尺側の皮膚に分布する．尺側神経が麻痺すると「鷲の足」の形に固定され，指の精緻な運動が不可能となる．

射乳 ［milk ejection］ 乳汁の射出のこと．哺乳により乳頭と乳輪に存在する知覚神経が刺激を受けると，その求心路は下垂体を刺激し，下垂体後葉よりオキシトシンが，下垂体前葉よりプロラクチンが分泌される．血中に放出されたオキシトシンとプロラクチンは，乳房に作用して乳汁の射出を促す．

ジャポニカ米 ［Japonica rice］ →米

ジャム ［jam］ 果実をそのまま，あるいは果肉を取出して，適量の砂糖とともに煮詰めて濃縮した伝統的保存食品．糖蔵の一種．ゼリーと同様に，果実に含まれるペクチンがゲル化（ゼリー化）することを利用するので，製造時にはペクチン，糖，酸が共存することが必要である．できるだけ果実の原形を保つように製造したものをプレザーブという．

香菜 ＝コリアンダー

シャンパン ［champagne（仏）］ フランスのシャンパーニュ地方で生産される原産地呼称の発泡性ワイン．原料ブドウ品種は果皮の黒いピノ・ノアール，ピノ・ムニエと果皮に色素のないシャルドネで，黒ブドウからは色素を出さないよう，シャンパン・プレスとよばれる浅い縦型圧搾機を用いて果房のまま搾汁する．通常の白ワインと同様にアルコール発酵，マロラクティック発酵，おり引き・濾過を行ったのち，糖と酵母を加えて耐圧瓶に入れ，瓶内二次発酵を行わせて発泡性とするとともに，その状態で少なくとも1年間熟成させることで，香味

に複雑さを与える。残った酵母を瓶の口に集めて凍結させ，取り除いた後に甘味付けのリキュールを添加し，製品化する。ガス圧は10℃で4〜6気圧，アルコール分は13％程度，糖はタイプによって1L当たり0〜50g以上。→ワイン

種　[species]　動植物分類上の基本単位。一般に生物は界，門，綱，目，科，属，種の順に細かく分類されている。自然条件下で交配可能な生物個体の集まりをいう。

周囲長　[length of circumference]　胸囲，腹囲をはじめとして全身各部位の周囲の長さ。上腕周囲長は，乳幼児や高齢者の栄養不良のスクリーニング法の一つとして用いられるが，その妥当性は明確ではない。

自由エネルギー　[free energy]　熱力学において定義されるエネルギーの一種。定積自由エネルギー（ヘルムホルツ）と定圧自由エネルギー（ギブス）とがある。栄養素の化学エネルギーは，その物質が変化した前後での自由エネルギーの差（ΔG）として表現される。自発的に進行する反応はΔGは負であり，発エルゴン反応という。逆にΔGが正となる吸エルゴン反応では外部からエネルギーを供給しないとその反応は進行しない。高エネルギー化合物のアデノシン三リン酸（ATP）の末端リン酸の加水分解のΔGは-30 kJ/molと大きく負である。生体の化学反応を速やかに進行させるためには自由エネルギー変化の大小よりも，酵素による活性化エネルギーの低下が必要である。

重回帰　[multiple regression]　＝重回帰分析

重回帰分析　[multiple (linear) regression analysis]　重回帰，多変量回帰分析ともいう。(1)連続変数Yを目的変数として，複数の独立変数X_1〜X_nとの独立な関係を分析（要因分析）する，または予測を行うために用いる。$Y = \beta_0 + \beta_1 X_1 + \beta_2 X_2 + ... + \beta_n X_n + \varepsilon$の形の線形モデル。ここで，$\beta_0$を切片，$\beta_1$〜$\beta_n$を偏回帰係数といい，$\varepsilon$は正規分布に従う誤差である。$\varepsilon$が正規分布なので一般に$Y$も正規分布。(2)一つの目的変数と複数の独立変数との独立な関係を分析するために用いる回帰モデルの総称で，(1)のほかに，多重ロジスティック回帰，多変量Cox比例ハザードモデル等がある。

臭覚　[olfaction]　＝嗅覚

臭化メチル　[methyl bromide]　＝ブロモメタン

周期性嘔吐症　[periodic vomiting]　＝自家中毒

縦筋層　[stratum longitudinate；longitudinal muscle layer]　腸管壁を構成する平滑筋は，内層の輪筋層と外層の縦筋層より成り，両筋層の収縮と弛緩によって腸運動が行われる。小腸の腸運動には，蠕動運動，分節運動，振子運動の三つの基本型に分類されるが，そのうち，縦筋層は振子運動に関係するとされている。結腸では，縦筋層が3本に寄り合って結腸ひもを作っている。

重金属　[heavy metal]　比重4.0以上の金属。これらは地殻の構成鉱物であるから，動植物中に必ず検出される。重金属のうち鉄，銅，亜鉛，コバルト，マンガン，モリブデン，セレン等は，動植物体内に積極的に取込まれ，必須元素として特異的な機能を発揮している。ヒ素は金属ではないが，ヒ素を含め重金属類とよぶ場合がある。

重金属中毒　[heavy metal poisoning]　金，白金，銀，水銀，クロム，カドミウム，鉛，鉄等の重金属による中毒。重金属は毒性の強いものが多く，これらは微量でも摂取を繰返すと，体内で蓄積され，人体に有害である。公害病として知られる水俣病は有機水銀中毒，イタイイタイ病はカドミウム中毒が原因である。

シュークリーム　[chou á la créme（仏）]　シュー（フランス語でキャベツ）の形をした皮の中にクリームを詰めた焼き菓子。

重合　[polymerization]　1種類あるいは2種類以上の基本単位化合物が多数結合して高分子化合物を形成すること，またはその化学反応。基本単位化合物を単量体といい，生成物を重合体とよぶ。複数の単量体が重合したものを共重合とよぶこともある。脂肪を200℃以上に加熱すると重合する。筋肉タンパク質アクチンの単量体をGアクチンといい，その会合して線維性になったFアクチンを重合体，ポリマーとよぶこともある。

集合管　[collecting duct；collecting tubule]　腎臓の遠位尿細管が合して集合管となる。集合管では，バソプレッシンの作用により水の再吸収が行われるが，その機構にアクアポリンが関与している。つまり，アクアポリンは管腔膜下に存在し，バソプレッシンの作用により，細胞内小胞より，管腔膜へ輸送される。管腔側に到達したアクアポリン2により，水は再吸収される。また，アクアポリン2が遺伝的に障害されると，腎性尿崩症となる。

重合度　[degree of polymerization]　重合体1分子当たりの単量体の数。高分子の大きさを表す度合い。重合体の大きさを平均分子量で表すこともある。

重合油　[polymerized oil]　揚げ物を繰返し行った場合に，油脂の脂肪酸同士が反応して，トリアシルグリセロール二量体や三量体など高分子量の重合体が蓄積し，粘性が高くなった油脂。重合物のうち，ヒドロキシ基やカルボニル基，エポキシ基など官能基を有する重合物を摂取すると，下痢や嘔吐などの食中毒を引き起こす。

シュウ酸　[oxalic acid]　$C_2H_2O_4$，HOOC-COOH，分子量90.04。ジカルボン酸のうち最も単純な構造を有し，種々の植物に遊離の酸やカリウム塩，カルシウム塩などの形で存在する。多量に摂取

すると尿路結石の原因物質である不溶性のシュウ酸カルシウムとなる。

周産期　[perinatal period]　妊娠後期から早期新生児期までの期間を一括した概念。この時期は母体，胎児，新生児という，人間誕生から初期の発達過程であり，児の基幹形成，母体と一体の健康維持としての期間である。周産期死亡は，妊娠満22週以後死産と早期新生児死亡を足したものをいい，周産期死亡率は，保健衛生水準の地域・国際比較に有用な指標である。

周産期死亡　[perinatal death]　国際疾病分類（ICD-10）の適用後は，妊娠満22週以降の死産と生後1週未満の早期新生児死亡を合わせたもの。

周産期死亡率　[perinatal mortality]　妊娠満22週以降の死産と生後1週未満の早期新生児死亡を合わせたものを出産数（出生数＋妊娠満22週以降の死産数）で除し，1,000を乗じたもの。

シュウ酸結石　[oxalate calculus；oxalate stone]　尿路結石（腎結石，尿管結石）のうち，成分がシュウ酸カルシウムで構成されている結石。尿路結石の中で最も頻度が高く，全体の約90％を占める。

シュウ酸中毒症　[oxalic acid poisoning；oxalism]　シュウ酸の大量摂取による障害。低カルシウム血症，麻痺，中枢神経症状を呈する。

獣脂　[tallow]　＝タロー

自由質問回答形式　[open-ended format]　どのようなことについて，どのように答えるのかを対象者に委ねる質問を行い，話してもらう形式。

収縮　[contraction]　筋運動の一つ。神経，ホルモン，電気など何らかの刺激に反応して短縮あるいは緊張する能力及び運動をいう。収縮した状態が長く続くことを強直症（テタニー）というが，健常では筋肉運動は頻繁に収縮（緊張）と弛緩を繰返す。

収縮期血圧　[systolic blood pressure；maximal blood pressure]　血圧の高い側の値。最高血圧ともいう。心血管系疾患の最大のリスクファクターである。血圧測定時，コロトコフ音が聞こえ始める血圧値である。収縮期高血圧症治療成績の発表以降，収縮期血圧は心血管病の発症・死亡の重要なリスクファクターとして認識され，1993（平成5）年以降の高血圧診断基準・分類は収縮期血圧と拡張期血圧の双方が用いられている。収縮期血圧と脳卒中（脳血管障害）罹患率・死亡率の間に正相関がある。

重症型サラセミア　[thalassemia major]　＝大サラセミア

重症筋無力症　[myasthenia gravis]　神経筋接合部の興奮伝達ブロックにより，筋の脱力，易疲労性が生じる疾患で，自己免疫疾患とされている。本症では胸腺肥大，胸腺腫の合併の頻度が高い。臨床症状としては，眼瞼下垂，眼球運動障害による複視等の眼症状が高頻度にみられる。検査所見では，誘発筋電図での活動電位の減衰，抗コリンエステラーゼ薬の有効性（テンシロン試験），血清抗アセチルコリン受容体抗体価上昇等が認められる。

修飾　[modification]　タンパク質の構造や性質が，特定の試薬や酵素によって改変されること。

自由食給餌　[voluntary feeding]　動物実験において，餌の量や時間等を定めずに実験動物が自由に摂取する方法。

ジュース　[juice]　果物，野菜の搾汁。飲み物としては100％果実，野菜飲料のこと。

自由水　[free water]　物質内や細胞環境に存在する水のうち，機械的に保持されている水で，ほかの分子・イオン等との相互作用が低く化学的に束縛されていない水。遊離水ともいう。微生物の増殖にも関係する。食品に食塩・砂糖を添加すると，含まれている水分子と強く相互作用して自由水の割合が低下する。食品中での割合が低いと微生物は繁殖できずに腐敗・変質を防ぎ，貯蔵性が高められる。このような食品水分に占めるその比率を水分活性と表現することもある。これに対して，相互作用の強い水は結合水とよばれ，例えば結晶水として金属イオンに配位して錯イオンを形成する水，硫酸イオンに強く水素結合した陰イオン水，あるいは結晶格子の中に入り込んでいる水などがある。

重水　[deuterium oxide；heavy water]　重水素 ^2H と酸素（^{16}O）から形成される水分子を指すが，酸素の同位体 ^{18}O を含む水分子を指すこともある。酸化デューテリウムともいう。NMR分析時に試料を溶解する溶媒の一つとして使用される。

重水素　[deuterium]　水素の同位体の一つ。デューテリウム（記号D）ともいう。水素は陽子1個と電子1個から構成されるのに対し，陽子1個，中性子1個，電子1個から成り，^2H で表される。放射壊変はせず，安定同位体である。

集積度　[cluster]　疾患や健康関連因子が集中している程度。がん細胞は糖代謝が活発である性質を利用し，体内で特にグルコース集積度の高い箇所を陽電子放射断層撮影法（PET）で見つけ，がんを早期発見する。

臭素　[bromine]　元素記号Br，原子番号35，原子量79.904。フッ素，塩素，ヨウ素と同じ17(7B)族のハロゲン元素。単体は常温で赤褐色刺激性の液体。臭素酸カリウムは，食品の品質改良剤として用いられる。

重曹　[sodium bicarbonate]　＝炭酸水素ナトリウム

重相関係数　[multiple correlation coefficient]　2変量間の相関を示すものが相関係数であるが，重相関係数とは複数の変量の線形一次結合の値とほかの一つの変量の値との相関を示す。

従属栄養生物　[heterotroph]　＝他家栄養生物

従属人口 [dependent population] 人口統計学の用語で, 14歳までの年少人口と65歳以上の老年人口の合計。→老年人口

従属変数 [dependent variable] 一つまたは複数の独立変数によって決定される変量。

集団栄養 [group nutrition] 集団レベルで栄養問題を取扱うときに用いられる表現。集団レベルの栄養ともいう。集団レベルでの栄養状態評価は, 当該集団について栄養関連指標の平均値や中央値及びその分布状態によって行う。また, 個人レベルではなく, 複数人を対象に行う栄養指導(教育)を集団栄養指導(教育)とよぶ。

集団給食 [group feeding service ; mass feeding] 病院, 学校, 事業所などの特定集団を対象として, 継続して1回100食以上または一日250食以上の食事を提供すること。当該給食施設を集団給食施設という。栄養管理が必要なため管理栄養士や栄養士が配置されることが望ましい。飲食店との違いは, 特定集団に継続して栄養管理が配慮されていることが特徴である。なお, 2003(平成15)年から「健康増進法」では当該施設を特定給食施設と呼称する。

集団健康診断 [mass health examination] ＝集団検診

集団検診 [group survey ; mass medical examination] 特定の疾患の早期発見・早期治療(第二次予防)を目的に, 地域, 学校, 職場などの集団を対象にして, 多人数に一斉に行う検査。集団健康診断, スクリーニングともいう。会場の規模によっては数回に分けて行う。無症候者の集団から, 特定の疾病を有する確率の高い人をできるだけ効率よく, 受診者の負担が少ないように選び出すことが求められる。生活習慣病などの, 初期に自覚症状がなく, 発症後は治癒しにくい疾患に, より有効である。検査の結果, 陽性と判定された者に対しては, 二次検査, 指導, 治療, カウンセリング等, 事後のフォローアップ体制ができている必要がある。→住民検診

重炭酸ナトリウム [sodium bicarbonate] ＝炭酸水素ナトリウム

集団食中毒 [group food poisoning ; epidemic food poisoning] 通常, 数十名以上の患者が発生した食中毒。数名の患者の場合は散発事例とよぶことが多い。学校や病院などの給食, ホテルや旅館の会席料理など大量調理施設が原因のものが多く発生している。近年は, 食品の広域流通が一般化しているため同一食品による広域の集団食中毒(広域分散型集団食中毒 : diffused outbreak)が増加している。原因菌としてはサルモネラ菌, 腸炎ビブリオ, 腸管出血性大腸菌O-157, ノロウイルス, ブドウ球菌などによる事例が多くみられる。

集団発生 [mass epidemic] 感染症や重金属中毒, ビタミン不足等が, 通常予想される以上の頻度で, 時間的, 空間的に限定した集団内で発生すること。疫学的調査により, 原因が究明されることが多い。

集団免疫 [herd immunity] 病原体が集団に侵入したとしても, その病原体に対する免疫を有する者が集団内に一定割合以上いれば, 流行は起こりにくいと考えられる。このような, 集団としての病原体に対する免疫保有状況を集団免疫という。

集団レベルの栄養 [group nutrition] ＝集団栄養

収着 [sorption] 固体と気体が相互作用する時, 固体表面に気体が結合するとともに固体内部に吸収されて化合物が形成されること。

充填剤 [filler] 高分子材料, 製紙工業用などで用いる微粉末。フィラーともいう。高分子材料用の場合, 物性(強度, 弾性, 柔軟性, 成形加工性), 経済性(増量等)の改善のためにシリカ, 炭酸カルシウム, 酸化チタン等が用いられる。製紙工業用には, 不透明性, 平滑性, 白色度, 印刷適性等の改善のためにクレーや炭酸カルシウムが用いられる。また, プラスチックの特性改良のために可塑剤, 安定剤, 帯電防止剤, 難燃剤等の添加物が用いられ, これらも充填剤として扱われる。

自由度 [degree of freedom] 標本の大きさ(例数)からこの標本データを用いて推定した推定値の数を引いた数。独立に選べるデータ数。例 : 平均が与えられると自由に選べるのは個数 − 1。

シュードウリジン [pseudouridine] $C_9H_{12}N_2O_6$, 分子量244.20, 三文字記号Ψrd(一文字記号Ψ)。5-β-D-リボフラノシルウラシル(ribofuranosyluracil)のこと。転移RNA中に多く含まれる。

シュードグロブリン [pseudoglobulin] 偽性グロブリン。血清を33～50％飽和硫酸アンモニウムで塩析した時沈殿するグロブリンタンパク質。

シュードモナス属 [pseudomonas] グラム陰性好気性桿菌で, 芽胞を形成しない。青～緑色の色素であるピオシアニンを産生することが名称の由来となっている。緑膿菌(*Pseudomonas aeruginosa*)はシュードモナス属の代表菌種で, 毒性は弱いが, 免疫機能の低下した患者や, 抗生物質長期使用中の患者に対しては日和見感染症を引き起こす。病院内感染(院内感染)の原因菌の一つとして重視されている。

柔軟性 [flexibility] 身体の柔らかさ。一般的には身体を前屈もしくは後屈させた場合の可動域や関節の可動域等により表される。

柔軟包装 [flexible packaging] ＝軟包装

獣肉寄生虫 [meat-borne parasite ; parasites in animal meat] 家畜肉や野生動物肉に寄生し, 加熱不十分な状態でヒトが摂食すると感染する場合に

問題となる．代表的なものは豚肉に寄生するトキソプラズマや有鉤条虫，牛肉に寄生する無鉤条虫，野生動物のクマ肉などに寄生する旋($せん$)毛虫（トリヒナ）などである．

住肉胞子虫 [Sarcocystis spp.] 住肉胞子虫科・住肉胞子虫属の寄生性原虫で，その存在は獣医学領域では古くから知られていたが，2011年に厚生労働省が馬刺し中毒の原因として新たに認定したことで急激に注目を集めた．主に草食動物を中間宿主とし，その筋肉に住肉胞子とよばれる胞子を形成して内部に多数の増殖虫体を包含する．終宿主であるイヌ科やネコ科の肉食動物が中間宿主を捕食すると増殖虫体は腸管上皮細胞内で有性生殖して接合子を形成する．接合子は膜に包まれた接合子嚢($のう$)となって細胞外に出る．接合子嚢内の接合子は分裂増殖して種虫を形成する．その後，接合子嚢の壁が壊され種虫を含むスポロシストとして糞便中に排泄され草を汚染する．これを食べた中間宿主の腎臓や脳の血管内皮でスポロシストは無性生殖により娘虫体を形成，娘虫体は横紋筋へ移動し住肉胞子を形成する．ウマの場合はフェイヤー住肉胞子虫という種による．喫食してから5～19時間の潜伏時間を経て，下痢・倦怠感などの消化器症状を呈するが予後は良く1日程度で回復する．肉を－20℃で24時間以上冷凍すれば死滅させることが可能で予防に有効である．→クドア

十二指腸 [duodenum] 小腸の一部分で，胃と空腸との間にある20～30 cmの部位である．胃との接合部から始まり，右上腹部を横切って後腹膜に至り，トライツ靱帯にて空腸と境界される．腸間膜をもたず，後腹膜に固定されているために可動性に乏しい．十二指腸には十二指腸乳頭（ファーター乳頭）があり，総胆管と膵管が開口している．

十二指腸潰〔かい〕瘍 [duodenal ulcer] 十二指腸の組織の欠損を示す病変．十二指腸球部前壁に好発し，胃潰瘍に比べて若年者に多い．

十二指腸カタル [duodenal catarrh；duodenitis] 十二指腸に炎症を来した状態で，急性から慢性までさまざまな病態がある．原因として刺激物の摂取，胆汁や膵液の化学的刺激，感染症等がある．一般的に予後はよい．

十二指腸結核 [duodenal tuberculosis] 結核菌の感染によって起こる十二指腸の炎症性疾患．輪状や帯状の潰瘍の形成が特徴的で，管腔の狭窄を来すこともある．

十二指腸腺 [duodenal gland] ＝ブルンネル腺

十二指腸虫症 [hookworm disease] ＝鉤虫症

十二指腸虫貧血 [hookworm anemia] ＝鉤虫性貧血

揉捻 [twisting；rolling] 緑茶の製造過程で蒸した後，揉みながら乾燥させる工程があり，粗揉後，加熱不均衡の是正のため，熱をかけないで揉む操作をいう．

重判別分析 [multiple discriminant analysis] 正常群，1型糖尿病，2型糖尿病のように，ある個体が三つ以上の群のどれに属するかを検査値等に基づいて判定するための分析方法．得られた検査値の1次式である線形判別関数に基づいて判定する．妥当性は誤判別率等で評価する．2群の場合は単に判別分析という．→判別分析，判別関数

修復酵素 [repair enzyme] すべての生物はいくつもの異なったDNAの損傷を修復する機構をもっており，その修復を司る酵素のこと．次のようなものがある．①光回復酵素，② UvrABCエキソヌクレアーゼ，③ APエンドヌクレアーゼ，④エキソヌクレアーゼ，⑤ DNAポリメラーゼ，⑥ DNAリガーゼ，⑦ DNAグリコシラーゼ，⑧メチルトランスフェラーゼ．

終末感染 [terminal infection] 終末宿主への感染．狂犬病等では，ヒトからヒトへの感染はなく，ヒトへの感染が最後となる．

終末糖化産物 [advanced glycation end-products, AGE] 糖化最終産物ともよばれる．食品の加工中に生じるタンパク質と糖のメイラード反応と同様に，糖化反応はまたはグリケーションとよばれる非酵素的な糖付加が糖尿病患者や高齢者に認められる．特に，高血糖時に生じやすい．糖化タンパク質の生体内分解の結果生じる活性酸素種やフリーラジカル反応の亢進が糖尿病の合併症を引き起こすとも考えられている．AGEとはメイラード反応の特に後期生成物を指し，タンパク質のアミノ基と糖のカルボニル基による非酵素的な脱水縮合反応によりはじめにアマドリ化合物が生じ，その後に酸化・脱水・縮合などの複雑な反応を経てさまざまなAGEが生成することが知られている．

住民検診 [medical examination for residents] 集団検診に含まれ，特に対象集団が地域住民の場合の検診．通常，個々の住民へ郵便または広報による通知で検診受診を呼びかけるので，直接対象者全員に呼びかけられる学校や職場の検診よりも受診率が低くなりやすい．検診の目的や注意事項は集団検診と同様である．→集団検診

住民参加 [participation] 行政の運営において行われる公衆衛生や公衆栄養活動が，公聴会や投票により住民の意見が反映されること．最近最も重視されるプロセスである．

自由面接調査法 [free-interview survey] 調査者が自由に判断して質問を構成しながら被調査者から自由な回答を得る調査法．形式的面接法であるアンケート（質問票）調査とは異なり，被調査者に自由に語ってもらうことで，内容を深く知ることができるが，多数の被調査者を対象にすることはで

絨毛 [villus (*pl.* villi)]　胎児に由来する栄養胚葉より子宮内膜に向かってのびる原形質の突起が，脱落膜の側で著しく増殖したもの．絨毛は膠様結合組織で満たされ，内部に絨毛血管を包有し，母体と胎児との間の栄養，ガス交換等を営む．

絨毛性ゴナドトロピン [chorionic gonadotropin]　＝絨毛性性腺刺激ホルモン

絨毛性性腺刺激ホルモン [chorionic gonadotropin]　分子量は約 38,000，胎盤で合成される糖タンパク質ホルモンであり，排卵作用及び黄体化作用をもつ．ヒト絨毛性ゴナドトロピン（HCG），絨毛性ゴナドトロピンともいう．αとβの二つのサブユニットより成る．妊娠後，血中濃度は増加し，妊娠反応に利用される．絨毛性疾患では腫瘍のHCG 産生が認められ 腫瘍マーカーとして治療効果，再発の判定に用いられる．

絨毛膜 [chorion]　胎児は 3 層から成る卵膜（脱落膜，絨毛膜，羊膜）により包まれている．そのうち，絨毛膜は脱落膜と羊膜との間に形成され，子宮壁側の絨毛膜有毛部は胎盤を形成する．

重量 [weight]　物質の重さには重量と質量がある．重量は，場所の磁場や重力によって左右され，質量はその物質固有の重さ．重量は質量と重力加速度の積に等しい．

重力換算係数 [gravitational conversion factor]　質量と重量の換算係数．数値は国際標準重力加速度に等しいが単位は異なる．9.80665 kg (mass) m/kg (wt)・sec^2，980,665 g (mass)・cm/G (wt)・sec^2，または 32.17401 b (mass) ft/lb (wt)・sec^2 で，一般に gC で表される．絶対単位系と重力単位系の両単位系を併用する際に換算係数が必要である．

ジュール [joule]　エネルギーの単位．記号は J．Joule J P（イギリスの物理学者）の功績にちなんで命名された．物体を 1 ニュートン（N）の力で 1 m 移動させた時の仕事量．1 J ＝ 10^7 erg（エルグ）

収れん〔斂〕味 [astringency]　＝渋味

十六ササゲ [yard beans]　サヤインゲンよりやや細長い若い莢（さや）を同様に食すマメ科ササゲ属．サヤの長さが 30 cm 前後になる．緑色以外に白色もある→三尺ササゲ

主栄養素 [macronutrient]　五大栄養素である炭水化物（糖質），脂質，タンパク質，ビタミン，無機質のうち，日々比較的多量に摂取することが必要な炭水化物（糖質），脂質，タンパク質のこと．多量栄養素，三大栄養素ともいう．

シュガーバッター法 [sugar batter method]　バターケーキ類の生地調製法の一つ．生地の調製手順を，初めに油脂と砂糖をクリーミングしてから，卵，小麦粉の順に加えて混捏する方法．ヨーロッパから伝えられた技法でホームメイキングの主流であるが，最後の粉あわせに熟練を要し，粉あわせの過不足により硬くしまった生地やぱさつき，老化が速い生地となる．油脂はクリーミング性の良いものが選ばれる．→フラワーバッター法

主観的運動強度 [rate of perceived exertion]　主観的な運動の強度．自覚的運動強度ともいう．安静状態と疲労困憊状態の間を 15 程度に目盛りをつけたグラフを用いて，被験者の運動中の状態を指し示すことにより測定する．

主観的健康感 [subjective health]　＝健康度自己評価

縮合 [condensation]　＝縮合反応

縮合酵素 [condensing enzyme]　クエン酸合成酵素，クエン酸シンターゼともいう．アセチル CoA をクエン酸回路に入れる反応を触媒する．アセチル CoA ＋ オキサロ酢酸 ＋ H$_2$O ⟶ クエン酸 ＋ CoA

縮合反応 [condensation reaction]　二つ，あるいはそれ以上の化合物から水やアンモニアのような簡単な分子の脱離を伴って新しい共有結合を形成し，生成物（縮合物）を生成する反応．縮合ともいう．アルコールとカルボン酸から水分子が取れてエステルが形成される反応はその一例．

宿主 [host]　病原体が伝播された結果，感染症発症を惹起する生物個体のこと．ホストともいう．感染症の成立には，病因（病原体），宿主，環境の三つの原因が必要であるが，感染をしても感受性がない宿主の場合は発病するとは限らない．生活習慣病のような慢性疾患は，多要因の原因から発生し，発生要因は，宿主要因と環境要因に分けられる．

宿主要因 [host factor]　健康と疾患の発生に関連する宿主側要因．遺伝的要因，性，年齢，人種，行動の型等の個体側要因が含まれる．

粥食 [rice gruel diet]　＝半流動食

熟成 [aging；ageing；conditioning；ripening]　食品の製造工程や製造後に，そのままでは不十分な風味や食感を向上させるために，食品を一定条件下で一定期間放置しておくこと．熟成が必要な食品には，日本酒，ワイン，ウイスキー等の酒類，味噌，醤油，食肉，食肉製品，チーズ等がある．

縮退 [atrophy]　＝萎縮

熟度 [maturity]　野菜や果物における生育期間の長さによる未熟，完熟など熟成の程度．肉の場合は，動物をと殺すると，筋肉は死後硬直を起こし硬くなるが，一定期間保存することにより，肉自身の酵素による自己消化が起こり軟らかくなる．これを熟成といい，この間に味や香りも良くなる．

縮分法 [reduction method]　大量の粉体から少量の標本試料を採取する操作．機械装置の性能試験や，粉体製品の試作試験等で複数個の原料粉体の条件を一定にする必要がある場合に行う．分割操作の反復による縮分，系統的な抜き取りによる縮分，

それらを合わせて分割操作を反復する縮分がある。粉体は，液体や気体など攪拌によって均一になる試料と異なり，粒度あるいは比重差に基づく分離偏析が起こるため，縮分法は測定の信頼度を知るために重要である。粉体製品の受入検査，出荷検査，工程管理等では不可欠である。

主効果 ［main effect］　個々の要因が単独で結果変数に及ぼす効果（影響）。これに対して，複数の要因が同時に存在する場合にのみ出現する効果を交互作用という。2元配置以上の分散分析，重回帰分析では，主効果と交互作用を考慮した分析がしばしば行われる。→交互作用

手根 ［wrist；carpus］　8個の手根骨から構成されている。手首ともいう。近位手根骨と遠位手根骨2列に区別され，各列4個を数える。

手根管症候群 ［carpal tunnel syndrome］　手根管は手根骨と横手根靱帯で形成された管腔で，その中を9本の指屈筋腱と正中神経が走っている。ここに狭窄が生じて正中神経が圧迫されると，示指・中指のしびれが出現し，これを手根管症候群とよぶ。

主細胞 ［chief cell］　(1)胃体部粘膜のペプシノーゲンを分泌する細胞。細胞体は塩基好性である。(2)上皮小体の内の主要な腺細胞。上皮小体ホルモンを合成分泌する。(3)腎集合管上皮の細胞の一つ。Na^+や水の再吸収に関与する。

樹[枝]状細胞 ［dendritic cell］　免疫担当細胞の一種で，樹枝状の細胞突起をもっている。リンパ組織，表皮，粘膜等に存在する。表皮に分布するものはランゲルハンス細胞とよばれる。クラスⅡの組織適合性抗原（MHC）を有し，抗原提示を主に行う役割を有している。

樹状突起 ［dendrite］　神経細胞（ニューロン）から樹状に突出している多数の突起。樹状突起には，スパインとよばれる1〜2 μmの小さな突起が多数認められ，シナプスにおいてほかの神経細胞との情報の伝達が行われる。

主食 ［staple food］　食事の中で主となる食べ物で，穀類が中心。日本人は，主食（ごはん）と副食（おかず）という食生活を続けてきた。大正末期から昭和初期には白米，麦，稗（ひえ），粟（あわ）などの雑穀類を主食とした。第二次世界大戦中の食糧難時代には，米の節約のためにほかの食品を混ぜた主食を工夫し，穀類，いも類，豆類，野菜類などを食素材とした混ぜ飯，かて飯などを食べた。戦争末期には，茶がら，豆かすも増量材として加えられた。雑炊，粥，すいとんだけでなく，米以外の食品を主食とする麵類，蒸しパン，団子，餅などの代用主食も食べられた。人々が日常食として白飯を食べるようになったのは，終戦後しばらくたった昭和20年代後半からである。日本では，近代になって他国にない主食中心型，和洋中混合型，折衷型の食事文化を短期間に築いてきた。今日では，若年層では主食を減らしておかず（副食）を食べる風潮がみられるようになっている。

受信者動作特性曲線 ［receiver operating characteristic curve, ROC curve］　有病者と正常者を区別するためのスクリーニング検査のカットオフ値や判定精度の評価を行うための，図を用いた方法。ROC曲線ともいう。縦軸に感度，横軸に偽陽性率（1－特異度）をとり，カットオフ値を変えながらプロットして曲線を描く。カットオフ値と感度・偽陽性率との関係が一目でわかり，この曲線が図の左上に接近しているほど精度の高い検査といえる。→感度

受精 ［fertilization］　雄性配偶子と雌性配偶子が融合して接合子を作ること。配偶子合体ともいう。配偶子は生殖細胞より生じ，形成時に減数分裂が行われて，体細胞の半数の染色体を有する。両性生殖である受精により新個体の発生が開始され，これに際して遺伝子の組換えが行われる。1個の精子が卵に入り，一連の変化の後，雌性前核と雄性前核の融合が起こって受精は完了する。

主成分分析 ［principal component analysis］　ある程度の相関のある多数の変数を，1次式で表される新たな少数の変数（主成分得点）にまとめることにより，結果を読みやすく意味づけしやすくするための多変量解析の一つ。各主成分得点は，もとの変数のもつばらつきの情報（分散）をできるだけ保持するように作られ，その程度を寄与率という。→因子分析

酒石酸 ［tartaric acid］　$C_4H_6O_6$，分子量150.09。種々の植物中に存在するが，特にブドウに多く含まれる果実酸である。ワインの樽にたまる沈殿からカリウム塩として発見された。主として清涼飲料水，キャンディー，ゼリー，ジャム等の酸味料として使用され，「食品衛生法」では指定添加物に分類されている。

```
      COOH
    H-C-OH
   HO-C-H
      COOH
   (R,R)-酒石酸
```

受胎 ［conception］　受精卵が子宮内腔に着床して妊娠が成立すること。腟，子宮頸管，子宮内腔を経由して卵管内に進入した精子は卵管膨大部で卵子と合体して受精卵ができる。受精卵が分裂を繰返しながら卵管内を移動し，受精後3日で子宮内腔に到達。子宮内膜への着床はさらに6日を要する。

受胎調節 ［conception control］　＝家族計画

出血 ［bleeding；hemorrhage］　血液が血管外へ出ること。身体外への出血を外出血，身体内への出血を内出血という。動脈性出血の場合，鮮紅色で拍動性を伴い短時間で多量の出血となる。静脈性の場合は暗赤色で拍動性はなく，持続的に出血する。毛細血管性の場合は，滲み出るような出血で，出血部位がわからない場合もある。

出血性素因 [hemorrhagic diathesis]　容易に出血したり、いったん出血するとなかなか止血しにくい状態。出血傾向ともいう。通常は血管、血小板、凝固因子の三つがバランスを保っているため、出血を起こさず、また止血する仕組みが整っている。しかし、血小板数の減少、血小板の機能異常、凝固因子の低下、線溶系の異常など、この止血機構に破綻が生じると容易に出血したり、止血しにくい状態になる。疾患としては、血友病、白血病、敗血症、壊血病、特発性血小板減少性紫斑病などがある。

出血性大腸炎 [hemorrhagic colitis]　広義には出血を伴う大腸炎全般を指し、狭義には薬剤の副作用または細菌感染により大腸に急性炎症が生じて出血を伴う疾患を指す。薬剤性大腸炎は、投与した抗生物質に起因するものが多く、急激な腹痛、下痢、血便を発症する。抗腫瘍薬や非ステロイド性解熱鎮痛薬が原因で起こる場合もある。細菌感染による出血性大腸炎は腸管出血性大腸菌が原因で、突然の腹痛と水様便、頻繁に起こる血性下痢が主な症状である。100～1,000個の細菌数で感染する。ベロ毒素は腸管出血性大腸菌が産生する毒素であり、合併症として溶血性貧血、溶血性尿毒症症候群が挙げられる。

出現率 [prevalence rate；incidence rate；appearance ratio]　ある母集団からある事象が出現する確率。疫学においては、罹患（incidence）と有病（prevalence）を区別することなしに、人口における疾病または他の属性ないし出来事の頻度を記述する一般的用語。

術後栄養 [postoperative nutrition]　栄養不良があると、術前及び術後における合併症発生率あるいは死亡率が高頻度となる。例えば、タンパク質量が少なくなると、浮腫・免疫機能が低下する。このため、術後の栄養状態や代謝障害を改善し、創傷の早期治癒回復を図る目的で栄養管理を行う。喪失した体液や電解質、さらに体タンパク質の回復を図るために高エネルギー食、高タンパク質食、高ビタミン・無機質食とするが、消化器手術の場合は摂食や消化吸収に障害が起こる場合が多いので、流動食から始め、一般的には軟食、常食へと移行する。経口摂取が困難な場合には、静脈栄養を行う。

術後回復 [postoperative recovery]　外科手術侵襲後の回復状態。

術後食 [postoperative diet]　→術後栄養
出産 [delivery；birth]　＝出生
出生 [birth；live birth]　胎児が母体から完全に娩出された後に呼吸、心臓の拍動、随意筋の運動などの生命の明白な証拠を示す場合。出産ともいう。

出生体重 [birth weight]　出生後最初に測定された胎児あるいは新生児の体重。生下時体重ともいう。

出生率 [birth rate]　地域における年間の出生数の人口（1,000人）に対する割合。

術前栄養 [preoperative nutrition]　手術侵襲による障害をできるだけ少なくし、侵襲からの回復促進、組織の修復、合併症の予防をするために術前に行う栄養法。栄養歴、身体計測、生化学所見などによる栄養アセスメントを行い、栄養管理の必要性を評価する。術前の栄養状態により手術危険度の予測を行う予後栄養指数（prognostic nutritional index, PNI）は血清アルブミン値、上腕三頭筋部皮下脂肪厚、血清トランスフェリン、及び遅延型皮膚反応により推測される。

受動拡散 [passive diffusion]　生体膜を、物質が膜内外の化学ポテンシャル差（イオンの場合は電気化学ポテンシャル差）にしたがって移動するしくみ。受動輸送と同義。膜タンパク質である輸送体を介して平衡に達するまで輸送する促進拡散と、輸送体を介さず移動する単純拡散がある。

受動喫煙 [passive smoking]　喫煙者の煙を非喫煙者が吸うこと。間接喫煙ともいう。受動喫煙が肺癌や乳癌のリスクを上昇させることが知られる。2003（平成15）年に施行された「健康増進法」では、受動喫煙の防止として「学校、体育館、病院、劇場、観覧場、集会場、展示場、百貨店、事務所、官公庁施設、飲食店その他の多数の者が利用する施設を管理する者は、これらを利用する者について、受動喫煙を防止するために必要な措置を講じるように努めなければならない」と記されたことから、禁煙にする動きが高まっている。→嫌煙権

受動免疫 [passive immunity]　免疫不全症候群や種々の感染症に対する治療として抗体や感作リンパ球の注入により免疫能を移入すること。受身免疫ともいう。免疫血清グロブリン（γグロブリン）投与や、破傷風菌やジフテリアの毒素に対する中和血清を投与する血清療法がある。母子間においては経胎盤によるIgG抗体や、母乳によるIgA抗体の移入例がある。感作リンパ球による場合は養子免疫（adaptive immunity）ともよばれる。広義には種々のサイトカインや骨髄移植なども含まれる。

受動輸送 [passive transport]　生体膜における膜内外の化学ポテンシャル（イオンの場合は電気化学ポテンシャル）の差にしたがって物質が輸送される仕組み。能動輸送に対立する概念。形式として単純拡散と特異的輸送体を介する促進拡散とがある。

授乳婦 [lactating woman]　乳児に母乳を飲ませている女性。授乳の際の感覚、肌の温かさ、視線の触れ合いが母子関係の形成に役立つ。母乳分泌促進のために十分な栄養の補給、休養が大切である。→母乳栄養

寿命 [life span；longevity；duration of life]

命のある間の長さ。ヒトの寿命（平均寿命）は老化と密接に関係しており，遺伝的要因と環境要因の影響の程度により寿命の長さが決まる。近年，平均寿命（何歳生きられるか）のほかに健康寿命（健康でいられる寿命）の考えがWHOから提唱されている。

腫瘍　[tumor]　細胞が生体のコントロールを逸脱して増殖すること。腫瘍の発生には，がん遺伝子及びがん抑制遺伝子が関与する。がん遺伝子には細胞由来の細胞性がん遺伝子とウイルス由来のがん遺伝子が認められている。良性腫瘍と悪性腫瘍に分けられる。悪性腫瘍（がん）は上皮性悪性腫瘍（癌）と非上皮性悪性腫瘍（肉腫）に分けられる。

腫瘍遺伝子　[oncogene]　＝がん遺伝子

腫瘍壊死因子　[tumor necrosis factor, NF]　傷害を受けた細胞に結合し，アポトーシスを誘導するサイトカイン。マクロファージ，単球，ナチュラルキラー細胞によって産生され，ほぼすべての細胞にTNF受容体が存在する。重症感染症や自己免疫疾患，末期悪性腫瘍患者では体液中に高濃度に存在することが知られている。$α$，$β$，$γ$の3種類が存在する。TNF-$α$はカケクチンともよばれる分子量17,000のタンパク質で，INF-$γ$やインターロイキンの産生を誘導し，血管内皮細胞での接着因子の発現を促進し，内皮機能障害を引き起こす。また，インスリン抵抗性を誘導する。TNF-$β$はリンホトキシンともよばれる分子量25,000のタンパク質で，主に活性化リンパ球から産生される。活性化B細胞の増殖，破骨細胞及びケラチノサイトの増殖抑制作用，アポトーシスの誘導，リンパ組織の発達に関与する。

需要曲線　[demand curve]　特定の財について，他の条件を一定にしたとき，さまざまな価格水準のもとで需要される量を図示したもの。価格が変化したときの満足最大化を目的とする合理的な消費者の行動を表す価格消費曲線から導き出される。

腫瘍原性物質　[caricinogen]　＝がん原性物質

主要組織適合遺伝子複合体　[major histocompatibility complex, MHC]　すべての哺乳動物にみられる遺伝子で，ヒトではヒト白血球抗原（human leucocyte antigen, HLA）とよばれる。自己・非自己の識別に重要な役割を果たす。胸腺内でのT細胞の分化に際して，自己のMHCに抗原が結合した複合体を認識するT細胞のみが残され，非自己のMHCを認識するクローンは排除される。移植片の拒絶にも関与している。また抗原提示細胞上の特定のMHCに抗原ペプチドが結合した複合体を認識してT細胞は活性化する。各個体は二つで1セットとなるMHC遺伝子をもち，その半セットをハプロタイプとよぶ。それぞれの個体は両親からそれぞれ一つずつのハプロタイプを受継ぐ。

主要組織適合性抗原　[major histocompatibility antigen]　主要組織適合遺伝子複合体（MHC）に支配される抗原群。自己と非自己の識別に重要な抗原であり，移植片の拒絶に重要な働きをもつ。またこれに対して副組織適合抗原群も存在するが，これらは弱い拒絶反応を示すのみである。

受容体　[receptor]　細胞に存在し，ホルモン，神経伝達物質などの外来性の物質や化学的・物理的刺激を特異的に認識して情報伝達を行う分子の総称。レセプターともいう。細胞膜上の受容体だけでなく，細胞内受容体（核内受容体など）も含まれる。

受容体アゴニスト　[receptor agonist]　＝アゴニスト

受容体欠損症　[receptor deficiency]　ホルモン，神経伝達物質，薬物などの特定の物質が，特定の器官に，特定の反応を引き起こす際に，細胞表面などで特異的に結合する物質を受容体といい，この受容体が量的に欠損していることや低親和性等の原因で引き起こされる疾病。家族性高コレステロール血症，重症筋無力症などが知られている。

腫瘍発生　[tumorigenesis]　細胞が生体のコントロールを逸脱して増殖し始めること。

腫瘍プロモーター　[tumor promotor]　変異原性あるいはイニシエーション作用をもたないで腫瘍形成に関与する物質。実験的にはテルペン油やホルモンが知られる。

受療率　[rate of receiving medical care]　ある集団において，医療機関（病院，診療所）に入院している，または外来診療を受けている者の割合。患者調査によって，調査日の入院または外来患者の数が得られるので，これから人口10万人に対する受療者数（医療施設利用者）が求められる。疾患をもっていても，医療施設を利用していない場合は計算されないことに注意する。

シュワン鞘　[sheath of Schwann]　シュワン細胞の細胞質で神経軸索を包んだ鞘。無髄神経線維において軸索を円筒形に取巻いている。神経鞘ともいう。

旬　[season]　魚介，野菜，果物などがよくとれて，かつ美味しい時季を指す。

順位相関係数　[rank correlation coefficient]　順序関係に基づいて二つの変数の関係を表す指標。全体の順位に基づいて計算するスピアマン（Spearman）の順位相関係数，2組ずつすべての組合せの対データの順序関係に基づいて計算するケンドール（Kendall）の順位相関係数等がある。いずれも−1〜＋1の間の値をとる。0は全く関連がなく，絶対値が大きいほど関連が強い。→相関係数，相関分析

順化，馴化　[acclimation；acclimatization]　生物が新しい環境（気圧，気温，高地・低地など）に適応するために数日から数週間を必要としてなじ

むこと。圧力，温度など単一の要因が生物に及ぼす順化をacclimation，気候，標高，深海など複数の要因が及ぼす順化をacclimatizationとして区別する場合もある。

潤滑剤 [lubricant]　相接する固体表面間の摩擦を減少させる物質の総称。一般には液体潤滑剤が多い。潤滑様式には二つのタイプがある。①流体力学潤滑：2固体表面が完全に潤滑油により隔離された状態で，運動に対する抵抗は潤滑油そのものの粘度によるもので固体表面の磨耗はない。②境界潤滑：低速高加重時の摩擦係数が増大した状態で，油膜が薄くなり流体力学法則が適用されなくなった領域。境界潤滑では，油と金属との境界に作用する油と金属との相互作用の影響を受ける。固体間表面にも磨耗が起こる状態。

循環器 [circulatory organ]　心臓，血管（動脈，静脈，毛細血管），リンパ管の総称。血液を調整し，生体の恒常性の維持と活動を支える。

循環器疾患 [carciovascular disease]　循環器に属する臓器，器官において認められる疾患の総称。心臓疾患として虚血性心疾患（狭心症，心筋梗塞），弁膜疾患（大動脈弁狭窄症・閉鎖不全症，僧帽弁狭窄症・閉鎖不全症），心筋症（特発性・二次性，肥厚性・拡張性），不整脈疾患（頻脈性・徐脈性，上室性・心室性）等がある。大動脈疾患としては大動脈瘤，大動脈解離，閉塞性動脈硬化症，末梢動脈閉塞症等がある。また炎症性疾患として心筋炎，心膜炎，大動脈炎（高安病），遺伝性代謝性疾患としてファブリー病，マルファン症候群等がある。静脈，リンパ系の疾患としては，閉塞性血栓性静脈炎，リンパ性浮腫等がある。

循環系 [circulating system]　主として血液，リンパが循環する系。体循環，肺循環，リンパ循環がある。ヒトの循環系は閉鎖系である。

循環血流量 [circulating blood volume]　人体の中で循環しているある時点における血流量の総量。

瞬間殺菌 [flash sterilization；flash pasteurization]　熱による食品成分の劣化を防ぐため加熱を数秒程度の短時間で行う殺菌法。主に液状食品である牛乳や果汁の殺菌に用いられており，一般には120〜140℃で数秒という条件で行われる。

瞬間死亡率 [hazard]　ある時刻tから$t+\Delta t$の間のごく短い期間において死亡する確率を意味する数学理論上の尺度。ハザードともいう。直感的には，観察期間（例えば20年間）のある時刻（例えば5年目）まで生存していた者の，その直後の十分に短い期間（例えば1年間）における死亡率と理解するとよい。→比例ハザードモデル

瞬間弾性率 [instantaneous modulus]　与えた応力を瞬間的に生じる歪みで除したもの。ガラス弾性率ともいう。粘弾性体に瞬間的に応力を与えた場合の変形は，瞬間的に生じる変形と遅れて生じる変形に分けて考えることができる。

準強力粉 [semistrong flour]　品質の特性から分類した小麦粉の一種。強力粉と中力粉の中間の11〜12％程度のタンパク質含量とグルテン形成能力をもつ。菓子パンや中華麺などの製造に使われる。

峻下剤 [hydragogue purgative]　強い刺激作用を有する下剤。1g以下の少量で，疝痛，腹鳴，しぶり腹を伴い液状便を排出する。代表的な峻下剤として，ポドフィリン，ハズ油，エラテリウムなどがある。

純粋培養 [pure culture；axenic culture]　同一の性質をもつ純粋な細胞または微生物から成る培養。純培養ともいう。純粋培養菌は薬剤検査等に用いられる。

純水分欠乏 [pure water depletion]　＝高ナトリウム血症

順相クロマトグラフィー [normal phase chromatography]　固定相の極性が移動相の極性より高い分離系を用いた分配クロマトグラフィー。正相クロマトグラフィーともいう。例えば極性の高いシリカゲル，アルミナなどを固定相とし，極性のない溶媒，例えばヘキサン等を移動相とする。試料中各成分の固定相への分配は溶媒との競合で決定される。極性の高い分子ほど吸着力が強く，極性の高い溶媒ほど脱着力が強い。順相とは逆に移動相の極性が固定相の極性より高い分離系を逆相クロマトグラフィーという。→逆相クロマトグラフィー

純タンパク質〔たんぱく質〕 [true protein]　粗タンパク質に対する用語。食品中のアミノ酸，ペプチド，尿素，核酸，クレアチンなど非タンパク態窒素化合物をトリクロロ酢酸などのタンパク質沈殿剤で除去した後，窒素定量して得られるタンパク質画分を指す。日本食品標準成分表2010では各アミノ酸含量を合計したタンパク質含量も示されている。

純度 [purity]　純粋さの程度。物質中の主成分の割合を重量百分率，体積百分率などで表す。

準特定給食施設　＝小規模給食施設

順応 [adaptation；accommodation]　（1）生体の機能，性質，状態などが環境に適合するなど，生存に関して生体が有利な変化を起こし，環境に適合していくこと。現実の環境条件に応じて意識的あるいは無意識的に調整する。（2）刺激が持続しているにもかかわらず，感覚あるいは神経応答がともに減少すること。感覚受容器に由来する末梢性順応と，中枢神経系の抑制機構による中枢性順応がある。

純培養 [pure culture]　＝純粋培養

瞬発力 [power；instantaneous force]　瞬間的に発揮し得る身体の能力。短時間の仕事率のことを指す。

準必須アミノ酸 [semiessential amino acid]　食事中のチロシンはフェニルアラニンを，システインはメチオニンを部分的に代替でき，チロシンやシ

ステインを準必須アミノ酸とよぶ。個々の必須アミノ酸に加えて，メチオニン＋システイン，フェニルアラニン＋チロシンとして必要量が示されている。生理学的状態や病理学的状態によって必須となる条件的必須アミノ酸もあわせて準必須アミノ酸と呼ぶ場合がある。

子葉　［cotyledon］　種子が発芽すると最初に出る葉。双子葉植物では種子内で発芽に必要な養分を蓄える役割を担っている。豆類では種子中の子葉を食用とする。

漿液細胞　［serous cell］　タンパク質性の分泌物（漿液）を出す細胞のこと。代表的なものに，胃底腺の主細胞，膵臓外分泌細胞，耳下腺の腺細胞などがある。粘液を分泌する粘液細胞の対語である。基底側に位置する核は丸く，よく発達した粗面小胞体，ゴルジ装置，分泌顆粒がみられる。

常温保存可能品　［ambient tenperature storable］　＝滅菌乳

常温流通　［room temperature distribution］食品の流通では，品質保持のため，低温下で流通させなければならないものもある。これを低温流通という。しかし，低温でなくても品質保持ができ，設備の面からも通常の温度下での流通が可能な場合は，常温下で行われる場合が多い。これを常温流通という。

消化　［digestion］　摂取された食品の栄養素を消化酵素により加水分解し，小腸上皮細胞で吸収可能な，より低分子にまで分解する過程。消化には化学変化のほかに，咀嚼や腸管運動も重要である。消化の主な過程は腸管内消化，膜消化，細胞内消化の段階を経て進む。腸管内消化は分泌された消化酵素や塩酸，胆汁酸により行われ，膜消化は吸収上皮細胞の表面において膜結合酵素により行われる。細胞内消化は細胞内の酵素によって行われる。

生涯スポーツ　［lifetime sports］　生涯にわたって行うスポーツ。健康やレクリエーション及び人生の喜びとして楽しむスポーツを指す。

消化液　［digestive juice］　消化酵素を含む電解質液で，消化管の分泌腺より分泌される。主な消化液は唾液，胃液，膵液，胆汁，腸液である。胆汁は消化酵素をもたないが胆汁酸が消化にかかわる。腸液も消化液に含めることが多い。

ショウガオール　［shogaol］　ショウガの根茎に含まれる辛味成分の一つ。ジンゲロールを加熱・脱水反応させると得られる。抗菌作用を有しており，食中毒の予防に効果的である。その他，胃酸の分泌を促進させ消化・吸収を助ける作用や，新陳代謝を活発にすることで発汗作用を高め，さらに内臓の働きを活発にする。

消化管　［alimentary canal；digestive tract］口から取入れた食物を消化し，水とともに栄養素を体内に吸収する器官系。口から肛門まで続く1本の消化管と，それに付属するいくつかの器官（唾液腺，肝臓，膵臓）からできている。口腔では食物を唾液と混ぜ合せてかみ砕く咀嚼が行われる。胃では摂取した食物を一時的に貯蔵するとともに，蠕動運動と胃酸により食物を粥状（糜粥）に変化させる。食物の消化・吸収の仕事は，主に小腸で行われる。大腸では，主に水分の吸収が行われる。

消化器管　［digestive organ］　食物の消化・吸収・貯蔵を行う器官。食道から，胃，十二指腸，空腸，回腸，結腸，S状結腸，直腸までの管状の中腔性器官の総称で，全長約9 m，そのうち0.4 mだけが横隔膜上の胸腔内にあり，他の大部分は腹腔内にある。消化管壁は内腔より，粘膜・筋層・漿膜の3層より構成されている。食物は口腔で咀嚼され，唾液と混ぜ合わせられて咽頭・食道を通り胃へ運ばれる。胃で消化が始まり，小腸に送られて消化と消化産物の吸収が行われる。大腸では主に水の再吸収が行われ，最終的に残渣は肛門を通じて排泄される。

消化器系　［digestive system］　食物の摂取・咀嚼・輸送・消化・吸収・貯蔵・排泄という一連の動作を行う体腔内にある器官（内臓）の総称。消化器管とその付属器官から成る。付属器官には口腔・歯・舌・口蓋・口峡・咽頭・膵臓・肝臓・胆嚢などのほか，唾液腺・肝臓・膵臓など消化液を分泌して消化を助ける消化腺がある。

消化器外科　［digestive surgery］　外科から分科独立した外科系の診療科。手術的方法で消化器疾患を治療する。

消化吸収率　［rate of digestion and absorption］経口的に摂取した栄養素の消化管からの吸収率。通常は，摂取量と尿中排泄量や血中上昇濃度（グルコースなど）を測定し，吸収量を判定している。このほか，食事中に一定の比率で含まれる栄養素をもとにして吸収率を測定する標識法，栄養素を放射性同位体でラベルして測定する方法がある。→見掛けの消化率

消化酵素　［digestive enzyme］　食物を体内で吸収しうる形に分解する酵素の総称。タンパク質を基質とする消化酵素にはペプシン，トリプシンが，糖質を基質とする消化酵素にはα-アミラーゼ，グリコシダーゼが，脂質を基質とする消化酵素には膵リパーゼ，ホスホリパーゼA_2などがある。

消化性潰〔かい〕瘍　［peptic ulcer］　食道，胃，十二指腸に生じた限局的な組織欠損で，粘膜筋板を破り，粘膜下層より深部にまで達したもの。主な原因として，ヘリコバクター・ピロリの慢性感染，非ステロイド性抗炎症薬投与，ストレス，喫煙が挙げられる。防御因子（粘膜血流，粘液）の低下，あるいは攻撃因子（胃酸やペプシンなど）の増強による攻撃因子と防御因子のバランスの崩れが指摘されてきた。ほとんどの症例で心窩部痛を自覚する。合

併症として，出血，穿通，穿孔などがあり，内視鏡検査やバリウムによる造影検査で診断する．治療は，酸分泌抑制薬や粘膜防御因子増強薬の内服，ヘリコバクター・ピロリの除菌，また合併症によっては手術を行う．

消化腺 [digestive gland] 消化液を産生・分泌する外分泌腺．唾液腺(耳下腺，顎下腺，舌下腺)，胃腺，十二指腸腺，膵臓，肝臓，小腸腺，大腸腺などがある．

松果腺 [pineal gland] ＝松果体

松果腺ホルモン [pineal hormone] 松果体から分泌されるホルモン．松果体ホルモンともいう．現在確認されている松果腺ホルモンはメラトニンで，視交叉上核の影響により，すべての動物で暗期に産生，分泌の亢進が認められている．最近では睡眠作用，抗酸化作用が明らかになっている．動物の生殖機能と，日照時間の変化に同調させる作用もする．

松果体 [pineal body] 間脳の第三脳室の後上壁より生じる嚢(のう)状の小さな内分泌腺．松果腺ともいう．ヒトの松果体はマツカサ状で長さ 5〜8 mm，幅 3〜5 mm，重さ約 180 mg．内部に松果体細胞，神経膠細胞，無髄神経線維が存在する．松果体細胞は神経細胞が変化したもので，性腺の発育を抑制するメラトニンを分泌する．網膜からの光刺激は松果体細胞の分泌を制御する．

松果体ホルモン [pineal hormone] ＝松果腺ホルモン

浄化値 [clearance] ＝クリアランス

正月魚 [new year's fishes] 正月のために用意される塩ブリや新巻サケなど．日本では昔から尾頭付きの大魚を正月魚とよぶ習慣があった．西日本では塩ブリが，東日本では新巻サケをよく使う．一本物の塩魚が普通で，古くはこもに包んで軒先に吊るしたり，幸木につるして必要なだけ切り，雑煮の具や焼き物として使われた．古くは嫁の里や仲人のお歳暮としてブリやサケ一本が贈られた．また，各地で開かれた暮れの市で売られ，ブリ一本米俵一俵といわれる程高価なもので，普段食べられないご馳走として使われた．現在でも，正月にブリやサケを使う習慣は伝承されている．

正月雑煮 [new year's *zoni*] 雑煮の記録の最も古いものは「山内料理書」(1497年)で，夏の献立の中にみられる．正月雑煮として大衆に広まるのは江戸時代になってからのようで，諸国で三が日雑煮を祝い，江戸ではすまし仕立，大坂では味噌仕立という記録がある．正月雑煮の由来は神饌の餅と野のもの，山のもの，海のものを下ろして煮炊きして食べる餅直会であったといわれ，神の加護を受け健康長寿や家内安全，豊作や豊漁を祈る神聖な食べ物であった．現在でも東日本では切り餅ですまし仕立，関西では丸餅で味噌仕立てが多い．ダイコ

ンやニンジン，ホウレンソウ，サトイモ，ゴボウ，豆腐等のほかに，ブリやサケ，するめ，カキ，イクラ等の海産物も使われ，地方色豊かである．また，小豆雑煮といって善哉や汁粉を正月雑煮とする地域もある．

消化不良 [dyspepsia; maldigestion] 消化管での酵素分解異常及び食物処理異常を呈した状態．吸収が障害されているものを吸収障害といい，両者は密接に関係している．腹部膨満感，胸やけ，嘔気などの多彩な上腹部不定愁訴を慢性的に訴える病態である．器質的疾患に伴うものを器質的消化不良，消化管機能異常が背景にあるものを機能性消化不良という．

生姜油 [ginger flavoring oil] ショウガの風味を食用油脂に移行させたシーズニングオイル．→シーズニングオイル

小管細胞 [ductular cell] 涙(小)管，骨小(細)管などを構成する細胞．

小汗腺 [small canal gland] ＝エクリン[汗]腺

笑気 [laughing gas] ＝亜酸化窒素

小規模給食施設 特定かつ多数の者に対して継続的に食事を提供する施設のうち，1回100食未満または一日 250 食未満の施設．「健康増進法」による「その他の給食施設」に該当する．準特定給食施設，小規模特定給食施設，多数給食施設ともいう．→特定給食施設

消極的休養 [passive rest] 単に身体を休めること．スポーツ等によりストレスを解消することを積極的休養といい，その対照的な休養．

小グリア細胞 [microglial cell] 中枢神経系のグリア細胞(膠細胞)の一つ．ミクログリア，小膠細胞ともいう．形状は小型で棍棒状，少数の突起をもつ．突起はしばしば分岐する．起源は中胚葉由来，外胚葉由来とする説があるが，前者が一般的である．推定される機能はマクロファージ，免疫担当細胞，未分化細胞などが考えられている．

衝撃押出し缶 [impact extruded can] ＝インパクト缶

条件付確率 [conditional probability] 事象Aが起こったという条件のもとで事象Bが起こる確率を，事象Aを与えた時の事象Bの条件付き確率といい，$P(B|A)$で表す．"｜"は"という条件の下で"という意味である．

条件的必須アミノ酸 [conditionally essential amino acid] 非必須アミノ酸の中で，体内で合成できるが，生理学的状態や病理学的状態によって，体内合成量では要求量を満たさないことがあるアミノ酸．成長の早い乳幼児期ではアルギニンが必須であり，同様にグルタミン酸，グリシン，プロリンも必須となる場合がある．また，未熟児ではシステインも必須となる可能性がある．フェニルケトン

尿症患者では，フェニルアラニンからチロシンを合成できないので，チロシンが必須アミノ酸となる。グルタミンは，外科手術後の代謝性ストレスなどにより不足し，その補給が有効である場合がある。

条件反射 [conditioned reflex, CR] 反射と無関係な刺激を同時に与え続けることで，その刺激（条件刺激）だけで反射が起こる現象。後天的に獲得した反射である。Pavlov IP（ロシア）が詳細に研究を行ったイヌの食餌とメトロノーム音，唾液分泌の条件反射はよく知られている。

上限量 ＝耐容上限量

昇こう〔汞〕 [corrosive sublimate] ＝塩化第二水銀

症候 [symptom and sign] →身体症候

症候群 [syndrome] 成因や病理学的所見からではなく，複数の徴候や症状の組合せによって診断される病態あるいは疾患。

症候群 X [syndrome X] ＝死の四重奏

上行結腸 [ascending colon] 結腸の区分の一つ。右腸骨窩で盲腸上端に続き，腰方形筋と右腎の前面を上行し，右結腸曲（肝臓の下）までの約 20 cm の区分。後腹壁に付着しており，前面と側面のみが臓側腹膜によって覆われている。→結腸

小膠細胞 [microglial cell；microglia] ＝小グリア細胞

しょう〔猩〕紅熱 [scarlet fever] A 群溶血性連鎖球菌（A 群溶連菌）による感染症。5〜15 歳が好発年齢。発熱，頭痛などの前駆症状の後，特有の発疹，全身のリンパ節の腫脹，苺状舌がみられる。発疹は 2〜3 病週で落屑がみられる。治療にはペニシリン系抗菌薬を用いる。合併症として，急性糸球体腎炎，リウマチ熱がある。

錠剤 [tablet] 原料薬品にラクトース，デンプン，アラビアガムなどの賦形剤，崩壊剤，結合剤を加えて，一定の形状に圧縮した粒状の錠剤。最も多い医薬品の剤形で，内用薬の大半を占める。

硝酸 [nitric acid] HNO_3。分子量 63.01。強い酸性を示す無色の液体。強い酸化作用をもち，有機物のニトロ化にも用いられる。

硝子質 [hyaline] 病理組織標本におけるヘマトキシリン・エオシン染色においてエオシンで赤色に染まる均質無構造物質の総称。ヒアリンともいう。組織所見を表す用語で，肝細胞のマロリー小体，腎近位尿細管上皮の球状硝子体，形質細胞のラッセル小体などが代表的である。

常磁性共鳴 [paramagnetic resonance] ＝電子常磁性共鳴

硝子体 [vitreous body] 眼球の体積の約 4/5 を占めている透明なゲル状の粘弾性物質。光の通路となっており，屈折率は 1.334 である。成分は約 99 ％の水と II 型コラーゲン，ヒアルロン酸などから成り，血管はない。網膜，毛様体，水晶体と接し，

網膜と接着している。

硝子軟骨 [hyaline cartilage] やや青味がかった半透明の軟骨。ヒアリン軟骨ともいう。胎児期の一時的骨格を構成し，長骨の成長に関与する。関節軟骨，肋軟骨，鼻中隔軟骨，気管〔支〕軟骨にみられ，老齢化に伴って一部石灰化するが，骨に置換されることなく，硝子軟骨として長期間残存するため，永久軟骨とよばれる。

蒸煮 [steaming；steam cooking] 食材と水蒸気を直接接触させて，乾湿球温度差をほとんどゼロに保った状態で処理する（蒸す）ことをいう。常圧あるいは加圧下で行われる。加圧下で，100 ℃ を超えるものについては，過熱水蒸気とよばれる。温度は一般的に 70〜80 ℃ で，主に食肉加工品の製造など食品工業的に用いられる。これに対して蒸し煮は調理によく用いられる言葉で，少量の煮汁で食材を煮る時に，ふたで密封して加熱すると充満した蒸気で食材が加熱される加熱調理法をいう。

照射食品 [irradiated food] 放射線処理を施した食品。放射線照射食品ともいう。食品に放射線をあて，発芽の抑制，腐敗微生物の殺菌，食中毒細菌の殺菌，害虫の殺虫等を行って，貯蔵期間の延長を図ることができる。照射食品の安全性については，安全性試験が実施され，FAO，WHO，IAEA の 3 国際機関の合同会議により，すべての食品について 10 kGy（1,000 krad）までの照射は安全性に問題がないとされた。食品照射の実施は各国の事情による。多くの国で許可され，また実用化している例として，香辛料の殺菌やジャガイモとタマネギの発芽防止が挙げられる。日本においてはジャガイモの発芽防止について許可されており，北海道に実用プラントが建設されている。→γ線照射

照射線量 [exposure dose] X 線や γ 線が，空気を電離する能力つまり空気中にどれだけ電気をもった粒子を発生させられるかで表される量。X 線や γ 線で 1 kg の空気を照射したときに，電離により 1 クーロン（C）の電気量が生じる線量を単位としている。また，放射線が人体や食品に当たると，その放射線のエネルギーの一部または全部が吸収されるが，その組織の単位質量（kg）当たりの吸収エネルギーの量（ジュール：J）を吸収線量といい，1 kg 当たりに 1 J の放射線エネルギーが吸収されたとき 1 グレイ（Gy）という単位で表す。

蒸煮装置 [steam cooker] 水蒸気のもつ潜熱を利用した効率的加熱装置。静置型，ベルトコンベア移動型，回転型等があり，野菜，果実加工のブランチング，清酒用の蒸米等は常圧で，大豆煮熟等は加圧式が使用される。それぞれバッチ式，連続式がある。

常食 [general diet for patients] 病院給食の一般食に分類されている食種。食材料，香辛料，調味料等に使用制限がなく硬さも一般健康人に近い形

上新粉　[nonglutinous rice flour]　＝新粉
精進料理　[lenten fare]　鎌倉時代に新たに中国から伝播した禅宗寺院において，僧侶たちが修行生活の中で食した料理．道元の説く食は人格形成，仏道成就に通じるとの独特の食事観と，仏教思想の"殺生戒"の戒律，肉食禁忌の食習慣の融合を根幹とする料理様式である．野菜をはじめ穀物，茸，海藻，豆，芋，果実，種実及びその乾物等の植物性食品が基本となる．調理には油等による中国伝来の調理法にさらに工夫が加えられた．豆腐，湯葉，納豆，麩などの加工食品も欠かせないもので，素材の制約は反面，料理，食品にさまざまな工夫を生み，その発達を促した．精進料理は寺院のみにとどまらず，次第に庶民間の葬祭の儀礼料理としても普及する．また，食に禅の精神性を反映させたものであり，日本料理の精神的基盤となるもので，その後の懐石料理の形成に大きな影響を与えた．
焼成　[baking]　混ぜ合わせて調整した原材料を加熱して焼き固め，目的とする食物に作り上げること．主にオーブンや平鍋などを用いて作られ，水分があまり含まれないもの，あるいは外部が乾燥したものが出来上がる．
脂溶性ビタミン　[fat soluble vitamins]　ビタミンのうち有機溶媒に溶けるビタミンの総称．ビタミンA，D，E及びKがある．ビタミンAとDは，その代謝産物が細胞の分化誘導や遺伝子発現の調節に関与するのでホルモンの範疇に入れられることもある．ビタミンEは生体内抗酸化剤として作用し，ビタミンKは血液凝固に関与している．水溶性ビタミンと比べて，脂溶性ビタミンは生体内で蓄積性があり，ビタミンAやDを過剰に摂取すると毒性が現れる．
小赤血球　[microcyte]　直径6μm以下の小さい球形をした赤血球．
常染色体性遺伝　[autosomal inheritance]　性染色体以外の染色体を常染色体（44個，22対）といい，常染色体上にある遺伝子によって支配される遺伝．常染色体上の対立遺伝子に優劣がある場合は，メンデルの遺伝の法則にしたがう．
常染色体劣性遺伝病　[autosomal recessive inherited disease]　疾病の原因遺伝子が常染色体上に存在し，対立遺伝子の両方に異常があると引き起こされる遺伝病．ヘテロ接合体では発症せず保因者とよばれる．フェニルケトン尿症，サラセミア，偽性アルドステロン症，奇形症候群，原発性免疫不全症候群，脊髄小脳変性症などがある．
醸造　[brewing]　微生物の作用によって農産物から新しい食品を生産するプロセス．日本では，麹菌を使って清酒，味噌・醤油，米酢を作るプロセスに限ることも多いが，ビールやワインの生産も醸造といえよう．醸造と似た用語に発酵がある．醸造と発酵は必ずしも明確に区別されないが，アルコールとかグルタミン酸のような単一化合物を生産する時は醸造とはよばない．また，パンや漬物のように，微生物が作用しても原料の原型が保持される場合も醸造とはよばない．醸造製品の主成分は単純である．例えば，清酒はデンプンからアルコールを生成し，醤油ではタンパク質がアミノ酸に分解されている．アルコールやアミノ酸であれば合成化学的な方法で安価に生産できる．醸造によれば，微生物の多様な作用により，味，香り，色等が総合的に優れた食品が生産されるところに長所がある．→発酵
醸造酵母　[brewer's yeast]　醸造に使用する酵母．味噌，醤油等の生産に関与する酵母を含めてよぶことも多いが，アルコール飲料を生産するために使用する酵母だけを指すことも少なくない．後者の場合，具体的な製品にちなんで，清酒酵母，ワイン酵母等とよばれている．これらの酵母は分類学的には *Saccharomyces cerevisiae* であるが，パン酵母も同じであることは興味深い．→パン酵母
醸造所　[brewery]　醸造により醸造製品を作る工場．醸造は古くから発達した産業なので，醸造所には清酒工場の蔵とかワイン工場のシャトーのような，特徴のある外見的にも優れた工場が多い．かつては温度や湿度は成り行きに任せ，蔵付き菌とよばれる自然落下菌を大切にしていたので，醸造所の環境は非常に大切であった．しかし，発酵管理が必須となり，純粋培養した菌を用いることが多くなったので，優れた品質の原料を得やすいことが立地上重要となっている．
醸造用酵母　[fermentation yeast]　醸造，狭義には酒類醸造に用いられる酵母．*Saccharomyces cerevisiae*, *S. bayanus* 等に属し，アルコール発酵能に優れる．また，増殖速度，耐アルコール性が高く，異味・異臭の産生が少ないなど，醸造用酵母に共通する性質のほか，清酒酵母では低温発酵性とエステル高産生性，ラガービール酵母では凝集性，ワイン酵母では亜硫酸耐性など，醸造する酒類に適した性質をもつ酵母が自然界から選択され，育種されて用いられている．→野生酵母
焼酎　[shochu]　日本固有の蒸留酒で，原料及び製造法により多くの種類に分けられる．主産地は九州地域で地域ごとに用いる主原料が異なる．主原料は米，大麦，ソバ等の穀類，サツマイモ等の芋類，黒糖，酒粕などが用いられ，製品の多様化からそれ以外の原料を用いた焼酎もある．焼酎のもろみは一次もろみと二次もろみに分けられ，一次もろみは麹と水に酵母を添加し25〜30℃で7日間程度発酵させ，二次もろみは一次もろみに主原料と水を加えてさらに10〜20日間発酵させる．麹には白麹菌の *Aspergillus kawacii* が用いられるが，黒麹菌の *Aspergillus awamori* も一部利用されている．連続式

蒸留機により製造されたものを甲類焼酎またはホワイトリカー，単式蒸留機により製造されたものを乙類焼酎または本格焼酎と区別しており，アルコール濃度は甲類焼酎が36度未満，乙類焼酎が45度以下で，この規格以外のものはスピリッツ類となる。

小腸 [small intestine] 胃と大腸の間を占める全長6～7mの消化管。腸間膜小腸と十二指腸とに区分され，腸間膜小腸はさらに空腸と回腸に区分されるが，境界は明瞭でない。腸間膜小腸は長く，腸間膜によって後腹壁と結合し可動性が大きいのに対し，十二指腸は短く，大部分は直接後腹壁に固定されている。

小腸疾患 [intestinal disease] 小腸で起こる疾患，または小腸機能の障害による疾患。吸収不良症候群などが代表的である。ただし，小腸は他の臓器に比べ疾患類は少ない。

情動性下痢 [psychogenic diarrhea] ＝神経性下痢

少糖〔類〕 [oligosaccharide] ＝オリゴ糖

消毒 [disinfection] 正確には病原菌などの感染力を失わせる意味であるが，殺菌とほぼ同じ意味で使われることも多い。消毒法としては消毒薬などの薬剤による化学的方法が一般に用いられる。

小児栄養 [infant nutrition；child nutrition] 小児の成長と発達は成人と異なり，妊娠・離乳期，乳児期，幼児期，学童・思春期のライフステージ別に必要とされる栄養摂取を中心に取扱う。近年は，小児の健康は食の指導を通じた「食育」に関係づけられるようになった。

小児科 [pediatrics] 一般に18歳未満までを対象とする内科的疾患の診療科。大人の"内科"に相当する科。内科的疾患に伴う心の問題，妊婦や，子供の保護者が抱えている問題にも対応している。

小児期 [infancy；childhood] 小児を成長と発達の途上にあるヒトとの定義の上で，受精卵から出生を経て成熟に至るまでの期間。発育過程には個人差があるが，男子は20歳くらいまで，女子は18歳くらいまでとする説が有力である。

小児肥満 [infantile obesity] 運動不足と過食により皮下脂肪が過剰に蓄積した状態を肥満といい，肥満の基準を満たしている小児を小児肥満という。小児の生活環境の変化が肥満児の増加に関連している。また，遺伝的素因も関与している。一般的に肥満の診断基準は肥満度が用いられており，（実測体重－身長に対する基準体重）×100/基準体重で示される。20～30％未満を軽度，30～50％未満を中等度，50％以上を高度肥満と判定する。小児肥満は単純性肥満と原因疾患を有する症候性肥満とに分けられる。単純性肥満の治療では，エネルギーのコントロール食，運動習慣の改善が必要である。また，肥満からくる精神的側面への配慮も必要である。

常乳 [nomal milk] 出産後3週間以降の母乳。成熟乳，成乳ともいう。100mL当たり約200mgのラクトフェリンが含まれている。また，出産後2～3日目頃までの母乳を初乳といい，約600mgのラクトフェリンが含まれている。

小脳 [cerebellum] 脳幹から背側に突出した部分で，3対の上・中・下小脳脚によって脳幹と結合している。表面は細かいひだの多い小脳皮質，その内側には小脳白質がある。深部知覚や平衡覚といった受容器より情報を収集し，筋緊張の制御，随意運動の調整にかかわる。

じょう嚢〔のう〕 [locule] 柑橘類の果実の可食部内部構造に多くみられる内果皮（じょう嚢膜）とよばれる薄い皮で果肉が覆われた多くの小さな室のこと。

蒸発器 [evaporator] ＝エバポレーター

蒸発熱 [heat of vaporization；heat of evaporation] ＝気化熱

上半身肥満 [upper body obesity] ＝腹部肥満

上皮 [epithelium] 体の外表面，消化管・呼吸器系・尿路などの管腔性臓器の内面，体腔の表面などを隙間なく覆う細胞の組織。上皮組織ともいう。細胞は密に接しており細胞間物質はほとんどみられない。細胞の配列より，単層上皮，多列上皮，重層上皮などとよばれ，細胞の形により，扁平上皮，立方上皮，円柱上皮，移行上皮などに分類される。

消費期限 食品の期限表示の一つ。包装を開封する前の，食品の劣化に伴い安全性を欠くおそれがないと認められる期限を示す年月日。定められた方法により保存した場合において製造日を含めておおむね5日以内の期間で品質が腐敗，変敗その他の品質が劣化する弁当，サンドイッチ，生菓子類，食肉等に表示される。→賞味期限

上皮細胞 [epithelial cells] 上皮組織を構成する細胞。密に接しており，細胞間物質はほとんどみられない。単層上皮細胞では，細胞膜は表面側と，隣接する細胞や結合組織に接する側壁部との間に極性を示す。また，細胞内も，ゴルジ装置の位置や細胞骨格の配置に極性がみられる。細胞同士は，密着帯（閉鎖帯），ギャップ結合などで結合している。

消費者庁 [Consumer Affairs Agency] 内閣府の外局の一つであり，消費者利益や安全を守り，消費者の視点から国民生活にかかわる政策全般を監視する組織の実現を目指して，2009（平成21）年に発足した。食品の安全性や食品の表示に関する情報も提供している。厚生労働省や農林水産省とも連携して，食品に関する情報の普及，啓発に努めている。健康や栄養に関する表示制度として，栄養成分表示，栄養機能食品，特定保健用食品，特別用途食品などを担当している。なお，消費者委員会は，内閣府に設置されている関係府省庁の消費者行政全般

に対して監視機能を有する独立した第三者機関である。

消費者物価指数 ［consumer price index, CPI］
物価指数の一つ。消費者が実際に商品やサービスを購入する段階での小売価格（物価）の変動を表す指数。総務省統計局が毎月1回値段を調査して発表する。168市町村9,000所帯の，購入頻度が高く永続性のある商品とサービスを580品目程度選ぶ。基準となる年は5年ごとに更新され，その基準年を100として全国の指数変化は翌月発表される。一般世帯の消費生活に必要な支出が，物価の変動によってどのような影響を受けるかが明らかになる。日本銀行が発表する企業物価指数（旧卸売物価指数）とともに，代表的な物価指標となっている。

常備食品 ［food materials in regular stock］
米，小麦粉，調味料など長期間の貯蔵が可能で常に備蓄しておく食品。給食施設では使用頻度や1回の使用量が多いため，購入は品質の保持，貯蔵能力や資金を考慮して計画的に行う。大量購入のため指名競争入札方式が適する。

上皮性腫瘍 ［epithelial tumor］　上皮細胞の増殖による腫瘍で良性と悪性に分けられる。腺上皮の場合は腺腫，腺癌，扁平上皮の場合は角化症，扁平上皮癌とよばれる。

上皮成長因子 ［epidermal growth factor, EGF］
上皮細胞の増殖を促す因子。多くはサイトカインの上皮増殖因子である。

上皮組織 ［epithelial tissue］　＝上皮
上腹部 ［cardiac space］　＝心窩〔か〕部
小胞 ［vesicle］　膜により閉鎖された球状の細胞内小器官で，内部に液相を含む。直径数10nm～数γm。物質の輸送と貯蔵，分解など多様な機能があり，その役割の違いによって被覆小胞，輸送小胞，シナプス小胞などとよばれる。輸送小胞は小胞体において合成されたタンパク質をゴルジ体に送り，その後リソソームに送る小胞である。

情報 ［information］　(1)ある事に関して得たり伝達したりする内容（データ）のこと。(2)特定の目的を達成するため，適切な判断を下し，意思決定をする際に活用するデータ。患者のケアを目的とした個人情報はこれに当たる。(3)生体系や機械系に与えられる指令や信号。例えば，DNAのもつ遺伝情報の伝達によるタンパク質の合成やホルモン作用増幅など。→データ

情報処理 ［information processing；data processing］　与えられたさまざまな情報を，目的に応じて，分類，整列，選択，加工して活用すること。羅列した大量のデータをコンピューターに登録し，項目別，特性別に番号化してデータベースを作成することによって，条件に合うデータを即座に抽出し，作表，分析することが可能になる。→情報，データ

小胞体 ［endoplasmic reticulum, ER］　膜に包まれた扁平な網目状の細胞小器官。核膜やゴルジ装置ともつながる原形質内の膜系の一部で，リボソームが表面に付着した粗面小胞体と，付着していない滑面小胞体の2種がある。小胞体の内腔を小胞体腔といい，粗面小胞体上で合成されたタンパク質は小胞体膜を貫通して小胞体腔へ運ばれる。滑面小胞体の小胞体腔には，各機能に応じた代謝産物が含有されている。

小胞体ストレス ［endoplasmic reticulum stress］
ERストレスと省略される場合がある。正常ではないタンパク質（変性したもの，異常な修飾を受けたものなど）が小胞体内に蓄積し，それが原因となって生じる細胞へのストレスのこと。小胞体ストレスが発生すると正常な細胞機能が果たせなくなるため，細胞には小胞体ストレスを回避し，恒常性を維持する機構が備わっている。この反応を小胞体ストレス応答という。小胞体ストレスセンサーであるATF6，IRE1などが変性タンパク質を検知すると小胞体ストレスシグナル伝達経路が作用し，分子シャペロンの量を増加させたり，変性タンパク質の除去効率を上昇させたりすることで，小胞体ストレスを低減させる。変性タンパク質が過剰に蓄積し，小胞体ストレスが細胞の回避できる限界を超えた場合には，細胞死（アポトーシス）が誘導されるため，種々の疾患の原因になりうると考えられている。例えば高血糖により生じた終末糖化産物が原因となり，小胞体ストレスが過剰に生じることで膵β細胞が失われると，インスリン分泌能が低下し，糖尿病が悪化することが知られている。

情報伝達　＝信号伝達
漿膜 ［serous membrane］　胸膜，漿膜性心膜，腹膜の呼称。漿液と組織の間の物質交換の場である。胃，腸，肺などの内臓の表面を覆う漿膜を臓側葉といい，腹腔，胸腔などの内面の体壁を覆う漿膜を壁側葉という。表面を覆う単層扁平上皮は漿膜上皮（中胚葉由来であるので中皮とよばれる）と，その下の薄い漿膜下層から成る。

賞味期限 ［shelf life］　「食品衛生法」及び「日本農林規格法」で，比較的品質劣化が遅いものについて製造後おおむね5日を超えて品質が保証できる期限を示す日時が賞味期限であり，3か月以内のものは年月日，3か月を超えるものは年月が表示される。最大で3年以内である。かつては食品衛生法で品質保持期限と表示されたものである。賞味期限を過ぎたものがすぐ食べられなくなるわけではなく，賞味期限はその食品のおいしさ，嗜好性を保証するものであり，定められた条件で保存されたときに有効なものである。したがって，いったん開封したものについては賞味期限は適用されない。→消費期限

正味食事〔餌〕タンパク質〔たんぱく質〕カロリーパーセント ［net dietary protein calories percent, NDp Cal％〕　　タンパク質の量と質を統合した指標の一つ。正味タンパク質利用率ともいう。食事100 kcalで利用できるタンパク質のカロリーを示し，正味タンパク質利用率×（タンパク質のkcal／総kcal）×100で表される。NDp Cal％はヒトにとっては最適であると考えられており，この数値は母乳に相当する。しかし，このことは母乳タンパク質の利用効率がほぼ完全である場合にいえることで，より質の低いタンパク質に対しては高値に設定されなければならない。

正味タンパク質〔たんぱく質〕効率　〔net protein ratio, NPR〕　幼動物ではタンパク質の効果は，体重の維持と体重増加をもたらすことにある。NPRは，体重維持・増加に対する効果を無タンパク質飼料の体重減少量を考慮して測定する方法で，（タンパク質投与群の体重－無タンパク食投与群の体重）／摂取タンパク質窒素量　によって示される。

正味タンパク質〔たんぱく質〕利用率　〔net protein utilization, NPU；net protein ratio, NPR〕　タンパク質の栄養評価法の一つで，摂取したタンパク質からどの程度体タンパク質が合成されるかによって判定する。体タンパク質合成状態をみる目安として，吸収されたタンパク質に由来する窒素のうち体内に保留された窒素の割合を用いる。生物価（吸収窒素と体内保留窒素の割合を百分率で示したもの）に消化吸収率を加味したものがNPUで，（体内保留窒素／摂取窒素）×100で示される。

静脈　〔vein〕　体各部の組織・器官から心臓に戻る血管の総称。体循環の静脈は最終的には上大静脈，下大静脈に，体の各部位からの血液が集まる。壁は内皮とその下層にある内膜，平滑筋が輪走する中膜，弾性線維を含む外膜の三層構造であるが，動脈に比してはるかに薄い。四肢の静脈には内膜からできた半月形の静脈弁があり，血液の逆流を防いでいる。

静脈栄養〔法〕　〔parenteral nutrition, PN〕　静脈を介して栄養補給を行うこと。経静脈栄養〔法〕ともいう。多くの場合，消化管の安静が必要な病態に用いられる。末梢静脈と，中心静脈（上・下大静脈）が用いられる。末梢静脈の場合は短期間の適応で，補助的栄養補給の手段として施行される。中心静脈の場合は長期間の消化管の安静が必要か，経腸（経口）栄養が不可能の場合に施行されるが，カテーテル挿入という外科的処置を必要とすることから，日常の管理と合併症には十分な注意が必要になる。

静脈内グルコース負荷試験　〔intravenous glucose tolerance test〕　グルコース液を静脈内に注入してインスリン分泌能を検討する負荷試験。経口グルコース負荷試験で得られた結果は再現性に乏しいのが難点であり，これに代わる方法として考案された。グルコース10 gあるいは5 gを5分以内に静脈内に注入し，インスリン分泌能を分単位で測定，インスリンの血中消失速度（K値）を算出する。あるいはグルコースを一定時間，一定速度で注入し，血中インスリン濃度を測定する方法もある。いずれも被検者の身体的負担が大きく，実際にはほとんど行われていない。

静脈〔内〕注射　〔intraveneous injection〕　直接皮下の静脈へ注射すること。体循環に入るので，作用発現が早い。薬物の血中濃度が急激に上昇するための危険性を伴う。また，感染には注意が必要である。

上面酵母　〔top yeast〕　醪（もろみ）の上面で生存している酵母のこと。一方，下面酵母は醪の内部で生存している酵母である。上面酵母は，酸素が豊富な環境のため，有酸素呼吸をし，発酵能が弱い。下面酵母は無酸素呼吸をしている。

生薬　〔crude drug〕　　→漢方薬
上用粉　〔nonglutinous rice flour〕　＝新粉
蒸留酒　〔distilled alcoholic beverage；spirit；liquor〕　アルコール発酵させてできる醪（もろみ）をそのまま（または除菌するだけで）飲料にするのではなく，醪を蒸留して得られる蒸留物を飲料にするタイプの酒。代表的な蒸留酒には，焼酎，ウイスキー，ブランデーがある。これに対し，醪をそのまま飲料にするタイプは醸造酒とよぶ。代表的な醸造酒には，清酒，ビール，ワインがある。蒸留酒ができるのは，酒の主成分であるアルコール（エタノール）の沸点が78.3℃と水より低いためである。蒸留することにより沸点の高い化合物が除去されるために，夾雑物の少ないすっきりした酒に仕上がる。また，アルコール濃度の高い酒を造ることができる。一方，原料の品質が反映され難くなる。

蒸留酢　〔distilled vinegar〕　麦芽酢（モルトビネガー）を蒸留して得られる酢。色は透明で，酢酸濃度が5～7％とやや高い。エキス分がほとんどないのでコクに欠ける。欧米で消費されていたが，現在では日本でも一部で販売されている。なお，蒸留酒を原料に酢酸発酵させた食酢も蒸留酢とよばれることがある。

症例対照研究　〔case-control study〕　疫学研究手法である後ろ向き研究の一つ。対象とする疾病に罹患した集団と罹患していない集団を用い，両集団の特定の要因への過去における曝露を比較することによってその要因と疾病の関連を評価する後ろ向き研究である。罹患していない集団を選ぶ場合に選択バイアスが問題となる場合がある。要因と罹患の関係をオッズ比として示す。

症例報告　〔case report〕　＝ケーススタディ
松露　〔truffle〕　松林の地中に生える食用きのこの一種。直径1～3 cm，扁球形。白色。淡泊な料理によく合う。

上腕囲　〔arm circumference〕　上腕二頭筋の

最も太い部位の周径。上肢を自然に下垂した状態で，上腕の長軸に直交するように測定する。

上腕筋囲 ［arm muscle circumference, AMC］ 筋タンパク質量の指標の一つ。上腕周囲長（cm）−0.314×上腕三頭筋皮下脂肪厚（mm）で表される。

ショートニング ［shortening］ 精製した動植物油脂や硬化油を急冷し練合わせた固形のもの，あるいは急冷練合わせをしない流動性のもの。乳化性や可塑性を有する油脂で，水分はほとんど含まれずほぼ油脂100％である。菓子の製造等で用いる。一般にトランス脂肪酸を含むことも多いが，その低減が図られている。

ショートニング性 ［shortening quality］ 生地にショートニング（等の油脂）を加えることにより現れる性質で，クッキーやビスケットなどに「砕けやすさ」や「もろさ」を与える性質。

ショートヘアピン RNA ［short hairpin RNA, shRNA］ 50〜60塩基程度の長さをもつ一本鎖RNAであり，鎖内に相補的な塩基配列を含むためヘアピン様（ステム・ループ）構造をとる。細胞内の酵素によりループ部分が切除され，低分子二本鎖RNAに変換され，低分子干渉RNA（siRNA）やマイクロRNA（miRNA）と同様にRNA干渉（RNA interference）作用を示す。一般に，合成shRNAを細胞に導入したり，DNAベクターに組み込んで細胞内でshRNAとして転写されるなどして，特定の遺伝子の転写後サイレンシングを行い，特定の遺伝子の機能を解析することができる。このようにして，ゲノムDNAの遺伝子そのものには直接操作をせずに，転写後の遺伝子の働きを抑制することを遺伝子ノックダウンという。→マイクロRNA, 低分子干渉RNA

諸外国の健康・栄養問題 ［problems with health and nutrition overseas］ 先進諸国では，心臓病，がん，糖尿病，肥満等の慢性疾患が健康問題の中心で，特に肥満に関しては成人期のみならず小児期でも肥満傾向の割合が増加している。肥満の流行には，エネルギーや脂肪の過剰摂取のような不適切な食生活と身体活動量の低下が関与している。開発途上諸国では，食料不足による低栄養，タンパク質・エネルギー欠乏症（PEM），鉄，ビタミンA，ヨウ素，亜鉛などの微量栄養素欠乏症が多い。一方，近年では特に都市部で先進諸国と同様の慢性疾患が増加し，いわゆる栄養転換が起こっている。低栄養の問題が改善されないまま，過剰栄養の問題も増加している。

初期腐敗 ［early putrefaction; initial stage of decomposition］ 官能的にはまだ腐敗しているとは認められないが，魚肉や食肉などが腐敗域に著しく近づいている状態。科学的な鑑別法として含有するアンモニアや揮発性アミン類の濃度を測る揮発性塩基窒素（volatile basic nitrogen, VBN）測定法が多

用される。

除共役剤 ［uncoupler］ ＝アンカプラー

除菌 ［bacteria elimination］ 微生物が存在する場所から微生物を取除くこと。洗浄，濾過，吸着等の方法がある。除菌により微生物数を減少させ，その程度に応じて食品の保存期間等を調整することができる。

ジョギング ［jogging］ ゆっくり走ること。準備運動や健康維持のための軽いランニング。

食育 ［dietary education］ 「食」に関して信頼できる情報に基づく適切な判断を行う能力を身につけること。2005（平成17）年7月に施行された「食育基本法」では，"食育は，食に関する適切な判断力を養い，生涯にわたって健全な食生活を実現することにより，国民の心身の健康の増進と豊かな人間形成に資することを旨として行われなければならない"（第1章第2条）としている。健康で文化的な生活や豊かで活力のある社会を現在及び将来にわたり実現するため，国民が食の安全性や栄養，食文化等に関する知識と，食を選択する力を養うことにより，健全な食生活を実現することができる人間を育てることである。

食塩 ［salt］ ナトリウムと塩素より構成される。塩化ナトリウム，局方塩，塩ともいう。ナトリウムが39.3％を占める。人体には体重の0.38％（体重60 kg のヒトでは230 g）の塩が存在する。細胞外液の主な構成成分である。食塩摂取量と血圧には相関性があり，一日の食塩摂取量が少ない地域では高血圧が少ない。WHOのガイドライン（2013）では成人において食塩として5 g/日未満の摂取を推奨している。日本人の食塩摂取量の平均は減少傾向にあるが，いまだ高く「日本人の食事摂取基準（2015年版）」では男性は8 g/日未満，女性は7 g/日未満を目標量としている。医療においては，ナトリウム欠乏時の電解質補正の場合に使用される。輸液として用いられる生理的食塩水は血清浸透圧と等張であり，その濃度は0.9％である。

食塩計 ［salt meter］ ナトリウムイオン電極を用いる塩分計，電気伝導度を測定して塩分濃度（％）や塩分量（g）に換算して表示するデジタル塩分計，屈折計等がある。食塩濃度計ともいう。食品加工や健康管理の分野で利用されている。

食塩制限食 ［low-sodium diet］ ＝ナトリウム制限食

食塩濃度計 ［salt concentrater］ ＝食塩計

食行動 ［dietary behavior］ (1)食文化の視点：食物摂取の営みの総体が食生活であるならば，食生活の営みにかかわるすべての行動を食行動と理解することができる。日常においては食品をどのように入手し，どのような料理を作り，どのような食べ方をするか，さらに非日常においては宗教観や精神活動が反映し，どのような場で，どのような食儀

礼を行うか等すべてが含まれる。食行動にはそれぞれの時代や地域の経済状態や物資の流通，健康や食情報，これまでの食習慣，食に対する価値観，宗教観等が複雑に反映する。(2)食生活の行動：人間の基本行動である食生活の行動に焦点をあてた行動心理分野で分化した概念。食物の好みや選択，嫌悪の形成，獲得等を含む。食行動異常には拒食症（神経性食欲不振症，思春期痩せ症）と過食症（神経性過食症，神経性大食症）がある。どちらも適量を食べることができなくなるもので，圧倒的に若い女性に多いが，最近では男性にもみられる。

食後熱産生 [postprandial thermogenesis]
食事後に特異的に熱産生が亢進すること。食後発熱，食事誘発性熱産生ともいう。摂取する栄養素によって異なる。炭水化物のみでは摂取エネルギーの6％，脂質で4％，タンパク質で30％とされ，日本人の一般的な食事では10％程度とされている。

食後発熱 [postprandial thermogenesis]
＝食後熱産生

食細胞 [phagocyte]　　細菌，真菌など病原体や体内の死細胞，古くなった赤血球などを貪食しリソソームで分解することを主たる機能とする好中球，単球，マクロファージなどのこと。特に，感染した病原体に対する生体防御機構としてファゴサイドオキシダーゼによる活性酸素産生機構をもつ。→ファゴサイトオキシダーゼ

食材料の季節感 [seasonal sense of food]
日本は四季が明確である関係から，四季折々の食材料が入手しやすく，鮮度の高い魚介類や野菜類の季節性を重視した料理が発達した。珍しい初物に価値が置かれることもしばしばで，その傾向は江戸時代の料理書の中にもみられる。陰暦によると四季は太陽暦よりも少しずつ早く巡ってくる。日本人の千数百年に渡る陰暦の生活の中で，季節を先取りする習慣が養われてきたともいえる。しかし現在では，栽培技術の発達により野菜や果物は年中入手でき，季節性は曖昧になったものが多い。

食作法 [table manners]　　食事における一定の作法，食礼。室町時代には，公家や武家の礼式に精通した有職（ゆうそく）家が現れ，武家の伊勢家，小笠原家，朝廷の四条家，将軍家の大草家，進士家などが活躍する。これらの諸家は包丁，俎板（まないた）の扱い方，箸づかいなど細部にわたって食事作法を整え，「四条流庖丁書」（1489年）などの書物を著し相伝した。江戸時代には，広く一般の庶民生活に普及，浸透し，食作法は子女の嗜みとして厳しく躾られた。

食作用 [phagocytosis]　　＝ファゴサイトーシス

食事 [food]　　生存に必要な栄養分を摂取するために，毎日の習慣として物を食すること。元来，人の食事は"食餌"を用い，食べ物だけを指していたが，近年は栄養の補給とともに食行動の社会的・社交的な意味合いをも含め"食事"という言葉を用いるようになった。→食事摂取基準

食事間隔 [interval of meal]　　食事と食事との間隔。通常一日に3回の食事を摂るので，昼間の間隔は短いが夜間は長い。幼児，術後，スポーツ選手，重労働従事者では回数が増え間隔は短くなる。

食事記録 [dietary record]　　摂取したすべての食物の種類と量の記録。食事記録法は，個人の食物摂取状況調査の一手法である。記録法には，秤量法と目安量法とがある。最近では食事を映像として記録する方法も開発されている。精度が高くゴールデンスタンダードとして用いられるが，対象者の負担が大きく，計算するには訓練された要員が必要である。

食事記録法 [diet record]　　食品摂取量を記録する方法。秤量して記録する秤量法と，台所用品（計量カップ等）や一定の単位（果物の個数など）で1食分の目安量を記録する目安量法がある。目安量法は秤量法より簡便だが正確な摂取量把握は困難。記録法は黄金律（gold standard）とされるが，習慣的な栄養素摂取量の把握は困難。→食事調査，国民健康・栄養調査

食事計画 [diet plan]　　食事に関する計画のうち，献立，調理等の具体的な食事への対応。給食計画，栄養・食事計画ともいう。→栄養計画

食嗜好 [food preference]　　食べ物の好みをいい，人間がもっている食べ物に対する評価基準。甘味，塩味，うま味に対する嗜好は生得的であり，苦味，酸味，辛み，香り，テクスチャー等に対する嗜好は大部分が学習による。嗜好は個人差はもちろん，民族，地域，年齢等の条件によって異なる。例えば，日本人は粘りのある米を好み，西アジアやヨーロッパでは粘りの少ない米を好む。また，辛みや香りの強いスパイスを好む東南アジアや西アジアの人に対し，日本人は辛みの弱いマイルドな香りを好む。嗜好の違いは食文化の違いともみなすことができる。

食事サポート [food support；diet support]
生活の様態に応じた適切なエネルギー・栄養素を提供する食事の支援。疾病（高血圧症，糖尿病等）や介護場面での支援，保育所などの集団給食施設での支援，スポーツ選手のための専門的支援，生活困窮者・災害時の援助支援など。

食事〔餌〕脂肪 [dietary fat]　　食事中の油脂。大部分はトリアシルグリセロールで，ホスファチジルコリンなどのリン脂質やコレステロール，コレステロールエステルなども含まれる。

食事性下痢 [dietary diarrhea]　　食物摂取により生じる急性の下痢。悪心，嘔吐，腹痛を伴う。食物がアレルゲンとなって腸管アレルギーを引き起こす場合や，過剰の水分摂取によって引き起こされることもある。

食事性疾病　[food-borne disease]　主に食事に含まれる栄養素の過不足が原因で引き起こされた疾病。

食事性じん〔蕁〕麻疹　[ingesta urticaria]
食事が誘因となって生じるアレルギー反応である。通常，原因食物を摂取してから30分以内に起こり，一過性のことが多い。食物そのものでなく，代謝された代謝産物に対してアレルギー反応が認められることもある。

食餌性ボツリヌス症　[food-born botulism]
＝ボツリヌス〔食〕中毒

食事摂取基準　[dietary reference intakes, DRIs]　エネルギー及び各栄養素の摂取量の基準を示すもの。「日本人の食事摂取基準（2015年版）」では，推定エネルギー必要量，推定平均必要量，推奨量，目安量，目標量，耐容上限量がある。健康な個人または集団を対象として，国民の健康の維持・増進，エネルギー・栄養素欠乏症の予防，生活習慣病の予防を目的として策定された。

食事箋　[dietary recipe]　特別食を必要とする入院患者に対して医師が発行する食事内容を指示する書類。病院で入院患者に提供する食事（治療食，病院食）は，栄養成分が病状に直接影響しない普通食（一般食）と，栄養成分や食事形態が疾病治療手段の一つとなる特別食に分類され，疾患別の食事箋が発行される。

食思想　[food thought]　＝食哲学

食事調査　[dietary survey；food consumption survey]　ある特定の日，またはある期間内における食事の摂取量（栄養素や食品群）を定量的に調べること。食物摂取量調査ともいう。①聞き取りや記録による方法（秤量あるいは目安量記録法，24時間思い出し法，食物摂取頻度調査法，食事歴法），②陰膳法（化学分析法），③生体指標（血液，尿，皮下脂肪，毛髪等）を測定する方法がある。狭義の「食事調査」は①を指し，調査により得られた情報を基に，食品成分表を用いて各種栄養素等の摂取量を算出する。大規模な疫学調査等において比較的長期間にわたる平均的な摂取量を把握することを目的として，食物摂取頻度調査法，食事歴法のための質問票が開発されている。

食事調査法　[nutritional survey method]
主要な食事調査法としては，食事記録法，24時間思い出し法，食物摂取頻度調査法があるが，それぞれに長所と短所を併せもつ。したがって，一つの調査法のみで完全なものは存在しない。調査の目的や状況に応じ，最も適切な調査法を選択することが大切である。必要な場合は，複数の方法を同時に実施したり，ほかの指標（バイオマーカー等）と併せて結果を解釈することもある。

食事頻度　[frequency of eating]　本来は一日に摂取する食事の回数を意味するものである。しかし，時には食物（食品）摂取頻度と混同して誤って使用され，食事頻度調査と称されている場合もある。

食思不振　[anorexia]　＝食欲不振

食事補給　[dietary supplement]　米国では1994年に従来の食品・医薬品とは異なるカテゴリーの食品としてダイエタリーサプリメントが規定された。ビタミン，ミネラル，アミノ酸，ハーブ等の成分を1種類以上含む食事の補助物質で，食事の代用となるものではない。形状は，通常の食品と紛らわしくない錠剤やカプセル等である。

食事目標　[dietary goal]　健康増進，疾病予防等の視点から，主として国レベルで，食品（群）や栄養素，エネルギーの摂取量に関して定める到達目標。定量的な目標を示すことにより，栄養政策の方向性や達成状況を明確にすることができる。

食習慣　[dietary habit；food habit；eating habit]
個人や集団（世代，地域，民族等）における，食物の入手・選択，準備，摂取等にかかわる特徴。摂取される食品の種類や量のみならず，どのように食べるのかといった食行動パターンも，健康の増進や疾病の予防という点から重要である。

食事誘発〔性〕産熱　[diet induced thermogenesis, DIT]　食物を消化・吸収し，栄養素を転送，代謝，貯蔵する際，エネルギーを消費する。それにより代謝量が増加することをいう。食後の時間経過とともに減少する。食物の産熱効果（thermic effect of food, TEF）ともいう。特異動的作用（specific dynamic action, SDA）と同義であるが，この用語で産熱効果が最も高いタンパク質摂取のみが注目され，また強調されたことがある。糖質や脂質摂取によっても産熱効果が生じるので，食事誘発〔性〕産熱が，より一般的な用語として普及したようである。

食事様式　[style of meals]　食事とは，"生命維持のために，毎日習慣的に飯を食べること"の意で，日本では"三度の食事"と言い慣わされるように，朝，昼，晩の一日3食制である。古代は概ね一日2食制であったが，鎌倉時代には朝廷，公卿などは3食，武士は平時は2食，戦場では3食を摂った。食糧生産の増加，流通の発達等により江戸時代初期には一般にも3食制が定着するが，さらに農繁期の農民や職人などは早朝食，夜食などが加わる。食事は主食と副食より成り，近世までは一部には主食にも麦や稗（ひえ），粟（あわ）などの雑穀が用いられた。

食事療法　[diet therapy；nutritional therapy]
食事を病気の治療のために積極的に用いること。塩分制限や脂質制限等がある。糖尿病，腎不全，人工透析，高血圧，高脂血症，クローン病，肝硬変，胃切除後症候群等の疾患で多用される。

食酢　[vinegar]　酢酸 CH_3COOH を主成分とする酸性調味料。酢ともいう。デンプンや糖質を含む穀類や果実を原料として麹，酵素剤や酸を用いて

糖化し，酵母によるアルコール発酵，酢酸菌による酢酸発酵の2段階の発酵を経て作られる。醸造酢と，合成酢酸に甘味料，うま味調味料を調味した合成酢に大別される。

食水系感染症　[food-or water-born infection]　食品または水（主には飲料水）を介して感染する感染症を指す。欧米で使用され始めたが，日本でも近年は従来汎用されてきた食中毒という用語と食品と水を媒介とした感染症を複合した意味で使われるようになった。それは，赤痢やコレラなどの感染症もサルモネラなどの食中毒もともに食品や飲料水を媒介として発生し，病態も明確に区別されるわけではないことが大きな理由である。主として消化器症状を起こす病原細菌やウイルス，原虫，寄生虫はほとんどがこの感染症の原因となる。

食生活の洋風化　[westernization of eating habit]　洋風化に伴う食事様式，食材，調理法の変化の総称。戦後の生活様式の変化に伴い，日本人の食生活にダイニングキッチンが導入されると食卓の食べ物や献立も大きく変わり，穀類は米から小麦へ，動物性タンパク質食品は魚介類から獣鳥肉類へ，また，日本の伝統的な野菜であるゴボウ，レンコン，ダイコンなどに代わり，洋風野菜のトマト，レタス，ブロッコリーなどの消費が増えるなど食材が大きく変わっていった。その中で調理法も和風の煮付け，焼き物，お浸し，漬物から，洋風の炒め物，揚げ物，サラダなど油脂を使う調理法が増えていった。

食性病害　[food-born healthy risk]　食品によってヒトが何らかの健康上の被害を受けること。細菌性食中毒，自然毒食中毒及び残留農薬などの有害化学物質による健康障害だけでなく，食物アレルゲンによる食品アレルギー，ガラス片などの異物混入による口内裂傷，寄生虫感染，変質油脂などの摂取による老化促進，内分泌攪乱化学物質のヒトへの影響なども該当するが，偏食などによる栄養障害や，飢餓による栄養失調，肥満過多による生活習慣病の罹患は，一般には食性病害の概念に含めない。

食態度　[dietary behavior]　知識や情報を得て自分で判断した結果形成される食事観や食物観，食事に関する信念という認知的側面と，食物の好き嫌いや食嗜好という感性的側面がある。

食卓塩　[table salt]　塩化ナトリウムが99％以上の精製塩に0.4％程度の炭酸マグネシウムが固結防止のために添加されている卓上で使用する塩。炭酸マグネシウムは水に溶けにくいため，食卓塩を澄まし汁に用いると液が濁るので注意を要する。→塩

食知識　[dietary knowledge]　食事及びそれに関連する種々の要因についての知識。望ましい食行動を実践するためには，正しい食知識と実践のための食スキルを習得する必要がある。

食中毒　[food poisoning]　飲食物を媒介として急性胃腸炎などの症状を呈すること。原因物質により細菌性食中毒（近年はウイルス性も増加しているためこれらを含めて微生物性食中毒とよぶこともある），自然毒食中毒，化学性食中毒に大別される。このうち最も多いのは細菌性食中毒で，日本の食中毒事例の約8～9割を占めている。中でもサルモネラ菌，腸炎ビブリオ，カンピロバクター菌などによる事例が多く，近年はノロウイルスなどのウイルス性食中毒も著しく増加している。自然毒食中毒ではフグ毒，キノコ毒による事例が多い。化学性食中毒にはサバなどの青魚の初期腐敗時に蓄積するヒスタミンによるアレルギー様中毒や化学薬品の混入などの事例があるが，食中毒発生件数全体に占める比率は極めて低い。→細菌性食中毒，サルモネラ菌，腸炎ビブリオ，ノロウイルス，ウイルス性食中毒

食鳥処理の事業の規制及び食鳥検査に関する法律　食鳥肉等に起因する衛生上の危害の発生を予防し，国民の健康の保護を図ることを目的として，1990（平成2）年に制定，2003（平成15）年5月改正（所管：厚生労働省）。食鳥処理の事業について，衛生上の見地から，食鳥処理場の構造設備の基準，衛生的管理の基準を定めるとともに，食鳥のと畜に際して，都道府県知事が行う検査を受けることを義務付け，その方法について規定している。

食哲学　[food philosophy]　食思想ともいう。食生活に対する基本的考え方を指しているが，必ずしも一般的な言葉として定着しているとはいえない。例えば，"人間は地域の風土とともに存在する"という考えから地域で生産されたものをその土地で消費する"身土不二"の思想は，一種の食哲学といえる。また，スローフード運動や自然食，菜食主義など生活に対する哲学，理念に基づいた食生活を送ろうとする考え方も食哲学といえる。

食伝承　[tradition of eating habits]　本来，各家庭の食習慣は姑から嫁へ，母から娘へと伝承されてきた。伝承形態には母親の食事の手伝いや食卓を囲んだ団欒の場での経験を通して見よう見まねで身につけていく体験学習によるものと，情報媒体や学校などを通して知識として学習し伝承していくものとがある。行事食の伝承は前者によるものが主流であり，日常食については後者の影響も大きかった。現在は日常食だけでなく伝統食においても，家庭内の母から子への"たての伝承"から家庭外のテレビや雑誌などの情報媒体や学校，講習会などからの"よこの伝承"に移った感が強い。

食道　[esophagus]　咽頭下端と胃噴門との間にある管状部で，食物を咽頭から胃へ移送する長さ24～25cmの筋性の細長い管である。頸部・胸部・腹部の3部に分かれ，頸部は第6頸椎体の高さから胸郭上口まで，胸部は胸郭上口から横隔膜の食道裂孔に至るまで，腹部は食道裂孔から始まり胃の噴門

食道アカラシア　[esophageal achalasia]
＝噴門痙攣〔れん〕症

食道潰〔かい〕瘍　[esophageal ulcer]　食道の組織が欠損し, 粘膜下組織, 粘膜固有筋層にまで及んでいる状態。原因は, 重篤な逆流性食道炎による消化性, 異物による食道粘膜損傷, 薬剤の停滞や酸, アルカリなどの誤嚥による腐食などがある。

食堂加算　[additional medical fee for hospitals with dining rooms]　入院時食事療養（Ⅰ）の届出を行い, 病棟内に患者食堂を設置して食事を提供した場合に診療報酬加算として1人一日当たり50円算定できる制度。加算の対象にする床面積は病床1床当たり0.5 m²以上必要であるが, ほかの病棟の入院患者との併用や談話室などとの兼用は差し支えない。→入院時食事療養費

食道癌　[carcinoma of esophagus；esophagus carcinoma]　食道狭窄部に発生しやすく, なかでも胸部食道癌が80％を占める。強い酒, 喫煙, 熱い食物がリスクとなる。筋層が薄く直接に縦隔結合組織に埋没しているため, 周辺組織への浸潤が起こりやすい。白斑や異形成は前癌病変といえる。欧米では胃液逆流刺激によるアカラジアが多く, この化生腺上皮からは腺癌が発生する。

食道狭窄症　[esophagostenosis]　食道の一部が狭小化すること。また狭小化により食物の通過障害を起こす状態。先天性と後天性があり, 後天性には食道癌, 腐食性食道炎, 逆流性食道炎, 特異性食道炎（結核, 梅毒など）などがある。主症状は嚥下困難。良性の狭窄には食道拡張術, 外科手術が行われる。

食道静脈瘤　[esophageal varix (*pl*.varices)]
肝硬変による門脈圧亢進症が原因で, 血流障害部位を迂回する側副血行路が拡張した静脈として食道に形成された静脈瘤。発生部位は下部食道壁内静脈叢。それ自体症状はないが, 最も問題となる症状は, 静脈瘤破裂による出血で, 大量出血を来すことが多い。検査は内視鏡により, 食道静脈瘤を観察し, その所見により食道静脈瘤を分類する。急性出血時の治療としては, 内視鏡による食道静脈瘤結紮術や食道静脈瘤硬化療法が選択される。内視鏡による止血が困難である場合には, 経静脈的肝内門脈静脈短絡術, 経皮経肝食道静脈瘤塞栓術, 経腹的食道離断術などを選択する。

食肉　[meat]　1)動物の骨格筋で食用に供するもの。ウシ, ブタ, ウマ, ヤギ及びヒツジの肉は特に畜肉とよばれる。骨格筋以外であっても, 食用に供する臓器類を含めて広義での食肉とよぶ場合がある。(2)筋肉は死後硬直及び熟成による解硬を経ないと食用に供されないが, この解硬を経たものについて, 生体内の筋肉と特に区別して食肉とよぶことがある。

食肉検査　[meat inspection]　食肉の安全性確保のために, と畜解体される獣畜5種類（ウシ, ウマ, ブタ, ヒツジ, ヤギ）について, まず不健康なものを排除する目的でと畜直前に1頭ずつ, 添付診断書のチェック, 望診, 視診, 触診, 可視粘膜及び躯体各部の異常の有無といった生体検査が行われる。と殺・放血時に血液性状等を検査し, 異常があれば解体を禁止する。解体時にも, と体の呈する色, 臭気, 貯留液等について観察し, 異常がある場合にはその後の解体作業を中止する。解体後検査では, 頭部・内臓・枝肉の各部分について視診及び触診, 必要に応じて検査刀を入れて検査する。以上の現場検査等を受けて, 必要に応じて微生物学的, 病理組織学的, 理化学的な精密検査が実施され, それらを総合的に判断して「と畜検査の合・否」が決定されている。

食肉軟化剤　[meat tenderizer]　食肉組織を柔らかくするために用いるタンパク質消化酵素。粗プロテアーゼ粉末。主に硬い肉質の牛肉を適度に柔らかくする。一般にはスパイスをミックスした粗パパイン粉末を用いる。加熱調理の30～60分ほど前に処理する。

食の外部化　家庭外での食事及び中食を含めた食の傾向。単独世帯の増加, 女性の社会進出等, ライフスタイルの変化の影響を受け, 1980年代には食の外部化が進行し, 加工食品の増加, 加工度の増大, 外食の増加などにつながっている。主婦は, 食事作りを面倒だと思いつつ, わが家の食卓を仕切る責任と自負を捨てていない。しかし, その一方で, 食の外部化は, 日本の人口構造の転換により今後一層, 進行すると思われる。

食の二極分化　[bipolarization of dietary habit]
食生活に関して相反する二つの特徴がみられる現象。例えばファーストフードとスローフード, 安価志向と高級志向などが挙げられ, 経済状態やライフスタイル, 価値観などの生活環境を大きく反映したものである。現在, 飽食の時代にあって, 日常の食事は簡便化・実用化傾向にある一方で, 楽しみの価値や付加価値を目的とする食事も増加傾向にあり, インスタント食品や調理済食品の利用増加に対し, 手作り志向やグルメ志向といった相反する二つの現象がみられる。現在を象徴する簡便化志向とグルメ志向は, 安全・健康志向をモチーフとして両立し, 共に進行する二極分化の時代になっている。

食パン　[white bread]　主に主食的に用いられるパン。ホワイトブレッド（角型食パン, 山型食パン）, バラエティブレッド（全粒粉パン, レーズンブレッド, コーンブレッド）, テーブルロール（バターロール）に分類され, 一般にソフトな食感のものが多い。

食品アレルギー　[food allergy]　食品中の特定の成分が抗原となり，食品摂取によって抗体が作られ，異常な反応が引き起こされること。乳幼児に起こりやすい蕁麻疹，湿疹，発赤等の皮膚症状が多いが，喘鳴，咳，消化器症状もみられ，まれには嘔吐，呼吸困難や血圧低下によるショック（アナフィラキシー）が起こることもある。アナフィラキシーの原因となるアレルゲンは，牛乳（乳製品），卵類，小麦，ピーナッツ，ソバなどが多い。一般に生食は加熱処理した食品よりアレルギー性が高い。→アナフィラキシー

食品安全　[food safety]　食品はどのようなものであれ，摂取される条件のもとで人に危害を与えないことが前提である。安全を脅かす因子は，一般には腐敗，変敗，有毒・有害物質の混入，食中毒，基準値を超える農薬，動物薬の残留，違法な食品添加物の使用の問題等がある。近年，食品の広域流通や国際貿易の進行，科学技術の進展に伴って，輸入食品，遺伝子組換え食品，BSE問題，健康食品等，安全確保上新たな取組みが必要なものが増えている。リスク評価，リスク管理，リスクコミュニケーションの3要素から成るリスク分析の導入が行政手法として，また，食品の履歴調査が営業者レベルで導入・定着されつつある。

食品安全委員会　[Food Safety Commission]　「食品安全基本法」（2003（平成15）年5月制定・7月施行）に基づき，食品のリスク評価と総合的リスクコミュニケーションを実施するため，内閣府に設けられた常設委員会。委員7名，専門調査会16分科会（延べ約200名），と事務局（4課1官）から構成されている。

食品安全基本法　[Food Safety Basic Law]　食の安全性，食生活の変化に的確に対応するため2003（平成15）年5月制定（所管：内閣府）。同年7月施行。食品の安全性の確保についての基本理念として，国民の健康保護が最も重要であること等を明らかにするとともに，リスク分析手法を導入し，食品安全行政の統一的，総合的な推進を担保している。この法律の規定に基づき，リスク評価を行う機関として，内閣府に食品安全委員会が設置された。

食品衛生　[food sanitation；food hygiene]　飲食物による健康障害のうち，栄養の摂取関連以外の病気や事故について，その原因を明らかにし，取除き，予防することによって健康な食生活を過ごすことができるようにすること。食品を安全な状態に保ち危害の発生を防止する知識・技術。具体的には，飲食物，添加物，容器・包装等について安全性と品質を確認し，衛生的に保ち，汚染や変質を防止すること。

食品衛生一般原則　[general principle of food hygiene]　国際食品規格（コーデックス）中の衛生規範の一つ（勧告，改訂版2003年）。内容は以下の項目等から構成されている：一次生産，施設（デザインと設備），運営の管理，施設のメンテナンスと衛生管理，個人の衛生。付則としてHACCPとその適用に関するガイドライン。→コーデックス委員会

食品衛生害虫　[hygienic insect pest]　狭義には衛生上の危害をもたらす昆虫類（ゴキブリ類，ハエ類，コクゾウ虫等），ダニ類（コナダニ，サトウダニ等）。広義には異物として不快感や食品の劣化をもたらすものも含める。

食品衛生監視　[food sanitation inspection]　食品営業者（製造業者及び販売業者）に対して食品衛生を監視指導すること。監視回数は「食品衛生法」で施設ごとに定められている。監視の内容は，施設等に対する立ち入り，臨検検査，表示検査，食品等の収去及び試験・検査の実施，必要な指導等。

食品衛生監視員　[food sanitary inspector]　国及び都道府県知事，保健所を設置する市におかれ，「食品衛生法」に基づき監視，指導する一定の資格をもった公務員。厚生労働大臣が任命する国の監視員（輸入食品等対象）と都道府県知事，政令都市及び特別区長が任命する地方の監視員（国内食品対象）がある。

食品衛生管理者　[food sanitation supervisor]　「食品衛生法」に基づき，製造または加工の過程において特に衛生上の考慮を必要とする食品または添加物の製造または加工を衛生的に管理するため，営業者が施設ごとに置くことが義務付けられている一定の資格を有する者。

食品衛生責任者　各都道府県等が定める条例に基づき，営業者が食品営業施設またはその部門ごとに配置する食品衛生に関する責任者。資格要件は都道府県により異なるが，栄養士や調理師等の資格をもっていること，資格を得るための講習会等を受講していること，衛生関係条例に基づく資格または食品衛生等に関する知識をもつと認められた資格を有すること等である。

食品衛生法　[Food Sanitation Law]　飲食に関連して起こり得る危害，例えば食中毒の発生を防止するため制定された法律。BSE問題，偽装表示問題等で食品の安全に対する国民の不安や不信の高まりを背景に，2003（平成15）年5月に抜本改正された（改正点：法の目的及び国等の責務規定，規格・基準，監視・検査体制の改定，食中毒等の事故への対応強化等）。厚生労働省が所管省庁（制定・公布：1947（昭和22）年12月24日法律第233号，改正：2003（平成15）年5月30日法律第55号）。

食品栄養学　[food and nutrition]　食品の栄養的価値を明らかにし，その利用・開発を図る学問。食品中の栄養成分や機能性成分の種類と含量を明らかにし，食品成分の生体機能への影響，食品中の成分の加工・保存・調理中における変化を研究し食品

を総合的に評価する。

食品汚染物 [food contaminant]　科学技術の発展により化学物質が大量に合成され，人類はこれらを有効に活用してきた。これら化学物質には，食品添加物，残留農薬，残留動物用医薬品等さまざまなものがある。化学工業で使用される化学物質には人や他の動植物に対して有害有毒な物質も含まれ，その一部は廃棄物として排出され環境を汚染し，農・水・畜産物は生産段階で有害物質に汚染される。食品はまた，流通段階でも有害物質の汚染を受ける。カビ毒による汚染，食品の製造段階での有害・有毒物質の混入，食品容器包装から有害物質が溶出して食品を汚染することもある。→汚染物質

食品過敏症 [food hypersensitivity]　通常は無害な食品及び食品成分に対して，特定の条件下で過敏に反応する症状。食物アレルギーは卵，牛乳，小麦，ソバ，ラッカセイ等のアレルゲンを原因とする過敏症であり，その症状は穏やかなものから重篤で生命を脅かすようなものまで幅広い。

食品感染 [food infection]　食品を介して一定量以上の病原性細菌（サルモネラ，腸炎ビブリオ等），ウイルス（ノロウイルス等），寄生虫が体内に入り，種々の症状が出現すること。一般的な予防法は，生鮮食品の水洗，手の水洗，調理器具の水洗等の注意，加熱調理あるいは冷蔵庫保管等があり，原因物質に汚染された食品等の販売禁止または営業禁止等の行政措置を講じることがある。

食品供給の行程 [food chain]　＝フードチェーン

食品群 [food group]　含有成分，形態や利用目的の類似した食品を群に集めて分類したもの。3群（三色食品），4群，6群（六つの基礎食品），18群（五訂食品成分表）等がある。→食品構成

食品群別荷重〔加重〕平均成分表 [table of weighted average nutrition element by food group]　食品の使用比率を考慮した食品群の100gの栄養成分値の表。栄養出納や栄養報告の作成の際に用いる。食品の使用頻度と量から食品群中の使用比率を算出して，群ごとの栄養成分を計算する。都道府県や給食施設の種類ごとに作成されている場合あるが，各施設で作成するのが望ましい。→荷重〔加重〕平均食品成分値

食品健康影響評価 [risk assessment]　＝リスク評価

食品交換表 [list of food exchange]　栄養価の等しい食品を相互に交換して，医師による指示栄養量を患者が容易に長期間自己管理できるよう工夫された成分表。糖尿病，糖尿病性腎症，腎臓病等の交換表がある。

食品構成 [dietary composition]　個人や集団の適正栄養量を満たすために，各栄養素の比率を考慮し，どのような食品をどのように組合わせて，ど

れくらい摂取したら良いのかの目安を食品群別に示したもの。各群を構成する食品の種類と量は，対象者の性，年齢，生活活動レベル，健康状態，食習慣，嗜好，経済性，地域特性を十分考慮して決められ，1日単位，1週間単位，1食単位等で作成されている。→食品群

食品成分 [food composition]　食品中のすべての成分の総称。五大栄養素，水分，食物繊維等をはじめ，これらの構成成分となっているアミノ酸，脂肪酸，構成糖も含まれる。また，栄養素ではないが，身体の構造や機能に影響を与える成分も含まれる。これらの成分の中には人の健康に好ましい影響を与える生理活性物質，逆に毒性を示す物質も含まれる。加工食品の場合には，加工・調理などの過程で食品中に生成した物質，添加して食品中に残存している物質も該当する。環境中の物質が食品中に混入して残存している場合，食品の貯蔵などの過程で生成される物質も含まれる。

食品成分表 [food composition tables]　食品成分に関する情報を調査し，公表する必要性あるいは要望の高い成分を食品ごとにとりまとめた一覧表。個人や団体，国公立機関等によって作成される。取上げられる成分は，栄養素やその構成成分，環境汚染物質としての残留農薬や有害金属，有害有機物質，その他がある。これらの表は，成分分析法の進歩，新成分の追加などによって改訂されることが多い。→食品標準成分表

食品総合研究所 [National Food Research Institute]　農林水産省所管の（独）農業・食品産業技術総合研究機構（農研機構：NARO）傘下の研究所の一つ。茨城県つくば研究学園都市に所在する。1934（昭和9）年に農林省米穀局内の米穀利用研究所として設立され，1949（昭和24）年に「農林省設置法」制定に伴い食糧庁の付属機関となり，1972（昭和47）年食品総合研究所に改組された。2006（平成18）年から農研機構に移管した。日本を代表する公的な食品研究専門機関として，食と健康の科学的解析，食料の安全性確保と革新的な流通・加工技術の開発，生物機能の発掘とその利用など，食に係る科学と技術に関する幅広い研究を行っている。約100名の研究者が食品機能，食品安全，食品分析，食品素材科学，食品工学，応用生物，食品バイオテクノロジーの各研究領域に所属し，プロジェクト研究や民間との共同研究・委託研究を進めている。主な研究成果に異性化糖製造技術やシクロデキストリンの開発，冷凍生地製パン用酵母の開発などがある。

食品テロ対策 [food terror measure]　ヒトの健康に悪影響を及ぼす病原微生物，重金属，農薬，放射性物質等を意図的に食品に混入しようとする者からの脅威または攻撃から国民を守るための対策。生産，流通，加工，販売の各工程における不審物・

しょくひんて

不審者の監視強化，輸入食品の監視強化，病原微生物の早期発見のための検出システム開発等により消費者の健康被害を防ぐ施策が行われている。

食品添加物 ［food additive］　食品の製造や加工の際に，品質の向上や嗜好等のために加える物質。「食品衛生法」により許可品目や規格・基準が規定されている。法律上，指定添加物（432品目），既存添加物（365品目，天然由来品），天然香料（約600品目），一般飲食物添加物（約100品目）に分類される（2013（平成25）年3月現在）。品質保持（保存料，酸化防止剤等），嗜好性向上（甘味料，酸味料，調味料，香料等），製造または加工時に使用（乳化剤，豆腐凝固剤，かんすい等），栄養価の補填・強化（ビタミン，ミネラル等）等の役割がある。

食品添加物公定書　［Japanese Standards of Food Additives］　食品添加物の成分規格（本態成分，含量，定量方法を規定し，有害な不純物や品質上好ましくない成分の混入を制限する等）と関連する通則，一般試験法，試薬・試液ならびに使用基準，表示基準等の基準類をまとめた文書。1960（昭和35）年に初版が刊行され，以後数年ごとに改訂されている。

食品標準成分表　［standard table of food composition］　日常的に使用されている食品中の栄養素の標準的な数値を記載した表。食品成分は，食品の生育環境，加工原料の配合割合，加工法，調理方法，その他によって変動する。それゆえ，＜標準＞と称するために，これらの変動要因に十分配慮し，分析法の標準化，食品試料採取の統一化等を行って成分値を決めている。日本で広く利用されている日本食品標準成分表は，このような背景の下で，基本的に，1食品1標準成分値を記載している。ただし，季節差の大きな食品成分に限って，季節ごとの数値が示されている（カツオは春と秋など）。日本食品標準成分表には，エネルギー値も記載されており，成分値を含めて，1年を通じて普通に摂取している場合の食品成分の平均値に近い数値と考えてさしつかえない。→食品成分表，食品成分

食品防腐剤　［food antiseptic］　食品の腐敗及び変敗を防止する効果のある薬剤などの総称として用いる場合があるが，食品添加物の用途名としてはこの名称はない。食品の防腐効果のある食品添加物としては，殺菌料，保存料，防カビ剤，日持ち向上剤，酸化防止剤等がある。その他にも防腐効果を示す化学物質，食品成分として，塩化ナトリウム，糖類，アルコール類，アルデヒド類，アミノ酸，有機酸，ポリフェノール類，脂肪酸及び糖脂肪酸エステル類，バクテリオシン，抗生物質等さまざまな化合物がある。

食品保存料　［food preservative］　腐敗細菌などの増殖を抑制することにより食品の腐敗や変敗を防止し，保存性を高めるために使用する食品添加物。人工保存料と天然由来の保存料がある。代表的な合成保存料には，安息香酸（酸性食品のカビ，酵母，好気性細菌の増殖を抑制），パラオキシ安息香酸エステル（カビや酵母の増殖抑制に効果）がある。天然由来保存料としては，しらこタンパク質抽出物，ポリリシン等がある。

食品リスト　［food list］　食物摂取頻度調査法で摂取頻度を問う質問項目となる食品のリスト。リストに採用する食品は，大勢の人が頻繁に使用する食品で，研究対象としている栄養素を高濃度に含んでいること，利用頻度や摂取量が人によって異なっていることが重要である。→食物摂取頻度調査法

植物エストロゲン　［phytoestrogen］　植物中に見いだされる女性ホルモン様物質。ゲニステインに代表されるイソフラボン等のフラボノイド化合物がよく研究されている。動物に摂取されると，エストロゲンの生合成や代謝に影響を及ぼし，エストロゲン類似作用と抗エストロゲン作用を及ぼす可能性がある。実際，ゲニステイン等のイソフラボンはエストロゲン受容体に結合し，エストロゲン依存性の転写を活性化する。しかし，これら天然の内分泌攪乱物質は，代謝が速く，体内に長く残留する合成化学物質に比べると，その影響は少ないと考えられる。一方で，イソフラボンに富む大豆食品をよく食べるアジア系の人々や，別の植物性エストロゲンであるリグナン化合物に富むライ麦パンを食べる北欧の人々は，乳癌，大腸癌，前立腺癌や虚血性心疾患に罹患しにくいことが報告され，植物エストロゲンの疾病予防効果が注目されている。

植物ガム　［vegetable gum］　植物の種子や樹液から得られる粘質物。多糖及びその誘導体であり，単にガムともよばれる。グアーガムやローカストビーンガムは種子から得られ，1～1.5％の低濃度で高い粘性を示す。また，アラビアガム，ガティガム，カラヤガム，トラガントガム等は灌木や低木から採取され，植物の種類や濃度でその粘性は異なる。植物ガムの水溶液や懸濁液は，工業用の分散剤や安定剤あるいは乳化剤，凝集剤，粘着剤として利用するほか，食品用の安定剤，増粘剤，乳化剤などに利用されている。

植物凝集素　［plant agglutinin；plant lectin］　＝フィトヘマグルチニン

植物脂　［vegetable fat］　常温で固体状を示す植物油脂で，飽和脂肪酸含量が高い。ラウリン酸の多いヤシ油，パルミチン酸，ステアリン酸の多いカカオ脂等がある。→植物油

植物スタノール　［plant stanol；phytostanol］　植物ステロールの水素添加反応により得られるシトスタノールやカンペスタノール。これらの飽和ステロールは高等植物中に微量ではあるが広く分布する。植物スタノールとそれらの脂肪酸エステルには，

植物ステロールとそれらの脂肪酸エステルと同様にコレステロールの吸収を抑制して血清コレステロールを低下させる作用がある。

植物ステロール ［plant sterol；phytosterol］
植物に含まれるステロールの総称。フィトステロールともいう。植物油をはじめ、大部分の高等植物に含まれる。胚芽油にに特に多く含まれる。β-シトステロール、カンペステロール、スチグマステロール等が主要な成分。コレステロールの吸収を抑制して血清コレステロールを低下させる作用がある。海藻や菌類にも異なる種類のステロールが含まれている。

植物性アレルゲン ［plant food allergen］ 小麦、ピーナッツ、ダイズ、米、穀物類などの植物由来のアレルゲンタンパク質。穀類ではトリプシン/α-アミラーゼ阻害剤などが知られている。果物アレルゲンでは、ある種の花粉アレルゲンあるいはラテックスと交差認識されることが明らかとなっている。一方、植物性食品の共通アレルゲンとして、作物がストレスを受けた時などに誘導される感染特異的タンパク質が知られている。一般的に、乳や卵などの動物性食品と比べ、植物性食品アレルギーの方が難治性であるといわれている。

植物性クリーム ［vegetative cream］ =脂肪置換クリーム

植物性食品 ［plant food］ 一般的に栽培植物体の根、茎、葉、花蕾、種子等を利用する食品群。穀類、いも類、豆類、野菜、果実、種子類、藻類等に類別される。

植物［性］タンパク質 ［plant protein；vegetable protein］ 米や小麦などの穀類には一般的に約10%程度のタンパク質が含まれている。いも類では2%前後と少ないが、豆類では多く、ダイズではタンパク質が約35%含まれる。動物性タンパク質と比較して必須アミノ酸バランスが悪く、米や小麦、トウモロコシではリシンが、ダイズではメチオニンが制限アミノ酸となることに注意が必要である。食品工業においてソーセージ類などに添加される際には、日本農林規格（JAS）が定められており、繊維状、粉末状、ペースト状、粒状など種々の植物性タンパク質がある。

植物タンパク質加水分解物 ［hydrolyzed vegetable protein, HVP］ 植物タンパク質を塩酸などで加水分解したもの。天然調味料として用いられ、味付けや風味付けに重要な役割をもつ。特に、グルタミンの多い小麦グルテンを原料にした場合、うま味を呈するグルタミン酸含量の高いものが得られる。酵素分解の場合には、アミノ酸以外にペプチドも生成することから、複雑な味を付与することができるが、コスト高の問題がある。

植物毒 ［plant poison］ 植物自然毒の総称。麦角成分（エルゴステリン）、ジャガイモの芽成分（ソラニン）、生ギンナン及び梅の有毒成分（シアン）、チョウセンアサガオ成分（アトロピン）、トリカブト及びヤマトリカブトの毒成分（アコニチン）、毒きのこの毒成分（アマニチン、ファリン）、ヤマゴボウの根毒成分（フィトラッカトキシン）、ヒルガオ科植物種子（ファルビチン）、その他となっている。植物性食中毒は9～11月に多発し、原因物質として毒きのこの誤食が大部分である。きのこがよく繁殖する秋、そして食用とする機会の多い東日本に多発する傾向がある。

植物油 ［vegetable oil］ 植物の種子、果実、核、胚芽などを原料として製造されるトリアシルグリセロールの総称。ヨウ素価の程度により固形脂（植物脂）、不乾性油、半乾性油、乾性油に分けられるが、一般には植物性の液体食用油を指すことが多い。日本で消費される油脂の約85%は植物油であり、多い順に並べると、ナタネ油、大豆油の2種でほぼ80%を占め、残りはパーム油、トウモロコシ油、米油、ヤシ油、パーム核油、ゴマ油、オリーブ油等がある。

植物レクチン ［plant lectin］ レクチンは赤血球を凝集させる物質として植物から発見され、"炭化水素を認識して可逆的に結合する性質のある抗体以外のタンパク質"と定義される。動物、植物、微生物に広く分布し、多種多様のものが発見されている。主な生理作用は、外敵に対する防御的役割で約300種類が知られている。

食文化 ［food culture］ 1960年頃から使用され、80年代以降に盛んに用いられるようになった用語であるが、その定義は定まっているとはいえない。＜文化＞に対しては、"人間らしい行動様式を示す"（石毛直道）、"知識・信仰・芸術・道徳・法律・慣習その他、およそ人間が社会の成員として獲得した習性の複合的全体である"（Taylor E）等がある。"人々の共有財産となり、先輩から後輩へと伝承されない限り文化とはならない"（川喜多二郎）と説明されるところから、"民族・集団・地域・時代等において共有され、それが一定の様式として習慣化し、伝承されるほどに定着した食物摂取に関する生活様式を指す"と定義される。

食味計 ［taste analyzer］ 米の食味を計測する装置。官能検査（一般に総合評価値）と米の成分及び理化学的特性との統計学的相関に根拠をもつ。近赤外線等による非破壊分析から求めた成分及び理化学的特性から、米の食味評価ができるように設計されている。近赤外分光分析法によるものと、疑似炊飯した試料の反射光量測定によるものがある。前者では、試料を粉砕して測定するものと全粒のまま測定できるものがある。使用する波長の領域、分光方式等は装置により異なる。

食物アレルギー ［food allergy；alimentary allergy］ 食品成分に対するアレルギー。その発症

にⅠ型アレルギーが重要な役割を演じており，Ⅱ型及びⅣ型アレルギーも発症に関与すると考えられている．卵白，牛乳，ダイズが三大アレルゲンとよばれているが，穀物，種実類，果物，魚介類などに対するアレルギーも問題となっている．食物アレルギーの治療にはアレルゲンの除去が必要であり，アレルゲンを除去した低アレルゲン食品や代替食品の開発が行われている．また，アレルギー応答を低下させる抗アレルギー食品の開発も行われている．

食物記録法 ［food record］ 食事摂取量の測定方法の一つ．食事記録法ともいう．対象者が一定期間内に摂取した食品名（材料名），摂取量，料理名等を，原則としてリアルタイムで記録する方法で，調査者が対象者の食事を直接記録する直接法と，対象者が自らの食事を記録する間接法（自記式）があり，一般的には後者が使われている．食物記録法は，摂取重量を計量する秤量記録法，摂取量を目安で推定する目安量記録法に分けられる．秤量食物記録法は，通常用いられる食事調査法の中では最も精度が高いと考えられているが，ほかの調査法に比べると対象者・調査者ともに負担が大きい．→24時間食事思い出し法，国民健康・栄養調査

食物禁忌 ［food taboo］ 食い合わせ，摂食忌避，タブーなど特定の食物の摂取を禁忌とする社会的規範．食物タブーともいう．日常生活の中で経験的に会得した食物摂取上の知恵と中国から移入した本草学の知識が基本となっている．過食の禁，久食の禁（食べ続けることで生じる体の異常を警告する摂取期間の制限），月禁（季節や月により摂取を制限，禁止），合食の禁（食い合わせの禁止），乳幼児，老人，病人，妊産婦などに対する特別の注意と保護などに分類できる．消化が悪い，体を冷やす，有害成分を有する，腐敗しやすい，多脂肪で酸化しやすい，刺激が強いなど，取扱いに注意を要する食品や食べ物が多く含まれる．食物禁忌のいくつかは特定の食品に由来する感染症を回避するなどの合理性をもつと判断されるが，対照的に，食物選択の幅が小さい社会において動物性食品等の摂食を禁じることによってタンパク質欠乏など栄養学的に不適切な結果をもたらすこともある．

食物嗜好 ［food preference］ 食べ物の好き嫌い．類似した言葉に偏食があるが，偏食は好き嫌いが高じて何らかの問題が出るような場合に使用することが多い．食べ物の好き嫌いは，子供の場合，精神発達ともかかわりがあるとされるが，家庭での親の養育態度や親の好き嫌いが影響している場合が多い．

食物摂取 ［food intake］ 食事として食物（食品）を摂取すること．食物中にはヒトが生命活動を維持するために必要なエネルギー，栄養素（タンパク質，脂質，ビタミン・ミネラル類）や有効成分（フラボノイド類，難消化性多糖類等）以外に自然毒（フグ毒等），食物の生産・流通・調理加工過程に混入する化学物質や食品添加物等も含む．

食物摂取頻度 ［food frequency］ ある一定の期間内において，繰返し摂取された食品（加工食品や料理を含むこともある）の頻度．あらかじめ，出現する可能性のある食品をいくつかの食品群に集約しておく場合や，その逆に事後に集約し，得られた結果を解釈することもある．

食物摂取頻度調査票 ［food frequency questionnaire, FFQ］ 特定の食品や調理品（数十～百数十項目）の特定期間（1週間～1年程度・出盛り期間）の習慣的な摂取頻度と1回の食事で摂取する平均的な摂取量（何段階かの目安量・標準的な摂取量より多いか少ないか）を調査するための調査票．食事摂取量が推定できない定性的な調査票と個人の習慣的な食事摂取量を推定できる半定量調査票とがある．妥当性の検討が行われているものが望ましい．→食事調査，疫学調査

食物摂取頻度調査法 ［food frequency questionnaire；food frequency methods］ 何らかの目的のため，ある一定の期間内において，摂取された食品（加工食品や料理を含むこともある）の頻度を明らかにする調査方法．また，同時に1回当たりの摂取目安量も回答させ，習慣的な栄養素等摂取量や食品摂取量を推定できるように考慮された調査法を半定量食物摂取頻度調査法という．一般的には被験者の負担が小さく，大規模な調査にも対応しやすい．また，管理栄養士等の専門家が存在しない場合であっても調査を実施することが可能である．しかし，量的な精度は必ずしも高くなく，調査票の種類によっても異なった結果が得られる場合も多い．調査の目的やこの調査法の限界を十分に理解した上で実施することが望まれ，得られた結果の解釈にも十分留意する必要がある．

食物摂取量調査 ［food consumption survey］ ＝食事調査

食物繊維 ［dietary fiber］ ヒトの消化酵素で消化されない，もしくは消化されにくい食品中の難消化性成分の総体．一般には植物由来の多糖類やリグニンが想定されているが，キチン，キトサンなど動物性のもの，微生物由来のカードランやジェランガム，また難消化性のオリゴ糖類を含む場合がある．一般に Prosky 変法で定量される．腸内細菌による発酵分解率の程度によって，エネルギー換算係数が異なる．食物繊維は水溶性食物繊維（SDF）と不溶性食物繊維（IDF）に分類され，生体への影響は異なる．→水溶性食物繊維，不溶性食物繊維，ルミナコイド，腸内細菌

食物繊維のエネルギー換算係数 ［caloric values of dietary fiber］ 食物繊維は，大腸で腸内細菌によって発酵され短鎖脂肪酸に変換されるので，短鎖脂肪酸がもつ熱量（1分子当たり200～500

kcal）と生成量を前提として換算係数が定められている。発酵分解率75%以上の「発酵性」のものには2 kcal/g, それ以下の「難発酵性」のものについては，発酵分解率25%以上75%未満のものに1 kcal/g, 発酵分解率が25%未満のものに0 kcal/gをあてる。しかし，多様な食物繊維素材のすべてに係数が定められてはおらず，定めのない物質については2 kcal/gを充てるとされる。→腸内発酵，食物繊維

食物特異体質 [food idiosyncrasy] 摂取した食物に対して過敏な反応（主にアレルギー反応）を示す体質のこと。消化器，皮膚，呼吸器などに症状を現すことがある。

食物の産熱効果 [thermic effect of food, TEF] ＝特異動の作用

食物不耐 [food intolerance] 摂取した食物やそれに含まれる物質により起こる生体に不都合な反応。食物アレルギー以外の反応を食物不耐症という。代表的な食物不耐症に，ラクトース分解酵素欠損による牛乳不耐症がある。

食物網 [food web] →食物連鎖

食物連鎖 [food chain] 捕食-被食の関係によって規定される生物種間のつながり。太陽エネルギーを利用した光合成によって無機物から有機物を作り出す緑色植物，それを食べる植食動物，その植食動物を捕食する肉食動物等複数の栄養段階に位置づけられる生物種によって構成される。自然界の連鎖の全体像を食物網という。自然界では，水や大気に含まれる物質がそれを取込む生物の体内で高濃度になること（生物濃縮）が知られており，高位の栄養段階に属する生物では体内の組織に含まれる有害物質濃度が高いことが多い。→生態系

食用蛙 [bullfrog] アカガエル科の大型種。雄の鳴き声が牛に似ていることからウシガエルともいう。脂肪が少なく，肉質が鶏肉のささみやウサギの肉に似た淡泊で軟らかく，あっさりした味である。食用にされるのは後肢のみで，脂肪が少ないので油を使った料理に適する。フランス，スイス，米国，カナダ，中国等で天ぷら，から揚げ，フライ，バター焼きなどに用いられる。

食用カゼイン [edible casein] カゼインの機能特性を付与した食品として利用されるもの。ニカワやペンキなどの非食品的（工業的）用途のものとは異なる。熱安定性や中性域での溶解性，乳化性などに優れており，飲料，乳製品，肉製品，ベーカリー・菓子類等に広く用いられる。栄養価の高さから，乳児用食品や健康食品などにも用いられる。

食用色素 [food colorant; food dye] ＝着色料

食養生 [dietary curing] 食を中心にした養生。中国，台湾，韓国，日本などに特有の概念である"養生"は身体・精神の安定を図り，健康で長生きしようとする生き方である。養生には，食事，身体的健康，製薬，呼吸法などが含まれ，その中で食事を用いて健康を保とうとする考え方を食養生といい，健康で長生きするための養生に極めて重要な位置を占めている。江戸時代以降盛んに使われてきた。現代の健康ブームもある意味では食養生といえる。

食用植物油脂 [edible vegetable oil and fat] 食用油脂の中の植物油脂。狭義には，日本農林規格（JAS）に適合した植物油（食用植物油，食用調合油及び香味食用油）。→食用油脂

食用油 [edible oil] 食用に供される油脂。食用油脂と同じ意味で使われることもあるが，狭義には，食用に供される液状植物油をいう。

食用油脂 [edible oil and fat] そのまま食用に供される油脂及び食品の原材料として利用される油脂。食用植物油脂と食用動物油脂に分けられるが，動植物を原料とする天然油脂とこれらを物理的・化学的に加工した加工油脂とがある。日本食品標準成分表2010の油脂類には，植物油脂，動物脂のほかに，加工食用油脂としてバター類，マーガリン類及びショートニング類が収載されている。常温で液状の食用油より広い範囲を指す。

食欲 [appetite] 食物摂取に対する欲望。一般的には空腹になると摂食に対する欲望が亢進し，摂食により消失する。食欲を調節する中枢は視床下部にあり，その腹内側核は満腹を感知し（満腹中枢），外側下部は摂食を促進する（摂食中枢）とされ，食欲はこの二つの中枢により調節されている。

食欲中枢 [appetite center] 食欲を調節する中枢。摂食中枢（視床下部外側下部）と満腹中枢（視床下部腹内側核）の二つの相反活動によって食欲の調節が制御されている。

食欲不振 [anorexia] 病的な食欲の低下・消失。食思不振，アノレキシアともいう。機質的食欲不振（消化管，肝臓，胆臓，膵臓など消化器系疾患を伴う場合と，重症感染症，内分泌疾患，薬物などの症状を伴う場合）と，神経性食欲不振症とがある。

食欲抑制薬 [anorectic drug] 食欲を抑制させる薬物。食欲中枢への直接作用及び神経終末におけるモノアミン（ノルアドレナリン，ドーパミン，セロトニン等）の再吸収抑制を介し，食欲抑制作用を示す。マジンドールが使用されている。

食料安全保障 [food security] 食料安全保障は，もともとアフリカの食料危機が起きた1970年代の食料供給に重点を置いた国家レベルの食料安全保障が焦点だった。しかし，食料安全保障の考え方や定義は国によって異なり，時代とともに変化してきた。現在では，「食料安全保障は，すべての人がいかなる時にも活動的で健康的な生活のために，食事の必要性と嗜好を満たす，十分で安全で栄養のあ

る食料を物理的および経済的に入手可能である時に達成されるものである」(1996年世界食料サミット)という定義が一般に受入れられている。

食料援助 [foreign food aid] 世界の食料安全保障のための施策の一つ。1963年，世界食糧計画 (WFP) が世界的な食料援助を担う機関として国連に設立されている。日本は，食糧援助規約に基づく援助 (KR 食糧援助)，WFP を通じた援助，緊急食料援助事業及び緊急無償援助の枠組みの中から食料援助を実施している。

食糧管理制度 [food control system] 1942 (昭和17) 年に制定された「食糧管理法」に基づいた制度。国民の主食である米を政府が責任をもって管理することにより，生産者に対しては再生産を確保し，消費者に対しては安定的にその供給責任を果たすというものであった。しかし，米穀の生産・流通・消費をめぐる諸情勢の大きな変化により，食糧管理制度が実態と乖離していることや，米の関税化の特例措置等の新たな国際的規律の下で国民に対する食糧の安定的供給を確保する必要から，「食糧管理法」を廃止し，それに代わって，1995 (平成7) 年から「主要食糧の需給及び価格の安定に関する法律」(食糧法) を施行し，米の流通規制が緩和された。

食料自給率 [self-sufficiency rate of food] ＝自給率

食料需給表 [food balance seat] 日本で供給される食料の生産または輸入から最終消費に至るまでの総量を明らかにしたもの。国民一人当たりの供給純食料及び栄養量を示して，国内生産量と輸入量とから食料自給率の算出にも用いられている。農林水産省が FAO の食料需給表の手引に準拠して毎年作成しているもので，世界各国の食料供給量を比較することができる。

食料・農業・農村政策審議会 [The Council for Food, Agriculture and Rural Areas Policies] 食料・農業・農村政策の推進に当たっての事項を調査審議するため，「食料・農業・農村基本法」(1999 (平成11) 年法律第106号) に基づき，農林水産省に設置された機関。

食歴法 [dietary history] 調査員が過去の食品摂取状況や食生活の特徴などを対象者に質問して聞き取る方法。調査方法は系統化・標準化されていない。対象者の負担が軽く協力が得やすいが，熟練した調査員が必要，思い出しバイアスの影響を受ける，食生活と調査したい項目 (疾病の罹患率・死亡率など) との因果関係や時間的前後関係の把握は困難等の問題もある。パソコンソフトも開発されている。→栄養調査，面接法

初経 [menarche] ＝初潮

ショコラ [chocolat(仏)] ＝プレインチョコレート

助産師 [midwife] 「保健師助産師看護師法」(保助看法) 第3条に，助産師とは"厚生労働大臣の免許を受けて，助産又は妊婦，じょく婦若しくは新生児の保健指導を行うことを業とする女子をいう"と定義されている。助産師国家試験に合格して厚生労働大臣の免許を受けなければならない。助産師は，医療法第2条における助産所を開設することができ，出生証明書，死産証明書など診断書に類する書類を発行することができる。2002 (平成14) 年3月の法改正により助産婦または助産士という名称が助産師と改められた。

除脂肪体重 [lean body mass, LBM] 身体の脂肪を除いた体重。脂肪を除いた体重の多くの割合を占めるのが筋肉であるので，身体の筋肉量を反映する数値として用いられる。

除脂肪量 [fat free mass, FFM] 脂肪を除いた重量。→除脂肪体重

女性ホルモン [female sex hormone] 女性の二次性徴の発現と生殖機能に重要な役割を果たすホルモンの総称。主に卵巣から分泌される。卵胞ホルモン，黄体ホルモンがあり，卵胞ホルモンにはエストロン，エストラジオール，エストリオールをはじめとする約30種の天然エストロゲンが発見されている。黄体ホルモンには，プロゲステロン，20α-ヒドロキシプロゲステロン等がある。臨床では，月経異常，更年期障害，骨粗鬆症，乳癌や前立腺癌に対するホルモン療法に用いられることが多い。

除石 [scaling] 歯根表面に付着した歯石及びプラークを除去する処置のこと。スケーリングともいう。使用する器具をスケーラーといい，超音波スケーラー，鋭匙型スケーラー (キュレット)，鎌形スケーラーなどがある。歯肉縁下の歯石の付着部位は，合わせてポケットも形成しており，セメント質も汚染されているため，根面の平滑化を同時に行うことが多い。

除草剤 [herbicide] 雑草の防除，またはその正常な生育を阻害する目的で使用される化学物質。主として水田，畑などの農耕地に使用されるが，林，芝生など，さらには駐車場，運動場などの非農耕地にも使用される。除草剤はその分類によりホルモン型・非ホルモン型，選択性・非選択性，移行型・接触型，土壌処理剤・茎葉処理剤等に分けられる。

除草剤耐性作物 [herbicide tolerant crop] 遺伝子組換え作物の一種で，ある特定の除草剤に対して耐性を付与した作物。ある除草剤を不活性化する酵素やその除草剤に耐性になっている酵素をコードする遺伝子を作物に導入し，発現させる。除草剤と組合せて用いる。そのため除草剤をまいても枯れない。除草剤の使用回数，量を減らし，かつ選択的な除草効果を上げられる。除草剤としてはグリホセート (グリホサート，ラウンドアップ) やグリホシネート (グリホシネート，ホスフィノスリシン)

が，対象作物としては，ダイズ，ナタネ，ワタ，トウモロコシなどが用いられている。→グリホセート

除タンパク質 [deproteinization] 細胞の抽出液，体液などからタンパク質を除く操作。酸処理，有機溶剤処理，熱処理等の方法がある。目的物質の破壊などが起こらない方法を選択する。

初潮 [first menstruation] 思春期の女性に初めて月経をみること。初経ともいう。性腺刺激ホルモンの分泌，卵巣でエストロゲンの産生を開始したことを示す。初経直後は，無排卵周期のことが多い。

食間収縮 [interdigestive contraction] ＝飢餓収縮

ショ糖 [saccharose] ＝スクロース

初乳 [colostrum；beestings；beastings] 分娩後4～5日間分泌される母乳。10日後から分泌される成乳に比べ，高タンパク質，低脂肪，低ラクトースである。脂肪球を多く含む白血球が存在し，これを初乳球という。感染防御機能を有するIgAやラクトフェリンを多量含んでおり，新生児の感染防御に重要な役割を演じる。IgAは食物アレルゲンの吸収を抑制するので，アレルギーの予防にも有効であると考えられている。

暑熱順化 [high-temperature acclimatization] ＝熱暑順化

処方箋 [formula] 医師，歯科医師が薬剤師に対して，特定の患者に与える薬品の名称，分量，用法，使用期間などの情報を記載した書類。医師法及び歯科医師法により，患者の氏名，年齢，診療機関の名称と所在地，または医師の住所，発行年月日を記載し，医師の記名押印または署名が必要である。

徐脈 [bradycardia] 通常心拍数，脈拍数が毎分60以下の状態を指す。就寝中の健常者，高齢者，スポーツ選手に徐脈傾向がみられる。無症状のことが多いが，疲労感，めまいを訴えることがある。甲状腺機能低下症，脳圧亢進状態などが原因となることもある。

ショルダーベーコン [shoulder bacon] ブタの肩肉を塩漬してくん煙した食肉製品で，日本農林規格（JAS）品目の一つ。ベーコン類は製造時の加熱工程は必ずしも必要ではない。ばらで作られるベーコンと比べて脂肪が少なく，赤身が多い。

白子症 [albinism] ＝白皮症

白玉粉 [glutinous rice flour] 穀粉の一種。砕いたもち米を水に浸し，攪拌と沈殿を繰り返して精製し，乾燥させたもの。もち粉ともいう。舌触りが滑らかで，白玉だんごや求肥などの和菓子に使われる。寒晒(かんざらし)粉ともいい，厳寒の候にもち米を清水で晒しながら作ったことに由来する。

白焼き [broiled without seasoning] ＝素焼き

紫藍症 [cyanosis] ＝チアノーゼ

シリアルフード [cereal food] 欧米型朝食に用いられる穀類（トウモロコシ，小麦，大麦，米など）の加工品。オートミールは粥状に調理後，コーンフレークやパフドライスはそのまま，あるいは牛乳，砂糖等を加えて食する。

シリコン [silicon] ＝ケイ素

自律神経 [autonomic nerve] 意思とは無関係に血管，心臓，胃腸，子宮，膀胱，内分泌腺，汗腺，唾液腺，膵臓を支配し生体の植物的機能を自動的に調節する神経。交感神経と副交感神経があり，その中枢は脊髄と脳幹にある。

自律神経系 [autonomic nervous system] 身体の内部環境（呼吸，循環，消化，代謝，内分泌など）の調節に働く神経系。自律神経系の高次中枢は視床下部にあり，情動の影響を強く受ける。末梢部は脳神経核や脊髄に始まるニューロンから構成されるため下部中枢ともいう。自律神経系は交感神経と副交感神経から成る。両神経系とも，中枢神経系にある節前ニューロンの軸策である節前線維が神経節に至り節後ニューロンにシナプス結合する。節後ニューロンの軸策である節後線維は，興奮によって神経伝達物質を放出する。交感神経末端からはノルアドレナリン，副交感神経末端からはアセチルコリンが放出され，これらの伝達物質が効果器の機能を調節する。交感，副交感のどちらの神経系でも，神経節で起こる節前線維と節後ニューロン間の伝達では節前線維からアセチルコリンが放出される。アセチルコリンは節後ニューロンのニコチン受容体に結合して速い興奮性シナプス後電位を発生し興奮伝導を行う。交感神経系の節前線維は第1胸髄から第2腰髄までの脊髄側柱に起始し前根と白交通枝を通って交感神経幹に入る。血管，汗腺，立毛筋の場合は節後線維が交感神経節より灰白交通枝として脊髄に入る。心臓や肺は神経節に起始する節後線維で支配される。副交感神経系は動眼，顔面，舌咽，迷走神経と仙髄に発する骨盤神経から成る。動眼神経は毛様体筋と瞳孔括約筋を，顔面神経は涙腺，顎下腺，舌下腺を，舌咽神経は耳下腺を，迷走神経は心臓，肺，気管支，胃腸，肝臓，膵臓等を支配する。

自律神経失調症 [autonomic imbalance] 自律神経系の機能失調に基づく病態。全身倦怠感，頭重，動悸などさまざまな不定愁訴をもつが，器官的異常を認めないのが特徴である。自律神経調整薬，抗不安薬，抗うつ薬などによる薬物療法，心因の解明など精神医学的な心理療法が基本である。

試料 [sample] ある特定の目的に対する科学的な調査対象に用いる分析材料。

飼料 [feed；feedstuff] 家畜等の栄養に供することを目的として使用される物質。飼料の安全性の確保及び品質の改善に関する法律で定める公定規格では，配合飼料，混合飼料，単体飼料に区分されている。

飼料添加物 [feed additive] 　家畜，食鳥，養殖魚の飼料の品質の低下の防止，飼料の栄養成分その他の有効成分の補給，飼料が含有している栄養成分の有効な利用の促進などを目的として飼料に添加される物質。アミノ酸，ミネラル，酵素，抗菌性物質などがある。「飼料の安全性の確保及び品質の改善に関する法律」（飼料安全法）に基づき農林水産大臣が品目を指定する。飼料の品質低下の防止用途で17種，飼料の栄養成分その他の有効成分の補給用途で87種，飼料が含有している栄養成分の有効な利用の促進用途で53種が指定されている（改正2012（平成24）年7月現在）。

シリングテスト [Schilling test] 　ビタミンB_{12}吸収試験ともよぶ。ビタミンB_{12}は胃の壁細胞から分泌される内因子と結合した状態で，回腸から吸収される。悪性貧血やビタミンB_{12}吸収障害の診断に有用な検査である。放射性コバルトで標識したビタミンB_{12}を内服させた後，非放射性ビタミンB_{12}を筋肉注射し，尿中への放射性ビタミンB_{12}の排泄を測定する。悪性貧血では内因子とともに標識したビタミンB_{12}を内服させると尿中排泄量は増加する。

汁粉 [shiruko] 　小豆あんを汁として，餅や白玉を入れたもの。江戸時代に関西から伝えられた善哉の江戸でのよび方。

ジルチアゼム [diltiazem] 　＝塩酸ジルチアゼム

汁物 [soup] 　だし汁が主材料の料理。和風，洋風，中国風がある。食事の最初に出されることが多い。和風ではすまし汁，味噌汁，洋風はスープやシチュー，中国料理は湯（タン）。

事例研究 [case study] 　＝ケーススタディ

脂漏症 [seborrhea] 　皮脂分泌が過剰となり，皮表上の皮脂が多量になる状態で，原因として皮脂腺の機能亢進が考えられる。頭，顔，腋窩，陰股部などに皮脂分泌は多く，乳幼児と思春期以降の成人に多くみられる。非炎症性で，油性の光沢を呈し，毛孔は開大し，黄色調の鱗痂皮が付着する場合が多い。

脂漏性皮膚炎 [seborrheic dermatitis] 　油脂性の鱗屑に被われた，紅斑を特徴とする慢性の皮膚炎。被髪頭部，顔面，耳周囲，前胸部，上背部正中など皮脂腺のよく発達した部分と，腋窩，陰股部などの摩擦部分に好発する。搔痒（そうよう）感は症状と比べて強くない。思春期以降の成人と乳幼児で多く発症する。乳児期では，乳児湿疹，アトピー性皮膚炎との鑑別が重要である。

シロカビ [film yeast] 　＝産膜酵母

白甘藷 [white skinned sweet potato] 　＝カイアポイモ

白コショウ [white pepper] 　インド原産のつる性植物コショウ（*Piper nigrum*）の完熟した果実を数日間水に浸漬して外皮と果肉を除き種子を乾燥させたもの。一方，黒コショウは未熟な果実を天日乾燥したものである。白コショウは精油の多い外皮を取除いているので，黒コショウに比べて白く香りがマイルドであるため，白身魚やホワイトソースを使った料理に適している。コショウの香りはピネンやリモネン等の香気成分に由来し，辛味は黒，白コショウともにピペリンに由来する。

白下糖 [shiroshita-to] 　砂糖の原料であるサトウキビの搾り汁を石灰で中和した後，加熱濃縮して得られるスクロースの結晶であり，黒砂糖や赤砂糖のように蜜を分けずに作った含蜜糖の一つである。白下糖はスクロースの結晶を含むが糖度が80％前後と低く，半流動性または半固形状となる。スクロースの小さな結晶ができる過程で還元糖が多いほど結晶ができにくいので流動性があり，樽入白下糖といわれ，還元糖が少ないときは粘度が高くなり煉瓦糖とよばれる。水分が約10％あって口どけがよく，原料のタンパク質，灰分，色素などが含まれ純度が低く特有の風味がある。沖縄，鹿児島，香川などで作られる。四国のサトウキビを用いて作られた和三盆は高級和菓子に用いられる。和三盆は日本の伝統的な手法で作られた砂糖であり三盆ともいわれ，中国から輸入された唐三盆に対して名付けられた名称である。

シロシビン [psilocybin] 　きのこに少量含まれる幻覚性毒成分。大部分はリン酸エステルのシロシビシンとして含まれている。リン酸エステルは腸粘膜から吸収されないが，少量含まれるシロシビンと加水分解してできるシロシビンは吸収され，脳内に入って幻覚などの知覚異常を引き起こす。その中毒症状は，ある種の精神病の発症初期症状に似ていることから精神医学の領域でも関心がもたれている。

白ブドウ酒 　＝白ワイン

白ワイン [white wine；vin blanc（仏）] 　無色～黄金色を呈する果実酒（通常はブドウを原料とするワインを指し，白ブドウ酒ともいう）。果皮にアントシアニン系色素を含まない緑色～黄色系の原料ブドウを使用し，除梗・破砕後，搾汁してアルコール発酵させる。果皮や種子に由来するフラボノイド類が少ないことから，苦味・渋味が少ない。残糖分によって辛口から極甘口までのバリエーションがある。また，原料ブドウ品種によって香りに大きな違いがある。代表的なブドウ品種は，シャルドネ，ソーヴィニヨン・ブラン，リースリングなどで，甲州は日本固有の品種である。通常，アルコール分は9～13％程度，pHは3.0～3.5程度。→ワイン，赤ワイン，ロゼワイン

ジン [gin] 　ライ麦，トウモロコシなどを麦芽で糖化し，これを発酵させてできたものを蒸留したアルコール飲料。精留したアルコールに杜松（ねず）

（ジュニパー）の実などの香り高い植物を加えて再度蒸留するため，特有の香りを造り出している。主な香料植物として杜松実，コエンドロ，アンゲリカ，乾燥オレンジ皮，桂皮などが用いられる。原産地はオランダで，後にイギリスで盛んに造られ，米国，日本などでも製造されている。オランダジンは，香味が複雑でやや粗く，ストレートで飲む型。ロンドンジンは辛口，軽快で香りも単純，カクテルのベース用として利用される。

心因性下痢 [psychogenic diarrhea] →神経性下痢

親液コロイド [lyophilic colloid] ＝親水性ゾル

腎炎 [nephritis] 一般には糸球体腎炎を示すが，腎臓の糸球体以外の構成要素である尿細管や間質の病変（尿細管間質性腎炎，間質性腎炎）を示す場合にも用いられる。

新温度帯冷蔵 [partial freezing] ＝パーシャルフリージング

進化 [revolution] 生物集団が何世代もかけて遺伝的構成成分が緩やかな不可逆的自然選択等によって徐々に変化していくこと。この過程で生物の形質に影響するように後続の世代にその変異が伝達され，生物の新しい種が生じる。進化の要因は遺伝的構成成分 DNA に生じる緩慢な不可逆的変化であり，新ダーウィン説（自然選択），新ラマルク説（獲得形質の遺伝），純化淘汰説，突然変異蓄積説，中立説（集団遺伝学・分子生物学的知見）等多くの面から論じられている。生物の生存に必要な遺伝子の部分は進化的には保存されている。

真果 [true fruit] →果実類

深海魚 [deep sea fish] 一般に，水深200m以上の海洋に生息する魚類。海洋生態学では3,000m以深を深海というが，水産学では大陸棚を超えた200m以深を深海とよぶ。そのうち，水産物として重要なのは大陸棚斜面の上部水深200〜1,000m程度に生息する魚類である。メルルーサ，ミナミダラ，ホキなど大量に漁獲されて食用にされている。しかし，沿岸魚類に比べ，筋肉に水分を多く含むものや，ロウ等の脂肪毒のもの，タンパク質の変性が速いものなど，食用として利用されにくい魚種も多い。

真核細胞 [eukaryotic cell] 細胞の静止期に細胞質と明確に区別することができる核膜に包まれた核を有する細胞。明確な核をもたない原核細胞と区別される。核内には DNA とヒストン等のタンパク質から作られる染色糸構造があり，核小体も認められる。細胞の分裂時に染色糸は染色体となって有糸分裂をする。核のある細胞では細胞質内にミトコンドリア，リソソーム，ペルオキシソーム，葉緑体等の独自の機能を示す細胞小器官も認められる。→原核細胞

真核生物 [eukaryote] 細胞内に核膜で囲まれた核を有する動物，植物，菌類や酵母等を含む生物の総称で，原核生物（細菌・藍藻植物）を除く生物。真核生物では細胞の分裂時に染色体構造がみられ，有糸分裂周期を有する。

心窩〔か〕部 [cardiac space] 胸骨下端と左右の肋骨弓を上縁とする上腹部。胃，十二指腸，肝臓，胆道などの痛みを出現する神経が集中している部位である。

仁果類 [pomaceous fruits] 花托が肥大して果実となり，子房が果心（いわゆる"しん"）を形成する偽果のこと。リンゴ，ナシ，ビワ等がこれに属する。

腎機能 [renal function] 尿の生成と排泄による生体内部環境の恒常性維持と内分泌機能が腎臓の主な機能である。尿の生成と排泄の基本単位は，腎小体と，尿細管で構成されるネフロンである。腎臓に流入した血液は，糸球体で濾過を受け，生体に必要な成分は尿細管で再吸収し，不要な成分は尿として排泄する。腎臓の内分泌機能は，造血ホルモンであるエリスロポエチン産生，昇圧物質であるレニン分泌，血管作動物質であるプロスタグランジン，キニン産生，骨代謝に関与するビタミン D の活性化など重要な役割をもっている。

真菌 [fungus (pl. fungi)] カビ（糸状菌）や酵母などの真核微生物を習慣的に真菌とよぶ場合があるが，学術的な微生物の分類を示すものではない。食品や医薬品の生産に有用なカビや酵母が存在する反面，ヒト感染症（真菌症）の原因菌や毒素（カビ毒，マイコトキシン）を産生する真菌も存在する。→真菌類

心筋 [cardiac muscle ; heart muscle] 骨格筋と同様に横紋筋であるが不随意筋であり自分の意思で動かすことはできない。骨格筋細胞は多核であるが，心筋細胞は基本的に単核である。また1個の心筋線維が興奮すると隣接するほかの心筋線維へ次々に伝達され筋肉運動を起こす骨格筋と異なり，筋線維が極めて密接に絡み合っており，1個の心筋線維の興奮は一瞬のうちに全体に波及するため1個の細胞のように働くことができる。また骨格筋は収縮に神経刺激が必要であるが，自動能があり心筋は刺激がなくても収縮できる。

心筋梗塞症 [myocardial infarction ; cardiac infarction] 冠動脈の急性閉塞による限局性の虚血性心筋壊死に伴う症候群。虚血性心疾患の代表的なもので，発症後の死亡率は高い。冠動脈硬化，粥状硬化，血栓形成，粥腫の破裂，粥腫内出血，動脈攣縮等が成因となる。不安定狭心症からの移行が多く，急性冠動脈症候群として一括される。冠動脈閉塞部に血栓形成が起こると閉塞度と側副血行が壊死量を規定する。症状は無症状，ショックから急死まで多彩であり，心筋壊死量，部位，残存心機能等で

決まる。7割に激しい胸痛がある。ニトログリセリンは無効であり、多くは不整脈を呈し、心室細動に移行して急死する。ポンプ機能が低下し、心不全またはショックとなる。急激な心電図変化があり、血中炎症性物質や心筋内酵素の上昇を来す。発症早期では再灌流療法を行う。血栓溶解療法、冠動脈形成術、冠動脈バイパス術がなされる。広範囲梗塞の場合は心不全、不整脈の治療を行う。

心筋症［cardiomyopathy］　心筋症は心機能障害を伴う心筋疾患（WHOの定義）であり、①肥大型心筋症、②拡張型心筋症、③拘束型心筋症、④不整脈原性右室心筋症に分類される。肥大型心筋症は、非対称性心室中隔肥大、左室肥大を認める。機能的には、心筋肥大に伴う心室壁伸展性の減少を特徴とする。拡張型心筋症は、心内腔の著明な拡張を認め、心筋収縮力が減弱する。低心拍量性心不全に陥りやすく、また、心室性不整脈が頻発する。なお、原因が明らかな心筋疾患は特定心筋症として心筋症とは区別されている。

真菌症［mycosis］　真菌類が原因の感染症の総称。肺、脳、髄膜などに感染する深在性真菌症と皮膚や粘膜に感染する表在性真菌症がある。カンジダ、クリプトコッカス、アスペルギルス、ノカルジア、白癬菌などが代表的な真菌症の原因菌である。

心筋層［myocardium］　心筋壁の中層を成す厚い筋層で心筋壁の主部を成している。心筋線維でできていて、筋層の厚さは心房と心室とで著しく異なる。心房は血液を心室に送るだけでよいため薄く、心室は肺及び全身血管の抵抗に打ち勝って血液を出す必要があるため厚くなる。また左心室と右心室は体循環と肺循環との相違により左心室が約4倍厚い。

真菌中毒症［mycotoxicosis］　真菌類に汚染された食品の摂取による疾病あるいは異常な生理作用の総称。原因となるのは特にカビの代謝産物で、これら天然有害化合物を総称してカビ毒（マイコトキシン）という。カビ毒を産生するカビにはアスペルギルス属、ペニシリウム属、フザリウム属があり、それぞれ構造の異なるカビ毒を産生し、細胞毒性、発がん性、変異原性、催奇形性等を示す。

真菌類［Eumycetes］　微生物のうちで藻状菌類、純正菌類（子嚢（しのう）菌類（コウジカビやアオカビ、有胞子酵母））、担子菌類（キノコ類）、不完全菌類（無胞子酵母等））の総称。発酵食品の製造にはさまざまな真菌類が利用される。コウジカビ（アスペルギルス属）は清酒、味噌、醤油の製造に、アオカビ（ペニシリウム属）はチーズや抗生物質の製造に利用され、サッカロミセス属の酵母は、パン、清酒、ワイン、ビール等の製造に用いられる。また、カンジダ属、アスペルギルス属のカビにはヒトの感染症の原因となるものもある。→真菌、真菌中毒症

シンク［sink］　→カウンターシンク

真空解凍［法］［vacuum thawing］　冷凍食材（主に畜肉・水産食材）を入れた容器内を真空にした状態で蒸気を送り込むことで解凍を行う方法。低温の蒸気飽和状態となり、蒸気の潜熱を利用して効率的に食材に熱を伝えることができる。従来の高湿度解凍法に比べ解凍速度が速くなる。

真空カッター［vacuum cutter］　減圧下で回転するナイフでずり身等を細断する機械。真空ポンプで50 mmHg程度を保持する。球形をしていることからボールカッターともいう。細断中の気泡発生が著しく少ないため薄いシートや細線を作るのに適している。また、サイレントカッターに比べて時間が短く室温の影響を受けにくい利点をもつ。

真空成形［vacuum forming］　樹脂成型の方式。熱軟化させた板状樹脂を凸または凹の型に押し付けて、樹脂と型の間隙にある空気を吸引、型に樹脂を真空密着させて成型する。形状の簡単な成型には便利だが、複雑な成型には不適である。

真空調理［vacuum packaged pouch cooking］　食材料を調味料と一緒に包材に入れ、真空包装して、袋ごと低温加熱する調理法。湯せんまたはスチームオーブンを用いることが多い。加熱後すぐ食べる場合と急速冷却を行い、0〜3℃で5日間まで保存し、再加熱して食する場合がある。袋内を真空にすることで、食品中の空気も抜け、その代わりに調味料が食品に浸透する。このことで熱伝導性が高くなり、58℃〜95℃の範囲の低温で料理を仕上げることができる。75℃以下の低温調理を長時間行うことが多いが、衛生管理上は加熱時間を長くすることで、75℃以上1分間以上と同等の殺菌効果が得られる場合もある。

真空凍結乾燥［vacuum freeze drying］　食品材料を凍結させ、その状態のままで昇華によって水分を除去・乾燥させる方法。低温、凍結した状態で材料が昇華によって乾燥されるために、材料の物理的・化学的変化が少なく、食品材料の熱劣化、香気成分の散失、酵素失活を受けにくい。凍結状態のまま水分が除去され、乾燥製品は多孔質となっているので、再度水分を加えると乾燥前の状態に戻ることが多い。しかし、低温で乾燥が行われるためにその乾燥速度は遅く、乾燥に長時間を要し、運転費、設備費等の要因により、その製品価格は割高になる。→噴霧乾燥

真空濃縮［vacuum；concentration］　液状食品の濃縮法。果汁の迅速濃縮に不可欠の操作だが濃縮過程で水蒸気とともに揮発性成分（芳香）が相当程度逸散することが難点である。

真空フライ乾燥［vacuum frying／drying］　真空下で油脂を媒体として直接の伝熱で乾燥を行うこと。真空での水分蒸発のため、従来のフライより低温（約100℃）で短時間での乾燥が可能で、栄養

素の破壊が抑えられ，素材の風味も残りやすい。また素材への油分の残存が少ない。麺，野菜，果実等の乾燥に利用できる。

真空冷却 [vacuum cooling]　食品を入れて密封した装置内を減圧すると，食品中の水分のもつ飽和水蒸気圧が装置内圧力より高くなり，水分蒸発が顕著に起こり，蒸発潜熱が食品から奪われ，食品の温度が低下する。真空冷却は野菜の冷却に使用され，従来の冷水冷却，空気冷却に比べて急速に冷却できること，冷水冷却のように濡れることによって起こる品質への悪影響や包装上の障害がないことが利点である。

真空濾〔ろ〕過 [vacuum filtration]　濾過材の背面を真空にして圧力差を利用した濾過方式。円盤状で両面に濾過面をもった葉状濾過機（加圧型もある），多室円筒型のオリバー濾過機などがある。

ジンクフィンガー [zinc finger]　DNA結合タンパク質のDNA結合領域に特徴的な立体構造の一つで，亜鉛と領域のシステインあるいはヒスチジン残基の間のアミノ酸領域が指状のループ構造をとるので名付けられた。亜鉛結合部位にシステイン残基（C）2個とヒスチジン残基（H）2個を含むC_2H_2クラスと，いくつかのシステイン残基のみを含むC_xクラスがある。

腎クリアランス試験 [renal clearance test]　腎機能の評価，特に糸球体の濾過能力の評価に用いられる。一般的にクレアチニンのクリアランスが代用されているが，腎機能評価として最も信頼度が高い。内因性クレアチニンクリアランスは，尿中クレアチニン濃度（mg/dL）×尿量（mL/分）/血清クレアチニン濃度（mg/dL）×1.48/体表面積（m^2）で表される。

シングルモルトウイスキー [single malt whiskey；-ky]　ひと樽のモルトウイスキーだけを商品化したもの。

神経 [nerve]　神経線維が神経鞘に囲まれ，その集団が神経周膜に被覆された束を示す語。神経系は中枢神経系（脳・脊髄）と末梢神経（脳神経・脊髄神経）に分類される。機能から身体の運動と感覚を司る体性神経と，自律機能を司る自律神経に分けられる。

神経炎 [neuritis]　中枢神経系（脳・脊髄）に対して，末梢神経〔脳神経・脊髄神経〕が障害を受けた場合をいう。病理学的には，軸索変性と節性脱髄に分類され，症候学的には，単神経炎，多発性単神経炎，および多発神経炎に分類される。原因として，遺伝，炎症，代謝，中毒，免疫異常などが挙げられる。

神経芽細胞 [neu-oblast]　発生初期の脳は，脳室帯（内側）と辺縁帯（外側：脳軟膜と接する）より構成され，神経芽細胞は脳室帯で分裂した後，辺縁帯（脳表面）に移動する。最初に表面に遊走する細胞は皮質板下層を形成する，その後移動するのが，脳皮質のⅣ層の細胞であり，次にⅤ層，Ⅵ層と次々に移動する（インサイド－アウト）。その後皮質板下層ニューロンは消失する。この後，神経芽細胞は錐体細胞に分化し，樹状突起や軸索を生じて成熟する。

神経筋終末 [neuromuscular ending]　神経筋の末端。

神経筋伝達 [neuromuscular transmission]　運動神経末端から神経筋終板への活動電位の伝達。シナプス終末球から伝達物質のアセチルコリンが放出されることによって，筋の活動電位が発生し興奮が伝達される。

神経グリア [neuroglia]　＝グリア細胞
神経系 [nerve system]　神経組織により構成され，生体の情報を受容・統合・伝達する器官系。主に，神経細胞と神経線維によって情報の伝達と処理を行う。脊椎動物では脳と脊髄から成る中枢神経系と，脳と脊髄の入出力神経である末梢神経系とから成る。中枢神経系は脳・脊髄に存在する多数のニューロンが高度で複雑に構成されており，末梢神経系は感覚や運動機能を担当する体性神経系と，自律神経系及び腸管神経系に大別される。それぞれ，生体の行動の統一性と内部諸部分の機能的相関に直接働きかける神経系である。

神経膠細胞 [neuroglial cell]　＝グリア細胞
神経細胞 [nerve cell]　神経系を構成する動物に特有の細胞。広義ではニューロン，狭義ではニューロンから神経突起を除いた部分をいう。細胞核のある細胞体，他の細胞からの信号を受ける樹状突起，他の細胞に信号を送り出す軸索に区分される。
→ニューロン

神経質症 [shinkeishitsu sho]　精神医学（ドイツ）における体質的傾向から出現した神経の機能の過敏または繊弱を特徴とする精神的性質。精神医学者森田正馬の概念によれば，神経症をヒステリーと神経質症に分け，神経質症はさらに，不眠，不定愁訴を訴える普通神経症，強迫症状を伴う強迫観念症，不安発作，動悸発作，呼吸困難発作を生じる発作性神経症に分けられている。

新形質米 [new characteristic rice]　1989年農水省の「スーパーライス計画」によって開発された，新しい形質（米粒の形状，成分，香りや色素）を持ち，新たな米の需要拡大が期待されている。日本の米の千粒重は約23g，アミロース含量は約25%であるが，大粒米（千粒重は約30g，デンプン原料用，醸造用），小粒米（千粒重は約15g，米菓用），高アミロース米（アミロース含量25%以上。ピラフ，チャーハン，ビーフン用など），低アミロース米（アミロース含量1～17%でもち米に近い。レトルト米飯，冷凍おにぎり用など）の他，低タンパク米（主要タンパク質であるグルテリン含量が低い。

腎臓病患者用），低アレルゲン米（グロブリンが少ない。アレルギー患者用），巨大胚芽米（胚芽が普通の米より2～3倍大きい。油，ビタミンE，γ-オリザノールが多い），有色素米（アントシアニン系色素，あるいはタンニン系色素が多い。着色米菓子，餅，醸造用など），香り米（炊飯するとポップコーンのような臭い。食味改善用）などが開発されている。

神経循環［性］無力症 ［neurocirculatory asthenia syndrome］　心臓神経症ともいう。動悸や胸部不快感などを訴え心臓病ではないかとの不安から循環虚脱になる状態。その不安によって動悸・息切れ等の症状はさらに強くなり，悪循環を来す。

神経症 ［neurosis］　心理的問題により生じた精神障害。ノイローゼともいう。性格と環境が発症要因として関与している。精神症状とは異なり，器質的な病変もないが，病感が強い。神経症はさらに，不安神経症，強迫神経症，ヒステリー，心気症などに分けられる。

神経鞘 ［neurolemma］　＝シュワン鞘

神経障害 ［neuropathy］　末梢神経障害の総称。ニューロパチー，末梢神経障害ともいう。外傷，中毒，代謝異常，感染，遺伝，血管障害などの原因により，軸索あるいは髄鞘が障害される。この結果，運動，感覚，運動と感覚，あるいは自律神経などが障害を受ける。単ニューロパチー，多発性単ニューロパチー及び多発ニューロパチーに分類される。

神経衰弱［症］ ［neurasthenia］　身体的，精神的な過労によって生じる神経過敏，疲労感・焦燥感，記憶力減退，注意思考力散漫，記銘力減弱などが起こる状態。神経症に属する。頭痛，めまい，肩こり，耳鳴り，動悸，下痢，便秘，感覚過敏，腱反射亢進，被刺激性亢進など多彩である。

神経性下痢 ［nervous diarrhea］　精神的ストレス，不安，長時間高度の緊張が続くと起こる下痢。心因性下痢，情動性下痢ともいう。消化管に器質的な異常が認められなくても食事の内容，種類にかかわらず下痢となる。一般的に神経質な人に多い。治療は原因となっている環境を整えることである。

神経性食欲不振症 ［neurogenic emaciation］
＝拒食症，思春期痩せ症

神経組織 ［nervous tissue］　生体は組織学的に，上皮組織，支持組織（結合組織），筋組織，及び神経組織に分けられる。神経組織は，神経細胞（ニューロン）及び神経膠細胞（グリア）から構成される。

神経伝達 ［neurotransmission］　神経組織における情報の伝達は神経細胞から次の神経細胞，または筋細胞や腺細胞へシナプスを介して行われる。軸索終末に達した興奮は，シナプス小胞から神経伝達物質をシナプス間隙に放出し，興奮を別の神経細胞または筋細胞へ伝達する。

神経伝達物質 ［neurotransmitter］　ニューロンの軸索末端から放出され，次の細胞に興奮，抑制の情報を伝達する化学物質。伝達物質はニューロンの種類により異なり，ドーパミン，アセチルコリン，アドレナリン，ノルアドレナリン，ソマトスタチン，エンドルフィン，サブスタンスPなどがある。

神経毒 ［neurotoxin］　神経系の機能に障害を起こす物質。主としてニューロンに作用してイオンチャネル，神経伝達物質の受容体，細胞分子などに毒性を発現するものと，神経伝達物質の分解を抑制するものがある。動物，植物，微生物などに由来する産生物が多く，フグ毒のテトロドトキシン，ヘビ毒のブンガロトキシン，ホミカの種子に含まれるウトリキニーネ，ボツリヌス毒素，ワライタケ毒などがある。

神経内分泌系 ［neuroendocrine system］　神経系と緊密に関連している内分泌腺系の総称。交感神経と副腎髄質，視床下部と脳下垂体などがあり，さらに自律神経が内分泌系などのホルモン分泌速度を制御する機能系と，神経分泌細胞が神経ホルモンを分泌し標的機関を制御する機能系などがある。

神経ペプチド ［neuropeptide, NP］　神経伝達物質は低分子神経伝達物質と神経ペプチドに分類され，中枢神経系及び末梢神経系の神経細胞に含有されている。ニューロペプチドともいう。エンドルフィン，エンケファリン，ダイノルフィン，アンギオテンシンⅡ，コレシストキニン，サブスタンスPなどがある。神経電気的には，抑制性あるいは興奮性物質として働く。記憶，学習，口渇，体温，食欲などを調節する。

腎血管性高血圧症 ［renovascular hypertension］　腎動脈狭窄による腎血流量低下で，レニン-アンギオテンシン-アルドステロン系が亢進した高血圧症。二次性高血圧症の一つ。線維筋性異形成や粥状動脈硬化により動脈狭窄を来す。血管雑音，血管造影などで診断され，経皮的バルーン拡張術または外科的治療を行う。薬物療法は腎機能をみながら，アンギオテンシン変換酵素阻害薬，アンギオテンシン受容体拮抗薬，カルシウム拮抗薬を用いる。

腎結石症 ［nephrolithiasis］　腎臓内に結石が生じること。部位により腎盂結石，腎杯結石に分けられ，大きさも砂状のものから，腎盂，腎杯に広がるサンゴ状結石までさまざまであるカルシウム，リン，尿酸などが析出・結晶化して生じる。結石の多くは，シュウ酸カルシウム，リン酸カルシウムなどのカルシウム結石である。男性に多く，青・壮年期に好発する。

ジンゲロール ［gingerol］　ショウガの辛味成分で，強い抗酸化性を有するフェノール性化合物。6-ジンゲロール，8-ジンゲロール，10-ジンゲロールが主成分で，6-ジンゲロールが最も多く

含まれる。自発運動活性，解熱作用，鎮痛作用，血管拡張作用などを示すほか，消化器系等への作用もみられる。

ジンゲロン [zingerone] $C_{11}H_{14}O_3$，分子量194.23。ショウガの根茎に含まれる辛味成分の一つ。ジンゲロールから加熱による逆アルドール反応で生じる二次生成物。魚などの臭みを消す消臭作用と日和見感染症に対する抗菌性が認められている。そのため，魚介類を原因とする食中毒を予防することが期待できる。

新粉 [nonglutinous rice flour] 飯米を水洗いして半乾きのものを微粉化，乾燥したもの。上新粉，上用粉ともいう。

人工栄養 [artificial feeding] 母乳で乳児に栄養補給できない場合に，代替の食品で乳児を育てること。用いられる乳は，より母乳に近づけるよう種々改良されている。具体的には，牛乳のカゼインを減少させるとともに乳清タンパク質を増加，アミノ酸ではタウリンとシスチンの添加，脂質は乳脂肪の大部分を植物油と置換し，多価不飽和脂肪酸を増やして母乳に近づけ，魚油を一部配合しDHAを強化している。また，炭水化物は母乳に近づけるためにラクトースを添加し，腸内ビフィズス菌を増殖させるために一部機能性オリゴ糖も添加，鉄やビタミンKなどの強化もされている。

人工栄養児 [bottle-fed child；artificially fed infant] 何らかの理由で母乳ではなく，乳児用調製粉乳等の人工栄養で栄養された乳児。母乳と人工栄養との双方で栄養された場合は混合栄養児という。→混合栄養

人口学 [demography] ＝人口統計学

人工甘味料 [artificial sweetener] 食品に甘味を付与するために使用される食品添加物のうち，サッカリン等天然には存在せず化学合成により作られたもの。「食品衛生法」に基づき厚生労働大臣が定める（指定する）もの以外は原則として使用が認められない。→合成甘味料

人口寄与危険 [population attributable risk] 寄与危険度とその人口集団での危険因子の保有率を掛けたもの。この人口寄与危険度を人口集団の全発生率で割った値を，人口寄与危険度割合という。

人工ケーシング [artificial casing] ＝コラーゲンケーシング

人口構造 [composition of population；population structure] 静態統計により明らかにされる人口の規模や性・年齢構成など。年齢構成は，年少人口（0～14歳），生産年齢人口（15～64歳），老年人口（65歳以上）などで示される。人口構造を視覚的に明らかにしたものを人口ピラミッドという。→人口ピラミッド

人工肛門 [artificial anus] ＝ストーマ

人工香料 [artificial flavoring agent] アルコール，エステル，エーテル等の化学構造グループの化学物質を組合せて使用し，天然香料に似た香気を与えるように調製されたもの。食品には「食品衛生法」に基づき厚生労働大臣が定める（指定する）もの以外は原則として使用が認められない。

人口再生産 [population reproduction] 人口の出生力を意味する（再生産力）。女性の15～49歳を再生産年齢という。人口再生産の指標として合計特殊出生率（粗再生産率：1人の女性が一生の間に産む平均子供数），総再生産率（一生の間に産む平均女児数），純再生産率（母親の世代の死亡率を考慮）がある。

進行性筋ジストロフィー症 [progressive muscular dystrophy, PMD] 遺伝性筋疾患。進行性筋萎縮症ともいう。四肢，体幹，顔面などの骨格筋の筋力低下や萎縮を示す。遺伝形式，発症部位，進行スピードからいくつかの型に分類される。デュシェンヌ型，ベッカー型は伴性劣性遺伝で男性のみに発症。デュシェンヌ型は2～5歳で発病し，発病後10年で歩行困難になり，予後不良。ベッカー型は5～25歳に発病，予後良好。顔面肩甲上腕型は常染色体優性遺伝で，10～20歳代に発病し，進行が緩徐である。肢帯型は常染色体劣性遺伝で，10～40歳で進行が遅く，障害の程度も軽い例が多い。

人口静態統計 [static statistics of population；census statistics] 一定の集団について，人口と関連する性・年齢構成などの特性分布を，ある一時点でとらえたもの。国勢調査統計，ある時点の世帯数・労働力人口等がある。→人口動態統計

人工着色料 [artificial color；artificial dye] タール色素のように，天然には存在せず化学合成により作られた着色料。食品用には厚生労働大臣が食品添加物として指定したもののみが使用できる。→合成着色料

信号伝達 [signal transduction] 生体が正常に機能するために細胞が情報を伝達すること。情報伝達ともいう。細胞間の信号伝達物質は，ホルモン，神経伝達物質，生理活性物質等である。細胞に伝達物質が働くと信号が細胞内に伝えられ，信号の受容，変換，増幅が行われる。

人口統計学 [demography] 人口の推計方法や将来人口，将来世帯数の推計等を研究する学問。人口学ともいう。ゴンパーツ曲線，ロジスティック曲線，コホート要因法，生命表法等が用いられる。

人口動態統計 [vital statistics of population] 一定期間内に発生した人口の変動（出生，死亡）などをとらえた統計。日本では，「戸籍法」及び「死産の届出に関する規程」により市区町村長に届け出られた，出生，死亡，自然増加，婚姻，離婚，死産が集計され，毎年「人口動態統計」（厚生労働省大

臣官房統計情報部）として公表されている。→人口静態統計

人工乳 [artificial milk] 母乳擬似品として母乳成分に類似させて作られた。乳児用調製粉乳や離乳食期用フォローアップミルク，各種疾患対応の治療用特殊粉乳などがある。

人口爆発 [population explosion] 急激な人口増加のこと。世界人口は1960年以降急増し，1999年には約60億人となり，2005年には64億人を超えた。近年，人口増加率は減速してきているが，開発途上国を中心に世界人口は依然として増加傾向にある（世界人口白書）。

人口ピラミッド [population pyramid] ある集団における人口の性・年齢構成を視覚的に明らかにするために，年齢（または年齢階級）別人口を性別（通常男性が左側，女性が右側）に，若年齢から層状に積み上げて図示したもの。→人口構造

人口問題 [population problem] 人口構造の変化に伴って，社会，経済などに生じる諸問題。日本では出生率の低下と高齢者人口の増加により，急速に少子高齢化が進んでおり，21世紀初頭から直面する長期の人口減少過程に対応した社会経済，社会保障体制の構築が求められている。→人口爆発

浸漬 [immersion；dipping] 固体食品を液体に漬ける。乾物の吸水，アクや塩分など不要成分の溶出，うま味成分の溶出，褐変防止，調味料の浸透などの目的で行う。

心室 [ventricle of heart；ventricle] 心臓の四つの腔のうち壁の厚い下半分の二つの腔。肺で酸素化された血液が左心房から僧帽弁を介して流入し，大動脈弁を介して血液を動脈に駆出するものを左心室，右心房から三尖弁を介して流入した静脈血を肺動脈弁を介して肺動脈へ流出する機能を有するものを右心室という。左心室は左右方に位置し右心室は前右方に位置し両者は心室中隔により隔てられている。心筋の厚さは左心室12 mm，右心室4 mm未満である。正常の大動脈収縮期圧は120 mmHgで，肺動脈収縮期圧は30 mmHgであり，それぞれ必要な駆出圧を反映した厚さを示している。

心室中隔 [interventricular septum] 左心室と右心室を隔てている心筋部分であり，その大部分は左心室心筋より成る。通常，収縮・拡張は左心室自由壁と同調し収縮期には左心室内方に向かい壁厚を増し，拡張期にはその反対の動きをとる。ただし心房中隔欠損症などの右心室容量負荷疾患では，収縮期に左心室側に偏位し，拡張期には右心室側に偏位する奇異性運動をとる。心室中隔は前壁側は左冠動脈の前下行枝から，後壁側は右冠動脈あるいは左回旋枝の後下行枝から栄養される。

ジンジャーエール [ginger ale] ショウガ（ジンジャー）の色や香りをつけた発泡性の清涼飲料。そのまま飲むが，時にジン，ウイスキー，甲類焼酎などに加えて飲む場合もある。

ジンジャー粉 [ginger powder] 根ショウガの根茎の粉末。ショウガには芽ショウガ，新ショウガ，根ショウガ等があり，ジンゲロールやショウガオールなどの辛味成分，1,8-シネオール，ゲラニアール，ゲラニオール，リナロール等の芳香成分を含むため，粉末は香辛料としてカレー粉や各種ソース，料理，菓子，清涼飲料等に，また，におい消しとして魚や肉に用いられる。漢方では温熱性食品とされ，食欲を増し，血液の循環を良くすることから，健胃薬，鎮吐薬など薬用としての利用も多い。

ジンジャースナップ [ginger snap] 円形や星型にしたショウガの粉末入りの薄くてもろいクッキー。小麦粉，シナモン，ショウガ等を，バター，モラセス（糖蜜），卵でまとめ，円形に伸ばして焼いて作る。

侵襲 [invasion] 恒常性に変化をもたらす事象全般を指す。生体内の恒常性に変化をもたらす許容限界を超えた外部からの刺激（外傷，感染，手術，腫瘍など）を侵襲ストレスという。侵襲に対し，生体は細胞死，免疫反応，炎症反応，線維化など反応する。

浸出 [leaching] 目的とする物質を液体に浸して溶かし出すこと。分離を目的とした化学的操作で，混合物中から特定の成分だけを溶かす溶媒を用いて他成分から分離することなどをいう。

尋常性狼瘡 [lups vulgaris] 真性皮膚結核の代表的疾患。結核菌に免疫のある個体が，皮膚に撒布された少数の結核菌に対して作る皮疹である。好発部位は顔面の鼻背，頬部であるが，四肢の露出部に病変を形成することも多い。

腎小体 [corpuscle of kidney；renal corpuscle] ＝マルピギー小体

腎静脈 [renal vein] 腎臓の腎門から出る太い静脈。左側の腎臓の腎静脈は右側に比べ長く，腹大動脈の前を横走している。腎門では腹側から腎静脈，腎動脈，尿管の順に位置している。

深色効果 [bathochromic effect] 吸収スペクトルにおいて,吸収光を長波長側にシフトする効果。短波長側へシフトする浅色効果に対比される。また，吸収強度を増大させることを濃色効果，その反対を淡色効果という。色素分子の構造変位，共存物質によってこれらの効果が現れる。また，これらの効果の解析によって分子特性を判定することが可能である。吸収極大波長に相当する色と吸収光の色とはほぼ補色の関係にある。

心身症 [psychosomatic disorder, PSD] 日本心身医学会の診療指針では，"身体疾患の中で，その発症や経過に心理・社会的因子が密接に関与し，器質的ないし機能的障害が認められる病態をいう。ただし，神経症やうつ病など，他の精神障害に伴う身体症状は除外する"と定義している。心身症

親水基 [hydrophilic group] 分子構造の中で水分子とよく結合する性質を示す原子団。生体分子では，ヒドロキシ基，アミノ基，カルボキシ基，スルホ基などがある。リン脂質では，グリセロールにエステル結合している脂肪酸は疎水性基として働く。→疎水基

腎髄質 [renal medulla] 腎臓は外側から，腎皮質，腎髄質，腎盂の3層に区別される。髄質には円錐状の8～16個の腎錐体があり，尿細管と血管を直線状に配列している。その先端は腎乳頭で，髄質を走る集合管が開口する。腎乳頭は腎杯に包まれ，尿は腎乳頭から腎杯を経て腎盂へ集められる。

親水性 [hydrophilicity] 化合物が示す水分子との相互作用の程度。極性溶媒である水によく溶ける性質。グルコース等の単糖類やグリシン，プロリン等のアミノ酸は親水性を示す。→親油性

親水性アミノ酸 [hydrophilic amino acid] 水分子を吸着する傾向をもつ基（原子団），すなわち水酸化物や糖類中のヒドロキシ基（極性基），タンパク質分子中で電離基-COO⁻や-NH₃⁺をもつアミノ酸。

親水性コロイド [hydrophilic colloid] 溶媒分子が水である時，特に水分子との親和性が大きいコロイド粒子。例えば，タンパク質は水溶液中で親水性コロイドとして存在している。

親水性樹脂 [hydrophilic polymer] 代表的な親水性樹脂はヒドロキシエチルメタクリレート（HEMA）の重合体。ソフトコンタクトレンズの材料として多用されている。含水性に富み，柔らかく，酸素透過性，装着感に優れている。

親水性ゾル [hydrophilic sol] 水を媒質にした親液コロイド。コロイド粒子が強く水和しているため，疎水コロイドに比べて安定で，粘度が高く電解質を加えても容易には凝集しない。親水コロイドを添加して疎水コロイド粒子の表面に親水コロイドの吸着層を形成させることにより疎水コロイドを安定化させることができる。この目的に使われる親水コロイドを保護コロイドという。→保護コロイド

人生儀礼の食事 [meal for special life occasions] 人が一生のうちで必ず通過する諸儀礼を人生儀礼または通過儀礼という。人生の諸段階を区切る節目となるこの行事は，家族をはじめ親類縁者との会食を通して神の加護を受け，周囲の人々からは社会的承認を受ける目的があった。これら行事の成立時期は不明であるが，江戸時代において武家階層の中で元服や祝言，家督委譲などの行事と饗応食が発達していた。現代において，人生儀礼には初誕生の祝い，七五三の祝い，成人式，結婚式，長寿の祝い，葬式などがあり，これら行事の食として，酒や餅，白飯，赤飯，鮨，尾頭付きの魚などが供せられる。餅には神から生命力が与えられ，赤飯のアズキの赤はめでたさの象徴であるとともに，邪気を祓うものとして，また，尾頭付きの魚は出世する縁起ものとして，食べ物に精神的な意味をもたせた食がつくられる。

新生合成 [de novo synthesis] =デノボ合成

腎性骨異栄養症 [renal osteodystrophy] 慢性腎不全，ファンコニ症候群などの腎臓疾患により生じる骨軟化症。腎性骨ジストロフィーともいう。骨基質の石灰化不全が成長期の小児の骨に起こることによって発症する。主としてビタミンD代謝異常が原因である。

新生児 [neonate] 子宮内の共生生活から子宮外の独立生活への移行に必要な生理的適応が行われる時期にある出生後28日未満の乳児。出生後1週未満を早期新生児期，7日から28日未満を後期新生児期という。

新生児黄疸 [neonatal jaundice] 生後2，3日頃に始まり，10～14日で消失する黄疸。新生児高ビリルビン血症により生じる。生後，胎児赤血球の崩壊が亢進し，グルクロン酸抱合による排泄が未成熟なため間接ビリルビンが増加，黄疸を呈する。

新生児下痢 [neonatal diarrhea] 新生児期にみられる下痢。新生児期から小児期にかけてよくみられ，大部分はウイルス，細菌による腸管感染である。なかでも多いのがロタウイルスによるもので，冬の下痢の代表的な原因として知られている。

新生児死亡率 [neonatal mortality] 生後28日未満の死亡数を出生数で除し，1,000を乗じたもの。新生児死亡は，母体の健康状態，出産環境等の影響を受けるため，その地域の保健医療水準を反映する指標とされる。

新生児出血性疾患 [hemorrhagic disease of newborn, HDN] 生後2～4日に発症する出血性疾患。病態は，新生児メレナ（特発性消化管出血で吐血，下血等）を主症状として，臍出血，皮下血，頭血腫などが出現する。後天性疾患で，原因は，ビタミンK依存性凝固因子の欠乏による凝固タンパク質合成の低下である。

新生児体重減少 [neonatal weight loss] 出生直後の新生児にみられる一過性の体重減少。生理的体重減少ともいう。生後3～4日で5～10%程度減少し，1～2週間で元に戻る。出生直後は哺乳量が少なく，皮膚や気管支からの水分損失による。

新生児メレナ [melena neonatorum] 新生児の消化管出血による吐血，下血。新生児期の一過性によるビタミンKの欠乏によりみられ，発症は生後1週間以内に限られる。大量出血では輸血が必要となる。日本では出生直後のビタミンK₂予防投与で，発症は減っている。

腎性糖尿 [renal glucosuria] 腎臓の近位尿

細管におけるグルコース再吸収障害により，尿中にグルコースが排泄される状態。遺伝性である。糖尿病とは全く異なった病態で，高血糖を認めないのが特徴。75g経口グルコース負荷試験により，高血糖が存在しないにもかかわらず尿糖陽性であれば確定診断となるが，ほかの近位尿細管障害を除外することが必要となる場合もある。

腎性ヒスチジン尿症 ［renal histidinuria］
尿中にヒスチジンが多量に排泄される状態で，腎臓の尿細管における再吸収機能が低下したことによって起こったものを指す。肝臓のヒスチジダーゼの欠損では高ヒスチジン血症を伴う。

腎性貧血 ［renal anemia］ 慢性腎不全に合併する貧血。腎臓で産生されるエリスロポエチンは骨髄における赤血球産生を刺激する。慢性腎不全により，エリスロポエチンの産生が低下することが腎性貧血の主な原因である。治療には遺伝子組換えエリスロポエチン製剤を用いる。

新生物 ［neoplasm］ →腫瘍
浸漬 ［immersion；dipping；soaking；marinating］ 固体食品を液体に漬けること。乾物の吸水，アクや塩分など不要成分の溶出，うま味成分の溶出，褐変防止，調味料の浸透などの目的で行う。

腎石灰化 ［renal calcification］ 腎実質内で多数のカルシウム塩が沈着すること。多くは髄質に沈着するが，皮質に沈着することもある。高カルシウム血症を来す疾患，遠位尿細管性アシドーシスが原因となることが多い。

腎石灰［化］症 ［nephrocalcinosis］ 腎実質内に多数の石灰化を認める病態。腎結石症を伴う場合と伴わない場合がある。皮質に石灰化が多発する腎皮質石灰化症と，髄質に多発する腎髄質石灰化症に分けられる。無症状のため，X線診断で観察されることが多い。副甲状腺機能亢進症，ビタミンD中毒，サルコイドーシスなど高カルシウム血症を来す疾患が原因となることが多い。

神饌 ［offering dishes］ 神に奉献する飲食物。古くはミキ（神酒），ミケ（御食・御饌）といった。神饌には生饌（せいせん）（生のもの）と熟饌（じゅくせん）（調理したもの）がある。神饌の基本品目は「米，神酒，海魚，川魚，鳥，海菜，野菜，菓子（果物），塩水」であり，この品目は1875（明治8）年の神社祭式が基調になっている。しかし，古くはより祭りにその土地の初物，由緒あるものを神饌として供え，直会（なおらい）で神人共食することにより神の加護と力を得た。これら神饌の食材や調理法が時代を経て，行事食や郷土料理に発展したのである。

心臓 ［heart］ 心筋組織から成る筋肉性の袋。一定のリズムで収縮して血液を動脈に送り出すポンプ作用を有する臓器である。心房と心室に分かれ，それぞれ心房中隔，心室中隔により左右の心房と心室に分けられる。心房と心室の間には房室弁，心室と動脈との間には動脈弁（半月弁）がある。肺静脈から左心房に戻ってきた酸素化された血液は拡張期に左房室弁（僧帽弁）を介し左心室へ流入する。この際，左房室弁は左心室の拡張による早期開放とそれに続く左心房収縮による二つの開放を示す。そして左心室の収縮の始まりとともに左房室弁が閉鎖し左心室内圧の急激な上昇が生じ，やがて大動脈圧を凌駕し大動脈弁の開放により血液を大動脈駆出する。そして左心室の収縮が終わるとすぐに大動脈弁の閉鎖が生じ収縮期が終わる。その後も左心室内圧の低下は続き，次の左房室弁の開放まで持続する。

腎臓 ［kidney］ 腎臓は，尿管，膀胱，尿道ともに泌尿器系の臓器の一つで，泌尿器系は体内で生じた老廃物を除去して生命維持を図る。脊柱の両側の後腹膜腔に左右対を成しており，重さは約100g。ソラマメ型で，内側の凹みを腎門，腎門の内側を腎洞といい，尿管，動脈，静脈が出入りする。表面は線維被膜に包まれており，実質は，外表面に向かう皮質と，腎洞に向かって突出する十数個の髄質とに分かれる。髄質の先端を腎杯といい，ここに尿が送られる。腎臓では尿が産生されるほか，体液の恒常性の維持，レニンやエリスロポエチンなどのホルモン産生，ビタミンD活性化など代謝作用にもかかわっている。

腎臓移植 ［renal transplantation］ ドナー（提供者）の腎動脈，腎静脈，尿管をレシピエント（被提供者）の血管，尿管と吻合して移植すること。ドナーの生死により生体腎移植と死体腎（献腎）移植に分類する。通常，生体腎移植は血縁者間で行われ，死体腎移植は脳死と診断されたドナーの血液型とHLA-DRの適合する（2人の）レシピエント間で行われる。日本では1997（平成9）年10月に「臓器移植法」が施行され，ドナーの生前の意思が任意になされたものであるなどの条件が整えば，脳死下での腎臓の摘出が認められることとなった。

心臓脚気 ［beriberi heart disease；cardiac beriberi］ ビタミンB_1欠乏症である脚気に，不整脈，心拡大，心電図異常などの心臓機能の低下・心不全を併発した状態をいう。

心臓血管系 ［cardiovascular system］ 心臓から出た血液が動脈を経て毛細血管へ流れ組織に栄養と酸素を供給した後，老廃物を集め静脈を経て心臓に戻る循環経路。血液は次いで右心室から肺動脈弁を介して肺動脈より肺へ送られ酸素を受取り左心房に戻る。

人造絹糸 ［artificial silk thread］ ＝レーヨン
人造ゴム ［synthetic rubber］ ＝合成ゴム
腎臓周囲脂肪 ［perirenal fat］ 腎臓の周りを包んでいる脂肪。副腎をも包み込んでおり，脂肪組織の外側は腎筋膜が覆っている。

心臓神経症 ［cardiovascular neurosis］ ＝神経循環［性］無力症

人造バター [margarine] ＝マーガリン
心[臓]肥大 [hypercardia ; cardiac hypertrophy] 心筋量の増加を指す。ヒトは生後, 心筋細胞は増加しないので, 心肥大では心筋細胞の容積が増加している。形態的には, 求心性心肥大と遠心性心肥大に分類される。求心性心肥大は, 心筋細胞内で, 管腔臓器壁の肥厚により内腔は減少傾向になる。一方, 遠心性心肥大は, 管腔壁の肥厚で, 内腔は拡張を伴う。求心性心肥大は, 大動脈弁狭窄症や高血圧でみられ, 遠心性心肥大は, 大動脈弁閉鎖不全や僧帽弁閉鎖不全, 肥満に伴う絶対的除脂肪体重及び循環血液量の増加によるとされる。
心臓発作 [heart attack] 心臓が原因で突然に起こる胸痛, 胸部圧迫感, 動悸等の症状。狭心症, 急性心筋梗塞, 頻脈不整脈の発作によることが多い。
腎臓ホルモン [renal hormone] 腎臓から分泌されるレニン, エリスロポエチンなどホルモンの総称。レニンは傍糸球体細胞で生成され, 腎血流量の低下が起こるとレニン分泌が刺激され,その結果, アンギオテンシンⅡを介してアルドステロン分泌が促進され, 水・ナトリウムが貯留される。エリスロポエチンは腎皮質の毛細管の内皮細胞で生成され, 赤血球の産生を促進する。
心臓麻痺[ひ] [cardioplegia] 心臓のポンプ機能が急激に低下し, 停止すること。医学用語では心室細動 (ventricular fibllation, Vf) が該当する。心電図では細動波を示し, 心室が規則正しく収縮できず, 血液の駆出ができないような病態を示す。健常者でも運動中に発症することがあり, 救命のために公共の場でのAED (自動体外式除細動器) の設置が望まれている。
シンターゼ [synthase] ＝合成酵素
身体活動 [physical activity] 身体の運動活動。運動はエネルギー代謝に大きく影響するため, ヒトのエネルギー代謝を測定する場合には重要な要素である。したがって, 身体活動量を把握しないとエネルギー代謝を正確に測定できない。一日のエネルギー代謝量を計測する場合の身体活動量を測定するには, 歩数計や加速度計などが用いられる。
身体活動レベル [physical activity level, PAL] エネルギー消費量からみた日常生活における身体活動の程度を分類したもの。二重標識水法で測定された総エネルギー消費量を基礎代謝量で除した指標と定義される。身体活動レベル (PAL) は, Ⅰ：低い (平均1.50, 生活の大部分が座位で, 静的な活動が中心の場合), Ⅱ：普通 (平均1.75, 座位中心の仕事だが, 職場内での移動や立位での作業・接客等, あるいは通勤・買い物・家事, 軽いスポーツ等のいずれかを含む場合), Ⅲ：高い (平均2.00, 移動や立位の多い仕事への従事者, あるいは, スポーツ等余暇における活発な運動習慣をもっている場合) の3段階に分けられている。→メッツ

身体計測 [somatometry] 身長, 体重, 頭囲, 腹囲などの体位を測定すること。ヒトの成長・発達の度合いや, 年齢別・性別にみた体格の分布, 年次推移, 評価の基礎データとなる。学校健康診断においては, 幼稚園から高等学校までは, 身長, 体重, 座高測定がほぼ全員に実施されている。→人体計測
人体計測 [physical measurement ; anthropometry] 身体計測が主に身長, 体重といった体格の大きさを測定するのに対し, 人体計測は人体のあらゆる部分の形状を測定する。その際, 静止状態だけでなく, さまざまな姿勢や運動状態での身体の各部分の形状も測定し, 個人に合った衣服や靴のサイズや材料, 運動負荷に対する適切な体の応答, 姿勢などを検討する。→身体計測
身体障害 [physical handicap ; physical disability] 「障害者基本法」において, 障害とは, 身体障害, 知的障害または精神障害が含まれる。このうち, 身体障害は, 身体にかかわる障害をもち, 継続的に日常生活または社会生活に相当の制限を受ける状況をいう。「身体障害者福祉法」においては, 以下の障害が永続するものとしている。視力低下 (①両眼の視力 (矯正視力, 以下同) がそれぞれ0.1以下, ②一眼の視力が0.02以下, 他眼の視力が0.6以下, ③両眼の視野がそれぞれ10度以内, ④両眼視野の1/2以上が欠けている), 聴力低下 (①両耳聴力レベルが各70dB以上, ②一耳の聴力レベルが90dB以上, 他耳の聴力レベルが50dB以上, ③両耳による普通話声の最良の語音明瞭度が50％以下), 平衡機能の著しい障害, 音声機能, 言語機能または咀嚼機能の喪失, 手足 (①上肢, 下肢または体幹の機能の著しい障害, ②上肢の親指を指骨間関節以上で欠く, ③人差し指を含めて一上肢の二指以上をそれぞれ第一指骨間関節以上で欠く, ④一下肢をリスフラン関節以上で欠く, ⑤両下肢のすべての指を欠く, ⑥一上肢の親指の機能の著しい障害または人差し指を含めて一上肢の三指以上の機能の著しい障害), 心臓, 腎臓または呼吸器の機能の障害その他政令で定める障害。2003 (平成15) 年から実施されている新障害者プラン (新障害者基本計画及びその重点施策実施5か年計画) では, リハビリテーションとノーマライゼーションを理念に, 障害の有無にかかわらず, 国民誰もが相互に人格と個性を尊重し支え合う共生社会の実現を目指している。→身体的自立
身体症候 [physical sign] 客観的に観察できる身体的所見を徴候とよび, 自覚症状とあわせて症候という。医師は診療の際, 視診, 聴診, 打診, 触診などにより徴候を得, 患者の症状と合わせて身体症候を明らかにし, 診断する。
身体組成 [body composition] 身体の全体のうち, 脂肪分すなわち体脂肪量と, それ以外 (除脂

肪体重）の割合（2コンパートメント法）。最近は，肥満の評価として，従来の体位からの評価（成人の場合，身長と体重からBMIを求める）に加えて，本来の肥満の定義である"脂肪量が過剰に蓄積された状態"を重視し，体脂肪率も測定して肥満の評価に加える傾向がある。これはバイオインピーダンス法やDEXA法による体脂肪率計の普及・開発による。自らの身体組成のチェックが，家庭向けに販売されている体脂肪率計で扱いやすい。しかしながら，機種や測定部位によって数値に幅があり，朝晩や，運動前後で値が異なるので，個人が決まった時刻，状態で測定して，個人的な変動をBMIとともに評価することが現実的である。正確な身体組成は，CTスキャンによって測定できるが，日常的なチェック方法ではない。→肥満

身体的栄養診断 ［anthropometric；nutritional assessment］　身体計測によって栄養状態を評価し，診断すること。身長，体重，臍周囲径，上腕三頭筋皮脂厚，上腕筋周囲などが身体計測的指標として用いられる。

身体的自立 ［physical independence］　一般には，他人の支援を受けずに，身体的に一人立ちすること，すなわち，自分の力で行動すること，またはその状態。障害の種類と程度によって，自立度はさまざまであり，その人の生活パターンや仕事の種類によっても，自立度は相対的に変わる。障害者の自立度を評価する場合は，自立度の高い順に，ほぼ自立（ランクJ），屋内生活は自立（ランクA），ベッド上の生活が主体（ランクB），一日中ベッドでの生活で，排泄，食事，着替えに介助を要する（ランクC）に分類される（「障害老人の日常生活自立度（寝たきり度）判定基準」による。1991（平成3）年）。これは総合的な自立の指標であり，身体的，心理的，社会的，経済的な自立度が相互に関連した結果，ある レベルの自立度になって現れたものである。

新体力テスト ［new fitness test］　→体力診断テスト

診断基準 ［diagnostic criteria］　診断とは疾病等の健康状態を決定する過程のことであり，その判断に用いられる基準をいう。例えば，高血圧の診断基準は時代により変遷しており，現在も複数の基準が存在する。疫学研究で疾病を扱う際には，用いられた診断基準を明確に示す必要がある。

人畜共通伝染病 ［zoonosis］　脊椎動物とヒトとの間で自然に伝播する伝染性の疾患。ズーノーシスともいう。寄生虫症や細菌性食中毒も含まれる。世界的には約300種類があり，腸管出血性大腸菌O157：H7やサルモネラ症，エボラ出血熱，高病原性鳥インフルエンザ等がある。

腎虫感染症 ［giant kidney-worm infection］
腎盂腔に腎虫が寄生することにより発症する。腎虫は，長さ20〜100 cmの，ミミズ状の大型寄生虫で，中間宿主は淡水産ミミズ，両生類，淡水魚。イヌ，ネコ，ウマなど哺乳動物に寄生する。まれにヒトにも寄生し，腎臓に激しい疼痛，血尿がみられ，尿中に虫卵が検出される。

伸長因子 ［elongation factor］　＝延長因子

シンチレーションカウンター ［scintillation counter］　放射線量を測定する装置。シンチレーション計数管ともいう。放射線輻射や放射線が蛍光液中で閃光放射を誘起する現象を利用する。あらかじめ放射性同位体により標識化した試料を蛍光液を含む溶液に溶解させ，誘起閃光を計数する。

シンチレーション計数管　＝シンチレーションカウンター

陣痛 ［labor pain］　分娩に際し，周期的に痛みを伴って起こる子宮の収縮。分娩進行の原動力となる。分娩時期によって，第一期の開口期陣痛，第二期の娩出期陣痛，第三期の後産期陣痛に分けられる。広義には，妊娠中，産褥初期の不規則で弱い子宮の収縮をも含んでいる。

人的資源 ［manpower］　労働力を，ほかの生産要素と同様に資源の一つとみなした用語。一般的には，ある事業に従事できるさまざまな職種やその人数を指すが，専門職でない住民ボランティアが含まれる場合もある。

心的飽和 ［satiation］　特定の同一行為を繰り返し行っている場合，その作業や行動をそれ以上は続けることができず，打ち切ってしまうような心的状態。Karsten A（1928年）によって実験的に明らかにされた。

シンテターゼ ［synthetase］　＝合成酵素

心電図 ［electrocardiogram］　心臓の刺激伝導系の電流を時間的変化にそって記録する方法。体表面一般的には肢誘導（Ⅰ，Ⅱ，Ⅲ，aV_R，aV_L，aV_F）と胸部誘導（V_1，V_2，V_3，V_4，V_5，V_6）の標準12誘導法が行われる。心電図の波形には，心房の興奮を表すP波，心室の脱分極を表すQRS波，心室の再分極を表すT波などがある。これらの変動を観察することで不整脈をはじめ多くの心疾患の診断が行える。またST部分の偏位の有無は狭心症，心筋梗塞などの診断に極めて有用である。

浸透 ［osmosis］　気体分子（気相）や溶媒（液層）が膜，多孔性物質，粉体層等を通って移動すること。溶媒が溶媒濃度の高い（溶質濃度の低い）側から，溶媒濃度の低い（溶質濃度の高い）側に拡散していく現象を狭義の浸透という。生物における浸透は，半透膜である細胞膜のみならず，溶質の一部を通さない細胞間通路でもみられる。→透析

浸透圧 ［osmolarity；osmotic pressure］　半透膜を介して二つの濃度の異なる溶液が接しているとき，浸透してくる溶媒の圧力。浸透圧の大きさは，溶質粒子のモル濃度（電解質の場合，すべてのイオンのモル濃度）に比例し，絶対温度に比例する

（ファントホッフの式）。したがって，浸透圧の低い側から高い側に向かって溶媒が拡散することになる。

腎透析 [renal dialysis] 機能が低下した腎臓の代わりに血液中の老廃物を除去することで，人工腎臓を用いる血液透析と，本人の腹膜を用いる腹腔透析が主流である。原理的には半透膜を用いて患者の血液と透析液を循環し，水・電解質異常・有毒物質の蓄積を是正する。腎機能不全の患者に一定の間隔を置いて反復して行う。

シンドロームX [syndrome X] ＝死の四重奏

心内膜 [endocardium] 心筋最内層にある結合組織性の薄い膜。その内面は血管と同様に内皮という一種の扁平上皮で覆われている。その下には比較的厚い結合組織性の内皮下層があり，その中には若干の縦走平滑筋や細い弾性線維が存在する。

心内膜炎 [endocarditis] 障害された心内膜に細菌や真菌が付着・繁殖し弁破壊，弁逆流，敗血症，塞栓症などの重篤な合併症を起こす疾患。心室中隔欠損症や人工弁がある患者に生じやすく，起因菌としては口腔内常在の緑色連鎖球菌や表皮ブドウ球菌などグラム陽性菌が多い。僧帽弁と大動脈弁が障害されやすい。症状は心臓症状（弁逆流や心不全），全身性の炎症症状（発熱や体重減少）や局所の塞栓症状（脳塞栓，四肢末梢塞栓）などがある。

人乳 [human milk] ヒトの乳房から分泌される乳汁。母乳。人乳の成分は日ごとに変化し，約10日後にほぼ一定する。→母乳

人乳価 [human milk score] タンパク質価に代わるものとして1965年にFAO／WHO専門委員会が提案した食品タンパク質の栄養価評価法の一つ。人乳の必須アミノ酸組成を標準としてそれと比較する方法。→タンパク質〔たんぱく質〕価

人年 [person-years] 観察した人数とその観察年数をかけたもの。1人を1年間観察すれば1人年に相当する。2人を5年間観察しても，5人を2年間観察しても，同じ10人年に相当する。

真の消化率 [true digestibility] 摂取した栄養素の量から糞中に排泄された栄養素の量を減じ，摂取した栄養素量で除した値を見掛けの消化率というが，糞便中には消化管粘膜または消化液由来のものも含まれるので，その分を除いて算出した値。

シンバイオティクス [synbiotics] プロバイオティクスとプレバイオティクスを併せもつ食品。同時摂取により，この二つの機能がより効果的に働くことを期待したもの。

心肺能力 [cardiorespiratory functional capacity] 運動時には酸素の需要が安静時に比べまし く高くなるため，心臓は心拍数を，肺は呼吸数を増加し，酸素不足を補おうとする。しかし，これは心臓と肺が個々に行うものではなく両者の協調反応であり，この能力を心肺能力という。その強さは個人個人で異なり，同一人物でもトレーニングにより増強できる。一流マラソン選手では，心臓内腔が拡大し1回心拍出量を増加させるとともに，安静時心拍数は少なくなり運動時心拍数も増加しにくくなっている。また肺は肺活量を増加させ心肺能力が高くなっている。

心拍出量 [cardiac output] 1分間に心臓から駆出される血液量のこと。通常5～6L/分前後。心機能評価の指標となる。

心拍数 [heart (cardiac) rate, HR] 1分間の心拍回数。安静時60～100回/分を正常とするが，性・年齢，体質等により異なる。

心拍動 [heart (cardiac) beat] 心臓の収縮により血液が動脈に駆出し，弛緩により静脈から血液をくみ上げる運動。心拍，拍動，脈動ともいう。

真皮 [dermis] 表皮の下に存在する主に線維成分から成る組織。乳頭層と網状層から成る。乳頭層は細い弾性線維を含む結合組織から成り，表皮を栄養する血管が走る真皮乳頭が表皮に突出している。また，真皮乳頭にはマイスネル触覚小体があり，触覚を担当する。真皮下部は網状層で，強固で不規則に配列した結合組織で構成され，多量の膠原線維の中に弾性線維が網の目状に分布し，血管や神経も分布している。

心不全 [heart failure] 心臓の機能障害により心拍出量が低下し全身の臓器や組織に十分な血液を供給できなくなった状態。発症の経過の違いにより，数日から数か月前より出現し現在まで症状が持続している急性心不全，数か月以上持続している慢性心不全，障害部位の違いにより左心不全と右心不全に分けられる。

腎不全 [renal failure] 窒素代謝産物の排泄・処理が不十分になり，腎機能の低下した状態。腎機能が低下すると，呼吸器，循環器，消化器，中枢・末梢神経，骨代謝等に異常が出現する。一般にはクレアチニンクリアランス（Ccr）によるGFR（腎糸球体濾過値）30 mL/分以下，臨床的には血清クレアチニン2 mg/dL以上を腎不全とすることが多い。急性腎不全と慢性腎不全に大別される。急性腎不全は一時的組織障害が主体で，回復の可能性がある。慢性腎不全は機能するネフロン数の持続性の減少に起因し，進行は緩徐であるが非可逆性である。

深部体温 [depth body temperature] ＝核心温

深部血合肉 [deep-seated dark muscle] 魚類は魚体表面近くの内部の体側に沿って血合肉あるいは血合筋とよばれる，多量のミオグロビン，ヘモグロビンを含んだ暗赤色の筋肉組織を有している。マグロやカツオでは脊椎骨付近の深部にも多量の血合肉があり，これを深部血合肉という。

心房 [atrium；atrium of heart] 右心房と左心房がある。右心房は心臓の右上部を占め上方から

上大(じょう)静脈，後下方からは下大(だい)静脈が開き，前下部には静脈口（右房室弁）があり右心室に通じている。後下の隅には下大静脈の開口部と房室口との間に冠状静脈洞が開いている。右心房の前部は三角形の右心耳(じ)を形成し右から大動脈の基部を囲むように存在する。左心房とは心房中隔を介して接しており，右心房面には卵円窩がある。左心房には左肺静脈と右肺静脈が開口し，前下方は静脈口（左房室弁）によって左心室に通じ，左心房の前左端は左心耳(じ)となって左から肺動脈の基部を抱えるように存在する。

心房性ナトリウム利尿ペプチド [atrial natriuretic peptide, ANP] 心房から放出される心臓ホルモンの一つで，脳ナトリウム利尿ペプチド（BNP），C型ナトリウム利尿ペプチド（CNP）とともにナトリウム利尿ペプチドファミリーの一つ。慢性心不全，心房細動など心房負荷時に放出が増大する。中枢性の飲水・食塩嗜好性抑制作用，腎ナトリウム利尿作用，アルドステロンやバソプレッシン分泌抑制作用がある。うっ血性心不全の治療薬に用いる。

蕁〔じん〕麻疹 [urticaria] 食品，食品添加物，植物，真菌，薬品等が体内に入り，アレルギー反応あるいは非アレルギー的反応を誘導し，皮膚に膨疹・紅斑が生じる疾患。アレルギー性蕁麻疹では，抗原特異的IgEの誘導とヒスタミンの放出が重要である。ヒスタミンを含む食品の摂取によっても発症する。

親油性 [lipophilic；oleophilic] 油あるいは非極性溶媒に対する親和性を示す性質。疎水性ともいう。油によく溶ける性質。脂溶性のビタミンA，Dや脂肪酸，コレステロール等は親油性を示す。

親油[性]基 [lipophilic group；oleophilic group] ＝疎水基

信頼区間 [confidence interval] 母集団の真の値（平均，割合，相対危険度，オッズ比等）が，ある確率で存在すると考えられる区間。信頼限界ともいう。例えば，標本調査に基づいて推定した95％信頼区間は，同様の標本調査を100回行うと，そのうち95回は母集団の真の値がその区間に入ることが期待されるということを意味する。→区間推定

信頼係数 [confidence coefficient] 検定における"1－有意水準"のこと。また，区間推定における信頼区間の確からしさを表す確率。例えば，95％信頼区間は信頼係数0.95で推定した信頼区間である。→限界水準，信頼区間

信頼性 [reliability] ＝精度

診療所 [clinic] 医師（歯科医師）が，公衆または特定多数人のため医業（歯科医業）を行う場所。無床診療所と患者19人以下の収容施設を有する有床診療所がある。患者の収容は緊急・臨時的なもので，同一患者を48時間を超えて収容できない。開設，休廃止にあたっては都道府県知事への届け出が必要。

心理療法 [psychotherapy] ＝精神療法

人類学 [anthropology] 人類の進化，起源，多様性，適応等をその生物的特性と文化的特性の両面を重視しながら研究する学問分野。

親和定数 [affinity constant] 酵素と基質の親和性を表すパラメータ。酵素反応において反応の速度が最大のときの半分になる基質濃度をミカエリス定数K_mといい，K_mが大きいと酵素と基質の親和性が低く，小さいと酵素と基質親和性が高いということを意味する。

ス

酢 [vinegar] ＝食酢

スイートコーン [sweet corn] フリント種トウモロコシの一種。未成熟の子実の胚乳にはスクロース，マルトース，グルコース，フルクトース，オリゴ糖が多く含まれ甘味を与えている。クリーミーな食感を与える水溶性多糖類も多く存在する。未成熟の状態でそのまま加熱して食用にするか，缶詰などにして利用される。

膵液 [pancreatic juice] 膵臓の外分泌腺からの分泌液。無色透明，無臭，低粘稠性，アルカリ性（pH7.5〜8.0）で，一日に700〜1,000 mL 分泌される。約97％は水分で，残り約3％は各種消化酵素と電解質によって構成されている。α−アミラーゼである膵液アミラーゼ，プロテアーゼ，リパーゼ，ホスホリパーゼなどが含まれている。電解質の緩衝作用のため小腸内容物の pH が上昇する。

膵液アミラーゼ [pancreatic amylase] 膵液中に分泌されるα−アミラーゼのこと。アミロプシン（amylopsine）とよばれていた。膵炎の診断では血液中のα−アミラーゼ活性を測定する。→アミラーゼ

膵炎 [pancreatitis] 膵臓が分泌する消化酵素が活性化され，自己消化を本態とする急性膵炎と，膵組織の不規則な線維化・石灰化を主体とする慢性膵炎がある。急性膵炎はアルコールや特発性が多く，胆道疾患，高脂血症などが原因で，可逆的変化であるが，慢性膵炎は，慢性的な炎症の持続のため，膵組織に不可逆的変化を生じ，膵臓の分泌機能障害を来す難治性疾患である。

水解 [hydrolysis] ＝加水分解酵素，＝加水分解

水解酵素 [hydrolase] 加水分解を行う酵素の総称。消化酵素とよばれるものはすべてこれに属する。AB ＋ H$_2$O ⇄ AH ＋ BOH

髄外造血 [extramedullary erythropoiesis] 骨髄以外の臓器内で骨髄系血液細胞が産生されること。脾臓，肝臓，リンパ節などで最も多くみられ，副腎，軟骨にみられることもある。種々の血液疾患，特に乳幼児の血球産生亢進，成人の慢性骨髄増殖性疾患（特に骨髄線維症）に合併することが多い。

水癌 [stomatitis gangrenosa] 口腔内にでる良性腫瘍で，まれに頬の欠損を起こす。壊疽性口内炎（ノーマ：noma）ともいう。

水牛乳 [buffalo's milk] スイギュウから搾取した乳。国内では販売されている例はほとんどない。チーズ等の乳製品の原料として使用されており，モッツァレラチーズが代表的である。

水銀 [mercury] 元素記号 Hg，原子番号80，原子量200.59，12（2 B）族元素。融点 −38.86℃，沸点356.72℃で，常温で唯一の液体の金属。気化しやすく水銀蒸気を長時間吸うと酵素などの活性タンパク質を阻害し，神経が冒される。水銀塩は種々の有機合成の触媒として用いられ，医薬品，殺菌剤，農薬の製造に用いられる。水銀には広い用途があるが，有機水銀は特に毒性が強く公害問題化している。→水銀中毒

水銀血圧計 [mercury manometer] 非観血的（間接的）に血圧を測定する標準的装置で，コロトコフ音を用いて聴診で測定する。水銀式圧力計，はく帯（マンシェット），圧球（送気球）ゴム管と弁より成る。

水銀中毒 [mercury poisoning] 水銀による中毒。無機化合物は急性毒性が強いが，有機水銀化合物は亜急性及び慢性毒性が強い。ある種の細菌により自然界で無機水銀が有機化され，脂溶性のメチル水銀となり，魚介類に蓄積される。→アルキル水銀

水銀分析計 [mercury analyzer] 水銀蒸気を含むガスを室温で検出定量する装置。原理は原子吸光光度計とほぼ同じである。水銀は室温でも蒸気圧が高く，原子化するために加熱する必要がないことを利用する。

水系感染 [water-borne infection] 病原体が飲料水を媒介物として，感受性を有する宿主に伝播される感染機序。間接伝播の一つ。飲料水の使用水域に一致して大規模な集団感染が起こることが特徴である。

水酸化カリウム [potassium hydroxide] KOH，式量56.11。無色の結晶，潮解性がある。強いアルカリ性を示す物質。水，メタノール，エタノールによく溶解する。水酸化ナトリウムよりも腐食性が強く，炭酸ガスや水に対する吸収能力が強い。→潮解

水酸化酵素 [hydroxylase] 分子状酸素の酸素原子を有機化合物に添加してヒドロキシ基を導入する反応を触媒する酵素の総称。ヒドロキシラーゼ

すいさんかこ

ともいう。酸素原子はNAD(P)H等の還元型補酵素と基質とを同時に酸化し，酸素原子の一つがヒドロキシ基中に取込まれる。

水産加工品 [fish processing products] 魚介類などの水産物の加工品。練製品，冷凍すり身，乾製品，塩蔵品，缶詰，発酵食品，調味加工品等がある。練製品は魚肉に食塩を加えてすりつぶし，肉糊にしてから加熱凝固させて製造する弾力性のあるゲル化食品で，かまぼこ，ちくわ，魚肉ソーセージ・ハム等がある。冷凍すり身は水さらし精製した魚肉に糖類などを加えて凍結したもので練製品の原料となる。乾製品，塩蔵品は製造工程で水分活性が低下するため貯蔵性に優れる。缶詰は素材を外界から遮断し，さらに微生物を加熱殺菌することで長期間の貯蔵にも耐えるようにしている。発酵食品には塩蔵型，漬物型などがあるが，いずれも微生物発酵により独特の風味を有している。水産物は農・畜産物に比べて品質劣化・腐敗が起こりやすいため，水産加工品の製造には保存性に特に注意する必要がある。

水酸化ナトリウム [sodium hydroxide] NaOH，式量40.01。ナトリウムの水酸化物。無色の固体で通常粒状で使用する。炭酸ガス吸収性，吸湿性があり，水溶液中でNa^+とOH^-に解離し強アルカリ性を示す。

水酸化物 [hydroxide] $M^{I}(OH)$，$M^{II}(OH)_2$，$M^{III}(OH)_3$のような型の化合物。金属などの酸化物が水分子と反応して生成する。通常，塩基の性質をもつ。

水酸化物イオン [hydroxide ion] 陰イオンであるOH^-をいう。

水酸基 [hydroxy group] =ヒドロキシ基

髄質 [medulla] 実質臓器で，表層部分と深層部分の組織構造が異なる場合，表層部分を皮質，深層部分を髄質とよぶ。腎臓，副腎，リンパ節などで皮質と髄質が区別される。

水質汚濁防止法 [Water Pollution Control Law] 工場等から公共用水域に排出される水を規制し水質汚濁の防止を図り，国民の健康を保護し，生活環境を保全することを目的に，1970（昭和45）年に制定（所管：環境省）。排水規制，排水基準の設定，特定施設の届出・改善命令，総量規制等），有害物質の地下浸透規制，生活廃水対策，水質の汚濁状況の監視，損害賠償等について規定している。

水晶体 [lens] 眼内の毛様体から出ている毛様小体により支えられている直径9〜10mm，厚さ約4mmの両凸の透明なレンズ様の構造体。水晶体の内部には結合組織成分はなく，血管もない。水晶体の厚さは毛様体の収縮により調節されており，近くの物体を見るときには厚くなり，遠方を見るときには薄くなる。この厚さの変化により，水晶体に入った光の焦点距離を変え，網膜上に像を結ば

せる。

水晶体線維 [lens fiber] 水晶体を包む水晶体包を満たす線維。水晶体上皮が分化して線維状の形態になったもので，互いに突起を出してからみ合っている。

推奨量 [recommended dietary allowance, RDA] ある母集団において測定された栄養素の必要量の分布に基づき，母集団に属する人の97〜98%が充足している量。（推定平均必要量）×（推奨量算定係数）により求める。推奨量算定係数は栄養素により異なり，ビタミンB群，ビタミンC，カルシウム，マグネシウム鉄（成人，15〜17歳），亜鉛，セレン，クロム，モリブデンは1.2，タンパク質（タンパク質）は1.25，銅は1.3，ビタミンA，鉄（6か月〜14歳），ヨウ素は1.4となっている。推奨量以上を摂取していれば栄養素不足の確率は低い（2.5%）状態にあると判断できる。

膵切除〔術〕 [pancreatectomy] 膵臓の切除術。病変部位により切除部位が異なり，膵頭切除，尾側膵切除，中央切除，楔状切除，膵全摘出などがある。全摘出は膵腫瘍，慢性膵炎，膵外傷などに適用される。

膵腺房 [pancreatic acinus] 膵液を合成・分泌する部分で複合胞状腺である。腺房細胞40〜50個から成る集合体。腺房が集まって腺小葉を形成する。腺房の中心部にはるかに小さな腺房中心細胞がある。

水素 [hydrogen] 元素記号H，原子番号1，原子量1.00794，1(1A)族元素。原子核が陽子1個の通常の水素(元素記号H)のほかに，陽子1個とともに，中性子を1個もつ重水素$^2H(D)$と2個もつ放射性の三重水素$^3H(T)$がある。水素ガスは水素2原子が結合したH_2分子から成る。

水素イオン [hydrogen ion] 水素原子が電子を失って生成したイオンでH^+で表す。水溶液中では主に水分子と結合したオキソニウムイオンH_3O^+として存在する。

水素イオン活量 [hydrogen ion activity] 水素イオン濃度に活量係数を乗じた指数。非常に希薄な溶液では活量係数が1となり，水素イオン活量は水素イオン濃度と同じになる。これは溶液中で水素イオンは共存する分子やイオンの影響を受け理想的挙動ができなくなるためである。

水素イオン指数 [hydrogen ion exponent] 溶液中の水素イオンの濃度$[H^+]$が10^{-a} mol/Lである時のaの値。pHで表される。すなわち，pH = $-\log[H^+]$である。水分子H_2OがH^+とOH^-に解離した時，両イオンの濃度の積$K_w = [H^+][OH^-]$を水のイオン積とよび，その値は25℃で10^{-14}である。$[H^+]$と$[OH^-]$が等しい時，すなわち中性では$[H^+] = [OH^-] = 10^{-7}$であり，その時の水素イオン指数は$-\log[H^+] = 7$，すなわちpH = 7となる。

pHメーターで測定した値は正確には水素イオン活量の指数に相当し、希薄な場合は水素イオン指数に一致する。

膵臓癌 [cancer of pancreas; pancreatic cancer]
膵臓は頭部，体部，尾部に分けられるが，癌は頭部が多く，ほとんどは膵管原発の腺癌である。まれに粘液産生の強い粘液癌がある。頭部癌は胆管を圧迫して，早期に黄疸の出ることがあるが，ほとんどは無症状で，健康な人にできることが多い。2 cm 以下の早期癌を除き治癒成績は悪い。嚢(のう)胞腺癌や粘液産生腺癌のように嚢胞を形成するものは，原局性発育を示し，予後が比較的良い。

膵臓 B 細胞 [pancreatic B cell] ＝膵β細胞

膵臓ポリペプチド [pancreatic polypeptide, PP]
36個のアミノ酸残基，分子量4,180のポリペプチド。膵外分泌抑制作用ならびに迷走神経を介した腸の運動亢進，胆嚢(のう)弛緩，総胆管内圧上昇作用などがある。

膵臓ホルモン [pancreatic hormone] 膵臓のランゲルハンス島で産生されるホルモン。膵島ホルモンともいう。グルカゴン（膵 A 細胞（膵α細胞）から産生），インスリン（膵 B 細胞（膵β細胞）から産生），ソマトスタチン（膵 D 細胞（膵δ細胞）から産生）などがある。ランゲルハンス島全細胞のうち，膵 B 細胞は60～70％，膵 A 細胞は約20％，膵 D 細胞は約10％を占める。膵 B 細胞はほとんどが膵島の中央部にみられ，ほかは周辺部に分布する。

水素運搬体 [hydrogen carrier] 代謝過程において，細胞内の水素原子をあるところから別の内部へ，または細胞から細胞へ運搬する有機分子。光合成や細胞呼吸における NADPH 等がある。

水素炎イオン化検出器 [hydrogen flame ionization detector, FID] ガスクロマトグラフィにおける検出装置の一つ。フレームハンス島化検出器ともいう。高電圧電極間で水素を燃焼させ，水素炎中でイオン化したフラグメントを電極間に流れた電流により検出する。感度が高いが，水素ボンベ，空気コンプレッサーなど付帯設備が必要，検出できない物質もある。

水素化リン [phosphorus hydride] ＝ホスフィン

推測統計学 [inferential statistics] たくさんのデータを集めて統計特性を明らかにする記述統計学に対して，調べようとしている集団（母集団）の一部（標本）の特性から母集団の特性を推し測ろうとする統計学的立場。

水素結合 [hydrogen bond] 非共有結合の一つ。分子内のヒドロキシ基-OH やアミノ基-NH₂等のプロトン供与性の基の水素原子がプロトン受容性の高い，つまり電気陰性度の大きい酸素，窒素等の原子と結合することにより生成する。その結合エネルギーは通常の共有結合の1/10程度と小さいため，容易に切断と再生が繰返される。水分子は互いに水素結合でつながっているため，分子量が小さいにもかかわらず融点や沸点が高い。タンパク質分子中のアミノ基の水素とカルボキシ基の酸素などとの結合はタンパク質分子内あるいは分子間に水素結合を生成することにより，その三次構造，四次構造を形成する。また，DNA 分子の二重らせんなどの核酸の高次構造もこの結合により保たれる。

水素受容体 [hydrogen acceptor] 生体酸化還元反応において，水素（電子）供与体から水素（電子）を受取る分子またはイオン。水素供与体から水素を受取って水素供与体を酸化し，自らは還元される。NADH，NADPH，FAD，FMN 等がある。→電子受容体

水素添加 [hydrogenation] 有機化合物における多重結合に水素を付加させる反応の総称。食品分野においては，主に不飽和脂肪酸の炭素間二重結合への水素分子付加を指す。水素添加により，不飽和度の高い液体油（魚油，大豆油等）は不飽和度の低い高融点油脂へ変換する（硬化油）。酸化安定性やフレーバー（特に魚油において）も改善される。反芻家畜では，反芻胃内発酵により不飽和脂肪酸の水素添加が生じるため，豚脂よりも牛脂の融点は高い。水素添加臭の発生，トランス脂肪酸の生成が難点とされる。トランス脂肪酸の低減化を目的とした水素添加反応が開発されている。→トランス脂肪酸

水素添加油脂 [hydrogenated oil] ニッケル触媒，あるいは銅触媒を使用し，低圧で水素を付加させて製造した油脂。略して水添油ともいう。使用する触媒の他，温度，水素圧，触媒の量によって物性の異なる硬化油が得られる。不飽和脂肪酸の二重結合の一部だけを水素添加した部分水添油と二重結合を完全に水素添加し飽和脂肪酸にした完全水添油がある。部分水添油でも，元の不飽和脂肪酸から位置・幾何異性化したトランス脂肪酸が存在する。

水中運動 [underwater exercise] 温水プールや大浴槽において行う運動。浴中運動，水中訓練，運動浴ともいう。水中歩行や水泳はリハビリテーションのみならず体力維持・増強に利用される。

水中訓練 [underwater exercise] ＝水中運動

水中体重法 [hydrostatic weighing method; underwater weighing method] 身体全体の比重（体比重，体密度）を測定するため，水中に身体を沈め，水中での体重を測定する方法。空気中の体重と水中で測った時の体重を測定し，そこから肺の残気量を差し引いて体積を求める方法。アルキメデスの法則を利用している。身体の組織を脂肪とそれ以外の組織に分類した時，それぞれの比重は異なり，脂肪量が多ければ体比重は小さくなる。このことを利用して，体比重から，脂肪割合を推定することに

すいちゅうゆ

用いられる。一般に身体組成を評価する上で基準となる測定法として考えられる。

水中油滴型エマルション ［oil-in-water emulsion, O/W emulsion］　連続相である水中に分散相として油脂が分散しているエマルション。O/W型エマルションともいう。牛乳やマヨネーズ，ドレッシング等がある。安定な分散状態を保つために第三物質として界面活性剤などの乳化剤が使用される場合が多い。逆は油中水滴型エマルション。→油中水滴型エマルション

水治療法 ［hydrotherapy］　温熱，水圧，浮力など，水の生理学的・力学的作用を利用する物理療法の一種。広義では温泉療法も含まれ，水中訓練や身体機能回復のためのリハビリテーションに利用される。

推定エネルギー必要量 ［estimated energy requirement, EER］　エネルギー出納（成人の場合，エネルギー摂取量－エネルギー消費量）がゼロ（0）となる確率が最も高くなると推定される，習慣的なエネルギー摂取量の一日当たりの平均値。「日本人の食事摂取基準（2015年版）」では，エネルギー出納の維持を示す指標として，体格（BMI）が採用され，目標となるBMIの範囲は18～49歳で18.5～24.9，50～69歳で20.0～24.9，70歳以上で21.5～24.9とされている。推定エネルギー必要量は，一日当たりの基礎代謝量と身体活動レベルから求められ，参考表として示されている。→身体活動レベル

推定値 ［estimate］　母集団における平均や割合等の真の値（母数）を，標本の統計量（平均，割合等）によって示そうとする時の統計量の値。一つの値で示すことを点推定，範囲で示すことを区間推定という。推定値が平均的に母数に等しくなる性質をもった統計量のことを，不偏推定量という。例えば標本平均は母平均の不偏推定量である。

推定平均必要量 ［estimated average requirement, EAR］　ある対象集団において測定された必要量の分布に基づき，母集団における必要量の平均値の推定値を示すもの。その集団において50％の人が必要量を満たし，同時に50％の人が満たさないと推定される摂取量である。

水添油 ［hydrogenated oil］　＝水素添加油脂
膵島 ［islet of pancreas］　＝ランゲルハンス島

水道法 ［Water Supply Law］　水道の敷設及び管理を適正かつ合理的に行い，水道を計画的に整備し，水道事業の保護育成を図るため，1957（昭和32）年に制定（所管：厚生労働省）。清浄にして豊富低廉な水の供給を図り，公衆衛生の向上と生活環境の改善とに寄与することを目的としている。

膵トリアシルグリセロールリパーゼ欠損症 ［pancreatic triacylglycerol lipase deficiency］　膵臓のトリアシルリパーゼが欠損すると消化管における脂肪の分解が行われず，脂肪を摂取すると脂肪便となって排泄される。

膵トリプシノーゲン欠損症 ［pancreatic trypsinogen deficiency］　トリプシノーゲンは膵臓で合成され，膵液中に分泌されてエンテロキナーゼまたはトリプシンによって分解されてトリプシンとなり，十二指腸でタンパク質を消化してペプチドにする。このトリプシノーゲンが先天的に欠損するとタンパク質の消化ができず，吸収もされない。

炊飯 ［rice cooking］　米に加水し炊いて飯にすること。水と熱を米に加えることでデンプンを糊化させ，おいしく食べられる状態にするとともに消化吸収しやすい形に変えることを目的としている。米全体にむらなく熱が伝わり，糊化が米粒中心部まで進むことが大切で，そのためには適度な加水と98℃，20分間以上の加熱が必要とされる。

炊飯器 ［rice cooker］　ご飯を炊くための機器。ガス式，電気式，IH（電磁）式等がある。近年の大量調理では米の計量，洗米，浸潤や炊飯までを全自動で行う機器である炊飯ロボットも用いられている。

水分 ［water；moisture］　（人体の水分）ヒトの体重の約55～60％，血液の約80％を占める。溶媒として多くの物質を溶かして化学反応や酵素反応を進め，浸透圧，pH，各種イオンや代謝物の濃度などを一定に保ちホメオスタシスの基本となっている。血液による栄養素や代謝物の輸送，尿による排泄，発汗作用による体温調節も水の働きである。

水分活性 ［water activity, A_w］　食品の水分活性（A_w）は，その食品の示す水蒸気圧（P）が同温度の最大水蒸気圧（P_0）に対して示す比率で表される。つまり $A_w = P/P_0$ である。この値は食品中の自由水の存在状態と関連性が高いため，食品の貯蔵性を推定する指標となる。

水分摂取 ［water intake］　水もしくは飲料を摂取することにより水分を摂ること。

水分補給 ［water supply］　特に，暑熱環境下での運動時に発汗などにより体水分を多量に損失する場合には水分を補う必要がある。この時の水もしくは飲料の摂取のこと。

膵β細胞 ［β cell of pancreas］　ランゲルハンス島（膵島）の中で最も多く存在し，血糖降下作用を有するインスリンを分泌する細胞。膵臓には外分泌細胞と内分泌細胞が存在するが，なかでもランゲルハンス島は内分泌細胞により形成される。これらの細胞として，α細胞，β細胞，δ細胞等が存在し，それぞれが異なった役割を果たす。日本人の2型糖尿病では，膵β細胞からのインスリン分泌不全を示す症例が多くみられる。

睡眠時代謝 ［sleeping metabolism］　睡眠時には神経系統の活動低下，全身の筋肉の弛緩など

により代謝が下がり，基礎代謝の6～8％減になるといわれている。また，ノンレム睡眠では代謝が若干上昇する。

水溶性 [water solubility]　物質が水に溶ける性質。その性質の強さは水に対する溶解度で表され，イオン化，水和，水素イオン結合などによるその物質の水分子に対する親和性と関係する。

水溶性食物繊維 [water-soluble dietary fiber, SDF]　Prosky変法による食物繊維の定量では，水溶性食物繊維と不溶性食物繊維（water-insoluble dietary fiber, IDF）に分画し定量することができる。酵素反応後の，濾液中に溶解した食物繊維成分を指す。ゲル化能，保水性や粘性を有するペクチンをはじめ，コンニャクマンナン，グアーガム，アラビアガム，ローカストビーンガム，寒天，アルギン酸，フコイダン，合成多糖類のカルボキシメチルセルロース（CMC），ポリデキストロース等がこれに相当する。→不溶性食物繊維

水溶性ビタミン [water-soluble vitamins]　ビタミンのうち水に溶けるビタミンの総称。ビタミンB群とビタミンCがある。多くの哺乳動物の肝臓や鳥類の腎臓で十分量のビタミンCが合成されるので，これらでは水溶性ビタミンに含めない。一方，家畜ではコリンは水溶性ビタミンとされている。

水溶性フィルム [water-soluble film]　水に溶けるフィルム。水溶性可食フィルムにはデンプンや天然多糖類をフィルム成型したものがあり，菓子類に用いる。不可食フィルムは主としてポリビニルアルコール製品であり農業用に多用される。溶解性はけん化度，pH，重合度，フィルムの種類，厚み，水温等に依存する。溶解試験法のASTM法では規定サイズの水溶性フィルムに規定量の農薬を入れ，水に浮かべ一定条件下での農薬の漏出速度から溶解性を判定する。

水様卵白 [thin albumen]　卵白部は，粘性が高い（どろっとしている）濃厚卵白と，流動性がある（さらさらしている）水様卵白と，カラザから成る。鮮度が低下すると卵白のpHが中性からアルカリ性になることで濃厚卵白が水様卵白になり，水様卵白の割合が大きくなる。水様卵白は卵殻側に存在する外水様卵白と卵黄に接する内水様卵白がある。

水和物 [hydrate]　ある物質が結晶水を含んでいる状態，あるいは水分子と結合した存在形態。水の分子数を付して二水和物，五水和物などと表示する。

すう〔趨〕勢変動 [secular trend]　長期間にわたって生じる上昇または下降の傾向性のある変化。短期的には動きが不規則であっても，長期間でみると一定の方向性をもって変化している場合はすう勢変動である。経年推移ともいう。

ズーノーシス ＝人畜共通伝染病

スーパーオキシド [superoxide]　＝スーパーオキシドアニオン

スーパーオキシドアニオン [superoxide anion]　酸素分子が1電子還元されることにより発生するフリーラジカル。O_2^-，$\cdot O_2^-$で表される。過酸化水素やヒドロキシルラジカルなど他の活性酸素の前駆体ともなる。不安定で反応性が強く，活性酸素の中で体内への影響力が最も強い。→活性酸素

スーパーオキシドジスムターゼ [superoxide dismutase]　スーパーオキシドの不均化反応 $2\cdot O_2^- + 2H^+ \longrightarrow O_2 + H_2O_2$ を触媒する酵素。スーパーオキシドが生成される場所や細胞内小器官に多く，$\cdot O_2^-$を消去することによって酸素毒性から生体を防御する働きをしている。→スカベンジャー

スーパー抗原 [superantigen]　免疫学的な特異性を超えてT細胞を活性化する物質。T細胞受容体と結合して抗体非依存的にT細胞を活性化する。ブドウ球菌腸管毒素SE，SE群外毒素，連鎖球菌発熱性外毒素等が知られている。

スープ [soup]　フランス料理の汁物。獣鳥肉や魚介類の煮出し汁をベースにしたスープを総称してポタージュという。大別するとポタージュ・クレール（potage clairs，澄んだスープ）とポタージュ・リエ（potage liés，濁ったスープ）に分類され，前者にはコンソメ（consommé），後者にはポタージュ・ピュレ（potage purée，裏ごしスープ），ポタージュ・クレーム（potage créme，クリームスープ）等が含まれる。

スープストック [soup stock]　洋風だし汁。獣鳥肉，魚の肉または骨とともに香味野菜（ニンジン，タマネギ，セロリー，パセリの茎）や香辛料（タイム，ローリエ等）を適宜加え，うま味成分を抽出したもの。火力は静かに沸騰する程度で，あくを取りながら加熱し，最後に静かにこす。スープ，ソース，煮込料理などに使われる。ブロス，ブイヨン，ストックともいう。イノシン酸，グルタミン酸，ほかのアミノ酸，有機酸，糖，無機質，有機塩基などを含むものが多い。

数量化 [quantification]　名義尺度または順序尺度で表される質的変数に対して適当な操作によって数量を与えることで，広い意味での尺度化に相当する。例えば，名義尺度（または順序尺度）からなる変数を1と0からなるダミー変数表示することによって，量的データの特殊な場合とみなすことが可能となる。また，未記入等の欠測値データがある場合でも，一つのカテゴリーを付け加えることによって，処理することが可能となる。このような数量化の方法として数量化理論があるが，この方法は数量化の一つの典型的な方法としてみることができる。

数量化理論 [Hayashi's quantification methods]　日本独自に開発された多変量データを解析するため

の統計手法。数量化Ⅰ類は重回帰分析に、数量化Ⅱ類は判別分析に、数量化Ⅲ類は主成分分析・因子分析に、数量化Ⅳ類は多次元尺度構成法に対応する。→数量化，重回帰分析，判別分析，主成分分析，因子分析

頭蓋 [skull；cranium]　＝頭蓋(ずがい)

頭蓋内圧 [intracranial pressure, ICP]　頭蓋骨内で脳にかかる圧力。脳腫瘍や頭蓋内血腫等により頭蓋内圧が亢進し、視神経乳頭に浮腫をみる（脳圧亢進）。頭蓋内圧亢進状態が増悪すると脳ヘルニアを起こし死に至る。

スカベンジャー [scavenger]　物質系の中からある物質を取除くために加える物質。例えば、活性酸素（フリーラジカル）を消去するなどの働きをする抗酸化物質である。スーパーオキシドジスムターゼやグルタチオンペルオキシダーゼなどの抗酸化酵素、ビタミンA，C，Eなどの抗酸化ビタミン、ポリフェノール等がある。→スーパーオキシドジスムターゼ

スカベンジャー受容体 [scavenger receptor]　マクロファージの細胞膜上に存在する受容体で、酸化変性した低比重リポタンパク質（LDL）を貪食し、掃除（scavenge）する役割をもつ。スカベンジャー受容体ファミリーには、8種類のサブタイプが存在し、分子内にコラーゲン様構造をもつものを狭義のスカベンジャー受容体（クラスA）、もたないものを酸化LDL結合タンパク質（クラスB）と区別している。クラスBにはCD36，SR-BIがあり、SR-BIはHDLの受容体として機能する。

スギヒラタケ [angel wing；*Pleurocybella porrigens*]　キシメジ科の食用きのこ。苔むしたような古い杉の切り株などに群生し、白色、へら状で、柄はほとんどない。香り、味ともに癖のないきのこだが、腎臓機能の低下した人では急性脳症を起こす場合があるので注意が必要。

スキムミルク [skim milk]　＝脱脂乳

スクアレン [squalene]　$C_{30}H_{50}$，分子量410.73。アセチルCoAからステロールを合成するメバロン酸経路の中間体で、非環式トリテルペノイドの一種である。ジメチルアリル二リン酸にイソペンテニル二リン酸が2個重合して生成するファネシル二リン酸2分子からスクアレン合成酵素の作用により合成される。スクアレンはその後、エポキシスクアレンを経て環化し、ステロールまたはトリテルペノイドへと代謝される。動植物、酵母等の真核生物に広く分布し、特にサメ類の肝油に多く含まれている。原核細胞にはほとんどない。サメの肝油から抽出されたスクアレンがサプリメントとして市販されているが、健康食品の素材情報データベースでは、ヒトでの有効性・安全性について信頼できるデータは見当たらないとされている。スクアレンを水素添加した硬化油であるスクアランは化粧品や軟膏、保湿剤の成分として利用されている。

スクシニルアセトン [succinylacetone]　Ⅰ型先天性高チロシン血症患者の尿中に見いだされる異常代謝産物の一つ。δ-アミノレブリン酸デヒドラターゼの活性を阻害し、ヘムの合成を抑制する物質。

スクシニルCoA [succinyl-CoA]　コハク酸とCoAのチオエステル化合物で、クエン酸回路を構成する中間体の一つであり、クエン酸回路の反応を調節もしている。サクシニルCoAともいう。

スクシニルCoA合成酵素 [succinyl-CoA synthetase]　高エネルギー化合物スクシニルCoAの加水分解とヌクレオチド三リン酸の合成を共役させる酵素。GTP + ADP $\rightleftarrows$ GDP + ATP　スクシニルCoA + GDP + H_3PO_4 $\rightleftarrows$ コハク酸 + GTP + CoA。

スクラーゼ [sucrase]　スクロース（ショ糖）のグルコース側から分解するα-グルコシダーゼの一種。スクロースα-グルコシダーゼ。フルクトース側から分解するβ-フルクトフラノシダーゼとは異なる。スクロースやマルトースを分解する部位とイソマルトースを分解する部位の二つの触媒部位があると考えられている。

スクラロース [sucralose]　スクロースの塩素化により合成されたもので、β-D-フルクトフラノシル-α-D-ガラクトピラノシルピラノシドにおいて、ガラクトシル基の4位の水酸基ならびにフルクトフラノシル基の1位と6位の水酸基を塩素原子と置換したもの（化学名，1,6-ジクロロ1,6-ジデオキシ-β-D-フルクトフラノシル4-デオキシ-α-D-ガラクトピラノシルピラノシド）。その塩素化の過程では、スクロースのグルコース部における4位の水酸基の立体化学が反転し、グルコースからガラクトースへの変換が起こる。消化吸収されないため、エネルギー換算係数は0 kcal/gとされている。人工甘味料の一つで、スクロースの約600倍の甘味をもち、食品添加物として利用されている。

スクラーゼイソマルターゼ欠損 [sucrase-isomaltase deficiency]　スクラーゼとイソマルターゼの欠損により、砂糖（スクロース）を摂取した後に嘔吐や下痢をする。治療はスクロースを与えないことである。常染色体性劣性遺伝である。

スグリ [gooseberry]　ユキノシタ科スグリ属の落葉小低木数種の総称。米国原産のアメリカスグリと、ヨーロッパ原産のオオスグリがある。果樹として栽培。幹は叢生、高さ約1m，多くの棘がある。葉はほぼ円形で掌状に分裂。春、花柄を垂れて白花五弁の小花をつける。球状の液果は生食またはジャムに加工する。

スクリーニング [screening]　比較的簡単で、迅速、安価な検査などを用いて、見掛け上健康な人を、ある疾病をもつ可能性が高い人と、低い人にふ

るい分けること。この検査をスクリーニング検査という。

スクリーニングテスト　[screening test]　スクリーニングを行うための検査。→スクリーニング，スクリーニングレベル

スクリーニングレベル　[screening level]　スクリーニングテストにおいて陽性と判断するカットオフ値や診断基準。→スクリーニング，スクリーニングテスト

スクレイピー　[scrapie]　ヒツジの伝達性海綿状脳症。名称は発症したヒツジの多くが，柵や立木に体をこすりつける（scrape）ことに由来している。発症初期は体をこすりつけたり興奮したりしやすく，症状がすすむと運動失調から立てなくなり，発症1，2週から1，2か月で死亡する。立体構造が変化して病原性を有した変異型のプリオンタンパク質によって発症する。牛海綿状脳症は，スクレイピーに感染したヒツジの肉骨粉を含む飼料によって発症したとする説や，孤発性BSEを発症したウシの肉骨粉から広がったとする説などがある。

スクロース　[sucrose]　$C_{12}H_{22}O_{11}$，分子量342.30。サッカロース（ショ糖）ともいう。一般には砂糖とよばれ，最も優れた甘味料として用いられている。サトウキビ（甘蔗），テンサイ（サトウダイコン），サトウナツメヤシや樹汁に多量に存在している。原料植物の搾汁を精製・分蜜して，グラニュー糖，ザラ目，上白糖等の精製糖が得られる。グルコースとフルクトースから成る二糖類で，α-D-グルコピラノシル-(1,2)-β-D-フルクトフラノシドである。構成単糖のアノマー炭素原子同士が結合しているので，遊離のアノマー炭素原子を含まないため，還元糖ではない。光合成能力をもつあらゆる植物に存在し，特にサトウキビやサトウダイコンに多い。甘味はグルコースの約2倍，フルクトースよりやや劣る。スクロースを原料にし，加水分解して甘味度の高い転化糖の生産や異性化酵素を用いてフラクトオリゴ糖，パラチノース，ラクトスクロース等の機能性オリゴ糖の生産がなされている。

スクロースα-グルコシダーゼ　[sucrose α-glucosidase]　＝スクラーゼ

スコッチウイスキー　[Scotch whiskey；-ky]　原産地はスコットランドで，大麦麦芽を原料とするが，その乾燥に泥炭（ピート）を焚いて行う。ピート麦芽の特有な煙臭（スモーキー・フレーバー）はグアヤコールなどのフェノール化合物に由来する。糖化・発酵させたもろみを銅製のポットスチルで2回蒸留を繰返し，中留区分を樽に詰めて熟成させる。

鮨　[sushi]　古くは魚介類を塩蔵して自然発酵させた馴鮨をいった。この手法は東南アジアが原産といわれ，日本には稲作とともに伝播したといわれる。平安時代の「延喜式」（927年）には伊勢の鯛鮨，近江の鮒鮨などとともにイノシシやシカの鮨が朝廷に貢献された。自然発酵を早めるために飯を一緒に漬けるが，室町時代になると漬け込み期間が短く完熟を待たずに飯も魚も食べる生成鮨(なまなれ)が作られるようになった。江戸時代になると飯や魚介類に酢をかけて発酵を早める早鮨が作られ，握り鮨や姿鮨，ばら鮨，いなり鮨，巻き鮨，押し鮨等，鮨飯と魚介類を主体とする多種類の鮨が作られるようになった。発酵食品である東南アジアの鮨は，魚の保存法から飯料理へと日本独自の発達をし，日本を代表する食文化として完成していった。

スジマダラメイガ　[almond moth；dried currant moth；*Ephestia cautella*]　世界的に分布するガで，穀類，穀粉や菓子，乾燥加工食品を食害する。幼虫は体長約12 mm，頭部は褐色，胴体部分は赤みを帯びた乳白色。成虫は体長10 mm前後，前翅は灰色で濃い帯状紋がある。製菓工場やその貯蔵庫に多く生息し，食品を糸で綴り合わせる。幼虫で越冬し，1年に3，4回発生する。防除法として臭化メチルのくん蒸や有機リン剤等が使われてきたが，臭化メチルは2005（平成17）年のモントリオール議定書により規制され，例外を除き使用できなくなった。

酢締め　魚介類の下ごしらえの一つ。塩を振って身を締めてから酢をかけたり酢に漬けて生臭みを取ったりして風味を高めること。

スズ　[tin]　元素記号Sn，原子番号50，原子量118.710，14（4B）族元素。自然界には質量数112〜124までの10種の同位体がある。動物に対する必要性が報告されているが，人における必要性は未確認である。

スターアニス　[star anise]　中国原産のモクレン科の常緑樹（*Illicium verum*）で，果実を香辛料に用いる。八角（ハッカク），オオウイキョウともいう。果実が熟すると星形になり芳香がアニスと似ていることから，スターアニスや八角の名が付けられた。豚肉と相性がよい。中国のブレンドスパイス五香粉の主要原料でもある。

スターアニス油　[star anise oil]　スターアニスの果実から得られる精油。収率は乾燥果実に対して8〜9％。甘い芳香は主成分のアネトールに由来する。ドロップやリキュールの香り付け，歯磨き剤の香料としても用いられる。消化促進効果がある。

スターター　[starter]　醸造食品や発酵食品を造る際，発酵の始めに添加する微生物。古い時代には，自然に混入する微生物を利用していたが，雑菌の混入が避けられないために，腐敗したり品質の劣る製品ができることが少なくなかった。発酵に関与する主要な微生物を純粋培養し，醪(もろみ)等に添加するようになった。これにより，品質の安定した製品が得られるようになった。純粋培養する微生物は，優良な株を選抜したり改良することができるので，

製品の品質向上が可能である。清酒や食酢の製造で用いられる種麹や種酢も，広い意味ではスターターである。

スタイン・レーベンタール症候群 [Stein-Leventhal syndrome] ＝多嚢[のう]胞性卵巣症候群

スタキオース [stachyose] $C_{24}H_{42}O_{21}$，分子量 666.59。ダイズなどのマメ科植物に含まれている難消化性の四糖類（D-Gal $\alpha 1 \rightarrow$6D-Gal $\alpha 1 \rightarrow$6D-Glc $\alpha 1 \rightarrow 2\beta$ DFru）で，非還元糖である。腸内細菌のビフィズス菌を増殖させるので整腸効果がある。

すだち〔酢橘〕 [sudachi] 徳島県特産の柑橘類。果皮が緑色の 8 ～ 9 月が旬で，小粒（30～40g）ながら多汁である。最も果汁の酸味，香りが強く，マツタケ，サンマなど焼き魚や酢の物に使う。

スタチン [statin] コレステロール生合成系の律速酵素であるヒドロキシメチルグルタリル（HMG）CoA レダクターゼを阻害することにより，血液中のコレステロール濃度を低下させる薬物の総称。ロバスタチン，シンバスタチン，プラバスタチン等がある。日本の遠藤章によって最初のスタチンであるメバスタチン（mevastatin，別称 ML-236B もしくはコンパクチン）が発見されて以来，さまざまなスタチンが世界各国で開発され，高コレステロール血症の治療薬として使用されている。スタチンは HMG-CoA と化学構造が類似しており，HMG-CoA レダクターゼの活性を基質競合的に阻害する。最初に発見されたメバスタチンは副作用のため製品化されなかったが，新たにコウジカビから分離されたスタチンであるロバスタチンは安全性が比較的高く，製品化された最初のスタチンとなった。スタチンは肝臓でのコレステロール合成の抑制を介して，血液中の LDL コレステロール及びトリアシルグリセロール濃度を低下させ，アテローム性動脈硬化症の発症を抑える。

メバスタチン　　　　　HMG-CoA

スタミナ [stamina] 身体的及び精神的な持久能力。

スチグマスタノール [stigmastanol] ＝シトスタノール

スチグマステロール [stigmasterol] $C_{29}H_{48}O$，分子量 412.70。ステロイド。β-シトステロールやカンペステロールとともに代表的な植物ステロールの一種。米油や大豆油，コーン油に多く含まれ，その他植物油に広く分布する。ステロイドホルモン合成原料として，また化粧品配合原料としても利用されている。植物ステロールには，コレステロールの吸収を抑制して血清コレステロールを低下させる作用がある。

スチルトンチーズ [Stilton cheese] 熟成期間 3 ～ 6 か月。直径約 20 cm，5 ～ 8 kg。牛乳を原料とし青カビによる内部熟成の半硬質チーズ。イギリスのレスター州メルトン・モーブレイ付近で作られたのが最初で，スチルトン村の旅館で売られたことに由来する。風味はシャープでやや苦味があるが，コクがあって豊かな香りがある。

スチレン樹脂 [styrene resin] ＝ポリスチレン

スチレン-ブタジエンゴム [styrene-butadien rubber, SBR] スチレンとブタジエンの重合により得られる合成ゴム。合成ゴム中，最も多量に生産されている。5 ℃で重合させたものをコールドラバーとよび，市場の大半を占めている。耐熱性，耐摩耗性に優れ，自動車用タイヤ，ゴムベルト，履物などに用いられている。

スチレンペーパー [polystyrene paper, PSP] ＝ポリスチレンペーパー

スチロール樹脂 [styrole resin] ＝ポリスチレン

ステアリン酸 [stearic acid] $C_{18}H_{36}O_2$，$CH_3(CH_2)_{16}COOH$，分子量 284.48。常温で固体。すべての動植物油脂の構成脂肪酸である。

ステーキ [steak] 牛・豚肉，あるいは魚肉を厚めの切り身にして焼いた料理。フライパン，網，鉄板等を十分熱したところに肉の表から入れ，表 6 裏 4 の割合で加熱し，表面に適度な焼き色が付くように焼く。この代表的な料理がビーフステーキであり，肉汁の流出を抑えてやわらかく焼くためには，肉基質タンパク質の少ない部位のヒレ，リブ，ロイン等を選ぶ。焼き加減は好みで，レア，ミディアムレア，ミディアム，ウエルダンに分けられる。魚肉ではサーモンステーキ，カジキマグロのステーキ等がある。

ステーブオーク [stave oak] ＝オーク

ステビア [stevia] 中南米産のキク科植物の一種（学名：*Stevia rebaudiana* Bertoni）。葉に甘味成分のステビオシドというテルペノイド配糖体を含む。ステビア抽出物は天然添加物の甘味料として，漬物，醬油，珍味に用いられる。

ステビオシド [stevioside] ステビアの葉に含まれるテルペノイド配糖体で，スクロース（ショ糖）の約 200 倍の甘味を示す。甘味料として，漬物などに利用され，甘味の質がスクロースに近く，水によく溶けるのでテーブルシュガーとしても用いら

れる。少量の使用でも甘味を付与できるので、低カロリー甘味料となる。

スチューデントt検定　[Student's t-test]
＝t検定

ステリグマトシスチン　[sterigmatocystin]
アフラトキシンと同じように穀類などに感染する放線菌 *Aspergillus* が産生する毒性物質。

ステルコビリノーゲン　[stercobilinogen]
＝ウロビリノーゲン

ステルコビリン　[stercobilin]　ビリルビンが腸内細菌により還元されて生じるウロビリンの一種で、糞便に褐色調を呈させる色素の主成分。

ステロイド　[steroid]　シクロペンタヒドロフェナントレン骨格（図示）をもつか、その誘導体の総称。ステロイド核とよばれる、三つのイス型六員環と一つの五員環がつながった構造をもつ。脂溶性の物質で水には不溶である。細胞膜の構成成分であるコレステロール、性ホルモンや副腎皮質ホルモン、ビタミンD、胆汁酸などが代表的なステロイドである。ステロイドホルモン、ビタミンDや胆汁酸はすべてコレステロールから合成される。

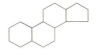

ステロイド結合タンパク質　[steroid-binding protein, SBP]　ステロイドホルモンと結合するタンパク質の総称。コルチゾールなどと結合するコルチコステロイド結合グロブリン、テストステロンなどと結合する性ステロイド結合グロブリン、その他血清アルブミンなどがある。ステロイドホルモンの血管内の運搬が主な生理機能である。なお、ステロイドホルモンの細胞内受容体は含まない。

ステロイド合成　[steroidogenesis]　ステロイドはすべてコレステロールを前駆物質として合成される。食事由来のコレステロールは主に血清中の低密度リポタンパク質（LDL）により運ばれ、細胞膜に貯蔵される。ステロイドホルモン、ビタミンD、胆汁酸などのステロイドの合成には、副腎皮質、腎臓や肝臓の合成酵素が関与している。

ステロイド配糖体　[steroid glycoside]　ステロイドを母核（アグリコン）とし、これに糖が結合した化合物の総称。加水分解により、ステロイドと糖になる。

ステロール　[sterol]　ステロイド化合物のうち3位（A環）にヒドロキシ基をもつ化合物の総称。ヒドロキシ基の配位が環面の下側になるα型と上側になるβ型がある。自然界には多種のステロール化合物が遊離型、脂肪酸エステル、配糖体などとして存在する。動物では炭素数27のコレステロールが重要であり、体内でラノステロールを経て合成される。植物では炭素数29のスチグマステロールやβ-シトステロールが多い。生体膜の構成成分、ホルモン等としての役割をもつ。

ステロール調節配列結合タンパク質　[sterol regulatory element-binding protein, SREBP]
LDL受容体やヒドロキシメチルグルタリルCoA-レダクターゼ遺伝子のプロモーター領域などに存在するステロール調節配列に結合する転写調節因子。アセチルCoAカルボキシラーゼやアセチルCoA合成酵素、脂肪酸合成酵素などの脂質合成系酵素の遺伝子の調節も担い、体内の脂質代謝において重要な役割を果たす。現在、SREBP-1a、SREBP-1c、SREBP-2の三つのアイソフォームが報告されている。SREBP-1aはコレステロール及びトリアシルグリセロール合成系の遺伝子の転写を強力に活性化する。SREBP-1cはトリアシルグリセロールの合成誘導の転写因子としての役割だけでなく、インスリン抵抗性を増悪させる一因となっていると報告されている。SREBP-2は、LDL受容体を増加、HMGCoAシンターゼ・レダクターゼ遺伝子の誘導を介して、肝細胞内のコレステロールを増加させる。

ストーマ　[stoma]　腸管を体表に引き出し人工的に造られた消化管の排泄孔のこと。人工肛門ともいう。部位により、小腸で造設する回腸造瘻術と、結腸で造設する造瘻術がある。また形態により、永久的な人工肛門である終末式（腸造瘻術）と、一時的な人工肛門であるループ式（腸造瘻術）がある。

ストーマー粘度計　[Stormer viscometer]
回転粘度計の一種。塗料等の粘度を、回転翼（ブレード）の抵抗値によって測定する。

ストック　[stock]　＝スープストック

ストリップドオイル　[stripped oil]　ビタミンE欠乏の実験に用いるために、分子蒸留法を用いて植物油からビタミンEを除去した油。ストリップドコーン油が入手できる。

ストレート粉　[straight flour]　小麦の製粉工程では粉砕と篩い分けを繰返すことで品質の異なった多くの小麦粉にとり分けられ、それらを調合して製品として出荷される。ストレート粉はとり分けた小麦粉の分別をしないで、フスマを除いた小麦粉全部を合わせて調製したもの。

ストレート法　[straight dough method]
＝直こね〔捏〕法

ストレス　[stress]　種々の外部刺激が負担として働く時に心理的負担がかかっていることをいう。またこの時の心身に生じる機能変化をいう場合もある。ストレスの原因となる要素をストレッサーとよび、それには物理化学的（寒暑・騒音・化学物質など）、生物学的（飢餓・感染・過労など）、社会的（不安・恐怖など）なものがあり多様である。

ストレスタンパク質　[stress protein]　各種ストレスに応答して発現する一群のタンパク質。熱ショックをはじめとするストレスに対する細胞防御

に関与するとともに，平常時においてもタンパク質の生合成や高次構造の形成，膜輸送，タンパク質分解等に関与している。

ストレス反応 [stress reaction] 生体に加わる種々の外的刺激をストレッサーという。ストレッサーによって生体内に生じる生理学的・生化学的変化をストレス反応という。

ストレッカー分解 [Strecker degradation] α-ジカルボニル化合物によるアミノ酸の酸化的分解反応。アミノカルボニル反応のサブ反応。アミノ酸から脱炭酸反応によって炭素数の1個少ないアルデヒドが生成する。このアルデヒドはストレッカーアルデヒドと称される。食品の加熱による香気生成の原因となる反応である。

ストレプトコッカス[属] [*Streptococcus*] =連鎖球菌

ストレプトゾシン [streptozocin] =ストレプトゾトシン

ストレプトゾトシン [streptozotocin] カビの一種，*Streptomyces achromogenes* に由来する広域スペクトル型の抗生物質。ストレプトゾシンともいう。膵β細胞に対する毒性に基づく催糖尿病作用を有することが報告され，実験動物に糖尿病を誘発させる際に広く用いられている。

ストレプトマイシン [streptomycin] タンパク質合成阻害により殺菌的に作用するアミノ配糖体系抗生物質。1944年 Wasksman SA（ロシア）によって放線菌より発見された。結核菌に対する抗菌力が注目され，結核症の治療に大きく寄与した。副作用の第8脳神経障害の多くが不可逆性で，投与方法，投与期間に注意を要する。

ストロマ [stroma] →間質

ストロンチウム [strontium] 元素記号 Sr，原子番号38，原子量87.62，2(2A)族元素。同族のカルシウムと化学的性質が類似し，骨に取込まれる。骨粗鬆症等を抑制することが報告されている。^{90}Sr は放射性同位体である。

砂ぎも [gizzard] =砂嚢〔のう〕

スナック [snack] =軽食

スパークリングワイン [sparkling wine] =発泡性ワイン

スパータイプ [spur type] 枝変わりの型で，短果枝がよくつくために結実が早く豊産性である。

スパイク応答 [spike response] 一定以上の強さの刺激に対して，筋・神経細胞などの興奮性細胞がスパイク状の膜電位の一過性変化（活動電位，インパルス放電）を発生する現象。その記録は神経生理学の基本的解析法の一つである。例えば，味覚や嗅覚の研究では，それらの受容器への化学的刺激によって生じる感覚伝導路のスパイク応答がシグナル伝達の解析に利用されている。

スパイス [spice] =香辛料

スパイスチーズ [spiced cheese] 香辛料がチーズ全体に均一に分布しているチーズ。使用される香辛料は，キャラウェイ，クミン，ピメント，ペッパー，セージ，丁字等。クリームチーズをニンニクやペッパーで風味付けしたブルサンなどがある。

スパゲッティ [spaghetti] 小麦粉を原料として作られた洋風麺類（パスタ）の一種で，直径1.2 mm 以上の棒状または2.5 mm 未満の管状に成形したもの。デュラム小麦のセモリナを原料とすることが多い。長いロングスパゲッティと短いカットスパゲッティがある。→パスタ

スピアマンの順位相関係数 [Spearman's rank correlation coefficient] =順位相関係数

スピルリナ [spirulina] 藍藻類ユレモ科に属する藻類 *Spirulina platensis*。アフリカや中南米の強アルカリ塩湖に生息。濃緑色〜青緑色の約500μmのら旋状。タンパク質，食物繊維，ミネラルの含量が高く，β-カロテンも多い。健康食品に利用されている。

スピロノラクトン [spironolactone] アルドステロン阻害薬で，降圧薬として高血圧に，利尿薬として慢性心不全の治療に用いる。少量の本薬併用使用で慢性心不全の死亡率低下の報告がある。副作用で女性化乳房と高カリウム血症がある。

スフィンゴエタノールアミン [sphingoethanolamine] スフィンゴリン脂質中のホスホノリピドで，セラミド-2-アミノエチルホスホン酸等を含む。この種の脂質は P-C 結合をもち，軟体動物，腔腸動物などに多く含まれる。

スフィンゴ脂質 [sphingolipid] スフィンゴシンまたはその誘導体を長鎖塩基としてもつ脂質の総称。スフィンゴリン脂質とスフィンゴ糖脂質がこれに含まれる。脂肪酸はスフィンゴシンの2位アミノ基に酸アミド結合し，セラミド（*N*-アシルスフィンゴシン）部分を形成している。

スフィンゴシン [sphingosine] $C_{18}H_{37}NO_2$，分子量299.50。広義にはスフィンゴイド（炭素数16〜20の長鎖アミノアルコール）をいう。スフィンゴ脂質を構成する長鎖塩基部分にあたる。プロテインキナーゼ C の阻害作用をもつ→4-スフィンゲニン

$$CH_3(CH_2)_{12}CH=CHCH-CHCH_2OH$$
$$\quad\quad\quad\quad\quad\quad\quad\;\; OH\;\; NH_2$$

スフィンゴ糖脂質 [sphingoglycolipid] 糖脂質の一群であり，スフィンゴシンやその誘導体セラミドなどのヒドロキシ基に糖が結合したもの。例としてセレブロシドがあるが，糖としてアミノ糖やシアル酸を含むグロボシド，ガングリオシドもこれに含まれる。これらは動物細胞膜表面に存在し，細胞間相互認識機構を担うと考えられている。

スフィンゴミエリン [sphingomyelin] セ

ミド（*N*-アシルスフィンゴシン）のヒドロキシ基にコリンリン酸が結合したスフィンゴリン脂質の一種。脳に多いが，ほかの組織にも広く存在する。

スフィンゴリン脂質　[sphingophospholipid]
セラミド（*N*-アシルスフィンゴシン）の1-リン酸または1-ホスホン酸の誘導体であるリン脂質の総称。動物細胞の膜成分として重要であり，脳に多いスフィンゴミエリンもその一つである。

スプラウト　[sprout]　発芽後の食用幼植物の総称。在来品ではモヤシやカイワレ大根等が相当する。ブロッコリー，レッドキャベツ，マスタード等のスプラウトは豊富なビタミンやスルフォラファンといった成分を含有することから注目されている。→モヤシ

スフレ　[souffle；soufflé(仏)]　デザート用の焼き菓子と，肉や魚介類の料理があり，スフレ型（菓子の場合は金属の型，料理の場合は耐熱性・保温性のある陶磁器製も使われる）に入れて，オーブンでふんわりと軽く膨らませた菓子や料理。その特有の食感を出すために，泡立てた卵白やクリームを加えたり，すり身にした魚肉類をほかの材料とともによく混ぜて，低温のオーブンで焼かれたり，湯煎にして蒸し焼きにして調製される。料理の場合，メインディッシュや前菜になる。

スプレードライ　[spray drying]　＝噴霧乾燥

スペアリブ　[sparerib]　骨付きばら肉から肉を一部付けて，肋骨部分を板状に切り出したもの。食べやすいように肋骨の間で切り分けているものもある。焼いたり，煮込んだりして食べる。

スペルミジン　[spermidine]　さまざまな生物及び組織中にスペルミンとともに見いだされるポリアミンの一種。多様な機能をもち，細胞の増殖と成長に密接に関係している。

スペルミン　[spermine]　ポリアミンの一種。オルニチンから作られる。タンパク質，核酸合成の盛んな組織に多く含まれる。多様な機能をもち，細胞の増殖と成長に密接に関係している。

スポーツ飲料　[sports drink]　スポーツ活動時の水分と電解質（ナトリウム，カリウムなど）や糖質等の補給として使われる飲料。スポーツドリンクともいう。水と比較して水分の吸収が速いことを特徴とし，体液とほぼ同じかやや低めの浸透圧に調節されている。また，スクロース，グルコース，フルクトース等の糖質が6～13％含まれている。酸味成分としてクエン酸や乳酸のような有機酸が含まれていることもある。正確な定義はなく，イメージ的に作られた言葉である。しかし，多くの場合スポーツ飲料に求められている機能は，水分だけでなく電解質と糖質を適当な濃度で摂取することである。

スポーツ栄養士　[sports nutritionist；sports dietitian]　スポーツに関係した栄養摂取の指導に従事する人。現在の日本では，スポーツ栄養士は日本栄養士会と日本体育協会が，公認スポーツ栄養士養成講習会を行っており，共同認定している。日本体育協会が養成するスポーツ指導者の分類では"メディカル・コンディショニング資格"とされている。

スポーツドリンク　＝スポーツ飲料

スポーツ貧血　[sports anemia]　スポーツ活動に伴って発現する貧血。原因別に，①食事からの鉄の摂取不足，②消化管や尿への出血，繰返される機械的衝撃，激しい運動に伴う赤血球膜の酸化と浸透圧変化による血管内破壊（溶血），③循環血漿量の増大による希釈性貧血（見掛けの貧血）に大別できる。

スポット変敗　[spot spoilage]　食品表面で微生物が増殖して，コロニーを形成したり，部分的に食品成分が分解されることにより表面にさまざまな色のスポット（斑点）が形成される現象。原因としてはカビが最も重要で，色素産生性の細菌や酵母も原因となる。餅では各種のカビが，豆腐ではバシラス属やロイコノストック属細菌，ゆで麺では酵母やフラボバクテリウム，ミクロコッカス属細菌，ハムの緑変にはラクトバシラス属細菌が関与する。

スモークサーモン　[smoked salmon]　サケ類，特にベニザケのくん製をいう。原料の調理方法によって，ラウンド（内臓をとったもの），無頭（ラウンドの頭をとったもの），ロシア式（無頭からさらに腹肉をとったもの），キッパード等に分けられる。また，製品には温くん品と冷くん品とがある。温くん品の工程は，冷凍品→解凍→調理（頭，内臓を除き三枚に卸す）→塩漬け（濃厚食塩水に数時間）→水洗・水切り→風乾→くん乾（50℃で約17時間，次いで80℃で2～3時間）→仕上げ，冷くん品は，原料→水洗→内臓・えらの除去→再水洗→塩漬け（原料の20～30％の食塩で1週間以上振塩漬け）→塩抜き（淡水中で1～3日間）→くん乾（18～25℃で約1か月）→仕上げである。

スモークソーセージ　[smoked sausage]
一般にはくん煙したソーセージで，くん煙を施すことにより保存性は増す。日本ではソーセージの分類名称の一つとして用いられ，ウィンナーソーセージやフランクフルトソーセージ等の大部分のソーセージが含まれる。

スモークチーズ　[smoked cheese]　風味向上を目的としてくん煙したチーズ。ナチュラルチーズの場合，くん液を原料乳にまたはくん製塩を添加するか，チーズを低温でくん煙する。プロセスチーズの場合，加熱溶融時にくん煙香料を添加するか低温でくん煙する。

スモークドタン　[smoked tongue]　塩漬した舌をくん煙したもの。加熱するものが多い。舌は

塩漬時に粘液が出るので，塩漬後に水洗する。牛舌が主に使用されるが，ブタやヒツジの舌で作られるものもある。

スモモ [Japanese plum] →プルーン

素焼き [broil without seasoning] 焼き方の一種で，醤油やたれをかけずに，材料に火を通すために直火で焼くこと。ウナギの蒲焼きや小魚の南蛮漬けの際の素焼きなど食材が魚の場合は白焼きともいう。→白焼き

スライサー [slicer] 食材を削ぎ切り，薄切りにする機器。食材別に各種ある。作業効率や品質精度管理に役立つ。

ず〔摺〕り [shear] 変形の様式の一つで，せん断ともいう。伸張あるいは圧縮，膨張あるいは収縮と異なり，体積変形を伴わない純粋な形状変化のみが生じる。単純ずりと純粋ずりに分けられ，例えば，直方体の下面を固定し，上面に面に平行に力を作用させると，単純ずりが生じる。単純ずりは純粋ずりに回転を加えたものである。

ず〔摺〕り応力 [shear stress] せん断応力ともいう。流体の移動に対する抵抗力。工学的には，流動させるのに必要な応力（単位面積当たりの力）を表し，単位は[Pa]。積み重ねたトランプカードを例に説明すると，カードの表面積をA，一番上のカードを指で押し付けながらずらすのに必要な力をFとしたとき，ずり応力 $S = F/A$ で求められる。表面がサラサラしたカードはほとんど力を掛けずにずれるが，もし表面が粘着質のカードの場合は，ずらすのにはかなりの力が必要となる。ずり応力が関連する液体の単位として粘度がある。カードの厚さをΔy，カードのずれる速度をVとすると，ずり速度 $D = V/\Delta y$ となり，粘度η（イータ）は，このずり速度D，ずり応力Sより次式で求めることができる。$\eta = S/D$，単位は[Pa·s]で，流体の粘っこさを表す指標として広く使われている。ちなみに水の粘度は約1 mPa·sである。なお，従来単位[cP]（センチポイズ）も使われている。

刷り込み [imprinting] 父方と母方由来の遺伝子で発現状態が異なるものが存在する。この相違は，配偶子の形成過程で親の性別に関する情報が遺伝子にプログラムされるために生じ，この現象をよぶ。DNAのメチル化，クロマチン構造などが関与し，父及び母由来の遺伝子に機能的な差異を与えると考えられている。

ず〔摺〕り速度 [shear rate] ＝〔せん〕剪断速度

ず〔摺〕り弾性率 [shear modulus] 直方体の下面を固定し，上面の面に平行に力を作用させた時，上面の面に平行に作用させた力を上面の面積で除したものがずり応力τ（単位は$Pa = N/m^2$，つまり単位面積m^2当たりの力N）であるが，これによって生じたずり歪みγ（無次元）でずり応力を除したものがずり弾性率である。ずり弾性率＝ずり応力/ずり歪み。ずり弾性率はずり応力を加えた時の歪みにくさを表している。

ず〔摺〕り粘度 [shear viscosity] 仮想的に考えた直方体形の中味が流体である場合，ずり応力はずり歪みにではなく，ずり歪み速度$\dot{\gamma}$（ずり速度ともいう）に比例する。$\tau = \eta \times \dot{\gamma}$ この比例係数ηをずり粘度という。ずり粘度は，ずり応力により生じるずり速度の生じにくさ，つまり流体の流れにくさを表している。

すり身 [raw *surimi*; raw fish meat paste; forcemeat] 塩ずり身，肉糊ともいう。魚肉に2〜3％の食塩を加えてすり潰し，筋原線維タンパク質からアクトミオシンを溶出して得られる粘稠な肉糊をいう。あるいは，これにデンプンや調味料など混合して得られる糊状の魚肉をいう。

ず〔摺〕り流動 [shear flow] 2枚の平行な平板の間に流体がある時，上の面を下の面に平行に動かすとずり流動が生じる。上の面に接している流体の薄層は上の面に付着して速く流れるが，下の面に接している流体の薄層は下の面に付着して流れない。したがって，流速に勾配が生じ，流速は上の面に近づくほど速くなっている。回転粘度計でもずり流動が起こっている。

スルファニルアミド [sulfanilamide] $C_6H_8N_2O_2S$，分子量172.20。抗菌性化学療法剤であるサルファ剤の一種。抗生物質が普及する前には多用された。*p*-アミノ安息香酸と構造が類似しているため，細菌の菌体内における葉酸の生合成を阻害し，葉酸を必要とする反応系を抑制する。ヒトの細胞では葉酸は合成されないため，ヒトに対する毒性は低いが，腸内細菌による葉酸合成は抑えられる。

スルファミン酸 [sulfamic acid] H_3NO_3S，H_2NSO_3H，分子量97.09。アミド硫酸ともいう。無色の結晶で水溶性。スルホン化などの試薬，分析用試薬，化学合成原料などとして使用される。

スルフヒドリル基 [sulfhydryl group] ＝メルカプト基

スルフヒドリル酵素 [sulfhydryl enzyme, SH enzyme] 酵素の活性発現にシステイン残基のSH基が必須の酵素。チオール酵素，SH酵素ともいう。一般にヨード酢酸のようなチオール試薬，フェリシアン化物などの酸化剤で失活する。酵素を保護する目的でエチレンジアミン四酢酸（EDTA）やメルカプトエタノール，ジチオスレイトール等を加えることが多い。

スルフヒドリル試薬 [sulfhydryl reagent, SH reagent] SH基（旧名スルフヒドリル基）と反応する試薬。チオール試薬，SH試薬ともいう。タンパク質やペプチド中のメルカプト基の定量や化学修飾に用いられる。5,5'-ジチオビス（2-ニトロ安息香酸）（DTNB，エルマン試薬），酸化型グルタチ

オン，2-ニトロ-5-チオシアノ安息香酸（NTCB），*p*-クロロメルクリ安息香酸（PCMB），ヨード酢酸，*N*-エチルマレイミド（NEM）等がある。

スルホニル尿素 [sulfonylurea] 経口血糖降下薬。約50年前より2型糖尿病の治療に広く用いられており，その血糖降下作用は膵β細胞からのインスリン分泌の促進に基づく。すなわち，膵β細胞膜に存在する受容体に結合することで，ATP感受性K^+チャネルが閉鎖→その結果生じる脱分極により電位依存性Ca^{2+}チャネルが開口→細胞内Ca^{2+}濃度の上昇→インスリン分泌顆粒の開口放出へと一連の過程が進行する。現在では第二世代（グリベンクラミドなど）と第三世代（グリメピリド）の薬剤がよく使われる。

スルホン酸 [sulfonic acid] スルホ基（スルホン酸基）-SO_3Hを有する化合物の総称。

するめ [dried squid] イカを原料とする乾製品。イカの胴肉（外套膜）を切り開き乾燥した素干し品。主にスルメイカから製造され，二番するめともいう。原料にはその他ケンサキイカ（けんさきするめまたは一番するめ），コウイカ（こうつきするめ）等がある。→水産加工品

スレオニン =トレオニン

スロージン [sloe gin] スモモ（スローベリー）の実をジンに浸してこの香味を抽出し，これに糖を加えたリキュール。

スローフード [slowfood] 近年の暮らしが，スピードに支配され，ファーストフードに代表される食が広まる中で，人々の心も落ち着きを失っていることに対し，自らを解放し本来の生活のあり方を見直そうとする運動。イタリアの一地方で始まったNPO運動が契機となり，日本にも広まりつつある考え方である。消えゆくおそれのある伝統的な食材，料理，質の良い食品を守ること，良質な素材を提供する小生産者を守ること，子供たちを含め，消費者に味の教育を進めること等を提唱している。これを受けて日本でも特色ある食材，料理を見直し，それを各家庭で調理し，家族が食卓を囲むという食生活のあり方が模索されている。→ファーストフード

坐り [*suwari*; setting; setting of surimi; elasticity] 魚肉の塩ずり身（すり身）を成形して比較的低温に放置した時，次第に肉糊の粘りがなくなり，透明感のある弾力性に富んだゲルに変わっていく現象。セッティングともいう。この原因には酵素トランスグルタミナーゼの作用による新しいペプチド結合の形成やミオシンのポリペプチド鎖間の絡み合い等の関与が考えられる。坐りやすい魚には，アジ，カマス等，坐りにくい魚には，サメ，マグロ等がある。また塩の種類によっても坐りやすさが異なり，アルカリ金属塩では陰イオンが，$CNS^- > NO_3^- > Cl^- > SO_4^{2-}$の順に強く坐る。

セ

ゼアキサンチン [zeaxanthin] $C_{40}H_{56}O_2$. 分子量568.88。ホウレンソウやケールなどの葉野菜に一般的に含まれる天然の黄色色素で，含酸素カロテノイド（キサントフィル）に分類される。網膜組織に蓄積して，紫外線による眼へのストレスを軽減する作用があるという報告がある。

ゼアラレノン [zearalenone] カビ毒の一つ。*Fusarium graminearum, F. moniliforme* 等のフザリウム属のカビが産生するカビ毒で，数種類の同族体が知られている。1928年の米国における飼料用トウモロコシ事件をはじめとして，世界各国の飼料用オオムギ，トウモロコシに汚染が記録されている。毒性はエストロゲン様作用を有することから，家畜の不妊や流産の原因物質とされている。→カビ毒，マイコトキシン

性 [sex] 遺伝的，生殖的に異なる個体，あるいは細胞の間で有性生殖が行われる際の，雌雄の区別。

精液 [semen; seminal fluid; sperma] 性行為に際して射精される乳白色の液（射精液）。精子と，精巣上体，精管，精管膨大部，精嚢（せいのう），前立腺などの分泌液の混合したものである。粘性は精嚢，球部尿道腺からの分泌液によるものである。4～5日間の禁欲期間後の正常精液量は平均3 mL，pHは約7.5である。WHOの基準では，正常精子濃度は2,000万個/mL以上である。

成雄羊肉 [ram] →羊肉

製菓衛生師 [confectionery hygienist] 製菓の衛生管理業務に従事することのできる資格をもつ者。製菓衛生師になるためには，「製菓衛生師法」(1966(昭和41)年7月4日法律第115号）に基づき，実務経験が2年以上または指定の製菓衛生師養成施設に1年以上在籍し，都道府県知事が行う製菓衛生師試験に合格することが必要である。

正確度 [accuracy] 測定誤差の評価尺度の一つ。測定値と真の値がどの程度近接しているかを意味する。同一標本を多数回繰り返し測定した値の平均値と真の値とのずれに相当する。その繰り返し測定した値のばらつきを精度という。

生下時体重 [birth weight] ＝出生体重

生活機能 [life function] 一般的用語であるが，心身機能障害の分類についての新しい視点と健康増進を含む社会的支援にかかわる考え方に注目して用いられるようになった。日常生活動作(ADL)による障害から，生活の質(QOL)・機能に，より広くその視点を転換したことが契機である。その背景には，2001年世界保健機関(WHO)総会で採択された，ICF (International Classification of Functioning, Disability and Health) があり，国際生活機能分類ともよばれている。分類は，心身機能・身体構造，活動，参加の三つの次元及び，環境等に影響を及ぼす因子で構成されている。健康状態（病気〈疾病〉，変調，障害など）は主として病因論的にICD-10（国際疾病分類第10版）によって分類され，健康状態に関連する生活機能と障害はICFによって分類されるようになった。それによって，予防と健康増進を含む個人的な保健ケア，社会的障壁の除去や軽減による社会的参加促進，社会的支援の推進，社会保障や医療の評価，地域・国・国際レベルでの実態調査など，さまざまな場面での適用と政策立案・評価での活用が期待されている。

生活時間調査〔法〕 [motion and time study (method)] 人々の生活行動を時間の面から明らかにする目的で行っている調査方法。各生活行動（例えば睡眠，通勤，家事，テレビ・ラジオ）別に，行動者率，行動時間を性別・年齢階級別に調査するものである。1960（昭和35）年から5年ごとに定期的に実施されている「NHK国民生活時間調査」，1976（昭和51）年から5年ごとに実施されている総務省の「社会生活基本調査」等がある。人々の時間の使い方から生活行動の実態の変遷を知ることができる。

生活習慣 [lifestyle] 広義には，人々の日常生活において繰返し営まれる行動様式全般を指す。医学的な視点からは，疾病発症のリスクに関連すると考えられる行動が注目され，食生活，身体活動・運動，休養・睡眠，飲酒，喫煙，その他，健康にかかわる行動を意味する。

生活習慣病 →成人病

生活習慣病の一次予防 [primary prevention for lifestyle-related diseases] 生活習慣病の原因となる生活習慣上のリスクを軽減し，疾病の発症を未然に防ぐこと。例として，高血圧予防のための減塩，糖尿病予防のための運動，がん予防のための禁煙等，生活習慣の改善を図ることが挙げられる。

生活水準 [living level] ある国・社会階層

等の一般的な消費生活の程度を指す。生活水準を測る項目には，健康，食糧及び栄養，教育，労働条件，雇用状態，総消費総貯蓄，輸送，住宅，衣料，レクリエーション，社会保障，人権としての自由等がある。

脆化点 [brittleness point]　　ISO, JIS によると，ISO 974（JIS 7216）にしたがって試験を行った試験片にぜい性破壊の起こる確率が50%ある温度，とされている。一般に，この温度は被験体の使用最低温度を示すものではない。

性感染症 [sexually transmitted disease, STD]　性交，性交類似の行為により皮膚粘膜を介して感染する疾患の総称。性病予防法では，梅毒，淋疾，軟性下疳，鼠径リンパ肉芽腫をいう。現在では，陰部ヘルペス，尖圭コンジローマなどのウイルス性疾患，疥癬や毛ジラミなどの寄生虫疾患，膣トリコモナス，赤痢アメーバなどの原虫症，外陰部カンジダ症などの真菌疾患，クラミジア感染症，HIV 感染症と従来の性病も含めて，一般に性感染症とよばれている。

正期産 [term delivery]　　妊娠 37 週以上 42 週未満の分娩。自然に陣痛が発来し成熟胎児が経膣的に前方後頭位にて娩出し，分娩所要時間が初産婦では 30 時間未満，経産婦では 15 時間未満で，母児ともに障害や合併症がなく，予後良好であった分娩をいう。

正規分布 [normal distribution]　　次の確率密度関数で表される左右対称で釣り鐘型をした連続型の確率数分布。ガウス分布ともいう。

$$f(x) = \frac{1}{\sqrt{2\pi}\sigma} \exp\left(-\frac{(x-\mu)^2}{2\sigma^2}\right)$$

μ は平均，σ は標準偏差である。$\mu \pm 1.96\sigma$ の範囲に全体の 95% が入るという性質がある。医学栄養学分野の連続変数の多くは，正規分布に近い（実際は右裾が長いことが多い）ことが経験的に知られており，統計学でも正規分布を仮定した方法が多く用いられている。分布の右裾が極端に長く，対数変換することで正規分布になるものを対数正規分布といい，ビタミン A 摂取量などはこれに近い。

制御 [regulation: control]　　生体内で起こる代謝は，促進と抑制のバランスの上に成り立ち，恒常性が維持される。そのために情報伝達物質や神経伝達によるさまざまな制御機構が存在する。それらは遺伝子発現による酵素量の変化や物質による触媒効率の変化などである。

制御性 T 細胞 [regulatory T cell, Treg]　　細菌等の異物から体を守る免疫応答の過剰な反応を制御し，免疫系の恒常性維持に中心的な役割を果たすT 細胞のこと。この細胞の欠損や働きが障害されると，通常は無害な環境物質や食餌に対する過剰な免疫応答が起こり，各種アレルギー性疾患を惹起する。また，自己抗原分子に対する免疫寛容が崩壊し，関節リウマチのような自己免疫疾患の原因となる。胸腺内で発生・分化する内在性 Treg（CD4 陽性 CD25 陽性 T 細胞）は，転写因子 Foxp3 を特異的に発現していることで特徴づけられる。その他，自己認識の低いナイーブ CD4 陽性 T 細胞を TGF-β 存在下で抗原刺激することによって Foxp3 を発現する誘導性 Treg を作製できるが，内在性 Treg に比べて Foxp3 の発現は不安定であり，その機能性はかならずしも一致していない。→インターロイキン

静菌 [bacteriostasis]　　微生物を殺さずに生育・増殖が抑制されている状態。低温貯蔵，塩蔵等の貯蔵では静菌状態がみられることがある。静菌剤にはシアン化カリウム，テトラサイクリン等がある。

静菌作用 [bacteriostatic action]　　微生物の生育を阻害する薬剤の作用。殺菌剤及び保存料などの薬剤は，ある濃度以上の添加では殺菌作用を示すが，低濃度の添加では，微生物は増殖できないが薬剤が取除かれると増殖するようになる。殺菌作用との区別は困難である。

生菌数 [viable count]　　一般に試料破砕液を一定量，平板培養法で培養後のコロニー数から算出される菌数。食品の衛生学的な指標の一つ。通常，一般生菌数は，標準寒天培地あるいは普通寒天培地上に生育したコロニー数より算出される。

制限アミノ酸 [limiting amino acid]　　食品タンパク質中の各必須アミノ酸量を基準のタンパク質アミノ酸組成あるいはアミノ酸必要量の相互比率と比較して，不足しているアミノ酸。最も不足の程度の大きいアミノ酸を第一制限アミノ酸という。

制限エンドヌクレアーゼ [restriction endonuclease]　=制限酵素

制限酵素 [restriction enzyme]　　二本鎖 DNA の 3～8 ヌクレオチドから成る特異的配列を識別し，二本鎖 DNA を切断するエンドヌクレアーゼの総称。制限エンドヌクレアーゼともいう。酵素活性に必要な因子の要求性と切断様式の違いからⅠ型，Ⅱ型，Ⅲ型，Ⅳ型に分類される。Ⅰ型は Mg^{2+}, S-アデノシルメチオニン，ATP を必要とし，認識塩基配列と切断点の位置関係は一定していない。Ⅱ型は Mg^{2+} を必要とし，認識塩基配列内もしくは隣接した特異的な位置で切断する。Ⅲ型は Mg^{2+}, ATP を必要とし，認識塩基配列から 20 数塩基対程度下流で切断する。Ⅳ型は，DNA 中の修飾された塩基を認識し，活性には GTP と Mg^{2+} を必要とする。

制限酵素断片長多型 [restriction fragment length polymorphism, RFLP]　　制限酵素で切断した時にみられる DNA 多型をいう。ゲノム DNA を特定の制限酵素で切断すると，その認識配列の位置が同じであることから特定の長さをもつ種々の DNA 断片が生じることになる。その DNA 断片の長さは同じ生物種内では同一であることが多いが，種内で制限酵素認識配列に多型があると異な

る長さとなる。通常，その差はサザンブロット法により検出される。

制限酵素地図　［restriction map; restriction enzyme cleavage map］　DNA上のⅡ型制限酵素の認識配列の相対位置を示す物理的地図のこと。認識配列の位置はDNAの塩基配列によって一義的に決まるので，各DNAに固有の制限酵素地図が得られる。

生合成　［biosynthesis］　生物の生体内で行われる同化反応。異化反応の対語。生体によって行われている同化的反応の総称である。生合成は主として，酵素によって触媒される吸エルゴン反応である。

精穀　［polishing］　＝搗精

正コロイド　［positive colloid］　正に帯電しているコロイド粒子。通常のコロイド粒子は正または負のどちらかに帯電していることが多い。帯電の状態はコロイド粒子の凝集性や電気泳動上の性質に影響を与える。

精細胞　［spermatid］　精母細胞が減数分裂を行って生じた小型の細胞。精子細胞ともいう。染色体数，DNA量が半減し一倍体で，セルトリ細胞で精子に変化する。

青酸　［prussic acid］　シアン化水素HCNの水溶液。シアン化水素酸ともいう。猛毒の揮発性液体。特異な臭気がある。ビワやアーモンドに含まれる青酸は植物中では不活性な配糖体として存在し，100科2,000種に達するほど広く分布し，酵素分解で青酸を発生し，食中毒の原因となる。青酸配糖体にはウメ，モモ，ビワ，キョウニン(杏仁)やトウニン(桃仁)の実の核に含まれるアミグダリン，バクチノキに含まれるプルナシン等がある。南方産のキャッサバ(タピオカ)も青酸配糖体を含むので，水にさらして毒成分を除去して食用にする。

生産管理　［production control］　給食の調理を，生産管理の目的である品質，原価，納期の満足になぞらえて，食材，設備，作業員を合理的に運用すること。

青酸中毒　［hydrocyanism］　＝シアン中毒

生産年齢人口　［population of productive age］　年齢3区分人口のうち15～64歳の人口で，労働力の中心として社会を支える人口という意味合いがある。支えられる側の年少人口，老年人口(年少人口＋老年人口)を分子，生産年齢人口を分母とした比（×100）を，年少人口指数，老年人口指数，従属人口指数という。

精子　［spermatozoon］　精子は頭，頸，中間部，尾（鞭毛）の四つの部分から成る長さ約60μmの細長い形状。頭は扁平な洋梨状で，長さ約4μm，幅約2.5μm。濃縮した核とその前約2/3を被う先体から成る。頸は頭と中間部を連結し，中間部は多数のミトコンドリアを含みエネルギーを産生する。尾は長さ約50～65μmで，波状に動かすことによって移動する。

精子形成　［spermatogenesis］　＝精子発生
精子細胞　［spermatid］　＝精細胞
静止人口　［stationary population］　一定の地域で転入・転出がなく，出生数と死亡数が等しくなり，年齢別死亡率も一定の場合には，人口の増加あるいは減少を示さない。この時の人口。定常人口ともいう。

静止電位　［resting potential］　典型的な神経細胞では外部から刺激が加わっていない静止状態で，細胞外の電位をゼロとしたとき，細胞内の電位は通常－60～－70mVであり，これを静止電位という。細胞膜はイオンに対し選択的透過性をもつ。静止状態ではK^+は透過し，Na^+の透過性は非常に低い。細胞内ではK^+と電気的に釣り合う塩素イオンと膜を透過できない有機陰イオン（主にアミノ酸とタンパク質）が存在している。K^+は細胞内濃度が高く，かつ膜透過性なので細胞外に流出する傾向がある。K^+が流出すると膜を透過できない有機陰イオンのため細胞内が電気的に陰性になり，K^+の流出が阻止される。静止電位はこれらイオンの細胞内外の濃度差（化学ポテンシャル）と電荷としてのむら（電位差）が釣り合って生じる。濃度勾配にしたがってわずかに流入するNa^+が長時間では電位差を中和してしまうため，ATPの分解によるエネルギーを用い，Na^+-K^+ポンプがNa^+を細胞外に，K^+を細胞内に輸送してこれを維持している。→脱分極，活動電位

精子発生　［spermatogenesis］　精祖細胞（精原細胞）から受精能を有する精子が形成される過程。この過程は精子形成ともいう。精祖細胞は有糸分裂を繰返して精母細胞となり，減数分裂を経て精子細胞に変化し，さらに精子となる。

清酒　［sake］　日本の伝統的な醸造酒。日本酒ともいう。米と米麹と水を原料として発酵させて，こしたもの。これにグルコース，水あめ，有機酸，アミノ酸，醸造アルコール等法令で定められたものを，制限量だけ使用することができる。もろみは添仕込み，仲仕込み，留仕込みと3回に分割して行われ（三段仕込みという），もろみ中で20％前後のアルコールが生成する酒類は世界にも例がない。ほかの醸造酵母と異なり清酒酵母はアルコールに対して耐性を有することが要因の一つである。麹には黄麹菌の*Aspergillus oryzae*を用い，発酵形式は麹の酵素により糖化をさせながら酵母によるアルコール発酵を行わせる並行複発酵で行われる。

性周期　［estrous cycle］　発情周期ともいう。卵胞の成熟に伴いエストロゲン分泌が増大し，その影響で生殖器官の変化が起こって発情期となり，精子を受入れる状態が整う。この周期的に現れる発情状態をいう。周期の終わりに子宮内膜が崩壊し月経

成熟 [maturation]　さまざまな生理機能，例えば生殖機能，運動機能，精神機能等が発達（複雑化，分化，総合化）し，最高の状態になること。生理機能によって，成熟する時期は異なる。成熟後の生理機能は加齢とともに徐々に退化していく。→加齢，→老化

成熟乳 [mature milk]　＝常乳
成熟分裂 [maturation division]　＝減数分裂
正準相関分析 [canonical correlation analysis]
多変量解析法の一種。2組の変数群の間の相関関係の次元を減らす手法。

星状膠細胞 [astrocyte]　グリア細胞（神経膠細胞）の一つ。アストロサイト，アストログリアともいう。細胞から多数の突起が星形または放射状に出ているグリア細胞。神経細胞と血管との間に介在し，神経細胞と血液との間の物質交換に関与している。

生殖 [reproduction]　生物が自己と同じ種類の新しい生物個体を作る現象。配偶子による生殖を有性生殖，それ以外の生殖を無性生殖という。有性生殖は雌雄の個体より生じた配偶子の合体（受精）による生殖で，生物界の主要な生殖である。無性生殖は配偶子が関係しない様式で，細胞分裂，腔腸動物などの出芽・分裂などがある。ヒトでは発生過程における性腺，脳の性分化に始まり，性成熟期により生殖能力が完成する。

生殖器 [reproductive organ]　有性生殖を行うための器官。雌雄で著しく異なっている。動物では，配偶子を産生する生殖巣（生殖腺；雌雄で卵巣，精巣），配偶子を輸送するための生殖輸管（輸卵管，輸精管），それらに付属する生殖腺及び交接器からなる。植物の生殖器には，種子植物では花，藻類，コケ類には配偶子嚢（はいぐうしのう）がある。

青色症 [cyanosis]　＝チアノーゼ
生殖腺 [gonad]　男性の精巣，女性の卵巣をいう。性腺ともいう。精巣では精子，卵巣では卵子を産生する。さらに内分泌腺としてそれぞれの性徴を促す男性ホルモン（アンドロゲン）や女性ホルモン（エストロゲン，プロゲステロン）を分泌する器官でもある。

精神衛生 [mental hygiene]　精神面・心理面の健康を維持することを目的とした公衆衛生の一分野。精神面の健康維持，精神的なショック，ストレス等による精神的障害者または精神的疾患に罹りやすい人に対して原因の除去や問題解決による症状の改善または予防等を行い，精神面の健康維持を保つこと。

精神障害 [mental disorder]　精神活動が何らかの原因で障害された精神状態。精神的な自覚的苦痛を有する場合，社会生活上の問題を生じる場合，両者を有する場合には，精神障害の存在が疑われる。精神障害には非精神病的精神障害も含まれる。

精神的過食症 [psychological polyphagy]
精神的要因による摂食障害の一つ。過度のストレス，精神不安などが原因で起こることが多く，特に10台半ばから20台前半の女性に多い。脳内のセロトニン（神経伝達物質）の異常が示唆されている。摂食異常による痩せに至るまでの過程においてはいくつかの型があり，食事を一方的に受け付けなくなる拒食症と，食べすぎと嘔吐を繰返し結果的に痩せていく過食型の摂食障害がある。→過食症，拒食症

精神発達遅滞 [mental retardation]　＝知的障害
精神病 [psychosis]　精神障害の程度が高度で，日常生活や現実の適応能力が著しく損なわれた状態。国際疾病分類（ICD-10）では，精神病を「幻覚あるいは妄想あるいは限られた数の明白な異常行動の存在を示すためにのみ用いる」と定義されている。統合失調症，躁うつ病などは代表的な精神病である。

成人病 [adult diseases]　1955（昭和30）年ごろから使われていたがん，脳卒中（現在は脳血管疾患という），心臓病などの慢性疾患に対する名称。現在では主要因に基づき生活習慣病という。

精神病理学 [psychopathology]　統合失調症，躁うつ病など精神病を含む精神障害の成因，診断，症状，経過，治療，予後などを研究する学問。精神症状と身体的病態の関連の解明及び精神症状に関するストレス要因や社会環境的要因なども含めて総合的に研究する。

精神分析[学] [psychoanalysis]　Freud S（オーストリア）が創始した体系。人間の心理を解明する方法と臨床への応用，さらにそこから導き出された精神療法を指す。Freud 以後，自我心理学，クライン派，対象関係論，自己心理学，ラカン派など多くの学派に分かれた。

精神分裂症 [schizophrenia]　＝統合失調症
精神保健 [mental health]　メンタルヘルスともいう。精神障害者に医療を行って，自立や社会復帰を支援する分野と，国民の精神的健康を増進する分野に大別される。前者は保健所や都道府県の精神保健福祉センターを中核とし，市町村や精神保健福祉士，ボランティア等が協力して，保健医療と福祉を統合させながら活動する分野である。日本には受療中の精神障害者が約258万人おり，そのうちの約33万人は入院しているが，その約7万人は地域や家庭の受け入れ体制が整えば退院が可能であるという（「平成14年患者調査」）。そのための共生社会づくりや，各種社会復帰施設の充実とか支援事業などが進められつつある。後者は，精神的健康が健康の基本的条件として，また，心身の相関関係性や社会の健康の重要性などから，「健康日本21」におけるように，その意義があらためて強調されて

いる。
精神療法　[psychotherapy]　心理的技法を通じて患者の症状の改善・軽減，疾病の回復等を図る療法。心理療法ともいう。不安の除去（情緒的支持）を主体にした支持的精神療法，森田療法，行動療法などの教育的精神療法，精神分析療法などの洞察的精神療法などに分類される。最近では，がん患者が病気を受容し，終末期を有意義に過ごすことができるよう援助する緩和ケア，ホスピスなど広い意味で使用されることが多い。

精神労働　[mental brain work；mental work]　脳細胞の活動のこと。安静時の脳のエネルギー消費量は全体の約20％であり，肝臓や筋肉とほぼ同じである。激しい肉体労働により筋肉のエネルギー消費量は著しく増加するが，脳のエネルギー消費量は常にほぼ一定である。脳はグルコースのみをエネルギー源としており一日約120ｇを消費している。

性ステロイドホルモン　[sex steroid hormone]　エストロゲン，プロゲステロン，アンドロゲンの総称。性ホルモンともいう。炭素の六員環三つと五員環一つが結合したステロイド核を基本構造にもつ。生殖腺と胎盤で合成・分泌されるステロイドホルモンである。エストロゲンは主に卵巣，胎盤で合成され，内膜の性周期に伴う変化，子宮頸部内膜腺の分泌や粘液組織に影響を及ぼす。プロゲステロンは黄体や胎盤から分泌され，性周期と妊娠の成立・維持に働く。アンドロゲンは主に精巣で生合成され，男性内外性器の分化と二次性徴の発現や機能化作用などをもつ。性ステロイドホルモンはほかのステロイドホルモンと同じく標的器官内で受容体と結合して，ホルモン作用を発現する。

性腺　[gonad]　＝生殖腺

性腺刺激ホルモン　[gonadotropic hormone；gonadotropin]　精巣，卵巣の内分泌機能を刺激するホルモンの総称で，ゴナドトロピンともいう。下垂体前葉からの卵胞刺激ホルモン（FSH）と黄体化ホルモン（LH），胎盤由来の絨毛性性腺刺激ホルモン（CG）がある。FSHは，女性では卵胞の発育とエストロゲンの分泌，男性では精子の発育促進が主な作用である。LHは，女性では排卵，黄体の形成とプロゲステロンの分泌，男性ではテストステロンの分泌が主な作用である。CGは黄体の形成が主な作用である。性腺刺激ホルモンは標的細胞膜に存在する受容体に結合して作動する。

性腺刺激ホルモン放出ホルモン　[gonadotropic hormone-releasing hormone, GnRH]　視床下部から放出されて脳下垂体前葉の黄体化ホルモン（LH），卵胞刺激ホルモン（FSH）の合成，放出を刺激している神経ホルモン。10個のアミノ酸から成るペプチドである。ゴナドトロピン放出ホルモンともいうが，現在では，黄体化ホルモン放出ホルモン（LH-RH）とゴナドトロピン放出ホルモンとは同一のものとして使われている。

性染色体　[sex chromosome]　雌雄で異なる形や数を示す染色体。雌雄双方にある染色体をＸ染色体，雄にある染色体をＹ染色体とよぶ。ヒトなど多くの哺乳類では性染色体が雌ではXX，雄ではXYである。鳥類や爬虫類では雌が異型，雄が同型の性染色体をもち，雌型をZW，雄型をZZと表す。

生鮮食品　[perishable food；fresh food]　鮮魚，生肉類，葉もの野菜，果肉など保冷，冷蔵保管を必要とする食品。加熱・乾燥など保存のための処理をしていない生鮮な状態で流通・販売され，即日消費を原則とする。品質管理・衛生管理上，各食品に適した温度帯で搬入・貯蔵する。

精巣　[testis；tasticle]　男性の陰嚢内にある生殖腺。こう〔睾〕丸ともいう。精子を産出する精細管，男性ホルモンを分泌する間質組織，精子の通り道である導管系から成る。

精巣萎縮　[testicular atrophy]　精巣が何らかの原因により萎縮し，ホルモンの分泌，精子形成が減少する病態。多くは原因不明であるが，下垂体機能不全，精巣の循環障害などにより生じることもある。生理的には老人性精巣萎縮がある。

正相関　[positive correlation]　２変量の関係で一方の変量の増減に比例して同様に増減する関係。

正相クロマトグラフィー　[normal phase chromatography]　＝順相クロマトグラフィー

清掃値　[clearance]　＝クリアランス

製造物責任法　[Product Liability Law, PL Law]　PL法ともいう。通常有すべき安全性を欠いた欠陥商品によって人的もしくは経済的な損害が生じた場合，製造業者等は損害賠償の責任があることを定めた法律。1994（平成6）年7月公布，1995（平成7）年7月1日から施行された。

生存関数　[survival function]　観察開始時点を100％として，時間tの経過とともに生存率が何％になるかを表す時間の関数で，$S(t)$で表すことが多い。$1-S(t)$で，罹患率，死亡率，治癒率，再発率等を表すのにも用いる。

生存期間　[duration of life]　治療を受けた患者の50％が生存している期間のこと。通常，生存期間は治療開始日から数える。→生存率

生存曲線　[survival curve]　横軸を時間t，縦軸を累積生存率Sとして描いた曲線で，時間経過とともに観察集団全体の生存率がどのように低下していくかを表したもの。途中で観察打ち切りがあるデータの場合には，Kaplan-Meier法によって推定することが多い。縦軸を累積死亡率（1－累積生存率）とすることもある。

生存数　[number of surviving]　10万人の同時出生者が生命表の死亡率に従って死亡していくと

き，x 歳に達するまでに生存すると期待される人数。

生存率 [survival rate] ある集団の生存者数の割合。例えば，がんの5年生存率は，がん発見から5年後の時点で生存している者の割合で，がんに対する治療成績の一つ。

生体アミン [biogenic amine] 前駆アミノ酸から，デカルボキシラーゼの作用で生合成される物質の総称。生体アミンは，フェノールアミン（フェニルエチルアミン，チラミン），カテコールアミン（ドーパミン，アドレナリン，ノルアドレナリン），インドールアミン（セロトニン），イミダゾールアミン（ヒスタミン），ポリアミン（プトレッシン，スペルミジン）の5種類に分けられる。ホルモンまたは神経伝達物質などの生体化学情報物質として働いている。

生体異物 [xenobiotics] 人為的に作られた物質が体内に入ってきたもの。医薬品や食品添加物のほか，残留農薬，環境汚染物質等がある。腸管から吸収された後，シトクロムP-450を代表とする異物代謝酵素で化学変化し，腎臓から尿中，あるいは肝臓から胆汁中に排泄される。→シトクロムP-450

生体インピーダンス [bioimpedance] ＝全身インピーダンス

生体エネルギー学 [bioenergetics] 生物が生命を維持するために必要なエネルギーの出納あるいは変換を研究する生化学分野での学問領域。特に生体膜における生体エネルギー装置を研究の端緒とすることからこの関連領域を指す場合が多い。

生体外〔の〕 [in vitro] 試験管内や培養液などの人工的な環境で実験を行うこと。→インビトロ

生態学的研究 [ecological study] 集団（国，県など）を分析単位として，病因と疾患との関連を記載する研究。集団単位でみた相関を生態学的相関（ecological correlation）という。例えば，各国のワイン消費量と心筋梗塞罹患率の比較記載により，赤ワインと心筋梗塞罹患率の間に逆相関が観察されれば，赤ワインは心筋梗塞に対して予防的に働くという仮説が提示される。しかし，これは因果関係を示すものではない。生態学的研究では，種々の交絡因子の影響を受けやすく，その影響の除去は困難であることに留意する必要がある。

生態学的誤謬 [ecological fallacy] 要因と疾病との関連を調べる時，集団を単位とした場合には関連が認められるのに，個人を単位とした場合には認められない（あるいはその逆）ことがある。その場合に，集団単位で認められた関連が個人単位でも同様に認められるだろうと誤って推論してしまうこと。生態学的錯誤，生態学的偽相関，生態学的バイアス，集合バイアスともいう。生態学的研究の解釈では留意しなければならない。→生態学的研究

生態系 [ecosystem] ある空間に存在する無機的な環境因子と，そこに存在する生物群集から構成される相互作用系。すべての生物は食物連鎖を形成する。太陽エネルギーによる光合成で有機物を合成する緑色植物は生産者とよばれ，それを摂食する植食動物は一次消費者，さらに肉食動物は二次消費者とよばれる。食物連鎖を通じて栄養段階の高い方へエネルギーが流れ，物質が循環する。人間は雑食性であり，農耕や牧畜等によって生態系を改変する点においてほかの動物と異なっている。→食物連鎖

生態系の栄養段階 [trophic level in ecosystem] 生態系はすべての生物種と無機的環境因子から構成されており，太陽光をエネルギー源として，食物連鎖（または食物網）によって物質（栄養素・元素）が循環している。緑色植物が太陽エネルギーを利用して光合成を行うことによって有機物を産生し，それを植食動物が摂取し，肉食動物が植食動物を摂取し，排泄物や死んだ生物体を微生物が無機物に分解することによって生態系では物質が循環する。緑色植物は生産者，植食動物は第一次消費者，肉食動物は第二次消費者，さらに高次の消費者に分類され，食物連鎖におけるこれらの段階を栄養段階とよぶ。

生体工学 [bioengineering] ＝バイオエンジニアリング

生体反応 [biological response] 外部からの刺激，すなわち環境の変化などに応じて生体に起こる恒常性維持のための反応。

生体防御機構 [defense mechanism] 細菌，ウイルスなどの微生物，毒素，異種タンパク質，他人から移植された臓器，がん細胞など生体にとって異物が体内に侵入したり発生した時に，それを非自己と識別して無毒化したり，抵抗性を獲得して排除する生体の機構。

生体防御反応 [defence reflex] 生体が，環境要因の変化に対して恒常性を一定に保とうとする生体反応の総称。防御反応ともいう。

生体リズム [biological rhythm] 生体が繰返し行う生命現象の変動。外部環境に依存性あるいは非依存性の時間的なリズム。特に時間サイクルが24時間前後の周期のものを概日リズムという。ヒトでは，睡眠・覚醒，ホルモン分泌，消化酵素の活性等がこのリズムにしたがうといわれる。→概日リズム

生体利用性 [bioavailability] 生物学的利用度，生物学的有効性の同義語。摂取された栄養素が利用される程度を示す値。摂取した栄養素は全て消化吸収されるわけではなく，一部は糞便中に排泄される。また，吸収された栄養素が体内でどの程度利用されているかについても評価する必要がある。摂取した栄養素の体内利用性には，栄養素の形態，食事成分の相互作用，調理方法，腸内細菌叢と摂取しているヒトの生理的条件，生体リズム，個人差等が

影響する。

制唾薬 〔antisialagogue〕　＝唾液分泌抑制薬

成長 〔growth〕　発達が主に機能的な面の成熟を指しているのに対し，成長は主として身長や体重など形態的な面において数量的に増加する場合をいうことが多い。発達と成長を併せて，発育とよばれることもある。

成長因子 〔growth factor〕　成長促進因子ともいう。細胞の分化・増殖を促進する物質の総称で，ポリペプチドまたはタンパク質である。細胞の分裂と発育を促す因子：神経成長因子（NGF），インスリン様成長因子I（IGF-I），上皮成長因子（EGF），線維芽細胞成長因子（FGF）など20種以上。免疫系の調節に重要な因子：リンホカイン，サイトカインなど20種以上。血液幹細胞の増殖，分化を調節するコロニー刺激因子（CSF）など3グループに分けられる。

成長促進因子 〔growth-stimulating factor〕　＝成長因子

成長板 〔growth plate〕　＝骨端軟骨板

成長ホルモン 〔growth hormone, GH；somatotropin, STH〕　脳下垂体前葉で産生・分泌されるホルモンの一種。ヒト成長ホルモン（hGH）は191個のアミノ酸より成るペプチドホルモンである。分泌は視床下部で産生される成長ホルモン放出ホルモン（GHRH）により促進，ソマトスタチンにより抑制される。また，胃や視床下部，下垂体などで合成されるグレリンも強いGH分泌促進作用を有する。GHは，成長促進作用に加えて，タンパク質合成促進，脂肪分解，抗インスリン作用を有し，血糖を上昇させる。GHは標的細胞に直接作用するほか，GHにより，主に肝臓で産生されるインスリン様成長因子-1（IGF-1）を介して作用する。

静電容量 〔capacitance〕　絶縁体を挟んで導体に電荷を蓄積させたときの電位差。電気容量，キャパシタンスともいう。両側を導電性の電解質液で浸されている生体膜は，リン脂質の二重層から成り絶縁性が高く，その静電容量（膜容量）はおよそ$1\mu C/(V\cdot cm^2)$である。

精度 〔precision〕　誤差の評価の一つ。同一標本を多数回繰返し測定した値の間でのばらつきの小ささで示される。信頼性，精密度，再現性ということもある。→正確度

精度管理 〔quality control, QC〕　同一の試料から得た複数の検体を繰返し分析し，得られる測定値のばらつきが小さくなるように測定結果の誤差要因の解析と除去を行うこと。品質保証システムそのものを指す場合もある。

精度管理物質 〔quality control standard〕　臨床検査などにおいて日差再現性等の検査精度を一定化するために行われる精度管理において，指標物質として用いられる物質。通常はプール血清や市販の管理血清が用いられる。

制吐剤〔薬〕 〔antiemetic〕　悪心，嘔吐を抑制する薬。鎮吐剤〔薬〕ともいう。悪心，嘔吐には中枢性嘔吐と反射性嘔吐があり，中枢性嘔吐にはフェノチアジン誘導体，抗ヒスタミン薬，ドーパミンD_3受容体拮抗薬，反射性嘔吐には，セロトニン5-HT_3受容体拮抗薬，副交感神経遮断薬が用いられる。

精肉 〔retail meat〕　部分肉を，消費段階に適したスライス，厚切り，角切り，ミンチ等の形態に調製したもの。一般に，食肉は枝肉，部分肉，精肉という3段階の形態で流通するが，その最終段階の形態をいう。

成乳 〔normal milk；mature milk〕　「乳及び乳製品の成分規格等に関する省令」（略称：乳等省令）では，分娩後5日以内のウシ，ヤギまたはヒツジから乳を搾取してはならないことになっている。牛の分娩直後は固形分が多くラクトースの少ない初乳から移行乳を経て成乳と変化する。→常乳

生乳 〔raw milk〕　「乳及び乳製品の成分規格等に関する省令」（略称：乳等省令）で〈搾取したままの牛の乳〉と定義され，成分規格として比重，酸度，細菌数（総菌数）が設定されている。牛乳，加工乳，成分調整牛乳等の飲用乳及び発酵乳，チーズ，バター，粉乳等の乳製品の原料となるとともに，カゼイネートやラクトースの原料である。

青年期 〔youth；adolescence〕　厳密な定義はないが，思春期（12～18歳）以降，29歳位までを指す場合が多い。成長と体の諸器官の成熟がほぼ完成する時期。

精白 〔＝搗精〕

精白米 〔milled rice〕　玄米から果皮，種皮，糊粉層，胚芽を削り取ったもの。白米ともいう。削り取った部分を糠という。玄米に対する白米の割合は通常の飯用米では90％程度である。精米法には摩擦方式と研削方式があり，飯用米では主として摩擦方式が用いられ，米粒に圧力をかけた状態で米を動かし米粒間の摩擦で糠をはぎ取る。研削方式は酒米のように搗精度を大きくしたいときに用いられる。→無洗米

青斑 〔blue meat〕　＝ブルーミート

性比 〔sex ratio〕　女性に対する男性の比。出生性比は女子の出生数100に対する男子の出生数。近年は出生性比は105程度である。

性病 〔venereal disease, VD〕　＝性感染症

生物価 〔biological value〕　ヒトが摂取するタンパク質の栄養評価指標の一つ。吸収された窒素量に対する体内に保留された窒素量で，百分率で示される。生物価＝（体内保留された窒素量/吸収された窒素量）×100。

生物〔学〕的効率 〔biological efficiency〕　生体内に投与した放射性同位体のうち，生体内の目

生物学的酸素要求量 ［biological oxygen demand, BOD］　水質汚濁の程度を示す指標の一つで，有機物が好気性微生物によって最終分解物まで変化するのに使用される酸素量。一般に20℃で5日間放置した時に消費される酸素量から求められる。→化学的酸素要求量

生物学的定量法 ［biological assay］　＝バイオアッセイ

生物学的半減期 ［biological half-life］　体内に吸収された特定の化学物質が体内で同化・異化されたり，体外へ排泄されて半分に減少するのに要する時間。生物学的半減期が短い物質ほど，体内からの排泄は速く蓄積性が低い。その化学物質の生物学的半減期がわかっていれば，体内での蓄積量の推移が算出となる。

生物学的封じ込め ［biological containment］　実験室の特殊な培養条件下以外では生存しない宿主生物と，実験用でない他の生細胞への伝達性がなく，宿主依存性の高い弱毒化したベクターを組合せた宿主ーベクター系を用いることにより，組換え体の環境への伝播・拡散を防止すること。

生物工学 ［biotechnology］　生物のもつ機能をより高度に活用する技術。バイオテクノロジー。広義には古くからの発酵技術や品種改良をも含める場合があるが，一般には1980年代に入って急速に発展した遺伝子組換えを中心とする遺伝子工学的技術，細胞融合，組織培養等の細胞工学的技術を医療，製薬，工業化学，情報科学，育種，環境浄化等に利用する工学的分野をいう。

生物時計 ［biological clock］　生物が体内に備えている時間測定システム。体内時計ともいう。昼夜変化，温度変化などの環境の周期性は種々の生体機能に約1日の周期で繰返すサーカディアンリズムを与え，生体機能との調和を図り，その活動に顕著な周期性を示している。哺乳類では視床下部視交叉上核に生物時計を備えている。

生物濃縮 ［biomagnification；bioconcentration］　環境汚染物質が生物に取込まれ，その排泄が容易でなく生物体内に蓄積し，高濃度となること。また，小型生物から大型捕食生物といった食物連鎖において，上位段階にいくほど特定物質の体内蓄積濃度が高濃度となること。

生物発光［分析］法 ［bioluminescence method］　酵素の発光反応を利用した生菌数測定法。ATP存在下でルシフェラーゼ（発光酵素）とルシフェリン（基質）の反応により発光する現象を利用する。試料を増菌培養後または直接，界面活性剤あるいは酸で処理して菌体外にATPを抽出し，発光反応に供する。光強度はATP濃度に比例するので生菌数を推定でき，ATP濃度と生菌数間には10～100,000 CFU/mLの範囲で直線関係がある。食品由来のATP，食塩，鉄イオン，界面活性剤等により測定が妨害されるため，試料ごとに最適条件を設定する。測定キットを使うことで迅速測定が可能。

製粉 ［milling］　小麦種子を粉砕し，粉とフスマをふるい分ける工程。小麦種子は外皮が強靭で胚乳部がもろく砕けやすいので，粉砕してから皮部を分離する。グルテンの機能を生かすためにも粉としての利用が適当である。製粉工程は，①原料小麦の精選，②調質（テンパリング）：皮部を強靭にし，胚乳部を粉砕しやすくする目的で加水し，1～2昼夜ねかせる，③配合：調質の異なる小麦粉を目的に合わせて配合，④挽砕：ブレーキロールで破砕，⑤純化：粗粒の大きさを揃えてピュリファイアーでふるいと風選の組合せで混在している皮部の破片を除く，⑥粉砕：純化された粗粒をスムーズロールで粉砕する，⑦各ロールから得られる小麦粉を品質・等級に合わせて配合する，⑧均質混合して製品化する。

成分栄養 ［elemental diet］　経腸栄養剤の一つ。タンパク質源としてアミノ酸混合，糖質源としてデキストリン，脂質源として少量のリノール酸を用い，それにビタミンとミネラルの混合を加えたもので，いずれも低分子に消化された成分から構成されている。消化吸収障害のある膵疾患やクローン病などに用いられる。

生分解性プラスチック ［biodegradative plastic］　微生物などにより分解される使い捨て用プラスチック素材。バイオマス素材を原料とし，微生物により水と二酸化炭素に完全分解されるものが主流。主なものにはポリ乳酸，ポリカプロラクタム，変性ポリビニルアルコールがある。地球温暖化対策，廃棄物の処理軽減，埋め立てが可能，燃焼熱が低い，ダイオキシンが発生しない等，環境負荷の軽減効果が期待される。一方，高価，耐久性，機能性で劣る場合がある，リサイクルやリユースに向かない等の難点もある。

成分規定食 ［defined-formula diet］　栄養成分組成を一定にした食事や飼料。

成分調整牛乳 ［standardized milk］　「乳及び乳製品の成分規格等に関する省令」（略称：乳等省令）で〈生乳から乳脂肪分その他の成分の一部を除去したもの〉と定義され，成分規格として無脂乳固形分8.0％以上のほか，酸度，細菌数，大腸菌群が設定されている。一部の脂肪分を除去した低脂肪牛乳，ほとんどすべての脂肪分を除去した無脂肪牛乳，膜処理等により一部成分を除去したものが成分調整牛乳に含まれる。

成分無調整牛乳 ［non-standardized milk］　→牛乳

成分輸血 ［component transfusion］　→輸血

正ホウ酸 ［orthoboric acid］　＝オルトホウ酸

精母細胞 ［spermatocyte］　精祖細胞が精子細胞となる過程でみられる細胞。精祖細胞が分化し

減数分裂を繰返して二つの精母細胞になる。さらに減数分裂を経て四つの精子細胞となる。

セイボリー　[savory oil]　地中海沿岸を原産地とするシソ科植物の精油。サマーセイボリーとウインターセイボリーがある。コショウのようなピリッとした刺激的芳香とホップに似たほろ苦さがある。ヨーロッパでは"豆のハーブ"とよばれ豆料理によく利用される。

性ホルモン　[sex hormone]　＝性ステロイドホルモン

精米　[milling]　玄米の糠部を剥いで、白米にすること。原理は、円筒の中に玄米を入れ、ロールを回し圧力をかけながら押し出すことで、粒と粒とがこすり合わされ表面の糠層が削り取られる。→精白米、搗精

精密度　[precision]　→正確度

精密濾〔ろ〕過　[microfiltration]　0.1～数μm程度の細孔径を有する膜を用いた濾過。濾過圧力は数気圧程度である。精密濾過により液状食品から微生物や微粒子の除去が可能であり、生ビールや生酒の製造、ミネラル水の除菌等に利用されている。高分子膜、セラミック膜、金属膜が使用されている。精密濾過膜をエマルション形成に利用した低脂肪マーガリンの製造の実用化例もある。→限外濾〔ろ〕過、逆浸透

生命表　[life table]　ある時点の年齢別の生存数・死亡数をもとに、この年齢別死亡確率がそのまま続くと仮定した時、一定数の出生者の年齢による人口変化を示したもの。これから平均余命が計算される。

生命予後　[life prognosis]　死亡をエンドポイントとした治療後の経過のこと。生存時間分析を行い、生存曲線によって評価することが多い。5年生存率等がよく計算される。→生存曲線

生命倫理　[bioethics]　＝バイオエシックス

精油　[essential oil]　植物から採取される芳香をもつ油。採油にあたっては、高等植物の花、果実、種子、葉・茎、樹皮、樹幹の器官に局在するテルペン化合物、芳香族化合物、リグニン成分、樹脂状成分を水蒸気蒸留法、圧搾法、抽出法で採取し精製する。精油は、香水など化粧品、医薬品、食品等の高級香料として利用される。

製油　[oil milling]　原料油脂の採取・精製の工程。油脂原料から圧搾あるいは溶剤抽出により取り出した油脂を脱酸処理による遊離脂肪酸を除去し、脱色、脱臭して製品とする。

西洋アブラナ　＝ナタネ

セイヨウハッカ　[peppermint]　＝ペパーミント

生理　[menstruation]　＝月経

生理学　[physiology]　生体の機能、働きとその機序、仕組みを研究する学問分野。細胞レベルの研究を細胞生理学、器官レベルの生理学を器官生理学（腎臓生理など）とよぶ。最近ではそれらをまとめ一つの個体としての働きを理解するための統合生理学をうちたてようとする努力がなされている。通常は人体を対象とするが、動物生理学、植物生理学、細菌生理学などの分野もある。生物群によらない基本原理を扱う一般生理学や、生物群を比較研究する比較生理学といった分野もある。また、生体の構造を研究する解剖学も、生体分子を研究する生化学も、働きについて考える生理学的なアプローチを切り離すことはできない。

生理〔学〕的反応　[physiologic (-cal) response]　正常な反応を指す。これに対し異常な反応を病的反応（pathologic response）という。しかし、嘔吐などのように、異常な反応とも、正常な防衛反応とも見なせるものもあり、区別しにくいこともある。

生理的塩類〔溶〕液　[physiological salt solution]　細胞や組織をその中に入れて生きた状態を保ち観察や実験を行う目的で使われる水溶液。代用液ともいう。血漿や細胞外液の電解質組成と基本的に等しい。NaClを中心としてその他の電解質が含まれており、浸透圧は300 mOsm/kgH$_2$O前後で、等張性である。その組成は使用目的によりやや異なるが、代表的なものとしてリンガー液がある。生理食塩水は最も単純な組成の生理的塩類〔溶〕液である。臨床で使われる電解質輸液薬も、生理的塩類液の一種である。

生理〔的〕食塩水　[physiological saline]　0.9% NaCl水溶液のこと。最も単純な組成の生理的塩類液の一つである。

生理的体重減少「新生児の」　[physiological weight loss；initial loss of weight]　＝新生児体重減少

生理的燃焼価　[physiological energy value]　生体内における食品中の利用可能なエネルギー量を示す値。摂取エネルギーから、糞中及び尿中エネルギーを差引いたもの。→代謝エネルギー、エネルギー換算係数

生理的老化　[physiologic ageing]　高齢化に伴い不可避的に起こる機能の低下。形態的変化（身長、体重、脳、筋肉量の減少、白髪・脱毛、しわ、しみ等）と生理機能変化（基礎代謝量の減少、食物の咀嚼、消化吸収機能、栄養素の代謝の変化等）がある。動物のみにみられる現象であり、細胞死に基づくとされる。恒常性を司る器官である脳や胸腺などの細胞が死ぬことにより、これらの器官が萎縮し、恒常性が衰えることが老化の原因と考えられている。→病的老化

精留　[rectification]　混合液体の各成分の沸点差を利用した分離操作。発生蒸気と凝縮液とを順次接触させて、分離精度を高めた蒸留方式。工業的

な蒸留操作の多くは精留である。
　清涼飲料　[soft drink]　「食品衛生法」では，清涼飲料水とは，〈乳酸菌飲料，乳及び乳製品を除く酒精分1容量パーセント未満を含有する飲料をいう〉と定義されており，炭酸飲料，果実飲料，コーヒー飲料，茶系飲料（緑茶飲料，ウーロン茶飲料，紅茶飲料など），スポーツドリンク，野菜飲料，ミネラルウォーター類等がある。ソフトドリンクともいう。→食品衛生法
　正リン酸　[orthophosphoric acid]　H_3PO_4，分子量 98.00。リン酸（五酸化リン P_2O_5 の水和生成物の総称）の一種。オルトリン酸ともいう。→リン酸
　ゼイン　[zein]　トウモロコシにはタンパク質が10％近く含まれているが，その主要なタンパク質。ツェインともいう。分子量は約 40,000。含水エタノールに可溶なプロラミンに分類される。トリプトファン及びリシンがほとんど含まれず，栄養的に劣る。
　セージ　[sage]　地中海沿岸原産のシソ科の多年生草本 (*Salvia officinalis*) で，葉を香辛料として用いる。サルビアともいう。ヨモギ様の芳香を有し，矯臭，賦香作用があり，肉の臭い消しに用いられる。特に豚肉との相性がよい。ソーセージの「セージ」は香辛料のセージに由来する。ローズマリーと同様のフェノール性ジテルペンを含有し，強い抗酸化作用を示す。
　セージ油　[sage oil]　セージの葉から得られる精油。収率は乾燥葉に対して0.7～2.0％。主な成分はα-ツヨン，β-ツヨン，カンファー，ボルネオール等である。収斂作用や抗炎症作用がある。また，同属のクラリセージ (*Salvia sclarea*) から得られる精油の主成分はリナロール，リナリルアセテートで，リキュールの香り付けに使用される。
　世界貿易機関　[World Trade Organization, WTO]　貿易の円滑化・自由化を助け，協議する場を提供し，また，紛争発生時に解決にあたる国際機関。GATTに代わり1995（平成7）年1月に発足。基本協定のほか17協定を組込んだ4付属書がある。
　世界保健機関憲章　[Constitution of the World Health Organization]　1946年の第1回国連総会で，健康とは，身体的にも，精神的にも，社会的にも完全に良好な状態にあり，単に病気・虚弱でないということではないと定義した。WHO憲章ともいう。WHOのいうQOL（生活の質）もこの健康の概念とよく対応している。
　赤外スペクトル　[infrared spectrum]　赤外線をある物質に透過させた際に生じる吸収スペクトル。物質に固有のものであり，物質の同定や定性・定量に利用される。測定には格子分光光度計，赤外フーリエ変換分光計等が用いられる。

　赤外線　[infrared radiation; infrared rays]　可視光線とマイクロ波の中間の波長領域の電磁波の一種。物質に吸収されると熱作用を生じる。この吸収の程度は分子ごとに異なることから，それを測定することで，同定に用いられている。
　赤外［線］ガス分析計　[infrared gas analyzer]　赤外線吸収性を利用したガス濃度の測定装置。赤外線は回転セクターで試料セルと比較セルを交互に通過，対象ガスが封入されている検出セルに入射する。両セル通過の赤外線強度差に応じて検出セルで電気出力が発生し，その成分特有の赤外線吸収のみを検出する。
　赤外線加熱　[infrared heating]　赤外線による放射加熱。熱媒体を経ないで食品表面下に赤外線エネルギーを直接供給する。食品の水分や有機物質は赤外線波長域に強い吸収帯を有する。吸収された放射エネルギーは熱エネルギーに変換される。赤外線加熱は放射エネルギーの調節が容易であり，加熱操作性に優れている。
　赤外線乾燥水分計　[infrared drying moisture meter]　赤外線放射熱による乾燥を利用した水分計。装置，操作が簡便で，効率よく短時間で測定できる。乾燥減量と水分％が指示される。乾燥温度は光源電圧と試料の距離で自由に調節できる。他の標準的な水分定量法による水分値と同一の値を与えるように乾燥条件（光源距離，照射時間）を定める。
　赤外線分光光度計　[infrared spectrophotometer]　赤外波長領域（2～40 nm）における分光光度計。可視・紫外波長領域の光吸収は，電子遷移に基づくが，赤外波長領域では分子内原子の振動が励起されることに基づく。分子中の原子は原子間の結合を反映した特徴的ないくつかの振動モードをもっており，吸収波長が異なる。赤外線スペクトルの，吸収帯の解析によって，分子構造に関する情報を得ることができ，化合物の同定に多用される。
　赤筋　[red muscle]　＝赤色筋
　石細胞　[stone cell]　多くの野菜や果物の皮の部分にある固い細胞膜で覆われた細胞のこと。ナシには果肉中にもあるため，ザラザラした食感がある。石細胞の主成分はペントザン及びリグニンなどの食物繊維である。
　脊索動物　[chordate]　原索動物，脊椎動物を併せた後生動物群。体制は左右相称，終生または発生初期に支持器官として脊索とその背方に管状の神経管をもつ。
　赤色筋　[red muscle]　脊椎動物の骨格筋のうち，ミトコンドリアやミオグロビンを豊富に含み，赤い色調を帯びた筋。赤筋ともいう。身体の運動や姿勢を保持する筋に多く認められる。ATPが十分供給されるので疲労しにくいが，収縮運動が遅いので遅筋ともよばれる。赤色筋に対して比較的淡色のものを白色筋（白筋）という。ヒトなどの骨格筋で

は赤筋，白筋，中間筋だけのものは少なく，多くの筋ではそれらが必要に応じた構成比率で存在している。

脊髄 [spinal cord；medulla spinalis] 脊椎動物の，上は延髄に続く長い白色索状の神経組織。長さ40～45cm，太さは約1cm。脊柱管内の上約2/3にあり，3層の髄膜に覆われている。四肢を支配する神経線維を出す部分は太くなっていて，頸膨大と腰膨大とよばれる。脊髄からは全長にわたって脊髄神経が出ており，末梢神経となっている。脊髄の中心部には中心管があり，これは上方で脳室に連なる。また，脊髄断面の中央には蝶型の灰白質があり，周辺部には白質がある。灰白質は前角，後角，中間質など，白質は前索，側索，後索に分けられる。

脊髄灰白質炎 [tephromyelitis；poliomyelitis] ポリオウイルスの経口感染により，発熱や頭痛ときに急性麻痺症状を起こす感染症。急性灰白髄炎，ポリオともいう。

脊髄反射 [spinal reflex] 刺激に対して意識と無関係に反射弓を介して脊髄の反射中枢で反射応答が起こり，ただちに特定の応答が起こること。膝蓋腱反射，アキレス腱反射，腹壁反射などが代表例である。

脊髄ヘルニア [myelocele] 脊髄，脊髄膜が椎弓の破裂などにより脱出（ヘルニア）している疾患。生後急速に神経症状の悪化をみるので，生後24時間以内の緊急手術が必要である。

積層フィルム [combinated film] ＝ラミネートフィルム

石炭酸係数 [phenol coefficient] 消毒剤の殺菌効果を示す係数。試験菌の石炭酸（フェノール）に対する抵抗性を1とした時の，ある消毒剤の殺菌効果の強さを示すための係数。

石炭酸樹脂 [carbolic acid resin；phenol resin] ＝フェノール・ホルムアルデヒド樹脂

脊柱 [spine；vertebral column] 脊椎動物において，身体の中軸を構成する棒状の骨格。ヒトでは頭骨に続き，頸椎，胸椎，腰椎，仙椎，尾椎の椎骨が連なり，体幹及び頭部を支える。中心を脊髄が貫通している。脊椎（spine）とよばれることもあるが，脊椎は椎骨の意味でも用いられる。

脊椎 [spine] ＝脊柱

脊椎骨 [vertebra] 脊柱を構成する骨。椎骨ともいう。一般的構造は椎体と椎弓及び突起から成る。椎体と椎弓とで囲まれる椎孔が上下に連なり脊柱管を構成する。頭側から，頸椎（7個）胸椎（12個），腰椎（5個），仙椎（5個），尾椎（3～6個）に分けられる。

脊椎動物 [vertebrate] 脊椎を有する動物群の総称。哺乳類を頂点とし，鳥類，爬虫類，両生類，魚類，円口類が含まれる。脊索の周囲に骨や軟骨から成る中軸骨格を形成することが特徴。

赤飯 [sekihan；steamed rice with red beans] 固ゆでした小豆と，そのゆで汁に浸したもち米を混ぜ，蒸した飯。一般にはおこわ，小豆飯ともいう。すでに鎌倉時代後期の宮中の献立を記したといわれる「厨事類記」には，3月3日の上巳（じょうし）の節句，5月5日の端午の節句，9月9日の重陽の節句には赤飯で祝ったことが記載されており，古くから祝いの行事食であった。しかし，もとは凶事に赤飯，吉事には白強飯だったが，後に吉事に赤飯，凶事には白強飯や黒豆の強飯になったともいわれる。いずれにしても普段の食事と区別されるもので，小豆の赤はめでたさの象徴であり，邪気を祓い厄除けの力をもつと考えられていた。小豆は腹切れや胴割れを起こし易いのでササゲを用いることが多い。地域によっては，小豆の赤飯は祝いに，ササゲの赤飯は仏事に，また，祝いには塩味を付けず，仏事には塩味を付けた赤飯を蒸すという言い伝えもある。今日でも，赤飯は年中行事，通過儀礼の代表的な祝いの食事である。→強飯

石綿 [asbestos] ＝アスベスト
赤痢 [dysentery] ＝シゲラ症

セサミノール [sesaminol] $C_{20}H_{18}O_7$，分子量370.35。ゴマ油の製造過程で，ゴマ種子中のセサモリンから分子間転移反応で生成する。また，種子にセサミノール配糖体としても含まれており，ゴマ油を食べた場合に，腸内のβ-グルコシダーゼで糖が外れて生成する。食品成分中で最も抗酸化活性が強い物質の一つである。動物実験では低密度リポタンパク質（LDL）の酸化を顕著に抑える。

セサミン [sesamin] $C_{20}H_{18}O_6$，分子量354.36。ゴマの種子に0.3～0.5％の高濃度で含まれる主要なリグナンの一つで，ゴマ油にも1％ほど含まれる。サンショウの樹皮やイチョウ等からも同定されている。動物実験で顕著な抗酸化活性が証明されている。体内に吸収された後，肝の薬物代謝系酵素で，ベンゾジオキソール基の一つがカテコールに代謝されることで活性を示すと考えられている。

セサモール [sesamol] $C_7H_6O_3$，分子量138.07。ゴマ油などに含まれるセサモリンが胃内で

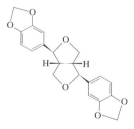

塩酸加水分解されたときに生じる。また，ゴマサラダ油の脱色工程，あるいはゴマ油を加熱調理した場合にも，セサモールとその二量体が生じる。抗酸化活性が強い。

セサモリン [sesamolin] $C_{20}H_{18}O_7$，分子量370.36。ゴマ種子中の主要なリグナンの一つで，0.3〜0.5重量％の高濃度で含まれる。摂取すると消化管内でセサモールや，ベンゾジオキソール基が開現したセサモリノールとなる。摂取量の約25％が体内吸収される。ラットに経口投与すると，肝臓や腎臓の脂質過酸化を抑え，DNAの酸化産物である8-OHdGの生成を抑えた。

セシウム [cesium] 元素記号Cs，原子番号55，原子量132.905，1（1A）族のアルカリ金属。生体においては主として筋肉及び腎臓に存在することが知られている。

世代生殖毒性試験 [generation reproductive toxicity test(study)] →繁殖試験

舌咽神経 [glossopharyngeal nerve] 延髄後外側溝の最上部から起こる第Ⅸ脳神経で，舌後方の味覚と咽頭筋を支配する神経。延髄の疑核から起こる運動線維は茎突咽頭筋と上咽頭収縮筋を支配し，下唾液核から起こる運動線維は耳神経節を介して耳下腺の分泌を促す。感覚線維は舌の後ろ1/3の味覚を伝える。

舌炎 [glossitis] 舌の炎症性病変。基礎疾患が原因で発症したものに，鉄欠乏性貧血による舌炎（平滑舌），悪性貧血によるハンター舌炎などがある。時に潰瘍を起こして激痛があり，発熱する。

石灰〔沈着〕症 [calcinosis] 組織内にカルシウム塩（炭酸カルシウム，リン酸カルシウム）が沈着する疾患。栄養障害性石灰化（壊死組織への石灰沈着で，アテローム，心弁膜や腫瘍組織などにみられる），特発性石灰沈着症（全身の皮下組織，筋肉，末梢神経節などへの石灰沈着），転移性石灰化（肺，胃，腎臓などへの石灰沈着）に大別できる。

舌下腺 [sublingua gland] 三大唾液腺の中で最小の唾液腺。ヒトの舌下腺は顎下腺管と合流して舌下小丘に開口する大舌下腺と，小さな導管が各腺体より出て舌下ヒダに沿って開口している小舌下腺がある。ヒトの舌下腺腺房は粘液と漿液を分泌する混合腺である。

積極的休養 [active recreation] 健康づくりの3要素，栄養，運動，休養のうち，睡眠などの静的な休養と，活動的で気分転換を狙った積極的な休養とがある。後者は血流や代謝を促進して体調を改善し，ストレス解消にも有効なので，平日は連続した健康休暇や，健康保養地での休養などが提唱されている。→レクリエーション効果

赤血球 [red blood cell, RBC；erythrocyte] ヘモグロビンを含む血球成分。赤血球内には全内容の30％以上のヘモグロビンが含まれ，酸素分圧の変化にしたがって酸素を結合または遊離し，酸素や二酸化炭素の運搬を行う。ヒトの赤血球は直径6〜9μm，中央部がくぼんだ円板状を成す。血液容量の約半分を占め，1mm^3の血液中に男性では約500万個，女性では約450万個存在する。赤血球の寿命は約120日前後で，赤血球産生は腎臓のエリスロポエチンによって調節されている。くぼみ部分は直径の1/3以下であるが，くぼみ部分が拡大した赤血球は菲薄赤血球とよばれ，鉄欠乏性貧血でみられる。体内に存在する鉄の約2/3が赤血球の中にヘムタンパク質として存在する。

赤血球凝集素 [hemagglutinin, HA] 赤血球表面にある分子と反応し，凝集塊をつくる物質のこと。ヘムアグルチニン，ヘマグルチニンともいう。レクチン，ウイルス抗体などがある。レクチンは植物の種子に含まれているが，糖鎖に対する結合特異性が高く，植物性赤血球凝集素ともよばれる。ウイルスではインフルエンザウイルスの赤血球凝集素が知られており，インフルエンザウイルスの流行に関与する抗原変異を起こしやすい。抗体では血液型のABO型と関連している。

赤血球形成 [erythropoiesis] 赤血球産生，赤血球新生ともいう。骨髄で赤血球が新しく生成されること。すべての血液細胞は幹細胞が分化・分裂して作られる。分化の過程でヘモグロビン合成が行われる。急性失血や溶血などでは，腎傍糸球体細胞でのエリスロポエチン（赤血球産生調節因子）産生が亢進し，赤血球系前駆細胞からの赤血球生成が増加する。

赤血球減少症 [hypoglobulia] 赤血球数が減少している病態（400万個/mm^3以下）。貧血と同義語。現在は，この用語は一般には使われない。

赤血球産〔新〕生 [erythropoiesis] ＝赤血球形成

赤血球増加症 [hypervolemia；erythrocytosis；polycythemia] 循環血液中の赤血球が増加している状態。多血症ともいう。ヘマトクリット値（血液中に占める赤血球の容積比）が正常値（男性47.0±7.0％以上，女性42.0±5.0％）以上となった病態で，血漿量の減少に伴う見掛け上の赤血球増加と，実際に赤血球量が増加する絶対的な赤血球増加とがある。後者には，幹細胞の異常に伴う真性多血症と，基礎疾患からの二次性赤血球増加症がある。

赤血球沈降反応 ［erythrocyte sedimentation rate；erythrocyte sedimentation reaction, ESR］
抗凝固剤（3.088％クエン酸三ナトリウム溶液）を加えた血液を、細いガラス管に注入し垂直に立てて置いたときの血球の沈降反応。赤血球の沈降により血漿層の上層と明確に区別でき、一定時間でできる上清の高さを測る検査法。炎症、感染、腫瘍などの有無、またその進行度合いの判定に利用されている。

切痕 ［notch］　V字型の切込み、刻み目または凹みのこと。骨表面の凹み部のことをいい、肩甲切痕、坐骨切痕などがある。凹み部分の表現としてはほかに窩（か）、裂、溝などがある。

摂取上限量　［notch］→耐容上限量
摂取推奨量　→推奨量
摂取目安量　→目安量

絶食 ［fasting］　一定量の水は飲むが食物を摂らないこと。肥満、難病、精神病などの治療に応用したのが絶食療法で、減量に最も効果的であるが多くのリスクを伴う。

摂食異常 ［eating disorder］　＝摂食障害

接触感染 ［contact infection；contagion］　病原体が皮膚・粘膜から直接侵入し、あるいは、汚染された食器、母乳等を介し感染すること。

節食思想 ［diet thought］　適度な食事の量を保った食生活をすれば健康でいられるとする考え方。身体・精神の安定を図り、健康で長生きしようとする生き方を養生とよび、なかでも食生活はその重要な要素と考えられてきた。特に、江戸時代の養生論の食生活の中心思想は節食思想である。「養生訓」（貝原益軒）は、節食思想を具体的に示しており、どんなにおいしいものでも八、九分でやめておくよう説いている。

摂食障害 ［eating disorder］　食事摂取に関する障害。摂食異常ともいう。神経性食欲不振症や神経性大食症（過食症）等を指す。神経性食欲不振症は体重が期待される値より少なくとも15％以上下回り、肥満への恐怖がある。神経性大食症は、発作的に繰返される過食と過度な体重コントロールに没頭することが特徴である。

摂食中枢 ［feeding center；alimentary center］
視床下部外側にある中枢で、食物摂取を促すように働く。視床下部外側核を両側性に破壊すると、無食または摂食低下が発生する。この中枢の電気刺激で食物摂取量が増え、持続的刺激状態で過食を招く。
→満腹中枢

摂食リズム ［feeding rhythm］　食事や飼料を摂取するリズム。

絶食療法 ［starvation diet；fasting therapy］
水分の補給のみで、ほかの飲食物の摂取を禁じる治療法。消化器機能異常、アレルギー性疾患など情動ストレスが関与している疾患に効果的である。

節足動物 ［arthropod］　甲殻類、昆虫類、クモ・ダニ等を含む動物界の種の80％を占める後生動物の最大の門。左右相称の体節制をもつ。成長は外骨格の脱皮のたびに段階的に起こる。

絶対嫌気性細菌 ［strictly anaerobic bacteria］
酸素の全くないところでのみ生育し、増殖できる細菌。クロストリジウム属細菌などが含まれる。

舌虫症 ［tongue worm infection］　＝五口舌虫感染症

セッティング ［setting］　＝坐り
Z線 ［Z line］　＝筋原線維
Z帯 ［Z band］　＝筋原線維
ZTT　＝硫酸亜鉛混濁試験
Z膜 ［Z membrane；Z line］　筋原線維の筋節の境界を成す膜様構造。αアクチニンから構成され、アクチンフィラメントを付着する。その他、ミオシンの端部を弾性のチチンを介して付着しミオシンの位置安定に役立っている。

舌乳頭 ［lingual papilla］　舌体の背面にある小突起。乳頭は上皮と粘膜固有層から成る。ヒトの舌乳頭には、糸状乳頭、茸状乳頭、葉状乳頭、有郭乳頭があり、糸状乳頭には味蕾がないが、ほかは味蕾が存在する。

切迫早産 ［threatened premature delivery］
早産になりかけた状態。下腹部痛や下腹部緊満感、性器出血、腰痛などを伴う。子宮の大きさは妊娠持続期間に相当し、頸管は開大していない。治療により妊娠継続の可能性がある。

切迫流産 ［threatened abortion］　流産になりかけた状態。妊娠22週未満で、少量の出血と軽度の下腹部痛を訴え、子宮の大きさは妊娠持続期間に相当し、頸管は開大していない状態。治療により妊娠継続の可能性がある。

説明変数 ［explanatory variable］　＝独立変数

セトレイン酸 ［cetoleic acid］　$C_{22}H_{42}O_2$、$CH_3(CH_2)_9CH=CH(CH_2)_9COOH$、分子量338.57。11位にシス二重結合をもつ直鎖モノエン脂肪酸。クジラ及び魚類のトリアシルグリセロールの構成成分として存在する。融点33℃。

背開き ［back cutting］　魚のおろし方の一種で、背中側から開き、腹側は切り離さないようにおろす方法。頭は落とす場合と付けたままにする場合がある。また中骨を取除く場合もあり、用途や魚種によって一部異なる。→腹開き

セミドライソーセージ ［semidry sausage］
ドライソーセージのうち乾燥度の低いもの。日本では水分含量が35～55％のものを指す。欧米では微生物を利用したものも多く、乳酸菌の働きなどにより、低pHで保存性の良いものもある。

セム ［SEM］　＝走査［型］電子顕微鏡
セメント芽細胞 ［cementoblast］　セメント

質形成細胞。歯根象牙質上にコラーゲン線維や石灰化組織（セメント質）を形成し，歯の支持組織としてはたらく。

セメント質 [cementum] 歯根象牙質の表面を覆う層状の硬組織。主としてコラーゲンから成り，骨組織と類似している。歯を顎骨に固定する機能を果たしている。

セモリナ [semolina] 製粉工程で小麦粒を大まかに砕くブレーキング操作によって，胚乳部の硬い部分が細かい粉とならないで粒度の粗い破砕片となったもの。セモリナは篩(ふるい)とピュリファイヤーで皮部と分離された後スムースロールを用いてさらに粉砕されて細かい小麦粉に粉砕される。

ゼラチン [gelatin] 動物の骨や皮に含まれるコラーゲンを水中で加熱処理し，変性，可溶化させたもの。ゼリーなどの製菓材料や寄せ物，冷菓の乳化剤，接着剤などに利用される。主にグリシン，プロリン，ヒドロキシプロリンから成り，必須アミノ酸のトリプトファンを含まないため栄養的価値は低い。

ゼラチン化 [gelation] 動物の皮・骨・結合組織の主成分である肉基質タンパク質のコラーゲンが，水中で加熱されることにより分解してゼラチンとなり溶出すること。

ゼラチンゼリー [gelatin jelly] ゼラチンで固めたゼリー状の食品。ゼラチンを膨潤，温水加熱にて溶解させた後，果汁，生クリーム，砂糖等を加えて固めた冷菓と，肉や魚のゼラチンを多く含むブイヨンに肉，魚，卵，野菜等を入れて固めたアスピック（ゼリー寄せ）がある。

セラミド [ceramide] スフィンゴシン塩基のアミノ基に脂肪酸がアミド結合したスフィンゴ脂質の一種。脳白質に多く含まれるセレブロシドの構成単位としても働く。また皮膚を構成する細胞間脂質の中にも多く存在している。

セリアック症候群 [celiac syndrome] 吸収不良症候群の一つ。ムギに含まれるグルテンにより小腸粘膜障害が生じ，栄養分の吸収不良が起こることで発症する。乳幼児に発症し，腹部膨満，嘔吐，下痢，腹痛を繰返す。無グルテン食を用いる。

セリアック・スプルー [celiac sprue] ＝グルテン腸症

ゼリー [jelly] ゼラチン，寒天，ペクチン，カラゲナン等のゲル化能を利用して，砂糖，果汁等を加えて冷やし固めたデザート菓子や，肉汁から得られたゼラチン液を固めたアスピック（ゼリー液，ゼリー寄せ）のこと。

ゼリー強度 [jelly strength] 日本工業規格（JIS）〈にかわ及びゼラチン〉では，6.67％ゼラチン溶液を10℃で17時間冷却して調製したゼリーの表面を，12.7 mm径のプランジャーで4 mm押し下げるのに必要な荷重，とされている。

ゼリーミート [jellied meat] 腐敗していないのに，死後の魚の筋肉組織が崩壊してゼリー状に流動化してしまったもの。外観や原因の異なる数種の型がある。主なものとして，筋肉組織に寄生する粘液胞子虫が産生するプロテアーゼによって筋肉タンパク質が分解されるものと筋肉内在性プロテアーゼによって筋肉タンパク質が分解されるものがある。

セリシン [sericin] カイコの絹糸腺細胞が合成・分泌する水溶性の糖タンパク質。繭の主成分である線維状タンパク質フィブロインを取り囲み粘着させている。分子量は6.5万～40万でセリンを30％含んでいる。絹糸や絹織物の製造の熱水処理工程でセリシンは洗い流されるために，あまり研究されてこなかったが，従事者に手荒れが少ないなどといったことからその機能性が注目されてきた。セリシンは保湿・美肌・美白・抗酸化性作用などの効果のほか，細胞の保存や活性化に有効であることが確認されている。また，セリシン添加培地で培養した皮膚細胞は，増殖が促進されコラーゲンを多く合成することや，ラットから摘出した膵島をセリシン添加培養液で保存後，糖尿病ラットに移植すると血糖値の低下が認められるなどが報告されており，将来は臓器の保存液として医療分野での応用が期待されている。

セリン [serine] $C_3H_7NO_3$，分子量105.09，三文字記号Ser（一文字記号S）。タンパク質を構成する非必須アミノ酸の一つで糖原性。無臭で味はわずかに甘く，水には溶けやすい。

COOH
H_2NCH
CH_2OH
L型

セリンカルボキシペプチダーゼ [serine carboxypeptidase] C末端からポリペプチドを切断し，アミノ酸や，より短鎖のペプチドを生成するエキソペプチダーゼの一つで，セリン残基を活性中心にもつ。最適pHは弱酸性である。リソソーム内に存在するカテプシンAがこの活性を有する。

セリン酵素 [serine enzyme] 活性中心にセリンをもつ酵素。セリンプロテアーゼが代表的な酵素である。トリプシン，トロンビン，エラスターゼ等が知られている。

セリンヒドロキシメチルトランスフェラーゼ [serine hydroxymethyltransferase] アミノ酸であるセリンからグリシンへの代謝を触媒する酵素。哺乳類の細胞の細胞質とミトコンドリアに存在する。トレオニンからグリシンへの代謝を触媒するトレオニンアルドラーゼと同じタンパク質である。

セリンプロテアーゼ [serine protease] 活性中心にセリン，ヒスチジン，アスパラギン酸の三つの残基をもち，ジイソプロピルフルオロリン酸（DFP）により阻害を受けるエンドペプチダーゼの総称。トリプシン，キモトリプシン，トロンビン，エラスターゼ等がある。→セリン酵素

セルフクローニング［self cloning］　組換え DNA 技術によって宿主に導入された DNA が最終的に当該微生物と分類学上の同一の種に属する微生物の DNA のみであると判断される場合のこと。セルフクローニングによって作られた組換え食品及び添加物は，自然界でも起こりうる組換えであるとして組換え DNA 技術を応用したものとはされず，遺伝子組換え食品としての安全性評価は必要ないとされている。→遺伝子組換え食品，ナチュラルオカレンス

セルフケア［self-care］　自己管理ともいう。諸説があるが，まず栄養，運動，休養などの健康要素に自ら配慮して，自分の健康は自分で守り，なるべく専門家には頼らないという考え方。一方，患者が専門家の指導に忠実にしたがうというコンプライアンスやアドヒアレンスを指す場合もある。健康状態別にみると，健常者では自己責任，自己決定による一次予防的なセルフケア行動が中心になり，二次予防，三次予防的な状態では専門的な指導を受容したり活用はするが，そこでも医療内容の判断や QOL の維持などには，自己決定という主体的な行動が重要である。

セルラーゼ［cellulase］　植物の成分であるセルロースを分解，消化する酵素複合体である。エンドセルラーゼ，エキソセルラーゼによりセルロースをセロビオースに分解し，β-グルコシダーゼにより，さらにグルコースまで分解する。ヒトはこの酵素がないため，セルロースを代謝できない。カビ等微生物が産生する。

セルリアク［celeriac］　セリ科オランダミツバ属。セロリーの野生種から栽培化したもので，株状に肥大した根が食用とされる。セロリー様の香味をもち，生食やスープ，シチューにして食される。

セルロース［cellulose］　繊維状の丈夫な，水に不溶な物質で，植物の木部に存在する。10,000〜15,000 個の D-グルコース単位から成り，長鎖状で枝分かれがないのでアミロース，アミロペクチンやグリコーゲンの主鎖に似ている。地球上で最も多い炭水化物で植物成分の約 1/3 を占めている。セルロースはグルコース残基が $\beta1\rightarrow4$ 結合で連なっている。デンプンやグリコーゲンは α 結合である。α 結合を切断する唾液や膵臓の α-アミラーゼは β 結合を切断しないので，ヒトではセルロースをエネルギー源としてほとんど利用できない。

セルロースエーテル［cellulose ether］　セルロースはヒドロキシ基を有するために，化学的な処理を行い各種誘導体を作成することができる。カルボキシメチルセルロース，メチルセルロース，ヒドロキシエチルセルロース，ヒドロキシプロピルセルロース等。医薬，建材用途として広く用いられている。

セルロースエステル［cellulose ester］　セルロースはヒドロキシ基を有するために，化学的な処理を行い各種誘導体を作成することができる。硝酸セルロース，酢酸セルロース，セルロースアセテートブチル等。塗料，プラスチック用途として広く用いられている。

セルロースガム［cellulose gum］　カルボキシメチルセルロースナトリウム。セルロースを原料に粘度調整のための素材として使用される。食品衛生法規格に適合し，その使用量は，食品の 2.0 ％以下と定められている。乳酸菌飲料，アイスクリーム，醤油，ジャム，ケチャップ，漬物など食品に添加されるほか，医薬品や歯磨き用のベース，乳液等に広く使われ，天然の多糖類に比較し微生物の影響を受けにくく安定である。

セルロースケーシング［cellulose casing］　セルロース製ケーシング。ビスコースからチューブ状フィルムに成型したものと植物繊維の布に含浸させたものがある。前者は皮なしソーセージ，後者は引張り強度と通気性に優れるので大型食肉燻製品に利用される。→ケーシング

セルロプラスミン［ceruloplasmin］　分子量約 132,000 のグロブリン糖タンパク質の一つ。1 分子当たり 6 原子の銅を含む。肝臓で合成され，血中に分泌される。血漿中の銅のうち約 90％はセルロプラスミンに結合したものである。フェロキシダーゼ活性を有し，ヘファエスチンと同様に Fe^{2+} をトランスフェリンに結合可能な Fe^{3+} にすることにより，血液中の鉄の輸送に関与する。また，銅運搬能，抗脂質過酸化能ももつ。ウィルソン病で，血清セルロプラスミン濃度は低下する。

セレウス菌［*Bacillus cereus*］　有芽胞性の通性嫌気性菌。大気中，水中，土中等自然界に広く分布し，増殖の際に毒素を作り，食中毒を引き起こすことがある。芽胞は 100 ℃，30 分の加熱でも死滅せず，家庭用消毒薬も無効である。

セレクチン［selectin］　Ⅰ型膜貫通糖タンパク質の一つで，細胞接着因子。糖鎖，多糖類と結合するレクチン様領域をもつ。セレクチンは単球が炎症部位で血管内皮細胞に接着するのに重要な役割を果たし，動脈硬化進展，がん転移，移植拒絶反応への関与も解明されている。L，E，P セレクチンに分類され，L セレクチンはほとんどの単球に，E セレクチンは血管内皮細胞上に，P セレクチンは血管内皮及び血小板に発現する。

セレノシステイン［selenocysteine］　$C_3H_7NO_2Se$，分子量 168.05。アミノ酸の一種でシステインの硫黄原子がセレン原子に置換された化合物。セレノシステインは酸化・還元に関係するグルタチオンペルオキシダーゼ，ヨードチロニン脱ヨウ素化酵素，セレノプロテイン P に必須である。

セレノタンパク質［selenoprotein］　セレンを構成元素とするセレノシステインを含むタンパク

質。グルタチオンペルオキシダーゼ，ヨードチロニン脱ヨウ素化酵素等がある。

セレノトリスルフィド [selenotrisulfide]
セレンの生体内における代謝中間体。R-S-Se-S-R'の構造をもち，不安定な化合物と考えられている。グルタチオンセレノトリスルフィド（G-S-Se-S-G）もその一つ。

セレノメチオニン [selenomethionine]
$C_5H_{11}NO_2Se$，分子量196.11。メチオニンの硫黄原子がセレン原子に置換された形の化合物。

セレブロシド [cerebroside] スフィンゴシン塩基，脂肪酸及びガラクトース各1 molから成るスフィンゴ糖脂質。ガラクトースはスフィンゴシンの1位のヒドロキシ基にβ-グリコシド結合している。特に脳白質に多量に存在し，ミエリン構成脂質として重要。その他腎臓，脊髄，血管壁にも存在する。脂肪酸はC_{16}からC_{24}の長鎖脂肪酸を含み，リグノセリン酸，セレブロン酸等を含んでいる。

セレブロシド硫酸エステル [cerebroside sulfate/sulfatide] セレブロシドのガラクトースにスルホ基がエステル結合したもの。セレブロシドとともに脳白質に多く存在し，ミエリン構成脂質として重要。

セレブロステロール [cerebrosterol] $C_{27}H_{46}O_2$，分子量402.64。24-ヒドロキシコレステロール（コレスタ5-エン-3β, 24β-ジオールとその立体異性体 コレスタ5-エン-3β, 24α-ジオール）を指す。脳中に微量に含まれ，コレステロールの代謝産物の一つと考えられている。

セレン [selenium] 元素記号Se，原子番号34，原子量78.96，16(6B)族元素。生体においては必須の元素。その欠乏により，筋障害を生じることが知られている。グルタチオンペルオキシダーゼ反応中心の構成元素であり，細胞膜も生体内で抗酸化作用を示すことが知られている。→克山病（<ruby>克山病<rt>こくざんびょう</rt></ruby>）

セレン過剰症 [selenosis；selenium excess]
セレンを過剰に摂取すること。ヒトでは脱毛，爪の変形，う歯が知られている。土壌中にセレンを多く含む地域でみられる。草食家畜では，アルカリ病（alkali disease）とよばれる慢性的なSe過剰症が生じ，倦怠感，脱毛，蹄の痛みや剥離，関節障害のための跛行などを生じる。また，旋回病（blind staggers）とよばれる急性のSe過剰症もあり，突然倒れ，死に至る。

セレン酸 [selenic acid] H_2SeO_4，分子量144.97。無色。脱水作用等，硫酸とよく似た性質を示し，その水溶液は強い酸化剤として働く。皮膚と粘膜を強く刺激する。

セロース [cellose] ＝セロビオース

セロオリゴ糖 [cellooligosaccharide] セルロースから生成する難消化性オリゴ糖。小腸上部では消化吸収されず，下部で腸内細菌の発酵によって酪酸，イソ吉草酸などとなって吸収される。作用は栄養生理的にはほとんど不明であるが，家畜における整腸効果が知られている。

セロトニン [serotonin] 5-ヒドロキシトリプタミン（5-HT）の構造をもつ生理活性アミン。アミノ酸のトリプトファンからトリプトファン5-モノオキシゲナーゼとL-アミノ酸デカルボキシラーゼの作用により合成され，中枢神経系においてセロトニン作動性ニューロンの神経伝達物質として作用する。動物体に広く分布し，腸粘膜のクロム親和性細胞に最も多く，その他血小板，視床下部，大脳辺縁系，松果体等に含まれる。腸の蠕動運動を促進し，血液凝固の際，血管の損傷部位に凝集した血小板より放出され毛細血管を収縮させて止血に関与する。受容体はイオンチャネル型，Gタンパク質共役型など14種が明らかになっている。松果体ホルモンのメラトニンはセロトニンを中間体として合成される。

セロトニン作動性 [serotonergic] セロトニンは生理的活性アミン（biogenic amine）の一種で人体には10 mg存在し，消化管粘膜に約90％，血小板に約8％，中枢神経系に約2％分布している。中枢神経系のセロトニン作動性ニューロンは細胞体を脳幹の縫線核内などにもち，視床下部，辺縁系，新皮質及び脊髄に広範囲に投射し縫線核は痛みの抑制に関与する。セロトニン系はACTH，プロラクチン，オキシトシン，レニンの放出を促進するため心臓血管系に長時間影響を与える。視床下部へ向かう線維の側枝は脳幹へ分枝し気分に影響を与える。セロトニンは多幸感をもたらす。脳血管にはセロトニン受容体が分布しセロトニン神経支配を受けている。セロトニンは太い血管を収縮させ，細い血管を拡張させるため，セロトニンが減ると片頭痛が生じ，セロトニンを投与すると片頭痛が治る。

セロハン [cellophane] セルロースのフィルム。ビスコースを酸中に押し出して製造した再生セルロースから成るフィルム。ラミネート材料の構成材料として多用されている。透明で印刷適性がよく滑性も高く，機械適性に優れている。一方，防湿性は低く物理的強度は低い。→レーヨン

セロビオース [cellobiose]
$C_{12}H_{22}O_{11}$，分子量342.30。D-グルコースが$\beta 1 \to 4$結合した二糖類（D-Glc $\beta 1 \to 4$D-Glc）で，セルロースを酵素や酸で分解して得られる。セロースともいう。難消化性であるが，腸内細菌のビフィズス菌を増殖させるので整腸効果がある。

セロリー種子油 [celery seed oil] セリ科の

せんい

一，二年草，セロリー（*Apium graveolens*，オランダミツバともいう）の種子から得られる精油。収率は乾燥種子に対して2.5～3％。さわやかな刺激性のある香りを有する。主成分はリモネンであるがセロリー特有の香りはセダノライドに起因している。

繊維 [fiber；fibril]　長さが幅に比べて非常に長い糸布等の構成単位を示す。大部分は鎖状の高分子である。綿・麻等の植物繊維，羊毛・絹等の動物繊維，アスベスト等の鉱物繊維といった天然の素材を加工・精製して用いられるもの以外にも，ガラス繊維やレーヨン，アセテート，ナイロン等の化学的製造過程を経て作られるものもある。

線維芽細胞 [fibroblast]　線維成分が主の構成細胞。外形は扁平の紡錘型，楕円形の核をもつ。プロコラーゲン，エラスチンの合成能を有し，結合組織の線維的要素のすべてを産生する。膠原線維に密接して散在している。分泌を終え成熟した細胞を線維細胞というが，両者の識別は明確ではないため，膠原線維の合成にかかわらず，線維芽細胞とよぶことが多い。

線維芽細胞成長因子 [fibroblast growth factors, FGF]　1974年にウシ脳下垂体から線維芽細胞を増殖させる因子として発見された。線維芽細胞のみならず種々の細胞に活性を示す分泌性細胞増殖・分化因子であり，組織形成や組織修復因子として機能する。ヒトFGFは23種類のファミリーを形成している。FGF1は酸性FGF（aFGF），FGF2は塩基性FGF（bFGF）として知られている。bFGFは，線維芽細胞，血管内皮細胞及び表皮細胞の増殖を促進する作用を有することから，創傷治癒の薬剤として用いられている。FGF23は，骨から分泌されるホルモンであり，腎臓におけるリン酸トランスポーターの発現を低下させることにより，リン酸の再吸収を抑制するとともに，ビタミンDの活性化を抑制し，血清中リン酸濃度を低下させる。多くのFGFは，ヘパリンに結合する特性を持ち，細胞表面のヘパラン硫酸と相互作用するが，これにより細胞膜上でFGF受容体の多量化が誘起されシグナルが細胞内へと伝達される。

線維芽細胞増殖因子　＝線維芽細胞成長因子

遷移金属 [transition metal]　不完全なd または f 亜殻をもつ元素。周期表の3～7（3A～7A），9（8）及び11（1B）の各元素。種々の酸化数を取りやすく，錯体を作ることが多い。熱や電気をよく通す。

線維細胞 [fibrocyte]　＝線維芽細胞

繊維状大豆タンパク質 [fibrous soybean protein]　エクストルーダー（押出成形機）を用いて，分離大豆タンパク質を繊維状に組織加工したもの。保水性が高く，優れたテクスチャーを有し，ハンバーグやギョーザ，シューマイ等の惣菜を中心に多くの用途があり，冷凍食品では欠くことのできない素材である。

繊維状タンパク質 [fibrous protein]　分離大豆タンパク質やグルテン等にアルカリを加え，エクストルーダーの小さな穴から酸性溶液中に吹出させて紡糸し繊維状に加工したもの（紡糸方式）。グルテンの場合には，還元により低分子化させ，水溶液中で加熱ゲル化させることにより，繊維性をもたせることもでき（分散方式），これを目的に応じて細断成形する。

線維素 [fibrin]　血液の凝固にかかわる線維状タンパク質で，血小板とともに重合し血栓を形成する。フィブリンともいう。

線維素溶解 [fibrinolysis]　プラスミンがフィブリンや組織タンパク質を分解する反応。プラスミンは，プラスミノーゲンがプラスミノーゲンアクチベーターにより分解され生成する。線溶ともいう。血液中では組織型プラスミノーゲンアクチベーター（t-PA）が低濃度で活性も弱いので，プラスミノーゲンの活性化はほとんど起こらない。血液凝固反応によってフィブリン血栓が生じると，血液中のプラスミノーゲンがプラスミノーゲンアクチベーターによりプラスミンへと活性化され，フィブリンを分解し血栓が溶解する。

線維軟骨 [fibrocartilage]　軟骨のうち細胞外基質に多量のⅠ型膠原線維を含むもの。椎間板軟骨，恥骨結合軟骨，顎関節の関節円板などにみられる。組織像ではⅠ型膠原線維の間に軟骨細胞が散在している。

前核動物 [prokaryote；procaryote]　＝原核生物

全か無かの法則 [all or nothing law]　＝閾値

潜函病 [diver's disease]　潜函作業などの高圧環境から急激な圧低下にさらされた時に起こる障害。ケイソン病ともいう。生体内に生じた窒素気泡により，皮膚症状や筋肉痛，関節痛を起こすⅠ型と，意識障害や下半身の知覚障害や麻痺，呼吸循環器症状を示すⅡ型に分類される。

鮮魚 [fresh fish]　一般には，死後硬直中あるいは解硬まもない新鮮な魚類をいうが，市場の用語としては低温下に保蔵されている非凍結魚を指す。

前駆体 [precursor]　代謝経路で特定の物質に着目した時，その前の段階に位置する物質を指すが，主として構造的によく似ているものを前駆体とよぶ。前駆物質ともいう。7-デヒドロコレステロールはビタミンDの前駆体，ナイアシンはNADの前駆体のようにビタミンは補酵素の前駆体となっているものが多い。酵素の前駆体はチモーゲンとよばれ，トリプシン，キモトリプシン等分泌細胞で活性があると細胞自体のタンパク質が消化されてしまうため，活性のないトリプシノーゲン，キモトリプシノーゲンとして合成され，小腸に分泌された後にペ

プチドが切り離され活性化される。→チモーゲン

前駆物質 [precursor] ＝前駆体

前クワシオコール [prekwashiorkor] ＝クワシオルコル

線形計画法 [linear programming] 企業活動で，生産，輸送，原料購入などの作業計画を，どのような方法で行うと容易に利潤があげられるかを短時間で解決できるか，といった問題（最適化問題）に適用される数理的方法の一つ。この方法の適用範囲は，企業活動だけではなく，国家的な経済計画や農業生産や食糧生産などの広範な適用分野をもつ。

線形粘弾性理論 [linear viscoelasticity theory] チューインガムのように粘性と弾性を有するものを粘弾性体とよんでいる。粘弾性体に応力をかけるとひずみが生じるが，この関係は一定ではなく時間等の関数となる。しかし，ひずみが十分に小さい場合，応力とひずみの関係に加成性が成立する。すなわち，ひずみ γ_1 と γ_2 を重ね合わせたときに生じる応力 σ_{1+2} は応力 σ_1 と σ_2 の和で与えられる。これをボルツマンの重ね合わせの原理とよび，これが成立する場合の粘弾性理論を線形粘弾性理論という。応力とひずみの関係に線形性が成立しない場合は非線形粘弾性とよんでいる。

線形モデル [linear model] ある変数を他の変数の一次式，すなわち $Y = \beta_1 X_1 + \beta_2 X_2 + \cdots + \beta_n X_n + \varepsilon$ の形で表される統計モデル。量的要因（連続変数）の場合は重回帰分析，カテゴリー要因の場合は分散分析，量的要因とカテゴリー要因が含まれる場合は共分散分析が用いられている。

潜血反応 [occult blood reaction; occult blood test] 肉眼ではわからない微量な血液を潜血とよび，その潜血を糞便中，尿中から検出するために使われる検査のこと。便潜血からは出血性の消化管疾患，尿潜血からは腎・尿路系疾患を疑う。方法はヘモグロビンまたはヘムを利用してクロモゲンを発色させる化学法とヒトヘモグロビンに対する抗体を用いる免疫学的便潜血反応がある。免疫学的反応は，便潜血の検査で検査前の食事制限も不要なため，特に大腸癌のスクリーニング検査に広く用いられている。

潜血便 [occult bleeding stool] →下血

全血輸血 [whole blood transfusion] →輸血

旋光強度 [rotatory strength] 光学活性物質のある吸収帯における電気的遷移モーメントと磁気的遷移モーメントとのスカラー積の虚数部分。コットン効果の大きさや符号を決定する量。

旋光性 [optical rotation] 直線偏光状態の光がある化合物の層を通過する際，その偏光面が回転する現象。旋光性は各化合物の円偏光に対する吸収係数が違うことに由来する。

旋光分散 [optical rotatory dispersion] 光学活性物質の旋光性が光の波長によって変わる現象。旋光分散は有機化学等の分野で構造解析に利用されている。

全国消費実態調査 [family income and expenditure survey] 世帯を対象とした家計の調査。家計の収入・支出及び貯蓄・負債，耐久消費財，住宅・宅地などの家計資産を5年ごとに総合的に調査している（第1回調査は，1959(昭和34)年）。全国及び地域別，世帯属性別に世帯の消費・所得・資産にかかわる水準，構造，分布などの実態を把握する。調査結果は税制・年金・福祉政策の検討，地方公共団体，民間企業などの基礎資料として利用されている。

仙骨 [sacral bone; sacrum] 腰椎に次いで位置する脊椎の一部。5個の仙椎が癒合して形成された三角形の骨。腸骨，恥骨，坐骨と連結し，尾骨とともに骨盤を構成する。

潜在的栄養欠乏 [subclinical nutrition deficiency; marginal nutrient deficiency] 栄養素の摂取不足や必要量の増大などにより，栄養素が相対的に欠乏し，明確な症状は出現していないが，諸種の検査により栄養欠乏と認定される状態。

腺細胞 [adenocyte; glandular cell] 代謝物を腺細胞外へ分泌する細胞。単独あるいは集合して腺を形成する。腺からはペプチド，タンパク質，ムチン，アミン，ステロイドなどが分泌する。外分泌腺と内分泌腺がある。

穿刺 [paracentesis; puncture] 皮膚を通して目的とする臓器，胸腔，腹腔，脊髄腔などに針を刺すこと。静脈採血も広義では静脈への穿刺になる。肝臓，腎臓，骨髄への穿刺は，組織採取のため，胸水，腹水，心嚢水($\frac{しんのう}{すい}$)の穿刺は液体の吸引または薬剤注入のために行う。

全脂チーズ [whole milk cheese] 全乳を原料として作られたチーズの総称。チーズを原料乳成分の種類で区別する方法で，全脂のほか，脱脂乳，部分脱脂乳，クリーム，バターミルク，ホエイ等がある。

前脂肪細胞 [preadipocyte] 脂肪細胞に分化する前の細胞。脂肪芽細胞ともいう。インスリンなどによって刺激を受け，分化し脂肪細胞になる。

腺腫 [adenoma] ＝アデノーマ

腺腫様甲状腺腫 [adenomatous goiter] 甲状腺の良性腫瘍で濾胞が増殖する。機能性の場合は甲状腺ホルモンを過剰に分泌しバセドウ病を起こす。まれに卵巣に発生する。

洗浄剤 [detergent] 食品や装置表面の汚れを除去するために用いられる洗浄作用をもつ薬剤。無機物の除去には酸洗剤，タンパク質の除去にはアルカリ洗剤や酵素などを用いる。ほかに石けんや合成洗剤などの表面活性剤がある。

腺上皮 [glandular epithelium] 身体の外表面や管腔器官の内面を覆う上皮組織で上皮から陥没

せんしようふ

し，分泌能力をもつ細胞群。

線条部［導管］［striated duct］　分泌腺の導管の中で，基底部に基底膜と直交する線条構造を有し，単層円柱上皮細胞から成る部分。耳下腺や顎下腺で発達している。能動輸送が行われる。

染色質［chromatin］　有糸分裂期間に核内に分散している状態の染色体のこと。クロマチンともいう。広義では，細胞から単離された DNA-核タンパク質複合体の総称。ヘマトキシリン等，塩基性の色素によく染まることから，こうよばれた。

染色小粒［chromomere］　有糸分裂前期に染色質が凝集されて糸状になるが，この時，糸の所々に現れる小粒状の部位のこと。遺伝転写活性のない領域と考えられている。

染色体［chromosome］　細胞が有糸分裂する際に，染色質は凝集して糸状となり，それがさらに折りたたまれて，棒状になったものをいう。遺伝子 DNA はまず，ヒストンタンパク質から構成されるヌクレオソームに巻かれた構造をとり，そのヌクレオソーム鎖は次にコイル状に折りたたまれてソレノイド構造となり，それがさらに何段階も折りたたまれて，染色体構造に至る。高等生物ではゲノムは 2 倍体になっており，ヒト染色体は 22 対の常染色体と 1 対の性染色体（XX または XY）から構成される。

染色体異常［chromosomal aberration］
染色体に生じる数や構造の異常のこと。数の異常には正常の二倍体と異なり，倍数性・半数性・異数性異常がある。構造の異常は染色体内や染色体間で起こり，種類には，欠損，重複，逆位，転座，環状染色体などがある。染色体異常は，常染色体と性染色体のいずれにも自然発生するとともに人為的にも誘発できる。異常の種類によっては癌や白血病などの悪性腫瘍の発生や進展にも深く関与している。

染色体外遺伝子［plasmid］　＝プラスミド
染色体工学［chromosome engineering］　染色体を単位として，遺伝子操作を行うこと。ヒトとマウスの雑種細胞形成によって，ヒトの特定の染色体上の遺伝子の機能を調べたり，フローサイトメトリーを用いたクロモソームソーティングによって，個々の染色体を単離する等の技術がこれに当たる。酵母では人工染色体も作製されている。

染色体地図［chromosome map］　一群の遺伝子を染色体上の位置（座）に対応させて図として表したもの。遺伝子マップともいう。

染色分体［chromatid］　有糸分裂期間に DNA 合成が起こり，分裂中期にそれが分かれてできる娘染色体それぞれのことをいう。

全身アナフィラキシー［systemic anaphylaxis；generalized anaphylaxis］　Ⅰ型のアレルギー反応で，多くは抗原曝露後数分〜30 分以内に全身症状が出現するものをいう。肥満細胞（マスト細胞）の IgE 抗体が抗原と反応し，肥満細胞（マスト細胞）から遊離したヒスタミンなどのケミカルメディエーター（化学伝達物質）によって生じる生体反応。抗原としては抗生物質，そばなどの食品，ワクチンなどの薬剤，ハチ毒などがある。症状には，皮膚潮紅，蕁麻疹，腹痛，下痢，頻脈，呼吸困難，血圧低下などがみられる。ショック時の緊急処置としてアドレナリンの皮下注が第一選択である。

全身インピーダンス［total body impedance］
導電体である生体に交流電圧をかけたときのインピーダンス値。生体インピーダンスともいう。インピーダンスとは，電気抵抗のことである。体液の量と分布を評価する方法である。比較的高周波電圧に対して電流は体液全体を流れるので，総体液量を見積もることができる。これに対し，低周波では電流は細胞内液は流れず，細胞外液のみを流れるので，細胞外液量を見積もることができる。これより，二つの周波数でのインピーダンスを測定することにより，総体液量と細胞外液量が求まり，両者の差としての細胞内液量も評価できる。さらに，脂肪は電流を通さないので，体重からインピーダンス測定より求められた総体液量を差し引くことにより体脂肪量も見積もることができる。

全身持久力［whole body endurance］　身体の一部のみで行う運動ではなく，走運動のように全身を利用して運動する時の持久性能力。最大酸素摂取量（L/分，mL/kg 体重/分）が指標としてよく用いられている。

全身水分量［total body water, TBW］　全身に占める間質液のことで，脂肪なし体重当たりの水分量は一定で，73.2 ％である。成人の全体液量は，体重当たり男性では 60 ％，女性では 54 ％を占める。脂肪細胞の水分含量は約 10 ％で，脂肪が多くなると相対的に水分含量が低下する。全体液量は重水 D_2O などの標識水で測定される。

全身性エリテマトーデス［systemic lupus erythematosus, SLE］　膠原病の一つで，慢性の全身性炎症疾患。全身性紅斑性狼瘡ともいう。抗核抗体などさまざまな自己抗体の産生，自己免疫，免疫複合体の形成が病態の基本。網内系による処理能力を超えた多量の免疫複合体が組織に沈着することにより臓器障害が生じる。女性に好発し（男女比＝1：10），20〜40 歳の出産可能年齢に好発する。以下の 11 項目中 4 項目以上陽性である場合に全身性エリテマトーデス（SLE）と診断する。①蝶形紅斑，②円板状皮疹，③日光過敏症，④口腔潰瘍（無痛性の口腔・鼻咽頭潰瘍），⑤関節炎（2 か所以上の非びらん性），⑥漿膜炎（胸膜炎，心膜炎），⑦腎症状（タンパク質尿，細胞性円柱），⑧神経症状（痙攣，精神病），⑨血液異常（溶血性貧血，白血球減少症，リンパ球減少症，血小板減少症），⑩免疫異常（LE 細胞，抗 DNA 抗体，抗 Sm 抗体，梅毒反応偽陽

性)，⑪抗核抗体。

全身性ガングリオシドーシス　[generalized gangliosidosis]　リソソーム酵素の遺伝的欠損のため，脳，その他全身の組織にガングリオシド(シアル酸を含むスフィンゴ糖脂質の総称)が蓄積する劣性遺伝の疾患。ガングリオシドの蓄積するG_{M1}-ガングリオシドーシスとG_{M2}-ガングリオシドの蓄積するG_{M2}-ガングリオシドーシスが知られている。G_{M2}-ガングリオシドーシスではテイ・サックス(Tay-Sachs)病が有名である。

全身性紅斑性狼瘡　[systemic lupus erythematosus, SLE]　＝全身エリマトーデス

前進接触角　[advancing contact angle]　液滴が動いている時，液滴が前進していく方の接触角。一方，後方のものを後退接触角という。前進接触角は液体の付着しやすく，後退接触角は液体の離れやすさを示す。

喘〔ぜん〕息　[asthma]　呼吸困難を来す病気に対して用いられてきたが，現在では，気管支喘息のみを指す病名として用いられる。

選択毒性　[selective toxicity]　特定の動植物にのみ発揮される毒性。農薬は農作物に害を与える昆虫や雑草，病気の原因となる細菌などを防除する働きをもつが，農作物はもちろんのこと，ヒトを含めた動物に対する影響も少なくする必要がある。新しい農薬の開発には選択毒性が必要不可欠となる。

選択バイアス　[selection bias]　対象者の選択過程により生じるバイアス。アンケートでの未回答者バイアス，標本調査でのサンプリングバイアス，志願者バイアス，バークソンバイアス，健康労働者効果，イモータルタイムバイアスなどがある。→バイアス

選択メニュー　[selective menu]　喫食者が選択できるように複数準備されたメニュー。主食・主菜・副菜・デザートをすべて選択するカフェテリア方式，定食選択(セットメニュー)，定食にトッピング選択，単品料理選択(カルト)，調理法別選択など喫食者が楽しみながら選択できることが必要であり，いずれの選択においても栄養のバランスが求められる。

せん〔剪〕断　[shear]　＝ずり
先端巨大症　[acromegaly]　＝末端肥大症
せん〔剪〕断速度　[shear rate]　ずり速度と同じ。一般に，粘度＝ずり応力/ずり速度　と表される。ニュートン流体ではこの値は一定であるが，非ニュートン流体では粘度がずり速度に依存するため，一定とならず，粘度は見掛けの粘度となる。

線虫感染症　[threadworm nematode infection；nematode infection]　線虫類の寄生による感染症。人寄生線虫は，回虫，蟯虫，鉤虫，糸状虫など約50種が知られている。ヒトへの感染経路は，回虫，蟯虫などの虫卵の経口摂取，鉤虫などの幼虫の経皮感染，幼虫を保有する動物の経口摂取，糸状虫類などの中間宿主節足動物の刺咬がある。

先天〔性〕異常　[congenital anomaly]　出生時にみられる形態，機能及び代謝の異常のこと。このうち形態の異常を先天性奇形といい，その存在部位により，出生後比較的早い時期に肉眼的に確認できる外表奇形，食道や肛門の閉鎖，心臓の奇形などの内臓奇形，内臓の位置が左右逆転している組織奇形などに分けられる。機能の異常や代謝の異常は，出生時から確認されるもの，血液や尿の検査によって，あるいは年齢とともに発見されるものが多い。先天異常の原因は，主として特定の遺伝要因，環境要因，遺伝と環境の相互作用の三つに分けられる。

先天性奇形　[congenital malformation]　胎生期より生じる，器官または全個体の異常形態のこと。個体発生における胎芽の領域または部分を形態発生野といい，大部分の奇形は発生野異常である。遺伝性の奇形と胎生期の環境要因による非遺伝性の奇形とがある。

先天性障害　[congenital disorder]　出生時より認められる障害。以下の三つがある。遺伝子や染色体の異常による遺伝障害，胎児の大きさに比べて子宮が狭いなどの原因で，胎児の身体に異常な力が加わった結果起こる胎児病を起こす胎児障害，周産期の脳の酸素欠乏により，脳障害が起こる周生期障害。

先天性代謝異常症　[inborn error of metabolism]　受容体，ホルモン，酵素などの遺伝子障害によって生体に必要な物質が欠乏または不必要な物質が蓄積することによって生じる病態。広義には多くの疾病がこの異常症に入り，タンパク質の膜機能，血漿タンパク質などの異常症，転送障害症，遺伝性の発がんなど広い分野にこの概念に含まれる。

先天性乳糖分解酵素欠損症　[congenital lactase deficiency, CLD]　＝先天性ラクターゼ欠損症

先天性メラニン欠乏症　[congenital melanin deficiency]　＝白皮症

先天〔性〕免疫　[congenital immunity]　生体が生来もっている，ある種の病原体に対する抵抗性。自然免疫ともいう。

先天性免疫不全症候群　[congenital immunodeficiency syndrome]　先天的に免疫系に欠陥があるために発生する症候群。補体欠損症，無γグロブリン血症，胸腺欠損症を含め，T細胞，B細胞，食細胞，補体系などに異常があると，常在菌などによる呼吸器感染症，敗血症，カンジダ症，ウイルス感染症などに易感染性となり慢性化しやすい。発育不全，貧血などの傾向がある。→原発性免疫不全症候群

先天性ラクターゼ欠損症　[congenital lactase deficiency]　小腸粘膜のラクターゼ分泌が損な

われるために，ラクトースを含む食品の分解・消化が行えず腹部膨満，腹痛，下痢などの症状を示す疾患。先天性乳糖分解酵素欠損症ともいう。新生児，乳児に多くみられる。また，人種差があり，欧米人に少なく黒人や東洋人に多い。完全欠損はまれであり，小児の成長とともに改善される。

先天免疫 [congenital immunity] ＝自然免疫

全糖 [total sugar] 食品中に存在する単糖，オリゴ糖，多糖といった糖類全般を表す用語で，全炭水化物とほぼ同義である。一般に試料溶液の加水分解により生じた単糖の混合物を還元性単糖を標準として定量する。酵素法や高速液体クロマトグラフィーなどを用いた分析法も多く開発されている。

全糖グルコース [total glucose] デンプンを酵素や酸により加水分解して得た糖液を，精製しながら高濃度に濃縮し固形化して粉末状にしたグルコース。全糖ブドウ糖ともいう。グルコースは日本農林規格（JAS）では無水結晶，含水結晶，全糖に大別される。

全糖ブドウ糖 [total glucose] ＝全糖グルコース

鮮度保持剤 [freshness reserving agent] 食品の鮮度を保つことを目的として，容器・包材・小袋等に添加・封入されるエチレンガス吸収剤やエタノール等。なお，生鮮食品への食品添加物，同製剤の鮮度保持剤使用は規制されている。

鮮度保持フィルム [freshness reserving film] 青果物の鮮度保持を目的とした内包装資材。気体透過性を調節した各種ポリエチレンフィルムが開発されている。水分蒸散防止及びMA（気相調節）効果による鮮度保持が期待される。また，エチレン（植物老化ホルモン）の吸着・除去を目的にゼオライトなどの無機物多孔質，粘土鉱物を練り込んだ無機物混入フィルムが開発されている。

セントラルキッチン [central kitchen] 調理の一部または全部を集中加工するための施設。そこで加工した製品（料理）をフードサービスのチェーン店舗や院外給食などのような分散するサテライト施設に供給する。一次作業をまとめて行うことで，食材費，人件費，エネルギーコストの削減を行うとともに，品質の標準化や効率化を図ることを目的とする。料理の品質向上や安全性確保のために新調理システムやコールドチェーン等で用いられている。
→サテライトキッチン

セントラルドグマ [central dogma] 遺伝情報の流れに関する分子生物学の基本原理で，DNAに含まれる遺伝情報は自らを鋳型として複製を行う。DNA上の情報は，RNAに写し取られるという転写を受け，さらに，転写産物であるRNAがリボソーム上でタンパク質に翻訳される。Watson JD（米国）とCrick FHC（イギリス）が提唱した。

鮮肉性魚粉 [fresh fish meal] 鮮魚をそのままあるいは魚肉だけを用いて製造した魚粉。魚肉をスラリー状にし，pHの調整，糖類を添加するなどし，脱水・脱脂を行い製造する。すり身としての性質も示すためゲル形成能を有する。高圧液化ガスあるいは超臨界ガスを溶媒として接触させて油脂を抽出除去する場合もある。各工程におけるタンパク質変性の抑制，保水性，呈味性等の付与が，高品質の食用鮮肉性魚粉を製造する上で重要な因子となる。
→魚肉タンパク質

全乳 [whole milk] 生乳等の搾取した乳から水分以外の成分を除去または添加していない状態の乳。脱脂乳などと対比して使用される用語。

腺熱 [sennetsu] 伝染性単核症（infectious monorucleosis）ともいう。リンパ節の腫脹を伴った発熱のこと。腺熱リケッチアが原因の腺熱が風土病（熊本県，宮崎県，高知県，広島県）として知られている。

潜熱 [latent heat] 相転移に伴って物質が吸収または放出する熱量。物質が蒸発したり，融解したりする時に，状態の変化のためだけに費やされて，温度変化として現れない熱（融解熱，気化熱，昇華熱など）のこと。

潜伏感染 [latent infection] 初感染後，病原体の排出が一時みられなくなり，宿主の中に病原体が潜在している感染。

潜伏期 [latent period；incubation period] 健康障害要因に曝露されてから発病するまでの期間。感染症では宿主が病原体に接触してから発病するまでの期間となる。

全粉乳 [whole milk powder] 「乳及び乳製品の成分規格等に関する省令」（略称：乳等省令）で〈生乳，牛乳又は特別牛乳からほとんどすべての水分を除去し，粉末状にしたもの〉と定義され，生乳等をそのまま濃縮し，濃縮乳とした後，スプレードライなどにより乾燥させたもの。脱脂粉乳と比較して脂肪含量が高いことから，長期保存には向かない。

千宝菜 キャベツとコマツナを素材として，バイオテクノロジー利用により1986（昭和61）年に開発された葉菜。草姿はコマツナに近く立性で，葉は濃緑色，葉肉は厚く，しおれが少なく日持ちがよい。耐暑，耐寒，耐病性があり，晩抽性（花茎が伸びだすのが遅い性質）で周年栽培が可能。食味はキャベツの甘さとコマツナの柔らかさをもち，あくが少なく，栄養価が高い。

センマイ [omasum] ウシの第三胃で，内面の粘膜がひだ状に並んでいることからセンマイとよばれる。一般的には，十分洗った後にゆでたものを軽く焼いてから食用に供されるが，新鮮なものであれば刺身として生食されることもある。→畜産副生物

線溶 [fibrinolysis] ＝線維素溶解

全卵タンパク質　[whole egg protein]　卵には100 g 当たりタンパク質が 12.3 g 含まれる。卵白には少なくとも 10 数種のタンパク質が存在し，主要なものはオボアルブミン，オボトランスフェリン，あるいはオボムコイド等である。卵黄タンパク質は，低密度リポタンパク質，リベチン，あるいはホスビチン等から構成されている。全卵タンパク質の人での消化率は 93〜97 % と非常に高く，生物価も 94 であり，良質といえる。ほかのタンパク質と比較すると，ロイシン，リシン，バリン及び含硫アミノ酸が豊富であることが特徴である。制限アミノ酸となるものがなく，必須アミノ酸組成パターンが栄養上理想的であり，食品タンパク質の栄養価の基準となっている。

前立腺　[prostate]　膀胱直下に存在し，栗の実の形をした腺性器官。前立腺は尿道の始部および射精管を取り囲んでいる。前立腺の内部には多量の膠原線維と平滑筋が含まれている。前立腺は粘性の低いアルカリ性の分泌液を尿道へ放出する。

全粒小麦粉　[whole wheat flour]　小麦粒全体を粉砕して粉にしたもの。全粒粉，考案者の名前から，グラハム粉ともいう。フスマや胚が含まれているので食物繊維，ビタミン，ミネラルが豊富であるという特徴があるが，粉の色は通常の小麦粉と比べて黒ずみが強い。

千粒重　[thousand kernel weight]　一般に穀物は 1,000 粒の重さで大きさを表す。米の場合は玄米を用い，日本米の千粒重は 22〜30 g であるが，世界の米は千粒重が 10〜46 g に分布する。イタリア，タイ，マダガスカル，ブラジル等でみられる千粒重 35 g 以上の大粒米はデンプンの蓄積が粗で，中心部や周辺部が白く見える心白米や腹白米となることが多い。一方，東南アジアに広く分布する千粒重 10 g 程度の香り米はインド，スリランカ等で珍重される。

全粒粉　[whole wheat flour]　　= 全粒小麦粉

ソ

躁うつ病　[manic-depressive psychosis]　内因性精神病の一つで，気分障害のうち，双極性障害を指す。原因は不明であるが，遺伝的要因，環境的要因，病前性格などが発症の誘因とされている。感情障害を主症状とし，周期的経過をとることが多い。臨床型としては，躁病相，うつ病相，躁・うつの両病相を反復するものがあるが，うつ病相が最も多い。日本では躁うつ病と抑うつ神経症を気分障害としている。

層化　[stratification]　性，年齢，地域等，注目している疾病頻度等の分布に大きく影響する要因によってデータを複数のサブグループ（層）に分割すること。層別ともいう。

相加効果　[additive effect]　二つの因子が同時作用した場合の効果が，各因子単独の効果の算術加算に等しい場合をいう。

走化性　[chemotaxis]　化学物質の濃度勾配により細胞が移動する現象。濃度の高い方向への移動を正の走化性，低い方向への移動を負の走化性という。炎症部位への白血球の集積等がある。

相関　[correlation]　2変数の関連を示す用語。その直線関係の強さは，相関係数で表される。

相関係数　[correlation coefficient]　二つの連続変数XとYの間の関連の強さを表す指標の総称。通常，相関係数というと，ピアソン（Pearson）の相関係数を指すことが多い。これはXとYの共分散をXとYそれぞれの標準偏差で除して得られ，-1～$+1$の間の値をとる。0は直線的な関連が全くないことを意味し，絶対値が大きいほど直線的な関連が強く，$±1$では完全に一直線に乗る。符号が正の時は右上がりの関係，負の時は右下がりの関係がある。外れ値の影響を比較的受けやすいので，その場合にはSpearmanの順位相関係数も考慮する。

相関比　[correlation ratio]　2組の変数のうち，一方の変数が間隔尺度，もう一方の変数が名義尺度である場合，これらの2組の変数間の関連の程度を示す指標である。相関比の大きさが1に近づくほど，2変数の関連が強くなる。見かけ上曲線的相関を有しているとみられるときの関連の程度をみる場合，一方の変数を名義尺度の変数と見なして相関比を求めるとよい。

相関分析　[correlation analysis]　二つの変数が同時に変化する程度を分析する統計学的方法の総称。通常は，相関係数を用いた分析を指すことが多い。→相関係数

ソウギョ　[grass carp；grass fish；white amur]　コイ目コイ科の淡水魚。コイによく似ているが，口ひげがなく，背びれが短く，全長1m程度。草食性で，マコモ，アシ，ウキクサ等を摂餌するため，除草を目的として池や沼に放流されることもある。原産地はアムール川から北ベトナムまでのアジア大陸東部。日本へは大型食用魚として明治以来移入が試みられ，各地に放流された。中国料理のコイの代用となるが，骨が多い。

双極イオン　[dipolar ion]　＝両性イオン

双極子モーメント　[dipole moment]　双極子の大きさを表す量。原子または分子内の電荷の正負の重心が一致しないことから生じる。電荷の大きさと重心間の距離の積で大きさが決定される。

象牙質　[dentine]　歯の主体を成す黄白色の硬い組織。歯冠部はエナメル質，歯根部はセメント質によって覆われ，中央部に歯髄腔があり，歯髄が入っている。放線状に象牙細管が全層を貫いて表面に走行している。成分は約70％の無機質，20％の有機質，10％の水から成り，有機質は大部分がコラーゲンである。成長期に形成される。

造血因子　[hematopoiesis factor]　＝造血促進因子

造血幹細胞　[hematopoietic stem cell]　白血球，赤血球，血小板などのすべての血球系細胞に分化しうる幹細胞のこと。また，幹細胞自体は分裂可能であり，この自己複製と分化をうまく調節しながら必要に応じて血球細胞を供給している。成人では主に骨髄に存在し，胎児では肝臓，脾臓に存在する。骨髄の造血幹細胞はニッチとよばれる骨髄と骨組織の境界部位に高濃度に存在するが，サイトカインの一種であるG-CSF投与によって健康人の末梢血中に動員された造血幹細胞を血液疾患治療のための移植医療に利用することもできる。→骨髄移植

造血剤　[hematinic]　骨髄などの造血臓器に作用して血液形成を促す薬剤。貧血症の治療に用いられる。鉄欠乏性貧血には鉄剤，悪性貧血にはビタミンB_{12}，巨赤芽球性貧血には葉酸が用いられる。最近では，エリスロポエチンが賢性貧血に用いられている。

造血促進因子　[erythropoietic-stimulating factor, ESF〕　血液幹細胞の増殖と分化を促進する因子。造血因子ともいう。コロニー刺激因子（colony stimulating factor, CSF）とほぼ同義語として使用されている。活性化する細胞により、マクロファージコロニー刺激因子（M-CSF）、エリスロポエチン、トロンボポエチンなどがある。

総合衛生管理製造過程　〔comprehensive sanitation-controlled manufacturing process〕　1995（平成7）年5月、「食品衛生法」の改正に伴い、承認制度として導入された HACCP を中心とする食品衛生管理方式。乳・乳製品、食肉製品、魚肉練り製品、容器包装缶詰加圧加熱殺菌（レトルト）食品、清涼飲料水の5分野の多数企業が厚生労働省の承認を受けている。また、承認を受けた企業の製品で大規模な食中毒事件が発生したのを教訓として、承認更新制等監視・検査の強化が図られている。

総合栄養食品　〔comprehensive nutritional diet〕　特別用途食品制度において、「健康増進法」26条の定めに基づき販売に供する食品の包装容器に、特別の用途に適する旨を表示している特別用途食品のうち、病者用食品として消費者庁長官からの表示許可を受けた食品の一つ。食事として摂取すべき栄養素をバランスよく配合した総合栄養食品で、疾患などにより通常の食事で十分な栄養を摂ることが困難な者に適する食品として許可基準が定められている。疾患等により経口摂取が不十分な者の食事代用品として、液状または半固形状で適度な流動性を有していることが規格として定められており、いわゆる濃厚流動食が該当する。使用には医師、管理栄養士等の相談や指導を得ること、栄養療法の素材として適するものであって、多く摂取することで疾病が治癒するというものではないことなど、必要な表示事項が定められている。

総合保健　〔comprehensive health〕　人の健康的生活に必要な、保健・医療・福祉の各種サービスを総合的・一体的にとらえ、また、効率良く提供するシステム。「児童福祉法」による乳児院、母子生活支援施設、児童養護施設など、「医療法」に基づく診療所（夜間・休日診療、歯科診療）、「地域保健法」に基づく保健所、保健センター、その他の医療保健福祉に係る施設の総合窓口を設け、施設間のネットワークを強化することによって、住民の保健ニーズに対する充実が期待できる。

造骨細胞　〔osteoblast〕　＝骨芽細胞

総〔惣〕菜　〔daily side dish〕　本来は家庭で手作りされる日常のおかずのことをいった。江戸時代後期の「守貞漫稿」には、"平日の菜を京阪では番菜といい、江戸では惣菜という"とある。しかし近年では、女性の社会進出、家事の省力化、家族数の減少、生活環境の変化を大きく反映して、総菜といえば、市販総菜や宅配総菜を指す場合も多い。

相殺効果　〔depression effect〕　＝抑制効果

走査〔型〕電子顕微鏡　〔scanning electron microscope, SEM〕　試料表面を加速電子線プローブで掃引し、表面形状を観察する電子顕微鏡。透過型電子顕微鏡に対比される。通常セム（SEM）とよばれる。

早産　〔preterm labor and delivery〕　妊娠22週以降〜37週未満の分娩。全分娩の5〜10％を占め、主な原因は前期破水、切迫早産、母体合併症で、その他妊娠、羊水感染、頸管無力症、年齢、高血圧、喫煙などがある。

早産児　〔premature infant；premature baby〕　妊娠満22週（満154日）から満37週（満259日）で出生した新生児。日本では全分娩の4〜5％で、多くは低体重児として出生する。また、各器官が十分成熟していないため、心臓、腎臓、肝臓の機能に障害を生じることもある。

相似形質　〔analogue；analogous trait〕　進化的に起源は異なる、つまり、共通の祖先型生物に由来するわけではないが、似通った性質をもつこと。形質は、ある遺伝子が発現した結果生じる個体における形態的特徴、生化学的・生理学的・心理学的性質や生態学的特徴までも含めた広い意味に用いられる。→相同性

爪床　〔nail bed〕　爪甲の下にある皮膚。真皮領域である。汗腺や毛包はなく、神経終末やメラノサイトは少ない。伸長する爪甲が遠位方向に移動するのを補助する役割をする。

相乗効果　〔synergistic effect；synergism〕　同質の味を引き起こす2種の物質を併用したとき、刺激強度が各物質単独の和以上に強まる現象。シナジー効果ともいう。グルタミン酸ナトリウムと5'-イノシン酸ナトリウムあるいはグアニル酸の相乗効果は代表例。

躁状態　〔manic state〕　爽快感など自我感情の亢進、思考過程の奔逸、誇大妄想、興奮状態や逸脱行動など欲動の亢進等がみられる状態をいう。躁病（双極性障害、躁病性あるいは躁うつ病の躁病相）時に特徴的にみられる。

相乗平均　〔multiply mean；geometric mean〕　対数変換したデータから算術平均を求め、指数変換することによって求められる。n 個の観測値の相乗平均は $\sqrt[n]{x_1 \cdot x_2 \cdot \cdots \cdot x_n}$ である。幾何平均ともいう。

増殖　〔hyperplasia；propagation；（細菌など）multiplication；（細胞など）proliferation〕　生物個体、細胞、ウイルスあるいはそれらの一部分において、自己と全く同じ性質をもつものの数量が増える現象。多細胞生物における増殖は、構成する体細胞の分裂と分化を伴う。細胞増殖では、核内 DNA の複製、細胞内器官の形成及び細胞分裂が起こる。

草食魚　〔herbivorous fish〕　藻類、水草あるいは陸草などを主な餌料として生息する魚類。淡水

域ではアユやソウギョがその代表であり，浅海のさんご礁や岩礁域ではニザダイ，アイゴ，ブダイ，イスズミ，メジナ等が知られている。

双性イオン　［zwitter ion］　＝両性イオン

相対栄養価　［relative nutritive value, RNV］
タンパク質の栄養価判定法の一つ。実験動物に試料タンパク質を投与した場合と，比較する基準タンパク質を投与した場合の体重増加割合の百分率。

相対危険度　［relative risk］　ある要因をもっている群（曝露群）の疾病発生割合（リスク）と，当該要因を持っていない群（非曝露群）の疾病発生割合（リスク）の比。リスク比と同義。相対危険度は，ある要因の曝露を受けた集団が受けない集団に比べて何倍の疾病発生，または死亡のリスクが高いかを示しており，曝露と疾病罹患との関連の強さを示す指標である。広義には，曝露群の疾病発生率（罹患率，死亡率）と非曝露群の疾病発生率（罹患率，死亡率）の比である率比（rate ratio）を含む。

相対度数　［relative frequency］　観測値全体を1としたとき，ある階級に属する観測値の個数（度数）の相対的な割合。その階級に属する確率でもある。

相対粘度　［relative viscosity］　溶液の粘度を溶媒の粘度で除した値。

相対リスク　［relative risk］　＝相対危険度

総鉄結合能　［total ion binding capacity］
→トランスフェリン

相転移　［phase transition］　物質が温度，圧力等の変化に伴って，気相，液相，固相といったある相から別の相に変化する現象。生化学の分野での一例として，膜を構成する脂質二重層の液相と固相間の転移により，膜の流動性，透過性に急激な変化を来すことが知られている。

相転換　［phase inversion］　液相，気相等の相を他の相に転換すること。転相ともいう。これにより物性を変化させる方法は，O/W型エマルションのW/O型への変換，多相エマルションの調整，膜の形成等に応用される。

相同遺伝子　［homolog］　→遺伝子重複

相同組換え　［homologous recombination］
減数分裂に伴い，2本の染色体DNA間で起こるつなぎ換え。母親，父親それぞれの相同染色体が二価染色体（染色分体）を形成し，相同染色体間で一部のDNA配列がつなぎ換えられる。これにより生物は遺伝的多様性を獲得する。

相同性　［homology］　DNAの塩基配列またはタンパク質のアミノ酸配列について，同一もしくは類似の配列をもつこと。

相分離　［phase separation］　混じり合っている2成分溶液や固溶体が，温度，圧力などの条件を変化させた時，二つの相に分離する現象。

層別分析　［stratified analysis］　性，年齢，地域等，疾病頻度の分布に大きく影響する要因によってデータを層化し，各層の中で別々に統計学的解析を行う（例えば要因と疾病の関連を分析する）こと。層化に用いた変数の交絡の影響を除くことができ，また層によって解析結果が異ならないかを確認する。例えば，飲酒，喫煙と疾病との関連は，男女に分けた層別分析をすることが多い。→層化

相補的塩基配列　［complementary base sequence］　→塩基対

相補的DNA　［complementary DNA, cDNA］
mRNAを鋳型に逆転写酵素によって合成される一本鎖DNAのこと。コンプリメンタリーDNA（cDNA）ともいう。さらにDNAポリメラーゼを用いて二本鎖にしてベクターに組み込む。真核細胞遺伝子のmRNAクローニングの常套手法である。

ソウマチン　［thaumatin］　甘味タンパク質。タウマチンともいう。少なくとも5種類の同族体がある。西アフリカ原産の植物，*Thaumatococcus danielli* の果実から単離された。重量比でスクロースの約1,600倍の甘味を呈する。水の後味を甘くする作用もある。

臓物　［gibles］　家畜の内臓を指す慣用的な表現であり，"もつ"の語源。胃などの消化管系臓器，生殖系臓器，脳などの神経系臓器及び肝臓，腎臓などを含めた総称。可食臓器類については，消化管以外の内臓である赤物と，消化管である白物に大別される。さまざまな呼称でよばれるため，統一的に畜産副生物として整理される。→畜産副生物

桑葉　［mulberry leaf］　カイコの飼料に用いられてきたクワの葉。民間薬としても用いられた。ビタミンB_1，鉄，カルシウムを多く含む。また，特徴的に含んでいる糖の1-デオキシノジリマイシンは，グルコースに化学構造が類似しており，血糖値上昇を抑えると報告されている。

相律　［phase rule］　ギブス（Gibbs）の相律ともいう。n種類の成分を含み，a種類の相をもつ混合系が熱平衡にあるとき，独立に変化させ得る状態変数fは，$f=n+2-a$で表される。このような関係を相律という。

藻類　［algae］　湖沼，河川，海洋などの水中に生育する酸素発生型の光合成を行う下等な生物群の総称。肉眼視できる大型藻と顕微鏡的な微小藻類に分けられる。分類学的には，緑藻，紅藻，藍藻，褐藻，渦鞭毛藻，珪藻，クリプト藻，ミドリムシ植物などに分けられる。

草類タンパク質　［leaf protein］　家畜飼料として用いられる牧草などに含まれるタンパク質であり，反芻家畜にとって重要である。牧草の大部分はイネ科とマメ科に分けられるが，マメ科の方がタンパク質に富み栄養価が高い。一般に，リシン，イソロイシン，トレオニン等が比較的多く含まれるが，メチオニンは少ない。

草類タンパク質濃縮物　［leaf protein concentrate, LPC〕　青刈飼料作物や牧草類を刈取り後，搾汁・濃縮したものである．単胃家畜のタンパク質飼料としての飼料価値は高い．カロテノイドの含量も高い．乾草と比べ調製のためのエネルギーコストが安く済む．

ソース　[sauce]　西洋料理では料理のおいしさを増すため，かけたり和えたりする液状のかけ汁の総称．材料の引き立て役である．特に日本ではウスターソースを指す．

ソーセージ　[sausage]　一般的には塩漬けや調味した食肉や可食臓器類（血液，肝臓など）を，腸や人工のケーシングに充填した食肉製品の総称．原料肉の種類や大きさ，加熱やくん煙の有無，乾燥度の違い，香辛料の配合などにより世界中で多種多様な製品が作られているが，統一の規格や呼称がないため，同一名称でも国により異なることもある．

ソーダクラッカー　[soda cracker]　小麦粉，油脂，食塩，重曹，少量の糖類等を混合し，長時間イースト発酵させた後，針穴をもった連続型で抜いて食塩を振りかけて焼いたもの．塩味のきいたショートニング性の高い軽い口触りのクラッカー．

阻害　[inhibition]　酵素活性はさまざまな化学物質（阻害剤）によって阻害を受ける．酵素の結合部位に基質と拮抗的に結合して阻害する競合阻害，基質と類似性のない阻害剤が酵素の結合部位とは別の部分で酵素または酵素基質複合体の両方に結合してそれ以上反応が進まない非競合阻害等がある．

阻害因子　[inhibitcr]　生理学的，化学的または酵素的作用を抑制または妨害する薬剤．基質結合部位の化学構造やコンホメーションの解明の手段として用いられるばかりでなく，代謝機構の解明に役立つ．ある酵素を特異的に阻害する化学療法剤としても使うことができる．

阻害剤　[inhibitor]　酵素やホルモンなど生理機能を有する物質．活性を阻害する物質．インヒビターともいう．可逆的阻害剤と不可逆的阻害剤がある．化学修飾による阻害は不可逆的である．可逆的阻害剤には競合阻害剤，不競合阻害剤，非競合阻害剤がある．

粗灰分　[crude ash]　粗灰分は，多くの場合 550℃ で加熱して有機物及び水分を除去した残分として定義されており，食品中の無機質の総量と考えられている．差し引き法で求める炭水化物量の算出に必要な分析である．しかし，元素によっては高温により揮散するものがある．また，金属が酸化物となる場合があり，有機物の酸化によって生じた炭酸塩や燃焼しなかった残存炭素も灰分中に存在する．それゆえ，これらの灰分を厳密には粗灰分という．

速くん〔燻〕法　[quick smoking process]　＝液くん〔燻〕法

側系遺伝子　[paralog]　→遺伝子重複

足細胞　[podocyte]　腎糸球体の毛細血管内皮細胞の外側には基底膜がある．その外側を囲んでいる多くの突起のある上皮細胞．タコ足細胞ともいう．数本の太い突起を出す．これらの突起は細くそろって枝分かれし，交互に組み合いながら毛細血管を取巻いている．その組み合った足同士の間隙はスリットとよばれる．毛細血管内の血液は内皮，基底膜，スリットを通る間に濾過され原尿となり，近位尿細管に注ぐ．→糸球体

即時型アレルギー　[immediate allergy]　＝即時型過敏症

即時型過敏症　[immediate type hypersensitivity]　抗体が関与するI型，II型及びIII型アレルギーは，抗原を投与する数分から数時間以内に発症するので，即時型過敏症または即時型アレルギーとよばれる．代表的な即時型過敏症はI型アレルギーで，抗原特異的IgEの有無を種々の皮膚反応により検定する．

束状帯　[zona fasciculate]　副腎皮質の組織構造の一つで，球状層と網状層の間にあり糖質コルチコイドを合成・分泌する細胞が存在する．束状層，中間層〔帯〕ともいう．

促進拡散　[facilitated diffusion]　輸送基質がトランスポーターやチャネルを介して受動的に生体膜輸送される様式のこと．ATPの加水分解によるエネルギーや，一次能動輸送によって形成されたイオン勾配や膜内外の電位差のエネルギーを利用した能動輸送とは異なり，濃度勾配に逆らった膜輸送は起こらない．したがって，エネルギー産生を阻害する物質により影響を受けることはない．また，トランスポーターやチャネルを必要としない単純拡散と区別される．促進拡散で基質を輸送するトランスポーターの代表例として，細胞外のグルコース濃度の上昇に応じて，細胞内へグルコースを取り込むグルコーストランスポーター（GLUT）が挙げられる．

側底膜　[baso-lateral membrane]　極性細胞において，基底側と側壁側に位置する細胞膜のこと．上皮細胞や内皮細胞などの極性細胞は，基底膜（basement membrane）を構成する細胞外マトリックスに支持されて空間的に秩序正しく配置される．これら極性細胞において細胞膜は，細胞外マトリックスに接する基底膜側細胞膜（basal membrane），隣接した極性細胞との結合面に位置する側壁側細胞膜（lateral membrane），内腔に面した頂端側細胞膜（頂端膜：apical membrane）に区分され，それぞれが機能的に異なる役割をもつ．→基底膜

速歩　[walking fast；quick steps]　早歩き．身体活動強度が4METs程度の歩行をいう．

組織　[tissue]　器官を構成する材質．組織を作るものは細胞と細胞間質であり，細胞間質の性質が組織の種類を決める．組織は次の4種類に大別さ

れ，上皮組織，支持組織，筋組織，神経組織の基本的組織から生体は形づくられる。

組織化植物タンパク質 [texturized vegetable protein]　脱脂大豆や小麦タンパク質を主原料として，ほかの穀物や糖質・タンパク質素材，色素，調味料等を混合し，エクストルーダー（押出成型機）により膨化加工を行ったもの。肉様の好ましい食感を有し，保水性が高く，肉類より安価であるため，挽肉が使われる食品などに用いられている。

組織化大豆タンパク質 [textured soy protein]　脱脂大豆などを主原料として，エクストルーダーを用いて粒状や海綿状に加工したものであり，肉様の好ましい食感を有する。保水性が高く，呈味成分が系外へ逃げるのを防止できる。畜肉と混合して加工食品に用いられる。

組織呼吸 [internal respiration]　組織内におけるガス交換のこと。内呼吸ともいう。外呼吸によりガス交換した血液から酸素を毛細血管内血液から細胞内に供給し，産生した炭酸ガスを細胞内から血液に排出する過程をいう。さらに，細胞内での酸化還元過程を含めることもある。

組織タイピング [histotyping]　＝組織適合テスト

組織適合性 [histocompatibility]　移植において，移植片の生体組織に対する適合性。移植片と宿主との間の拒絶反応の有無には炎症反応などの病理学的な判定が用いられる。また，適合性をサイトカインの産生やメッセンジャー RNA レベルでの変化で追跡する評価も行われるようになった。

組織適合テスト [histocompatibility test]　臓器移植や骨髄移植など同種移植に際し拒絶反応を防ぐため，あらかじめ提供者（ドナー）と受容者（レシピエント）の主要組織適合[性]抗原（MHC）の一致性を調べる試験。組織タイピングともいう。ヒトクラスⅠ抗原（HLA-A，HLA-B，HLA-C），クラスⅡ抗原（HLA-D）について血清学的試験や混合リンパ球反応（MLR）が用いられる。

組織培養 [tissue culture]　生体から無菌的に取出した組織の一部や細胞を生体外の人為的環境下で生存させ，さらに増殖させる方法。Harrison RG や Carrel A などによって確立された。

粗脂肪 [crude fat]　食品中の脂肪をジエチルエーテルで抽出して定量した値。ジエチルエーテルには，脂肪以外にわずかではあるが，色素や有機酸が抽出されるので粗脂肪とよばれている。

粗死亡率 [crude mortality rate；crude death rate]　ある集団の一定期間の死亡数がその集団の人口に占める割合。一般に市町村，都道府県，国などの年間の死亡数をその年の人口で割り，人口千対で表す。その際年始めと終わりの人口が違うので年の中間の時期の人口（年央人口）を用いる。

咀嚼〔しゃく〕 [mastication；chewing]　摂取した食物を上顎・下顎の運動により歯列間で切断・圧砕し，唾液と混和させて一定の大きさの食塊にして，嚥下するまでの消化過程。下顎を上顎に対して動かす運動は随意運動であるが，食物が口に入ると無意識に行われる三叉神経第3枝（下顎神経）に支配される運動である。また補助的に頰筋（顔面神経支配）や舌（舌下神経支配）も関与している。

疎水基 [hydrophobic group]　分子中にある原子団のうち，油との親和性が強く，水との親和性が低い基。親油基ともいう。一般に電気的陰性度の近い値をもつ原子同士から構成される基は電子分布に偏りがなく非極性である。脂溶性溶媒には親和性がある。メチル基，長鎖のアルキル基，フェニル基など。

疎水結合 [hydrophobic bond]　水との親和性の低い疎水基をもった側鎖が，水との接触が最小になるように集合しようとする相互作用。例として非極性の炭化水素鎖やベンゼン環などの疎水基を含むアミノ酸の疎水基が，タンパク質分子の内部に集まろうとして疎水結合が形成され，球状タンパク質の立体構造に重要な役割を果たしている。

疎水性 [hydrophobic]　＝親油性

疎水性アミノ酸 [hydrophobic amino acid]　水分子との間に水素結合をつくり難い長鎖のアルキル基，フェニル基，ベンゼン環等の原子団を分子中にもつアミノ酸。フェニルアラニン，チロシン，アラニン，バリン，ロイシン，イソロイシン，メチオニン，プロリン，トリプトファンがある。

疎水性コロイド [hydrophobic colloid]　コロイド表面の親水性が乏しいため，分散媒としての水とコロイド粒子の親和力が弱いコロイド。不安定であり，金属，粘土，金属硫化物などの少量の電解質を加えることにより，コロイドが容易に凝集し析出する。

疎水性ゾル [hydrophobic sol]　水を分散媒とするコロイドのうち，粒子の表面が疎水基で覆われているコロイドは，水との間の引力が小さい。このような分散相の場合を疎水性ゾルという。

疎水性タンパク質 [hydrophobic protein]　疎水性アミノ酸の含量が比較的高いタンパク質。生体膜に内在するタンパク質は疎水性アミノ酸含量が比較的高いことから，細胞膜やミトコンドリア内膜などを構成するタンパク質に対して用いることもある。

塑性 [plasticity]　固体に力が働くと変形が生じるが，その力を取除いても元に戻らない性質。固体に外力を加えたとき，変形し外力を除いてもその変形が保たれる性質のことで，可塑性ともいう。

塑性粘度 [plastic viscosity]　塑性流動を示す流体はある一定以上のずり応力を与えないと流動が生じないが，この最小の応力を（ビンガム）降伏応力という。流動が生じる時，ずり応力をずり速度

に対してプロットし，その勾配を（ビンガム）塑性粘度という．

粗繊維　[crude fiber, CF]　四訂日本食品標準成分表までは食物繊維の量を示す値として用いられていた．食品を，弱酸（1.25％硫酸），弱アルカリ（1.25％水酸化カリウム）で一定時間順次煮沸して溶物を除き，さらにアルコール，エーテルで洗って溶物を除去後，残渣に含まれる粗灰分量を差引いたもの．この中には，セルロース，リグニン，ペントザン，ヘミセルロース等が含まれている．日本食品標準成分表2010では，粗繊維ではなくProsky変法（酵素－重量法）による水溶性食物繊維，不溶性食物繊維ならびに食物繊維総量の値が示されている．→食物繊維

粗タンパク質〔たんぱく質〕　[crude protein, CP]　食品中のタンパク質を定量する場合，食品中の窒素量を定量し，これに窒素タンパク質換算係数を乗じて計算する．この場合，食品中に含まれるタンパク質に由来しないアミノ酸，ペプチド，尿素，核酸，クレアチンなど非タンパク態窒素化合物も含まれることから，特に粗タンパク質とよんでいる．食品以外の試料のタンパク質をこのような方法で測定する場合も同様である．日本食品標準成分表2010では，茶類及びコーヒーの場合はカフェインを，ココア及びチョコレート類の場合はカフェインとテオブロミンを定量し，これらに由来する窒素を差し引いてから算出している．また，野菜類の場合は硝酸態窒素を含む全窒素量を定量し，別途定量した硝酸態窒素を差し引いて得られる窒素含量から算出している．→純タンパク質，窒素タンパク質換算係数

ソックスレー抽出法　[Soxhlet extraction method]　食品中の脂質を定量するための一般的な抽出法．ソックスレー法ともいう．エチルエーテル，n-ヘキサンあるいは石油エーテルを抽出溶媒としてソックスレー抽出器を用いる．下部の受器に低沸点の抽出溶媒を入れ，試料を入れた円筒濾紙を抽出管に装入し，受器を加温，溶媒を蒸発・冷却・還流させて連続的に抽出する．最終的に脂質は受器に回収され，溶媒を留去して残留物（脂質）の重量を測定する．

ソックスレー法　[Soxhlet method]　＝ソックスレー抽出法

粗糖　[raw sugar]　精製糖の原料になる糖度が約98度程度の茶褐色の砂糖．精糖工場で用途に応じて精製・加工される．タイ，オーストラリア，南アフリカが主要輸入国であり，国内ではほとんど沖縄県や鹿児島県の島部で生産されるサトウキビから作られる．

そともも　[ウシ：outside round；bottom round；ブタ：outside ham]　後肢の筋肉のうち，ももの外側にあるもの．ウシでは半腱様筋と大腿二頭筋で構成される部分肉を指す．他のもも系の部位と比較して肉のきめが粗く，硬いため，スライスや煮込み調理に向く．ブタの部分肉取引規格ではそとももという呼称は用いられないが，ウシでいううらにくとそとももに相当する部位を慣用的にそとももとよぶ場合がある．→もも

ソバ粉　[buckwheat flour]　ソバの実を挽いて得られる粉．一般にふるい分けにより一番粉（内層粉：デンプンが主体だが粘りがない），二番粉（中層粉：色は淡緑黄色でソバらしい風味をもつ），三番粉（表層粉：ソバの風味は一番強いが品質が劣る）に分けられ，用途により配合する．全層粉（挽きぐるみ），更科粉といった分類もある．

ソバ米　[gelatinized buckwheat grain]　玄穀を水に浸漬，蒸煮後，乾燥し，ソバ殻をとって丸抜きにしたもの．そばごめ（徳島），むぎそば（山形）ともよばれ，そば雑炊やそば粥などとして食したり，そば焼酎やそば茶などの原料に利用される．

ソフトアイスクリーム　[soft ice cream]　アイスクリームミックスをフリージングした後，硬化させることなくフリーザーから取出して食するもの．ソフトクリームともいう．ミックスの組成は普通のアイスクリームとほぼ同様であるが，硬化過程がないために全固形分と無脂乳固形分が多く使用できる．この固形分の増加が特有の風味を生み出している．

ソフトカード　[soft curd]　酸または酵素の添加により形成されたカードのうち，カードテンション（カード張力）が20g以下の軟らかいカード．胃内停滞時間が短いことが知られている．なお，生乳にレンネットを加えて形成させたカードのカードテンションは50～90gである．

ソフトクリーム　[soft cream]　＝ソフトアイスクリーム

ソフトサラミ　[soft salami]　日本の品質表示基準においては，セミドライソーセージのうち，豚肉及び牛肉のみを使用したもの．ソフトサラミソーセージともいう．欧米では用いない和製英語である．

ソフトドライソーセージ　[soft dry sausage]　セミドライソーセージの別称．食感を軟らかく作ったものを称することが多い．欧米では用いない和製英語である．

ソフトドリンク　[soft drink]　＝清涼飲料

ソフトバター　[soft butter]　低温での展延性を良くすることを目的として，低融点のバターオイルを配合したバター．

ソフトビスケット　[soft biscuit]　グルテンの少ない薄力粉を使用し，さらにグルテンを形成させないように，砂糖や油脂の比率を高くした焼き菓子．日本の公正競争規約では，ソフトビスケットの中で〈手作り風の外観を有し，糖分，脂肪分の合計

が重量百分比で40％以上のもので，嗜好に応じ，卵，乳製品，ナッツ，乾果，蜂蜜等により製品の特徴付けを行って風味良く焼き上げたもの〉をクッキーという．しかし，米国ではクッキーやビスケットはすべてクッキーといい，イギリスではすべてビスケットという．

ソフトヨーグルト [soft yoghurt] タンク等の容器で発酵した後にカードを攪拌，冷却したヨーグルト．フルーツヨーグルトが代表的．また，寒天やゼラチンでカードを硬くしたハードヨーグルトに対して，それらの安定剤を極力抑えるか，もしくは無添加の状態でセットしたヨーグルトを指す場合もある．

そぼろ [seasoned fish powder；fish flour] 魚肉の筋線維をもみほぐしたもみ肉．タイやスケトウダラ等の白身魚で筋線維の硬い魚を，血抜きをしてから加熱する．次いで，筋肉部分をよくもみ筋線維をほぐし，水さらし後圧搾して除水する．さらに，金網上で摩擦して細崩し，網目を通ったものを加熱乾燥（100℃以下）する．グチ，アジ，カナガシラ等の魚も原料となる．でんぶはそぼろを調味して煮詰めた製品である．→魚肉タンパク質

ソマトスタチン [somatostatin] 14個のアミノ酸からなるペプチド．脳下垂体からの成長ホルモン分泌を抑制する因子として，視床下部から単離された．ニューロンに発現するものは神経末端から放出される．視床下部からは脳下垂体門脈に分泌され，成長ホルモン分泌を抑制する．脳では扁桃体，海馬，大脳新皮質にも存在する．電気生理学的にはニューロンを強く過分極させる作用をもつ．また末梢組織では膵臓のランゲルハンス島，消化管の内分泌細胞などから分泌される．インスリン及びグルカゴン産生・分泌の抑制，消化管からの栄養素吸収の抑制，セクレチン・ガストリン・胃酸・胃液分泌の抑制，等を行う．分泌細胞に対してはソマトスタチンが受容体と結合することで，Giタンパク質を介してPKA経路を抑制し，GkタンパクK質を介しK$^+$流入を増加させることで，Ca^{2+}流入を抑制し，分泌抑制効果を発揮する．インスリン，グルカゴン，ソマトスタチンは互いに分泌を刺激または抑制して，糖代謝のみならず栄養状態やホルモン分泌，代謝機能と密接に関係している．

ソマトトロピン ＝成長ホルモン

ソマトメジン [somatomedin] ＝インスリン様成長因子，＝硫酸化因子．

ソモギー・ネルソン法 [Somogyi-Nelson's method] 還元糖の比色定量法．ネルソン・ソモギー法ともいう．銅試薬とヒ素モリブデン酸塩試薬を用いるNelson Nの方法を，Somogyi Mが銅試薬を用いて改良した．試料溶液と同量の銅試薬を混合した後，沸騰水浴中で加熱，冷却後，ヒ素モリブデン酸塩試薬を加えて発色，吸光度を測定する．生体液中の糖の測定，デンプンのアルファ化度の測定にも用いられる．

ソモギー現象 [Somogyi phenomenon] ＝ソモギー効果

ソモギー効果 [Somogyi effect] インスリン製剤による夜間のインスリン基礎分泌に対する過剰な補償は，特に早朝にかけての低血糖を惹起する．この低血糖に対して成長ホルモンなどのインスリン拮抗ホルモンの分泌が亢進し，翌朝の空腹時に血糖値が逆説的に上昇する現象．ソモギー現象ともいう．

ソラニン [potato poisoning；solanine] ジャガイモの発芽部及び緑色部に蓄積する毒性物質．この部分の除去が不十分であるとソラニン中毒を起こす．熱に比較的安定で，貯蔵中に増加し，食中毒発症の目安の0.2～0.4 g/kgを超えることがある．摂取後数時間で，腹痛，胃腸障害，虚脱，めまい，軽度の意識障害を起こす．

ゾル [sol] 分散相が固体で，分散媒が液体であるような分散系の一つ．ゲルよりも流動性があり，液体に近い性質を示す．例えば，ゼラチン溶液，デンプン糊液など．→懸濁液

ゾル-ゲル転移 [sol-gel transition] 温度，pH，圧力などの条件が変化すると，ゾル（分散構造）とゲル（立体的な網目構造）が相互に変化すること．→チキソトロピー

ソルビット [sorbit] ＝グルシトール，＝D-ソルビトール．

ソルビトール [sorbitol] ＝グルシトール

D-ソルビトール [D-sorbitol] C$_6$H$_{14}$O$_6$，分子量182.17．D-グルシトール，ソルビットともいう．6価糖アルコール．自然界に広く分布する．D型は食品添加物．保湿剤，甘味料として漬物，冷凍すり身の変性防止，菓子類等広く食品に使用されている．

ソルビン酸 [sorbic acid] C$_6$H$_8$O$_2$，CH$_3$CH=CHCH=CHCOOH，分子量112.13．食品添加物．保存料．水に溶けにくい．細菌，カビ，酵母など広範囲の微生物の生育を抑制する．使用基準がある．一日摂取許容量（合同食品添加物専門家委員会：JECFA）0～25 mg/kg体重．

ソルビン酸カリウム [potassium sorbate] 食品添加物．保存料．水に溶けやすい．酸性下で細菌，カビ，酵母等の生育を抑制する．使用基準が設けられている．一日摂取許容量（合同食品添加物専門家委員会：JECFA）0～25 mg/kg体重．

ソルボース [sorbose] C$_6$H$_{12}$O$_6$，分子量180.16．ケトヘキソースであり，スクロースと同じ位の甘さがある．L-ソルボースは，工業的にアスコルビン酸の製造原料として利用される．高い転換率でL型を得るために，D-ソルビトールを *Acetobacter suboxydans* や *Gluconobacter rosus* 等の微生物によっ

CH$_2$OH
C=O
HOCH
HCOH
HOCH
CH$_2$OH

L型

て酸化することにより，工業的に作られる。

損益計算書 [profit and loss statement]
経営活動で利益が生じているか否かの成績を示すもの。「収益」を得るために，いくらの「費用」がかかり，その結果いくら「利益」があがったのかを活動的に集計したもので，一定期間（6か月間もしくは1年間）の資金の流れ（フロー）を表す。貸借対照表，利益処分案，附属明細書とともに財務諸表の一つとされる。→貸借対照表，キャッシュフロー計算書

損益分岐点 [break-even point]　一定期間の売上高と総費用の関係を表す利益図表において，売上高と総費用が等しくなる点，すなわち利益も損失も出さない点のこと。損益分岐点は費用を固定費と変動費に分けた上で以下の式から算出する。損益分岐点＝固定費÷（1－変動費率），変動費率＝変動費÷売上高。損益分岐点が低いほど経営体質が強い。

損傷デンプン〔でんぷん〕 [damaged starch]
植物の貯蔵デンプンはデンプン粒を形成して存在するが，コムギの挽砕やコメ，オオムギの精米，精麦の際に機械的な力により傷が付いたデンプン粒。健全デンプンに比べて吸水率が高く，量が多いと水を加えた際のべたつきが大きくなる。損傷によって糊化時にデンプン粒が膨潤しなくなり，アミログラムの最高粘度が低下する。通常の製粉方法で作られた小麦粉中には数%含まれており，挽砕に大きな力が必要な硬質小麦の方が軟質小麦より生成量が多い。酵素に対する感受性が増大してアミラーゼによる分解を受けやすくなるので，製パン時に酵母の栄養源となり発酵を促進する効果があるため，ある程度の量は必要とされる。

ターナー症候群 ［Turner's syndrome］
性腺発育不全，翼状頸，低身長，外反肘を主な症状とする性染色体異常症候群。Turner HH（米国）により最初に報告された。45, X が最もよくみられる。新生女児3,000～5,000人に1例位の頻度である。治療には成長ホルモン，女性ホルモンが用いられる。

ターメリック ［turmeric］ 熱帯アジア原産のショウガ科ウコン属の多年生草本（*Curcuma domestica*）。ウコンともいう。根茎内部は黄色く根茎を湯煎し天日乾燥したものを着色の目的で用いる。カレー料理の着色に欠かせない香辛料で，たくあん等の着色にも利用されている。黄色色素のクルクミンは抗酸化性，抗腫瘍性，肝臓保護作用が知られている。

タール色素 ［tar color；tar dye］ コールタールを原料として合成された色素の総称。化学構造から，アゾ系（赤色2号等），キサンテン系（赤色3号等），トリフェニルメタン系（青色1号等）等に分類，また，官能基の種類により，酸性系（スルホ基，カルボキシ基等，食用色素はすべて酸性）と塩基性系（アミノ基，イミノ基等）がある。

ターンオーバー ［turnover］ ＝代謝回転

体位推計値 ［predicted physical standard］
集団の身長と体重の平均値の，将来のある時点における予測値。「日本人の食事摂取基準（2015年版）」では参照体位としている。

第一次性徴 ［primary sex characters］ →第二次性徴

第一次予防 ［primary prevention］ ＝一次予防

第一制限アミノ酸 ［first limiting amino acid］
→制限アミノ酸

第1種の過誤 ［type Ⅰ error］ 統計学的検定において，帰無仮説が正しいのにそれを否定してしまう誤り。つまり，真実は関連（または差）がないのに，"関連（または差）がある"と誤って判断してしまうこと。αエラー（アルファ過誤）ともいう。判断の基準とする確率のことを有意水準という。→第2種の過誤

体液 ［body fluid］ 生体の構成成分の中の液体部分のこと。細胞内液と細胞外液から成り，細胞外液は血漿と組織液に分かれる。体液は新生児体重の約80％，成人体重では約60％（細胞内液40％，細胞外液20％）と年齢とともに減少する。細胞外液は，さまざまな生理機能によって量的・質的恒常性が維持される。

体液性免疫 ［humoral immunity］ 異物に対する免疫のうち特異抗体である免疫グロブリン（Ig）によるもの。毒素中和，抗体依存性細胞介在性細胞障害性（ADCC）などがある。抗原の一次刺激ではIgM，IgG が順に産生される。IgA は血清だけでなく分泌型がある。IgE はアレルギー反応に関係する。特異的感作リンパ球などが異物を排除する場合は細胞性免疫という。

ダイエット食品 ［diet food］ 治療，保健，美容の目的を標ぼうする食品。このうち消費者庁の定める特定保健用食品の中には，体脂肪をつきにくくする食品，食後の血漿中中性脂肪濃度上昇を抑える食品など，特別用途食品には，低カロリー食品（食物繊維，甘味料）などがあるが，単に痩せる効果をうたい，成分やその効果の科学的根拠が明らかでないものも多い。→低カロリー食品，ダイエット製品

ダイエット製品 ［diet product］ ダイエット食品や，減量のための運動器具等の総称。ダイエットとは本来食物や食事のことであるが，治療の目的で食物の量や種類，食事の回数を医師によって規定される治療食の意味でいる。現在では，肥満の治療や予防のための食事制限を含めてダイエットという言葉が使われている。→低カロリー食品

耐塩菌 ［halotolerant bacteria；salt-tolerant bacteria］ 高濃度の塩類の存在下でも，生育可能な細菌。微量の塩類存在下でよく増殖し，塩類がないと生育できない好塩性細菌とは区別される。シュードモナス属，スタフィロコッカス属細菌などが含まれる。

耐塩性微生物 ［halotolerant microbe；salt-tolerant microorganism］ 高濃度の塩類の存在下でも生育可能な微生物の総称。微量の塩類存在下でよく増殖し，塩類がないと生育できない好塩性微生物とは区別される。

ダイオウ ［rhubarb］ 大黄。ルバーブ。葉柄を食用にするダイオウ（*Rheum rhaponticum* L.）と，根茎を用いる薬用ダイオウ（*R. officinale* Baill. 及び *R. palmatum* L.）がある。食用ダイオウはギリシャ時代から栽培され，ルバーブジャム等として知られ

ているが，日本では普及していない。薬用ダイオウの歴史は古く，瀉下，抗菌，利胆作用があるといわれ，中国からヨーロッパに盛んに輸出された生薬の一つである。有効成分はアントラキノン類のレイン，エモジン，アロエエモジン，アントラキノン配糖体のセンノサイドA及びBなどである。ほかの生薬と配合して用いられることも多い。

ダイオキシン類 [dioxin] ポリ塩化ジベンゾ-p-ジオキシン（PCDD）及びポリ塩化ジベンゾフラン（PCDF），これにコプラナーPCBを加えた一群の物質。主に物が燃えるときにでき，廃棄物の焼却に伴い発生する非意図的に生成する環境汚染物質で，世界的な規模で環境汚染を引き起こしている。PCDD 75種類，PCDF 135種，コプラナーPCB十数種類の異性体があり，置換塩素の数や位置によって大きく毒性が異なる。その中で2,3,7,8-四塩素化ダイオキシンは人工産物中，最強毒性物質といわれる。

ダイオキシン類対策特別措置法 [Law Concerning Special Measures against Dioxins] ダイオキシン類による環境汚染の防止や，その除去等を図り，国民の健康を保護することを目的に，1999（平成11）年7月に制定，翌年1月施行（所管：環境省）。ダイオキシン類に関する耐容一日摂取量，環境基準，必要な規制，汚染土壌にかかわる措置等について規定している。この法律におけるダイオキシン類は，ポリ塩化ジベンゾフラン，ポリ塩化ジベンゾパラジオキシン，コプラナーポリ塩化ビフェニルである。

体温 [body temperature] ふつう恒温動物の体の温度をいう。体内で発生する熱と体外に放出される熱の平衡関係により決まる。

胎芽 [embryo] ＝胚［子］

体格 [physical status；physique] 身長，体重，胸囲，座高など，身体の形態的特徴を数値で示したもの。身長と体重を利用して，さまざまな栄養状態（欠乏症や肥満）を示す指数。外見の形で分類した体型も体格と同義に用いられることもある。

体格指数 [physique index] 身長，体重，胸囲，腹囲など身体の計測値をいくつか組合せた指標。比体重，ローレル指数，カウプ指数，BMI（body mass index）などがある。BMIは，体重（kg）÷［身長（m）］^{2}で計算し，肥満の判定に用いる。日本肥満学会では，18.5未満を低体重（痩せ），18.5以上25未満を普通，25以上を肥満としている。ローレル指数は，体重(g)÷{身長(cm)}^{3}×10^4で計算され，学童期の肥満の指標として用いる。120以上140未満を基準範囲とする。カウプ指数は，体重(g)÷身長(cm)^2×10で計算され，乳幼児期の判定に用いられている。16以上19未満を正常範囲とする。

体格指標 →体格指数

大カロリー [kilocalorie；large calorie] 熱量の単位。記号はCal, kcal。カロリーの1,000倍値をcを大文字にして表したもの。キロカロリーともいう。

大気汚染 [air pollution] 一般に，人間の活動によって，地球を取り巻く空気環境が汚染され，生態系や人間の生活に悪影響を及ぼすこと。環境基本法に基づき，大気汚染にかかわる環境基準について，人の健康を保護し，生活環境を保全する上で維持することが望ましい基準が，以下の物質に定められている。二酸化硫黄，一酸化炭素，浮遊粒子状物質，二酸化窒素，光化学オキシダント，ベンゼン，トリクロロエチレン，テトラクロロエチレン，ジクロロメタン，ダイオキシン類（ダイオキシン類対策特別措置法）。また，健康リスクの低減を図るための環境目標値としては，2003（平成15）年9月に，アクリルニトリル，塩化ビニルモノマー，水銀，ニッケル化合物が設定された。

大球症 [macrocytosis] ＝大赤血球症

体型 [somatotype；body mass] 身体的特徴を外見で分類したもの。性格との関係について，Kretschmer E（ドイツ）やSheldon W（米国）の分類が知られている。

体構成 [body composition] 身体の構成。水分50～60％，脂質15～30％，タンパク質14～19％，ミネラル5％のほか，炭水化物や微量元素から構成される。この比率を知ることは，栄養状態把握の第一歩である。しかし，これらを直接測定することは容易でないので，上腕三頭筋皮下脂肪厚から体脂肪を，上腕筋面積や上腕筋周囲長から筋タンパク質量を推定する。二重エネルギーX線吸収測定法により，骨塩量や体内総脂肪量の測定ができ，生体電気インピーダンス分析法により，脂肪量，除脂肪量，水分量が推定できる。疾患による体組成の変化を知り，栄養ケアによる体組成の変化を知ることは，適切な栄養管理に必要である。

対向輸送 [antiport] ＝アンチポート

第V脳神経 [fifth cranial nerve] ＝三叉神経

体細胞 [somatic cell] 生殖細胞以外のすべての身体を構成する細胞（皮膚・筋肉・骨・神経細胞・血液細胞など）。体細胞の増殖は，例外を除き有糸分裂によって行われ，染色体構成も2倍体のままである。体細胞は生体の恒常性を保つために特殊に分化した機能を有し，複雑な相互作用によって働いている。

体細胞クローン [somatic cell clone] 動物の体細胞を利用して作り出した元の動物と遺伝的に同一な個体。動物の体細胞を利用して，遺伝学的に同一な個体を新たに作製することを体細胞クローン技術という。ドナー細胞（皮膚や筋肉などから取った体細胞）をレシピエント卵子（核を取り除いた未

受精卵子）に移植し，電気的刺激により活性化させた胚（再構築胚）を作り，仮親の子宮へ移植させ，産出させる。作製されたクローンは染色体 DNA がドナー細胞由来，ミトコンドリア DNA がレシピエント卵子由来となる。優れた特徴をもつ家畜を生産する有効な手段の一つと考えられる。

体細胞雑種　[somatic cell hybridoma]　2種の遺伝子組成の異なる体細胞を融合させた細胞。異なる二つの核が同じ細胞内に共存している状態（ヘテロカリオン）になる。ヘテロカリオンは不安定で，増殖を続けるには一方の染色体が次第に失われていくことが多い。

体細胞突然変異　[somatic mutation]　生殖細胞以外の体細胞における突然変異。遺伝子あるいは染色体の異常等により個体発生の過程で起こるため，子孫に変異が伝わるということはない。

大サラセミア　[thalassemia major]　ヘモグロビン遺伝子の異常により起こる貧血をサラセミアといい，ホモ接合体遺伝子または二重ヘテロ接合体遺伝子によるサラセミアを指す。重症のものが多いので重症型サラセミアともいう。βサラセミア重症型はクーリー貧血という。

体脂肪　[body fat]　体内に分布する脂肪の総称。分布の違いにより皮下脂肪と内臓脂肪に分類される。インピーダンス法やCTスキャン等により体脂肪量を測定することができ，肥満の判定に用いられる。内臓脂肪の過剰蓄積により起こる内臓型肥満は種々の生活習慣病の原因となることが知られている。

体脂肪測定法　[method of body fat percentage measurement]　水中に体を沈めて体積を測定して算出する水中体重法，皮下脂肪厚を測定し，その値から推定する皮脂厚法，軽い電流を体に流して電気抵抗から測定するインピーダンス法等がある。また，二重エネルギーX線吸収（DXA）法により全身の体脂肪率を精密に測定する方法もある。→体脂肪率

体脂肪率　[body fat percentage；percent body fat]　体重に占める体脂肪の割合。肥満度を示す指標として用いられ，脂肪蓄積状態を数値化することができる。肥満度を判断する方法として体格指数（BMI）とともに用いられる。測定法は，インピーダンス法や水中体重法等がある。測定法により適正範囲は異なるが，男性より女性の方が適正体脂肪率は高い。

代謝　[metabolism]　生体内の細胞で行われているすべての化学反応。複雑な化合物が分解される異化過程と，複雑な有機化合物の合成にかかわる同化過程に大別される。異化過程ではエネルギー産生を伴い，同化過程では外部からのエネルギー供給を必要とする。

代謝異常　[metabolic disorder]　遺伝子異常など何らかの原因によって正常な代謝（糖質，タンパク質，脂質，ホルモンなどの物質代謝）の過程が障害されることによって起こる病態。代謝に関与する酵素，タンパク質などの特異的機能の低下または欠損として発現する。

代謝エネルギー　[metabolizable energy]　生体内では，生合成反応に必要なエネルギーの大部分を有機物の酸化から獲得している。生物学的酸化は，エネルギーをすべて熱や光として放出する燃焼とは異なり，大きな温度上昇をみることなく酸化反応が進み，生じる自由エネルギーの一部で ATP を合成することにより化学的エネルギーとして獲得することができる。すべての代謝エネルギーが酸化で生じるわけではなく，酸素を必要としない解糖系においてもエネルギーを獲得している。

代謝回転　[turnover]　タンパク質のような生体成分は，体内で合成されたら細胞が死滅するまでそのまま維持されるわけではなく，常に合成と分解を繰返し，動的平衡が保たれている。このことを代謝回転という。ターンオーバーともいう。"タンパク質の代謝回転"のように，タンパク質の代謝変動を理解する際によく用いられる用語である。生体成分が代謝回転することは，不適切に形成された成分を除去する上でも重要である。

代謝回転時間　[turnover time]　生体成分が新しく作り変えられるのに要する時間。現在ある成分がその半分になるのに要する時間を半減期（half-life）といい，程度を示す指標となる数字としてよく使用される。

代謝回転速度　[turnover rate]　＝代謝回転率

代謝回転率　[turnover rate]　タンパク質のように生体内で合成と分解を繰返す成分が，新しく作り替えられる割合。代謝回転速度ともいう。一般的には，合成速度，あるいは分解速度を測定し，%/日として表記される。

代謝［可能］エネルギー　[metabolizable energy]　摂取した食物に含まれる全てのエネルギーから糞尿へ排泄されるエネルギーと気体として排泄されるエネルギーを差し引いたエネルギー。ヒトの場合は気体として排泄されるエネルギーは小さいので，通常は食品中のエネルギー評価では考慮されない。生理的燃焼価，有効エネルギーと同価となる。→エネルギー換算係数

代謝拮抗物質　[antimetabolite；metabolic antagonist]　生体内で生体成分の正常な代謝を阻害する物質で，代謝される物質と構造上，機能上類似している物質。アンチメタボライトともいう。代謝拮抗薬としては，葉酸代謝拮抗薬，ピリミジン代謝拮抗薬，プリン代謝拮抗薬などがあり，これらは核酸，タンパク質合成過程の代謝物と類似の構造をもつ化合物で，合成を阻害して細胞を傷害する。

貸借対照表 ［balance sheet］　期末時点における企業の財務状況を示すもの。右側に〈貸方〉として企業が調達した資金、すなわち債権者に返済しなければならない〈負債〉と返済する必要のない〈資本〉を示し、左側に〈借方〉としてそのお金を使ってどのように運用しているかを示す〈資産〉を表示し、左右の数値が等しくなるように記載する。資産は流動資産（現金預金、受取手形、売掛金、商品等）と固定資産（建物、機械設備、特許権、投資等）に分類する。→損益計算書

代謝経路 ［metabolic pathway］　栄養素が体内でさまざまな酵素反応を経て分解されエネルギーを産生したり、必要な体内成分を合成したりする一連の酵素反応系。栄養素の代謝経路として、糖代謝における解糖系、糖新生、クエン酸回路、ペントースリン酸回路、グルクロン酸回路、脂質代謝におけるβ酸化、アミノ酸代謝における尿素サイクル及びその他のさまざまな栄養素またはその関連物質の生合成及び分解過程が含まれる。

代謝亢進 ［hypermetabolism］　エネルギー代謝の亢進。疾病時は、発熱や薬物、輸液などにより、エネルギー消費は増加傾向にあり、体温1℃の上昇で約13％の代謝が亢進する。カテコールアミン、グルカゴン、コルチコステロン、甲状腺ホルモン等の投与によっても引き起こされる。手術侵襲時には、サイトカインやカテコールアミンの分泌により、肝臓におけるグリコーゲン分解と糖新生、骨格筋におけるタンパク質分解、脂肪細胞での脂肪分解の促進が起こる。

代謝効率 ［metabolic efficiency］　栄養素等の物質が体内で代謝経路を経て代謝される場合に、代謝物の生成量やエネルギー産生量等の特定の現象が、どのくらいの効率で起こるかということ。

代謝［産］物 ［metabolite］　＝代謝生成物
代謝疾患 ［metabolic disease］　＝代謝性疾患

代謝水 ［metabolic water］　水分摂取量は、主に体外から飲料水や食事に含まれている水分も合わせて一日1.5〜2.0Lといわれている。これに対して生体内代謝、すなわち摂取した栄養素である脂質、糖質、タンパク質が体内で代謝されるときに生じる水のこと。酸化水ともいう。代謝水は一日約300 mLであり、1 g当たりの栄養素の代謝水は脂質1.07 mL、糖質0.56 mL、タンパク質0.41 mLを生じる。

代謝性アシドーシス ［metabolic acidosis］　血漿のpHが低下し酸性側に傾いた病的過程をいう。HCO_3^-の喪失、H^+の負荷や体内生成量の増加、排泄障害などによって、血漿中のHCO_3^-が減少するとpHが低下する。臨床的には、嘔気や呼吸困難感をもよおす。治療法は、原疾患の処置と炭酸水素塩の補充である。

代謝性アルカローシス ［metabolic alkalosis］　血漿のpHが上昇しアルカリ性側に傾いた病的過程をいう。細胞外液からのH^+の喪失などにより、血漿中のHCO_3^-が増加するとpHは上昇する。症状としては、食欲不振、悪心、嘔吐、テタニー、呼吸抑制などがみられる。

代謝制御 ［metaboric control］　＝代謝調節
代謝性疾患 ［metabolic disease］　生体における代謝の異常により引き起こされる疾患の総称。代謝疾患ともいう。栄養学的、内分泌学的、遺伝的などさまざまな要因で代謝異常が生じる。細胞質、核、ミトコンドリア、ミクロソームなど細胞内小器官において起こる代謝異常もある。これらは全身性疾患として発症することも、肝臓や腎臓など各臓器ごとに特有な代謝異常として発症することもある。→代謝異常

代謝生成物 ［metabolite］　栄養素等から体内の一連の酵素反応で生成した物質のすべてをいう。代謝［産］物、代謝物質ともいう。

代謝性体型 ［metabolic body size］　＝メタボリックボディーサイズ

代謝性糞中エネルギー ［metabolic fecal energy］　糞中に排泄されるエネルギーのうち内因性のもの。食事を摂取しなくても排泄される糞がもつエネルギーとして測定される。

代謝性糞中窒素 ［metabolic fecal nitrogen, MFN］　糞中に排泄される窒素のうち内因性のもの。脱落腸粘膜細胞、消化液、腸内細菌等に由来する窒素からなる。無タンパク質食摂取時に糞中に排泄される窒素として測定され、成人で約12 mg/kg体重/日である。

代謝速度 ［metabolic rate］　栄養素等の物質の代謝速度は、多くの場合、その代謝経路の律速段階によって決定される。→律速段階

代謝体重 ［metabolic body weight］　＝メタボリックボディーサイズ

代謝中間体 ［intermediary metabolite；intermediate；metabolic intermediate］　体内で起こる一連の酵素反応で生成した物質のうち、最終生成物以外のすべての物質。中間体、中間代謝物質ともいう。

代謝調節 ［metabolic regulation］　生体が生存に適したように物質代謝、エネルギー代謝を調節すること。代謝制御ともいう。生体物質の合成過程（同化）と分解過程（異化）や、エネルギー転換反応等を含む代謝の流れは生命を維持する方向にたくみに調節・制御されている。代謝の流れは個々の化学反応の連続で成り立っているが、これらの反応はそれぞれ異なる酵素によって触媒されている。この複数の酵素反応のつながりから成る一つの代謝系にはその代謝系全体の流れとなる律速段階があり、その段階を触媒する酵素が調節酵素（律速酵素）であ

り，この調節酵素の酵素活性を制御することにより代謝系全体の流れが調節される。酵素活性レベルを変化させる要因としては，活性型酵素の量的変動と，酵素分子の触媒活性の変化（活性化あるいは阻害）とが考えられる。

代謝半減期　[metabolic half-life]　ある体内物質について，存在する量の半分が代謝回転によって新しく生成した物質に入れ替わるのに必要な時間。放射性同位体等で物質を標識してその減少速度を調べたり，その物質の生合成に対する阻害剤を投与することで新規の生合成を阻害してその物質量を調べたりすることによって測定する。代謝回転速度を表す。→代謝回転

代謝物質　[metabolite]　＝代謝生成物

体重　[body weight, BW]　身体計測の項目の一つ。筋肉や蓄積脂肪量のおおよそを評価することができる。日本人の参照体位として参照体重が設定され，乳幼児の成長評価，栄養管理の方法，患者の身体変化のモニターとして重要な項目である。

体重過剰　[over weight]　＝過体重

体重サイクリング　[weight cycling]　体重の減少と増加を繰返すこと。体重の意図的減量を必要とするスポーツ選手や肥満者だけでなく，農業など身体活動とエネルギー摂取量に季節変動が生じる環境で暮らす人々にもみられる。

体重・身長比　[body weight-height ratio；weight/height ratio]　身長と体重を組合せて算出される体格指数で，両者の釣合いを評価するために用いられる。比体重＝体重(kg)÷身長(cm)×100やBMI＝体重(kg)÷身長(m)^{2}等がある。BMIは，体脂肪量と相関が高いため肥満の判定基準にも用いられる。→体格指数

耐衝撃性ポリスチレン　[high impact polystyrene]　スチレンを重合して製造される熱可塑性樹脂。一般用（GP），耐衝撃性（HI），発泡（FS）及びスチレン系共重合樹脂（AS, ABS）がある。そのうちGP，HIはテレビ，冷蔵庫，AV機器等の電気・工業部品，容器，家庭用品，玩具等に使用される。

対照試料　[standard]　＝明試料

大静脈　[vena cava]　上大静脈と下大静脈のこと。上大静脈は頭部と左右上肢からの静脈血を，下大静脈は体幹や内臓及び左右下肢からの静脈血を集め右心房へ流入させる役割をする。

対症療法　[symptomatic therapy；symptomatic treatment]　疾病の原因でなく，その症状を軽減することを目的として行われる治療。

大食細胞　[macrophage]　＝マクロファージ

大食症　[polyphagia]　＝過食症

ダイジン　[daidzin]　$C_{21}H_{20}O_9$，分子量416.38。イソフラボンの配糖体の一つで，ダイゼインの7β-グルコシドである。ダイズ，クズ，イナゴマメに特異的に含まれる。日本人など東アジア人は，大豆製品の摂取量が世界平均の10倍で，骨粗鬆症と，前立腺癌，子宮癌，乳癌などの性ホルモンが関係する癌による死亡率が世界平均の1/7であるが，その有効成分の一つがダイジンである。ダイジンを摂取すると，加水分解されて糖が外れたアグリコンであるダイゼインとなる。

大豆アレルゲン　[soybean allergen]　大豆アレルギー患者のIgE抗体に認識されるタンパク質。十数成分が認められている。最も主要なものは*Gly m* Bd 30 Kで，液胞に蓄積される貯蔵タンパク質である。*Gly m* Bd 60 K及び*Gly m* Bd 28 Kと併せて大豆の三大アレルゲンと考えられている。*Gly m* Bd 30 K特異的抗体を用いた検討の結果，大豆発酵食品では抗原性の低下が認められている。*Gly m*はダイズの学名（*Glycine max.*）を示す。

対数期　[logarithmic phase]　新鮮な培地に菌を接種して一定条件で培養しながら細胞数の変化を観察した場合に，誘導期に続いて細胞数が指数関数的に増加する時期。その後定常期に入る。

対数正規分布　[logarithmic normal distribution]　→正規分布

対数線型モデル　[log-linear model]　分割表（特に3要因以上）を分析するための統計モデル。各セルの度数の対数を目的変数として，各要因の効果及び交互作用を分析する。頻度データにおける分散分析に相当する。

対数増殖期　[logarithmic growth phase]　新鮮な培地に細胞や細菌を接種して一定条件で培養した場合に，その数が誘導期に続いて細胞数が指数関数的に増加する時期。その後定常期に入る。

大豆オリゴ糖　[soybean oligosaccharide]　ダイズに含まれるオリゴ糖。主な成分はラフィノース（スクロースにガラクトース1分子がα1→6結合したもの）とスタキオース（スクロースにガラクトース2分子がα1→6結合したもの）である。これらは人の消化酵素では分解できない難消化性オリゴ糖であり，腸内細菌によって代謝されて生成する有機酸により，腸内のpHが低下し，ビフィズス菌の増殖を促進する。特定保健用食品（ビフィズス菌を増やして腸内の環境を良好に保つ）として利用されている。

大豆粕　[soybean meal]　＝脱脂大豆ミール

大豆グリッツ　[soybean grit]　ダイズもしくは脱脂大豆を粗く破砕したもの。

大豆グロブリン　[soybean globulin]　大豆タンパク質のほとんどを占める塩可溶性のグロブリン。これらをダイズもしくは脱脂大豆から抽出する場合は，共存する塩の効果により，水のみで抽出可能である。

大豆粉　[soybean flour；soybean powder]　ダイズもしくは脱脂大豆を粉末としたもの。ダイズ

を脱皮後,粉砕した全指大豆粉は油脂やリン脂質を含む。きなこはダイズを加熱後に粉砕したものである。また,脱脂大豆を粉砕して作られる脱脂大豆粉は脂質をほとんど含まない。いずれもタンパク質食品の原料として重要である。

大豆臭 [soybean flavor ; beany flavor] ダイズに特有な青臭いにおい。その主成分はヘキサナール等のカルボニル化合物である。ダイズを粉砕・磨砕することにより,細胞が破壊されると,脂質過酸化酵素リポキシゲナーゼがリノール酸等に作用して生成するヒドロペルオキシドがリアーゼにより開裂して生成する。豆乳等の大豆食品の嗜好性を低下させることから,これを低減するため,加熱条件下における処理や,リポキシゲナーゼ欠損大豆の利用等が行われている。

大豆タンパク質 [soybean protein] ダイズ種子の約40%を占めるタンパク質。脱脂大豆を水で抽出するとタンパク質の約90%が抽出される。水抽出タンパク質(大豆グロブリン)に酸を加えるとその約80%が沈殿する。上清は大豆ホエイとよばれる。酸沈殿タンパク質は超遠心沈降分析により2S,7S,11S,15Sの四つに分類され,7Sと11Sが大豆タンパク質の主成分である。

大豆タンパク質飲料 [soybean protein beverage] 日本農林規格(JAS)では,次のように定められている。①粉末大豆タンパク質に水を加えたものであって大豆タンパク質含有率が1.8%以上のもの,②粉末大豆タンパク質に水を加えたものに植物油脂,調味料,果実の搾汁,野菜の搾汁,乳または乳製品,穀類粉末等の風味原料を加えた乳状の飲料(果汁10%未満であり,乳固形分が3%未満であり,かつ,乳酸菌飲料ではないもの)であって大豆タンパク質含有率が1.8%以上のもの,果汁5~10%未満のものにあっては大豆タンパク質含有率が0.9%以上のもの。

大豆タンパク質食品 [soybean protein food] 大豆タンパク質を用いて製造した食品。豆腐,納豆等の伝統的大豆食品ではなく,脱脂大豆やこれから得られる濃縮大豆タンパク質,分離大豆タンパク質を用いた食品を指す。大豆タンパク質のもつ優れた機能性を利用し,さまざまな食品の素材として用いられている。

大豆トリプシンインヒビター [soybean trypsin inhibitor] ダイズ中に存在し,トリプシン活性を特異的に阻害するタンパク性物質。トリプシン分子と可逆的に結合して活性部位を覆い酵素作用を阻害する。阻害活性部位によって,分子量20,100のアルギニンインヒビターと分子量7,975のリシンインヒビターが知られている。

大豆ホエイ [soybean whey] 脱脂大豆から水で抽出したタンパク質に,酸を加えて沈殿させた際に得られる上清。主に糖質や低分子のタンパク質が含まれる。大豆オリゴ糖は大豆ホエイから抽出される。

大豆油 [soybean oil] 大豆から主にヘキサン抽出によって抽出された油脂。必須脂肪酸であるリノール酸を約50%,α-リノレン酸を数%含む。単独で,あるいはナタネ油等と調合され,天ぷら油,サラダ油として家庭用に用いられているほか,業務用にも広く用いられている。

大豆ヨーグルト [soybean yogurt] 豆乳に乳酸菌を加えて培養することによって乳酸発酵させ,タンパク質を凝固させることによって製造したヨーグルト様の飲料。豆乳にはラクトースやグルコースは少なく,スクロースや大豆オリゴ糖が含まれるため,牛乳に用いる乳酸菌ではなく,これらの糖を資化する乳酸菌を用いる。

大豆リン脂質 [soybean phospholipids] 大豆に約1%程度含まれるリン脂質。ホスファチジルコリン(レシチン)が主成分であるため,大豆レシチンともよばれる。大豆油の精製過程で副産物として得られる。乳化剤等として食品業界で広く用いられている。

大豆レシチン [soybean lecithin] =大豆リン脂質

耐性デンプン =難消化性デンプン〔でんぷん〕

ダイゼイン [daidzein] $C_{15}H_{10}O_4$,分子量254.24。ダイズなどに含まれるダイジンから糖が外れたアグリコンである。摂取したダイジンはダイゼインとして血流に取り込まれる。ダイゼインが腸内細菌によってエクオールに変換されてから体内吸収されることもある。ダイゼインあるいはエクオールがエストロゲン受容体等の性ホルモン受容体の機能を調節することで,骨粗鬆症や性ホルモンにかかわる癌を予防すると報告されている。

体積弾性率 [bulk modulus] 弾性体に等方的(方角によらない)圧力(例えば静水圧)をかけると体積が収縮する。等方的圧力の変化Δpの体積変化Δvに対する比(κ)をいう。$\kappa = -\Delta p/\Delta v$通常,圧力を正とするので,その場合体積は減少する,つまりΔvは負であるので,ここで負記号が出てくる。

体積粘性率 [bulk viscosity] 固体の変形において,ずり歪み,伸縮歪みのほかに膨張,収縮などの体積歪みがあり,それぞれずり弾性率,伸び弾性率,体積弾性率が対応しているように,流動においてもずり(歪み)速度に対応するずり粘性率のほかに,伸び歪み速度,体積歪み速度にそれぞれ伸び粘性率,体積粘性率が対応している。

大赤血球 [macrocyte] 正常な赤血球は直径

7.5～8.5μm，容積 82～92μm³ であるが，直径 9μm 以上，容積 93μm³ 以上の赤血球。直径 6μm 以下のものは小赤血球という。

大赤血球症 [macrocytosis]　容積が 93μm³ 以上の大赤血球が多数に出現した状態。大球症ともいう。赤芽球の分裂障害のために大型化した赤芽球の出現増加による巨赤芽球性貧血でみられる。悪性貧血，アルコール中毒，肝疾患，悪性腫瘍などでも認められる。

体組成　= 体構成

大腿骨 [femur；thigh bone]　大腿部に存在する最大の長管骨。近位では大腿骨頭は寛骨臼と股関節を形成し，遠位では内側上顆，内側顆，外側上顆，外側顆は脛骨，膝蓋骨ともに膝関節を形成する。体重を支えて歩行するために筋が付き，人体の中で最も長く強い骨である。少し前に弓なりで，直立した時軸は鉛直線に対し 7°ほど前方に傾く。前面は平滑だが，後面には粗線がみられる。

大腿骨骨折 [femur fracture；fracture of femur]　骨折部位により，大腿骨頸部骨折（大腿骨頭頸骨折），転子下骨折（大腿骨頸部外側骨折），大腿骨骨幹部骨折，大腿骨顆部骨折に分けられる。大腿骨頸部骨折は老人に多く，寝たきりになりやすい。若年者では交通事故，高所からの転落が主な原因である。

大腿動脈 [femoral artery]　鼠径部から膝上部までを走行する動脈で外腸骨動脈から膝窩動脈に接続し，上部（中枢側）では大腿静脈の外側を，下部（末梢側）では大腿静脈の前側を走行する。大腿動脈から分枝する動脈としては大腿深動脈，外側・内側大腿回旋動脈，貫通動脈，下行膝動脈がある。体表に位置する動脈としては総頸動脈に次いで 2 番目に太い。

代替油脂 [fat substitute]　食品中の脂肪エネルギー比の低下を目的に開発された食用油脂の代替品。消化吸収されにくいことから通常の食用油よりもカロリーが低い。① salatrim は炭素数 2～4 の短鎖脂肪酸と炭素数 16～22 の飽和脂肪酸から構成されるトリアシルグリセロール。② solbestrin はソルビトールに 3～5 個の脂肪酸がエステル結合したもの。③ olestra はスクロースに 6～8 個の脂肪酸がエステル結合したもの。

大腸 [large intestine；intestinum crassum]　回盲口において回腸から連なる長さ約 1.5 m，太さは小腸の約 2 倍の腸管。盲腸，結腸，直腸の 3 部に分けられ，腹腔を一周して肛門に至る。消化・吸収の残渣から水分の 90% を吸収して糞便が濃縮され，排泄まで一時的に貯蔵される。

大腸炎 [colitis]　結腸及び直腸に起こる炎症の総称。発赤やびらん，時には潰瘍形成がみられ，下腹部痛，下痢，粘血便の症状がある。急性の大腸炎は，細菌性赤痢，アメーバ赤痢などがあり，慢性の大腸炎には潰瘍性大腸炎，大腸クローン病などがある。

大腸癌 [large bowel cancer]　結腸癌と直腸癌を併せていう。

大腸菌 [Escherichia coli]　エシェリキア・コリ。ヒト及び動物の腸管内の常在菌で，1 菌種のみを指す。糞便汚染指標細菌として意義がある。一部の大腸菌は下痢毒，耐熱性毒素，易熱性毒素等を作り，下痢症の原因となる。

大腸菌群 [coliform bacteria]　ラクトースを分解して酸とガスを発生する通性嫌気性のグラム陰性無芽胞桿菌を指す。動物の腸管内だけでなく，環境中にも広く存在している。加熱加工食品におけるこの菌の存在は，加熱が不十分，加熱後の非衛生的な取扱いの可能性を示すものである。

大腸クローン病 [Crohn colitis]　= 肉芽腫性大腸炎

タイチン [titin]　= コネクチン

耐糖能 [glucose tolerance]　糖尿病を診断する手段として尿糖検査が主に利用されていた時代に生まれた言葉で，尿糖を出さずにどれだけの糖負荷に耐えられるかという概念であったが，現在では，血糖値を一定の範囲内に保持調節する能力を指す。一般的には 75 g 経口グルコース負荷試験（75 g-OGTT）で判定される。

耐糖能異常 [impaired glucose tolerance, IGT]　WHO（世界保健機関）が提唱した基準で，75 g 経口グルコース負荷試験によってのみ診断され，具体的には負荷後 2 時間血糖値が 140～199 mg/dL の場合を指す。糖尿病に次いで高血糖を示す状態で，動脈硬化が進展する危険性が大であり，心血管死のリスクが高いばかりではなく，糖尿病そのものの発症率も高いとされる。→境界型糖尿病

耐糖能試験 [glucose tolerance test；sugar tolerance test]　= グルコース負荷試験

大徳寺納豆 [Daitokuji natto]　塩納豆の一種。寺納豆の一つで京都の大徳寺で作られたのが大徳寺納豆，静岡の浜名湖畔の寺で作られたものは浜納豆とよばれている。豆麹を天日で乾燥後，樽に入れ，食塩水を加えて仕込み，撹拌しながら 1 年以上熟成させた後，天日で乾燥して製造する。

タイトジャンクション [tight junction]　隣接する細胞同士が接する面で細胞膜の外側が密着・融合している部分。密着結合，密着帯，閉鎖帯ともいう。タイトジャンクション部分の細胞質には，電子顕微鏡像として電子密度の高い物質が集積していることがある。上皮細胞，血管内皮細胞ではタイトジャンクションが発達している。両細胞の細胞膜間は 2～3 nm に接近している。

体内時計 [internal clock]　= 生物時計

第二次性徴 [secondary sex character]　思春期に現れる精巣や卵巣の成熟，及び身体に発現する男女の性的特徴。二次性徴ともいう。精巣及び陰茎

の肥大，体毛の発生，乳房の発育と発達，月経開始等である。第二次性徴に対して，第一次性徴は男女の性器の違い（男性では精巣や陰茎，女性では卵巣や外性器）である。

第2種の過誤 [type Ⅱ error]　統計学的検定において，帰無仮説が正しくないのにそれを否定しない誤り。つまり，真実は関連（または差）があるのに，"関連（または差）があるとはいえない"と判断して見逃してしまうこと。βエラーともいう。第2種の過誤が生じない確率（$1-\beta$）のことを検出力という。→第1種の過誤

体熱 [body heat]　体の熱。通常，ヒトの体熱は35～36.5℃位に保たれており，体温は視床下部にて調節されている。

耐熱性菌 [thermotolerant bacteria]　食品試料中では細菌胞子（芽胞）や一部の高温細菌など一定の熱処理に対して抵抗性の細菌。通常は，沸騰浴中で10分間加熱，急冷後にコロニー形成できる細菌と定義される。

耐熱性プラスチック [heat durable plastic]　熱によって分解，劣化，変形，軟化等の物理的特性が変化しにくいプラスチックの総称。

胎嚢（のう） [gestational sac]　妊娠初期の胎児の周囲にある嚢状の構造物。妊娠4週後半頃になると子宮腔内に円形のエコーフリースペース（黒色画像）が描出される。画像診断で最も早く診断できる妊娠所見である。これが子宮腔内に確認できれば，正常な子宮内妊娠と診断できる。逆に子宮外妊娠では，卵管などにみられる。この大きさを測定することにより，妊娠週数の判定ができる。

大脳 [cerebrum]　大脳は，中心部の間脳と左右の終脳に分けられる。大脳の背側面は頭蓋冠の全域を占め，腹側面は前及び中頭蓋窩に入っている。大脳の表面は灰白質で神経細胞が層状に配列した大脳皮質，内部は白質で神経線維の集合した大脳髄質とよぶ。大脳は左右の半球に分かれており，大脳半球とよぶ。その表面にはいくつかの溝があり，その溝によって各半球を前頭葉，頭頂葉，後頭葉，側頭葉に分ける。前頭葉に運動に，頭頂葉は感覚に，側頭葉は聴覚に，後頭葉は視覚に関係する中枢がある。

大脳動脈輪 [cerebral arterial circle ; circuls arteriosus cerebri]　脳底部において，内頸動脈と椎骨動脈の枝が連絡して形成された輪状ないし六角形の動脈を形成したもの。ウイリスの動脈輪ともいう。内頸動脈側では前大脳動脈，左右の前大脳動脈を連絡する前交通動脈，中大脳動脈，椎骨動脈側では後大脳動脈，そして中大脳動脈と後大脳動脈を連絡する後交通動脈であり，それらが視神経交叉，下垂体漏斗部，乳頭体，後有孔質等を取囲む動脈輪を形成する。大脳動脈輪と主要な大脳動脈から中心枝と皮質枝が出る。中心枝は，大脳動脈輪と主要な大脳動脈の近位部から出て脳の実質内に入り込み，脳の深部の組織に血液を供給する。前脈絡叢動脈と後脈絡叢動脈は，それぞれ内頸動脈の枝と後大脳動脈の枝として出るが，ともにこの中心枝に入れられている。

大脳皮質 [cerebral cortex]　大脳半球の表層を覆う灰白質。ヒトでは厚さ約3mm，表面積1,700～2,200 cm^2，新皮質系と大脳辺縁系の2系統に分けられ，大部分が新皮質である。一般に，哺乳類では神経細胞と神経線維から成る多層構造を示し，約140億の神経細胞を含む。感覚・運動及び精神活動の中枢があり，旧皮質・古皮質の部分では本能的行動を司る。

ダイノルフィン [dynorphin]　内因性オピオイドペプチドの一種。17個のアミノ酸残基から成り，N末端はロイシンエンケファリン構造をもつ。ダイノルフィンは，κ受容体に強い親和性をもつ。

胎盤 [placenta]　妊娠時，子宮内に形成され，母体と胎児を連絡する器官。ヒトの胎盤は羊膜，絨毛膜，基底脱落膜から成る海綿様の軟組織で，基本構造は妊娠15週頃までに完成する。

胎盤性ラクトゲン [placental lactogen]　=ヒト胎盤性ラクトゲン

胎盤ホルモン [placental hormone]　胎盤で産生されるホルモンの総称。ヒト絨毛性性腺刺激ホルモン（HCG），ヒト胎盤性ラクトゲン等がある。

代表値 [average ; measures of central tendency]　データの分布の中心的な位置を表す指標の総称。平均値（mean），中央値（median），最頻値（mode）等がある。目的及び分布型に応じて適切な代表値を用いる。左右対称の分布では平均値が中心位置をうまく指すが，強く歪んだ分布では中央値が適切なことが多い。最も頻出する値を示すには最頻値を用いる。

体表面積 [body surface area ; body area]　身体表面の総面積。ヒトの基礎代謝量は年齢，性，体格により異なるが，単位体表面積で表すことにより，個体差がほとんどみられなくなる。高比良の式　体表面積(m^2) = 体重(kg)$^{0.425}$ × 身長 (cm)$^{0.725}$ × 0.007246　によって求めることができる。成人男性では約1.6 m^{2}である。

体密度 [body density]　体重を（身体）体積で除したもの。ヒトの体密度は0.9～1.1の値をとる。体密度からブロゼックの式により，体脂肪率を算定することができる。体脂肪率（%）=（4.570÷体密度−4.142）×100。従来は，水中体重測定法により体密度を測定し，そこから体脂肪率を算定したが，最近では，体脂肪率はインピーダンス法という簡便な方法による測定が普及している。→体脂肪率

タイム [thyme]　地中海沿岸原産のシソ科の多年生草本（*Thymus vulgaris*）。タチジャコウソウともいう。矯臭，賦香作用が強く，肉，魚料理によく用いられる。スープストックを作るときのブーケ

ガルニにも利用される。含有成分のチモールの二量体類は強い消臭活性と抗酸化性を有する。

タイム油　[thyme oil]　タイムの葉から得られる精油。サイム油ともいう。収率は乾燥葉に対して0.7～2.5％。主成分はチモール，カルバクロールで抗酸化性や抗菌性を示す。

退薬症状　[withdrawal symptom]　＝禁断症状

耐油性プラスチック　[oil resistant plastic]
油に対して耐久性のあるプラスチック。耐油性は試験片を油中に浸漬，その体積または重量の変化率あるいは機械的性質の変化に基づいて評価する。フェノール樹脂，ポリエステル樹脂，硬質塩化ビニル樹脂，アクリル樹脂，フッ素樹脂，ポリアミド樹脂，アセタール樹脂等がある。

代用液　[substitute solution]　＝生理的塩類［溶］液

耐容週間摂取量　[tolerable weekly intake, TWI]　食品の消費に伴い摂取される食品中の汚染物質（重金属，カビ毒など）に対してヒトが許容できる一週間当たりの摂取量のこと。一日当たりの摂取量で表すときは，耐容一日摂取量（tolerable daily intake, TDI）になる。TWIは，TDIに比べ摂取量の日間変動の影響が小さくなる。

代用食　[substitute food]　米や麦などの主食の代用となる麺，いも類等の食品をいう。大正期の米不足や第二次世界大戦中及び直後の食糧不足の折に，この言葉が頻繁に使われた。代用食となる食品は，デンプン質を含み，主食の代わりとなり得るものが一般的な食品であり，当時の雑誌等では，代用食の調理法について掲載し，その利用を奨励した。

耐容一日摂取量　[tolerable daily intake, TDI]
リスク評価の指標の一つで，重金属，カビ毒，ダイオキシンなどのように非意図的に食品等に含有されるものについて求められる。ヒトがある物質を毎日摂取し続けても，現在の科学的知見からは有害影響がでないと推定される一日当たりの摂取量。無毒性量（NOAEL）を不確実係数（UF）で割り，求められる。不確実係数と安全係数は，ほぼ同じ意味で用いられる。→一日摂取許容量，安全係数

耐容上限量　[tolerable upper intake level, UL]
「日本人の食事摂取基準（2015年版）」で用いられている。特定の栄養素を毎日継続的に摂取した場合，健康障害（過剰症）をもたらすリスクがないとみなされる，習慣的な摂取量の最大値を一日当たりで示したもの。許容上限量あるいは単に上限量ともいう。健康障害非発現量（NOAEL）や最低健康障害発現量（LOAEL）の値を，安全性を考慮した不確実性因子（uncertain factor, UF）で除して算出される。なお，毒性の分野においては，無毒性量（NOAEL），最小毒性量（LOAEL），不確実係数（UF）及び安全係数（SF）が用いられている。

第四胃　[abomasum]　ウシを始めとする脊椎動物偶蹄類の反芻類がもつ複胃のうち，4番目の胃。皺胃ともいう。第四胃は腺胃で，胃液分泌による本来の胃内消化が行われる。

ダイラタンシー　[dilatancy]　ずり速度を増加させた時，ずり粘度が増加する現象。例えば，片栗粉に水を少し入れた系など，凝集しない固体粒子の高濃度のぎっしり詰まったサスペンションにおいてみられる。

対立遺伝子　[allele]　倍数体の生物において相同染色体上の同一遺伝子座に位置するそれぞれの遺伝子。ヒトを含む哺乳類は二倍体なので，各遺伝子について二つずつの対立遺伝子をもつ。ホモ接合体は二つの対立遺伝子が全く同じ塩基配列をもち，同じ形質を支配するが，ヘテロ接合体では二つの対立遺伝子が異なる塩基配列をもち，異なる形質を支配することがある。

対流伝熱　[convection of heat]　固体表面（食品や鍋）と流体（気体及び液体）との間の熱移動の形式。煮る，茹（ゆ）でる，揚げる，等。蒸す操作では水蒸気の凝縮熱による熱移動が主であり，空気からの対流伝熱はわずかである。オーブン加熱（特に強制対流式）は対流伝熱による熱移動が一部寄与している。

体力　[physical fitness]　一般的に行動体力と防衛体力の二つに分けられる。行動体力はスポーツ，運動などの身体活動を遂行する能力，防衛体力は環境のさまざまなストレスや病気などに対する抵抗力である。

体力診断テスト　[physical fitness test]
スポーツ振興法に基づいて国民の体力増進を目的として作られたテストを，一般的にはスポーツテストとよび，体力診断テストと運動能力テストで構成されている。体力診断テストは，反復横跳び（敏捷性テスト），垂直跳び（瞬発力テスト），背筋力，握力（筋力テスト），踏み台昇降運動（持久力のテスト），伏臥上体そらし，立位体前屈（柔軟性テスト）の7種目から成る。国民の体力・運動能力の現状を明らかにし，体育・スポーツの指導及び行政上の基礎資料を得るため文部省（現文部科学省）が実施してきた体力・運動能力調査として実施されている。教育研究機関のみならず，成人や高齢者に対する体力テスト開発の必要性と普及を図るため，データの継続性，広い年齢層で実施可能，屋内で対応できるテストなどの工夫・改善を加え，1999（平成11）年度の体力・運動能力調査からは「新体力テスト」が実施されている。

体力測定　[measurement of physical fitness]
体力を構成する要素を測定すること。多種多様な測定があり，運動機能測定，器官の機能測定，運動と器官の機能を組合せた測定の三つに分類することができる。例えば，背筋力，握力，垂直跳び，反復横跳び，立位体前屈などは運動機能測定であり，肺活

量，運動時の心拍反応，運動中の酸素消費量は器官機能測定となる．多様な測定項目を工夫して簡略化した体力診断テストや新体力テストなどはスポーツ振興法に基づいて実施されている．→体力診断テスト

体力づくり [development of physical fitness] 体力を向上させること．体力は，仕事，スポーツ，レクリエーションなど動作遂行の能力としての行動体力と，種々の環境ストレスや病気などに抵抗する防衛体力に大きく分けることができる．健康で活動的な生活を送るために体力は欠かすことのできない要素であり，いわば健康と体力が車の両輪となっていることである．健康の保持・増進と深くかかわっていることから，1964（昭和39）年12月の「国民の健康・体力増強対策について」の閣議決定に基づき，1965（昭和40）年以来，政府関係各機関による施策の総合的推進が実施されている．健康の増進，体力増強のための国民運動の提唱，趣旨の普及・徹底と実践的効果を高めること，そのために必要な施設の整備，指導者の養成，団体活動の育成，健康・体力づくり運動などが進められてきた．

体力の構成要素 [component of physical fitness] 体力は，身体活動を遂行する能力に関連する多くの要素によって成り立っている．仕事，スポーツ，レクリエーションなど動作遂行の能力としての行動体力と，種々の環境ストレスや病気などに抵抗する防衛体力に大きく分けることができる．構成要素として，筋力，筋持久力，柔軟性，全身持久力（最大酸素摂取量），平衡能力，敏捷性などがある．

多飲 [polydipsia] のどが渇けば，水が飲みたくなるのは生理的な反応である．しかし，病的な状態，例えば下痢や嘔吐により脱水症状を呈したり，糖尿病，尿崩症，利尿剤の服用等により多尿となると，口渇を強く訴えるようになり，その結果，正常より大量の水分を摂取すること．心因性に起こることもある．

タウマチン [thaumatin] ＝ソウマチン

タウリン [taurine] $C_2H_7NO_3S$, $NH_2CH_2CH_2SO_3H$, 分子量125.15．システインの酸化産物で，胆汁酸抱合や神経伝達にかかわる生体成分であり，尿中排泄物である．2-アミノエタンスルホン酸ともいう．食品にも多く含まれ，イカには特に多い．

タウロコール酸 [taurocholic acid] →グリココール酸

ダウン症候群 [Down syndrome] 特異な顔貌と知的遅滞を特徴とする染色体異常症候群（21-トリソミーが多く，ときに転座型，モザイクがある）．1866年，Down JLH（イギリス）により最初に報告された．発生頻度は新生児800〜1,000人に1人で，母体の高齢出産との関連が指摘されている．主な症状は中等度知的遅滞，特異な顔貌のほか，筋緊張低下，低身長，小頭症，短い手指等．合併症として先天性心奇形，十二指腸閉鎖，鎖肛等が知られている．

唾液 [saliva] 唾液腺（舌下腺，耳下腺，顎下腺など）から分泌される水溶液．消化酵素とムチンのほかにIgA，リゾチーム，ラクトフェリン等の抗菌作用物質を含む．水とムチンは食物の咀嚼・嚥下に潤滑剤として，また口腔粘膜表面を覆い，口腔内洗浄，口渇の信号，喋りの円滑化等に働く．α-アミラーゼである唾液アミラーゼ（プチアリン）はデンプンを分解し，新生児においては特にリパーゼが乳脂肪の消化を助ける．IgA，リゾチーム等はバクテリアの増殖を防ぐ．安静時の唾液分泌量は約1.5 L/日である．唾液腺開口部より分泌された原液のpHは約5〜6．

唾液アミラーゼ [salivary amylase] プチアリン（ptyalin）ともよぶ．唾液中のα-アミラーゼで，デンプンのα1→4結合を加水分解して，マルトース，マルトトリオースやα1→6結合を含む限界デキストリン（グルコース残基5〜10個よりなる）を生成する．口腔内だけでなく，胃酸で胃内が酸性になるまで消化作用が起こる．塩素イオンによっても活性化される．→限界デキストリン，膵アミラーゼ

唾液腺 [salivary gland] 口腔内に唾液を分泌する外分泌腺の総称．口腔周囲にあり，分泌管は口腔内に開口している．大きさにより大唾液腺（耳下腺，顎下腺，舌下腺），小唾液腺（口唇腺，頰腺，臼歯腺，口蓋腺，舌腺）に分類される．

唾液分泌 [salivation] 流涎（よだれ）ともいう．唾液は耳下腺，顎下腺，舌下腺より分泌され，口中に排泄される．一日の分泌量は正常成人で1〜1.5 Lである．唾液中には酵素プチアリンがありデンプンをマルトースに分解する．さらに数種のムコ多糖類（ムチン）が含まれ，固い食物の軟化作用があり，粘膜表面を保護する．唾液には，細菌の繁殖を防ぎ，口腔内，歯面を清掃する清浄作用もある．

唾液分泌抑制薬 [antisialogue] 制唾薬ともいう．唾液は副交感神経により分泌が増加する．薬剤の中には副交感神経の作用をブロックするものがあり，口渇の副作用がでる．唾液分泌を抑制する薬剤として，鎮痙薬として処方される抗コリン薬，抗精神病薬として処方される三環系抗うつ薬等がある．

他家栄養生物 [heterotroph] 生命の維持に炭素及び窒素を含んだ有機化合物を栄養上必要とする生物．従属栄養生物ともいい，独立栄養生物と対置される．

多核巨細胞 [multinucleated giant cell] →巨細胞

駄菓子 [snacks] 上菓子に比べて下等な菓子の総称．江戸時代に始まり，1個の値段がおよそ

一文だったので一文菓子ともよばれた。江戸の駄菓子で有名なものに「助惣の麩の焼き」があり，これは水で溶いた小麦粉を薄くのばして片面だけ焼き，みそを塗った簡単なものであった。その後，きんつば，ゆべし，豆板，今川焼，もなか，切りざんしょ等が駄菓子として発達していった。

タカジアスターゼ ［Taka-Diastase］ デンプンをマルトースに分解する消化酵素剤。高峰譲吉により開発された。膵切除後や慢性膵炎に対して長期にわたり不足を補う補充療法と，胃腸炎等に対して一時的に使用される場合がある。

多価不飽和脂肪酸 ［polyunsaturated fatty acid］ 二重結合を2個以上有する不飽和脂肪酸。高度不飽和脂肪酸ともいう。リノール酸，$α$-リノレン酸，アラキドン酸等の必須脂肪酸のほか，魚油に多いエイコサペンタエン酸，ドコサヘキサエン酸などがある。血清コレステロールの低下作用がある。

多環芳香族炭化水素 ［polycyclic aromatic hydrocarbon］ ベンゼン環が複数縮合した芳香族化合物。ベンゼン環が二つ縮合したナフタレン，三つ縮合したアントラセンは，どちらもコールタール中に存在する。それらには発がん性を示すものがあり，ベンゾ［a］ピレンは特に発がん性が強い。

多器官障害 ［multiple organ failure；multiorgan failure］ 重症感染症，外傷，熱傷等に対する集中的治療を行っている経過中に，ほぼ同時期に重要臓器が次々と機能不全に陥る状態を指す。多器官不全，多臓器不全（multiorgan failure, MOF）ともいう。標的臓器としては，心臓，肺，肝臓，腎臓，消化管，中枢神経系及び血液凝固系がある。病態の発症に炎症性メディエーター（TNF-$α$やIL-11等）が関連しているとされている。

多器官不全 ［multiple organ failure］ ＝多器官障害

炊き込み飯 ［rice cooked with some seasonings and ingredients］ 調味料を加え具材とともに炊き上げた味付けご飯。具材についてはあらかじめ下煮してから加えることが多い。炊き上がりの食塩含有量については飯及び具材の0.5〜0.7%になるように調整するとよい。

タキステロール ［tachysterol］ $C_{28}H_{44}O$，分子量396.66。紫外線照射により，エルゴステロールやルミステロールから生成するビタミンD類似化合物の一つ。水に不溶性。

濁度計 ［turbidimeter］ ＝比濁計

ダグラス窩〔か〕 ［Douglas pouch］ 女性腹腔内における直腸と子宮の間の空間の名称。直腸子宮窩ともいう。直腸の上部2/3を覆った腹膜が膣円蓋の後部で折れ返り，子宮を覆うことによってできる。腹腔内の液体が貯留しやすい。

ダグラスバッグ ［Douglas bag］ 安静及び活動時に吐き出された空気（呼気）を採取する特殊な密閉された袋。これを用いて酸素摂取量を測定することをダグラスバッグ法という。

多［形］核白血球 ［polymorphonuclear leukocyte］ 単球と異なり不規則的な分節状の核と染色性の異なる細胞質顆粒をもつ白血球。顆粒の染色性によって好中球，好酸球，好塩基球に分類される。一般に好中球が多形核白血球または多形核好中球（PMN）とよばれ，遊走能と食作用により炎症の初期段階に局所に集まり単球などとともに細菌などを処理する。臨床診断にも利用される。

多型性 ［polymorphism］ 同じ化学組成をもつ物質が二つ以上の異なる結晶構造をとること。油脂の場合，一般に急冷すると不安定な$α$結晶が析出し，ついで$β'$結晶形，中間形，$β$結晶形の順に転移する。特にチョコレートやショートニング，マーガリン等に用いられる油脂は多型性を有するものが多く，製品の品質や物性に影響する。あるいは，同一種内の正常な個体間であっても形質や形態について多様性が存在する状態。多型現象ともいう。

多血症 ［polycythemia］ ＝赤血球増加症

タケノコ ［bamboo shoot］ 中国原産イネ科の竹の幼芽。日本で広く用いられるのは孟宗竹，淡竹，苦竹などのタケノコである。シュウ酸やホモゲンチジン酸などによる独特のえぐ味をもつため，食べる前にアク抜きをする。炭水化物としてはヘミセルロース，ペントザン類が多く，デンプンも含まれる。タンパク質含量も比較的高く，遊離アミノ酸としてチロシンを多く含み，ゆでたけのこの表面に白く析出することがある。

だし ［soup stock；broth；bouillon（仏）］ うま味成分を含む食品を煮出して取った汁。和風だしはかつお節とコンブ，煮干しとコンブ，コンブがある。洋風だしはブイヨン，フォン，スープストックがある。中国風だしは骨頭湯，鶏ガラ，肉類，干し貝柱，干し蝦がある。

だし汁 ＝だし

多肢選択回答 ［multiple-choice response］ アンケート調査の質問方法の一つ。プリコード回答法（あらかじめ回答群が用意されている）の中で，単一回答形式でかつ，三つ以上の選択肢から選ぶ方法。客観的（年齢を年齢階級から選ぶなど）なものと，主観的（個人の嗜好の程度を聞くなど）なものがある。

多脂ミール ［high fat meal］ 動物性脂肪の多い食事。牛肉，豚肉，鶏肉，乳製品等の動物性食品には脂質が多く含まれ，特に飽和脂肪酸含有量が高い。

多重共線性 ［multicolinearity］ 重回帰分析の説明変数に，変数間の相関が高いものが複数含まれていると，それぞれの説明変数の偏回帰係数の推定精度が著しく低くなることがある。この現象を多重共線性といい，要因分析では結果の解釈が困難に

多重検定 [multiple test] ＝多重比較
多重比較 [multiple comparison] 3グループ以上の間の統計検定を行う方法。この場合、繰返し多数の2グループ間の比較を行うと、第1種の過誤の生じる確率が名目上の有意水準よりも大きくなるという問題が生じる。これを回避するために用いられる方法が多重比較である。目的に応じてボンフェローニ法、テューキー法、シェッフェ法、ダネット法、フィッシャーの制約付き LSD 法等がよく用いられる。多重検定ともいう。
多重ロジスティックモデル [multiple logistic model] 独立変数が二つ以上あるロジスティックモデルのこと。多変量ロジスティック回帰ともいう。ほかの多変量解析と同様に、従属変数と複数の独立変数との間の独立な関連を分析するために用いる。→ロジスティックモデル
多臓器障害 [multiple organ failure；multiorgan failure, MOF] 重症感染症、外傷、熱傷等に対する集中的治療を行っている経過中に、ほぼ同時期に重要臓器が次々と機能不全に陥る状態を指す。多器官不全、多臓器不全ともいう。標的臓器としては、心臓、肺、肝臓、腎臓、消化管、中枢神経系及び血液凝固系がある。病態の発症に炎症性メディエーター（TNF-αや IL-11 等）が関連しているとされている。
多臓器不全 [multiple organ failure, MOF] ＝多臓器障害
たたき 刺身の一種。一つは魚を締めるために叩くカツオのたたき。カツオの表面をあぶってから、柑橘酢、二杯酢などをかけて包丁の腹や手で叩いて、香味野菜と一緒に冷蔵庫で冷やし締めた料理。一方、アジとイワシで細かく叩き切ったもの。アジを三枚卸しにして皮を除き、包丁で細かく切り、ネギ、ショウガ、青ジソなどのみじん切りを加えさらに叩く。たたきなますともいう。
たたきなます ＝たたき
タタボックス [TATA box] ＝ホグネスボックス
多段無作為抽出法 [multi-stage random sampling] 大規模な標本調査などで調査対象を選ぶ際に、例えば、まず対象とするいくつかの県を選び、選ばれた県の中から市町村、市町村の中から世帯というように何段階かの単位で順次、無作為に選ぶ抽出方法。
脱アミノ [deamination] ＝脱アミノ反応
脱アミノ酵素 [deaminase] ＝デアミナーゼ
脱アミノ反応 [deamination] アミノ基の切断を伴う生化学反応。脱アミノともいう。CH-NH$_2$ 結合の酵素的脱水素と加水分解によりアンモニアとカルボニル基が生成する反応（例：グルタミン酸脱水素酵素）のほか、アンモニア脱離反応（二重結合生成、例：アスパラギン酸脱アンモニア酵素）、アミノ基加水分解反応（例：アデニル酸アミノ基水解酵素）が知られる。
脱イオン水 [deionized water] 溶存しているイオンを、陽イオン交換樹脂と陰イオン交換樹脂のモノベット（混床式）カラムを通すことによって取除いた水。イオン交換水ともいう。化学分析において精製水として用いられるが、非電解質は除去できない。また、コロイド状物質も完全には除去できない。
脱塩 [desalting；demineralization] 資材に含まれる塩分を除去ないし低減する操作。海水中の塩分除去による淡水化、石油原油の無機塩水溶液の除去などがある。
脱灰 [decalcification] ＝脱塩
脱ガム [degumming] 油脂の精製工程の一つ。原油に水または水蒸気を加えて混和し、リン脂質や植物粘質多糖（ガム質）を水和、沈殿物として分離する。
脱気 [exhausting] 原料・試料中の溶存気体の除去操作。空気は伝熱やカラム処理等の操作を妨害し、充填時の計量の精度低下を招くため、製造工程において脱気操作がしばしば組み込まれる。
脱共役剤 [uncoupling agent] ＝アンカプラー
脱共役タンパク質 [uncoupling protein, UCP] ミトコンドリアの電子伝達系における膜間のプロトン勾配の減少と ATP 生成は共役しているが、脱共役物によって阻害されると、酸化反応は進行していてもプロトン勾配が消失し、ATP は合成されなくなる。脱共役タンパク質はミトコンドリアの内膜に存在し、呼吸による内膜の有酸素代謝と ATP 合成反応の共役を障害（脱共役）し、熱を産生する。褐色脂肪細胞から UCP-1 が発見され、体温維持やエネルギー消費促進に寄与していることが明らかとなった。UCP-2 は白色脂肪細胞など幅広く様々な組織で、UCP-3 は骨格筋特異的に発現し、脂肪酸代謝などに関連している。
脱酸素剤 [free oxygen absorber；oxygen scavenger；disoxidant] 食品等の包装容器内の酸素を除去する化学反応製剤。酸化鉄粉、アスコルビン酸等のレダクトン、活性炭等を通気性のよい小袋に充填して用いる。脱酸素剤の性能、包装材料の気密性が適切であれば、0.1％以下の酸素濃度環境が達成される。ガス置換法に比べて酸素の除去に時間がかかるが、特別な機器が不要、低酸素濃度の長時間維持が可能、高度のガス遮断性包装材料は不要等の利点がある。好気性微生物による変敗、害虫の発生、油脂の酸化、色素の分解、風味の変化等の変質を防止し、品質を保持する効果に優れている。
脱脂粕 [defatted meal] ＝脱脂大豆ミール
脱脂大豆 [defatted soybean] ダイズを洗浄、

脱皮後，圧扁してフレーク状にし，ヘキサンで大豆油を抽出した後，乾燥によりヘキサンを除去して製造する。粉砕したものが脱脂大豆粉，割砕したものが脱脂大豆グリッツである。熱変性度によって用途が異なり，大豆タンパク質食品の原料とする場合はなるべく熱をかけない未変性のものを，飼料原料とする場合はトリプシンインヒビター等を失活させるため，加熱乾燥して熱変性させたもの（脱脂大豆ミール）を用いる。

脱脂大豆粕 ［defatted soybean meal］　＝脱脂大豆ミール

脱脂大豆ミール ［defatted soybean meal］
ダイズから油脂を抽出後，加熱乾燥し，粒状に粉砕したもの。脱脂大豆粕，大豆粕，脱脂粕ともいう。原料大豆に対する歩留まりは約80％（乾燥重量比）。タンパク質含量は約45％であり，飼料原料として重要である。

脱脂チーズ ［skimmed cheese］　脱脂乳を原料として作られたチーズの総称。チーズを原料乳成分の種類で区別する方法で，脱脂のほか，全乳，部分脱脂乳，クリーム，バターミルク，ホエイ等がある。

脱脂乳 ［skim milk］　生乳からクリームセパレーターにより乳脂肪分を除去した製品のこと。現行の「乳及び乳製品の成分規格等に関する省令」（略称：乳等省令）では無脂肪牛乳の呼称で，〈成分調整牛乳であって，ほとんどすべての乳脂肪分を除去したもの〉と定義される。濃縮すると脱脂濃縮乳となり，さらに乾燥させ水分を除去すると脱脂粉乳が製造される。

脱脂濃縮乳 ［concentrated skim milk］　「乳及び乳製品の成分規格等に関する省令」（略称：乳等省令）で〈生乳，牛乳又は特別牛乳から乳脂肪分を除去したものを濃縮したもの〉と定義され，加工乳，乳飲料及びその他の食品原料として利用される。直接飲用に供する目的で販売する場合には製法が同様でも無糖脱脂練乳とよばれる。

脱脂粉乳 ［skim milk powder］　「乳及び乳製品の成分規格等に関する省令」（略称：乳等省令）で〈生乳，牛乳又は特別牛乳の乳脂肪分を除去したものからほとんどすべての水分を除去し，粉末状にしたもの〉と定義され，脱脂乳をスプレードライ等により乾燥させた製品。全粉乳と比較して脂肪含量が低いため，長期保存が可能な製品である。ドライスキムミルクともいう。

脱臭 ［deodorization］　不快なにおいを除去あるいは制止すること。製油工程においては減圧下250℃程度に加熱，蒸気蒸留する。低分子の有臭成分が揮発・逸散し，油の色調及び酸化安定性が改善される。クエン酸やリン酸の添加によって，油脂の酸化安定性が向上，色，においの戻りが抑制される。

脱渋 ［removal of astringency］　渋柿の渋味（シブオール）を取除くこと。元来，渋柿を酒樽に蓄えて渋抜きを行ったので，樽抜き（酒抜き）ともいう。焼酎やアルコールを噴霧したり，炭酸ガスを飽充してしばらく置くと，可溶性タンニンが不溶性タンニンに変化して渋味が抜ける。

脱色 ［depigmentation］　着色成分を除去すること。製油工程においては，カロテノイドやクロロフィル等の原料起源の色素を除去すること。酸性白土，活性白土，活性炭等の吸着剤を2～3％程度油に加え，80～90℃，15～20分攪拌し，色素を吸着させる。

脱水 ［dehydration；dewatering］　(1)食品中の水分を分離し除くこと。微生物の増殖には水分が必要なので脱水することにより食品の腐敗を防ぐことができる。(2)化合物の分子内または分子間から水分子を脱離する反応。(3)運動により発汗が亢進し，体水分が失われること。

脱髄 ［demyelination］　有髄神経線維の髄鞘の障害が起こる状態。脱髄により，神経インパルスの伝導ブロックが生じたり，神経伝導速度が遅延する。中枢神経系の脱髄疾患は，髄鞘破壊性（多発性硬化症等）と髄鞘形成不全に分類される。末梢神経の脱髄疾患にはギラン・バレー症候群等がある。原因は不明であるが，ウイルス感染または自己免疫疾患が考えられている。

脱水酵素 ［dehydratase］　基質より水を脱離する反応を触媒する酵素の名称。デヒドラターゼともいう。脱水反応を重視した場合にはデヒドラターゼ（dehydratase），逆に加水分解を重視した場合にはヒドラターゼ（hydratase）とよぶ。

脱水素酵素 ［dehydrogenase］　脱水素反応，$AH_2 + B \rightleftarrows A + BH_2$を触媒する酸化還元酵素の総称。デヒドロゲナーゼともいう。多種類の酵素が知られており，代謝中間体の酸化・還元，呼吸・発酵に関与する酵素のほか，膜電位の維持，能動輸送に関与する酵素もある。

脱炭酸 ［decarboxylation］　カルボン酸から二酸化炭素を分離する反応。脱炭酸酵素により触媒される。

脱炭酸酵素 ［decarboxylase］　カルボン酸のカルボキシ基から二酸化炭素の分離を触媒する酵素。デカルボキシラーゼともいう。脱水素反応を伴う酸化的脱水素酵素群と伴わない酵素群に分けられる。リンゴ酸デカルボキシラーゼ，グルタミン酸デカルボキシラーゼやピルビン酸デカルボキシラーゼ等がある。

脱炭酸天然ミネラルウォーター ［decarbonated natural mineral water］　コーデックス（国際食品規格）のナチュラルミネラルウォーターの一分類。パッケージング後の二酸化炭素の含有量が原水時より低下しており，通常の温度・圧力下で外観上二酸化炭素の発生が認められない程度になったも

の。→ミネラルウォーター

ダッチチーズ [Dutch cheese]　オランダ産チーズの総称。特に代表であるエダムチーズ、ゴーダチーズを指す場合が多い。一般に硬質でガス孔がなく、ナッツ様の香味をもつのが特徴である。このほか、デンマーク産のチーズをダニッシュチーズとよんでいる。

脱着 [desorption]　吸着している物質が脱離すること。吸着剤の再生のための脱着方式には、熱風または水蒸気を通し温度を上げる加熱脱着、全圧を下げる減圧脱着、吸着されないガスにより吸着質の分圧を下げるパージ脱着、他の吸着性ガスを導入して、吸着剤表面で置換吸着させる置換脱着等がある。

脱分極 [depolarization]　何らかの刺激により細胞膜の静止電位が外部からの陽イオンの流入により膜内外の電位差が縮小することを脱分極という。逆に細胞内の陰性度が高くなり、膜内外の電位差が大きくなることを過分極（hyperpolarization）という。興奮性の膜をもつ神経や筋細胞では脱分極がある閾値を超えると細胞内の電位が静止時とは逆に陽性になるまで陽イオン（主としてNa^+）が流入する。この電位変化は一過性でNa^+の流入は直ちに停止し、静止時の電位に復帰するが、このような現象を活動電位（action potential）という。→静止電位、活動電位

脱分枝酵素 [deb-ranching enzyme]　＝デンプン〔でんぷん〕分解酵素

脱毛症 [alopecia；psilosis]　毛髪の異常な脱落、脱毛しないが毛髪の質や太さ、色調等の著しい変化、毛がまばらに見える等の現象。代表的なものに円形脱毛症、壮年性脱毛症（若禿げ）、炎症性疾患による脱毛症等がある。

脱ヨウ素酵素 [dəiodinase]　＝ヨードチロニン脱ヨウ素化酵素

脱落膜 [deciduas]　月経または妊娠前の変化によりはがれ落ちる子宮体部粘膜。月経後期では1mm厚を超えないが、妊娠3〜4か月では15mmにも達する。子宮内膜の脱落膜変化は子宮腔内において一様でなく、脱落膜は床脱落膜（絨毛により着床した子宮内膜）、被包脱落膜（着床した卵の上を被う子宮内膜）、壁側脱落膜（卵着床部以外の子宮腔を覆う部分）の3部分に分けられる。

脱ろう [wintering]　＝ウィンタリング

立て塩 [brine salting]　食品を漬け込んだり、下洗いに使われる食塩水のこと。魚介類に薄い塩味を付ける場合は海水程度の3〜4％、塩蔵の場合は10％以上の食塩水が使われる。一様に味が付き、風味・うま味が侵たれる。

妥当性 [validity]　測定値が真の値を正しく測定できている程度。例えば食物摂取頻度調査法の妥当性を検討するためには、多数日の食事記録法による平均値で推定される長期間の平均的な摂取量と比較する。繰り返し測定しても常に同じような値が得られること（その程度）を再現性という。

多糖〔類〕 [polysaccharide]　炭水化物の多くを占める。単糖類が10分子以上縮合したもの。グリカンともいう。1種類の単糖しか含まないものを単純多糖（ホモ多糖）、異なる2種類の単糖単位から構成したものを複合多糖（ヘテロ多糖）という。グリコサミノグリカンはアミノ糖とウロン酸を含有する複合多糖で、この糖鎖にタンパク質分子が結合するとプロテオグリカンになる。複合多糖は個々の細胞をまとめ、組織や基質を保護、形成、支持する細胞間質を形成している。

多尿症 [polyuria]　一日の尿量が常に3,000mLを超えた状態。口渇、多飲頻尿、夜間多尿が顕著となる。病因は尿濃縮機能の異常による水利尿状態と、尿細管腔内に浸透圧物質（溶質）の増加により水の再吸収が抑制される浸透圧利尿（溶質利尿）状態である。水利尿の原因としては、多飲、抗利尿ホルモン（ADH）の分泌低下（尿崩症）、尿細管におけるADH受容体の機能異常（腎性尿崩症）等、浸透圧利尿の原因は糖尿病にみられるグルコース尿が典型である。

多嚢〔のう〕胞性卵巣症候群 [polycystic ovaries syndrome]　両側の卵巣に多数の未成熟卵胞の嚢胞状変化が認められる症候群。スタイン・レーベンタール症候群ともいう。無月経、希発月経、無排卵周期症等の月経異常を来し、不妊の原因となる。内分泌検査所見では、黄体形成ホルモン基礎分泌高値、卵胞刺激ホルモンは正常範囲である。超音波所見では、未成熟卵胞が真珠のネックレスのように卵巣の周縁に観察される。→黄体形成ホルモン、卵胞刺激ホルモン

タバスコソース [tabasco sauce]　タバスコ種のトウガラシに塩を加えて発酵させ、ビネガー、調味料で味付けをしたものの商品名。ピザやスパゲッティなどの辛味付けに用いる。

多発〔性〕神経炎 [polyneuritis；polyneuropathy]　四肢末端部が広範な末梢神経障害によって運動、感覚または両者の混在した障害が左右対称に体幹に向かって進行する病体の総称。多発ニューロパチーともいう。ギラン・バレー症候群、遺伝性・糖尿病性・アルコール性・中毒性神経炎で認める。

多発ニューロパチー [polyneuropathy]　＝多発〔性〕神経炎

タフィー [taffy]　キャンディーの一種。砂糖、水あめ、バターを高温に煮詰め、適度に冷まして切断したもの。種類は、ナッツやチョコレート、コーヒーなど。

W　＝トリプトファン
WHO　＝世界保健機関
WHO憲章　＝世界保健機関憲章

W/O型エマルション ＝油中水滴型エマルション

ダブルクリーム　[double cream]　脂肪率で分類したクリームの呼称の一つ。イギリスでは脂肪分48％以上のものを指す。主に製菓用として用いられる。

多変量回帰分析　[mulutivariate regression analysis]　＝重回帰分析

多変量解析　[multivariate analysis]　たくさんの変量（変数）を総合的に解析する方法。一変量統計学の多変量への拡張的な技法もあるが，一般に，互いに相関のあるデータの特徴を要約し，解釈を容易にする技法。

卵アルブミン　[egg albumin]　卵白の主要タンパク質。分子量は約45,000。構成アミノ酸バランス及び消化吸収性が非常に優れている。リン酸基の結合するセリン残基及び糖鎖の結合するアスパラギン残基をもつ。球状構造を形成している。

卵豆腐　溶いた卵に調味した1～1.5倍量のだし液を加えて器に入れて蒸す。蒸し温度は85～90℃が良い。

タマネギ油　[onion flavoring oil]　タマネギの風味を食用油脂に移行させたシーズニングオイル。タマネギ及び油脂の加熱の程度によって多様な香味をもったものが得られる。→シーズニングオイル

ダミー変数　[dummy variable]　状態の"なし"，"あり"を2値（通常は0と1）で表す変数の総称。三つ以上のカテゴリーを複数（カテゴリー数－1個）の2値変数で表す場合を特にダミー変数とよぶことが多い。例えば，普通体重と比較して，低体重と肥満の影響を調べるためには二つのダミー変数 X_1, X_2 を作り，普通体重では $X_1 = X_2 = 0$，低体重では $X_1 = 1$, $X_2 = 0$，肥満では $X_1 = 0$, $X_2 = 1$ のように表し，X_1 と X_2 を独立変数として重回帰分析を行えば，X_1 と X_2 の偏回帰係数がそれぞれ低体重と肥満の効果を意味する。

多要因原因説　[multifactorial etiology; multiple causation]　健康障害は，さまざまな要因が複雑に絡み合って発生するという考え方。急性感染症の発症には病因（細菌，ウイルス等）が必須であるが，宿主要因も重要である。非感染性慢性疾患の場合，感染症のような単一の病因ではなく，多くの宿主・環境要因が関与して発症すると考えられている。

たらこ　[salted cod roe]　マダラ，スケトウダラの卵巣の塩蔵品。原卵を洗浄後，食塩と色付けのための（無着色のものもある）漬け込み液を加え漬け込む。漬け込み終了後，真水で卵を洗浄する。スケトウダラの塩蔵品を一般的にたらこというが，北海道では紅葉子，九州では明太子（トウガラシで味付け）ともよばれる。→水産加工品

タラゴン　[tarragon; estragon(仏)]　キク科の多年生草本（*Artemisia dracunculus*）で，葉を香辛料に用いる。エストラゴンともいう。フランス種とロシア種があるが，フランス種の方が香味の評価がよい。ビネガーやソース類の香り付けに用いられる。精油の主成分はメチルシャビコールである。

タラセミア[症候群]　[thalassemia；Mediterranean anemia]　＝サラセミア[症候群]

他力栄養生物　[heterotroph]　＝化学合成従属栄養生物

多量栄養素　[macronutrient]　＝主栄養素

タルタルステーキ　[tartar beef steak；bifteck tartare(仏)]　ウシの生肉を刻み，薬味と調味料を加えた生肉料理。脂肪の少ない上等な生肉を使う。塩，コショウで味を付けてステーキの型にし，生の卵黄をのせ，タマネギ，ケイパー，アンチョビーを添える。

タルタルソース　[sauce tartare]　フランス料理における冷ソースの一種で，鳥獣肉の冷製や魚などに用いる。もとは固ゆで卵の黄身をサラダオイルでのばし，酢少々とあさつき，タマネギを刻んだものを入れ裏ごし，マヨネーズ少々を加えたものとあるが，現在はマヨネーズに固ゆでの全卵，パセリ，ピクルス，タマネギのみじん切りをあわせたものをいう。

タルト　[tart；tarte(仏)]　練り込みパイ生地を小型に焼いて，果物，ジャム，カスタードを詰めて仕上げたり，詰めてから焼く。

ダルトン　[dalton]　＝ドルトン

樽抜き　＝脱渋

ダルルソーセージ　[d'Arles sausage；saucisson d'Arles(仏)]　フランスのアルル地方発祥のドライソーセージ。牛肉と豚肉をガーリックやコショウで調味し，充填して乾燥したもの。グラニュー糖を振りかけたり，赤ワインで風味付けするものもあるが，くん煙はしない。

タロー　[tallow]　獣類から採取される油脂。獣脂ともいう。通常牛脂，羊脂，豚脂を指す。牛脂をそのままタローとよぶこともあるが，牛脂は脂肪酸組成が似ており，工業的にはこれを区別しないでタローとして扱うことが多い。→牛脂

タロース　[talose]　$C_6H_{12}O_6$，分子量180.16，記号Tal。アルドヘキソースの一種。α-D-形の融点は134℃，水に溶ける。

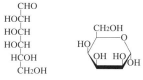

D-タロース　　　α-D-タロピラノース

単位 [unit]　長さ，重さ，質量などの量を数値で表すために，比較の基準となるように大きさを定めた量。同種の数種類の大きさを系列的に定めたものを単位系という。実用的には SI 単位，CGS 系単位等がある。

単一帰属法 [single imputation method]　統計的解析の際に，欠損値があった場合，欠損値をある特定の値に置き換える方法。その方法には，特定の変数の値が同等であるケースの値と置換する方法，回帰分析を用いて推定された値を置換する方法，グループの平均値で置換する方法等がある。

単核球 [monocyte]　＝単球

単核細胞貪食細胞系 [mononuclear phagocyte system]　＝単核食細胞系

単核食細胞系 [mononuclear phagocyte system, MPS；reticuloendothelial system]　血流またはリンパ流に接した所にあり，老化した赤血球，細胞，病原菌などを貪食・消化して基本的防御組織を構成する細胞系の総称。単核細胞貪食細胞系ともいう。単球やマクロファージといった食細胞がこのような機能をもつ。

炭化水素 [hydrocarbon]　炭素原子と水素原子のみから成る化合物。炭素原子が鎖状につながった鎖式炭化水素（脂肪族炭化水素ともいう）と環式をした環式炭化水素に大別される。さらに，それぞれ単結合だけから成る飽和炭化水素と二重結合，三重結合を含む不飽和炭化水素に分類される。そのほかに，ベンゼン環を含む芳香族炭化水素がある。

胆管炎 [cholangitis]　肝臓内，肝臓外の胆管，胆嚢(たんのう)管及び総胆管に起こる限局性ないしびまん性の炎症。多くに急性炎症の化膿性胆管炎と単純性胆管炎であるが，慢性炎症も存在する。症状は発熱，黄疸，上腹部痛。胆石の成因となることが多く，結石が総胆管末端や肝臓内の胆管に嵌頓(かんとん)すると，胆汁うっ滞から細菌感染を起こす。

胆管癌 [bile duct cancer]　肝臓でつくられた胆汁を十二指腸へ流す胆管に発生した癌である。肝内胆管癌（肝臓内の胆管に発生した癌，胆管細胞癌ともいう），肝外胆管癌（肝管および総胆管に発生した癌で，狭義の胆管癌）と乳頭部癌（十二指腸乳頭部の胆管に発生した癌）に分類される。ただし，胆嚢(たんのう)と総胆管をつなぐ胆管に発生した癌は胆嚢癌に含まれる。

単球 [monocyte]　血液中の白血球の約 5％を占める直径 10〜20μm の最も大きい単核細胞。単核球ともいう。顆粒は少ないが塩基性色素で染色する微細なアズール顆粒をもつ。単芽球から単球，組織球・マクロファージへ分化。遊走性と食作用を有し好中球同様に細菌に対する貪食と殺菌により生体を防御し老廃物を除去する。オプソニンで食作用が増強される。

単球走化性タンパク質-1 [monocyte chemotactic protein-1, MCP-1]　単球の走化性因子として発見され，ケモカインの統一名称では CCL2（CC-chemokine Ligand 2）とよばれている。単球に対する作用は，走化性の亢進のみならず，IL-1，IL-6 の産生誘導，細胞表面の接着分子の発現誘導，リソソーム酵素や活性酸素種の放出など多岐にわたる。MCP-1 の産生・分泌は，炎症性サイトカインなどの刺激により，単球/マクロファージや血管内皮細胞など種々の細胞で認められる。MCP-1 は，動脈硬化症，関節リウマチや遅延性アレルギーなどの炎症性疾患の炎症局所への単球の遊走，内皮細胞との接着及び内皮下への浸潤の一連のプロセスなどに関与する。→ケモカイン

タングステン [tungsten]　元素記号 W，原子番号 74，原子量 183.84，6（6 A）族元素。光沢のある白色ないしは灰色の金属。高融点（3,410℃），高沸点（5,900℃）で，化学的に安定なため，白熱電球のフィラメント，X 線管の対陰極などのほか合金材料としても利用されている。

単クローン性抗体 [monoclonal antibody]　＝モノクローナル抗体

団子 [*dango*；dumpling]　穀類の粉をこねてまとめたものを蒸すまたはゆでて作る。用いられる米の多くは粳米のくず米であるが，行事や祝い事には普通の粳米（上米またはただ米という）を粉にして用いる。これを上新粉という。団子は唐菓子の団喜がルーツと伝わる。日本では粒食のもちに「餅」の字を用い，粉製のもちはすべて「団子」と名づける。団子はどちらかといえばお釈迦様の行事や盆などの仏事につくるところが多く，形も丸形やなまこ形，菱形，三角形などさまざまな形のものが日本各地に伝承されている。

単細胞生物 [unicellular organism]　全生活史を通して単一の細胞を個体の基本とする生物。多細胞生物の対語。大部分の原核生物（細菌，藍色細菌，古細菌）と真核生物の一部（原生動物，鞭毛植物，ケイ藻，緑藻，紅藻等）を含む。地球上の生物の半分以上を占める。生物の原始的な形態を保持し，環境・機能に適応して，単細胞の真核生物は細胞内小器官が高度に分化している。

単細胞タンパク質 [single cell protein]　酵母や細菌などの微生物のタンパク質に富んだ生物体を殺菌・乾燥したもの。飼料タンパク質源として主に幼雛・子豚用あるいは養魚用として利用される。含硫アミノ酸含量が低いものもあるが，その他の主要アミノ酸組成は一般の動物性タンパク質と同程度であり，栄養価としては，魚粉と大豆の中間程度とされている。実用されているもののうち代表的なものはトルラ酵母である。

短鎖脂肪酸 [short-chain fatty acid]　炭素数による脂肪酸の分類は一貫していないが，炭素数が 4 以下の脂肪酸を示すことが多い。揮発性脂肪酸と

たんさん

同じ。主なものに酢酸，プロピオン酸，n-酪酸がある。食品においてはバターなどの乳製品に含まれる。これは，反芻動物第一胃における微生物発酵由来の成分である。ラットにおいてプロピオン酸とn-酪酸は結腸の自発的な収縮を引き起こす。ヒトの大腸内においても大腸内発酵により産生されており，健康とのかかわりにおいて重要性が認識されつつある。→酢酸，プロピオン酸，n-酪酸

炭酸 [carbonic acid]　H_2CO_3，分子量62.03。二酸化炭素が水に溶けて生じる極めて弱い酸（$CO_2 + H_2O \longrightarrow HCO_3^- + H^+$）。体内で生じた$H^+$や$OH^-$を中和する作用をもち，生体内では体液の平衡に重要な役割を果たしている。

炭酸入り天然ミネラルウォーター [naturally carbonated natural mineral water；carbonated natural mineral water]　コーデックス（国際食品規格）のナチュラルミネラルウォーターの一分類。ナチュラルミネラルウォーターに二酸化炭素を溶解させて製造する。溶解させる二酸化炭素が源泉由来のものを naturally carbonated natural mineral water，その他由来のものを carbonated natural mineral water と分類する。→ミネラルウォーター

炭酸飲料 [carbonated beverage；carbonated soft drink]　二酸化炭素を圧入した清涼飲料全般のこと。日本農林規格（JAS）では，〈飲料適の水に二酸化炭素を圧入したもの，またはこれに甘味料，酸味料，フレーバリング等を加えたもの〉と定義されている。フレーバリング添加の有無，または種類により，炭酸水，コーラ炭酸飲料，透明炭酸飲料，果汁入り炭酸飲料，乳類入り炭酸飲料，その他炭酸飲料に分類される。→清涼飲料

炭酸ガス [carbonic acid gas]　＝二酸化炭素

炭酸固定反応 [carbon dioxide fixation]　生物が二酸化炭素を吸収し，細胞内の有機物分子に二酸化炭素の炭素原子を炭素−炭素結合として固定し，炭素の一つ多い化合物を合成する反応。炭酸同化反応，二酸化炭素固定反応ともいう。独立栄養生物が光のエネルギーを利用して二酸化炭素から炭水化物を合成する反応（光合成）である。

炭酸水 [carbonated water]　炭酸飲料のうち，飲料適の水に二酸化炭素を圧入したもの。食塩，炭酸ナトリウム，炭酸カリウムなどの塩を添加したものもある。主に，ウイスキーなどの酒類や飲料の希釈用に用いられる。→炭酸飲料

炭酸水素ナトリウム [sodium hydrogen carbonate]　化学的膨化剤の一つ。重曹，重炭酸ナトリウムともいう。まんじゅう等の小麦粉製品の膨化に使うと，そのアルカリ性のため黄色になり，苦味が感じられる。

炭酸脱水酵素 [carbonic anhydrase]　＝炭酸デヒドラターゼ

炭酸デヒドラターゼ [carbonate dehydratase]　$CO_2 + H_2O \rightleftarrows HCO_3^- + H^+$の反応を触媒する脱水素酵素で，構造に亜鉛を含む。カルボニックアンヒドラーゼ，炭酸脱水酵素ともいう。動植物，微生物に広く分布する。動物の赤血球では二酸化炭素の輸送に関与し，呼吸に重要な働きをもつ。植物では光合成に関与している。

炭酸同化 [carbon dioxide assimilation]　＝炭素固定

単式蒸留機 [pot still]　モルトウイスキー，ブランデー，焼酎乙類等の蒸留では，操作が一段で蒸発した成分は元に戻らずに留出する。この操作を単式蒸留（simple distillation）といい，装置を単式蒸留機という。実際には一部蒸留釜上部で蒸気凝縮が起こり，一部元に戻る分縮が起こる。また蒸留を多段に組み，連続的に原料液を供給し，高濃度の留出液を得る操作は連続式蒸留とよばれる。

担子菌類 [Basidiomycetes]　真菌類に属する菌類のうち，有性胞子である担子胞子を担子器の先端に4個作る菌類。約1,000属，20,000種から成る。担子菌類には，いわゆるきのこ（茸）の大部分が含まれる。異型担子菌類と真正担子菌類に大別される。前者のきのこは柔らかく，形は碗型から花びら状で，通常ゼラチン質，乾くと硬くなるものが多く，キクラゲ，シロキクラゲ，ハナビラニカワタケ等が属する。後者のきのこは，ハラタケ類とヒダナシタケ類に大別される。ハラタケ類のきのこは傘，柄が明瞭に区別され，典型的なきのこの形をしたものが多く，マツタケ，シイタケ，ナメコ，ハツタケ等の食用きのこが含まれる。ヒダナシタケ類としてはアンズタケ，マイタケ，コフキノサルノコシカケ等が含まれる。その他，腹菌類としてショウロやキヌガサタケ等がある。これらは形態による従来分類で，DNA解析による新たな分類体系が提案されている。→きのこ類，子実体

胆汁 [bile；gall]　肝臓で生成され，胆囊に一時蓄えられて，総胆管を経て十二指腸に分泌される。一日の分泌量は約500 mLである。胆汁には，胆汁酸，脂質（リン脂質，コレステロール），胆汁色素（黄褐色）等が含まれている。pH 8.0から8.6の弱アルカリ性。胆汁中に消化酵素は含まれないが，胆汁酸は脂肪とミセルを形成し脂肪の吸収を助ける。胆汁酸は腸肝循環により95％が再利用される。胆汁色素の大部分はビリルビンである。→腸肝循環

胆汁酸 [bile acid]　胆汁に含まれるステロイドの誘導体で，コラン酸骨格をもつ。コレステロールから肝臓で新生される胆汁酸を一次胆汁酸とよぶ。両親媒性のため，腸管で脂肪をミセル化し，その消化吸収を助ける。腸管内に分泌された一次胆汁酸は腸内細菌によって二次胆汁酸となる。

胆汁色素 [bile pigment；biliary pigment]　主な成分はビリルビン（黄褐色）とビリベルジン

（緑褐色）である。いずれも赤血球のヘモグロビンの分解産物であり，胆汁の暗褐色をもたらす。

単純脂質 [simple lipid] 脂肪酸と各種のアルコールとのエステル。代表的なものに油脂（グリセロールと脂肪酸のエステル），ろう（高級一価アルコールと高級脂肪酸とのエステル）がある。

単純性甲状腺腫 [simple goiter] びまん性に甲状腺が腫脹している状態。思春期甲状腺腫も含まれるが，原因は不明である。腫大の程度は軽度で，サイログロブリン抗体と甲状腺ペルオキシダーゼ（TPO）抗体が陰性で，慢性甲状腺炎（橋本病）によるものではない確認が必要である。また，ヨード欠乏との鑑別も必要である。血中甲状腺ホルモン値は正常であり，治療の必要はない。

単純多糖類 [simple polysaccharide] 1種類の単糖類から構成されている多糖類。ホモ多糖類ともいう。多くはデンプンやグリコーゲンのように生体のエネルギー源である単糖類を貯蔵しておくためのもの。デンプンには，直鎖状のら旋構造をもつアミロースとこれに分枝鎖をもつアミロペクチンがある。グリコーゲンはアミロペクチンと比べ，はるかに枝分かれが多い構造をもっている。その他の単純多糖類はセルロースやキチンのように植物細胞壁や動物外骨格の構成成分として役割を果たしている。

単純タンパク質 [simple protein] 加水分解反応によって生じる物質がアミノ酸のみであるタンパク質。糖，脂質，リン等を全く含まず，ペプチド結合によって結合したアミノ酸から成る物質であり，アルブミン，グロブリン，グルテリン，プロラミン，ヒストン，プロタミン，硬タンパク質の分類がある。

単純無作為抽出法 [simple random sampling method] 抽出単位を個人として，層別等を行わない最も単純な無作為抽出法。例えば，住民台帳から，どの個人が選ばれる確率も等しくなるよう乱数を用いて必要な人数だけ標本を選ぶ等。→無作為抽出

淡色ビール [pale beer] 淡色麦芽から作る色の淡いビールの総称。ビールは色調で濃色，中等色，淡色の三区分に分けられる。世界的に淡色ビールは消費量で多数を占め，日本や米国でも最も一般的なビールである。味はすっきりしたものが多い。代表的な種類はピルスナービール，ケルシュ等である。

炭水化物 [carbohydrate] 基本的には炭素の水和物を示す組成式 $C_n(H_2O)_n$ で表されるが，デオキシリボース（$C_5H_{10}O_4$）やラムノース（$C_6H_{12}O_5$）のように組成式に適合しない糖の存在や，逆に組成式に適合するが糖の性質を有しない酢酸（$C_2H_4O_2$）や乳酸（$C_3H_6O_3$）が存在することから不都合が生じ，「糖質」という用語が推奨されている。しかし，「炭水化物」という用語は慣習上広く使われている。炭水化物（糖質）はカルボニル基に隣接する炭素にヒドロキシル基をもつことが多いので，化学的には「ポリヒドロキシカルボニル類とその誘導体」と定義され，単糖類，オリゴ糖類，多糖類，及び誘導糖質（糖アルコール，ウロン酸，アミノ糖，デオキシ糖など）に分類されている。日本食品標準成分表2010に記載されている「炭水化物」は，水分，タンパク質，脂質，及び灰分の合計（g）を100 g から差し引いた，いわゆる「差し引きの炭水化物」値である。この「炭水化物」の成分値にはデンプンや糖のようなエネルギー源性の糖質だけでなく，食物繊維も含まれている。したがって「食物繊維」は別項目として水溶性量，不溶性量，総量が記載されている。→糖質，食物繊維

弾性線維 [elastic fiber] 結合組織線維の一種であり，主な構成タンパク質はエラスチン。弾力性に富んだ線維であり，靱帯や腱，血管壁，皮膚，軟骨など，弾性を必要とする組織にみられ，常に膠原線維と混ざり合って存在する。線維芽細胞により生合成される。

弾性定数 [elastic constant] =弾性率

弾性軟骨 [elastic cartilage] 軟骨組織は，組織学的に硝子軟骨，弾性軟骨，線維軟骨に分類される。そのうち，弾性軟骨は，耳介軟骨，外耳道軟骨，耳管軟骨，喉頭蓋軟骨，楔状軟骨及び小角軟骨の一部等にみられる。軟骨細胞は小型で単独に存在するものが多い。軟骨基質は多量の弾性線維が含まれ，弾力性に優れている。弾性線維は軟骨細胞の周囲を網状に配列し，軟骨膜に近づくにつれて疎になる。

弾性変形 [elastic deformation] 応力を固体に加えると変形するが，この変形が瞬間的に起こり，応力を取り除くと瞬間的に元に戻るような変形をいう。→遅延弾性

男性ホルモン [androgen] =アンドロゲン

弾性率 [modulus of elasticity] 応力と歪みの比。弾性定数ともいう。弾性体では歪みが小さい領域ではこの値は一定である。つまり，応力と歪みが比例関係（線形関係）にあり，弾性体の固有の特性値である。固体の歪みにくさを表す。一般には固体は異方性であり，方向により弾性率が異なる。例えば，根菜類，肉などは線維方向とそれに垂直な方向で異なる。

胆石 [gallstone；biliary calculus；cholelith] 胆道系にできた固形物。症状の有無にかかわらず胆石があれば胆石症という。胆石の成分によりコレステロール胆石，色素胆石，まれな胆石に分類される。コレステロール含有量が70％以上の胆石をコレステロール胆石とする。胆石の存在部位により胆囊（⑼）結石，胆管結石，肝内結石に分類される。胆石症は男性より女性に多く，加齢とともに頻度は増加する。成人における頻度は約5～7％である。胆

石発作で，右季肋部痛が最も代表的な症状で，右肩から右背部への放散痛を認める場合もある。無症状胆石が50～70％を占める。

胆石症 ［cholelithiasis；cholecystolithiasis；gallstone disease］　胆石には胆嚢（紛）内に生じた胆嚢結石と総胆管内に生じた総胆管結石及び肝内胆管に生じた肝内結石がある。胆石は成分により，コレステロール胆石と色素胆石（ビリルビン結石，黒色石等）に分類される。近年，食生活の欧米化でコレステロール結石が全体の70％を占めるようになっている。胆石発作の3主徴は腹痛，発熱，黄疸であり（シャルコーの3徴），高脂肪食後に起こりやすい。悪寒を伴う発熱発作は胆管胆石症に伴う急性胆管炎の徴候である。胆石症の診断には，超音波検査が有用で，胆石エコー，音響陰影（acoustic shadow），体位変換で移動することを証明する。

炭素 ［carbon］　元素記号C，原子番号6，原子量12.011，14(4B)族元素。質量数12と13の安定同位体と11と14の放射性同位体が存在する。有機化合物の主たる構成元素であり，水素，酸素，窒素，その他の元素と結合し，無数といえるほどの数多くの有機化合物が存在する。

炭疽 ［anthrax］　グラム陽性の好気性有芽胞桿菌である炭疽菌の感染によって起こる疾患。ヒトの炭疽の病型として，皮膚炭疽，芽胞の吸入により起こる肺炭疽，腸炭疽に分類される。ヒトには家畜を介して感染する。2001年，米国において炭疽菌によるバイオテロ事件が起こり，注目された。皮膚炭疽は予後良好であるが，肺炭疽は診断が遅れると，敗血症を来しやすく，毒素による多臓器障害を併発し，致命率が高い。→多器官障害

タンソーセージ ［tongue sausage］　角切りの舌（tongue）をソーセージの中に散りばめたもの。血液を混ぜるブラッドソーセージに多い。ブタやウシの舌を塩漬けしてあらかじめ下ゆでしたものが用いられる。

炭素固定 ［carbon fixation］　生物が二酸化炭素を吸収して有機化合物を合成すること。炭酸同化，二酸化炭素固定ともいう。無機栄養生物では光合成，細菌型光合成，化学合成がみられ，有機栄養・無機栄養生物では炭酸暗固定がみられる。光合成では同化に必要なエネルギーは光から得る酸素を発生する。化学合成では酸化エネルギーを利用する。炭素暗固定は光エネルギーや酸化エネルギーを用いないで炭素固定を行う。

炭素末端 ［C-terminal；C-terminus］　＝カルボキシル末端

担体 ［carrier］　キャリアともいう。(1)保因者の意味で，病気の原因となる細菌やウイルスなどを保持しているか，遺伝性疾患を発症していないが，原因遺伝子をヘテロの型で保持している個体。(2)生体膜を横切る物質の輸送に関与する輸送体。

担体介在性膜輸送 ［carrier-mediated membrane transport］　生体膜を通して物質が輸送されるとき，その物質が膜構成成分である担体タンパク質に結合して，膜の一方側から他方側へ輸送されること。

タンデム質量分析法 ［tandem mass spectrometry］　→質量分析［法］

単糖［類］ ［monosaccharide］　消化などによってそれ以上加水分解できない糖。無色で，水によく溶け，甘味を有するものが多い。炭素の数によって三炭糖（グリセロース，ジヒドロキシアセトン），四炭糖（エリトロース，エリトルロース），五炭糖（リボース，リブロース），六炭糖（グルコース，フルクトース）あるいは七炭糖などに細分される。また，ホルミル基（アルデヒド基）をもっているアルドースとケトン基をもっているケトースに分類される。

丹毒 ［erysipelas］　悪寒，戦慄，頭痛，嘔吐，高熱を伴い，顔面，下肢等に好発する境界明瞭な浮腫を伴う化膿性炎症。化膿連鎖球菌によるが，時に黄色ブドウ球菌が原因菌の場合がある。組織像としては，真皮上中層の浮腫と脈管の拡張，好中球・リンパ球浸潤である。血液検査では，白血球増加，CRP陽性，赤沈亢進をみる。

単独校調理場方式 ［private kitchen system］　各学校に給食室を設け，その学校の給食のみを行う方式。長所は，①教師・児童生徒の給食に対する関心が高い。②食育・栄養教育がしやすい。③適温給食がしやすい。④献立に子供たちの希望が入れやすい。短所は，①給食の事務負担，管理負担が大きい。②諸経費の負担が大きい。③一括購入食材の衛生管理が難しい。

タンニン ［tannin］　多数のフェノール性ヒドロキシ基をもつポリフェノールの総称。一般に苦渋味（収斂味）をもち，コーヒー豆，茶，果実，野菜など，植物中に広く存在する。生鮮食品のタンニンは無色に近い物質であるが，組織を損傷したり，加工したりすると酵素的，非酵素的に容易に酸化されて褐変を起こす。

タンニン酸 ［tannic acid］　広義には，タンニンと同義に使用される。いわゆるタンニン酸はガロタンニン等で，糖と芳香族有機酸数個がエステル結合したものである。糖の多くはグルコースで，酸の多くは没食子酸，エラグ酸またはその誘導体である。

断熱型熱量計 ［adiabatic calorimeter］　熱平衡状態を保って熱量を測定する計器。物質に熱量を与えて，その物質の温度上昇を計測し，物質の熱容量や相変化に伴う熱，混合熱，吸着熱，湿潤熱，溶解熱，反応熱（燃焼熱）等を知ることができる。厳密な測定のためには，対象物質とそれを包囲している物質が熱的に遮断されている必要がある。

胆嚢〔のう〕 [gallbladder]　肝臓右葉下面に付着して胆管を接続している嚢状の臓器。大きさは約10 cm × 4 cmで，内容量は40～70 mL。肝臓より分泌された胆汁を貯蔵，濃縮して胆嚢管，総胆管を経て十二指腸へと分泌する。底部と体部，頸部に分けられ，頸部は胆管へと続く。

胆嚢〔のう〕炎 [cholecystitis]　細菌が胆道（胆嚢と胆管）内に侵入・感染し，胆嚢炎症が生じた状態。胆石を合併している例が多く，大腸菌等の腸内細菌が原因となる。急性胆嚢炎と慢性胆嚢炎がある。

胆嚢〔のう〕管 [cystic duct]　胆嚢の頸部から出る長さ3～4 cmの管。総肝管と合流して総胆管を形成する。5～12個のら旋ひだを形成している。

タンパク質 [protein]　生物の基本的構成物質であり，約20種のアミノ酸がペプチド結合したもの。基本構造はアミノ酸が直鎖状に結合（アミノ酸配列順序：一次構造）をしたポリペプチド鎖である。構成するアミノ酸の数，種類及び結合の順番及びアミノ酸以外の物質の結合があるため，形状，機能に多様性を生じる。アルブミン，グロブリン，グルテリンなどアミノ酸のみによって構成されているので単純タンパク質とよび，糖，脂質，リン，金属や色素等が結合したタンパク質を複合タンパク質とよんでいる。一次構造のほか二次構造（αヘリックス，β構造，ランダムコイル），三次構造（球状），四次構造（サブユニット構成）を示す。

タンパク質異化 [protein catabolism]　タンパク質分解のこと。外傷，感染症などの急性期には亢進する。タンパク質によって分解速度は異なり，半減期は数分からほぼ1年と幅広い。→タンパク質分解

タンパク質〔たんぱく質〕・エネルギー栄養失調症 [protein energy malnutrition, PEM]　＝タンパク質・カロリー欠乏症

タンパク質〔たんぱく質〕・エネルギー欠乏症 [protein-energy deficiency；protein energy malnutrition]　＝タンパク質・カロリー欠乏症

タンパク質〔たんぱく質〕エネルギー比率 [protein energy ratio]　エネルギー摂取の中で，タンパク質が占める割合を示したもの（エネルギー比率，％エネルギー，％ E）。「日本人の食事摂取基準（2015年版）」では，タンパク質目標量として13～20％ Eとされている。

タンパク質〔たんぱく質〕価 [protein score]　食品タンパク質中の各必須アミノ酸含量を，基準タンパク質中の同じアミノ酸量に対する％で表した場合の最も低い値。プロテインスコアともいう。化学価，アミノ酸価と同じ概念である。基準に比較タンパク質を用いた時はタンパク質価，鶏卵の時は化学価，アミノ酸必要量パターンの時はアミノ酸価と区別することがある。

タンパク質加水分解酵素 [(1) protease；(2) proteinase]　(1)ペプチド結合を加水分解する酵素であり，広義のペプチダーゼと同義。(2)タンパク質のペプチド結合を加水分解する酵素であり，ペプチドを分解する狭義のペプチダーゼと区別する。

タンパク質顆粒 [protein body；protein grain；protein granule]　種子細胞内で貯蔵タンパク質を集積するオルガネラの一種で，プロテインボディ（PB）ともよばれる。貯蔵タンパク質の合成・集積機構の違いから，PB-ⅠとPB-Ⅱに分類されている。イネやトウモロコシのプロラミンは粗面小胞体（RER）に結合したリボソームで合成され，そのままRER内腔に蓄積する。このタイプはPB-Ⅰとよぶ。一方，イネのグルテリンやダイズ・エンドウのグロブリンはRER膜上で合成された後，小胞となってゴルジ体を経て液胞に輸送される。このタイプをPB-Ⅱとよぶ。PB-Ⅱはフィチングロボイド（フィチン酸と金属イオンとの化合物の結晶体）を取り込んでいる場合もある。種子の発芽時には，PB中のタンパク質やフィチンは分解されてアミノ酸やその他の含窒素化合物，遊離のリン酸となって，植物体の成長に利用される。

タンパク質〔たんぱく質〕・カロリー欠乏症 [protein-calorie malnutrition, PCM；protein-calorie deficiency]　タンパク質とエネルギー欠乏のために，痩せを呈し，腹部は水分貯留のため膨満する。肝腫大や浮腫，血圧低下，徐脈，低体温を伴う。免疫能の低下や創傷遅延が起こる。

タンパク質〔たんぱく質〕換算係数 [protein conversion factor]　＝窒素タンパク質〔たんぱく質〕換算係数

タンパク質〔たんぱく質〕欠乏症 [protein deficiency]　タンパク質摂取不足，吸収障害，漏出，合成障害，異化亢進等により起こる。発育障害，食欲不振，慢性の嘔吐，下痢があり，不活発状態を呈する。低タンパク質症を伴った浮腫を来し，毛髪は軟粗となり赤変し皮膚に斑点状の色素沈着，乾燥，亀裂を来す。

タンパク質〔たんぱく質〕効率比 [protein efficiency ratio, PER]　食事タンパク質の栄養価を判定する生物学的方法の一つで，タンパク質摂取量当たりの体重増加で示す。PER＝体重増加量/摂取タンパク質量。良質タンパク質ほど高い値となる。

タンパク質〔たんぱく質〕消化吸収率補正アミノ酸価 [protein digestibility corrected amino acid score, PDCAAS]　アミノ酸組成に基づくアミノ酸価と測定された消化吸収率から算出する食品タンパク質の質の評価指標。糞中窒素量から代謝性糞中窒素排泄量を差し引くことにより，食事由来の糞中窒素量を得る。摂取窒素量から食事由来の糞中窒素量を差し引き，得られた数値を摂取窒素量で除

することで真のタンパク質消化吸収率を求める。PDCAASは，摂取食品のアミノ酸価にこの消化吸収率を乗じることで得られる数値である。単純なアミノ酸価よりも優れた指標とされており，FAO/WHO合同専門委員会による1991年の報告において，個々の食品タンパク質および混合タンパク質の質の評価にこの指標を用いることが推奨された。 →アミノ酸価

タンパク質〔たんぱく質〕制限食 〔protein restricted diet〕　腎臓・肝臓疾患等の食事療法のために，タンパク質摂取量を制限する食事。腎不全等では，0.6〜0.8 g/標準体重（kg）にタンパク質を制限する。

タンパク質〔たんぱく質〕摂取量 〔protein intake〕　体タンパク質の材料となるアミノ酸，特に必須アミノ酸を供給することに意義があるが，エネルギー源としても利用される。日本人のタンパク質摂取量及び動物性タンパク質摂取量はほぼ横ばいで推移している。

タンパク質節約作用 〔protein sparing action〕食物中にエネルギー源としての脂質や糖質を増すことにより，エネルギーとして用いられるタンパク質量が節約される体タンパク質合成が増加すること。

タンパク質代謝 〔protein metabolism〕　タンパク質は常に合成と分解が繰返され，分解によって得られたアミノ酸のかなりの部分は体タンパク質の合成に再利用されるが，一部はさらに分解されエネルギー源として利用される。タンパク質，アミノ酸が脂肪や炭水化物と異なる点は，アミノ基を含むことであり，分解によりアンモニアが形成される。アンモニアは脳など体内臓器に毒性が強く，哺乳動物では尿素サイクルにより，より毒性の低い尿素として尿中に排泄する。生体内窒素の99 %は，タンパク質の形で存在するため，窒素出納は体タンパク質代謝の動態を表す。このように，合成，分解や最終代謝産物である尿素へ至るまでの代謝過程をタンパク質代謝という。

タンパク質態窒素 〔protein nitrogen〕　タンパク質に組込まれたアミノ酸のアミノ基の窒素。タンパク質窒素ともいう。一般に 6.25 を乗じてタンパク質量が算定される。

タンパク質窒素 〔protein nitrogen〕　＝タンパク質態窒素

タンパク質同化ステロイド 〔anabolic steroid〕窒素蓄積を増加させ，タンパク質合成を促進させるホルモンの総称。ミオトロピックホルモン，アナボリックホルモンともいう。男性ホルモン（アンドロゲン）のタンパク質同化作用を強め，男性ホルモン作用を軽減したテストステロン誘導体である。アンドロゲン，インスリン，成長ホルモン，甲状腺ホルモン等が属している。スポーツ競技で禁止されている筋肉増強剤の一部もアナボリックホルモンに属している。主として皮膚，筋肉，骨，結合組織，造血組織等に作用してタンパク質同化作用を示す。代表的なものとしては，17α-メチルテストステロン誘導体や，19-ノルアンドロスタン誘導体がある。軽〜中等度の再生不良性貧血の治療に用いられる。→テストステロン

タンパク質同化ホルモン 〔anabolic hormone；myotropic hormone〕　＝タンパク質同化ステロイド

タンパク質尿症 〔proteinuria〕　健常者のタンパク質の尿中排泄量は一日 10〜100 mg である。尿タンパク質が一日150 mg を超えた場合は異常であり，通常タンパク質尿とよぶ。タンパク質尿は糸球体腎炎，ネフローゼ症候群等の腎臓病の存在を示唆する重要な所見である。一方，起立性タンパク質尿や，発熱時や運動後にみられる生理的（機能的）タンパク質尿等のように病的でないタンパク質尿もある。

タンパク質の一次構造 〔primary structure of protein〕　＝一次構造

タンパク質の二次構造 〔secondary structure of protein〕　＝二次構造

タンパク質の三次構造 〔tertiary structure of protein〕　＝三次構造

タンパク質濃縮物 〔protein concentrate〕タンパク質から糖類，無機質等の低分子物質を限外濾過等の手法により除去して濃縮したもの。乳清（ホエイ）を濃縮した乳清タンパク質濃縮物がその機能性を活かして食品素材として用いられている。

タンパク質濃縮ホエイパウダー 〔whey protein concentrate, WPC〕　「乳及び乳製品の成分規格等に関する省令」（略称：乳等省令）で〈乳を乳酸菌で発酵させ，又は乳に酵素若しくは酸を加えてできた乳清のラクトースを除去したものからほとんどすべての水分を除去し，粉末状にしたもの〉と定義される。乾燥状態におけるタンパク質濃度が，15 %以上 80 %以下に調整されている。飲料や菓子等の原料として用いられる。乳清タンパク質濃縮物はこれと同義である。

タンパク質の高次構造 〔higher-order structure of protein〕　＝高次構造

タンパク質〔たんぱく質〕の質 〔protein quality〕　食品タンパク質の栄養的価値。必須アミノ酸必要量パターンにより近いアミノ酸組成をもつタンパク質ほど良質で，体内の利用率がよい。一般に動物性タンパク質は植物性タンパク質よりも良質で，特に卵，牛乳，獣肉，魚肉の栄養価は高い。

タンパク質のターンオーバー 〔protein turnover〕　＝タンパク質の代謝回転

タンパク質の代謝回転 〔protein turnover〕体内のタンパク質は，常に合成と分解を繰返し，組織及び血液のアミノ酸との間に動的平衡を保ってい

る。そのため，体タンパク質はアミノ酸プールを介して，食事タンパク質や体タンパク質の分解由来のアミノ酸によって作り替えられることとなり，このことをタンパク質の代謝回転とよんでいる。タンパク質のターンオーバーともいう。その程度を表すのに，通常，代謝回転速度，半減期等の値が用いられる。ヒトにおいては，タンパク質の代謝回転速度は2～3%/日程度であるが，体タンパク質合成素材であるアミノ酸を供給するアミノ酸プールの70～80%は，体タンパク質の分解に由来するため，代謝回転の寄与は非常に大きい。

タンパク質〔たんぱく質〕必要量 [protein requirement] エネルギー必要量を充足している状態で，体組織タンパク質の分解による窒素損失を補い，窒素平衡を維持する最少量のタンパク質を食事から摂取する量。具体的には，不可避窒素損失量の測定，出納実験等によって推計されている。エネルギーと同様に，妊婦・授乳婦では胎児の発育や授乳のため，乳幼児及び思春期前後までの児童では発育のためのタンパク質が窒素平衡維持量に加算される。

タンパク質分解 [proteolysis] タンパク質が細胞内でアミノ酸へ分解される過程を示す。複数の経路がわかってきており，長寿命タンパク質を分解するオートファジー（autophagy），細胞質に存在し，短寿命タンパク質や異常タンパク質を分解するユビキチン-プロテアソーム系等がある。

タンパク質分解酵素 ＝タンパク質加水分解酵素

タンパク質ホスファターゼ [protein phosphatase] リン酸化されたチロシン，セリン，トレオニンのリン酸エステルの加水分解を触媒する酵素の総称。リン酸化タンパク質脱リン酸化酵素，（ホスホ）プロテインホスファターゼともいう。生体内では，タンパク質キナーゼとタンパク質ホスファターゼによるリン酸化，脱リン酸化によってさまざまな代謝調節がなされている。

タンパク質粒 ＝タンパク質顆粒

ダンピング症候群 [dumping syndrome] 胃切除術後，摂取した食物が小腸内に急速に落下（dump）するために起こる症候群。食後30分以内の早期と2～3時間後の晩期がある。早期ダンピングの症状は，腰痛，嘔吐等の蠕動運動の亢進，発汗，頻脈等の循環血液量低下に基づくものである。後期ダンピングは，脱力，発汗，めまい等の低血糖症状を呈する。

タンブルチラー [tumble chiller] 水冷式の回転式急速冷却機器。0～-1℃の冷却水を循環させたタンクの中のドラムに，加熱調理してパック詰めした調理品を入れ，ドラムを回転させながら急速冷却を行う。スープ等の流動食とローストビーフなどの固形食の両方を冷却できる。→ブラストチラー

ダンボチーズ [Danbo cheese] 牛乳を原料として作られ，熟成期間5か月の硬質タイプ。25 cm角，6 kg程度。デンマーク原産。引き締まったしなやかな組織で，温和でわずかなナッツ様の甘味とバターのような風味がある。

単輸送 [uniport] →共輸送

単量体 [monomer] ＝モノマー

弾力性 [elasticity] セズニアークのテクスチャープロファイルによると，弾力性は機械的特性の一次パラメーターの一つであり，「外力による変形が，力を取去った時に元の状態に戻る割合」と定義されている。

弾力測定機 [rheometer] ＝レオメーター

血合肉　[dark muscle；red muscle]　魚の体側に沿って分布する暗赤色の筋肉。魚の肉部は普通肉と血合肉で構成されているが，その組成比は魚の種類により異なる。血合肉の色はミオグロビン，シトクロム等の色素タンパク質によるものである。また，血合肉は，脂質，ビタミン類（A，D，B_1，B_2，B_{12} など）に富むが，エキス分の総量が少ない。

チアジド　[thiazide]　＝サイアザイド

チアゾリジン　[thiazolidine]　チアゾリジンの誘導体は PPARγ に結合することにより，脂肪細胞の分化誘導を促進して，インスリン感受性の高い小型脂肪細胞（アディポネクチンを分泌）を増やすことから，糖尿病治療薬に位置づけられている。

チアノーゼ　[cyanosis]　小血管内還元ヘモグロビンとその誘導体の増加による皮膚，粘膜の暗紫青色変化。青色症，紫藍症ともいう。動脈血の酸素欠乏による中枢性チアノーゼと静脈血の酸素不足による末梢性チアノーゼがある。

チアベンダゾール　[thiabendazole]　ベンゾイミダゾール化合物の一種。糞線虫の駆除に用いられる。一日 25～50 mg/kg 体重を 2～3 回に分服する。皮膚幼虫移行症にはチアベンダゾール含有クリームを局所使用する。

チアミナーゼ　[thiaminase]　チアミナーゼ I（チアミンピリジニラーゼ，アノイリナーゼともいう）とチアミナーゼ II の 2 種類が存在する。チアミナーゼ I は，チアミンのピリミジン部分を転移する反応を触媒することによって，チアミンを分解する。貝類，魚類，ワラビ，ゼンマイなどシダ類等に含まれ，チアミナーゼ I を含む食品の多量摂取はビタミン B_1（チアミン）欠乏症につながると考えられる。加熱により活性は失われる。チアミナーゼ II は特殊な細菌のみが合成する。→チアミン

チアミン　[thiamin]　$C_{12}H_{17}N_4OS$，分子量 265.35。ビタミン B_1。水溶性ビタミンであり，多発性神経炎を防ぐ因子として命名された（anti-polyneuritic vitamin）。抗脚気因子。補酵素であるチアミン二リン酸として，糖代謝や分枝脂肪酸の代謝に関連する酵素の活性に必須である。また，神経系の維持にも貢献しているとされている。「日本人の食事摂取基準（2015年版）」では，ビタミン B_1 量をチアミン塩酸塩相当量として示している。

チアミンアリルジスルフィド　[thiamin allyl-disulfide]　ニンニクに含まれるアリシンとチオール型チアミンとの反応により生成する化合物。ほかにも多くの同種の誘導体が存在する。脂溶性の性質をもち腸管からの吸収率が高い。吸収後は容易にチアミンに戻り，チアミン二リン酸として補酵素作用をする。チアミナーゼにより分解されない。

チアミン一リン酸　[thiamin monophosphate, TMP]　チアミンに 1 分子のリン酸がエステル結合したもの。動物体内ではチアミン二リン酸からリン酸が除かれて生成するが，補酵素作用は知られていない。

チアミン二リン酸　[thiamin diphosphate]　チアミンの誘導体としてのチアミンのリン酸エステルの一つ。チアミンピロリン酸ともいう。赤血球中では主にこの形態で存在している。

チアミン三リン酸　[thiamin triphosphate, TTP]　チアミンにリン酸が 3 分子エステル結合したもの。チアミン二リン酸に，アデニル酸キナーゼにより ATP からリン酸が転移されて生成する。神経機能との関連が示唆されている。

チアミン塩類　[thiamin salt]　ビタミン B_1 の塩類。塩酸塩，硝酸塩，硫酸塩等があり，いずれも水溶性で有機溶媒には難溶である。ビタミン B_1 の結晶は塩類の型では比較的安定であるが，水溶液になると不安定で熱，アルカリ性側の pH により容易に分解する。

チアミン欠乏症候群　[thiamin deficiency syndrome]　＝ビタミン B_1 欠乏症

チアミンジスルフィド　[thiamin disulfide]　$C_{24}H_{34}N_8O_4S_2$，分子量 562.72。チオール型チアミン 2 分子が対照的にジスルフィド結合した化合物。チアミンと同様に吸収され，システイン等のメルカプト基により容易にチアミンに還元される。

チアミンピリジニラーゼ　[thiamin pyridinylase]　＝チアミナーゼ

チアミンピロリン酸　[thiamin pyrophosphate, TPP]　＝チアミン二リン酸

地域医療対策　[community medicine action]　＝医療計画

地域栄養計画　[community nutrition planning]　＝公衆栄養計画

地域栄養プログラム　[community nutrition

planning] ＝公衆栄養プログラム

地域介入研究 [community intervention study]
＝地域試験

地域公衆栄養改善 [health and nutritional improvement in community]　地域、職場、学校等のコミュニティにおいて、国民健康・栄養調査をはじめとする諸調査等に基づき、公衆栄養活動を展開し、健康・栄養の改善を図ること。

地域試験 [community trial]　地域全体に対して疾病の予防プログラム等を実施して、疾病の減少を確かめる介入研究。地域介入研究ともいう。例えば、A市で心疾患予防のための食生活改善キャンペーンを行い、近隣のB市では行わない。両市の心疾患死亡率の推移を比較して、A市の方がより大きく改善すれば、キャンペーンの効果があったと考える。理想的には多数の地域を介入地域と対照地域に無作為割付すべきだが、実際は困難なことが多い。疾病の発生に関与するほかの要因が地域間で異なることもあるので、解釈は慎重にしなければならない。→実験疫学

地域診断 [community diagnosis]　根拠に基づいた健康政策の推進のために、対象地域の既存保健医療福祉統計（人口動態統計、患者調査、基本健康診査統計、がん登録等）に基づき、地域の健康課題を明らかにすること。

地域保健 [community health]　地域住民に密着した対人保健。日本の多様化、高度化した地域住民のニーズへの対応が重視される。地域住民の保健対策は、衛生水準が低く、栄養摂取状況も芳しくなかったかつての日本においては、国や都道府県による全国・都道府県一律の感染症予防・衛生対策、環境改善対策が行われてきた。しかしながら、近年では、衛生状況の著しい改善、世界最高水準の寿命を実現しての、人口の少子・高齢化、感染症の減少とともに生じた生活習慣病などの慢性疾患の増加の中で、地域の健康対策は、住民の健康寿命の維持と、延命をどのように活用するかにおいて、人それぞれが目標をもって多様に行動するための保健対策が重要になっている。このような、サービスの受け手である地域住民を中心とした保健が必要という観点から、1995（平成7）年に地域保健法が施行された（2003（平成15）年5月に改正）。具体的には、画一的でなく、生活者である個人の用途に合った多様なサービスを提供し、地域特性を発揮した保健福祉サービス、健康に関する知識の普及、人材養成、快適で安心できる環境、健康危機管理体制の確保と精神的な栄養への配慮、科学的な根拠に基づく地域保健の企画、実施が、地方自治体を中心に行われることが期待される。

チーズ [cheese]　乳を凝固させ、ホエイを部分的に除いて得られるもの。現在、世界には約2,000種類のチーズがあるといわれているが、類似したものをまとめると約400種類になり、さらに大きさや形状の相違を無視すると60種類程度になる。

チーズクラッカー [cheese cracker]　小麦粉、ベーキングパウダー、食塩、バター、牛乳のクラッカーの基本材料に、パルメザンチーズ、チェダーチーズ、クリームチーズ等のチーズを練り込み、焙焼したさくさくとした食感の甘くない焼き菓子。

チーズスプレッド [cheese spread]　パンなどに塗る時の展延性を改良するために脂肪、水分、乳化剤をやや多く用いてプロセスチーズと同様の製法で作られた食品。保存性を高めるために、低pH値や高食塩濃度にしている。→プロセスチーズ

チェダーチーズ [Cheddar cheese]　原料は牛乳で、熟成期間4～8か月で直径約30cmの円筒状、直方体のものもあり約25kg。イギリスのチェダー村で作られたのが最初。現在では世界で最も流通しており、生産量の多い硬質チーズ。硬く緻密な組織で独特なナッツ様風味がある。熟成期による風味変化が味わえる。

チェリーブランデー [cherry brandy]　キルシュワッサー（またはブドウのブランデーやスピリッツ）にサクランボを浸漬し、肉桂、丁字などや砂糖を加えて作るリキュール。アルコール分25～30%、エキス分25～50%、甘口で赤い色をしている。→キルシュワッサー

遅延型過敏症 [delayed type hypersensitivity]　細胞性免疫が関与するIV型アレルギーは、抗原投与後24～48時間後に症状が最高に達するので、遅延型過敏症とよぶ。

遅延性皮膚過敏症 [delayed hypersensitivity of the skin]　T細胞が関与する遅延型アレルギー反応（IV型アレルギー）による皮膚過敏症。接触性皮膚炎や薬剤によるアレルギー反応等でみられる。

遅延弾性 [retarded elasticity]　弾性体では時間の遅れなしに歪みが生じるが、粘弾性体では粘性のために、歪みが遅れて生じる。最も簡単な粘弾性模型（フォークト要素）の示すクリープ現象においては、この遅れの度合いは、粘性率と弾性率の比によって定義される遅延時間によって表される。

チオアルコール [thioalcohol]　＝チオール

チオイノシン [thioinosine]　$C_{10}H_{12}N_4O_4S$、分子量284.3。三文字記号Sno（一文字記号M）。プリンヌクレオシドであるが生体内でヌクレオチドに変換され核酸合成の抑制剤として働くため、急性白血病治療薬、抗腫瘍剤に用いられる。

チオール [thiol]　アルコールの酸素原子の代わりに硫黄原子の入った化合物。チオアルコールともいう。エタンチオール C_2H_5SH をメルカプタンともいう。一般に不快臭がある。2-メルカプトエタノール $CH_2(OH)CH_2SH$ はタンパク質のジスルフィド結合（-S-S-結合）を還元して、切り離すために使われる。

チオールエステラーゼ　[thiolesterase]　チオールエステルを加水分解する酵素。チオールエステルヒドロラーゼ，チオールエステル加水分解酵素ともいう。アセチルCoAヒドロラーゼは補酵素A（CoA）等のチオールエステル結合を分解する。

チオールエステル加水分解酵素　[thiolester hydrolase]　＝チオールエステラーゼ

チオールエステルヒドロラーゼ　[thiolester hydrolase]　＝チオールエステラーゼ

　チオール基　[thiol group]　＝メルカプト基

　チオール酵素　[thiol enzyme]　＝スルフヒドリル酵素

　チオール試薬　[thiol reagent]　＝スルフヒドリル試薬

チオールタンパク質　[thiol protein]　広くはメルカプト基を含むタンパク質を意味するが，一般的には生理活性を示すのにメルカプト基が必要となるタンパク質を指す。→メルカプト基

チオールプロテアーゼ　[thiol protease]　システインのメルカプト基は非常に反応性に富み，システインが酵素の活性中心部位に存在するタンパク質分解酵素のこと。システインプロテアーゼ，SHプロテアーゼともいう。植物では，パパイン，ブロメライン，フィシン，キモパパイン，動物ではカルパイン，カテプシン等がある。

チオグルコシダーゼ　[thioglucosidase]　カラシ種子に存在するチオグリコシド結合を加水分解して，チオールと糖に変換する酵素。一般にはシニグリン，ミロシン酸等のカラシ油配糖体に作用して，イソチアン酸アリル等のカラシ油成分，グルコース，硫酸を生成する酵素として知られている。

チオグルコシド　[thioglucoside]　植物に存在する配糖体の一種。グルコースのグリコシド性ヒドロキシ基がアグリコンであるメルカプト基と結合している。

チオシアネート　[thiocyanate]　アブラナ科植物に含まれる辛み成分。酵素反応により生じる硫黄を含んだ配糖体。

チオシアン酸　[thiocyanic acid]　HSCN，分子量59.09。不安定な無色の液体で，エステルは殺虫剤として用いられる。チオシアン酸カリウム溶液は鉄イオンの検出に用いられる。

チオバルビツール酸価　[thiobarbiturate value, TBA value]　油脂劣化の指標の一つ。TBA価はチオバルビツール酸（TBA）と変敗油脂のマロンアルデヒドとが縮合すると発色する反応を利用したもの。マロンアルデヒドは自動酸化の終期段階に蓄積してくる酸化生成物。

チオヒポキサンチン　[thiohypoxanthine]　三文字記号Shy。難代謝性の抗腫瘍化合物。プリン代謝を阻害して核酸生合成を抑制する。

チオラーゼ　[thiolase]　脂肪酸のβ酸化において3-ケトアシルCoAからアセチルCoAが生成する反応を触媒する酵素。アセチルCoAアセチルトランスフェラーゼ，アセチルCoAアシルトランスフェラーゼ，β-ケトアシルCoAチオラーゼともいう。また，ケトン体を生成する過程で，2分子のアセチルCoAが縮合してアセトアセチルCoAが生成する反応を触媒する。

チオ硫酸　[thiosulfuric acid]　$H_2S_2O_3$，分子量114.15。上下水道の消毒薬として用いられるが，酸性側では塩素ガスが発生しやすいため，アルカリ側に調整された次亜塩素酸製剤が用いられる。

チオ硫酸ナトリウム　[sodium thiosulfate]　$Na_2S_2O_3$，式量158.11。塩素様の臭気を有し，酸化，漂白，殺菌に用いられる。シアン化合物の解毒剤として用いられ，尿中にチオシアネートとして排泄される。

チオレドキシン　[thioredoxin]　分子量10,000～13,000の酸化還元タンパク質。細胞内で酸化還元反応を制御し，抗酸化機能を有しており，遺伝子発現，タンパク質代謝，細胞増殖やアポトーシスなど細胞機能の調節も行っている。植物では，光合成系酵素の活性を調節している。

知覚神経　[sensory nerve]　感覚を伝える求心性神経で，直径によってⅠ～Ⅳ群の4種類に分類される。Ⅰ群は筋肉，腱に分布し，伸張刺激を伝播する。Ⅲ群は皮膚等に分布し，温度覚，痛覚を伝播する。神経線維は受容器から後根を経て脊髄に入り，上行して視床に至る。

地下デンプン〔でんぷん〕　[subterranean starch]　光合成でできた同化デンプンが分解して地下の部分に貯蔵デンプンとして蓄えられたもの。塊茎（ジャガイモ）・塊根（サツマイモ，タピオカ，クズ等）などがある。

置換基　[substituent]　炭化水素の水素原子の代わりに導入される原子及び原子団。有機化合物の大部分は炭化水素の水素原子の一つまたは複数個を他の原子または原子団で置き換えたものと考えることができる。置換基の導入によって生じる化合物を元の化合物の置換体という。

チキソトロピー　[thixotropy]　ずり流動化現象のうち時間とともに粘度が減少すること。ずり刺激を与え続けると徐々に構造が破壊されることにより生じると考えられる。例えば，ヨーグルトのようなものは一定ずり速度で粘度測定をしていると，時間の経過とともに粘度が減少する。これと反対の現象，すなわち，ずり歪みを与え続けると粘度が増加する現象をレオペクシーという。

チキンナゲット　[chicken nugget]　ナゲットとは天然貴金属などの塊の意味で，転じてひと口大の食べ物も意味する。除骨した鶏肉（皮なしの胸肉が多い）を調味し，ひと口大に成型して油で揚げたものを指すことが多い。

畜産副生物 [livestock by-products ; aminal by-products ; offals]　家畜のと体のうち枝肉と皮原以外の部分の総称で，「もつ」「ホルモン」などの正式な統一名称。バラエティーミート，ファンシーミートともよばれる。これらはさらに可食臓器類と不可食臓器類に大別される。頬肉，舌，尾，横隔膜なども畜産副生物であり，可食臓器類に分類される。骨や脂肪はエキスや油脂などの工業原料としても利用される。牛海綿状脳症（BSE）に関連する特定危険部位として，30か月齢を超えるウシの頭部（頬肉及び舌を除く），脊髄，脊柱及び回腸のうち回盲接続部から2 m以内の部分（回腸遠位部），30か月齢以下のウシの扁桃と回腸遠位部は食用に供されず，除去及び焼却される。

逐次分析 [sequential analysis]　観測が終了して解析・判断するのではなく，一つの観測値が得られる毎に，次の観測を続けるか，観察を打ち切って仮説の採択，棄却を判断する分析方法。

蓄積脂肪 [stored fat]　＝貯蔵脂肪

畜肉 [critter meat]　→食肉

チクル [chicle]　＝サポジラ，チクルガム

チクルガム [chicle gum]　アカテツ科サポジラ（*Manilkara zapota*）の幹枝より得られる樹脂状の物質を脱水したもの。チクルともいう。主成分はアミリンアセテート及びポリイソプレン。チューインガムの基礎剤として使用されている。

チクロ [cyclo]　＝シクラミン酸ナトリウム

チクロピジン [ticlopidine]　抗血小板薬の一つで，動脈内血栓形成を阻害する薬剤。脳血管障害，クモ膜下出血後の脳血管攣縮，慢性動脈閉塞症，血管手術に伴う血栓・塞栓の治療などに用いる。血小板内のcAMP産生を高めて血小板凝集能を抑制する。

地上デンプン〔でんぷん〕 [terrestrial starch]　穀類（コメ，コムギ，トウモロコシ等），茎幹，種子を原料とするデンプン。植物の種類によるデンプンの分類。

致死率 [lethality]　生物に何らかのダメージ（有毒物質，加熱，放射線等）を与えた場合に死亡した個体の割合。毒性化学物質を一定数の実験動物（マウスなど）に投与し，そのうち半数が死亡する場合の毒物量をLD_{50}（LDは致死量，次項参照）といい，毒性物質の強さを表すのに用いられる。

致死量 [lethal dose, LD]　薬物投与等によりヒトまたは動物が死に至るときの投与量。確実に死を引き起こす投与量を確実致死量という。

チチタケ [voluminous-latex milky ; tawny milkcap ; *Lactarius volemus*]　ベニタケ科の食用きのこ。夏季から秋にかけて雑木林の地上に群生する。傘は3～10 cmで，黄茶色から赤褐色をしている。傷を付けると，やや渋みのある白色の乳液が多量に分泌される。乳液は始め白いが，次第に褐色に変わり，粘りがある。近縁種にチリメンチチタケ，ヒロハチチタケ等がある。栃木県ではチタケと称され，ナスと油炒めをしたきのこでだしをとる，ちたけ（ちだけ）うどんは名物となっている。

地中海式食事 [Mediterranean diet]　地中海沿岸のイタリア，スペイン，ギリシャなどの食事が相当する。植物性食品（野菜，果物，パン，その他穀物製品，豆類，種実類）が豊富で，その地域で栽培されている旬の新鮮な食品を用いている食事。動物性食品では，チーズやヨーグルトなどの乳製品を少しまたは適量摂取し，卵の使用は週に4個未満と少なく，肉より魚を重視している。また，モノエン（一価）不飽和脂肪酸の多いオリーブオイルを料理に用い，適量の赤ワインを食事とともに飲用するといった特徴がある。栄養疫学の研究で，7か国の食習慣と心筋梗塞死亡率の関連を調べた研究により，同程度の高脂肪食を摂取していても地中海沿岸諸国では冠動脈疾患が少ないことなどから注目された。糖尿病のリスクが低いことも報告されている。

地中海性貧血 [Mediterranean anemia ; thalassemia]　＝サラセミア［症候群］

窒素 [nitrogen]　元素記号N，原子番号7，原子量14.0067，15(5B)族元素。アミノ酸や核酸など，多くの化合物に含まれる。窒素ガスN_2は大気の成分中で78.1％と最も多い。

窒素回路 [nitrogen cycle]　窒素は種々の化学形で地球環境（大気，水中，堆積物，生体）中に存在する。地球上ではこれらの媒体の移動と生物活動のかかわりにより全地球規模での窒素の移動が行われており，この現象をいう。

窒素効率 [nitrogen efficiency ratio, NER]　＝窒素利用率

窒素サイクル [nitrogen cycle]　＝窒素回路

窒素酸化物 [nitrogen oxides]　物質が燃焼した際に生じ，一酸化窒素NOや二酸化窒素NO_2が主要なものである。主な発生源は自動車の排気ガスで，酸性雨や光化学スモッグの原因ともなる。NOは細胞内情報伝達のシグナルとして機能する。

窒素出納 [nitrogen balance, N balance]　摂取窒素量（食事タンパク質の窒素量）から排泄窒素量（糞，尿，皮膚等から失われる窒素量）を差し引いたもの。その差が正の時は同化状態で，成長期や疾病からの回復期にみられる。消耗性疾患のようなタンパク質異化状態では窒素出納は負となる。健康な成人はゼロ出納（窒素平衡）を示す。窒素出納がゼロとなる最低のタンパク質・アミノ酸摂取量から成人のタンパク質・アミノ酸必要量が算定できる。また，窒素出納は食品タンパク質の質の評価にも用いられ，生物価や正味タンパク質利用率として求められる。

窒素出納指数 [nitrogen balance index]　吸収（摂取）窒素量xと窒素出納yの間に成立する回

帰直線式の傾き。xを吸収窒素量にとると生物価に，摂取窒素量にとると正味タンパク質利用率にほぼ等しい。

窒素タンパク質〔たんぱく質〕換算係数
[nitrogen-to-protein conversion factors] 窒素変換係数ともよばれる。食品に含まれるタンパク質中窒素含量の逆数。食品中タンパク質含量は窒素含量を基に算出する粗タンパク質として測定される。窒素含量に窒素-タンパク質換算係数を乗じたものを粗タンパク質とよぶ。多くのタンパク質中の平均窒素含量は16％であり，窒素タンパク質換算係数は係数6.25（100÷16＝6.25）となる。しかし，ダイズでは5.71，小麦粉製品では5.70，ラッカセイでは5.46，乳とチーズでは6.38を用いるなど，この係数は必ずしも一定ではない。

窒素定量法 [nitrogen determination method]
食品，飼料，生体成分のタンパク質など窒素化合物を定量する方法には，ケルダール法とデュマ法（燃焼法）がある。ケルダール法では，硫酸で有機物を硫酸アンモニウム（アンモニア態窒素）に分解し，水蒸気蒸留して酸で滴定する。この方法では濃硫酸，濃アルカリ液，重金属を使用するので廃液処理が必要であり，試料分解時に発生する二酸化イオウのような有毒ガスを換気する装置も必要となる。デュマ法は試料を大量の酸素気流中で燃焼させ，タンパク質等に由来する窒素酸化物が生じ，これを還元して遊離された窒素を熱伝導検出器で定量する。この方法ではケルダール法のような廃液処理などは不要であり，分析が迅速で分析者の技能による誤差は少ない。肉類，乳・乳製品など一部の食品中のタンパク質定量法において改良デュマ法が公定法になっている。

窒素平衡 [nitrogen equilibrium] 窒素出納がゼロのこと。摂取窒素量と排泄窒素量が等しく，体内窒素量に変化のない状態。一般に健康な成人では長期的に窒素平衡状態にあるとされる。

窒素変換係数 [nitrogen conversion factors]
＝窒素タンパク質〔たんぱく質〕換算係数

窒素麻酔 [nitrogen narcosis] 高圧環境下で発生する空気を吸入しての無痛，意識消失状態。2.4気圧下で見当識消失が発生し始め，8.6気圧下で意識喪失が生じる。この現象は潜函病とともに高圧下労働災害発生に関係する。窒素はヘリウムに比べ，脂質への溶解性がはるかに高く，神経細胞の中の脂質に溶け込み，信号伝達を妨げるとされる。

窒素末端 [N-terminal；N-terminus] ＝N末端

窒素利用率 [nitrogen utilization ratio] 小動物を用いたタンパク質栄養評価法の一つ。摂取窒素量1g当たりの体重増加量（g）。窒素効率ともいう。この値が大きいと良好なタンパク質である。窒素利用率はタンパク質効率比（PER）に6.25を乗じた値に等しい。

窒素・リン検出器 [nitrogen-phosphorus detector] ＝熱イオン放出検出器

知的障害 [mental retardation] 知能を中心とする精神の発達遅滞といい，社会生活への適応が困難な状態。精神発達遅滞ともいう。かつては精神薄弱ともいわれていた。出生より発達期において，一般的な知的機能が平均より低く，同時に適応行動における障害を伴う状態。知能指数（IQ）70未満を指し，軽度（69～50）・中度（49～35）・重度（34～20）・最重度（20未満）に分けられる。

チトクローム [cytochrome] ＝シトクローム
チトクロームc [cytochrome c] ＝シトクロームc

知能指数 [intelligence quotient, IQ] 知能検査成績の表示法の一つ。{精神年齢（MA）/生活年齢（CA）}×100 で算出される。100を中心に正規分布を示す。精神年齢はほぼ17～18歳で頂点に達し，それ以降では歴年齢とともにIQは低下することになる。それを修正するものとして偏差知能指数（deviation-IQ, D-IQ）が用いられ，標準値は50である。

遅発性筋痛 [delayed-onset muscle soreness] 不慣れな運動を行った直後ではなく，数時間から数日後にかけて生じる筋肉の痛み。特に，筋肉が伸ばされながら収縮する伸張性筋収縮（エキセントリック筋収縮）や過度の運動を行った場合に生じやすい。

痴呆 [dementia] ＝認知症

地方厚生局 麻薬等の取締り，福祉・衛生関係の監視指導，健康保険組合や厚生年金基金の監督等を行う。厚生労働省の発足とともに，従来の地方医務局と地区麻薬取締官事務所を統合して設置された厚生労働省関係の機関。北海道，東北，関東信越，東海北陸，近畿，中国四国の各局，四国厚生支局，九州厚生局がある。

地方農政局 地域の実情に合った生産や消費の施策を実施している。農林水産省の地方行政組織。国の管轄区域を東北，関東，北陸，東海，近畿，中国四国，九州の7ブロックに分けて設置。沖縄県は，内閣府沖縄総合事務局が担当。

地方農政事務所 農林水産省地方農政局の下に2003（平成15）年7月に設置された機関。全国38ヵ所，北海道には北海道農政事務所を設置。2005（平成17）年3月に閣議決定された食料・農業・農村基本計画に基づく農政改革を地方の実情に合わせて推進することと，食品のリスク管理業務及び主要食糧業務等を行う。

チマーゼ [zymase] 糖をアルコールと二酸化炭素に分解する酵素の総称。ビール酵母中の細胞内に存在し，解糖系の12種類の酵素と各種の補酵素をすべて備えている。

ちまき〔粽〕 [chimaki] 糯米または粳米を

粉にしてこね，細長く丸めて真菰や笹の葉に包み，藺草(いぐさ)や茅草で結んで蒸した（またはゆでた）もの。平安時代の「延喜式」には"粽料糯米二石"と記され，この時代にちまきはすでにあった。室町時代の「公事根源」に"五月五日の端午には菖蒲を葺き粽を献上"と記され，この時代になって民間でも五月の端午に菖蒲湯を沸かし，ちまきを食べることが一般化した。ちまきは中国の屈原(くつげん)（中国戦国時代の楚の政治家であり詩人）の故事が由来となり，日本でも五月五日の端午の節供にちまきを食べるようになったと伝わる。

チミジン [thymidine] ＝デオキシチミジン
チミジンキナーゼ [thymidine kinase] チミジンをチミジン1-リン酸に変換させるDNA合成調節酵素の一つ。チミジンキナーゼ活性は細胞の分裂増殖がどの程度活発であるかの指標となっている。DNA代謝異常を伴う悪性腫瘍では血中の本酵素活性が高まる。

緻密斑 [macula densa] 遠位直尿細管がもとの糸球体の血管極に接する部位では，接触部分の上皮細胞が細胞嵌合を失って小型になり，核が密集して見えるので緻密斑とよばれる。遠位直尿細管は，緻密斑を過ぎた直後に遠位曲尿細管に移行する。

チミン [thymine] $C_5H_6N_2O_2$，分子量126.12。三文字記号Thy。水溶液中ではラクタム形とラクチム形の互変異性を成しており，中性付近ではラクタム形が主である。DNAを構成する四つの塩基の一つでTと略記される。核酸を構成するピリミジン塩基である。

ラクタム形　　　ラクチム形

致命率 [fatality] ある疾患に罹患した者のうち，その疾患で死亡した者の割合。致死率ともいう。

チモーゲン [zymogen] 不活性型の酵素前駆体の一つ。多くの分泌型酵素やミトコンドリア等に局在する酵素群は，細胞内小器官を通過する過程で不活性型から活性型に変換される。

チモーゲン顆粒 [zymogen granule] タンパク質分解酵素（ペプシン，トリプシン等）は，細胞内でチモーゲンという活性のない酵素前駆体として産生される。チモーゲンは，ゴルジ体に移り，ここでチモーゲン顆粒となり，細胞外に分泌される。分泌されたチモーゲン顆粒は，作用部位でペプチド結合が切断されて初めて本来の酵素活性を発現する仕組みとなっている。

チャーシュー [char siu] ＝焼き豚
チャーニング [churning] ＝攪乳
チャーン [churn] ＝攪乳器
チャイブ [chive；*Allium schoenoprasum*] ユーラシア大陸北部に広く分布するユリ科の多年生草本。葉は細長く，濃緑色である。北海道のエゾネギや東北地方のアサツキは同種である。葉は香辛野菜として，サラダ，スープの実などに用いられる。

茶飲料 [tea beverage] ペットボトル，缶，紙容器入りの緑茶，烏龍茶，紅茶，麦茶飲料等を指す。茶葉量は1～3％，窒素ガスを充填し劣化防止にアスコルビン酸を添加したものが多い。簡便性，嗜好性の高さと，低脂肪，低糖で茶ポリフェノール等の機能物質を含有するため，健康志向の高まりと相まって需要が急増している。抗アレルギー成分であるメチル化カテキンやストリクニン含量の高い品種を原料にした製品や，機能性茶類を含んだ製品の開発も進んでいる。

チャウダー [chowder] 貝や魚を用いたアメリカンスタイルのスープ。ハマグリ，カキ，アサリ，エビ，白身魚などを主材料とし，ベーコン，トウモロコシ，ジャガイモ，タマネギ，トマトなどを用いる。

着床 [implantation] 胞胚期に達した受精卵が，子宮内膜に触れ，そこへ侵入し結合する現象。ヒトの胚胞の着床は受精後約12日で完了する。通常は子宮体腔の内壁背側に起こるが，卵管，卵巣，腹膜等の部位に着床が起こると子宮外妊娠となる。
→受胎

着色料 [coloring agent] 食品を着色し嗜好性を高めるため使用される物質。食用色素ともいう。化学的合成品（指定添加物，例：食用赤色2号）と天然由来品（既存添加物（例：アナトー色素）及び一般飲食物添加物（例：アカキャベツ色素））がある。食品に多様な色調を与え，また加工過程での加熱・塩分・酸や保存等による食品の変退色を防止する。

着香剤 [flavoring agent] 食品に香気を付与または増強する物質。着香料ともいう。天然物から抽出等で得られるもの（天然香料）と化学合成された香料物質（指定添加物）を組合せたもの（合成香料）がある。

着香料 [flavoring agent] ＝着香剤
チャネルロドプシン [channelrhodopsin] 緑藻の一種 *Chlamydomonas reinhardtii* （コナミドリムシ）から見いだされた光感受性のイオンチャネル。470 nmの青色光に応答してナトリウムイオンを細胞内に流入させる。神経の細胞膜で発現させておけば光刺激によって脱分極を引き起こし，神経興奮を起こすことができる。光に対する応答が速いため，生理的な神経の興奮パターンを模倣できる。

チャパティ [chapati] インドの無発酵のパン。アタとよばれる小麦を皮ごとひいた全粒粉に水を加えてこね，薄く延ばして油をしかずに焼く。カ

ちゃぶたい

レーをつけて食べる。→ナン

ちゃぶ台 ［dining (low) table］ 畳に座って使う脚の短かい食卓で，使わない時には脚がたためるもの。食膳形式が，箱膳とよばれる個人所属から一つの食卓を家族で囲む形へと移行するのは，大正末期にちゃぶ台が普及して以後のことである。脚を折って茶箪笥の裏等に収納できるため，食事の場の機能性転換を継承し，同じ高さで食べる家族の平等化を実現した。畳に座る日本の生活文化と家族が一つのテーブルを囲む海外文化が融合した日本独自の食文化ともいえる。ちゃぶ台は1930年代以降，テーブルに代わる1960年代まで使われた。

チャンク ［chunk］ 元来，チーズ，パン，肉片等の厚切れ，大きな塊を意味する語句であるが，特に大型の魚類の処理の一形態を指す。頭，えら，内臓を除いたもの（ドレス形態）あるいはドレスを三枚下ししたフィレを厚く輪切りにしたもの。

チューインガム ［chewing gum］ アカテツ科のサポディラの樹液を精製した天然チクルや，合成樹脂の酢酸ビニル等に甘味料，香料などの添加物を加えたもの。短冊形の板ガム，糖衣をかけた糖衣ガムがある。カフェイン，緑茶フラボノイド，ラベンダー，ムタステイン，ペパーミント等を添加し，眠気防止効果，口臭除去効果，精神安定効果，歯磨き効果，花粉症に対する効果などの薬用効果をもたせたガムや，エステルガム添加のよく膨らむ風船ガム，砂糖以外の甘味料を用いたシュガーレスガム等が市販されている。

中央環境審議会 ［Central Environmental Council］ 環境の保全に関する調査審議等を行う環境省の機関として2001（平成13）年1月に設置。環境基本計画に関する事項の処理，環境の保全に関する重要事項の調査審議，環境基本法に規定する事項に関し内閣総理大臣，環境大臣または関係大臣に意見を述べることができる。

中央値 ［median］ ＝メジアン

中央致死薬量 ［median lethal dose］ ＝半数致死量

中央配膳 ［centralized tray-setting］ 中央（調理室）でベルトコンベア等を用いて個人別に料理を盛り付け，配膳車に載せて各病棟へエレベーターやリフトで搬送する供食形態。適温配膳を行うためには保温食器，保温トレイや保温・保冷配膳車を用いる。→コンベア配食

中果皮 ［mesocarp］ ＝アルベド

中華麺 ［Chinese noodle］ 強力粉や準強力粉にかん水を0.8～1.2％添加して作った麺。太さ，こし，縮れ具合で種類が分別される。加水率が低いと硬くストレートになり，加水率が高いと柔らかく縮れやすい。生中華麺，ゆで中華麺，蒸し中華麺，干し中華麺等がある。生中華麺を40時間以上熟成させると，麺が締まって透明になり食感もよくなる。

中華料理店症候群 ［Chinese restaurant syndrome］ 中華料理の調味料として大量に使用されるグルタミン酸ナトリウムに起因する症候群。動悸・頻脈，顔面紅潮，発汗等を呈する。食事を始めて20～30分前後に起こり，遅くとも2時間以内に改善する。特に乳幼児に多くみられる。

中間型リポタンパク質 ［intermediate density lipoprotein, IDL］ 超低密度リポタンパク質（VLDL）におけるトリアシルグリセロールがリポタンパク質リパーゼにより一部分解を受けた代謝産物。密度1.006～1.019 g/mL，サイズ25～30 nmである。

中間宿主 ［intermediate host］ 寄生生物が終宿主（成虫が最終的に寄生する生物）にたどり着くまでの間，一時的に寄生する相手の生物。また，寄生虫が幼虫と成虫とで宿主を変える場合，幼虫時の宿主をいう。複数の中間宿主を必要とする場合は，順番に第一中間宿主，第二中間宿主とよぶ。→寄生虫，→宿主

中間水分食品 ［intermediate moisture food, IMF］ 水分活性が乾燥食品と生鮮食品の中間（0.65～0.85）にある食品。この範囲では微生物の増殖がかなり抑制されるため保存性も比較的高く，復水の必要なくそのまま食べることができる。ジャム，ゼリー，乾燥果実（レーズン，干し柿等）等の伝統的保存食品がこれに当たる。

中間体 ［intermediate］ ＝代謝中間体

中間代謝 ［intermediary metabolism］ 栄養素が体内でさまざまな酵素反応を経て分解されエネルギーを産生したり，必要な体内成分を合成したりする一連の酵素反応。さまざまな中間代謝物質（代謝中間体）を経て行われる。→代謝中間体

中間代謝物質 ［intermediary metabolite］ ＝代謝中間体

中間フィラメント ［intermediate filament］ 直径約10 nmの細胞質線維の総称。筋細胞ではデスミン（スケレチンともいう）という線維タンパク質が知られている。デスミンは隣接する筋原線維間をZ膜レベルで結合している。また，Z膜と細胞膜とを結合している。細胞には中間フィラメントと同様の細胞骨格とよばれる線維構造があり，その一つはアクチンのような細いミクロフィラメント，ほかはミオシンのような太いフィラメント，中間フィラメントはその直径が両者の中間にあることから名付けられた。

中間物質 ［intermediate］ ＝代謝中間体

中国醤油 ［Chinese soy sauce］ 伝統的なのは，ほぼダイズのみを原料とし，麹を仕込み，日光にさらしつつ熟成させる酵母非発酵型の醤油。概して色が黒ずんでいて，香りがおとなしく，主に調理に用いられる。現在，中国では麹を高温で熟成す

る速醸型の醤油が広く生産されている。

中国茶 [Chinese tea]　ツバキ科の常緑樹"茶の木"の葉を原料とする中国の茶。中国では茶は、発酵の有無等の製造法の違いにより、緑茶、黄茶、白茶、青茶、紅茶、黒茶の6種に分類される。緑茶は不発酵茶。白茶は萎凋、青茶は日光萎凋と室内萎凋により茶葉酵素を中程度作用させた半発酵茶、紅茶は萎凋と発酵の工程で十分茶葉酵素を作用させた発酵茶。黄茶は殺青・揉捻後に悶黄工程（茶葉を布などで包み放置する）で軽く微生物発酵させた茶。黒茶は殺青後に堆積してカビ等で微生物発酵させた茶である。

中国パセリ [Chinese parsley]　コリアンダー（*Coriandrum sativum*、コエンドロ）、中国では香菜(しゃんつぁい)、タイではパクチーとよばれるセリ科に属する香草。精油はシトロネラール、ゲラニルアセテートを主成分とする。生葉には独特の香り（脂肪族アルデヒド類）があり、熱帯アジアの料理に広く用いられている。芳香健胃薬でもある。

中国緑茶 [Chinese green tea]　新鮮な茶葉を釜で炒って殺青(さっせい)し、茶葉の酵素を失活させた不発酵茶。緑茶を製造するための釜炒製法は明代に確立され、現在では生産量のおよそ7割を占めるポピュラーな茶である。殺青時、あるいは殺青後の揉捻と乾燥工程で、針、珠、雀舌、眉、毛尖などの形状に作られる。龍井茶、平水珠茶、黄山毛峰、碧螺春、黄山緑牡丹、海貝吐珠が有名である。

中鎖脂肪酸 [medium-chain fatty acid]　炭素数による脂肪酸の分類は一貫していないが、炭素数が5から12以下の脂肪酸を示すことが多い。ヤシ油やパーム核油には、構成脂肪酸として中鎖脂肪酸が多く含まれ、脂肪酸組成の約半分を炭素数12のラウリン酸（ドデカン酸）が占める。少量ながら乳脂にも中鎖脂肪酸が含まれる。炭素数8のカプリル酸（オクタン酸）と炭素数10のカプリン酸（デカン酸）は消化吸収経路が長鎖脂肪酸とは異なり、主として遊離脂肪酸の形で門脈を経て肝臓に送られ、効率良く酸化されてエネルギーになる。

中鎖脂肪酸トリアシルグリセロール [medium chain triacylglycerole]　＝中鎖トリアシルグリセロール

中鎖トリグリセリド [medium chain triglyceride]　＝中鎖トリアシルグリセロール

中鎖トリアシルグリセロール [medium chain triacylglycerole, MCT]　中鎖脂肪酸で構成されたトリアシルグリセロール。中鎖トリグリセリドともいう。ヤシ油やパーム核油には、トリアシルグリセロールの構成脂肪酸として中鎖脂肪酸が多く含まれ、脂肪酸組成の約半分を炭素数12のラウリン酸（ドデカン酸）が占める。少量ながら乳脂にも中鎖脂肪酸が含まれる。MCT自体は通常の食事にはほとんど含まれない。泊脂を構成する中鎖脂肪酸、特に炭素数8のカプリル酸（オクタン酸）と炭素数10のカプリン酸（デカン酸）は消化吸収経路が長鎖脂肪酸とは異なり、主として肝門脈を経て肝臓に送られ、効率良く酸化されてエネルギーになる。したがって、体脂肪として蓄積されにくい性質をもつ。一方、合成されたMCTが胆・肝障害で脂肪の利用が低下している病人や術後で体力の弱っている人などの食事療法に用いられ、エネルギー補給に役立っている。

注射 [injection]　薬液等を注射針をつけた注射器で体内に注入すること。注入する経路によって皮下注射、筋肉注射、静脈注射等がある。

抽出 [(1) extraction；(2) sampling]　(1)試料中の、目的とするある成分を溶媒中に溶出・回収する操作。①固-液抽出：固体中のある成分を溶媒（水、有機溶媒など）中に溶出し、回収する操作。②液-液抽出：溶液中のある成分を、この溶液と混合しない溶液を加え、分離・回収する操作。例えば、成分を含む水溶液に有機溶媒を加え抽出する操作が一般的である。(2)母集団を構成している要素の中から、目的とする要素を取出すこと。標本抽出ともいう。取出された要素を標本（sample）という。→無作為抽出

中心温 [core temperature]　＝核心温

中心静脈栄養 [intravenous hyperalimentation, IVH]　経口摂取不能の場合、消化管の安静を保つ場合、吸収不全状態等の場合に、必要な栄養素と十分なカロリーを含んだ輸液薬を経静脈的に投与する栄養法である。カテーテルは上大静脈に留置して、高カロリー輸液用基本液とアミノ酸輸液、ビタミン製剤、微量元素製剤、脂肪乳剤などを組合わせて投与する。→経静脈高カロリー輸液

中心性肥満 [central obesity]　体幹のみにみられる肥満。クッシング症候群に特徴的にみられ、体幹にのみ皮下脂肪の沈着がみられ、四肢は細くなる。→クッシング症候群

中心体 [centrosome；central body]　動物細胞における細胞小器官の一つ。核の近辺に配置され、細胞分裂の際は二つの中心小体が分かれ、細胞の両極に移動し、途中それぞれ新たな中心体を形成する。この際、各々の中心体は、細胞分裂の際に認める星状体及び紡錘体の極となる。

中心動脈 [central artery]　大動脈等の、心臓に近い動脈。橈骨(とう)動脈等の末梢動脈と対比していう。

虫垂 [appendix]　哺乳類の盲腸先端部にあるリンパ系器官。ヒトでは盲腸の内後側壁から始まる長さ約8cm、幅0.5〜1cmの盲管。重要な機能はもっていない。多量のリンパ小節をもつ。細菌感染を受けて虫垂炎を起こしやすい。

虫垂炎 [appendicitis]　虫垂に原発する化膿性炎症。俗称、盲腸炎。虫垂内腔の狭窄や閉塞によ

り腸管壁の血行障害が引き起こされ，腸管内細菌の二次感染が加わり発症すると考えられている。症状は，上腹部痛より始まり，右下腹部痛が生じ，発熱，食欲不振，吐気，嘔吐，便通異常等を伴う。

中枢神経系　[central nervous system, CNS]
脳及び脊髄を指し，それらの内部で神経回路を構成するニューロン連絡系をいう。脳には大脳半球（大脳皮質や大脳基底核），視床，視床下部，脳幹（中脳，橋，延髄），小脳が区別される。脊椎動物では神経系が高度に集中しており，中心部には比較的高次の情報処理を担当する神経回路が形成される。この神経系を中枢神経系と称する。無脊椎動物では神経細胞が集中し，神経節を形成する（神経系の中枢化）。→脳

稠性　[consistency]　＝コンシステンシー

中性アミノ酸　[neutral amino acid]　分子中のα位の炭素に塩基性の性質を示すアミノ基と酸性の性質を示すカルボキシ基をそれぞれ一つずつもったアミノ酸（モノアミノ・モノカルボン酸）。トレオニン，バリン，イソロイシン，ロイシン，セリン，アラニン，グリシン等。

中性アミノ酸尿症　[neutral amino acid uria]
中性アミノ酸が尿中に漏出する状態。アミノ酸は腎臓の近位尿細管でほぼ100％再吸収されるが，中性アミノ酸の再吸収障害が生じると尿中に中性アミノ酸が漏出するようになる。中性アミノ酸の輸送障害の先天的な欠陥として，ハートナップ病が挙げられる。

中性脂肪　[neutral fat]　グリセロールに1～3分子の脂肪酸がエステル結合したモノ，ジ，トリアシルグリセロール。血液中あるいは脂肪組織中の中性脂肪のほとんどはトリアシルグリセロールである。脂肪酸が3分子とも同一であるものを単純トリアシルグリセロール，同一でないものを混合トリアシルグリセロールという。天然の中性脂肪は，大部分が混合トリアシルグリセロールである。

中性ステロール　[neutral sterol]　中性条件下で有機溶媒中に抽出されるステロール骨格を有する有機化合物。コレステロールやコプロスタノールなど。

中性デタージェント繊維　[neutral detergent fiber, NDF]　食物繊維定量法のvan Soest法には，NDF法とADF（acid detergent fiber）法がある。ラウリル硫酸ナトリウムやエチレンジアミン四酢酸二ナトリウムを主体とした中性界面活性剤を使用，処理して灰分量を引いて定量される繊維（NDF）で植物の細胞壁成分であるセルロース，ヘミセルロースとリグニンの合計量に相当するとされる。

注腸食　[parenteral diet for barium enema]
大腸X線検査や大腸内視鏡検査のため，腸の透視をしやすくするための低残渣食。検査前日の朝・昼・夕に低脂肪食とともに与えられる。最近は専用の加工済み食品や成分栄養剤が利用される。→低残渣食

中腸腺　[mid-gut gland；mid-intestinal gland]
貝類など軟体動物の消化管の一部。消化管は前腸，中腸，後腸に区別される。中腸（脊椎動物の胃に相当する機能をもつ）に付属し，消化・吸収・栄養の貯蔵の機能を受けもつ部分である。暗緑色や褐色をしていることが多い。二枚貝や巻貝では，有毒プランクトン等の蓄積あるいは餌由来により，下痢性貝毒，麻痺性貝毒，ふぐ毒などの毒素がこの中腸腺に蓄積する。

中毒　[intoxication；poisoning]　体内に入った天然物質及び化学物質やこれらの代謝産物，微生物等によって病気や機能障害が起こること。機能障害の起こるまでの期間により急性と慢性に分けられる。中毒の原因となるのは，毒草，毒きのこ，ふぐ毒，食中毒細菌，農薬，たばこ，化粧品類，洗剤，等さまざまある。

中毒学　[toxicology]　＝毒物学

中年　[middle age]　厳密な定義はないが，成人以降高齢期まで（65歳未満）を分類した場合に，29歳までを青年期，30～49歳までを壮年期，50～64歳までを中年期とよぶ場合が多い。身体機能の衰えとともに，それまでの生活習慣等による生活習慣病が顕在化してくる時期。

中胚葉　[mesoderm]　大部分の多細胞動物の初期発生にみられる外胚葉と内胚葉との中間にみられる胚葉。受精卵の割球塊の中心部に腔所ができ，その外層に一層に並ぶ細胞と，内部の細胞塊の2種に分化する。外層の細胞群は栄養胚葉（栄養膜）に，内部の細胞塊は胎児そのものとなり，この時期の受精卵を胚胞という。その内細胞塊は2層になっており，胚胞の内腔に面する側の細胞層を内胚葉といい，栄養膜に接する側の細胞層を外胚葉という。外胚葉の細胞は内胚葉側に向かって増殖し，これから遊出した細胞群が内外胚葉の間に広がり，中胚葉を形成する。中胚葉からは，軟骨，骨，筋肉，結合組織，心血管系，腎臓，生殖器系等が形成される。

チューブ栄養　[tube feeding]　＝経管栄養

チューブリン　[tubulin]　微小管を構成するタンパク質。分子量110,000のヘテロ二量体から成る。重合して直径21～24 nmの中空性非分枝性の円柱状細管を作る。主に繊毛や神経線維の軸索など，また，特に細胞分裂の際に紡錘糸として存在するが，筋細胞では発生段階の細胞には多いが，成熟細胞では少なくなる。細胞内の運動や物の輸送に関与していると考えられているが，特に，筋細胞での機能的意義は不明である。

昼盲　[hemeralopia；day-blindness]　明るい場所での視力が，夜間または薄明下よりも，かえって視力が減退する状態。網膜性（感覚性）昼盲と症

中力粉 [medium flour] 小麦粉をタンパク質の量と質を基に用途別に分類した場合，準強力粉と薄力粉の中間の性質をもつ粉．タンパク質含量は7.5〜10.5％程度．グルテンの弾性は中程度である．粉の性質は原料小麦の種類で決まり，日本国内で生産される小麦の大部分は中力粉用の小麦である．輸入麦としてはオーストラリア産スタンダード・ホワイト（ASW）が代表的なもの．

中和抗体 [neutralizing antibody] 毒素や病原体と結合してその活性を失わせる抗体．毒素中和抗体やウイルス中和抗体がある．

中和指示薬 [nutralization indicator] ＝酸塩基指示薬

中和滴定 [neutralization titration] ＝酸塩基滴定

聴唖 [deaf-mutism] 聾唖ともいう．聴覚機能を喪失したものを聾という．言葉を覚える以前に聾となると聾唖となる．聾の原因は，内因性（遺伝性）と外因性（妊娠中の感染症，薬物の副作用等，乳幼児期の髄膜炎等）がある．聾に伴って身体他部の形成異常が出現することがよく知られている．聾唖に聴力検査を行うと，強い音刺激に対しては若干聴力が残っていることがあり，これを残聴という．

腸陰窩〔か〕 [intestinal crypt] ＝腸腺

腸液 [intestinal juice] 小腸壁にある腸腺から分泌される消化液．弱アルカリ性である．多くの消化酵素を含んでおり，炭水化物分解酵素のマルターゼ，サッカラーゼ，ラクターゼ，タンパク質分解酵素のペプチダーゼ，トリプシノーゲンを活性化しトリプシンにするエンテロキナーゼ等がある．

腸炎 [enteritis] 腸管の炎症性疾患．経過により急性腸炎と慢性腸炎に分けられる．また，原因別に細菌やウイルスの感染による感染性腸炎と，薬物やアレルギー，血行障害等によって起こる非感染性腸炎に分けられる．さらに，罹患部位により十二指腸炎，小腸炎，大腸炎等に分けられる．臨床経過は原因や個体差によって異なる．

超遠心機 [ultracentrifuge] 高速回転を利用した遠心機．回転体と空気摩擦による温度上昇を避けるためにロータ室を真空にする．重力の10^5倍以上の遠心効果を達成できる．沈降状態を光学系で観測する分析用と光学系がない分離採取用がある．

超遠心分析 [ultracentrifugal analysis] 超遠心場における分子挙動の分析．超遠心機を用いる．タンパク質など高分子成分の沈降速度の測定により分子量を推定することができる．観測用の特殊光学系が必要．→沈降係数

腸炎ビブリオ [*Vibrio parahaemolyticus*] 好塩細菌の一種で，グラム陰性，発酵性の桿菌．耐熱性溶血毒及びその類似毒を産生する菌株は，代表的な感染型細菌性食中毒菌．海水中の常在菌で，3％の食塩濃度でよく増殖し，分裂速度もほかの食中毒菌より速いため，特に夏季に魚介類を介して経口的に感染し，食中毒を起こす．

超音波検査法 [ultrasonography] 高周波数の音波による非破壊検査．検査対象部位に入射し，その反射波を利用して，内部の構造を画像化する．魚群の探知，金属材料・機械の欠陥箇所の探索，人体の病変部位の特定，生体脂肪厚の計測，スイカの内部亀裂の非破壊検出に利用される．反射波の分析方法により，Aモード法，Bモード法，Mモード法，ドップラー法等に分けられる．

超音波処理 [ultrasonication] 超音波の食品の処理・加工への利用．超音波（振動数ほぼ16 kHz以上の不可聴音波）は，可聴音波に比べて著しい指向性と減衰性を示し，単位断面積・単位時間に通過するエネルギーが極めて大きい．この超音波のエネルギーは乳化，分散，凝集，反応促進，脱気・脱泡，洗浄，殺菌等に利用される．

超音波断層法 [ultrasonic tomography] 体表から2〜5 MHzの探触子（トランスデューサー）により実時間で構造物を二次元表示する方法である．B-モードエコー［法］ともいう．得られた二次元画像はすべての超音波法の基本である．探触子の位置を変えることにより心臓のほぼ全体が観察できる．基本断面として胸骨左縁長軸断層面，胸骨左縁短軸断層面，四腔断層面等がある．心臓弁膜症，先天性心疾患，虚血性心疾患，心筋症，心膜疾患等の診断に有用である．

潮解 [deliquescence] 固体が空気中の水分を吸収して溶解する現象．水酸化ナトリウム，塩化カルシウムの固体によくみられる．飽和水溶液の蒸気圧の低い物質にみられる．

超過率 [overrun rate] ＝率差

腸管灌流 [intestinal perfusion] 血流や神経支配を維持した麻酔下の動物の消化管にカニューレを挿入して灌流液を流し，物質の腸管透過性などを解析する実験手法である．カニューレの挿入部位を目的に応じて任意に設定できるため，生きたままの状態で部位特異的に解析できる．灌流液中に含まれる物質を灌流の前後で随時解析することが可能となるため，栄養素の吸収効率や化学物質の腸管透過性についての解析，腸管吸収・排出にかかわるトランスポーターの特定，賦形剤の評価などに用いられる．

腸管出血性大腸菌 [enterohaemorrhagic *Escherichia coli*] 大腸菌の中で下痢を引き起こす5種類の下痢原性大腸菌のうち，腸管出血性大腸菌

は，毒素（ベロ毒素）を産生し，出血を伴う腸炎や溶血性尿毒症症候群を引き起こし，時には致死的な症状を引き起こす場合がある。「O157：H7」は，この腸管出血性大腸菌の一種の血清型である。

腸肝循環 [enterohepatic circulation] 肝臓から十二指腸へ分泌された胆汁が，小腸粘膜より吸収され，門脈を介して肝臓に戻り胆汁の合成に利用されるサイクル。胆汁の一部は糞便とともに体外へ排泄される。胆汁酸塩の約95％が小腸から，一部は大腸から吸収され，門脈を経て肝臓へと運ばれる。→胆汁

腸管神経系 [enteric nervous system；intestinal nerve] 腸管には内在神経と外来神経が分布している。内在神経には腸筋層間神経叢（アウエルバッハ神経叢）と粘膜下神経叢（マイスナー神経叢）があり，消化管機能の調節を行っている。外来神経には自律神経系があり，交感神経と副交感神経が協調して消化管機能を調節している。→腸筋層間神経叢

腸間膜 [mesentery] 腹部内臓を後腹壁につなぐ腹膜。狭義では腸間膜は小腸を腹壁につなぐ腹膜を指す。

腸管膜動脈 [mesenteric artery] 腹部大動脈から上腸間膜動脈と下腸間膜動脈が分岐している。上腸間膜動脈は十二指腸，空腸，回腸，右結腸，横行結腸に分布する。下腸間膜動脈は，左結腸，S状結腸，直腸上部に分布する。

長期保存可能乳 [long life milk] ＝滅菌乳

腸筋神経叢 [myenteric plexus] ＝腸筋層間神経叢

腸筋層間神経叢 [myenteric plexus] 腸管壁の内層の輪筋層と外層の縦筋層との間に存在する多数の小さな神経節を有する神経叢。腸筋神経叢，アウエルバッハ神経叢ともいう。主として消化管運動の調節を行っている。

蝶形骨洞 [spheroidal sinus] 鼻腔の後上方にある蝶形骨体の中にある一対の空洞。副鼻腔の一つ。蝶形骨洞中隔により左右に分かれ，蝶形骨洞口により鼻腔に開口する。

腸結核[症] [intestinal tuberculosis；enteric tuberculosis] 腸粘膜への結核菌の感染により，結核結節を形成する炎症性疾患。典型的には回盲部に起こり，クローン病との鑑別を要する。

徴候 [sign] →身体症候

超高圧食品 [high pressure food] 数百〜数千気圧の超高圧を利用して加工した食品。通常の食品加工においては熱を利用するため，食品の風味や栄養等が損なわれることがある。これに対し，超高圧を利用した場合，風味や栄養を保ったまま，タンパク質の変性や殺菌を行うことにより，食品を加工することができる。

超高密度リポタンパク質 [very high-density lipoprotein, VHDL] 密度は1.21〜1.25 g/mL，サイズは10 nmで，高密度リポタンパク質（HDL）と同様にαグロブリンの位置に電気泳動される血漿リポタンパク質。おおよその組成は，タンパク質62％，リン脂質28％，トリアシルグリセロール4.6％，遊離型コレステロール0.3％及びコレステロールエステル3％。

長鎖脂肪酸 [long chain fatty acid] ＝高級脂肪酸

ちょうじ [clove] 丁字と書く。香辛料の一種で，フトモモ科に属する常緑喬木のつぼみを乾燥したもの。クローブともいう。粉末にして食欲増進・健胃剤などに用いられる。また，花やつぼみから採油した香油は丁子油とよばれ，主成分はオイゲノールである。丁子油は強い芳香と刺激のある味をもち，香辛料や調味料として菓子，カレー粉，ケチャップ，たばこ等に広く使用されている。

調質 [conditioning] 穀粒を加工するために水分や温度を調整する前処理。小麦は品種や性状によって挽砕に適正な水分含量が異なるため，製粉前に水分調整を行う。通常は収穫後いったん乾燥が終わった小麦に水を加えて行う。加水によって胚乳は粉砕されやすくなり，外皮は適度の水を吸収して強靭になり挽砕時に脆く砕けることがなくなるので胚乳と分離しやすくなる。

朝食欠食 [skip of breakfast] 不規則な生活リズムにより，朝起きるのがつらい，食欲がない，時間がない等の理由から朝食を食べないこと。幼児期から成人期に至るまで，問題となっている。朝食は体の目覚まし時計といわれるように，一日の体のリズムを作るためにも非常に大切なものである。また成長期にある子供たちの欠食は，栄養面と同時に精神面でもさまざまな問題を生じる。

稠性 [consistency] ＝コンシステンシー

腸性肢[先]端皮膚炎 [enteropathic acrodermatitis syndrome] 亜鉛の吸収障害により起こる疾患。先天性と後天性とがある。症状は，四肢先端に丘疹，小水疱，膿疱を伴うびらん，紅斑等である。

腸性先端皮膚炎 [enteropathic acrodermatitis] 6歳までの乳幼児にみられる皮膚疾患であり，四肢末端及び口囲，眼囲，鼻孔，肛囲，外陰等の開口部に丘疹，小水疱，膿疱を伴う紅斑を生じ，やがてびらんを形成する。その他に，消化器症状として下痢・嘔吐，びまん性脱毛を認める。腸管での亜鉛の吸収障害による亜鉛欠乏が原因と考えられ，亜鉛と結合するリガンドの異常が示唆されている。

調製豆乳 [prepared soy milk] 日本農林規格（JAS）では，次のとおり定められている。（大豆から熱水等によりタンパク質その他の成分を溶出させ，繊維質を除去して得られた）大豆豆乳液であって大豆固形分が6％以上8％未満のもの，大豆豆乳液に植物油脂及び糖類，食塩等の調味料を加えた

「調製豆乳」であって大豆固形分が6％以上のもの，脱脂加工大豆から熱水等によりタンパク質その他の成分を溶出させ，繊維質を除去して得られたものに植物油脂及び糖類，食塩等の調味料を加えた「調製脱脂大豆豆乳液」であって大豆固形分が6％以上のもの。

調製粉乳 [formulated milk powder]　「乳及び乳製品の成分規格等に関する省令」（略称：乳等省令）で〈生乳，牛乳若しくは特別牛乳又はこれらを原料として製造した食品を加工し，又は主要原料とし，これに乳幼児に必要な栄養素を加え粉末状にしたもの〉と定義される。人乳に存在しない乳タンパク質（αカゼインなど）の除去やミネラルの調整及び強化を行った母乳擬似物である。

腸腺 [intestinal gland]　小腸の絨毛の間に開口し，小腸液を分泌する腺。腸陰窩ともいう。十二指腸腺（ブルンネル腺）から分泌される十二指腸液はアルカリ性で，胃液を中和する作用を有している。小腸腺はリーベルキューン腺ともよぶ。腸腺の内面には，幹細胞，吸収細胞，パネート細胞，内分泌細胞，粘液を分泌する杯細胞が並んでおり，消化吸収が活発に行われている。

チョウセンニンジン [asiatic ginseng]　根を薬用に用いる多年草。*Panax ginseng* C.A. Mey。野菜のニンジンとは異なる植物。高麗人参，薬用人参，御種人参ともいう。不老長寿の万能薬とされた。日本で栽培に初めて成功したのは1728年。成分の一つのテルペングリコシドのジンセノシドには血糖値調節，血圧降下，発がん抑制作用が報告されている。カナダで発見されたアメリカニンジン（*P. quinquefolia* L.）も薬効が強い。

頂端膜 [apical membrane]　極性をもつ細胞における，組織内腔に面する細胞膜。極性細胞には，消化管や血管などの管状組織の内腔を覆う，消化管上皮や血管内皮を構成する細胞群がある。極性をもつ細胞における頂端膜以外の細胞膜は側底膜という。頂端膜と側底膜界面には，多くの場合密着結合（タイトジャンクション）が存在し，隣の細胞と結合している。消化管上皮細胞の場合，頂端膜には栄養素の吸収担体や膜消化酵素を有する微絨毛が存在し，刷子縁膜（brush-border membrane）とよばれている。

腸チフス [typhoid fever]　チフス菌の経口摂取により起こる急性感染症。潜伏期間は7〜14日間で，その後，腰痛，発熱，関節痛等の症状が出現し，3〜4日経ち，40℃近い発熱及び下痢が出現する。2週間ほど経過し悪化すると，腸内出血，腸穿孔を起こす。

超低出生体重児 [extremely low birth weight infant]　出生体重が1,000 g 未満児。1,500 g 未満児を極低出生体重児，2,500 g 未満を低出生体重児としている。2,500 g 以上を成熟児という。→未熟児

超低比重リポタンパク質 [very low-density lipoprotein]　=超低密度リポタンパク質

超低密度リポタンパク質 [very low-density lipoprotein, VLDL]　密度0.95〜1.006 g/mL で，プレβの位置に電気泳動される血漿タンパク質。プレβリポタンパク質ともいう。機能としては，肝臓で合成されたトリアシルグリセロールやコレステロールエステルを末梢組織に運搬すること。肝臓から血中に分泌されると高密度リポタンパク質（HDL）からアポCやアポEを受け取った後，全身の毛細血管床で分解され，中間型リポタンパク質（IDL）に転換し，最終的にLDLに変換する。

腸毒素 [enterotoxin]　=エンテロトキシン

腸トリコモナス症 [intestinal trichomoniasis]　主に出血性粘液性下痢を特徴とする疾患。腸トリコモナスは鞭毛虫の一種で，ヒトの盲腸付近の大腸に寄生する。ほかの動物の糞便中に排泄された原虫を直接口から取込むことで感染する。

腸内細菌 [intestinal bacteria]　小腸及び大腸に棲息する細菌を指す。その集団を腸内細菌叢とよぶ。ヒトの場合，胃（$<10^3/g$）や空腸（$<10^4/g$）の細菌は少なく，回腸で10^7個/g 程度に増加し，大腸で10^{12}個/g に達する。小腸で検出される細菌は，大腸菌や乳酸菌，腸球菌などの通性嫌気性細菌で，大腸細菌の多くはクロストリジウムやバクテロイデス，ビフィドバクテリウムなどの絶対嫌気性細菌である。メタン菌のような古細菌も腸内細菌叢に含まれる場合がある。一般に糞便細菌を腸内細菌として検査材料に用いる。培養法で検出できる腸内細菌は200から300種，多くても400種程度であるが，メタゲノム解析技術を使うと1,000種程度さらに分子系統的に異なった細菌が検出される。動物にはそれぞれ固有の腸内細菌叢が発達しており，腸管粘膜上の接着場所や栄養素の競合，腸内細菌が生成する有機酸によるpHの低下，粘膜免疫系の発達誘導によって病原体の定着を阻害するほか，腸上皮組織に短鎖脂肪酸やビタミン類を供給することで腸管の機能を維持する働きがある。個人の中で一旦確立した腸内細菌叢は大きく変化しないが，加齢に伴う食事の変化や疾病増に伴う投薬によって影響を受ける。→腸内発酵

腸内細菌叢 [intestinal bacterial flora] →腸内細菌

腸内発酵 [intestinal fermentation]　腸内細菌によって基質が嫌気的に分解され有機酸，特に短鎖脂肪酸（short chain fatty acids, SCFA）が発生する現象。ヒトの大腸内では，主に短鎖脂肪酸の酢酸，プロピオン酸，酪酸が検出される。この他，少量の乳酸とコハク酸に加えて吉草酸やイソ酪酸，イソ吉草酸も検出される。基質の化学組成が変わることによって生成される有機酸の比率が変動する。乳

酸やコハク酸は，腸内細菌の純粋培養では主要な生成物であるが，実際の腸内では，これらを酢酸やプロピオン酸，酪酸に変換する細菌群が存在するため，通常の大腸発酵ではほとんど検出されない。ただし，難消化性オリゴ糖などの過剰摂取によって異常発酵が起こるような場合，大量に検出され下痢軟便症状を伴うことがある。短鎖脂肪酸は大腸上皮細胞や全身の末梢組織でエネルギー源となるほか，酢酸は脂肪酸合成の前駆体，プロピオン酸は糖新生の出発物質にもなる。また酪酸にはヒストン脱アセチル化酵素の阻害効果があり，異常細胞へのアポトーシス誘導による大腸発癌の予防も期待されている。

調乳 [milk preparation] 牛乳や乳製品を用いて乳児に適した人工栄養に調合すること。以前は全脂肪乳に糖質を加え，ビタミンを添加するなどの調製が行われていたが，現在はこれらが調製されている市販の粉乳が用いられる。粉乳の調乳濃度はおおむね13〜14％の範囲である。調乳法には無菌操作法と終末殺菌法がある。

超微量元素 [ultratrace element] 生体内に$\mu g/kg$（ppb）程度存在する微量元素。この必須元素にはSe, I, Mo, Cr, Co等がある。

腸付随リンパ系組織 [gut-associated lymphoid tissue, GALT] 消化管の粘膜固有層に存在するリンパ組織。パイエル板など。経口摂取された抗原に対する免疫を担当し，IgAを分泌する。ヒトの体内で最大のリンパ組織と見なされている。

調味 [seasoning] ＝味付け

調味加工品 [flavoring processed food；cooked and processed food] 甘味料，塩味料，酸味料，うま味料等の調味料を添加し加工したもの。種々の食品を対象に，色，香り，味，触感などの嗜好性や栄養価を高める加工が行われている。

超ミクロトーム [ultramicrotome] 電子顕微鏡用試料の超薄切片を作成する装置。光学顕微鏡用の試料作成用のミクロトームと区別される。熱膨張方式と機械送り方式の2種類がある。支点で支えられた主軸に試料を取付け，この主軸をヒーターにより加熱膨張させながら駆動モーターで主軸を上下させ，基板上にあるナイフステージに取付けられたナイフで切削する。試料を10 nmから200 nmに薄切することができる。

調味干し [seasoned and dried product] 調味料で煮てから乾燥させた加工食品。タイ，アジ，エビ等の調味干しがある。広義には，調味液に漬けてから乾燥するみりん干し等も含める。

調味油 [seasoning oil] ＝シーズニングオイル

調味料 [seasoning；flavor] 飲食物に味を付け，全体の風味を調整するために用いる材料。砂糖，塩，酢，醤油，味噌，みりん，各種ソース等。この他に，うま味を補強するうま味調味料（化学調味料），辛味をつけるためのカレー粉，コショウ等の香辛料もある。

調理 [cooking] クッキング。食品材料に，各種加熱あるいは非加熱操作を加えて食べ物にすること。目的は，有害または不要な部分を取除いて安全なものにする，消化性や栄養性を高める，おいしくする，精神的満足感を与える，調理文化の伝承等である。

調理作業動線分析 [cooking task analysis] 調理作業の一連の行動の過程において動作内容の分析を行い，ムダ，ムリ，ムラを見つけ出し，その箇所を改善し効率の良い最良の作業の方法を作り出す研究。ビデオ分析，サーブリック分析などが用いられる。

調理師 [licensed cook] 調理師の名称を用いて調理の業務に従事することができる者。「調理師法」（1958（昭和33）年5月10日法律第147号）により，資格要件は厚生労働大臣が指定した調理師養成施設で1年以上調理師として必要な知識及び技能を修得した後に，または中学校卒業後2年以上調理の実務を経験した後に，都道府県知事が行う調理師試験に合格し免許を受けた者。

調理済食品 [prepared food] 味付け調理されたもので，そのまま熱を加えるか，電子レンジで温める程度で食べることのできる加工食品。加工済食品ともいう。調理済み冷凍食品，調理済み缶詰，レトルト食品，総菜などがある。

調理済冷凍食品 [prepared chilled food] あらかじめ味付け，調理加工して冷凍した食品。適当な容器に包装し，単に解凍するか，または解凍して加熱すれば食べられるように調製してある。一般にはプラスチックフィルムで包装し，それをさらに紙箱やプラスチックの袋に入れて凍結してある。すべて$-18℃$以下の冷凍庫に保存する。

張力-伸長曲線 [stress-strain curve；load elongation curve] 縦軸に荷重，横軸に伸び率をとり，試料に負荷をかけ，それに対する伸び率を記録しグラフ化したもの。

調理ロス [cooking loss] 食品を加熱したり，食品に加塩をしたり，冷凍品を解凍したりしたとき，その処理（調理操作）により，重量や栄養価が減少すること。

超臨界抽出 [supercritical extraction] 超臨界ガス抽出（超臨界流体抽出）ともいう。物質抽出の新技術。臨界点にある流体は液体に近い密度，気体に近い粘度，両者の中間の拡散係数を有し，動植物成分に対して優れた抽出能力を示す。コーヒーの脱カフェイン，ホップエキスの抽出，香辛料から芳香・辛味成分の抽出，動植物から色素の摘出，イワシ，サバなどからエイコサペンタエン酸（EPA）の抽出等に威力を発揮する。抽出操作は常温辺りで行い得るが，$150〜300 kg/cm^2$の高圧下操作であり，

超臨界二酸化炭素抽出 [supercritical carbon dioxide extraction]　一般に気体に圧力を加えると液体になる。しかし温度がある一定温度以上ではいくら圧力を加えても液体にはならず、流体の密度が増すだけになる。このように液化の起こらない限界の温度を臨界温度とよぶ。臨界温度以上の温度では圧力を高めても液体とはならず、気体と液体との中間の性質を有した流体となり、このような流体を超臨界流体とよぶ。二酸化炭素の場合、31℃以上、78気圧以上で超臨界状態となる。超臨界二酸化炭素は密度が高く、物質を溶解することができ、また固体の中に浸透していく早さは気体に近い値を示し、抽出に応用することができる。コーヒーの脱カフェインやホップの有効成分の抽出等で工業化されている。→超臨界抽出

腸リンパ管拡張症 [intestinal lymphangiectasia]　小腸の粘膜内末梢リンパ管拡張を特徴とする症候群。腸からタンパク質が漏出するために、低タンパク質血症を起こす（タンパク質漏出性胃腸症）。小児や青年にみられる。

鳥類肉 [poultry meat]　ニワトリ、シチメンチョウ、アヒル等に飼育されて、卵、肉、羽毛、もしくは愛玩用、観賞用とされている鳥類（家禽類）の肉を意味し、通常は家禽肉とよぶことが多い。ただし、野鳥の肉は除く。

調和平均 [harmonic mean]　逆数の算術平均の逆数。→算術平均

チョーク臭 [choky flavor]　喉で感じられる息が詰まるようなにおいをいい、一種の"アク"の作用と考えられる。大豆タンパク質にはチョーク臭があるといわれているが、イソフラボンなどの渋味成分やえぐ味成分が要因と考えられている。

直営給食 [directly operated food service]　給食の経営形態の一つ。経営体が給食業務を直接運営するもので、給食の施設、設備、機器等の設備管理、給食職員の人事まですべて経営体の責任において行う方式。現在は外部に委託する施設が多くなっている。

直接検鏡法 [direct microscopic count]　顕微鏡下での菌数測定法。死菌数も含むため培養法による測定より大きい数値を与える。①短時間でおよその菌数を測定できる、②30万/mL以下の場合には測定精度が落ちる、③細菌の形態から菌種の推定が可能、④個人誤差が比較的大きい等の特徴がある。

直腸癌 [cancer of rectum; rectal cancer]　衛生状態の改善とともに減少傾向にある。人工肛門になることが多い。ストーマ・ケアが必要になる。直腸のまれな腫瘍としてカルチノイドや悪性リンパ腫、肛門腺癌などがある。

直腸子宮窩〔か〕 [rectouterine excavation]　＝ダグラスか〔窩〕

チョコレート [chocolate]　焙焼したカカオ豆の胚乳をすりつぶしたものに、砂糖、カカオバター、粉乳、乳化剤を加え、練上げて作った菓子。カカオ豆の起源は中米のマヤ・アステカ文明にあり、当時は強壮剤的な苦い飲み物として使われていたが、19世紀のヨーロッパで現在のような菓子が生まれた。「チョコレート類の表示に関する公正競争規約」で、カカオ分とカカオバターの含量によって、チョコレートと準チョコレートに区分することになっている。口どけの良さは、含まれる脂肪のグリセリド組成が単純なことに起因している。→カカオ豆

貯蔵エネルギー [energy storage]　貯蔵エネルギーは、主として体内に糖質（血糖とグリコーゲン）と脂肪（脂質）として蓄えられている。糖質は、血液や体液に10〜20g、グリコーゲンとして筋肉に約250g、肝臓に約100g蓄えられている。脂肪は、性、個人により貯蔵量の幅が大きいが、一般的に体重の20％程度蓄えられている。

貯蔵グリコーゲン [glycogen storage]　糖質は、グリコーゲンとして、主に肝臓と筋肉に蓄えられている。その量は、肝臓で約100g、筋肉で約250gといわれている。肝臓中のグリコーゲンは、主に血中グルコースの供給源となり、筋肉中のグリコーゲンは、主に筋肉でのエネルギー源となる。

貯蔵脂肪 [depot fat; depot lipid; stored fat; reserve fat]　哺乳動物の脂肪組織を構成する細胞中に貯蔵されているトリアシルグリセロール。沈着脂肪、蓄積脂肪ともいう。生体が空腹や運動によってエネルギーが不足すると、必要に応じて脂肪酸とグリセロールに分解され、脂肪酸はアルブミンと結合して血流を通して各組織に運ばれ、そこでエネルギーとして利用される。また、グリセロールは肝臓でグルコースに変換されてエネルギー源として利用される。過食による糖質や脂質は主として肝臓で中性脂肪となり超低密度リポタンパク質（VLDL）として血中に放出され、脂肪細胞で貯蔵される。この貯蔵脂肪の増大が肥満の原因である。

貯蔵〔性〕タンパク質 [reserve protein]　タンパク質摂取量の増減に応じてその量が容易に変化する筋肉などのタンパク質。易動性タンパク質ともいう。しかし、糖質栄養における肝グリコーゲン、脂肪栄養における脂肪組織のトリアシルグリセロールに相当する特別な貯蔵タンパク質というものは存在しない。植物種子にはタンパク質顆粒とよばれるオルガネラ中にグロブリン、プロラミン、グルテリンのような水不溶性のタンパク質が蓄えられている。これらのタンパク質は種子の発芽・成長の窒素源の役割を果たしている。→タンパク質顆粒

貯蔵多糖 [storage polysaccharide]　エネルギー源として利用される炭水化物の細胞内貯蔵型。

動物細胞のグリコーゲンや植物細胞のデンプンがこれに当たる。直ちにエネルギー源として利用される単糖と貯蔵型である多糖との相互変換が酵素的に速やかに行われる。

貯蔵弾性率 [storage modulus] 歪みと同位相の応力成分と歪みとの比。この値は1周期の間に粘弾性体に貯蔵される弾性エネルギーに比例するために、こうよばれる。粘弾性体に正弦的振動歪みを与えると、歪みと同じ振動数の応力が生じる。この応力は歪みと同位相の応力成分と歪みより$\pi/2$位相が進んだ応力成分に分けることができる。

貯蔵鉄 [storage iron] 体内の鉄は酸素運搬機能や酵素機能を果たす機能鉄と肝臓、脾臓、骨髄に存在する貯蔵鉄に分けられる。機能鉄として、鉄はヘモグロビンに最も多く存在し、ミオグロビン、ヘム酵素、非ヘム酵素、トランスフェリン結合鉄として存在する。フェリチンやヘモシデリンとして蓄えられている貯蔵鉄は機能鉄の不足に伴って随時消費される。

直系遺伝子 [ortholog] →遺伝子重複

チョップドハム [chopped ham] プレスハムの日本農林規格（JAS）に適合しないもの、例えばつなぎの割合が多く、肉塊が小さいもので、プレスハムに類似した製品を称する。海外のチョップドハムとは異なる。

ちらし鮨 [scattered sushi] すし飯の上に具をのせるか、混ぜたもの。関東ではすし飯の上にもみノリと具にマグロ、コハダ、ゆでタコなどの魚介類、煮たシイタケ、カンピョウ、酢バスなどをのせ、吹き寄せ鮨ともいう。関西では味付けして細かく刻んだ具をすし飯に混ぜ、上に錦糸卵、もみノリ、紅ショウガなどを飾り、混ぜずし、ばらずしもいう。

チラミン [tyramine] $C_8H_{11}NO$, 分子量137.18。p-ヒドロキシフェニルエチルアミン。チロシンから大腸菌、腸球菌等の脱炭酸酵素によって生成する。食品の腐敗によって生成するアミンの一つ。チーズに含まれる。

HO—〈 〉—CH$_2$CH$_2$NH$_2$

チリ [chili; chile; chilli] トウガラシの別称。南米原産。一般に細長い小型の辛味の強いトウガラシで、赤、緑、黄、紫色を呈する。種に *Capsicum annuum, C. frutescens, C. chinense* 等がある。辛味成分はカプサイシン、ジヒドロカプサイシン及びその類縁のアミド化合物。

チリソース [chili sauce; chile sauce; chilli sauce] トマト果汁を濃縮し、チリ（赤トウガラシ）を加えたソース。タマネギ、ガーリックやナツメグ、オレガノ、クローブ等の香辛料、塩、酢を加えて調味した辛味のあるソース。

チリパウダー [chili powder; chile powder; chilli powder] 乾燥粉末のチリ（赤トウガラシ）を主体にオレガノ、クミン、ガーリック等を加えた辛味の強い粉末香辛料。

治療食 [therapeutic diet] 病気の増悪防止や治療を目的として病人に与えられる食事。病人食ともいう。一般治療食と特別治療食に大別され、前者は栄養素の制限が特になく、全身の栄養状態を改善し、間接的に治療に役立てる。診療報酬上では、加算特別食扱いにならない治療食。後者は特定の疾患や病態に対し、積極的に治療効果を得るために栄養素や食品の制限や補給を図る食事。

チルド貯蔵 [chilled storage] →氷温貯蔵

チルドビーフ [chilled beef] 一般に、冷蔵温度（0±1℃）で貯蔵された牛肉のこと。冷蔵温度では、微生物などによる牛肉の品質劣化を完全には抑えられないが、真空包装によって1か月間程度は貯蔵可能である。もとはフローズンビーフと並ぶ輸入牛肉の一品目であったが、流通期間に熟成ができること等から国内流通でもこの形態が普及した。

チルド輸送 [chilled transportation] →氷温輸送

チロキシン [thyroxine, T_4] 甲状腺ホルモンの一つ。サイロキシンともいう。ほかにトリヨードチロニン（T_3）がある。血中の甲状腺ホルモンのほとんどはT_4であるが、作用はT_3に比べて弱い。血液中ではほぼ100％がチロキシン結合タンパク質（チロキシン結合グロブリン、チロキシン結合プレアルブミン、アルブミン）として存在する。生理機能は基礎代謝の亢進、脂肪やタンパク質の分解促進、炭水化物の吸収率上昇などである。

チロキシン結合グロブリン [thyroxine-binding globulin, TBG] 血液中の甲状腺ホルモンと結合するタンパク質（チロキシン結合タンパク質）の一つ。チロキシン（T_4）やトリヨードチロニン（T_3）に対する親和性が最も強く、循環血中のT_4の約70％、T_3の約40％がこれと結合している。血中のチロキシン結合グロブリン量は甲状腺機能亢進症で減少し、甲状腺機能低下症では増加する。

チロキシン結合タンパク質 [thyroxine binding protein] ＝チロキシン結合グロブリン、チロキシン結合プレアルブミン

チロキシン結合プレアルブミン [thyroxine binding prealbumin, TBPA] チロキシン結合グロブリン、アルブミンとともにチロキシン結合タンパク質の一つ。チロキシンとの結合はチロキシン結合グロブリンに次いで強く、血液中のチロキシンの約15％がこれに結合する。分子量約55,000のサブユニット4個から成る。このプレアルブミンは肝細胞障害や悪性腫瘍、妊娠時において減少する。

チログロブリン [thyroglobulin] 甲状腺固有のヨウ素タンパク質。チロキシン（T_4）やトリヨードチロニン（T_3）の甲状腺ホルモンの合成に必須。チロシン残基の部分的ヨウ素化と縮合により

甲状腺ホルモンが合成される。甲状腺ホルモンを分子内残基としてもち，上皮細胞に囲まれた甲状腺濾胞腔内に濃厚溶液として蓄えられる。上皮細胞に再吸収された後，プロテアーゼによる加水分解を受け，甲状腺ホルモンを血中に放出される。

チロシナーゼ [tyrosinase] チロシンからドーパ DOPA への水酸化反応と，ドーパからドーパキノンへの酸化反応を触媒し，メラニン生成に関与する。銅を含む酵素で，動物，植物，菌類などに分布する。モノフェノールモノオキシゲナーゼ。カテコールオキシダーゼともいう。

チロシン [tyrosine]
$C_9H_{11}NO_3$, 分子量 181.19, 三文字記号 Tyr（一文字記号 Y）。非必須アミノ酸の一つで糖原性・ケト原性。生体内ではフェニルアラニンから生成される。副腎髄質ホルモンや甲状腺ホルモンの前駆体となる。無味・無臭で水には極めて溶け難い。

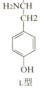
L型

チロシンアミノトランスフェラーゼ [tyrosine aminotransferase] チロシン分解の第一段階の酵素であり，チロシンと α-ケトグルタル酸の間のアミノ基転移を触媒する。チロシンのアミノ基を α-ケトグルタル酸に転移し，p-ヒドロキシフェニルピルビン酸とグルタミン酸を生成する。動物では主に肝臓に存在する。

チロシン血症 [ty-osinemia] 肝臓と腎臓でチロシンの分解系の酵素フマリルアセト酢酸水解酵素が遺伝的に欠損したために血中のチロシンが高濃度になり，肝機能が低下して肝硬変に至る。常染色体性劣性遺伝である。チロシン，フェニルアラニン，メチオニンの少ない食事を与えるが，肝移植が必要になる。

チロシン症 [tyrosinosis] 肝臓におけるチロシンアミノ転移酵素の欠損により，血中のチロシン濃度が高くなる疾患。チロシン血症よりも軽度である。常染色体性劣性遺伝。チロシンとフェニルアラニンの少ない食事を与える。

チロシンヒドロキシラーゼ [tyrosine hydroxylase] チロシンのフェニル環にヒドロキシ基を導入してドーパ (dihydroxyphenylalanine, DOPA) を生成する酵素。ドーパはドーパミンを経てノルアドレナリン，アドレナリンとなる。これらカテコールアミン生成の律速酵素である。

チロシン O-リン酸 [tyrosine O-phosphate]
= O-ホスホチロシン

チロトロピン [thyrotropin] 分子量 28,000。糖タンパク質で，α，β の二つのサブユニットよりなる。甲状腺刺激ホルモン (TSH) ともいう。下垂体前葉の TSH 産生細胞で合成され，甲状腺に作用して甲状腺ホルモンの分泌を刺激する。甲状腺機能亢進症では TSH は抑制されて減少し，原発性甲状腺機能低下症では刺激されて増加する。

チロトロピン放出ホルモン [thyrotropin-releasing hormone, TRH] グルタミン，ヒスチジン，プロリンの3種のアミノ酸が結合した物質 Glu-His-Pro-NH_2。甲状腺刺激ホルモン放出ホルモンともいう。視床下部，特に傍室核で合成され，下垂体門脈に運ばれ，下垂体の甲状腺刺激ホルモン (TSH) 分泌細胞に作用して TSH の分泌を刺激する。下垂体前葉の TSH 予備能を検査する目的に使用される。

チンキ [tincture] 生薬をエタノールまたはエタノールと水の混合液で浸出した薬材。殺菌性を有する。

沈降係数 [sedimentation coefficient] 粒子の沈降速度を規定する固有の比例係数。沈降係数 s ＝粒子の沈降速度/遠心加速度（＝ $v/r\omega^2$）で定義される時間の単位をもつ値。r は回転半径，ω はローターの角速度。タンパク質分子に対しては $s \times 10^{-13}$（スベドベリ単位）を沈降係数と定義することが多い。→超遠心分析

沈降分離 [sedimentation] 懸濁液の分散粒子の分離操作。粒径や密度の違いによる沈降速度差を利用する。

鎮静剤 [sedative] 中枢神経系に作用して，主として精神的な興奮状態を抑制し安静を保つ薬剤。鎮静剤の中で，ベンゾジアゼピン誘導体は，情動と関係する大脳辺縁系に分布するベンゾジアゼピン受容体に結合して，鎮静作用，抗不安作用，催眠作用等を有する。そのため，睡眠薬や抗不安薬として広く用いられている。

チンダル現象 [tyndall phenomenon] コロイド溶液や微粒子が分散している透明物質に光を入射させた際に光が微小粒子によって散乱され，光の通路だけが濁って見える現象。

沈着脂肪 [depot fat] ＝貯蔵脂肪

鎮痛薬 [analgesic] 疼痛を緩和する薬剤。鎮痛薬は，麻薬性鎮痛薬と解熱性鎮痛薬（非麻薬性鎮痛薬）の二つに分類される。麻薬性鎮痛薬は中枢神経内でオピオイド受容体を介して作用する薬物で，モルヒネに代表される。強い鎮痛作用をもっているが，一方で精神的，身体的薬物依存を起こしやすい。解熱鎮痛薬は非ステロイド系抗炎症薬 (NSAIDs) が広く使用されており，薬理作用はプロスタグランジン合成抑制によると考えられている。がん性疼痛に対して，NSAIDs と麻薬性鎮痛薬を段階的に使用する方法が推奨されている。

沈殿 [precipitation] 溶液中で不溶性の微粒子が集合して沈む現象。また，温度などの変化により飽和に達した溶質が溶液中に固体となって現れる現象。

鎮吐剤〔薬〕 [antiemetic] ＝制吐剤〔薬〕

対イオン [counter ion] 溶液中のあるイオンの周りに集まっている反対の電荷をもつイオン。

追加免疫 [booster] =ブースター

椎間[円]板 [intervertebral disc] 脊椎に連なる椎骨と椎骨の間にある組織。円盤状を呈し，周辺部の線維軟骨性の線維輪と中央部のゼリー状構造の髄核から成る。脊柱において椎骨と椎骨の間のクッションとして働く。

対給餌 [pair feeding ; paired feeding] 対象となる動物の飼料の摂取量を測定し，一定時間後同量の飼料を試験動物に与えて影響をみる方法。ある実験の効果が，飼料摂取量の影響であることを除外するために行う。

椎骨 [vertebra] =脊椎骨

追熟 [post-harvest ripening] 果実の中には，ある程度まで生育していれば，未熟なうちに収穫しても，その後適当な温度下に置けば，一時的な呼吸の増大（クライマクテリック・ライズ）を経て，種々の酵素作用により，デンプンから糖への分解，細胞壁の分解による軟化，果皮の変化，有機酸の合成，芳香物質の生成など種々の生化学的変化が起きる。この一連の現象を追熟という。追熟には植物ホルモンであるエチレンが関与している。追熟には，追熟型，非追熟型，中間型の3種があり，追熟型に属する果実としては，バナナや洋ナシ，アボカド，キウイフルーツ等がある。中間型のカキやモモは，収穫後はしばらく呼吸の急増は認められず，果実の完熟後に呼吸が増加し始め，賞味期間は比較的短い。

追跡可能性 [traceability] =トレーサビリティ

通院者率 [outpatients rate] 世帯員（入院者を除く）のうち，病院・診療所・老人保健施設・歯科診療所・病院の歯科等の医療機関に通院している者（外来診療を受けている者）の，人口千人に対する割合。通院者率＝（通院者数/世帯人員数）×1,000。

通常飼育動物 [conventional animal] 飼育時の微生物環境に特別な配慮をせずに飼育される動物。

通性嫌気性細菌 [facultative anaerobic bacteria] 酸素がある環境でも酸素のない環境下でも増殖できる細菌。大腸菌やサルモネラ属等の腸内細菌科やビブリオ科のグラム陰性細菌，乳酸菌やリステリア属などのグラム陽性細菌，マイコプラズマが含まれる。→通性嫌気性生物

通性嫌気性生物 [facultative anaerobe] 酸素がある環境でも酸素のない環境でも生育できる生物。腸内細菌，マイコプラズマや酵母などが含まれる。エネルギー産生が，有酸素環境では呼吸により，無酸素環境では嫌気性の発酵により行われる。発酵の基質としては炭水化物が主であるが，有機酸やアミノ酸も発酵基質として利用される。→通性嫌気性細菌

通電加熱 [ohmic heating] 食品の電気抵抗により通電時に食品自体を発熱させる直接加熱方法の一つ。オーミック加熱ともいう。その発熱量 P は，$P=I^2R=V^2/R$ で表すことができる。ここで，P は発熱量，I は電流，V は電圧，R は電気抵抗。通電加熱はマイクロ波よりも低い数MHz～数Hzまでの電磁波となりにくい周波数の交流電気を用いることから，電極と材料が接触または接近しなければならないため，材料の形状に制約を受ける一方，電気を用いるほかの加熱方法の中でエネルギー効率が最も高く，迅速・均一加熱，大量・連続処理が可能であり，温度制御が正確で容易である。

ツーハイブリッド法 [two hybrid method] タンパク質間の相互作用を遺伝子レベルで解析する技術。酵母の転写因子であるGal4のDNA結合領域とタンパク質Aをコードする遺伝子を，Gal4の転写活性領域とタンパク質Bをコードする遺伝子をプラスミドにつなぐ。これら二つのハイブリッドタンパク質を酵母内で共発現させる。もし，タンパク質AとBが相互作用をすれば，Gal4のDNA結合領域と転写活性領域とは再構成されGal4機能が回復し，Gal4レポーター遺伝子の転写が活性化される。この原理を使い，AとBとの相互作用を容易に検出できる。レポーターとしてはlacZ遺伝子がよく用いられる。

痛風 [gout] 足，手指，膝等の関節に沈着した尿酸塩に起因する急激な関節炎。広義には尿酸塩に起因する腎障害，尿路結節等も含む。尿酸塩は長期にわたる高尿酸血症の結果として沈着しやすい。成人男性に好発し（男女比20：1以上），30～40歳台の発病が多い。尿酸は関節だけでなく腎臓や尿路にも蓄積し，また痛風患者は高血圧や脂質異

常症等の合併頻度が高い。→高尿酸性関節炎

痛風灰 [tophus]　＝痛風結節

痛風結節 [tophus]　皮下に尿酸塩結晶が沈着して結節を形成したもの。痛風灰ともいう。痛風は高尿酸血症を基盤として発症する疾患であり，母趾の中足趾節間関節に起こる痛風発作が特徴的である。血清尿酸値が 7 mg/dL 以上となると尿酸は過飽和の状態となり，尿酸塩の結晶が関節内に析出する。

ツェイン　＝ゼイン

月見草油 [evening primrose oil]　日本で市販されている月見草油とよばれているもののほとんどは，マツヨイグサやメマツヨイグサの種子油である。特徴的成分として $n-6$ 系の二重結合を 3 個もつ多価不飽和脂肪酸の一つの γ-リノレン酸を $7\sim9\%$ 含んでいる。γ-リノレン酸は，体内でリノール酸から合成され，ジホモ-γ-リノレン酸を経てアラキドン酸に変わる。γ-リノレン酸それ自体には，関節リウマチの症状の軽減に対する有効性が示唆されているが，これまで 月見草油で有効とされてきた月経前症候群，更年期障害，アトピー性皮膚炎の症状の緩和に対しては必ずしもコンセンサスは得られていない。

付け合わせ [garnish；garniture(仏)]　洋風料理の添え物。主料理の味を引き立て，栄養バランス，彩り，形を考える。

ツナ缶 [canned tuna in oil or brine/or with seasoning]　狭義にはマグロ属の食用魚肉缶詰を指し，広義にはカツオ属も含む。缶詰の原料魚種には，ビンナガ（ホワイトミート），キハダ，メバチ（以上ライトミート，カツオを用い，油漬には綿実，ダイズなどのサラダ油や，海外向けにオリーブ油を使用する場合もある。水煮や味付け缶詰も含む。

つなぎ [binder]　食品製造で，素材の不連続性を解消するために素材に伸展性を与えたり，その結着を図るための副材料。例えば，ソバ粉に加える小麦粉，ヤマイモ，卵。

ツベルクリンテスト [tuberculin test]　精製ツベルクリンを皮内注射し，結核菌に対する免疫能の有無を検査するテスト。このテストに対する反応（皮膚発赤）をツベルクリン反応という。48 時間後の発赤が 10 mm 以上を陽性，$5\sim9$ mm を擬陽性，4 mm 以下を陰性とする。

ツベルクリン反応 [tuberculin test]　→ツベルクリンテスト

弦巻線 [herix]　＝ヘリックス

つわり [hyperemesis；morning sickness]　妊娠 2 か月の初旬〜中旬頃に出現する消化器症状を中心とした悪心，嘔吐，嗜好の変化等の症状。通常は数か月で自然に消失する。これらの症状がさらに重症化し，栄養障害を来し，全身衰弱を来すものを妊娠悪阻という。

テアニン［theanine］ $C_7H_{14}N_2O_3$，CH_3CH_2-NHCOCH$_2$CH$_2$CH(NH$_2$)COOH，分子量174.20。γ-グルタミルエチルアミドのこと。緑茶のうま味成分であり，緑茶に含まれる全アミノ酸のうちの約60％を占めるアミノ酸。乾燥茶葉に約1.5～3％含有される。カフェインの興奮効果を和らげる作用があるので，緑茶はコーヒーよりもマイルドな飲み物とされている。また，脳血管関門を通過して神経系に作用し，リラックス効果を示すといわれている。

テアフラビン［theaflavin］ 茶に含まれるカテキン類が同じ茶に含まれるポリフェノールオキシダーゼによって酸化重合した物質であり，紅茶などの橙紅色は本物質による。紅茶は，茶葉を萎凋（しおらせ）後，揉捻（組織を破壊）し，発酵させる。発酵過程でテアフラビンが生成する。半発酵茶のウーロン茶にも含まれる。抗酸化活性はカテキン類と同等だが，体内吸収率が少し低い。

デアミダーゼ［deamidase］ ＝アミダーゼ

デアミナーゼ［deaminase］ アミノ基を切断してアンモニアを生じる酵素の総称。脱アミノ酵素ともいう。加水分解によりヒドロキシル化合物を生じるアミノヒドロラーゼが主であるが，アンモニアが脱離して炭素-炭素二重結合を生じる酵素，すなわちアンモニア脱離酵素（アンモニアリアーゼ）もデアミナーゼということもある。

テアルビジン［thearubigin］ 茶葉のカテキン類が酸化した後，タンパク質や多糖などもからめて重合することで生じる物質の総称。組成も分子量も多様である。赤紅色で，紅茶の色を美しくしている色素である。

T ＝トレオニン
T ＝リボシルチミン
D ＝アスパラギン酸
Trp ＝トリプトファン
tRNA ＝転移RNA
dRib ＝デオキシリボース
DIT ＝食事誘発［性］産熱

低圧環境［hypobaric environment］ 気圧の低い環境のこと。標高が上昇するにつれて，気圧は低下する。大気中の酸素濃度は，気圧にかかわらず一定であるため（約21％），低圧環境下では酸素分圧が減少する。酸素分圧の減少により，生体にさまざまな変化が生じる。一般に，動脈血中酸素飽和度の低下が起こるため，心拍数・換気量の増加，呼吸商の増加，血中乳酸濃度の増加，血漿量の減少によるヘマトクリットの増加，体内水分量の減少，食欲の低下などが低圧環境暴露への急性応答としてみられる。また，低圧環境に滞在すると生理的順化が生じることも知られている。→高山病

低圧危険域［hypobaric critical zone］ 標高6,000m以上の高度域。低圧により動脈血の酸素飽和度は70％以下になり，低酸素に対する代償が不能となる。ショック状態に陥り，死に至ることもある。

低圧障害域［hypobaric injury zone］ 標高4,500～6,000mの高度域。吸気中の酸素分圧の低下による代償が不完全なため，動脈血の酸素飽和度は80～70％で組織の酸素欠乏を来し，中枢神経症状，循環器系症状などが現れる。

低圧代償域［hypobaric compensative zone］ 標高3,000～4,500mの高度域。動脈血の酸素飽和度は90～80％で，安静時であれば呼吸・循環系の機能亢進による代償作用がほぼ完全に行われるので，酸素欠乏による障害は普通現れない。しかし，激しい運動などで代償不全を起こし，中枢神経症状や循環系症状が現れることがある。

低圧不関域［hypobaric indifference zone］ 標高3,000m以下の高度域。動脈血の酸素飽和度は97～90％で，健康人であれば夜間視力が低下するほかは，ほとんど症状は現れない。

低アルコールビール［low-alcohol beer］ ビールと同じ原料を使って醸造した，アルコール分の低い飲料の総称。ビールのアルコール分は通常約5％であるが，低アルコールビールは約0.1～4％である。日本の酒税法ではアルコール分1.0％以上はビールに，アルコール分1.0％未満はノンアルコールビールに分類される。

低アルブミン血症［hypoalbuminemia］ 血清アルブミン濃度は3.8～5.3g/dLであり，基準値を下まわる場合に低アルブミン血症とよぶ。低アルブミン血症の原因としては，タンパク質の摂取不足，尿中へのタンパク質漏出（ネフローゼ症候群等），アルブミン産生低下（肝硬変症等）等が挙げられる。臨床症状として浮腫が認められ，これは血液の膠質浸透圧の低下によるものである。

低アレルゲン米 [hypoallergenic rice]　米アレルギー患者用に開発された米。主要アレルゲンである16 kDグロブリンを酵素水解し，低分子化したタンパク質断片を水洗したものや，米を塩水に浸して加圧し，細胞膜を破壊して16 kDグロブリン等を除去したものなどが販売されている。

DEAE セファデックス [DEAE-Sephadex]　陰イオン交換体であるジエチルアミノエチル基置換したセファデックス。セファデックスはデキストラン架橋体であり，分子ふるい〔篩〕効果を有する。したがって，陰イオン交換機能及びゲル濾過機能を有するクロマトグラフィー分離媒体として利用される。

DEAE セルロース [DEAE-cellulose]　ジエチルアミノエチル基置換したセルロース。陰イオン交換機能及び分配機能を有するクロマトグラフィー分離媒体として利用される。

TEF　＝食物の産熱効果，特異動的作用
TEM　＝透過電子顕微鏡

ティーバッグ [tea bag]　粉砕茶をカップ1杯分ずつ濾紙袋に入れたもの。そのまま熱湯等に浸出させる。濾紙材料として，ナイロン，ポリエステル等プラスチック製品のほかに，天然物を原料にした易分解性のポリ乳酸製品も開発されている。短時間で浸出させるために，紅茶では，茶葉はCTC製法（crush-tear-curl）で1 mm程度の粒状に仕上げたものや，粉状のダストが多用される。リーフティーをジャンピングが容易な三角錐型の袋に詰めた高級品も製造されている。

ディープフリーザー [deep freezer]　＝冷凍冷蔵庫

Da [dalton]　ドルトンまたはダルトン。(1)原子や分子の質量単位。1 Daは ^{12}C 1原子の1/12の質量，$1.661×10^{-27}$ kg。(2)タンパク質のサイズを表すのにDaが用いられる。

Tal　＝タロース
TATA ボックス　＝ホグネスボックス
TSH　＝甲状腺刺激ホルモン
Thr　＝トレオニン
Thd　＝リボシルチミン

低HDL コレステロール血症 [low HDL-cholesterolemia]　HDLコレステロール濃度と動脈硬化のリスクが有意に負に相関するが，血中HDLコレステロール濃度が低いタイプをいう。一般的な指標としては40 mg/dL未満を低HDLコレステロール血症としている。過度の喫煙，肥満，身体活動不足などが要因と考えられている。タンジール病，LCAT欠損症，アポ蛋白（アポタンパク質）A-I欠損症などの遺伝性の疾患も発症の成因である。HDLコレステロール濃度低値はしばしば中性脂肪濃度高値を伴う。→高脂血症

Thy　＝チミン

DNA　＝デオキシリボ核酸
DNA依存性DNAポリメラーゼ [DNA-dependent DNA polymerase]　＝DNAポリメラーゼ
DNA修復試験 [DNA repair tests]　＝レック検定
DNA診断 [DNA diagnosis]　＝遺伝子診断
DNAチップ [DNA chip]　＝マイクロアレイ

DNAトポイソメラーゼ [DNA topoisomerase]　二本鎖DNAの一時的切断と再結合を行い，DNAの超ら旋構造の変化を触媒し，二重ら旋のトポロジーを変化させる酵素群。Ⅰ型とⅡ型が知られており，Ⅰ型は二本鎖の一方にのみ切れ目を入れ，Ⅱ型は二本鎖を同時に切断する。染色体の凝縮・脱凝縮，複製や転写時に関与する。

DNAヌクレオチジルトランスフェラーゼ [DNA nucleotidyl transferase]　＝DNAポリメラーゼ

DNAヘリカーゼ [DNA helicase]　DNAの巻戻しを触媒する酵素。DNA巻戻し酵素ともいう。DNA鎖に結合してら旋構造を不安定化する。この巻戻しには，5'→3'と3'→5'の2方向性があり，各リガーゼはどちらかの方向性を有する。二本鎖DNAを巻戻し，一本鎖DNAへ転換する場合にはATP加水分解のエネルギーを使う。DNA複製，組換え，ヌクレオチド切出し修復，転写等多くの反応に関与する。大腸菌からは機能の異なるいくつかのヘリカーゼが単離されており，真核細胞でも酵母等から単離されている。

DNAポリメラーゼ [DNA polymerase]　DNAの合成に働く酵素の総称。DNA依存性DNAポリメラーゼ，DNAヌクレオチジルトランスフェラーゼともいう。DNAの複製，修復，組換えの過程で作用し，4種のデオキシリボヌクレオシド三リン酸を基質とし，親DNAの塩基配列を鋳型としてヌクレオチドの重合反応を触媒する。原核細胞から性質の異なるDNAポリメラーゼⅠ～Ⅴの5種が単離されている。真核細胞では10種以上のDNAポリメラーゼの存在が報告されているが，機能が明らかにされているのは5種で，$α$, $δ$, $ε$型は染色体DNAの複製に，$β$型はDNA修復や組換えに，$γ$型はミトコンドリアでのDNA複製に，その他の酵素はDNA修復に関与すると考えられている。

DNA巻戻し酵素 [DNA unwinding enzyme]　＝DNAヘリカーゼ

DNAリガーゼ [DNA ligase]　DNA二本鎖中，一本鎖切断部位（ニック）を認識し，末端の5'-リン酸と3'-ヒドロキシ基をホスホジエステル結合で結合する反応を触媒する酵素。ポリデオキシリボヌクレオチドシンターゼ，DNA連結酵素ともいう。DNAの複製，修復，組換え反応で働き，酵

素-AMP 複合体の形成，AMP 基の転移，ホスホジエステル結合の形成の3段階で進み，AMP の供与体として ATP あるいは NAD を要求する．

DNA リンカー ［DNA linker］ DNA 断片二つを連結する反応において，その結合部位に挿入するオリゴデオキシリボヌクレオチドで，制限酵素認識ヌクレオチドの配列を有する．

DNA 連結酵素 ［DNA joinase］ ＝DNA リガーゼ

TNF ＝腫瘍壊死因子

低エネルギー食 ［low energy diet］ ＝低カロリー食

TFS 缶 ＝ティンフリースティール缶
DMSO ＝ジメチルスルホキシド
TMP ＝チアミン一リン酸
TLR ＝Toll 様受容体
TLC ＝薄層クロマトグラフィー

低塩食 ［salt restricted diet；low salt diet］食塩含量を減じた食事．→減塩

DOPA ＝ジヒドロキシフェニルアラニン

低温灰化装置 ［low temperature asher］ プラズマを利用した灰化装置．試料を酸素置換したパイレックスまたは石英製セルに密封，高周波発振コイルで分子状酸素をプラズマ状態に励起し，反応性の高い原子状，イオン状の酸素で有機物を 150 ℃ 前後の低温で灰化する．揮発性の高い元素の定量の前処理に適する．

低温加熱殺菌 ［pasteurization］ 食品中の微生物を 100 ℃ 未満で殺菌すること．微生物をすべて殺すわけでなく，病原微生物を殺菌し，衛生面と貯蔵性を向上させることを目的に行う．例えば，ワインを 100 ℃ で殺菌すると食品の風味の変化が著しいが，60～70 ℃ で殺菌すると風味を損なわずに腐敗を防止できる．Pasteur L（フランス）が 1860 年頃ワインの腐敗を低温加熱殺菌により防止できることを発見したが，日本酒では低温加熱殺菌法（火入れという）がその 300 年前には記録（「多聞院日記」，1568（永禄 11）年）されている．アルコール飲料，牛乳，果汁等で行われ，通常 60～70 ℃ で，20～30 分殺菌する．

低温殺菌牛乳 ［low temperature pasteurized milk］ 牛乳のうち 63 ℃，30 分の殺菌処理を行った製品．「乳及び乳製品の成分規格等に関する省令」（略称：乳等省令）の牛乳の製造基準では〈保持式により摂氏 63 度で 30 分間加熱殺菌〉と定義されている．LTLT（low temperature long treatment）牛乳ともいわれる．殺菌の最高温度が低いため，UHT（超高温殺菌）牛乳（130 ℃，2 秒）と比較して成分の変性が少ないと考えられているが，実際には昇温，保持，冷却に時間を要するため，アミノカルボニル反応等による変性は UHT 牛乳を超えるものと考えられる．ヨーロッパでは主流の殺菌条件である．

低温障害 ［deterioration of food at low temperature］ 低温による食品の障害．凍結と低温保存によるものとがある．野菜・果物で 5 ℃ 以下の低温保存で障害を受ける例では，バナナの黒皮，パインアップルの追熟不良，トマトの異常軟化等がある．

低温流通食品 ［food distributed on cold chain］低温保存が必要な生鮮食品の品質劣化を防ぐため，低温管理がなされた状態で流通・搬入される食品．

低カリウム食 ［low-potassium diet］ 果物や生野菜等カリウムの多い食品の摂取を制限（1.5～2.0 g/日）した食事．腎不全，アシドーシス，外傷，血腫等により，高カリウム血症となった腎不全患者等に行う．

低カルシウム血症 ［hypocalcemia］ 血清カルシウム濃度は 8.5～10.3 mg/dL であり，基準値を下まわる場合を低カルシウム血症とよぶ．低アルブミン血症があれば見掛けの低下をみる．カルシウムの体内調節は，副甲状腺ホルモン，ビタミン D によって行われている．そのため，副甲状腺機能低下症，ビタミン D 欠乏症，カルシトニン過剰症等では低カルシウム血症に陥る．臨床症状として，テタニー等の筋肉の易興奮性が認められる．

低カロリー甘味料 ［low-calorie sweetener］甘味が非常に強いため砂糖に比べて少量で甘味を与えるものと，甘味は砂糖と同程度だが体内でエネルギーを発生しない甘味料のいずれかをいう．前者にはサッカリン，アスパルテーム，ステビア等があり，甘味はそれぞれ砂糖の 500 倍，200 倍，180～200 倍程度を示す．後者には糖アルコールのマルチトール，エリスリトール等がある．これらは腸内微生物によって一部がエネルギーとして利用される．→ノンカロリー食品，サッカリン，アスパルテーム，ステビア，マルチトール，エリスリトール，人工甘味料

低カロリー食 ［law-calorie diet, LCD］ 肥満の解消や糖尿病，高血圧症，脂質異常症，心疾患等の治療や予防を目的とした低カロリーによる食事．低エネルギー食ともいう．肥満対策としては，摂取エネルギーを減らし体脂肪を消費させて体重の減少を図る．この場合，急激に減量しないこと，筋肉や骨などの体組織が弱体化しないように良質のタンパク質を確保することなどの栄養管理が重要である．

低カロリー食品 ［low-calorie food］ 栄養表示基準制度では，食品 100 g 当たり 40 kcal 以下（飲用は 100 mL 当たり 20 kcal 以下）の熱量を含む食品をいう．一方，厚生労働省許可の病者用食品の表示許可基準では，通常の同種の食品の 50 % 以下のカロリー量（穀類製品では 75 % 以下）の食品をいう．→栄養表示

低カロリー油脂 ［low-calorie fat］ 一般に，通常の油脂が 1 g 当たり 9 kcal の熱量を生成するのに比べ，それ以下の熱量を生成する油脂．天然に

は存在しない人工油脂である。カプレニン（caprenin）で知られるカプリル-カプリン-ベヘノイルグリセロールは一つの長鎖脂肪酸と二つの中鎖脂肪酸から成るトリアシルグリセロールであり，1g当たり5kcalの熱量であるという。これは，カプリル酸，カプリン酸が門脈経由で，肝臓で速やかに代謝されること，ベヘン酸の吸収率が極めて低いためと推定されている。類似の脂肪酸構成の油脂が研究途上にある。

定期健康診断 [periodical health examination]
「学校保健安全法」や「労働安全衛生法」などによって毎年実施される健康診断。学校では毎年6月30日までに児童，生徒，学生に実施している。事業所では毎年約1,200万人が受診し，約半数に所見がみられる。いずれも時系列に重要な健康情報を提供し，病気の早期発見，早期治療に役立っている。

テイクアウト食品 [takeout food]　調理済み食品を自宅へ持ち帰りやすいように調製した食品。惣菜屋や飲食店で購入した食品を自宅に持ち帰り食することを中食といい，包装資材が各種開発され，種々の食品を持ち帰るのが可能となった。

低血圧 [hypotension]　血圧が正常下限よりも低いものをいうが，絶対的な基準がない。加齢とともに血圧が上昇することも基準を引けない要因の一つである。日本では体質的に血圧が低く（収縮期血圧100〜110mmHg以下），愁訴のある場合に低血圧とするが，欧米では疾患として取扱わない。血圧と愁訴は相関せず，低血圧者は長寿傾向である。

低血糖 [hypoglycemia]　血糖値が"正常の変動範囲"を超えて健常者では到達し得ない低値となること。血糖値が70mg/dLを下回ると，さらに低下することを防止するために血糖を上昇させる機構（交感神経刺激，アドレナリン，グルカゴン分泌等）が働く。その結果として，種々の臨床症状（発汗，不安，動悸，手指振戦，顔面蒼白等）を来した場合を低血糖症とよぶ。

低血糖昏睡 [hypoglycemic coma]　血糖値が70〜50mg/dLとなることにより中枢神経のエネルギー不足を反映する症状（頭痛，眼のかすみ，空腹感，眠気）を生じ，さらに低血糖が遷延して50mg/dL以下では意識レベルの低下，異常行動，痙攣等が混在し，低血糖昏睡に至る。

t検定 [t-test]　母集団が正規分布していることを前提とした場合に，統計量がt分布にしたがうことを利用する統計学的検定法の総称。対応のない2群の平均の差の検定や対をなすデータの平均の差の検定などがある。

抵抗性デンプン〔でんぷん〕 [resistant starch]
＝難消化性デンプン〔でんぷん〕

抵抗温度計 [resistance thermometer]　金属の電気抵抗は温度に対して一定の変化を示すことを利用した温度計。金属細線（直径 数μm）の電気抵抗を測定する。電気抵抗の温度係数が大きく直線性が良いこと，安定していること，広い温度範囲で使用できること等から，金属素材として白金，タングステン，ニッケル等が用いられる。

低コレステロール血症 [hypocholesterolemia]
血中コレステロールが極度に少ない病態。原発性と続発性がある。続発性としては，甲状腺機能亢進症，肝疾患，溶血性貧血，骨髄増殖性疾患等がある。原発性はこれらの疾患を除外して，低密度リポタンパク質（LDL）と高密度リポタンパク質（HDL）のどちらが低下しているのかを検討して，原因を探る。HDLの低下については，アポA-Iの遺伝子異常，アポC-Ⅲ，A-Ⅳの異常，レシチン-コレステロールアシルトランスフェラーゼ（LCAT）の異常，もしくはタンジール病を鑑別する。また，LDLについてはアポBの分子異常，無βリポタンパク質血症の鑑別が必要となる。

低コレステロール食 [low cholesterol diet]
胆石症や高コレステロール血症の治療目的で，コレステロール摂取量を制限した食事。粥状動脈硬化症予防のための脂質異常症治療では，第一段階として300mg/日以下とし，血中コレステロール濃度の低下がみられなければ200mg/日以下とする。ただし，食事由来の外因性コレステロール摂取に対する反応性が低く，体内のコレステロール合成亢進が原因の場合は低コレステロール食の効果が得られないとされる。

T細胞　[T cell]　＝Tリンパ球，胸腺由来リンパ球

D細胞　[D cell]　＝δ細胞

T細胞抗原受容体　[T cell antigen receptor]
＝T細胞受容体

T細胞受容体　[T cell receptor, TCR]　T細胞の表面に存在し，各細胞の抗原特異性を決定している受容体。T細胞抗原受容体ともいう。抗原自体ではなく，抗原提示細胞や標的細胞が処理した抗原のペプチド断片と，これらの細胞表面のMHC分子との複合体を認識する。TCRの構造は免疫グロブリンとよく似ている。大部分はα鎖とβ鎖から成るが，一部はγ鎖とδ鎖から成る。

T細胞マーカー　[T cell marker]　T細胞に特有の抗原受容体（T細胞受容体：TCR）がT細胞マーカーである。αβ型とγδ型の2種類があり，血中，リンパ節，脾臓のT細胞はほとんどがαβT細胞であるのに対し，γδT細胞は腸管上皮や皮膚に分布する。

低残渣食 [low residue diet]　消化の良い，ほとんど完全に吸収される残渣のない食事。潰瘍性大腸炎，重症の下痢，大腸・直腸の手術後など，胃腸管に対する物理的刺激を避け，胃腸の安静が必要な場合に用いる。→注腸食

低酸性食品　[low-acid food]　有機酸の含有

量が相対的に低い食品。肉類，野菜類（トマトを除く）等が相当する。

低酸素血症 ［hypoxemia］　動脈血中の酸素分圧または酸素含量が低下している状態。酸素分圧低下により，肺での換気血流比不均等分布に基づくもの。喘息，肺気腫，間質性肺炎等，酸素含量低下により，貧血，一酸化炭素中毒，ヘモグロビン異常症等がみられる。

TCA 回路 ［tricarboxylic acid cycle］　＝クエン酸回路

TGF　＝形質転換成長因子

DCO の割合 ［rate of DCO（death certificate only）］　罹患患者中，死亡情報のみで登録された患者の割合。DCO の割合が低いほど，計測された罹患患数の信頼性が高い。

低脂肪牛乳 ［low fat milk］　「乳及び乳製品の成分規格等に関する省令」（略称：乳等省令）では〈成分調整牛乳であつて，乳脂肪分を除去したもののうち，無脂肪牛乳以外のもの〉と定義され，成分規格として無脂乳固形分 8.0 ％ 以上，乳脂肪分 0.5 ％ 以上 1.5 ％ 以下のほか，比重，酸度，細菌数，大腸菌群の規格が設定されている。部分脱脂乳（partly skimmed milk）は低脂肪牛乳の旧名称である。

低脂肪食 ［low fat diet］　急性膵炎，慢性膵炎疼痛発作時，急性胆嚢（？）炎・胆肝炎回復期，クローン病緩解期，短腸症候群，脂質異常症等で，食事中の脂肪を制限した食事。病態に応じて 10 g／日以下から 40 g／日以下とされる。

低脂肪乳 ［low fat milk］　＝低脂肪牛乳

低出生体重児 ［low birth weight infant］　「母子保健法」では出生時体重が 2,500 g 未満の新生児が出生した場合には，保護者は直ちに"低体重児"として市町村に届け出るように規定している（第 18 条）。これは保健師の家庭訪問などにより，早期に適切な養育をするためである。最近の出生児平均体重は 3,000 g 前後と低下傾向で，低体重児の出生割合は男児 8 ％，女児 10 ％ と増加傾向である。また 1,500 g 未満を極低出生体重児，1,000 g 未満を超低出生体重児という。2,000 g 以下，または異常のある新生児は保育器で保育するが，多くの新生児は 1～3 歳までには正常なレベルに発育，発達する。なお，未熟児ということばが一般社会では低体重出生児の同義語として慣用されているが，原則として，体重の規定のない成熟度を示す用語として使用することとされている。

定常状態 ［stationary state；steady state］　非平衡状態であるが，系を構成している成分が見かけ上時間的に不変な状態。化学反応の生成速度と分解速度とが釣り合い，各成分の濃度が時間的に変化しないで進行している状態である。この状態が維持されている間は一定の速度で生成物ができてくる。

定常人口 ［stationary population］　＝静止人口

定常部 ［constant region］　免疫グロブリンにおいて異なる抗体に共通した構造で，補体成分，Fc 受容体との結合部位のある定常領域を含む部位。定常領域，C 領域ともいう。H 鎖，L 鎖の C 末端側に各々 CH，CL 領域があり，免疫グロブリンのクラスに固有の一次構造をもつ。

定常領域 ［constant region］　＝定常部

低身長 ［short stature］　→こびと症

ディスク検査法 ［disc assay］　味覚チェックの方法。甘味，塩味，酸味，苦味の 4 種類の味をそれぞれ染み込ませた濾紙を舌にのせて味覚感覚の有無をチェックする。

ディスペンサー ［dispenser；dispending machine］　業務用飲料サービス機械。ビール，ワイン，果汁飲料，炭酸飲料，コーヒー等を注ぎ入れ販売する機械。食品衛生法上の清涼飲料水全自動調理機である。

定性的リスク評価 ［qualitative risk assessment］　（食品）食品中に含まれるハザードが与える健康への悪影響（リスク評価）を定性的に評価すること。

定性分析 ［qualitative analysis］　試料の成分物質を特定し検出する化学分析。元素や原子団等に特有の化学反応・物理的性質を利用して行う。定量分析に対比される。

低体温症 ［hypothermia］　体温が 35 ℃ 以下に低下し，各種の障害を伴う状態。これらには冬山での凍死や薬剤による副作用，酩酊による水死や扇風機による事故のような偶発的なものと，心不全，低血糖，呼吸不全のような基礎疾患によるものがある。症状は脈拍や呼吸数の減少，血圧低下などにより低酸素状態となり，放置すると死に至る。

低体重 ［underweight］　→低出生体重児

低タンパク質〔たんぱく質〕食 ［low-protein diet］　食事中のタンパク質量を少なくした食事。腎疾患，妊娠高血圧症候群（妊娠中毒症）等の食事療法で適応され，一般に 0.5～0.8 g/kg 体重 とされる。総タンパク質が少ないために，良質タンパク質を選択することが勧められる。

低タンパク質〔たんぱく質〕食品 ［low-protein food］　厚生労働省許可の病者用食品表示許可基準では，通常の同種の食品よりタンパク質含量を 50 ％ 以下に減らした食品をいう。栄養表示基準制度では，低タンパク質食品の表示は認められていない。

定置洗浄 ［clean in place, CIP］　＝CIP

低張液 ［hypotonic solution］　→高張液

DTA　＝示差熱分析［法］

T-T・T ［T-T・T］　時間−温度・許容限度（time-temperature tolerance）。食品はそれぞれの適

した温度で保存されていれば品質の劣化速度を遅らせることができる。低温の方が品質保持期限は長いが，食品によって適温が異なるので品質保持期限も単一ではない。この関係を示したもの。

TTP ＝チアミン三リン酸

ディトレーニング [detraining] 継続してトレーニングしていた人がある程度の長期間トレーニングを休止すること。トレーニングを休止することにより，それまでに得られたトレーニング効果が消失する。

DNase ＝デオキシリボヌクレアーゼ

低ナトリウム血症 [hyponatremia] 血清中のナトリウム濃度は136〜147 mEq/Lであり，基準値を下まわる場合を低ナトリウム血症とよぶ。ナトリウムと水のバランスの異常により，希釈性低ナトリウム血症（ADH不適合分泌症候群：SIADH等）とナトリウム喪失性低ナトリウム血症（下痢，嘔吐等）に分類される。重度かつ急速な低ナトリウム血症では昏睡や全身痙攣等いわゆる水中毒症状を呈する。

低ナトリウム食品 [low-sodium food] 栄養表示基準制度では，食品100 g当たり（飲用に供する食品は100 mL当たり）120 mg以下のナトリウムを含む食品をいう。厚生労働省許可の病者用食品表示許可基準では，通常の同種の食品の50％以下のナトリウム含量の食品をいう。この場合，ナトリウム以外の一般栄養成分は通常の食品と同程度であることが求められている。→栄養表示

T-2トキシン [T-2 toxin] 穀類を汚染するフザリウム属のカビから産生される毒素。トリコテセン系カビ毒の一つ。白血球の減少等を起こし，免疫機能の抑制のほか，発がん性の報告もあり，WHOのIARCによる評価ではL（限定された証拠）とされている。→トリコテセン，フザリウム中毒

低乳糖乳 [low lactose milk] ＝乳糖分解乳

低農薬 [low pesticide] 化学肥料と化学合成農薬を中止してから定められた年数以上経過した畑で生産された農産物しか有機農産物として有機JASマークを表示することはできない。一方で生産者が独自に低農薬や減農薬と申告表示した農産物が流通したが，どの程度低減されているのか消費者にわかりにくいとの指摘があった。そこで，①当該農産物の生産過程等における節減対象農薬の使用回数が，当該農産物の栽培地が属する地域の同作期において当該農産物について従来から慣行的に行われている使用回数の5割以下に節減し，②化学肥料の窒素成分量が，当該農産物の栽培地が属する地域の同作期において当該農産物について従来から慣行的に使用される化学肥料の窒素成分量の5割以下に抑えた農産物は，特別栽培農産物と表示されることになった。一方，低農薬などの表示は現在禁止事項となっている。→無農薬，特別栽培農産物，日本農林規格

TBA価 [TBA value] ＝チオバルビツール酸価

TBW ＝全身水分量

低比重リポタンパク質 [low-density lipoprotein] ＝低密度リポタンパク質

ディファレンシャルディスプレイ法 [differential display] 異なる条件下の細胞で発現している未知遺伝子を同定する方法。転写物をアンカープライマーで逆転写し，次いで任意プライマーを用いてポリメラーゼ連鎖反応（PCR）で増幅の後，ポリアクリルアミドゲル電気泳動で分析して，遺伝子同定を行う。

低プリン食 [low purine diet] 高尿酸血症・痛風の治療のために，食品からのプリン体摂取量を200 mg／日以下に制限する食事。痛風発作時には100 mg／日以下に制限するが，食品中プリン体含有量が未測定の食品が多く，高プリン体含有食品の禁止か制限により対応する。

低プロトロンビン血症 [hypoprothrombinemia] プロトロンビンの欠損により血液凝固障害を引き起こす病態。先天性と，肝障害，薬剤等による後天性とに分類される。

低分子干渉RNA [small interfering RNA, siRNA] 20〜25塩基対程度の長さをもつ低分子二本鎖RNAであり，マイクロRNA（miRNA）と同様にRNA干渉（RNA interference）において，転写後遺伝子サイレンシングのための主要な役割を果たす。構造は，3′末端が2塩基分突出した構造をもち5′末端がリン酸化されている。相補的な配列をもつmRNAを標的として結合し，RISC複合体となって，mRNAを切断することにより標的遺伝子の発現を抑制する。植物や線虫などでは内因性のsiRNAが観察されているが，ヒトなどの哺乳類では報告されていない。合成siRNAを細胞に導入した場合，一過性の抑制効果しか得られないことがあるが，相補的な配列を，数塩基を挟んで逆向きにDNAベクターに組み込むことによりショートヘアピンRNA（shRNA）を細胞内に発現することができ，より長期的な特定遺伝子のノックダウンを期待できる。特定の遺伝子の機能を解析するときに用いられる。→マイクロRNA，ショートヘアピンRNA，ノックダウン

t分布 [t-distribution] 母分散が既知のときの標本平均の標本分布は標準正規分布となる。未知の場合に，母分散を標本（不偏）分散で代用した標本分布をt分布という。

T-ボーンステーキ [T-bone steak] ビーフステーキの一種。骨の形がT字形をしていることからよばれる。骨付き牛肉のステーキ。

呈味効率 [tasting efficiency] 食物中に含まれる呈味成分の濃度が，人が食べた時どの程度の濃度と感じるかの割合。食物中の濃度と同じと感じた

水溶液の濃度（主観的等価値という）/食物中の濃度で表される。一般にゾルよりゲルが，またそれぞれゾル・ゲル材料の濃度が高くなるほど呈味効率が小さくなる傾向にある。

呈味成分 ［taste component］　味覚を通して各種の味を感じさせる食品成分の総称。水溶性の低分子物質で，単糖や少糖，アミノ酸やペプチド，有機酸，核酸関連物質，塩類等が味を呈する。

低密度ポリエチレン ［low-density polyethylene］　＝軟質ポリエチレン

低密度リポタンパク質 ［low-density lipoprotein, LDL］　密度 1.019～1.063 g/mL，サイズ 20～25 nm，βの位置に電気泳動される血漿リポタンパク質で，超低密度リポタンパク質（VLDL）の最終代謝物。その脂質の大半がコレステロールで，肝臓で合成されたコレステロールを取込み，末梢組織では，細胞表面のLDL受容体を介して取込まれ，そのコレステロールは，ステロイドホルモン，胆汁酸，細胞膜成分に利用される。血漿LDL濃度はLDL受容体により調節されている。

低密度リポタンパク質受容体 ［low-density lipoprotein receptor, LDLR］　コレステロールの恒常性の維持に中心的役割を示す受容体で，この遺伝子の変異は家族性高コレステロール血症の原因となる。中性pHで低密度リポタンパク質（LDL）を結合し，内部移行の後，エンドソームの低いpHでLDLを遊離する。引き続いてリポタンパク質は受容体が再循環している間に分解する。

呈味物質 ［gustatory substance］　味覚を生じさせる物質の総称。五基本味（甘味，酸味，苦味，塩味，うま味）を示す物質の味は，味蕾の味細胞を通じて知覚するが，辛味や渋味物質は口腔内粘膜を刺激することも加わってその味を知覚する。こく，まろやかさ等を示すものも含める。

低メトキシ［ル］ペクチン ［low methoxyl pectin］　植物の非木質化組織に特有の酸性多糖であるペクチン（高メトキシルペクチン）をアルカリによりケン化して，ペクチン酸のメチルエステルを7％以下に減少させたもの。カルシウムイオンの存在下においてゼリーを形成する性質を有する。

定量限界 ［determination limit］　定量できる量の上限または下限。通常，検量線が高濃度領域で直線から逸脱し始める濃度を定量上限とする。また，定量下限は十分な信頼性をもって検出され得る被分析物の最小濃度。

定量混合 ［proportioning］　＝プロポーショニング

定量的リスク評価 ［quantitative risk assessment］　（食品）食品中に含まれるハザードが与える健康への悪影響（リスク評価）を定量的に評価すること。例えば摂取量と健康への悪影響の発現確率等を評価する。

定量分析 ［quantitative analysis］　試料の成分物質の量を測定する化学分析。重量分析，容量分析，比色分析等がある。定性分析に対比される。

低リン酸血症性くる病 ［hypophosphatemic rickets］　腎臓におけるリン酸イオンの再吸収の低下による低リン酸血症を伴うくる病ないし骨軟化症としては，多数の病態が知られており，その中にはかつてビタミンD抵抗性くる病とよばれていたものが含まれる。先天的遺伝子異常が原因となるものとしては，X染色体に位置する遺伝子 *PHEX* の異常が関与するX染色体優性低リン酸血症性くる病（XLH），常染色体の遺伝子が関与するものとしては，第12染色体に位置する遺伝子 *FGF23* の異常による常染色体優性低リン酸血症性くる病（ADHR），第4染色体に位置する遺伝子 *DMP1* の異常によるARHR（常染色体劣性低リン酸血症性くる病），第9染色体に位置する遺伝子 *SLC34A3* の異常による高カルシウム尿性低リン酸血症性くる病（HHRH）が挙げられる。XLH，ADRH，ARRHの三者は，腎尿細管におけるリン酸の再吸収を抑制するFGF23の作用過剰が認められる。また，SLC34Aは腎尿細管でのリン酸イオンの再吸収に関与するNa-Pi共トランスポーターであり，HHRHではその作用が促進している。リン酸の尿中への過剰な排泄による低リン酸血症が，副甲状腺ホルモン（PTH）と活性型ビタミンD（1,25(OH)$_2$D$_3$）の関与するリン酸とカルシウムのホメオスタシスの維持機構にどのように作用し，骨の石灰化にどのように影響しているか等について完全には明らかにされていない。

Tリンパ球 ［T-lymphocyte］　骨髄で生成される多能性幹細胞由来の未熟リンパ球が胸腺へ移行し，上皮細胞や液性因子の影響下に分化，成熟，増殖したもの。T細胞ともいう。T細胞固有の抗原と受容体をもち，主要組織適合（性）遺伝子複合体（MHC）を認識し，さまざまな機能をもつT細胞サブセットに分化する。

Tyr　＝チロシン

ティンフリースチール缶 ［tin-free steel can, TFS can］　スズメッキの代わりにクロムメッキあるいはクロム酸液で表面処理した鋼板製の缶。TFS缶と略記される。ブリキ缶より安価で，ピンホールも少なく，硫化黒変しにくい。ハンダ付着性がない。

データ ［data］　情報と同義であるが，ある事に関して得たり伝達したりする内容のうち，特に，特定の目的の達成のため，取捨選択，整理され（データベース化），すぐに取出したり分析できたりするものをいうことが多い。→情報

データベース ［data base］　複数のソフトウェアあるいはユーザーによって共有されるデータの集合を指す。形式で分類すると，カード型，リレー

ショナル型，オブジェクト型等がある。データベースの操作や保守，管理をするためのソフトウェアをDBMS（data base management system）とよぶ。

デーツ ［date］ ヤシ科の常緑高木であるナツメヤシの果実。北アフリカや中東では主要な食品として利用されている。生果または干果を食用とするほか，ジャム，ゼリー，ジュース等に加工して用いられる。日本ではソースの原材料として使用されている。

デーニッシュペストリー ［Danish pastry］ デンマーク風の甘い菓子。生地に粉の50～100%のマーガリン等を折り込んで成形，焼成したもの。パンとパイの中間のような味と食感をもつ。

テーラーメード栄養 ［tailormade nutrition］ 個々人に応じた栄養・食事管理をすること。現在では，生活習慣病に遺伝が関与していることが明らかになっている。また，環境要因が遺伝子の発現に影響すること（エピジェネティクス）も明らかになりつつある。そのため，個人の身体の状況や栄養状態のみならず，遺伝子情報や環境要因も考慮に入れると，より効果的な栄養指導を行うことができる。

テーラーメード食品 ［tailormade food］ 肥満，高血圧，動脈硬化症の予防など，消費者の多様な要望に応えるために，それぞれの体質などに合わせて調製した商品としての食品。有効性は不明なものが多い。

デオキシアデニル酸 ［deoxyadenylic acid］ $C_{10}H_{14}N_5O_6P$，分子量331.23。デオキシアデノシンのモノリン酸エステルであるヌクレオチドのこと。3′-と5′-の2種の異性体がある。特に5′-はdAMP（deoxyadenosine monophosphate）と略記され，組織中にも存在するが，生体内においては主に，AMP→ADP→dADP→dATPの経路で3リン酸化されて，DNA合成の前駆体となる。

デオキシアデノシルコバラミン ［deoxyadenosylcobalamin］ ＝アデノシルコバラミン

デオキシウリジル酸 ［deoxyuridylic acid］ $C_9H_{13}N_2O_8P$，分子量308.19。デオキシウリジンのリン酸エステル。天然のものは5′-リン酸エステル体である。

デオキシグアニル酸 ［deoxyguanylic acid］ $C_{10}H_{14}N_5O_7P$，分子量347.22。デオキシグアノシンのモノリン酸エステルであるヌクレオチドのこと。3′-と5′-の2種の異性体がある。特に5′-はdGMP（deoxyadenosine monophosphate）と略記され，組織中にも存在するが，生体内においては主に，GMP→GDP→dGDP→dGTPの経路で3リン酸化されて，DNA合成の前駆体となる。

3-デオキシグルコソン ［3-deoxyglucosone］ アミノカルボニル反応における後期反応生成物の前駆体。

デオキシコール酸 ［deoxycholic acid］ $C_{24}H_{40}O_4$，分子量392.58。肝臓から胆嚢（たんのう）を経て十二指腸へ分泌されている。二次胆汁酸の一つ。

デオキシコール酸寒天培地 ［deoxycholate agar］ サルモネラなど病原性腸内細菌の選択分離用培地。主に臨床検査で用いられる。ラクトースと白糖を含む。

デオキシシチジル酸 ［deoxycytidylic acid］ $C_9H_{14}N_3O_7P$，分子量307.20。デオキシシチジンのモノリン酸エステルであるヌクレオチドのこと。3′-と5′-の2種の異性体がある。特に5′-はdCMP（deoxycytidine monophosphate）と略記され，組織中にも存在するが，生体内においては主に，CMP→CDP→dCDP→dCTPの経路で3リン酸化されて，DNA合成の前駆体となる。

デオキシチミジン ［deoxythymidine］ $C_{10}H_{14}N_2O_5$，分子量242.23。デオキシリボヌクレオシドの一つで，塩基部分がチミンである。チミジンともいう。DNAの構成成分であり，ほかのデオキシリボヌクレオシドと同様三リン酸体を経てDNAへ取込まれる。

デオキシ糖 ［deoxy sugar］ 糖の化学構造中のヒドロキシ基が水素原子に置換された糖の総称。

4-デオキシピリドキシン ［4-deoxypyridoxine］ $C_8H_{11}NO_2$，分子量153.18。ピリドキシンの4′位がヒドロキシメチル基の代わりにメチル基に置き

換わった構造を示し，ビタミン B_6 の拮抗体である。

1-デオキシマンニトール ［1-deoxymannitol］
＝ラムニトール

6-デオキシマンノース ［6-deoxymannose］
＝ラムノース

デオキシミオグロビン ［deoxymyoglobin］
肉色素ミオグロビンの誘導体の一つで，新鮮肉の内部や切断面でみられる暗赤色の色調の主因。従来は還元型ミオグロビンとよばれていた。ヘム部分の鉄の電荷が2価で，その第六配位座には何も結合していない。肉中の残存酸素が消費された場合や真空包装による酸素分圧低下によって生じる。肉の還元力が保たれている場合に存在するが，その後，酸素化され鮮赤色のオキシミオグロビンになる。→ヘム，ミオグロビン，オキシミオグロビン

デオキシリボース ［deoxyribose］ $C_5H_{10}O_4$，分子量134.13，記号 dRib。DNA に含まれるペントースで，通常 D-2-デオキシリボースを指し，DNA 中では1位の炭素原子が β-N-グリコシド結合で核酸塩基の窒素原子と結合している。

CHO
CH$_2$
HCOH
HCOH
CH$_2$OH

D-2-デオキシリボース

デオキシリボ核酸 ［deoxyribonucleic acid, DNA］ デオキシリボースを糖成分とし，塩基及びリン酸基から成る高分子重合体。塩基成分はほとんどがアデニン，グアニン，シトシン，チミンの4種で，若干の修飾塩基が含まれる。遺伝暗号をコードし，真核細胞ではほとんどが染色体の成分で，核に局在している。

デオキシリボヌクレアーゼ ［deoxyribonuclease, DNase］ 一本鎖 DNA 及び二本鎖 DNA に作用してヌクレオチド間の結合を加水分解する酵素群。エンドヌクレアーゼとエキソヌクレアーゼに大別される。

デオキシリボヌクレオシド ［deoxyribonucleoside］ D-2-デオキシリボースに塩基が結合した分子で，主な塩基はアデニン，グアニン，シトシン，チミンの4種である。

デオキシリボヌクレオチド ［deoxyribonucleotide］ 糖成分が D-2-デオキシリボースであるヌクレオシドの 5′-リン酸エステルで，DNA 合成の前駆体となる。

テオフィリン ［theophylline］ $C_7H_8N_4O_2$，分子量180.17。茶の葉に含まれるキサンチン誘導体。中枢興奮作用，心筋興奮作用，平滑筋弛緩作用，強心利尿作用を有する。気管支拡張薬として，金属塩は利尿薬として重要である。7位のメチル化によりカフェインが生成する。

テオブロミン ［theobromine］ $C_7H_8N_4O_2$，分子量180.17。キサンチン誘導体の一つで，テオフィリンの異性体。白色の結晶または結晶性の粉末。カカオ豆に多く含まれ，ココアには約1.7％，ココア1杯は100 mg前後のテオブロミンを含む。薬理作用はカフェインやテオフィリンと同様で，中枢神経興奮作用，強心作用，利尿作用を有する。現在では，医学の治療薬として用いられることはなく，ココアの薬理学的成分として見直されている。→カフェイン

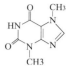

デカップリング ［decoupling］ (1)原子の結合様式解析に用いられる二重共鳴法，及びそれによって起こるスピン-スピン分裂の消失現象。(2)米国政府が提案した，農産物の生産と生産者の増収意欲をデカップル（分離）する農業政策。

デカルボキシラーゼ ［decarboxylase］ ＝脱炭酸酵素

デカン酸 ［decanoic acid］ $C_{10}H_{20}O_2$，$CH_3(CH_2)_8COOH$，分子量172.27。カプリン酸ともいう。人工香料の合成原料。

テキーラ ［tequila］ メキシコ西北部が原産のアルコール分40〜43％の蒸留酒。原料はマグイーよばれる竜舌蘭の茎の部分。飲み方は岩塩や青トウガラシ，あるいはレモンなどと一緒に飲む。

適応 ［adaptation］ 変貌する外部環境条件に対応して，生存に適した反応体制を形成した状態，または外部環境の変化に適合して生存していく過程。ヒトや動物は生体内の恒常性維持（ホメオスタシス）により外部環境の条件が変動しても，内部環境はほぼ一定に維持されるように調節されている。

適応性熱産生 ［adaptive thermogenesis］
暑熱馴化に伴って基礎代謝量が減少すること。特に日本人では，夏季に−5％，冬季に＋5％，すなわち約10％の基礎代謝の季節変動がみられ，これは日本人特有で，欧米人にはみられない現象であると報告されているが，米を主食とする日本人の食生活の欧米化に伴い，高脂肪食型に変化することで次第に消失傾向にある。また，熱産生の促進に基づく適応現象で，寒冷化で熱産生能力が促進し，熱産生機構がふるえ熱産生から非ふるえ熱産生に移行する代謝性寒冷馴化も指す。

適合度の検定 ［goodness of fit test］ 観測値と期待値との一致性を検定する方法の総称。最もよく用いられるのは頻度データの場合に用いられる適合度の χ^2 検定であり，帰無仮説の下で，$\Sigma\{($観測度数−期待度数$)^2/$期待度数$\}$ が，当該自由度の χ^2 分布に近似的にしたがうことを利用する。

適時給食 ［timely food service］ 適正な供食時間の食事。病院給食の喫食時間は生体リズムに沿うことが求められ，夕食が原則として午後6時以降に供されることをいう。

デキストラン [dextran]　乳酸菌によってスクロースから生成する糖質性のα1→6結合を多く有するグルカン。誘導体としてはデキストラン硫酸のほか、エピクロロヒドリンで架橋して不溶化したセファデックス（sephadex）はゲル濾過材として使用される。

デキストリン [dextrin]　デンプンを酸や酵素等で加水分解して得られる。糊精ともいう。グルコースがα1→4結合した重合度が10以上の糖鎖、またはグルコースがα1→4結合とα1→6結合から成る重合度が10以上の分枝をもつ糖鎖の混合物。重合度によって特性や用途が異なる。また、アミラーゼによって加水分解されにくい難消化性デキストリンは水溶性食物繊維として特定保健用食品に利用されている。

デキストロース [dextrose]　＝D-グルコース

適正実験室基準 [good laboratory practice, GLP]　化学物質に対する各種安全性試験成績の信頼性を確保するための基準。OECDにおいて1981年に採択された。化学物質の審査及び製造等の規制に関する法律（化学物質審査規制法）では1984（昭和59）年3月から導入。試験施設ごとに運営管理、試験設備、試験計画、内部監査体制、信頼性保障体制、試験結果等をチェックし試験成績の信頼性の確保を図るもので、3年ごとに確認更新が必要となっている。

適正製造基準 [good manufacturing practice, GMP]　米国食品医薬品局（FDA）が医薬品の規制に盛り込んだ考え方に基づいて、1963（昭和38）年に定めた医薬品の製造、加工、小分け及び保管の際に守るべき適正基準。この基準は一般にGMP規則とよばれている。食品についてもGMP規則がある。法的な強制力という点では医薬品規制と異なり、弁当及び総菜、漬物、洋生菓子等の衛生規範がこれに当たる。

適正農業基準 [good agricultural practice, GAP]　環境負荷低減のための農業生産方式やその基準などを含む広範な概念。農産物の生産において病原微生物や汚染物質、異物の混入などの食品安全危害を最小限に抑えることを目的に、これらの危害要因とその対策を示す手引きとその手引きを実践する取組み。栽培過程で栽培前から栽培中、出荷・調製、文書・記録の管理、作業員の教育訓練について管理事項など細部に渡り規定している。

滴定酸度 [titratable acidity]　試料100gあるいは100 mLを中和点まで滴定するのに要する0.1 M水酸化ナトリウムの量（mL）をいう。フェノールフタレインの変色点をもって中和点とする。酸の分子種を問わない測定法。食品中の遊離の有機酸の定量法に用いる。一般に滴定酸度は食品の酸味の強さとほぼ一致する。

テクスチャー [texture]　本来の意味はラテン語の「織る」「組合せる」。食品のテクスチャー（食感）とは、食品を手で触れたり、口に入れたり、咀嚼したり、嚥下したりする時に感じる感覚を表す。これらの感覚は、食品の硬さ、弾性、粘性、粘弾性、付着性、凝集性、もろさ、歯ごたえ、歯切れ、滑らかさ等に由来する物理的な性質で、おいしさを決定する要素の一つ。物理的性質に加えて、食品の組織に関する視覚的な性質を含める場合もある。

テクスチャープロファイル [texture profile]　複雑な口腔内感覚であるテクスチャーを、客観化及び物理学的解釈を可能とするために分類及び整理した表。テクスチャー研究の先駆者であるSzczesniakが1963年に発表したものが代表的で、Shermanも1969年に発表している。

テクスチュロメーター [texturometer]　ヒトの咀嚼運動をモデル化したテクスチャー測定機器。装置の受け皿に食品を置き、歯に相当するプランジャーを上下させて圧縮することにより、硬さ等を評価する。

手首 [wrist]　＝手根

デコイ受容体 [decoy receptor]　デコイとは「おとり」の意味であり、デコイ受容体とはホルモン、成長因子などの生理活性物質の受容体の中で、リガンドと結合する能力を有しているが、細胞内シグナル伝達にかかわる領域を欠失しているなどの理由により、リガンド特異的なシグナルを伝達できない受容体のことを指す。血管内皮細胞増殖因子やレプチンなど多くの生理活性物質について、内因性のデコイ受容体の存在が知られている。リガンドと結合できるがシグナルを伝えられないという性質のため、本来のリガンドからのシグナルを阻害する方向に作用することが多いが、リガンドと結合してリザーバーとして働くとも考えられている。多くの場合、受容体遺伝子の選択的スプライシングの結果、一部の領域が欠失した構造として合成される。また近年ではデコイ受容体を人工的に合成し、成長因子等の作用を制御する試みも行われている。

デコレーションケーキ [decoration cake]　スポンジケーキの上にバタークリーム、クリームシャンテリー、フォンダン、チョコレート等を塗り仕上げた菓子の総称。

デザイナーフード [designer food]　米国のがん予防を考えた食生活。感染病である天然痘の根絶宣言が1980年に出されたが、がん、循環器疾患、糖尿病などは急増し続けた。これらの病気は医療とは関係なく、個人の食生活管理が原因と考えられ、米国は1977年に食生活とがんとの関係の調査を始め、1982年に「食と栄養とがん」を報告し、1990年にデザイナーフード計画を開始した。そして、科学的証拠を準備した上で、ニンニクを筆頭に、キャベツ、カンゾウ、ダイズ、ショウガ、セリ科植物な

どががん予防に有効とされた。日本では荒井綜一らが，食品には栄養機能，感覚機能のほかに，病気を予防する三次機能があるという考えを提唱し，1984（昭和59）年に食品の機能性に関する研究が開始された。

デサチュラーゼ［desaturase］　アシル CoA デサチュラーゼともいう。脂肪酸不飽和化酵素のことで，二重結合の導入を触媒する酵素。脂肪酸の Δ^5 位，Δ^6 位，Δ^9 位を不飽和化する酵素等がある。

手食［eat on one's fingers］　道具を使わず手で食べ物を口に運んで食べること。手食を習慣とするアフリカ，中近東，西アジア，インド，東南アジア，太平洋諸島，中南米では伝統的な食べ方がみられ，イスラム教徒やヒンズー教徒の間では左手は不浄とされ，右手の指を使って食べる。小さく切ったり，潰した料理が多く，インドや中央アジアではナンやチャパティで，メキシコではトルティーヤですくって食べることが多い。現在では，西洋文明の影響を受け，手食からスプーンやフォークの習慣に変わった地域も多い。

デシルアルコール［decyl alcohol］　$C_{10}H_{22}O$，$CH_3(CH_2)_9OH$，分子量 158.28。1－デカノールともいう。水に難溶性の直鎖飽和アルコール。

テストステロン［testosterone］　精巣（睾丸）の間質細胞（ライディッヒ細胞）から分泌される男性ホルモンの一つ。生理作用として，第二次性徴の発現や造精作用を有している。また，性器外作用として皮膚，筋肉，骨，結合組織，造血組織に作用し，タンパク質同化作用を示す。→タンパク質同化ステロイド

デスモシン［desmosine］　$C_{24}H_{40}N_5O_8$，分子量 526.61。エラスチンやコラーゲンに含まれ，四つのリシンから成るが，そのうち三つはリシンの酸化的脱アミノによって作られたものである。架橋に役立っている。

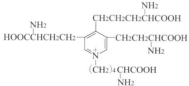

デスモソーム［desmosome］　上皮細胞間，筋細胞間の接着装置。直径 0.2～0.5 μm で，細胞膜に円盤状の部分として形成される。

デスモラーゼ［desmolase］　加水分解を伴わない炭素原子鎖の結合・切断に関与する酵素の総称。コレステロールを副腎皮質ホルモンに変換する際に必要な酵素の総称で，その中にはシトクロム P-450，フラボプロテイン等がある。

テタニー［tetany］　主に四肢遠位筋に緊張性筋収縮を起こして，「産科医の手」という手の屈曲位を呈するのが特徴的である。非発作時においても，血圧測定用圧迫帯を上腕に巻いて収縮期血圧以上で圧迫したとき（トルソー現象）や，外耳道前方で顔面神経の走行上を叩いたとき（クヴォッスティック徴候）に誘発される。多くの場合，低カルシウム血症，低マグネシウム血症あるいはアルカローシスを伴う。→低カルシウム血症

鉄［iron］　元素記号 Fe，原子番号 26，原子量 55.845，8(8)族元素。必須微量元素。銅やタンパク質とともに赤血球のヘモグロビンを形成する。→鉄血乏性貧血

鉄芽球性貧血［sideroblastic anemia］　骨髄の赤芽球におけるヘム合成障害のため，正常な赤血球の分化が進行せず，無効造血により貧血を呈する症候群。貧血は低色素性貧血であるが，血清鉄と血清フェリチンはむしろ増加する。骨髄で核周囲に鉄顆粒が配列する環状鉄芽球の出現を特徴とする。原因により遺伝性，後天性に分類される。

鉄過剰症［hyperferremia；iron overload］体内に鉄が過剰に蓄積する状態で，全身に鉄が蓄積し，臓器障害を引き起こす。過剰な輸血や静注用鉄剤投与が原因で発生する。また，遺伝性疾患であるヘモクロマトーシスの原因になる。治療には瀉血，鉄キレート剤投与が用いられる。

手作り志向［handmade taste］　戦前までは家庭における食事の大部分は手作りされた。戦後の流通革命，販売形態の多様化，女性の社会進出等の社会情勢の変化は，食の簡便化，外部化を促進させた。外食，中食の増加，さらに内食における加工食品の比率も高い。この傾向の一方，料理はもちろん，味噌，梅干などの保存食まで手作りする人も少なくない。この一因には，食に対する嗜好，栄養などとともに，安全性重視の傾向がある。環境汚染，BSE など食をめぐる状況が厳しい現在，簡便化の一方で安全で健康な食生活を求めて，食の二極分化が進行しているといえる。

鉄結合性グロブリン［iron-binding globlin］＝トランスフェリン

鉄欠乏性貧血［iron deficiency anemia, IDA］体内の鉄の欠乏に起因するヘモグロビン合成の障害による貧血。若年～成人の女性に多く，貧血の中で最も多い。皮膚の蒼白，倦怠感，頭痛などの症状がある。原因としては消化管出血，月経などによる鉄分の喪失，摂取不足・吸収低下などによる供給不足，成長・妊娠・授乳などによる需要の増加などがある。ヘモグロビン 1 g 中には 3.4 mg の鉄を含んでいる。女性は月経によって毎月 30～80 mL の出血があり，15～40 mg の鉄喪失となる。血清フェリチン，血清鉄，ヘモグロビン，赤血球数の低下がみられる。

鉄トランスポーター［iron transporter］　鉄イオンの細胞膜輸送を担う膜タンパク質の総称。哺

乳類では，divalent metal transporter（DMT1，別名 Nramp2），Nramp1，フェロポルチンが知られる。DMT1は，細胞膜やエンドソーム膜に局在し，細胞外やエンドソーム内腔から細胞質へ鉄イオンを輸送する。DMT1のホモログ分子である Nramp1は，ファゴソーム膜に局在し，その内腔から鉄イオンを輸送する。フェロポルチンは，細胞膜に局在し，細胞質の鉄イオンを細胞外に排出する。いずれもATPの加水分解とは共役しない二次性能動輸送型のSLCトランスポーターであり，Fe^{2+}のみを輸送基質として認識する。DMT1やフェロポルチンの発現は，血中の鉄輸送タンパク質であるトランスフェリンや鉄貯蔵タンパク質であるフェリチンなどと同様に，鉄応答配列/鉄調節タンパク質（IRE/IRP）制御系によって調節される。→フェロポルチン

テトラサイクリン ［tetracycline］ $C_{22}H_{24}N_2O_8$，分子量444.43。縮合四環構造を有する黄～暗黄色の結晶性粉末。広範囲の抗菌スペクトルを有しており，作用様式は静菌的で，高濃度では殺菌的である。作用機序としては，細菌のリボソーム70Sに特異的に結合し，タンパク質の合成を阻害する。テトラサイクリン系抗生物質は，リケッチア感染症，クラミジア感染症，鼠径リンパ肉芽腫，レプトスピラ感染症等にも有効である。

テトラパック ［tetra pack］ 正四面体の液体用紙容器。テトラはギリシャ語で4の意味。1951年にスウェーデンで開発，日本では1960年代牛乳容器が最初。各種飲料容器に多用。最小の包装資材で最大の容量を与える画期的容器。また，プラスチックフィルムで作られた容器もある。

5,6,7,8-テトラヒドロビオプテリン
［5,6,7,8-tetrahydrobiopterin, BH4］ テトラヒドロビオプテリン。フェニルアラニン，チロシン，トリプトファン等芳香族アミノ酸水酸化酵素系において補酵素として作用しており，カテコールアミンやセロトニン合成に重要な役割を果たしている。また，血管内皮における一酸化窒素合成酵素（NOS）の補酵素としてL-アルギニンから一酸化窒素NOの産生にもかかわっている。不足すると，フェニルアラニンヒドロキシラーゼの作用低下によるフェニルケトン尿症や，NOS活性の低下によるNO合成が低下し血管内皮損傷を来す。

テトラヒドロプテロイルグルタミン酸
［tetrahydropteroylglutamic acid］ ＝テトラヒドロ葉酸

テトラヒドロ葉酸 ［tetrahydrofolic acid, THFA；H_4PteGlu］ $C_{19}H_{23}N_7O_6$，分子量445.43。補酵素型葉酸であり，プテロイルグルタミン酸が体内で還元されてテトラヒドロ葉酸になる。テトラヒドロプテロイルグルタミン酸，H_4プテロイルグルタミン酸，H_4葉酸ともいう。体液中ではモノグルタミン酸型であるが，組織内ではポリグルタミン酸型（H_4PteGlu$_n$，n ＝グルタミン酸残基数）になる。核酸のプリン，ピリミジン合成やアミノ酸代謝等に関与する。

テトロース ［tetrose］ 炭素4原子から成る単糖の総称。四炭糖ともいう。

テトロドトキシン ［tetrodotoxin, TTX］ $C_{11}H_{17}N_3O_8$，分子量319.27。フグ毒の本体。毎年約30件の食中毒が発生しており，致命率は約10%と高い。原因はフグの素人料理によるものがほとんどである。食用フグは約20種で，各臓器の毒性は種により異なる。卵巣，肝臓は特に毒性が強い。症状は食後30分～5時間で発症し，8時間生存すると回復の見込みがあるといわれている。口唇のしびれ，知覚障害，運動障害，呼吸障害等の症状がある。最大の死因となるのは呼吸麻痺である。

デノボ合成 ［de novo synthesis］ 簡単な前駆体から生体構成成分などの分子が新たに合成されること。新生合成ともいう。デノボ de novo（ドゥノボ）はラテン語で「新規の」という意味。

デヒドラターゼ ［dehydratase］ ＝脱水酵素

デヒドロアスコルビン酸 ［dehydroascorbic acid］ 酸化型アスコルビン酸のこと。生体内では還元型グルタチオンによってL-アスコルビン酸に還元され，生理作用を示す。

デヒドロアラニン ［dehydroalanine］ セリン，システイン，フェニルアラニン等のβ位の炭素に官能基が結合しているアミノ酸からヒドロキシ基，メルカプト基，フェニル基等の官能基が脱離することにより生じる。

デヒドロイソアスコルビン酸 ［dehydroisoascorbic acid］ エリソルビン酸（D-イソアスコルビン酸）の酸化型。尿中や食品中に含まれる。

デヒドロエピアンドロステロン硫酸 ［dehydroepiandrosterone sulfate, DHEA-S］ 副腎皮質で合成される男性ホルモンの一つであるデヒドロエピアンドロステロンが硫酸と抱合したもの。水溶性で，デヒドロエピアンドロステロンは血中へこの形で放出される。生殖器官の機能維持や骨格筋におけるタンパク質同化の促進など，アンドロゲン作用を示す。

デヒドロゲナーゼ ［dehydrogenase］ ＝脱水素酵素

7-デヒドロコレステロール ［7-dehydrocholesterol］ $C_{27}H_{44}O$，分子量384.64。アセチルCoAから3-ヒドロキシ3-メチルグルタリルCoA（HMG-CoA）を経て生合成され，皮膚において紫

外線によってビタミン D_3 に変化する。ビタミン D_3 の前駆体,すなわちプロビタミン D_3 である。コレステロール生合成の前段階物質でもあり,7-デヒドロコレステロールリダクターゼにより還元されてコレステロールになる。

デヒドロペプチダーゼⅡ [dehydropeptidase Ⅱ] =アミノアシラーゼ

3-デヒドロレチノール [3-dehydroretinol] =ビタミン A_2

テフロン [Teflon] フッ素樹脂の一つ。ポリテトラフルオロエチレンの商品名(du Pont社)。融点327℃,乳白色ろう状の樹脂,ゴムと金属の中間的物性を有する。他のプラスチックに比較して際立った特性をもつ。①耐化学薬品性:酸,アルカリ,有機薬品に全く安定。耐オゾン性も良好で,長期の曝露試験に全く変化がなく,吸湿性,吸水性は皆無。②電気的特性:絶縁抵抗や絶縁破壊強度はプラスチック中最高,非常に優れた電気絶縁材料として電気,電子部門で多用される。③耐熱特性:-100~+260℃の広い温度範囲で長時間の使用に耐え,耐熱性はプラスチック中最高。

デボンドミート [deboned meat] 枝肉から部分肉に除骨・整形した際に骨に残存している付着肉。資源の有効活用の見地から,骨肉分解機でデボンドミートを回収し,ソーセージやハンバーグ,餃子,シューマイなどの製造原料に利用されるようになってきた。国際規格では mechanically separated meat とよばれている。→枝肉

デューベリー [dewberry] 北米,カナダ原産のバラ科の植物。茎は匍匐(ほふく)性で花托は集合果とともに離れるので中空にならない。集散花序で開花は中心花から順次周囲の花に及ぶ。葉はラズベリーに似ているが,果実の甘さや上品さは勝っている。黒くて甘い実をつけるが自生しているものは見つけにくい。生食やジャム,果実酒に加工される。

デュシェンヌ型筋ジストロフィー [Duchenne's muscular dystrophy] Duchenne (フランス)によって記載された筋ジストロフィー。伴性劣性遺伝病でX染色体短腕に存在するジストロフィン遺伝子の異常による。筋ジストロフィーの中で頻度が高く,重症で経過不良の例が多い。

デュマ法 [Dumas' method] 有機物中の窒素定量法の一つ。微量測定に適す。試料を酸化銅と混合して二酸化炭素気流中で燃焼,発生ガスを還元銅で窒素まで還元し,水酸化カリウムの濃い水溶液に通して窒素以外の成分を除去した後,窒素ガスの容量を測定。この原理に基づいて自動窒素定量装置が開発された。

デュラム小麦 [durum wheat] パスタ類の原料となるイネ科コムギ属の一種。マカロニ小麦ともいう。パンやうどんの原料である普通系小麦(パン小麦)がABDゲノムをもつ6倍体であるのに対し,デュラム小麦はABゲノムだけをもつ4倍体である。デュラム小麦は硬いためセモリナを生成しやすく,タンパク質含量は強力粉と同程度からやや多い。グルテンの性質は強いがパンを作るのには向かない。水を加えて混捏した後圧延,圧縮によりパスタ類を製造するのに適し,ゆでどけしにくいという特徴をもつ。

デュラムセモリナ [durum semolina] デュラム小麦を粗挽きして調製した粒が大きい粉。ブレーキロールで粉砕した後ピュリファイヤーで皮部を取除いて調製する。比較的少量の水で生地を調製でき,スパゲッティ,マカロニ等のパスタ類の製造に適する。

デラニー条項 [Delaney clause] 1958年に成立した米国の連邦食品・医薬品・化粧品法の中にある条項。加工食品中に発がん物質の添加を禁止したものである。いわゆるゼロリスクを義務化した条項であり,発がん性が認められる農薬等の使用を禁止してきた。

テリーヌ [terrine] 陶器のふた付き容器に挽肉やペースト状にした肉,魚,野菜などを詰めて,オーブンで蒸し焼きにした料理。テリーヌは壷や鉢の型。型は長方形,楕円や円形がある。

デリカテッセン [delicatessen] 調理済み食品,サラダなどの惣菜,またはそれらを販売している店のこと。原義はドイツ語 Delikatesse で,おいしい食べ物という意味である。

δ細胞 [δ cell] (1)脳下垂体前葉を構成する細胞のうち,青い塩基性色素に染色される小型の細胞。D細胞ともいう。δ細胞から性腺刺激ホルモン(卵胞刺激ホルモンFSHや黄体形成ホルモンLH)が分泌される。(2)膵臓のランゲルハンス島に分布する細胞の一つで,ソマトスタチンを分泌する。

テルペノイド [terpenoid] =テルペン

テルペン [terpene] イソプレン $CH_2=C-(CH_3)CH=CH_2$ を構成単位とする植物成分。テルペノイド,イソプレノイドともいう。カルボニル基やヒドロキシ基などを有する誘導体のみをテルペノイドということもある。イソプレン1単位のものをヘミテルペン,2単位をモノテルペン,3単位をセスキテルペン,4単位をジテルペン,6単位をトリテルペンとよぶが,カロテン類はテトラテルペンに,ステロイドはトリテルペンに含まれる。メントールやリモネン等のモノテルペノイドは独特の香りを発する。ウリ類に含まれるトリテルペンのククルビタシンAや柑橘類果皮のリモニンは苦味を呈する。ジンジャーグラスに含まれるペリラアルコールやリモネン,ニガショウガのゼルンボンには抗がん効果が期待されている。ローズマリーに含まれるジテルペンのロスマノールは抗酸化,抗菌,消臭効果が顕著である。イチョウ葉エキスに含まれるジテルペン

のギンコライドAは脳血流を強く促進するので，諸外国では医薬品として扱われている。

テルペングリコシド [terpene glycoside]
テルペンに糖がエーテル結合したテルペン配糖体の総称。呈味性を示すものがある。ステビアに含まれるジテルペン配糖体のステビオシド，カンゾウのトリテルペン配糖体のグリチルリチンは，砂糖の50〜300倍の甘味を有する。また，チョウセンニンジンの活性成分の一つのジンセノシドは，トリテルペン配糖体（トリテルペンサポニン）である。

テロメア [telomere] 直鎖状のDNAの末端に存在し，直鎖状DNAの末端を維持・複製するための領域。真核生物の染色体の安定性に必要な構造である。線虫類では（TTTTGGGG）$_n$の反復配列であり，脊椎動物では（TTAGGG）$_n$の反復配列が数キロベースにわたって連続している。

テロメラーゼ [telomerase] 染色体のテロメア末端にTTAGGGを付加する特化したタンパク質とRNAの複合体酵素ゲノムの複製の際，鋳型DNAを必要とせず自身のRNAを鋳型としてDNAの3'-末端に付加することにより，通常起こる累積性のダメージを回避する。

転移RNA [transfer RNA, tRNA] mRNAの遺伝子情報をタンパク質の特定のアミノ酸に対応させるアダプター分子。トランスファーRNAともいう。74〜95個のリボヌクレオチドから成るRNAで，分子量は25,000〜30,000である。20種類のアミノ酸はそれぞれ異なったtRNAをもっており，タンパク質合成の際，tRNAはアンチコドンを用いてmRNA上のコドンを認識して塩基対をつくる。

転移酵素 [transferase] ある化合物のある基を別の化合物に転移させる反応を触媒する酵素の総称であり，転移する基によって分類される。トランスフェラーゼともいう。

電位差滴定 [potentiometry] 等量点を電位差変化で検出する滴定法。色変化による目視判定に比べて正確である。イオンセンサー応答を連続記録（滴定曲線）し，電位差の飛躍点を等量点とする。

転移熱 [heat of transition] 物質の相転移の際に吸収または放出される熱量。

展延性 [spreadability] パンに塗る時やパイ生地に折込む時のバターやマーガリン等の延びの性質。なめらかによく延びる性質を展延性が良いといい，脂質の融点，水分量，空気量等が関係している。

電解 [electrolysis] ＝電気分解

電解質 [electrolyte] 水に溶けたときに電荷をもつ粒子（イオン）に解離する物質。生体の水相中にイオンの形で存在してさまざまな生理的役割を果たす。Na^+，K^+，Ca^{2+}，Mg^{2+}，Cl^-，HCO_3^-，HPO_4^{2-}などが主なものであり，無機物（ミネラル）のうち比較的多く存在するものが電解質の主要なものとなっている。その他タンパク質のような高分子電解質もある。

電解質コルチコイド [electrolyte corticoid] 副腎皮質の球状層から分泌されるアルドステロンなど，主に腎臓でのナトリウムやカリウムの代謝を調節するステロイドホルモンの総称。ミネラルコルチコイドともいう。

電解質バランス [electrolytes balance] 個々の電解質について，生体の摂取と排泄の収支（差）をいう。摂取量が排泄量を上回ると過剰になり，逆では不足となる。

電解伝導度 [electrolytic conductivity] 多くの電解質溶液は，電圧に応じて電流が流れる。その比例係数のこと。電気伝導度に相当する。水溶液中のそれぞれのイオン1mol当たりの伝導度が求められている。

転化糖 [invert sugar] スクロースを加水分解して得られるD-グルコースとD-フルクトースの等量混合物。スクロース溶液に希酸またはβ-フルクトフラノシダーゼを作用させると，加水分解の進行に伴い右旋性（比旋光度［α］D^{20} + 66.5℃）から左旋性（−20℃）となる。この反応は旋光性の逆転を伴うので転化とよばれ，最終的に等量混合物として転化糖が生成する。転化糖はスクロースとは味が異なる。また，高濃度でも結晶が析出しにくい性質があるため，液糖として食品製造に利用される。

添加物 [additive；adjunct] 食品もしくは家畜飼料に特定の機能を付与もしくは製造過程で使用することが認められている物質。食品向けは食品添加物，飼料向けは飼料添加物という。

てんかん〔癲癇〕 [epilepsy；folling sickness] さまざまな病態によって起こる慢性脳障害であり，大脳の神経細胞の過剰発射の結果生じる反復性発作（てんかん発作）を主徴とする（WHOの定義）。臨床発作は，部分発作（単純部分発作，複雑部分発作），全般発作（ミオクロニー発作，強直−間代発作，脱力発作）に分類される。てんかんは臨床発作と，特徴的な脳波所見（スパイクやバースト等の突発波）によって診断される。

電気泳動移動度 [electrophoresis mobility] ＝移動度

電気泳動移動度シフト分析 [electrophoresis-mobility shift assay, EMSA] ＝ゲルシフト分析

電気泳動度 [electrophoresis mobility] ＝移動度

電気くん〔燻〕煙法 [electric smoking] コロナ放電を利用したくん煙法。原料肉や魚を電極にしてくん煙室内で放電，くん煙物質を短時間に付着・浸透させる方法。最近はほとんど使われていない。

電気浸透 [electroosmosis] 電気泳動で溶液自体が帯電している場合，電位差により，その溶液

が容器や支持体に対して移動する現象。

電気水分計 [electric moisture meter]　試料の水分量に伴う電気的特性の変化に基づく水分測定器。電気抵抗法，誘電率法，マイクロ波減衰法等が一般的。他の方法で測定した水分含量を標準とし検量線を作成，簡易迅速測定に用いる。米麦，デンプン等の検査では電気抵抗方式の計器が準標準計測器として採用されている。

電気透析 [electrodialysis]　電位差を利用して透析を行う操作。イオン交換膜を介してイオン溶液を隔て静電場を与えると低分子電解質の移動を促進することができる。海水からの食塩の製造に大規模に利用されている。この場合，陽イオン交換膜と陰イオン交換膜を交互に並べた膜モジュールに海水を入れて膜を通して通電する。陽イオンは陽イオン交換膜を透過し，陰イオンは陰イオン交換膜を透過する結果として，塩の濃縮と希釈が交互に起こる。濃縮部から塩化ナトリウムが製造される。→イオン交換膜

電気分解 [electrolysis]　電解質の水溶液や融解液に直流電流を流して分解すること。略して電解ともいう。陽極では陰イオンが酸化され，陰極では陽イオンが還元される。

電気容量 [electric capacity]　＝静電容量

テンサイ [sugar beet]　アカザ科の植物。主に温帯から亜寒帯の寒冷地域で栽培されており，日本では北海道で栽培されている。テンサイ糖の原料作物。形状からサトウダイコンともよばれるが，大根とは違う科の植物である。

テンサイ糖 [beet sugar]　テンサイに含まれる砂糖を，抽出，精製，結晶化したもの。→ビート糖

電子 [electron]　原子を構成している粒子の一つ。負電荷をもち，原子核の周囲を取囲んでいる。

電子供与体 [electron donor]　酸化還元反応において電子（水素）をほかの化合物に与える物質。一つの物質でも相手の物質との酸化還元電位の差から水素受容体にも供与体にもなる。例えばNAD^+は解糖系においては水素受容体であるが，NADHは電子伝達系において供与体となる。シトクロム c は電子伝達系においてヘム鉄が3価の状態で電子を受取り，シトクロム c オキシダーゼにより電子をシトクロム a に供与する。

電子顕微鏡 [electron microscope]　電子線を用いて試料の拡大像を観察する装置。光学顕微鏡では可視光線で像を観察するのに対して，電子顕微鏡では可視光線に比べてはるかに波長の短い電子線を用いているため，解像度に優れ，はるかに高い倍率で像を観察することができる。光学顕微鏡で用いるガラスレンズの代わりに電磁場から構成される電子レンズを用いる。電子線の行路は高真空に保つ必要がある。透過型と走査型とがある。

電子受容体 [electron acceptor]　電子供与体から電子を受取り相手を酸化，自らは還元される物質。標準酸化還元電位の高い酸化体ほど電子を受取りやすい。電子伝達系では最終電子受容体は酸素である。メチレンブルーは酸化状態では青色であるが還元されると無色になるため，生体の酸化還元反応実験を生体外で行う際に電子受容体として使用される。

電子常磁性共鳴 [electron paramagnetic resonance, EPR]　外部磁場中の常磁性物質が電磁波の共鳴吸収を起こすこと。常磁性共鳴ともいう。電子スピン共鳴（electron spin resonance, ESR）とよばれることもあるが，電子スピン系は強磁性や反強磁性を示すこともあるので，ESRと区別してこのようによばれる。なお，生体ではフリーラジカルを含む薬剤を投与して画像化することが行われ，ESRイメージング（ESR imaging）とよばれている。

電子線 [electron beam]　陰極から放出された熱電子を加速して線束として取出したもの。さまざまな化学反応を引き起こすことから架橋や重合，分解，殺菌等に利用される。

電子遷移 [electronic transition]　原子の電子が，ある軌道から別の空いている軌道へ移ること。電子遷移が起こるとそのエネルギー差に相当するエネルギーが電磁波として吸収されたり放出されたりして発光または吸収スペクトルの原因となる。

電磁調理器 [induction heater；electromagnetic cooker]　誘導加熱により食品を加熱する器具。適合する鍋を使うと熱効率が80～90％で，ガスコンロ（45％前後），電気ヒーター（70％前後）に比べ非常に高い。磁力線発生コイルに高周波電流を流し，磁力線を発生させ，これが鍋底を通過する時に渦電流が流れ，鍋の電気抵抗により鍋底が発熱する。アルミニウムや銅の熱伝導率は大きいが，電気抵抗が非常に小さいので，従来型の電磁調理器には不適であったが，改良型（オールメタル対応型）では磁性体（鉄を含む）の鍋と同様に使用できる。

電子伝達系 [electron transport system]　複数の酸化還元反応の間を電子が伝達される系。ミトコンドリアやミクロソームの電子伝達系，植物の光合成，細菌の呼吸鎖等がある。ミトコンドリアではエネルギー変換（ATPの合成），ミクロソームでは薬物代謝や物質の誘導体を作る反応が行われる。→ミトコンドリア電子伝達系

電子伝達体 [electron carrier]　ミトコンドリアや葉緑体において電子供与体から電子を受取り，別の電子受容体に電子を渡すことのできる物質。水素伝達体と区別する場合にはヘムを含むシトクロム a, b, c や鉄-硫黄タンパク質をいう。

デンシトメーター [densitometer]　物体や写真像の透過特性や反射特性の検出装置。薄層プレート，濾紙，電気泳動ゲル等の媒体で展開分離し

た成分に適当な波長光を照射し，成分による吸収，反射の強度を非破壊的に測定できる。

デンシトメトリ [densitometry]　ゲル，フィルム，TLC（薄層）板等に光を当て，その透過光や反射光の光量から分析対象を定性・定量的に検出する光学的計測法。光学密度計測，濃度計測ともいう。物質の定性・定量を目的として紫外・可視光が用いられる濁度計あるいは分光光度計で，対象物の形状に即した形状の測定台を装備した装置により測定される。

電磁波 [electromagnetic wave]　電気と磁気が相互作用して発生するエネルギーの波。大きく放射線，太陽光線，電波，電磁界の四つに分けられる。電磁波の中で太陽光線よりも波長の短いものを放射線とよび，γ線やX線が該当する。太陽光線よりも波長の長いものを電波といい，波長の長さに応じ極超短波，短波，中波，長波に分類されている。電磁波の生体への影響については極超短波や極低周波の交流電流から発生される磁界について研究が行われている。周波数の非常に高い放射線を大量に浴びることで細胞のDNAが傷つきがんになることがある。

電子プローブX線マイクロアナライザー
[electron probe X-ray microanalyzer, EPMA]
試料を電子ビームで励起，発生するX線スペクトルに基づいて試料の微少部位を分析する装置。略してX線マイクロアナライザーという。直径1μm以下に絞られた電子プローブを直接試料に照射，微小部分の構成元素の定性，定量分析が可能。装置は電子銃，電子線収束系，試料室，X線検出器，2次電子検出器，観察光学系等で構成される。点分析（定性分析，定量分析），線分析，面分析等が行える。波長分散型（WDX）とエネルギー分散型（EDX）がある。WDXは発生した特性X線を分光し，これを比例計数管またはシンチレーション計数管で検出する。

電子捕獲型検出器 [electron capture detector, ECD]　ガスクロマトグラフィー検出器の一つ。親電子化合物の検出に有用。窒素等のキャリアガスはβ線発生放射性物質の^{63}Niによってイオン化され，イオン電流を発生する。PCBやBHCなどのハロゲン有機化合物や有機金属化合物が検出器に入ってくると電子はこれらの親電子化合物に吸引され，イオン電流が検出されなくなる。

転写 [transcription]　遺伝子発現の最初の段階であり，DNAの塩基配列を鋳型としてRNAポリメラーゼによりRNAが合成されること。転写には，一般的に開始，伸長，終結の過程があり，開始には種々の転写因子や転写共役因子などがかかわっている。真正細菌の転写は，細胞質中で行われるが，真核生物の転写は，細胞の核内でのみで行われ，種々のタンパク質や酵素がかかわる複雑な機構である。

転写因子 [transcription factor]　遺伝子の転写は，RNAポリメラーゼがDNAを鋳型として相補的なRNAを合成する反応であるが，転写を開始する際に必要とされるタンパク質因子のことをいう。転写因子には，転写を促進する転写活性化因子（アクチベーター）と抑制する転写抑制因子（リプレッサー）がある。転写因子は，DNAに結合する領域（ドメイン）と転写共役因子などの他のタンパク質と相互作用し転写制御にかかわる領域をもつ。

転写共役因子 [transcriptional coactivator]
転写制御因子（転写因子）と基本転写因子群との間をタンパク質-タンパク質の相互作用によって橋渡しするタンパク質。機能面から転写制御を正に働きかける転写共役活性化因子（コアクチベーター）と，負に制御する転写共役抑制化因子（コリプレッサー）に分類され，それぞれ巨大な複合体として核内に存在している。コアクチベーター複合体は，基本転写装置の一部として機能する複合体とヒストンアセチル化酵素（histone acetyltransferase, HAT）を有する複合体が知られている。HATはヒストンにアセチル基を付加してヒストンタンパク質間での反発を招くことで，ヌクレオソーム構造を緩め，転写因子群の標的DNA領域への接近を容易にする。代表的な転写共役因子として，CBP/p300やp160ファミリーなどが知られている。

転写後修飾 [posttranscriptional modification]
＝転写後プロセシング

転写後調節 [posttranscriptional regulation；posttranscriptional control]　mRNAの転写後，タンパク質への翻訳に至るまでの間における遺伝子発現調節の総称。真核細胞においては，プロセシング，mRNAの輸送と細胞内局在，mRNAの安定性の各レベルでの調節に大別される。

転写後プロセシング [posttranscriptional processing]　転写後修飾ともよぶ。DNAを鋳型として合成された一次転写産物がmRNA，tRNA，rRNAのような成熟RNAになる過程のこと。RNA鎖の部分的な切断・除去であるスプライシング反応，RNA5′末端へのキャップ構造の形成や3′末端へのポリA鎖の付加，塩基やリボースのメチル化などがある。

転写制御因子　＝転写因子

点状出血 [petechia；petechial hemorrhage]
真皮または皮下組織内の出血によって生じる紫斑のうち直径が1～2mm以下のもの。いつ〔溢〕血点ともいう。ガラス圧で消退しない。血小板数の減少，血小板機能異常，血管炎，血管壁の脆弱化，外傷等による。

伝承料理 [traditional dishes]　母から娘へ，姑から嫁へと代々家庭のしきたりを受け継ぎ伝えてきた料理。それぞれの土地の自然環境や社会環境を反映したもので，食品の種類や調理法に地域性がみ

てんしれんし

られる。年中行事，通過儀礼などに伴う行事食や，地域の風土，食習慣などから生まれた郷土料理の多くは伝承料理とも解することができる。しかし，このように地域，家庭を単位として伝承されてきた料理は，生活の多様化に伴う日本固有の行事の衰退，合理化，情報化による食生活の画一化・簡便化など，社会情勢の変化により次第に伝承されにくくなりつつある。

電子レンジ　[microwave oven；electronic range；radar range]　　マイクロ波（極超短波）を食品（誘電体）に吸収させて誘電的に加熱する加熱調理器。電子レンジには2,450 MHz，波長約12 cmの電磁波がマグネトロンから照射されるので，分子の激しい運動による摩擦熱により，内外差が少なく加熱され，スピード加熱される。食品に含まれる水の誘電損失係数が大きいので，発熱量は大きいが，その半減深度が $1\sim 4$ cmであるので，半径4 cm以上の大きさの物は加熱効率が低い。金属は反射するので，この加熱には使えない。陶磁器，耐熱性ガラス，紙，ラップ類は透過するので，容器ごと食材を加熱できる。再加熱，解凍，乾燥，下処理などにも利用している。

電子レンジ食品　[microwave food]　　電子レンジ加熱による特性を発揮しやすいように工夫された加工食品。焦げ目がつかないことも加味し，冷凍，レトルト，チルド等の形態でパスタ，ピラフ，炒飯，ピザ，コロッケ，スープ等が市販されている。加熱むらは現在のところ完全には解消されていない。

点推定　[point estimation]　　標本データから母数を推定すること。一つの母数に複数の点推定値があるが，一致性，有効性，十分性さらに不偏性が満たされたものが良い推定値である。

伝達性海綿状脳症　[transmissible spongiform encephalopathy]　　異常プリオンタンパク質が病原体となるプリオン病の一つ。ヒトのクロイツフェルト・ヤコブ病（CJD），牛海綿状脳症（BSE）やヒツジのスクレイピーなどがある。立体構造が変化して細胞内で分解されにくくなった変異型のプリオンタンパク質が脳内に蓄積することにより発症する。

伝染病　[infectious disease；communicable disease]　＝感染症

転相　[phase inversion]　＝相転換

テンダーロイン　[tender loin]　＝ヒレ

伝達物質　[transmitter]　　細胞間の情報伝達を行う化学物質。神経刺激伝達物質，内分泌ホルモン及びオータコイド（それらに分類されない伝達物質）等のさまざまな生理活性物質が含まれる。これらの物質は，発信元の細胞で作られ，標的となる細胞に送られる細胞間情報伝達物質と，受ける側の細胞で作られる細胞内情報伝達物質とに大別される。通常，標的細胞膜上または細胞内の特定の受容体に結合することにより情報を伝達する。→オータコイド

伝統食　[traditional food]　　ある民族，地域，家庭の中で古くから受け継がれてきた食品や料理。日本の気候・風土のもとで生産または入手可能な米や大豆，魚介類，海藻，野菜類などを使った郷土料理や雑煮，鮨などの行事食，味噌や醤油などの発酵調味料，豆腐やゆばなどの大豆加工品，漬物類などが代表的なものである。昭和初期頃までの自給自足を原則とした伝統的な食生活の中で工夫され，食べ続けられてきた食品やその料理である。現在では，健康食としても価値が見直されている。

電導度検出機　[conductivity detector]　　液体クロマトグラフィーで汎用される電気的検出器。溶出液の電気伝導度測定によりイオン濃度を検出する。

デントコーン　[dent corn]　　トウモロコシの分類の中の一種。世界で最も生産量の多い種類である。日本語では馬歯種という。日本ではほとんど生産されておらず，米国からの輸入が多い。コーンスターチ原料などに用いられているが，大半は家畜飼料として使用されている。コーングリッツ，コーンフラワーに加工してスナック菓子原料や発酵原料としても使用される。

天然甘味料　[natural sweetener]　　食品に甘味を付与するため使用される物質のうち，天然物由来のもの（既存添加物）。1989（平成元）年の食品衛生法施行規則改正により，表示は用途名である甘味料と物質名を併記するようになっている。

天然香辛料　[natural spice]　　主として熱帯から温帯地方の植物の種子，果実，花蕾，葉茎，木皮，根塊等から得られ，特有の辛みと香味等を有し，飲食物の嗜好性を高めるもの。香辛料は食品であるが，抽出物は既存添加物。→香辛料

天然香料　[natural flavor]　　食品に香気を付与または増強する物質のうち，動物性（ミート，かつお節など）及び植物性原料（バニラ，オレンジ，ケイ皮など）から抽出，水蒸気蒸留，圧搾などで得られるもの。

天然色素　[natural color；natural dye]　　着色料のうち天然由来のもの。「食品衛生法」では，既存添加物（アナトー色素等）と一般飲食物添加物（アカキャベツ色素等）がある。→着色料

天然添加物　[natural additive]　　食品添加物のうち動・植物原料由来のもの。「食品衛生法」では，既存添加物，天然香料，一般飲食物添加物に分類される。→食品添加物

電波　[radio wave]　→電磁波

伝播様式　[transmission pattern]　　病原体がその源や保有者から，感受性を有する宿主に伝播される様式。感染症を起こす侵入門路に病原体が直接運ばれる直接伝播と，媒介物を通して運ばれる間接

伝播がある。前者には，直接接触，経胎盤感染など，後者には水系感染，食物感染，飛沫感染などがある。

天日乾燥 ［sun drying］ 熱風を送る強制的乾燥と異なり，太陽光のもとで自然乾燥させることをいう。天日塩，海苔，昆布等の海産物の製造に用いられる。天日塩は海水中に含まれる約3％の塩を太陽エネルギーと風とを利用して海水から水分を蒸発させ塩の結晶を得たものである。

天ぷら ［temporas（葡）］ 衣揚げの一つ。魚介類や野菜などに卵，水，小麦粉をさっくり混ぜた天ぷら衣をつけて揚げたもの。キス，メゴチ，ハゼ，アナゴ，エビ，イカ，小貝柱などの江戸前，江戸湾でとれた新鮮な魚を揚げたもの。精進揚げとは区別する。魚のすり身を揚げるさつま揚げを地方によっては天ぷらという。

デンプングリコール酸ナトリウム ［sodium carboxymethyl starch］ ＝カルボキシメチルデンプンナトリウム

デンプン〔でんぷん〕 ［starch］ 高等植物の種子，根，茎などに貯蔵炭水化物として存在する。グルコースの $\alpha 1 \rightarrow 4$ および $\alpha 1 \rightarrow 6$ 結合から成るグルカンである。葉緑体で合成される同化デンプンと種子など非光合成組織の細胞内のアミロプラスト中で合成される貯蔵デンプンの2種類が存在する。同化デンプンは，糖に分解された後貯蔵組織に運ばれ，再度デンプンとなり蓄積される。デンプン粒の形，大きさは，それを貯蔵している植物の種類により特徴的で，識別に用いられる。一般に，デンプンは，$\alpha 1 \rightarrow 4$ 結合のみから成る直鎖状のアミロース20～25％と，$\alpha 1 \rightarrow 6$ 結合で枝分かれしたアミロペクチン75～80％から成るが，もち米やもちトウモロコシなどのデンプンはほとんどアミロペクチンのみからなる。デンプンは，ADP-グルコースを基質としてそのグルコシル基をデンプンシンターゼによりプライマーに転移して合成される。

デンプン〔でんぷん〕糖 ［starch sugar］ デンプンを原料として酸または酵素で加水分解して得られるグルコース，フルクトース，麦芽糖，その他オリゴ糖類から成るものの総称。

デンプン〔でんぷん〕分解酵素 ［amylolytic enzyme］ →アミラーゼ

デンプン〔でんぷん〕粒 ［starch granule］ デンプンを蓄積した植物細胞内顆粒。植物の貯蔵デンプンはアミロプラスト中で合成され蓄えられてデンプン粒を形成する。デンプン粒の大きさと形態は植物によってさまざまである。トウモロコシのデンプン粒の平均粒径は 12～15 μm で他と比べて小さめで大きさはそろっている。コムギ，オオムギでは粒径 20～40 μm の大型のデンプン粒と粒径数 μm の小型のデンプン粒の2種の大きさに分かれる。コメではアミロプラスト内に直径数 μm の角ばったデンプン小粒が多数蓄積される複粒構造となる。ジャガイモのデンプン粒は平均粒径約 40 μm で，デンプン原料として利用されているものの中では最も大きい。

テンペ ［tempeh］ インドネシアの伝統的発酵食品。ゆでたダイズに *Rhizopus* 属のカビ（クモノスカビ）が生え白い菌糸で全体が覆われ固まったもの。ダイズを水煮した後脱皮し，この脱皮ダイズを一晩水に浸け乳酸発酵させる。その後蒸煮し，*Rhizopus* 菌を接種し発酵させて作る。ダイズを原料とするものが最も多いが，ココナッツ，ピーナッツの脱脂粕等を使ったものやそれらとダイズを混ぜたものもある。テンペは高タンパク質食品であるが，そのまま生で食べるのではなく，薄く切って油で揚げたり，料理の素材として用いる。

電離 ［ionization；electrolytic dissociation］ 原子，分子電解質がイオンに解離すること。イオン化ともいう。電子を失って陽イオンに，電子を得て陰イオンになる。電解質は溶液中でその一部またはすべてが陽イオンと陰イオンに解離する。気体では，一定値以上のエネルギーをもった電子や電離性放射線を照射するとイオン化する。

伝令 RNA ［messenger RNA, mRNA］ コードされている DNA の遺伝子情報（塩基配列）が細胞核内で転写されて生成した情報を持った一本鎖 RNA で，リボソーム上でタンパク質へと翻訳される。メッセンジャー RNA ともいう。原核生物では転写された RNA はほぼそのままで mRNA として機能する。一方，真核生物では転写された一次転写産物はいくつかの切断，修飾といったプロセシングを受けた後に mRNA になり，細胞核外にあるリボソームに運ばれる。ウイルス等では，mRNA が遺伝情報の原本になり DNA を作ることがある。

ト

ドイツワイン ［German wine］　ドイツで生産されるワイン。ラインガウ，ラインヘッセン，モーゼル・ザール・ルーヴァなどの産地から成る。ドイツのワイン生産量は世界第7位 (2001年)。世界のワイン生産地でも最も北に位置し，暖地に比べてブドウの酸が高い。主なブドウ品種は，白ワイン用はリースリング，シルバーナー，ミュラートゥルガウ，赤ワイン用はポルトギーザー，シュペートブルグンダーなど。伝統的に白ワインの比率が高いが，近年は赤ワインの比率が高まり，2003年の作付け面積では34％が赤品種となった。→ワイン，赤ワイン，白ワイン

糖 ［sugar；carbohydrate］　＝糖質
ドウ ［dough］　→生地
洞 ［sinus］　通常の脈管の外壁構造をもたない血液やリンパの通路で肝臓，脳硬膜等の静脈路。頭蓋骨内の空洞等。
銅 ［copper］　元素記号 Cu，原子番号29，原子量63.546，11 (1B) 族の金属元素。生体内では各種酵素の補酵素として存在しており，ミネラルとして摂取する必要がある。欠乏症としては貧血，毛髪異常，白血球減少，骨異常，成長障害等が，過剰症としてはウイルソン病 (銅蓄積による肝臓・脳の機能的・形態学的変化) が知られている。
糖-アラニン回路 ［glucose-alanine cycle］　＝グルコース-アラニン回路
糖アルコール ［sugar alcohol］　糖類に水素を付加してカルボニル基 (C=O) をヒドロキシ基 (-OH) にした糖質。消化管で吸収されにくいことから低カロリー甘味料として使用されている。ソルビトールはグルコース，マルチトールはマルトース，ラクチトールはラクトース，キシリトールはキシロースを原料に高温高圧下で水素添加して製造した糖アルコールである。
銅アンモニアレーヨン ［cuprammonium process］　→レーヨン
頭囲 ［head circumference；head measurement］　後頭部と前頭部を通る最大周径。乳幼児の身体の健全な発達の目安として，各年齢で乳幼児の体重，身長とともに重要な指標であり，母子健康手帳での定期的な記載項目の一つ。
等イオン点 ［isoionic point］　両性電解質において正味の荷電が0になる pH の値。タンパク質について用いられることが多い。タンパク質の場合はその分子に固有の解離基に由来する正，負の両荷電がちょうど相殺する pH を指し，溶媒成分のイオンの結合が全くない状態にあることをいう。タンパク質の場合は等電点電気泳動で求められる等電点と極めて近い値であると考えられるが，完全に一致するわけではない。

同位元素 ［isotope］　＝同位体
同位体 ［isotope］　原子番号が同じで，質量数が異なる核種を互いに同位体とよぶ。同位元素，アイソトープともいう。互いに同じ化学的行動を示し，性質が類似している。元素により存在する同位体の割合が異なる。同位体のうち，放射能を発するものを放射性同位体，放射性を示さないものを安定同位体とよぶ。
同位体希釈法 ［isotope dilution method］　試料に一定量の放射性同位体や安定同位体を添加し，添加前後における同位体比の変化から当該物質の存在量を求める方法。安定同位体希釈分析，放射性同位体希釈分析ともいう。薬品や有機化合物の定量あるいは微量な元素の定量に用いる。
同位体効果 ［isotope effect］　分子内の原子を同位体で置換したとき，化学的・物理的挙動に影響を与える現象。アイソトープ効果ともいう。代謝研究において生体物質を同位体で標識して，その挙動を観察することがしばしば行われているが，このような実験の前提として同位体同士の化学的性質が類似しているため，化学的挙動が同じであるという仮定がある。しかし実際には質量が異なるため，反応速度の違いなどを引き起こし，影響を与える場合がある。特に水素など原子番号の小さい元素では同位体効果が大きい。
統一商品コード ［universal product code］　＝ユニバーサルプロダクトコード
等エネルギー食 ［isocaloric diet］　＝等カロリー食
等温吸湿曲線 ［sorption isotherm］　＝等温収着曲線
等温収着曲線 ［sorption isotherm］　一定温度での食品の水分活性 (A_w) と水分含量との関係を示す曲線。等温吸湿曲線ともいう。曲線型は一般に逆S字型。水分を吸着する場合の吸湿曲線と水分を放出・乾燥する場合の放湿 (脱湿) 曲線があり，

両者を含めて等温収着曲線という。一般に食品は表面形状が複雑で「湿りこくく，乾きにくい」性質をもつため吸湿曲線と放湿曲線とはヒステリシスを示す。この曲線から食品中水分子の挙動を予測することができる。A_wが極めて低い部分（およそ0.15以下）では，水分子は食品成分に直接に吸着し，単分子層を形成，乾燥限界となる。

糖化 [(1) saccharification；(2) glycation] (1)デンプンがアミラーゼにより分解されてグルコースやマルトースが生成され，甘味を呈するようになる。→糖化型アミラーゼ，(2)＝グリケーション

透過 [permeation] 物質が生体膜を横切って移動すること。化学ポテンシャル差（イオンの場合は電気化学ポテンシャル差）にしたがって移動する受動輸送と，それに逆らってエネルギーと共役し移動させる能動輸送がある。

頭蓋（$^{とう}_{がい}$） [skull；cranium] 頭部の骨格の総称。15種23個の頭蓋骨の結合によって構成される。頭蓋骨の大部分は膜性骨だが，頭蓋中心部の一部の骨は軟骨性骨である。脳を収める脳頭蓋と前下方部の顔面頭蓋とに区別され，脳頭蓋の内部の頭蓋腔という空所は頭蓋冠という骨が覆っており，顔面頭蓋は，眼窩及び鼻腔の入り口となる梨状孔が開いている。頭蓋本体と下顎との間が口腔となり，側面には外耳孔がある。

糖化型アミラーゼ [saccharifying amylase] デンプンを酸または酵素により加水分解して還元糖に変えることを糖化という。糖化型アミラーゼにはβ-アミラーゼやグルコアミラーゼがある。デンプンから急速にマルトースやグルコースを遊離させ，甘味を呈するようになることから命名された。グルコアミラーゼはデンプンからグルコースを生成する代表的な糖化型アミラーゼである。醸造分野では糖化酵素とよばれることもある。→アミラーゼ，液化型アミラーゼ

同化作用 [anabolism] 外界から取込んだ栄養素を身体に必要な成分として使うために加工し，利用する作用。物質代謝の生合成の面をいう。ATPの形で蓄えられているエネルギーを使って細胞の構成成分となる物質を産生するための一連の反応。→異化作用

糖化最終産物 [advanced glycation end-products, AGE] ＝終末糖化産物

透過性 [permeability] 生体膜を物質が透過する性質，またはその速度。分子の大きさや電荷，分配係数，さらに内外の化学ポテンシャル差（イオンの場合は電気化学ポテンシャル差），トランスポーターの有無などによって影響を受ける。

糖化タンパク質 [glycated protein] タンパク質を構成しているアミノ酸のα-アミノ基やリシン残基のε-アミノ基にグルコース等の還元糖が非酵素的に結合したもの。糖尿病等の高血糖状態で促進される。ヘモグロビンが糖化されたヘモグロビンA_{1c}や血清タンパク質であるアルブミンが糖化されたグリコアルブミンは，糖尿病の診断や糖尿病患者の血糖値のコントロールの状態を把握するために用いられる。

胴割粒 [cracked kernel] 亀裂が生じた玄米。精米などの際に砕粒となりやすく品質上好ましくないので，穀物検査では被害粒としてその混入量を規制している。胴割れは，急激な乾燥や吸湿によって粒内部と表面に水分勾配が生じ，不均一な収縮や膨張が起こることが主な原因とされる。収穫後の機械乾燥速度が速過ぎたり，温度変化が急過ぎる場合に生じるほか，収穫時期が遅れて晴天に長時間さらされて乾燥した後に雨にあたった際にも起こることがある。

透過電子顕微鏡 [transmission electron microscope, TEM] 電子線を利用した顕微鏡。可視光線の代わりに電子線が使われ，光学レンズの代わりに電磁場を利用した電子レンズが用いられる。分解能は0.1～0.2 nmで，超微細な物質の構造を観察できる。走査型電子顕微鏡に対比される。

糖化ヘモグロビン [glucohemoglobin] ＝グルコヘモグロビン

唐辛子 [red-pepper] アメリカ大陸原産のナス科のCapsicum annuum L.の果実のうち，辛味のあるものをいう。日本では江戸時代から栽培された。辛味がないピーマンとよばれる甘味種は1965（昭和40）年頃から栽培された。橙色のカロテノイド類を含むが，辛味はカプサイシンによる。

透過率 [transmissivity] 単色光または特定の波長の光が，ある物質層を透過する場合の入射光の強さに対する透過光の強さの比で，百分率で表すこともある。

等カロリー食 [isocaloric diet] 単位重量当たりのエネルギー含量を等しくした複数の食事。等エネルギー食ともいう。

冬期嘔吐症 [winter vomiting disease] ＝流行性嘔吐下痢症

等吸収点 [isosbestic point] ある物質AとBの全濃度が一定で両者の割合を変化させたとき，吸収スペクトルが一点で交差する点。等吸点ともいう。

同系交配 [inbreeding] 遺伝学的に近い兄弟姉妹や親子，雌雄同体の交配あるいは，同系のもの同士の交配。同系繁殖，近親交配ともいう。同系交配の結果，個体は遺伝学的に，より同型接合性が高くなる。

統計処理 [statistical analysis] 実質科学的な問題（モデル）を確率モデルに置き換え，既知の数理統計学的な方式で処理した後，その結果を，再度実質科学的な問題に置き換えて解釈する一連の処理。統計分析ともいう。

同系繁殖 [inbreeding] ＝同系交配

統計分析 [statistical analysis] ＝統計処理

凍結 [freezing] 食品の長期貯蔵のための処理。品質劣化なしに粉砕，濃縮，改質が可能。凍結技術は冷凍食品，凍結乾燥，凍結濃縮，凍結粉砕，凍結変性等に広く応用される。

凍結含浸法 [enzyme-infusion] 凍結減圧酵素含浸法ともいう。食材を凍結・解凍処理後に食品素材を酵素液につけたまま減圧含浸（浸みこませる）させることで食材中に酵素を導入し，食材の形状を保持したまま軟らかくする方法。一般には食材の凍結・解凍後，真空調理システムあるいは真空包装機を用いて酵素液や調味液の含浸を行い，その後酵素失活及び殺菌をかねて加熱調理し急速冷却する。根菜，いも，果実，豆，きのこ，肉，魚介類などに用いられている。

凍結乾燥食品 [freeze-dried food] 食品を$-40\sim-30℃$で急速冷凍後，$1\sim0.1$ mmHgの低圧で乾燥させた食品。品質の変化が少なく，多孔性なので水分を加えることで復元性が高いが，吸湿性が高く酸化されやすい。インスタントコーヒー，即席麺類の具，即席味噌汁の味噌などがある。

凍結貯蔵 [freezer storage] 食品中の水分を氷の状態にして貯蔵する方法。冷凍ともいう。食品中の水の凍結点は$-1\sim-5℃$程度で，この温度幅を最大氷結晶生成帯といい，食品中の大部分の水が氷結するので，急速凍結が望ましい。酵素や微生物の作用がほとんど停止の状態になるのでホームフリージングした食材や冷凍食品は$-18℃$以下で貯蔵すると品質が保持される。

凍結濃縮[法] [freeze concentration] 水溶液中の一部の水を氷結晶として析出させ，生成した氷結晶を液相から分離することにより濃縮を行う方法。凍結濃縮法は低温操作であるため，ほかの濃縮法と比べて品質的に最も優れており，果汁，コーヒー等の濃縮に実用化されている。しかしながら熱を除去する冷却器，相変化を起こさせる晶析装置及び多数の氷結晶と濃縮液との分離装置など装置の構造が非常に複雑で装置コストが高く，緻密な制御と複雑な操作が要求され，実用化は限定されている。凍結濃縮法における装置コストの問題を解決する方法として界面前進凍結濃縮法が最近提案された。この方法は系に一つの氷結晶しか存在せず固液分離が容易となる。

銅欠乏症 [copper deficiency] 健常成人では通常の食事で欠乏することはまれであるが，銅無添加の高カロリー輸液や低栄養状態で欠乏症がみられる。血液中の銅はセルロプラスミンと結合している。症状として貧血，白血球減少，骨病変等が挙げられる。

凍結焼け [freezer burn] 冷凍保蔵中に乾燥により凍結食品が受ける損傷。冷凍焼けともいう。冷凍庫内の空気温度が食品の表面温度よりも低いと水蒸気分圧の差により食品表面から水分が失われて乾燥する。その結果，空気中の酸素により酸化されやすくなり，品質劣化を招く。

糖原性 [glucogenic；glycogenic] 乳酸，グリセロール，糖原性アミノ酸等，グルコース及びグリコーゲン形成（糖新生）の材料となりうる性質。

糖原病 [glycogen storage disease；glycogenosis] グリコーゲン・糖代謝系の酵素の遺伝的欠損もしくは異常により，全身または肝臓，筋肉，心臓，腎臓などに限定して，正常もしくは異常な構造のグリコーゲンが蓄積し，臓器の肥大，血糖調節の異常，筋肉の運動耐久性の低下などを引き起こす先天性代謝異常疾患。重篤な場合は生後$2\sim3$年で死に至る。主なタイプは，Ⅰ型（von Gierke病，肝臓・腎臓グルコース6-ホスファターゼ欠損，肝臓肥大，低血糖を伴う），Ⅱ型（Pompe病，すべての組織の酸性α-グルコシダーゼ欠損でリソソーム中にグリコーゲンが蓄積，筋力低下，心不全を伴う），Ⅲ型（Cori病，すべての組織のグリコーゲン枝切り酵素欠損，外鎖の短いグリコーゲンが蓄積，空腹時低血糖，筋力低下を伴う），Ⅳ型（Andersen病，肝臓枝作り酵素欠損，分枝度の少ないグリコーゲンが蓄積，肝脾肥大，心不全，肝不全），Ⅴ型（McArdle病，筋肉ホスホリラーゼ欠損，運動耐力の低下），Ⅵ型（Hers病，肝臓ホスホリラーゼ欠損，肝肥大），Ⅶ型（Tarui病，筋肉ホスホフルクトキナーゼ欠損，運動耐久性の低下），Ⅷ型（肝臓ホスホリラーゼキナーゼ欠損），Ⅸ型（すべての組織のホスホリラーゼキナーゼ欠損）に分類されている。なお，低血糖，高ケトン血症を伴いグリコーゲンが蓄積しないO型（肝臓グリコーゲン合成酵素のサイクルカスケードのインバランス）も糖原病に加える場合もある。

統合失調症 [schizophrenia] 多くは青年期に発病し，その罹病率は0.8％といわれている。主要な症状は被害妄想，幻聴，緊張病性興奮，昏迷，自我障害，関係念慮などであるが，病像はいくつかのタイプに分けられる。成因に関してはドーパミン仮説が提唱されているが，種々の脳内伝達物質の関与が示唆されている。日本精神神経学会は2002（平成14）年に「精神分裂病」の呼称は偏見や差別を生み出すこと等により「統合失調症」に変更することを決定した。また，行政レベルでもこの用語を用いることとしている。

ドウコンディショナー [dough conditioner] (1)パン生地の性質を改善する目的で使用される添加物。生地熟成剤，生地調整剤ともいう。硫酸カルシウム，塩化アンモニウム，リン酸カルシウム等の各種塩類を含む場合の一括名としてイーストフードという名称が用いられ，これら塩類に酸化剤や酵素剤などが加えられたものが販売されている。イースト

フードはイーストの栄養源という意味だが，イーストの栄養源となるのに窒素源となるアンモニウム塩だけで，その他の塩類はpH調整効果，2価陽イオンによるグルテン強化の目的で使用される。生地改善効果は製品中に添加される臭素酸カリウムやアスコルビン酸等の酸化剤によるグルテン中のジスルフィド結合生成促進機能によるところが大きい。(2) パン生地の発酵工程で氷点下の低温から40℃位までの間で温度管理をプログラムして発酵調節を行うための機械。冷凍耐性酵母が開発されたことによって，パン生地を低温に保持しておいてから発酵を進めることができるようになったが，それに伴って低温貯蔵から加温，発酵までの温度管理を自動的に行える機械が開発されて普及するようになった。ドウコンディショナーを使うことで，パン生地を調製してから翌日の希望の時間に発酵を終了して焼き始めることができる。

糖鎖形成 [glycosylation] 糖鎖とは多糖類，糖タンパク質，糖脂質等の生体高分子に含まれる多糖構造。狭義には，糖タンパク質か糖脂質に共有結合した糖部分を指す。糖鎖はグルコース，ガラクトース，マンノース，フコース，キシロース，N-アセチルグルコサミン，N-アセチルガラクトサミン酸，N-アセチルノイラミン酸（シアル酸）が鎖状に連なって形成される。グリコシル化ともいう。抗体やコラーゲンなどの分泌タンパク質や細胞膜タンパク質のほとんどに糖が結合している。これらはタンパク質合成後，ゴルジ体の中を輸送される過程で単糖転移酵素によって付加され，本来の機能を獲得する。非酵素的糖付加反応である糖化（glycation）とは異なる。

糖酸比 [sugar-acid ratio] 糖度計で測った糖度の数字を酸量（酸度）で割った値。ミカンでは10～14，ブドウでは30以上が良いといわれ，果実の種類によって異なる。一般に熟度が進むほど高くなる。糖度，酸度ともに高く，糖酸比が高い果実は濃厚な味になる。

糖脂質 [glycolipid] 同一分子内に水溶性糖鎖と脂溶性基の両者を含む物質の総称。脂溶性基がスフィンゴシンであるか，アシルあるいはアルキルグリセロールであるかにより，スフィンゴ糖脂質とグリセロ糖脂質の二つに大別される。シアル酸，硫酸等の酸を有する糖脂質を酸性糖脂質とよび，その他の中性糖脂質と区別する場合もある。癌抗原として知られているものもあり，一般に細胞膜中に存在し，細胞認識に関与していることが明らかとなっている。

糖質 [sugar; carbohydrate; glucide] 糖質は広義には炭水化物と同じ。狭義には，炭水化物から食物繊維を除いたエネルギー源として重要な炭水化物を示す。元来 $C_n(H_2O)_m$ という一般式で表される化合物をいうが，現在では多価アルコールのアルデヒド，ケトン，酸，さらにそれらの誘導体を含めて糖質（あるいは炭水化物）と定義されている。糖は元来天然の甘味成分を意味する。糖質の基本となるのは単糖で，グリコシド結合で縮合した化合物の糖残基の数により，オリゴ糖，多糖に分類されている。またこれらの糖質がタンパク質や脂質などと共有結合したものを複合脂質とよぶ。糖質の生理機能には，生体エネルギーの貯蔵・運搬（デンプン，グリコーゲン，グルコース，スクロースなど），生体組織の構成物質（セルロース，キチン，プロテオグリカンなど）がある。また，種々の細胞間相互作用や細胞表面における細胞認識に関与する。→炭水化物，食物繊維

糖質エネルギー比 [carbohydrate energy ratio] 一日当たりの糖質（炭水化物）の総エネルギーに対する摂取割合。糖質を含んだ食品は，利用しやすいエネルギーを提供する。各種の食物源から得られた糖質の摂取量は，総エネルギーの少なくとも50％以上を目標とすることが望ましいとされている。

糖質コルチコイド [glucocorticoid] 副腎皮質の束状層から分泌されるコルチゾールやコルチコステロン等，糖質，タンパク質，アミノ酸の代謝を調節するステロイドホルモン及び同様の作用をもつ合成物質（デキサメタゾンなど）の総称。グルココルチコイドともいう。抗炎症作用や視床下部・下垂体ホルモン分泌抑制作用も有する。

等尺性 [isometric] 筋肉の収縮において，筋肉の長さの変化が起こらない条件下での収縮（張力発生）を等尺性収縮という。対照的なものとして，一定の張力の条件下で収縮する等張性収縮がある。

同種移植片 [allograft; homograft] 同種の動物間で，遺伝的に異なる個体間の移植に用いた組織や臓器をいう。移植片として用いられる組織には，皮膚，骨，角膜，骨髄等があり，臓器には腎臓，肝臓，心臓等がある。同種の動物でも組織適合抗原が異なっていると移植片は拒絶される。

同種抗原 [alloantigen; isoantigen] 同一の動物種に属するが遺伝的に異なる個体について，各々の個体を特徴づけている抗原をいう。ヒトでは血液型抗原，HLAが代表であり，マウスではT細胞マーカーのThy-1抗原，H-2抗原等がある。

凍傷 [frostbite; congelation] 身体局所に氷点以下の寒冷が作用して，組織が凍結固化した場合に発現する皮膚変化。局所皮膚温の下降，激烈な疼痛，感覚の喪失，血行障害，組織の凍結を続発し，強度の場合は組織壊死に及ぶ。手，足，耳，鼻など末端露出部で多い。

動静脈差 [arterio-venous difference] 動脈は心臓から体の末梢に血液を送るのが役割であり高い内圧に耐えられるような構造をしている。太い血管である大動脈，鎖骨下動脈，総腸骨動脈では中膜に豊富な弾性線維を含んでおり，筋性血管では内膜

とうしんせい

に比べ中膜が厚くその内外に厚い弾性板が存在している。これに対し静脈は末梢血管からの血液を集めながら次第に太くなり右心房に流入していくため，静脈にかかる圧力は低く流れる速度も小さく壁も薄い。また下肢の静脈には血液の逆流を防ぐために静脈弁が発達している。

糖新生 [gluconeogenesis] ピルビン酸，乳酸，グリセロール，アミノ酸（糖原性アミノ酸）等からグルコースを合成すること。脳や赤血球へグルコースを供給する意味で重要。この経路はほぼ解糖の逆反応をたどるが，3段階は不可逆。主として肝臓で行われ，一部腎臓でも行われる。→コリのサイクル，→解糖

搗精 [polishing ; whitening] 穀物の外皮を機械的に剥離，除去する操作。精穀，精白ともいう。摩擦力，擦離力，切削力，衝撃力等が複合して搗精効果が発揮され，精穀機，精米機がある。糠層及び胚芽の除去程度を搗精度といい，糠層が全部除去されたものを十分づき，半分程度除去を五分づき，7割程度除去を七分づきという。搗精度は肉眼，染色法，白度計等で判定する。搗精歩留りは原料穀物の重量に対する搗精後の重量の百分率で示す。砕粒発生が多く，糠層の厚い原料は搗精歩留りが低い。

透析 [dialysis] 半透膜を用いてコロイド溶液や高分子物質溶液から塩類や低分子物質を分離すること。セロファン紙，硫酸紙，コロジオン膜などは，低分子物質（溶媒等）は通すが高分子物質は通さないので，これらを半透膜という。例えば，タンパク質の電解質溶液を半透膜の袋に入れて純水中に置くと，溶液中の電解質や低分子は半透膜を通って水中に移るので高分子物質の精製を行うことができる。血液の透析は，再生セルロースなどの半透膜を用いて血液を濾過し，血中の老廃物や余分な水分を除去する方法である。

透析療法 [dialysis therapy] →腎透析

凍瘡 [chilblain] 8～10℃の外気や冷水に繰返し耳朶や手足などの末端部がさらされた場合に，末梢皮膚血管が寒冷により麻痺を起こし，局所にうっ血を生じ，血管壁の透過性が増して浸出液が流出し組織の腫脹を来す。厳寒期ではむしろ少なく，気温が4～5℃，日内格差10℃内外の時に生じやすい。

糖タンパク質 [glycoprotein] 糖とタンパク質から成る物質の総称で，糖部分が2～6種類の単糖から構成され，一定の繰返し構造がなく，タンパク質と共有結合している複合タンパク質のこと。すべての細胞に存在し，タンパク質の機能に対して補助的な役割を担っている。タンパク質と糖の結合様式により，アスパラギン酸残基のアミノ基と糖が結合しているN結合型，セリンまたはトレオニン残基のヒドロキシ基と糖が結合しているO結合型に分類する。

銅タンパク質 [copper protein] 銅を含むタンパク質の総称。銅イオンのため青色を呈するものが多い。電子伝達に関与するタンパク質，酸素輸送に関与するタンパク質においては銅イオンがキャリアとして作用している。酵素としてはシトクロムCオキシダーゼ，チロシナーゼ，スーパーオキシドジスムターゼ等がある。銅はCu^+またはCu^{2+}の形で配位結合している。

等張液 [isotonic solution] 血漿や細胞外液の浸透圧と等しい300 mOsm/kgH$_2$O前後の浸透圧を有する水溶液のこと。生理的塩類（溶）液はこの条件を保っている。多くの細胞では，この条件を満たす水溶液中では細胞膜を通しての水の動きはみられず，正常な状態を保てる。より浸透圧の低い溶液（低張液）中では水が浸入して細胞が膨らみ，より浸透圧の高い溶液（高張液）中では水が出て細胞はしぼむ。→高張液

等張[性][の] [isotonic] (1)"浸透圧の等しい"という意味。血漿や細胞外液の浸透圧と等しい300 mOsm/kgH$_2$O前後の浸透圧を指す。(2)"張力が等しい"という意味。筋肉が一定の張力条件下で収縮を起こす等張性収縮などがある。

疼痛 [pain] 痛み。身体に加えられた刺激が，知覚神経や運動神経を介して大脳皮質にある痛覚中枢に伝えられて感じる感覚。大脳での意識的な痛みの認識はさまざまな要因によって修飾される。

同定 [identification] (1)純粋に単離した未知物質の物理的・化学的性質を調べることにより，どのような物質なのか特定すること。(2)データベース上に登録されている既知のタンパク質のアミノ酸配列やDNA配列と，特定しようとするタンパク質のアミノ酸配列やDNA配列の相同性を調べタンパク質やその遺伝子を明らかにすること。

糖定常説 [glucostatic theory] 血糖値を一定レベルに維持する機構により摂食行動が調節されていると考える学説。動静脈の血糖値の変化に対応して，視床下部腹内側核（満腹中枢）のグルコース感受性ニューロンまたは同外側野（摂食中枢）のグルコース受容ニューロンが作動すると考える。

動的筋力 [dynamic muscle power] ＝脚伸展パワー

動的コンプライアンス [dynamic compliance] コンプライアンスとは，与えられた圧に対する容積変化率で，膨張しやすさ，伸展性の指標。肺コンプライアンスには静的コンプライアンスと動的コンプライアンスがあり，吸気終了時の最高気道内圧と1回換気量の比を動的コンプライアンスとよぶ。

動的特性 [dynamic properties ; dynamic characteristic] 振動的変形や振動的外力に対する物体の力学的特性。

等電沈殿 [isoelectric precipitation] 分子の等電点における沈殿現象。例えば両性電解質のタン

パク質分子は溶液の pH によって解離性基の荷電分布が異なり，等電点では，タンパク質分子間の電気的反発が消失するため，凝集沈殿しやすくなる。

糖度 [sugar content]　果実などに含まれる糖分の割合で，甘さの指標としても用いられる。ブリックス（Brix）度や可溶性固形物含量などとして表示し，測定には主に旋光糖度計，屈折糖度計が用いられる。

糖毒性 [glucose toxicity]　ブドウ糖毒性，グルコース毒性ともいう。2型糖尿病において，糖尿病の発症当初は食後に，そして病態が進展すると常時認められるようになる中等度〜高度の高血糖状態が持続することが原因となって，もともと2型糖尿病状態において存在する膵β細胞からのインスリン分泌不全をさらに悪化させることをいう。その結果，高血糖の遷延化・重篤化を来し，糖尿病の病態悪化につながる。

糖度計 [saccharimeter]　糖度の測定器。検糖計ともいう。スクロース溶液の旋光度，屈折率，比重を利用したものなどがある。糖用屈折計はスクロースの重量％に相当する屈折率から糖度を測定する機器。屈折計示度＝スクロース含量（％）になる。スクロース以外の糖については多少値が異なるがスクロース含量で代用するため必ずしも正確ではない。ブリックス（Brix）度ともいう。

銅トランスポーター [copper transporter]　銅イオンの細胞膜輸送を担う膜タンパク質の総称。哺乳類では，CTR1，CTR2，ATP7A，ATP7B の 4 種類が存在する。CTR1，CTR2は，主に細胞膜に局在し，細胞外から細胞質に銅イオンを輸送する二次性能動輸送型の SLC トランスポーターである。ATP7A，ATP7B は，ゴルジ体を中心とした細胞内小胞に局在し，その内腔へ銅イオンを輸送する。輸送された銅イオンを含む小胞は細胞膜と融合して細胞外へ排出されるため，ATP7A，ATP7B は銅イオン排出経路としての役割も果たす。ATP7A，ATP7B は分子内に ATPase 領域を有しており，ATP の加水分解を駆動力に銅イオンを輸送する。ATP7A は，消化管上皮細胞において細胞質の銅イオンを門脈に排出することで銅吸収に機能する。一方，ATP7B は肝細胞に発現し，胆汁へ銅イオンを排泄することで体内の銅代謝を調節する。したがって，ATP7A 遺伝子の変異は先天性銅欠乏症 Menkes 病を，ATP7B 遺伝子の変異は肝臓などに銅が多量に蓄積する先天性銅蓄積症 Wilson 病を引き起こす。

豆乳 [soy milk；soybean milk]　吸水させたダイズに少量ずつ水を加えて磨砕し，さらに加水して加熱後，おからを除いて作る乳濁状の液体。タンパク質凝固剤を加えて豆腐に加工するほか，飲料としても利用される。日本農林規格（JAS）法では大豆固形分8％以上，大豆タンパク質3.8％以上のものを豆乳としている。→調製豆乳

豆乳飲料 [soy milk beverage]　豆乳から作られる飲料で，日本農林規格（JAS）法によって調製豆乳と豆乳飲料とに分類される。ダイズ固形分6％以上で植物油や糖質等を加えたものが調製豆乳，調製豆乳に果汁や野菜の搾汁，牛乳や乳製品，コーヒー等を加えて嗜好性を高めたものが豆乳飲料である。

豆乳臭 [soy milk flavor；(英) -vour]　豆乳独特の臭い。主な原因物質はヘキサナール（ヘキシルアルデヒド，$CH_3(CH_2)_4CHO$）である。大豆の不飽和脂肪酸や可飽和脂質は，加工過程でリポキシゲナーゼによる酸化を受けてヒドロペルオキシドとなり，ヒドロペルオキシドがさらに一連の化学反応を起こしてヘキサナールが生成する。豆乳臭を抑えるために，加熱処理によるリポキシゲナーゼの不活性化が行われている。

糖尿病 [diabetes mellitus]　インスリン作用の不足により生じる慢性の高血糖を主徴とする代謝疾患群。インスリン作用の不足は，ランゲルハンス島β細胞からのインスリン分泌の低下によっても，また末梢組織（筋肉，肝臓，脂肪細胞）におけるインスリン感受性の低下（インスリン抵抗性）によっても，また両者が種々の程度加わっても生じる。1型糖尿病では，インスリンを合成・分泌する膵β細胞の破壊・消失がインスリン分泌の枯渇の原因である。2型糖尿病は，インスリン分泌不全やインスリン抵抗性を来す素因を含む複数の遺伝因子に，過食（特に高脂肪食），運動不足，肥満，ストレス等の環境因子及び加齢が加わり発症する。

糖尿病性神経障害 [diabetic neuropathy]　高血糖を含む代謝障害因子と血管障害因子により発症する糖尿病慢性合併症。左右対称でび漫性の多発性神経障害及び自律神経障害と，単一性神経障害がある。一方，高血糖の治療後悪化する治療後神経障害もある。糖尿病があり，両下肢のしびれ，疼痛，感覚低下，感覚異常等の末梢神経症状，両側アキレス腱反射低下，両側内果の振動覚低下のうち2項目を満たせば糖尿病神経障害があると診断される。特に高齢者では，脊椎疾患，脳血管障害，下肢循環障害との鑑別を要する。

糖尿病性腎症 [diabetic nephropathy]　糖尿病の代謝異常により発症する糖尿病慢性合併症で，糸球体毛細血管を中心とした細小血管障害。血管周囲の結合組織のメサンジウムが増生し，糸球体の破壊，機能障害が生じる。2型糖尿病症例での病期は第1〜第5期に分類され，病期分類の臨床指標として，微量アルブミン尿，タンパク質尿，高窒素血症，糸球体濾過量（GFR）の異常等が用いられる。治療としては，病期に応じて血糖や血圧のコントロール，タンパク質制限食などの導入を行う。

糖尿病性白内障 [diabetic cataract]　高血糖

により水晶体の変性が生じ，白濁する。典型例として若年の糖尿病患者の両眼に発症し，比較的短期間に進行して数か月で視力が低下する場合がある。

等濃度点 [isosbestic point]　ある物質AとBの濃度を変化させたとき，吸収スペクトルが交差する点。等吸光点ともいう。

ドゥノボ合成 [de novo synthesis]　＝デノボ合成

豆板醤(とうばんじゃん) [dou ban jang]　中国の長江流域で作られるソラマメとコムギを原料とする塩辛い味噌。これにトウガラシを入れた辛味の強いトウガラシ味噌を豆瓣辣醤(とうばんらあじゃん)というが，一般的にはこちらを豆板醤とよんでいる。四川料理に欠かせない調味料。

糖被 [glycocalyx]　細胞膜の外側に結合している糖タンパク質，糖脂質，複合糖質等の複合体の被膜。グリコカリックスともいう。通常，細胞膜内タンパク質によって膜に固定されている。糖鎖，細胞同士の認識や結合等の重要な機能を担っている。

豆腐 [tofu；soybean curd]　大豆の代表的な加工食品。豆乳にタンパク質凝固剤（塩化マグネシウム，硫酸カルシウム，グルコノ-δ-ラクトン，にがり等）を加え，豆乳中の成分をタンパク質とともに凝固させて作る。製法により，もめん豆腐，きぬごし豆腐，ソフト豆腐，充塡豆腐等に分類される。良質のタンパク質や脂質に富み，消化も良く，栄養的価値が高い。豆腐の加工食品には焼き豆腐，生揚げ，がんもどき，油揚げ，凍り豆腐等がある。

糖負荷試験 [glucose tolerance test, GTT]　＝グルコース負荷試験

動物検疫所 [The Animal Quarantine Service]　動物検疫に関する農林水産省の専門機関。輸入される動物・畜産物等を介して家畜の伝染性疾病が国内に侵入することを防止すること，国外に家畜の感染性疾病を広げるおそれのない動物・畜産物等を輸出すること，及び輸出入される犬・猫等を介しての狂犬病，輸入されるサルを介してのエボラ出血熱及びマールブルグ病が伝播されることを防止することにより公衆衛生の向上を図ることを目的とする。

動物脂肪比 [animal fat ratio]　総脂肪摂取量に対する魚類を除いた動物性食品に由来する脂肪の割合。飽和脂肪酸は動脈硬化をはじめとする循環器疾患の危険因子となるが，畜産物に由来する脂肪は飽和脂肪酸含量が高いので，飽和脂肪酸含量の少ない植物性脂肪や魚類由来の脂肪と便宜的に分けて考えられた用語である。→飽和脂肪酸

動物［性］脂肪 [animal fat]　動物から採取される脂肪（油脂）。陸産動物由来と海産動物由来に分けられる。陸産油脂はラード（豚脂），牛脂など，海産油脂は魚油（イワシ油など），鯨油などがある。一般に，陸産物は飽和脂肪酸，海産物は高度不飽和脂肪酸が多く含まれる。

動物性食品 [animal food]　魚介類，肉類，卵類，乳類等，動物性由来の畜水産食品の総称。糖質はほとんど含まれていないが，タンパク質，脂質，ビタミン，無機質に富み，栄養価は高い。含まれる必須アミノ酸パターンによるアミノ酸価も高く，生体での利用効率が良い。脂質も必須脂肪酸を含み消化率も良い。生食や加熱調理して用いるほか，これらを主原料として作られる塩漬け，乾物，発酵等の加工品も多い。肉類は部位により軟らかさが異なるため，軟らかい肉は焼き物や揚げ物，堅い肉は煮込み，挽肉料理等と使い分ける。

動物［性］タンパク質〔たんぱく質〕 [animal protein]　動物を起源とするタンパク質の総称。具体的には魚介類，鳥獣類，動物の乳汁，卵及びその加工食品などに含まれるタンパク質。一般に植物性タンパク質に比べて複合タンパク質が多い，栄養価が高いなどの特徴がある。

動物［性］タンパク質〔たんぱく質〕比 [animal protein ratio]　総タンパク質摂取量に占める動物性タンパク質摂取量の比。略して，動タンパク比ともいう。この比率が40〜50％程度であれば，タンパク質の栄養価は十分に高いと考えられている。しかし，タンパク質摂取量が極端に少ない場合には，この比率が好ましくともタンパク質不足となる。この比率によるタンパク質栄養評価は，一定量のタンパク質を摂取している場合に有効である。

動物用医薬品 [veterinary medicinal product]　畜産動物や養殖魚などに使用されることが目的の医薬品医療機器等法に定められた医薬品。使用された薬品は動物の体内に残存する可能性があり，食肉など食品として流通するため，「食品衛生法」でその残留に対して厳しく残留基準が設けられている。

豆腐よう [tofuyo]　沖縄の豆腐の発酵食品。豆腐を3cm角に切り，塩をまぶし陰干しして乾燥させた後，泡盛（沖縄特産の焼酎）でよく洗浄する。これに泡盛と米麹，紅麹を混ぜどろどろにした漬け汁に入れ，2〜6か月発酵，熟成させる。チーズに似た食感と独特の風味をもつ。

等分散性の検定 [variance homogeneity test]　正規分布するある統計特性の分布は一般に二つの母数（母平均と母分散）で決まる。したがって2標本から背後の母集団の異同を論じる場合には，平均値の差の検定に先立って母分散の検定を行う必要がある。標本分散の比がF分布にしたがうことよりこれを検定すること。

糖ペプチド [glycopeptide]　ペプチドに糖が共有結合したもの。グリコペプチドともいう。糖タンパク質をプロテアーゼで処理することにより生じるもののほかに，生体内での糖タンパク質の代謝産物と推定されるものが尿中に見いだされる。

糖蜜 [cane syrup；molasses]　製糖の分蜜工程で生じる副産物。主なものはサトウキビからの甘

蔗糖蜜，テンサイからのテンサイ糖蜜，また粗糖の精製工程で生じる精製糖蜜。糖分を40％程度含む粘性のある濃茶褐色の液体である。国内では食品も含めた発酵工業の原料，飼料等に用いられている。

動脈　［artery］　血液を心臓から末梢に向かって送り出す血管。心臓の鼓動と一致した拍動がある。脊椎動物では，心臓から肺動脈と大動脈の太い2本の動脈が出ている。動脈は内膜，中膜，外膜の3層から成るが，太さによって構造が異なる。主に中膜の構造により，弾性動脈と筋性動脈に区別される。

動脈血圧　［arterial blood pressure］　＝血圧

動脈硬化症　［atherosclerosis］　動脈壁が肥厚し硬化した状態を動脈硬化といい，これによって引き起こされるさまざまな病気を動脈硬化症という。動脈硬化の種類にはアテローム性粥状動脈硬化，細動脈硬化，中膜硬化などのタイプがある。アテローム性粥状動脈硬化は動脈の内側に粥状（アテローム性）の隆起（プラーク）が発生する状態であり，プラークが破れて血管内で血液が固まり（血栓），動脈の内腔（血液の流れるところ）を塞ぐ場合，あるいは血栓が移動しさらに細い動脈に詰まる（塞栓）場合には，血流が遮断され重要臓器への酸素や栄養成分の輸送に障害を来し，狭心症・心筋梗塞や脳梗塞が発症する。

動脈瘤　［aneurysm］　動脈が限局性または全周性に異常に拡張し，瘤状となった状態。先天性と後天性に大別されるが，後天性が大部分で，動脈硬化，外傷，梅毒，結核，真菌等の感染，中膜壊死等が原因で動脈壁が局所的に脆弱となり伸展されることにより発生・進展する。大動脈にも末梢動脈にも発生する。動脈壁が壁構造を保ったまま拡大する真性動脈瘤，外傷や感染で障害を受けた動脈壁の破壊により血管周囲に形成された血腫が結合組織により被包され瘤の形態を成す偽性（仮性）動脈瘤，動脈壁が内外に解離する解離性（剥離性）動脈瘤に分けられる。

動脈攣〔れん〕縮　［arterial spasm］　動脈が中膜平滑筋の一過性の収縮により内腔の狭窄や閉塞を来すこと。その結果それより末梢領域への血流が障害され虚血を来す。冠動脈や脳動脈などで生じやすく，冠動脈で生じた場合は狭心症や心筋梗塞の原因となる。血管内膜の障害や血小板機能亢進などによるエンドセリン，トロンボキサンA_2など血管作動物質の増加により引き起こされる。その抑制にはカルシウム拮抗薬が有用である。

道明寺粉　［domyojiko］　もち米を水に数時間浸漬したものを蒸して，乾燥させたものを道明寺糒（どうみょうじほしい）といい，これを粗く挽いたものが道明寺粉である。道明寺は大阪の道明寺村（現在の藤井寺市）に由来し，お供えした飯を下げた後，乾燥させて保存できるようにしたものに始まるといわれている。もち米を蒸してから粉にしているのでデンプンは糊化しており，生のもち米を粉にした白玉粉に比べると，粘りがある。和菓子の桜餅，椿餅，道明寺おはぎに用いられる。桜餅へは関西地方で用いられ，道明寺粉に水を加え，着色した砂糖溶液を混ぜて蒸してから小豆餡を包み，塩漬けの桜の葉でくるむ。また天ぷらの変わり揚げの一種として，キスや鶏ささみなどの材料に小麦粉，卵白，道明寺粉をつけて油で揚げたものがある。この場合はいった道明寺粉がよいとされる。

透明性　［transparency］　一般には透き通って，くもりなく明らかな度合いのことをいうが，生化学的には物体や液体が光などを通す度合いのことを指す。透明度ともいう。

透明度　［transparency］　＝透明性

トウモロコシ粉　［corn flour］　トウモロコシの胚乳部分を挽砕した後，粗，中，細の粒度に分別したとき，細かな粒度のもの。コーンフラワーともいう。中粒度のものはコーンミール，粗粒度のものはコーングリッツとなる。製菓，スナック食品，水産練り製品に用いる。

トウモロコシ大豆ミルク　［corn soy milk］　糊化コーンミール，大豆粉，脱脂粉乳，大豆油，ビタミン，ミネラル等を混合して作られたミルク。米国において発展途上国の人々の栄養改善を目的に開発された製品。

トウモロコシ中毒　［mayidism；pellagra］　ナイアシン欠乏症。かつてはトウモロコシを主食とする米国南部の黒人にみられ，皮膚炎，下痢，口内炎，その他の症状を示す。

トウモロコシフスマ　［corn bran］　コーングリッツ，コーンミール，コーンフラワー製造時の副産物で，主としてトウモロコシの種皮とアリュウーロン層から成る。飼料，きのこ栽培用培地，食物繊維素材などに利用される。

トウモロコシ油　［corn oil；maize oil］　コーンスターチ製造の副産物として，トウモロコシの胚芽（含油率33～40％）から採油される液状油。トコフェロールの含量が高く，酸化安定性，加熱安定性もよい。

糖用屈折計　［sugar refractometer］　＝糖度計

洞様血管　［sinusoid］　毛細血管が拡張して，内腔が広く，壁が薄く，その細胞は細網内皮様を示す末梢血管。類洞，シヌソイドともいう。骨髄，脾臓，肝臓，心臓，内分泌臓器等に存在し，物質の通過が容易である。

洞様毛細血管　［sinusoidal capillary］　比較的広い内腔をもち吻合した毛細血管。有窓性の内皮をもち基底膜は不連続性である。肝臓（類洞）や内分泌腺の毛細血管等にみられる。

当量　［equivalent］　一般には化学当量のこと

をいう。化学反応に基づいて定められた元素や化合物の一定の量のこと。酸・塩基では作用する1当量のプロトンを含む酸の量及びこれを中和する塩基の量を1当量とする。

トータルシステム [total system]　栄養，品質，調理工程，生産，サービス等の管理が実働作業システムとしてあり，その管理作業を円滑に作動するために，施設，設備，財務，人事，情報等の管理が支援システムとして作動している。これらを網羅すること。

トータルダイエットスタディ [total diet study]　＝マーケットバスケット方式

ドーパ [DOPA]　＝ジヒドロキシフェニルアラニン

ドーパミン [dopamine]　$C_8H_{11}NO_2$，分子量153.18。生体アミンの一種であるカテコールアミンの一つで神経伝達物質。チロシン代謝における中間物質で，交感神経節後線維や副腎髄質に含まれるノルアドレナリンとアドレナリンの前駆物質。主に脳（線条体及び側座核）に存在する。ドーパミンは，モノアミンオキシダーゼ及びカテコール-O-メチルトランスフェラーゼにより，3,4-ジヒドロキシフェニル酢酸（dihydroxyphenylacetic acid, DOPAC），ホモバニン酸（HVA）に代謝される。

ドーパミン作動性 [dopaminergic]　ドーパミンを神経伝達物質として利用する機能。中脳辺縁系，黒質線条体系，視床下部にはドーパミン作動性の神経が存在する。アンフェタミン，メタンフェタミンなどの覚醒剤やパーキンソン病の治療薬であるL-ドーパ（DOPA）はドーパミン作動性に作用する。

ドーパミンヒドロキシラーゼ [dopamine β-hydroxylase]　ドーパミンをノルアドレナリンに代謝する含銅酵素であり，交感神経末端や副腎髄質などに分布する。ノルアドレナリンの生合成には分子状酸素と電子供与体であるアスコルビン酸を必要とする。ドーパミンはチロシンから作られ，チロシンからドーパ（DOPA），ドーパミンへと水酸化酵素により変換される。ノルアドレナリンは転移酵素によってアドレナリンになる。

トキソプラズマ症 [toxoplasmosis]　トキソプラズマの経口摂取による人獣共通の原虫感染症。開発途上国のみならず欧米や日本にも分布する先進国型原虫症の一つであり，妊娠中に経胎盤で胎児に感染したものを先天性トキソプラズマ症，生後に感染したものを後天性トキソプラズマ症という。

毒 [toxin]　＝毒素

特異性 [specificity]　それ自身がもつ特殊な性質。酵素反応においては，特定の基質と親和性を示す酵素の基質特異性がある。また，イオン強度，温度などに対しても反応の特異性を示す。抗体が特定の抗原とだけ反応する性質も特異性といえる。

特異動的作用 [specific dynamic action, SDA]　食物を摂取した後，空腹時と比較して特異的にみられる熱産生の指標。Rubner M（ドイツ）が1900年代初めにSDAと名付けた。犬を用いた実験で，動物肉を摂取した時に最も高い産熱量を示し，糖質摂取ではわずかな産熱にとどまったことを観察した。食事誘発性産熱（DIT），食物の産熱効果（TEF）と同義。

ドクカマス　＝オニカマス

特殊栄養学 [special nutrition]　胎児期，乳児期，学童期，思春期，成人期，閉経期，高齢期などライフステージによる生理学的変化や，妊娠，授乳期など生理的特徴に合わせた栄養学上の課題や，特殊な環境（高温・低温環境，高圧・低圧環境，無重力環境）における栄養の問題を取上げる学問。

特殊環境 [special environment]　生体は外部環境（温度，空気，圧力，水を含む栄養素などの因子）の変化に対して内部環境の恒常性を維持することによって生きているが，そのために生体側の適応や馴化を要するような外部環境は特殊環境とよばれ，また，適応範囲を超える場合は異常環境という。

特殊健康診断 [special health examination]　特定の作業従事者に行う特定の健康診断。法令または通達で定められている。対象となる作業は，粉塵（ふんじん）作業（炭坑，セメント等の粉体を扱う。塵肺の危険性），X線その他の有害放射線に曝される作業（白血球など血液成分の異常），有機溶剤，鉛の有害物質を扱う作業（洗浄液，塗装，薄め液，接着剤）。騒音，超音波溶着機などの難聴を起こしやすい業務，チェーンソー，サンダー，バイブレーター等著しい振動業務（レイノー現象），介護業務（腰痛），VDT（visual display terminals, 表示画面をもつ情報端末）作業（視力低下，ドライアイ，肩凝り，腰痛），レーザー機器取扱作業（角膜炎，結膜炎）。測定項目は作業に応じて多岐にわたるが，有害物質の曝露の場合は，有機溶剤が体内で代謝されて生じた物質の量（濃度），肝臓，腎臓の生化学的検査などを測定する。振動作業においては，手足の痛み，しびれ，レイノー現象の有無，血圧，VDT作業では，視力，身体所見などである。曝露による自覚症状の有無も，作業の身体的影響を知るために重要な検査所見である。

毒性 [toxicity]　化学物質などがもつ，生体に悪影響を及ぼす性質。毒性の強さは曝露量によって決まるといえる。つまりいくら強い毒性をもつ物質でも，毒性を示す量に達しなければ生体に対して有害であるとはいえない。食品の安全性を評価する上で重要なことである。

特性基 [characteristic group]　炭化水素基以

外の置換基。同じ特性基をもつ化合物は，それぞれの特性基に特徴的な共通した性質をもつ。例えば，カルボキシ基のみをもつ化合物は酸性を示し，アミノ基のみをもつ化合物は塩基性を示す。

毒素　[toxin]　生体の生理機能に変調を来し，有害な作用を及ぼす物質。人工の化学物質や天然に存在する有毒物質も含むが，動植物や微生物が産生する有毒物質，自然毒を指すことが多い。

毒素型食中毒　[endotoxigenic food poisoning]
→細菌性食中毒

特定感染症予防指針　[protective condition of specific pathologic infection]　厚生労働省は「感染症の予防及び感染症の患者に対する医療に関する法律」(1999(平成11)年施行)において，総合的な予防のための施策を推進する必要があるものとして，エイズ，インフルエンザ，性感染症に対して特定感染症予防指針を示している。

特定危険部位　[specified risk material, SRM]　牛海綿状脳症の病原体と考えられている異常プリオンタンパク質が蓄積する生体内の部位。日本では，すべての月齢のウシの頭部（舌及びほほ肉を除く），脊髄，回腸遠位部（盲腸との接続部分から2mまでの部分）と，「食品衛生法」により食品の製造等に使用が禁止されている背根神経節を含む脊柱を指し，と畜場において除去・焼却が義務づけられている。

特定給食施設　「健康増進法」では，特定かつ多数の者に対して継続的に食事（1回100食以上または一日250食以上）を供給する施設のうち栄養管理が必要なものとして厚生労働省が定めた給食施設。設置すると1か月以内に都道府県知事に届け出なければならない。

特定健診・特定保健指導　メタボリックシンドロームの早期発見と介入を主眼とする健診制度。40歳から74歳までのすべての被保険者と被扶養者を対象に2008（平成20）年4月より，糖尿病などの生活習慣病に関する健康診査を行う特定健診と，特定健診の結果により支援が必要である者に対する特定保健指導が導入される。特定健診は，腹囲の測定と，空腹時血糖値，中性脂肪，血圧，喫煙歴から受診者を"積極的支援""動機づけ支援""情報提供"の3分類とし，それぞれにポイント別指導指針を設ける。特定保健指導はメタボリックシンドロームを早目に見つけて保健師や医師などが指導することにより糖尿病や心臓病などの生活習慣病を減らすことが目的。"積極的支援"に分類された場合は3か月以上にわたり，継続的に食生活や運動について面接を中心とした指導を受けることになる。

特定保健用食品　[food for specified health uses]　体の生理学的機能に影響を与える保健機能成分（有効成分）を含み，「食生活において特定の保健の目的で摂取をするものに対し，その摂取により当該保健の目的が期待できる旨の表示をする食品」と定義されている。「健康増進法」及び「食品衛生法」の下に消費者庁による許可を受けたものにつき，健康強調表示（ヘルスクレーム）を認めている。特定保健用食品には，個別審査を受けない規格基準型に対して，製品ごとに個別に審査される特定保健用食品と条件付き特定保健用食品に分けられる。条件付き特定保健用食品は，従来の審査で要求している有効性の科学的根拠のレベルには届かないが，一定の有効性が確認される食品。また，保健機能成分の疾病リスク低減効果が医学的・栄養学的に確立されている場合，特定保健用食品の許可表示の一つとして疾病リスク低減表示も認めている。特定保健用食品は，ヒトでその生理的有効性や適切な摂取量，摂取に伴う安全性などが医学的・栄養学的に明らかにされた食品であり，健康の保持・増進，生活習慣病の一次予防に役立つことを趣旨とした食品。

特発性　[idiopathic]　＝本態性

特発性高カルシウム血症　[idiopathic hypercalcemia]　原因不明の高カルシウム血症。高カルシウム血症とは，血清カルシウムの値が12.0 mg/dL以上の状態をいう。

特発性脂肪性下痢症　[idiopathic steatorrhea]
＝ウィップル病

毒物　[poisonous substance]　ヒトや動物に対して毒性が著しく高く生命維持に障害を及ぼすとされる物質。医薬品及び医薬部外品を除く毒物及び劇物に対して，「毒物及び劇物取締法」により，その製造や輸入，販売及び保管等が規制されている。毒物と劇物の判定基準は「毒物及び劇物取締法」により定められている。→劇物

毒物及び劇物取締法　[Poisonous and Deleterious Substances Control Law]　毒物及び劇物について，保健衛生上の見地から必要な取締りを行うことを目的として，1950（昭和25）年に制定（所管：厚生労働省）。毒物または劇物を販売または授与の目的で製造または輸入する者，販売を行う者の登録，製造，貯蔵するための設備についての基準やその貯蔵方法，表示，譲渡手続等について規定している。

毒物学　[toxicology]　毒物を研究する学問。中毒学ともいう。特に人体，環境にかかわる毒物についてその存在，挙動，性質，中毒症状，毒性発現のメカニズムあるいは安全性を解き明かし，さらにそれらの解毒，予防，治療及び利用法等を研究する。

特別牛乳　[certified milk]　「乳及び乳製品の成分規格等に関する省令」（略称：乳等省令）で〈牛乳であつて特別牛乳として販売するもの〉と定義され，製造方法の基準として〈特別牛乳搾取処理業の許可を受けた施設で搾取した生乳を処理して製

造する〉及び〈殺菌する場合は保持式により摂氏63度から摂氏65度までの間で30分間加熱殺菌する〉がある。流通量は少ないが，未殺菌タイプ，殺菌タイプともに製造販売されている。

特別栽培農産物［specially cultivated agricultural products］ →低農薬，無農薬

特別食［special diet］　特定の疾患に対して，特定の栄養素を調整し，治療の直接手段として，医師が発行する食事箋に基づいて提供される食事。腎臓食，肝臓食，糖尿食，胃潰瘍食，貧血食，膵臓食，高脂血症食，通風食，フェニルケトン尿症食，楓糖尿症食，ホモシスチン尿症食，ガラクトース血症食，治療乳，低残渣食，高度肥満症食，無菌食，潜血食などが含まれる。

特別食加算［addition of medical fees for hospitals offering spesial diet］　入院時食事療養（Ⅰ）の届けをしてある保険医療機関で，厚生労働大臣の定める特別食を医師の発行する食事箋に基づいて，献立表を作成し調理提供する疾病治療の直接手段となる食事に対する加算。

特別治療食［special therapeutic diet］　治療食のうち，治療の目的として特定の栄養素等や物理的な特性をコントロールした食事。診療報酬上の特別加算食扱いであるもの。特食，特別食ともいう。

特別用途食品［food for special dietary use］「健康増進法」に基づき，乳児，幼児，妊産婦，病者などの発育，健康の保持・回復などに適するという特別の用途について表示するもの。特別用途食品には，病者用食品，妊産婦・授乳婦用粉乳，乳児用調製粉乳及びえん下困難者用食品と，特定保健用食品も含まれる。病者用食品のうち，低タンパク質食品，アレルゲン除去食品の許可基準があるものは適合性の審査，許可基準のないものは個別に審査され，消費者庁による許可を受けたものは特別の用途に適する旨の表示が認められる。

独立栄養［autotrophy］　炭素源として二酸化炭素を，窒素源としてアンモニアや窒素酸化物を利用し，無機物から有機物を合成し栄養素として利用すること。光をエネルギー源として利用する場合を光合成型独立栄養，還元化合物の酸化によって行う場合を化学合成型独立栄養という。

独立栄養菌［autotrophic bacterium；autotroph microbiota］　微生物の中で，その生育に唯一の炭素源として二酸化炭素及びその塩類を利用する微生物の総称。この定義は炭素同化を基準とすることから，光合成や化学合成等のエネルギー獲得手段からの生物分類とは異なる。光合成独立栄養菌（藍藻類，紅色硫黄細菌等）や化学合成独立栄養菌（水素細菌，硝化細菌等）がある。→独立栄養，従属栄養

独立栄養生物［autotroph；autotrophic biota］生物の生命維持を栄養的にみた場合，炭素源を外界の有機物に依存せず，二酸化炭素あるいはその塩類から生体内で必要なすべての有機物を合成（炭酸同化）できる生物の総称。生物生態学の分野では生態系における一次生産者として紹介される例が代表的である。植物プランクトン，緑色植物，光合成細菌，紅色硫黄細菌等が存在する。従属栄養は他者に有機物を依存する生物群である。→他家栄養生物

独立行政法人国立健康・栄養研究所［National Institute of Health and Nutrition］　公衆衛生の向上及び増進を図るため，国民の健康の保持・増進及び栄養・食生活に関する調査・研究を行う厚生労働省関係の機関。1920（大正9）年に内務省の栄養研究所として発足し，2001（平成13）年4月より独立行政法人となった。国民の健康の保持・増進及び栄養・食生活に関する調査・研究を行うことにより，公衆衛生の向上及び増進を図る役割を担う。

独立性の検定［test of independence］　分割表（$M \times N$表，四分表）で表される2要因が独立か否かの検定法。一般にはχ^2分布を用いる。

独立変数［independent variable］　いくつかの要因によって健康状態等の結果変数を統計モデルを用いて説明しようとするときの要因のこと。説明変数ともいう。結果変数のことを従属変数（目的変数）という。例えば重回帰分析$Y = \beta_0 + \beta_1 X_1 + \beta_2 X_2 + \varepsilon$によって，血圧$Y$と年齢$X_1$，食塩摂取量$X_2$との関係を分析する場合は，血圧$Y$が従属変数，年齢$X_1$，食塩摂取量$X_2$が独立変数である。→従属変数，重回帰分析

独立行政法人国立がんセンター　［National Cancer Center］　がん対策の厚生労働省関係の機関。1962（昭和37）年に発足。診療，研究，研修，情報の収集・発信を行っている。研究所，二つの病院，早期・探索臨床研究センター，がん予防・検診研究センター，がん対策情報センターで構成されている。

独立行政法人農林水産消費安全技術センター［Food and Agricultural Materials Inspection Center, FAMIC］　2007（平成19）年4月に農林水産消費技術センター，肥飼料検査所及び農薬検査所が合併し，設立された農林水産省所管の特定独立行政法人。本部はさいたま市にあり，札幌，仙台，名古屋，神戸，福岡に地域センターを配置し，肥料・農薬・飼料・ペットフードの安全性確保や食品等の品質と表示の適正化に関する事業，食品や農業資材に関する調査研究や情報の提供などを行っている。また，国際標準化機構（ISO）の食品や飼料，林産物等の委員会の国内審議団体である。国際獣疫事務局コラボレーティング・センターとして，飼料の安全及び分析分野に関する情報の収集・提供，技術協力も行っている。

吐血［hematemesis］　口腔から血液を吐出すること。上部消化管（十二指腸より口側）からの出

血が多く，原因疾患として食道静脈瘤，マロリーワイス症候群，胃潰瘍，胃癌，十二指腸潰瘍等。胃酸でヘモグロビンが変化するとコーヒー残渣様の色調を呈する。

ドコサヘキサエン酸　[docosahexaenoic acid, DHA]　$C_{22}H_{32}O_2$，分子量328.50。4，7，10，13，16，19位に二重結合をもつ直鎖高度不飽和脂肪酸。n-3系の脂肪酸で　水産物に多く含まれ，動物体内では脳や網膜に多く，脳視覚機能等に重要である。

ドコサン酸　[doccsanoic acid]　＝ベヘン酸
ドコセン酸　[doccsenoic acid]　＝エルカ酸
トコトリエノール　[tocotrienol]　ビタミンE活性をもつ化合物の一群。$α$-，$β$-，$γ$-，$δ$-の4種類が天然に存在する。トコフェロールと異なり，側鎖の三箇所に不飽和結合を有する。トコトリエノールは$α$-トコフェロール輸送タンパク質と結合せず，その側鎖の不飽和二重結合のため肝臓や脳の膜に溶けやすいので，トコフェロールとは体内分布が異なる。トコトリエノールの作用として，抗酸化作用，フリーラジカル防御作用，コレステロール値の低下作用，血小板凝集抑制作用，血管新生抑制を介したがん抑制作用が挙げられる。$α$-トコトリエノールはパームヤシや米ぬかに多く含まれる。$α$-トコトリエノールは食品添加物の酸化防止剤として用いられている。→ビタミンE

トコフェリル酢酸　[tocopheryl acetate]　＝トコフェロール酢酸

トコフェロール　[tocopherol]　→ビタミンE

トコフェロール酢酸［エステル］　[tocopheryl acetate]　トコフェロールと酢酸がエステル結合したもの。トコフェリル酢酸ともよばれる。ビタミンEの1 IU（国際単位）は全-rac $α$-トコフェロール酢酸1 mgの活性と定義されている。

トコフェロール当量　[tocopherol equivalent]　ビタミンEには自然界に4種類のトコフェロール体と4種類のトコトリエノール体が存在する。そのうちトコフェロールについて$α$-トコフェロールを基準としてその他の$β$-，$γ$-及び$δ$-トコフェロールの含量を換算する単位。$α$-トコフェロール当量(mg) = $α$-トコフェロール(mg) + 0.4×$β$-トコフェロール(mg) + 0.1×$γ$-トコフェロール(mg) + 0.1×$δ$-トニフェロール(mg)とされていたが，「日本人の食事摂取基準（2015年版）」では，血中や組織中に存在するビタミンEの大部分が$α$-トコフェロールであることから，ビタミンEとしては$α$-トコフェロールのみを対象としている。

ところてん　[gelidium jelly]　テングサ，オゴノリ，エゴノリ等の紅藻類から熱水で抽出した液を1～2％の寒天質になるように水に溶かし，冷却してゲル化させたもの。またはこのゲルを天突きで突き出し，細長い線状のものに酢醤油をかけたもの。成分は98～99％が水分で固形分が1～2％，そのうち0.7％がガラクタンから成る炭水化物である。ところてんを寒晒ししたものが寒天である。日本には仏教伝来の頃（西暦538年），中国から精進料理の伝来に伴いこんにゃくとともに，その製法が伝えられたといわれる。心太（こころぶと）と書き，ココロテイの読みが"ところてん"に転化した。

登山用糧食　[mountain climber's food]　入山から下山まで体力を維持させるために必要な食糧。低圧環境における栄養素利用の変化を考慮し，摂食量を維持できるよう嗜好を満たすもので，かつ栄養の質的バランスのとれているものであること。さらに，調理が簡単で保存性が良く軽量で携帯に便利な消化・吸収が良いものがよい。非常の場合にのみ用いる非常食は保存性のあるかさばらない，高エネルギーで，そのまま食べられる等の条件を満たすものがよい。

吐出　[vomiting]　胃に到達する以前，あるいは胃内の未消化食物が逆流して吐き出されること。咽喉頭，食道，胃等の疾患による。

土壌微生物　[soil microorganism]　土壌中に生息する微生物。そのものは細菌，放線菌，糸状菌，藻類など，土壌生態系における物質循環に重要な役割を果たすものもある。培養可能なものは土壌微生物のほんの一部分にすぎない。

土食症　[clay eating; geophagia]　異食症の一種で，土砂や壁土等を食べる症状。統合失調症，認知症等にまれにみられる。

度数　[frequency]　調査や実験で得られた観測値の取り得る範囲をいくつかの階級に分け，それぞれの階級に属する個数のこと。

度数分布　[frequency distribution]　集団において測定された連続変数やカテゴリー変数のそれぞれの値をとる人が，何人あるいは全体の何％いるかを記述したもの。頻度分布ともいう。連続変数の場合には適当な値で階級分けして示すことが多い。→正規分布

度数分布表　[frequency table]　度数分布を表の形でまとめたもの。カテゴリー変数の場合は各カテゴリーの人数または割合を示す。連続変数の場合は適当な値で階級分けしてから各階級の人数（または割合）を示す。

屠蘇　[*toso*]　正月に飲む薬草入りの酒。白朮（びゃくじゅつ），桔梗，山椒，肉桂（にっけい），防風（ぼうふう）などを刻んで小袋に入れ，みりんまたは清酒に浸し，芳香や成分を抽出した屠蘇酒。屠蘇を飲む風習は中国の唐の時代に始まり，日本へは平安時代初期に伝来したとされる。屠蘇には病を防ぐという中国の言い伝えがある。元旦に飲むとその年の邪気を祓い長生きするといわれる。

塗装缶　[lacquered can]　缶の外側，内側の

表面を塗装した缶。通常は，内側を塗装した缶のみを指す。

と畜場法 ［Abattoirs Law］　と畜場の経営及び食用に供するために行う獣畜の処理の適正の確保のために必要な規制その他の措置を講じ，国民の健康の保護を図ることを目的として，1953（昭和28）年に制定，2003（平成15）年5月改正（所管：厚生労働省）。と畜場の設置の許可及びと畜場の衛生保持，獣畜のと畜または解体は，都道府県知事の行う検査を経た上で，と畜場において行うべきこと等を規定している。

杜仲（とちゅう） ［Chinese gutta percha］　中国で古くから栽培された *Eucommia ulmoides* Oliv. の樹皮を乾燥させたもの。グッタペルカとよばれる粘性が強い樹脂を5％ほど含む。強壮剤，あるいは腰痛，関節炎，リウマチ鎮痛剤として漢方で用いられた。

突然変異 ［mutation］　→変異

トッピング ［topping］　食べ物に飾りとして載せるもの。ソースも含める。

トディー ［toddy］　熱帯地方においてココヤシの花梗に含まれる汁液を発酵させたものをヤシ酒とよび，これから造った冷たい飲料をいう。アラックの原料にもなる。

ドデカン酸 ［dodecanoic acid］　＝ラウリン酸

届出感染症 ［notifiable infectious disease］　2006（平成18）年に「感染症法」の一部改正が行われた。1類感染症（ペスト，天然痘等）〜5類感染症（ウイルス性肝炎，後天性免疫不全症候群等）等の患者を診断した医師（ある場合は指定届出機関管理者）は保健所に届け出ることとされている。

届出疾患 ［notifiable disease］　医師が保健所に届出を要する疾患。「食品衛生法」によるもの（食中毒関係），「感染症の予防及び感染症の患者に対する医療に関する法律」（感染症法）の対象疾患（1〜4類感染症，5類感染症全数把握疾患等）等がある。

整える ［dress；prepare］　食事の仕度をすること。調製すること。調理すること。

トニックウォーター ［tonic water］　キニーネで風味付けした苦味のある炭酸飲料。ジンやウォッカのカクテル等に用いられる。日本ではキニーネは医薬品医療機器法で薬品に分類されるため使用が禁止されており，ニガキという樹木の皮と柑橘類の果実からの苦味成分を用いている。→炭酸飲料

トニックビール ［tonic beer］　強壮剤に用いたビールに似た飲料。"トニック"は強壮剤を意味する。アルコール分を含んでいない。

トマチン ［tomatine］　グリコアルカロイドの一つで，トマトの葉に含まれる食中毒を起こす天然毒。

塗抹標本 ［smear preparation］　血液や細胞懸濁液等の試料をスライドグラス上に塗り広げ，急速に乾燥させ，固定染色して作成された標本。細胞全体を観察するために，光学顕微鏡用標本として短時間に作成できる。

トマト加工品 ［tomato product］　トマトを用いたトマトジュースなどの飲料，トマトケチャップ，トマトソース，トマトチリソースなどの調味料，トマトピューレ，トマトペースト，ホールトマトなどの料理用素材の総称。トマトのペクチンやグルタミン酸含量は加工品の風味やコクに関与している。生食用トマトよりもビタミンA，B，C，Eや食物繊維，鉄分を多く含む加工用トマトが用いられる。

トマトケチャップ ［tomato ketchup］　裏ごししたトマトを濃縮したものに食塩，香辛料，食酢，糖類，タマネギ，ニンニクを加えて調味したもの。可溶性固形分が25％以上のものをいう。

トマトジュース ［tomato juice］　トマトを破砕し，皮，種子を除去し，搾汁したもの。これに食塩を約0.4％添加しているものもある。ビタミンA，Cやナトリウム，カリウム，鉄，カルシウムのミネラルや機能性成分であるリコピンやβ-カロテンを多く含有する。

トマトソース ［tomato sauce］　トマトを破砕し，濃縮したものを調味した可溶性固形分が9〜25％の範囲のもの。同じ製造方法のトマトピューレは食塩だけで調味されているのに対し，トマトソースは香辛料も添加されている。魚・野菜料理などの西洋料理に用いる。

トマトパルプ ［tomato pulp］　裏ごししたトマトの搾汁。ジュースエキストラクターで搾ったジュース原液よりも不溶性のパルプ質（不溶性固形物）の量が多くて濃厚である。色調にはリコピンが深く関係し，嗜好的に大切な要素となっている。

トマトピューレ ［tomato puree］　トマトを破砕し，およそ85℃で加熱後，裏ごしし，種子，皮を除き，濃縮したもの。トマトケチャップとは異なり，調味されていない。食塩分を除く可溶性固形分が8％以上24％未満。トマトの酸味と香りが活かされているため調味しやすく，ケチャップ，ウスターソース，スープなど広く料理に利用できる。

トマトペースト ［tomato paste］　熟したトマトを砕いて裏ごししたものを低温で濃縮したもののうち日本農林規格（JAS）により無塩可溶性固形分が24％以上のもの。トマトペーストはトマトピューレをさらに濃縮したものである。トマトピューレではトマトを破砕，裏ごしすることにより細胞内液が出てきたり，細胞壁などの破砕物である粒子が懸濁しており，トマトペーストはさらに濃縮により水分が少なくなるので風味や色，とろみなどが濃縮されている。とろみ成分として細胞壁及び細胞間にあるペクチンがかかわっている。トマトは比

較的ペクチンが多く，また還元糖が約3％，主な有機酸としてクエン酸が約0.5％，タンパク質が約0.7％含まれるが，生のトマトの固形分約6％がトマトペーストでは25％と4倍以上になるので，固形分が濃縮され，とろみも増す．

ドメスチックソーセージ [domestic sausage]
日本のソーセージの分類名称の一つ．ソーセージのうち，加熱して食べるものを指す．生ソーセージやスモークソーセージ，クックドソーセージが含まれる．欧米では家庭向けで容易に製造できるソーセージの意味で，分類名などでは使われない．

共立て法 [whip whole egg]　卵の泡立て方法のうち，卵白と卵黄の両方（全卵）を一緒にして泡立てる方法．別立て法に比べ，泡立てるためのエネルギーや時間は多くかかるが，泡が細かくなり，泡の安定性が高い．30～40℃湯煎で電動ミキサーを使用すると泡立てやすい．

ドライアイ [dry eye]　涙の乾きなど涙の異常により目の表面の健康が損なわれる疾患（眼球乾燥症）であり，さまざまな要因による涙液および角結膜上皮の慢性疾患であって眼不快感や視機能異常を伴う．原因には，涙腺が破壊されて涙がほとんど出なくなる重篤なドライアイを引き起こす自己免疫疾患であるシェーグレン病の他に，パソコンやテレビ，携帯電話画面などのモニターを見続けることによる瞬きの減少，コンタクトレンズの長期・長時間装用や夜型の生活，ストレス，加齢などがある．

ドライアイス [dry ice]　固体の二酸化炭素を硬化成型したもの．炭酸ガスを圧縮・冷却して液体二酸化炭素とし，これをプレス中に噴出し雪状となった固体二酸化炭素を押し固めてつくる．細かく砕いたドライアイスをアルコール，アセトンに加えると約－70℃となるので，冷却剤（寒剤）として利用されている．

ドライイースト [dry yeast]　＝乾燥酵母

ドライシステム [dry system]　厨房の床を乾いた状態で作業することを目的としたシステム．そのためには設備設計段階からドライ化を図るとともに，運用面でも床を濡らさないように作業することが必要である．HACCPシステムでは安全・衛生管理上重要な事項とされている．また，作業員にとっても労作疲労が軽減されるため作業効率も良くなる．よって経営面からもドライシステムが推奨されている．

ドライスキムミルク [dry skim milk；dried skim milk]　＝脱脂粉乳

ドライソーセージ [dry sausage]　保存性を高めるために乾燥したソーセージの総称．日本の品質表示基準では水分含量が35％以下のものと定められている．常温保存できるものもある．世界中で広く作られ，海外では微生物を利用したものが主流である．乾燥の程度により，ドライソーセージとセミドライソーセージに分類される．

ドライマウス [dry mouth]　女性に多く，口腔乾燥症（こうくうかんそうしょう）ともいわれ口の中や喉の渇きを主訴とする症状が出現する．自己免疫疾患であるシェーグレン病のほかに，現代人に多い主にストレスや不規則な食生活，薬物の副作用などが原因である．

ドライミルク [dried milk]　広義では全粉乳，脱脂粉乳，調製粉乳，ホエイパウダー等の粉乳を意味し，狭義では調製粉乳を意味する．

トラガントゴム [tragacanth gum]　中近東や南米に産するマメ目マメ科ゲンゲ属（*Astragalus*）の樹液から作るガム．トラガント酸を主成分にガラクツロナン骨格を有する．1％の低濃度で粘稠な溶液となり，微酸性で安定である．増粘剤，安定剤等の食品添加物として使用される．

ドラゴンフルーツ [dragon fruit]　＝ピタヤ

ドラフトビール [draft beer]　＝生ビール

ドラム乾燥 [drum drying]　食材を回転円筒内で熱風を送り込み，乾燥を行うもの．大型装置では，回転円筒の内側に材料かき上げ翼を設け，ゆるく傾斜した長い回転円筒内に材料と熱風が向流もしくは並流に供給される．材料はかき上げられては翼板上からカーテン状に落下しながら熱風との接触を繰返しつつ円筒の傾斜方向に次第に移動して乾燥させる．粒粉状，フレーク状の材料に適している．

ドラム乾燥機 [drum dryer]　スラリー状の液体を回転加熱ドラムの表層に流して乾燥させる乾燥装置．粘度の高い試料の乾燥に適する．ドラム表層の乾燥フィルムはスクレーパー（ナイフ）で連続的に削り取る．乾燥効率は高いが，高温加熱による褐変化，溶解性低下，風味劣化が大きい．チョコレート用原料粉，乾燥ベビーフードなどに利用される．

ドラム式冷却器 [rotating-drum type cooler]　冷却した回転ドラム表層面に高温スラリーを膜状に付着させ，固化したフィルム状物をナイフでかき取り，フレーク状物にする冷却機．ドラム下面を高温スラリーに浸漬させつつ回転塗布するものが多い（水平回転ドラム式）．冷却はスラリーの固化温度に対応して，ドラム内面に水をスプレーする方法とドラム内面で冷媒を気化させる方法がある．2個のドラムの間隙を利用したダブルドラム式もある．金属製の幅広ベルトコンベヤーに給液してベルト下面から冷却，固化フィルムをかき取る方式もある（ベルトフレーカー）．

トランスアミナーゼ [transaminase]　＝アミノ基転移酵素

トランスアミネーション [transamination]　＝アミノ基転移

トランスクリプトーム [transcriptome]　細胞や組織に存在する転写産物の総体のこと．マイクロアレイや次世代シーケンサーなどの網羅的解析技

術の急速な発達により，mRNA のみならずノンコーディング RNA（ncRNA），small RNA などの解析も進んできている。トランスクリプトームの多くは ncRNA であり，エピジェネティック制御やタンパク質合成制御などに関与していることが報告されてきている。トランスクリプトームは，メタボロームやプロテオームなどのように多数分子の集合である「～オーム」の一つである。トランスクリプトームを網羅的に解析する研究分野をトランスクリプトミクスという。→トランスクリプトミクス

トランスクリプトミクス ［transcriptomics］
ある特定の時間，状況下において，細胞や組織に存在する全ての転写産物（トランスクリプトーム）を網羅的に解析する研究分野のこと。すなわち，生体中にある分子全体を網羅的に調べる学問であるオミクス（例えばプロテオミクスやメタボロミクスなど）の一つである。マイクロアレイや次世代シーケンサーのような，ゲノムワイドな発現プロファイリングを行うことのできる技術の急速な発達により，mRNA のみならずノンコーディング RNA（ncRNA），small RNA なども解析可能となっている。また，ヒトやいくつかのモデル動物において，転写産物及び選択的スプライシングバリアントを同時に測定することも可能となっている。→トランスクリプトーム

トランスグルコシラーゼ ［transglucosylase］
= グリコシル基転換酵素

トランスケトラーゼ ［transketolase］ ペントースリン酸回路の酵素。グリコールアルデヒドトランスフェラーゼともいう。次の反応を触媒する。キシルロース 5-リン酸 + リボース 5-リン酸 ⇌ セドヘプツロース 7-リン酸 + グリセルアルデヒド 3-リン酸（チアミン二リン酸と Mg^{2+} を必要とする）。

トランスコバラミン ［transcobalamin］ ビタミン B_{12} の輸送タンパク質のこと。唾液中に分泌されビタミン B_{12} を小腸に運ぶハプトコリン（トランスコバラミン-1）と，小腸から吸収されたビタミン B_{12} の血中輸送を行うトランスコバラミン-2 がある。ハプトコリンと結合したビタミン B_{12} は十二指腸で遊離し，内因子と結合後に吸収される。

トランスコバラミン-1 ［transcobalamin-1, TC-1］ = ハプトコリン

トランスコバラミン欠乏症 ［transcobalamin deficiency］ ビタミン B_{12} の血中輸送を行うトランスコバラミン-2 の欠乏症。欠乏症では巨赤芽球性貧血や下痢等の症状を呈する。

トランスコバラミン-2 ［transcobalamin-2, TC-2］ ビタミン B_{12} 輸送タンパク質。小腸から吸収されたビタミン B_{12} が，門脈を経て体内の組織に移送される時にかかわる。TC-2 とビタミン B_{12} の複合体は，受容体依存性エンドサイトーシスによって細胞に取り込まれ，リソソーム中で TC-2 が分解されて遊離のビタミン B_{12} が細胞質中に放出される。

トランスコルチン ［transcortin］ = コルチコステロイド結合タンパク質

トランスサイレチン ［transthyretin, TTR］
分子量 54,980 の血漿タンパク質。以前はプレアルブミンとよばれていた。肝臓で合成され半減期が短いために栄養状態及び肝機能の指標に使われる。アミロイド前駆物質の一つとしても有名。血中ではレチノールを運搬するレチノール結合タンパク質-4 と複合性を形成している。

トランス酸 = トランス脂肪酸

トランスジェニック植物 ［transgenic plant］
外来遺伝子を導入した細胞から作られた植物の個体及びその子孫。形質転換植物ともいう。植物細胞に外来 DNA を導入するにはアグロバクテリウムの有する Ti プラスミドの一部である T-DNA がよく用いられる。トランスジェニック植物は植物遺伝子の研究，農作物の改良，環境改善，有用物質の生産などに利用される。

トランスジェニック動物 ［transgenic animal］
外来遺伝子を発生初期の細胞に導入して得られた動物個体及びその子孫。形質転換動物ともいう。受精卵や 8 細胞期胚あるいは胚性幹細胞（ES 細胞）などを用いる。ヒト疾患モデル動物の作製，動物の品種改良，有用生理活性物質の生産などに利用される。

トランス脂肪酸 ［*trans*-fatty acid］ トランス（*trans*）型の二重結合をもつ脂肪酸のこと。トランス酸ともいう。天然に存在する脂肪酸の二重結合は，反芻家畜生産物を除きほぼシス（*cis*）型の立体配置を有しているが，食品製造過程で硬化するため水素添加することにより不飽和脂肪酸を飽和脂肪酸に変化させる過程でトランス型の立体配置をもつ脂肪酸が生じることがある。反芻家畜では，反芻胃内発酵により不飽和脂肪酸の水素添加でトランス脂肪酸が生じる。動脈硬化のリスクを高める等の報告があり，欧米諸国では加工食品中含有量の表示が義務付けられている。

トランスファー RNA ［transfer RNA］
= tRNA

トランスフェクション ［transfection］ プラスミド DNA，ウイルス DNA・RNA 等を細胞に取込ませ，遺伝子導入・感染を行うこと。

トランスフェラーゼ ［transferase］ = 転移酵素

トランスフェリン ［transferrin］ 血中の鉄を輸送するタンパク質。鉄結合性グロブリンともいう。血中で鉄と結合することが可能なトランスフェリンを総鉄結合能（total iron binding capacity, TIBC）といい，結合能はあっても鉄と結合していないトランスフェリンを不飽和鉄結合能（unsaturated iron binding capacity, UIBC）という。

トランスフォーミング成長因子 ＝形質転換成長因子

トランスフォーミング増殖因子 ＝形質転換成長因子

トランスペプチダーゼ [transpeptidase]　ペプチド結合の一部をほかのペプチドやアミノ酸に転移する反応を触媒する酵素。肝・胆道系疾患検査に用いられるγ-グルタミルトランスフェラーゼ（γ-グルタミルトランスペプチダーゼ）は，この酵素の一例であり，グルタチオンの代謝に関与している。

トランスポーター ＝輸送担体

トランスホスホリラーゼ [transphosphorylase]　リン酸化合物のリン酸を無機リン酸を遊離させることなくほかの化合物に転移して新しいリン酸化合物を生成する反応を触媒する酵素の総称。ホスホトランスフェラーゼ，リン酸基転移酵素ともいう。

trans-レチナール [trans-retinal]　ビタミンAであるレチノールのアルデヒド型のうち，側鎖部分がすべてトランス型をとっているもの。立体異性体である11-cis-レチナールに変換された後，オプシンと共有結合してロドプシンを形成する。

トランスロケーション [translocation]　(1)腸管粘膜のバリアー機能が破綻し，腸内細菌やエンドトキシンなどの毒性因子が全身へ進入する現象。バクテリアルトランスロケーション（bacterial translocation）。(2)タンパク質の細胞内における移動。例えば，細胞膜での糖輸送を担う膜タンパク質であるグルコーストランスポータータイプ4（glucose transporter type 4, GLUT4）がインスリン刺激によって細胞内から細胞膜へ移動（局在が変化）する現象。(3)遺伝子の転座。

トリアシルグリセロール [triacylglycerol]　中性脂質（中性脂肪）の主成分。トリグリセリドともよばれる。グリセロールに3分子の脂肪酸がエステル結合した構造をもつ。構成脂肪酸が同じものを単酸型，異なるものを混酸型とよび，その種類と結合位置によって融点などの物理的性質が異なる。脂肪酸の位置を区別する場合は，Fisher投影法でグリセロール骨格の2番の炭素に結合した側鎖を左に描いた時に，一番上の炭素をC_1とし上から順にsn-1, sn-2, sn-3と表す。天然油脂はsn-1, 3位に飽和脂肪酸が，sn-2位に不飽和脂肪酸が結合する傾向があるが，母乳脂質ではパルミチン酸をsn-2位にもつなど例外も多く，多様な分子種がある。食用油脂の主成分であり，植物では種子，果実，穀物に，動物では脂肪組織や肝臓などに多く存在し，エネルギー貯蔵体としての役割を担う。健康なヒトでの消化率は通常90％以上であり，エネルギー産生量は約9 kcal/gとエネルギー摂取源としても重要である。

$$R_2-C-O-\overset{H_2^1C-O-C-R_1}{\underset{H_3^3C-O-C-R_3}{{}^2C-H}}$$

R_1, R_2, R_3：脂肪酸側鎖

トリアシルグリセロール

トリアシルグリセロールリパーゼ [triacylglycerol lipase]　トリアシルグリセロールを加水分解する酵素。リパーゼともいう。リポタンパク質リパーゼ，肝性トリアシルグリセロールリパーゼ，ホルモン感受性リパーゼ，膵リパーゼ等があるが，一般的には，消化酵素として膵臓から膵液中に分泌される膵リパーゼを指すことが多い。膵リパーゼはトリアシルグリセロールから2-モノアシルグリセロールを産生する。一方，他のリパーゼは基質として，トリアシルグリセロールだけでなく，ジアシルグリセロール，モノアシルグリセロールも分解する。

ドリアン [durian；*Durio zibethinus*]　マレーシア，タイなど東南アジア一帯で栽培されているパンヤ科の常緑高木で，高さは20～30 m。果実は卵形で1～3 kg，強い独特な芳香をもち，「熱帯果樹の王様」とよばれる。生食のほか，ジャム，シャーベット等に加工される。

鳥インフルエンザ [avian influenza]　鳥類のA型インフルエンザウイルスによる感染症。H5亜型，H7亜型以外の鳥インフルエンザウイルスによる感染症をいい，ニワトリやシチメンチョウ等の家禽が感染して発症した例が報告されている。まれにヒトに感染し重篤な病原性を示すことがある。鳥インフルエンザウイルスは食品の中心温度が70℃になる加熱により死滅するとされている。→高病原性鳥インフルエンザ

トリオース [triose]　炭素原子を三つもつ糖。三炭糖ともいう。最も分子量の小さい糖質であり，グリセルアルデヒドとジヒドロキシアセトン（ともに分子式$C_3H_6O_3$，分子量90.08）のみが相当する。解糖系の代謝中間体として生じる。

トリオースリン酸イソメラーゼ [triose phosphate isomerase]　解糖系の酵素の一つ。ホスホトリオースイソメラーゼ，トリオースリン酸ムターゼともいう。次の反応を触媒する。グリセルアルデヒド3-リン酸⇌ジヒドロキシアセトンリン酸

トリオースリン酸ムターゼ [triose phosphate mutase] ＝トリオースリン酸イソメラーゼ

トリオパチー [triopathy]　糖尿病に特異性が高く，頻度的にも多い，網膜症，腎症，神経障害の三つを指す。長時間持続する高血糖，脂質異常症を含む代謝障害と高血圧など血管障害因子により生

トリオレイン ［triolein］　$C_{57}H_{104}O_6$。分子量885.45。オレイン酸トリグリセリドあるいはオレイン

$CH_2OCO(CH_2)_7CH=CH(CH_2)_7CH_3$
$CHOCO(CH_2)_7CH=CH(CH_2)_7CH_3$
$CH_2OCO(CH_2)_7CH=CH(CH_2)_7CH_3$

酸トリアシルグリセロールを指す。オレインともいう。無色または微黄色の油状液体で，オレイン酸組成の高いオリーブ油やつばき油に存在する。バター脂などにもわずかに存在する。

トリカブト ［*Aconitatum japonicum*］　キンポウゲ科の宿根性草本。山野に自生する。根にアコニチン，メサコニチン等有毒なアルカロイドを含み，食用野草と間違われ中毒を起こすことがある。→アコニチン

トリグリセリド ［triglyceride］　＝トリアシルグリセロール

トリクロロメタン ［trichloromethane］　＝クロロホルム

トリコテセン ［trichothecene］　麦などの病害菌である赤カビ，フザリウム属の産生するカビ毒（マイコトキシン）類の共通化学構造をトリコテセン骨格という。この構造をもつカビ毒を総称してトリコテセン系マイコトキシンという。→カビ毒，マイコトキシン，アカカビ中毒

トリゴネリン ［trigonelline］　$C_7H_7NO_2$。分子量137.14。ジャガイモや植物種子，ウニ，クラゲ，ヒトの尿などから検出され，ニコチン酸関連の代謝産物と考えられる物質。カフェアリンともいう。マメ類の根端細胞の分裂停止作用がある。

トリコロミン酸 ［tricholomic acid］　$C_5H_8N_2O_4$。分子量160.13。グルタミン酸から生合成されるアルカロイド。テングタケやハエトリシメジに含まれる。グルタミン酸の5〜30倍のうま味を呈するが，神経毒性がある。

トリソミー ［trisomy］　＝三染色体性

トリチウム ［tritium］　水素の同位体で，質量数3，記号 ^3H またはT。三重水素ともいう。半減期は12.3年でβ^-崩壊を行い，β線の最大エネルギー18 keVを放出する放射性同位体である。自然放射性物質として宇宙線による核反応によって大気の上層で作られ，大気中の水素や雨水中に0.1〜10 TU（トリチウム単位）の濃度で存在する。電子顕微鏡オートラジオグラフ法によって，構造と機能の関係を核や染色体レベル，さらにDNAレベルでとらえるのに利用される。

ドリップ ［drip］　冷凍食品を解凍した際，食品内部から分離流出する液汁。食品を凍結すると食品内の水分が凍って体積が増大し細胞組織が破壊される。これを解凍すると細胞内の可溶成分（タンパク質，エキス分，ビタミン類等）が水分とともに細胞外に流出し，うま味，風味，栄養分が損失する。また，このドリップが他の食品にかかることにより食中毒の二次汚染の原因にもなる。

トリティケール ［triticale］　＝ライ小麦

トリハロメタン ［trihalomethane］　クロロホルム等のようなメタンの3個の水素原子がハロゲン原子に置換されている物質。発がん，突然変異が疑われている。水道水の塩素消毒の際に生成されることから，日本では水道水に基準値が設けられている。→フミン酸

トリフェニルスズ ［triphenyltin］　船底塗料や漁網の防汚剤の成分で，トリブチルスズとともに海水を汚染し魚介類に蓄積する有機スズ化合物の一つ。第二種特定化学物質として指定され，生体に対する影響が憂慮されることから環境汚染防止の対策がとられている。

トリプシノーゲン ［trypsinogen］　トリプシンの前駆体で，膵臓から分泌され，腸液中のエンテロキナーゼの作用でトリプシンに活性化される。

トリプシン ［trypsin］　膵外分泌細胞から分泌されるタンパク質分解酵素で，L-アルギニン等のカルボキシ基に結合したペプチド，アミド，エステル等を特異的に加水分解する。

トリプシンインヒビター ［trypsin inhibitor］　動物の臓器，血液，初乳，卵白，ダイズ等の豆類に存在し，トリプシンの活性を特異的に阻害するポリペプチド。トリプシン阻害剤ともいう。そのリシン残基がトリプシン分子の活性部位に作用し，トリプシンの活性を特異的に阻害する。

トリプシン阻害剤　＝トリプシンインヒビター

トリプタミン ［tryptamine］　$C_{10}H_{12}N_2$。分子量160.22。トリプトファンの脱炭酸反応によって生成するアミン。インドールエチルアミンともいう。植物では，インドールアルカロイドの前駆体となる。トリプタミンの5位の炭素にヒドロキシ基がついたものは，神経伝達物質であるセロトニンである。

トリプトファナーゼ ［tryptophanase］　＝トリプトファンピロラーゼ

トリプトファン ［tryptophan］　$C_{11}H_{12}N_2O_2$。分子量204.23。三文字記号Trp（一文字記号W）。インドール核をもつ芳香族の必須アミノ酸で糖原性・ケト原性。動物性タンパク質に多く含

まれ，体内ではトリプトファン 60 mg からナイアシン 1 mg が合成される。わずかに苦味があり，水に溶け難い。

トリプトファンオキシゲナーゼ [tryptophan oxygenase] 脳におけるセロトニンの生合成及び松果体におけるメラトニンの生合成の最初の反応，すなわち L-トリプトファンの5位炭素のヒドロキシル化を触媒して，5-ヒドロキシ-L-トリプトファンを生成する一原子酸素添加酵素である。

トリプトファンオキシダーゼ [tryptophan oxydase] = トリプトファンピロラーゼ

トリプトファン 2,3-ジオキシゲナーゼ [tryptophan 2,3-dioxygenase] = トリプトファンピロラーゼ

トリプトファンジオキシゲナーゼ [tryptophan dioxygenase] = トリプトファンピロラーゼ

トリプトファンピロラーゼ [tryptophan pyrrolase] ヘム鉄を含むジオキシゲナーゼで，トリプトファンに分子状酸素を添加してインドール環を開裂しホルミルキヌレニンを生じる反応を触媒する。トリプトファン 2,3-ジオキシゲナーゼ，トリプトファンジオキシゲナーゼ，トリプトファナーゼ，トリプトファンペルオキシダーゼ，トリプトファンオキシダーゼともいう。

トリプトファンペルオキシダーゼ [tryptophan peroxydase] = トリプトファンピロラーゼ

トリプレット [triplet] メッセンジャー RNA (mRNA) の塩基配列とタンパク質のアミノ酸配列との対応関係を遺伝暗号といい，一つのアミノ酸を規定する mRNA の連続した三つのヌクレオチド配列のこと。三塩基連鎖ともいう。→遺伝暗号

トリペプチド [tripeptide] 三つのアミノ酸がペプチド結合したもの。構成するアミノ酸の種類によって，受容体タンパク質の機能調節作用を示すものもある。しかし，食品中のトリペプチドは消化吸収されるので，通常は体内で作用を示さない。

トリホスファターゼ [triphosphatase] = ATP モノホスファターゼ

トリホスホイノシチド [triphosphoinositide] = ホスファチジルイノシトールビスリン酸

トリホスホピリジンヌクレオチド [triphosphopyridine nucleotide] = ニコチンアミドアデニンジヌクレオチドリン酸

鳥目 [night blindness] = 夜盲症

トリメチルアミン [trimethylamine] C_3H_9N, $(CH_3)_3N$. 分子量 59.11。魚肉中に含まれるトリメチルアミンオキシドが鮮度の低下に伴い分解してできる有毒な気体。臭気（魚臭）を発することから，魚肉の鮮度が落ちると，アンモニアやアミン臭を発するようになる。これらのアミン類の量を測定することで鮮度を判定することができる。

トリメチルグリシン [trimethyl glycine] = グリシンベタイン

5,7,8-トリメチルトコール [5,7,8-trimethyltocol] ビタミン E の一つ。脂溶性で抗酸化力が高く，タンパク質等が酸化するのを防ぐ。細胞膜において，フリーラジカルを捕捉する。

トリメチルトコトリエノール [trimethyltocotrienol] α-トコトリエノールと同義語。ビタミン E に属する物質。→トコトリエノール，ビタミン E

トリュフ [truffle] 子嚢（のう）菌のセイヨウショウロ科のきのこ。イタリアからフランスの石灰地帯のカシの林の地下数十 cm のところにできる。香りがきつく，トリュフバエやカブトムシが集まるのでできている場所がわかる。ブタもにおいで探すことができる。黒トリュフは珍味の一つ。

トリヨードチロニン [triiodothyronine, T_3] 甲状腺ホルモンの一つ。その生理活性や甲状腺ホルモン受容体との結合はチロキシン (T_4) よりも強い。血中ではチロキシン結合タンパク質と結合して存在する。作用は基礎代謝の亢進，脂肪やタンパク質の分解促進，炭水化物の吸収率上昇などである。

ドリン剤 [drin insecticide] 農薬であるアルドリン，ディルドリン，エンドリンを指す。土壌など環境中への残留性が高いことから残留性有機汚染物質 (POPs) として規制されている。現在日本では製造，輸入並びに使用が禁止されているにもかかわらず作物から検出されることがある。→残留農薬

ドルトン [dalton] ダルトンともいう。統一原子質量単位（記号 Da，または u）。非 SI 単位である。1 ドルトンは炭素原子 ^{12}C の 1 原子質量の 1/12 に等しい。大きな分子の質量あるいは分子，分子の小さな質量差の表記に用いられる。生化学などの分野では，タンパク質などの分子の大きさを電気泳動法などで解析した場合に用いられる。

トルブタミド [tolbutamide] 膵 β 細胞膜上のスルホニル尿素 (SU) 受容体に結合してインスリン分泌を促進する経口血糖降下薬 (SU 薬) の中で，最も早く開発された第一世代 SU 薬。現在はほとんど使用されていない。

Toll 様受容体 [Toll-like receptor, TLR] パターン認識受容体に分類される細胞膜表面に存在する受容体タンパク質。TLR は，当初，病原体に存在するが哺乳動物には存在しない分子パターンを認識して自然免疫（病原体の侵入を感知する免疫機能）を誘導すると考えられていた。現在では，細胞内シグナル伝達経路を介して獲得免疫（抗原との接触により後天的に得られる免疫機能）も誘導すると考えられている。更に，TLR が，内因性リガンドであるリポタンパク質，熱ショックタンパク質，細胞外マトリックスを認識し，メタボリックシンドローム，自己免疫疾患，炎症性疾患の発症に関与す

ることが示唆されている。TLR の名称は、ハエの胚発生で背腹極性を決定する Toll とよばれる膜タンパク質に構造が類似していることに由来する。→自然免疫、獲得免疫

ドレインドチェリー [drained cherry] 赤く着色したサクランボを、糖分が 70％以上（日本農林規格）になるまで漬浸させたもの。ドレーンチェリーともいう。洋菓子の飾りやフルーツケーキ、細かく切ってアイスクリームやクッキーに混ぜることもある。高濃度の砂糖防腐効果で保存性が高い。

トレーサビリティー [traceability] 家畜の飼育または野菜の栽培など、その飼育歴、栽培歴をはじめ、流通、加工、販売を経て、その食品が消費者の口に入るまでの経路を追跡できるよう、記録を保存する仕組み。追跡可能性ともいう。英語の trace（足跡を追う）と ability（できること）の合成語。2003（平成15）年の食品衛生法改正により、事業者は仕入れ先等について記録を作成し保存に努めることとされた。この背景には、食中毒等の発生時に、事業者が作成した記録文書を調査することにより、問題となる食品を早期に発見、回収し、被害の拡大防止を図る意図がある。ウシに関しては、「牛の個体識別のための情報の管理及び伝達に関する特別措置法」が制定された。→牛海綿状脳症

トレーニング [training] 骨格筋（筋線維）に対して繰返し漸増負荷を与える（運動する）こと。鍛錬。筋線維に大きな張力が加わった場合や代謝の特性の範囲を異常に超えると、筋線維はその刺激に対応できるよう適応する。その適応はトレーニングで用いられた運動の種類に依存する。

トレーニング原則 [training principle] トレーニング計画を立案し実行するためのトレーニング科学上の諸原則。特定のスポーツ種目に関連して、「全般的発達を目指した練習」「専門的練習」「競技のための練習」に分けられる。

トレーニング効果 [training effect] 運動トレーニングにより身体に現れる効果。運動の種類によりその効果は異なり、持久運動の場合には酸素摂取能力や心肺機能が高まり、重負荷運動の場合には骨格筋が太くなり筋力が高まる。

ドレーンチェリー [drained cherry] ＝ドレインドチェリー

トレオニン [threonine] $C_4H_9NO_3$、分子量 119.12、三文字記号 Thr（一文字記号 T）。スレオニンともいう。タンパク質構成必須アミノ酸の一つで糖原性。タンパク質中のそのペプチド結合は加水分解を受け難く消化吸収が悪い。ほぼ無臭で味はわずかに甘く、水にやや溶けやすい。

```
    COOH        COOH
    |           |
  H2NCH        HCNH2
    |           |
   HCOH        HOCH
    |           |
   CH3         CH3
   L型          D型
```

ドレッシング [dressing] サラダや前菜に用いるソースの一種。JAS 法では、食用植物油脂と酢に調味料を加えたものと規定され、水中油滴型に乳化した半固体状と液状ドレッシングと、油中水滴型の分離液状ドレッシングに分類される。半固体状で乳化剤として卵黄または全卵を用いたものはマヨネーズと分類する。

トレッドミル [treadmill] 走運動をその場で行わせる電動式の流れベルト。

トレハラーゼ [trehalase] $α,α$-トレハロースのグルコシド結合を特異的に切断するが、ほかの $α$-グルコシド結合は切断しない特有の性質を示す $α$-グルコシダーゼの一種。*Aspergillus niger*、酵母、ブタの小腸などに存在する。

トレハロース [trehalose] $C_{12}H_{22}O_{11}$、分子量 342.30。2 分子のグルコースが 1,1 結合した二糖類で、スクロース同様非還元糖である。昆虫のリンパ液にあって、主要な血糖やエネルギー物質だけでなく、不凍剤としての効果をもち、濃度を調節して耐寒性を獲得している。

$α,α$-トレハロース

トレハロース不耐症 [trehalose intolerance] マッシュルーム中や食品添加物のトレハロースを分解する酵素の欠損。下痢症状を呈する。

トレンド検定 [trend test] ＝傾向検定

トロポコラーゲン [tropocollagen] コラーゲンを構成する 1 本のペプチド鎖。$α$ コラーゲン鎖は、分子量約 100,000 程度のグリシン-アミノ酸 X-アミノ酸 Y（X としてプロリン、Y としてヒドロキシプロリンが多い）で一周する左巻きら旋になっている。3 本の $α$ コラーゲン鎖がグリシンが中央にくるように少しずつずれて、三本鎖右巻きら旋構造をとり、コラーゲン分子を形成する。

トロポニン [troponin] F アクチンの二重ら旋の溝に長く重合して存在するトロポミオシンの特定部位に付着して存在するタンパク質。T、I、C の三つのサブユニットから成る。Ca^{2+} の付着と遊離によりアクトミオシンの形成、すなわち、筋原線維の収縮と弛緩を調節している。

トロポミオシン [tropomyosin] 分子量が 33,000 のポリペプチドの二本鎖から成る。アクチンフィラメントの二重ら旋鎖の溝にはまり込むように存在する。トロポニンとともにアクチンフィラメントの構成要素で、筋収縮に際してトロポニンのカルシウムイオン調節を助ける。

トロロックス [trolox] $C_{14}H_{18}O_4$、分子量 250.29。6-ヒドロキシ 2,5,7,8-テトラメチルクロマ

ン2-カルボン酸のこと。α-トコフェロールの水溶性誘導体であり、抗酸化性を示す。抗酸化物質の指標の一つとして酸素ラジカル吸収能（oxygen radical absorbance capacity, ORAC）が用いられているが、これは活性酸素消去能をトロロックス等量で表したものである。

トロンビン　［thrombin］　タンパク質分解酵素の一種。フィブリノーゲンを水に溶けないフィブリンに変換し、血液凝固を引き起こす。血液中では不活性のプロトロンビンとして存在する。

トロンボキサン　［thromboxane, TX］　アラキドン酸の代謝産物の一つ。血小板凝集、血管や気道などの平滑筋収縮作用を有しており、この合成阻害剤は虚血性疾患や血栓性疾患の治療薬として使用されている。→プロスタグランジン

豚脂　［hog grease；pork fat］　＝ラード

貪食細胞　＝食細胞

貪食作用　［phagocytosis］　＝ファゴサイトーシス

豚足　［pig feet］　ブタ脚部の先端部分。前肢については手根骨と中手根骨の間で、後肢については足根骨と中足根骨の間でそれぞれ切断した先端側。一般的に前肢の方が上質とされる。軽く煮た後で脱毛及び爪の除去を行ったものを、さらに煮込み調理するなどして食用に供される。タンパク質含量は20％弱と高く、その中でもコラーゲン含量が高い。

曇点　［cloud point］　＝曇り点

ナイアシン［niacin］　ビタミンB群に属する。ニコチン酸及びニコチンアミドの総称。抗ペラグラ因子である。NADやNADPとなり，多くの酸化還元酵素などの補酵素として働く。体内で一部はトリプトファンから生合成される。→ナイアシン当量

ナイアシンアミド［niacinamide］　＝ニコチンアミド

ナイアシン欠乏症［niacin deficiency］　ナイアシンは体内でトリプトファンから合成されるため，トリプトファンの摂取不足及び代謝障害でも欠乏がみられる。典型的な欠乏症としては皮膚炎，下痢，認知障害を主訴とするペラグラがある。皮膚炎は日光に露出している部分に生じやすく，光過敏症となる。

ナイアシン当量［niacin equivalent, NE］　ナイアシン活性を有する主要化合物の量をナイアシンとしての活性総量として示したもの。体内ではトリプトファンからナイアシンが合成されるため，ナイアシン活性を有する主要な化合物としては，ニコチン酸，ニコチンアミドとトリプトファンがある。トリプトファンのナイアシンとしての活性は重量比で1/60であるため，食事中のナイアシン当量（mg NE）＝ニコチン酸（mg）＋ニコチンアミド（mg）＋1/60トリプトファン（mg）として求める。「日本人の食事摂取基準（2015年版）」のナイアシンの必要量と推奨量は，ナイアシン当量として示されており，耐容上限量はニコチンアミドとニコチン酸量で示されている。一方，日本食品標準成分表2010に記載されているナイアシンはニコチンアミドとニコチン酸の総量であり，トリプトファンから生合成されるナイアシン量は含まれていない。

内因子［intrinsic factor］　胃底部，胃体部の粘膜の壁細胞から胃液中に分泌される分子量5万〜6万の糖タンパク質。ビタミンB_{12}と複合体を形成し，回腸上皮細胞刷子縁膜の受容体に結合した後にエンドサイトーシスによって吸収されることでB_{12}を輸送する。

内因性代謝［endogenous metabolism］　タンパク質の代謝には2種類あり，一つは食物のタンパク質によって影響を受ける外因性代謝，もう一つは食物によって影響を受けない体固有の代謝を示すもので内因性代謝とよんだ。1905年，Folin O（米国）が考えた。体タンパク質の量については考慮せず，尿中成分から体内のタンパク質の代謝を洞察した考え方である。1939年，Schoenheimer R（米国）が動的平衡状態の理論を確立するまで支持された。

内因性窒素［endogenous nitrogen］　無タンパク質食を摂取した時に，尿，糞，皮膚等を通して体外に排泄される窒素。体内タンパク質代謝の結果失われる不可避窒素損失である。タンパク質最低必要量は内因性窒素損失量にタンパク質利用効率を乗じて算定されている。

内因性尿中窒素［endogenous urinary nitrogen, EUN］　無タンパク質食を摂取した時に尿中に排泄される窒素。体タンパク質分解に由来する窒素で，成人では37 mg/kg体重/日。→外因性尿中窒素

内呼吸［internal respiration］　＝細胞呼吸

内食［nai-shoku］　家庭内食事のうち，食素材から調理する食事。かつて日本でみられた冠婚葬祭，盆，正月などの行事に伴う食事及び家庭で行う宴席の食事は，ハレ食の内食である。近年の食材料費に占める内食の割合をみると，内食の中の非加工食品が年々減少傾向にあることがうかがえる。食事を内食，中食，外食に分類するようになったのは，比較的新しいことである。

ナイシン［nicin］　*Lactococcus lactis* subsp. *lactis*が産生するバクテリオシン様の抗菌物質。近縁の乳酸菌のほかにグラム陽性菌全般に抗菌作用を示す。34アミノ酸残基より成る分子量3,354のペプチドである。チーズ製造における防腐剤として用いられる。

内水様卵白［inner thin albumen］　殻付卵で卵黄と濃厚卵白の間に存在し，流動性がある卵白。濃厚卵白と卵殻膜の間にある水様卵白は外水様卵白である。内水様卵白は全卵白の16.8％である。

内性器［internal genitalia］　体外からは見えない生殖器。女性内性器は卵巣，卵管，子宮，膣で，男性内性器は，精管，精巣上体，射精管，精嚢，前立腺である。

内臓［internal organs；viscera］　家畜の器官のうち，胸腔及び腹腔にあるものの総称。臓物。統一的な呼称として畜産副生物とよばれる。一部は薬品原料として用いられたり，加工して漢方薬として用いられる。→畜産副生物

内臓脂肪 [visceral fat] 主に消化管，腸間膜周囲に蓄積した脂肪のこと。メタボリックシンドロームの基盤となる脂肪であり，皮下脂肪と異なり，運動療法により燃焼しやすい。

内臓神経 [splanchnic nerves] 交感神経幹神経節から出発して腹部や骨盤部の内臓に分布する神経。腸血管の収縮，消化管の運動・分泌の抑制，腹部内臓の痛覚を担っている。

内臓幼虫移行症 [visceral larva migrans] イヌ回虫やヒトに寄生しないほかの回虫の卵の摂取によって発症する幼虫移行症。幼虫は腸内で孵化し，1〜2年間，内臓，主として肝臓内を動き回る。肝障害，肺炎，持続性好酸球増多症を呈する。

内毒血症 [endotoxemia] 血液中に内毒素（エンドトキシン）が存在すること。重篤な場合には発熱，循環不全を起こしショック症状（エンドトキシンショック）を呈する。内毒素はグラム陰性桿菌のリポ多糖（LPS）に由来する。

内毒素 [endotoxin] ＝エンドトキシン

内〔胚〕乳 [endosperm] 植物種子の胚乳器官のうちで受精後に胚嚢(はいのう)内から分裂して発生したもの。イネ，ムギで単に胚乳とよばれるものはこの部分であり，発芽の際に使用する栄養分を蓄積する。これに対して胚嚢周囲の珠心に由来する部分を外乳とよび，イネ，ムギでは発達せずに種皮の一部となるが，コショウのように外乳に栄養分を蓄える植物もある。

内胚葉 [endoderm] 受精後の細胞分裂によりできる胞胚の内細胞塊は2層の細胞群であり，このうち，内腔に面する側の細胞層。内胚葉からは，消化管や呼吸器を覆う上皮，扁桃，甲状腺及び副甲状腺，胸腺，肝臓，膵臓等が形成される。

内皮 [endothelium] 心臓，血管，リンパ管等の内壁を覆う細胞層。内皮を構成する細胞を内皮細胞といい，最大径50μmの扁平な細胞である。

内皮細胞 [endothelial cell] 脈管（血管やリンパ管）の内腔を覆う単層の扁平な細胞。血管内皮細胞は血管の収縮・弛緩，血栓予防，血液凝固等，多機能を有する。周囲組織との物質交換や細胞の移動を調節するが，炎症，血管新生，動脈硬化でも重要な役割をもつ。

内部環境 [internal environment] 動物個体の外面にある生態学的な環境に対し生体の細胞が直接浸っている環境。Berbard Cが最初に提唱した内部環境の恒常性による生命の維持という概念では，体液のpH，イオン濃度等の状態が常に適正に保たれている。→ホメオスタシス

内分泌 [internal secretion] 細胞で作られた生理活性物質（ホルモン）が血中に分泌されること。外分泌の対語。

内分泌学 [endocrinology] 従来，内分泌腺から分泌されたホルモンが血行を介して内分泌腺から離れた器官や組織に作用を及ぼす機構を対象とした学問領域。

内分泌攪〔かく〕乱化学物質 [endocrine disrupters] 一般的には"環境ホルモン"ともいう。生体内ホルモンは生体の恒常性，生殖，発生，あるいは行動に関与しているが，このような内分泌系ホルモンの合成，貯蔵，分泌，体内輸送，結合などに影響を及ぼすことにより，生体に障害や有害な影響を引き起こす外因性の物質。エストロゲン，アンドロゲン，甲状腺ホルモンに対する作用が注目されており，例えば，生殖器の発達に障害を起こし，雄であるべきものが雌のような形態になってしまう事例がある。農薬類（DDT，アトラジン，アラクロール，シマジン，カルバリル等），ビスフェノールA，PCB，カドミウム，鉛，水銀，ダイオキシン，ベンツピレン，スチレン，オクタクロロスチレン等が知られている。

内分泌系 [endocrine system] 生体全体のバランスの維持のためにホルモンを情報伝達のシグナルとするネットワークシステム。内分泌細胞から血中に放出されたホルモン（物質としてはペプチド，ステロイド，アミン等）が離れた場所にある標的器官に到達し，その細胞特有の機能をさまざまな方面から調節する。ホルモンは標的器官に到達すると，核や細胞の表面に存在する受容体と結合し，生理活性の変化が生じる。代表的な内分泌器官は，脳下垂体，性腺，甲状腺，副腎，副甲状腺，ランゲルハンス島等である。

内分泌疾患 [endocrine disease] 甲状腺，副腎，脳下垂体，性腺，副甲状腺等から分泌されるホルモンに，低下や過剰等の異常を認める疾患。また，それ以外にも，ホルモンの標的臓器の受容体異常により生じる疾患。

内分泌腺 [endocrine gland] 細胞から出された分泌物（ホルモン）を組織液を経て血液，体液，リンパ中に放出する腺。導管はもたない。下垂体，甲状腺，副甲状腺，膵臓のランゲルハンス島，生殖腺，副腎皮質等がある。

内有毛細胞 [inner hair cell] 内耳の蝸牛のら旋器（コルチ器）にある感覚細胞。音の振動による波を内有毛細胞は感知し，聴神経にインパルスを発生させる。内有毛細胞は西洋梨形をした細胞で，表面に聴毛を有する。

内卵胞膜細胞 [theca interna cell] 一次卵母細胞を取り囲む卵胞細胞層（顆粒細胞層）の最も外側には基底膜が広がっており，この基底膜を取り囲む部位を卵胞膜という。卵胞膜は2層に分化し，その内側の細胞を内卵胞細胞膜という。立方体の分泌細胞，線維芽細胞，膠原線維の束から構成され血管に富む。

ナイロン [nylon] 酸アミド結合の反復から成る合成高分子ポリアミドの総称。強靭で耐摩耗性

や耐薬品性等に優れ，溶融紡糸した合成繊維は絹と類似するため婦人服や靴下等に多用される。エンジニアリングプラスチックとして成形品にも用いられる。(1)ナイロン66：アジピン酸とヘキサメチレンジアミンの縮合重合により得られる。Carothers WH（米国）により開発された。特許は彼の没後1938年に許可になり，"石炭と空気と水を原料にして作られる鉄より強い合成繊維"という宣伝とともに工業的な生産が始まった。(2)ナイロン6：ε-カプロラクタムに少量の水を加え，高温高圧で反応させて得られる。

中食 [naka-shoku；takeout food；home-delivery food] 　内食と外食の中間的な性格をもつ食事形態。家庭内の食事においても，外部で調理された食べ物を利用することが広まっている。家計調査によると，中食の割合は年々増加している。今日では外食と内食の関係があいまいになっている。中食産業の主な業態はコンビニエンスストアやデパートの食品売場などであるが，外食産業のテイクアウトも中食に分類する。

中抜き [evisceration] 　中の物を抜き取ること。内臓を抜き出すこと。ローストチキンでは，ニワトリ1羽を中抜きして丸ごと使う。

ナスニン [nasunin] $C_{42}H_{47}O_{23}$，分子量919.81。ナスの果皮の暗紫色色素。デルフィニジンの5位にグルコース，3位にグルコラムノースが結合し，ラムノースの4位にクマル酸がエステル結合したアントシアニン。クマル酸にトランス型とシス型がある。顕著な抗酸化活性を示すが，動物に多量を経口投与しても血中濃度は50 nM以下である。

ナタネ [rapeseed] 　菜種。西洋アブラナともいう。アブラナ属アブラナ科の二年生草本。古くから世界的な油糧作物の一つ。

ナタネ粕 [rapeseed meal] 　ナタネ油を採油した後の残りかす。約37％のタンパク質を含むが，有機質肥料としての利用が多い。→ナタネ油

ナタネ油 [rapeseed oil] 　ナタネ（含油率38〜41％）から圧搾抽出される液体油。オレイン酸を60％程度含み，リノール酸，α-リノレン酸の含量も多い。古くから中国，インド，ヨーロッパなど世界中で食用とされており，エルカ酸含量の高いものが多い。日本のものはカナダ産の種子を輸入して製造され，キャノーラ油とよばれている。→キャノーラ油

ナタマメ [sword bean] 　マメ科ナタマメ属。熱帯アジア及び熱帯アフリカ原産。幅5 cm，長さ30 cm近くにもなる大きな莢(さや)をつける。主成分はデンプンであるが，タンパク質を20％程度含む。莢の形が鉈(なた)に似ていることから名付けられた。淡紅種と白花種があり，白花種の方が柔らかく漬け物に適し，スライスしたものは福神漬の原料の一つ。

ナチュラルオカレンス [natural occurrence] 　組換え体と同等の遺伝子構成をもつ細胞が自然界に存在すると判断される場合のこと。ナチュラルオカレンスによって作られた組換え食品及び添加物は，自然界でも起こりうる組換えであるとして組換えDNA技術を応用したものとはされず，遺伝子組換え食品としての安全性評価は必要ないとされている。→遺伝子組換え食品，セルフクローニング

ナチュラルキラー細胞 [natural killer cell, NK cell] 　ある種のウイルス感染細胞，腫瘍細胞に対して，主要組織適合性抗原複合体（MHC）に拘束されず細胞傷害活性を示す大型リンパ球。NK細胞ともいう。その細胞表面には，T細胞受容体及びB細胞のマーカーであるIgM複合体を発現しておらず，T細胞及びB細胞とは異なると考えられている。

ナチュラルチーズ [natural cheese] 　原料に乳，脱脂乳，部分脱脂乳，クリーム等を用いて凝固させ，その凝固物からホエイ（乳清）を排出して得られる新鮮なまたは熟成した乳製品。国際的にはチーズといえばナチュラルチーズを指すが，日本ではナチュラルチーズとプロセスチーズの両者を指す。

ナチュラルミネラルウォーター [natural mineral water] 　→ミネラルウォーター

ナッツ [nut] 　果皮は薄いが外皮が非常に堅く，肥大した胚及び胚乳を食用とする果実。多くは乾燥してそのまま，あるいは種皮，殻を除いたものが市販される。砂糖，塩，油脂などを用いて調味加工した製品もある。独特のフレーバーをもつものが多いので香料をつけるためにも利用される。

納豆 [natto] 　糸引き納豆と寺納豆の2種類あり，両者は製造法が全く異なり，外観，風味も違う。糸引き納豆が普通の納豆で，ダイズを蒸煮した後納豆菌を用いて短時間（一日程度）発酵させたもの。糸引き納豆には丸のダイズをそのまま使用した粒納豆，割ったダイズを使った挽き割り納豆，それらを麹と食塩に漬け込んだ五斗納豆がある。一方，寺納豆は豆麹を食塩水に漬け長期間発酵熟成させたもので，大徳寺納豆や浜納豆などがある。納豆菌（*Bacillus natto*）は *B. subtilis*（枯草菌）に類似のグラム陽性，桿状細菌で，耐熱性胞子を形成する。糸を引く特徴があり，これは納豆菌の産生するポリグルタミン酸とフルクタン（フルクトースの重合体）から成る粘性物のためである。納豆菌はタンパク質分解酵素活性が高くタンパク質の10％ほどがアミノ酸になっている。納豆はうま味のある消化性が高い食品である。また，納豆菌が産生するためビタミンK含量が非常に高い（870 μg/100 g）。ビタミンB_2含量もダイズのおよそ2倍（0.56 mg/100 g）に増えている。血栓を溶解するナットウキナーゼも含まれている。

ナットウキナーゼ　[nattokinase]　納豆中に発見された血栓溶解活性の高いセリンプロテアーゼ。分子量約3.5 kDaで，275個のアミノ酸より構成されたN末端がアラニン，C末端がグルタミンの単純タンパク質である。血栓には血小板を主成分とする白色血栓と，赤血球とフィブリンを主成分とする赤色血栓があり，血管内に血栓が形成されると血流が障害され組織の壊死を来すが，ナットウキナーゼは強力なフィブリン分解能をもつことから，血栓症予防の可能性が示されている。

ナツメグ　[nutmeg]　→メース

ナツメグ油　[nutmeg oil]　ナツメグから得られる精油。収率7～15％。一般にメースから得られる精油（収率4～7％）も併せてナツメグ油と総称し，薬品，香料に用いる。主な成分はα-，β-ピネン，サビネン等のモノテルペンとサフロール，ミリスチシン等のフェニルプロパノイドがある。→メース

ナツメヤシ　[date palm]　→デーツ

ナトリウム　[sodium]　元素記号Na，原子番号11，原子量22.989，1(1A)族元素。主要な細胞外中のミネラルである。人体の組織内外の体液・細胞の浸透圧の維持，血液のpH保持，神経や筋肉の働きの調整に重要であり，食物の消化に関してはタンパク質の溶解を促進する働きをする。

ナトリウム制限食　[sodium restricted diet]　ナトリウムを制限した食事。食塩制限食ともいう。腎疾患，心疾患などで適応となる。

ナトリウムポンプ　[sodium pump]　ナトリウムイオンを細胞の内から外へ，カリウムイオンを細胞の外から内へ輸送する細胞膜の機構。濃度勾配に逆らう輸送でATPのエネルギーが消費される。ポンプの実体はNa$^+$, K$^+$ATPアーゼである。ATP1分子の分解により，3個のNa$^+$が内から外へ，2個のK$^+$が外から内へ輸送されるので，電気的には膜電位を分極させる。

ナトリウム利尿ホルモン　[natriuretic hormone ; natriuresis hormone]　ナトリウム排泄を増加させる因子。第3因子ともいう。アルドステロンや糸球体濾過以外に，ナトリウム排泄の調節に関与しており，視床下部や心房等から分泌される。

七草粥　[rice gruel with seven leafy vegetables]　1月7日に無病長寿を願って食べる七草を入れた粥。中国の故事に由来の宮中行事が，江戸時代以降，人日，上巳，端午，七夕，重陽の五節句として民間に広まった。1月7日の人日に七草粥で無病長寿を願う風習はかなり広く行われていた。七草は，セリ，ナズナ，ゴギョウ，ハコベラ，ホトケノザ，スズナ（蕪），スズシロ（大根）をいい，七草を刻んで粥に入れる。7種類の菜が揃わない場合も多く，七草は地方により異なる。

ナナホシクドア　[Kudoa septempunctata]　→クドア

ナノ濾〔ろ〕過法　[nanofiltration]　逆浸透と限外濾過の中間に位置する膜分離技術。逆浸透は溶媒と溶質の分離に，限外濾過は高分子と低分子の分離に用いることができる。膜性能の向上に伴い，イオンと低分子の分離，また低分子同士を分子量により分離することが可能な膜が登場し，その膜をナノ濾過膜という。醤油やアミノ酸調味液の脱色（アミノ酸等のうま味成分は膜透過させ，色素成分を阻止する）に利用されている。→限外濾〔ろ〕過，逆浸透

生イースト　[live yeast]　＝圧搾酵母

生クリーム　[raw cream]　生乳，牛乳または特別牛乳から乳脂肪以外の成分を取除いたもの。乳脂肪分18.0％以上，酸度0.2％以下，細菌数10万/mL以下，大腸菌群陰性，その他の植物性脂肪や乳化安定剤等の添加剤を含まないものをいう。→クリームパウダー

生粉　[wet starch]　植物組織を磨砕してデンプンを抽出し，タンパク質，繊維などを除去した湿った状態のデンプン。糖化原料として乾燥費用を節約するために高水分で流通するものだが，水分含量が高いので貯蔵性が悪く輸送コストも大きいので現在では流通は少ない。

生ソーセージ　[fresh sausage ; raw sausage]　新鮮な挽肉を調味して，腸などのケーシングに詰めたもの。未加熱のため賞味期限は2～3日と非常に短く，調理時に加熱して食べる。保存目的ではないため，発色剤を入れないものがほとんどである。欧米ではよくみられるが，日本では少ない。

生チーズ　[green cheese]　熟成を必要とするチーズで熟成前のカード（凝乳物）または熟成が完成する以前のチーズのこと。グリーンチーズともいう。熟成を必要としないチーズなどを呼称するフレッシュチーズとは異なる。

生デンプン〔でんぷん〕　[raw starch]　デンプンを含む材料（トウモロコシ，ジャガイモ，ムギ）から取り出したデンプン。水に不溶で消化性も悪い。一方，生デンプンに水を加え加熱し，のり状になったものを糊化デンプンという。また，生デンプンを原料として薬品で加工処理したデンプンを加工デンプンとよぶ。

生デンプン〔でんぷん〕分解酵素　[raw starch-degradating enzyme]　生デンプンに作用するアミラーゼ。通常，アミラーゼは糊化デンプンに作用する。生デンプンに対する酵素処理は省エネルギーのアルコール発酵に利用される。

生成鮨　[namanare-sushi]　生成（なれ）とは十分にできあがっていないことをいう。開いた塩魚に塩味をつけた飯を詰め2週間から1か月程度漬け，飯の自然発酵を利用した鮨である。馴鮨（なれ）より漬ける期間が短く，完熟する前に魚も飯を食べる。室

なまはむ

町時代の記録に鮒生成，鯉生成がみられるという．現在では和歌山県の鯖の腐れ鮨が有名である．

生ハム [cured ham；dry-cured ham；raw ham] 塩水に漬け込む，もしくは塩を塗擦して塩漬した豚もも肉を乾燥させたもの．ハムの原型である．ヨーロッパでは加熱ハムよりも好まれ，低温でくん煙する北ヨーロッパ型と長期間かけて乾燥熟成させる地中海型に大きく分けられる．

生ビール [draft beer] 濾過によって酵母を除去し，容器に詰めた後，加熱殺菌しないビールの総称．ドラフトビールともいう．ビールの表示に関する公正競争規約に"熱による処理（パストリゼーション）をしないビールでなければ，生ビール又はドラフトビールと表示してはならない"と定められている．酵母が製品ビールに残留すると香味の変化などが起こるため，従来は加熱殺菌が行われてきた．しかし近年，加熱殺菌による影響を考慮し濾過で酵母除去するようになり，生ビールの割合は増加している．現在日本で消費されるほとんどのビールは生ビールである．

生麩（なま ふ） [raw gluten；wet gluten] 小麦粉からグルテンを取出したものを原料にした食品．小麦粉に食塩水を加えて混捏してグルテンを形成した生地を作った後，水を加えてデンプンを溶出させ，ガム状のグルテンの塊を調製する．これに小麦粉や白玉粉を加えて食材としたもので，独特の粘弾性を示す．焙焼したものを焼麩という．生麩は菓子などの食材に用いられることが多い．

生干し（なま ぼ） [light dried] 太陽光あるいは乾燥機で短時間乾燥させ，水分を50％以上残す乾燥法，あるいはその乾燥法により加工されたイワシ，イカなどの一夜干しを指す．

生麺（なま めん） [raw noodle] 公正競争規約では，ゆで麺，蒸し麺，皮類など水分含有の多い麺類を生麺としている．小麦粉に食塩水を加えて混捏し，麺生地を麺帯にしてから，麺線状に切り出し，加熱や乾燥などの処理をしていない麺である．生麺用の小麦粉は，褐変を防ぐため酵素活性の少ない上級粉を用いる．

鉛 [lead] 元素記号Pb，原子番号82，原子量207.2，14(4B)族元素．長年にわたって，多種類の工業製品，塗料，顔料，水道管，ガソリンの添加剤として使用されてきた．その結果，環境のすべての層（大気，水，土壌）で検出される．マーケットバスケット調査による平均一日摂取量は45～82 μg/人/日（1979～86年），WHOの暫定許容1週間摂取量は成人で3 mg/60 kg体重/週である．日本人の鉛曝露量の半分以上が食品に由来し，米，穀物，野菜，果実，海藻及び魚介類が主な摂取源である．

鉛中毒 [lead poisoning] 重金属の一つである鉛による中毒症．鉛は気体状の吸入，あるいは金属片を飲み込むことによって血液中に取込まれ，貧血，肝臓などの臓器破壊等によって，運動障害などの症状を示す．重症の場合は死亡する．小児性鉛中毒症や乳児の鉛脳症などの事例，ウシやイヌの偶発的鉛摂取による中毒事故が知られている．

涙 [tear] 涙腺より分泌されるアルカリ性で塩分を含む水溶性の液体．角膜を潤したり，目に飛び込んできた小片のゴミを洗い流す役割がある．感情，特に悲しい感情とかかわり合いが深い分泌液．

ナラタケ [honey fungus；*Armillariella mellea*] シメジ科の食用きのこ．春から秋にかけ，各種の倒木，切り株及びその付近の地上に群生する．傘は3～10 cmで茶褐色，柄の上部に膜質のツバをもつ．日本では7種ほどの近縁種が知られている．ナラタケの菌糸は根状菌糸束という菌糸の集合体を作り，樹木を腐らせる「ナラタケ病」の原因菌でもある．若い菌糸は強い発光性を有する．舌触りがよく，世界中で利用されている．

ナリジキシン酸 [nalidixic acid] ＝ナリジクス酸

ナリジクス酸 [nalidixic acid] 細菌のDNA合成を特異的に阻害する合成抗菌薬．細菌のDNAジャイレースのAサブユニットに作用する．主としてグラム陰性菌に対して抗菌性を示し，尿路，胆道，腸管の感染症等に経口投与する．

ナリンゲニン [naringenin] 柑橘系フラボノイドの一種で，フラバノンに属する．ナリンゲニンはアグリコン名であり，配糖体はナリンギンとよばれる．グレープフルーツの果肉，ほかの柑橘類の果皮に多く含まれ，苦味の主成分である．抗酸化及び抗炎症作用，脂質代謝改善効果等を有することで知られている．また，グレープフルーツジュースが示すCYP3A等の薬物代謝酵素阻害によるジヒドロピリジン系カルシウム拮抗剤の薬効増強作用の主原因物質とされてきたが，*in vitro*試験ではCYP3A阻害作用は弱く，臨床試験でも，グレープフルーツジュースと同等量のナリンゲニンを投与しても有意な動態の変化がみられなかったことから，その可能性は少ないものと考えられるようになった．

馴鮨 [nare-sushi] 東南アジアから稲作とともに伝来したといわれ，魚の保存食の一つであり，鮨の原型である．すでに「延喜式」（927年）にみられ，アユやフナ，イワシ，貽(い)貝などの魚介類はもとよりイノシシやシカの肉まで，多種類の馴鮨が諸国から貢献されている．内臓を取って塩漬けにした魚に塩を混ぜた飯を詰め，飯を漬け床として樽に漬け込み重石をかけて数か月から2～3年かけて自然発酵させる．麹は使わず飯の乳酸発酵によって魚肉タンパク質を凝固させたもので，魚だけを食す．滋賀県の鮒の馴鮨が有名で，古くは冬場のタンパク質源として，救荒食として各家庭で漬けられた．福井県や滋賀県北部には塩鯖や鯖のへしこを使った馴鮨も伝承されている．また，滋賀県ではドジョウや

ナマズの馴鮨を神饌とする祭りが伝えられており、神聖な食べ物であった。

ナン [naan] パキスタンのパンジャブ地方以西と西アジア一帯（アフガニスタン、イラン、イラク、ウズベキスタン）の発酵パン。無発酵パンのチャパティーが全粒粉や雑穀粉を用いるのに対して、ナンには製粉した強力粉を主として用いる。→チャパティ

軟X線 [soft X-ray] X線の一種。波長が長く、エネルギーの低い透過性の弱いX線。軟部組織の撮影や物性研究、化学反応による微細加工等に用いられる。硬X線は波長が短く、エネルギーの高い透過性の強いX線。

軟化剤 [tenderize] 食肉組織を柔らかくするために用いるタンパク質消化酵素。粗プロテアーゼ粉末。主に硬い肉質の牛肉を適度に軟らかくする。一般にはスパイスをミックスした粗パパイン粉末を用いる。加熱調理の30〜60分ほど前に処理する。

軟化点 [softening point] 物体を一定速度で加熱した時、急激に軟らかく変形しやすくなる温度をいう。

軟下剤 [laxative；purgative] 作用が穏やかで弱く、比較的大量に用いる下剤。下剤は作用の強度及び常用量から軟下剤、緩下剤、峻下剤に習慣的に分類される。緩下剤は中等量、峻下剤は少量が常用量。

軟骨 [cartilage bone] 骨格のうち、硬骨でない部分。ニワトリにおいては、主として胸骨の先端にある胸軟骨が焼き鳥などに用いられるが、ほかに膝軟骨も用いられることがある。ブタにおいてはふえがらみとよばれる部位をなんこつとよび、これには気管、食道の一部及びそれに付随した軟骨を含む。ブタの場合は串焼きや煮込み料理などに用いられる。

軟骨形成 [chondrogenesis] 間葉幹細胞に由来する軟骨細胞が主にプロテオグリカンから成るマトリックスを分泌して軟骨を作る過程である。骨幹と骨端は軟骨性の骨原基中でそれぞれ異なる骨化中心から形成される。両者の間には板状の骨端軟骨が介在し、若年者ではその部位で軟骨細胞が増殖・成熟・石灰化し、次いで骨に置き換わることによって、骨が長軸方向に成長する。軟骨の成長が停止すると、両側の骨端板との境界から内部に向かって軟骨基質に石灰化が進行する。一方、エラスチンが豊富である耳介軟骨は弾性軟骨といわれ、曲げても元の形に戻る柔らかい弾力のある薄い軟骨であり、加齢でも固くなることはない。

難産 [dystocia] 分娩進行の遅延や胎児や母体に異常が生じるなど、正常分娩以外の分娩。原因には子宮収縮の異常、軟産道の異常、巨大児分娩、多胎分娩、狭骨盤、児回旋異常等がある。

軟質小麦 [soft wheat] コムギを粒の硬さで分類した場合に、粒が軟らかいもの。一般に中力粉や薄力粉の原料となり、日本麺用や菓子用に用いられる。軟質小麦を挽砕すると衝撃によってデンプン粒とその周囲にあるタンパク質マトリックスが分離しやすく、デンプン粒単位の粒度の粉が多く生成し、小麦粉の粒度が小さくなる。小麦粒の硬軟質性にはデンプン粒の表層タンパク質であるピュロインドリンが関与することが知られている。このタンパク質をコードする遺伝子に変異がなければ軟質小麦に、変異がある場合には硬質小麦になる。

軟質チーズ [soft cheese] チーズを硬さで、特別(超)硬質・硬質・半硬質・軟質に区別する方法で、無脂乳固形分に対する水分が67％以上のもの。チーズ中の水分含量でいうと55〜80％程度を指し、カマンベールチーズ（水分45〜55％）がこれに当たる。

軟質ポリエチレン [soft polyethylene] エチレンを過酸化物または酸素の存在下で、150〜200℃、1,000〜2,000気圧で付加重合させて得られるポリエチレン。低密度ポリエチレンともいう。この方法を高圧法といい、この方法で得られるポリエチレン分子は枝分かれが多く、結晶化しにくく、分子が複雑な構造で無秩序に並んだ状態になっている。そのため透明で、機械的にも弱く、融点も低い。袋、ラッピング材、電気絶縁材などに用いられる。→硬質ポリエチレン

軟質米 [soft rice] →硬質米

難消化性オリゴ糖 [indigestible oligosaccharide] ヒトの消化酵素によって消化されずに、腸内細菌により分解され、生体に有用とされるビフィズス菌や乳酸菌を増殖させるオリゴ糖。プレバイオティクスの1種であり、機能性オリゴ糖ともよばれる。スクロースにフルクトースを1〜3分子結合したフラクトオリゴ糖、ラクトースにガラクトース1〜4分子が結合したガラクトオリゴ糖、ヘミセルロースを加水分解して得られるキシロオリゴ糖、ラクトース中のグルコースをフルクトースに変換したラクチュロース、その他、大豆オリゴ糖、ラフィノース等がある。腸内細菌によって利用され、短鎖脂肪酸及び有機酸が生成されるため、pHの低下とともに、大腸からのミネラル（カルシウム、マグネシウム、鉄等）の吸収促進作用を有するものもある。

難消化性多糖類 [undigestible polysaccharide] "ヒトの消化酵素によって消化されない食物中の難消化性成分の総体"と定義されている食物繊維の中でフェニルプロパノイドのリグニン以外の高分子化合物。難消化糖［類］、不消化糖［類］ともいう。キチンやコンドロイチン硫酸以外はほとんどが植物性である。その物性によっても分類され、水溶性のものはコレステロール及び血糖上昇抑制作用、不溶性のものは便通改善、大腸癌抑制作用を有する。→

食物繊維

難消化性炭水化物 ［undigestible carbohydrate］ ヒトの消化酵素で消化できない炭水化物。消化酵素で消化できないが腸内細菌によって分解される食物繊維や糖アルコール，難消化性オリゴ糖など。

難消化性デキストリン ［resistant dextrin；indigestible dexrin］ 乾燥デンプンを高温（120～180℃）で加熱するとグリコシド結合の一部が切れ，再重合が進むにつれ，結合部の変換が起こり，枝分かれ構造（$α1→2$，$β1→4$，$β1→6$）が増加したもの。この構造のため，小腸での消化性が悪くなり，水溶性食物繊維が有するコレステロール及び血糖値の上昇作用を示す。低粘度であることから，ミネラル吸収抑制作用は示さない。

難消化性デンプン〔でんぷん〕 ［resistant starch］ 一部が消化されずに消化管下部に移行するデンプン。抵抗性デンプン，レジスタントスターチ，耐性デンプンともいう。"健常人の小腸管腔内において消化吸収されないデンプン及びデンプンの部分水解物の総称"と定義されている。水溶性食物繊維が有する脂質・糖質代謝改善作用と不溶性食物繊維が有する便通改善作用を併せもつ。

難消化糖〔類〕 ［indigestive saccharide］ ＝難消化性多糖類

軟食 ［soft diet］ 流動食から固形の常食に移行する間の食事。軟飯食ともいう。低下した消化能力の回復期に用いられる。形態別の食種として，流動食，粥食，軟食，常食等に区分する。

軟水 ［soft water］ 淡水でカルシウム，マグネシウム等塩類の溶解量の少ない水。これに対し，溶解量の多い水は硬水とよばれる。水中のカルシウムイオン，マグネシウムイオン含量は硬度（炭酸カルシウムに換算して mg/L で表したもの）で表し，基準については諸説あるが硬度 100 mg/L 以下のものを軟水ということが多い。→硬水，硬度

軟白野菜 ［blanched vegetable］ 野菜の株に土，雪，むしろ等をかぶせて日光を遮断して作る野菜。ウド，ミツバ，ミョウガ，ズイキイモ，アスパラガス，チコリー，モヤシ等がこの方法で作られている。

軟飯 ［soft diet］ ＝半流動食

南蛮菓子 ポルトガルやオランダなどから伝えられた菓子。1543 年，ポルトガル船の種子島漂着により，ポルトガル，スペインなどの国々と南蛮貿易が始まった。キリスト教の布教や貿易を目的とした宣教師や商人たちにより，新しい食品が数多く伝えられた。コンペイトウ，アルヘイトウのような砂糖菓子や，カステイラなどの焼き菓子があり，これらは南蛮菓子とよばれた。金平糖，有平糖，カステラ，カスドース，ボーロ，丸芳露，加勢以多，鶏卵素麺など数々の南蛮菓子が現在に伝えられている。→カステラ

南蛮料理 16 世紀中頃，ポルトガル船の種子島漂着により南蛮貿易は始まり，珍しい品々が数多く伝えられた。この当時伝来したネギやトウガラシを使った料理に「南蛮」を付し，鴨南蛮，南蛮焼き等とし，新しい手法の揚げ物料理も，南蛮煮，南蛮漬け等とよんだ。代表的なものに天ぷらがあるが，揚げ油には豚の脂を使った。また牛肉を食べることも南蛮人から伝えられた。

軟包装 ［flexible packaging］ 柔軟な材料による包装。柔軟包装ともいう。紙，プラスチックフィルム，アルミニウム箔，紙との複合材料等を用いる。内容品の保護性，利便性，包装機械適性，安全衛生性，地球環境適性などが軟包装の条件である。袋，ラッピングなど主に消費者向け包装。最近では輸送合理化のために輸送包装分野でも広く用いられている。剛性包装に対比される。

二

二亜硫酸カリウム [potassium disulfide]
＝メタ重亜硫酸カリウム

二塩基アミノ酸尿症 [dibasic aminoaciduria]
塩基性アミノ酸であるリシン，アルギニン，オルニチンが尿中に多量に排泄される疾患。腎尿細管におけるこれらアミノ酸の転送障害により再吸収が行われないためにもたらされる。アルギニンが不足すると尿素回路の回転が低下し高アンモニア血症を引き起こす。治療としてはシトルリンの投与が有効で，軽症例ではアルギニンの投与も効果がある。

におい [odor；scent] 飲食物中の香気成分が嗅覚の嗅細胞と化学的に結合し，その情報が嗅神経を経て大脳に伝わることによって知覚される感覚。香気成分は揮発性，脂溶性の低分子化合物で，一つの食物中に数十から数百種以上存在し，そのバランス，相互作用により各食物特有のにおいを形成している。

におい米 [scented rice] ＝香り米

2型糖尿病 [type 2 diabetes mellitus]
→糖尿病

二価鉄化合物 [ferrous compound] 鉄は，酸化数が＋Ⅱと＋Ⅲの化合物を作るが，このうち，酸化数が＋Ⅱの化合物を指す。三価鉄が安定なのに対し，二価鉄は少し不安定で，電子を一つ放出して三価鉄になりやすい。このことから，二価鉄イオンFe^{2+}は還元剤として使用される。ヘモグロビンのヘムは，Fe^{2+}を中心とする錯イオンである。

苦味 [bitterness] ＝苦味()

にがり [bittern] 海水を煮詰めて製塩した後に残る液。豆腐を製造する際，凝固剤として用いる。主成分は塩化マグネシウムである。凝固剤としてはより安定した効果が得られる硫酸カルシウムやグルコノデルタラクトン等の方が工業的によく用いられている。天然にがりは一時期ダイエットに効果があるとしてブームになったが，マグネシウムの下剤としての効果であり，過剰摂取には健康上問題がある。

にきび [acne] ＝アクネ

肉エキス [meat extract] 食肉を熱水で抽出して濃縮したもの。食肉のうま味成分を豊富に含む。コンビーフやボイルドビーフの製造時に作られ，ペースト状と粉末状のものがあり，調味料として用いられる。

肉芽腫性大腸炎 [granulomatous colitis]
原因不明の腸管の非特異的炎症性疾患。大腸クローン病ともいう。炎症は腸管壁全層に及び，浮腫や潰瘍を伴う肉芽腫が非連続性に形成されるのが特徴的である。主症状は腹痛，下痢，下血，発熱等で，寛解と増悪を繰返す。薬物治療としてステロイドやサラゾスルファピリジン，免疫抑制剤等が使用される。また，食事抗原の関与が指摘されており，成分栄養剤による栄養療法も効果がある。

肉基質 [muscle stroma] すりつぶした筋肉から高塩濃度溶液により筋漿タンパク質や筋原線維タンパク質などを抽出した後の残渣。この中には結合組織タンパク質のコラーゲン，エラスチン，レチクリン，プロテオグリカン等が含まれている。

肉牛 [beef cattle] 良質な肉を多く得るために品種改良・維持されてきたウシ。肉用種ともいう。以前は役肉兼用種として，農耕用に利用された後に肉用とされていたが，近年では肉専用種となっている場合が多い。ショートホーン，アバディーンアンガス，シャロレー，ヘレフォード，黒毛和種，褐毛和種，日本短角種等が相当する。→子牛

肉糊 [fish (meat) paste] ＝すり身

肉骨粉 [meat-and-bone meal, MBM]
と畜解体した時に出る非食部分の加熱脱脂粉末。主に家畜の飼料及び肥料用として利用されていたが，BSE感染牛を原料とした肉骨粉等の飼料がBSE発生の原因と考えられていることから，日本では飼料及び肥料への使用が禁止されている。

肉質 [meat quality] 食肉の各組織（筋肉組織，脂肪組織，結合組織）の性状や割合などで評価する食肉の品質特性。牛枝肉取引規格や豚枝肉取引規格では肉質等級として評価される。

肉腫 [sarcoma] 筋肉や血管など中胚葉由来の結合組織細胞が悪性化したもの。例えば，横紋筋肉腫，平滑筋肉腫，血管肉腫，リンパ管肉腫，骨肉腫など。小児に発生することが多い。

肉食禁忌 [meat taboo] ＝肉食禁止

肉食禁止 [meat taboo] 宗教などによりすべての，または特定の肉食が禁止されていること。肉食禁忌ともいう。日本では仏教伝来の6世紀以降，獣肉食禁止令がたびたび出されるようになり，次第に貴族の食事から獣肉料理が消えていった。特に，江戸時代には，肉食はけがれがあるとして避

けられるようになり，ほとんどの公の料理から肉食が出されなくなった。肉食禁止は，宗教の種類によっても異なり，イスラム教，ユダヤ教では豚肉食が，ヒンズー教では牛肉食が禁止されている。

ニクズク油 [nutmeg oil] ＝ナツメグ油

肉清 [meat serum] 生肉をホモジナイズした後，遠心分離して得られる肉漿を長時間放置した時に分離してくる，血清のような比較的透明な液体。その中にはタンパク質，ビタミン，ペプチド，遊離アミノ酸，無機質及びその他の低分子化合物が含まれている。

肉詰め [filling] ＝フィリング

肉の熟成 [aging of meat; conditioning of meat] と殺直後の筋肉は軟らかく，保水性も高いが，風味に乏しい。これをしばらく置いておくと死後硬直を起こして硬くなり，保水性が低下する。しかし，この後低温で貯蔵すると軟化（解硬）し，保水性の回復と風味の向上が起こる。このように死後硬直した後の貯蔵によって肉のおいしさが向上する現象を肉の熟成という。また，このような現象を引き起こす貯蔵そのものを肉の熟成という場合もある。熟成で起こる現象は食肉中の因子により引き起こされると考えられる。肉の軟化は，Ca^{2+}あるいはプロテアーゼが非酵素的あるいは酵素的に筋原線維構造を脆弱化させることで起こる。こうした筋原線維構造の変化が保水性の回復につながる。プロテアーゼによるタンパク質の分解は，ペプチドや遊離アミノ酸を増加させ味の向上に寄与する。また，それらの分解物は肉の加熱により香気物質に変化するため，加熱肉の香りの向上に寄与する。

肉豚 [finishing pig] 豚肉生産用に肥育されているブタ。繁殖用の種豚という意味の繁殖豚に対比する用語として使われることもある。国内で生産されている肉豚のほとんどがランドレース種，ハンプシャー種，デュロック種等の3品種の交雑種（三元交配種）。最近では，黒豚で馴染みのバークシャー種などの銘柄豚や特定の病原菌をもたないという意味で"specific-pathogen-free"の頭文字をとったSPF豚などもある。

煮こごり [fish broth jelly] 魚の煮汁が冷えてゼリー状に固まったもの。結合組織のコラーゲンが分解して煮汁に溶出したゼラチンのゼリーといえる。この凝固する性質を生かして，ゼラチン質の多い魚の皮や骨，筋を長時間煮つつ，味を調え，香味野菜などを加えて固める。

ニコチン [nicotine] $C_{10}H_{14}N_2$，分子量162.24。ピリジンアルカロイドの一つ。タバコのアルカロイドの主成分で，無色の油状液体。神経節ではニコチン性アセチルコリン受容体に結合する。興奮作用が起こり，続いて神経節遮断を生じる。また，末梢神経や中枢神経を刺激し血管を収縮させ血圧を上昇させる。依存性，中毒性がある。接触性神経毒として農薬用殺虫剤として用いられる。

ニコチンアミド [nicotinamide; nicotinic acid amide] $C_6H_6N_2O$，分子量122.13。白色の結晶。ビタミンB群に属するナイアシンの一つ。ニコチン酸アミド，ナイアシンアミドともいう。哺乳動物では肝臓に多い。ニコチン酸，トリプトファンとともにナイアシン活性を有する主要な化合物であり，「日本人の食事摂取基準（2015年版）」では，これらをナイアシン当量で示している。成人のニコチンアミドの耐容上限量は300 mg/日。→ナイアシン当量

ニコチンアミドアデニンジヌクレオチド [nicotinamide adenine dinucleotide] NAD^+（酸化型）のことであり，還元型はNADHである。ジホスホピリジンヌクレオチドともいう。ピルビン酸からアセチルCoAの生成においてNAD^+がNADHに変化する。電子伝達物質であり，脱水素酵素の補酵素として重要である。

ニコチンアミドアデニンジヌクレオチドリン酸 [nicotinamide adenine dinucleotide phosphate] NADP（酸化型）のことであり，還元型はNADPHである。トリホスホピリジンヌクレオチドともいう。グルコース6-リン酸デヒドロゲナーゼ等の反応においてNADPHが産生され，脂肪酸生合成，コレステロール生合成において還元過程の水素供与体となる。

ニコチン酸 [nicotinic acid] ビタミンB群に属するナイアシンの一つ。→ナイアシン当量

ニコチン酸アミド [nicotinic acid amide] ＝ニコチンアミド

ニコチン酸欠乏症 [anaiacinosis] ＝ナイアシン欠乏症

二酸化炭素固定 [carbon dioxide fixation] ＝炭素固定

二次感染 [secondary infection] ある病原体の感染者から続発的に同じ病原体に感染すること。あるいは，同一宿主がある病原体の感染に続いて異なる病原体に感染すること。

二軸延伸フィルム [biaxially oriented film] 二次転移点以上の温度で縦，横2方向に延伸したプラスチックフィルム。比較的厚い熱可塑性フィルムを縦にロール間延伸してからテンダーで横方向に延伸する（逐次二軸延伸），または縦，横同時に延伸する（同時二軸延伸）。フィルムを延伸すると，分子が延伸方向に配向して，引張り強さ，耐衝撃性，耐熱性，耐寒性，透明性，バリヤー性等が強化される。→一軸延伸フィルム

二軸押出し機 [twin-screw extruder] 原料を加熱・流動化し，連続的に押し出す機械装置の一

種。スクリュー本数が2本。スクリュー1本の一軸押出し機に対比される。押出し機で原料移送の間に，加熱，溶融，混練，圧縮，殺菌，タンパク質変性，糊化，膨化等が起こり，多種の単位操作を同時遂行できる。装置は，原料供給する本体入口のフィーダー，原料を搬送するスクリュー，スクリューを囲むバレルとよばれるシリンダー，本体出口のダイから成る。二軸押出し機は一軸型に比べ，①粘着性の強い材料に対して搬送性が容易，②材料含水率の範囲が広い，③反応の精密制御が可能，④消費電力も少ない等の特徴がある。

二次構造 [secondary structure] アミノ酸がペプチド結合したポリマー（多量体）をタンパク質という。このペプチド結合は平面的であるが，実際のタンパク質構造はN-C-O間で共鳴構造をとることや，水素結合，あるいは電荷の強弱等からその立体構造はαヘリックスとよばれる右らせん構造や，ペプチド主鎖が平行に並んだβ構造が知られている。これらの立体構造とランダムコイルとよばれる構造を二次構造という。→一次構造，三次構造

二次性徴 [secondary sex character] ＝第二次性徴

二次胆汁酸 [secondary bile acid] 肝臓から十二指腸へ分泌される一次胆汁酸の主なものは，コール酸とケノデオキシコール酸で，これらの一部が小腸へ行き，腸内細菌によって二次胆汁酸のデオキシコール酸とリトコール酸になる。

二次能動輸送 [secondary active transport] 能動輸送（一次能動輸送）によって輸送されたある物質の電気化学ポテンシャルの勾配を用いて，他の物質を輸送する仕組み。他の物質を同方向に輸送する共輸送（シンポート）と，反対方向に輸送する対向輸送（アンチポート）とがある。→能動輸送

21世紀における国民健康づくり運動 [National Health Promotion Movement in the 21st Century] ＝健康日本21

二重標識水 [double labeled water, DLW] 安定同位体 ^2H, ^{18}O で標識されている ^2H_2O, $H_2^{18}O$ を少量含む水など。二重標識水法は，一定量の二重標識水を飲み，尿または唾液を収集し，これらに排泄される2種類の安定同位体の経日的濃度変化を測ることによって，その減衰率を測定する方法である。

二重盲検 [double-blind] ランダム化比較試験において，被験者が処理群と対照群のいずれに割り当てられたかを，被験者自身にも観察者（例えば主治医）にも分からないようにすること。→盲検法，三重盲検

24時間食事思い出し法 [twenty-four hours dietary recall method] 対象者の調査日前日の1日分，または24時間分の食事内容を調査員が面接して記録し，食品摂取量や栄養素摂取量等を計算する方法。→食事調査，面接法

24時間尿中ナトリウム排泄量 [urine sodium excretion for twenty-four hours] 24時間の尿中に排泄されるナトリウム量。尿中ナトリウム排泄量は食事からのナトリウム摂取量を反映するため，一日の食塩摂取量を推定することができる。

二重ら〔螺〕旋構造 [double helix structure] ワトソン・クリックのモデルともいう。DNAはリン酸と糖（デオキシリボース）が交互に結合した鎖で，各糖上にはアデニン（A），シトシン（C），グアニン（G），チミン（T）の塩基が1個ずつ存在する。DNA鎖が2本逆方向に並び，対面したTとA，CとGが相補的に水素結合した10塩基1回転の右巻きら旋構造。

二重卵 [double egg] ＝巨大卵

二次予防 [secondary prevention] 「予防」は医学の目標を包括した概念であり，健康の維持・増進，健康障害からの回復，回復しない健康障害への適応などを含む。このうち二次予防は疾病等の健康障害を早期に発見し，迅速に対処する（早期発見，早期治療）こと。がん検診等がこれに相当する。→一次予防，三次予防

ニシン油 [herring oil] ニシンを原料とする魚油。漁獲地域，季節などにより魚体中の油分含量は異なるが，比較的多量の油分を含むため，魚油の原料として適している。過去，日本ではニシンが多く漁獲され，ニシン油はさまざまな用途に用いられた。硬化油として石けん等の材料，グリセリンや火薬材料等に転化し資源の乏しい日本の近代化に貢献した。また，ヨーロッパ，米国でも主要な魚油として利用されている。なお，ニシン油の主な脂肪酸はモノエン脂肪酸と飽和脂肪酸で，ドコサヘキサエン酸（DHA）やエイコサペンタエン酸（EPA）の含量は10％以下である。→魚油

日間変動 [day-to-day variation] 一日ごとの変化。栄養摂取量，体重，窒素出納等は日ごとに変化するが，長期間でみると安定している場合がある。

日常食 [daily meals] 日々の通常の生活を対象として営まれる基本的な食事。時代，地域，階層，食習慣等によって異なり，一律ではない。現代の家庭を単位とする一日3食の日常食は，毎日摂取するものであるため家族の健康と安全を優先しつつ，栄養，嗜好，経済性なども加味して食品の質・量や調理法を選択する必要がある。

日常生活動作 [activity of daily living, ADL] 食事，排泄，更衣，入浴，移動（歩行），寝起き等，日常の生活に必要かつ不可欠の基本動作・行動。日常生活動作は，助けを必要としない一人でできる通常の基本動作であることに着目して，身体の障害を示す指標として用いられている。リハビリテーションを必要とする身体機能障害者ではその程度と回復

の指標，また高齢者では身体活動能力・障害の評価と介護の指標となっており，種々の評価指標が工夫されている。

2値データ [binary data]　疾病の"あり"と"なし"，性別の"男"と"女"のように，二つの値だけをとり得るデータのこと。→ダミー変数

日内リズム [daily rhythm] ＝概日リズム

ニックトランスレーション [nick translation]　サザンブロットのようなハイブリダイゼーションに使うプローブを作るための手法の一つ。DNA断片にニック（二本鎖核酸の一本鎖におけるホスホジエステル結合の加水分解的切断）を入れ，そこに^{32}Pなどで標識したヌクレオチドを挿入することで放射性標識DNAプローブを作製すること。

日光臭 [sun-light flavor] ＝ひなた臭

日光浴 [sun bath]　太陽の光に当たること。紫外線によりプロビタミンD（前駆体）からビタミンDが生成される。植物ではプロビタミンD_2（エルゴステロール）からビタミンD_2（エルゴカルシフェロール）が，動物では皮膚内のプロビタミンD_3（7-デヒドロコレステロール）からビタミンD_3（コレカルシフェロール）が生成される。

日周変動 [diurnal rhythm] →概日リズム

日周リズム [diurnal rhythm] →概日リズム

ニップル [nipple] →乳頭

二糖[類] [disaccharide]　2分子の単糖が縮合した糖質の総称。代表的なものにスクロース，マルトース，ラクトース，セロビオース，イソマルトース，トレハロース，パラチノースがある。甘味を呈するものが多い。

二糖類不耐症 [disaccharide intolerance]　二糖不耐症ともいう。摂取した特定の二糖類の加水分解反応を触媒する酵素が遺伝的に欠損し，小腸で二糖類を加水分解できず，大腸で微生物により発酵される。腹部膨満や腹痛，下痢等を起こす症候群。

二糖類分解酵素 [disaccharidase]　マルトース，ラクトース，スクロース等の二糖類を加水分解する酵素。基質によってマルターゼ，スクラーゼ，ラクターゼ等と区別される。小腸絨毛刷子縁膜に多い。

二糖類分解酵素欠損症 [disaccharidase deficiency] ＝二糖類不耐症

煮取り法 [wet rendering]　動物脂を分取する方法の一つ。湿式融出法ともいう。煮るまたは水蒸気を用いて油分を分離する。魚油，肝油等の採取にも使われる。水を使わず，直火，熱風等によって油分を融かし出す方法を煎取法または乾式融出法という。

ニトリル [nitrile]　シアノ基-CNが炭化水素基の炭素に直接結合した，有機化合物。一般式R-CNで表されるシアン化アルキルの一つ。個々の

ニトリルは加水分解して形成される酸に対する名称で，アクリロニトリル（$CH_2=CHCN$），アセトニトリル（CH_3CN）等のようによぶ。

ニトロ安息香酸 [nitrobenzoic acid]　$C_7H_5NO_4$，分子量167.12。ニトロベンゼンカルボン酸ともいう。2-，3-，4-ニトロ安息香酸（それぞれo-体，m-体，p-体）があり，3-，4-ニトロ安息香酸は染料中間体の原料や金属表面処理剤として用いられる。

o-体　　m-体　　p-体

ニトログリセリン [nitroglycerin]　$C_3H_5N_3O_9$，分子量227.09。グリセリンと硝酸を反応させて生じた硝酸エステル。ニトログリセロール，三硝酸グリセリンともいう。狭心症の治療薬。平滑筋に作用し，血管拡張作用をもつ。また，ダイナマイトの原料に用いられる。

ニトログリセロール [nitroglycerol] ＝ニトログリセリン

ニトロシルミオグロビン [nitrosylmyoglobin]　鮮赤色の非加熱塩漬肉色（cured meat color）の本体で，ミオグロビンのヘムの中心部にある2価鉄の第六配位座に一酸化窒素が結合したもの。従来はニトロソミオグロビンとよばれていた。塩漬肉や非加熱食肉製品（生ハムやドライソーセージなど）にみられる色調はこの色素による。加熱で生成する変性グロビンニトロシルヘモクロムと併せて発色色素と総称する。→デオキシミオグロビン

ニトロソアミン [nitrosamine]　酸性下で亜硝酸と第二級アミンから生成する強力な発がん性物質。一般式R-N(R′)-N=Oをもつ。食品中で，あるいは人の胃内で生成する可能性が指摘されているが，アスコルビン酸等ほかの成分によって，その生成が抑制されることも報告されている。

N-ニトロソ化合物 [N-nitroso compound]　>N-N=Oの構造をもつ化合物。アミン型とアミド型に分けられる。標的臓器は異なるが，いずれも実験動物に対して強力な発がん性を有する。生成原因の亜硝酸と第二級アミンは食品に広く存在するが，一般にニトロソ化合物（ニトロソ基-N=Oをもつ有機化合物）の食品中の含有量は微量である。

ニトロソミオグロビン [nitrosomyoglobin] ＝ニトロシルミオグロビン

ニトロブルーテトラゾリウム試験 [nitroblue tetrazolium test, NBT test]　好中球の機能検査法の一つ。NBT試験ともいう。NBTは，好中球が貪

食刺激を受けた場合のみ好中球内に取込まれ，細胞表面にある NAD(P)H オキシダーゼによってスーパーオキシドラジカル $O_2^-\cdot$ が産生され，これが NBT と反応して深青色となり好中球内に沈着する。

ニトロベンゼンカルボン酸 [nitrobenzenecarboxylic acid] ＝ニトロ安息香酸

ニバレノール [nivalenol] コムギ，オオムギ，トウモロコシ等の穀物に寄生するフザリウム (*Fusarium*) 属のカビが産生する毒素（トリコテセン系マイコトキシン）。悪心，嘔吐，腹痛，下痢，造血機能障害，免疫不全等の中毒症状を起こす。

煮浸し 味をつけた汁の中で材料を煮て浸しておく。ゆでた青菜やワカサギの白焼き煮浸しなど。

ニフェジピン [nifedipine] ジヒドロピリジン系のカルシウム拮抗薬の一つで，高血圧や狭心症の治療に用いる代表的な薬剤。血管平滑筋に分布する電位依存性（L型）カルシウムチャネルを遮断して血管抵抗を下げ降圧させる。

二峰性分布 [bimodal distribution] ピークが二つある度数分布。例えば，ホジキン病は若年層と高齢層に発症のピークがあって二峰性分布である。
→度数分布

日本酒 [sake] ＝清酒

日本住血吸虫症 [oriental schistosomiasis] 日本住血吸虫 (*Schistosoma japonicum*) が原因となる肝寄生虫症である。幼虫セルカリアが皮膚から侵入し，成虫（8〜25 nm）は肝臓の門脈末梢枝に寄生し，肝臓の線維化を引き起こす。10％ぐらいが肝硬変に移行するといわれている。

日本農林規格 [Japanese Agricultural Standard, JAS] 農林水産省及び消費者庁が所管する「農林物資の規格化及び品質表示の適正化に関する法律」（JAS法）に基づいた農産物などの品質を保証する規格。食品や林産物の品質，成分，性能などに関する一般JAS規格，生産方法や製造方法，特別な品質などに関する特定JAS規格，有機農産物の生産に関する有機JAS規格，牛肉，豚肉，農産物と養殖魚の生産情報（生産者，生産地，農薬・肥料の使用など）公開に関する生産情報公表JAS規格，弁当類など温度管理が必要な加工食品の流通方法に係る定温管理流通JAS規格がある。品質管理，製品検査，生産プロセス管理などの体制が十分であることを登録認定機関が認定した事業者は，その製品が規格を満たしていることを自ら確認することにより，その製品に各JASマークを付けることができる。

日本薬局方 [Japanese pharmacopoeia]
→薬局方

二枚おろし [filleting into two pieces] 魚のおろし方の一種で，中骨に沿って開き，中骨を付けた側と付けない側の二枚に分けておろす方法。

二枚貝 [bivalve] アカガイ，ホタテガイ，ハマグリ，シジミ等，二枚貝綱に分類される軟体動物の総称。体の左右に一対の貝殻があり，触角や目がなく，えらは弁状で二対あり，足は斧のような形をしている。

乳 [milk] 広義では哺乳類の分泌する乳汁を意味し，幼獣（幼児）の生育に不可欠なものである。「乳及び乳製品の成分規格等に関する省令」（略称：乳等省令）で〈牛乳，特別牛乳，生山羊乳，殺菌山羊乳，生めん羊乳，成分調整牛乳，低脂肪牛乳，無脂肪牛乳及び加工乳〉と定義される。ウシ以外にヤギ，ヒツジ，ウマ，ラクダ等の乳が伝統的に利用されている。

入院時食事療養費 [hospital nutritional treatment costs] 日本の医療機関等において傷病の診療に要した費用である国民医療費を構成する費用の一つ。法定給付の一つである。2005（平成17）年度までは一日当たりの費用が設定されていたが，1食当たりの費用が設定され，3食を限度として実際に提供された食数に応じて支払われることとなった。

乳飲料 [milk beverage；milk drinks] 「乳及び乳製品の成分規格等に関する省令」（略称：乳等省令）で〈生乳，牛乳若しくは特別牛乳又はこれらを原料として製造した食品を主要原料とした飲料〉と定義され，成分規格は細菌数 30,000/mL 以下，大腸菌群陰性の規格が設定されている。一般に，コーヒー及び糖添加に代表される色物乳飲料及びカルシウム添加に代表される白物乳飲料がある。

乳塩基性タンパク質 [milk basic protein, MBP] 牛乳や母乳に微量含まれる数種のタンパク質の混合物。ミルク・ベーシック・プロテインともいう。シスタチンは骨吸収抑制活性をもつ MBP の有効成分の一つ。骨形成を促す骨芽細胞を増やし，骨芽細胞のコラーゲン産生を促進し，また，破骨細胞による過剰な骨破壊を抑制することが，細胞，動物，ヒト試験から明らかにされている。すなわち，骨の母体タンパク質であるコラーゲンの産生を促し，カルシウムを取込みやすくし，同時に骨からカルシウムが過剰に溶け出すことを抑制することにより，骨の代謝をスムーズにし，骨粗鬆症の予防につながると考えられている。MBP の骨密度を高める作用により，特定保健用食品として許可されている製品もある。

乳及び乳製品の成分規格等に関する省令 [Ministerial Ordinance Concerning Compositional Standards, etc. for Milk and Milk Products] 乳及び乳製品の分類・成分規格・製造基準・試験法などが定められている厚生労働省令。1951（昭和26）年12月27日に厚生省令第五十二号として定められたのち，たびたび改正されている。一般に「乳等省令」と略される。

乳化 [emulsification] 液体中に別の液体が

にゅうかえき

粒子となって分散した状態をいう。乳化作用を持つ物質を乳化剤（界面活性剤）といい，両溶媒に親和性をもつ。例えば，水と油のように相互に交じり合わない液体を撹拌・混合すると，一旦は液滴状に分散するが，水の界面張力が大きいために液滴が合体することで界面の表面積を小さくする作用が働き，最終的には二つの層に分離してしまう。しかし，この分散系に乳化剤を添加すると，この物質がそれぞれの溶媒に配向するように界面を覆い尽くすように分布し界面張力を低下させる。特にイオン性物質の場合は電気二重層を形成して液滴間に静電反発力が働くなど，界面を保護するように作用するため，分散系の液滴は安定化する。乳化剤の親水性と親油性の相対的強度を表す指標として親水親油バランス（HLB 値）が用いられている。HLB 値が大きいほど親水性の強度が強い。乳化剤の HLB 値が大きいと水中油滴（O/W 型）エマルションを形成しやすく，小さいと油中水滴（W/O 型）エマルションを形成しやすい。

乳化液　[emulsified liquid]　水と油のように互いに溶け合わない液体を混合して，片方が微粒子として他方の中に分散した状態を作り出した液状のもの。撹拌などの物理的操作で形成できるが，本来は不安定な系であり，安定化には乳化剤などを加えて粒子の分散状態を維持する必要がある。

乳果オリゴ糖　[lactosucrose]　＝ラクトスクロース

乳化機　[emulsifier]　乳化状態を作り出すための機械。高速でのかき混ぜによる切断力とずり力を用いたホモジナイザーやコロイドミルが代表的なものである。超音波による乳化，微小な孔を通すことによって乳化液を作成する膜乳化なども近年は使われるようになった。

乳化剤　[emulsifier；emulsifying agent]　安定な乳化状態を作り出すために用いる界面活性剤のこと。疎水性，親水性の両者の性質を併せもち，水と油の界面に配向して界面張力を低下させるが，疎水性/親水性のバランス（HLB）の異なるものが存在する。一般に水溶性乳化剤は水中油滴（O/W）型，脂溶性乳化剤は油中水滴（W/O）型のエマルションを作るのに適している。スクロース脂肪酸エステルやグリセリン脂肪酸エステルのような合成界面活性剤，大豆レシチンのような天然の界面活性剤が食品製造における乳化剤として用いられる。

乳カゼイン　[milk casein]　脱脂乳を pH 4.6 にした時に沈殿するタンパク質。牛乳の場合，タンパク質の約 80 % を占める主要なタンパク質。均一なタンパク質ではなく，α_S，β，κ カゼイン等から成る。牛乳中では各カゼイン成分が会合したミセルを形成し，コロイド状に分散している。構成アミノ酸バランス及び消化吸収性が非常に優れている。また，その加水分解物（ペプチド）は，さまざまな生体調節機能を有する。

乳管　[ductis lactiferi；mammary duct]　乳腺は乳管と小葉から成り，乳管は小葉と乳頭開口部を結ぶ導管。思春期までの未熟な乳腺は乳管が主要な構成組織である。授乳期には小葉で作られた乳汁は乳管を通って乳頭へ運ばれる。

乳癌　[breast cancer]　大部分は導管から発生する腺癌であるが，より末梢の小葉癌も増えている。導管内の乳頭状腺癌は早期癌と考えられる。充実性に篩状増殖を示す場合も多い。男性の乳癌も女性の乳癌の 1/100 程度はあり，決してまれなものではない。まれな型や特殊な癌に面疱癌，髄様癌，粘液癌，葉状肉腫等がある。

乳牛　[cow；dairy cattle]　乳を利用することを目的に品種改良・維持されてきたウシ。乳用種ともいう。乳専用や乳肉兼用種の品種等さまざまである。日本の乳牛はホルスタインが主体となっている。乳牛の雄子牛は去勢して乳用肥育雄牛として肉用にされ，乳牛は産乳量が低下すれば，乳廃牛として肉用にされる。

乳酸　[lactic acid]　$C_3H_6O_3$，$CH_3CH(OH)COOH$，分子量 90.08。腐敗した牛乳中の酸性物質やラクトースの発酵によって生じる物質を 18 世紀後半に乳酸と命名した。生体内では解糖系代謝（嫌気的酸化過程）の最終産物であるピルビン酸の還元によって生じ，筋肉（主に白筋）に存在する。運動すると，白筋に蓄えられたグリコーゲンから乳酸を生じ，乳酸が蓄積すると疲労の原因となるが，肝臓において糖新生に使われる。フラクトオリゴ糖などの易発酵性の難消化性糖類を摂取した場合には，乳酸発酵により大腸内濃度が高まるので，大腸内容物の pH 低下に寄与する。

乳酸カルシウム　[calcium lactate]　ヨーグルトなどに含まれる有機塩カルシウム。貝殻などに含まれる炭酸カルシウムや，魚骨粉などに含まれるリン酸カルシウムと比較して，腸管からの吸収性が高く，カルシウム供給源として優れていることから，医療分野でも用いられている。

乳酸菌　[lactic acid bacteria]　糖類を発酵してエネルギーを獲得し，消費したグルコースに対して 50 % 以上の乳酸を産生する細菌の総称。定義の仕方にもよるが，約 20 属，約 210 種が知られている。桿菌または球菌で，グラム陽性，通性嫌気性，カタラーゼ陰性で，内生胞子は作らず，運動性は一般的にないことが特徴である。一般的に 25～37 ℃，pH 5.0～8.0 の範囲でよく生育する。一部の乳酸菌は，バクテリオシンなどの抗菌物質を産生しほかの有害菌の生育を抑制する。スターターとして発酵食品の製造に利用される。従来から知られている整腸作用などに加え，抗アレルギー作用をもつ菌株も報告されている。

乳酸菌飲料　[lactic acid bacteria beverage]

乳酸菌によって乳酸を生成させた後，水や糖液で希釈して酸度と無脂乳固形分を調製した飲料。日本で独自に開発されてきたものである。原料乳に糖類を添加後，比較的長時間殺菌し，アミノカルボニル反応を促進させて特有の褐色をもたせたものや，発酵液を殺菌して製品化したものなどが市販されている。

乳酸菌スターター [lactic acid bacteria starter]
乳酸発酵食品を製造する際に添加する乳酸菌。ヨーグルトのスターターは 国際規格では *Streptococcus thermophilus* 及び *Lactobacillus bulgaricus* である。日本では，*Bifidobacterium* などの腸内乳酸菌を用いることも多い。乳酸発酵食品の品質に影響を与える要因となる酸や芳香物質の生成能などは，菌種や菌株によって大きく異なるため，スターターの選択と調製が重要となる。

乳酸性作業閾値 [lactate threshold, LT]
＝無酸素性作業閾値

乳酸脱水素酵素 [lactate dehydrogenase]
＝乳酸デヒドロゲナーゼ

乳酸鉄 [lactic iron；iron lactate；ferrous lactate] 乳酸と鉄を反応させて作る結晶性粉末。鉄の強化剤として食品に添加されたり，サプリメントや調製粉乳に栄養強化剤として用いられる。

乳酸デヒドロゲナーゼ [lactate dehydrogenase, LDH] 心筋，骨格筋，肝臓，腎臓，赤血球等生体に広く分布しており，乳酸を脱水素してピルビン酸に酸化，また逆にピルビン酸を乳酸に還元する反応を触媒する酵素。乳酸脱水素酵素ともいう。NAD^+，NADH を補酵素としている。解糖系においてはピルビン酸から乳酸を合成し嫌気条件下のエネルギー産生に重要な役割を果たしている。

乳酸発酵 [lactic acid fermentation] 乳酸菌が糖類を発酵し乳酸を生成する反応。乳製品製造上，産業的に重要な形質である。一方，乳酸菌の側からみれば，乳酸発酵はエネルギー獲得のための手段として重要である。すなわち，乳酸菌は乳酸発酵の過程で，エネルギー伝達物質である ATP と，生体成分を合成する際に利用される還元力運搬体である NADPH を獲得する。

乳歯 [deciduous tooth] 生後6〜7か月から生え始め，普通3歳までには上下20本生えそろう歯。個人差が大きい。最初に萌出してくるのは原則として下顎乳中切歯であり，最後に萌出してくるのは第2乳臼歯である。そして各乳歯は左右対称に同時に萌出するのが特徴である。

乳児 [infant] 出生から通常満1歳未満の哺乳期にある小児。発育期分類では生後4週未満を新生児，満1歳未満を乳児とし，満1歳から小学校就学までを幼児，小学校の就学から卒業までを学童という。「児童福祉法」では児童を乳児（満1歳未満）と幼児（満1歳から小学校就学まで）と少年（小学校就学から満18歳未満）とに分けている。発達心理学上では，歩行がほぼ完成し，かつ言語が出始める1歳半あたりまでとするのが適当としている。

乳児壊血病 [infantile scurvy] ＝メラー・バロー病

乳児脚気 [infantile beriberi] 母乳中のビタミン B_1（チアミン）の欠乏で認められる乳児の脚気。食欲不振，嘔吐，緑便，筋硬直発作，心不全，チアノーゼが起こる。悪性腫瘍，感染症，消化器疾患，未熟児等を原因とする低栄養乳児に発症する。

乳児下痢症 [infantile diarrhea] 乳児が罹患する下痢症。原因も多彩で，脱水症を伴いやすい。乳児は幼若なほど下痢症になりやすく重症化しやすい。腸管感染による発症が最も多い。原因ウイルスとしては，小型球形ウイルス，アデノウイルス等があるが，ウイルス感染の中でもロタウイルスは冬季乳児下痢症として重症化する。その他，細菌感染もあり，腸管外感染，中耳炎，尿路感染に合併したり，食事アレルギーの際にも発症する。経口補液療法として，経口電解質顆粒やイオン飲料を使用する。

乳児死亡率 [infant mortality rate；infant mortality] 1年間の出生数1,000に対する乳児（1歳未満）の死亡数の比率。

乳児食 [foods for infants] 乳汁から固形食へと移行する段階で乳児に与える食品。乳汁を主とし，母乳，調製粉乳，果汁，消化の良い液状食等を指す。

乳児特発性高カルシウム血症 ＝特発性高カルシウム血症

乳脂肪 [milk fat] 乳に含まれる脂質のこと。牛乳の場合，脂質は3.3〜4.7％含まれ，その大部分はトリアシルグリセロールであり，飽和脂肪酸を多く含んでいる。乳脂肪100 g に含まれるコレステロールは300〜350 mg であり，乳脂肪に微量含まれるリン脂質は多価不飽和脂肪酸を含むために自動酸化を受けやすい。→乳脂肪球，乳脂肪率

乳脂肪球 [milk fat globule] 表面が脂肪球皮膜で覆われた乳中の脂肪。牛乳の脂肪球は直径が1〜8 μm の球状であり，牛乳1 mL には約30億個の脂肪球が含まれる。脂肪球の存在は，脂肪の表面積を大きくし，脂肪の消化吸収性の向上に寄与する。→乳脂肪

乳脂肪球被膜 ＝脂肪球被膜

乳脂肪率 [milk fat percentage] 乳中の脂肪の割合。品種，季節，年齢等により変動する。日本で最も利用されているホルスタイン種乳の脂肪率はおよそ3.6％である。また，脂肪率が原料乳の乳価算定の対象になっている。

乳汁分泌 [lactation] 産褥2〜3日目から乳汁分泌が開始され，ほぼ1週間で分泌は軌道に乗る。初期は乳房，乳頭を圧迫すると白〜黄色の乳汁が分泌される（初乳）。初乳は成乳に比し，エネル

ギーは低いが抗体，タンパク質，ラクトアルブミン，ラクトグロブリンに富み，新生児は初乳を授乳させることによって感染に対して強い防衛力が与えられる．産褥5日目ごろより初乳から成乳への移行が始まり（移行乳），7～10日目には成乳が分泌されるようになる．

乳汁分泌不全 [lactation failure] 乳児の要求量に見合う乳汁分泌が得られない状態．貧乳ともいう．乳児の要求量は児の月齢や出生体重によって異なる．

乳汁分泌抑制薬 [antigalactic；suppressive drug for lactation] 下垂体前葉ホルモンの一種で乳汁分泌を促進するプロラクチンの分泌を抑制する薬剤．高プロラクチン血症による乳汁漏出症，排卵障害，無月経等の治療に用いられる．

乳清カルシウム [whey calcium] 酸ホエイを中和，加温して生成させた不溶性のカルシウム塩．ほとんど無味であり，pH 3.8以下で完全に溶解するが，混入したタンパク質により白濁することもある．カルシウム強化食品の原料として使用される．→乳清ミネラル

乳清タンパク質 [whey protein] 等電点沈殿でカゼインを除去した上澄みであるホエイや，チーズを製造する時に副産物として得られるホエイに含まれるタンパク質の総称．牛乳の場合は，総タンパク質のおよそ20％を占め，βラクトグロブリン，αラクトアルブミン，血清アルブミン，IgGなど多種類のタンパク質から成る．

乳清タンパク質濃縮物 [whey protein concentrate] ＝タンパク質濃縮ホエイパウダー

乳製品 [milk product；dairy product] 牛乳，またはその一部を原料とし製造した製品の総称．乳製品の定義や成分規格は，乳等省令により定められている．飲用乳そのものは「乳製品」には含まれない．

乳清ミネラル [whey mineral] 限外濾過によりタンパク質を除去したホエイの濾液を全固形分が58％前後になるまで濃縮し，冷却保持して結晶化したラクトースを除去後，さらに濃縮したもの．最も多量に含まれるのはラクトースであるが，カリウム，ナトリウム，カルシウム等のミネラルを豊富に含み，一般に調味料やミネラル強化食品の原料として使用される．→乳清カルシウム

乳腺 [mammary gland] 哺乳類の乳汁を分泌する皮膚腺．表皮が皮下組織の中に落ち込んで生じたもの．上皮性成分である乳管，小葉と，間質成分である線維性結合織により構成される．雄では痕跡的であるが，雌では乳腺は年齢とともに発育し，妊娠授乳期には泌乳が行われる．発育と泌乳は下垂体と女性ホルモンに支配されている．高齢になると乳腺は萎縮し，脂肪組織で置換される．

乳腺刺激ホルモン [mammotropic hormone；lactogenic hormone] ＝プロラクチン

乳タンパク質 [milk protein] 乳に含まれるタンパク質．カゼイン，乳清タンパク質及び脂肪球皮膜タンパク質に大別される．それらはいずれも多種類のタンパク質から構成されている．→乳清タンパク質，カゼイン

乳頭 [nipple；papilla] 哺乳類の乳房乳輪の中心部にみられる突出した部分．ニップルともいう．雄では痕跡的であるが，雌成体では発達しており，乳腺で産生された乳汁は最終的に乳頭から分泌される．

乳糖 [lactose；milk sugar] ＝ラクトース
乳糖合成酵素 [lactose synthase] ＝ラクトースシンターゼ
乳等省令 ＝乳及び乳製品の成分規格等に関する省令
乳糖制限食 [low-lactose diet] ＝無ラクトース食
乳糖不耐症 [lactose intolerance] ＝ラクターゼ欠損症
乳糖分解酵素欠損症 ＝ラクターゼ欠損症
乳糖分解乳 [low-lactose milk] あらかじめ牛乳中のラクトースをラクターゼで分解処理し，乳糖含量を低くしたもの．低乳糖乳ともいう．乳糖不耐症の人に適する．

ニュートラシューティカル [nutraceutical] 栄養（nutrition）と医薬品（pharmaceutical）を併せた造語．ある疾患の予防・治癒など医療や健康に貢献する食品またはその成分などとStephen DeFelice（1989）が定義した．類似の用語には健康維持に必要なビタミンなどを含む機能性食品があるが，特に，疾患の予防・治癒に貢献するもののみを示すことが多い．また，通常の食品ではなく，食品から抽出し，錠剤などの形態で販売されるものとすることもある．

ニュートリゲノミクス [nutrigenomics] 栄養（nutrition）とゲノミクス（genomics）を併せた造語であり，栄養に関連する分野においてオミクスを活用した解析技術あるいは研究分野を指す．ゲノミクスに限定されるものではなく，さまざまなオミクスが含まれる．医学や薬学の分野におけるファーマコゲノミクスや毒性学分野におけるトキシコゲノミクスに対応する．ヒトゲノム計画が進展するとともにDNAマイクロアレイ解析が活用され始めた2000年頃に始まったとされる．一塩基多型等の，個人による遺伝子の差違による栄養素や食品成分の影響の違いを対象とする分野に関しては，ニュートリゲノミクスに含める場合もあるが，ニュートリジェネティクス（nutrigenetics）として区別される場合もある．

ニュートンの粘性則 [Newton's law of viscosity] ずり応力τとずり速度$\dot{\gamma}$が比例するという

法則．$\tau = \eta \times \dot{\gamma}$　その比例係数ηを粘度という．この関係にしたがう流体をニュートン流体というが，粘度はずり速度によって変化しない．一般の液状食品では，ずり応力とずり速度の関係はこのような簡単なものではない．

ニュートン流体　[Newtonian fluid]　ニュートンの粘性則にしたがう水，アルコール，油，糖液などの液体．必ずしも低粘度の液体とは限らず，水あめのような高粘度のニュートン液体もある．

乳び〔糜〕　[chyle; chylus; chyme; chymus]　キロミクロンを多く含む混濁した液体．乳び尿，乳び血清，乳び胸等と用いられる．

乳び〔糜〕血　[chylemia; lacteal blood]　血液中に乳びが存在する状態．小腸から吸収された脂肪はリンパ管内をリンパ液とともに運ばれ白濁した状態で乳びとよばれる．高カイロミクロン血症では乳びのため血清が乳濁する．

乳腐　[soy cheese]　豆腐にカビ付けした後，塩漬けにして発酵させたもの．主に中国で食されている．カビ豆腐の表面を乾燥させ塩水に漬けた後，もろみに漬けて発酵させる．沖縄の"とうふよう"は，塩水の代わりに泡盛を用い紅麹で発酵させる．

乳房　[udder; breast]　哺乳類の胸や腹にある乳腺を取囲む皮膚の隆起．乳腺管，血管，リンパ管，神経，脂肪組織から成る．腋窩付近や季肋部にもみられる場合があり，これを副乳という．

ニューモシスチス・カリニ肺炎　[Pneumocystis carinii pneumonia]　現在はニューモシスチス・ジロウシチ肺炎とよぶことが多い．真菌の一種であるニューモシスチス・ジロウシチによる感染症．ニューモシスチス肺炎ともいう．肺胞内で増殖すると肺炎を起こす．宿主の免疫能が正常であれば不顕性感染であるが，免疫不全状態である患者では容易に発症する．とりわけエイズ患者での発症が注目されている．→後天性免疫不全症候群

乳輪　[nipple areola]　乳頭の周囲に広がる色素沈着部分．乳輪にはモントゴメリー腺，皮脂腺，毛根がある．

ニューロテンシン　[neurotensin]　ウシ視床下部から分離された13個のアミノ酸残基から成るペプチド．中枢神経系に広く分布している．血管拡張，血圧低下，血糖低下，副腎皮質刺激ホルモン放出，体温低下，運動低下，強い鎮痛作用が知られている．消化管では小腸粘膜の内分泌細胞（L細胞）から分泌され，食行動抑制作用を有する．

ニューロパシー　[neuropathy]　＝神経障害

ニューロペプチド　[neuropeptide]　＝神経ペプチド

ニューロン　[neuron]　神経単位のこと．グリア細胞とともに神経組織を構成する神経細胞とその突起を含め細胞全体が神経単位として存在するとの考えに基づく細胞機能単位．神経細胞ともいう．

神経細胞は，樹状突起（1本あるいは複数）と軸索突起（1本）をもつことが特徴で，シナプスを介して神経細胞あるいはほかの細胞組織と結合し神経活動を伝達する．

尿　[urine]　糸球体からボーマン嚢(?)に濾過された血漿成分（原尿）を原料とし，尿細管で再吸収，分泌によって作られ，腎盂・尿管を経て膀胱に貯留後，体外に排泄される溶液状態の物質．腎臓は老廃物や有害物質の排泄や水・電解質代謝や酸塩基平衡の調節等を通じて体液の恒常性を維持している．尿は健康状態の判定や各種疾患の検査に重要な検体である．

尿管　[ureter; urinary duct]　腎臓から膀胱まで尿を運ぶ管．後腹膜にあり，全長約30cmである．尿管には尿路結石が詰まりやすい狭窄部が，腎盤からの移行部位，総腸骨動脈を越えて骨盤内に侵入する部位，膀胱壁内を貫通する部位の3か所ある．

尿細管　[uriniferous tubule; kidney tuble; renal tuble]　腎臓の糸球体で濾過された原尿を運ぶ細い管で，原尿中の物質の再吸収や分泌が行われる．近位尿細管（ヘンレループ下行脚の上部，直径40〜60μm），中間尿細管（ヘンレループの下行脚と上行脚の下部，直径10〜15μm），遠位尿細管（ヘンレループの上部，直径30〜45μm），続いて結合尿細管を経て，集合管に移行する．

尿酸　[uric acid]　$C_5H_4N_4O_3$，分子量168.11．弱い二塩基酸．ラクタム形とラクチム形の互変異性をもつ．水にわずかに溶けるが（約0.0025%），アルコールやエーテルにはほとんど溶けない．加熱しても溶融せず，400℃以上で分解し，シアン化水素を発生する．プリン塩基分解の重要な中間体で，キサンチン酸化酵素（キサンチンオキシダーゼ）によってキサンチン，ヒポキサンチンが酸化されて生じる．霊長類ではこれがプリン塩基の終末代謝産物でヒトの尿中には一日0.5〜0.8g排出される．痛風患者の尿や血液に多い．鳥類，陸生の爬虫類，ほとんどの昆虫類，陸生の軟体動物では，窒素代謝の主要な最終産物として排出される．

ラクタム形　　　ラクチム形

尿酸排泄促進薬　[uric acid excretion stimulator; uricosuric drug]　高尿酸血症の治療に用いる尿中への尿酸の排泄を促進する薬剤．ベンズブロマロン等がある．

尿素　[urea]　CH_4N_2O，$CO(NH_2)_2$，分子量60.06．尿素産生動物（大部分の陸生脊椎動物）に

おけるアミノ酸や核酸塩基の窒素の最終分解物。アミノ酸より遊離した毒性の高いアンモニアは肝臓の尿素サイクルを介して毒性の低い尿素に代謝され，腎臓から尿中に排泄される。肝疾患では尿素合生能が低下し，血中アンモニア量が増加する。腎機能不全では血中尿素量が増加する。タンパク質や核酸を変性する作用をもち，変性剤として用いられる。

尿素回路 [urea cycle] 生体内で生成したアンモニアを二酸化炭素に付加し，尿素を合成する回路状の代謝経路。オルニチン回路，クレブス・ヘンセライト回路ともいう。肝細胞内に存在しタンパク質，アミノ酸等の代謝で遊離した毒性の高いアンモニアを毒性の低い尿素に転換する。

尿素クリアランス [urea clearance] ネフロンを介して単位時間に血液中から尿素が除かれる清掃率，すなわち腎機能検査法の一つで，尿中濃度 U (mg/mL)×尿量 V (mL/分)/血漿濃度 P (mg/mL)で示される。この値は原尿中に濾過された尿素の一部が再吸収されるため，そのクリアランス値は糸球体濾過値よりも低値となる。また排泄量の影響を強く受けるため，信頼度はイヌリン・クリアランスないしクレアチニン・クリアランス等に比べ劣る。

尿素・クレアチニン比 [urea-creatinine ratio] 血清あるいは尿中のクレアチニン濃度に対する尿素濃度の比率。タンパク質の摂取・代謝と腎機能双方の影響を受ける健康人が通常の食生活を常んでいる場合の血清中の比は約10であるが，高タンパク質食摂取，体タンパク質異化亢進時，腎血流異常低下時等で高値となり，タンパク質欠乏，透析療法等で低下する。尿中の尿素・クレアチニン比は食品タンパク質の質の評価に用いられ，低い方が良質である。

尿素形成 [ureogenesis] 尿素回路によるアンモニアからの尿素の合成のこと。尿素形成によって窒素の最終産物を尿素として排出する動物を尿素排出動物といい，哺乳類，爬虫類の一部，両生類がこれに属する。

尿素樹脂 [urea resin] ＝ウレア樹脂

尿素[態]窒素 [urea nitrogen] 尿素1 mol (60 g) 中に2 mol (28 g) 含まれる窒素。血中の非タンパク質態窒素の主要成分である。

尿糖 [urinary glucose] 厳密な意味ではグルコース，ガラクトース，フルクトース等尿中に出現するすべての糖類を指すが，一般的には尿中に排泄されたグルコースを指す。健常者では腎臓糸球体でのグルコースの濾過量は一日当たり160 gにもなるが，その99.9％は近位尿細管等で再吸収され30〜130 mgしか尿中に排出されない。血糖が上昇すると再吸収できないグルコースが尿糖として検出されるようになる。尿糖が検出される血糖値（糖排泄閾値）は160〜180 mg/dL以上とされている。しかしながら個人差が大きく，加齢とともに上昇することが多い。

尿道 [urethra] 膀胱から尿を外に運び出す管。全長は男性では陰茎を通過するため約17 cm，女性では3〜4 cmである。男性の尿道は，前立腺を貫く前立腺部，尿生殖隔膜を貫く隔膜部，陰茎を通る海綿体部から成る。前立腺部には前立腺の導管が開口するとともに，後面にある精丘に射精管が開口している。隔膜部には尿道球腺が開口する。女性の尿道は腟前庭に開く。

尿毒症 [uremia] 腎機能の低下による尿毒症性毒素の蓄積と，体液の恒常性維持機構の破綻から生じる全身の臓器障害。尿毒症性中枢神経障害（尿毒症性脳症や尿毒症性精神病等），尿毒症性末梢神経障害（下肢静止不能症候群，灼熱足症候群等），眼障害（腎性網膜症，尿毒症性黒内障，尿毒症性視力障害（弱視）等），味覚や嗅覚の低下，呼吸・循環障害（肺うっ血と肺水腫である尿毒症性肺臓炎や尿毒症性胸膜炎，心不全，尿毒症性心膜炎等），消化器症状（尿毒症性口臭（アミン臭），食欲不振，悪心・嘔吐，下痢，消化性潰瘍，消化管出血等），腎性貧血，細胞性免疫能の低下と易感染性等，多彩な症状を認める。

尿路 [urinary passage；urinary tract] 尿を体外に排出する経路。集合管の開口する腎杯(はい)とそれに続く腎盤（腎盂(じんう)），腎臓から尿を運ぶ尿管，尿を一時的に蓄える膀胱，尿を体外に排出する尿道から成る。尿路の粘膜は，腎杯から尿道の起始部までは移行上皮に覆われ，尿道の大部分では重層の円柱上皮や扁平上皮に覆われる。

尿[路]結石 [urinary stone] 尿路に存在する結石。尿成分の一部が析出し結晶化したものであり，結石の成分としてシュウ酸カルシウム塩，リン酸カルシウム塩，尿酸塩等がある。

尿[路結]石症 [urolithiasis] 尿路に結石がある状態の総称。結石の部位により，腎結石，尿管結石，膀胱結石，尿道結石とよばれ，特に尿管結石では激しい痛みを伴うことがある。尿路感染や尿流停滞は結石の形成を促進する。

二硫化炭素 [carbon disulfide] CS_2，分子量76.14。沸点46.3℃。引火性が強い。火気のない冷暗所で保管する。分析化学分野で，種々の有機化合物や，硫黄，リン，ヨウ素，臭素の溶媒として用いられる。エタノール，ベンゼンに任意の割合で混ざる。水にはほとんど溶けない。有毒（劇薬）。消毒・殺虫作用がある。

二リン酸 [diphosphoric acid] $H_4P_2O_7$，分子量177.98。2分子の正リン酸が脱水縮合したリン酸化合物。PPiと略される。二リン酸塩として存在。23℃で水に709 g/dL可溶，熱湯に入れると速やかにリン酸に変換される。ATPのピロリン酸分解反応の副産物として生成し，各種リン酸化反応にかかわる。

二リン酸塩 ［diphosphate］　二リン酸の無機塩化学物の総称。ピロリン酸塩ともいう。正塩 $M_4^{\mathrm{I}}P_2O_7$ と二水素塩 $M_2^{\mathrm{I}}H_2P_2O_7$ が一般的。アルカリ金属塩とタリウム（I）塩は水に可溶で，他の金属塩の多くは難溶性。

二リン酸カリウム ［potassium diphosphate］　$K_4O_7P_2$。式量 330.34。無色，潮解性のある果粒状結晶物。ピロリン酸カリウムともいう。吸湿性が高く，水によく溶ける。アルコールには不溶。水溶液はアルカリ性。合成洗剤や液性洗剤のビルダー，食品添加物，分解剤，ブタジエン及びスチレンの共重合触媒等に用いられる。

煮る ［boil］　湿熱加熱調理の一種。調味料を加えた煮汁中で食材を加熱，食材に熱が通ると同時に味付けがなされる。加熱時間が長いものについては，加熱中に水分が蒸発し味の濃縮が起こることを想定して調味を行う必要がある。

任意独立栄養生物 ［facultative autotroph］　無機化合物のみで生育する栄養形式をもつもののうち，有機物を利用して生育することもできる生物。

人間工学 ［ergonomics；human engineering］　人間の用いる物，システム，環境等のデザインと人間とのかかわりについての科学的情報を適用する応用科学。取扱う領域は広く，人間が扱いやすい大きさや形状，視覚・聴覚の特性を生かした物のデザイン，ヒューマンエラーに関する研究などがある。

人間ドック ［medical check up］　勤労者や主婦が，日帰りまたは数日の入院で全身の健康状態を医学的に検査すること。航行を続ける船が，定期的にドック入りし，点検，修理するのにたとえた言葉。受診者は40，50歳台が中心で，肥満，高血圧，肝障害，脂質異常症等の有所見率が高く，早期治療やその後の健康管理に役立てることを目的としている。

妊産婦 ［pregnant and parturient woman］　妊娠の届出が受理された月の初日から出産（流産及び死産を含む）した月の翌月末日までの女性のこと。

妊産婦授乳婦用粉乳 ［modified milk for pregnancy and lactating woman］　妊産婦や授乳婦の栄養補給に適した食品として厚生労働大臣の許可を受けた特別用途食品。カルシウム，ビタミンA，B_1，B_2，D，ナイアシンの補給が可能である。

妊産婦のための食生活指針 ［Dietary Guidelines for Pregnant and Parturient Women］　妊娠期及び授乳期における望ましい食生活の実現に向け，何をどれだけのように食べたらよいかをわかりやすく伝えるための指針を示すとともに，肥満や低体重（痩せ）といった妊婦個々の体格に応じて適切な体重増加が確保されるよう，その目安を示すことを目的とし，2006（平成18）年に厚生労働省が策定した指針である。さらに若い女性に多くみられる低体重（痩せ）の者の割合増加から，本指針では妊娠前からの食生活の重要性も視野に入れている。近年では，胎児期の栄養不良が後天的な生活習慣病の発症リスクを高めるとする報告や低出生体重児の割合が増加しているという問題が特に懸念されており，母子の健康確保のために適切な食習慣を確立することが極めて重要な課題である。

妊娠悪阻 ［hyperemesis gravidarum；nausea gravidarum；pregnancy nausea］　妊娠時に起こるつわり（嘔吐）の程度が強く，病的な状態。嘔吐を繰返し，脱水，体重減少，尿ケトン体等をみる。嘔吐期，肝腎障害期，脳障害期に分類され，重症では母子の生命に危険が及ぶ。

妊娠高血圧症候群 ［pregnancy induced hypertension, PIH］　妊娠20週以降，分娩後12週までに高血圧がみられる場合，または高血圧にタンパク質尿を伴う場合のいずれかで，かつこれらの症候が偶発合併症によらないものをいう。妊娠負荷に対して母体の適応機能が破綻した状態と考えられているが，本態は明らかでない。誘因として肥満，年齢（18歳以下，35歳以上），高血圧，腎疾患，糖尿病，初産婦，多胎妊娠，過労，ストレスなどがある。病型は妊娠高血圧腎症，妊娠高血圧，加重型妊娠高血圧腎症，子癇に大別される。2004（平成16）年以前は妊娠中毒症とよばれた。

にんじん種子油 ［carrot seed oil］　ニンジンの種子から得られる黄褐色の精油で，ウッディー調で土っぽく重い香りが特徴である。主に調味料やアルコール飲料の香り付けに用いられる。主な精油成分は α－，β－ピネン，カンファー等のモノテルペンである。肝機能促進作用や利尿作用があるとされている。

妊娠線 ［striae of pregnancy；striae gravidarum］　妊娠によって起こる局所の急激な膨満，脂肪沈着により生じた皮下組織の断裂による縞状の線。妊娠後半期に腹部，大腿部などの皮膚に赤みを帯び，なめらかで光沢のある線条ができる。分娩後は退色し，白色瘢痕状となる（旧妊娠線）。

妊娠中毒症 ［gestational toxicosis；gestosis；preeclampsia］　＝妊娠高血圧症候群

妊娠糖尿 ［glycosuria of pregnancy］　妊娠によって一過性に発現した耐糖能の低下で，妊娠により初めて発見され，分娩後正常化する。このような妊娠は後に糖尿病に進展する率が高く，また妊娠中無治療にしておくと，周産期死亡その他の児の異常が起こりやすいので注意が必要である。

妊娠糖尿病 ［gestational diabetes mellitus］　妊娠中に発症もしくは初めて発見された耐糖能低下をいう。

妊娠貧血 ［pregnancy anemia；anemia of pregnancy］　妊娠中にみられる鉄欠乏性貧血。妊娠時には胎児にも鉄が必要であるが，食事より得られる量では不足するため，妊婦の3～4割は鉄欠乏性

にんしんふし

の貧血となる．鉄を多く含む食品の摂取とともに鉄剤の経口投与が必要である．

妊娠浮腫　[gestational edema]　妊婦で12時間安静臥床させて1 + pitting edemaのある場合，または1週間に2〜3 kg（日本では2 kg，または500 g以上の増加が2回以上）以上の体重増加のある場合をいう．妊娠の水血症及び下肢の静脈還流障害などによると考えられる．浮腫は妊娠高血圧症候群の一つの徴候であるが，軽度の下肢の浮腫は正常妊娠でもしばしば認められ，この場合は子宮内胎児発育遅延などの合併症は来さず，必ずしも異常とはいえない．妊娠後半期では正常妊娠であっても下肢に浮腫を来すことがしばしばある．

認知症　[dementia]　正常に発達し獲得した知能が，後天的な脳の器質的障害により低下した持続性の認知機能障害状態の総称．認知症は基本的には不可逆性であるが，正常圧水頭症等，治療により改善する疾患に対しても用いることがある．2004（平成16）年12月，厚生労働省から，痴呆に替わる用語として認知症が提案された．

ニンヒドリン反応　[ninhydrin reaction]　アミノ酸とニンヒドリンの発色反応を利用したアミノ酸の検出，定量反応．アミノ酸を含む中性溶液（pH 5）にニンヒドリン溶液を加え加熱し，赤紫色の発色を570 nmの最大吸収波長で測定する．タンパク質やアミンは発色を妨害する．

ヌードマウス [nude mouse] 突然変異により生じた無毛のマウス。先天的に胸腺が欠損していることが発見され，無毛と胸腺欠如は *nu* 遺伝子による発現とみられている。劣性遺伝で，*nu/nu* 遺伝子型をもつもののみが形質を発現する。飼育は感染症を防ぐために無菌条件が必要である。免疫，感染症，腫瘍などの研究に用いられる。

糠 [rice bran] ＝米糠

ヌガー [nougat(仏)] ソフトキャンディーの一種。古代ローマ時代にクルミを使って作られていたが，フランスで 16 世紀にアーモンドに替え，さらに，砂糖や蜂蜜だけで作り茶色をしていたものに卵白を加えるようになり，現在の白いヌガーが生まれた。そのため，卵白を加えない褐色で堅めのヌガーと，泡立てた卵白を加えた白くて軽いヌガーモンテリマーがある。一般的には，水あめと砂糖を低温で煮詰め，泡立てた卵白とナッツ類や果物を混ぜて冷やし固めて作る。フランスのモンテリマーがヌガーの町として有名である。

ヌクレアーゼ [nuclease] 核酸分解酵素。RNA を分解する RNase と DNA を分解する DNase とがあり，エンドヌクレアーゼとエキソヌクレアーゼに分類される。エンドヌクレアーゼはポリヌクレオチド鎖内部の (endo-) の 3′,5′-ホスホジエステル結合を加水分解し，ニキソヌクレアーゼは 5′-末端または 3′-末端 (exo-) から 3′,5′-ホスホジエステル結合を順次加水分解する。

ヌクレオシダーゼ [nucleosidase] ヌクレオシドの N-グリコシド結合を加水解する酸素。

ヌクレオシド [nucleoside] 窒素を含む有機塩基に糖が N-グリコシド結合した化合物の総称。塩基としては，アデニン，グアニン等のプリン塩基，チミン，シトシン，ウラシル等のピリミジン塩基，ほかにニコチンアミド，ジメチルイソアロキサジン等を含む。糖としてデオキシリボース，リボースが結合する。アデノシン，グアノシン，チミジン，シチジン，ウリジン等が代表的なヌクレオシドである。リボフラビン（ビタミン B_2）はジメチルイソアロキサジンとリボースから成るヌクレオシドである。

ヌクレオシド三リン酸 [nucleoside triphosphate] ヌクレオシドの糖に連続して結合した三つのリン酸がエステル結合した化合物。

ヌクレオソーム [nucleosome] 細胞核内では，DNA は，4 種類の塩基性タンパク質が二つずつ集まった八量体のヒストン複合体に巻きついている。ヒストン複合体一つに 146 塩基から成る DNA が 2 回転ほど巻きついた一つの単位（直径 11 nm）をヌクレオソームとよぶ。ヌクレオソームは DNA の糸（リンカー）で次のヌクレオソームとつながり，全体として数珠のような構造（ビーズ状構造）をとっている。数珠状に並んだヌクレオソームは 6 個会合して 1 回転するら旋状の構造（ソレノイド構造）をとり，これがさらにたたみこまれてクロマチン線維（直径 30 nm）となる。

ヌクレオチダーゼ [nucleotidase] ヌクレオシド-リン酸を加水分解して，リン酸基を遊離する酵素。ヌクレオシド 5′-リン酸を基質とする 5′-ヌクレオチダーゼとヌクレオシド 3′-リン酸を基質とする 3′-ヌクレオチダーゼが存在する。5′-ヌクレオチダーゼには，ほとんどの細胞の真核生物の細胞膜表面に局在するものと細胞質内に存在するものとがある。前者は細胞膜のマーカー酵素として利用される。3′-ヌクレオチダーゼは植物に多く見いだされる。

ヌクレオチド [nucleotide] ヌクレオシドを構成する糖にリン酸基がエステル結合した化合物。DNA，RNA はヌクレオシドがホスホジエステル結合によって鎖状に連なったポリヌクレオチドである。高エネルギーリン酸化合物であるアデノシン三リン酸（ATP），セカンドメッセンジャーとして機能するサイクリックアデノシン一リン酸（cAMP）もヌクレオチドである。→ヌクレオシド三リン酸

ヌクレオチド配列 [nucleotide sequence] ＝塩基配列

ヌクレオヒストン [nucleohistone] 核タンパク質の一種。DNA と塩基性タンパク質ヒストンの複合体で，細胞核に含まれている。染色質（クロマチン）を構成する主要成分である。→ヒストン，染色質

布袋 [cloth bag] 調理では主に濾過器として用いられる。メッシュの大きさが食味に大きく影響するので，料理に合わせたものを選んで使用することが大切である。材質的にはガーゼやさらし，片面起毛のネル製のもの等がある。

ヌフシャーテルチーズ [Neufchatel cheese]

ぬるさいほう

原料は牛乳で，白カビによる表面熟成の軟質チーズ。通常直径 5 cm，高さ 6～7 cm の円筒状。フランス北西部ノルマンディ地方の地名に由来。クリームチーズと同じ方法で製造され，熟成期間 3 週間程度で柔らか，クリーミーな組織になる。

ヌル細胞 ［null cell］　形態学的にはリンパ球であるが，表面マーカー分子を発現していない細胞。ただし近年，数多くの表面マーカー分子が同定され，この用語が使用されることはまれである。

ネオプレン　[neoprene]　→合成ゴム
ネオマイシン耐性遺伝子　[neomycin resistant gene]　ネオマイシンやカナマイシンを不活性化する酵素をコードする遺伝子。
ねかし　[bench]　調理または製造の過程において，熟成や均質化，発酵などの目的をもって，一定時間放置しておくこと。これによりアシやコシといった物理的な変化や均質なふくらみを形成させるなどの好ましい効果が現れる。
ネクター　[nectar]　日本では商標登録された商品名であるが，一般的には果実を破砕して裏ごしした果実ピューレを使用した粘稠性，濃厚感のある果実飲料。→果実ピューレ，果実飲料
ネクローシス　[necrosis]　=壊死
熱イオン化検出器　[thermionic detector]　=熱イオン放出検出器
熱イオン放出検出器　[thermionic emission detector]　ガスクロマトグラフィーの検出器の一種。高周波誘導，直接通電あるいは水素炎で加熱したアルカリ金属等を用いるイオン化検出器。熱イオン化検出器，フレームサミオニック検出器ともいう。炭素に比べ，窒素やリンの検出感度が高いので窒素・リン検出器ともよばれる。ケイ酸リチウムや硫酸ルビジウム等アルカリ塩ビーズを加熱し，ビーズ表面で窒素またはリンとの複合イオンを生成させ，これによるイオン電流の増加を測定する。
熱応力　[thermal stress]　糸の両端を固定して加熱した時，特定温度で収縮力が生じること。より安定な状態への移行が生じることによると考えられている。熱応力の測定により，糸の種類，熱履歴に応じて特徴ある曲線が得られる。
熱解離　[thermal dissociation]　高温で生じる化学物質の解離反応。例えば，高温状態の金属線に水素分子 H_2 を衝突させると，$H_2 \rightarrow 2H$ の熱解離反応が起こる。
熱可塑性　[thermoplasticity]　金属，ガラス，プラスチック等が，加熱によって塑性変形しやすくなり，冷却するとその外形を保持して硬化する性質。
熱可塑性樹脂　[thermoplastic resin]　熱可塑性を有する樹脂。熱硬化性樹脂に対比される。熱処理により自由成型加工できる。多くは付加重合により生成する鎖式構造樹脂。ポリエチレン（PE），ポリプロピレン（PP），ポリ塩化ビニル，ポリ塩化ビニリデン，ポリスチレン，ポリ酢酸ビニル，フッ素樹脂，ABS 樹脂，AS 樹脂，アクリル樹脂等がある。
熱凝固　[thermal coagulation]　加熱によってタンパク質分子のような複雑な高分子の三次構造立体構造が破壊され，内部にあった活性基が露出して，活性基同士が新たな結合を作る等により不溶性の塊になること。
熱くん〔燻〕煙法　[hot smoking]　50〜80℃の温度で行うくん煙の方法。食肉製品のくん煙法として最も一般的な方法。ほかに，冷くん法や温くん法などがある。
熱痙攣〔れん〕　[heat cramps]　暑熱ストレスに対して発症する熱中症。末梢血管の拡張と激しい発汗が起こるが，熱放散の増大により体温上昇は抑制されるが，多量の水分と塩分が脱出する。その際，血漿中の塩分濃度は低下し絶対的な塩分欠乏と浸透圧の低下が起こり，その結果，筋肉の疼痛や痙攣が起こる。
熱硬化性樹脂　[thermosetting resin]　加熱によって不可逆的に硬化する樹脂。熱可塑性樹脂に対比される。加熱によるグラフト重合で網目構造を形成して硬化する。多くは縮合重合樹脂である。フェノール樹脂，エポキシ樹脂，メラミン樹脂，尿素樹脂，不飽和ポリエステル，アルキド樹脂等がある。耐熱性に優れ，変形しにくい利点をもつので各種日用品，ペットボトル，コンパクトディスク等のメディア，光ファイバー，自動車などの内装，農業用フィルム，浴槽等に広く使われる。
熱交換器　[heat exchanger]　異種流体間で熱エネルギーを移動させる機器。外部排出される流体の熱エネルギーを回収し，外部から導入する流体にその熱エネルギーを与えるシステム。加熱器，冷却器ともよばれる。管壁を隔てて熱交換を行う多管式熱交換器，耐熱固体の伝熱媒体に高温気体を接触させて加熱し，熱を蓄え，次に低温気体を接触させて加熱させる操作を反復する再生式熱交換器（蓄熱器）とがある。顕熱に加え潜熱も回収するものを全熱交換器という。
熱効率　[thermal efficiency]　熱機関に供給されたエネルギーのうち，仕事に変えられた熱量の割合。

熱酸化　[thermal oxidation]　加熱調理など高温条件下で起こる油脂の酸化で，重合や分解を伴う。自動酸化に類似しているが，ヒドロペルオキシドは容易に分解され蓄積されないのが特徴。不飽和脂肪酸だけでなく，飽和脂肪酸も酸化の対象となる。

熱酸化重合　[thermally oxidative polymerization]　油脂を空気中で200〜230℃に加熱するような天ぷら油で起こる重合反応。アマニ油や桐油などの乾性油で起こりやすい。重合の進行に伴い，ヨウ素価の低下や粘度・屈折率の増加がみられる。主に炭素-炭素結合の重合物を生じる。これに対して酸素のない状態で高温加熱により起こる重合を熱重合という。

熱射病　[heat stroke]　暑熱ストレスに対して体温調節の中枢機能に障害を来した状態。高度の体温上昇，意識喪失を伴うとともに，発汗の停止，皮膚温の上昇がみられる。熱中症の中で一番重篤な状態であり，死に至ることもある。

熱重合　[thermal polymerization]　→熱酸化重合

熱収縮性フィルム　[heat shrinkable film]　加熱収縮することで包装物に密着するフィルム。フィルム製造時に延伸処理し，これを冷却，再加熱時に延伸によって蓄積していた内部歪みが緩和され収縮現象を起こす。ポリ塩化ビニル，ポリエチレン，ポリプロピレン等のオレフィン系プラスチックが主流。カップ麺の外装などに採用されている。

熱暑順化　[high-temperature acclimatization]　熱暑曝露に対し，その環境に適応した性質をもつようになること。暑熱順化ともいう。熱暑曝露時，体温の上昇，皮膚血管の拡張，発汗などにより放熱量を増加させる生体反応が起こるが，これに対する適応として放熱能力の向上による適応変化が生じ，一定の熱暑曝露に対して発汗潜時の短縮，汗量の増加，汗の塩分濃度の上昇により放熱量が増加し中枢温の上昇度の減少をもたらす（短期間の熱暑適応）。また発汗潜時が延長し汗量が減少し，汗の塩分濃度が低下する（長期間の熱暑適応）。

熱ショックタンパク質　[heat shock protein, HSP]　熱ストレスによって合成が誘導されるタンパク質としてショウジョウバエで発見されたが，アルコール，飢餓，重金属，炎症，活性酸素，紫外線，低酸素状態など，さまざまなストレスによって誘導されることが明らかとなり，ストレスタンパク質とも称される。HSPには複数の分子が存在し，それらの分子量に因んで，例えば，HSP60（分子量60 kDa），HSP70（分子量70 kDa），HSP90（分子量90 kDa）と命名される。細胞質に存在する熱ショック転写因子は，ストレス曝露によって核内に移行し，熱ショック転写調節領域に結合してHSPの遺伝子の転写を亢進させる。HSPは分子シャペロンとして機能し，ストレス応答によって立体構造に異常が生じた変性タンパク質に結合して修復を促す。また，平常時においても，リボソームで合成されたばかりの未成熟なタンパク質には正常な立体構造がとれないものが存在するが，熱ショックタンパク質はこれらに結合し，タンパク質の高次構造形成を制御する。また，ユビキチンとして知られる低分子HSPは異常タンパク質の分解を促し，タンパク質の恒常性を維持している。

熱蔵庫　[food warming cabinet]　料理や食品を出来たてに近い温度で保管するための温蔵機器。熱源は電気，ガス，蒸気が用いられ，形態はキャビネット型，ショーケース型，卓上型等がある。温蔵の方法には庫内の熱と蒸気をファンにより強制循環させるタイプと，庫内の壁面のヒーターによる熱伝導で空気を温めるタイプとがある。

熱中症　[heat stroke]　暑熱に曝露されて熱の放散が妨げられた時や高温多湿環境下での激しい運動により，熱放散能力の限界を超えて体熱が産生された際に生じる熱痙攣，熱疲労（熱消耗），熱射病（熱性発熱），熱疲はいなどの総称。発汗量の増大に始まり，倦怠感，口渇，胸内苦悶，頭痛，悪心，嘔吐，四肢のしびれが起こり，進行すると昏睡に陥る。→高温障害

熱伝導　[heat conduction]　熱の伝わり方の一つで，熱が物質の内部を移動していく現象。熱伝導率によって伝わる速度は異なり，熱伝導率の低い空気や陶器，ガラス等は伝わりにくく，逆に金属は伝わりやすい。→熱伝導率，気化熱

熱伝導率　[thermal conductivity]　熱の伝導性を表す係数。単位長さ（厚み）当たり1 K（℃）の温度差があるとき，単位時間に単位面積を移動する熱量。物質に固有の値（物性値）であるが，一般的には温度に依存する。気体の熱伝導率は温度上昇とともに上昇し，金属の熱伝導率は温度上昇とともに低下する。熱伝導率の値が大きいほど移動する熱量が大きく，熱が伝わりやすい。放熱材としては熱伝導率の大きな物質が使われる。

熱伝導率型検出器　[thermal conductivity detector, TCD]　ガスクロマトグラフィーの検出器。キャリアガスとの間に熱伝導度差のあるすべての気体を検出できる。非破壊的に検出できるので通過気体をさらに別の検出器に導いたり，分取するのに適する。水素炎イオン化検出器（FID）よりも感度は劣るが，無機ガスの分析に不可欠である。

ネットワーク説　[network theory]　Jerne NK（デンマーク）により提唱された抗体産生理論。抗体分子はその可変領域に個々の抗体に固有の抗原特異性をもつ。それをイディオタイプ（Id）とよぶ。生体中に存在する無数の抗体には，Idに対する抗体（抗Id抗体）が，さらに抗Id抗体に対する抗体が存在するというように，Idを介したネット

ワークが生体内で形成されていて，免疫応答の制御に関与しているとする説．イディオタイプネットワーク説ともいう．抗体分子は互いに反応し合うことによって一定のレパアトが形成される．

熱疲はい [sun stroke；heat prostration]　高温環境下で極度に末梢血管が拡張し，血液が末梢に貯留し血圧が低下している際に，急激な姿勢の変化や運動などのストレスが加わって生じる．めまい，四肢の感覚異常，歩行困難がみられ，失神することもある．

熱変性 [thermal denaturation]　熱による変性．タンパク質，核酸等の高分子の秩序だった高次構造を安定化させている静電気的相互作用，疎水結合，水素結合などの弱い非共有結合が熱によって切断され，これらの分子の高次構造が破壊され，無秩序な構造をとるに至ること．

熱変性油 [thermally rancid oil]　揚げ物のような高温加熱を続けると油脂は酸化や重合，加水分解を受けて，現象的には異臭や発煙が生じる．粘性が高くなり泡立ちが消えにくくなる，着色が濃くなる等のほか，化学的には酸価やカルボニル価が高くなる．その結果フライ油として適さなくなった油脂をいう．

熱膨張率 [thermal expansion coefficient]　定圧下における物体の単位温度変化当たりの体積または長さの変化率．気体及び液体では体積変化に関する体膨張率を用いる．固体では長さの変化に関する線膨張率も用いられる．膨張する割合を，1 K（℃）当たりで示したもの．原子間の結合の強さで決まる物性値なので，材料の融点と相関がある．

熱容量 [heat capacity]　物体の温度を単位温度だけ変化させるのに必要な熱量．一様な物体では単位体積当たりの熱容量は，比熱と密度の積で与えられる．

熱量計 [calorimeter]　熱量を測定する機器．カロリーメーターともいう．反応熱，物質の熱容量，混合熱等を測定する．→ボンブカロリーメトリー

熱量計算法 [calorie calculation method]　エネルギー量の算出法．酸素の消費量と二酸化炭素産生量は，呼気中及び吸気中の酸素濃度，二酸化炭素濃度，呼気量，吸気量，尿中の尿素窒素を知ることができれば，計算できる．呼気量は実測できるが，吸気量は実測できない．そこで，人体では窒素の出入りはないとして吸気量を呼気量の関係式として求める．吸気量を呼気量で表すことができれば，酸素の消費量と二酸化炭素の産生量を呼気量と濃度との関係から求められる．次いで，呼吸商を求め，尿中窒素 1 g の排泄による二酸化炭素産生量と酸素必要量から非タンパク質性呼吸商を算出して，酸素 1 L の燃焼によるエネルギー量を算出する．

熱量増加 [heat increment]　食物摂取による数時間にわたるエネルギー消費の増加．摂取された栄養素の消化，吸収，輸送及び貯蔵のために必要とされるエネルギーである．→食事誘発性産熱

熱レオロジー的単純性 [thermo-rheological simplicity]　高分子物質のレオロジー的性質は高温で測定した場合は長時間領域での測定に，低温で測定した場合には短時間領域での測定に対応することが多く，これを時間-温度換算則といい，このような時間と温度の等価性が成り立つこと．

ネト [slime]　魚肉・食肉製品などの表面に発生する粘液状の物質，あるいはその現象．カビや細菌の大量繁殖によるもので，食肉では *Bacillus subtilis, Lactobacillus, Leuconostoc, Pseudomonas, Micrococcus, Streptococcus* 等によって起こる．ネトそのものは菌体の集合であったり，その微生物が産生するデキストランのような高分子多糖類．タンパク質や脂肪の分解生成物を含むので強い悪臭を伴うことが多い．→デキストラン

ネフロン [nephron]　腎臓の機能の最小の構成要素．球状の腎小体とそれに続く管状の尿細管（近位尿細管，中間尿細管，遠位尿細管）とから成る．ヒトでは片側の腎臓に約 100 万個存在する．

ネフロンループ ＝ヘンレループ

練製品 [fish paste product；*surimi*-based products]　魚肉に食塩を加えすり潰して肉糊（塩すり身）にし，これを加熱凝固させた食品素材．弾力性のあるゲル化食品で，かまぼこ，ちくわ，魚肉ソーセージ・ハムの原料となる．原料魚の魚肉の水さらしと精製魚肉から肉糊を調製し加熱する段階に大別できる．水さらしはすり身の製造方法と同じである．練製品の弾力性（足），ゲル化現象（坐り），ゲルの劣化（戻り）は製造工程，添加物，原料魚等の影響を受ける．→すり身

ネルソン・ソモギー法 [Nelson・Somogy's method]　＝ソモギー・ネルソン法

ネロール [nerol]　→ゲラニオール

粘液 [mucus]　生体内で生成される粘稠な分泌液の総称．プロテオグリカン，グリコサミノグリカン（ムコ多糖），無機塩類等が主な成分である．粘膜の表面を覆い，水分の保持や細胞を保護する作用をもつ．粘液を産生し分泌する腺を粘液腺という．

粘液腫 [myxoma]　心臓の良性腫瘍の半分を占め，75 % は左房に，20 % は右房に発生する．症状は，その腫瘍が心房に発生するために生じる閉塞性症状や，腫瘍血栓の症状，また，発熱，貧血等の全身症状がある．

粘液腺 [mucous gland]　粘液を産生し分泌する腺組織．口腔，気管，気管支，消化管等の外分泌腺に存在する．産生された粘液は上皮細胞の保護や潤滑作用をもつ．

年少人口 [young population]　人口統計学の

用語で，0〜14歳までの人口。支えられる側の年少人口を分子，生産年齢人口を分母とした比（×100）を，年少人口指数という。

粘性 ［viscosity］ 気体や液体など流体の示す性質で，流れに対する抵抗を表す粘性係数によって記述できる。流体や温度によって異なる。粘度，粘性率は同義。→ずり粘度

粘性係数 ［coefficient of viscosity］ 粘度または粘性率。流体のずり応力と速度勾配（ずり速度）の間の比例係数。η（絶対粘度）で表す。国際単位系では Pa·s（N·s/m = kg/m·s），CGS 単位系では P（ポアズ；dyn·s/cm^2 = g/cm·s）である（1 Pa·s = 10 P）。ポアズの 100 分の 1 のセンチポアズ（cP；1 cP = 1 mPa·s）も用いられている。20℃における水の粘度は約 1 mPa·s，蜂蜜や糖蜜の粘度は約 500 Pa·s である。毛管の中を自重で通過する流体は絶対粘度を流体密度で割った動粘度を指標とする。

粘性流体 ［viscous fluid］ 粘性によって運動特性が規定される流体。粘性を無視できる完全流体あるいは理想流体に対比される。粘性流体はニュートン流体と非ニュートン流体に分けられる。

粘弾性 ［viscoelasticity］ 粘性と弾性とをあわせもつ物体のレオロジー的性質。粘性のみをもつ流体を理想流体，弾性のみをもつ物体を理想弾性体という。通常の飲食物は粘性と弾性の両方をもつ粘弾性体であり，固有の応力緩和時間を示す。

年中行事食 ［yearly event meal］ 一年の同じ暦の日に，毎年繰返して行われる行事（年中行事）の日に供される，日常とは区別された食べ物で代表的なのは酒，餅，飯である。宮中や貴族，武士の習慣の流れをくんだ正月の屠蘇酒，鏡餅，雑煮，3月上巳の節供の白酒，草餅，9月重陽の節供の菊酒，菊飯などがあり，また，中国文化の影響を受けた菖蒲の節供の粽（ちまき），柏餅や，七夕のそうめん，盆の精進料理，十五夜の団子などがある。

粘度 ［viscosity］ ＝粘性係数

粘度測定 ［viscometry］ 流体の粘性抵抗の測定。ニュートン流体（ずり速度勾配と粘性抵抗が比例）では，オストワルド型の毛細管粘度計による測定が一般的である。非ニュートン流体（ずり速度勾配と粘性抵抗が比例しない）では，見掛けの粘度がずり速度勾配に影響されるため低いずり速度から高いずり速度までの広範囲にわたり粘性抵抗の変化を測定する必要がある。そのため，同心二重円筒型や円錐平板型の回転粘度計を用いる必要がある。

粘膜 ［mucosa；mucous membrane］ 消化管，呼吸器，泌尿生殖器系に属する中空性臓器の内腔の表面を覆う膜。消化管の内面はすべて上皮と粘膜固有層から成る粘膜で覆われている。

粘膜固有層 ［lamina propria mucosa］ 粘膜上皮の下にある結合組織の層。上皮に覆われたまま内腔に突き出し，乳頭や絨毛を形成することがある。繊細なコラーゲン線維が密に織りなされてできている。粘膜固有層の下には，疎水性結合組織があり粘膜下層とよぶ。粘膜固有層や粘膜下層にも血管や神経が多く走っている。

年齢調整死亡率 ［age-adjusted death rate］ 年齢構成の異なる集団間の死亡率を比較するための指標。標準人口を用いる直接法，標準化死亡比を用いる間接法がある。

ノ

ノアエル [NOAEL] ＝健康障害非発現量

ノイナー [noynaa；noinaa] ＝バンレイシ

ノイラミン酸 [neuraminic acid] $C_9H_{17}NO_8$, 分子量267.24, 記号Neu. 分子内にアミノ基を有する糖酸。D-マンノサミンとピルビン酸のアルドール縮合による生成物である。脳の糖脂質や唾液の粘質物を弱酸で加水分解した時の主要生成物として発見された。ノイラミン酸のアシル誘導体はシアル酸として知られ，ガングリオシド，多くの組織，分泌物等にみられる脂質，多糖，プロテオグリカンの成分である。→シアル酸

ノイローゼ [neurosis] ＝神経症

脳 [brain] 脳とは脊髄より上位の神経組織を指す。脳は終脳，間脳，中脳，橋，小脳，延髄に区分され，脊髄と共に中枢神経系を構成する。脳の各領域は脳神経を介して顔面，頭部と，脊髄は脊髄神経を介して体幹，四肢と結ばれ，その運動と感覚に関与する。延髄，橋，中脳には多くの感覚性及び運動性の脳神経核が存在する。間脳は視床と視床下部から成る。視床は嗅覚以外のすべての感覚性情報を受け，大脳皮質の特定の領域に投射する。また，運動野のフィードバック制御系の中継核としても機能している。視床下部は自律神経機能や内分泌機能の制御を通して，栄養素代謝調節機能をはじめとする多くの生命機能の維持にかかわる中枢であり，情動や本能行動などとも深く結びついている。小脳は眼球運動，平衡機能，姿勢，運動などに関与する。終脳には大脳皮質があり，運動野，感覚野，聴覚野，味覚野，視覚野，言語野などの機能中枢が存在する。また，大脳辺縁系があり，記憶，本能行動，情動行動に関与している。

脳下垂体 [pituitary；hypophysis；pituitary body；pituitary gland] 間脳の視床下部の下に存在する内分泌器官。下垂体ともよぶ。視床下部により制御され，多くのホルモンを分泌する。前葉は視床下部の神経分泌細胞（視床下部ホルモン分泌ニューロン）から分泌される放出ホルモンの刺激を受け，成長ホルモン（GH），甲状腺刺激ホルモン（TSH），副腎皮質刺激ホルモン（ACTH），卵胞刺激ホルモン（FSH），黄体形成ホルモン（LH），プロラクチン（PRL）を分泌する。後葉には視床下部から神経分泌細胞（下垂体後葉ホルモン分泌ニューロン）の神経線維が到達しており，末端から抗利尿ホルモン（ADH）（バソプレッシン），オキシトシンが分泌され後葉を流れる血液中に流入する。→視床下部

脳幹 [brain stem] 系統解剖学的には，間脳，中脳，橋，延髄をまとめて脳幹とよぶ。脳幹には呼吸，循環，栄養，代謝などの生命維持にかかわる機能を制御する中枢が存在している。脳幹の回復不能の障害を脳死という。

脳血管障害 [cerebrovascular disease, CVD] 脳の血管の閉塞や破綻によって生じる脳の局在的病変による神経疾患で，脳梗塞，脳塞栓，脳出血，くも膜下出血などである。突然に出現する脳疾患という意味で脳卒中ともいい，長年にわたり日本人死因の首位を占めてきた。

脳血栓 [cerebral thrombosis] 脳に生じた血栓のため脳組織が壊死・軟化して血流が妨げられ，その部分の機能が消失する疾患。

濃厚牛乳 [high solid content liquid milk] 加工乳であり，牛乳より乳脂肪分及び無脂乳固形分の含量を高くしたもの。クリームや濃縮乳または還元乳を添加することで，成分濃度を高くする。

脳梗塞 [cerebral infarction] 脳血栓または脳塞栓栓の結果，脳血管の一部が閉塞しその支配領域の脳実質が壊死・軟化に陥る疾患。半身不随などの症状があることが多いが，小梗塞の場合には無症状に経過し，磁気共鳴画像（MRI）で偶然発見されることもある。

濃厚卵白 [thick albumen] 卵白は粘りがある濃厚卵白と流動性がある水様卵白に大別され，割卵した時に盛り上がっている方の卵白。鮮度が低下すると濃厚卵白が水様卵白に変化し，その割合が小さくなることから濃厚卵白の存在や盛り上がりの程度は卵の鮮度の指標となる。全卵白の57.3％を占め，一般成分は水様卵白に比べ水分，脂質は少ないが，タンパク質は多い。

濃厚流動食 [thickened liquid diet] 噛み砕かなくても飲み込むことができる流動性の食品のうち，水分量が少なく，単位重量当たりのエネルギーおよび栄養素の含有量を高くした流動食。食事量が低下し，必要な栄養素を摂取できず低栄養状態になることを回避する目的や，咀嚼や嚥下のみに障害が

ある際に利用するのに適した栄養調整食品。液状とゼリー状の形態がある。通常の食品をミキサーで粉砕したものや，これに他の栄養剤を添加したもの，天然食品を人工的に処理し消化管への刺激が少なく消化・吸収がよいものに調整した食品がある。また，経腸栄養剤として経管栄養法で補給される半消化態栄養剤，消化態栄養剤，成分栄養剤も該当する。医薬品医療機器等法上の医薬品として承認されているものと食品として取り扱われるものとがある。半消化態栄養剤はタンパク質や脂肪が未消化で，糖質がある程度消化されており，デキストリンや二糖類，単糖類が使われている。高エネルギー，高タンパク質の栄養剤である。消化態栄養剤と成分栄養剤は消化を必要とせず，そのまま吸収される製剤で，全ての栄養成分の組成が明らかなものだけで構成される。タンパク質は低分子ペプチドやアミノ酸を含み，糖質は浸透圧が高くならないようデキストリンや二糖類が使われている。これらは脂肪の含有量が少ないため，他で補う必要がある。

脳室 [cerebral ventricle] 中枢神経系の神経管の内腔が拡張している部分。大脳半球に左右の側脳室，間脳に第三脳室，橋・延髄に第四脳室があり脊髄の中心管へつながり，内腔は脳脊髄液で満たされている。

濃縮飲料 [concentrated drink] 水や炭酸水，氷などを加えて所定の濃度に希釈して飲用する高濃度の飲料。→炭酸水

濃縮果汁 [concentrated juice；concentrated fruit juice] 果実を搾汁後，減圧下で加熱するなどして水分を除去して製造される。濃縮により保存性が向上し，貯蔵・流通費用も低減されるが，香味的にはストレート果汁に劣る。

濃縮大豆タンパク質 [soybean protein concentrate] 脱脂大豆からアルコール洗浄等により，可溶性糖類を除去したもの。タンパク質のほか，不溶性の糖類等を含む。タンパク質含量は製法により異なるがおおむね60％程度。さまざまな食品原料として用いられる。

濃縮乳 [concentrated milk] 「乳及び乳製品の成分規格等に関する省令」(略称：乳等省令)で，〈生乳，牛乳又は特別牛乳を濃縮したもの〉と定義され，そのまま飲用に供する目的で販売する場合には製法が同様でも無糖練乳ともよばれる。加工乳や乳飲料及びその他の食品の原料として利用される。

濃縮ホエイ [concentrated whey] 「乳及び乳製品の成分規格等に関する省令」(略称：乳等省令)で〈乳を乳酸菌で発酵させ，又は乳に酵素若しくは酸を加えてできた乳清を濃縮し，固形状にしたもの〉と定義される。原料としてはホエイパウダーと比較して商品価値が低く，用途が制限される。

濃縮ミルク [condensed milk] ＝加糖練乳

脳出血 [cerebral hemorrhage] 脳の血管が破綻して出血し脳組織の圧迫・破壊を来す疾患。高血圧・動脈硬化によるものが多い。発作的に起こり，頭痛，意識消失，悪心，嘔吐，痙攣などを来し，出血部により種々の神経症状を呈する。予後は出血部位の大きさにより異なるが，しばしば半身不随などの後遺症を残す。多くは高血圧が原因である。

脳症 [encephalopathy] ＝脳障害

脳障害 [cerebral disorder] 原因にかかわらず，脳細胞に起こる変性や細胞死等の障害。総称して脳症 (encephalopathy) ともいう。

脳・消化管軸 [brain gut axis] 脳と消化管の相互作用。脳腸相関ともいう。中枢神経系の神経が自律神経系によって結ばれ，脳に与えられたストレス等の刺激は腸管機能に影響し，逆に腸からのシグナルが脳にも伝えられること。

濃色ビール [dark beer] 濃色ビール用麦芽を用いて作った色の濃いビールの総称。ビールは色調で濃色，中等色，淡色の三区分に分けられる。濃色ビールにはスタウト，ポーター，ミュンヘンビール等の種類がある。濃色ビール用麦芽にはミュンヘン麦芽，黒麦芽などがある。黒ビールも濃色ビールに含まれる。味は一般に濃厚なものが多い。→ビール

脳神経 [cerebral nerve] 脳から出る12対の末梢神経であり，頭蓋孔から頭蓋骨を出入りする。嗅神経(Ⅰ)，視神経(Ⅱ)，動眼神経(Ⅲ)，滑車神経(Ⅳ)，三叉神経(Ⅴ)，外転神経(Ⅵ)，顔面神経(Ⅶ)，聴神経(Ⅷ)，舌咽神経(Ⅸ)，迷走神経(Ⅹ)，副神経(Ⅺ)，舌下神経(Ⅻ)より成る。これらのうち，栄養機能と特に深く関係しているのは，Ⅹ(迷走神経)のほか，Ⅰ(嗅覚情報を伝える神経線維を含む)，Ⅴ(咀嚼筋を支配する運動神経線維を含む)，Ⅶ(舌の前2/3の味覚と唾液の分泌を司る神経線維を含む)，Ⅸ(舌の後ろ1/3の知覚，咽頭の知覚，咽頭筋の運動，耳下腺からの唾液分泌を司る神経線維を含む)，Ⅻ(舌筋の運動を支配する神経線維を含む)である。

脳塞栓 [cerebral embolism] 心房細動，心内膜炎や心臓弁膜症などで形成された血栓が血流中に遊離し脳動脈に閉塞し，その支配領域の破壊・出血を生じて起こる疾患。

脳卒中 [stroke] 脳の急激な循環障害による症状。急に意識を失って倒れ，手足の随意運動はできなくなる。脳出血によることが最も多いが，脳塞栓や脳膜出血等でも似た症状が起こる。→脳血管障害

脳腸間ペプチド [brain-gut peptide] ＝脳腸ペプチド

脳腸相関 [brain-gut interrelation] ＝脳・消化管軸

脳腸ペプチド [brain gut peptide] 脳及び腸

に共通して存在するペプチド性の生理活性物質の総称。脳腸管ペプチドともいう。ソマトスタチン，血管活性腸管ペプチド（VIP）等多くの脳腸ペプチドが同定されている。

能動喫煙　［active smoking］　喫煙者本人による喫煙。かつては喫煙といえば，喫煙者の行為であったが，本人の健康影響が中心であったが，最近は，喫煙者の煙を非喫煙者が吸う受動喫煙（間接喫煙）による害が身体的，社会的に注目されているため，それと区別する意味で使用される。能動喫煙により，循環器疾患，肺癌，肺炎，胃癌，妊婦の喫煙による低体重児の出生等のリスクが上昇する。→受動喫煙，嫌煙権

能動透過　［active permeation］　＝能動輸送
能動輸送　［active transport］　生体膜における膜内外の化学ポテンシャル（イオンの場合は電気化学ポテンシャル）の差に逆らって物質が輸送される仕組み。受動輸送に対立する概念で，能動透過，活性輸送ともいう。濃度勾配に逆らうためにはエネルギーを加えなければならない。直接的にATPのエネルギーを用いる一次能動輸送と，一次能動輸送により発生する電気化学ポテンシャル差をエネルギーとして用いる二次能動輸送がある。

能動輸送体　［active transporter］　能動輸送において，いろいろな物質やイオンを選択的に透過させる膜タンパク質。

濃度反応曲線　［concentration-response relationship］　＝用量反応曲線

脳ナトリウム排泄ペプチド　［brain natriuretic peptide, BNP］　脳ナトリウム排泄ペプチドは尿中へのNa排泄を促進するペプチドホルモンである。心室由来で心臓の圧・容量負荷時に合成され少しずつ血中に放出される。ブタの脳で発見されたためこの名前がついた。現在では心不全薬として注射剤として臨床で使用されている。呼吸困難を伴う高血圧患者における心不全のスクリーニング検査に有用である。

脳軟化症　［encephalomalacia］　＝脳梗塞
脳波　［electroencephalogram, EEG］　脳が働いている時の電気活動の記録。シナプスから出ている小さな電位が多く加算されたものといわれている。振幅や波長の違いからα波，β波，γ波，θ波がある。

脳貧血　［cerebral anemia］　さまざまな要因によって脳の血流が減少して起こる疾患。顔面蒼白になり冷汗をもよおし，倒れて失神状態になることもある。

嚢〔のう〕胞性線維症　［cystic fibrosis］　白人に多い常染色体劣性遺伝病。日本人にはまれである。外分泌腺細胞膜の塩素イオンチャネルの遺伝子異常により分泌液の粘度が高まる。膵管が閉塞し嚢胞状に拡張し炎症や繊維化を招き，呼吸器感染症も起こしやすい。

農薬　［pesticide］　農作物の品質の維持及び安定した供給を目的に病害虫を殺し，雑草を除き，また生長を調整するために使用される薬剤。日本では農薬取締法により食品への使用は禁じられており，食品ごとに各農薬の残留基準値が設けられている。→有機リン化合物，有機塩素殺虫剤

農薬取締法　［Agricultural Chemicals Regulation Law］　農薬の品質の適正化とその安全かつ適正な使用の確保を図り，農業生産の安定と国民の健康の保護に資するとともに，国民の生活環境の保全に寄与することを目的として1948（昭和23）年に制定（所管：農林水産省，環境省）。農薬の登録，販売及び使用の規制，立入検査，回収命令，行政処分等について規定している。

膿瘍　［abscess］　組織の壊死，融解により新たに生じた腔内に膿汁が蓄積した状態。化膿性炎症により限局性の組織欠損を起こした腔内に，変性崩壊した好中球や壊死物がたまったもの。

脳梁　［corpus callosum］　左右の大脳半球を連絡する交連神経線維から成る。脳梁膨大，脳梁幹，脳梁膝，脳梁吻の4部に分けられ，ヒトの脳でよく発達している。

農林水産省　［Ministry of Agriculture; Forestry and Fisheries］　安全な食料の安定供給の確保，農林水産業の持続的な発展・多面的機能の発揮，水産資源を守り育て大事に利用すること，農山漁村の振興，水と緑を育む豊かな森林の保護，森林資源を活用することなどを省の使命としている日本の中央省庁の一つ。1881（明治14）年に設置された農商務省が農林省と商工省に分割され，その後事実上合併して農商省となり（法令上は農林省の改称），再び農林省，農林水産省との順に改称された。農林水産大臣を長とし，内部部局には大臣官房，総合食料局，消費・安全局，生産局，経営局，農村振興局があり，外局に林野庁，水産庁がある。特別の機関に農林水産技術会議をもつ。

ノーザンブロット法　［Northern blotting］　RNAを検出する手法。サザンブロッティングがDNAを検出することに対して，同様の原理によることから名付けられた。細胞から抽出したRNAをアガロース電気泳動等によって分離し，正の電荷をもつナイロン膜等に転写（ブロット）し，検出したいRNA配列に相補的な核酸を標識した核酸プローブを用いてハイブリッド形成させることで標的RNAの量，サイズを検出する。標識にはRIを用いた方法があるが，最近はDIGと抗体を用いたnon-RI法が一般的である。

ノーマ　［noma］　＝水癌
ノックイン　［knockin］　特定の遺伝子配列を変換させて標的遺伝子を破壊し，その機能を欠損させるノックアウトに対して，遺伝子ターゲッティン

グにより外来遺伝子をゲノム上に導入し，標的遺伝子を別の遺伝子に置換したり，標的遺伝子に任意の変異を導入して，遺伝子やタンパク質の機能を解析する方法.

ノックアウトマウス [knockout mouse]
ゲノムから1遺伝子を人為的に欠損させたマウス．遺伝子ターゲッティングマウス，標的遺伝子破壊マウスともいう．特異的遺伝子を欠く実験動物で遺伝学，生理学，薬理学，免疫学，細胞生物学，栄養学及び腫瘍学を含む多くの分野において貴重な研究材料として使われる．

ノックダウン [knockdown] 低分子干渉RNA（siRNA）などのアンチセンス配列を有する二本鎖RNAを細胞に導入し，特定の遺伝子の発現を一時的に阻害して転写後の遺伝子の働きを抑制する手法．ノックアウトは特定の遺伝子を破壊してその機能を完全に失わせるが，ノックダウンは遺伝子の機能を完全には失わせない．

ノトバイオート [gnotobiote] 1個の個体に存在するすべての生物が明らかにされている動物．特に無菌動物に既知の微生物を投与，定着させた生物集合体で，定着している微生物のすべての種類が識別できるものをいう．1～数種の病原菌や病原菌の組合せが生体に及ぼす影響を研究するのに有用である．

ノネナール [nonenal] $C_9H_{16}O$, $CH_3(CH_2)_5$-CH=CH-CHO，分子量140.23．ビール，コーヒー，パーム油，ジャガイモなど，天然に広く見いだされる．調味料として用いられる．生体では，脂質に含まれるパルミトレイン酸が過酸化脂質と反応して分解されると生じる．最近"加齢臭"のもとになる物質として知られるようになった．ノネナールは一般的に加齢とともに増加するが，個人差が大きく，食習慣，生活習慣とのかかわりも指摘されている．

ノルアドレナリン [noradrenaline] $C_8H_{11}NO_3$，分子量169.18．アドレナリン，ドーパミンとともにカテコールアミンと総称され，副腎髄質で産生されるホルモン．ノルエピネフリンともいう．また交感神経節後線維終末における伝達物質（神経伝達物質）でもある．$α$-アドレナリン作動性受容体（$α$受容体）を介して心拍数の増加，心筋の収縮力増大，血管の収縮や発汗の亢進などを起こす．→アドレナリン

ノルエピネフリン [norepinephrine] ＝ノルアドレナリン

ノルジヒドログアヤレチック酸 [nordihydroguaiaretic acid, NDGA] 酸化防止剤の一種．ブナ科ブナ（*Fagus crenata* Blume）の葉よりアルカリ性水溶液で抽出し，酸性下で結晶を析出させた後，加水分解して得られた天然物である．添加対象食品は油脂やバターであるが，その使用実態は少ない．

ノロウイルス [norovirus] ヒトに激しい腹痛や下痢を起こさせる下痢性ウイルス．日本のウイルス性下痢症の主要な病因微生物である．カキなどの二枚貝の生食や保菌者からの二次汚染による感染事例が多く，冬場に感染事例が多発している．小型球形ウイルス（SRSV）が2003（平成15）年改正の「食品衛生法」によりノロウイルスとよばれるようになった．

ノンアルコールビール [nonalcoholic beer]
ビールと同じ原料を用いて醸造し，アルコール分を1.0％未満に調整した飲料．アルコールフリービールともいう．日本の酒税法ではアルコール分1.0％以上が酒類と定義されており，1.0％未満は清涼飲料水に分類され，ビールという表示は使用できず，麦芽飲料などと表示する．製造法は完全に発酵させたものから，逆浸透法，透析法，蒸留法等によってアルコールを除去する方法と，酵母短時間接触法等でアルコールの生成を抑制する方法の2種類がある．

ノンカロリー食品 [non-calorie diet] 食品100g当たり（飲用に供する食品は100mL当たり）5kcal以下の熱量を供給する食品．栄養表示基準制度によって基準値が定められており，この基準に達しない食品はノンカロリー食品と表示することができない．ノンカロリー甘味料等はこれに相当する．→低カロリー食品

ノンコーディングRNA [non-coding RNA, ncRNA] mRNAが転写，翻訳されタンパク質として機能を果たすのに対して，タンパク質に翻訳されないRNAの総称．ヒトゲノムの3/4以上はRNAに転写されており，現在報告されているncRNAの数は，ヒトの遺伝子数（約21,000個）を超えている．ncRNAは多様で，20～10万塩基の大きさをもち，その中には，rRNAやtRNAのほか低分子RNA干渉にかかわるマイクロRNA等も含まれる．タンパク質合成装置であるリボソームにおいて，さまざまなrRNAが中心的役割を担っていることがわかっているが，今後もncRNAについて新規機能が見いだされる可能性がある．想定されているncRNAの機能は，DNA合成，転写調節，スプライシング，転写後調節，RNA成熟，タンパク質合成と核外への輸送など，セントラルドグマのすべてのプロセスとともに，トランスポゾンの制御等が挙げられる．→マイクロRNA，低分子干渉RNA

ノンパラメトリック法 [non-parametric method] 母集団に特定の分布を仮定しない統計学的方法の総称．逆に特定の分布を仮定するものはパラメトリック法という．例えばパラメトリック法であるステューデントのt検定は正規分布を仮定しているため非正規分布のデータの検定には適切でないが，ノンパラメトリック法であるウィルコクスン

検定はどのような分布型でも用いることができる。順位相関係数は分布型に関係なく順序関係の情報だけを用いているのでノンパラメトリック法である。一般に，ノンパラメトリック法の方が外れ値の影響を受けにくい。→パラメトリック法

歯 [tooth]　上下の顎骨に連結している石灰化した組織で，食物の摂取に関与する。軟骨魚類以上の脊椎動物に存在する。歯冠と歯根に分けられ，歯冠は象牙質とそれを覆うエナメル質から成り，歯根は象牙質とそれを覆うセメント質から成る。中心部には歯髄があり，血管や神経が走行している。ヒトでは生後6〜8か月から24か月の間に20本の乳歯が萌出し，その後6歳頃から23歳頃までに32本の永久歯に生え代わる。歯の機能は主に食物の噛み切り，噛み砕き，すりつぶしであるが，その他に言語の発音にも重要な役割を果たしている。

パーキンソン症候群 [Parkinson syndrome；Parkinsonism]　振戦，無動，固縮，姿勢保持障害を主症候とする症候群。原因としてパーキンソン病が最も多く，その他に血管障害性，薬物性，脳炎等による。パーキンソン病は中脳黒質神経細胞の変性によりドパミンが低下し，錐体外路性運動機能障害を来す。→ドーパミン

パーキンソン病 [Parkinson disease]　→パーキンソン症候群

パーキンソン病・症候群治療薬 [antiparkinson drug] ＝抗パーキンソン薬

ハーゲマン因子 [Hageman factor]　内因系の血液凝固第XII因子。肝臓で合成されるタンパク質で血中に不活性の形で存在する。活性化されるとXIIaとなり，第XI因子（血液トロンボプラスチン前駆体）を活性化するとともに，プレカリクレインを限定分解し，カリクレインとすることにより，カリクレイン-キニン系を賦活化する。→カリクレイン-キニン系

ハーゲン・ポアズイユの式 [Hagen-Poiseuille's equation]　細い円管中を流れる粘性流体の流動を記述する式。流量 Q は円管の内半径 a の4乗，圧力勾配 $\Delta p/l$ （Δp は円管の長さ l の間の圧力降下）及び流体の粘度 η の −1 乗に比例するという式：$Q = (\pi/8) a^4 \eta^{-1} \Delta p/l$。この式はニュートン流体が層流条件を満たして流れている場合（低レイノルズ数）に成り立つ。

ハーシェル-バルクレイ流体 [Herschel-Bulkley fluid]　非ニュートン流体のモデルの中でしばしば用いられるもので，そのレオロジー的方程式は，$\tau = \tau_{HB} + k\dot{\gamma}^n$ と書ける。τ_{HB} はハーシェル-バルクレイの降伏応力で，$n=1$ の場合は，この式はビンガム流体の式となり，しかも降伏応力 τ_{HB} がゼロであれば，この式はニュートン流体の式となる。つまり，ハーシェル-バルクレイの式はニュートン流体，ビンガム流体をも含んでいるという意味で，より一般的な式である。

パーシャルフリージング [partial freezing]　食品を −1〜−5℃で冷蔵する新温度帯冷蔵で氷温貯蔵という。−3℃前後の貯蔵により細菌の増殖を防ぎ，脂質の酸化抑制に効果がある。

パーセンタイル [percentile]　パーセント点，百分位数ともいう。量的変数（連続量，順序尺度）を小さい方から並べたときに全体の P パーセント目に相当する値を P パーセンタイルという。50パーセンタイルのことを中央値ともいう。ちょうど P パーセント目の値がない場合は，前後の値から補完して推定する。

％エネルギー比 [％ energy] ＝ PFC エネルギー比

バーター症候群 [Bartter syndrome]　腎臓尿細管ヘンレ係蹄のイオンチャネルの遺伝子異常により生じる疾病の一つ。レニン-アンギオテンシン-アルドステロン系の亢進，低カリウム血症，代謝性アルカローシスを呈するが，正常血圧で浮腫のない病態。

ハーディー-ワインベルグの法則 [Hardy-Weinberg law]　ある大きな集団において交配が無作為に行われ，突然変異，淘汰，外部との出入りがない場合，対立遺伝子Aの頻度を p, ほかの対立遺伝子Bの頻度を $q(=1-p)$ とすると，Aのホモ接合体（AA）の頻度は p^2, Bのホモ接合体（BB）の頻度は q^2, ヘテロ接合体（AB）の頻度は $2pq$ で平衡状態（ハーディー-ワインベルグ平衡）に保たれるという法則。遺伝子型を扱う疫学研究では，標本抽出の偏りや実験ミスの可能性を検討するために，この法則からのずれを確認することが多い。

ハードキャンディー [hard candy]　キャンディーは砂糖菓子の一種で，主原料として砂糖や水あめ，副原料としてクリームやバター，チョコレート，香料，増粘剤，酸味料等を用いる。煮詰める時，高温で加熱し仕上げるとハードキャンディー，低温で加熱して仕上げるとソフトキャンディーになる。ハードキャンディーにはドロップ，砂糖とバ

ターを煮詰めピーナッツ等を入れたタフィー，赤砂糖と水をフライパンでキャラメル色にし，生クリームと牛乳を加え，煮詰まったらバターを入れるバタースカッチなどがある。

ハードドライソーセージ [hard dry sausage] 乾燥により水分含量を少なくし，保存性を高めたソーセージがドライソーセージであるが，その中でもよく乾燥させ硬く仕上げたもの。ペパロニなどが該当する。

ハードドリンク [hard drink] ＝アルコール飲料

ハートナップ病 [Hartnup disease] 遺伝子異常によるまれな疾患で，特定のアミノ酸の腸からの吸収と腎臓での再吸収が障害される。トリプトファン等のアミノ酸が過剰に尿中に排出され不足する。ナイアシンアミド欠乏により発疹や精神神経障害を起こす。

ハードビスケット [hard biscuit] 小麦粉，油脂，砂糖，卵，牛乳，ベーキングパウダーで作る口当たりが硬い触感の焼き菓子。油脂や砂糖を控えた配合で，中力粉を使うものもある。

ハーバード・ステップテスト [Harvard step test] 20インチ（50.8 cm）の踏み台に2秒で1回のテンポで昇降運動させ，それを5分間継続する。この運動後の回復期心拍数から指数を求めて有酸素的作業能力を評価するテスト。→踏み台昇降運動テスト

ハーバー・ワイス反応 [Haber-Weiss reaction] スーパーオキシドと過酸化水素により酸素分子とヒドロキシラジカルを生成させる反応。この反応は，血球細胞やさまざまな組織での酸化ストレスの原因である。

ハーブ [herb] 元来は薬用草本を意味するが，食用に用いられる香草の総称。シソ科のローズマリー，セージ，オレガノ，タイム，バジル，ミント，セリ科のフェンネル，キャラウェイ，ディル等が代表的。香気成分はテルペン化合物が主。カモミール，ラベンダー，ローズヒップ等，ハーブティー用の種類も多い。

パーフォリン [perforin] 細胞障害性T細胞やナチュラルキラー（NK）細胞が標的細胞を障害する際に働く糖タンパク質。これらの細胞の分泌顆粒に含まれ，標的細胞に小孔（16 nm）を開き，これを通してグランザイムが注入され，アポトーシスに至る。

ハーブ茶 [herb tea；herbal tea] ハーブ（香草もしくは薬草）を用いた茶。生または乾燥したハーブに熱湯を注ぎ，香味を浸出する。ミント，レモングラス，レモンバーム，カモミール，ハイビスカス，タイム，ラベンダー，ローズヒップ等が広く用いられている。心身の癒し効果，薬効，アロマセラピー効果のあるものもある。

バーベキュー [barbecue] 肉，魚介，野菜などを適当な大きさに切り，串に刺したり，網にのせて，直火で焼きながら食べる野外料理。収穫や結婚のお祝いに野外でブタ，ヒツジ，ニワトリなどを丸焼きにして，喜びを分かち合ったのがバーベキューの始まりとされる。

パーボイルドライス [parboiled rice] 籾米を水に浸漬後，蒸して乾燥させ，精白した米のこと。東南アジアや米国では多用され，普通米に比べ微量栄養素が強化されている。

バーボンウイスキー [bourbon whiskey, -ky] 米国ケンタッキー州バーボン郡発祥。原料の51％以上がトウモロコシで，麦芽でトウモロコシを糖化し，発酵させて蒸留したものを内側を焦がしたホワイトオークの新樽で熟成させたもの。スコッチウイスキーのような強い煙臭はないが，トウモロコシを原料としたくせのないスピリッツを，内側を焦がした樽に貯蔵する方法で，独特の軽快な香りと濃い色を有する。

バーミセリー [vermicelli(伊)] パスタの一種。パスタの中で最も細く，日本のそうめんに似ている。スープの浮き実等として用いる。「日本農林規格」（JAS）では，"マカロニ類のうち1.2 mm未満の太さの棒状に形成したもの"と定義されている。

パーム核油 [palm kernel oil] オイルパーム（アブラヤシ）の果実の中の核（含油率40〜50％）から採油される油脂。パーム油とは脂肪酸組成が異なり，飽和脂肪酸のラウリン酸（41〜55％）が主成分で，中鎖脂肪酸の含量が多いのが特徴である。

パーム油 [palm oil] オイルパーム（アブラヤシ）の果肉部から圧搾法で得られる半固体状の油脂。マレーシア，インドネシアを主産地とする。天然ゴムの衰退とともに急激に拡大し，現在では大豆油の生産量を超え，世界で最も消費される油脂となった。オレイン酸（33％）とパルミチン酸（44％）が主脂肪酸で，常温放置すると，液体油（パームオレイン）と固体脂（パームステアリン）に分かれ，それぞれ広範な用途がある。

バーレイワイン [barley wine] ＝大麦ワイン

パイ [pie] 小麦粉，バターやケンネ脂などの油脂，水を主材料としたショートネス性（さくさく感）のある生地を作り，そのまま成形したり，魚介・肉類の調理を詰めたり，包んだりしてオーブンで焼く料理。生地の製法は，小麦粉生地に油脂を折りたたんでドウとバターの層が交互に積み重なるフレンチパイ法と，あらかじめ小麦粉に油脂を絡めてから水などを加え練り込むアメリカパイ法に大別される。焼成温度は200℃前後が良い。中国式のパイは酥餅（スゥピン）とよばれる。

バイアス [bias] 統計解析の結果や推測が，

真実から系統的に乖離していること。選択バイアス，情報バイアス，交絡に大別される。研究計画，データ取集，統計解析，解釈，公表などさまざまな過程でバイアスが生じうる。→選択バイアス，交絡，思い出しバイアス

配位結合　［coordinate bond］　化学結合の一つで，結合する二つの原子が電子を共有する結合のうち，一方の原子からのみ非共有電子対（ローンペア）が供給される結合。結合するそれぞれの原子から共有する電子を供給される結合を共有結合といい，できた結合は配位結合も共有結合も同じである。

配位子　［ligand］　＝リガンド

パイエル板　［Peyer's patch］　小腸に存在するリンパ小節の集合体で，粘膜関連リンパ組織（mucosal-associated lymphoid tissue, MALT）に属する。上皮組織下にリンパ球が濾胞を形成し，大部分はドーム状の構造をとるB細胞から成り，少数のT細胞域が濾胞間に分布する。濾胞を覆う上皮には腸管内の抗原を捕捉するM細胞とよばれる上皮細胞が存在し，抗原はトランスサイトーシスによりM細胞を通り抜け，抗原提示細胞によってプロセシングを受ける。

肺炎　［pneumonia］　肺に起こる炎症性変化の総称。細菌，ウイルス，真菌等さまざまな病原体の感染によって肺に炎症が起こる。肺胞壁（間質）に主病変のある特殊な肺炎を間質性肺炎とよぶ。

バイオアッセイ　［bioassay］　ビタミン，ホルモン，毒素などのように極めて微量で種々の活性や機能を有する物質の検定や定量を，生物に対する生理作用を指標にして行うこと。生物学的定量法ともいう。上記のような生理活性物質の検定に対しては，物理化学的手段で行うよりも有効であることが多い。食品学分野ではビタミン等の分析にバイオアッセイの一つである微生物定量が用いられる。→微生物定量

バイオアベイラビリティー　［bioavailability］　＝生体利用性

バイオインフォマティクス　［bioinformatics］　生物情報科学あるいは生命情報科学のこと。生命科学と情報科学が融合した新しい学問領域。ヒトゲノム解読計画に始まる膨大なゲノム情報の集積に伴い，コンピューター技術の利用が不可欠となった。これまで生命科学研究分野の主流であった実験あるいは理論に基づいたアプローチとは異なり，計算により問題を解き明かそうとする新たな試み。生物種によるゲノム情報，遺伝子発現情報，ゲノム変異情報，細胞・個体・生物種レベルの情報など，可能な限り情報を集積し，それらの情報を基に個々の生命現象を明らかにする。タンパク質のアミノ酸配列や立体構造の解析，塩基配列情報から機能遺伝子の予測，遺伝子群の機能ネットワーク解析，代謝経路の解明など，情報科学的手法を駆使して検討する。

バイオエシックス　［bioethics］　人類が生存していく上で，生物学的知識と人間の価値とを基礎にした新しい倫理学。生命倫理ともいう。具体的には生命の誕生や死に対して医学だけでなく，生物医学，行動科学，環境科学などと関係した分野全般からとらえ，人類としての生存と個の尊厳との両者を考慮して，科学技術がいかに健全な形で人類に貢献していくかを検討する。

バイオエレクトロニクス　［bioelectronics］　電子工学と医学生物学を融合させた学問分野。扱う研究はグルコースセンサーに代表されるバイオセンサー，DNAチップに代表されるバイオチップ，さらには生体材料を用いたコンピューター等多岐にわたる。

バイオエンジニアリング　［bioengineering］　生物機能をエネルギー生産や物質生産に応用する学問。生体工学ともいう。生体系の構造や機能を工学的に理解し，それらの工学技術を生体系や医療福祉へ応用すること。生体のもつさまざまな機能を人工系へ応用する技術であり，工学の手法を用いて生体機能を研究することでもある。

バイオオートグラフィー　［bioautography］　薄層あるいはペーパークロマトグラフィー操作と微生物学的検定を組合せた検定方法。例えば，試料をクロマトグラフィーで分離した後，細菌固形培養土に乗せて細菌の成長の程度で有効物質の存在を検定する。

バイオクリーンルーム　［bioclean room］　一般エリアと比較して，生物学的に無菌もしくは微生物の数が少ない室。NASA規格があり，規格別に微粒塵埃，微生物の濃度を規定している。

バイオセンサー　［biosensor］　生物素子と電気化学分析を一体化したセンサー。生物反応により生じた水素，酸素などの化学信号を酸素電極や過酸化水素電極等でとらえて電気信号に変換して測定する。医療や食品科学環境モニターなど多角的に使われている。

バイオテクノロジー　［biotechnology］　＝生物工学

バイオハクラン　［biohakuran］　ハクサイとアカカンラン（アカキャベツ）を細胞融合させて作った種間雑種。通常交雑できないハクサイとアカキャベツをそれぞれプロトプラスト（細胞壁を分解して除いた細胞）にし，両者を細胞融合させた後，植物を再生させて得られた。類似のものにオレンジとカラタチを細胞融合させたオレタチ，トマトとジャガイモを細胞融合させたポマト等がある。→細胞融合，ハクラン

バイオハザード　［biohazard］　生物実験，特に微生物や微生物に由来する物質を扱う際に発生する災害。対策として，微生物やウイルス，遺伝子組

換え体を安全性に応じて分類し，それぞれの度合に応じた取扱い法と設備・施設に関する一定のガイドラインが作られている．

バイオフィルム [biofilm]　細菌集団を含んだ高次構造体で，固体表面または境界面，生物の表面に付着しているものを指す．例えば，歯の上に付いたプラーク，花を長期間生けておいた花瓶内の表面や水面上にできる薄膜等である．バイオフィルム内部の細菌に対しては消毒剤や殺菌料の効果は及びにくい．

バイオプリザベーション [biopreservation]　植物，動物あるいは微生物起源の抗菌性物質（バイオプリザパティブ）を効果的に活用する食品保蔵技術．バイオプリザパティブとしては酢酸等の有機酸，エタノール等のアルコール類，抗菌性タンパク質（卵白リゾチームなど），香辛料成分等がある．

バイオポリマー [biopolymer]　動物，植物，微生物，ウイルス等の生体物を構成する高分子，または生物が代謝の結果，体外に放出する高分子で，核酸，タンパク質，多糖類などのことである．バイオポリマーは，分子認識，情報交換，エネルギー交換，物質輸送，特定反応の触媒等の機能を有し，これらの機能の一部，またはすべてが$in\ vitro$でも$in\ vivo$と同様に発現する場合が多い．

バイオリアクター [bioreactor]　生物機能を利用した反応装置．通常の触媒反応器に比べ少ない工程，穏和な条件で反応が進行し，副生成物が少なく，収率が良いという利点がある．一方，汚染や失活などの問題も多い．酵素，微生物のほか動物細胞を用いるものなどもある．固定化生体触媒，膜型生体触媒などのタイプがある．最初のバイオリアクターの工業化はペニシリン生産である．L-アスパラギン酸（アスパルターゼ），インターフェロンβ（ヒト線維芽細胞），エタノール（酵母）生産など多数にのぼる．

バイオリズム [biorhythm]　生物リズムまたは生体リズムともよぶ．生物固有の体内時計による内因的な周期現象であり，環境変動がない場合でも生じる．概日リズム（サーカディアンリズム），概月リズム，概年リズムなどがある．地球は約365日周期で公転しつつ約24時間周期で自転し，月は約27.3日周期で自転しながら地球周囲を公転している．太陽と地球と月の間のこの関係から生じる季節の変化，一日の明暗，潮の干満等の周期的変化は，それぞれの生物固有のバイオリズムを修飾している．

胚芽 [germ]　植物学的には胚と同義で生長すると芽になる部分．種実の一部であり，次世代の植物体ができていく上で主体となる．一般にタンパク質，脂質，ミネラルが多く，ビタミンB_1やビタミンEに富み，発芽に必要な酵素も比較的多い．種実の大部分を占める胚乳から発芽のときに必要な栄養が供給される．胚芽米は玄米の2～3％の胚芽を残すように精米したものである．

媒介DNA [vector DNA]　組換えDNA技術で，宿主に外来DNAを運搬するベクターDNA．プラスミド，バクテリオファージ，コスミド，ミニ染色体等のDNAをいう．植物の遺伝子組換えには*Agrobacterium tumefaciens*の有するTiプラスミドの断片T-DNAがしばしば用いられる．

胚芽油 [germ oil]　小麦，トウモロコシ，米などの穀類の胚芽から採取される油脂．ビタミンE，オリザノール等の生理活性物質を多く含むため，特別用途食品，健康食品などに利用されることがある．→小麦胚芽油

肺癌 [lung cancer]　肺門から比較的太い気管支に発生する扁平上皮癌と小細胞癌，さらに末梢肺に発生する腺癌，大細胞癌が主たるものである．最近は末梢型扁平上皮癌も増えている．扁平上皮癌，小細胞癌は喫煙がリスクとなるが，喫煙による肺癌発症に解毒酵素のシトクロムP-450（CYP）多型の関与が議論されている．腺癌は女性の割合が高く，受動喫煙や脂肪摂取も影響している．

肺吸虫症 [paragonimiasis]　肺や胸腔内に肺吸虫が感染した状態．咳，血痰，胸痛，息切れ等の症状を呈する．幼虫は生のサワガニ，モズクガニ，イノシシ等に寄生し，小腸壁から体内に侵入する．

廃棄率 [percentage of unused portion]　食材料の下調理で不要な部分を百分比で示したもの．一般には食品成分表に記載されている値を用いるが，調理方法や技術，採取季節などにより差があるので給食の場合は各施設での廃棄率を求めておくのがよい．

バイキング方式 [buffet style]　給食における供食形態の一つで，喫食者が卓上の大皿盛りの料理の中から，好みの料理と好みの量を選択するセルフサービス形態．ビュッフェ式ともいう．学校給食や福祉施設などで，栄養教育・食育の場として採り入れられている．北ヨーロッパのスカンジナビア地方の海賊の食べ方から海賊料理として日本に紹介された．

配偶子合体 [fertilization]　=受精
肺結核 [pulmonary tuberculosis]　→結核[症]
肺血鉄症 [pulmonary hemosiderosis]　=肺ヘモジデリン沈着症
杯細胞 [goblet cell; beaker cell; caliciform cell]　→杯細胞（さかずきさいぼう）
胚細胞 [germinal cell]　分裂分化する細胞．
胚[子] [embryo]　受精後第2～10週までの胎児．胎芽ともいう．この時期に各胚葉は固有の分化・発育をとげて，体の主な組織や器官が形成される．臨床的には最終月経が始まった日から妊娠週を算定するので，最終月経から受精までの2週間のずれがあり，受精後第10週とは妊娠第12週に相当

はいしよう

する。妊娠12週頃にはあらゆる器官系の原基が完成し，妊娠第13週以降になると胚子は胎児とよばれるようになる。

焙焼　[broil；roast]　　直接に火をあてる直火焼きのことで，焙るともいう。金網に載せたり，金串に刺したり，ガスや炭で食品を焼く方法。炭の場合は主に放射伝熱によるが，ガスコンロではその割合が少なく，直接ガス火にかざすとガスからの対流伝熱となるので焦げやすいため焼き網を用いて放射伝熱の割合を上げるとよい。ガスや電気を熱源とするロースターも開発され，片面または両面から赤外線による放射伝熱で加熱がなされる。

排水処理技術　[effluent handling]　　排水中の汚濁物質を除去し，清浄水を得るための処理技術。活性汚泥法，生物膜法等の好気性微生物を利用した処理，メタン発酵法等の嫌気性微生物を利用した処理，窒素・リン除去のための嫌気性，好気性微生物の両方を利用した処理がある。また，物理化学処理としては凝集沈殿法，イオン交換法，膜分離法，オゾン処理法等がある。

倍数体　[polyploidy]　　倍数性を示す生物個体。基本数（生物の生存上必要な最小の染色体のセット）の2倍，3倍，4倍の染色体をもつものをそれぞれ2倍体，3倍体，4倍体という。コルヒチン処理などで人為的に染色体数を倍化させて新しい品種を作ること（倍数性育種）ができ，葉や花が大きくなるものがある。テンサイは3倍体にすることで糖含量が増加した。栽培バナナや種なしスイカのように3倍体の不稔性（種子ができない）を利用したものもある。また，受精卵に圧力をかけると3倍体魚ができる。3倍体魚は，不妊のため寿命が延び，大型になる。

排泄　[excretion]　　食事由来や体内で生成された物質が，主として大便や尿となって排泄される。また，汗や呼気としても排泄される。大便は，食事成分の非消化部分，腸内細菌，胆汁酸，水分，ミネラル等から成る。一方，尿（小便）は血漿成分を原料とし，ネフロンで濾過，再吸収，分泌によって作られ，尿管，膀胱，尿道を通じて排泄される。→胆汁，クリアランス

バイタルグルテン　[vital gluten]　　＝活性グルテン

培地　[medium]　　栄養成分と支持体。微生物や細胞を培養する時に用いる。培地には炭素源や窒素源といった栄養素など生育に必要な成分が含まれている。液体培地，固体培地，半流動体培地等その形状により呼び名がある。

排虫剤　[vermifuge]　　寄生虫や原虫に作用して虫体の破壊や体外への排泄を促す薬剤。虫体を直接死滅，痙攣・麻痺させて排除，虫体の生殖機能やグルコース摂取阻害等の作用をもつが，副作用やアレルギー反応に注意が必要。

配糖体　[glycoside]　　糖のアノマーヒドロキシ基がほかの原子あるいは反応基で置換した誘導体の総称。グリコシドともいう。一般に糖のアノマーヒドロキシ基（ヘミアセタノールまたはヘミケタール性ヒドロキシ基）と各種アルコール，フェノール，カルボン酸などの水素原子との脱水縮合により生成する。

肺動脈弁　[pulmonary valve]　　肺動脈の起部にある袋状弁。三つの弁（前，右及び左の半月弁）から構成され，各弁はポケット状に動脈側に向かって開く。心室の収縮期にはこの弁膜は開いて血液が動脈に駆出され，拡張期には動脈内圧が心室圧より高くなるためにポケット状の所に血液が充満して3枚の弁尖が互いに合して閉鎖し，動脈から心室内への血液の逆流を防止する。

ハイドロコロイド　[hydrocolloid]　　巨大な分子量をもつ水溶性高分子で，水溶液中ではコロイドとして存在する。アラビアガム，カラギーナン，アルギン酸塩等が代表例。構造により溶液粘度が異なったり，粘弾性を示すなど，特異な物性をもつ。

ハイドロサルファイト　[hydrosulfite]　　亜ジチオン酸塩のこと。一般式 $M_2^I S_2 O_4$ で示される。還元漂白作用を有し，食品添加物の漂白剤，酸化防止剤，保存料としてカンピョウ，乾燥果実等に使用される。これら食品には二酸化硫黄の残存量として基準が定められている。→亜硫酸塩

ハイナー症候群　[Heiner's syndrome]　　牛乳に対して過敏性をもち，肺に出血やヘモジデリン沈着をみる小児疾患。鼻炎，中耳炎，咳，痰，貧血，発育障害等を呈する。牛乳及び乳製品の除去療法が有効。

胚乳　[endosperm]　　種子が発芽の際に胚が使用する養分を貯蔵しておくための器官。植物は種類によって養分を蓄える器官が異なるが，イネ科の植物では胚乳に養分を蓄積し，種子の大部分は胚乳で形成される。胚乳細胞は受精後，胚嚢（のう）内から分化して増殖し，アミロプラスト内にデンプンを合成，貯蔵する。貯蔵タンパク質はタンパク質顆粒に蓄えられる。種子登熟が進むとこれらが肥大して胚乳細胞の細胞構造は失われてデンプン粒と貯蔵タンパク質で充満する。胚乳の外縁には胚乳細胞が分化した糊粉層が形成され発芽時にアミラーゼなどの各種酵素を分泌して貯蔵物質を分解する機能を有する。精白米や小麦粉は種子から胚乳を分離したものであるが，精米，製粉時には糊粉層は糠，フスマの一部として除かれる。→胚

バイパス手術　[bypass line]　　バイパスとは側副路，迂回路のこと。虚血性疾患等の治療に自己の動脈や静脈，人工血管等を用いて側副血行路を造設する手術。

胚発生　[embryogenesis]　　卵割と胚葉形成時の胚の発育のこと。

ハイバリアフィルム　[high barrier film]　ガス遮断性に優れたフィルム。酸素，炭酸ガス，香気等の気体，揮発性成分の漏出，侵入を防止する。ポリ塩化ビニリデンフィルム等がある。

ハイブリッド　[hybrid]　生物学領域では雑種，特に異なった種の動植物を交配（交雑）させて作られたものをいう。分子生物学領域では，雑種二本鎖核酸分子のこと。一本鎖の相補的な塩基配列をもつ DNA 同士（DNA-DNA）または DNA と RNA（DNA-RNA）が二本鎖を形成している分子を指す。

ハイブリッド形成　[hybridization]　分子生物学の領域では DNA-DNA あるいは DNA-RNA のハイブリッド分子対が形成されること。

ハイブリドーマ　[hybridoma]　2 種類の異なった細胞を人工的に融合させて作製した細胞。融合雑種腫瘍細胞。特定の抗体を産生する B 細胞と不死化した形質細胞からハイブリドーマを作成し，その抗体を大量生産する技術などに応用される。

肺ヘモジデリン沈着症　[pulmonary hemosiderosis]　肺毛細血管からの出血により肺胞内にヘモジデリン（血鉄素）が異常に沈着し，肺胞マクロファージがヘモジデリンを貪食する状態。肺血鉄症ともいう。特発性肺ヘモジデリン沈着症や心疾患（僧帽弁狭窄症等）に伴う続発性がある。

肺胞換気過少　[alveolar hypoventilation]　肺胞換気が不十分な状態。動脈血二酸化炭素分圧が上昇し，酸素分圧が低下する。ガス交換が行われていない死腔を差し引いた有効な換気量を肺胞換気量とよぶ。

培養基　[culture medium（pl. -dia）]　培地成分（培養基質）を示す場合も多い。微生物，植物・動物細胞，あるいは植物・動物組織の培養に際し，対象物の培養に必要な栄養成分を主として含有した培地成分のこと。培地と同義的に用いられる。

培養細胞　[cultured cell]　生体外で培養された細胞。動物，植物等の生物の器官あるいは組織の細胞を生体外で培養し得られるクローン細胞集団をいう。生体を用いた実験では実験環境等を均質に保つことは不可能であることから，安定した性状をもつ培養細胞を用い試験される。特に動物の生体外培養組織細胞で用いられる語である場合が多く，体外で安定した性質をもつ細胞は細胞株と称し公的登録機関で保存・分与され，分子生物学，生化学，細胞生物学で広く試験研究に用いられている。また，生体を用いた試験（動物試験）の代替として使用できる試験系（*in vitro*）も一部ある。

廃用症候群　[disuse syndrome]　安静，不活動などによる筋機能（筋萎縮，筋力低下），循環機能（心機能，最大酸素摂取量など），骨（骨量の減少など），精神機能（意欲低下，うつなど）等の全身の機能低下のこと。最近では，高齢者（特に後期高齢者）の不活動や寝たきりなどによる廃用症候群が問題になっている。一方，循環器の分野では，安静や不活動による最大酸素摂取量などの循環器機能の低下についてはデコンディショニングという言葉が使用される。

排卵　[ovulation]　卵巣の濾胞が破れて，成熟卵が排出されること。人の成熟期の卵巣では周期ごとに多数の卵胞が発育するが，通常そのうち成熟した 1 個のみが卵巣表面に隆起し卵胞壁がその先端に接する卵巣白膜とともに破裂して成熟卵が腹腔内に排出される。現象を排卵または卵胞破裂ともいう。

ハイリスク［グループ］　[high risk（group）]　ある健康阻害事象の発生する確率が高い（グループ）。このハイリスク・グループを対象とした予防戦略をハイリスク・ストラテジーという。

ハインツ小体　[Heinz body；Heinz granule]　赤血球内に生じる球状の小体。酸化変性したヘモグロビンが沈殿し集合したもの。円形，楕円形，多角形など種々の形をとり，大きさは 1 ～ 3 m で，赤血球内に 1 ～ 数個存在する。

ハウエル・ジョリー小体　[Howell-Jolly body]　血液塗抹普通染色標本で，赤血球の中に 1 ～ 2 個みられる青紫色の直径約 1 μm の円形の小体。赤芽球の核分裂の際に染色体が取り残されたもの。悪性貧血，溶血性貧血，脾臓摘出後や脾臓萎縮症などの脾臓機能低下時にしばしば多数出現する。

ハウスキーピング遺伝子　[housekeeping gene]　細胞の生命維持に必要な基本的機能に関与し，常に一定のレベルで発現している遺伝子。グリセルアルデヒド 3-リン酸デヒドロゲナーゼの遺伝子（*GAPDH*），β アクチンの遺伝子（*ACTB*），β2 マイクログロブリンの遺伝子（*B2M*），ヒポキサンチンホスホリボシルトランスフェラーゼ 1 の遺伝子（*HPRT1*）等が例である。これらは定量的リアルタイム-PCR やウエスタンブロット法による発現解析，RNAi（RNA interference）の内部標準として利用される。

ハウスダスト　[house dust]　室内空気中に存在する小さな塵（ちり）や埃（ほこり）の類。アレルギー性鼻炎や気管支喘息の原因となるアレルゲンと考えられている。ダニの糞・死骸，カビ類，繊維クズ，花粉等が含まれる。

パウチ包装　[pouch packaging]　調理食品の包装形式。小袋充填包装ともいう。プラスチックフィルムもしくは金属箔またはこれらを多層に合わせた容器（袋）。調理した食品を詰め，ヒートシールにより密封し，加圧加熱殺菌に適する。

バウヒン弁　[Bauhin valve]　＝回盲弁

ハウユニット　[Haugh unit]　卵白の高さと重さを考慮に入れた卵の鮮度判定。鮮度が低下した鶏卵では濃厚卵白が水様卵白に変化するため，平板上に割卵した時に卵白の高さが低くなる。そこで，

卵白の高さを測定し，次式から卵白重を考慮したハウユニットを求め，鮮度判定に用いる。ハウユニット＝ $100 \cdot \log(H - 1.7W^{0.37} + 7.6)$，$H$：濃厚卵白の高さ（mm），$W$：卵重（g）。新鮮卵では80〜90となる。

パウンドケーキ ［pound cake］ バター，砂糖，鶏卵，小麦粉を各1ポンドずつ用いて焼き上げた濃厚な食味のケーキ。バターケーキの代表格。生地に洋酒に漬けたドライフルーツやナッツを加える場合もある。生地の調製法にはシュガーバッター法，フラワーバッター法，オールインミックス法（すべての材料と乳化剤を加え，ミキサーで生地を作る）がある。

破過曲線 ［breakthrough curve］ ＝ブレークスルー曲線

ハガツオ ［striped bonito ; Oriental bonito］ スズキ目サバ科の海産魚。カツオに似て口が大きく，胸甲の幅が広く短い。全長1m程に達する。初冬の大型で多脂のものでは美味ともいわれるが，一般に肉は軟らかく，味はよくないとされている。日本中部から南日本，朝鮮半島，アフリカ，大西洋に分布している。

吐き気 ［nausea ; vomiturition］ 上腹部から前胸部にかけて感じるむかむかした不快な感じ。嘔吐したい，しそうだという感覚。悪心，嘔気ともいう。発汗，唾液分泌，顔面蒼白，脱力感等の症状を伴う。

麦芽 ［malt］ オオムギを発芽させたもの。短麦芽と長麦芽があり，前者は幼根が粒長の3/4〜4/5倍でビール用，後者は1.5〜2倍でウイスキー用である。オオムギを水浸し，10〜15℃で管理して，7〜10日発芽させる。発芽の際にアミラーゼ，プロテアーゼ等の酵素が発現され，これを製造工程での麦芽デンプン，タンパク質分解に利用し，発酵に必要な糖，アミノ酸を確保する。発芽の終了したものを緑麦芽という。緑麦芽は保存性向上のため加熱乾燥される。麦芽の根は苦味を含むため取除く。

麦芽臭 ［malty flavor］ 牛乳やチーズに発生する麦芽様の欠陥臭。原因物質としては3-メチルブタナールが挙げられ，これは *Streptococcus lactis* var. *maltigenes* によりロイシンから生成する。

麦芽酢 ［malt vinegar］ 食酢製造段階において原料から糖を作成する過程（糖化）で麦芽を用い，アルコール発酵，酢酸発酵を経て製造される食酢。マヨネーズ，ピクルスなどに用いる。

麦芽糖 ［maltose］ ＝マルトース

白筋症 ［leukocyte ; white muscle disease］ 生後間もない子ウシ，子ヒツジ等においてビタミンEやセレンの欠乏により，筋肉の変性・萎縮が起こる疾病。起立障害や歩行困難等の症状を呈する。

麦汁 ［wort］ ビール，ウイスキーの製造工程で麦芽に水を加え糖化した液。麦芽のデンプン，タンパク質を分解し，酵母発酵に必要な糖，アミノ酸を得る。麦芽を粉砕し，50〜60℃の湯中で30〜60分保った後，65℃に温度を上げ，さらに1〜2時間後75℃にする。温度の上昇にはインフュージョン法，デコクション法があり，前者は一つの仕込槽で麦芽を糖化させる方法でウイスキー，副原料を使用しないビールの製造に用いられる。後者は副原料と糖化液の一部を別の釜に移し煮沸後に戻す方法で副原料を使用するビールの製造に用いられる。ビール製造では麦汁を濾過し，ホップとともに煮沸する。煮沸後5〜10℃に冷却し酵母発酵させる。ウイスキー製造では糖化後濾過し20℃に冷却し酵母発酵させる。

白色筋 ［white muscle］ 骨格筋の一種で，見た目に白っぽい色をしている筋肉。速く収縮し，大きな張力を発揮することができるが，持久力は低い。エネルギー獲得反応は，主に解糖により乳酸を生成する無酸素性機構に依存している。

白色脂肪組織 ［white adipose tissue］ 脂肪組織のうち，トリアシルグリセロール（トリグリセリド）の貯蔵を主な機能とする脂肪組織。褐色脂肪組織が血管やミトコンドリアを豊富に含むために褐色を帯びているのに対比させてこのように名づけられている。肝臓及び小腸粘膜から，それぞれVLDLとカイロミクロンによって輸送されたトリアシルグリセロールの脂肪酸を取込み，これとGLUT4を用いて取込んだグルコースに由来するグリセロール3-リン酸からトリアシルグリセロールを合成し，これを貯蔵する。ホルモン感受性リパーゼを有し，これがノルアドレナリン，アドレナリン，グルカゴンによって活性化されると，貯蔵されたトリアシルグリセロールが加水分解され，脂肪酸とグリセロールとなって血中に放出される。またインスリンはこの酵素の活性を抑制することによって，トリアシルグリセロールの合成・貯蔵を助ける。この組織は内分泌機能をもち，レプチン，アディポネクチン，レジスチン，IL-6，TNF-α，PAI-1（プラスミノーゲン活性化因子阻害剤-1）等の生理活性物質（アディポカイン）を分泌し，糖尿病などの肥満と関連する病態の発症と関係する。→褐色脂肪組織，レプチン，アディポネクチン，レジスチン，IL-6，TNF-α，PAI-1

白色ミール ［white fish meal］ 魚粉の一種。魚粉の原料としてタラ，スケトウダラ，カレイ等の底棲性白身魚の魚肉は，色素タンパク質と脂質を多く含む血合肉が比較的少ない。したがって，製造された魚粉の色調は淡く，赤身魚から製造した茶褐色の魚粉（ブラウンミール）に対して，白色ミール（ホワイトミール）とよばれる。また，赤身魚からの魚粉製造で問題となる高度不飽和脂肪酸による脂質劣化が，白色ミールでは比較的少ない。→魚粉，血合肉

バクセン酸 [vaccenic acid] $C_{18}H_{34}O_2$, $CH_3-(CH_2)_5CH=CH(CH_2)_9COOH$, 分子量282.5。直鎖で二重結合を11位炭素にもつ不飽和脂肪酸。シス型は生物界に広く分布するが特に微生物に多くみられ, トランス型は木ろうや反芻家畜の生産物に含まれる。反芻家畜の胃内での水素添加反応によって作られる。trans-バクセン酸は, 吸収後に不飽和化され共役リノール酸(cis-9, trans-11)となる。キャピラリーカラムを用いたガスクロマトグラフィーによりオレイン酸と分離することができる。

薄層クロマトグラフィー [thin-layer chromatography, TLC] ガラス板上にシリカゲル, アルミナ, ポリアミド樹脂等を薄く塗布したプレートを分離媒体とするクロマトグラフィー。簡便・迅速に成分の存在を確認することができる。カラムクロマトグラフィーの分離条件の予備的検討に多用される。

剥脱性皮膚炎 [exfoliative dermatitis] 全身にわたり汎発性の皮膚剥脱を来す疾患。紅皮症, 剥離性皮膚炎ともいう。皮膚の炎症性発赤と落屑形成がみられ掻痒感も強い。種々の皮膚疾患, 薬物反応, 悪性腫瘍等に併発する。

ばくだん [puffed rice] 蒸し煮した米を瞬間膨化装置を用いて高温高圧で加熱し, 急激に常圧にして膨化させた米。パフドライス, 膨化米ともいう。多孔質構造で糊化度, 水溶性全糖が高い。組織が壊れ, 原料米の数倍に大きくなり, 糊化しているので消化が良い。サクサクとした食感で, スナック食品に利用する。

バクテリア [bacterium] =細菌

バクテリオシン [bacteriocin] 細菌をはじめ昆虫や哺乳類由来の抗菌性ペプチドのうち, 特に細菌由来のもの。類縁菌に対して抗菌的に作用するタンパク質及びペプチドの総称であり, 幅広い抗菌スペクトルを有したものも多数発見されている。

拍動 [heart beat] =心拍動

白内障 [cataract] 眼の水晶体が混濁し透明性が低下した状態。先天性白内障と後天性白内障がある。後天性は加齢や糖尿病等の代謝異常によるもの等。視力障害が進行すれば手術療法の適応となる。

白皮症 [albinism] メラニン色素量が欠損または減少する先天的遺伝性疾患。白子症。先天性メラニン欠乏症ともいう。眼皮膚白皮症, 眼白皮症(眼白子症), まだら症に分類される。眼皮膚白皮症は常染色体劣性疾患である。全身の皮膚と毛髪, 眼の色素が脱色する。眼白皮症は, 眼の色素が低下し, X連鎖性と常染色体劣性とがある。まだら症は, メラノサイトの欠損により部分的に白斑を呈する常染色体優性疾患である。

白米 [milled rice; polished rice] =精白米

ハクラン [hakuran] ハクサイとキャベツ(カンラン)の雑種種子の胚培養によって育成された雑種。植物では受精後胚珠が成長して胚を経て種子になる。受精自体は遠い属間や種間でも起こるが, 受精胚の成長が停止する。通常では種子にならないこの胚を種子から取出し, 人工培養(胚培養)によって発育を助け雑種個体を得ることができる場合がある。→バイオハクラン

薄力粉 [weak flour; soft flour] 小麦粉をグルテンの量及び質を基に用途別に分類した場合, タンパク質含有率が低く, グルテンの性質が弱い粉をいう。タンパク質含量は6.5〜9.0％で, ファリノグラフによる吸水率, 生地形成時間は小さく, 生地弱化度は大きい。エクステンソグラフによる伸長抵抗は小さい。主に菓子用や天ぷら粉などの調理用に用いられる。原料小麦としては主としてアメリカ産ウェスタン・ホワイトが用いられる。→ファリノグラフ, エクステンソグラフ

剥離性皮膚炎 [desquamative dermatitis] =剥脱性皮膚炎

曝露情報 [exposure information] ある疾病や障害に関連する要因(有害, 有益を含む)への曝露に関する情報。特定の要因への曝露の有無, 曝露の頻度・期間, 単位期間当たりの曝露量, 総曝露量等がそれに当たる。曝露情報を収集する際, 選択バイアスや情報バイアスが入らないような工夫が必要である。特に曝露情報を得るための質問調査については, 妥当性や信頼性の高い質問票の使用を行うなど, 質問調査の方式や調査者の訓練等工夫すべき点が多い。→選択バイアス, バイアス

破骨細胞 [osteoclast] 数十個の核をもつ直径が20〜100 μmの巨細胞で, 骨吸収を司る。単球系の細胞が骨芽細胞により活性化されて分化し, その後融合して形成される。骨表面に接した細胞膜は, 明帯と波状縁から成り, 波状縁から酸を分泌して骨表面を酸性に保ち骨塩を溶解するとともに, リソソーム酵素を分泌して骨基質を分解する。→骨吸収

破骨細胞分化因子 [receptor activator of NF-κB ligand, RANKL] 腫瘍壊死因子(TNF)ファミリーに属する膜結合型タンパク質。マクロファージコロニー刺激因子(M-CSF)と共に破骨細胞の分化, 生存, 機能発現に必須の因子。T細胞に発現する樹状細胞の活性化タンパク質であるTNF関連活性化誘導サイトカイン(TRANCE)と同一の因子。骨芽細胞, 骨髄由来ストロマ(間質)細胞に発現する。破骨細胞前駆細胞上の核内因子κB(NF-κB)活性化受容体(RANK)と結合し, 破骨細胞への分化を誘導する。成熟した破骨細胞上のRANKと結合することで, 骨吸収を促進する役割も担っている。活性型ビタミンDや副甲状腺ホルモンなどにより発現が誘導される。通常, 膜結合型として存在するが, メタロプロテアーゼによる切断を受け

て，一部は血中に可溶型としても存在する。骨組織中に埋没した骨細胞でも高い発現が認められ，破骨細胞分化に重要な役割を担っていることも示唆されている。分泌型デコイ受容体であるオステオプロテゲリンは，RANKより高い親和性でRANKLと結合し，破骨細胞の形成と活性化を抑制する。RANKL欠損マウスは，重篤な大理石骨病と歯の萌出不全を呈する。抗RANKL抗体（デノスマブ）は骨粗鬆症治療薬として利用されている。

箱ヒゲ図 [box-and-whisker plot] 分布の情報を情報量を残しながら簡単に図示する方法の一つ。平均，いくつかのパーセンタイルなどを箱，線分などで表示する。

ハザード [hazard] （食品）ヒトの健康に悪影響を及ぼす要因となる食品中の物質または食品の状態。危害要因ともいう。生物学的ハザードとしては食中毒菌，ウイルス，寄生虫など，化学的ハザードとしては農薬，添加物など，物理的ハザードとしては異物，放射線などがある。

破砕精米 [broken rice] 加工原料として一般主食用米より安く売り渡される米のうち，主食に転用されるのを防ぐ目的で，ローラーで砕かれた米。破砕米，変形加工米ともよばれる。主に味噌，醤油等の調味料，せんべい等の米菓類の製造原料に使われる。

破砕米 [broken rice] ＝破砕精米

ハサップ [hazard analysis critical control point, HACCP] 危害分析重要管理点方式。ハセップともいう。食品に関する衛生管理法の一つ。食品の安全・衛生管理を目的として，製造後のサンプル検査ではなく，原料生産，配送，貯蔵，製造，配送，提供までのすべての段階を分析して，重要管理点を定めて管理するとともに，それぞれ責任を明確にしている。このシステムを実現するために以下の7原則が定められている。①危害分析，②重要管理点の設定，③管理基準の設定，④モニタリング方法の設定，⑤改善措置の設定，⑥検証方法の設定，⑦記録の管理。1960年代に米国が宇宙開発計画を行った際，宇宙食の安全性を確保するために開発されたのが始まり。日本では1996（平成8）年の病原性大腸菌O157による食中毒事件を契機に給食やフードサービス業界で導入され始めた。

パジェット病 [Paget's disease] ＝ページェット病

はしか [measles；rubeola] 麻疹ウイルスによる急性の発疹性疾患。麻疹ともいう。飛沫感染による。カタル期，発疹期，回復期に分け，カタル期後半の頬粘膜コプリック斑は診断に有用。肺炎や脳炎を合併することがある。風疹（rubella）を俗に三日はしかとよぶ。

箸食 [culture of chopsticks] 箸発祥の地域は，黄河文明発祥の地にあると推定されている。獣肉や野菜を包丁と俎板(まないた)で食べやすい大きさに切って調理し，熱い食べ物を取り出すのに，指先に代わる竹ぎれや木ぎれを使ったのが箸食の始まりといわれる。日常の食事に箸を使っているのは，中国，朝鮮半島，日本，ベトナムであり，このうち，中国と朝鮮半島では匙と箸を併用，日本とベトナムではほとんど箸だけで食事をしている。日本で箸を用いるようになったのは，紀元3世紀以後とする説が圧倒的である。箸の種類には，檜，杉，柳，南天，栗，くろもじ，萩，竹等の素木(しらき)の箸，割り箸，塗箸，金属の箸，象牙の箸がある。調理用には，取箸，菜箸，真菜箸がある。→手食

橋本甲状腺炎 [Hashimoto thyroiditis] ＝橋本病

橋本甲状腺腫 [Hashimoto thyroiditis] ＝橋本病

橋本病 [Hashimoto disease] 自己免疫による慢性甲状腺炎。中高年の女性に多い。橋本策(はかる)が1912（大正元）年に報告し，橋本甲状腺炎ともいう。サイログロブリン，甲状腺ペルオキシダーゼに対する自己抗体が出現し，甲状腺組織へリンパ球が浸潤する。甲状腺は腫大し，通常，機能は正常または低下する。

破傷風 [tetanus] 嫌気性菌である破傷風菌による疾患。破傷風菌により産生された神経毒素により咀嚼筋や顔面筋の緊縮，全身筋痙攣，呼吸筋痙攣等を起こす。ワクチンによる予防が有効。

バジリコ [basilicum] ＝バジル

バジル [basil] シソ科の一年生草本（Ocimum basilicum）で，栽培品種が多い。メボウキ，バジリコともいう。香辛料として一般に利用されているのはスイートバジルの葉で，さわやかな芳香を有しトマト料理にしばしば用いられる。葉の精油の主な成分はメチルシャビコール，リナロールである。インドでは種子をゼラチン状に膨潤させて水菓子として食する。日本ではこれを目の洗浄に用いたことからメボウキという名が付いた。

パス解析 [path analysis] 複雑な因果関係の連鎖を，複数の重回帰分析を組合せることによって明らかにしようとするもの。パス解析では観測変数間の因果関係についてのみ議論する。近年は，構造方程式モデリング（共分散構造分析）で因果モデルを立てて分析すべきといわれている。

パス染色 [PAS staining] ＝過ヨウ素酸シッフ染色

パスタ [pasta] デュラム小麦のセモリナに加水・混捏して生地を作り，高圧をかけて押し出して成形し，乾燥したイタリア麺の総称。生地に食塩は添加されない。ホウレンソウなどの野菜や卵を加えることもある。生地を押し出すときの穴の形により，管状のマカロニ，棒状のスパゲッティやバーミセリ，帯状のヌードルなどさまざまな製品になる。

パスツール効果 [Pasteur effect]　Pasteur L（フランス）が発表した，酸素供給の十分な好気的条件下では解糖（発酵）が抑制される現象。好気的解糖と嫌気的解糖の切替えであり，細胞におけるエネルギー産生の効率化である。解糖系のホスホフルクトキナーゼがATPにより阻害される。→ホスホフルクトキナーゼ

パスツレラ菌感染症 [pasteurellosis]　基本的には動物の病原菌であるパスツレラ菌が，動物との接触や咬み傷等からヒトに感染する。咬まれた局所の皮膚感染にとどまらず，呼吸器感染症や敗血症等を起こすことがある。

パストラミ [pastrami]　牛赤肉を塩漬けした後，スパイスなどで調味し，くん煙を行った製品。表面に粗挽きコショウをまぶしたものがよく見られる。イタリアが起源で，スライスしたものをオードブルやサンドイッチに利用することが多い。

外れ値 [outlier]　調査で得られた計量的なデータの分布でみられる飛び離れた値。例えば，ある集団で食事調査を行い，ほとんどの人の総エネルギー摂取量が 1,000～3,000 kcal なのに，ごく一部に 500 kcal や 6,000 kcal というような飛び離れた値があったとすると，これらが外れ値である。外れ値は統計解析結果に大きな影響を与えることがあるため統計処理に含めるかは判断に困ることが多く，臨床的な意味を踏まえてよく吟味する必要がある。どの程度飛び離れたものを外れ値と見なすかの明確な基準はないが，いくつかの検定方法は提案されている。→度数分布

ハセップ [HACCP]　＝ハサップ

バセドウ病 [Basedow disease]　女性に多い自己免疫疾患で，甲状腺刺激ホルモン受容体に対する自己抗体が作られ甲状腺機能が亢進する。グレーブス病ともいう。甲状腺腫，眼球突出，頻脈，発汗，手指振戦，体重減少等がみられる。von Basedow KA（ドイツ）により報告。

パセリ種子油 [parsley seed oil]　セリ科の二年生草本，パセリ（*Petroselinum crispum*）の果実から得られる精油。収率 1.5～3.5 ％。調味料や香粧品の香料として用いられる。主な成分はフェニルプロパノイドのミリスチシン，アピオールである。

バソプレッシン [vasopressin, VP]　視床下部の下垂体後葉ホルモン分泌ニューロンによって合成され，脳下垂体後葉を経て分泌されるペプチドホルモンで，主に腎及び血管系に作用する。腎の遠位尿細管及び集合管で水の再吸収を促進することにより，尿を濃縮し水分の喪失を防ぐ。また平滑筋を収縮し，血圧を上昇させる。薬剤としては抗利尿作用を有し，尿崩症の治療に用いられる。＝抗利尿ホルモン

バター [butter]　乳等省令で生乳，牛乳，または特別牛乳から得られた脂肪粒を練圧したものと定義されている。その成分規格は乳脂肪分 80 ％以上，水分 17.0 ％以下，大腸菌群陰性であることと定められている。牛乳から分離したクリームを攪拌してバター粒とバターミルクに分けた後，バター粒を練圧して水分を減少させて組織を滑らかにしたものである。

バターオイル [butter oil]　乳等省令で，バターまたはクリームからほとんどすべての乳脂肪以外の成分を除去したものと定義されている。成分規格は乳脂肪分 99.3 ％以上，水分 0.5 ％以下，大腸菌群陰性と定められている。他成分が混入していないので，保存性に優れ，製菓原料，調理用，アイスクリーム原料等に用いられる。

バタークリーム [buttercream]　バターと砂糖を混合し，ホイップしてクリーム状としたもの。必要に応じて，卵や香料等が加えられる。洋菓子の飾り等に使われる。常温での保存性，保形性が良い等の特徴がある。

バターケーキ [butter cake]　小麦粉，砂糖，バター，卵で作るスポンジケーキのうち，バターの配合割合を高くして焼き上げたケーキ。パウンドケーキ，フルーツケーキ，マドレーヌ等がある。

バター脂 [butter fat]　通常，牛乳からの脂肪を指す用語。牛乳から分離したクリームをチャーニングして作られたバターを脱水して得られる。栄養的に優れている上，牛乳由来の芳香も備わっているためアイスクリームミックスの調製や製菓用として使用されている。

バターシート [butter sheet；pate feuilletee]　小麦粉生地にバターを折り込んで冷凍した生地。パイ，クロワッサン等に加工される。冷凍パイ生地。

バタースカッチ [butterscotch]　ハードキャンディーの一種。赤砂糖と水をフライパンで加熱し，キャラメル色にしてから生クリームと牛乳を加え，煮詰まったらバターを入れて作ったキャンディー。細かく刻んでパフェやアイスクリーム，チョコレートなどにも使われる。

バターピーナッツ [butter peanut]　バージニア種などの大粒のラッカセイの殻と皮を取り，バターで煎り，食塩（約 1.5 ％添加）で味付けしたり，ヤシ油で揚げてバターやマーガリン，食塩をまぶしたもの。

バターミルク [buttermilk]　バター製造の際，チャーニングによりバター粒が形成され，バター粒と白濁液に分かれるが，その白濁液を指す。脂肪含量は 0.5 ％程度で，組成的には脱脂乳と類似している。再分離してバターを製造し，残りのバターミルクは濃縮したり，そのまま乾燥してバターミルクパウダーとし，アイスクリーム等の原料とする。

バターミルクパウダー [buttermilk powder]

バター製造時に副産物として生じるバターミルクを乾燥させたもの。製菓あるいはアイスクリームの原料として用いられる。成分規格は乳等省令において，乳固形分95.0％以上，水分5.0％以下，細菌数50,000以下，大腸菌群陰性と定められている。

バターロール [butter roll] バターを多めに卵，牛乳などとともに生地に加え焼き上げたテーブルロールの一種。ソフトな触感のバター風味のパンである。

裸麦(はだかむぎ) [hull-less barley；naked barley] オオムギの中で穎(えい)と穎果が容易に外れるもの。これに対して穎と穎果の間に粘着物質が分泌されて容易に外れなくなっているものを皮麦という。コムギ，皮大麦に比べて耐寒性，耐湿性が弱いので，降雨が比較的少ない瀬戸内地方中心の西日本で栽培される。押し麦，白麦にして米とともに炊飯したり，麦味噌の原料等で食用に利用されている。→皮麦

破断エネルギー [rupture energy] 固形食品を圧縮または伸張あるいはその他の変形により破断する時に要するエネルギー。

蜂の巣胃 [reticulum；honeycomb stomach] 反芻動物の第二胃。反芻動物は第一胃から第四胃までをもつ。第一胃から第三胃までは食道が変化したものであり，本来の胃は第四胃である。第二胃は内壁に蜂の巣のようなひだをもつ。

蜂蜜 [honey] ミツバチがその巣に集めた花蜜。花の種類により特有の風味を有する。ミツバチの口から分泌される酵素で蜜の糖質は変化する。主成分はフルクトースとグルコースで，その他スクロースや各種のオリゴ糖が含まれる。

蜂蜜酒 [honey wine] 蜂蜜を発酵させた酒。ミードともいう。柑橘類などの果汁や生薬，香料を添加し味を調整することもある。一部では蜂蜜にワインあるいはブランデーや生薬，香料を添加する。

バチルスチューリンゲンシス [Bacillus thuringiensis] 農作物を食害するガやコガネムシの幼虫などの害虫に天敵となる土壌細菌で，頭文字からBtとよばれる。この微生物を製剤にしたBt剤は農薬として使用される。また，Bt剤の有効成分（Btタンパク質）の遺伝子を導入・発現させた作物が害虫抵抗性作物として米国を中心に栽培されている。

発育 [development] 身体の大きさが増すこと。計測により量的にとらえることができる。次の六つの原則がある。①連続した現象である。②一定の順序で進む。③体の各部が一斉に発育するのではなく，また，速度も一定でない。④決定的に大切な時期（臨界期）が存在する。⑤方向性がある。⑥相互作用に支配される。

発育急進期 [growth acceleration] 急速に発育する時期。乳児期は，身長，体重の増加や，神経系の発達が著しい。幼児期に入ると，この急速な成長速度は緩やかになり，安定した成長をする。思春期には，再び著しい身長，体重の増加がみられる。この時期には，第二次性徴も出現し，成熟した成人となる。→思春期スパート

発育曲線 [growth curve] 体重や身長などの身体計測値や臓器重量を，月齢年齢に伴って変化する様子を示した曲線。日本では，胎児の発育曲線，乳幼児の身長，体重の発育曲線が，いくつか発表され，発育の程度を評価するのに利用されている。母子健康手帳などに利用され，各年月齢パーセンタイル値が算出されている。

発煙硫酸 [fuming sulfate acid] →硫酸

ハッカ [mint] シソ科ハッカ属の植物。和種ハッカ（*Mentha arvensis* L.），洋種ハッカのペパーミント（*Mentha piperita* L.）とスペアミント（*Mentha viridis* L.），ペニロイヤルミント（*Mentha pulegium* L.）の4種が栽培されている。和種ハッカ油は苦味と樟脳臭があり食品には向かない。食品香料としては清涼感のある芳香をもつペパーミントが主体である。

八角 [star anise] ＝スターアニス

麦角 [ergot] 麦角菌がイネ科のライ麦，大麦等の子房内に寄生してできた菌核（保続菌体）で，麦角アルカロイドを含む。血管収縮や子宮収縮作用等をもち，分娩を促進する。感染した麦，麦角の混入したパン等により中毒を発症することがある。→麦角中毒症

麦角中毒症 [ergotism] 麦角に含まれるアルカロイドによる中毒症。麦角アルカロイドの多量服用や，麦角に感染した麦，麦角の混入したパン等で発症。末梢血管の収縮による四肢の壊死や中枢神経症状，流産等を呈する。

発芽玄米 [germinated brown rice] 玄米を発芽させ，栄養価や消化性を高め，精白米とともに軟らかく炊き上がるように工夫された米。γ-アミノ酪酸を玄米の2.5倍含有する。

ハッカ油 [peppermint oil] ハッカ草の葉を水蒸気蒸留して得られるメントールを主成分とする精油。爽快な芳香をもち辛味を伴う。ハッカ油はガムやキャンディー等の菓子類の香料として，また，リキュールの香り付けにも使用される。化粧品の香料や歯みがき剤，また，胃腸薬等への配合用や塗り薬，貼布薬等にも使用されている。

発がん [carcinogenesis] 生体内の正常細胞が生体内の制御を受けず増殖する悪性の細胞（がん細胞）に変化すること。化学物質による発がんの仮説として，イニシエーション（発がん物質により正常細胞に遺伝子変化が起こる初期化過程），プロモーション（遺伝子変化から形質発現に至る促進過程），プログレッション（がん細胞が増殖し，悪性度の増大する進行過程）の二段階説，あるいは三段階説がある。

発がんイニシエーション [tumor initiation]

発がん過程の初発段階に変異細胞が出現すること。イニシエーションともいう。化学物質や放射線等の発がん性物質によるDNA損傷が突然変異として遺伝子に固定され，腫瘍発生に関与する遺伝子に機能異常をもたらす過程を指す。

発がん性 [carcinogenicity] 生体にがん（悪性腫瘍）を誘発させる能力。がん性を示す物質の多くはDNAに突然変異を誘発するが，発がん性の有無は疫学調査あるいは動物実験において明らかにされる。→アフラトキシン

発がんプロモーション [tumor promotion] 潜在性がん細胞が増殖しがん細胞にまで変化し肉眼で観測されるに至る過程。発がん過程の2段階目。発がん性の試験では発がん促進作用をいう。

白金 [platinum] 元素記号Pt，原子番号78，原子量195.084。10（ⅡB）族元素。展性延性に富み，高温でも酸化されにくく，また熱伝導度が高いため，装飾品，電極，ルツボ，巻線などとして用いられる。微生物の塗抹，植継ぎなどに用いられる白金線は直径0.05〜0.1mmの巻線で，渦巻状，輪状にして用いる。

白血球 [white blood cell] 骨髄系幹細胞に由来する血液細胞。顆粒球（好中球，好酸球，好塩基球），単球，リンパ球に分類される。正常成人の末梢血白血球数は約4,000〜9,000/μL。好中球は貪食・殺菌作用をもつ。単球は組織に移行してマクロファージとなり，食作用と抗原提示を行う。リンパ球は細胞性及び液性免疫に関与する。→マクロファージ

白血球減少症 [leukopenia] 循環血液中の白血球数が正常下限を超えて減少した状態。末梢白血球数の基準範囲は3,300〜8,600/μL（日本臨床検査標準協議会・共用基準範囲2014）とされている。白血球減少の原因として放射線被曝，薬物，ウイルス感染，免疫疾患，がん等がある。白血球減少が高度になると易感染性となる。

白血球増加症 [leukocytosis] 循環血液中の白血球数が正常上限を超えて増加した状態。末梢血白血球数の正常上限は通常10,000/μL。白血球増加の代表的な原因は細菌感染症である。その他，免疫・アレルギー疾患や寄生虫感染，また腫瘍性増殖として白血病，悪性リンパ腫，骨髄増殖性疾患等が挙げられる。

白血病 [leukemia] 腫瘍化した造血細胞が無制限に増殖して末梢血液中に多数出現する疾患の総称。抗がん剤による化学療法や骨髄や幹細胞の移植治療などが行われる。病気の進行速度（急性と慢性）と腫瘍細胞の系列（骨髄性とリンパ球性）により分類される。急性白血病は急速に進行し，構成細胞はほとんど幼弱芽球が占める。急性骨髄性白血病はFAB（French-American-British）分類によってM1〜M7までに細分化される。急性リンパ芽球性白血病は小児に多い白血病である。慢性白血病は緩徐な進行で，構成細胞はほとんど成熟細胞が占める。慢性骨髄性白血病はほとんど成人の病気であり，経過は長いが，幹細胞の腫瘍化のため化学療法による根治は見込めず，大量化学療法と骨髄移植が必要である。慢性リンパ球性白血病は日本人に少ない。経過は長いが根治しにくい。

発酵 [fermentation] 微生物の作用により農産物などから人が好ましい産物を造るプロセス。逆に，人に好ましくない場合は腐敗という。古くは乾燥，塩蔵と並んで一種の保存法であったが，現在では成分の変換，風味の付与を目的に発酵させる。ただし，農産物を水分の多い状態で放置すると微生物が増殖してくるので，人が管理しなくても発酵は起こる。また，発酵茶のように酵素だけが作用していると考えられる場合でも，発酵とよばれている例がある。元来は農産物等を原料にして発酵食品を生産するプロセスを意味したが，科学技術の進歩により，グルタミン酸，イノシン酸，アクリルアミド等多様な化成品が微生物を利用して作られるようになり，発酵の意味は広くなっている。食品だけでなく，飼料や肥料の生産にも発酵が利用されている。→醸造，腐敗

発酵クリームバター [ripened cream butter] ＝発酵バター

発酵試験 [fermentation test] 微生物の機能・特性を調べるために発酵させる試験。良質な発酵食品を効率的に製造するための条件を設定するための基礎資料とする。かつては微生物を分類・同定するためにもよく行われていたが，DNA，RNAの塩基配列情報を用いて分類・同定できるようになったので，重要性が薄れた。

発酵食品 [fermented food] 農産物や水産物に微生物を作用させて製造する食品。伝統的な発酵食品には，清酒，味噌，醤油，納豆，漬物，米酢，クサヤ，塩辛，しょっつる等があり，明治時代以降受け入れた発酵食品には，ビール，ワイン，パン，チーズ，テンペ等がある。これ以外にも世界には，多種多様な発酵食品がある。発酵食品と似た言葉に醸造食品がある。両者は必ずしも明確に区別せずに使われているが，醸造食品の方が範囲は狭い。醸造食品は清酒や醤油のように原料の主成分が変化する食品に限定される。納豆，漬物，パン，テンペ等は発酵食品であるが，醸造食品とはよばない。なお，微生物を利用して生産しても，グルタミン酸等のように，分離・精製工程を経る化成品は発酵食品とはよばない。→発酵

発酵槽 [fermenter] 農産物を発酵させるために利用する容器。発酵タンクともいう。古い時代の清酒や醤油の生産には，木桶が利用され，発酵槽は単なる容器であった。ところが，科学技術の進歩により発酵槽のイメージは次第に変わった。特に抗

はつこうたん

生物質の生産が始まると，発酵槽は精密な化学反応器に変貌した。無菌の酸素を吹き込み，雑菌の混入を防ぎ，温度を制御する必要があったためである。これに影響されて，伝統的な発酵食品の製造に使用される発酵槽も，温度制御ができ，清潔で近代的なものになっている。

発酵タンク　［fermenter］　＝発酵槽

発酵茶　［fermented tea］　ツバキ科の常緑樹であるチャ（Camellia sinensis）の葉を加工した飲料用食品のうち，収穫後の茶葉の処理法によって製品は3種に大別される。茶葉を蒸気や高温の釜で殺青したのちに製造した緑茶，茶葉を日干萎凋（ちょう）と室内萎凋，攪拌を繰返した後製造した半発酵茶（ウーロン茶），生茶葉を柔捻（じゅうねん）したり裁断することによって，茶の成分と酸化酵素を反応させて作った紅茶がある。17世紀に中国からイギリス等に輸出されていた半発酵茶の武夷茶が紅茶の起源とされ，その後欧州人の嗜好に合わせて発酵程度の進んだものが生産されるようになり，現在の紅茶の原型が誕生した。紅茶の製造にはオーソドックス法とCTC法（C：crush，T：tear，C：curl）があり，速やかな浸出が求められるティーバッグ用にはCTC法が用いられる。紅茶の赤色成分は，カテキンがポリフェノールオキシダーゼにより酸化されて生じる橙赤色のテアフラビンと赤紅色のテアルビジンで，良質の紅茶には，テアフラビンが1～2％含まれる。香気成分は緑茶に比べて多く，リナロールやゲラニオール等のテルペンで，これらは茶葉内に配糖体として存在していたものである。→茶飲料，半発酵茶

発酵調整剤　［fermentation regulating agent］　発酵が順調に進むように添加する化成品。パンの製造において使用される発酵調整剤が最も知られている。イーストフードともいう。成分は，使用目的により異なるが，無機質，酵素，酸化剤等が含まれる。→ドウコンディショナー

発酵調味料　［fermented seasoning］　発酵により生産される調味料で，発酵食品のうち，調味料として利用されるものである。代表的な発酵調味料には，味噌，醤油，食酢，味醂（みりん）がある。グルタミン酸やイノシン酸のように分離・精製工程を経る化成品は，微生物を利用して生産されているが，この範疇に含まれない。味噌，醤油の主成分はアミノ酸であり，食酢の主成分は酢酸である。主成分を生産するだけであれば，合成法等で安価に生産することができる。実際，合成酢等が市場に食い込んだ時期もある。しかし，現在も発酵した製品が支持されるのは，発酵調味料が微生物が産生する香り成分を含めた多様な微量成分の総和として嗜好されるからである。→発酵食品

発酵乳　［fermented milk］　乳酸菌等を発酵させたミルク。代表的な発酵乳はヨーグルトである。広義には発酵されたミルクをすべて指すが，近年いろいろな製品が開発され，混乱するようになってきた。そこで，狭義には，無脂乳固形分が8％以上のものを発酵乳，それ以外は乳酸菌飲料とよんでいる。

発酵熱　［fermentation heat］　発酵に伴って発生する熱。発酵には微生物が関与する一種の化学反応である。化学反応は吸熱する場合もあるが，一般には発熱する。したがって，発酵が旺盛に始まると温度が上昇する。このために，冷却する操作が必要である。

発酵バター　［fermented butter］　バターを発酵させるのではなく，原料のクリームを発酵させてから使用する。発酵クリームバターともいう。発酵させることにより，わずかな酸味と独特の香りが付与される。日本で一般的に消費されているバターは発酵させないので，非発酵バターとよばれることもある。

ハッサル小体　［Hassall's corpuscle］　胸腺が加齢等により退行性変性を示した上皮細胞の塊。胸腺髄質にみられる同心円状の特徴的な構造で，エオジンに強く染まる。

発情周期　＝性周期

発色剤　［color development agent］　食品が本来もっている色を固定したり強めたりする食肉製品の塩漬けの際に用いる添加剤。亜硝酸ナトリウム，硝酸カリウム，硝酸ナトリウムの使用が認められている。食肉中のヘム色素（主にミオグロビン）をニトロシル化し，安定した美しい色調をもたらす。

発色助剤　［cure accelerator］　発色剤とともに用いて，食品の発色を促進させる添加剤。アスコルビン酸やエリソルビン酸（あるいはこれらのナトリウム塩）などが利用されている。

発生　［development］　(1)系統発生（phylogeny）。地球上に生物が誕生して以来，多様な生物種が生まれて滅亡してきた進化の過程のこと。(2)個体発生（ontogeny）。受精卵や胞子から，細胞分裂と分化を繰返しながら徐々に多細胞の高次な成体へ変化し，死に至る過程のこと。

バッセン・コーンツヴァイク症候群　［Bassen-Kornzweig syndrome］　アポリポタンパク質Bの遺伝的欠損による先天性の無βリポタンパク質血症。脂肪吸収障害による脂肪便，棘状の突起をもつ赤血球，網膜症，神経障害，精神遅滞等を呈する。

バッター　［batter］　小麦粉に水，卵，牛乳，砂糖，油脂などを加えて混合した流動性のある生地。粉に対する液体比率の範囲が0.7～4.0と広く，比率が高いほど流動性のある生地となり，薄く広げて加熱できる。バッターは放置時間とともに生地の状態が変わり，天ぷらの衣ではグルテン生成の影響で水分を保持するためからりと揚がらない。→生

地，シュガーバッター法，フラワーバッター法

発達 [development] 　生理的，機能的な成熟を意味し，能力が増すこと。発育に伴って，生理機能，精神機能，運動機能，社会性が変化し，より完全な形態や機能をもつようになること。乳幼児では，個体差が大きいので，評価は慎重に行う必要がある。

バッチ精留 [batch rectification] 　＝回分精留

バッチ抽出 [batch extraction] 　＝回分抽出

バッチ法 [batch method] 　反応容器・装置に一度に仕込んで反応させ，所定段階に達してから生成物を取り出すまでの一連の操作。回分操作ともいう。分液漏斗による二液間溶媒抽出，イオン交換体による目的イオンの回収・除去など平衡状態到達に従う操作には適しているが操作が不連続のため分離分析には必ずしも適さない。

発注係数 [coefficient of ordering] 　食材を注文する際に廃棄率を加味した係数。多種類の食材を発注する際は廃棄率の換算係数を用いると能率がよい。各自の施設の廃棄率を用いて，1＋（廃棄率÷可食部率）で換算係数（倉出し係数）を求め一覧表を作っておく。総使用量は，純使用量×換算係数×食数で求める。

バッド・キアリ症候群 [Budd-Chiari syndrome] 　肝静脈，下大静脈の閉塞または狭窄のため，肝流出血行路が障害され，その結果，肝臓腫大，腹水などを来す症候群。閉塞の原因は，主として肝静脈血栓，肝部下大静脈閉塞がある。肝静脈血栓形成の原因として，血液疾患，腫瘍，感染等が挙げられる。肝部下大静脈閉塞は先天性であり，膜様閉塞と非膜様閉塞とがある。

発熱 [fever] 　体温は，視床下部の体温調節中枢によって一定の範囲内に調節されている。何らかの原因により体温のセットポイントが高い方へ設定移動すると起こる。セットポイントを上昇させる物質を発熱物質といい，外因性のものとしては細菌やウイルス，内因性のものとしてはサイトカインがある。外因性の発熱物質は，内因性の物質を介していると考えられる。

バッファー [buffer] 　＝緩衝作用
パッフィング [puffing] 　＝膨化
パッフィングドライング [puffing drying] ＝膨化乾燥

発泡酒 [sparkling wine] 　炭酸ガスを含み発泡性のある酒類の総称。発泡性ワイン（スパークリングワイン），ビールもこれに含まれる。ただし日本の酒税法では発泡酒は〈麦芽又は麦を原料の一部とした酒類で発泡性を有する雑酒〉と定められており，麦芽を原料の2/3未満使用したビールテイスト飲料を指す。発泡性ワインは果実酒類に分類される。

八方だし 　四方八方に使える調味料だし。煮だし汁8：みりん1：しょうゆ1の割合で合わせて煮立てて使う。目的によって薄めたりして用いる。

パテ [pâté(仏)] 　材料を生地で包み，オーブンで焼いた，冷製，温製の料理。パテ"生地"の派生語。一般に包まれる具は，下処理をした魚や肉を細かく挽いてペースト状にしたもの。また，型に詰めて蒸したものもパテという。→テリーヌ

パテント粉 [patent flour] 　製粉工程中で，空気流を利用して微細フスマ部分を効率よく分離するピュリファイヤーという機械が19世紀半ばの米国で考案され，パテント（特許）があることから，ピュリファイヤーを使用して製粉した高品質粉をパテント粉とよぶようになった。現在ではフスマを除いた小麦粉全体をストレート粉とよぶのに対して，上がり粉から品質上位粉をとり分けて調製した粉をパテント粉とよぶようになっている。→上がり粉

ハドック [haddock] 　タラ科の一種。北太平洋の食用魚で，タラほど大きくない。

ハトムギ [job's tears；adlay] 　イネ科の植物で，長さ6～12mm，幅6mm程度の頴果(えいか)を作る。胚は大きく子実の半分を占める。インドからインドシナ半島地方にかけて古くから栽培されている。日本へは18世紀に中国から伝来した。精白したものは漢方薬のヨクイニンとして利用される。食用としては精白して粥や米飯に混ぜたり，製粉して小麦粉に混ぜて利用される。全粒を焙煎して茶として利用することもある。

ハナイグチ [elegant larch boletus] 　イグチ科ヌメリイグチ属のきのこ。まんじゅう形からほぼ平らに開く。表面はこがね色，帯褐橙色，赤茶色などで，多量の粘液に覆われる。夏から秋にかけて，唐松林内の地上に発生する。肉は淡黄色から鮮黄色，ぬめりが強く，さまざまな和風料理に合う。北半球以北に分布する。

バナジウム [vanadium] 　元素記号V，原子番号23，原子量50.942。5(5A)族元素。酸化数－Ⅰ～＋Ⅴまでの各段階の化合物が知られている。銀白色の金属である。ラットでは，妊娠及び生殖作用に影響があるとされている。また，コレステロールの合成を抑制する。

バナナ [banana] 　バショウ科の多年草。熱帯アジア原産で台湾，中南米，フィリピン産などがある。腐敗しやすく，輸入バナナは未熟なうち収穫されたものが消費地に運ばれ，二酸化炭素やエチレンガスなどが充満する部屋で追熟されてから市場に出回る。生食用と料理用があり，生食用は成熟または追熟によりデンプンが分解して糖ができたものを食するが，料理用は追熟を行わず，デンプンが糖化しない段階でも加熱調理して食するためイモに近い。20～30％あったデンプンが追熟により1～2％となる一方で，スクロースが約65％と多くなる。皮

の色素は未熟果ではクロロフィルとカロテノイドであるが，追熟によりクロロフィルが分解して黄色くなり，その後，皮表面に黒い斑点（シュガースポット）ができ，そのころには糖度も高くなっているので，熟成の指標となる。生のバナナは低温に弱く，低温障害を起こすと皮が黒変するので13℃以上の常温で保存するのが望ましい。

バナナ粉 [banana powder；banana flour]
バナナを乾燥し粉末にしたもの。これを加えて作ったバナナクリームは，クッキー，パイ，クラッカー等のクリームサンドに用いられる。また，アイスクリーム，マシュマロ，クッキーなどのバナナ風味付けとして用いられる。

バナナチップ [banana chip] バナナの薄切りを油で揚げたものや，小麦生地にバナナペーストを練り込み，バナナ風味に仕上げた薄焼き様のせんべいのこと。

バナナピューレ [banana puree（仏）] 熟したバナナの皮をむき，マッシュして熱処理をしたもの。パン，ケーキ，タルト，パイ，キャンディー，ビスケット，チョコレート，ソフトクリーム，マシュマロ，飲料等のバナナ風味付けに用いる。

バナバ [banaba] フィリピンを原産地とし，東南アジアに広く自生するミソハギ科の常緑樹。学名は *Lagerstroemia spesiosa*，和名はオオバナサルスベリ。フィリピンでは古くから民間伝承の茶として飲用されてきた。バナバの生理活性物質の一つとして抗糖尿病作用を有するトリテルペンカルボン酸のコロソリン酸が挙げられる。→コロソリン酸

ハナハッカ [origanum] ＝オレガノ

ハニーデューメロン [honeydew melon]
輸入メロン（ウリ科）の主力品種。主に米国とメキシコから輸入されている。2～3 kg，直径15～25 cmで，球形または楕円形をしている。果肉の色はオレンジ色もあるが主に緑色，皮はクリーム色で肉質は歯切れがよい。果汁が国産品に比べて少ないので，カットフルーツにもよく利用される。ペクチン，カリウムを多く含む。

馬肉 [horsemeat] さくら肉，けとばし，角などとよばれ，熊本県，長野県などでは郷土料理として食べられている。特に脂肪が入った部分は馬刺しとして食されている。肉質の特徴としては色素タンパク質であるミオグロビンが多いので非常に赤黒く，グリコーゲンが多いため甘く感じられる。

パニック障害 [panic disorder] 前触れもなく身体の異常を感じ，死の不安に襲われるなどの発作を起こすことを特徴とし，以前は不安神経症，心臓神経症などに分類されていた。息苦しさ，動悸，吐き気，冷や汗等を訴えることが多く，治療としては薬物療法，認知行動療法，精神療法などが推奨される。

馬乳酒 [koumiss] クミス。シベリアあるいはコーカサス地方で造られる酒。ウマやウシ，時にラクダの乳を発酵させたもの。馬乳は乳糖を多く含むことから，これをラクトース発酵性の酵母で発酵させると，アルコール度数1％内外の酒ができる。同時に乳酸菌が乳酸発酵をするので酸味もある。

馬尿酸 [hippuric acid] $C_9H_9NO_3$，分子量179.18。N-ベンゾイルグリシンともいう。食品添加物などに含まれる安息香酸は，肝臓でグリシン抱合を受け，馬尿酸として尿中に排泄される。肝機能が低下すると，安息香酸の解毒機能が低下する。安息香酸ナトリウムを負荷し，尿中に排泄される馬尿酸量を測定することにより肝機能の検査に用いられる。

バニラ [vanilla] ラン科の多年草でワニラともいわれる。熱帯アメリカ原産であり，気根で他の木にからみついている。さや状の果実の中の種子がバニラ豆であり香料の原料となる。未熟なときは緑色で，濃い褐色となり，黒い種子ができる。未熟なときに採り，さやごと発酵させて乾燥させたものが甘い芳香を放ち，香料として利用される。香気成分はバニリンである。バニラエッセンス（バニラ香料）は植物であるバニラ豆を蒸留して得られる香気成分の抽出物であり，バニラ豆にアルコールを加えて放置してから搾ったものを蒸留することで得られる。バニラ豆はバニリンを約2％含有しており，50％程度のアルコール溶液として洋菓子などに広く用いられる。バニラエッセンスの一成分としてのバニリンは丁字油中のオイゲノールを酸化して製造される。

バニリン [vanillin] $C_8H_8O_3$，分子量152.15。ラン科植物のバニラ豆より単離された香気性物質。バニラ豆のほかにも存在し，甘い芳香を有し，アイスクリーム，チョコレート等に香料として用いられる。

バニリン酸 [vanillic acid]
$C_8H_8O_4$，分子量168.15。白色針状結晶。分解せずに昇華性を示す。アルカリ条件下での酸化銀または溶融した水酸化ナトリウム－水酸化カリウムによりバニリンより酸化して得られる。

パネート細胞 [Paneth cell] 小腸陰窩の底部に存在する細胞で，底の広い錐体型を示し，リゾチームを分泌する。

パノース [panose] $C_{18}H_{32}O_{16}$，分子量504.44。マルトースまたはスクロースとマルトースに糖転移酵素を作用させて生成する三糖類で，D-グルコースが非還元末端から順に$α1→6$結合，$α→4$結合した構造。非う蝕性の甘味料として利用される。

ハバース管 [Havers canal] すべての骨の外側は皮質骨とよばれ,骨単位(オステオン)という小単位の円筒状の層状構造から成る。ハバース管はオステオンの中心にある管腔で,内部に毛細血管を含む。

パパイン [papain] パパイヤ乳液に含まれ,活性部位にスルフヒドリル基(SH基)が存在するシステインプロテアーゼの代表例の一つ。非常に安定な酵素であり,また,基質特異性は一般的に広い。食肉軟化剤などとしても用いられる。

ババロア [bavarois] ドイツ南部ババリア地方の温かい飲み物であったものを,フランス人の料理人アントナン・カレームが生クリームとゼラチンを固めた料理にしたもの。現在では基本のババロア(砂糖,卵黄,牛乳を加熱して,ゼラチンで固め,生クリームを加えて,冷やし固める)に季節の果物や果汁,チョコレート等を加える。

パフ式乾燥法 [puffing drying] ＝膨化乾燥
ハプテン [hapten] ＝不完全抗原
ハプトグロビン [haptoglobin] 肝臓で合成され,血清中に分泌されるタンパク質。分子量は約100,000。二量体(分子量約200,000),四量体(分子量約400,000)を形成する。老廃赤血球の処理や病的溶血に際し血中に放出されたヘモグロビンと結合し,肝臓へ輸送する。正常血清濃度は45～320 mg/dL。

パフドコーン [puffed corn] ＝ポップコーン

ハプトコリン [haptocorrin] トランスコバラミン-1 (TC-1),R-タンパク質ともよばれる。唾液中に分泌されるビタミンB_{12}結合タンパク質。食物中のタンパク質に結合したビタミンB_{12}は,胃の酸性環境下で,ペプシンによって放出される。遊離したビタミンB_{12}はハプトコリンとの結合によって酸性環境下での安定性を獲得する。ビタミンB_{12}とハプトコリンの複合体は,十二指腸に達すると膵液中のプロテアーゼによって消化され,放出されたビタミンB_{12}には,内因子と結合した後に吸収される。

パフドライス [puffed rice] ＝ばくだん
パプリカ [paprika] ナス科の植物でトウガラシの一種であり,南アメリカ原産。トウガラシは辛み種と辛くない甘み種があり,パプリカとピーマンはいずれも甘トウガラシであるが同族の異なる品種である。パプリカはピーマンより大型で肉厚であり,赤,オレンジ,黄色など色が鮮やかで加熱による変化が少ない。パプリカの色素はカロテノイドでカプサンチンを主成分とする。パプリカといった場合,果実そのものを指す場合と果実から作られる香辛料を指すことがある。果実は生食や加熱調理に用いられ,香辛料として用いるパプリカは完熟果実を乾燥させ,粉末化したものであり,細胞壁付近のペクチンの影響でとろみがつくのでスープやソースなどに使用する。

ハミウリ [hami melon] 中国・新疆ウイグル自治区ハミ市が原産のウリ科のメロンで,1.3～1.5kgの楕円形の果実。果肉は厚く,オレンジ色で糖度は17度前後と高く,シャリシャリとした独特の舌触りをもつ。収穫後も肉質の変化がほとんどなく日持ちがよい。

ハム [ham] 本来は,ブタのもも肉を塩漬けしたもの(骨付きハムやボンレスハム)を指したが,現在では,肩肉や背肉を原料としたショルダーハムやロースハムも一般的である。また,プレスハムのような肉片を結合させた製品も,日本ではハムの一種としている。

早鮨 [haya-sushi] 馴鮨(熟)や生成鮨と異なり酢と塩で飯に味を付けた鮨で,自然発酵の工程をもたない。一夜鮨ともいう。馴鮨は魚の保存法であったが,早鮨は飯料理に分類される。米の精白技術が進み,酢の醸造が産業として盛んになった江戸時代には,多種類の早鮨が工夫され,握り鮨,姿鮨,こけら鮨,箱鮨,押し鮨,ばら鮨,巻き鮨,いなり鮨等,現在の鮨の種類がほぼ出揃った。多くの早鮨は白米と魚介類,季節の野菜類を組合せたもので,貴重な食品を使った鮨は,祭りや節句などの祝い事の代表的な行事食となり,現在でも地方色豊かな鮨が伝承されている。

ばら [ウシ:flank;short plate;ブタ:belly] ブタにおいて,中躯からロースを切り離した腹側の部分肉。ウシでは部分肉名でいうかたばらとともばらを慣用的に総称したもの。肋骨に沿って赤身と脂肪が交互に重なっている部分で,その形状からブタにおいては慣用的に三枚肉とよばれる。また,ウシでは慣用的にカルビとよばれる場合もある。ブタばらに肋骨を付けたまま精肉にしたものはスペアリブともよばれる。

バラエティーミート [variety meat] ＝畜産副生物
パラガングリオン [paraganglion] ＝傍神経節
パラキサンチン [paraxanthine] $C_7H_8N_4O_2$,分子量180.17。針状結晶。プリン誘導体で,テオブロミン,テオフィリンの異性体。カフェインの代謝物の一つで,尿中に検出される。

パラグアイ茶 [Paraguay tea] ＝マテ茶
パラクリン [paracrine] ＝傍分泌
腹子 [roe;hard roe] 魚類の産出前の卵塊。食用とされるものではサケ,マスの腹子の塩蔵品(スジコ)が代表的。スジコはサケ,マスの未熟な卵巣を卵嚢(すじ)(卵の袋)が付いた状態(卵塊)で塩蔵して製造する。→魚卵

パラコレラ [paracholera] 臨床的にコレラに類似するが,コレラ菌(*Vibrio cholerae*)以外の

病原菌による感染でコレラ類似の症状を示すもの。

ばら鮨 ＝ちらし鮨

ハラタケ [meadow (field) mushroom；*Agaricus campestris*] ハラタケ科の食用きのこ。春から秋，肥沃な草地や芝生に発生する。ツクリタケ（マッシュルーム）は栽培種で，ハラタケは担子器に4個の胞子を作るが，ツクリタケは2個しか作らない。パスタや煮込み料理に適する。

パラチオン [parathion] $C_{10}H_{14}NO_5PS$，分子量291.27。有機リン系殺虫剤の一つ。極めて殺虫力が強く稲の害虫防除に貢献したが，急性毒性も強いために人の中毒事故が発生し，農薬としての使用が禁止された。

パラチノース [palatinose] $C_{12}H_{22}O_{11}$，分子量342.30。スクロースに糖転移酵素を作用させて生成する非う蝕性の甘味料。異性化ショ糖ともいう。甘味度はスクロースの約42％である。

パラチフス [paratyphoid] パラチフス菌による急性の感染症でヒトのみに感染する（3類感染症）。環境衛生の向上により日本では減少しているが，海外では流行を繰り返している。糞便で汚染された食物や水，あるいは保菌者から感染する。

バラバター 市販されているバターの形態別に区分すると業務用バターと家庭用バターがあり，バラバターは業務用バターをさらに区分したものの一つである。バラバターは食塩を使用していない20〜25 kgのバター（無塩バター）で，−20℃以下で冷凍保存され，主に飲料，製菓，製パンなどの原料として用いられる。業務用バターには他に食塩を使用していない主に450 gのプリントバターがあり，冷蔵保存されるのでバラバターより品質保持期限が短い。主に製菓，製パン，調理用に用いられる。さらに薄いシート状の無塩バターも冷凍保存されたものがあり，製菓，製パン（パイ）用に使われている。業務用バターに対して家庭用バターは200〜225 gの有塩バターで，一部無塩バターもあり，冷蔵保存される。

腹開き [belly cutting] 魚のおろし方の一種で，開いた時に腹側が外側になるおろし方。あじの干物は頭を付けたままこの方法で開くのが一般的である。→背開き

パラフィン [paraffin] 鎖式飽和炭化水素（アルカン）の一般的な名称（一般式はC_nH_{2n+2}）。ロウソクや燃料等広く使用されるが，軟膏基材や化粧品の添加物，防水材料としても用いられる。

パラフィン紙 [paraffin paper] ＝グラシン紙

パラ分泌 [paracrine] ＝傍分泌

パラホルモン [parahormone] 組織の物質代謝過程で産生される物質が血液などの組織液を介して，遠隔臓器に何らかの調節作用を営む時，この物質をパラホルモンという。この物質を産生する組織が特異的でない点でホルモンと区別される。

パラミツ [jackfruit；jaca；*Artocarpus heterophyllus*] インド原産のクワ科の常緑高木で，高さは15〜25 m。果実は卵型で長さは30〜60 cm，重さは10 kg前後から40 kgにもなる。果肉は淡黄色でパイナップルに似た香りをもち，甘みがある。生食のほか，シロップ漬けなどに利用され，種子も食用とする。

パラメトリック法 [parametric method] パラメーター，すなわち母数に基づく統計学的検定法のこと。母集団に正規分布，二項分布，ポアソン分布など特定の分布を仮定して行う統計学的検定法の総称。通常はデータが正規分布にしたがうと考えられる場合を指すことが多い。他方，母集団分布があらかじめ知られていない分布を対象とした解析法をノンパラメトリック法といい，順位データによる解析などがこれにあたる。→ノンパラメトリック法

ばら油 [rose oil] ＝ローズ油

ハラル [halal] 広義ではイスラム法で許可されたもののこと。狭義ではイスラム法で食べられる食品（ハラルフード）をいう。ハラルとされないものに豚肉，血液，酒などがある。例えば食肉については，血抜きをするなど定められた手順に従って処理されたもののみがハラルの認証を受けることができ，ハラルの表示をすることができる。

パラログ [paralog] →遺伝子重複

バランス食 [balanced diet] 特に定まった定義はない。数種類の栄養素や食品を目的に見合ったバランスで摂取できる食事を指すことが多い。均衡の良い食事の意で用いられる。

バリノマイシン [valinomycin] 環状ペプチド抗生物質。イオノフォア抗生物質の一種で，カリウムイオンを細胞内に送り込む。ストレプトミセス*Streptmyces*属の菌体から単離され，毒性も強い。

バリン [valine] $C_5H_{11}NO_2$，$(CH_3)_2CHCH(NH_2)COOH$，分子量117.15，三文字記号Val（一文字記号V）。分枝鎖のアミノ酸で必須。ピルビン酸から2-オキソイソ吉草酸を経て合成される。分解はアミノトランスフェラーゼにより2-オキソイソ吉草酸になり，プロピオニルCoAを経てスクシニルCoAに代謝される。

バリン血症 [valinemia] 分枝α-ケト酸脱水素酵素やバリントランスアミナーゼの先天的欠損により，血中バリン濃度が異常高値となる疾患のこと。→メープルシロップ尿症，バリントランスアミナーゼ欠損症

バリントランスアミナーゼ欠損症 [valine transaminase deficiency] バリンからアミノ基を転移し，2-オキソイソ吉草酸を生成するバリントランスアミナーゼの先天的欠損によりバリンが血中に蓄積し，バリン血症となる。発育障害，嘔吐，眼振，硬直などの神経症状が現れ，知能低下がみられ

る。バリンを含まない食事の投与を行う。同様な作用を有する酵素として3種の分枝アミノ酸からアミノ基を転移する分枝アミノ酸トランスアミナーゼがある。

パリンドローム [palindrome]　二本鎖の核酸のある領域の向かい合う鎖の5′-末端から3′-末端に向かう塩基配列が全く同一の塩基配列となる構造。回文構造ともいう。多くの制限酵素の認識配列やオペレータ配列などはパリンドロームであることが多い。

バルカン腎症 [Balkan nephropathy]　バルカン地方の風土病として知られる慢性間質性腎炎。原因不明であるが，慢性の重金属中毒やオクラトキシンAを含む穀物の中毒等の可能性が指摘されている。

バルサミコ酢 [balsamic vinegar]　ブドウの果汁を原料とし，アルコール発酵，酢酸発酵の工程を経て，木の樽で長期に発酵させたイタリアの伝統的なブドウ酢。バルサミコまたはバルサミコ酢ともいう。酸度6％以上，アルコール度15％以下，糖度30 g/L以上で，添加物が加えられていないものをいう。揚げ物，肉・魚介・野菜・果物類，菓子類，アルコール，チーズなど多種類の料理に使う。

ハルサメ [starch noodle]　リョクトウデンプンを用いて製造した麺。現在ではサツマイモデンプンとジャガイモデンプンを使う。原料の一部に水を加えて糊化させたものに残りの原料を加えて練ったものを細孔から熱湯中に押し出して凝固，冷却，凍結し，その後解凍，乾燥して製造する。

パルス標識 [pulse-labeling]　生物の組織や細胞に，放射性同位体または安定同位体で標識した化合物をある一定期間取込ませた後，その標識化合物の代謝を観察，追跡する実験法。

バルバドススグリ [Barbados gooseberry]　西インド，南アメリカ北沿岸部，パナマ原産といわれる特殊な種類のサボテン。つた性の棘の多い低木で，独特の黄色や赤味がかった果実をつける。栽培されることはあまりないが，まれにハウス栽培されることがある。果実は一般的に煮込み，砂糖漬け，ジャム等に利用される。幼芽及び葉は野菜のようにして食される。タンパク質，カルシウム，リン，マグネシウム含量が比較的高い。

バルバドスチェリー [Barbados cherry]
＝アセロラ

パルプ [pulp]　一般には植物繊維質の破砕物。果汁の不溶性固形物もパルプという。

パルボウイルス [parvovirus]　DNAウイルスの一つ。かつては子犬や子猫が感染し，死亡する例も多かったが，近年は予防接種により減少している。ヒトパルボウイルスには幼児や児童が感染することが多く，リンゴ病の原因となる。また妊婦が感染すると，死産や流産の危険が伴う。

パルマローザ [palmarosa]　インド原産のイネ科の多年生草本（*Cymbopogon martini*）で，レモングラスの近縁種。モティア（*C. martini* var. motia）とソフィア（*C. martini* var. sofia）という2系統がある。香粧品の香料として用いられる。

パルマローザ油 [palmarosa oil]　パルマローザの葉と花から得られる精油。主な成分はゲラニオール，シトロネロールである。モティア系統の方がソフィア系統に比べゲラニオールの含有量が多く，高品質とされる。解熱，食欲増進，殺菌，鎮静作用があるといわれている。

パルミチルアルコール [palmityl alcohol]
$C_{16}H_{34}O$，$CH_3(CH_2)_{14}CH_2OH$，分子量242.45。1-ヘキサデカノール，セチルアルコール（セタノール）ともいう。白色の薄片，粒または塊状のろう様物質。鯨ろう，マッコウクジラ油のけん化・蒸留，ヤシ油，牛脂を還元し，減圧分留するなどで得られる。水に不溶。乳化物（O/W型，W/O型のどちらも）の乳化安定剤として有効。皮膚を柔軟にする性質をもつことから，クリームや乳液に用いられている。工業用としては，界面活性剤，繊維助剤，可塑剤，石油添加剤，合成樹脂安定剤等に用いられる。

パルミチン酸 [palmitic acid]　$C_{16}H_{32}O_2$，$CH_3(CH_2)_{14}COOH$，分子量256.43。分布は広く，大抵の油脂に含まれている。過剰に摂取すると高コレステロール血症を来すおそれがある。

パルミチン酸レチノール [retinyl palmitate]
ビタミンA（レチノール）と飽和脂肪酸であるパルミチン酸がエステル結合した化合物。ビタミンA欠乏症などで投与される。また，にきびや老化した皮膚などの外用薬剤として利用される。

パルミトレイン酸 [palmitoleic acid]　$C_{16}H_{30}O_2$，$CH_3(CH_2)_5CH=CH(CH_2)_7COOH$（シス型），分子量254.41。9-ヘキサデセン酸ともいう。タラ肝油，イワシ油，ニシン油など海産動物油，海藻油に多く含まれる。哺乳動物の肝臓の脂質，乳脂にも4～8％含まれている。

パルメザンチーズ [Parmesan cheese]
パルミジャーノ・レッジャーノチーズの俗称。イタリアの北部パルマ地方で作られる超硬質チーズ。原料は牛乳で，熟成期間2年以上で直径35～45 cm，高さ20～25 cmの円筒状，約30 kg。硬いがもろく粉末にしやすく，コクがあり，刺激性が強いことから調味料としてパスタなどに振りかけられる。

バレイショ〔馬鈴薯〕臭 [potato flavor]　土臭いにおい。

バレイショ〔馬鈴薯〕デンプン〔でんぷん〕
[potato starch]　＝ジャガイモデンプン〔でんぷん〕

破裂強度 [bursting strength]　液体か気体により連続的に加圧されたフィルムやシート状の試料表面が降伏点に達した後，破裂する時の最高圧力を

ハレとケの食べ物 [daily food and event food]
ハレの食べ物とは非日常食を意味し，餅や団子，鮨や赤飯，尾頭付きの魚など普段とは異なる行事食や客膳料理をいう。ケの食べ物とは日常の普段の食事を指す。

バレニン [balenine]　$C_{10}N_{16}N_4O_3$，分子量240.26。β-アラニル3-メチルヒスチジン。種々の動物の筋肉中に見いだされるジペプチド。

バレリアン酸 [valerianic acid]　=吉草酸

バロウ病 [Barlow disease]　ビタミンCの欠乏により生後6～12か月で発症する壊血病。メレル・バロウ病ともいう。骨組織や歯の発達不全，骨折，骨境界部での出血などの症状を示す。

バロティーヌ [ballottine]　牛・羊・豚・鶏肉などの骨を抜き，内部にいろいろな詰め物をしてローストしたり，煮込んだりした料理。一般には温製アントレとして出される。冷製のガランティーヌの一種。

ハロロドプシン [halorhodopsin]　アーキア（古細菌）の一種 Natronomonas pharaonis から見出された光感受性の塩素イオンポンプタンパク質。580 nmの黄色光によって活性化され，細胞内に塩素イオンを運び入れる。神経の細胞膜で発現させておけば光刺激によって過分極を起こし，神経活動の抑制を引き起こす。光が照射されている間は塩素イオンを継続して運び入れるため，その間は過分極を維持することができる。

斑 [macule]　皮膚の色調異常。出血斑である紫斑をはじめ，紅斑，白斑，黄色斑，褐色斑，青斑，黒色斑などがある。

パン [bun]　小さな丸いパンで，特にロールパンを指す場合もある。香料や干しブドウが入った菓子パンもパンとよばれる。

半解凍 [half thawed；tempering]　冷凍した食品において中心部には氷結晶や凝固している油脂が残っているが周囲は軟らかく戻った状態をいう。

ハンガリアンサラミ [Hungarian salami sausage]　ハンガリー起源のドライソーセージ（サラミソーセージ）。ケーシングに牛大腸を用いた比較的大型のソーセージ。乾燥・熟成は，2か月程度行われる場合が多い。→ドライソーセージ，サラミソーセージ

半乾性油 [semi-drying oil]　乾性油ほど早くないが，空気中で乾燥する性質をもった油脂。一般にヨウ素価が100～130のもの。リノール酸やオレイン酸が主成分の大豆油やナタネ油，コーン油が該当する。大部分は食用油に利用されるが，一部は塗料にも使用される。→乾性油，不乾性油

半奇静脈 [hemiazygos vein]　胸椎の左側を上る静脈。左上行腰静脈から半奇静脈となり，第7～9胸椎付近で奇静脈に入る。胸椎の右側を上る奇動脈と比較して短いのが特徴。

パンクレオザイミン [pancreozymin]　=コレシストキニン

半減期 [half-life]　ある物質の物理的または化学的寿命の表し方。量や濃度が半量となるのに要する時間。一般には放射性核種の原子数または放射能がもとの1/2になるのに要する時間をいうことが多いが，生体成分や生体に投与した物質の減衰速度などを示す場合もある。

パン粉 [bread crumb]　パンを焼き上げ粉砕し，篩にかけて粒子を揃えたもの。原料には小麦粉，イースト，食塩，糖類，油脂，イーストフード，色素，添加物等が使われる。パン粉の種類には，乾燥パン粉（水分12％），生パン粉（水分35～38％），セミドライパン粉（水分約20％），微粉パン粉（粒度は30と40メッシュ）等がある。

半硬質チーズ [semi-hard cheese]　軟質チーズと硬質チーズの中間の硬さで水分38～45％程度のチーズ。ブリックチーズやリンブルガーチーズは細菌で熟成させた半硬質チーズであり，ロックホールチーズやブルーチーズはカビで熟成させた半硬質チーズである。なお，日本では一般に半硬質チーズというが，外国ではセミソフトチーズという。→軟質チーズ，硬質チーズ

パン酵母 [baker's yeast]　パンの製造に使用する酵母。パン酵母はドウの中で発酵することにより炭酸ガスを発生させ，この炭酸ガスをドウが包蔵してきめの細かい網目状の内相を形成する。パン酵母は同時にアルコールをはじめとする多様な香気・呈味成分を作る。なお，パン酵母と清酒酵母は，分類学的には種まで同じである。近年冷凍耐性のパン酵母も発見され，パン製造の合理化に寄与している。

万国製品コード [universal product code]　=ユニバーサルプロダクトコード

反射 [reflex]　ある感覚刺激によって求心性神経に発生したインパルスが，中枢神経を介して遠心性神経に伝えられ，その神経が支配する器官に達して無意識的に定型的反応を起こさせる現象。酸味のあるものを口に入れれば唾液が分泌されるのがその例である。→反射弓，条件反射

反射弓 [reflex arc]　反射の全神経回路。①刺激を感受する受容器，②受容器の興奮を中枢に向けて伝える求心性ニューロン，③求心性ニューロンによって伝えられた情報を受けとって処理する中枢神経系，④中枢神経が発した情報を受け取って末梢に伝える遠心性ニューロン，⑤その情報に基づき最終的な効果を発現する効果器の五要素から成る。

半消化態栄養剤 [semidigest diet nutrient]　経腸栄養剤の一つで，タンパク質，脂質，糖質が一部消化された状態の高エネルギー，高タンパク質の栄養剤。ビタミン，ミネラル，微量元素も適量含ま

パン食 [meal of bread] 日本では，1950（昭和25）年に八大都市の小学校でガリオア資金によるパンを主食とした給食の導入が始まり，次第にパン食が若年層に定着してきた。1960（昭和35）年頃には，米国やカナダから小麦の売り込みが激化し，パン工場が大型化して都市の一部の家庭において朝食にパン食を取り入れるようになった。パンが普及した背景には，ヨーロッパ的生活様式がよいという価値観がある。飽食の時代を背景としてヨーロッパの技術が直輸入され，パンのおいしさが人々に認められて広まり，米飯圏の中で特異的にパン食が普及した。

繁殖試験 [reproduction study ; propagation test] 一定期間化学物質を投与した実験動物の雌雄を交配させ，生殖能力や妊娠，哺育など繁殖に及ぼす影響を調べ，さらに次世代に及ぶ繁殖への影響を調べるもの。

反芻〔すう〕胃 [rumen] 反芻動物に特徴的にみられる胃。発酵が行われている第一胃と第二胃のこと。→反芻〔すう〕動物

半数致死量 [median lethal dose, LD_{50} ; LD-50] マウス等の実験動物を50％（半数）死亡させる物質の用量。50％致死量，中央致死薬量ともいう。一般に物質の急性毒性の指標。LD_{50}の数値として表され，物質間の毒性の程度を比較するのに利用される。動物の死亡率を縦軸に，投与用量を横軸に取りプロットした線より，50％が死亡する用量を統計学的に求めたもので，動物体重1 kg当たりの重量（mg）で示し，動物種，投与法を付記する。例：マウス経口 LD_{50} 25mg/kg。

反芻〔すう〕動物 [ruminant] 反芻亜目に属する。反芻胃（第一胃と第二胃）及び第三胃から成る前胃と単胃動物の胃に相当する第四胃を有する。採食した牧草など飼料を咀嚼後に，反芻胃に嚥下した後，口に戻して再咀嚼する反芻行動を行う。反芻行動により，植物性飼料の粒度が低下し，反芻胃での発酵が促進される。ウシ，ヒツジ，ヤギ，キリン，シカなどが含まれる。分子分類学により，クジラやイルカと近縁であることが明らかになり，反芻亜目は偶蹄目の鯨反芻亜目とする場合もある。

伴性遺伝 [sex-linked inheritance] 性染色体，主にX染色体上の遺伝子による遺伝。母親の形質が男の子に，父親の形質が女の子に現れる十文字遺伝が特徴的。ヒトの赤緑色覚異常，血友病，デュシェンヌ型筋ジストロフィーは代表的な伴性劣性遺伝病である。

ハンセン病 [Hansen's disease] らい菌による慢性感染症。皮膚や知覚運動に障害を起こす。感染は経気道，経鼻，経皮的による。感染力は極めて弱い。薬によって完治する。1996（平成8）年に「らい予防法」が廃止され，病名としての"癩"は使用されなくなった。

パンチ [punch] 水，紅茶，砂糖，ラム酒など蒸留酒，レモンのゼスト等の5種類の材料を混ぜ合わせたもの。イギリス発祥の飲み物。"5"を表すヒンディ語が語源。現在は5種類にこだわらない。熱いまま，または冷やして飲む。

半調理済食品 [half prepared food] 調理処理と簡単な調味を施し包装している食品。簡単な加熱等の調理操作により食べることができる。ウナギのかば焼き，エビ，カキ，アジ等のフライ等，多くの半調理済冷凍食品が販売されている。調理の手抜きが進み，半調理済食品が伝統的な惣菜とともに家庭の食卓を占めるようになっている。

ハンチントン舞踏病 [Huntington's chorea] 常染色体性優性遺伝による神経変性疾患で，日本では特定疾患（難病）に認定されている。ハンチントン病ともいう。主な症状は顔面，体幹，四肢の舞踏（コレア），精神障害，知能障害などである。発症は40歳をピークに30～50歳が主で，発症後は10～20年かけて症状が進行する。欧米では人口10万人当たり4～7人が発症するのに対し，日本では0.1～0.7人である。臨床的には，大脳中心部の線条体尾状核ニューロンの異常，尾状核全体の萎縮，大脳溝の拡大などが観察される。また，子の発症年齢が親より早くなる表現促進現象がみられる。

ハンティングソーセージ [hunting sausage] ヤークトウルストともいう。細切した豚肉に脂肪，塩漬剤，香辛料（コショウ，ナツメグ，コリアンダー，ニンニク等）を加え，子牛やヒツジの盲腸に充填し，くん煙を経た後に湯煮して作られる太いソーセージ。ドイツの皇帝が狩りの際に携行したことから，名付けられたという。→ソーセージ

パンテテイン4'-リン酸 [pantetheine 4'-phosphate] ＝4'-ホスホパンテテイン

反転腸管 [everted gut sac] 粘膜側が外側になるように腸管を反転し，両端を結紮し，囊状にすること。物質の透過を調べるために用いる。

斑点バター [specked butter] 外観上，黄色や白色などの小さな斑点がある欠点バターをいう。黄色の原因は，ワーキングが均一に行われなかったことにより，不溶性の食塩が周囲の水分を吸収したためといわれている。また，白色はタンパク質の凝固物である。

パントテン酸 [pantothenic acid] $C_9H_{17}NO_5$，分子量219.24。ビタミンB群に属する。ヒナの皮膚炎を予防する因子として発見された。脂質代謝，糖代謝やアミノ酸代謝にかかわる補酵素A（CoA）やホスホパンテテイン（4-ホスホパンテテイン）の成分である。ホスホパンテテインはCoA合成の中間代謝産物であるが，脂肪合成系のアシルキャリアタンパク質の補欠分子族でもある。

パントテン酸欠乏症 [vitamin B_5 deficiency]

パントテン酸が欠乏するとペラグラ様症状が起こる。全身倦怠，食欲不振，体重減少，貧血等の一般症状に加えて，皮膚症状，下痢，精神・神経症状が発現する。

バンドシフト分析［band shift assay；band shift analysis］　＝ゲルシフト分析

反応速度論［kinetics］　化学反応各段階の詳細と過程を明らかにすること。反応速度が条件によりいかに変わるかは反応の経路と深い関係があり，反応機構の指標である。化学反応の一つである酵素反応は速度論より酵素の基質や阻害剤に対する結合親和性，最大反応速度が決定できる。

パンノキ［breadfruit tree；bread-nut tree；*Artocarpus altilis*］　太平洋諸島を中心に栽培されているクワ科の常緑高木で，高さは15〜20 m。果実は直径20〜30 cmの球形，重さは2〜4 kg，成熟すると黄色くなる。果肉はデンプン質が多く，焼いたり煮たり発酵させたりして食用とする。

ハンバーグステーキ［hamburg steak］　挽肉料理の一種。挽肉にタマネギのみじん切り，パン粉，卵などを副材料として混ぜ，調味して小判型に成形して焼いたもの。ドイツの都市ハンブルグが名の由来といわれる。

半発酵茶［semi-fermented tea］　茶生葉がもつ酸化酵素等の働きを15〜70％程度に抑えた茶。台湾の包種茶，中国の青茶，白茶などの烏龍茶を指す。萎凋（ちょう），揺青（ようせい），発酵，殺青（さっせい），揉捻，乾燥を経て製造され，発酵の度合を変えることで色，香り，味の異なる半発酵茶ができる。最も軽く発酵させたものは白毫銀針，白牡丹などの白茶。30％程度発酵させたものには，台湾の包種茶の凍頂烏龍茶がある。中国の烏龍茶は青茶の仲間で，70％程度発酵させたものであり，武夷岩茶，鉄観音，黄金桂などが有名である。台湾の東方美人は別名香檳烏龍，赤烏龍ともよばれ，紅茶に近い発酵度の烏龍茶である。

判別関数［discriminant function］　判別分析で，ある個体が複数の群のどれに属するかを判定するときに，各群の境界とする線の関数。検査値等の1次式である線形判別関数による直線，マハラノビス汎距離による曲線等がある。→判別分析

判別分析［discriminant analysis］　疾患の有無のように，ある個体が2群のどちらに属するかを検査値等に基づいて判定するための分析方法。得られた検査値等の1次式である線形判別関数あるいはマハラノビスの距離に基づいて判定する。妥当性は誤判別率等で評価する。→重判別分析，判別関数

半流動食［semiliquid diet］　流動食から固形の常食に移行する間の食事。軟食，粥食ともいう。低下した消化能力の回復期に用いられる。

バンレイシ［sugar apple；custard apple］　別名はノイナーで，学名は *Annona squamosa* Linn という。原産地は中南米で，果実は松かさ状もしくは仏頭の螺髪（らほつ）に似た形状をもつことから，釈迦頭，仏頂果ともよばれる。大きさは直径10 cmほどの卵形で集合果。果肉は甘みも強く香りも良いが，種子が多くざらざらした食感をもつ。

ヒ

皮厚　[skin-fold thickness]　=皮下脂肪厚
非圧縮性流体　[incompressible fluid]　流体の動きを解析する時に，密度の変化を無視してよい流体。通常の状態では液体は非圧縮性流体とみなされる。
ヒアリン　[hyalin]　=硝子質
ヒアリン軟骨　[hyaline cartilage]　=硝子軟骨
非アルコール性脂肪肝疾患　[non-alcoholic fatty liver disease, NAFLD]　飲酒歴はないがアルコール性肝障害に類似した脂肪肝障害がみられる病態をまとめて非アルコール性脂肪性肝疾患（NAFLD）とよび，成人の約10％程度は NAFLD であるといわれている。NAFLD の80～90％は炎症や線維化を伴わない脂肪肝で「単純性脂肪肝」とよばれる。メタボリックシンドローム関連の脂肪肝であることから，多くの場合，肥満，2型糖尿病，高血圧や脂質異常症等を伴う。
非アルコール性脂肪性肝炎　[non-alcoholic steatohepatitis, NASH]　その発生原因にアルコールが含まれないアルコール性肝障害に類似した進展を示す脂肪蓄積を伴う肝炎である。脂肪肝に加え，肝臓に何らかのストレス（酸化ストレスなど）がかかることによって発生するのではないかと考えられている。自覚症状はほとんどない。NASH から肝硬変や肝細胞癌への進行がしばしば認められる。
ヒアルロニダーゼ　[hyaluronidase]　肝臓，肺等の組織や体液中に含まれているヒアルロン酸とコンドロイチン硫酸の分解にあずかる酵素の一つ。アレルギー反応や炎症に伴い活性の上昇が認められる。哺乳類だけでなく，原核生物や無脊椎動物，細菌にも存在する。
ヒアルロン酸　[hyaluronic acid]　グリコサミノグリカンの一種。ウロン酸である D-グルクロン酸とアミノ糖である D-N-アセチルグルコサミンから成る二糖の繰返し構造で構成されている高分子化合物。広く動物組織に分布しており，眼の硝子体や関節液などに多く存在する。
　P　=プロリン
　B　=アスパラギン
　B　=アスパラギン酸
　Pro　=プロリン
　PI3 キナーゼ　=ホスファチジルイノシトール3-キナーゼ
　PI3K　=ホスファチジルイノシトール3キナーゼ
　PER　=タンパク質効率比
　PERT 図　[PERT diagram]　=アローダイアグラム
　β-PEA　=2-フェニルエチルアミン
　PET　=ポリエチレンテレフタラート
　PET　=ポジトロン放射断層撮影〔法〕
　BET 法　[BET method]　粉体の比表面積の測定法の一つ。Langmuir の単分子層吸着理論を Brunauer S，Emmett P 及び Teller E（1938）が多分子層吸着理論へ拡張。この理論モデルを3人の頭文字をとって BET 法とよぶ。
　PAI-1　=プラスミノーゲン活性化因子阻害剤-1
　PAS 染色　=過ヨウ素酸シッフ染色
　PAL　=身体活動レベル
　PAG　=ポリアクリルアミドゲル
　PAGE　=ポリアクリルアミドゲル電気泳動
　BAT　=褐色脂肪組織
　BSE　=牛海綿状脳症
　PSE 肉　=むれ肉
　PSP　=ポリスチレンペーパー
　PSP　=麻痺〔ひ〕性貝毒
　pH　=水素イオン指数
　Phe　=フェニルアラニン
　BHA　=ブチルヒドロキシアニソール
　BHC　=ベンゼンヘキサクロリド
　pH 試験紙　[pH test paper]　リボン状濾紙に酸塩基指示薬を浸み込ませて乾燥した試験紙。指示薬試験紙ともいう。水素イオン濃度の簡便測定に用いられる。リトマス紙（赤色と青色の2種類），複数の指示薬を組み合わせた広域 pH 測定用の万能試験紙がある。指示薬の色調を 0.2 pH 単位ごとに示した標準色調表と呈色を比較することにより pH を知ることができる。
　pH 指示薬　[pH indicator]　=酸塩基指示薬
　BHT　=ジブチルヒドロキシトルエン
　pH メーター　[pH meter]　水溶液の pH を測定する器械。水素イオン選択性の指示電極としてのガラス電極と参照電極としての塩化銀電極を一体化した複合電極が使われる。この電極を被検液に浸

し，両電極間の電位差からpHを算出する。使用時には，フタル酸塩（pH 4），リン酸塩（pH 7），ホウ酸塩（pH 9）等の標準溶液で校正する。

BNP ＝脳ナトリウム排泄ペプチド
PNP ＝ピリドキシン5′-リン酸
PFCエネルギー比 ［PFC energy ratio］
P，F，Cとは，それぞれタンパク質（protein），脂肪（fat），炭水化物（carbohydrate）を指し，これらに由来する摂取エネルギー量の比のこと。しかし，エネルギーを産生する栄養素にはほかにアルコール（エタノール）があるため，その合計量は総エネルギー摂取量とは通常異なる。

BMI ［body mass index］ 肥満の判定に用いられる数値。体重（kg）÷身長^2（m^2）により求められる。標準的な値は22であり，日本肥満学会では18.5未満を低体重（痩せ），18.5以上25未満を普通，25以上を肥満としている。→体格指数

PME ＝ペクチンメチルエステラーゼ
BMP ＝骨形成タンパク質
PMP ＝ピリドキサミン5′-リン酸
PLP ＝ピリドキサール5′-リン酸
PL法 ＝製造物責任法
BOD ＝生物学的酸素要求量
POV ＝過酸化物価

ビーガニズム ［veganism］ 生活において動物性製品の使用を行わない主義のこと。エシカル・ビーガニズムがあらゆる動物性製品を対象とするのに対して，ダイエタリー・ビーガニズム（純菜食主義）は，動物性の食品を摂取しない主義のことをいう。ビーガン（純菜食主義者）に対して，ベジタリアン（菜食主義者）は卵や牛乳，蜂蜜などの摂取を許容する場合もある。

ピーク・ボーンマス ［peak bone mass］ 骨量は小児から成長とともに増加し，17～30歳頃最大となる時の骨量。これが高いほど，年齢とともに骨量が減少しても骨粗鬆症にはなりにくい。遺伝要因及び胎児期から思春期にかけての栄養や運動等の環境要因によって決定される。

B群ビタミン ［B vitamin group］ ＝ビタミンB群
PKU ＝フェニルケトン尿症
B細胞 ［B cell］ ＝Bリンパ球，＝β細胞
PCR法 ＝ポリメラーゼ連鎖反応法
PGI$_2$ ＝プロスタサイクリン
BCAT ＝分枝アミノ酸トランスアミナーゼ
PCN ＝ポリ塩化ナフタレン
PCB ＝ポリ塩化ビフェニル
ビースク ＝ビスク
BW ＝体重

ピータン ［pidan］ 皮蛋と書く。中華料理の材料。元来，アヒル卵の表面を炭酸ソーダや石灰，食塩を含むアルカリ性のペースト状物質で覆い，数か月かけてゲル化したもの。卵白は黒褐色，卵黄は緑黒色に変色する。最近では鶏卵やウズラ卵を加工したものもみられる。アルカリの作用によって硫化水素が発生するので特有のにおいがする。

ピーチネクター ［peach nectar］ モモのピューレを使用した粘稠性，濃厚感のある果実飲料。ネクターの中では最も一般的なもの。→ネクター，ピューレ，果実飲料

PDCAサイクル ［PDCA cycle］ 品質管理，生産管理等の管理業務を適正に実施するためのプロセス。提唱・普及に貢献したShewhart WA, Deming WEの名を冠して，シューハート・サイクル，デミング・サイクルともよばれる。PDCAとは，Plan（計画），Do（実施），Check（チェック，評価），Action（改善）の略であり，プロジェクトを実施する際にはまず計画（Plan）を立て，それを実施（Do）し，計画どおりに実行されたかチェック（Check）し，問題や改善点などがあれば改善（Action）を行うという一連のプロセスである。

ビート ［beetroot；table beet；garden beet；*Beta vulgaris*］ アカザ科の一～二年生草本で，テンサイやフダンソウと同種。根を食用とする。ビート根ともいう。根は肥大して内部まで赤紫色で，ヨーロッパでは食用として普及した野菜である。日本ではシチューなどの材料や，天然着色料であるビートレッドの原料になる。

ビート根 ［beetroot］ ＝ビート
ヒートシール ［heat seal］ ＝シーラー
ヒートショックタンパク質 熱ショックタンパク質

ビート糖 ［beet sugar］ 甜菜（てんさい）の根を原料とした砂糖。主にヨーロッパを中心に，日本では北海道で製造されている。根の部分を細断し，温水で糖分を抽出後，精製しながら蒸発濃縮を行い白下糖を作る。さらに分蜜，乾燥工程を経て精製糖となる。→白下糖

ヒートポンプ ［heat pump］ 冷媒ガスの気化・液化の反復により，熱を低温熱源から高温熱源へ移す空調設備。ガスエンジンで動かすガスヒートポンプと，コンプレッサーをモーターで動かす電気式がある。

ビートレッド ［beet red］ $C_{24}H_{26}N_2O_{13}$，分子量550.46。アカザ科の一～二年生草本である赤ビートの根から抽出される赤紫～暗赤色の色素。ベタニンともいう。水によく溶け，熱には不安定であるが，光や空気には安定である。菓子の着色などに用いられる。

ピーナッツ粉 ［peanut powder；peanut flour］ ピーナッツを粉にしたもの。粉末と半挽きがある。料理に振り掛けたり，和え衣の材料としたり，クッキーやケーキ，チョコレート等に用い風味を付ける。中華菓子の鮑魚酥（パオユイスー），花生酥（ホアションスー）にも使

われている。

ピーナッツバター [peanut butter] ピーナッツを焙焼し，渋皮を除いてクリーム状に磨りつぶし，砂糖，塩，油脂等を加えてペースト状にしたもの。風味がある。砂糖を加えたものと無添加のものとがあるが，調味料として使うには無添加のものが適する。パンや菓子，和え衣などに用いられる。

ピーナッツ油 [peanut oil] ＝落花生油

PPAR ＝ペルオキシソーム増殖剤応答性受容体

PVP ＝ポリビニルピロリドン

ビーフジャーキー [beef jerky] 乾燥肉の一種。主に調味した牛肉塊をスライスし乾燥したもの，あるいは挽き肉を調味し板状に整形して乾燥したもの。

ビーフステーキ [beef steak] →ステーキ

B-モードエコー[法] [B-mode echography] ＝超音波断層法

Pur ＝プリン

P-450 ＝シトクロム P-450

ピーラー [vegetable peeler] 野菜や果物，根菜などの皮をむく器具。業務用には，根菜類を洗浄と皮むきを同時に行う機器がある。時間，人手，廃棄率が削減され大量調理に必要。

ピーリングマシン [peeling machine] ジャガイモなどを短時間で効率的に洗いながら皮を剥ぐ調理機。金剛砂（カーボンランダム）の固着している円盤を，水を入れながらモーターで回転させて皮をすりむくとともに洗浄する。

Bリンパ球 [B-lymphocyte] 表面に免疫グロブリン（IgM，IgD）をもつリンパ球。B細胞ともいう。骨髄で作られる多能性幹細胞由来の未熟リンパ球が鳥類ではファブリキウス嚢（?）哺乳類では骨髄等で分化，成熟し，B細胞としての免疫特性を得たもの。抗原に反応して抗体産生分泌細胞（形質細胞）へと分化する。→形質細胞

ビール [beer] ビール麦から作った麦芽，ホップ，水を原料として，製造した麦汁を酵母により発酵させて製造した酒類。下面発酵の場合，5〜10℃で7〜10日発酵させた後，0〜2℃で数週間〜数か月貯蔵する。アルコール分約5％及び炭酸ガスを含有する。日本の酒税法では麦芽を原料の2/3以上使用したものをビールとし，ドイツでは麦芽，ホップ，水以外の原料を使用したものはビールとはいわない。ビールの副原料としては一般にトウモロコシデンプンが用いられる。世界的に最も消費量の多いのはピルスナービールである。色調により濃色，中等色，淡色の三つに区分され，ピルスナービールは淡色ビールである。その他スタウト，ミュンヘンビール，ケルシュ等さまざまなタイプがある。→濃色ビール，下面［発酵］酵母

ビール酵母 [brewer's yeast] →醸造用酵母

ビール麦 [beer barley] 麦芽にしてビールの醸造に用いるオオムギ。使用されるのは二条大麦である。デンプン質が多く，アミラーゼなどの酵素力が強く，穀皮の薄いものが望ましい。カナダ，オーストラリア，ヨーロッパ各地，日本では群馬県などでも栽培されている。ハリントン，あまぎ二条等が代表品種である。

Pyr ＝ピリミジン

ビウレット反応 [biuret reaction] タンパク質の呈色反応。タンパク質溶液に少量の $NaOH$ 溶液と $CuSO_4$ 水溶液を加えると，青紫〜赤紫色になる。これはペプチド結合（トリペプチド以上）による反応である。

非エステル型脂肪酸 [nonesterified fatty acid] ＝遊離脂肪酸

非HDLコレステロール [non HDL-cholesterol] 総コレステロール濃度からHDLコレステロール濃度を減じたものである。簡便な指標であり，レムナントリポタンパク質（リポ蛋白）などの動脈硬化惹起性のリポタンパク質をすべて含むことから，LDLコレステロールよりも動脈硬化性疾患の発症を予測することに優れている面もある。LDLコレステロール濃度＋30 mg/dL，つまり170 mg/dL以上を診断基準としている。

火落酸 [hiochic acid] ＝メバロン酸

ビオチニダーゼ [biotinidase；biotin-amide aminohydrolase：EC 3.5.1.12] ビオチンアミド ＋ H_2O ＝ビオチン ＋ NH_3 を触媒する。食事中のタンパク質と共有結合しているビオチンを遊離させ，吸収可能な状態にする。欠損は常染色体性劣性遺伝疾患である遅発型マルチプルカルボキシラーゼ欠損症の原因となる。→マルチプルカルボキシラーゼ欠損症

ビオチニダーゼ欠損症 [biotinidase deficiency] →マルチプルカルボキシラーゼ欠損症

ビオチン [biotin] ビタミンB群に属する水溶性ビタミンの一つ。テトラヒドロイミダゾロン環と，吉草酸の側鎖が結合したテトラヒドロチオフェン環が融合した構造をもつ。哺乳類においては，ミトコンドリアに局在し，ピルビン酸からのオキサロ酢酸の生成を触媒して糖新生に関与するピルビン酸カルボキシラーゼ，ロイシンの分解に関与するメチルクロトニル CoA カルボキシラーゼ，及び奇数個の炭素をもつ脂肪酸の異化代謝に関与するプロピオニル CoA カルボキシラーゼ，ミトコンドリア及び細胞質に局在し，脂肪酸の合成と伸長に関与するアセチル CoA カルボキシラーゼの4種のカルボキシラーゼの補酵素である。食品に含まれるタンパク質に結合したビオチンは，消化によって遊離され，小腸粘膜微絨毛に存在するビオチ

ン輸送タンパク質により吸収される。体外への排泄はビオチン，ビスノルビオチン，ビオチンスルホキシドとして行われる。→アビジン，ビオチニダーゼ，ホロカルボキシラーゼシンテターゼ

ビオチン欠乏　[vitamin B_7 deficiency]　ビオチンは，多くの食品に含まれていることや腸内細菌叢でも合成されるために，一般にヒトでは欠乏症はないとされている。ただ，卵白中にはビオチンと強固に結合し腸管からの吸収を阻害するアビジンが含まれているので，生の卵白を大量に摂取するとビオチン欠乏症となり，乾燥性鱗屑性皮膚炎，舌乳頭の萎縮をみるという報告がある。

ビオチン欠乏症　[biotin deficiency]　ビオチンと結合し，吸収を抑制するアビジンを多量に含む生の卵白などの長期間にわたる摂取，短腸症候群等，消化機能が低下した患者に対する中心静脈栄養（TPN）液にビオチンが補われていない場合にビオチン欠乏症が発症し，皮膚炎，結膜炎，脱毛，精神神経症状等が出現する。小児の場合には，身体及び精神発達の遅延が認められる。治療はビオチンの投与によって行う。

ビオチンスルホキシド　[biotin sulphoxide]　$C_{10}H_{16}N_2O_4S$，分子量 260.31。ビオチンの酸化代謝産物の一つ。血中や尿中で確認されている。

ビオプテリン　[biopterin, BP]　フェニルアラニンのヒドロキシル化反応に関与し，GTP から供給される。ビオプテリンにはジヒドロビオプテリンと NADPH によって還元されたテトラヒドロビオプテリンがある。テトラヒドロビオプテリンはフェニルアラニンヒドロキシラーゼの補酵素である。

比較タンパク質〔たんぱく質〕　[reference protein]　1965 年の FAO/WHO によるタンパク質必要量報告書において，食品タンパク質栄養価を比較する基準として定められたタンパク質。摂取した時に体内で完全にタンパク質合成に利用される（利用効率 100 ％）特別のアミノ酸組成をもった仮定のタンパク質である。

皮下脂肪　[subcutaneous fat]　皮膚（真皮）深層の皮下組織には栄養状態や部位によりその量は異なるが，脂肪細胞群を含む。これを皮下脂肪組織とよび，一般的な名称として皮下脂肪が用いられる。

皮下脂肪厚　[skin-fold thickness]　皮下脂肪組織量を推定する指標。皮厚ともいう。栄養不良及び肥満の程度や身体の部位によって異なる。皮厚計（皮脂厚計）などを用いて，複数の身体部位の皮厚を測定することによって体脂肪量を推計する方法や，栄養状態の判定に利用される。

皮下脂肪厚法　[skin-fold thickness method]　＝キャリパー法

皮下組織　[hypodermis-subcutaneous tissue]　皮膚の下にある疎性結合組織と脂肪組織から成る部分を指すが，領域は漠然としており，明瞭に区分できない部分を指す。

皮下注射　[subcutaneous injection]　注射針を皮下組織と筋肉組織の間に挿入し，薬剤を注入すること。薬剤は毛細血管から吸収されるため，吸収速度は静脈内注射や筋肉注射と比べて緩やかである。アレルゲンテスト，アレルギーの減感作療法，インスリン注射などに用いられる。

比活性　[specific activity]　酵素の触媒能の強さを示す値。一般には酵素 1 mg 当たりの酵素活性の単位で与えられる。酵素の精製が進むにしたがって比活性は増大するので，純度の指標としても用いられる。

非加熱殺菌　[non-heat / thermal sterilization]　加熱による食品の品質劣化，すなわちビタミンの破壊，テクスチャーや香り，色の変化などを防ぎ，高品質な食品を製造するための技術，さらには加熱できない食品素材の殺菌技術。非加熱殺菌法の中で，物理的殺菌の手法としては，放射線，電子線，紫外線，高圧処理，閃光パルス，高電圧パルス，濾過等がある。化学的殺菌に用いられるものは，ハロゲン化合物，酸，アルカリ，オゾン，食品添加物，電解水（酸性，アルカリ性），バクテリオシン，エチレンオキシドガス等がある。また，生物的手法としては，拮抗微生物の利用などが挙げられる。

非加熱調理操作　[nonheating method]　加熱操作を含まない調理操作。洗う，切る，混ぜる，磨砕する，のばす，締める，漬ける，成形するなど。→加熱調理操作

光化学的分解　[photochemical degradation；photochemical decomposition]　＝光分解

光化学反応　[photochemical reaction]　＝光化学(かがく)反応

光過敏症　[photosensitization disease]　通常の日光の照射によって皮膚炎を呈する状態。光線過敏性皮膚症ともいう。日光が直接の原因となる場合，内服した薬剤が日光によりアレルゲンとなる場合，接触している物質が原因となる場合などがある。ナイアシン欠乏症の症状の一つに光過敏症がある。またヘム合成酵素の異常によるポルフィリン症の中には光過敏症を主徴とするものがある。→ペラグラ

光感受性　[photosensitivity]　＝感光性
光合成　[photosynthesis]　＝光合成(ごうせい)
光受容細胞　[photoreceptor cell]　網膜の外顆粒層に核をもち，光刺激を受容して神経細胞に信号を伝える細胞。視細胞ともいう。暗い所で明暗を感じる桿体と明るい所で色を感じる錐体の 2 種類の視細胞がある。光刺激を最初に受容するのはロドプシン（視紅）である。これはオプシンというタンパク質とレチナールの複合体である→ロドプシン

光増感剤 [photosensitizer]　光を吸収することにより，光化学反応の開始を可能にしたり促進したりする物質．→光増感反応

光増感酸化反応 [photosensitized oxidation reaction]　光増感剤に光が照射されることによって励起状態になり，他の分子を酸化する現象．

光増感反応 [photosensitized reaction]　クロロフィル，リボフラビン等の色素が光増感剤として作用し，光エネルギーを吸収し，この励起された色素分子との相互作用により，脂質やタンパク質などが間接的に変質する反応．一重項酸素は，基底状態の酸素に紫外線を照射すると生成するが，光増感剤が存在する場合には，可視光線の照射でも生成する．

光分解 [photodecomposition；photolysis]　=光分解（えぶ）

非還元糖 [nonreducing sugar]　二糖類から多糖類までのうち，それらを構成している単糖のヘミアセタール性ヒドロキシ基同士が脱水縮合して還元性を示さないもののこと．代表的な非還元性二糖類はスクロース，トレハロース等である．→スクロース，トレハロース

非感染性疾患 [non-communicable disease, NCD]　世界保健機関（WHO）は，不健康な食事や運動不足，喫煙，過度の飲酒などの原因が共通しており，生活習慣の改善により予防可能な疾患をまとめて「非感染性疾患（NCD）」と位置づけている．心筋梗塞や脳卒中などの心血管疾患，がん，糖尿病，喘息や肺気腫などの慢性呼吸器疾患などが主なNCDである．

引裂強さ [tear strength]　紙，ゴム，プラスチックフィルム等の引裂きに対する抵抗性．ゴムのJIS測定法では，切傷や局部的変形により，応力集中して破壊する場合，それに適した寸法形状の試験片を5種類用いることになっている．

非拮抗阻害 [noncompetitive inhibition]　=非競合阻害

非競合阻害 [noncompetitive inhibition]　阻害剤による酵素の阻害様式の一つで非拮抗阻害ともいう．活性中心とは異なる部位に阻害剤が結合する結果，活性中心の構造変化を生じるアロステリック効果による．K_mが変化せず，最大反応速度のみが低下する．

挽く [(1) grind；(2) mince]　(1)穀類やコーヒーなどをグラインダーで細かく粉状にする．(2)畜肉や魚肉をチョッパーやミンサーなどで細かくする．

鼻腔栄養 [nasal feeding]　鼻腔よりチューブを挿入し，直接胃へ栄養を送り込むこと．十二指腸や空腸までチューブを挿入することもある．

鼻腔栄養チューブ [nasogastric tube]　経口摂取が困難な患者に，鼻腔の一方より食道を介して胃まで栄養を送り込む鼻腔栄養に用いるチューブ．経鼻カテーテルともいう．

ピクルス [pickle（*pl.* pickles）]　ピックル．通常複数形で用いる．キュウリ，タマネギ，キャベツ，ビートの野菜を，ワインビネガー，アップルビネガー，モルトビネガー，無色の漬物酢などを用い酢漬けにしたもの．ハンバーガーやオードブルに用いられるハーブのディルを一緒に漬け込んだディルピクルス，カレーやサンドイッチに用いられる蜂蜜で漬けた甘酸っぱいタイプのスイートピクルスなどがある．

非経口栄養 [parenteral nutrition]　=経管栄養

非経口投与 [parenteral administration]　経腸（経管）投与，静脈投与など．経口投与が困難な場合には経腸投与が，消化吸収に異常がある場合は，静脈投与が行われる．

非酵素的褐変 [nonenzymatic browning]　酵素が関与しない反応によって生じる褐変現象．メイラード反応（アミノカルボニル反応），カラメル化反応，糖・脂質の酸化反応，ポリフェノールの酸化・重合反応，食肉におけるミオグロビンのメト化などを挙げることができる．例えば，醤油の好ましい色調はメイラード反応によって生成するメラノイジンによるが，その一方で，酸化による色調変化は品質低下となる．非酵素的褐変は食品の品質制御に重要な反応である．

腓骨 [fibula]　下腿を構成する2本の長骨のうち，外側部に位置する細長い骨．上部は脛骨（けい）と関節し，下部は脛骨及び距骨と関節している．

膝 [knee]　大腿骨と脛骨（けい）の間の蝶番関節の部分で，前面には膝蓋骨がある．下肢の屈伸運動に関与する．

ピザ [pizza]　発酵させた小麦粉のパン生地を薄く伸ばし，トマトソースや野菜，肉製品，魚介などのさまざまな具をのせ，加熱によってとけるナチュラルチーズを振りかけ，焼き上げた食べ物．最近では発酵をほとんどさせないクリスピー生地もある．

非細菌性胃腸炎 [non-bacterial enterogastritis]　=流行性嘔吐

脾細胞 [splenocyte]　脾臓組織に特有な組織球性の単核細胞．

皮脂 [sebum]　皮膚の皮脂腺から，皮膚の表面へ分泌される油性の分泌物．主成分はトリアシルグリセロール，遊離脂肪酸やワックスエステルである．

皮脂異常 [dyssebacea]　皮脂の分泌量が異常に多い，または少ない状態．分泌過剰時には細菌感染を起こしやすくなり，にきびや脱毛などの症状がみられやすくなる．また，分泌不足時には，皮脂欠乏性湿疹（皮膚炎）や，老人性皮脂欠乏症などの

疾患にかかりやすくなる。

醤 [*hishio*]　　現在では，大豆に麦麹と食塩を加えて醸造したなめ味噌の一種をいう。中国の記録によると醤は塩蔵した食物の総称で，日本でも律令の中に醤や未醤を保管した"醤院"があった。のち に温暖多湿な日本の気候風土のもとで日本独自の発酵食品として発達し，ダイズ，ムギ，コメなどを原料とした穀醤（こくびしお）は味噌や醤油に，ダイコンやカブを塩漬けした草醤は沢庵漬や糠味噌漬に変化した。また，イノシシやシカの肉，内臓を塩漬けした宍醤（ししびしお）は平安時代以降に消滅し，アワビやアユ，サケなどの魚介類を塩漬けした魚醤（うおびしお，ぎょしょう）も，秋田県，石川県等のしょっつるやいしりなどを残すだけとなったが，馴鮨や塩辛の原型となった。

肘関節 [elbow joint]　　上腕骨と橈骨及び尺骨の間にある複合蝶番関節で，腕橈関節，腕尺関節，上橈尺関節の3部から成る。上肢の屈伸運動に関与する。

皮脂欠乏症 [asteatosis]　　＝乾皮症
皮脂厚計 [caliper]　　皮下脂肪の厚さを判定する計測器。キャリパーともいう。一定の基準圧力のもとで，平行に皮膚をつまめるように設計されているものが市販されている。
皮脂腺 [sebaceous gland]　　皮膚深部より油性潤滑物質を分泌する特異的な細胞の集まり。通常，脂肪分泌腺と解される。
皮質 [cortex]　　外層部。内部物質を区別する外層。臓器，組織によっては固有の生理機能を有することが多い。副腎皮質，大脳皮質，小脳皮質，腎皮質，水晶体皮質，リンパ節皮質等がある。
比重計 [densitometer；specific gravimeter]　　ある物質の質量と，同体積の標準になる物質の質量との比を計測する器具。
微絨毛 [microvillus]　　小腸吸収細胞の管腔側面にみられる直径約0.1 μm，高さ1 μmで規則正しく平行に配列する指状突起。細胞当たり約600個を数える。微絨毛の膜表面には，酵素や吸収担体が局在し，膜消化・吸収の場となっている。
微小管 [microtubule]　　真核細胞の細胞質内の径24 nmの管。αとβのチューブリンが結合した二量体が重合した線維が13本集まって微小管となる。微小管はGTPや微小管結合タンパク質で重合する。ATPを利用し各種の細胞小器官や物質を一定方向に輸送するキネシンが付着している。
微小線維 [microfilament]　　＝ミクロフィラメント
微小体 [microbody]　　＝ペルオキシソーム
脾〔ひ〕静脈 [splenic vein]　　脾臓の前面でいくつかの小静脈と短胃静脈，左胃大網静脈との合流から始まり，膵頭静脈を経由して最終的に門脈と合流する静脈をいう。
尾静脈 [tail vein]　　尾部の静脈。ラットあるいはマウスでは，尾静脈穿刺を行うことにより連続的に採血することが可能である。
比色計 [colorimeter]　　溶液透過光の減衰に基づいて溶質濃度を測定する器具。溶質の吸収光の透過率の対数と溶質濃度とは直線関係（ランベルト・ベールの法則）にしたがうことに基づく。
皮疹 [rash]　　蕁麻疹（じんましん）のような皮膚の発疹。一過性であることがほとんど。化学物質，薬剤，草木，おむつ等のかぶれも含まれる。
氷頭 [cartilage of salmon]　　サケの頭の軟骨。氷のような透明感があることから，氷頭（ひず）とよばれる。軟骨独特の歯ごたえがある。
脾〔ひ〕髄 [splenic pulp]　　脾臓の実質部分で，白脾髄と赤脾髄から成る。白脾髄はリンパ小節を含む緻密なリンパ組織で，リンパ小節にはBリンパ球が，その他の部分にはTリンパ球が分布しており，形質細胞の成熟等，免疫応答の発現に関与している。赤脾髄は血液を蓄えており，循環血液量を調節している。また，大量のマクロファージが存在し，老廃赤血球を貪食・破壊している。ヘモグロビンのヘムはここで分解され，鉄は再利用のためにフェリチンとして貯蔵され，ポルフィリンは非抱合型ビリルビンにまで代謝されて血液中に放出される。→脾臓，Bリンパ球，Tリンパ球，フェリチン
ビスク [bisque（仏）]　　ザリガニ，エビなど甲殻類を使ったフランス料理の伝統的ポタージュ。クリーム状で香り高く美しい色のスープ。殻のまま加熱したカニやエビなどを殻ごと裏ごしする。
ビスケット [biscuit]　　＝クッキー
ビスコースレーヨン [viscose rayon]　　→レーヨン
ビスコグラフ [viscograph]　　粘度測定に用いられる回転粘度計。測定値は装置によって異なるので一義的に比較できない。食品物性の機器測定法では模擬的方法に分類される。小麦粉やデンプンの粘度測定用にはアミログラフやラピッドビスコアナライザー等がある。
ビスコグラム [viscogram]　　ビスコグラフで得られた波形を記録したもの。試料の加熱及び冷却に伴う粘度変化を示している。
ヒスタミナーゼ [histaminase：EC. 1.4.3.22]　　ヒスタミン＋H_2O＋O_2＝イミダゾールアセトアルデヒド＋NH_3＋H_2O_2を触媒する。ジアミンオキシダーゼの一つ。3,5-ジヒドロ5-メチルリジン4H-イミダゾール4-オン（MIO）を補酵素とする。小腸粘膜に著しく活性が高く，ポリアミン類の酸化的脱アミノや，摂取されたヒスタミンの分解に関与するとされている。→ジアミンオキシダーゼ，ポリアミン，ヒスタミン
ヒスタミン [histamine]　　生体内に広く存在する活性アミンの一種。L-ヒスチジンから脱炭酸反応により生合成される。4種類の受容体（H_1, H_2,

H_3, H_4）を介して作用し，前者は毛細血管拡張（血管透過性亢進，血圧低下），気管支平滑筋収縮を，後者は胃酸分泌，心拍数亢進を来す．

ヒスタミン中毒 [histamine intoxication；histamine poisoning] ナバなどの魚の組織が解体されるときに大量のヒスタミンが遊離することがあり，このヒスタミンを摂取することで即座に顔面の紅潮を起こす．食後数分で吐き気，嘔吐，胃痛，蕁麻疹が出ることもあるが，症状は24時間以内に治る．

ヒスチジン [histidine] $C_6H_9N_3O_2$，分子量155.16，三文字記号 His（一文字記号 H）．塩基性の必須アミノ酸．タンパク質中にはメチル化されたメチルヒスチジンや，リン酸化されたホスホヒスチジンとして存在することがある．イミダゾール基により酵素タンパク質の活性中心でプロトン転移に携わっていることが多い．脱炭酸されるとヒスタミンとなる．

HOOCCHCH$_2$ （イミダゾール構造式）

ヒスチジンアンモニアリアーゼ [L-histidine ammonia-lyase（urocanate-forming）：EC 4.3.1.3] L-ヒスチジン＝ウロカニン酸＋NH_3を触媒する．ヒスチダーゼともいう．生成物ウロカニン酸は，さらに代謝されるとL-ホルムイミノ-N-グルタミン酸を経てグルタミン酸となる．欠損は常染色体性劣性遺伝疾患であるヒスチジン血症の原因となる．ヒトでは遺伝子は第12染色体に存在する．→ヒスチジン血症

ヒスチジン血症 [histidinemia] ヒスチジンアンモニアリアーゼ（ヒスチダーゼ）が欠損した結果，ヒスチジンが蓄積し，血中及び尿中の濃度が高くなる常染色体性劣性遺伝疾患．ヒスチジン尿症ともいう．多くは予後良好であるが，乳幼時期には無症状で，次第に多動，言語障害，発育遅延，学習障害等の症状が出現し，精神発達の遅延が起こることもまれにある．

ヒスチジン再吸収障害 [impaired histidine transport；histamine transport defect] ヒスチジン血症を伴わないヒスチジン尿症は，腎尿細管におけるヒスチジンの再吸収が起こらないためにもたらされたもので，ヒスチジン輸送系が遺伝的に欠損している患者でみられる．正常では90％以上が再吸収されるのに対し，50％ほどが再吸収されるのにとどまる．知能障害があり，ミオクローヌスを起こすことがある．常染色体性劣性遺伝である．

ヒスチジンデカルボキシラーゼ [histidine decarboxylase：EC 4.1.1.22] L-ヒスチジン＝ヒスタミン＋CO_2を触媒する．ピリドキサールリン酸を補合族とする．ヒスチジンからヒスタミンを生成する酵素．→ヒスタミン

ヒスチジン尿症 [histidinuria] ヒスチジンアンモニアリアーゼ（EC 4.3.1.3）の先天的欠損による高ヒスチジン血症に伴い，尿中にヒスチジンが大量に排泄される状態．ヒスチジンの血中濃度が正常ないし低値であるにもかかわらずヒスチジン尿症を呈する場合があり，これは先天的な腎尿細管におけるヒスチジンの再吸収障害によるものである．同時に腸管でのヒスチジン吸収障害を伴うものもある．症状としては精神発達の遅延や不随意運動が認められることがある．→ヒスチジンアンモニアリアーゼ，ヒスチジン再吸収障害

ヒストザイム [histozyme] ＝アミノアシラーゼ

ヒストン [histone] 真核細胞の核内でDNAに結合し，クロマチン（染色質）を構成しているタンパク質．構成アミノ酸の20％以上がリシン及びアルギニンであるために塩基性である．H1，H2A，H2B，H3，H4 の 5 種があり，H2A，H2B，H3，H4，それぞれ 2 分子ずつから成る八量体がヌクレオソームを構成し，H1はリンカーに結合している．ヒストンはクロマチンの構成要素であるばかりでなく，DNA の転写の調節にかかわっている．→ヌクレオソーム

1,3-ビスホスホグリセリン酸 [1,3-bisphosphoglycerate] ＝1,3-ジホスホグリセリン酸

2,3-ビスホスホグリセリン酸 [2,3-bisphosphoglycerate] ＝2,3-ジホスホグリセリン酸

ビスホモ-γ-リノレン酸 [bishomo γ-linolenic acid] ＝ジホモ-γ-リノレン酸

歪 [deformation] ＝変形

微生物 [microorganism；microflora；germ] 肉眼では観察できない微小な生物の総称．すべての原核生物と真核生物の一部．ウイルスを微生物に含めることもある．医学・生物学との関係で，人類とのかかわりが大きく，遺伝子情報，遺伝子工学など生命科学の分野で実験材料として広く利用されている．

微生物制御 [microbial control] 細菌，酵母やカビ等の真菌，アメーバ等の原生動物が含まれる微生物の生育を抑制あるいは殺菌すること．微生物制御の方法としては，加熱，凍結，高圧，電磁波等による物理的方法，消毒剤，殺菌料，保存料，抗生物質等を用いる化学的方法など多種多様な方法がある．

微生物相 [microflora] ＝ミクロフローラ

微生物定量 [microbiological assay；microbiological test] 微生物の増殖に影響を及ぼす物質を定量すること．例えばビタミン定量法．ナイアシンなど一部のビタミンでは現在なお有効な方法である．ビタミン欠如の培地に一定量の試料溶液を加え，対象ビタミンを生育上必須とする特定種微生物を接種，その増殖度を測定する．増殖度は試料中のビタミン量に比例する．培養液の濁度または微生物の産

生物の量からビタミンを定量する。特異性が高く試験溶液をあまり精製する必要はない。

微生物毒 [microbial toxin; microorganism toxin] 微生物が産生する毒素で人や動植物に対し病原性をもつ物質。ボツリヌス菌，ブドウ球菌等による食中毒やコレラ菌，破傷風菌等による発病はこれらの微生物毒が原因である。いずれも強い毒性を示すものが多い。→エンテロトキシン

非線形弾性体 [non-linear elastic body] フックの弾性体では応力と歪みが比例する（線形関係にある）が，応力と歪みが比例しないような弾性体。非フック弾性体ともいう。

鼻先香 [orthonasal aroma] →口中香（こうちゅうこう）

比旋光度 [specific rotatory power; specific rotation] 単位光路長，単位濃度当たりの旋光度。旋光度は光が透過した距離と光学活性物質の濃度によって変わるが，温度，溶媒，光の波長が同じであれば比旋光度は物質固有の値となる。化合物の同定に用いられる。

ヒ素 [arsenic] 元素記号 As，原子番号 33，原子量 74.921，15（5 B）族元素。単体，化合物とも猛毒である。結晶構造の違いにより 3 種の同素体（灰色ヒ素，黒色ヒ素，黄色ヒ素）。灰色ヒ素が最も安定であり，水，アルカリ溶液，酸化力のない酸には侵されない。→ヒ素中毒，ヒ素ミルク事件

脾〔ひ〕臓 [spleen] ヒトの脾臓は腹腔の左上部，胃の後方に位置する重さ 80～120 g，長径約 12 cm のほぼ球形の実質臓器である。実質部分は脾髄とよばれ，リンパ組織である白脾髄とそれを取り巻き大量の血液を含む赤脾髄とから成る。白脾髄は免疫応答の発現に関与し，赤脾髄は循環血液量の調節と老廃赤血球の処理を担当している。胎生期には，骨髄による造血が開始されるまで肝臓とともに造血を行う。→脾臓

ヒ素化合物 [arsenic compound] ヒ素の無機化合物としては，亜ヒ酸，ヒ酸等があり，いずれも有毒である。ヒ素は元来天然界に広く存在し，動植物にもアルセノベタイン等の有機化合物態を含め微量含まれている。水道水の含有基準では 0.01 mg/L 以下と定められている。

ヒ素中毒 [arsenism; arsenic poisoning] ヒ素やヒ素化合物による中毒。事例として，ヒ素を含む農薬や殺鼠剤の誤用によるもの，ヒ素が混入した添加物によるもの，最近では井戸水に兵器由来と考えられる有機ヒ素化合物が混入したものがある。中毒症状は急性では腹痛，嘔吐，下痢等，慢性ではさらに神経障害を引き起こす。→ヒ素ミルク事件

ヒ素ミルク事件 [poisoning by the milk contaminated by arsenic] 1955（昭和30）年，岡山県を中心として発生した調製粉乳による乳児のヒ素中毒事件。患者 12,344 名，死者 130 名に達した。原因は製造に用いた添加物の安定剤に混入していたヒ素であった。この事件を機に食品添加物の規格基準が制定された。→ヒ素中毒

ビターオレンジ油 [bitter orange oil] ミカン科のダイダイ（*Citrus aurantium*）の果皮を圧搾して得られる精油。ダイダイは，花，果皮，樹葉からそれぞれ，ネロリ油，ビターオレンジ油，プチグレン油が製造されるため，地中海沿岸で古くから栽培されている。精油は，80 % がリモネンで占められ，ミルセン，α-，β-ピネン，カンフェン，サビネンのテルペン系炭化水素とアルデヒドから成る。

肥大 [hypertrophy] 細胞の容積が増大することによって，ある臓器が大型化すること。肥大の原因により，機能性肥大，代償性肥大，ホルモンの影響による肥大などに分けられる。肥大型肥満，心肥大，扁桃肥大，甲状腺肥大などの疾患がある。

肥大型肥満 [hypertrophic obesity] 脂肪組織中の脂肪細胞の数には変化がなく，脂肪細胞の容積が増大することによる肥満。

肥大吸虫感染症 [fasciolopsiasis] 大型の寄生虫による感染症で，下痢や腹痛などの症状を示す。菱の実や蓮の生食が原因となる。東南アジアから中国にかけて感染例が多い。

比体重 [relative weight] 体重の身長に対する比率で，|体重(kg)/身長(cm)|×100 で表される体格指数の一つ。標準と比較することである程度肥満状態を評価できる。→カウプ指数

比濁計 [nephelometer] 液体の濁りの度合いを測定する装置。濁度計ともいう。試薬添加により生成した微粒子状の不溶性物質を濁度として光電比色計で定量する。生成粒子の大きさにより，濁度が影響を受けるので，再現性や精度の維持が難しい。

浸し物 [marinated food] ホウレンソウやコマツナ，シュンギク等の青菜，ワラビなど山菜や野草をゆで，醤油と出し汁を合わせた割り醤油をかけたもの。ゴマや花カツオを天盛りにする。

ビタマー [vitamer] 相当するビタミンと同様な作用を有する化合物の総称であり，類似した化学構造をもつ場合が多い。欠乏症の解消において，そのビタミンの活性を有するものをいう。例えば，ビタミン A のビタマーとしてはレチノール，レチナール及び 4 種のカロテノイドがある。ビタミンのビタミン活性は，その吸収効率や他のビタマーに変換される効率に依存している場合がある。

ビタミン [vitamin] 生体が成長，生殖，生命維持などのために必須とする微量で生理作用を有する有機成分。体内で合成系をもたないか，あるいは合成量が必要量に満たないため，食物から摂取する必要がある。脂溶性と水溶性に大別され，ヒトでは前者は 4 種，後者は 9 種類がある。

ビタミン過剰症 [hypervitaminosis] 多くの

水溶性ビタミンは過剰に摂取した分は尿中に排泄されるが，脂溶性ビタミンは体内に蓄積し過剰症（中毒症）を引き起こす場合がある。ビタミンサプリメントを多量に摂ったときやビタミン剤の過剰投与により起こることが多いが，レバーなど脂溶性ビタミンを高濃度に含む食品を大量に摂取した際にもみられる。「日本人の食事摂取基準（2015年版）」では，脂溶性ビタミンではビタミンA，DならびにE，水溶性ビタミンでもナイアシンとビタミンB_6について，また，葉酸についてはサプリメントとして摂取したプテロイルグルタミン酸について，耐容上限量が設定されている。通常の食生活では過剰症が起こることはほとんどない。

ビタミン拮抗体　[vitamin antagonist]　ビタミンと拮抗的に作用して，その生理活性を阻害する物質。抗ビタミン（anti-vitamin）ともいう。化学構造がビタミンと類似のものが多く，動物に投与するとビタミン欠乏症が起こる。例を挙げると，チアミンに対しては亜硫酸，ビタミンB_6に対しては4-デオキシピリドキシン，葉酸に対してはメトトレキサート，ビタミンKに対してはクマリン及びその誘導体であるワルファリンが拮抗する。

ビタミン強化乳　[vitamin enriched milk]　牛乳に不足しているビタミンDやCを補強するミルク。ビタミン強化乳と称するためには，栄養表示基準制度の基準で示されているビタミンA，B_1，B_2，C，D及びナイアシンのうちの1種類または複数を基準値以上含んでいることが必要である。→強化ミルク

ビタミン欠乏症　[vitamin deficiency]　ビタミンを含む食品の摂取不足（飢餓，アルコール常用者，貧困者，菜食主義者等），吸収障害（胃・腸疾患，慢性下痢，胃・腸切除等），需要増加（発熱，労働，妊娠，授乳，アルコール常用者），腸内細菌叢の変化（抗生物質投与），活性化障害（肝疾患，抗生物質投与）等が原因で起こる。欠乏症でも，最近は典型的な臨床症状を呈する顕性または臨床的欠乏症は少なく，血中ビタミン濃度の測定により初めて診断できる潜在性欠乏症が増加している。

ビタミン前駆体　[vitamin precursor]　＝プロビタミン

ビタミン大量投与療法　[megavitamin therapy]　ビタミンを大量投与することにより，健康の増進や疾病の治療を試みる方法。神経障害改善を目的としたビタミンB_1，動脈硬化の原因となる過酸化脂質の生成抑制や風邪，がんの予防を目的としたビタミンC，未熟児網膜症の予防を目的としたビタミンEの大量投与の例がある。しかし，こうした大量投与による効果の有無については確実なエビデンスは存在せず，過剰摂取の弊害が懸念されている。

ビタミン補給　[vitamin supplement]　ビタミンは，本来，食べ物から摂る栄養素であるが，不足するおそれがある場合には，ビタミンサプリメント等で補給することが可能。特定の生活習慣病の予防を目的として，また，特定の病気の治療や予防に大量のビタミン剤を投与する場合がある。→ビタミン大量投与療法

ビタミン様作用物質　[vitamin-like active substance]　ビタミンの定義を満たしていないが，生理状態によってはその摂取が健康に貢献すると考えられているもの。体内で生合成されるが，場合によっては必須となるものが多い。主なものは，コリン，myo-イノシトール，p-アミノ安息香酸，カルニチン，ヘスペリジン，リポ酸，オロト酸，塩化メチルメチオニンスルホニウム，ビオプテリン，ユビキノン，ピロロキノリンキノン等である。必須脂肪酸を含める場合もある。

ビタミン療法　[vitamin therapy]　サプリメントなどでビタミンの不足分を補うことにより，健康の増進や疾病の治療を試みる方法。アルツハイマー病，老年期認知症，片頭痛，冷え性，生理不順などで用いられている例がある。

ビタミンA　[vitamin A]　狭義にはレチノールを示し，広義ではレチノールと同じ活性を有する物質を示す。自然界にはレチノール（ビタミンA_1）と3-デヒドロレチノール（ビタミンA_2）ならびにこれらの同族体が存在する。脂溶性ビタミンの一つ。構造上はレチノイドに属し，不安定で，酸素，光，熱等によって異性化・分解されやすい。ビタミンAに由来するアルデヒドであるレチナールは網膜の光受容体であるロドプシンの構成要素である。同じくビタミンAに由来する全-trans-レチノイン酸は，核内受容体であるレチノイン酸受容体（RAR）に結合し，遺伝子の転写速度を調節して細胞の分化・増殖と組織の形態形成を正常に進行させる機能をもち，上皮組織を健全に保つために重要である。9-cis-レチノイン酸は核内受容体であるレチノイドX受容体（RXR）と結合し，さまざまな遺伝子の転写を調節している。動物性食品に含まれるレチノールの脂肪酸エステル（レチノールエステル）は小腸で加水分解酵素によりレチノールとなって他の脂質とともに吸収・輸送され，肝臓に達して再び脂肪酸エステルとして貯蔵される。ビタミンAの吸収は食事中に含まれる油脂によって促進される。ヒトでは体内のビタミンAの90％が肝臓に存在する。肝臓に貯蔵されたレチノールエステルは必要に応じてレチノールとなりレチノール結合タンパク質-4とトランスサイレチン（プレアルブミン）に結合して血中に放出され，末梢に供給され

る。色の濃い野菜や果実に豊富に含まれているβ-カロテンなどのカロテノイドは体内で開裂酵素により酸化的な開裂を受けビタミンAに変換されるのでプロビタミンAとよばれる。「日本人の食事摂取基準（2015年版）」では食品中のビタミンA含量を示すためにレチノール活性当量が用いられる。→レチナール，ロドプシン，レチノイン酸，トランスサイレチン，カロテノイド，レチノール活性当量

ビタミンA_1 ［vitamin A_1］　化学名アクセロフトールともいい，一般にはビタミンA（レチノール）のこと。

ビタミンA_2 ［vitamin A_2］　3-デヒドロレチノールのこと。淡水魚やサメの肝油から分離精製されている。

ビタミンA栄養状態 ［vitamin A status］　食品中のビタミンAは，小腸から脂質とともに吸収されて肝臓に貯蔵される。肝臓からはレチノール結合タンパク質-4に結合し，末梢へ移送される。肝臓のビタミンA貯蔵量が20 $\mu g/g$に低下するまで血漿レチノール濃度の低下はみられないので，血漿レチノール濃度はビタミンA栄養状態の判定指標としては不適切である。肝臓のビタミンA貯蔵量が最もよい指標となる。ビタミンA欠乏に陥ることのない最低量の肝臓内ビタミンA蓄積量は20 $\mu g/g$とされ，この量を維持するために必要なビタミンA摂取量は，「日本人の食事摂取基準（2015年版）」では9.3 μgレチノール活性当量（RAE）/（kg体重/日）と算出されている。→レチノール結合タンパク質

ビタミンA過剰症 ［hypervitaminosis A］　急性中毒と慢性中毒がある。急性中毒は誤って大量のビタミンAを摂取した場合や，動物や魚の肝臓の大量摂取によって起こる。慢性中毒は薬物として大量のビタミンAを長期にわたって投与された場合等に起こる。主な症状は，急性・慢性中毒ともに頭蓋内圧の亢進による頭痛である。さらに急性中毒では眠気，いらいら，腹痛，悪心，嘔吐が，慢性中毒では皮膚，毛髪，爪に異常が認められ，妊娠中の女性では胎児に先天異常が起こることがある。「日本人の食事摂取基準（2015年版）」では，成人の耐容上限量を，2,700 μgRAE（レチノール活性当量）としている。柑橘症，カロテン血症は，ミカン，カボチャ等の多食による。手掌，足底は黄染するが，ビタミンA過剰症は伴わない。

ビタミンA欠乏症 ［vitamin A deficiency］　ビタミンAの欠乏症は，摂取不足，脂肪吸収不良，肝臓疾患，低栄養に伴うレチノール結合タンパク質-4の血中濃度低下等によって発症する。ロドプシンの不足による暗順応能の低下（夜盲症）が起こる。また，上皮組織が障害されるために，皮膚の角質化，乾燥，鱗屑，毛胞性肥厚，気管支粘膜の角化に伴う易感染性，角膜の角質化・破壊を伴う眼球乾燥症，それによる失明が起こる。免疫力は一般に損なわれる。発展途上国の幼児の眼球乾燥症による失明の多発は，ビタミンAやカロテノイドを含む食品の摂取不足による。診断は，通常，眼所見等の臨床症状に基づいて行われる。ビタミンA欠乏症は予防が重要であり，色の濃い野菜を油脂で調理して摂取することが有効である。

ビタミンA効力 ［biologic activity of vitamin A］　→レチノール活性当量

ビタミンA［脂肪酸］エステル ［vitamin A ester］　＝レチノールエステル

ビタミンA前駆体 ［vitamin A precursor；provitamin A］　＝プロビタミンA

ビタミンAパルミチン酸 ［vitamin A palmitic acid］　＝パルミチン酸レチノール

ビタミンA補給 ［vitamin A supplementation］　5歳未満児の死亡率が出生1,000当たり70を超える国では，ビタミンA欠乏が深刻な問題になっている。これらの子供に，高単位ビタミンAのカプセルを飲ませると，ビタミンA欠乏を防ぐことができる。40か国以上の国で，これらのビタミンA補給が実施されている。

ビタミンB群 ［vitamin B group］　水溶性ビタミンのうち，ビタミンB_1，B_2，ナイアシン，パントテン酸，B_6，B_{12}，葉酸，ビオチンの8種の総称。ビタミンB複合体ともいう。

ビタミンB複合体 ［vitamin B complex］　＝ビタミンB群

ビタミンB_1 ＝チアミン

ビタミンB_1欠乏症 ［vitamin B_1 deficiency］　ビタミンB_1欠乏によりヒトでは脚気となる。B_1の欠如する精白米を常食とする東洋に多い。また高カロリー輸液施行時には，ビタミンB_1欠乏による代謝性アシドーシスが生じやすい。栄養不良の慢性アルコール中毒者に発症するウェルニッケ脳症はB_1欠乏が主因とみられ，欧米に多い。脚気の症状は，全身倦怠，心臓肥大，浮腫，腱反射異常である。ウェルニッケ脳症は，脳性脚気ともよばれ，眼球運動麻痺，言語障害等の中枢神経症状が主である。

ビタミンB_2 ［vitamin B_2］　＝リボフラビン

ビタミンB_2欠乏症 ［vitamin B_2 deficiency］　ビタミンB_2の欠乏症状は成長障害のほか，口唇炎，舌炎，脂漏性皮膚炎など皮膚や粘膜に多く生じる。欠乏は摂取不足のほかに多量の抗生物質，精神安定剤，副腎ホルモンが投与された時にもみられることがある。

ビタミンB_6 ［vitamin B_6］　ビタミンB群に属する水溶性ビタミンの一つ。ピリドキサール，ピリドキサミン，ピリドキシンとこれらのリン酸エステルの総称。ピリドキサールのリン酸エステルであるピリドキサールリン酸（ピリドキサール5′-リン酸）はアミノ酸代謝においてアミノ基転移反応，脱

アミノ反応，脱炭酸反応，ラセミ化，アルドール開裂等に関与する多くの酵素の補酵素である。反応の経過中にアミノ基を受容したものがピリドキサミンリン酸である。脂質代謝においてはセラミドの合成に，糖質代謝においてはアミノ酸からの糖新生にかかわっている。またグリコーゲンホスホリラーゼもピリドキサールリン酸を補酵素とする。食品に含まれているこれらの補酵素は，調理・加工の過程で，また，胃内の酸性環境下でタンパク質から非酵素的に遊離し，消化管粘膜でピリドキサール，ピリドキサミン，ピリドキシンに加水分解されて吸収される。植物性食品中には，ピリドキシン$5'$-βグルコシドが多く存在し，一部は加水分解された後に吸収されるが，その利用性は低い。ピリドキサール，ピリドキサミン，ピリドキシンはいずれもピリドキサールキナーゼによってリン酸化を受けそれぞれの$5'$-リン酸エステルを生成する。ピリドキサミン$5'$-リン酸，ピリドキシン$5'$-リン酸はいずれもピリドキサールリン酸シンターゼによってピリドキサール$5'$-リン酸となる。「日本人の食事摂取基準（2015年版）」では，ビタミンB_6量をピリドキシン量として示している。

ビタミンB_6過剰症 [hypervitaminosis B_6]
大量のピリドキシン摂取（1～6 g/日を数か月）によって，末梢神経障害が引き起こされることがある。症状は位置感覚障害，靴下・手袋状に現れる振動感覚障害等である。中枢神経，運動神経は通常侵されない。「日本人の食事摂取基準（2015年版）」では，ピリドキシン100～300 mg/日を4か月投与した時，感覚神経障害は認められなかったという報告から，健康障害非発現量を300 mg/日とし，不確定因子を5とする。成人の耐容上限量はピリドキシン量として60 mg/日とされている。

ビタミンB_6欠乏症 [vitamin B_6 dificiency]
ビタミンB_6は食物中に豊富に含まれているため，日常の食事による欠乏症はまれである。二次性欠乏症の原因はPEM（タンパク質エネルギー欠乏状態），吸収不良，アルコール中毒等である。ピリドキシンに拮抗する薬物（イソニアジド，ヒドララジン等）の使用が原因となることがある。症状には末梢神経障害，ペラグラ様症状，脂漏成皮膚炎，口角炎，舌炎，貧血，小児では痙攣発作等がある。診断は，通常，臨床症状によって行われる。ホモシステイン（メチオニン代謝中間体）の血中濃度の上昇と尿中排泄量の増加が認められる。トリプトファンの経口負荷により尿中へのキサンツレン酸（トリプトファン代謝中間体）の著しい増加が認められ，診断の補助的手段となる。→PEM，ペラグラ

ビタミンB_6酵素 [vitamin B_6 enzyme]
＝ピリドキサール酵素

ビタミンB_{12} [vitamin B_{12}] ビタミンB群に属する水溶性ビタミンの一つ。コリン環とジメチルベンズイミダゾールのヌクレオチドが結合した構造をもつコバルトの錯体である。狭義には，シアノコバラミンがビタミンB_{12}とよばれる。シアノコバラミンは精製の過程でコバルトにCNが配位したもので，自然界には存在しないが，薬物やサプリメントとして用いられる。CNがOHで置換されたものはヒドロキソコバラミンである。ヒト体内にはコバルトにメチル基が配位したものとアデノシル基が配位したものが存在しており，それぞれ，メチルコバラミン，アデノシルコバラミン（$5'$-デオキシアデノシルコバラミン）とよばれる。上記のすべてがコバラミンと総称され，広義のビタミンB_{12}である。ビタミンB_{12}はすべて微生物由来であり，ビタミンB_{12}は植物にはほとんど含まれておらず，その主要な給源は動物性食品である。多くの藻類はビタミンB_{12}アナログを有しており，ビタミンB_{12}活性を有しないものも多いが，ノリなどにはビタミンB_{12}が含まれている。肝臓は大量のビタミンB_{12}を貯蔵している。ビタミンB_{12}は徐々に胆汁中に失われるが，腸肝循環がこの貯蔵の減少を防いでいるので，

CH_3：メチルコバラミン
OH：ヒドロキソコバラミン
CN：シアノコバラミン（ビタミンB_{12}）

コビル酸，コビンアミド，コバミドの側鎖(a)～(f)がカルボキシ基になったものをそれぞれコビリン酸，コビン酸，コバム酸とよぶ

肝臓の貯蔵は摂取必要量の数年間分におよぶこともある。「日本人の食事摂取基準（2015年版）」ではシアノコバラミン量として示されており，成人の推定平均必要量は2.0 μg/日である。耐容上限量は設定されていない。→ビタミン B_{12} 依存酵素，メチオニンシンターゼ，メチルマロニル CoA ムターゼ，ハプトコリン，内因子，トランスコバラミン-2

ビタミン B_{12} 依存酵素 [vitamin B_{12} dependent enzyme]　補酵素型ビタミン B_{12} を必要とする酵素。ヒトの場合には，メチオニンシンターゼとメチルマロニル CoA ムターゼの二つである。前者は，メチルテトラヒドロ葉酸からのメチル基を受け，それをホモシステインに移しメチオニンを生成する反応を触媒する。後者は，メチルマロニル CoA からスクシニル CoA への変換を触媒する。これら酵素は，核酸，タンパク質，脂質，炭水化物の代謝に関係している。

ビタミン B_{12} 欠乏症 [vitamin B_{12} deficiency]　ビタミン B_{12} の主な給源は動物性の食品であるので，発展途上国の小児のようにこれらの摂取が著しく少ないか，純菜食主義者（vegan）のように摂取が皆無の場合には欠乏症が起こりやすい。吸収障害による欠乏症は，内因子の欠如（内因子を喪失した自己免疫性胃炎，胃の手術等），胃酸分泌の減少（特に高齢者），腸疾患（特に回腸の吸収部位の炎症性腸疾患）等による。症状は貧血と神経障害とがある。貧血としては，メチオニンシンターゼ活性低下によるメチルテトラヒドロ葉酸の過剰蓄積を介した補酵素型であるテトラヒドロ葉酸の枯渇による骨髄での造血が阻害された結果生じる巨赤芽球性貧血と，巨赤芽球性貧血を伴うが，自己免疫性胃炎の結果生じる内因子の欠如が原因である悪性貧血がある。神経障害としては，脊髄および脳の白質退行変性，脱髄性の末梢神経障害であり，四肢の位置感覚・振動感覚の低下にはじまり，運動失調が出現するに至る。診断は血液学的検査と血中ビタミン B_{12}，ホモシステイン，メチルマロン酸濃度の測定，あるいは尿中ホモシステイン，尿中メチルマロン酸排泄量の測定による。→巨赤芽球性貧血，ホモシステイン，メチルマロン酸，シリングテスト

ビタミン B_{12} 補酵素 [vitamin B_{12} coenzyme]　＝アデノシルコバラミン，メチルコバラミン

ビタミン C [vitamin C]　＝アスコルビン酸

ビタミン C 欠乏症 [vitamin C deficiency]　＝アスコルビン酸欠乏症

ビタミン C ステアレート [vitamin C stearate]　ビタミン C のステアリン酸エステル。食品添加物や化粧品素材として利用されている。

ビタミン D [vitamin D]　カルシフェロールともよばれる。脂溶性ビタミンであり，生物活性を示すのは，植物性食品由来のビタミン D_2（エルゴカルシフェロール）と動物性食品由来と皮膚で合成されるビタミン D_3（コレカルシフェロール）の2種がある。植物ではプロビタミン D_2 であるエルゴステロールが紫外線によりビタミン D_2 に変化する。動物ではプロビタミン D_3 である7-デヒドロコレステロールが紫外線によりプレビタミン D_3 となり，次いで，体温による熱異性化でビタミン D_3 に変化する。鳥類ではビタミン D_2 の活性はビタミン D_3 の活性より著しく低いが，哺乳動物ではこの二つは同程度の活性を有する。したがって，「日本人の食事摂取基準（2015年版）」では，ビタミン D_2 とビタミン D_3 の合計量をビタミン D 量としている。くる病の予防のためのビタミン剤，強化食品に添加されている。→1,25-ジヒドロキシビタミン D

ビタミン D_2 [vitamin D_2]　プロビタミン D であるエルゴステロールから合成されるエルゴカルシフェロールのこと。シイタケなどの植物性食品や酵母に含まれる。→ビタミン D

ビタミン D_3 [vitamin D_3]　コレカルシフェロールのこと。魚類の肝臓，魚肉，バター及び卵黄などの動物性食品に含まれるほか，紫外線照射により皮下で7-デヒドロコレステロールから生成する。→ビタミン D

ビタミン D 依存性くる病 [vitamin D dependent rickets, VDDR]　常染色体性劣性の先天性くる病であり，1型と2型がある。1型はビタミン D の活性化に関与する腎臓の25-ヒドロキシビタミン D-1α-水酸化酵素遺伝子（*CYP27B1*）の欠損による。血液中のカルシウムと活性型ビタミン D（1,25-ジヒドロキシビタミン D）の濃度の低下が認められるが，25-ヒドロキシビタミン D 濃度は正常である。2型は活性型ビタミン D の核内受容体遺伝子の変異によるものと，核内受容体は正常であるが，1,25-ジヒドロキシビタミン D-受容体複合体と DNA の結合を阻害するリボ核タンパク質の存在によって発症するものがある。治療には大量の25-ヒドロキシビタミン D と，生理的血中濃度を維持するのに必要な量の1,25-ジヒドロキシビタミン D を投与する。

ビタミン D 応答配列 [vitamin D response element, VDRE]　ホルモン応答配列（HRE）の一つ。活性型ビタミン D と核内のビタミン D 受容体

（VDR）との複合体が特異的に結合し，標的遺伝子の転写を促す DNA 上の塩基配列。→ホルモン応答配列，活性型ビタミン D

ビタミン D 過剰症　[hypervitaminosis D]
通常，ビタミン D 過剰症は過剰用量の服用から起こる。症状は高カルシウム血症によるもので，食欲不振，悪心，嘔吐が起こり，次いでしばしば多尿，多飲症，脱力，神経過敏，かゆみ等が生じ，やがて腎不全に陥ることがある。診断は通常，高カルシウム血症と上昇した血中 25-ヒドロキシビタミン D 濃度に基づく。治療は，ビタミン D 服用の中止，食事によるカルシウム摂取の制限である。「日本人の食事摂取基準（2015年版）」では，ビタミン D の摂取が成人で 250 μg/日未満の場合は高カルシウム血症を生じないため，これを健康障害非発現量とするとともに，不確実性因子を 2.5 として，耐容上限量を 100 μg/日とした。

ビタミン D 結合タンパク質　[vitamin D binding protein, DBP]
Gc-グロブリンともよばれる。脂溶性であるビタミン D，25-ヒドロキシビタミン D や 1,25-ジヒドロキシビタミン D と結合して，これらビタミン D の血漿中での運搬を行っているタンパク質のこと。

ビタミン D 欠乏症　[vitamin D deficiency]
不十分な日光への曝露，ビタミン D 摂取不足・吸収低下，ビタミン D 活性化障害により起こりうる。欠乏症に陥りやすいのは，高齢者（しばしば栄養不良にあり，日光への曝露が不十分）や，家に閉じこもっている成人や小児などである。通常，臨床上の欠乏に至るのは，日光への曝露とビタミン D 摂取が不十分な状態が同時に起こる場合である。ビタミン D 活性化（水酸化）に関与する肝臓や腎臓の疾患あるいは，先天的活性化障害によっても欠乏症状が発現することがある。ビタミン D が欠乏すると，成人ではカルシウム欠乏による骨軟化症が発症する。小児では，くる病が発症する。骨軟化症，くる病の診断は X 線撮影によって認められた骨変化の特徴に基づいてなされる。ビタミン D の欠乏の存在を確認するためには，血中の 25-ヒドロキシビタミン D の低値の確認が必要となる。カルシウムとリンを十分に摂取していれば，治療にはビタミン D の経口投与が有効である。ただし，腎疾患によって腎臓での 25-ヒドロキシビタミン D からの 1,25-ジヒドロキシビタミン D 産生が減少し骨軟化症が発現した場合，あるいは，先天性低リン酸血症，先天性ビタミン D 活性化障害，先天性ビタミン D 受容体異常等により発症したくる病は，ビタミン D の投与に応答しない。→ビタミン D 依存性くる病，低リン酸血症性くる病

ビタミン D 抵抗性くる病　[vitamin D-resistant rickets]
→低リン酸血症性くる病

ビタミン E　[vitamin E]
脂溶性ビタミンの一つ。トコフェロールに属するものと，トコトリエノールに属するものとがある。それぞれ α，β，γ，及び δ 体の同族体が自然界に存在する。最もビタミン E 活性が高いのは α-トコフェロールである。ビタミン E は抗酸化作用を有し，食品成分に含まれる脂質の過酸化を防止するための酸化防止剤として利用されている。同様に，体内でも主に抗酸化物質として働き，細胞膜やタンパク質，核酸の損傷を防ぐ。ビタミン E 欠乏は神経障害を引き起こす。植物油に多く含まれており，摂取されたビタミン E は，食事中の脂質とともに胆汁酸等によってミセル化されて吸収され，キロミクロンに含まれて血液中を輸送され，キロミクロンレムナントの構成成分として肝臓に取り込まれる。取り込まれたビタミン E のうち，α-トコフェロールのみが α-トコフェロール輸送タンパク質に結合して肝臓内を輸送され，VLDL に組み込まれて肝臓から放出され，LDL の構成成分として各組織に輸送される。したがって，肝臓から各組織に供給されるのは α-トコフェロールである。血中や組織中に存在するビタミン E の大部分が α-トコフェロールであることから，「日本人の食事摂取基準（2015年版）」では，ビタミン E として α-トコフェロールのみを対象としている。一方，他の同族体は α-トコフェロールと異なる作用を有しているとされている。→キロミクロン，VLDL，α-トコフェロール輸送タンパク質

α-トコフェロール

α-トコトリエノール

ビタミン E 過剰症　[hypervitaminosis E]
脂溶性ビタミンとしては例外的に，明らかな過剰症はまれである。過剰投与では，頭痛，疲労感，筋力低下等が起こることがある。ビタミン K 拮抗薬であるワルファリンを投与されている状態でビタミン E を大量に服用すると，出血が起こることがある。

ビタミン E 欠乏症　[vitamin E deficiency]
発展途上国では摂取不足による欠乏症がみられるが，先進国ではほとんどみられず，多くは吸収の障害によるものである。原因としては慢性胆汁うっ

滞，膵炎，短腸症候群等による脂肪吸収障害が一般的である。症状は軽度の溶血性貧血と非特異的な神経症状である。成人ではまれであるが，小児ではビタミン E の貯蔵が少ないために，神経症状は重度で，脊髄小脳失調を起こすことがある。未熟児では網膜症の原因となることがある。吸収障害を伴う先天的欠乏症として，無 β リポタンパク質血症（アポリポタンパク質 B の遺伝的欠損によるバッセン・コルンツヴァイク症候群）があり，すべての脂溶性ビタミンの吸収が障害されるが，特にビタミン E 欠乏の症状が顕著で，小児では精神発達の遅延がみられることもある。ビタミン E 欠乏の診断は，過酸化物存在下での溶血試験，血中 α-トコフェロール濃度の測定による。まれに，α-トコフェロール輸送タンパク質の遺伝的変異による先天的欠乏症がある。→ビタミン E，α-トコフェロール輸送タンパク質

ビタミン K [vitamin K]　　脂溶性ビタミンの一つ。メチル化されたナフトキノンとこれに結合する炭化水素の側鎖から成り，側鎖の構造に違いによりビタミン K_1（フィロキノン）とビタミン K_2（メナキノン）に分けられる。ビタミン K_1 の側鎖はフィチル基から成る単独の物質である。ビタミン K_2 には異なる数のイソプレン単位で構成されるプレニル基の側鎖から成る多くの同族体があり，メナキノン-n（n=イソプレン単位の数）と表記される。前者は植物性食品や植物油に含まれ，体内でビタミン K_2 であるメナキノン-4 に変換される。多様なビタミン K_2 が微生物により合成され，発酵食品に多く含まれており，納豆にはメナキノン-7 が多く含まれている。また，腸内細菌により合成されるビタミン K_2 も宿主に利用される。さらに，動物性食品も微生物由来のビタミン K_2 同族体やビタミン K_1 から体内で変換されたメナキノン-4 を含んでいる。摂取されたビタミン K は，食事中の脂質とともに吸収され，主な蓄積部位である肝臓に取り込まれる。ビタミン K は，γ-グルタミルカルボキシラーゼの補酵素として，血液凝固因子やオステオカルシンをはじめとするいくつかのタンパク質のグルタミン酸残基の γ-カルボキシル化による翻訳後修飾（活性化）に関与する。この作用以外に，核内転写因子であるステロイド・生体異物受容体（SXR）のリガンドとして機能し，骨形成能を高めるとされている。「日本人の食事摂取基準（2015年版）」では，分子量のほぼ等しいビタミン K_1 とメナキノン-4 についてはそれぞれの重量を，また，分子量が大きく異なるメナキノン-7 はメナキノン-4 量に換算して求めた重量の合計量をビタミン K 量としている。→γ-カルボキシル化，翻訳後修飾，γ-グルタミルカルボキシラーゼ，血液凝固因子，オステオカルシン，マトリックスグラタンパク質

ビタミン K_1 [vitamin K_1]　　$C_{31}H_{46}O_2$，分子量450.71。ビタミン K の一種で，フィロキノンともいう。側鎖にフィチル基をもつ化合物で，緑黄色野菜や植物油に含まれる。→ビタミン K

ビタミン K_2 [vitamin K_2]　　ビタミン K の一種で，メナキノン（MK）ともいう。側鎖のプレニル基を構成するイソプレン単位の数によって多様な同族体が存在する。乳製品，卵，肉，発酵食品に含まれており，栄養学的に重要なのは主に動物性食品に含まれる MK-4 と納豆に含まれる MK-7 である。→ビタミン K

ビタミン K_3 [vitamin K_3]　　メナジオン，メナフトンともいう。1,4-ナフトキノンの 2 位がメチル化されたもので，3 位に側鎖をもたない。化学的に合成される。また，体内で生じるビタミン K_1 からビタミン K_2 の一種であるメナキノン-4 への変換の中間代謝物であるとも考えられている。血液凝固作用を有するが，肝細胞に対する毒性が強く，アレルギー反応や溶血性貧血の原因となる。そのため，現在はヒト用のビタミン K 剤としては使われていないが，飼料添加物としては認められている。→ビタミン K

ビタミン K 依存性因子 [vitamin K dependent factor]　　血液凝固因子である第 II 因子（プロトロンビン），第 VII 因子（プロコンバーチン），第 IX 因子（クリスマス因子，血漿トロンボプラスチン成分）及び肝臓の第 X 因子（スチュアート因子）がある。これらの因子はいずれもビタミン K を補酵素とする γ-グルタミルカルボキシラーゼによるグルタミン酸残基の γ-カルボキシル化（翻訳後修飾）を受けて活性化される。その他にもビタミン K に依存する血液凝固に関連する因子にはプロテイン C，プロテイン S，プロテイン Z があり，これらは抗凝固作用をもつ。また，骨代謝に関連するオステオカルシンや軟組織石灰化抑制作用を有するマトリックスグラタンパク質がある。

ビタミン K 過剰症 [hypervitaminosis K]
ビタミン K_1，K_2 とも過剰症は知られていない。いわゆるビタミン K 過剰症とはメナジオン中毒のことである。→メナジオン

ビタミン K 欠乏症 [vitamin K deficiency]
成人の場合，植物性食品に豊富に含まれていること，腸内細菌によって合成・供給されること等から，原発性の欠乏症はまれであるが，慢性の胆道閉塞，小腸の切除等による脂肪の吸収不良が原因となって発症することがある。症状は血液凝固因子の不足による出血である。血液凝固検査によってプロトロンビン時間の延長が認められ，ビタミン K 補給薬の投与によりこれが改善されればビタミン K 欠乏症と診断される。さらに，血中ビタミン K 濃度の測定によって確認できる。新生児では，脂質とビタミン K が胎盤を通過しにくいこと，肝臓でのプロトロンビン合成の未熟，母乳のビタミン K 含

量がわずかであること，腸内が無菌であることが原因となって，欠乏症が発症しやすい。症状は皮膚，消化管，胸腔内等の出血である。最悪の場合は頭蓋内出血で，死亡の原因となる。予防には出生直後にビタミンKを補給する。→血液凝固因子

ピタヤ [pitaya] サボテン類の果実の総称。ドラゴンフルーツともいう。一般に果皮の色は赤色で，果肉は白色と赤色がある。果肉にゴマのような種子が散在。甘くさわやかな酸味があり，生食，ジュース，サラダに利用。果肉の赤色はベタシアニン系色素による。輸入品が多いが近年，沖縄や九州でも栽培している。

ピタンガ [pitanga] ブラジル原産のフトモモ科熱帯果樹。ルビー色の果実を生食する。

非タンパク質〔たんぱく質〕カロリー [nonprotein calorie, NPC] エネルギー摂取のうちタンパク質以外の栄養素によるエネルギー。

非タンパク質〔タンパク質〕[態]窒素 [nonprotein nitrogen, NPN] タンパク質以外の窒素化合物の窒素。尿素，尿酸，アンモニア，クレアチン，クレアチニン，アミノ酸などの窒素。それらの血中濃度が増加した病態を窒素血症といい，体タンパク質異化の亢進，高タンパク質食摂取，腎疾患，肝障害，ショック等でみられる。

備蓄食品 [reserve food] 生鮮食品に対応する食品。保存可能食品として，災害に備えた非常用食品の意味もある。

鼻中隔 [nasal septum; septum nasi] 鼻腔を左右に分けている隔壁。薄い支持骨格を粘膜が覆ったもの。鼻呼吸を左右に分ける。細い血管が密集しており，触ると出血しやすい。

ピックル [pickle] ＝ピクルス

羊脂 [mutton tallow] ヒツジの脂肉から得られる油脂。山羊脂を含める場合もある。脂肪酸組成は牛脂に似ており融点が高い。

必須アミノ酸 [essential amino acid] 生体が必要とするが，体内で合成系をもたないか，あるいは合成量が必要量に満たないアミノ酸。不可欠アミノ酸ともいう。したがって，食事から供給されなければならない。ヒトの必須アミノ酸はヒスチジン，イソロイシン，ロイシン，リシン，メチオニン，トレオニン，フェニルアラニン，トリプトファン及びバリンの9種である。成長の早い乳幼児期ではさらにアルギニンを含む。→準必須アミノ酸，条件的必須アミノ酸

必須アミノ酸指数 [essential amino acid index] 食品タンパク質の質の評価指数の一つ。試験タンパク質中の各必須アミノ酸量を，卵タンパク質中のそれぞれの必須アミノ酸量に対する%で表し，それらの幾何学的平均をとったものである。値が大きいものほど優れている。

必須アミノ酸・全アミノ酸比 [essential-total amino acid ratio, ET ratio] 全アミノ酸量に対する全必須アミノ酸量の比。全アミノ酸窒素量1gあるいは粗タンパク質量1gに対する全必須アミノ酸窒素量mgの比として求められる。

必須栄養素 [essential nutrient] 生命活動の維持に必要な栄養素。生命維持のエネルギー源，細胞を構成する基礎物質，生体内化学反応等の代謝系のスムーズな活動等に必要な物質であり，炭水化物，タンパク質，脂質，ビタミン，ミネラルの五カテゴリーに分類される。ヒト以外の生物についてはその要求性はさまざまである。

必須脂肪酸 [essential fatty acids] ヒトの正常な発育や代謝調節に不可欠であり，生体内で合成されないために食物として摂取しなければならない脂肪酸。n-3系脂肪酸としてα-リノレン酸（C18:3）を，n-6（ω6）脂肪酸としてリノール酸（C18:2）を摂取すると，エイコサペンタエン酸（C20:5 n-3）やアラキドン酸（C20:4 n-6）といったそれぞれの系列の長鎖多価不飽和脂肪酸が体内合成されるため，狭義ではα-リノレン酸とリノール酸が必須脂肪酸にあたる。→n-3脂肪酸，n-6脂肪酸

必須脂肪酸欠乏 [essential fatty acid deficiency] 必須脂肪酸欠乏食で動物を飼育すると，発育不全，皮膚の角化，脱毛などの症状を呈したが，リノール酸またはアラキドン酸を投与すると欠乏症状は回復したことから，これらの脂肪酸の必須性が示された。

必須・非必須アミノ酸比 [essential-nonessential amino acid ratio] 食品や献立におけるタンパク質の栄養価はアミノ酸価によって評価されるが，必須アミノ酸パターンのみでなく，必須アミノ酸の総量と非必須アミノ酸量との比率，または総アミノ酸量に対する必須アミノ酸総量の比（E/T比）を併せて考慮することで，必須アミノ酸の栄養効果をよりよく把握することが望ましい。FAO/WHOはE/T比を用いることを勧告した。E/T比は総窒素1g当たり，または粗タンパク質（N×6.25）1g当たりの全必須アミノ酸のミリグラム数として表される。

ヒット説 [hit theory] →標的理論

泌乳刺激ホルモン [lactogenic hormone] ＝プロラクチン

泌乳不全 [agalactia] 受乳期間中に乳汁が分泌不足となる症状。アガラクシアともいう。乳房の発育不全，貧血，交感神経異常，胃腸障害等が考えられている。

引張り応力 [tensile stress] 材料を引き伸ばすように働く応力。圧縮応力（材料を押し縮めるように働く応力），曲げ応力（材料を曲げるように働く応力），せん断応力（材料を左右から挟み切るように働く応力）等に対比される。

引張り強度 [tensile strength] 繊維，ゴム，プラスチック等の代表的な製品試験項目の一つ。抗張力ともいう。ダンベル状あるいはリング状試験片に一定温度，一定速度で引張りを与えた時の破断時の応力で，試験片の原断面積当たりの最大荷重で表す。

ビップ ＝血管活性腸間ペプチド

ヒップリカーゼ [hippuricase] ＝アミノアシラーゼ

必要な体力水準 [degree of physical fitness] 競技に必要な体力，仕事に必要な体力，健康維持に必要な体力の三つに分ける考えもある。

ビテリン [vitellin] 卵黄タンパク質の一つであるリポビテリンの脂質部分を除いたアポタンパク質。ビテリンの違いにより，α及びβリポビテリンに区別される。

ビテロゲニン [vitellogenin] 産卵鶏の肝臓で合成される卵黄タンパク質の前駆体。限定分解により，リポビテリン・ホスビチン複合体及びβリベチン糖タンパク質が生成される。

非凍結水分 [nonfrozen water] 一般に，一定条件下（例えば－2℃，－5℃等）で食品を凍結した際，凍結しないで残存している食品中の水分を指す。→不凍水

ヒトエグサ [*hitoegusa*] ヒトエグサ科ヒトエグサ属の緑藻類の海藻。薄い膜状の大きさ3～10 cmの円形またはそれに近い形をした一年生海藻で，鮮やかな緑色を帯び，のりつくだ煮の主原料となる。冬から春にかけて繁茂する。中部及び南部太平洋沿岸，九州に分布し，干潮帯に生育する。乾燥品は糖質及びタンパク質に富み，ミネラル，ビタミンが比較的多い。

一塩干し [light salted dried fish] 塩乾品の一種。立塩漬けで行われる。食味が良い反面貯蔵性に欠けるので，流通及び保存は冷蔵下で行われる。脂肪が多い製品のため，長期の貯蔵には油焼けを防止するため，抗酸化剤の添加や真空パック等が必要となる。最近では，塩分濃度が高いことによる健康への悪影響及び嗜好の変化により，薄塩で軽い乾燥で製造した塩乾品（一塩干し）が好まれている。→水産加工品

ヒト絨毛性ゴナドトロピン [human chorionic gonadotropin, hCG] ＝絨毛性性腺刺激ホルモン

ヒト胎盤性ラクトゲン [human placental lactogen, hPL] 胎盤の栄養膜合胞細胞により産生・分泌されるタンパク質ホルモン。胎盤性ラクトゲンともいう。乳腺を刺激する。妊娠末期に向かって増加し，胎盤娩出後，数時間で消失する。脂質分解作用により，母体の糖代謝及び脂質代謝を介して胎児へ栄養を安定して供給し，胎児の発育・成長に関与している。

ヒト白血球抗原 [human leukocyte antigen, HLA] ＝HLA

ヒト免疫不全ウイルス [human immunodeficiency virus, HIV] 後天性免疫不全症候群（acquired immunodeficiency syndrome, AIDS）の原因ウイルス。レトロウイルス科レンチウイルス属のRNAウイルスで，1型と2型がある。感染経路は性行為，注射針の使い回し，母子（垂直）感染。自然経過はⅠ期（急性感染症状），Ⅱ期（無症候性キャリア），Ⅲ期（持続性全身性リンパ節腫大），Ⅳ期（日和見感染症，リンパ腫）を経て死に至る。HIV抗体またはHIV-RNAの検出により診断する。治療は逆転写酵素阻害薬とプロテアーゼ阻害薬を併用したHAART（highly active antiretroviral therapy）療法が有効である。

ヒト免疫不全ウイルス感染症 [human immunodeficiency virus infection, HIV infection] HIVによる感染症。後天性免疫不全症候群と同義。感染すると2～5年の潜伏期を経て発症する。発症後は，細胞性免疫能の低下のため，カリニ肺炎，真菌感染，カポジ肉腫などに罹患しやすくなる。感染経路は，輸血，血液製剤，性交渉，母子感染など。

ヒドラーゼ [hydrase] ＝加水酵素

ヒドラターゼ [hydratase] ＝脱水酵素

ヒドロキシアセタミド [hydroxyacetamide] $C_2H_5NO_2$，$CH_2(OH)CONH_2$，分子量75.05。ヒドロキシ酢酸のカルボニル基にアミノ基が付加した化合物。

ヒドロキシアパタイト [hydroxyapatite] $Ca_{10}(OH)_2(PO_4)_6$，式量1004.63。水に不溶性の板状または桿状の結晶で，$CaHPO_4 \cdot 2H_2O$をアルカリ水溶液中で加熱処理をして作る。生理的条件下で熱力学的に最も安定なリン酸カルシウム化合物で，骨と歯の主成分。結晶表面の特定部位にリン酸基，ヒドロキシ基，カルシウムが露出，陽・陰どちらの荷電体も吸着できるので，タンパク質，核酸などの生体高分子の分離・精製のための液体クロマトグラフィー用充填剤として用いられる。また，二本鎖核酸を一本鎖核酸より強く吸着し両鎖を分離できるので，変性DNAの再会合速度を測定するのに必須。

ヒドロキシアミノ酸 [hydroxyamino acid] セリン，トレオニンのように側鎖にヒドロキシ基をもつアミノ酸。ヒドロキシアミノ酸は，タンパク質にいくつかの重要な機能を付与する。①セリン，トレオニンは，糖タンパク質の糖鎖結合モチーフ（Asn X（SerまたはThr））を構成し，これらのアミノ酸のヒドロキシ基にO-グリコシド型糖鎖が結合する。②いくつかの酵素では，セリン，トレオニンまたはチロシン残基のヒドロキシ基がプロテインキナーゼにより可逆的にリン酸化されることにより活性が調節される。③受容体の中にはチロシンキナーゼ活性をもち，自身のチロシン残基が可逆的にリン酸化されることによって機能するものがある。ま

た，セリンはテトラヒドロ葉酸に一炭素単位として
メチレン基を供給する。コラーゲンはヒドロキシプ
ロリンとヒドロキシリシンを含むが，これらは翻訳
後修飾によってヒドロキシル化を受けて生成したも
のであり，これらのアミノ酸のトリプレットコドン
は存在しない。

p-ヒドロキシ安息香酸エステル [p-hydroxybenzoic acid ester]
ブチル，プロピル等5種類のエステルが指定食品添加物。保存料。カビ，酵母，細菌の生育を抑制する。pHによる影響は少ない。使用基準がある。水に溶けにくいので，乳化製剤として使用される。

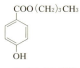

p-ヒドロキシ安息香酸ブチル

5-ヒドロキシインドール酢酸 [5-hydroxyindoleacetic acid, 5HIAA]
$C_{10}H_9NO_3$，分子量191.19。トリプトファンの代謝産物であるセロトニンから酸化的脱アミノ化及び酸化反応によって生成される。この終末産物はそのままの形，あるいはそのメトキシ誘導体ならびにグリシン抱合体として尿中に排泄され，その測定値からセロトニンの生成が増加する疾病の有無・状態を調べることができる。正常ヒト尿では，一日に2〜8 mgが排泄される。→セロトニン

ヒドロキシエイコサテトラエン酸 [hydroxyeicosatetraenoic acid, HETE]
アラキドン酸からリポキシゲナーゼ経路でヒドロペルオキシエイコサテトラエン酸（HPETE）を経てロイコトリエンを生成する経路の副産物。

ヒドロキシエチルチアミン [hydroxyethylthiamin]
$C_{14}H_{22}Cl_2N_4O_2S$（塩酸塩），式量381.33。チアミンとアセトアルデヒドの縮合によって合成される。生体内ではピルビン酸からアセチルCoA生成過程における酸化的脱炭酸反応の中間代謝産物であるヒドロキシエチルチアミン二リン酸の脱リン酸化されたものであり，動物組織の筋肉に比較的多く存在する。

ヒドロキシエチルデンプン〔でんぷん〕 [hydroxyethyl starch]
ヒドロキシエチル基-CH_2CH_2OHが導入されたデンプンエーテル。加工デンプンの一種。医薬品原料として，代用血漿，体外循環希釈剤に用いられる。また，製剤における造粒の結合助剤としても利用される。食品加工業においては食品包装用フィルムなどに使用され，製紙工業では内部添加，表面サイジング，コーティング，板紙との層間接着剤など幅広い用途で利用される。

25-ヒドロキシエルゴカルシフェロール [25-hydroxyergocalciferol]
$C_{28}H_{44}O_2$，分子量412.66。25-ヒドロキシビタミンDのうちエルゴカルシフェロール（ビタミンD_2）に由来するもの。→25-ヒドロキシコレカルシフェロール，25-ヒドロキシビタミンD

ヒドロキシβ-カロテン [hydroxy β-carotene]
＝クリプトキサンチン

ヒドロキシ基 [hydroxy group]
化合物の化学構造中の原子団（基）の一種。酸素1原子と水素1原子から成り，-OHで示される。ヒドロキシル基，水酸基ともいう。アルコール性ヒドロキシ基とフェノール性ヒドロキシ基がある。

ヒドロキシキヌレニン尿症 [hydroxykynureninurea]
尿中のヒドロキシキヌレニンがキヌレニン，キサンツレン酸とともに異常に高い状態。トリプトファンからニコチン酸を生成する代謝経路の酵素の一つであるキヌレニナーゼの欠損による。血中のニコチン酸が低下し，認知障害，不安，小脳症状，末梢神経障害，皮膚炎（ペラグラ），胃腸障害などの症状が現れる。ビタミンB_6の投与によって軽快するものとしないものがある。

25-ヒドロキシコレカルシフェロール [25-hydroxycholecalciferol]
$C_{27}H_{44}O_2$，分子量400.65。25-ヒドロキシビタミンDのうちコレカルシフェロール（ビタミンD_3）に由来するもの。→25-ヒドロキシエルゴカルシフェロール，25-ヒドロキシビタミンD

ヒドロキシ酢酸 [hydroxy acetic acid]
$C_2H_4O_3$，$CH_2(OH)COOH$，分子量76.05。グリコール酸ともいう。グリシンとエタノールアミンの相互転化によって生じる中間物質。植物での光呼吸に関与しており，葉緑体内でホスホグリコール酸の脱リン酸により生じる。グリコール酸回路において代謝され，還元的ペントースリン酸回路へ向かう。

ヒドロキシ酸 [hydroxy acid]
クエン酸，乳酸，リンゴ酸などヒドロキシ基をもつカルボン酸の総称。ひまし油の約90％を占めるリシノール酸や脳のセレブロシドの構成脂肪酸であるセレブロン酸のようなヒドロキシ基をもつ脂肪酸にも用いられる。ロウにも一部ヒドロキシ酸が含まれる。

ヒドロキシシトロネラール [hydroxycitronellal]
$C_{10}H_{20}O_2$，分子量172.27。無色透明，少し粘性のある液体。有機溶媒に易溶，水には不溶。スズランに似た甘い花様香りを示す合成香料。シトロネラールやジヒドロミルセンなどから合成される。

5-ヒドロキシトリプタミン [5-hydroxytryptamine]
＝セロトニン

4-ヒドロキシノネナール [4-hydroxynonenal, 4-HNE]
カルボニル化合物（アルデヒド）の一種。酸化ストレスマーカーとしても知られている。

アルツハイマー病の患者には4-ヒドロキシノネナールが通常の6倍も存在するといわれている。

25-ヒドロキシビタミン D [25-hydroxyvitamin D] コレカルシフェロール（ビタミンD_3）またはエルゴカルシフェロール（ビタミンD_2）は，肝臓において25-水酸化酵素（CYP27A1）の作用により25-ヒドロキシビタミンD（25-OHD），次いで腎臓において1α-水酸化酵素（CYP27B1）の作用により，活性型である1,25-ジヒドロキシビタミンD（1,25-$(OH)_2$D）に代謝される。血中25-OHD濃度は，ビタミンD栄養状態の最も良い指標であり，20 ng/mL（50 nmol/L）未満ではビタミンD欠乏/不足と考えられている。しかし近年ビタミンDの充足はくる病・骨軟化症予防だけではなく，骨折・転倒予防のためにも重要であることが知られており，そのためには30 ng/mL（75 nmol/L）以上のより高い濃度が必要との報告もあり，20 ng/mLで十分かどうかについてはなお議論がある。なお，1,25-$(OH)_2$Dが活性型であるが，その血中濃度は厳密に調節されているため，ビタミンD栄養状態の指標にはならない。

ヒドロキシフェニルイサチン [hydroxyphenylisatin] プルーンなどに含まれ，管を刺激し，便通を良くし，便秘に効果がある。

ヒドロキシプロリン [hydroxyproline] $C_5H_9NO_3$，分子量131.13，三文字記号Hyp。コラーゲンなどのタンパク質の構成アミノ酸（イミノ酸）。プロリンとしてタンパク質に取込まれた後，プロリルヒドロキシラーゼにより4位の炭素がヒドロキシル化される。コラーゲンの三重ら旋構造の安定化に寄与する。プロリルヒドロキシラーゼの補因子としては鉄とL-アスコルビン酸（ビタミンC）が必要である。

ヒドロキシメチルグルタリル CoA [hydroxymethylglutaryl-CoA, HMG-CoA] アセチルCoAからコレステロールあるいはケトン体などの生合成経路における代謝中間体。アセトアセチルCoAとアセチルCoAの縮合により生成される。→メバロン酸，ケトン体

ヒドロキシメチルグルタリル CoA 還元酵素 [hydroxymethylglutaryl-CoA reductase] ＝ヒドロキシメチルグルタリルCoAレダクターゼ

ヒドロキシメチルグルタリル CoA レダクターゼ [hydroxymethylglutaryl-CoA reductase, HMG-CoA reductase] ヒドロキシメチルグルタル酸CoA還元酵素，ヒドロキシメチルグルタリルCoA還元酵素ともいう。ヒドロキシメチルグルタリルCoAをNADPH存在下で還元してメバロン酸を生成する反応を触媒する酵素。この還元反応は基質のカルボキシ基の一つがホルミル基を経由してヒドロキシ基にまで還元される2段階反応である。この酵素はコレステロール生合成系の律速酵素であり，各種ステロイド，テルペン生合成の重要な調節点となっている。したがって種々の食事（餌）条件，環境条件等によって活性が変動する。スタチン類は本酵素の阻害剤で，血清コレステロール値を低下させる。

ヒドロキシメチルグルタル酸 CoA 還元酵素 [hydroxymethyl glutaric acid-CoA reductase] ＝ヒドロキシメチルグルタリルCoAレダクターゼ

ヒドロキシメチルフルフラール [hydroxymethylfurfural, HMF] $C_6H_6O_3$，分子量126.11。1912年にルイ・マイヤーによりグルコースとリシンの非酵素的褐変反応（メイラード反応）の代謝中間体として発見された化合物である。糖や炭水化物の熱分解により生成される。牛乳，フルーツジュースや蜂蜜などの食品を加熱すると微量ながらHMFが生成することが知られており，通常の多くの食品にも微量ながら含まれている。近年，フルクトースを原材料とする大量精製法が開発された。安全性に関する研究はそれほど進んでいないが，発がん性はないと考えられている。HMFが鎌型赤血球症の治療に有効であることが明らかとなり，2007年に米国FDAにより治療薬として認可された。HMFがメタボリックシンドローム，糖尿病，動脈硬化に対して予防的に作用する可能性を指摘する報告もあり，研究が進められている。→メイラード反応

ヒドロキシラーゼ [hydroxylase] ＝水酸化酵素

β-ヒドロキシ酪酸 [β-hydroxy butyric acid] $C_4H_8O_3$，$CH_3CH(OH)CH_2COOH$，分子量104.11。3-ヒドロキシ酪酸。アセチルCoAから生成されるアセト酢酸，アセトンとともにケトン体の一つである。肝臓ではケトン体を利用することができないが，肝臓以外の組織ではアセチルCoAに変換されてエネルギーとなる。糖尿病や飢餓時には，ほかのケトン体とともに，生成速度が分解速度を上回り尿中への排泄量が上昇する。これをケトーシスという。→アセト酢酸，ケトン体

ヒドロキシリシン [hydroxylysine] $C_6H_{14}N_2O_3$，分子量162.19。タンパク質におけるリシン残基の5位炭素がヒドロキシラーゼにより水酸化されて生成する。2個の不斉炭素原子を有するので，四つの光学異性体が存在する。ゼラチン，コラーゲン及び細菌の細胞壁などに存在し，コラーゲンにおいては，コラーゲン線維の架橋，糖鎖の結合に関与する。

COOH
H_2NCH
CH_2
CH_2
HOCH
CH_2NH_2

ヒドロキシルアミン [hydroxylamine] NH_2OH，分子量33.03。還元性を示し，カルボニル化合物と反応し，オキシムを生成する。ペプチド結合において，Asn-Gly結合を選択的に切断する。多くの化合物の合成の原料として用いられる。

ヒドロキシル化 [hydroxylation]　化合物にヒドロキシ基を導入する反応。生体内では，コラーゲン前駆体のプロリン残基やリシン残基へのヒドロキシ基の導入及びフェニルアラニンやチロシンへのヒドロキシ基の導入する反応及び薬物代謝における第一相反応などが知られている。これらの反応は，分子状酸素の1原子を基質に導入するモノオキシゲナーゼ反応である。

ヒドロキシル基 [hydroxyl group]　＝ヒドロキシ基

ヒドロキシルラジカル [hydroxyl radical]　・OH。活性酸素の一つであり，その中では最も酸化力が強く，生体成分のあらゆる化合物と速やかに反応する。それゆえに，がん，生活習慣病，老化の引き金として危険視されているが，白血球による殺菌作用に関与している。生体内の・OHのほとんどは過酸化水素の還元により生じ，その寿命は極めて短い。→ラジカル，スーパーオキシド

ヒドロキノン [hydroquinone]　$C_6H_6O_2$，分子量110.11。無色の柱状結晶。還元性を示し，酸化されてキノンになる。ラジカルスカベンジャーとして働き，脂質の過酸化反応の最初の段階を阻害する。写真の現像にも用いられる。

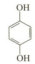

ヒドロゲナーゼ [hydrogenase]　微生物による水素の発生と吸収に関与する酵素で，水素による電子受容体の還元と，その逆反応による水素発生を触媒する。電子受容体は酵素の起源により異なる。その反応機構はクリーンエネルギーである水素の生産法として注目されている。

ヒドロコルチゾン [hydrocortisone]　＝コルチゾール

ヒドロペルオキシ脂肪酸 [hydroperoxy fatty acid]　官能基-O-OH（ヒドロペルオキシ）をもつ脂肪酸。脂肪酸ヒドロペルオキシドともいう。不飽和脂肪酸を基質としたリポキシゲナーゼまたはシクロオキシゲナーゼ反応，自動酸化，光酸化によって形成される。純粋なヒドロペルオキシ脂肪酸は生理的温度では安定な分子であるが，遷移金属複合体が存在すると分解が触媒される。

ヒドロペルオキシド [hydroperoxide]　官能基-O-OHをもつ過酸化水素の誘導体の総称。食品化学的には脂質でこの官能基を有するものを意味し，過酸化脂質ともいう。脂質を構成する不飽和脂肪酸が自動酸化され，酸化第一次生成物として生成される。自動酸化の起こりやすい脂肪酸は活性メチレン基があるリノール酸，α-リノレン酸，アラキドン酸であり，活性酸素が作用して活性メチレンから水素ラジカル（・H）が引き抜かれて共役ジエンが形成され，生じたアルキルラジカル（R・）に酸素分子が付加され，ペルオキシラジカル（ROO・）を生じる。ペルオキシラジカルがほかの脂質分子より・Hを引き抜くことにより，ヒドロペルオキシドが生じる。このような反応が連鎖的に進行し油脂が酸化され，脂質ヒドロペルオキシドが蓄積する。脂質ヒドロペルオキシドが分解あるいは重合し二次生成物へ変化したものの中に変敗臭の原因物質や有害成分も含まれる。→変敗油脂

ヒドロペルオキシラジカル [hydroperoxy radical]　脂肪酸に二重結合が存在すると，隣接している炭素原子上のC-H結合は弱まり，水素ラジカル（・H）の除去を容易にする。分子内転位の結果として共役ジエンができ，これが酸素分子と反応し，ヒドロペルオキシラジカル（・OOH）を生成する。生体内では遊離型ジヒドロフラビンが非酵素的に酸素と速く反応してヒドロペルオキシラジカルを生じる。→ペルオキシラジカル

ヒドロラーゼ [hydrolase]　＝加水分解酵素

ひなた臭 [sun-light flavor ; sunny flavor]　びん詰の牛乳やビールを日光に晒したときに生じる異臭。日光臭ともいう。牛乳の場合は，メチオニンとリボフラビンの反応によって生成したメチオナールなどの硫黄化合物である。ビールの場合は，イソフムロンの分解で3-メチル2-ブテニル基と硫化水素が反応して3-メチル2-ブテンチオールが生じるためと説明されている。

非日常食 [dishes for special occasions]　特別の日，民俗学的には"ハレの日"に供される食事。一般的には，正月，五節句，祭礼等の年中行事，誕生，結婚，葬祭など人の一生にかかわる通過儀礼，農耕・漁業の生業にかかわる儀礼などの食事がある。戦前までは，尾頭付きの魚，鮨，餅，団子などの非日常食は人々の行事を待つ喜びでもあったが，現在では，日常食と非日常食の差が小さくなり，次第に伝承されなくなっている。

非ニュートン粘性 [non-Newtonian viscosity]　ずり速度またはずり応力に依存して粘度が変化する流体。コロイド粒子間に構造を形成している液体はずり速度に依存して構造が変化し，粘性も変化する。非ニュートン流体におけるずり応力とずり速度の比は見掛けの粘度とよばれ，一般に見掛けの粘度はずり速度の増加とともに低下する。この現象はチキソトロピーとよばれる。ずり速度の増加とともに見掛けの粘度が増加する現象はダイラタンシーという。また，強い粒子間構造をもつ高分子の高濃度溶液やコロイドの高濃度分散系等では一定以上のずり応力の作用で初めて流動が始まる。

ビニロン [vinylon]　ポリビニルアルコール系合成繊維。1939（昭和14）年，桜田一郎によって開発された。ポリ酢酸ビニルを酸またはアルカリで加水分解して得られるポリビニルアルコールを熱湯に溶かし，硫酸アンモニウムまたは硫酸ナトリウムの飽和水溶液中に細孔から押し出して凝固させると繊維状となる。これをホルマール化して環構造を

つくることにより水に不溶性の繊維となる。ホルマール化を調節して分子内にヒドロキシ基を適度に残すと，繊維は適当な吸湿性をもつとともに，分子間に水素結合が生じて強い繊維となる。軽く，耐薬品性，染色性もよく，適度な吸湿性をもち，木綿に似ているため，肌着などの衣服材料，シート，袋などに用いられる。

避妊 [contraception] 妊娠を予防するための手段。排卵を抑制する薬剤の服用，受精を妨げるための器具や薬剤の使用，受精卵の着床を妨げる方法などいくつもの方法がある。

比粘度 [specific viscosity] 溶液の粘性率 η，純溶媒の粘性率を η_0 とするとき，$(\eta-\eta_0)/\eta_0$ の値。溶媒特性を消去したその物質固有の粘度を表す。

ピノサイトーシス [pinocytosis] 細胞が液体や高分子溶質を取込む現象（細胞が飲むこと）。飲作用ともいう。生後間もない時期には，腸管の吸収細胞の微絨毛間，細胞膜に限局して飲作用により液体が取込まれる。→エンドサイトーシス

疲はい（憊）期 [period of exhaustion] 強いストレッサーに長期間にわたり曝露されたために，適応反応の維持が困難になった状態。警告反応期，抵抗期に獲得したストレッサーに対する適応力は減退し，体温や血圧の下降，低血糖などが起こる。この時期の最終段階では生体は全く抵抗力を失って死に至る。→警告反応期

非ヒストンタンパク質 [non-histone protein] 有核細胞の核内 DNA の中のクロマチン（染色質）の構成タンパク質。ヒストンとともに階層的で高次な形成を作り上げており，細胞分裂周期などと関係がある。

非必須アミノ酸 [nonessential amino acid] 体内でほかの窒素源から必要量を合成できるアミノ酸。可欠アミノ酸ともいう。食事中に欠乏していても体重や窒素出納に変化がみられない。他のアミノ酸から合成される。広義には準必須アミノ酸であるチロシンとシステインも含まれる。

非ヒドロキシル化コラーゲン [unhydroxylated collagen] ＝プロトコラーゲン

非病原菌 [non-pathogenic bacterium] 感染症の原因とならない微生物。味噌，ヨーグルト，納豆に代表される発酵食品など，非病原菌をヒトに対して有用に活用する例も多い。また，動物の腸管内には腸内細菌が存在し，宿主と共生している。→発酵食品

比表面積 [specific surface area] 粉末物質を単位質量当たりで表した表面積。比表面積は粒度の一つの表示法としても使える。

皮膚 [skin] 動物の体表面を覆う構造。表層にある上皮性の表皮とその下の結合組織性の真皮から成る。→表皮

ビフィズス菌 [Bifidobacterium] 人の腸管内で菌叢（フローラ）を形成して常在している偏性嫌気性のグラム陽性桿菌。約30菌種が知られている。1900年頃，パスツール研究所の Tisser によって健康な母乳栄養児の糞便から初めて分離されたが，実際，母乳栄養児の腸内に最優勢に存在する。ビフィズス菌の生理機能として代表的なものは整腸作用である。これは，本菌が産生する乳酸及び酢酸によって腸内が酸性になるため腸管の蠕動が亢進すること及び病原菌の感染や腐敗物を生成する菌の増殖を本菌が抑えること等による。発酵乳製品のスターターとして広く用いられている。

ビフィダス因子 [bifidus factor] ビフィズス菌の未同定の増殖因子。人乳中のオリゴ糖，特に N-アセチルグルコサミンなど，また，乳清をプロピオン酸菌で発酵させた培養液中の1,4-ジヒドロキシ-2-ナフトエ酸が候補として提起されている。

ビフィドバクテリウム[属] [Bifidobacterium] ＝ビフィズス菌

ビフェニル [biphenyl] $C_{12}H_{10}$，分子量154.21。無色板状結晶。ジフェニルともいう。1971（昭和46）年2月に指定された食品添加物の防カビ剤。特に輸入のレモン等柑橘類に使用されている。揮発性が高く，紙に浸して使用されるため添加量の調節が難しい。現在基準が設けられているが，ほとんど使用されていない。

皮膚炎 [dermatitis] 表皮に起こる炎症。湿疹。代表的な皮膚炎としては，接触性皮膚炎，アトピー性皮膚炎，脂漏性皮膚炎などが挙げられる。→湿疹

皮膚科 [dermatology] 皮膚の疾患を扱う医療の分野。

被覆小胞 [coated vesicle] 細胞内小胞で，エンドサイトーシスにより細胞膜が陥没してできるものと，ゴルジ膜から生成するものがある。クラスリンで覆われたクラスリン小胞や，小胞体とゴルジ体間の輸送を担う，COP Ⅰ/Ⅱ（コートマー）被覆小胞がある。

皮膚症 [dermatosis] 皮膚の疾患の総称。皮膚炎，斑，虫刺され，細菌性湿疹，ウイルス性湿疹，悪性腫瘍，膠原病，真菌・性感染症，角化症，床ずれ・やけどなどの物理的な皮膚障害，ステロイド皮膚症などが挙げられる。

非フック弾性体 [non-Hookian elastic body] ＝非線形弾性体

ビブリオ症 [vibriosis] ビブリオ属の細菌による感染症。腸炎ビブリオ菌の一種バルニフィカス菌による感染症では，本菌が海岸に近い海域に生息し，魚介類を介して感染する。健常者にはほとんど無害であるが，肝硬変など肝機能の悪い人は死に至ることもある。

非ふるえ熱産生 [nonshivering thermogenesis, NST]　骨格筋による，ふるえ熱産生に対する言葉で，主に産熱細胞である褐色脂肪細胞による熱産生を指す。ふるえ熱産生とともに寒冷環境下における体温維持に寄与する。交感神経の興奮により活性化され，食後熱産生にも関与する。また，基礎代謝にも寄与しており，この活性低下は，肥満体質に関与するといわれている。

ピペコリン酸 [pipecolic acid]　$C_6H_{11}NO_2$，分子量129.16。リシンの代謝産物。ペルオキシソームで行われるリシンの代謝経路を，ピペコリン酸経路という。精神発達が障害される高ピペコリン酸血症やZellweger症候群では，脳や血中のピペコリン酸濃度の上昇がみられる。

非ヘム鉄 [nonheme iron]　生体内に存在している鉄のうち，ポルフィリン錯体として存在しているヘム鉄以外の鉄のすべてを含む総称。動物の肝臓には，フェリチンが非ヘム鉄の貯蔵体として存在する。非ヘム鉄の腸管吸収はヘムより劣るが，肉類とともに摂取することによって吸収率が向上する。食事からの摂取量の多い非ヘム鉄は，必須栄養素である鉄の重要な供給源となっている。

非ヘム鉄タンパク質 [nonheme iron protein]　鉄イオンがポルフィリンと錯体を形成していない鉄結合タンパク質の総称。非ヘム鉄タンパク質は，鉄タンパク質と鉄-硫黄タンパク質に分類される。肝臓に存在するフェリチンは，24個のサブユニットから成る球殻状構造体で，球殻内部に1分子当たり4,500個のFe^{3+}を保有する鉄タンパク質である。生物界に広く存在するフェレドキシンは，鉄原子がシステインの硫黄原子に結合している鉄-硫黄タンパク質で，酸化還元酵素や電子伝達体のいくつかがこれに属する。→フェレドキシン

ピペリジン [piperidine]　$C_5H_{11}N$，分子量85.15。無色の液体で水，アルコールに可溶。シクロヘキサンの一つの炭素がイミノ基で置換された化合物。ピペリジン環を有する化合物にニコチン，ストリキニーネ，コカイン等がある。

ピペリン [piperine]　$C_{17}H_{19}NO_3$，分子量285.34。ピペリジン誘導体の一種。コショウ由来の香味及び辛味成分で，コショウの実の皮を除いた胚乳の部分に存在する。コショウを振るとくしゃみが出るのはピペリンが鼻の粘膜を刺激するためといわれている。胃腸の粘膜も刺激し，胃腸の働きを活発にするため，食欲増進作用がある。また，食品の保存効果も高める。

ピペロナール [piperonal]　$C_8H_6O_3$，分子量150.13。別名，ヘリオトロピン。芳香族アルデヒド。俗にいうバニラ香の主成分。重要香料の一つで，特に石けん香料として少量のバニリンなどと混ぜて用いられる。ニオイムラサキの精油に含まれる。コショウの香味成分の一つでもある。

ピペロニルブトキシド [piperonyl butoxide]　$C_{19}H_{30}O_5$，分子量338.49。食品添加物の一つ。防虫剤として米などの穀類の食害を防ぐために用いられる。また，殺虫剤，植物成長調整剤としても用いられている。残留農薬等に関するポジティブリストに掲載されている。

比放射能 [specific radioactivity]　目的とする放射性同位体の放射能を，非放射性同位体を含めたその元素全体のグラム数で割った値。すなわち，放射性同位体の割合，言い換えると放射性同位体が非放射性同位体によってどれくらい希釈されているかを表す量。

ヒポキサンチン [hypoxanthine]　$C_5H_4N_4O$，分子量136.11，三文字記号 Hyp。生体内に存在する遊離のアデニンヌクレオチドまたは核酸の分解で生成したアデニンヌクレオチドが脱アミノ，脱リン酸，加リン酸分解を経て生成する。キサンチンを経て尿酸に酸化される。ヒトでは尿酸がプリン代謝の最終生成物として尿中に排泄される。ヒポキサンチン量は魚介類の鮮度や熟成肉の熟成度を判定する指標であるK値の算出に用いられる。→キサンチン

ひまし油 [castor oil]　トウゴマ（ヒマ）の種子からとれる油。ヒドロキシ脂肪酸であるリシノール酸含有率が高く，85～95％と大部分を占める（リノール酸4.5～5.0％）。ペンキ用など，工業用に広く用いられている。峻下剤，（外用）皮膚緩和剤の製薬原料である。

飛まつ〔沫〕感染 [droplet infection]　咳やくしゃみなど，感染者の唾液，気道粘液の小滴が鼻や口の粘膜に付着することにより感染すること。流行性感冒（インフルエンザ）や百日咳，肺結核など，呼吸器感染症の主経路となる。

ヒマワリ油 [sunflower oil]　ヒマワリの種子（含油率40～45％）から圧搾法により採取される液体油。70％近いリノール酸を含み，ビタミンE含量は39.2 mg/100gと食品成分表の中では最高値を示す。

肥満遺伝子 [obese gene, ob gene]　レプチンの遺伝子。→レプチン

肥満細胞 [mast cell]　体組織中に存在し，多くの好塩基性顆粒を細胞質に保有し，喘息やアトピー性湿疹等の即時型アレルギー反応を引き起こす細胞。マスト細胞ともいう。細胞表面には高親和性IgE受容体が存在している。受容体を介して細胞に強く結合したIgEが抗原と結合すると，細胞はシグナル伝達により脱顆粒を起こし，好塩基性顆粒中のヒスタミンやプロテアーゼ，あるいはプロスタグランジン，ロイコトリエン等を放出する。これらの

ひまんしすう

炎症性メディエーターによって気管支喘息やアレルギー性鼻炎などの即時型アレルギー反応が引き起こされる。

肥満指数 →体格指数
肥満指標 [obesity indicator] →体格指数
肥満症 [obesity] BMI が 25 以上で，高血圧，高血糖，脂質異常症，脂肪肝などの症状を合併している場合。または，内臓脂肪の蓄積が腹部 CT スキャンによって認められ，合併症の危険性が高いと判断される状態。

ヒメウイキョウ [caraway] ＝キャラウェイ

ヒメマス [red salmon；sockeye salmon；kokanee（salmon）] サケ目サケ科の淡水魚。ベニザケの河川残留型（陸封型）。体の上部は灰青色，腹部は銀白色を呈し，産卵期には赤味を増す。体長は 40 cm 程度。北海道阿寒湖が原産地（アイヌ語ではカバチェッポ）であり，1893（明治26）年より養殖されはじめ，全国各地の湖水に生息している。和井内貞行が十和田湖に放流したのもこれである。肉は，赤身で極めて美味，塩焼きやフライ，くん製などにされる。

ピメント [pimento] フトモモ科の高木で熱帯アメリカ原産であり，オールスパイスはピメントの果実，葉，つぼみを乾燥させた香辛料であるが，名前から予想されるいろいろなスパイスを混ぜたものではなく，クローブ，ナツメグ，シナモンの香りがすることからオールスパイスとよばれる。ジャマイカで特に栽培されるのでジャマイカペッパーともいう。ハンバーグやソーセージ，ソースやケチャップ，クッキーなど料理用に広く用いられる。葉からとれる精油はオールスパイスオイルであり，香料，薬用に用いられる。粒は黒コショウに似ているが，辛みはなく，甘く爽やかな香りである。日本でピーマンとよぶ辛みの少ないトウガラシをピメントとよんだことがあるが，特に甘味の赤ピーマンをピメントとよぶこともあり，まぎらわしいので香辛料を指すオールスパイスの方が一般的である。

ピメント油 [pim(i)ent oil] フトモモ科の常緑樹オールスパイス（*Pimenta dioica*）の果実から得られる精油。収率は乾燥果実に対して 3～5 ％。シナモン，クローブ，ナツメグの3の香辛料を合わせたような香味をもち，主成分はオイゲノールである。抗菌性があり，食欲増進剤にも用いられる。

火戻り [gel softening] ＝戻り
干物 [dried seafood；dried product] 魚介類の水分を減らし貯蔵のできる状態とした食品。製造方法により，①素干し品（スルメ，身欠きニシン，かずのこ，田作り，タラ，コンブ，ワカメ等），②煮干し品（イワシ，コウナゴ，むしアワビ，貝柱，エビ，ヒジキ等），③塩干し品（イワシ，アジ，サバ，サンマ，ブリ，タラ，からすみ等），④焼干し品（タイ，ワカサギ，アユ，フナ，ウグイ，カレイ等），⑤調味品（みりん干し，儀助煮，のしいか，とりがい等）。この他くん製，かつお節などの製品に分類される。→塩乾品，一塩干し

百日咳 [whooping cough] 百日咳菌による感染症で幼児が感染しやすい。1～2週間の潜伏期の後発症する。初期では鼻水，咳など，いわゆる風邪と同じような症状が現れる（カタル期）。その後，レプリーゼが特徴的な痙咳期を経て，2～3か月で回復する（回復期）。予防接種の普及により患者数は減少している。

百分位数 [percentile] ＝パーセンタイル
ビヤソーセージ [beer sausage] 本来は，原料に 1 ％ 程度のビールを加えて作られるクックドソーセージを指すが，ビール以外のアルコール飲料を用いたものや，酒類を添加しないものもある。単に，ビールによく合うソーセージとして市販されている製品もしばしばみられる。

ピュアココア [pure cocoa] 砂糖やミルク等の混ぜものを含まないココアパウダー。ココア脂の含有量が 22 ％，水分量が 7 ％ 以下である必要がある。

ピュアモルトウイスキー [pure malt whiskey；-ky] 異なる蒸留所のモルトウイスキーだけを混合させたウイスキー。

ヒューマンカロリーメーター [human calorimeter] ＝ヒューマンメタボリックチャンバー

ヒューマンメタボリックチャンバー [human metabolic chamber] ホテルのシングルルーム程の密閉された部屋に，室外の空気を取り入れる給気口と室外へ空気を出す排気口が設置されている居室。間接法にてエネルギー消費量を測定する。給気口から取り入れられた空気が，室内の被験者の吸気及び呼気となり，室内において十分に撹拌され排気口から室外へ出る。排気口・給気口には流量計，酸素濃度分析器，二酸化炭素分析器が取り付けられ，給気・排気の換気量及び酸素濃度，二酸化炭素濃度を連続的に計測し，これらを基に Weir の式からエネルギー消費量を算出する。エネルギー基質の酸化量も算出可能である。→呼吸商，熱量計算法

ヒューメクタント [humectant] ヒドロキシ基などの親水性官能基に富み水和されやすい物質（ソルビトールやスクロース等）。保湿材のこと。中間水分食品の製造時に自由水含量（水分活性）を低下させるために用いられる。例えば，ジャム製造時のスクロース等。

ピューレ [puree；purée（仏）] 果物や加熱した野菜，いも類を裏ごしにする，あるいはミキサーやスピードカッターで摩砕すること。トマトピューレは調味料を加えず，裏ごしたトマトを加熱濃縮したものをいう。

ピューロマイシン [puromycin] $C_{22}H_{29}N_7O_5$, 分子量471.51。Streptomyces albonigerが産生するヌクレオチド抗生物質。グラム陽性菌, トリパノソーマ, ウイルスの増殖を阻止する。腎障害作用があるので治療には用いられないが, タンパク質合成阻害剤として研究に用いられる。

ヒュルツル細胞 [Hurthle cell] →好酸性細胞

病因 [etiology] 疾病の原因。ウイルス, 細菌, 遺伝的素因, 環境要因, 代謝異常, 免疫異常, 内分泌異常などが挙げられる。

氷温貯蔵 [chilled storage ; ice temperature storage] 氷結点境界の温度 (-2〜$+2$℃) で, 対象食品を凍らせない状態で貯蔵する方法をチルド貯蔵とよび, チルド貯蔵のうち, マイナス温度領域で, それぞれの食品のもつ氷結点までの温度帯(約-3〜0℃) で貯蔵する方法を特に氷温貯蔵 (登録商標) という。厳密な温度管理が必要であるが, ナシ等の青果物やヒラメ, マツバガニ等の水産物で実用化されている。

氷温輸送 [chilled transportation] 氷結点境界の温度 (-2〜$+2$℃) で, 食品を凍らせない状態で輸送する方法をチルド輸送とよび, そのうち, マイナス温度領域で, 各食品のもつ氷結点までの温度帯 (約-3〜0℃) で食品を凍らせないで輸送する方法を特に氷温輸送 (登録商標) という。

病原性 [pathogenicity] 細菌やウイルスなどの微生物が, 宿主の疾病の原因となること。また, その能力。

病原性好塩菌 [pathogenic halophilic bacterium] 食塩濃度3〜4%で増殖しやすい海洋性細菌。腸炎ビブリオのこと。感染性腸炎の原因となる。感染すると6〜12時間の潜伏期を経て, 腹痛, 下痢, 発熱, 嘔吐などの症状が現れる。感染経路は, 白子, イカや貝類のひもなど魚介類の生食が最も多いが, 漬物による二次感染もみられる。腸炎ビブリオが産生する毒としては, 耐熱性溶血毒 (thermostable direct hemolysin, TDH) と耐熱性溶血毒類似毒 (TDH related hemolysin, TRH) の2種類が挙げられる。

病原性大腸菌 [pathogenic Escherichia coli] 大腸菌は, 正常な家畜や人の腸内にも存在し, 通常は病原性ではない。しかし, 一部のものは, ヒトに下痢などの消化器症状や合併症を起こすことがあり, これらの大腸菌を総称して病原性大腸菌という。→腸管出血性大腸菌

病原体 [pathogen] 感染症・疾病の原因となるウイルス, 細菌, 真菌, 原生動物, 寄生虫などの生物。

病原微生物 [pathogenic microorganism] 感染症の原因となるウイルス, リケッチア, 細菌, 真菌などの微生物。

費用・効果分析 [cost-effectiveness analysis] ある活動に要した費用と, その結果得られた健康状態の改善 (効果) との関係を分析すること。複数の活動の候補がある場合には, 同じ費用ならば効果が大きいものが望ましく, 同じ効果ならば費用が少ないものが望ましいと考える。

病者用食品 [food for patients ; food for the sick] 「健康増進法」による特別用途食品のうち, 病者の食事療法に適当であるとして, 厚生労働省が許可した食品。許可基準型には, 単一食品 (低ナトリウム食品, 低カロリー食品など) と組合わせ食品 (減塩食調整用組合わせ食品, 糖尿病食調整用組合わせ食品など) がある。

[標準] 栄養素基準摂取量 [reference nutrient intake, RNI] 推定平均必要量 (EAR) に2×標準偏差を加えた値である。この考え方を, 「日本人の食事摂取基準 (2015年版)」での推奨量 (RDA) は踏襲している。RNIはイギリスなどヨーロッパで1990年代に定義・利用されており, 同義概念に複数の類似用語が国際的には混在している。国際的食品流通の取決めでの栄養素等表示基準では, 当該国の一日推奨量 (RDA), またはFAO/WHOによる含有量表示のための基準摂取量 (nutrient reference value, NRV) を参考とすることが取決められており, これもRNIの考え方を基礎としている。日本の栄養表示基準制度では, 食品に栄養素などの表示をする際, 該当食品に含まれる栄養素などの絶対表示を義務付けている。

標準化死亡比 [standardized mortality ratio, SMR] 対象集団における一定期間の死亡数の合計を, 標準集団の年齢階級死亡率に従って対象集団の各年齢別死亡が生じたと仮定して求めた年齢死亡総数 (一定期間の年齢別期待死亡数) の合計で除して計算される。実際の死亡総数/(対象集団の年齢別人口と標準集団の年齢別死亡率を掛け合わせた期待値)。

標準化罹患比 [standardized incidence ratio, SIR] 対象集団における一定期間の罹患数の合計を, 標準集団の年齢階級罹患率にしたがって対象集団の各年齢別罹患が生じたと仮定して求めた年齢別罹患者総数 (一定期間の年齢別期待罹患者数) の合計で除した値。実際の罹患者総数/(対象集団の年齢別人口と標準集団の年齢別罹患率を掛け合わせた期待値)。

標準誤差 [standard error] 推定値の分布の標準偏差。よく知られたものに, 平均の標準誤差 (standard error of mean, SEM) がある。

標準状態 [standard state] 分子や原子の物理量を決める基準の状態を示す。一般には, 気体の標準状態を指し, 0℃, 1気圧 (1,000 hpa) の状態 (純気体でも混合気体中の一成分の場合でも), 固体や液体では, 純物質であることを前提に, 0

ひょうじゅん

℃，1気圧の状態。

標準飼料　[standard diet]　　栄養学実験に用いる小動物の飼料は，精製タンパク質，精製糖質，精製脂質，ビタミン混合物及びミネラル混合物を原料として調製される。これら原料の混合割合が一定の飼料。混合割合は実験の目的によって異なるが，可能な限り共通の組成のものを使用した方が結果を比較する場合便利である。1977年，米国国立栄養研究所（AIN）から，ラットとマウスに用いるコンベンショナルな飼育用の標準精製飼料（AIN-76精製飼料）の組成が発表された。その後AIN-76を改定したAIN-93の組成も示され，広く用いられている。

標準体重　[standard body weight]　　身長との対比で除脂肪体重と体脂肪量とが体の組成において最も生理的な状態であると推定される場合の体重のことで，健康を保持し，疾病の予防に有利な体重を意味する。最も広く用いられているのは，BMIの理想値が22であるとされていることから，標準体重＝身長(m)×身長(m)×22により算出する方法である。→体格指数

標準物質　[standard reference material, SRM]　化学種としての標準になる物質。分析機器の校正・精度管理，分析対象試料の定量等に用いられる。科学の分析，計測，試験においては絶対的数値の結果を得ることは不可能である。この場合は標準物質との対比による相対的数値を結果として示す。

標準偏差　[standard deviation, SD]　　データの散布度を示す指標の一つ。散布度の理論的取扱いとしては，分散が適するが，平均値と次元を同じにするための分散の正の平方根をいう。

氷晶　[ice crystal]　　食品の分野においては，食品中の水分が凍結して生じた細かい氷の結晶。食品中では−1〜−5℃の間で約80％の水分が凍結するとされ，この範囲を最大氷結晶生成帯とよぶ。

氷蔵　[icing storage]　　砕氷を用いる貯蔵法。冷却力が大きく湿潤状態で貯蔵できるので，主として魚介類の貯蔵に用いられる。氷と魚介類を容器の中で層状に包み込むあげ氷法と，氷と水を利用する水氷法がある。

病態栄養学　[clinical nutrition；medical nutrition]　　疾患時の栄養状態の解明と食事療法，栄養療法による疾患の予防，治療を目的とした学問。臨床栄養学を含む。

標的遺伝子破壊マウス　[gene destructed mouse]　　＝ノックアウトマウス

標的器官　[target organ]　　ホルモン，サイトカインなどの作用原に対し，その機能を発揮する器官。例えば，標的器官の受容体にホルモンが結合することにより機能が発揮される。

標的理論　[hit theory；target theory]　　一般的な放射線量では生体全体に変化を来さない程度の低レベルの照射によっても，時として細胞の一部が変化し，やがて致命傷を生じることがある。現在ではこのメカニズムが明らかになりつつあり"わずかな放射線でも生命維持に重要なDNAに傷をつけるという説"が一般的になっている。特にDNAへの損傷（ヒット）を指す場合はヒット説とよんでいる。

病的老化　[pathologic aging]　　高齢化に伴う機能の低下が何らかの原因で加速されている状態。脳や胸腺などの器官の萎縮が加速されることに起因するとされる。老化の原因は細胞死にあるが，細胞死には遺伝的要因と環境的要因の両者が働いていると考えられている。病的老化は主として環境因子によって，生理的老化を超えて広範に進行した老化とされる。病的老化には高血圧，動脈硬化，肺気腫，慢性気管支炎，骨粗鬆症，老年認知症などがある。→生理的老化

氷点　[ice point；freezing point]　　一般的には氷と空気の飽和した純水との平衡温度。摂氏目盛りの零点（0℃）。食品の分野では，食品中の水分が凍結を始める温度（氷結点，−1〜−3℃）を指す。

氷点降下　[freezing point depression；ice point depression]　　純粋な液体にある不揮発性物質を溶かした場合，その溶液の凝固点が純粋な液体より低くなる現象を凝固点降下とよび，液体が水の場合を氷点降下という。食品中の水分は種々の物質を溶解しており，凍結を始める温度（氷結点）は−1〜−3℃である。

病人食　[therapeutic diet]　　＝治療食

漂白　[bleaching]　　小麦粉などの食品の商品価値を高めるために，脱色してできるだけ色を白くする操作。亜硫酸ナトリウム等の種々の亜硫酸塩，次亜硫酸塩，過酸化水素などが漂白剤として，さまざまな食品に用いられている。

漂白剤　[bleaching agent]　　着色物質を化学的に脱色するために用いる添加物。酸化型と還元型がある。酸化型漂白剤として指定されているものは亜塩素酸ナトリウムのみである。ただし，小麦粉改良剤として指定されている過酸化ベンゾイルには漂白作用もある。還元型漂白剤として指定されているものは亜硫酸ナトリウム，次亜硫酸ナトリウム，二酸化硫黄，ピロ亜硫酸カリウム，ピロ亜硫酸ナトリウムなどがある。

表皮　[epidermis]　　皮膚の一番外側の上皮部分。手掌，足底の表皮は，基底細胞から生じ，有棘細胞層・顆粒層・淡（透）明層・角質層と変化しつつ表層へ動き，剥離する。

費用・便益分析　[cost-benefit analysis]　　医療経済評価の手法の一つとして用いられており，医療サービスや介入の費用（インプット）と便益（アウトプット）の両方を評価するもの。ここで，便益とは健康の改善を貨幣価値に換算したものを意味する。

標本平均 [sample mean] 標本データの算術平均。母平均の点推定値。

標本サイズ [sample size] 母集団の特性を推定するために無作為に抽出された母集団の一部を標本とよび，その大きさ。

標本抽出 [sampling] サンプリング。母集団の特性を推定するために，母集団の一部（標本）を取出すこと。

表面圧 [surface pressure] 表面張力 γ_1 のある溶液の表面に単分子膜が形成されてその表面張力が γ_2 に低下した時の表面張力の差。表面圧 $\pi = \gamma_1 - \gamma_2$ で表される。表面活性の強さを表すのに使用する。

表面張力 [surface tension] 気/界面において，液体表面にある分子が内部に入り込もうとする力，すなわち液体表面の面積を小さくしようとする力。単位面積当たりの表面の自由エネルギーで表され，エネルギー/面積（$N\,m^{-1}$）の単位をもつ。

表面変性 [surface denaturation] 空気は疎水性なので，気/液界面に接近した溶液中のタンパク質分子は構造変化を起こし，分子内の疎水性部分を空気に向けて界面に配向する。これによってタンパク質の立体構造がさらに大きく変化すること。界面変性ともいう。

病理組織学的試験 [histopathological examination] 摘出した腫瘍，細胞などのサンプルの性状や性質を調べる試験。ヘマトキシリン-エオジン染色による薄切標本を用いた病変の診断，電子顕微鏡による診断，免疫組織学的診断などがある。

秤量法 [food-weighing method] 食事調査の一手法で，ある特定の日に摂取したもの（食品，飲料）について，可能な限り秤や計量カップ等で測定し，記録を残しておく方法。被調査者の作業負担が大きいが，定量性に関して高い精度が期待される。

日和見感染 [opportunistic infection] 本来は共存できる微生物による感染。高齢者，糖尿病，低栄養，進行がん，免疫不全等でみられやすい。

ピラジン [pyrazine] $C_4H_4N_2$，分子量80.09。含窒素香気成分の一種。食品中で糖とアミノ酸とのアミノカルボニル反応によってピラジン骨格の1，2，4，5位に置換された一連のピラジン化合物が生成し，焙焼香，炒りゴマ香を呈する。

ヒラタコクヌストモドキ [*Tribolium confusum*] ゴミムシダマシ科の甲虫。穀粉，乾燥した菓子など加工品等を食害する。成虫は体長3～4 mm，赤褐色で，寿命は長く1年以上生きる。幼虫は体長5～6 mm，黄白色で頭は黄褐色。日本では本州以南に生息する。

ピラノース [pyranose] 炭素原子5個と酸素原子1個から成る6員環構造（ピラン環）をもつ単糖類。

びらん〔糜爛〕 [erosion] いわゆるただれのこと。皮膚，胃，子宮，膣部，口角など，さまざまな組織に生じる。粘膜の水疱や膿疱が破れることで，表皮が剥がれて，粘膜下組織が露呈するが，真皮にまでは及んでいない状態。または粘膜の皮膚の上皮の欠損。

ピリジン [pyridine] C_5H_5N，分子量79.1。窒素原子を一つ含む6員環の複素環式化合物の一つ。水にも無極性溶媒にも溶けるため有機合成において，溶媒として多用される。農薬，パラコートの原料としても使われていた。ヒトにおいては，経口，経皮で吸収されるが速やかに排泄され，蓄積性はないとされる。体内に入ったピリジンは，一部がシトクロムP-450による代謝を受け，ピリジン-N-オキサイドに，またメチル化を受けN-メチルピリジンに代謝されるが，いずれも尿中に排泄される。ラットによる反復毒性試験で，無毒性量（NOAEL）は1 mg/kg/日であり，25 mg/kg/日以上の投与で，血清コレステロール値の増加，50 mg/kg/日で肝障害が観察された。ヒトにおける有害事象として，皮膚や目，気道に対して刺激性があり，大量摂取により，嘔吐，下痢，せん妄がみられる。

ピリジン酵素 [pyridine enzyme] NADまたはNADPを水素受容体とする脱水素酵素の総称。NAD（NADP）依存性デヒドロゲナーゼともいう。

比率 [ratio] ＝％エネルギー

ピリドキサール [pyridoxal, PL] $C_8H_9NO_3$，分子量167.16。ビタミンB_6の作用をもつ化合物の一つで，塩酸塩は水によく溶ける。→ビタミンB_6

ピリドキサールキナーゼ [pyridoxal kinase：EC 2.7.1.35] ATP＋ピリドキサール──→ADP＋ピリドキサール5'-リン酸を触媒する。ビタミンB_6として体内に吸収されたピリドキサール，ピドキサミン，ピリドキシンはいずれもこの酵素によってATPを用いたリン酸化を受け，それぞれ，ピリドキサール5'-リン酸，ピドキサミン5'-リン酸，ピリドキシン5'-リン酸となる。後二者は，ピリドキサールリン酸シンターゼの働きで，ピリドキサール5'-リン酸となる。

ピリドキサール酵素 [pyridoxal enzyme] ピリドキサール5'-リン酸（PLP）を補酵素とする酵素。ビタミンB_6酵素ともいう。アミノ酸代謝に関与する酵素や脱炭酸反応を触媒する酵素。

ピリドキサール5'-リン酸 [pyridoxal 5'-phosphate, PLP] $C_8H_{10}NO_6P \cdot H_2O$，分子量265.16。ピリドキサールのリン酸エステル化合物の一つ。活性型ビタミンB_6であり，アミノ酸代謝においてアミノ基転移反応，脱アミノ反応，脱炭酸反

応，ラセミ化，アルドール開裂等に関与する多くの酵素の補酵素として働く。→ビタミンB_6

ピリドキサール5'-リン酸シンターゼ
[pyridoxal 5'-phosphate synthase：EC 1.4.3.5] ピリドキサミン5'-リン酸オキシダーゼともいう。ピリドキサミン5'-リン酸 + H_2O + O_2 ⇌ ピリドキサール5'-リン酸 + NH_3 + H_2O_2 及び，ピリドキシン5'-リン酸 + O_2 ⇌ ピリドキサール5'-リン酸 + H_2O_2 を触媒する。体内に吸収されたビタミンB_6であるピリドキサミン及びピリドキシンがピリドキサールキナーゼによってリン酸化されて生成したピリドキサミン5'-リン酸及びピリドキシン5'-リン酸から補酵素ピリドキサール5'-リン酸を生成する酵素。

ピリドキサミン [pyridoxamine, PM]
$C_8H_{12}N_2O_2$，分子量168.20。ビタミンB_6の作用をもつ化合物の一つで，塩酸塩は水によく溶ける。→ビタミンB_6

ピリドキサミン5-リン酸 [pyridoxamine 5'-phosphate, PMP]
$C_8H_{13}N_2O_5P$，分子量248.18。ピリドキサミンのリン酸エステル化合物の一つ。細胞内ではアミノ酸からの補酵素ピリドキサールリン酸へのアミノ基転移により生成される。

ピリドキサミン5-リン酸オキシターゼ
[pyridoxamine 5'-phosphate oxidase] ＝ピリドキサール5'-リン酸シンターゼ

ピリドキシン [pyridoxine, PN]
$C_8H_{11}NO_3$，分子量169.18。ビタミンB_6の作用をもつ化合物の一つ。ピリドキソールともいう。歴史的背景からピリドキシンをビタミンB_6の総称として使う場合がある。→ビタミンB_6

ピリドキシンキナーゼ [pyridoxine kinase]
→ピリドキサールキナーゼ

4-ピリドキシン酸 [4-pyridoxic acid]
$C_8H_9NO_4$，分子量183.16。動物ではビタミンB_6群は最終的にピリドキサールとなり，これが肝臓のアルデヒドオキシダーゼにより酸化され，4-ピリドキシン酸となって排泄される。

ピリドキシン5'-リン酸 [pyridoxine 5'-phosphate, PNP]
$C_8H_{12}NO_6P\cdot H_2O$，分子量267.18。ピリドキシンのリン酸エステル化合物の一つ。生体内では，ピリドキサミンリン酸オキシ

ダーゼの触媒により，ピリドキサール5'-リン酸（PLP）となり，補酵素として機能する。

ピリドキソール [pyridoxol] ＝ピリドキシン

ビリベルジン [biliverdin]
$C_{33}H_{34}N_4O_6$，分子量582.64。ヘムからビリルビンへの代謝過程における中間代謝物。ヘムオキシゲナーゼによってヘムの酸化的分解産物として生成される物質で，さらにビリベルジンレダクターゼによって還元され，ビリルビンに代謝される。黄疸患者では血清中に検出されるが，健常者では検出されない。→ビリルビン

ビリベルジン還元酵素 [biliverdin reductase]
ヘムの分解はヘムオキシゲナーゼとよばれる複雑な酵素系によって行われ，この反応により3価の鉄イオンと一酸化炭素がヘムから遊離し，ヘムのテトラピロール環が開環してビリベルジンが生成される。哺乳類では，このビリベルジンを可溶性画分に存在するビリベルジン還元酵素がNADPHを使ってビリルビンに還元する。

ピリミジン [pyrimidine]
$C_4H_4N_2$，分子量80.09，三文字記号Pyr。含窒素六員環化合物。核酸塩基のうち，シトシン，ウラシル，チミンはピリミジン誘導体である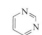

ピリミジン塩基 [pyrimidine base]
ピリミジン核の置換誘導体の総称。核酸塩基のウラシルはRNA中に，チミンはDNA中に存在し，シトシンはDNA，RNAの両方に含まれる。

ピリミジンヌクレオチド [pyrimidine nucleotide]
ピリミジン塩基と糖とリン酸が結合した化合物。核酸合成のモノマー前駆体を提供するほか，高エネルギー中間体としても働く。→ヌクレオチド

肥料 [fertilizer；manure；compost]
作物の生長促進，土壌の生産力を長期間維持し増産するために耕土に施す物質。窒素，リン酸，カリウムが主要な三要素。成分，性質，施肥形態等の違いから，有機肥料・無機肥料，化学肥料・天然肥料，直接肥料・間接肥料，速効性肥料・遅効性肥料，追肥・基肥等に分けられる。広義には土壌改良剤，葉面散布剤を含むこともある。

微量栄養素 [micronutrient；trace nutrient]
ヒトの栄養素のうち生命維持のためにグラム単位で摂取しなければならない。炭水化物，脂質，タンパク質が主要栄養素（macronutrient）あるいは三大栄養素とよばれるのに対して，摂取量は微量だが生命維持に欠かせないビタミン，無機栄養素を微量栄養素とよんでいる。

微量栄養素欠乏病 [micronutrient deficiency disease]
各種ビタミンや無機質の欠乏症。極度に栄養状態の悪い国にあっては，単一微量栄養素の

欠乏症の発症は珍しく，慢性的な摂取エネルギーやタンパク質摂取不足の上に，数種の微量栄養素欠乏を同時に来している場合が少なくない。一方，静脈栄養でも栄養素の誤配合を長期に継続したために特定の微量栄養素欠乏症（ビタミンB_1欠乏等）を生じた事例がある。

微量栄養素補給 [micronutrient supplementation] ビタミン，ミネラルなどの微量栄養素を生体に補うこと。身体の健全な成長・発達，健康維持に必要な栄養成分の補給・補完を目的としてビタミン，ミネラルなど特定の保健機能を有する成分を摂取することを目的とした錠剤，カプセルなどの形状のものも食品として取扱う「保健機能食品制度」が2001（平成13）年に誕生し，微量栄養素補給が容易となった。

微量栄養素補給剤 [micronutrient supplement] 通常の食生活を行うことが難しく，一日に必要な微量栄養素を十分に確保できない場合に，その成分を補給・補完するための食品。錠剤やカプセルで，食品として栄養機能食品がある。この食品はビタミンとしてA，D，E，B_1，B_2，B_6，B_{12}，C，ナイアシン，葉酸，ビオチン，パントテン酸を，ミネラルとしてカルシウム，鉄を一定量以上含むとする規格基準型のもので，これらの含有量が配合限度内にあり，その表示が正しければ，国の認可は不要である。

微量元素 [trace element] 生物にとって微量であるが必要不可欠の無機質（ミネラル）のうち一般に，必要量が一日当たり100 mg以下のもので，Fe，Mn，Co，Cu，Zn，Mo，I，Se，Crがこれに含まれる。主に，金属酵素あるいは金属要求酵素の構成元素として働く。ただし，CoはビタミンB$_{12}$の構成元素として必要である。「日本人の食事摂取基準（2015年版）」では，Cr，Mo，Mn，Fe，Cu，Zn，Se，Iが微量ミネラルとして取上げられている。

微量注射 [microinjection] =マイクロインジェクション

微量ミネラル [essential mineral] 必須微量元素ともいう。必須のミネラルのうち摂取必要量がおおむね十数mg程度未満のもの。ヒトにおいては鉄，マンガン，亜鉛，銅，クロム，モリブデン，ヨウ素及びセレン。

微量濾〔ろ〕過 [microfiltration] 0.025〜10 μmの孔をもつ濾過膜を用いて，コロイド粒子や懸濁粒子，菌体などを分離すること。

ビリルビン [bilirubin] $C_{33}H_{36}N_4O_6$ 分子量584.67。80〜90 %は老化赤血球のヘモグロビンに由来する。肝臓でグルクロン酸抱合を受け，抱合型（直接）ビリルビンとなり，胆汁中に排泄される。血液中のビリルビンが増加すると皮膚及び粘膜が黄染し，黄疸を呈する。

ビリルビン過剰血症 [hyperbilirubinemia] =高ビリルビン血症

ビリルビン結石 [bilirubin stone] 胆石は成分により，コレステロール胆石と色素胆石（ビリルビン結石，黒色石等）に分類される。ビリルビン結石は溶血，胆汁うっ滞，胆道感染症が原因となる。→胆石症

脾〔ひ〕リンパ小節 [splenic lymphoid nodules] 白脾髄中に散在するB細胞と樹状細胞の集合から成る袋状の構造（濾胞）。→脾髄

ピル [pill] =経口避妊薬

ヒルデブラント抽出器 [Hildebrandt extractor] Hildebrandt（ドイツ）が考案したスクリューコンベア式連続抽出機の一つ。原料から油を抽出する際に用いられる。

ピルビン酸 [pyruvic acid] $C_3H_4O_3$，CH_3-COCOOH，分子量88.06。生体内物質代謝の中心的代謝中間体。糖質代謝では解糖系で生成されピルビン酸脱水素酵素複合体によりアセチルCoA，またピルビン酸カルボキシラーゼによりオキサロ酢酸が生成される。アミノ酸代謝ではアミノ基転移反応における2-オキソ酸としてアミノ基転移を受けてアラニンとなる。

ピルビン酸カルボキシラーゼ [pyruvate carboxylase：EC 6.4.1.1] ATP＋ピルビン酸＋HCO_3^-→ADP＋リン酸＋オキサロ酢酸を触媒する。ピルビン酸へのATPに依存する炭酸固定によってオキサロ酢酸を合成する酵素。ミトコンドリアマトリックスに局在し，ビオチンを補酵素として必要とする。糖新生に際し，不可逆のピルビン酸キナーゼ反応を迂回して，オキサロ酢酸を経由してホスホエノールピルビン酸を合成するために必須である。また，アセチルCoAのアセチル基のクエン酸回路への導入に必須なオキサロ酢酸が不足した場合にこれを補うために重要である。ADPによって阻害され，アセチルCoAによって活性化される。→ピルビン酸カルボキシラーゼ欠損症

ピルビン酸カルボキシラーゼ欠損症 [pyruvate carboxylase deficiency] ピルビン酸カルボキシラーゼの遺伝子（第11染色体に存在する）の変異による常染色体性劣性の先天性代謝疾患で，重症のB型では，致死的な乳酸アシドーシス，高アンモニア血症，肝不全が引き起こされ，運動障害，痙攣，昏睡を経て3か月以内に死に至る。A型では慢性的な運動障害，精神発達の遅延を伴う乳酸アシドーシスが持続し，幼年期に死に至る。

ピルビン酸キナーゼ [pyruvate kinase] 解糖系の最終段階で，ホスホエノールピルビン酸のリン酸基をADPに転移して，ATPとピルビン酸を生じる反応を触媒する酵素。この反応は生理条件下では不可逆反応であり，解糖系の調節段階の一つである。フルクトース1,6-ビスリン酸で活性化され，

ATPで阻害されるアロステリック酵素である。また，グルカゴンによるcAMPカスケードの駆動によるリン酸化により活性が低下し解糖が抑制されるとともに糖新生が促進される。M型（筋肉，脳），L型（肝臓），K型（腎臓，肝臓，白血球）のイソ酵素が知られており，すべて四量体である。

ピルビン酸脱水素酵素　[pyruvate dehydrogenase]　＝ピルビン酸デヒドロゲナーゼ

ピルビン酸デカルボキシラーゼ　[pyruvate decarboxylase]　解糖で生じたピルビン酸を嫌気条件下で脱炭酸してアセトアルデヒドと二酸化炭素を生じる反応を触媒する酵素。酵母などアルコール発酵を行う微生物に存在し，動物にはこの酵素がない。四量体。チアミン二リン酸（TPP）を補酵素として必要とする。

ピルビン酸デヒドロゲナーゼ　[pyruvate dehydrogenase]　ピルビン酸脱水素酵素ともいう。クエン酸回路はミトコンドリアのマトリックスで行われる9段階から成る環状の代謝経路である。グルコースやアミノ酸から得られるピルビン酸をミトコンドリアのマトリックス内に運び，酸化的脱炭酸によりアセチルCoAに変換する酵素である。ジヒドロリポアミド*S*-アセチルトランスフェラーゼ，ジヒドロリポアミドデヒドロゲナーゼと複合体を形成して効率的に反応を進める。このときNADHが1分子生成される。チアミン二リン酸を補酵素として必要とする。この酵素の欠損によって，新生児から小児期にかけて筋力低下，痙攣，協調運動障害等さまざまな症状が現れる。精神遅滞はよくみられる。治癒することはない。

ピルビン酸-リンゴ酸カルボキシラーゼ　[pyruvic-malic carboxylase]　＝リンゴ酵素

ヒルプロット　[Hill plot]　酵素の反応速度をv, 最大反応速度定数をV_{max}, 基質濃度を$[S]$としたとき，横軸にlog$[S]$, 縦軸にlog$\{(V_{max}-v)/v\}$をプロットした図である。複数のサブユニットから成り複数の基質結合部位が存在する場合，それらに働く協同性を測定するのに用いられる。基質飽和曲線はS字型を示す。nをヒル係数，K_mをミカエリス定数とすると$v = V_{max}[S]^n/(K_m^n + [S]^n)$。プロットすれば直線が得られる。

6-ピルボイルテトラヒドロプテリン合成酵素　[6-pyruvoyl tetrahydrobiopterin synthase, PTPS：EC4.2.3.12]　GTPに由来するジヒドロネオプテリン三リン酸から6-ピルボイルテトラヒドロプテリンを合成する酵素。6-ピルボイルテトラヒドロプテリンは補酵素であるテトラヒドロビオプテリンに変換される。本酵素が欠損すると，テトラヒドロビオプテリンを補酵素とするフェニルアラニンヒドロキシラーゼによるフェニルアラニンからチロシンへの代謝が阻害されてフェニルケトン尿症が引き起こされる。

ヒレ　[fillet]　大腰筋と小腰筋及びその周辺の細長い筋肉群。脊柱の運動や固定に関与する。激しい等張性収縮に関与することが少ないため最も軟らかく，牛肉，豚肉ともに高く評価される部位である。腎臓脂肪に覆われているが，ヒレ自身においては脂肪は少なく，焼く，もしくは揚げる調理に適する。ウシの場合，英語ではテンダーロイン，関東ではフィレ，関西ではヘレともよばれる。

比例ハザードモデル　[proportional hazard model]　追跡研究の生存時間分析において用いられる，従属変数をlog（瞬間死亡率）とした回帰型の統計モデル。コックスの比例ハザードモデル，コックス回帰ともいう。多くの場合，複数の独立変数を用いて交絡の影響を調整した上で，各要因の独立なハザード比（瞬間死亡率に基づく相対危険度）を推定する。→瞬間死亡率

ヒレ下ロース　[sirloin]　＝サーロイン

ピレスリン　[pyrethrin]　除虫菊等に含まれる主なる殺虫成分。ピレトリンともいう。哺乳類に対し毒性が弱く，昆虫や魚に対する毒性は強い。特に昆虫などの神経系に即効的に働き，神経を興奮させることで死に至らしめる。また，空気中や光に不安定で速やかに効力を失うことから，残存性が少ない。→ピレスロイド

ピレスロイド　[pyrethroid]　ピレスリン同族体である除虫菊の殺虫成分の総称。これらを基に，より安定で強力な殺虫剤として合成ピレスロイドが開発されている。

ヒレトリン　[pyrethrin]　＝ピレスリン
ヒレハリソウ　[comfrey]　＝コンフリー
ピロ亜硫酸カリウム　[potassium pyrosulfite]　＝メタ重亜硫酸カリウム

疲労　[fatigue]　筋肉，神経などが使い過ぎのためにその機能を低下し，本来の働きをなし得なくなる状態。機序はよくわかっていない。健常者の疲労であれば，休息をとれば自然に回復する（生理的疲労）。しかし，疾病の症状としての場合もある。肝疾患や悪性腫瘍，内分泌代謝疾患等によって，組織の低栄養低酸素，老廃物蓄積等が惹起され，細胞の代謝活性が低下し，疲労感を感じることがある。うつ病や統合失調症を基礎疾患とする異常な精神活動のための精神的疲労もある。

疲労回復　[recovery from fatigue]　身体的，あるいは精神的活動を行った後に生じる諸症状（倦怠感，脱力感，眠気，不快感，怒り，焦燥感）を，休養，食事，生活環境の改善等により回復すること。エネルギーの消費量が再生過程を上回った場合や，細胞間の生理作用が円滑に継続しない場合は，エネルギー消費量や無理な動作を減らすことで肉体的疲労の回復，細胞・代謝機能の回復に向かう。単調な作業や刺激が乏しい生活からくる精神的疲労は，生活環境や作業環境の改善，カウンセリング，

人間関係の修復によって回復に向かう。また，軽度の運動は，血液の循環を良くし，酸素の利用効率を上げるので，体内に蓄積した疲労物質の分解の促進，大脳の活動を高める等の効果があり，肉体的疲労とともに，特に精神的疲労に有効であるといわれる。慢性疲労症候群のように，原因不明の強い疲労の場合は，免疫グロブリン，ビタミン剤などの治療が検討されているが，決定的な治療法は模索中である。

疲労骨折 [fatigue fracture ; stress fracture]
1回の大きな力の負荷による外傷性の骨折ではなく，単純な繰返し運動・行動のために同一部位に小さな負荷が加わり続けることによって，骨組織の連続性が断たれた結果起こる骨折。成人前の，まだ筋力や骨の強度が十分に発達していない者，骨密度，筋力が十分でない者，高齢者などが短期間に集中的なトレーニングを繰返すと発症しやすい。

ピロカテキン [pyrocatechine] ＝カテコール

ピロガロール [pyrogallol] $C_6H_6O_3$，分子量126.11。ベンゼン環に3個のヒドロキシ基が隣り合って結合した化合物。ポリフェノールの一種であり，水やアルコールに溶解し，還元性があるため酸化防止剤として用いる場合もある。酸素や紫外線によって容易に酸化され褐変する。染料製造原料や媒染剤等に使用するが，毒性を示すので取扱いには注意が必要である。フェニルプロパノイドやフラボノイド骨格の一部分がこのピロガロール構造をもつ化合物は，強い抗酸化性を示す。

ピログルタミン酸 [pyroglutamic acid]
$C_5H_7NO_3$，分子量129.12。グルタミン酸が環化した構造をもつ。天然にもガストリンやエレドイシンのN末端に存在し，タンパク質の一次構造決定の障害になる。2 mol/L塩酸または0.2 mol/L水酸化ナトリウム中で，100℃，1～2時間加熱するとグルタミン酸になる。種々の食品に含まれる。

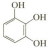

ピロリ菌 [Helicobacterer pylori] →ウレアーゼ

ピロリジンアルカロイド [pyrrolidine alkaloid] フキノトウやコンフリーに含まれるアルカロイドで，肝臓に発がん作用をもつとして知られている。特にコンフリーに含まれるエチミジンは重篤な肝機能障害を起こすとして，厚生労働省は2004（平成16）年，コンフリー及びその製品の摂取を控えるよう，販売の自粛を勧告した。

ピロリドンカルボン酸 [pyrrolidone carboxylic acid] ＝ピログルタミン酸

ピロリン酸 [pyrophosphoric acid] ＝二リン酸

ピロリン酸塩 [pyrophosphate] ＝二リン酸塩

ピロリン酸カリウム [potassium pyrophosphate] ＝二リン酸カリウム

ピロロキノリンキノン [pyrroloquinoline quinone, PQQ ; $PQQH_2$（還元型）] メタンやメタノール資化菌におけるアルコール脱水素酵素，*Pseudomonas* のグルコース脱水素酵素など多くの酸化還元酵素やニトリルヒドラターゼの補酵素。その酸化還元電位は＋90 mV（pH 7.0）である。PQQを含む上記の酵素群をキノンタンパク質とよぶ。

ビンガム流体 [Bingham fluid] 降伏応力を有する流体のうちで最も簡単なもの。そのレオロジー方程式（ずり応力とずり速度との関係式）は $\tau = \tau_B + k\dot{\gamma}$ と書ける。ここで，切片 τ_B は流れを生じさせるのに最低限必要なずり応力である。降伏応力以下の応力では流れが生じないが，流れが生じるとニュートン流体のように振舞う。

敏感度 [sensitivity] ＝感度

貧血 [anemia] ヘモグロビン濃度，赤血球数，ヘマトクリット値が異常に低下した状態。WHOの基準では，男子13.0 g/dL以下，女子12.0 g/dL以下である。めまいや動悸，息切れなどの症状を示す。鉄欠乏性貧血が最も多いが，ビタミンB_{12}欠乏，葉酸欠乏，腎疾患によるエリスロポエチン産生低下などが原因となる。→赤血球減少症

品質改良材 [conditioning agent] 広義には食品の品質を改良する目的で用いられる資材を指す。食品衛生法ではL-システイン塩酸塩のみが品質改良剤として指定されている。グルテン物性改良の目的でパン生地に添加される。使用基準ではパン，天然果汁のみに許可されている。天然果汁には栄養強化の目的で使用される。

品質規格 [quality standard] 物資の品質要因となる事項について基準を定めた規格。食品の規格では，①色沢，形状，香味，食感等の官能的事項，②弾力性，比重，pH，酸価等の理化学的事項，③成分，④原材料，⑤内容量，⑥容器包装等について規定される。

品質保持剤 [quality improving agent] 「食品衛生法」では微生物の繁殖を抑制し，品質保持期限の延長効果を有するものを指す。食品添加物としてはソルビトール，プロピレングリコールなどが指定されている。保存料と異なり殺菌効果はなく，水分活性の調整によって保存効果を発揮する。

品質保障期限 [best before] ＝賞味期限

敏捷性 [agility] すばやさ。俊敏に行動できること。

ビンチョウ [albacore] スズキ目サバ科の海産魚。ビンナガを一般にビンチョウとよび，世界中の暖海に広く分布する。全長1 m程で，体形はマグロよりやや細長い。胸びれが大きくリボン状を

している。沖合の中層海域を回遊する。肉は白色に近く，不味とされているが，欧米ではシーチキンとして好まれ，日本ではその大部分が油漬け缶詰にされている。

頻度分布 ［frequency distribution］ ＝度数分布

ビンナガ ［albacore］ →ビンチョウ

貧乳 ［poor milk］ ＝乳汁分泌不全

フ

ファーストフード ［fast food］　注文するとすぐに出来上がってくる食物の総称。日本には1967（昭和42）年頃に登場した。ハンバーガー，フライドチキン，ピザ，ドーナッツ，アイスクリームなどの洋食系があり，すし，そば，うどん，ラーメン，牛丼などの和食系があり，いずれも均質で良好な味覚，相対的な低価格，迅速なサービスを提供するチェーン店舗網を展開している。

ファゴサイト　＝食細胞

ファゴサイトオキシダーゼ ［phagocyte oxidase］　好中球，単球，マクロファージなどの細菌，真菌などの食作用を主たる機能とする食細胞（ファゴサイト）において，活性酵素を生成する酵素。この活性酵素により貪食したものを殺菌する。NADPH oxidase である。この機構は細胞膜タンパク質と細胞質タンパク質から成り，刺激によりこれらのタンパク質が会合し活性酸素が産生される。

ファゴサイトーシス ［phagocytosis］　マクロファージや好中球などの食細胞（ファゴサイト）によって細菌や細胞などの異物を捕食し消化すること。食作用ともいう。細胞膜の一部で異物を包んで細胞内に取込む。原生動物の摂食についてもいう。
→エンドサイトーシス

ファゴピルム ［fagopyrum］　タデ科ソバ属植物。普通ソバ，ダッタンソバもこれに属する。

ファッジ ［fudge］　砂糖，水あめ，練乳等の乳原料，硬化油などを煮詰めて作るソフトキャンディーの一つ。キャラメル中に意図的に砂糖の細かい結晶を再結晶させたもので，わずかにざらっとした食感があるのが特徴。

ファブリキウス嚢〔のう〕 ［bursa of Fabricius］　Fabricius H（イタリア，解剖学者）が発見したトリの総排泄腔背側にある嚢状のリンパ組織。ファブリキウス嚢は孵卵時には完成しており，性成熟期以降は急速に退縮し成鳥では消失している。胸腺と同様に皮質と髄質に分かれ，B細胞を分化，成熟させ末梢組織へ供給し，液性免疫応答に関与している。

ファリナ ［farina］　＝穀粉

ファリノグラフ ［farinograph］　製パンにおける動的麩質判定用装置の一種。パン生地をミキシングする際に，生地からミキサーの羽根に伝えられる抵抗を記録する。比較的穏やかなミキシング作用を受けたパン生地の可塑性と流動性の測定に適している。

ファルネソイドX受容体 ［farnesoid x receptor, FXR］　核内受容体の1種類で，胆汁酸をリガンドとして結合した後，活性化される。主に小腸，肝臓に発現しており，胆汁酸代謝に関与する遺伝子の発現を調節する役割を果たす。FXRは別の核内受容体であるレチノイドX受容体（RXR）とヘテロ2量体を形成し，5′-AGGTCAxTGACCT-3′様のDNA配列に結合し，近傍の遺伝子の転写を調節する。AGGTCA配列の相補配列が1塩基のスペースをおいて配置することからIR-1（inverted repeat-1）配列とよばれる。小腸においては，FXRは胆汁酸により活性化され，胆汁酸結合タンパク質の遺伝子発現を上昇させる。肝臓においては，別の核内受容体SHP（small heterodimer partner）の遺伝子発現を上昇させ，その結果として胆汁酸合成の律速酵素であるCYP7a1の遺伝子発現を抑制する。胆汁酸合成経路の最終産物である胆汁酸が，自らの合成をフィードバック制御する。

ファロピオ管 ［falloppian tube］　＝卵管

ファンコニー症候群 ［Fanconi syndrome］　先天性の代謝異常。腎臓・尿細管機能（主として近位尿細管）の障害による一連の症状を指す。ミネラルの喪失によるビタミンD抵抗性の骨代謝異常筋力低下，酸塩基平衡異常などを示すことが多い。アミノ酸，グルコース，尿酸なども喪失するが，無症状である。

ファンシーミート ［fancy meat］　＝畜産副生物

V　＝バリン

VIP　＝血管活性腸管ペプチド

フィードバック制御 ［feedback regulation］　生体のある機能が発現すると，その結果として，その機能に制御が起こることがある。このように，結果によってもたらされるその過程の制御のこと。フィードバック調節ともいう。生体内で，代謝の過程で中間代謝産物または最終産物が過剰に蓄積した時，その代謝系の主に律速酵素タンパク質合成を抑制することをフィードバック抑制とよび，アロステリック効果などによってその酵素の活性を阻害することをフィードバック阻害とよぶ。また，筋肉におけるAMPによるグリコーゲンホスホリラーゼ活性

化のようなフィードバック賦活がある。生物システムにおける調節の基本的性質でホメオスタシスに関与している。

フィードバック阻害 →フィードバック制御
フィードバック調節 [feedback regulation]
＝フィードバック制御
フィードバック抑制 [feedback repression]
→フィードバック制御
フィードフォワード [feed forward] 一連の代謝経路において，中間代謝産物がその経路の下流の反応を行っているアロステリック酵素の活性に影響を及ぼすこと。例としては，解糖系において，ホスホフルクトキナーゼ1はフルクトース6-リン酸をフルクトース1,6-ビスリン酸に変換するが，フルクトース1,6-ビスリン酸はピルビン酸キナーゼを活性化することにより，ホスホエノールピルビン酸からピルビン酸への反応を促進する。
フィールドワーク [field work] ＝現地調査
Val ＝バリン
VHDL ＝超高密度リポタンパク質
VMH ＝視床下部腹内側核
VLDL ＝超低密度リポタンパク質
フィコエリトリン [phycoerythrin] 紅藻，藍藻中に存在し，赤色柱状晶で分子量約290,000の色素タンパク質。色素成分はフィコエリトロビリンやフィコウロビリンがタンパク質のシステイン残基と共有結合したもので，565 nmに吸収極大を示す。タンパク質はα，β，γの三つのサブユニットから構成される。フィコシアニンとともに，これらの藻類の光合成に関与する。
フィコシアニン [phycocyanin] 紅藻，藍藻中に存在し，青色結晶として得られる分子量約270,000のタンパク質。色素成分はフィコシアノビリンとよばれ，タンパク質と共有結合して615 nmの吸収極大を示す。その他の性質はフィコエリトリンと類似している。
フィコミコーシス [phycomycosis] ＝ムコール［菌］症
フィジカルフィットネス [physical fitness]
一般的に体力や意図した行為を実際に行うための適性を指す。また，健康増進のため各種の身体運動を行うことを指す場合もある。
フィシトール [phycitol] ＝エリトリトール
フィシン [ficin] イチジク乳液に含まれ，活性中心にメルカプト基が存在するシステインプロテアーゼ。活性中心付近の構造はパパインに類似している。パパイン同様，食肉軟化剤などとしても用いられる。
フィターゼ [phytase] フィチン酸（myo-イノシトール六リン酸）加水分解による脱リン酸を触媒するホスファターゼの総称。3-フィターゼ（EC 3.1.3.8），4-フィターゼ（EC 3.1.3.26），5-フィターゼ（EC 3.1.3.79）等がある。コメやコムギなどの穀類やダイズなどの豆類，酵母にも存在する。動物組織のフィターゼ活性は弱い。非反芻動物では，飼料にフィターゼを添加することにより，フィチン酸に結合したリン酸の利用効率が向上し，環境へのリンの排泄も軽減される。
フィチン [phytin] フィチン酸のカリウム，カルシウム，マグネシウムなどの混合塩。穀類や豆類などの植物種子や幼植物にリンの貯蔵体として存在する。フィチン酸は myo-イノシトールの六リン酸エステル（イノシトール六リン酸）で，このリン酸にカリウム，カルシウム，マグネシウムが結合しフィチンが生じる。胃内の低いpHで解離し，小腸に達するとpH上昇に伴い主にカルシウム，それ以外に鉄や亜鉛と結合する。その結果，これらミネラルの腸管からの吸収を阻害する。
フィチン酸 [phytic acid] →フィチン
フィッシャーの検定 [Fisher's test] ＝フィッシャーの直接確率法
フィッシャーの直接確率法 [Fisher's exact probability test] "はい" "いいえ" あるいは順序などで示される，二つのカテゴリー変数に注目してデータを整理すると，m×n分割表が得られる。この二つの変数について，関連の有無を検定する場合，サンプル数が大きければ，通常はχ^2値の分布確率を利用する独立性の検定（χ^2検定）でよい。しかし，サンプル数が少ない時，Yatesの補正，またはフィッシャーの直接確率法による検定を用いる。フィッシャーの検定とすべき例は，①2×2分割表で合計サンプル数が20未満の時，あるいは20～40のサンプル数で，しかもいずれか一つのセルでの期待値が5未満の時，②$m×n$分割表では，期待値が1未満となるセルがある場合や，分割表に期待値5未満となるセルが複数ある場合である。フィッシャーの検定は，χ^2値を算出してχ^2分布表から間接的に確率を推定するのではなく，確率を直接算出するので，フィッシャーの直接確率検定という訳語がふさわしい。単純な数式で示されているものの，実際の計算手順は煩雑であり2×2分割表以外は手計算になじまない。
フィッシュグルー [fish glue] 魚介類の皮，鱗，骨，浮き袋，結合組織から採られる糊状物質（膠(にかわ)）。魚膠ともいう。主成分はコラーゲン。本来，フィッシュグルーは接着剤としての用途が中心であったが，機能性コラーゲンの原料としても注目されている。水産物由来のコラーゲンは，医療（細胞培養用基質，皮膚陥凹部修復材，止血剤，創傷カバー材など），食品（ソーセージの皮など），化粧品などに利用されている。
フィッシュスティック [fish stick] 魚肉由来の水産加工品。魚肉をすり身状にし，調味料その

他を配合して型に入れ，圧力をかけて凍結させる。凍結ブロックを適当な大きさに切断し，小麦粉とパン粉を付け冷凍する（breaded fish stick）。これを油で揚げ，凍結貯蔵する（fried fish stick）。フライにする前及び後の状態いずれも長期の冷凍貯蔵が可能なためファーストフードの素材としても利用される。一般的には白身魚由来のすり身を使う。

フィッシュソリュブル　[fish soluble]　魚の内臓や廃棄物を自己消化または微生物酵素により分解し，脱脂した後に濃縮した液状物。内臓を主原料とし，かつ酵素分解しているため栄養的に優れており，家畜飼料（SP飼料）や養魚の餌料に利用される。フィッシュミール製造時に副生する煮熟液や圧搾液を原料とする場合も多い。水分50％以下，粗タンパク質35％以上，粗灰分10％以下，水溶性窒素80％以上（全窒素当たり），揮発性窒素13％以下（全窒素当たり）が成分基準となっている。→フィッシュミール

フィッシュフラワー　[fish flour]　＝魚粉

フィッシュフレーク　[fish flake]　缶詰の肉の形態を示す用語。細かく砕かれた肉片のこと。マグロやカツオの缶詰製造では，頭部，内臓を除去後，蒸し煮する。骨，皮，血合肉，変色肉を除去し肉詰めする。この際，魚肉の形態によりソリッド，チャンク及びフレークに分別される。カニ缶詰でも細砕肉の形態をフィッシュフレークとよぶ。

フィッシュブロック　[fish block]　魚の骨，皮，内臓等の非可食部を除去した魚肉片または切り身のこと。製造技術の発展により，短時間で大量の魚体処理が可能となっている。製造工程はほとんど機械化され，光学センサーで魚体を測定した画像をコンピューターで処理して大小分類する選別装置や，魚体をそろえて頭や内臓を取除く魚体処理機，皮や皮下脂肪の除去装置等の開発により，サバ，ホッケ，スケトウダラ等さまざまな魚種から製造されている。

フィッシュペースト　[fish paste]　魚介類をペースト状にしたもの。練製品と似ているが，魚練製品では内容量の40％以上が，フィッシュペーストでは内容量の70％以上が魚肉由来である。ただし，広い意味ではすり身や練製品もフィッシュペーストの範疇に入る。かまぼこを boiled fish paste，練製品（surimi based products）を fish paste products ともいう。

フィッシュミール　[fish meal]　魚または水産加工残渣を煮熟（または蒸し煮）後，固形分を乾燥，粉砕したもの。魚粕ともいう。魚体から可食部分を除去した残渣を原料としたものはスクラップミールとよばれることもある。全家畜の飼料や養殖魚の餌料に用いられる。フィッシュミールは栄養価が高いため植物性の飼料原料より優れている。また，肥料に利用されることもある。原料の肉質によりブラウンミールとホワイトミールに大別される。→ブラウンミール，ホワイトミール

フィッシュロイン　[fish loin]　カツオやマグロ類の缶詰製造工程で得られる蒸し煮肉。原料魚の前処理後，クッカーで蒸し煮された肉は肉詰めの前に皮，血合肉，青肉，褐変肉，ハニカム（蜂の巣状に多数の穴の空いた肉）を除去され，クリーニングされる。

VDRE　＝ビタミンD応答配列

フィトアレキシン　[phytoalexin]　＝アレキシン

フィトキニン　[phytokinin]　＝サイトカイニン

フィトステロール　[phytosterol]　＝植物ステロール

フィトヘマグルチニン　[phytohemagglutinin]　豆類の実に含まれ，赤血球，白血球を凝集させるタンパク質レクチンの一つ。T-リンパ球の分裂をうながす作用がある。

フィトヘムアグリチニン　[phytohemagglutinin]　＝フィトヘマグルチニン

フィトメナジオン　[phytomenadione]　＝ビタミンK_1

VBNC　[viable but non-culturable]　生理活性を維持しているが通常の培養法では培養できない微生物の状態。カンピロバクター，腸炎ビブリオ等の食中毒細菌もVBNC状態になることが知られている。

フィブリノーゲン　[fibrinogen]　血栓を形成するフィブリンの前駆体。炎症の際に増加し，高度な肝機能障害や広汎性血管内凝固（DIC）等では減少する。分子量約340,000，生体内半減期は3〜4日の糖タンパク質。肝実質細胞で産生され，その約80％は血漿中に，残りが組織に分布している。血液凝固第Ⅰ因子とよばれ，血液凝固の最終段階でトロンビンの作用によってフィブリンとなる。

フィブリン　[fibrin]　＝線維素

フィブロネクチン　[fibronectin]　細胞の形質膜あるいは遊離して血液中に存在する分子量440,000の線維状の糖タンパク質。細胞と細胞の接着，細胞の形態保持，細胞の分化・形成に重要。がん化した細胞における種々の形態学的変化が，フィブロネクチン遺伝子の発現，フィブロネクチンの分解，亢進を伴うことが知られている。

ブイヤベース　[bouillabaisse(仏)]　トマト，ニンニク，サフランなどを使って煮込んだ魚介類のスープ。プロヴァンス地方の料理。

ブイヨン　[bouillon(仏)]　＝だし，＝スープストック

フィラー　[filler]　＝充填剤

フィラリア症　[filariasis]　線虫類の中でも特に糸状虫の感染による症状。糸条虫症ともいう。

蚊を媒介とする。リンパ系寄生種による感染が最も多い。イヌ糸状虫のヒトへの感染も報告されている。

フィリピン毛頭虫感染症［*Capillaria philippinensis* infection］　消化管内に寄生する小線虫による感染症。腹痛・下痢を主体とする腸カピラリア症を引き起こす。幼虫は淡水魚に寄生し，感染魚の生食により感染する。低タンパク質血症，低カルシウム血症がみられる。

V領域［V region］＝可変部

フィリング［filling］　詰め物。パンの間に挟んだり，詰めたり，凹みに入れるもの。肉詰めともいう。アンパンのあん，ジャムパンのジャム。

フィレ［fillet］＝ヒレ

フィロキノン［phylloquinone］＝ビタミンK_1

プーアル茶［pu-er tea］　カビによる微生物発酵を経て製造される中国の黒茶。雲南大葉系の茶葉を原料にする。雲南省プーアルに集められたことから，この呼称があり，殺青，初採，堆積，復揉，乾燥を経て製造される。形状から散茶と緊圧茶に分類され，緊圧茶は，蒸圧処理により磚，餅，碗に成形され，中国の辺境民の間で飲用されてきた。微生物発酵によってカテキンの酸化で褐色色素テアブラウンが生じる。

ブーケガルニ［bouquet garni（仏）］　香りを添えるために，シチュー，スープ，ソース等に入れるパセリ，タイム，ローリエ，セロリー等の小さい香草の束。

風疹［rubella］　風疹ウイルスによる急性の感染症。発疹，リンパ節腫脹，発熱などの症状を示す。妊婦が妊娠初期に感染すると，白内障や心臓病など先天異常の児が生まれやすくなる。

ブースター［booster］　追加免疫ともいう。免疫応答は抗原を一度だけ投与するより繰返す方が強く長く持続する。これは抗原に対するメモリー細胞が残存するためである。

フーゼル油［fusel oil］　アルコール発酵の時に生ずる黄色〜褐色の油状液体。イソブチルアルコール，活性アミルアルコール，イソアミルアルコール等を主成分とする混合物。酒の香気成分にもなっている。

フードガイドピラミッド［food guide pyramid］　1992年に米国で，肥満と心疾患の改善・予防のために食生活改善を推進するため，農務省と保健省により各種の研究成果に基づいて策定された。目で見て，何を多く摂取し，何を控えめにすべきかを視覚的にイメージしやすい表現になっている。2005年には，食事だけでなく運動付加の必要性を強調したマイピラミッドに改定された。

フードチェーン［food chain］　食品の一次生産から販売に至るまでの食品供給の行程。食品供給の行程ともいう。

フードファディズム［food fascism］　食べ物や栄養成分が健康や疾病に与える影響を科学的根拠によらず，過大に信じたり，過大に評価すること。健康食品などに対して，限られた経験による広告や，販売者等に有利な研究結果だけを取り上げた情報提供，あるいは偏った研究結果により消費者の不安をあおること，などによって起こる。

封入体［inclusion body］　先天性代謝異常により蓄積した物質が細胞質内に特有の形態で存在するもの，あるいはウイルスなどが宿主に感染した時に，細胞の中にできる顆粒状の構造体のこと。

風味［taste］→味

風味調味料［flavoring seasoning］　天然だし素材（かつお節，コンブ，貝柱，乾シイタケなど）や，その抽出物に調味料，タンパク質加水分解物，糖類，食塩を加え，乾燥させた粉末状または顆粒状のもの。即席のだし汁用で味噌汁，煮物など和風料理を中心に使う。

風味油［seasoning oil］＝シーズニングオイル

フーリエ変換赤外吸収スペクトル［測定］法［Fourier transform infrared spectroscopy, FT-IR］　光束干渉計による干渉縞をフーリエ変換してスペクトルを得る方法。有機化合物を構成する基の特性吸収帯を用いて，未知試料の同定や定量，構造解析に利用する。

フェイジョア［feijoa；pineapple guava；*Acca sellowiana*（*Feijoa sellowiana*）］　南米原産のフトモモ科の常緑低木で，高さは3〜5m。果実は重さ50〜100gの卵形で，果皮は緑色である。果肉は乳白色でパインアップルのような香りがあり，生食用のほかジャム等に用いられる。花はグアバの花に似て，食用ともなる。

フェーリング溶液［Fehling's solution］→ベルトラン法

フェオホルビド［pheophorbide］　クロロフィルからマグネシウムとフィチル基が外れた分解産物。アワビの中腸腺やピクルスなどに含まれる。クロロフィルと異なり，消化管から吸収されるので，食後に日光に当たると光過敏症を起こし，顔面や手足などに，発赤，腫れ，痒みを生じることがある。

フェニルアラニナーゼ［phenylalaninase］＝フェニルアラニンヒドロキシラーゼ

フェニルアラニン［phenylalanine］　$C_9H_{11}NO_2$，分子量165.19，三文字記号Phe（一文字記号F）。白色板状結晶，分解点283℃。芳香族アミノ酸に分類される。必須アミノ酸であり，肝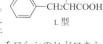
臓でチロシンに代謝される。チロシンのヒドロキシ化と脱炭酸によってカテコールアミンが生成される。植物ではアルカロイドやリグニン等の前駆体になる。疎水性を示す。L型は苦味を呈する。

フェニルアラニン水酸化酵素 [phenylalanine hydroxylase] ＝フェニルアラニンヒドロキシラーゼ

フェニルアラニン制限食 [phenylalanine-restricted diet] フェニルアラニンをチロシンに変換するフェニルアラニンヒドロキシラーゼが欠損しているために起こるフェニルケトン尿症による知能低下や神経障害を抑制するため、乳児期から生涯にわたって、摂取するフェニルアラニンを極端に制限した食事。

フェニルアラニンヒドロキシラーゼ [phenylalanine hydroxylase；EC1.14.16.1] フェニルアラニンからチロシンを生じる反応を触媒する酵素。フェニルアラニナーゼ、フェニルアラニン水酸化酵素ともいう。新生児期に起こるフェニルケトン尿症では、この酵素または補酵素であるテトラヒドロビオプテリンの欠損によってフェニルアラニンの蓄積やその副産物の生成が起こる。早期に適切な治療を開始しないと精神遅滞を引き起こす。

2-フェニルエチルアミン [2-phenylethylamine] $C_8H_{11}N$、分子量121.18。脳内アミンの一つ。2-PEAと略す。カテコールアミンやイソプロテレノール、アンフェタミン等交感神経作動性アミン類の骨格を形成する。医薬品の原料としても使われている。β-フェニルエチルアミン（β-PEA）、フェネチルアミンともいう。

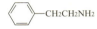

β-フェニルエチルアミン [β-phenylethylamine] ＝2-フェニルエチルアミン

フェニルケトン尿症 [phenylketonuria, PKU] フェニルアラニンヒドロキシラーゼまたはその補酵素であるテトラヒドロビオプテリンの機能的欠損により、フェニルアラニンからチロシンへの代謝が阻害され、フェニルアラニンとその代謝産物が血及び尿中に増加し、認知・行動障害が発症する疾患の総称。大部分は、フェニルアラニンヒドロキシラーゼの欠損によるフェニルケトン尿症で、古典的フェニルケトン尿症ともよばれ、日本では新生児約8万人に1人の割合で起こる。常染色体劣性遺伝疾患であり、この酵素の遺伝子（*PAH*；ヒトでは第12染色体に存在する）の欠損のために蓄積したフェニルアラニンはフェニルピルビン酸、フェニル乳酸、フェニル酢酸へと代謝され、これらが成長期の大脳の発達を阻害し精神遅滞をきたす。チロシン不足に由来するメラニンの欠乏により、頭髪や皮膚の色が薄くなることもある。テトラヒドロビオプテリンの合成やリサイクルに関連する酵素の欠損によって同様の症状が起こる。日本では、新生児マススクリーニングで血中フェニルアラニンの検査が行われている。高値が認められた場合、テトラヒドロビオプテリンを負荷し、血中のフェニルアラニンの減少が認められなければ古典的フェニルケトン尿症、認められればビオプテリン代謝異常症と診断する。治療は生涯にわたる食事性フェニルアラニンの摂取制限である。テトラヒドロビオプテリン代謝異常の患者の場合は、フェニルアラニン摂取制限に加えて、テトラヒドロビオプテリンの経口投与が必要となる。→フェニルアラニンヒドロキシラーゼ、6-ピルボイルテトラヒドロプテリン合成酵素、ジヒドロプテリジン還元酵素

フェニル酢酸 [phenylacetic acid；phenylacetate] $C_8H_8O_2$、C_6H_5-CH_2COOH、分子量136.14。冷水に難溶、熱湯に易溶、アルコールやエーテルに可溶。フェニルケトン尿症患者では遺伝的にフェニルアラニンが分解できず、フェニルピルビン酸を介して代謝される。フェニル酢酸はその過程で生合成され、フェニル乳酸、フェニルアセチルグルタミン等とともに尿中排泄される。→フェニルケトン尿症

フェニル酢酸イソアミル [isoamyl phenylacetate] イソアミルはイソペンチル（isopentyl）の旧名。イソペンチルは原子団$(CH_3)_2CHCH_2CH_2$-の名称。食品添加物（香料）として用いられる。

フェニルピルビン酸 [phenylpyruvic acid] $C_9H_8O_3$、分子量164.16。フェニルアラニン水酸化酵素欠損の患者では、フェニルアラニンはチロシンではなくフェニルピルビン酸へと代謝される。フェニルケトン尿症の患者の尿中に多く含まれるため、フェニルケトン尿症のスクリーニングに使用される。

フェニルプロパノイド [phenylpropanoid] C_6芳香環にC_3が結合したC_6-C_3骨格を有する化合物の総称。最も単純なフェニルプロパノイドには、オイゲノールやケイ皮アルデヒド、ケイ皮酸がある。桜餅の香気成分であるクマリンもフェニルプロパノイドの一種である。また、抗酸化性をはじめとした多くの生理作用が知られている植物の二次代謝産物、フラボノイドも部分構造としてC_6-C_3のフェニルプロパノイド骨格を有している。木材の基本骨格を形成するリグニンは、フェルラ酸などのフェニルプロパノイドが重合して高分子となったものである。コーヒーなどに多く含まれるクロロゲン酸は、キナ酸にフェニルプロパノイドであるカフェ酸が結合したものである。

フェネチルアミン [phenethylamine] ＝2-フェニルエチルアミン

フェノール化合物 [phenolic compound] ベンゼン環にヒドロキシ基が結合した化合物の総称。ベンゼン環に結合したヒドロキシ基の数により1価、2価、3価フェノール化合物などに分類され、2価以上をポリフェノール化合物とよぶ。植物に広く分布するフェニルプロパノイド（ケイ皮酸誘導体）やフラボノイド、タンニンなどの構成単位となり、抗酸化性や抗菌性を示す。

フェノール樹脂 [phenolic resin] ＝フェノール・ホルムアルデヒド樹脂

フェノール・ホルムアルデヒド樹脂 [phenol-formaldehyde resin]　フェノールを原料とした熱硬化性樹脂の一つ。フェノール樹脂、ベークライト、石炭酸樹脂ともいう。三次元的な網目構造をもつ。電気部品、機械部品に多用される。フェノールとホルムアルデヒドを酸触媒下で縮合重合させ、ノボラック（重合度10以下）を得る。これを熱処理して樹脂を得る（ノボラック樹脂という）。一方、アルカリ触媒下で作ったフェノール・ホルムアルデヒド樹脂をレゾール樹脂という。

フェライト [ferrite]　酸化鉄を主原料にした磁性をもつセラミック。ハードフェライト（一度強い磁界が加わると、永久磁石になる）とソフトフェライト（磁界（磁石）に触れると磁石になり、磁界を取り去ると元に戻り磁気がなくなる）の2種類がある。強い磁性、電気を通しにくい、耐薬品・耐酸化性、成型が容易、非常に硬い材料、耐熱性などの特徴をもつ反面、割れやすいという難点がある。

フェリクロム [ferrichrome]　Fe^{3+}をキレート結合で含む環状ペプチドの総称。フェリクロムのほか、フェリクロム A、フェリクロシン、フェリクリシン等があり、酒類の着色物質と考えられている。

フェリチン [ferritin]　鉄の貯蔵に関与する24個のサブユニットから成る分子量450,000のタンパク質。フェロキシダーゼ活性も有する。内部に鉄イオン（Fe^{3+}）4,500個を貯えることができ、その重量は全体の約23％に及ぶ。肝臓や脾臓に多く存在している。正常な状態では血中濃度は低く、鉄過剰になると増加する。また、細胞内でFe^{2+}が活性酵素からのフリーラジカル生成の触媒として働かないようにしている。鉄を除いたタンパク質部分はアポフェリチンという。

フェリヘモクロム [ferrihemochrome]　＝ヘミクロム

フェルラ酸 [ferulic acid]　$C_{10}H_{10}O_4$、分子量 194.19。3－メトキシ4-ヒドロキシケイ皮酸。フェニルプロパノイドに分類されるフェノール化合物。植物の細胞壁合成に関与するとされ、食品では食物繊維に結合し不溶体として存在することが多い。米糠に含まれるオリザノールはフェルラ酸のステロール誘導体である。野菜や果実には種々の酸や糖の可溶性エステル体として存在する。

フェレドキシン [ferredoxin]　非ヘム鉄原子Feと不安定な無機硫黄原子Sを含み、Feに配位するシステイン残基のSとともにFe-Sクラスターを構成する鉄イオウタンパク質の総称。分子量6,000～14,000で、可視部に特徴的な吸収を示す。［4Fe-4S］、［3Fe-4S］、［2Fe-2S］の3種類のクラスターが知られている。酵素作用はなく、電子伝達体として機能し、その酸化還元電位は－650～＋350 mVである。

フェロキシダーゼ [ferroxidase]　鉄の酸化還元を行う酵素。$4Fe^{2+} + 4H^+ + O_2 \rightarrow 4Fe^{3+} + 2H_2O$のオキシダーゼ活性をもつ。血漿タンパク質であるセルロプラスミンや小腸で発現しているヘファエスチン、フェリチン重鎖がこの活性を有している。消化管内でフェリチン重鎖は吸収されたFe^{2+}をFe^{3+}に酸化し、フェリチンと鉄の結合を促進する。ヘファエスチンは側底膜で発現しており、セルロプラスミンとともに小腸から放出されたFe^{2+}をトランスフェリンに結合可能なFe^{3+}にする。

フェロプロトポルフィリン [ferroprotoporphyrin]　$C_{34}H_{32}N_4O_4Fe$、分子量 616.50。生体内に存在する代表的な金属ポルフィリン。ヘモグロビン、ミオグロビンなどのヘムタンパク質の補欠分子族として知られる。ヘムの中心鉄原子は4個のピロール窒素のほかに2個のリガンドと結合して六配位八面体構造をとり、ヘモクロムを形成する。ヘムは酸素との結合能や酵素の補欠分子族としての性質以外に、ポルフィリン合成の調節酵素である5-アミノレブリン酸シンターゼ遺伝子やヘモグロビンの α グロビン遺伝子の発現を調節する等の機能も有する。

フェロポルチン [ferroportin]　細胞質から細胞外へFe^{2+}を排出する唯一のトランスポーター。十二指腸上皮細胞において側底膜に局在し、頂端膜に発現する異なる鉄トランスポーター DMT1によって細胞内に取り込まれた鉄イオンを門脈に排出するため、鉄吸収に必須である。また、マクロファージや肝細胞においては細胞膜に局在し、細胞質のFe^{2+}を血中に排出する。小腸においてフェロポルチンが細胞内から細胞外に輸送したFe^{2+}は、銅含有のフェロキシダーゼによって速やかにFe^{3+}に変換され、鉄輸送タンパク質トランスフェリンと結合して血中を循環する。フェロポルチン遺伝子の変異は、マクロファージや肝細胞などに鉄蓄積を招き、鉄沈着症ヘモクロマトーシスを引き起こす。フェロポルチンの細胞膜における発現は、肝臓から分泌されるペプチドホルモンであるヘプシジンによって厳密に制御される。→ヘプシジン、鉄トランスポーター、側底膜

フェンテルミン [phentermine]　$C_{10}H_{15}N$、分子量 149.23。油状の液体。今日あまり使用されなくなったが食欲不振治療薬の有効成分である。過剰に摂取すると耐性となり、飲まなくてはいられない依存症になる。

フェンネル [fennel]　セリ科の多年生草本（*Foeniculum vulgare*）。ウイキョウともいう。生の葉茎は香味野菜としてサラダや魚料理に利用される。芳香の強い種子はパン、菓子類、ピクルス等の香り付けによく使われる。水溶性成分としてモノテ

ルペンやフェニルプロパノイド配糖体を含む。抗酸化性，抗菌性も知られている。

フェンネル油 [fennel oil] フェンネルの果実から得られる精油。収率は6～7%。甘い芳香は主成分の*trans*-アネトールに起因する。消化促進，去痰，防臭作用が知られており，胃腸薬，のど飴等の医薬品や菓子類，飲料の香料として利用されている。

フェンホルミン [phenformin] $C_{10}H_{15}N_5$，分子量205.28。その塩酸塩は白色の結晶または結晶性の粉末である。経口糖尿病治療薬として用いられたが，副作用として乳酸アシドーシスを起こすため使用が禁止された。

フォアグラ [foie gras（仏）] ガチョウの肝臓を，人工的に大量の強制給餌を行うことで肥大化させたもの。主にソテーやテリーヌに用いられる。世界三大珍味の一つで，日本ではそのほとんどが輸入品である。産地としてはフランスのペリゴール地方が有名だが，近年はハンガリー産やイスラエル産の輸入が多い。カモやアヒルのフォアグラもある。

フォイルゲン反応 [Feulgen reaction] 核染色法の一つ。Feulgen RJ（ドイツ）が見いだした。DNA を塩酸で酸加水分解するとデオキシリボースからアルデヒド型の異性体が形成され，このアルデヒドにシッフ試薬を反応させると紫色の化合物が生じる。したがって核のDNAが染色される。

フォートラン [FORTRAN；Fortran] 主に，科学技術計算の分野で古くから最も広く用いられてきたプログラム言語。通常の数式をほぼそのまま記述できるなど，学習が比較的容易で，歴史が長いため利用者が多く，ほとんどのコンピューターで利用できる。仕様の改訂年を付けて，Fortran 95のように書くことがある。→プログラム言語，→ベイシック言語

フォーミング [foaming] 卵白，全卵，生クリーム，植物性クリーム等を泡立てること。卵類は少し温めた方が，クリーム類は5℃位に冷やした方が泡立ちやすい。

フォーリン-チオカルト法 [Folin-Ciocalteu method] 食品中に含まれる総ポリフェノール量を測定するために，汎用される方法である。市販のフォーリン試薬（フェノール試薬あるいはフォーリンチオカルト試薬）を用いる吸光光度法であり，茶葉や茶飲料のポリフェノール総量の分析法。本来はタンパク質定量法の一つであり，その原理はpH10付近でフォーリン試薬をタンパク質に作用させるとチロシン，トリプトファン及びシステイン残基が反応して青藍色に変化することによる。ビウレット反応と組合わせた改良法が，Lowry法としてタンパク質の定量には現在広く用いられている。食品中に含まれるポリフェノールは，そのフェノール基がフォーリン試薬を還元することにより青藍色を呈す

ることから総ポリフェノール定量に利用されている。

フォーリン-デニス法 [Folin-Denis method] 食品中に含まれる総ポリフェノール量を測定するために，フォーリン-チオカルト法とともに汎用される方法である。市販のフォーリン試薬（フォーリン-デニス試薬）を用いて吸光度を測定する。フォーリン-デニス法は，ワインや蒸留酒のタンニン（ポリフェノールと同義と考えてよい）分析法。フォーリン-チオカルト試薬がタングステン酸ナトリウムとモリブデン酸ナトリウムの酸性溶液に硫酸リチウムと臭素数滴を加えるのに対し，フォーリン-デニス試薬はこれらを加えないという相違がある。

フォクシーフレーバー [foxy flavor] ＝狐臭

フォラシン [folacin] ＝葉酸

フォラシン欠乏[性]貧血 [folacin deficiency anemia] ＝葉酸欠乏[性]貧血

フォリトロピン [follitropin] ＝卵胞刺激ホルモン

フォレート [folate] ＝葉酸

フォンダン [fondant（仏）] 砂糖液を106.5℃（105～115℃）まで煮詰め，40℃に冷めた時に攪拌して作る粘りのある白いベルベット状態の糖衣。ケーキやクッキーのコーティングやデコレーションに利用される。砂糖溶液を冷却し過飽和状態で，刺激を与えると結晶化する原理による。結晶の状態は煮詰め温度，攪拌速度と程度により異なる。

負荷運動量 [exercise tolerance] 心機能検査などのために負荷する運動の量。安静時心電図が正常でも，各種負荷をかけた時にCT-T変化や不整脈が出現することがある。一般的に虚血性心疾患の診断に運動負荷試験がしばしば行われる。Master（米国）の考案による階段昇降試験が普通であるが，定量的方法としてトレッドミルや自転車エルゴメーターが使われる。負荷の実施には慎重に患者の状態を見極めてから行う必要がある。→踏み台昇降運動テスト

不確実係数 [uncertainty factor, UF] →安全係数

不確実性因子 [uncertain factor, UF] 「日本人の食事摂取基準（2015年版）」では安全係数と類似した用語として不確実性因子が用いられている。健康障害非発現量（NOAEL）を不確実性因子で除した値が耐容上限量となる。ヒトにおける報告で示された健康障害非発現量から耐容上限量を求める場合は，栄養素によって1から5の範囲の異なる適切な値を，動物実験の結果に基づく場合は基本的には10を不確実性因子としている。また，健康障害非発現量が不明な場合は，原則として不確実性因子を10とし，これで最低健康障害発現量（LOAEL）を除して健康障害非発現量を推定している。→安全係数

不可欠アミノ酸 [indispensable amino acid；

nondispensable amino acid］　＝必須アミノ酸

フガシティ係数　［fugacity coefficient］
フガシティー（fugacity）は逃散能，逸散度とも訳され，化学ポテンシャルについて理想気体からのずれを示す係数のことで，ある実在気体と同じ化学ポテンシャルをもつ理想気体の圧力のことをいう。

負荷心電図　［exercise electrocardiogram］
心臓の異常を検出するために一定の運動を負荷した直後に測定する心電図。ある種の心臓の異常は安静状態では検出できないが，運動負荷した時に検出される場合がある。

不可避窒素損失［量］　［obligatory nitrogen loss；unavoidable nitrogen loss］　タンパク質を摂取しない状態で観察される尿及び糞便への窒素排泄量で内因性窒素排泄ともいう。生物価，タンパク質の真の消化吸収率測定のために必要である。不可避窒素損失量を補うために必要な量が，タンパク質の推定平均必要量である。

不可避尿量　［obligatory urine volume］　生命を維持するために必要な最低限の排泄尿量。尿量は水分摂取量を制限すると減少するが，体内の水溶性代謝産物を溶解し，尿として排泄するには最低一日400〜500 mLの尿の排泄が必要である。

フカひれ　［dried shark fin］　サメひれ。サメ類の胸びれ，背びれ，尾びれを素干しにしたもの。魚翅(ぎょ)ともいう。中華料理の高級食材となる堆翅(だい)の原料。ひれを清水で洗って天日乾燥させた素干し品は，色調により白翅(ぱく)（メジロザメ等）と黒翅(こく)（ヨシキリザメ等）に大別され，白翅が高級品とされる。真皮下の角質性コラーゲン線維の筋糸(きん)は微温湯に浸して柔らかく戻し，煮付やスープに用いる。

不感蒸泄　［insensible perspiration］　生体の水分排出のうち肺や皮膚から拡散によって失われるものをいう。発汗は含まない。体温調節に重要であり，通常成人では一日当たり約15×体重(kg) mL排出される。外界温度が30℃から1℃上昇すると15％亢進する。

不乾性油　［non-drying oil］　ヨウ素価が100以下で乾燥性がほとんどない植物油。オレイン酸含量の高いオリーブ油やツバキ油，リシノール酸含量の高いひまし油などがある。前者は食用のほか，石けんや頭髪用油に，後者は界面活性剤の原料に使用される。→乾性油，半乾性油

不完全抗原　［incomplete antigen］　ハプテンともいう。単独では抗体産生を誘導する能力（免疫原性）をもたないが，抗体と結合する能力を有するため，担体タンパク質と結合することで免疫原性をもつようになる低分子化合物。

不競合阻害　［uncompetitive inhibition］　不拮抗阻害，不競争阻害ともいう。阻害剤が酵素-基質複合体と結合し，酵素-基質-阻害剤複合体が形成される結果生じる阻害。最大反応速度は小さくなり，K_mも見掛け上小さくなる。

不均一性　［heterogeneity；heterogeneousness］
性質が部分的に異なる物質により形成されている状態。例として，脂肪酸が異なる脂肪などが挙げられる。

副交感神経　［parasympathetic nerve］　交感神経と並ぶ自律神経の一種で，その興奮は，血管拡張，血圧低下，消化液分泌促進などを引き起こす。末梢から中枢に至る求心性神経と，中枢から末梢に向かう遠心性神経がある。主な神経伝達物質はアセチルコリンである。下位の骨盤中枢は仙髄から骨盤神経節を経て，生殖器，膀胱，腎臓，大腸を支配している。上位中枢は，延髄，橋，中脳に不連続に位置する核で，迷走神経，舌咽神経，顔面神経等を経て，各種の内臓，耳下腺，舌下腺，眼球等を支配している。

複合脂質　［compound lipid］　単純脂質にほかの成分が結合したもの。リン脂質，糖脂質，リン糖脂質，硫脂質，アミノ酸脂質に分類される。大部分が小胞体で合成される。

複合多糖類　［complex polysaccharide］　加水分解によって2種類以上の単糖類を生成する多糖類のこと。ヘテロ多糖類，ヘテログリカンともいう。N-アセチル-D-グルコサミンとD-グルクロン酸から成るヒアルロン酸，D-マンノースとD-グルコースから成るコンニャクマンナン，そしてL-アラビノース，D-ガラクトース，D-グルクロン酸，L-ラムノースから成るアラビアガム等がある。食品を増粘安定化させる等，物性を改良するために食品添加物として使用されている。

複合タンパク質　［conjugated protein］　アミノ酸のほかに有機物，無機物をも含むタンパク質。糖タンパク質，リポタンパク質，ヘムタンパク質，金属タンパク質，フラボタンパク質，リンタンパク質，核タンパク質など。生体内で細胞の機能に直接関係しており，生化学的に重要なものが多い。

複合調味料　［compound seasoning］　魚介類から抽出したエキス成分や粉末醤油などの天然調味料を混合したもの。コンブに含まれるグルタミン酸ナトリウムを基本として，これにかつお節に含まれる5′-イノシン酸ナトリウムやシイタケに含まれる5′-グアニル酸ナトリウムなどを配合して味の相乗作用を利用した調味料。

複合糖質　［complex carbohydrate］　タンパク質，ペプチド，脂質と共有結合している糖質のことで，糖タンパク質，プロテオグリカン，糖脂質に分類される。糖タンパク質の糖部はマンノース，ガラクトース，フコース，アミノ糖，シアル酸等のオリゴ糖が多く，タンパク質部のセリン，トレオニン，アスパラギン等のアミノ酸と結合している。プロテオグリカンは，ヒアルロン酸，コンドロイチン

硫酸、ヘパリン等のグリコサミノグリカンとタンパク質が結合している。糖脂質はグリセロールと脂肪酸のエステルに糖類が結合したグリセロ糖脂質と、スフィンゴシンと脂肪酸がアミド結合し、さらに糖類が結合したスフィンゴ糖脂質がある。

腹腔内脂肪 [intraabdominal fat] 腸間膜脂肪や大網脂肪など内臓組織に蓄積した脂肪。内臓脂肪と同義。蓄積量は、腹部CT検査によって内臓脂肪面積を測定することにより判定する。内臓脂肪面積は、肥満の型を判定するのに用いられる。

腹腔内注射 [intraperitoneal injection] 治療または検査を目的として、腹腔内に薬剤を注入すること。

複合フィルム [combined film] =ラミネートフィルム

副細胞 [neck mucous cell] 胃粘膜においては、ペプシノーゲンを分泌する主細胞、胃酸を分泌する壁細胞に対して、粘液（ムチン）を分泌する細胞を副細胞という。粘膜表層に位置する。

副腎 [adrenal gland] 腎臓に近接する約15gの内分泌器官。皮質は各種のステロイドホルモンを、内側の髄質はカテコールアミンを分泌する。

副腎髄質 [adrenal medulla] 副腎内部の外胚葉由来の神経組織で、軸索を失って分泌機能のみとなった交感神経節後細胞から成る。アドレナリンやノルアドレナリンを合成・分泌する。

副腎髄質ホルモン [adrenal medullary hormone] 副腎髄質でチロシンから合成され血中に分泌されるカテコールアミン（ドーパミン、ノルアドレナリン、アドレナリンの3種で、ヒトでは大部分がアドレナリン）を指す。これら以外に副腎髄質からはエンケファリンなどのペプチドも分泌される。

副腎性ホルモン [adrenal sex hormone] 副腎皮質の網状層で合成・分泌されるステロイドホルモンで、デヒドロエピアンドロステロン等を指す。それ自体にホルモン活性はなく末梢でテストステロンに変換されてアンドロゲン活性を示す。過剰分泌は男性化と女性の偽半陰陽を起こす。

副腎皮質 [adrenal cortex] 副腎内部の髄質を取囲む中胚葉由来の組織。内側から網状層、束状層、球状層の3層から成る。それぞれの層で副腎性ホルモン、糖質コルチコイド、電解質コルチコイドが合成・分泌される。

副腎皮質刺激ホルモン [adrenocorticotrop(h)ic hormone, ACTH] 脳下垂体前葉で合成・分泌される39のアミノ酸から成るペプチド。副腎皮質ホルモン、特に糖質コルチコイドの合成・分泌を促進する。コルチコトロピンともいう。

副腎皮質刺激ホルモン放出ホルモン [cortico-trop(h)in releasing hormone, CRH] 主に視床下部・室傍核神経細胞で合成され正中隆起で下垂体門脈系に放出され、脳下垂体前葉での副腎皮質刺激ホルモン（コルチコトロピン）の放出とプロオピオメラノコルチン（POMC）産生を促進するペプチド。41のアミノ酸から成る。コルチコトロピン放出ホルモン、コルチコトロピン放出因子（CRF）ともいう。ほかにも交感神経系活性化、食欲・性行動抑制、免疫機能抑制など、ストレス応答に関与する。類似の脳内ペプチドとしてウロコルチンがある。

副腎皮質ホルモン [adrenocortical hormone] 副腎皮質でコレステロールから合成されるステロイドホルモンの総称。網状層の副腎性ホルモン、束状層の糖質コルチコイド、球状層の電解質コルチコイドに大別される。前二者の分泌は視床下部CRH-脳下垂体ACTH系によって促進され、血中濃度が高くなるとこの系をフィードバック阻害する。ACTHと糖質コルチコイドの血中濃度は顕著な概日リズムを示す。一方、電解質コルチコイドの分泌は、体液量減少・血圧低下が引き金になって生成するアンギオテンシンIIによって促進される。

副腎皮質ホルモン結合タンパク質 [corticosteroid binding protein] 血漿副腎皮質ホルモンの70％を結合している特異的結合タンパク質。分子量約52,000の糖タンパク質で、αグロブリン画分に含まれる。血漿中濃度は約40 mg/Lで、20〜25 μg/dLのコルチゾール結合能を有する。

腹水 [ascites] 腹腔内に正常な範囲（20〜50 mL）を超えて貯留した液体のこと。漏出性の場合は比重が小さく、タンパク質含量も低いが、滲出液の場合は高比重、高タンパク質性となる。血漿浸透圧の低下、門脈圧の亢進、腹膜炎、悪性腫瘍の腹膜転移などが原因となる。

複素環式化合物 [heterocyclic compound] 環状化合物の環の構成原子として炭素原子以外の原子を含む化合物。複素環を構成する炭素以外の原子をヘテロ原子といい、窒素、酸素、硫黄、リン、ヒ素などがある。例えば、五員環の一つの原子に窒素を含むピロール、酸素を含むフラン、硫黄を含むチオフェンなどがある。

複素剛性率 [complex rigidity] 変形がずりである場合の複素弾性率。

フグ中毒 [fugu poisoning；puffer fish poisoning] フグによる食中毒。フグの素人調理などが原因で発生することが多い。症状は10分〜3時間で知覚麻痺、言語障害などを呈し、4〜8時間で呼吸麻痺によって死に至る。有毒成分はテトロドトキシンである。→テトロドトキシン、サキシトキシン

腹部肥満 [abdominal obesity] 肥満の中で、特に内臓脂肪が蓄積したいわゆる上半身肥満（リンゴ型肥満）を指す。メタボリックシンドロームとのつながりが深いことから、注意が呼びかけられている。日本人の内臓肥満型肥満の基準では、臍レベル腹部断面での内臓脂肪面積100 cm^2 以上とされてい

腹膜 [peritoneum]　腹膜は腹壁，横隔膜下面，骨盤壁を裏付けるとともに，腹腔，骨盤腔内の諸臓器の表面を覆う漿膜である。腹膜は臓器を覆う臓側腹膜と体壁の内面を覆う壁側腹膜とに大別される。両者はわずかの腔隙を隔てて接触し，この腔隙を腹膜腔といい，少量の腹膜液が含まれている。

腹膜炎 [peritonitis]　腹膜の炎症で，腹腔内の感染した臓器から細菌を含んだ内容物が広がって起こる。腹部の疼痛が特徴で，発熱，悪寒，嘔吐などを伴う。早期治療が基本である。

ふくらし粉 [baking powder]　＝ベーキングパウダー

不けん化物 [unsaponifiable material]　油脂やろうのけん化生成物のうち，水に不溶でエーテルに溶解する成分。炭化水素，スクアレン，ステロール，高級アルコール，トコフェロールなど。

不顕性感染 [inapparent infection]　病原体に感染しても，宿主が発病しない，あるいは，宿主に明らかな症状がみられない状態。

フコイジン [fucoidin]　＝フコイダン

フコイダン [fucoidan]　L-フコースを主要な構成糖とする藻類由来の硫酸化多糖のこと。旧名はフコイジンで，1959年に名称変更されフコイダンが使用されるようになった。コンブやワカメ，モズクなどの褐藻類に多く含まれるが，その構造は由来によりそれぞれ異なる。コンブのフコイダンは，2，4位が硫酸化されたL-フコースが$\alpha 1\rightarrow 3$結合で連なったポリマーを形成している。一方，沖縄モズクのフコイダンは，4分子のL-フコースが$\alpha 1\rightarrow 3$結合で直鎖構造を形成し，その真ん中の2分子のみが硫酸化された繰返し構造をとる。グルクロン酸とアセチル基の存在も確認されている。コンブのフコイダンは，ラットで肝細胞増殖因子の生産促進作用が観察されている。海洋性非脊椎動物にも存在するが，それらの構造は比較的単純で，国際純正・応用化学連合（IUPAC）が推奨する硫酸化フカン（sulfated fucan）とよぶことが多い。

フコース [fucose]　$C_6H_{12}O_5$，分子量164.16，記号Fuc。6-デオキシガラクトースのこと。天然にはL型が多く，D型はまれである。動植物の複合糖質糖鎖の非還元末端

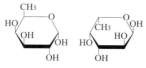

α-D-フコース　　α-L-フコース

として存在する。人乳にはオリゴ糖として豊富に含有される。海藻の粘質多糖であるフコイダンの主要構成成分である。グルコースやガラクトース，マンノース，キシロース等とともに，人間にとって必須の糖質であり，神経シナプスや腎臓，精巣，皮膚などの細胞表層に多く含有されている。血液型の決定や細胞間情報伝達にかかわる糖鎖の構成成分であり，脳の発達や免疫機能調節に関与するとの報告がある。

フコキサンチン [fucoxanthin]　$C_{42}H_{58}O_6$，分子量658.92。海藻に含有されるキサントフィル系のカロテノイドの一種。その名称は，フコキサンチンが最初に単離された褐藻類のヒバマタ（fucus）に由来する。ワカメやコンブ，ヒジキなど，褐藻類の褐色色素。紅藻類や珪藻類にも少量含まれる。腸管内では，フコキサンチノールに変化した後に体内に吸収される。

フコステロール [fucosterol]　$C_{29}H_{48}O$，分子量412.70。コンブやワカメなどの褐藻類に存在する主要な植物性ステロールの一種。コレステロールの腸管吸収を抑制し，血漿コレステロールを低下させる。

負コロイド [negative colloid]　負に帯電したコロイド。コロイド粒子は，表面の帯電による反発力で分散状態が保たれているが，それを減少させるような電解質を加えると凝集が起こり沈殿する。負コロイドに原子価の大きい陽イオンを加えると凝集しやすい。

Ψ　＝プソイドウリジン

Ψrd　＝プソイドウリジン

房スグリ [currant]　＝カーラント

フザリウム中毒 [*Fusarium* toxicosis]　フザリウム菌に汚染された赤カビ病のコムギやトウモロコシ等を食べることによって起こる中毒。吐き気，嘔吐，腹痛，下痢，頭痛など消化器系障害及び骨髄や造血機能低下など免疫抑制の症状を呈し，死に至った例もある。ヒト以外にも家畜に対して重大な危害を及ぼす。原因は菌が産生する毒素で，その化学構造からトリコテセン系マイコトキシンとよばれ，複数の化合物が知られている。また，異なる骨格構造のゼアラレノンは女性ホルモン様作用をもち，特に家畜に強い影響を及ぼす。→トリコテセン，マイコトキシン

不消化糖[類] [indigestive saccharide]　＝難消化性多糖類

不織布 [nonwoven fabric]　紡績工程を経ないで繊維から直接作られた布。繊維同士をいろいろな方法で結合させたシート。織物でもなく紙，フィルムでもない。湿式製法は接着剤を含む繊維懸濁液を網上に分散し，接着剤とともに加熱乾燥させる。

乾式製法は水を使わずシート状に分散させた繊維に接着剤を散布し，無数の針で突き固める（ニードルパンチ），あるいは多数のノズルから押し出した繊維を加熱加圧により自己結合させる（スパンボンド）。服の芯地，フィルター，カーペット，フェルト，衣類，食品の包装，手提げ袋，おむつ，生理ナプキン等に使用される。

負水和 [negative hydration] 水に外部からイオンを添加すると，電荷が小さく，体積の大きなイオンの場合には，イオンの周囲の水の構造は弱体化される方向に変化し，粘性が低下する。このように水の構造に弱体化が生じる水和を負水和という。

フスマ〔麸〕 [wheat bran；bran] 小麦を製粉して小麦粉をとった残り。主として外皮から成り，アリューロン層，胚芽を含み，外皮から分離しきれなかった胚乳も混在する。通常の製粉で小麦の約30％がフスマになる。飼料として用いられることが多いが，食物繊維，ミネラル，ビタミンに富むために人の食材としても利用され，さまざまな食品に混合して使用されている。

不斉炭素原子 [asymmetric carbon atom] 四つの互いに異なった原子または原子団と結合している炭素原子。この原子があると旋光性や光学異性体をもつ。

不整脈 [cardiac arrhythmia] 正常洞調律以外の調律。刺激生成異常と興奮伝導異常の二つに分けられ，前者には期外収縮（上室性・心室性），発作性頻拍（上室性・心室性），心房粗細動，心室細動などがあり，後者には不完全房室ブロックや完全房室ブロックがある。また洞結節とその周囲組織の機能障害により高度の徐脈や頻脈・徐脈を繰返す洞機能不全などがある。

プソイドウリジン
[pseudouridine] $C_9H_{12}N_2O_6$，分子量244.20，三文字記号Ψrd（一文字記号Ψ）。5-β-D-リボフラノシルウラシル（ribofuranosyluracil）のこと。転移RNA中に多く含まれる。

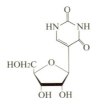

プソイドグロブリン [pseudoglobulin] 偽性グロブリン。血清を33～50％飽和硫酸アンモニウムで塩析した時沈殿するグロブリンタンパク質。

不耐症 [intolerance] ある物質に対して抵抗力が失われて弱くなっていること。栄養生理学的には，本来ならば代謝することが可能な物質に対する代謝能力が弱いため，その物質に対する抵抗力が弱まっていることをいう。ヒトでは，遺伝的な不耐が知られており，乳糖不耐症，アルコール不耐症などが有名である。→乳糖不耐症，アルコール不耐症

豚枝肉取引規格 [pork carcass trading standard] 日本食肉格付協会が制定した豚枝肉の評価法。重量及び背脂肪の厚さ，均称，肉づき，脂肪付着，仕上げから成る外観に関する項目，肉の締まり及びきめ，肉の色沢，脂肪の色沢と質，脂肪の沈着から成る肉質に関する項目を，極上，上，中，並，等外の5段階で評価する。

ブタノール [butanol] $C_4H_{10}O$，分子量74.1。ブチルアルコールともいう。直鎖の1-ブタノールと，分枝鎖をもつ2-ブタノールがある。前者は，有機溶媒として汎用され，可燃性で危険物第4類，第2石油類に指定されている。ラット試験において，経口摂取した場合速やかに吸収され，血中濃度が上昇するが数時間で低下する。大半は呼気に排出されるが，数％はアルコール脱水素酵素及びアルデヒド脱水素酵素により代謝されCO_2となる。尿中に硫酸およびグルクロン酸抱合体として検出されるという報告もある。LD_{50}値は報告により幅があり，ラット経口摂取で790 mg/kg －4,400 mg/kgである。中長期毒性として多くの症状が報告されているが，ラット強制経口投与において，活動低下や胃への影響（炎症，肥厚，出血，びらん，潰瘍）が主なものである。ヒトへの影響として，溶剤として使用している労働者の調査において，眼，鼻，咽頭への刺激作用，軽度の頭痛などが報告され，作業環境を50 ppm 未満が望ましいとされている。

ブタノール発酵 [butanol fermentation] 多くの場合，アセトンCH_3COCH_3と一緒に生産されるので，アセトン・ブタノール発酵とよばれる。アセトンはダイナマイトの製造に必要な化合物として，ブタノールは溶媒として第二次世界大戦の時代に注目された。ちょうど発酵法による物質生産が確立した時期なので，酪酸菌（アセトン・ブタノール菌ともいう）を用いて生産された。エタノールに次ぐ生産例である。石油化学で安価に生産できるので発酵法は衰退したが，近年バイオマスエネルギーとして見直す動きがある。

フタル酸エステル [phthalate ester] アルコールとフタル酸のエステルの総称。アルコールには，2-エチルヘキシルアルコール，イソノニルアルコール，ブタノール，ヘプチルアルコールなどがある。それぞれ固有の特性をもつ。常温では無色透明の液体。主に合成ゴム，樹脂等の可塑剤として多用される。また，塗料，顔料，接着剤などに使われる。

ブタン酸 [butanoic acid] ＝酪酸

ブタンジオン [butanedione] $C_4H_6O_2$，$CH_3COCOCH_3$，分子量86.09。黄色透明な液体。水，極性ある有機溶媒に易溶。刺激的で，バター，焙焼的な香りを有する。バター，コーヒー，カカオ，発酵酢等の天然精油低沸点成分に少量含まれる。

プチアリン [ptyalin] ＝唾液アミラーゼ

ブチオニン [buthionine] $C_8H_{17}NO_2S$，分子量191.289。S-ブチル-L-ホモシステイン。誘導体で

ある DL-ブチオニン-(S,R)-スルホキシイミンは，グルタチオン生合成酵素であるγ-グルタミルシステインシンセターゼの阻害作用を有する。そのため，実験的にグルタチオン欠乏の誘導に用いられ，グルタチオンの役割に関する研究に利用されている。

付着性 [adhesion；adhesiveness] セズニアークのテクスチャープロファイルによると，機械的特性の一次パラメーターの一つで，食品の表面とほかのもの（舌，歯，口蓋など）の間の付着力に打ち勝つのに要する力。米飯やあん等の測定では，試料を押しつぶして引き離す時に要する力の最大値である付着性の値と官能試験による"ねばり"の評価との整合性は高いといわれている。

普茶料理 中国風精進料理。江戸時代初期に中国から渡来した僧隠元により黄檗宗（おうばく）とともにもたらされた。生麩や飯等の穀類，いも及びデンプン，豆腐や湯葉など大豆加工品や小豆などの豆類，種実，野菜，果実，きのこ，藻類の各種を用い，調理には油を多用する。料理には，汁気のない煮物，蒸し物，焼き物等を大皿盛にした笋羹（しゅんかん），汁気のある煮物やあんかけ料理の巻繊（けんちん），胡麻豆腐の麻腐（まふ），野菜の葛煮物の雲片（うんぺん），精進揚げの油餈（ゆじ），和え物や浸し物の浸菜（じんさい），飯物の飯子（はんす），清湯の寿免（すめ），甘味と水菓子の水果（すいご）等がある。

ブチルヒドロキシアニソール [butyl hydroxyanisol, BHA] 1954（昭和29）年に食品添加物として指定された酸化防止剤で天然には存在しない。ラットの前胃に発がん性を有することが認められている。→酸化防止剤

ブチロフィリン [butyrophilin] 母乳に含まれる脂肪球タンパク質の一種。分子量 66,000。乳の脂肪滴と脂肪球膜を接着し，脂肪球を被覆している。乳脂肪分泌を調節する。→脂肪球

フックの法則 [Hooke's law] 固体の変形において，応力と歪みが比例するという法則。この法則に従う固体は"理想的な"弾性体であり，応力を加えると，歪みは瞬間的に生じ，応力を取除くと瞬間的に元に戻る。一般的には，フックの法則は変形が小さい場合に成立する。

物性 [physical property] 物質の示す物理的な性質。巨視的な力学的性質，熱的性質，光学的性質などはその物質を構成する原子の結合，分子の構造によって規定される。この性質と構造との関係を研究する分野を物性論とよんでいる。

フッ素 [fluorine] 元素記号 F，原子番号 9，原子量 18.9984，17（7 B）族元素。ハロゲン元素の一つで化学作用が極めて強く，ほとんどの元素と直接反応する。5〜10 ppm で，眼や呼吸器粘膜を刺激する。骨や歯の形成に関与している。

フッ素欠乏症 [fluoride deficiency] フッ素化合物はう歯の予防に有効であるとされるが，高等動物で明らかな欠乏症は報告がない。

フッ素歯症 [dental fluorosis] フッ素による障害で，歯に斑点が生じる斑状歯。フッ素沈着症ともいう。

フッ素樹脂 [fluoro resin；fluorine resin] 一般的なポリマーは主に炭素と水素から構成されているが，水素をフッ素に置き換えるとフッ素化ポリマーが得られる。代表的なものにテフロンがあり，撥水性，耐薬品性，耐熱性等に優れ，フライパンなどの表面のコーティング剤として用いられている。フッ素化ポリマーは近赤外領域の透過性が高い。

フッ素中毒 [fluorosis；fluoride poisoning] フッ素やフッ化物を含む化合物の誤飲や吸収などによる中毒。急性中毒として胃腸障害，鼻炎，気管支炎，口腔粘膜の潰瘍，慢性中毒として斑状歯形成，体重減少，内分泌障害，骨変形等を起こす。

フッ素沈着症 [fluorosis] =フッ素歯症

仏頂果 =バンレイシ

沸点 [boiling point] 一定圧力下で液体の蒸気圧が飽和に達し，液体内部から気化が始まる温度。沸点ともいう。通常，1 気圧下での温度をいい，純粋な液体では固有の温度である。水の沸点を 100℃ と定めている。

フットプリント[法] [footprinting method] DNA の特異的部位に結合するタンパク質を用いて，DNA 鎖上での塩基配列認識部位を決定する方法の一つ。DNA 断片末端3'を放射性同位体（^{32}P，^{14}C，^{3}H，^{35}S など）で標識し，DNA 結合タンパク質と混合した後，デオキシリボヌクレアーゼ（DNアーゼ）処理してゲル電気泳動を行い，オートラジオグラフィーによって検出する。DNA はタンパク質と結合すると DN アーゼで分解されないためバンドとして検出され，これによりタンパク質結合部位とその部分の塩基配列が決定できる。

物理的封じ込め [physical containment] 遺伝子組換え体を施設・設備内で限定された領域で使用し，保管の所在を明らかにすることによって，実験従事者や，その他のものへの伝播及び外界への拡散を物理的に防ぐことを目的とする。要素としては，封じ込めの設備，実験室の設計及び実験実施要領の 3 要素から成り，扱う組換え体及び宿主のリスクに応じて封じ込めのレベルが異なる。

プテリジン [pteridine] $C_6H_4N_4$，分子量 132.13。不安定な淡黄色の物質で，水，有機溶媒に可溶。ピリミド[4,5-b]ピラジン核をプテリジン核といい，これを基本骨格とする化合物の総称。葉酸，テトラヒドロビオプテリン等の構成成分として天然に広く分布している。→葉酸，テトラヒドロビオプテリン

プテロイルグルタミン酸 [pteroylglutamic

acid] →葉酸

プテロイルグルタミン酸欠乏 [pteroylglutamic acid deficiency] ＝葉酸欠乏

プテロイルポリグルタミン酸加水分解酵素 [pteroylpolyglutamate hydrolase] プテリジン塩基に，p-アミノ安息香酸（PABA）とグルタミン酸が結合したプテロイルモノグルタミン酸は葉酸とよばれるが，自然界では3～8あるいはそれ以上のグルタミン酸残基がγ位で結合したポリペプチド鎖をもつポリグルタミン酸抱合体（プテロイルポリグルタミン酸）となっている。これを加水分解する酵素である。小腸粘膜上でプテロイルポリグルタミン酸型の葉酸をプテロイルモノグルタミン酸型にすることによって小腸粘膜を通過させる。γ-グルタミルヒドロラーゼともいう。

プテロイルポリグルタミン酸合成酵素 [pteroylpolyglutamate synthetase] プテロイルモノグルタミン酸（葉酸）にグルタミン酸が数個結合したポリグルタミン酸型を合成する酵素。

プテロイルポリグルタミン酸ヒドロラーゼ [pteroylpolyglutamate hydrolase] ＝プテロイルポリグルタミン酸加水分解酵素

プテロイルモノグルタミン酸 [pteroylmonoglutamic acid, PteGlu] $C_{19}H_{19}N_7O_6$，分子量441.40。黄色結晶。狭義の葉酸。

ブドウ球菌食中毒 [staphylococcal food poisoning] ブドウ球菌，特に黄色ブドウ球菌による食中毒。感染すると産生毒素（エンテロトキシン）によって嘔吐，下痢，腹痛などの症状を示す。黄色ブドウ球菌はヒトの手，指，鼻，皮膚，毛髪などに広く常在する。

不凍剤 [freeze-proof] 凝固点降下作用によって凍結を防止する薬剤。エチレングリコール，プロピレングリコールなどが多用される。食品用の二次冷媒としては，安全性，嗜好性から食塩，塩化カルシウム，グリセロール，エタノール等が利用される。

ブドウ酒 [wine] ＝ワイン

ブドウ酢 [wine vinegar] ブドウを原料としてアルコール発酵，酢酸発酵を経て製造した果実酢。一般的にはワインビネガーという。肉料理の調理用やソース風味づけ，マヨネーズやドレッシングなどに用いる。

不凍水 [unfreezable water] 結合水のうち，タンパク質などの食品成分の分子に緩く結合している，自由水の氷結点では凍らない水のこと。この水は成分分子の表面を直接囲んでいると考えられる。食品中では-78℃まで凍らない水がその水分の約20％を占めることがNMR等の結果，明らかにされている。→結合水，自由水，非凍結水分

不動態 [passive state] 金属が酸化物の被膜により内部が保護された状態。アルミニウム，鉄，ニッケル，クロムなどの金属は希硝酸とは激しく反応するが，濃硝酸には不溶性の緻密な酸化物の膜ができて内部まで反応が進まない。

不凍タンパク質 [antifreeze protein, AFP] 氷点下の温度域で氷結晶に結合し，その成長を妨げるタンパク質。多くの寒冷地に棲息する生物種（魚，軟体動物，昆虫，植物，カビ，きのこ，地衣類，細菌などの微生物）からさまざまな構造や機能を有するAFPの存在が明らかにされている。一般に，生物組織は凍結時に破壊され，高次機能が失われる。これは生体内の水が凍結する際に粗大な結晶となり，組織の構造を破壊することによる。また凍結時は低温であるため組織の柔軟性が下がっていることも，これに生体組織を構成していた溶液が濃縮され，組織に浸透圧による化学的ストレスと傷害を与えることも加わる。AFPは微小な氷結晶に結合し，結晶性の熱的安定性を下げることによってその結晶性を制御する。また，水に対して熱的ヒステリシスを与え，凝固点を下げる一方で融解点を下げない（通常0.2～0.3℃，昆虫のAFPには5℃程度下げるものもある）。この結晶性が制御される結果として，形成される氷は円錐ないし六角錐を底面で2個張り合わせたような形（紡錘形に近い）をとり，微細な結晶が多数析出する現象が起き，通常の凍結でみられる結晶同士が連結して粗大な結晶を析出させるような現象は起こらない。AFPの食品分野への用途として，冷凍食品の品質保持，ドリップの減少，食感改善などが期待されている。

ブドウ糖 [glucose] ＝D-グルコース

ブドウ糖毒性 [glucose toxicity] ＝糖毒性

ブドウ糖負荷試験 [glucose tolerance test, GTT] ＝グルコース負荷試験

プトレッシン [putrescine] オルニチンにオルニチン脱炭酸酵素が作用して生成するポリアミン。同じくポリアミンであるスペルミン，スペルミジンの前駆体。食品学では腐敗アミンに分類されている。→ポリアミン，スペルミン，スペルミジン，腐敗アミン

ブナN，ブナS [buna N, buna S] →合成ゴム

鮒鮓 [*funazushi*] フナを用いて作る魚の鮨であり，馴鮨とはや鮨があるが，馴鮨は鮨の原型といえるものである。産卵期のフナのエラとウロコを除き，内臓を取り出して，水洗後に塩漬けをする。1～2か月後に塩抜きをし，白飯と麹を混ぜたものを加え，重石を置き発酵させる。主発酵は約10日間であるが，そのまま2～3か月貯蔵した後に，飯粒を取り出して除き，フナのみを薄切りにして食べる。鮒鮨は加えた飯の発酵により酸及びアルコールを生じるので，魚肉にこれらの成分が浸透してうま味が増すと同時に腐敗が抑制される。乳酸菌により酸味はあるがうま味もある。鮒鮨は作り始めてから

ふにんしよう

出来上がるまでに数か月かかり手間がかかる。このため馴鮨に対してはや鮨という短期間で作られるものが考えられた。はや鮨はフナを酢につけて酸味をつけたもので，漬け込みが15日間くらいで食べる。鮒鮨は琵琶湖畔が名物である。

不妊症　[infertility]　正常な性行為があって3年以内に妊娠がみられない状態。男性の無精子症や女性の排卵異常，着床異常，子宮内膜症などが原因となる。

不稔感染　[abortive infection]　ウイルスの感染は起こるが，完全ウイルス粒子が形成されず，増殖が途中で止まる感染のこと。

腐敗　[putrefaction]　微生物の増殖により，食品成分，特にタンパク質が分解して可食部を失うこと。

腐敗アミン　[amine by putrefaction；foul-smelling amine compounds]　腐敗により食品中のタンパク質の分解が進行してアミノ酸の脱炭酸反応により生成する種々の不揮発性アミン類。ヒスチジンから生じるヒスタミンはアレルギー様食中毒の原因となり，チロシンから生じるチラミンには交感神経刺激作用がある。ポリアミンであるスペルミジン，プトレッシンもこれに属する。→ヒスタミン，カダベリン，チラミン，スペルミジン，プトレッシン

腐敗細菌　[food spoilage bacteria；putrefaction bacteria]　食品中で増殖してタンパク質成分を分解し，食品を食べられない状態にする細菌。シュードモナス属細菌，プロテウス属細菌，バチルス属細菌等が代表的である。

部分脱脂乳　=低脂肪牛乳

不偏分散　[unbiased variance]　母分散の点推定値。少数例の場合，偏差平方和を例数で割った標本分散は，母分散の不偏推定量ではなく，自由度で割ったものに不偏性があること。近年，標本分散というと不偏分散を指し，これの平方根を標本標準偏差ということが多い。ただし，これに不偏性があるとはいえず，不偏標準偏差という用語は正しくない。

不飽和脂肪酸　[unsaturated fatty acid]　二重結合を1個もつ一価不飽和脂肪酸（モノエン酸）と2個以上もつ多価不飽和脂肪酸（ポリエン酸）がある。二重結合が4個以上の不飽和脂肪酸を特に高度不飽和脂肪酸とよぶ場合があり，魚油に多く含まれる脂肪酸である。二重結合の位置による位置異性体が存在する。また，天然に存在する脂肪酸の立体配置はほとんどシス型であるが，多価不飽和脂肪酸を水素添加して二重結合を一部飽和にするとトランス型の異性体（トランス脂肪酸）が生じる。不飽和脂肪酸は一般に室温で液状であるが，エライジン酸などのトランス脂肪酸は固体である。多価不飽和脂肪酸には酸化されやすい性質がある。

不飽和鉄結合能　[unsaturated ion binding capacity]　→トランスフェリン

フマリルアセト酢酸加水分解酵素　[fumarylacetoacetate hydrolase]　フマリルアセト酢酸をフマール酸とアセト酢酸にする酵素。この酵素が欠損すると，高チロシン血症を呈する。

踏み台昇降運動テスト　[step test]　男性は40cm，女性は35cmの踏み台を2秒で1回完了するペースで昇降する運動を3分間行い，その後の回復期心拍数から指数を求めて有酸素的作業能力を評価するテスト。ハーバード・ステップテストの台（約50cm）が日本人の体格には負荷が大きすぎるので，改良されたテスト法である。

フミン酸　[humic acid]　トリハロメタンの前駆物質。腐植質（フミン質）の成分。土壌をアルカリ抽出し，酸性下で沈殿する画分のうち，アルコール抽出画分をヒマトメラン酸，残渣をフミン酸という。酸性下で沈殿しない画分はフルボ酸とよぶ。土壌，湖底，海底堆積物，天然水，石炭等に含まれる同様の性質を示す赤褐色または黒褐色の有機画分を示す。

フミン質　[humin]　土壌に含まれており，植物が微生物分解を受けて生成する分子量数百から数十万の難分解性化合物の総称。フミン酸，フルボ酸，ヒマトメラン酸から構成される。

フムレン　[humulene]　=カリオフィレン

フムロン　[humulon]　$C_{21}H_{30}O_5$，分子量362.46。アサ科植物ホップ（*Humulus lupulus*）の雌花（もしくは毬花）中のルプリン粒に含まれるポリフェノール性のテルペノイドの一種で，苦味物質である。フムロン（α酸）の同族体には，コフムロン，アドフムロン，ポストフムロンなどがある。これらはビール醸造の麦汁煮沸の際，異性化されて，例えばフムロンは cis-及び trans-イソフムロン（イソα酸）に変化し（図示），ビールに爽快な苦味を与え，また泡を安定化する。フムロンは抗菌，抗酸化，シクロオキシゲナーゼ-2阻害活性を含むさまざまな生物活性を *in vitro* で示すことが明らかにされている。→イソフムロン

フムロン　　cis-イソフムロン　　trans-イソフムロン

浮遊細菌　[free-floating bacteria；planktonic bacteria]　単独あるいは粉塵に付着して空気中を漂っている，あるいは水中を漂っている細菌。固体表面などに付着している付着細菌とは区別している。

不溶性食物繊維　[water-insoluble dietary fiber, IDF]　Prosky変法による食物繊維の定量では，

不溶性食物繊維と水溶性食物繊維（water-soluble dietary fiber, SDF）に分画し定量する。消化酵素反応後の，濾過残渣から非消化性タンパク質と灰分量を差し引いた食物繊維成分を指す。植物細胞壁の主要成分であるセルロースや，小麦フスマ，エンバクフスマの主成分であるヘミセルロース，さらに甲殻類の殻，軟体動物の器官，きのこの細胞壁などに分布するキチンがこれに相当する。→水溶性食物繊維

フライドポテト　［fried potatoes］　＝フレンチフライポテト

プライマー　［primer］　DNA分子は，3′-OH末端と5′-リン酸基との間にリン酸ジエステル結合を形成し，もっぱら5′→3′へ向かって伸長する。この伸長反応を行うDNAポリメラーゼに足場となる3′-OHを供給するオリゴヌクレオチドをいう。全RNAからcDNAの合成に使うオリゴ（dT）プライマーやランダムプライマーがある。

プライマリケア健康問題の国際分類
＝ICHPPC

プライマリヘルスケア　［primary health care, PHC］　健康・疾患に対し，地域レベルで総合的，継続的，全人的に対応する手段・方法をいう。地理・経済・時間・精神的近接性，予防・治療・リハビリテーション・全人的医療等の包括性，住民との協調・社会的医療資源の活用等の協調性，病気の時・健康な時等の継続性，生涯教育・患者への十分な説明等の責任性の側面が重視される。

ブライン　［brine］　＝かん〔鹹〕水

プラウスニッツ・クストナー試験　［Prausnitz-Kustner test］　Ⅰ型アレルギー反応の検査法の一つ。

ブラウン運動　［Brownian motion］　コロイド粒子を取囲んでいる溶媒分子が不規則な熱運動をしているために起こる粒子の不規則，非対称的な運動。溶媒の温度が高いほど，粘性が低いほど，また分散粒子の粒径が小さいほど，運動は活発になる。

ブラウンミール　［brown meal］　フィッシュミール（魚粉）の一種で，イワシ，サバのような回遊性赤身魚を原料として製造した褐色のミール。飼料としての品質は劣る。一方，タラ，カレイのような白身魚を原料とした淡黄色の魚粉をホワイトミールといい，品質は良い。

フラクタン　＝フルクタン

フラクトオリゴ糖　［fructo oligosaccharide］　D-フルクトースのオリゴマーのこと。フルクトオリゴ糖は，ヤーコンやキクイモ，チコリ，タマネギ，ニンニク等の植物に広く分布している。工業的にはβ-フルクトフラノシダーゼのフルクトース転移反応を利用してスクロースから製造される。動物の消化酵素では加水分解されない難消化性オリゴ糖である。ビフィズス菌などの有用な腸内細菌に利用され増殖を促すが，有害なウエルシュ菌などには利用されないため，腸内環境を改善する機能性オリゴ糖として商品化されている。家畜飼料への添加も行われている。

プラシーボ効果　［placebo effect］　＝プラセボ効果

ブラシカステロール　［brassicasterol］　アブラナ科の植物種子油，例えばなたね油やマスタードオイル（からし油）に特徴的に含まれる植物ステロールの一種。ステロール組成の6〜23％を占めるが，微量成分としては，多くの植物油中にも存在する。

ブラジキニン　［bradykinin, BK］　血液中及び組織表面に付着して存在している高分子キニノーゲン（high molecular weight kininogen, HMWK：アミノ酸626残基から成るタンパク質）に，組織・血漿中のセリンプロテアーゼであるカリクレインが作用して生成するナノペプチド。血液平滑筋の弛緩により血管を拡張し，血圧を低下させる。血管以外の組織の平滑筋を収縮させる一方，血管の透過性亢進，痛みなどの炎症反応を引き起こす。血液中のアンギオテンシン変換酵素（ACE）やその他のペプチダーゼの作用により分解・不活性化される。

プラスチック　［plastic］　＝合成樹脂

プラスチックコーティング　［plastic coating］　容器類，機器類の表面保護のためにプラスチックを塗布すること。溶液塗装法，流動浸漬法，静電塗装，ディスパージョン法，フィルム貼り付け法，押出ラミネート法等がある。

プラスチックフィルム　［plastic film］　フィルム状のプラスチック。ポリ塩化ビニル，ポリエチレン，エチレン・酢酸ビニル共重合体，ポリエステル等が主な材料。包装・被覆用のほか，アルミニウム箔をラミネートした遮光・遮熱フィルム，光フィルター性フィルム等がある。

プラステイン　［plastein］　タンパク質分解酵素が逆反応することによりタンパク質加水分解物（低分子ペプチド混合物）から再合成して作られるタンパク質様物質（ポリペプチド混合物）のこと。

プラステイン反応　［plastein reaction］　プラステインが生成される反応。平均分子量500〜2,000のペプチド混合物を，高濃度（10％以上）に溶解し，微酸性（pH4〜7）条件に保ちパパインなどのプロテアーゼを作用させると，効率良く進む。アミノトリエステルも使われる。ペプチドに有用なアミノ酸を組込むことや，利用されにくいタンパク質の有効性を高め得る方法として注目されている。

ブラストチラー　［blast chiller］　急速冷却機。加熱した料理を−12〜−20℃の冷風の強制対流で急速冷却を行う。タンブルチラーが水冷式であるのに対しブラストチラーは空冷式である。マイコンでプログラムして食品の表面が冷凍焼けしないよう

プラスマフェレーシス［plasmapheresis］
＝血漿瀉血

プラスマローゲン［plasmalogen］　脳や神経組織に多いリン脂質サブクラスの一つで，グリセロール骨格の1位に長鎖アルコールがビニルエーテル結合している。アルケニルアシル型グリセロリン脂質を指す。ビニルエーテル結合は，活性酵素種に対する感受性が高く，リポタンパク質中のコレステロール酸化抑制作用があり，またアルツハイマー病との関連が注目されている。脳における主要なクラスはエタノールアミン型であるが，心臓にはコリン型も豊富に存在する。

プラスミド［plasmid］　原核細胞内で複製され，娘細胞に分配される染色体以外のDNA分子の総称。染色体外遺伝子ともいう。元来，細菌の接合を起こすものや，抗生物質に対する耐性をもたらすプラスミドが自然界にある。現在では，遺伝子組換えの際に用いられるベクターとしてさまざまな人工的に改変された環状二本鎖DNAのものが多い。ベクターには，クローニング部位，抗生物質耐性遺伝子，複製開始部位の三つの基本要素が必要である。プラスミドは病原性に関与する遺伝子を運ぶことも多く，Entプラスミドは下痢原性大腸菌の腸管毒（エンテロトキシン）をコードしている。プラスミドと発音する方が英語に近い。→ベクター

プラスミノーゲン［plasminogen］　フィブリノーゲン分解に関与するプロテアーゼであるプラスミンの前駆体。血管内皮細胞，マクロファージ等に存在するプロテアーゼ。組織プラスミノーゲンアクチベーター（tPA）による限定分解を受けて活性化されプラスミンになる。tPAの反応の開始段階を抑制するのはプラスミノーゲン活性化因子阻害剤（PAI）である。

プラスミノーゲン活性化因子阻害剤-1［plasminogen activator inhibitor 1, PAI-1］　プラスミノーゲンアクチベーターインヒビター-1ともいう。セリンプロテアーゼである。組織型やウロキナーゼ型のプラスミノーゲン活性化因子の活性を特異的に阻害する。血管内のフィブリン分解を抑制する主要な因子。血管内皮細胞や肝細胞，巨核球，白色脂肪細胞などで産生される。敗血症，動脈硬化等になると血中で高値を示す。アディポカインの一つでもあり，血中PAI-1濃度は内臓脂肪量と相関する。

プラスミン［plasmin］　血中に存在するエンドペプチダーゼの一つ。血管内に生成されたフィブリンを分解する。プラスミンは血中で不活性のプラスミノーゲンとして存在し，フィブリンが形成されると，プラスミノーゲン活性化因子（アクチベーター）により分子内のArg-Val結合が切断されてプラスミンに活性化する。

プラセボ［placebo］　偽薬。プラシーボともいう。外観を同一にするが，対象薬物を含まないものをいう。薬物の臨床効果を調べるための二重盲検比較試験では，無作為的に偽薬投与群と実薬（真薬）投与群に分けて治療を行い，臨床効果を調べる。新薬開発時に用いる。

プラセボ効果［placebo effect］　プラセボ（偽薬）の服用下で，効果があるだろうと期待する心理作用などから実薬服用と類似の望ましい効果を示すことをいう。プラシーボ効果，偽薬効果ともいう。

プラゾシン［prazosin］　高血圧治療薬の一種。シナプス後膜のα_1受容体を選択的に遮断することで，血管を拡張し，末梢血管の抵抗を減少して，血圧を持続的に降下させる。

プラダー・ウイリ症候群［Prader-Willi syndrome］　父方由来の15番染色体の部分的な欠損などの異常による先天性疾患。10,000～15,000人に1人の割合で発症する。幼児期早期の筋緊張低下，低身長，性器の成長不全，摂食障害（大食），知的障害，性格障害，肥満などの症状を示す。

ブラックグラム［black gram］　インドで古くから栽培されているケツルアズキ（毛蔓小豆）の種子を自家発芽させた豆モヤシの一つ。ブラックマッペともいう。アズキではなくリョクトウに類似している。日本のモヤシの主要原料。発芽に要する時間がダイズに比べ一昼夜と短く効率が良い。

ブラックスポット［black spot］　ごくまれにみられる魚肉ソーセージの変性の一種。表面に微小な円形，不定形の黒色斑が生じる。微生物繁殖の影響と考えられている。

ブラックベリー［blackberry］　バラ科キイチゴ属の落葉低木及びその果実。アジア，アメリカ，ヨーロッパ等に自生する数種，またその栽培改良種の総称。品種は多種にわたる。果実は夏に黒熟する集合果で，花托は熟しても離れない。酸味が強く，主にジャムにする。

ブラックマッペ［black mappe］　＝ブラックグラム

ブラッドソーセージ［blood sausage］　家畜の血液を用いたクックドソーセージの一種。豚血（ドイツ）や牛血（米国）を用いたものが多く，原料として食肉以外に舌や内臓を用いたものが多いのも特徴の一つ。また，臭気を消すために，添加する香辛料を吟味している。

フラッペ［frappe］　フランス語で"氷で冷やされた"という意味で大別して2種ある。一つは小型のタンブラーに砕氷，または削った氷を詰め，

シロップを少し注いで供するもの。もう一つは，パフェグラスまたはシャーベットグラスの中にアイスクリーム，果物，シロップ等を入れ，ホイップクリームを盛り，薄切りの果実などを飾ったものである。

フラノース [furanose]
炭素原子4個と酸素原子1個から成る五員環構造をもつ単糖の総称。グルコフラノースやフルクトフラノース等がある。環状構造によりα型とβ型の二つのアノマーが存在する。

α-D-グルコフラノース

フラバノール [flavanol] フラボノイドの一群で，フラボンの3位にヒドロキシ基がある化合物及びそのポリオキシ誘導体。代表的なポリオキシ誘導体にはカテキン類がある。天然には主に配糖体として広く植物に存在する。広義にはフラバンのオキシ誘導体を指す場合がある。→カテキン

フラバノン [flavanone] $C_{15}H_{12}O_2$，分子量224.26。フラボノイドの一種。フラボンの2，3位の二重結合を飽和にした還元化合物。天然には主に配糖体として植物に存在する。→フラボノイド

フラバン [flavan] フラボノイドの基本骨格で，IUPAC命名法では2-フェニルベンゾピラン。フラボノイドには，フラボンやフラボノール，フラバノン，カテキン，アントシアニン，カルコン，オーロンなどのグループが存在するが，それらの名称は2位，3位，4位炭素が形成する構造の違いに基づいている。この基本骨格の3位炭素にヒドロキシ基が結合したフラバン3-オールはカテキンとよばれるグループである。天然には，5位と7位炭素にヒドロキシ基が結合したタイプが多く存在する。

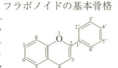

フラビン [flavin] もともとラットの成長促進作用を示す物質を種々の動植物体から分離し，それらをKuhn（オーストリア）がフラビンと総称していた。その後，化学構造が決定され，現在は，リボフラビンと名付けられた。→リボフラビン

フラビンアデニンジヌクレオチド [flavin adenine dinucleotide, FAD] $C_{27}H_{33}N_9O_{15}P_2$，分子量785.56。ビタミンB_2の補酵素型の一つ。酸化還元酵素の補酵素として作用する。ビタミンB_2の中で生体内存在量が最も多い。

フラビン酵素 [flavin enzyme] リボフラビン誘導体であるフラビンアデニンジヌクレオチド（FAD）あるいはフラビンモノヌクレオチド（FMN）を補酵素とする酸化還元酵素の総称。FADを用いるフラビン酵素としては，コハク酸デヒドロゲナーゼ，アシルCoAデヒドロゲナーゼ，D-アミノ酸オキシダーゼやキサンチンオキシダーゼがあり，FMNを用いるフラビン酵素としてはL-アミノ酸オキシダーゼ，NADHデヒドロゲナーゼ，グリコール酸オキシダーゼなどがある。

フラビン補酵素 [flavin coenzyme] リボフラビンの補酵素型。フラビンアデニンジヌクレオチド（FAD）及びフラビンモノヌクレオチド（FMN）がある。

フラビンモノヌクレオチド [flavin mononucleotide, FMN] $C_{17}H_{21}N_4O_9P$，分子量456.35。リボフラビンのリン酸エステルで，酸化還元酵素の補酵素として働く。リボフラビンのリン酸化により生成し，FAD生合成の前駆体となる。いずれの生成反応にもATPが必要である。

フラボキサンチン [flavoxanthin] $C_{40}H_{56}O_3$，分子量584.88。キサントフィルに属するカロテノイドの一種。キンポウゲ科キンポウゲ属の花から最初に単離された。キク科のキンセンカ黄色品種やタンポポの花にも含まれている。多くの植物に微量ながら分布していることがわかっている。

フラビンタンパク質 [flavoprotein] フラボプロテインともいう。リボフラビンを含む複合タンパク質の総称。フラビン酵素，卵黄や卵白に存在するリボフラビン結合タンパク質などがある。→フラビン酵素，リボフラビン結合タンパク質

フラボノイド [flavonoid] 二つのフェニル基が三つの炭素原子を介して結合した構造をもつ植物の二次代謝産物の総称。フェニル基をつなぐ三つの炭素原子の結合様式によってさまざまなグループに分類される。3分子のマロニルCoAと1分子のヒドロキシケイ皮酸CoAから，1分子のカルコンがカルコン合成酵素によって生合成される。カルコンはカルコンイソメラーゼによってフラボノイドの基本骨格をもつフラバノンに変換され，次いで順次フラボンやフラボノール，カテキン，アントシアニジンなどが生成する。植物に存在するフラボノイドの多くは，A環の5，7位炭素やB環の3'，4'位炭素がヒドロキシ基やメトキシ基で置換され，その一部に糖が結合した配糖体になっている。フラボノイドの種類は極めて多く，これまでに約5,000種類が報告されている。野菜や果実などの食品には，一般的にフラボンやフラボノール類が広く含まれるが，柑橘果実にはフラバノン，ダイズにはイソフラボン，緑茶にはカテキンが主要なフラボノイドとして含まれている。赤色の花弁や赤紫色のベリー類の色素はアントシアニンである。カテコール構造やピロガ

ロール構造をもつフラボノイドは強い抗酸化性を示すことから，生体で発生する活性酸素を消去し，酸化ストレスの緩和や動脈硬化の予防に役立つものと期待されている。ダイズのイソフラボンは女性ホルモン作用をもち，閉経後の女性における骨粗鬆症予防効果が期待されている。一方，イソフラボンの過剰摂取に対する警告も検討され，乳幼児や妊婦におけるイソフラボンのサプリメント摂取は望ましくないとの提言が日本の食品安全委員会から行われている。

ナリンゲニンカルコン（カルコン）　　　ナリンゲニン（フラバノン）

フラボノール　[flavonol]　　フラボノイドのうち，フラボンの3位炭素にヒドロキシ基が結合した化合物の総称。野菜や果実，穀類など，植物性食品に配糖体として広く分布する。5′,7位にヒドロキシ基が結合したタイプが多く，B環にヒドロキシ基がないガランギン，ヒドロキシ基が4′位に結合したケンフェロール，3′,4′位に結合したケルセチン，3′,4′,5′位に結合したミリセチンが代表的なアグリコンである。配糖体としては，ケルセチン3-ルチノシドがルチン，3-ラムノシドがケルシトリン，3-グルコシドがイソケルシトリン，3-ガラクトシドがハイペリンなどと慣用名でよばれ，分布も広い。これらケルセチンとその配糖体は抗酸化性が強く，酸化ストレス低減などの種々の生体調節機能を示す。フラボノール配糖体はアグリコンに加水分解された後に腸管から吸収され，血液中には主にグルクロン酸や硫酸抱合体として存在する。

フラボバクテリウム属　[flavobacterium genus]　　好気性のグラム陰性桿菌で土壌，淡水等環境中の常在菌。一部の菌は魚に病原性を示し，食品の腐敗に関与する一方，病院環境中や医療器具を汚染することでしばしば問題となる。

フラボプロテイン　＝フラビンタンパク質

フラボン　[flavone]　　フラボノイドのうち，3位炭素にヒドロキシ基をもたないフラボン骨格を有する化合物の総称。フラボノールとともに多くの植物性食品に広く含まれ，5,7位にヒドロキシ基をもち，7位のヒドロキシ基が糖で置換された配糖体が多い。B環にヒドロキシ基をもたないクリシン，ヒドロキシ基が4′位に結合したアピゲニン，3′,4′位に結合したルテオリンが主要なアグリコンである。アピゲニンとルテオリンの配糖体は，パセリなどのセリ科植物の主要なフラボノイドである。6位や8位の炭素が糖の1位の炭素と直接結合したC-グルコシルフラボンのグループも穀類や柑橘類をはじめとする多くの食品に含まれる。フラボンはフェノール性ヒドロキシ基をもつため抗酸化性を示すほか，ルテオリンには抗変異原性が認められている。

ブラマンジェ　[blanc-manger（仏）]　　白い食べ物という意味。風味をつけた牛乳に，砂糖，ゼラチン等を加え，冷やして固めたデザート。しばしばアーモンド風味のものが作られる。ゼラチンで固めるものをフランス風というのに対し，コーンスターチなどデンプンでかためるイギリス風もある。

フラミンガム研究　[Framingham Heart Study]　　1948年以来，米国ボストン郊外にあるフラミンガムにおいて継続されている代表的コホート研究の一つ。この研究の成果により，循環器疾患の予防医学の重要な知見が得られた。

プラリーネ　[praline]　　炒ったアーモンドのカラメルがけ。あるいは，炒ったアーモンドを砕いたり，摩砕したアーモンドの粉をいう。

フラワーバッター法　[flour batter method]　　バターケーキ類の生地調製法の一つ。生地の調製手順として，初めに油脂をクリーミーな状態にしてから小麦粉を加え，次いで砂糖，卵の順に加えて混捏する方法。シュガーバッター法よりも時間経過によるケーキの収縮が少なく硬くなりにくいが，甘味度や風味はシュガーバッター法によるものよりやや低い。シュガーバッター法に比べ，機械耐性もよく量産に向き，糖の増量や卵を乳に代替などの嗜好性にあった改変も可能である。

ふ〔孵〕卵器　[incubator]　　→インキュベータ

フランクフルトソーセージ　[frankfurter sausage]　　ドイツのフランクフルト（地名）にちなんだソーセージで，ホットドッグ等によく利用されている。日本農林規格（JAS）では，豚腸を使用したもの，あるいは太さ20 mm以上36 mm未満のソーセージとしている。

フランスパン　[French bread]　　小麦粉，イースト，水，食塩を基本の材料とするシンプルなハードタイプ（硬焼き）のパン。小麦粉そのものの味を尊重し，賞味する。焼き上げてからできるだけ短時間のうちに食べると美味である。代表格は細長い棒状に直焼きしたバゲットがある。

ブランチング　[blanching]　　生組織の酵素失活を目的とした熱湯や蒸気による短時間加熱処理。殺菌，脱気，軟化をもたらし，野菜の凍結耐性を改善する。野菜類酵素は褐変，ビタミンCの破壊等の原因となり，商品価値を損なうため，ブランチング処理する。高周波加熱を利用する場合もある。冷凍野菜類ではブランチング処理は必須である。ブランチング温度・時間は酵素失活を指標として必要最小限にとどめる。カタラーゼ，ペルオキシダーゼ等を指標酵素とする。処理後は，急冷し，熱変質や残

存微生物の増殖を防ぐ。

ブランデー [brandy] 果実酒（狭義にはワイン）から作られる蒸留酒。ブドウ以外の果物から作られたブランデーは、フルーツブランデーとよばれる。ブランデー製造に使用されるブドウは、香気成分の濃縮率を上げるために糖度が18～19％と比較的低く、また、蒸留によって濃縮される亜硫酸を添加しないため、微生物汚染を防ぐために総酸が1％程度と高いものが適している。蒸留法は産地によって異なるが、蒸留後のアルコール分は50～70％程度で、これを長期間オークの樽で熟成させる。熟成中に、成分間の化学反応、成分の酸化、樽材成分の溶出・変化、成分の揮散、濃縮が起こり、特有の色と香りを生成する。貯蔵酒は、異なる貯蔵年数の原酒のブレンドによって風味を調整し、製品化されるため、伝統的なブランデー産地では最も若い原酒の樽内熟成期間によって、VSOPなどの表示基準を定めている。→コニャック、アルマニャック、カルバドス、キルシュワッサー

Plan Do See モデル [plan-do-see model] ＝計画・実施・評価

プランマー病 [Plummer disease] 中毒性単結節甲状腺腫、または中毒性多結節性甲状腺腫ともいう。甲状腺の機能亢進症を伴う結節性甲状腺腫。甲状腺内に単一または複数の機能亢進を伴う結節が生じる。甲状腺刺激ホルモン（TSH）受容体遺伝子の後天的変異が原因となることがある。過剰なヨウ素の摂取により、非中毒性結節性甲状腺腫が中毒性に変化することがある。バセドウ病と異なり、自己免疫症状や自己抗体はみられない。甲状腺機能亢進症としての頻度はバセドウ病に次いで第2位であり、男性、高齢者に多い。ヨウ素欠乏症の頻度の高い地域に多発する。血液中のTSH濃度は低下しておりT_4濃度は上昇している。一般的な甲状腺機能亢進の症状である発汗亢進、頻脈、体重減少、空腹感などがみられるが、通常、眼球突出はみられない。高齢患者では、うつ病や認知症に近い症状を呈することがある。バセドウ病とは対照的に、通常、寛解しない。治療としては放射性ヨウ素（$Na^{131}I$ ヨウ化ナトリウム）が推奨される。外科手術によって結節の切除が行われることがある。

フリーザー [freezer] ＝冷凍庫

ブリーチーズ [Brie cheese] 牛乳を原料とし、白カビによる表面熟成の軟質チーズ。組織・風味はカマンベールと似ており、大型の直径15～30cm、厚さ2～3cmの円盤状。フランスのブリー地方に由来し、製造法は基本的には同じであるがブリー・ド・モーなどのようにその主産地によって名前が異なる。

フリードマンの検定 [Friedman test] 量的変数を、対応のある3群以上の間で比較する、順位に基づいて行うノンパラメトリック検定。

フリーラジカル [free radical] ＝ラジカル

プリオン [prion] 牛海綿状脳症（BSE、いわゆる狂牛病）やヒツジのスクレイピーに代表される伝達性海綿状脳症の原因（感染性因子）といわれている分子量約30,000のタンパク質。正常なニューロンの細胞膜には正常型が存在しているが、高次構造が変化して異常型となる感染性を示すようになる。感染した異常型は、脳内にもともと存在して正常型を異常型に加え、増加した異常型が凝集するとアミロイド線維が形成され、発症に導く。

プリザーブ [preserve] 保存する、貯蔵する、防腐処理をする等の意味で、ジャム類の中で果物の原形を残したもののこと。プリザーブスタイルともいう。イチゴジャム、ブルーベリージャムなどがある。

プリザーブスタイル [preserve style] ＝プリザーブ

プリシード・プロシードモデル [PRECEDE-PROCEED model] ヘルスプロモーションのプランニング及び評価のためのフレームワーク（枠組み）。1991年にGreenらの著書で紹介されて以来、世界各国の公衆衛生、保健プログラムのさまざまな企画と評価に活用され、その有用性と妥当性が確認されてきた。PRECEDEとは、Predisposing, Reinforcing, and Enabling Constructs in Educational and Environmental Diagnosis and Evaluation（教育/環境の診断と評価における準備、強化、実現因子）の略であり、ヘルスプロモーション計画における、ニーズアセスメントの段階である。PROCEEDとは、Policy, Regulatory, and Organizational Constructs in Educational and Environmental Development（教育/環境の向上のための政策、法規、組織因子）の略であり、アセスメントにしたがって実践と評価を行うことである。健康関連行動や生活状態の変化・改善による罹病期間の短縮とQOL（生活の質）の向上がヘルスプロモーションの目的であり、そのためのプリシードとプロシードは、一体となって企画―実行―評価という一連の段階を踏む。

振り塩 [dry salting] 食材全体にまんべんなく塩を振りかけること。食材と距離をおいて、つまんだ塩を指の間から少量ずつ均等に振りかけ、身を引き締めたり、生臭みを取除くために行う操作で、同時に味付けも行われる。→立て塩

ブリックチーズ [brick cheese] 原料は牛乳で、熟成期間約2か月の半硬質チーズ。縦13cm、横25cm、高さ8cm、約2.5kg。米国原産で名称は形（煉瓦）に因み、煉瓦型チーズともいう。チェダーチーズと表面熟成で刺激臭を有するリンバーガーチーズとの中間的な性質を有し、多孔質で弾性に富み、比較的温和な風味をもつ。

フリッター [fritter, beignet（仏）] 衣揚げの一種。軽くふっくらしたテクスチャーが特徴。卵

黄，油，水，塩，小麦粉，泡立てた卵白を加え，衣を作り，白身魚，エビ，鶏肉，バナナ，野菜類などを揚げる。

ブリックス ［Brix］ →糖度計

ブリットル型糖尿病 ［brittle diabetes］ 内因性インスリン分泌の高度障害を基盤に日常生活に支障を来すほどの極度の高血糖，低血糖を頻回に繰返す糖尿病。ほとんどが1型糖尿病である。

フリップ ［flip］ 卵と砂糖を加えたスタイルのカクテルの総称。ベースの酒に卵と砂糖を加えシェイクして作る。全卵より卵黄だけを使うことにより，すっきりした味に仕上げられる。一般にコクがあり，甘口である。ベースの酒にはブランデー，ポートワイン，ラム等が使用される。

ブリネル硬度計 ［Brinell hardness tester］ ブリネル硬さを測定する機器。超硬合金でできた直径5 mmまたは10 mmの鋼球を試料に押込み，荷重と圧痕の表面積との比から試料の硬さを測定する。

2-(2-フリル)-3-(5-ニトロ-2-フリル)アクリル酸アミド ［2-(2-furyl)-3-(5-nitro-2-furyl) acrylamide］ AF-2と略記される。1965（昭和40）年，殺菌剤として食品添加物に指定され，ハム，ソーセージや豆腐に広く使用されたが，その後強い変異原性やマウスに対しがん原性が認められたことにより，1974（昭和49）年9月以降，使用が禁止された。

プリン ［purine］ $C_5H_4N_4$，分子量120.1，三文字記号Pur。ピリミジンとイミダゾールの縮合環化合物。核酸塩基のうち，アデニン，グアニンはプリン誘導体である。ヒトはプリンの最終産物として尿酸を排泄する。

プリン塩基 ［purine base］ プリン核の置換誘導体の総称。核酸塩基のうち，アデニン，グアニンが該当し，その中間代謝産物であるヒポキサンチンやキサンチン等，またはカフェイン，テオフィリン等の天然アルカロイドを含む。

ブリンクマン指数 ［Brinkman index, BI］ 一日の平均喫煙本数に喫煙年数を乗じた値。喫煙量の指標として広く使用され，400以上では肺癌発生の危険度が上昇する。

プリントバター ［printed butter］ 製菓，製パン，調理用などに使用することを目的として作られる450 g程度の無塩バター。保存は冷蔵であるために品質保持期間は比較的短い。バターは業務用と家庭用に大別され，業務用バターはさらに形態によりプリントバター，バラバター，シートバター等に分けられる。

プリントラミネーション ［print lamination］ 印刷物表面にプラスチックフィルムを貼り合わせる処理。表面を保護し，光沢を与える。二軸延伸したポリプロピレンフィルムや塩化ビニルフィルムに接着剤を塗布，乾燥し，加熱金属ロールと合成ゴムロールの間で加圧下で印刷物と貼り合わせる。接着性ポリマーとの共押出フィルムで熱ラミネーション法もある。

プリンヌクレオチド ［purine nucleotide］ プリン塩基を含むヌクレオチド。→ヌクレオチド

ふるい〔篩〕 ［sieve］ 粉，粒状のものを大きさによって分けるのに使う道具。シフター，万能こし器，裏ごしがその役目をする。粉に空気を含ませ，分散性を良くする。

ブルーチーズ ［blue cheese；blue-veined cheese］ 青カビを使った内部熟成の半硬質チーズの総称で，世界各国で作られている。代表的なものにロックフォールチーズ（フランスのロックフォールで羊乳を原料にしたもの，牛乳を原料としたものにブリュ），ゴルゴンゾラ（イタリア，牛乳を原料），スチルトン（イギリス，牛乳を原料）等がある。

フルーツカクテル ［fruit cocktail］ 適当な大きさに切った数種類の果物をリキュールを加えたシロップに浸したデザート。また，果実や果汁を用いたカクテルの総称としても用いられる。→カクテル

フルーツシロップ ［fruit syrup］ 日本炭酸飲料検査協会の定義では，"フルーツフレーバーを主体にした無果汁の飲料で，通常フルーツソーダ水，カクテル用またはかき氷用として使用される"もの。または，砂糖とフルーツを主原料としフルーツソース状にしたものを称している例もある。

フルーツソース ［fruit sauce］ 日本ではジャム工業組合が，"果実を糖類とともに，適当な粘性をもたせるように加熱して，ソース状にしたものとする。主な原料は，フルーツ，糖類，増粘剤，香料，酸味料等とする"と定義している。一般には料理，デザートの味を引き立てるために使用されるフルーツを利用したソースすべてを指す。

フルーツネクター ［fruit nectar］ 数種類の果実のピューレを使用した粘稠性，濃厚感のある果実飲料。モモ，リンゴ，バナナ等の果実ピューレが使用されることが多い。→ネクター，ピューレ，果実飲料

フルーツバター ［fruit butter］ 果物を軟らかく煮て裏ごしをした後，砂糖を加えて煮詰め，ピューレ状にしたもの。テクスチャーがバターと似ていることからフルーツバターという。添加する砂糖の量や煮詰める程度により，やや流動性のあるものをフルーツバターといい，ジャムと同様に用いる。堅めのものはフルーツチーズといい，薄く切ってデザートなどとして用いる。柑橘類は果汁が多くピューレにならないので，不向きである。

フルーツパルプ ［fruit pulp］ 果物や野菜の

加工により出来る繊維質の不溶性固形物。製紙業では紙の原料用の材料片を処理したもの。

フルーツポンチ [fruit punch] 薄く切った数種の果物を、果汁、シロップ、氷水、ワイン等の洋酒を混ぜた中に入れて冷やしたもの。ガラスカップなどに入れて供する。"ポンチ"はサンスクリット語で数字の5を意味し、欧米では5種類の果物の薄切りを冷えた紅茶の中に浮かべ、ワインやラム酒を入れた飲み物のこと。

ブルーベリー [blueberry] ツツジ科スノキ属の低木で約20種の総称。北米原産。日本へは1950（昭和25）年頃導入されたが、本格的な栽培が始まったのは1975（昭和50）年頃からである。ローブッシュブルーベリー、ハイブッシュブルーベリー及びラビットアイブルーベリーが三大品種である。一般に白粉を帯び、熟すと紺色から黒色になる小果を房状につける。果実を生食するのが基本であるが、ジャムや飲料など約50％は加工用となる。色素であるアントシアニンには、ロドプシンの再合成活性化や抗酸化作用などが確認されている。他の果物に比べ、ビタミンE、食物繊維が特に多い。

ブルーミート [blue meat] かに缶詰でカニ類の肩肉や関節に近い棒肉の両側あるいは血管の部分に濃い青斑の現れた青肉。青斑、青肉ともいう。カニ類やエビ類の血液色素タンパク質のヘモシアニンが、血液中に存在する銅及びタンパク質の加熱により生成する硫化水素と反応し、青色に変色する現象。脱血不十分が主因で、鮮度低下した原料に出やすい。防止法としては、55～60℃程度の低温で肉タンパク質だけを軽く熱凝固させ、凝固していない血液を水洗除去した後、再度95℃で煮熟する低温煮熟法（分別煮熟法）がある。

ブルーミング [blooming] (1)食肉断面の空気曝露による暗赤色から鮮赤色への変色現象。食肉内部は当初嫌気的であり、ミオグロビンは紫赤色の還元型ミオグロビンで占められているが、酸素曝露によってミオグロビンのヘム二価鉄Fe^{2+}は酸化され、鮮赤色のオキシミオグロビンに変化する。(2)チョコレート生地の均一組織が崩れて、ココアバターや砂糖の極微細な結晶が表面に析出する現象。ファットブルームとシュガーブルームがある。ファットブルームは高温曝露により内部脂肪が表面へ融出したり、テンパリング不良や急冷によって脂肪が表面に析出する現象である。

プルーン [prune；Europian plums] バラ科サクラ属のプラムの中で乾燥に適した品種を指す。米国カリフォルニア州で世界の70％が生産されている。米国では乾燥したものをプルーンとよぶが、日本では青果が生食用のスモモ（日本食品標準成分表では"にほんすもも（Japanese plums）"）として流通しており、これらもプルーンとよばれている。ミネラルや食物繊維を豊富に含み、美容健康食、便秘解消に効果があるといわれている。スモモは乾燥には適さない。

プルーンジュース [prune juice] 100％プルーン果実の搾汁。搾汁を濃縮しないストレートタイプと、濃縮した搾汁に水を加えて搾汁時の濃さに調製した濃縮還元タイプがある。→ジュース、プルーン

プルキンエ細胞 [Purkinje cell] 小脳の外表面にある小脳皮質の梨状神経細胞層を形成する一列に並んだ西洋ナシ形の神経細胞。この神経突起は、顆粒層と白質板を経て、小脳の内部にある小脳核に向かう。小脳皮質から出る遠心性のインパルスは、この神経突起によって伝えられる。

プルキンエ線維 [Purkinje fiber] 収縮性筋線維に乏しく収縮より興奮の伝導に関与する特殊心筋。発生した興奮を房室結節・ヒス束を経て最終的に心室筋に伝え、心房・心室の収縮する働きを助ける。

フルクタン [fructan] D-フルクトースのポリマーの総称。植物の貯蔵多糖の一種。フラクタンとも表記する。β2→1結合したイヌリンは、アーティチョークやチコリ、キクイモ、ダリア等に含まれている。β2→6結合したD-フルクトースの主鎖にβ2→1結合の分枝をもつレバンは、大麦や小麦等のイネ科植物に含まれている。

β-2,6-フルクタン [β-2,6-fructan] ＝レバン

フルクトアルドラーゼB欠損 [fructoaldolase B deficiency] フルクトース1-リン酸とフルクトース1,6-二リン酸はともに肝臓における同一の酵素、フルクトアルドラーゼBによって加水分解されて三単糖になるが、この酵素が先天的に欠損しているとフルクトース不耐症となる。

フルクトース [fructose] $C_6H_{12}O_6$、分子量180.16、記号Fru。果実、蜂蜜などに含まれている糖類の一つ。果糖、レブロースともいう。スクロース、イヌリンの構成成分となる。六単糖の還元糖であり、α型とβ型が存在する。β型の甘味度はα型の3倍で、スクロースの1.8倍である。水溶液では、液温が低いほどβ型の占める比率が大きくなり、甘味が増す。フルクトースは肝臓で代謝され、グリセルアルデヒド3-リン酸となり解糖系に入る。

$$\begin{array}{c} CH_2OH \\ C=O \\ HOCH \\ HCOH \\ HCOH \\ CH_2OH \end{array}$$

D-フルクトース

フルクトース尿症 [fructosuria] 尿中にフルクトースが排泄される疾患。無症状のことが多い。肝臓のフルクトキナーゼが欠損しているので、食事由来のフルクトースをフルクトース1-リン酸にすることができずに、食後に血中のフルクトース濃度が高くなって尿中に排泄される。治療を要しない。

ふるくとおす

フルクトース 1,6-二リン酸 ［fructose 1,6-bisphosphate］　フルクトース1,6-ビスリン酸。$C_6H_{14}O_{12}P_2$。分子量340.12。解糖系の代謝中間体。水に可溶。ホスホフルクトキナーゼによりフルクトース6-リン酸から生成する。また糖新生時にはアルドラーゼによりジヒドロキシアセトンリン酸とグリセルアルデヒド3-リン酸から生成する。

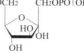

フルクトース二リン酸ホスファターゼ ［fructose bisphosphatase］　解糖系の中間体であるフルクトース1,6-二リン酸の1位のリン酸エステルを加水分解する酵素。フルクトース6-リン酸を生じ、糖新生方向にすすめる。

フルクトース 1,6-ビスリン酸 ［fructose 1,6-bisphosphate］　＝フルクトース1,6-二リン酸

フルクトース不耐症 ［fructose intolerance］　果糖不耐症ともいう。先天的にフルクトース1-リン酸アルドラーゼが欠損している新生児にフルクトースを含む食事を与えると嘔吐する。発育障害、肝臓腫大、黄疸となる。食事からフルクトースを摂った際に血中のフルクトース濃度が上昇し、グルコース濃度は低下して低血糖となる。治療はフルクトースを含まないミルクを与えることである。常染色体性劣性遺伝をする。

フルクトース 6-リン酸 ［fructose 6-phosphate］　$C_6H_{13}O_9P$、分子量260.14。解糖系の中間体で、グルコース6-リン酸がホスホグルコイソメラーゼによりイソメル化して作られる。フルクトース6-リン酸キナーゼによりフルクトース1,6-ビスリン酸になる。

フルクトース 1-リン酸アルドラーゼ ［fructose 1-phosphate aldolase］　動物のフルクトース代謝過程においてフルクトース1-リン酸を切断してD-グリセルアルデヒドとジヒドロキシアセトンリン酸に分断する反応を触媒する酵素。筋肉（A）、肝（B）、脳（C）でタンパク質構造が異なり、A、B、Cのモノマーが四量体になって活性を発揮するが、脳ではA-Cハイブリッドも存在する。脳ではこの過程を経て食事からのフルクトースは解糖系に入る。欠損するとフルクトース不耐症となる。フルクトース1,6-ジリン酸アルドラーゼと同じ酵素タンパク質。

フルクトキナーゼ ［fructokinase］　動物においてフルクトースをリン酸化してフルクトース1-リン酸にする酵素で、植物のフルクトース6-リン酸を生成する酵素とは別の酵素である。

フルクトキナーゼ欠損症 ［fructokinase deficiency］　フルクトキナーゼが遺伝的に欠損していると、食事由来のフルクトースをフルクトース1-リン酸に変えることができないので、血中フルクトースが上昇し、尿中にも排泄される。本態性果糖症ともいう。常染色体性劣性遺伝であるが、症状は現れないので、治療の対象とはならない。

フルクトサミン ［fructosamine］　フルクトサミンは、血液中の糖とタンパク質が結合してできる糖化タンパク質の総称。長期の血糖コントロールの指標としてHbA1c（グリコヘモグロビン）が多く使われているが、糖尿病治療において比較的短期（直近1-2週間）の血糖コントロールを正確に反映しない欠点がある。この欠点を補うものとして、フルクトサミンやグリコアルブミンがある。フルクトサミンは検査直前の食事など、血糖値の日内変動の影響は受けず、血糖値の1-2週間の平均値を反映する。基準値（正常値）は、205〜280μmol/L。血糖コントロールが全くできていない糖尿病患者（450μmol/L以上）において、当面320μmol/L以下を目標にするといった、血糖コントロールの目安となる。基準値より低い場合、低タンパク血症、ネフローゼ症候群、甲状腺機能亢進症などの疑いがある。測定は、生体内糖化が主にリシンのε-アミノ基で起こることより、glycosyl-L-lysineを標準液として比色定量する。測定する糖化タンパク質の種類を特定できない欠点を有する。

フルクトサン ［fructosan］　(1)レブロサン $C_6H_{10}O_5$、分子量162.14。フルクトースの無水糖の一つ。2,5-アンヒドロ-D-フルクトピラノース、2,6-アンヒドロ-D-フルクトフラノース、1,2-アンヒドロ-D-フルクトフラノースなどがある。(2)＝フルクタン。

β-フルクトフラノシダーゼ ［β-fructofuranosidase］　＝サッカラーゼ

ブルゴーニュワイン ［Burgundy wine］　フランス南東部、ローヌ川沿いのブルゴーニュ地方で生産されるワインの原産地呼称。ブルゴーニュはボルドーと並ぶフランスの代表的なワイン生産地域で、シャブリ、マコネ、ボジョレを含むが、コート・ドール地域が代表的な生産地である。主なブドウ品種は赤ワインはピノ・ノアール、ボジョレ地域のガメイ、白ワインはシャルドネ。畑の詳細な格付け制度があり、格付けが上がるにつれて、ラベルの表示が地域名（ブルゴーニュ）、地区名、村名、畑と狭くなる。→ワイン、赤ワイン、白ワイン

ブルックフィールド粘度計 ［Brookfield viscometer］　回転円筒粘度計の一種。液体中で円筒を一定角速度で回転させ、円筒にかかってくるトルクを測定して粘度を求める。コンパクトで携行に便利なため工業用に多用されている。

プルラナーゼ ［pullulanase］　プルラン6-グ

ルカノヒドロラーゼ。プルランのα1→6グルコシド結合を分解し，マルトトリオースを生成する酵素。α-ポリグルカンの枝切り（脱分枝）酵素の一種。プルラナーゼはアミロペクチンに作用して分枝鎖を遊離するが，グリコーゲンには極めて作用しにくい。

プルラン [pullulan]　黒色酵母の一種である*Aureobasidium pullulans*（旧 *Pullularia pullulans*）によってスクロース等から生成される細胞外多糖。マルトトリオースがα1→6結合した水溶性αグルカン。食品添加物，医薬品，化粧品として広く利用される。

ブルンネル腺 [Brunner gland]　十二指腸上部の粘膜に存在し，pH 8.2～9.3の粘稠な液を分泌する腺。十二指腸腺ともいう。胃酸による酸性消化粥を中和し，十二指腸粘膜を潰瘍形成から保護している。

プレアルブミン [prealbumin]　＝トランスサイレチン

フレイル [frail]　→虚弱

フレイルティ [frailty]　＝虚弱

プレインチョコレート [plain chocolate]　フランス語ではショコラ（chocolat）という。広義には，カカオ豆から調製したカカオマス，カカオバター，ココアケーキまたはココアパウダーを原料とした菓子類を総称して，チョコレート類という。狭義には，チョコレート生地が全重量の60％以上のものを指す。苦いカカオマスが多いビターチョコレート（ブラックチョコレートともいう），砂糖を加えたスイートチョコレート，乳製品を加えたミルクチョコレートがある。また，チョコレートの殻の中にジャムや酒類などを詰めたシェルチョコレート，ナッツやゼリーなどを被覆したカバーリングチョコレート，ナッツやクッキーなどを混ぜたミックスチョコレートがある。

プレウロポルフィリノーゲン [preuroporphyrinogen]　ヘム合成過程における中間体。4個のポルフォビリノーゲン分子がデアミナーゼの作用により，直列に順次配列したもの。これに共存するコシンターゼが作用しウロポルフィリノーゲン（Ⅲ）を生じる。

ブレークスルー曲線 [breakthrough curve]　固定層吸着系における吸着剤の許容能力を示す曲線。破過曲線ともいう。装置に吸着質含有流体を流す時，初期においては吸着質の装置出口濃度はゼロであるが，ある時点で吸着質が流出し始め，その後，出口濃度が急激に増大し，入口濃度と等しくなる。この過程で吸着質の出口濃度の時間的変化を図示した曲線をいう。流出流体量に対して出口濃度を図示する場合もある。吸着質の出口濃度が許容限界値（入口濃度の5～10％とする場合が多い）に達する点を破過点といい，吸着剤再生または交換の指標とする。

プレート式冷却機 [plate cooler]　プレートを介した熱交換器の一種。重ね合わせた伝熱プレートの間隙に，薄い長方形断面の流路を確保し，プレート1枚おきに高温液と低温液が交互に流れて熱交換する。伝熱係数が大きく効率的かつコンパクトな熱交換器として液状食品の加熱，冷却に汎用される。

フレーバー [flavor]　＝香気

フレーバーエンハンサー [flavor enhancer]　＝フレーバー増強剤

フレーバー酵素 [flavor enzyme]　フレーバーを生じさせる酵素。フレーバーの多くは前駆体から加水分解や酸化などの酵素反応によって生成される。この酵素を増減することによって，ある特定の香気成分量を操作することが可能である。生体中の酵素を増減させるためには，品種改良や遺伝子組換えの手法があり，豆乳製品で嫌われる豆臭を抑えるために油脂酸化を促すリポキシゲナーゼを減じた改良大豆が作られている。また，有用酵素を利用して特定の香気化合物の合成を行う事例として，ミルクフレーバー生成のためのリパーゼの利用，ミートフレーバー生成のためのプロテアーゼの利用等がある。

フレーバーセーバー [Flavr Savr]　遺伝子組換え技術によって作り出された日持ちのよいトマトの品種。トマトは成熟に伴い軟化し，保存性，輸送性が悪くなる。軟化の原因の一つであるペクチン分解酵素の発現を，遺伝子組換え技術により抑制することで，軟化を抑え日持ちを良くすることができる。1994年に米国において世界で最初の遺伝子組換え作物として商品化された。商品価値が低く現在は生産されていない→遺伝子組換え作物，ペクチン

フレーバー増強剤 [flavor enhancer，flavor potentiator]　添加により，食品のフレーバーを増強する効果のある物質。フレーバーエンハンサーともいう。うま味物質のL-グルタミン酸ナトリウム（MSG）や5'-イノシン酸ナトリウム（IMP）には，フレーバーを増強する作用が認められている。ビーフコンソメにMSGを添加すると，香りの持続感，広がり，インパクト，まるみ，重厚感とおいしさが増すという。

フレーバーミルク [flavored milk]　着香性物質（コーヒーフレーバー，果汁フレーバーなど）を加えた飲用乳。すなわち，乳等省令における"乳飲料"が相当する。

フレーバリング [flavoring]　＝味付け

フレームイオン化検出器 [flame ionization detector]　＝水素炎イオン化検出器

フレームサミオニック検出器 [flame thermionic detector]　＝熱イオン放出検出器

フレームシフト変異 [frame-shift mutation]

タンパク質のアミノ酸配列をコードしている遺伝子の塩基配列が，何らかの原因で欠失，あるいは挿入によりその配列が変異し，タンパク質の構造が変わってしまうこと。遺伝子からタンパク質が生合成される際には，開始コドンから塩基配列を読み始め，以降塩基三つずつを読み取って一つのアミノ酸にあてる。その設計図となる塩基配列への別の塩基の挿入や欠失があると読み枠がずれ，異なるアミノ酸や終止コドンに変わってしまう。このため異常なタンパク質が形成され，本来の機能が発揮されなかったり，タンパク質が発現されない場合がある。

フレーム分光光度法 [flame spectrophotometry] ＝炎光分析法

フレーム分析 [flame analysis] ＝炎光分析法

フレキソ印刷 [flexography] ゴム，樹脂などの弾性物質への印刷。ダンボール，フィルム，布，ペーパーナプキン，不織布等の印刷に使われる。紙器関連のフレキソ印刷機械では巻き取り紙から，連続的・効率的な印刷，加工が可能である。

プレグナンジオール [pregnanediol] プロゲステロンの代謝産物。

プレグネノロン [pregnenolone] 主として副腎で産生されるステロイドホルモンの一種で，コレステロールからほかのホルモン（プロゲステロン，テストステロン，エストロゲン，コルチゾール等）の前駆体として作られる。しかし，プレグネノロン自身も種々の生理作用が知られており，脳内において，神経伝達物質の放出に関与し，学習，記憶，意欲などに関与するといわれている。

プレザーブ [preserves] ＝プリザーブ

プレス塩 [compressed salt] 食塩にコショウ，ガーリック，セロリシードなどの香辛料を添加したものを加圧によりブロック形に成型したもの。家畜の飼料として用いる。

フレッシュチーズ [fresh cheese] 製造直後に消費される非熟成チーズ。酸や熱によって凝固するものが多い。このタイプのチーズにはカッテージチーズ，クワルクチーズ，クリームチーズ，マスカルポーネチーズ，リコッタチーズ等がある。

フレッシュポークソーセージ [fresh pork sausage] 豚挽肉に，調味・香辛料を添加し，ケーシングに充填した状態で販売されるもの。"味付け挽肉の腸詰め"ともいえる。家庭で加熱調理（焼く，ゆでる等）して食する。

プレドニソロン [prednisolone] $C_{21}H_{28}O_5$，分子量 360.45。ステロイドホルモン剤の一つで，プレドニソンの還元，または微生物による脱水反応で合成される。抗炎症剤，免疫抑制剤，抗リウマチ剤として使用される。

プレドニゾン [prednisone] $C_{21}H_{26}O_5$，分子量358.43。ステロイドホルモン剤の一つで，多発性骨髄腫，特発性血小板減少性紫斑症，特発性自己免疫性溶血性貧血，デュシェンヌ型筋ジストロフィー，関節リウマチなどに使用される。

プレバイオティクス [prebiotics] 腸内に生息する有用菌に選択的に働き，増殖を促進したりその活性を高めることによって，宿主の健康に有利に作用する物質。フラクトオリゴ糖，ガラクトオリゴ糖，キシロオリゴ糖，ラクチュロース，大豆オリゴ糖，ラフィノース等の難消化性オリゴ糖類が代表例である。→プロバイオティクス

プレプロインスリン [preproinsulin] プロインスリンの前駆体で，ランゲルハンス島細胞で合成される。小胞体において23個ほどのアミノ酸残基が除かれることにより，プロインスリンとなる。

プレプロホルモン [preprohormone] リボソームで遺伝子産物として合成された，プロホルモンの前駆体。いくつかのアミノ酸が除去されることによりプロホルモンとなる。

プレβリポタンパク質 [prebetalipoprotein] ＝超低密度リポタンパク質

プレミックス [premix] ホットケーキミックス，天ぷら粉のようにあらかじめ材料を配合して，混合したもの。あるいは，分解しやすい成分を特殊な方法で処理・混合した飼料を指すこともある。

ブレンダー食 [blender diet] 口腔，咽頭，食道や嚥下機能に障害がある人でも食べやすいように，軟らかい食事をブレンダーにかけてペースト状にした食事。均一の濃度やテクスチャーにするためにデンプンや増粘剤等を使用して飲み込みやすい形状にすることもある。

フレンチトースト [French toast] パンを卵，牛乳，砂糖を合わせた液に浸して，バターで焼き，シナモンをふったもの。

フレンチドレッシング [French dressing] サラダドレッシングの基本形で，食酢1に対してサラダ油2～3の割合で混合し，塩，コショウ等で味味したもの。単にドレッシングということもある。フランスではソース・ビネグレットとよぶ。ドレッシングは前菜やサラダ料理にかけるソースであるが，日本農林規格（JAS）では，マヨネーズを含む半固体状ドレッシング，乳化液状ドレッシング及び分離液状ドレッシングの3種を含めてドレッシングとしている。フレンチドレッシングは当初は分離状だけであったが，現在は乳化状のものも認められている。→マヨネーズ

フレンチパラドックス [French paradox] 欧州諸国の虚血性心疾患死亡率は一人当たり飽和脂肪酸摂取量が多いほど高くなる。しかし，フランスは（飽和）脂肪酸摂取量が多いが虚血性心疾患死亡率は比較的低い。このフレンチパラドックスは，赤ワイン摂取によるポリフェノールの影響によるもの

フレンチフライ [French fry]　　=フレンチフライポテト

フレンチフライポテト [French fried potato]
ジャガイモを油で揚げたもの。フライドポテト，フレンチフライともいう。"フレンチ"と付くがベルギー生まれ。カットの形状によりシューストリング，ストレートカット，クリンクルカット等の種類がある。原料には還元糖含有量の少ないジャガイモを用いる。最近，冷凍加工品として多量に生産される。2度揚げして供されるが，冷凍加工品は生より吸油量が多い。

ブレンドウイスキー [blended whiskey ; -ky]
異なるモルトウイスキーと2～3種のグレインウイスキーを混合させたもの。

プロアントシアニジン [proanthocyanidin]
複数のカテキンが炭素-炭素結合で連なった化合物の総称。同じ構造から成る高分子を縮合型タンニンとよぶ。塩酸酸性条件下で加熱するとアントシアニンを生じることが名称の由来である。低分子のものは水にも溶解するが，総じてアセトンによく溶解する。極めて抗酸化性が強い特徴をもち，腸管からの吸収はフラボノイドに比べて少ない。カカオやブドウ種子，松の樹脂などに豊富に存在し，ブドウ種子や松樹脂のプロアントシアニジンは酸化防止を謳った市販製品になっている。ダイズやアズキ等の豆類や赤米にも含まれる。抗酸化性が極めて強い。酸化ストレス予防などの生体調節機能が期待されている。

ブロイラー [broiler]　　白色コーニッシュ種の雄に白色プリマスロック種の雌を交配して肉用に選抜されたものが多い。チャンキー等の銘柄があり，6～8週という短期間で大型のものでは約2.3 kg程度まで成長し，出荷される。ブロイラーは品種の名称ではなく，肉用若鶏の総称を意味する言葉で用いられることもある。

プロインスリン [proinsulin]　　膵臓のランゲルハンス島β細胞により合成されるインスリンの生合成前駆体。直鎖構造のポリペプチドで，Cペプチドとよばれる部分が分泌顆粒において除去されることにより，2本のポリペプチド鎖構造のインスリンが生成される。

プロエラスターゼ [proelastase]　　膵臓より分泌されるエラスターゼの前駆体。トリプシンによってN末端側のペプチドが除去されて活性化され，エラスターゼとなり，エラスチンを分解する。

ブローカ指数 [Broca index]　　Broca PP（フランス）が提唱した肥満度の判定に用いられる標準体重の一つ。〔身長(cm)－100〕kgより求められる。日本人には，ブローカ指数×0.9が変法として用いられる。→標準体重

フローサイトメトリー [flow cytometry]
高速流動する細胞浮遊液の測定による細胞解析手法。フローサイトメーターを用いる。細胞の大きさや形状，内部構造，蛍光標識細胞を迅速に解析することができる。蛍光色素を用いることにより，DNA，タンパク質，カルシウム等の細胞内での存在比を分析することが可能である。細胞分離装置（セルソーター）により活性細胞を分離できる。

フローズンビーフ [frozen beef]　　一般に，冷凍温度（－18℃以下）で貯蔵された牛肉のこと。品質は凍結速度，保管温度及び凍結前の牛肉の鮮度の影響を強く受ける。チルドビーフと並ぶ輸入牛肉の一品目。

フローズンヨーグルト [frozen yoghurt]
プレーンヨーグルト，または甘味料や香料を加えて製造されたヨーグルトを原料として，アイスクリームと同様の工程を経て製造されたヨーグルト。アイスクリームと同様，オーバーランが付与されている。

プロオピオメラノコルチン [proopiomelanocortin, POMC]　　副腎皮質刺激ホルモン（ACTH），脂肪刺激ホルモン（LPH），メラニン細胞刺激ホルモン（MSH）等の共通の前駆体として主に脳下垂体前葉で合成される。大分子の前駆タンパク質であるACTH-βリポトロピン前駆体のN末端部分のシグナルペプチドを分離したプロホルモンの形をプロオピオメラノコルチン（POMC）とよび，さらにPOMCは脳下垂体前葉と中葉でタンパク質分解酵素により切断され，上述の各ペプチドが生成される。POMCは視床下部，神経，肺，消化管，胎盤でも合成される。

プロカルボキシペプチダーゼ [procarboxypeptidase]　　膵臓において生合成され，小腸に分泌される。カルボキシペプチダーゼの前駆体であり，トリプシンにより分解を受け，活性型のカルボキシペプチダーゼとなる。

フロキュレーション [flocculation]　　=凝集沈殿法

プログラム言語 [programming language]
コンピューターに実行させる計算や処理の手順を，コンピューターが解釈可能な形式で記述したものをプログラムといい，その記述に用いる人間にも理解可能な人工言語をプログラム言語という（広義には人間には理解困難な機械語もプログラム言語に含む）。ベイシック言語，フォートラン，C言語等がある。→ベイシック言語，→フォートラン

プログルカゴン [proglucagon]　　グルカゴンの前駆体で，ランゲルハンス島α細胞内で合成される。グルカゴン（分子量3,500）よりかなり大きなプレプログルカゴンがまず合成され，その分子構造の両端から多数のアミノ酸残基が除かれてプログルカゴンとなる。プログルカゴン分子の両端から計40個ほどのアミノ酸が除かれてグルカゴンが生成

される。

プロゲスチン [progestin] ＝ゲスターゲン

プロゲステロン [progesterone] 卵巣黄体と胎盤絨毛, 副腎皮質, 精巣から分泌されるステロイドホルモン。このホルモンは, 主に子宮内膜, 子宮筋に作用し, 女性の性周期及び妊娠の成立, 維持に重要な役割を果たす。また, 妊娠時の乳腺発達や体温上昇にもかかわる。→ゲスターゲン

プロゲストーゲン [progestogen] ＝ゲスターゲン

プロゴイトリン [progoitrin] キャベツやブロッコリー等に微量に含まれるグルコシノレート。分解されると甲状腺肥大や甲状腺腫を引起こすゴイトリンを生じる。

プロコラーゲン [procollagen] コラーゲンは細胞外に分泌された時には, アミノ末端とカルボキシル末端に N-プロペプチド, C-プロペプチドとよばれる非ヘリックス領域をもつ。この領域はコラーゲンが三重ら旋構造を形成するのに役立っているとされる。Ⅰ, Ⅱ, Ⅲ型コラーゲンでは, 両領域はプロコラーゲン N-プロテアーゼ及び C-プロテアーゼにより切断され, コラーゲンとなる。プロペプチド及びその切断酵素の先天性異常は骨形成不全症, エーラスダンロス症候群Ⅶ型等の結合組織の異常を引起こす。一方, 非線維性のⅣ型コラーゲンではプロペプチドは切断されない。

フロシン [furosine] ε-N-フロイルメチル-L-リシンのこと。メイラード反応の初期生成物であるフルクトシルリシン, ラクチュロシルリシンのようなアマドリ化合物を酸加水分解すると生じる。加熱した食品ばかりでなく生体試料からも検出され, タンパク質の糖化の指標として用いられる。

ブロス [broth] ＝スープストック

Prosky 変法 [modified method of Prosky] 消化管での消化を模倣した処理を行い, 食品の食物繊維を定量する方法。五訂日本食品標準成分表以降に用いられている。食品を耐熱性アミラーゼ溶液中で加熱することによって糊化したデンプンの一部が分解する。その後, プロテアーゼによりタンパク質を分解する。次いで, アミログルコシダーゼ処理により, 低分子化したデキストリンを糖化する。その後, エタノールを加え食物繊維を不溶化させ, 濾液と分ける。その不溶物をエタノールとアセトンで洗浄し脂質を除き, 乾物重量を測定する。乾物重量から, 粗タンパク質と無機物を差し引くことによって, 食物繊維総量を得る。エタノール処理の前に, 濾過により水溶性と不溶性画分に分けることで, 水溶性食物繊維, 不溶性食物繊維が定量できる。

プロスタグランジン [prostaglandin, PG] 哺乳類の組織に存在し, 生体内で炭素数20の高度不飽和脂肪酸(アラキドン酸, エイコサペンタエン酸)が炭素鎖の中央で閉環してシクロペンタン環をもつPGになる。平滑筋の収縮を起こすPGは単一の物質ではなく, プロスタン酸を基本骨格とし, これに二重結合やヒドロキシ基等が加わった数多くの不飽和脂肪酸の総称である。ホスホリパーゼA_2によって細胞質内に遊離されたアラキドン酸にシクロオキシゲナーゼ(COX)が作用すると, アラキドン酸カスケードに入り, プロスタグランジン G_2 (PGG$_2$)が合成される。

プロスタグランジン I$_2$ [prostaglandin I$_2$] ＝プロスタサイクリン

プロスタグランジンエンドペルオキシド [prostaglandin endoperoxide] アラキドン酸が, シクロオキシゲナーゼ経路によって生成されるトロンボキサン(TXA$_2$)やプロスタサイクリン(PGI$_2$), プロスタグランジン D, E, F (PGD$_2$, PGE$_2$, PGF$_2$)などである。

プロスタグランジンシクロオキシゲナーゼ [prostaglandin cyclooxygenase] アラキドン酸を基質として酸素を取込み, プロスタグランジン G_2 を生成する反応を触媒する。アラキドン酸の第二系列のプロスタグランジンとトロンボキサンへの変換経路の初発酵素であり, 生理的に重要な役割を果たしている。アスピリンやインドメタシンにより阻害されることはよく知られている。

プロスタサイクリン [prostacyclin] アラキドン酸からシクロオキシゲナーゼ経路を介して生成されるエイコサノイド。プロスタグランジン I$_2$ (PGI$_2$)ともいう。血管壁で作られ, 血管拡張や気管支弛緩のほかに血小板の凝集に対する強力な抑制作用をもつ。逆の作用をもつTXA$_2$とのバランスにより, 正常な血液循環を維持する。

プロスタン酸 [prostanoic acid] 各種プロスタグランジンの構造にみられるように, 分子の中央に五員環をもち, 2本の側鎖を有する炭素数20の脂肪酸から成る基本骨格のこと。

プロセスチーズ [processed cheese] 種類や熟成期間の異なるチーズを混合粉砕し, 水, 香辛料, 乳化剤などを加えて加熱溶解したものを型に流し込んで作るチーズ。ナチュラルチーズは日々風味が変化するが, プロセスチーズはその製造過程に加熱処理を施すことにより酵素は失活し, 微生物は死滅するために風味が変化しない。→ナチュラルチーズ

プロタミン [protamine] 魚類の精子/精巣から見いだされたタンパク質で, DNAと結合した形で存在し, 精子形成に必要であると考えられている。魚類だけでなく, ヒトやげっ菌類などの精子にも存在する。分子量約5,000で, その2/3をアルギニ

ンが占める。アルギニンが数個連続した領域がセリンやグリシンなどの中性アミノ酸で連結された特徴的な構造をもつ。芽胞菌を含むグラム陽性菌に抗菌力を示し，中性から弱アルカリ性で高い効果が得られ，食品添加物として認められている。ヘパリンの中和薬として医療に用いられる。

プロテアーゼ [protease]　ペプチド結合の加水分解を触媒する酵素の総称。タンパク質分解酵素ともいう。プロテアーゼを，高分子量のタンパク質基質に作用するプロテイナーゼと，比較的低分子量のペプチド基質に作用するペプチダーゼに分類することも可能である。プロテアーゼは動物，植物及び微生物等に広く分布し，加水分解されるペプチド結合を作っているアミノ酸に対する特異性の違いによって二つに大別される。それらは，ペプチド結合鎖の中ほどから切断するエンドペプチダーゼと，ペプチド鎖のいずれかの一端から切断するエキソペプチダーゼである。プロテアーゼは細胞内にも細胞外にも存在し，その生理的意義は多岐に渡る。消化管内に分泌されるプロテアーゼは栄養素としてタンパク質の消化吸収に必須であり，細胞内ではリソソームに存在するプロテアーゼであるカテプシン群が細胞内タンパク質分解機構において重要な役割を果たしている。その他，分泌タンパク質のシグナルペプチドの切断や，タンパク質の切断による活性発現等にもプロテアーゼは機能している。→タンパク質加水分解酵素

プロテアーゼインヒビター [protease inhibitor]　＝プロテアーゼ阻害剤

プロテアーゼ阻害剤 [protease inhibitor]　タンパク質分解酵素の阻害作用を有する成分。プロテアーゼインヒビターともいう。トリプシンの阻害剤，セリンプロテアーゼとシステインプロテアーゼ両方の阻害剤のキモスタチンやアンチパイン，システインプロテアーゼ阻害剤のロイペプチン等がある。

プロテアソーム [proteasome]　ユビキチン化されたタンパク質を ATP 依存的に分解する高分子プロテアーゼ。標的タンパク質に結合したポリユビキチン鎖を識別し，ペプチド断片に分解する。円筒形をした 20S プロテアソームの両端に 19S 複合体が結合し，26S プロテアソームを形成している。構成タンパク質の違いにより，26S プロテアソーム，20S プロテアソーム，免疫プロテアソームなどとよばれる。

プロテインキナーゼ [protein kinase]　タンパク質にリン酸基を付加する酵素。例えば ATP の末端にあるリン酸基をセリンやトレオニン，チロシン側鎖のヒドロキシ基に転移してリン酸化する。タンパク質のリン酸化は，さまざまな活性や細胞内シグナル伝達を調節するスイッチの役割をしている。

プロテインスコア [protein score]　＝タンパク質価

プロテインテイラーリング [protein tailoring]　タンパク質の改造設計。タンパク質に目的に合わせた機能・物性を付与するために，構造を改変する技術。プロテインエンジニアリング（タンパク質工学）の一環。改造目的としては，酵素活性の向上，基質特異性・反応特異性の変更，安定性の向上，溶解性の調節，最適 pH の移動，アロステリズムの脱感作等がある。分子構造の理論的予測に基づく設計のほか，構造特性に関する経験則に基づく設計がある。

プロテインボディ　＝タンパク質顆粒

プロテオース [proteose]　タンパク質の酸，アルカリまたは酵素による加水分解物のうち，煮沸により凝固性を示さず，硫酸アンモニウムの添加で沈殿を生じる画分。アルブモースともいう。微生物の培地等に使用される。

プロテオーム [proteome]　タンパク質である protein に，"全て" "完全" を意味する -ome を付与した語であり，ある系において存在するタンパク質全体を指す。この場合の系には，生体全体，組織，個々の細胞，細胞内の小器官など，生命活動におけるさまざまな単位が含まれ，これらの単位がどのような状態にあるかということも対象となる。単にタンパク質の全体ではなく，例えばリン酸化しているタンパク質のプロテオーム（リン酸化プロテオーム），あるタンパク質と相互作用しているタンパク質のプロテオームなど，研究対象によりさらにさまざまなプロテオームが存在する。

プロテオグリカン [proteoglycan]　N-アセチル化されたアミノ糖とウロン酸の繰返し構造をもつ多糖であるグリコサミノグリカンとタンパク質の複合体の総称。一般の糖タンパク質に比べ糖の部分が大きい。プロテオグリカンはコラーゲンなどの線維性タンパク質とともに細胞外マトリックスの主要な構成成分である。

プロテオミクス [proteomics]　プロテオームの解析あるいはプロテオームを対象とする学問分野のこと。手法として，当初は 2 次元電気泳動等によるタンパク質の分離と質量分析法によるタンパク質の同定が多く用いられてきた。高速液体クロマトグラフィーとタンデム質量分析を組み合わせた高性能の機器により，同定・定量できるタンパク質の数が増すなど，改良が進んでいる。

プロテオリピド [proteolipid]　リポタンパク質の一種。クロロホルム-メタノール-水の混合溶媒には溶けるが水には溶けない。有機溶媒に溶ける一種のリポタンパク質という概念からプロテオリピドと命名された。脳の白質に最も多く，脳白質のタンパク質の 20 % 以上を占める。心筋，腎臓，肝臓，肺などにも見いだされるが生理的意義は明らかではない。

プロテオリポソーム [proteoliposome]
生体膜の脂質二重構造の動態を検討するため人工的に再構成された膜タンパク質。外側は疎水性を示し内側は水相を有する。これを用いてコレステロールや糖脂質などの脂質，膜タンパク質を膜中に取込んだり，内側の水相にイオンや低分子物質や核酸，タンパク質を輸送することも可能である。

プロテクチン [protectin] 抗炎症性などを持つ脂質メディエーターの一種。生体内において，n-3（ω3）脂肪酸であるドコサヘキサエン酸（DHA, C22:6 n-3）から生成される。プロテクチンD1は，DHAが15-リポキシゲナーゼにより17S-ヒドロキシDHAに変換された後，16S, 17S-エポキシド中間体を経て生成される。また抗炎症薬アスピリンによりアセチル化されたシクロオキシゲナーゼ-2がDHAを17R-ヒドロキシDHAに変換後，16R, 17R-エポキシド中間体を経て生成する経路も報告されている。→ドコサヘキサエン酸

プロトコラーゲン [protocollagen] コラーゲンは，翻訳後プロリルヒドロキシラーゼ及びリシルヒドロキシラーゼによりプロリン及びリシン残基の一部がヒドロキシル化される。プロリンとリシンのヒドロキシル化はコラーゲンの安定性及び架橋形成に必要であるが，細菌等に遺伝子を導入して発現させた場合ヒドロキシル化が生じない。このような非ヒドロキシル化コラーゲンをよぶ。

プロトコル [protocol] 自然科学系の実験や測定の詳細な計画案や操作の方法，疾病に対する治療法の計画。コンピューターによるデータの送受信の通信規約。

プロトゾア [protozoon（$pl.$ protozoa）] ＝原生動物

プロトプラスト [protoplast] ＝原形質体

プロトペクチナーゼ [protopectinase] 果実などの細胞間に存在し水に溶けないプロトペクチンを可溶化する酵素。成熟に伴いプロトペクチンは可溶性のペクチンに変化するが，この過程で働く。単一の酵素ではなく，ペクチナーゼ（ポリガラクチュロナーゼ）やペクチンエステラーゼ等から成る。

プロトペクチン [protopectin] 植物体に存在する水に不溶のペクチン質。細胞壁と細胞間隙に存在している。詳細な性状は明らかでない。加水分解するとペクチニン酸（メチルエステルが含まれているポリガラクツロン酸）を生じる。細胞の構造を維持し，細胞を接着する機能をもっている。果実が成熟するにつれ軟化する過程で分解し，可溶性のペクチンになる。

プロトヘム [protoheme] プロトポルフィリンのFe^{2+}の錯体。ポルフィリンの1位，3位，5位及び8位の側鎖にメチル基，2位及び4位にビニル基が入っている。→ポルフィリン

プロトポルフィリン [protoporphyrin] 四つのメチル基，二つのプロピオン酸基，二つのビニル基が結合したポルフィリン構造をもつ環状テトラポルフィリンの総称であり，生体内で二価イオンのキャリア分子として広く利用されている。通常はヘムやクロロフィルの前駆体であるプロトポルフィリンIX（$C_{34}H_{34}N_4O_4$，分子量562.67）を指す。動物・植物・菌類において，δ-アミノレブリン酸（ALA）からポルホビリノーゲン，ヒドロキシメチルビランを経て合成される。プロトポルフィリンIXはヘム，クロロフィル，ビタミンB_{12}などの前駆体である。ポルフィリン症は，プロトポルフィリンIXからヘムへの合成経路の機能不全によるポルフィリン蓄積が原因である先天的または後天的な疾患である。またプロトポルフィリンIXは腫瘍細胞に蓄積しやすい性質を有しており，その赤色蛍光を指標にしてがん組織の診断に利用されている。また可視光線の照射によりがん組織内に活性酸素種が産生するので，がん組織を選択的に破壊するがん治療に利用されている。

プロトマー [protomer] 複数のポリペプチドから成るタンパク質を構成する単位である一本のポリペプチドからなる部分。サブユニットともいう。タンパク質はそのアミノ酸配列を一次構造，そこから形成されるαヘリックスやβシートなどの内部的構造を二次構造，さらにその全体の立体的な構造を三次構造とよぶが，多くのタンパク質はこの三次構造をもった部分，すなわちプロトマーが複数個集まって一つのタンパク質として機能する。このような状態を四次構造とよぶ。

プロトロンビン [prothrombin] ビタミンKの存在下に肝臓で合成され，血液凝固過程において重要な役割を果たす凝固タンパク質。血中半減期が5時間から3日と短く，一方で速やかに合成が行われるため，その時点の肝機能状態を示す。また，ビタミンK欠乏があると，プロトロンビン時間が延長するので，ビタミンKの吸収障害を起こす閉塞性黄疸や，プロトロンビンの合成能低下を起こす肝硬変，劇症肝炎などではプロトロンビン時間の延長がみられる。

プロトンポンプ [proton pump] 生体膜に存在する膜タンパク質でATP合成酵素。狭義にはATPを分解してH^+の輸送を行う一方，逆にH^+の流出のエネルギーを利用してATP合成を行う反応系をいう。

プロバイオティクス [probiotics] 宿主に保健効果を示す乳酸菌，ビフィズス菌等の生きた微生物。関連した言葉のプレバイオティクスは，腸内の有用菌の増殖を促進し有害菌の増殖を抑制して腸内環境を整える難消化成分（難消化性オリゴ糖や食物繊維等）。→プレバイオティクス

1,2-プロパンジオール [1,2-propanediol]
＝プロピレングリコール

1,2,3-プロパントリオール [1,2,3-propane-triol] ＝グリセリン

プロピオニル CoA カルボキシラーゼ [propionyl-CoA carboxylase] プロピオニル CoA にカルボキシ基を転移する酵素。脂肪酸代謝に関与する。ビオチンを補酵素とするのでビオチン酵素の一群でもある。

プロピオン酸 [propionic acid] $C_3H_6O_2$, CH_3CH_2COOH, 分子量74.08。短鎖の揮発性脂肪酸。味噌，醤油などの食品に含まれている香気成分の一つである。また，燻製の中にも含まれており，殺菌効果による防腐効果の一翼を担っている。保存料として食品添加物用途もあるが，特有な臭気を有する。腸内細菌により産生する主要な短鎖脂肪酸の一つでもあり，結腸の収縮刺激物質として作用する。→短鎖脂肪酸

プロピオン酸血症 [propionic acidemia] プロピオニル CoA カルボキシラーゼが遺伝的に欠損しているとプロピオニル CoA をメチルマロニル CoA に変えることができず，血中にプロピオン酸が高濃度に現れる。プロピオニル CoA はイソロイシンや奇数鎖脂肪酸の代謝中間体である。アシドーシス，ケトーシスとなり，嘔吐，昏睡に陥り，生後数日で死亡する。

プロピオン酸発酵 [propionic acid fermentation] プロピオン酸 CH_3CH_2COOH を主生産物とする発酵をいう。プロピオン酸が発酵法で生産されることはないが，反芻動物の胃では重要な役割を果たしている。食品分野では，チーズやヨーグルトの生産に乳酸菌と一緒にプロピオン酸菌も添加されることがある。特にチーズでは利用例が多く，エメンタールチーズの気泡を形成させるためには，プロピオン酸発酵が不可欠とされている。

プロビタミン [provitamin] ビタミン前駆体。食品中や生体内に存在し，生体内でビタミンに変換される物質。

プロビタミン A [provitamin A] $α-$, $β-$, $γ-$カロテンやクリプトキサンチンなど吸収後にビタミン A に転換される物質。ビタミン A 前駆体ともいう。$β-$カロテン1分子からは2分子のビタミン A が産生される。→レチノール活性当量

プロビタミン D_2 [provitamin D_2] ＝エルゴステロール

プロビタミン D_3 [provitamin D_3] ＝7-デヒドロコレステロール

プロピル酢酸 [propylacetic acid] ＝吉草酸

プロピルチオウラシル [propylthiouracil] 甲状腺ホルモン（チロキシン）の合成を抑制する抗甲状腺薬。甲状腺機能亢進症の治療に用いられる。

プロピレングリコール [propylene glycol] $CH_2C_3H_8O_2$, $CH_2(OH)CH(OH)CH_3$, 分子量76.10。1,2-プロパンジオールともいう。食品添加物。保湿・湿潤・静菌効果があり，担体溶剤としても有用。生麺，ぎょうざ等に使用される。使用基準がある。一日摂取許容量（FAO/WHO 合同食品添加物専門家委員会：JECFA）は25 mg/kg 体重。

プロプラノロール [propranolol] $β$ 受容体の非選択的遮断剤で $β_1$ と $β_2$ 受容体効果を遮断する。心拍数低下を来して降圧する。高血圧，不整脈，狭心症の治療薬であるが，心不全，気管支喘息等では禁忌となる。

プロペナール [propenal] ＝アクロレイン

プロペンアルデヒド [propene aldehyde] ＝アクロレイン

プロポーショニング [proportioning] 定量混合機（プロポーショナー）を使い液体と液体，または気体と気体を一定の比率で混ぜ合わせること。定量混合ともいう。遺伝子による分化の比率調節（cell-type proportioning）という使い方もある。

プロポリス [propolis] ミツバチが周辺の植物の芽や浸出物を集めて作った樹脂状物質。ミツバチは，巣の壁や枠，出入り口等に塗布して巣の補強や外気の浸入，また雑菌を防いだりする用途として利用していると考えられている。産地の植生によって成分組成が異なる。抗酸化，抗腫瘍，抗炎症，抗菌，抗ウイルス等，多様な機能を有している。

プロホルモン [prohormone] ペプチドホルモンの前駆体で，いくつかのアミノ酸が除かれることにより，ホルモンの本体となる。

ブロメライン [bromelain] パインアップルの根茎及び果実や葉などに存在するタンパク質分解酵素の一種。前者はステムブロメラインとよばれる塩基性糖タンパク質。パパインとともに食肉軟化剤として利用される。後者はフルーツブロメラインとよばれ，酸性糖タンパク質であるほか，基質特異性が異なる。

ブロメリン [bromelin] ＝ブロメライン

プロモーター [promoter] 転写開始反応の効率に関与する DNA の領域。狭義には，転写開始反応そのものに関与する RNA ポリメラーゼの結合する DNA 領域のことであり，広義には，転写開始反応の効率に影響を与えるさまざまな DNA エレメントすなわち調節配列を含めてよぶ。

ブロモメタン [bromomethane] CH_3Br, 分子量94.94。臭化メチルともいう。無色のわずかにクロロホルム様の甘い臭気のある気体。水にほとんど不溶。殺虫剤，殺菌剤，有機薬品原料，検疫くん蒸剤等に使用される。

プロラクチン [prolactin, PRL] 泌乳刺激ホルモン，乳腺刺激ホルモンともいう。妊娠・分娩後に脳下垂体前葉のプロラクチン産生細胞で産生されるポリペプチドホルモン。乳腺の発育，乳汁の産生・分泌促進，黄体を刺激しプロゲステロンの分泌を維持させる作用を有する。男性でも前立腺及び精

嚢腺(のうせん)の発育を促進する。性的刺激、乳房刺激、運動、ストレス、睡眠等によっても分泌が促される。その他、プロラクチン産生下垂体腫瘍、甲状腺機能低下症、ドーパミンを抑えるフェノチアジン誘導体や降圧薬（αメチルドパ）でも分泌が増加する。

プロラミン [prolamin]　穀類に存在するタンパク群の総称。単純タンパク質に属し、60〜90％エタノールに可溶、90％以上エタノール、水、中性塩溶液に不溶。イネ科植物の種子に存在し、グルタミン酸を30〜45％、プロリンを15％含む。トウモロコシのゼイン、コムギのグリアジン、オオムギのホルデインがある。

プロリダーゼ [prolidase]　プロリンとのペプチド結合を加水分解する酵素。プロリンを多く含むペプチドをトリペプチダーゼ、ジペプチダーゼと共に作用して遊離のアミノ酸にまで分解する。

プロリン [proline]　$C_5H_9NO_2$、分子量115.13、三文字記号 Pro（一文字記号 P）。グルタミン酸から合成されるので必須アミノ酸ではない。ゼラチンに多く含まれている。分解はプロリンオキシダーゼにより酸化され、グルタミン酸へと代謝される。

プロリン水酸化酵素 [proline hydroxylase]
＝プロリンヒドロキシラーゼ

プロリン尿症 [prolinuria]　尿中にプロリン（イミノ酸）が多量に排泄される状態で、同時にヒドロキシプロリンとグリシンが出てくることから腎臓の糸球体における再吸収阻害によるものである。家族性イミノグリシン尿症ともいう。これに対して先天性のプロリン血症ではプロリンオキシダーゼやΔ^1プロリン 5-カルボン酸デヒドロゲナーゼの欠損が原因で血中のプロリンが高濃度になり、尿中にも排泄される。

プロリンヒドロキシラーゼ [proline hydroxylase]　プロコラーゲン中のプロリンを水酸化してヒドロキシプロリンとする酵素。プロリン水酸化酵素ともいう。プロコラーゲン L-プロリン＋2-オキソグルタル酸＋O_2 → プロコラーゲン *trans*-4-ヒドロキシル-L-プロリン＋コハク酸＋CO_2 の反応が進行する。本酵素活性が高まりコラーゲンが増えることは動脈硬化プラーク形成を促進する。

フロログルシノール [phloroglucinol]　$C_6H_6O_3$、分子量126.11。1,3,5-トリヒドロキシベンゼン。フロリジンなどの配糖体のアルカリ融解により生じ、ペントースの定性反応（トレンス反応）に利用される。

分圧 [partial pressure]　混合気体において、一つの成分気体が単独で混合気体の全体積を占めるときに示す圧力。混合気体の全圧は各成気体の分圧の和に等しい。混合気体の全物質量（全モル数）に対する各成分気体の物質量（モル数）の比をモル分率といい、混合気体の各成分の分圧は全圧に各成分

気体のモル分率を掛けたものに等しい。

分化 [differentiation]　1個の受精卵が分裂を繰返し多細胞系になり、特殊の機能を有する器官や臓器を形成すること。器官レベルでも数種の機能の異なる細胞群に変化することを分化するという。分化した細胞では、形態的特殊化とともに分化の指標となる特異的タンパク質の合成がみられることから、分化は遺伝子の調節的発現の結果と考えられる。

分解 [decomposition]　ある化合物が2種類以上の単純な化合物や単体に変化すること。また、代謝の異化と同義で使われる。

分解速度定数 [catabolic rate constant]　生体内のある物質の保有量が一定時間にその何％が分解されるかを示す数値。

分化抗原 [differentiation antigen]　骨髄幹細胞からT細胞、B細胞などが分化する時に、それぞれの分化段階で細胞膜表面に発現される抗原。CDの番号で定義されている。

文化庁 [Agency for Cultural Affairs]　→文部科学省

分光蛍光光度計 [spectrofluorometer；spectrofluorophotometer]　物質の蛍光特性を利用した分光光度計。感度は吸光法の数十〜数千倍で、高い選択性をもち、微量分析に適する。蛍光性物質は特定波長光（励起光）を吸収して励起されると、特定波長光（蛍光）を放射する。励起光波長、蛍光波長は蛍光物質固有のもので、これらを選択することにより、目的とする蛍光物質を特異的に計測できる。励起光の強さが一定であるとき、蛍光強度はほぼ濃度に比例する。吸光度法と比較してダイナミックレンジが広く、妨害物質の影響を受けにくい。

分光光度計 [spectrophotometer]　通常紫外可視分光光度計を指す。分子の電子エネルギー遷移を起こす波長帯（200〜780 nm）の光を用いた分光吸光分析装置。分子の励起状態遷移に対応する波長光の吸収強度から、分子構造や存在量を知ることができる。この分析法は色の濃さの肉眼の比較に始まるので比色分析法といわれてきたが、現在は一般に吸光分析法という。

分散 [variance]　データの散布度を示す指標の一つ。平均からの距離の2乗和を例数で割って求める。

分散系 [disperse system]　微粒子がある媒質中に分散している系。粒子径がnmレベルの範囲にある場合はコロイド分散系というが、エマルションのように粒子径がμmレベルの分散系もある。

分散剤 [dispersing agent]　油滴や固体微粒子の表面に吸着し、溶媒との境界面における界面張力を低下させて分散粒子の凝集や合一を防止する作用をもったもの。界面活性剤はその代表的な例である。

分散分析 [analysis of variance]　実験結果のもつばらつき（情報量）を要因別に分解し，比較する実験計画法。実験により得られたデータ全体の平方和を，いくつかの要因の効果に関係する平方和と残りの誤差平方和に分解して検定・推定を行う技法。一元配置分散分析，二元配置・多元配置，繰返しのあるなしなど実験計画に応じてその解析法がある。→実験計画法

分子栄養学 [molecular nutrition]　生体における栄養素の代謝，生理作用，栄養的疾患の発症機構，また遺伝的素因の解明等の多くの課題解明に分子生物学的手法を導入して，栄養現象を遺伝子の発現調節など分子レベルで解析する学問。

分枝酵素 [branching enzyme]　α-1,4-グルカン分枝酵素，枝つくり酵素ともよばれ，動植物，微生物に広く存在する。デンプンのα1→4グルカン鎖の一部をグルコースの6位の位置に転移して，α1→6結合による枝分かれ構造を作る。

分枝酵素欠損症 [branching enzyme deficiency]　1,4-α-グルカン分枝酵素の遺伝子欠損によりIV型グリコーゲン蓄積症が発症する。アンデルセン病，糖原病IV型，アミロペクチノーシスともいう。本酵素は，グリコーゲンの非還元末端からグルコース残基を6〜7個単位で分子間や分子内で6位に転移させるグリコシル転移酵素である。

分子コロイド [molecular colloid]　分散している微粒子が高分子であるコロイド。タンパク質溶液，高分子多糖，水溶性合成ポリマー等の溶液。

分枝アミノ酸 [branched chain amino acid]　バリン，ロイシン，イソロイシン等側鎖に脂肪族炭化水素をもち，さらにその炭化水素鎖が枝分かれしたアミノ酸。バリンは2-オキソイソ吉草酸とプロピオニルCoAを経てスクシニルCoAに，ロイシンは2-オキソイソカプロン酸を経てアセト酢酸とアセチルCoAに，イソロイシンはコハク酸経路でプロピオニルCoAに代謝される。ロイシンとイソロイシンは溶解度，旋光度が異なる。バリン，ロイシン，イソロイシンは疎水性アミノ酸であり，ヒトにとって必須アミノ酸である。肝臓では分枝アミノ酸アミノトランスフェラーゼがないため代謝されず，肝外組織，特に筋肉で代謝される。分枝アミノ酸に関連した先天性代謝異常に，メープルシロップ尿症がある。

分枝アミノ酸アミノ基転移酵素 [branched chain amino acid transaminase]　=分枝アミノ酸トランスアミナーゼ

分枝アミノ酸アミノトランスフェラーゼ [branched chain amino acid aminotranspherase]　=分枝アミノ酸トランスアミナーゼ

分枝アミノ酸トランスアミナーゼ [branched-chain amino acid transaminase, BCAT]　ロイシン，バリン，イソロイシンの分枝アミノ酸からアミノ基を転移する酵素。分枝アミノ酸アミノトランスフェラーゼ（branched chain amino acid aminotransferase, BCAT），分枝アミノ酸アミノ基転移酵素ともいう。バリンはこの酵素反応で，α-ケトグルタル酸にアミノ基を転移してアンモニア処理に必要なグルタミン酸を生成し，分枝ケト酸となる。

分枝脂肪酸 [branched chain fatty acid]　分子中に枝分かれ炭素骨格をもつ脂肪酸の総称。分枝の多くは1〜4個のメチル基から成る。分子中の$n-2$位に1個のメチル基をもつ脂肪酸をイソ酸，$n-3$位に1個のメチル基をもつ脂肪酸をアンテイソ酸という。動植物油中には微量に存在するが，ある種のバクテリアには主要脂肪酸として存在する。魚油中には四つのメチル分枝鎖をもつフィタン酸やプリスタン酸が少量存在する。

分枝シクロデキストリン [branched cyclodextrin]　グルコースやマルトース等のオリゴ糖がシクロデキストリン環にα1→6結合したもの。分枝シクロデキストリンは，もとのシクロデキストリンと比較して水への溶解度が上昇するので，不溶性物質の可溶化に利用される。

分子生物学 [molecular biology]　生物学の一分野。現在ではDNA分子を扱い，遺伝子クローニングや遺伝子導入等方法論を指すことが多い。本来，生命現象を分子レベルで理解し，それらがいかに制御されているかといったメカニズムを研究することが，分子生物学の主な関心である。研究領域は特に遺伝学や生化学と重なる。確立された1950年代当初は，その研究対象が，ほとんどバクテリアとファージに限られていたため，バクテリアの遺伝子とそこから得られたセントラルドグマを中心とする研究を特に分子生物学とよんでいたが，現代においては細胞を研究対象とするすべての生物学は分子生物学に関連している。

分子排斥クロマトグラフィー [size exclusion chromatography]　=サイズ排除クロマトグラフィー

分子ふるい〔篩〕 [molecular sieve]　分子をふるい分ける性質をもつ物質。分子レベルの孔径をもつ多孔性ゲル粒子や膜などが挙げられる。担体（固定相）としてゲルを用いるゲル濾過クロマトグラフィーと分子ふるい膜を用いる限外濾過がある。

分子ふるい〔篩〕クロマトグラフィー [molecular sieve chromatography]　=サイズ排除クロマトグラフィー

分生〔胞〕子 [conidium]　分化した菌類（アオカビ，コウジカビ等）の菌糸から出た柄（分生子柄）にできる無性的な脱落性の不動胞子。鞭毛をもたず運動性がない。分生子柄の先または途中に分生子形成細胞ができ，そこで分生子が作られる。その形成様式によって葉状体型，出芽型に大別されている。

分析疫学 [analytical epidemiology] 仮説（推定されている因果関係等）を検討するためにデザインされた仮説検証型の疫学。分析疫学研究として，症例対照研究やコホート研究が実施される。一方，記述疫学は仮説生成型の疫学とされる。→記述疫学

粉乳 [milk powder] ＝ドライミルク

分配クロマトグラフィー [partition chromatography] 固定相と移動相の間の分配係数の差にしたがって物質を分離する型のクロマトグラフィー。移動相が液体の場合を液体クロマトグラフィー，気体の場合をガスクロマトグラフィーという。分配係数の大きな成分から先に溶出する。移動相の極性が固定相よりも低い場合を順相クロマトグラフィー，その反対の場合を逆相クロマトグラフィーという。一般に順相クロマトグラフィーでは，疎水性成分が先に溶出し，逆相クロマトグラフィーでは後に溶出する。

分配係数 [distribution coefficient；partition coefficient] 極性の異なる2相，あるいは液相と固（体）相等，互いに混ざり合わない2層に分配する溶質の濃度比を表した係数。

分泌 [secretion] 物質の膜を通しての輸送ことで，細胞の一側の表面から取込んだ物質を材料とし，細胞のその特定の物質を合成し，細胞の他側の表面から外に出す現象。血液やリンパ液の中に出される内分泌と，皮膚や消化液の中に出される外分泌に分けられる。

分泌型IgA [secretory IgA, sIgA] 消化管粘膜，気道粘膜からの分泌液や，初乳，涙，唾液などの外分泌液中に存在するIgAで，局所防御機構において重要な役割を果たしている。血清中のIgAと分子構成が異なり，IgAの二量体に分泌片1分子とJ鎖1分子が結合している。沈降係数11S，分子量390,000で，タンパク質分解酵素に対して極めて強い抵抗性がある。

分泌顆粒 [secretory granule] 細胞の中で合成された酵素等のタンパク質がゴルジ体で修飾を受けた後取込まれる小胞。その後，細胞膜に融合する。

分泌細胞 [secretory cell] 細胞内で合成され，貯えられた分泌物質（情報伝達物質や酵素，ホルモン等）を細胞外に放出する細胞。

分泌小胞 [secretory vesicle] 分泌を行う細胞中に存在する顆粒を含む小胞。内部に濃縮された分泌物を含み，刺激に応じて膜を開口し外に放出する。

分泌タンパク質 [secretory protein] 分泌を行う細胞から細胞質膜外へ分泌されるタンパク質。主に小胞体及びゴルジ体により構成される分泌経路により成熟し，顆粒膜を得て分泌顆粒になる。

分泌片 [secretory piece] 粘膜上皮細胞で作られ，その基底膜に結合する結合型分泌片と外分泌液中に存在する遊離型分泌片がある。分子量は約80,000万。1本のポリペプチドから成り，J鎖を結合した多量体IgA，IgMと結合する。粘膜下抗体の外分泌液への転送，分泌型抗体のタンパク質分解酵素に対する抵抗性などに関連している。

分娩 [childbirth；delivery] 規則的な陣痛が約10分ごとに起こる分娩開始から端を発し，胎児及び胎盤・卵膜などの胎児付属物が母体外に排出される過程。産道を通して分娩する経腟的分娩と，開腹手術（帝王切開術）による経腹壁的分娩とがある。

糞便汚染指標菌 [fecal indicator bacteria] 食品や水が糞便による汚染を受けた可能性の指標となる細菌群。通常，哺乳動物の腸管内に生息する大腸菌群の細菌や糞便系大腸菌が指標として使われることが多い。

粉末寒天 [powdered agar] ＝工業用寒天

粉末クリーム [cream powder] ＝クリームパウダー

粉末グルコース [powdered glucose；powdered dextrose] デンプンを加水分解して得られたグルコースのブロックを粉末化したもの。粉末デキストロース，粉末ブドウ糖ともいう。

粉末香料 [powder fragrance；powdered spice] 香料をデキストリン，アラビアガム，セルロース等の基材に吸着させ乾燥した粉末混合型，香料とデキストリン等を撹拌してO/W型エマルションにし噴霧乾燥したコーティング型，香料を飴の中に封じ込め冷却して粉砕したロックイン型のものがある。ケーキミックスやアイスミックスなどのデザート類，インスタント食品，調味料，ペット飼料等に0.1％程度付加して用いられる。

粉末砂糖 [powdered sugar] グラニュー糖または白双（しゃらめ）を微細粉にしたもので，固結防止のためにコーンスターチを0.5～3％程度加えて粉砕する。製菓での装飾に用いられることが多い。

粉末醤油 [powdered soy sauce] 醤油を乾燥し粉末としたもの。水分2％，水分活性0.2程度。噴霧乾燥機で乾燥するが，醤油はそのままでは乾燥しにくいため，20～40％のマルトデキストリン，デンプン等の乾燥助剤を添加する。

粉末スープ [dehydrated soup；powdered soup] 熱湯を注ぐか，短時間煮溶かすだけでできるインスタントスープ。ポタージュやコンソメの洋風スープ，中華スープ，即席味噌汁，即席吸い物，即席麺類スープなど多種類のものがあり，スープの種類に応じてさまざまな乾燥具材が添加してある。→インスタント食品

粉末スキムミルク [powered skim milk] ＝脱脂粉乳

粉末清涼飲料 [powdered drink] 「食品衛生法」では，〈水及び必要に応じて砂糖等を加え，清

涼飲料水として飲用に供することを目的とする粉末または顆粒状の食品であって，粉末ジュース，インスタントジュース，インスタントコーヒー，インスタント紅茶，粉末ココア類等をいう〉と定義されている．→食品衛生法，清涼飲料

粉末チーズ [cheese powder]　パルメザンチーズのような超硬質チーズやプロセスチーズを粉砕し水分含量12～16%にして，乾燥したもの．または，チーズに乳化剤を加え溶融し，そこに脱脂粉乳や植物性脂肪や風味物質を加えて水分含量3～4%に噴霧乾燥したもの．

粉末デキストロース [powdered dextrose]　＝粉末グルコース

粉末バター [butter powder；powdered butter]　乳脂肪含量80%以上を有する粉末クリーム．製パン用原料として用いられている．酸化されやすい欠点をもつ．

粉末ブドウ糖 [powdered glucose]　＝粉末グルコース

粉末油脂 [powdered fat]　皮膜形成用のタンパク質（カゼイン，ゼラチン，粉乳等）や炭水化物（タンパク，ラクトース等）を用いて食用油脂をカプセルにして粉末状にしたもの．油分は約80%．カプセル化に際して乳化，噴霧乾燥の工程を経る．ケーキミックス，即席スープ，カレーの素等の素材として使用される．→ショートニング

噴霧乾燥 [spray drying]　スプレードライ．液体原料を霧状にして熱風乾燥する操作．瞬時に乾燥粉末品を得ることができる．乾燥効率を高め，製品バラツキをなくすために原料液を均一の大きさに微粒化することが重要である．噴霧乾燥用アトマイザーでは，加圧ノズル，回転円盤による噴霧が実用化されて，原料液の適用範囲が広くなってきた．

噴霧器 [atomizer]　＝アトマイザー

噴門 [cardia]　胃の入口の部分で，くびれがあり，食道下端と接合する．噴門部には噴門腺が存在する．→胃

噴門痙攣〔れん〕症 [cardiospasm]　噴門無弛緩症下部食道の蠕動欠如と下部食道括約筋の弛緩不全による通過障害を起こす疾患．食道アカラシア，またはアカラシアともいう．原因は不明であるが，病理学的には固有筋層内のアウエルバッハ神経叢の変性がみられることが知られている．主な症状は徐々に進行する嚥下障害である．治療はカルシウム拮抗薬や亜硝酸製剤による薬物療法やバルーンによる狭窄部の拡張術が行われ，効果のない場合は外科的治療も行われる．

噴門腺 [cardiac gland]　食道下端から胃の入口にかけて，約1cmの狭い領域に存在する腺構造．主として粘液産生細胞で構成されており，食道と胃の間のアルカリ関門として働くと考えられている．

分離大豆タンパク質 [soybean protein isolate]　脱脂大豆から水もしくは希アルカリでタンパク質を抽出し，遠心分離で繊維質を除いた後，酸沈殿を行い，水洗後，中性に戻して乾燥したもの．タンパク質含量は90%以上．さまざまな食品原料として用いられるほか，特定保健用食品（血清コレステロールを低下させる）としても使用されている．

分裂サイクル [mitotic cycle]　＝細胞周期
分裂周期 [mitotic cycle]　＝細胞周期

平滑筋 [smooth muscle]　血管，消化管，気管支壁など主として内臓を構成する筋肉。横紋筋に比べ収縮・弛緩は極めて緩慢である。自律神経によって制御されており，自分の意思では自由に収縮や弛緩をすることができない不随意筋である。→横紋筋

平滑筋線維 [smooth muscle fiber]　平滑筋の構成線維。多数のアクチフィラメントと少数のミオシンフィラメントが不規則に存在している単核で細長い紡錘形の細胞で，結合組織の中にまばらに平滑筋線維が走行し筋層を形成している。横紋筋に比べ収縮・弛緩は極めて緩慢である。

平均血圧 [mean blood pressure]　（収縮期血圧－拡張期血圧）÷3＋拡張期血圧として算出できる。基準値は90 mmHg未満であるが，110 mmHgより高い場合は心臓から遠い末梢側の血管の動脈硬化が強く疑われる。

平均重合度 [average degree of polymerization]　ポリマー（多糖類，合成ポリマーなど）の重合の程度を表す指標。一つのポリマー分子に対するモノマー単位の数の比の値を示す。ポリマーの平均分子量をモノマーの分子量で除して求める。

平均寿命 [mean life；life expectancy]　集団の平均的な寿命の長さで，その集団の生命表における0歳の平均余命として求められる。集団のある年齢に達した者が，その後何年生存が期待できるかを表した寿命を平均余命という。総合的な健康指標の一つ。

平均〔値〕 [mean]　分布の代表値（average）の一つ。算術平均（arithmetic mean），幾何平均（geometric mean），調和平均（harmonic mean）等がある。

平均分子量 [average molecular weight]　多分散系の高分子化合物などは種々の分子量をもつ分子から成る。このような同一分子量をもたないものの混合物の分子量の平均値。

平均余命 [mean life expectancy；expectation of life]　→平均寿命

閉経 [menopause]　性成熟期の女性でみられていた月経が，卵巣機能の活動停止により，永久に停止すること。平均閉経年齢は50歳である。閉経により更年期症状や骨量減少が生じることが多い。また，卵胞刺激ホルモン（FSH）や黄体形成ホルモン（LH）が，正常性成熟期女性と比べ，高値を示す。

閉経症候群 [menopausal syndrome]　＝更年期障害

閉経婦人尿性腺刺激ホルモン [human menopausal gonadotropin, HMG]　＝ウロゴナドトロピン

平衡コンプライアンス [equilibrium compliance]　クリープ（一定応力の下で物体の歪みが時間の経過とともに増加する現象）において，歪みと応力との比（弾性率の逆数）をコンプライアンスといい，十分長い時間が経過し，平衡値に達したコンプライアンスのこと。

平衡水分 [equilibrium moisture；relative humidity]　物質を一定温度で一定の水蒸気を含む空気中に長時間置くと，吸湿または脱湿し，やがて平衡状態に達する。気相中の相対湿度と平衡状態にある物質が含有している水分量をいう。

平衡弾性率 [equilibrium modulus]　弾性率が時間とともに変化する場合，十分長い時間が経過し，平衡値に達した弾性率。

平衡定数 [equilibrium constant]　→解離定数

閉鎖帯 [tight junction；zonula occludens]　＝タイトジャンクション

ベイシック言語 [BASIC；Basic]　初心者に分かりやすいプログラム言語として，フォートランの文法を基に開発され，主に初期のパソコン上で広く使われてきた。フォートランと異なり機種やOSに依存する仕様のものが多いため，互換性に難がある。現在のWindowsパソコンではVisual Basicという，グラフィカルなプログラムを容易に開発できる仕様のものが最も多く使われている。簡単で学習しやすいという大きな特徴があり，利用者は多い。→プログラム言語，フォートラン

ヘイズ [haze]　元来，透明性を表す尺度であるが，飲料などの品質不良の混濁を指す。混濁の原因物質としてはタンパク質，デンプン，微生物，シュウ酸カルシウム等が挙げられ，混濁の起きる条件としてはタンパク質過多，タンニン過多，微生物汚染，低温化，凍結，振とう，酸化等が挙げられる。

閉そく〔塞〕性動脈硬化症 [arteriosclerosis

obliterans]　動脈硬化が進行して動脈が閉塞し，血流が悪くなり，しびれや下腿に痛みなどの症状をもたらす疾患。下腿の動脈で起こりやすく，合併症は虚血性心疾患や脳血管疾患など。脂質異常症，高血圧，喫煙，糖尿病などが病因となる。

ベイリーフ　[bay leaf]　＝月桂樹

ベーキング　[baking]　パン，ケーキ，クッキー，パイ等を焼く（焼成する）こと。ひと焼き量を指す場合もある。

ベーキングパウダー　[baking powder]　化学的膨化剤の一つ。ふくらし粉ともいう。重曹に数種の酸性剤（酒石酸，リン酸一水素カルシウム，ミョウバン等）と緩衝剤のデンプン類を加えたもので，加熱すると中和反応によって二酸化炭素を生成するので，ドーナッツ　ホットケーキ，まんじゅうの膨化に役立つ。

ヘーク　[hake]　タラ目メルルーサ科の海産魚。深海魚のメルルーサ類をいう。アフリカ，南アメリカ，ニュージーランド等の沿岸，水深200〜400 mの大陸棚斜面に生息する。白身魚として加工食品に用いられる。

ベークライト　[bakelite]　＝フェノール・ホルムアルデヒド樹脂

ベーコン　[bacon]　豚ばら肉を原料とし，塩漬・くん煙した食肉製品。今日では，ロース肉を用いたロースベーコン，肩肉を用いたショルダーベーコン等もみられる。塩漬は，従来は乾塩法が主流であったが，近年では大量生産に適した湿塩法や促進法が主流となっている。

ページェット病　[Paget's disease]　皮膚癌の一つで，表皮内癌に分類される。パジェット病ともいう。痒みを伴った赤斑が生じる。脇の下や外陰部などの性器のアポクリン腺から発生するといわれている。乳房に生じる例も多くみられる。

ベージュ細胞　[beige cell]　ブライト細胞（brite cell）ともよぶ。熱産生に特化した褐色脂肪細胞は，小動物や乳児では体表面積が大きく体温を失いやすいので，体温維持に大変重要な役割を担う。ミトコンドリア内膜に存在する脱共役タンパク質1（UCP-1）が，その熱産生に必須の機能を担う。近年，ヒト成人においてもUCP-1陽性の褐色脂肪細胞が存在することが明らかとなり，肥満・エネルギー代謝における生理的意義が立証されている。乳児の肩甲骨付近の褐色脂肪細胞は，胎児期に骨格筋細胞と共通のMyf5陽性筋前駆細胞から発生し，古典的（classical）褐色脂肪細胞とよばれる。一方，ヒト成人の白色脂肪組織（体脂肪）内にもUCP-1陽性細胞が散在しているが，白色脂肪細胞またはその前駆細胞が褐色化（browning）したものであると考えられており，白色と褐色の中間色であることから，ベージュ（極めて薄い茶色）細胞もしくはブライト（brown-in-white）細胞とよばれて

いる。ベージュ細胞の退縮の防止や再生が新しい肥満症治療の鍵として期待されている。

ペースト　[paste]　(1)すり潰して練った状態の食品。バター，調味料，香辛料等を加えることもある。レバーペースト，トマトペースト，マロンペースト，ゴマペースト等がある。(2)小麦粉に油脂，砂糖，水分を加えてこねた菓子の生地。硬さはバターとドウの中間である。シュー生地，ババロア生地，プディング生地，クレープ生地等がある。

βエラー　[β error]　＝第2種の過誤

β構造　[β structure]　タンパク質の二次構造でのシート状の構造のこと。βシートともいう。ジグザグの立体構造をもつポリペプチド鎖が平行または逆平行に並んでいる。→高次構造

5βコレスタン-3βオール　[5β-cholestan-3β-ol]　＝コプロスタノール

β-コングリシニン　[β-conglycinin]　大豆タンパク質の主要成分の一つで，糖タンパク質。三量体（150〜200 kDa）であり，主要な構成サブユニットはα′，α，βである。植物性タンパク質としてはリシンを多く含むが，含硫アミノ酸は少ない。脱脂大豆粉抽出液をpH 6.4にしてグリシニンを先に沈殿させた後，上清をpH 4.8にするとβ-コングリシニンを多く含む沈殿として得ることができる。気液界面で界面変性しやすいので，起泡性に富む。

β細胞　[β cell]　(1)膵臓のランゲルハンス島に存在する分泌細胞の大部分（約70％）を占めるもので，インスリンを分泌する。B細胞ともいう。(2)脳下垂体前葉細胞の一種で塩基性色素に染まる。性腺刺激ホルモン，副腎皮質刺激ホルモン，甲状腺刺激ホルモンの各分泌細胞を含む。

β酸化　[β-oxidation]　脂肪酸から変換されたアシルCoAがβ位炭素で切断される。ミトコンドリアマトリックスにおいてアシルCoAはアシルCoAデヒドロゲナーゼによる脱水素，続いてエノイルCoAヒドラターゼによる水付加，3-ヒドロキシアシルCoAデヒドロゲナーゼによる酸化，3-ケトアシルCoAチオラーゼによるチオール開裂の4段階の反応を経て，アセチルCoAと元のアシルCoAより炭素数が2個少ないアシルCoAとなる。産生されたアセチルCoAはクエン酸回路へ入り，ATPを得る。心臓や骨格筋におけるβ酸化は主なエネルギー源を提供する。一方，肝臓におけるβ酸化はアセチルCoAからつくられるケトン体を他臓器に供給するという異なった役割ももっている。哺乳類ではβ酸化はペルオキシソームでも生じる。ペルオキシソームでのβ酸化は超長鎖脂肪酸や分枝脂肪酸などを分解する。通常の脂肪酸の多くはミトコンドリアでのβ酸化により分解される。

βシート　[β sheet]　＝β構造

β遮断薬　[β-blocker]　高血圧治療薬の一

つで，アドレナリンβ受容体の遮断薬。交感神経活性抑制，心拍出量低下，レニン放出低下，中枢性交感神経活動の抑制作用などにより降圧する。β_1受容体非選択性と選択性に大別される。β_1非選択性遮断薬の代表はプロプラノロールである。β_1選択性遮断薬はβ_2やβ_3受容体への影響が少なく，呼吸器疾患，糖代謝，脂質代謝への影響が少ない。

β受容体 ［β-receptor］　アドレナリンβ受容体。β_1，β_2，β_3に分類される。β_1受容体は心筋と消化管平滑筋に分布し，その刺激は心拍出量増大，腎臓レニン放出を促す。β_2受容体は気管支や血管平滑筋に分布し緊張を司る。β_3受容体は脂肪細胞に分布し，脂肪分解を司る。→アドレナリン受容体

β_2-ミクログロブリン ［β_2-microglobulin］　HLAクラスⅠ抗原のL鎖としてH鎖とヘテロ二量体を形成している。分子量11,800のタンパク質。HLAクラスⅠ抗原は赤血球を除く有核細胞表面に存在し，免疫応答に重要な役割を果たしている。

β-ラクトグロブリン ［β-lactoglobulin］　乳清タンパク質の主要成分。ウシの場合，乳清タンパク質の約50％を占めるが，ヒトの乳には含まれない。分子内S-S結合に加え，1個のメルカプト基を有する。中性pHでは通常二量体で存在し，その分子量は約35,000。1分子当たり1個のレチノールを結合する。牛乳アレルゲンの一つである。

ペーパークロマトグラフィー ［paper chromatography, PC］　濾紙を用いる一種の分配クロマトグラフィー。濾紙クロマトグラフィーともいう。濾紙の下端にサンプルをスポットし，溶媒を用いて展開，発色試薬を噴霧する等してスポットを発現させる。分離したスポットは切り抜いて抽出することが可能。展開方法によって上昇法，下降法，二次元展開，多重展開がある。

ヘーリング管 ［Hering canal］　＝細胆管

壁細胞 ［parietal cell］　胃腺の中間層に散在し，塩酸と内因子を分泌する細胞。旁細胞ともいう。粘液腺細胞，主細胞，内分泌細胞とともに胃腺を構成する。豊富なミトコンドリアから供給されるATPによってH$^+$とCl$^-$が細胞内分泌細管を通じて放出される。萎縮性胃炎では壁細胞が減少する。

9-ヘキサデセン酸 ［9-hexadecenoic acid］　＝パルミトレイン酸

ヘキサナール ［hexanal］　$C_6H_{12}O$，$CH_3(CH_2)_4$-CHO，分子量100.16。特有のにおいを有する揮発性液体で，野菜や果実の香気成分の一つ。カプロンアルデヒド，ヘキシルアルデヒドともいう。エタノールやエーテル等の有機溶媒に易溶，水に難溶。古米臭や大豆加工食品の青臭さの原因物質であり，リノール酸等の不飽和脂肪酸の酸化・分解により生成する。希薄状態で酸味果実臭を呈し，飲料や乳製品の香料として広く用いられる。

ヘキサメタリン酸 ［hexamethaphosphate］　リン酸の重合体でナトリウム塩，カリウム塩は食品添加物。金属イオンの封鎖作用，保水性，緩衝作用があり，結着剤，変色防止剤，湿度調整剤として，魚肉練り製品，食肉加工品等に使用される。

ヘキサン酸 ［hexanoic acid］　$C_6H_{12}O_2$，$CH_3(CH_2)_4COOH$，分子量116.16。中鎖脂肪酸。カプロン酸ともいう。ヤギ様の臭気をもつので，ラテン語のcaper（雄やぎ）にちなんで付けられた。バターやクリームなどに含まれている。ヒトでは腸内細菌により産生される。イチョウの果肉の臭気は，低級脂肪酸由来であり，その一つにヘキサン酸がある。ヘキサン酸エチルなどのエステルは日本酒の香りの成分の一つである。

ヘキシルアルデヒド ［hxylaldehyde］　＝ヘキサナール

ヘキスロン酸 ［hexuronic acid］　炭素6原子を含むウロン酸の総称。グルコース，ガラクトース，マンノース，イドースに対応するグルクロン酸，ガラクツロン酸，マンヌロン酸，イズロン酸など。

ヘキセナール ［hexenal］　$C_6H_{10}O$，分子量98.14。一般に，trans-2-ヘキセナールまたはcis-3-ヘキセナールを指す。ヘキセニルアルデヒド，青葉アルデヒドともいう。特有のにおいを有する揮発性液体で，野菜や新緑の香りの主要成分の一つである。香料として広く用いられる。

ヘキセノール ［hexenol］　＝青葉アルコール

ヘキソース ［hexose］　炭素数6個から構成される単糖類の総称。六炭糖ともいう。ホルミル基（アルデヒド基）をもつアルドヘキソースとケト基をもつケトヘキソースに大別される。代表的なものにそれぞれグルコース，フルクトース等がある。

ヘキソース-リン酸経路 ［hexose monophosphate shunt］　＝ペントースリン酸回路

ヘキソースリン酸 ［hexose phosphate］　ヘキソースにリン酸がエステル結合したものの総称。ヘキソースの種類やリン酸の結合位置により多種が存在する。

ヘキソキナーゼ ［hexokinase］　肝臓以外の組織の細胞に存在し，D-グルコースのほかに，D-マンノース，D-フルクトースなどのヘキソースをリン酸化する酵素。ATP，生成物のグルコース6-リン酸はヘキソキナーゼ活性を阻害する。肝臓にはグルコースに対してヘキソキナーゼより高いK_m値のグルコキナーゼが存在し，血糖値を調節している。

ヘキソサミン ［hexosamine］　ヘキソース（六炭糖）のヒドロキシ基がアミノ基で置換されたアミノ糖の総称。自然界には主としてD-グルコサミン，D-ガラクトサミン等が存在する。

ヘキソサン ［hexosan］　ヘキソース（六炭糖）が重合した多糖類の総称。一般式$(C_6H_{10}O_5)_n$

で表され，グルコサン，マンナン等が含まれる。

ヘキソシミン [hexosimine] 　ヘキソース（六炭糖）にアンモニアを作用させて得られる誘導体。グルコシミン，マンノシミン等が含まれる。

ベクター [vector] 　＝媒介 DNA

ペクターゼ [pectase] 　ペクチン分解酵素。ペクチンのメチルエステルを加水分解するペクチンメチルエステラーゼ，ポリガラクツロン酸のα1→4結合を加水分解するポリガラクツロナーゼ，ポリガラクツロン酸のグリコシド結合をβ脱離により分解するペクチンリアーゼ，水不溶性のプロトペクチンを可溶化するプロトペクチナーゼ等を含む。→ペクチンメチルエステラーゼ，ペクチンリアーゼ，プロトペクチナーゼ

ペクチナーゼ [pectinase] 　ポリガラクツロン酸のα1→4結合を加水分解するポリガラクツロナーゼ。広義にはペクチン分解酵素（ペクターゼ）と同じ意味で使う場合もある。透明果汁の製造に用いられる。→ポリガラクツロン酸

ペクチニン酸 [pectinic acid] 　ペクチン質の一種で，メトキシ基をある程度含むポリガラクツロン酸。適当な条件下，糖と酸の存在下でゲルを形成する。→ペクチン，ポリガラクツロン酸

ペクチン [pectin] 　果実や野菜中などの植物由来の酸性多糖類。D-ガラクトピラノシルウロン酸がα1→4グリコシド結合した直鎖状のポリマー（ポリガラクツロン酸）を基本とし，ウロン酸が一部メチルエステル化（メトキシル化）している。この基本鎖にラムノース等が含まれ，さらに側鎖にアラビノースやキシロース等が結合している。主成分がペクチニン酸（一部メチルエステル化したポリガラクツロン酸）になる。細胞間の接着機能を果たしている。水溶性で適当な条件で糖及び酸の存在下ゲルを形成する。この性質を利用してジャムが作られる。→ペクチニン酸

ペクチンエステラーゼ [pectinesterase] 　＝ペクチンメチルエステラーゼ

ペクチンエリミナーゼ [pectineliminase] 　＝ペクチンリアーゼ

ペクチン酸 [pectic acid] 　メトキシ基を全く含まないペクチン質。ポリガラクツロン酸。→ペクチン，ペクチニン酸

ペクチンゼリー [pectin jelly] 　ペクチンのゼリー。高メトキシル化したペクチンの水溶液（0.5〜0.8％程度）に酸（pH 3.5 以下にする）と糖（65％程度）を加えるとゲル（ゼリー）が形成される。これは負に帯電したペクチンコロイドが酸により電気的に中性になり凝析し，また糖が脱水剤として働くために起こると考えられる。→ゼリー，ペクチン

ペクチンメチルエステラーゼ [pectin methyl-esterase, PME] 　ペクチンのメチルエステル基を加水分解し，ペクチン酸とメタノールにする酵素。ペクチンエステラーゼともいう。→ペクチン，ペクチン酸

ペクチンリアーゼ [pectin lyase] 　ペクチンを分解する酵素。ペクチンエリミナーゼともいう。α(1→4)-D-ガラクツロン酸ポリマーもしくはそのメチルエステル体（ペクチン酸）を分解し，非還元末端に4-デオキシ-α-D-ガラクト4-エンウロノシル基を有するガラクツロン酸オリゴマーもしくはそのメチルエステル体を生じる。果汁の清澄化に用いられる。→ペクチン，ペクチン酸，ペクチナーゼ

ベクレル [becquerel] 　放射性核種の放射能の強さを表す単位。記号 Bq。SI 組立単位の一つ。1秒間に原子核が崩壊する数で表され，$1\ \mathrm{Bq} = 1\ \mathrm{s}^{-1}$ と定義される。放射能の強さには，かつてはキュリー（記号 Ci）という単位が用いられていた。$1\ \mathrm{Ci} = 3.7 \times 10^{10}\ \mathrm{Bq}$ となる。ベクレルという名称は，ウランの放射能を発見した物理学者 Henri Becquerel（フランス）にちなむ。

ベジタリアン [vegetarian] 　＝菜食主義の，菜食主義者 →菜食主義

ベシャメルソース [béchamel(仏)] 　フランスの Lois de Béchamel 侯爵の名前からつけられた。小麦粉を同量のバターで炒め，120℃ 近くに加熱した白色ルーを牛乳で溶きのばしたもの。あるいはこれにフォンブランを加えたもの。ホワイトソースともいう。

ペスト [pest] 　ペスト菌（*Yersinia pestis*）の感染によって起こる致命率の高い急性細菌感染症の一つ。一類感染症に指定されている。本来はネズミの病気だが，ノミを介して人間に伝染する。敗血症を起こすと皮膚が紫黒色を呈するため黒死病ともよばれ，中世ヨーロッパで大流行した。日本では，明治・大正時代に数回の流行をみた。

ペストリー [pastry；pâtisserie(仏)] 　パティシエを意味する，古いフランス語から派生した菓子の一種。小麦粉，卵，乳製品，砂糖，油脂などを主材料としオーブンで焼き上げた菓子。ケーキ，ビスケット，パイ等。

ヘスペリジナーゼ [hesperidinase] 　柑橘類の果皮や袋に含まれるヘスペリジンを水溶性のヘスペレチンに分解する酵素。新鮮なミカン果汁にヘスペリジナーゼを作用させると白濁を防ぐことができる。

ヘスペリジン [hesperidin] 　温州ミカンやはっさく，ダイダイなど柑橘類の果皮及び薄皮に多く含まれるポリフェノールの一種でフラバノン配糖体。糖鎖が取れたアグリコンはヘスペレチン（hesperetin）である。糖鎖部分はβ-ルチノース（6-O-α-L-ラムノシル-D-β-グルコース）である。ラットやマウスでコレステロール，血圧の低下，大

ヘスペレチン [hesperetin]　$C_{16}H_{14}O_6$. 分子量302.28。レモン等の *Citrus* 属（ミカン科）植物の果皮に含まれるフラバノン配糖体ヘスペリジンのアグリコン。ヘスペリジンを，弱酸性水溶液で加水分解後，水不溶物より分離することにより得られる。また，糸状菌（*Aspergillus, Penicillium* decumbens）より産生されるヘスペリジナーゼで加水分解することによっても得られる。酸化防止剤（食品添加物）として認可されている。→ポリフェノール

ベタイン [betaine]　分子内に第四アンモニウムとカルボン酸等の酸基をもつ塩の総称。イカ，タコ等の軟体動物やエビ等の甲殻類のうま味成分であるグリシンベタイン，イカ筋肉や魚類に含まれるカルニチン等がその代表である。

ベタニン [betanin]　ベタシアニン系の色素。ベタニジン（betanidin）をアグリコンとする配糖体。発色団は窒素を含み，主に赤〜赤紫色を示す。赤ビート（赤サトウダイコン）の根に含まれる色素の主成分である。

ベック病 [Boeck disease] ＝サルコイドーシス

ベック類肉腫 [Boeck sarcoid] ＝サルコイドーシス

ペット [PET] ＝ポジトロン放射断層撮影［法］

ペット [PET] ＝ポリエチレンテレフタラート

ヘッドスペース分析 [headspace analysis]　試料の揮発性成分の組成を分析する方法の一つ。ガスクロマトグラフィーにおける試料前処理法。難揮発性成分や多量の水分が共存する食品などの香気成分の分析に有効。スタティック法（平衡ヘッドスペース法）とダイナミック法（パージアンドトラップ法）がある。スタティック法は，密閉容器中で試料と気相の間で分配平衡を達成した後，気相を分析する。ダイナミック法は，不活性気体を試料に導入，揮発性成分を排出，TenaxGC等の多孔質ポリマーに吸着させた後，加熱脱着し，分析する。

ヘッドチーズ [head cheese]　塩漬けし，煮たブタの舌，心臓，肝臓，胃壁等を，ブタ皮，ブタ鼻，ブタ耳，ブタ唇などから得たゼラチンで固めた製品。クックドソーセージの一種。

ペットボトル [PET bottle]　ポリエチレンテレフタラート（polyethylene telephthalate, PET）製のプラスチック容器。飲料用容器に多用。ガラスびんや缶などに置き換えられてきた。

ペットボトル症候群 [PET-bottle syndrome]　糖質を多量に含む清涼飲料水の習慣的な多飲により高血糖とケトーシスを来す症候群。糖毒性によって生じるインスリン作用の低下と膵臓β細胞からのインスリン分泌の低下がその病態とされる。2型糖尿病患者の中でも青年期の肥満男性に好発する。

ヘテローシス [heterosis] ＝雑種強勢

ヘテロオリゴ糖 [heterooligosaccharide]　2種以上の単糖から構成されるオリゴ糖の総称。グルコースとフルクトースから成るスクロース，パラチノース，フラクトオリゴ糖，ガラクトースとグルコースからのラクトース，ダイズに含まれている三糖のラフィノース，四糖のスタキオースが代表的。その他の機能性オリゴ糖にも多い。

ヘテロ原子 [heteroatom] ＝複素環式化合物

ヘテログリカン [heteroglycan] ＝複合多糖類

ヘテロサイクリックアミン [heterocyclic amine, HCA]　複素環をもつアミンの総称。食品の加工や調理等の加熱過程で生成する。HCAは，①アミノ酸単独，②複数の食品成分あるいは生体成分の組合せ，③食品素材あるいは食品そのもののいずれかを加熱すると生成する。例えば，Trp-P-1やGlu-P-1等がアミノ酸単独の加熱過程で生成するのに対し，MeIQx等はグルコースとアミノ酸のメイラード反応で生成するピラジン類にクレアチンやグリシンが付加して生成すると考えられている。微生物を用いた変異原試験や動物を用いた発がん試験により，物質によっては強い変異原性や発がん性を示すことが報告されている。

ヘテロ多糖類 [heteropolysaccharide] ＝複合多糖類

ベニエー・ベック・シャウマン病 [Besnier-Boeck-Schaumann disease] ＝サルコイドーシス

紅麹色素 [monascus color]　子嚢(しのう)菌類のベニコウジカビ（*Monascus pilosus*）菌体を含水アルコールで抽出して得られる紅色色素。モナスカス色素ともいう。主色素は，赤色のモナスコルブリン，黄色のアンカフラビン，紫色の含窒素化合物モナスコプラミンである。ベニコウジは伝統的に紅酒，紅豆腐の着色に用いられてきた。食品添加物として，ハム，ソーセージ，魚肉練製品，水産加工品，菓子，冷菓等の着色に利用されている。

ペニシラミン [penicillamine]　$C_5H_{11}NO_2S$，$(CH_3)_2C(SH)CH(NH_2)COOH$，分子量149.21。ペニシリンの水解によって生じる化学物質。銅，水銀，亜鉛，鉛に対して複素環化合物を形成するキレート作用をもつ。

ペニシリウム [*Penicillium*] ＝アオカビ

ペニシリン [penicillin]　β-ラクタム系の抗生物質。真正細菌の細胞壁の主要成分であるペプチドグリカンを合成する酵素（ペプチドグリカン合成酵素，ペニシリン結合タンパク質）と結合し，その活性を阻害する。この結果ペニシリンが作用した細菌はペプチドグリカンが作れなくなり，その分裂に伴って細胞壁は薄くなり，増殖が抑制される。

ベニバナ色素 [safflower color]　キク科のベニバナ（Carthamus tinctorius）の花弁から得られる赤または黄色の色素。サフラワーともいう。口紅，飲料，冷菓子，麺の着色に利用されている。赤色色素はカルタミン，黄色色素はサフロミンでともにカルコン骨格を有する。カルタミンは水，アルコールにわずかに溶け，油には不溶。耐光性であるが，熱水で分解する。サフロミンはpH2～7でほとんど色調変化がない。水，プロピレングリコールに可溶で，油脂には不溶。耐光性であるが熱には弱い。

ベニバナ油 [safflower oil]　ベニバナの種子（含油率38～40％）から採油される液体油。サフラワー油ともいう。70％を超えるリノール酸含量があり，工業的な利用が多いが，近年品種改良によりハイオレイックサフラワー油が開発され食用油として市販されている。

ペパーミント [peppermint]　ヨーロッパ原産のMentha piperita L. に属する植物。セイヨウハッカともいう。ハッカ油の原料。主成分はl-メントール。和種ハッカとは別種。

ヘパトーマ [hepatoma]　肝細胞性肝癌のこと。→肝癌

ヘパラン硫酸 [heparansulfate]　D-グルコサミン，D-グルクロン酸，L-イズロン酸を構成糖とする多糖で，N-アセチル，N-硫酸及びO-硫酸置換体。プロテオグリカンの形で細胞膜に普遍的に存在する。

ヘパリン [heparin]　D-グルコサミン，D-グルクロン酸，L-イズロン酸を構成糖とする多糖で，N-アセチル，N-硫酸及びO-硫酸置換体。血液中のアンチトロンビンIIIによる各種の血液凝固因子を阻害する活性や毛細血管内皮細胞表面に存在するリポタンパク質リパーゼを遊離させる活性を有する。抗血液凝固薬として使用される。

ペパロニ [Pepperoni（伊）]　イタリア起源のサラミソーセージ（ドライソーセージ）。粗挽きの牛肉あるいは豚肉にペパロニ（香辛料）を添加して作られる。ピザによく使われる。

ヘビークリーム [heavy cream]　脂肪率で分類したクリームの呼称の一つ。米国では脂肪分36％以上のものを指す。主に製菓用として用いられる。→ダブルクリーム

ベビーフード [baby food]　離乳食用として市販されている食品。この食品は厚生労働省の乳幼児用食品規格検討会が作成した「ベビーフード指針」に基づいて作られている。指針には，調製時栄養組成，物性の目安が発育別期（離乳開始前，離乳初期，離乳中期，離乳後期，離乳完了期）に示されている。また，使用原材料（香辛料，食品添加物，デンプン製品の糊化度（80％以上），品質維持に必要な事項及び表示に関する事項等が示されており，ベビーフードに反映されている。→離乳食

ヘプシジン [hepcidin]　主に肝細胞から分泌される25アミノ酸から成るペプチドホルモン。生体内の鉄代謝制御の鍵分子として機能する。ヘプシジンは，血清鉄が十分に存在する条件下では細胞質から細胞外へ鉄を排出する唯一のトランスポーターであるフェロポルチンと結合し，鉄排出を抑制する。ヘプシジン遺伝子（HAMP）やヘプシジン発現を調節しているヘモジュベリン遺伝子（HFE2）に変異が起こると，鉄吸収を抑制できなくなるため，体内貯蔵鉄が増加して諸臓器の実質細胞に鉄蓄積を招き，ヘモクロマトーシスを引き起こす。ヘプシジンの発現は血清鉄レベルによって厳密に制御されており，鉄過剰では増加し，鉄欠乏では減少する。ヘプシジンの発現は，血清鉄以外にも炎症性サイトカインであるインターロイキン6刺激によっても増加する。この炎症時のヘプシジンの発現増加は，感染時に病原微生物が利用する鉄を減らす生体防御反応として機能する。→フェロポルチン

ペプシノーゲン [pepsinogen]　胃腺の主細胞によって生成され分泌される。ペプシンの前駆体であり，ペプシンによってペプシノーゲンが活性型のペプシンに変換する。この自己消化においてペプシノーゲンのN末端の44個のアミノ酸残基のペプチドが除かれる。活性化の最適pHは約2である。

ペプシン [pepsin]　分子量約34,200。最適pH約2。胃において生合成されたペプシノーゲンがペプシンに変化する。ペプシンAともいう。食事タンパク質のフェニルアラニン，チロシン，メチオニン等のアミノ酸残基のカルボキシ側のペプチド結合を加水分解する。

ペプシンA [pepsin A]　=ペプシン

ペプチジルジペプチダーゼA [peptidyl dipeptidase A]　=ジペプチジルカルボキシペプチダーゼ

ペプチゼーション [peptisation]　=解膠

ペプチダーゼ [peptidase]　ペプチド結合を加水分解する酵素の総称。一般に分子量のあまり大きくないペプチドを分解する酵素についていわれる。エンドペプチダーゼとエキソペプチダーゼとに分類される。また，ジペプチド，トリペプチドを加水分解するジペプチダーゼ等がある。

ペプチダーゼP [peptidase P]　=ジペプチジルカルボキシペプチダーゼ

ペプチドグリカン [peptidoglycan]　N-アセチルグルコサミンとN-アセチルムラミン酸がβ-1

→4グリコシド結合を繰り返した糖鎖をベースとし，その N-アセチルムラミン酸に L-アラニン，D-グルタミン酸，L-ジアミノピメリン酸（または L-リシン），D-アラニンが順次結合してペプチドグリカン鎖を形成する。さらに隣接するペプチドグリカン鎖が相互に L-ジアミノピメリン酸（または L-リシン）と D-アラニンの間で架橋されるため網目構造を形成して細菌の細胞壁となる。架橋の型式や架橋されるペプチドの割合は菌種によって異なる。グラム陽性菌の細胞壁を構成する主成分で，細菌が高い内部浸透圧を持ちながら形態を維持できるのはこの強固な細胞壁による。グラム陽性菌と比べると薄いがグラム陰性菌においても細胞膜と細胞外膜の間（ペリプラスム）に層を形成しており，多くの抗菌剤が細胞壁を主たる標的としている。一方，腸内常在菌のペプチドグリカンは正常な免疫系の発達と維持に有用な刺激となっている。

ペプチド結合　[peptide bond]　タンパク質を構成する同種あるいは異種のα-アミノ酸同士において，一方のアミノ基と他方のカルボキシ基が脱水縮合して生じた酸アミド結合（-CO-NH-）。タンパク質を構成する主要な結合様式で，酸やアルカリ，酵素などにより加水分解するとアミノ酸が得られる。

ペプチド鎖　[peptide chain]　アミノ酸のアミノ基とほかのアミノ酸のカルボキシ基とから水1分子がとれて連結したものを鎖にたとえていう。アミノ酸が2，3個結合したものをそれぞれジペプチド，トリペプチドとよぶ。

ペプチド作動性　[peptidergic]　ペプチド物質を伝達物質として活動すること。ペプチド作動性分泌神経は，中枢神経系内にありニューロンに対して活性を表す神経活性ペプチドを伝達物質として活性化する。

ペプチドヒドロラーゼ　[peptide hydrolase]　ペプチドを加水分解する酵素の古い名称。

ペプチドホルモン　[peptide hormone]　ホルモン活性を有するペプチドで，1～2本のポリペプチド鎖から成る。アミノ酸残基が3個（甲状腺刺激ホルモン放出ホルモン）から数百個のものまで，大きさはさまざまである。一本鎖の前駆体が修飾を受けて短くなってホルモンとなるもの，一本鎖の前駆体から二本鎖のホルモンが形成される例（インスリン），二本鎖が二つの遺伝子から作られるもの等がある。グルカゴン，ガストリン等が代表的。

ペプチドマップ　[peptide map]　ペプチド混合物を濾紙電気泳動やペーパークロマトグラフィーを組合せて，二次元的にペプチドを分離し，その結果を視覚的に認識できるようにした図。

ペプチド輸送　[peptide transport]　タンパク質が消化管内で小ペプチドに分解され，小腸からペプチドのまま細胞内に輸送されること。

ヘプトース　[heptose]　一般式 $C_7H_{14}O_7$ で表される炭素原子を7個有する単糖類の総称。七炭糖ともいい，その化学構造からアルドース，ケトースが知られる。不斉炭素原子を4個もつことから8個の異性体が存在可能とされている。

ペプトン　[peptone]　タンパク質を酵素や酸・アルカリで部分加水分解した時に生じるポリペプチド，オリゴペプチド及びアミノ酸の混合物。微生物培養の窒素源として用いられる。

ベヘン酸　[behenic acid]　$C_{22}H_{44}O_2$，CH_3-$(CH_2)_{20}COOH$，分子量340.59。飽和脂肪酸の一種。ドコサン酸ともいう。落花生油，菜種油などに含まれている。エステルの形で乳化剤として食品や化粧品中に含有されている。

ヘマチン　[hematin]　ヘモグロビンのヘムのうち，ポルフィリン（プロトポルフィリンⅨ）の中心部に3価鉄の結合したフェリプロトポルフィリンⅨのこと。ヘムの2価鉄が3価鉄（メトヘモグロビン）になると，酸素との結合能を失う。

ヘマトキシリン・エオシン染色　[hematoxylin-eosine staining]　ヘマトキシリンにエオシンを加えた組織の二重染色法。ヘマトキシリンにより，核，染色体，動原体系，中心体，ミトコンドリア，髄鞘等が紫藍色に発色する。さらにエオシンにより，細胞質，結合物質，細胞間物質は濃淡差のある赤色に染色される。

ヘマトクリット　[hematocrit]　全血液に占める赤血球の容積量の割合をパーセントで表したもの。ふつう，末梢血による静脈血ヘマトクリットが用いられ，遠心法などにより測定される。抗凝固血液をガラス管にとり遠心し，血球成分と血漿成分に分離した後，全量に対する赤血球層の高さを百分率で表す。年齢，性により差がある。健常成人の男性は約47.0％，女性は約42.0％である。

ヘマトポ［イ］エチン　[hematopoietin]　血球の産生を刺激して，その数を増やす液性因子の総称。代表的なものに赤芽球の細胞分裂・生成とヘモグロビン合成を刺激して，その結果赤血球数を増加する作用を示すエリスロポエチンがある。→エリスロポエチン

ヘミアセタール　[hemiacetal]　一般にアルデヒド等に含まれるカルボニル基とヒドロキシ基が反応して生成する $RCH(OH)OR'$ の一般式で表される化合物。糖類等はフィッシャー式のような鎖状構造とハース式の環状構造で表され，この環状構造がヘミアセタールであるが，通常はこれらの反応は可逆的であるため平衡状態で両構造物が存在する。

ヘミクロム　[hemichrome]　ヘム鉄が3価の状態。フェリヘモクロムともいう。ミオグロビンが酸化されてオキシミオグロビン（Fe^{2+}）となり，さらに酸化されて Fe^{2+} から Fe^{3+} になり，メトミオグロビンに変化する。これを加熱するとヘム色素の

ヘミセルロース [hemicellulose]　植物細胞壁の構成多糖類のうち，セルロースとペクチン質以外の部分で，アルカリで抽出される多糖。主鎖を構成する糖の種類によってキシラン，マンナン，ガラクタンに分けられる。

ヘム [heme]　ポルフィリンに2価鉄イオンFe^{2+}が配位結合した錯塩。主にミトコンドリア内で，サクシニルCoAとグリシンよりプロトポルフィリンの中間体が合成された後，ヘム合成酵素によりポルフィリン環に鉄が組込まれて生合成される。工業的には，ヘミンをアルカリ処理してできるヘマチンを還元して得られる。→ポルフィリン

ヘム色素 [heme pigment]　ポルフィリン骨格に2価鉄イオンFe^{2+}が配位結合したヘムを構成成分とする動物性色素。通常，ヘムはタンパク質と結合しており，代表的なヘムタンパク質はグロビンと結合したヘモグロビン（血色素）やミオグロビン（肉色素）である。→ミオグロビン

ヘムタンパク質 [heme protein]　鉄とポルフィリンの錯体であるヘムを含む色素タンパク質の一つ。タンパク質部分の構造，ヘムの種類及びこれらの結合様式によって機能が異なる。カタラーゼやシトクロムオキシダーゼ等の酸化還元酵素，シトクロムcなどの電子伝達体，ヘモグロビンやミオグロビンのような酸素運搬・貯蔵体としての機能がある。

ヘム鉄 [heme iron]　ポルフィリンに鉄が錯体として存在している時の鉄。生体内の機能鉄で赤血球のヘモグロビン，筋肉のミオグロビン，細胞内のシトクロム類，ペルオキシダーゼ等の鉄がヘム鉄である。食物中のヘム鉄はそのままの状態で吸収され，非ヘム鉄に比べて吸収性が高い。

ヘモグロビンA_{1C} [hemoglobin A_{1C}]　＝グルコヘモグロビン

ヘモクロマトーシス [hemochromatosis]　血色症ともいう。鉄代謝の異常で，摂取した鉄の吸収過剰，鉄結合タンパク質の飽和，特に肝臓，膵臓，皮膚におけるヘモジデリンの沈着を特徴とする。全身性の鉄過剰症によって臓器障害が発現する。肝硬変，糖尿病，青銅肌，末期には心不全を起こすことがある。組織への鉄の取込みに関連するHFE (human hemochromatosis protein) 遺伝子の変異による遺伝性ヘモクロマトーシスが知られている。経口的または非経口的に鉄を大量に摂取した場合や大量輸血により生じることもある。ヘモジデローシスは鉄過剰症と同義であり，主に肝臓や脾臓に鉄が過剰に蓄積するが病変を伴わない。全身性の鉄過剰症によって臓器障害の発現する病態がヘモクロマトーシスである。

ヘモシアニン [hemocyanin]　腹足類，頭足類等の軟体動物及び甲殻類，クモ形類等の節足動物の血リンパに含まれる青色の細胞外呼吸色素。血青素ともいう。

ヘモシデリン [hemosiderin]　哺乳動物の組織にある不定形の鉄貯蔵タンパク質。水に不溶性。フェリチンが一部変性したものといわれている。

ヘモシデリン沈着 [hemosiderosis]　ヘモシデリンが組織に沈着した状態のことで，一般には病的な組織構造や機能障害は伴わない。続発性ヘモシデリン沈着は鉄の経口摂取や輸血により起こるとされている。また，集中性ヘモシデリン沈着にはグッドパスチャー症候群や特発性肺ヘモデローシス等があり，予後は不良である。

ヘモペキシン [hemopexin]　血管内で壊れた赤血球から血漿中に放出されるヘムと結合し肝臓へ運ぶ輸送タンパク質。ヘムは肝臓で循環血液中から除かれ，肝実質細胞によって酵素的に分解され鉄原子を放出してビリベルジンに，さらにビリルビンへと還元される。

ペラグラ [pellagra]　＝ナイアシン欠乏病

ペラグラ阻止因子 [pellagra preventing factor]　＝抗ペラグラ因子

ベラパミル [verapamil]　フェニルアルキルアミン系カルシウム拮抗薬の一つで，高血圧や頻脈性不整脈の治療薬。心臓や血管平滑筋に分布する電位依存型L型カルシウムチャンネルを遮断する。降圧とともに脈拍数を低下させる。

ベリー [berry]　一般にはキイチゴ類，コケモモ類，スグリ類等の小果類を指す。果実は小粒で果汁が多く，色や風味が変化に富んでいる。日本ではストロベリー（草イチゴ）以外は大量に栽培されていない。キイチゴ類はいずれも野性味のある果実で，一部生食されるが，ほとんどがジャムやゼリーなどに加工される。

ベリーハム [belly ham]　塩漬した豚ばら肉をケーシング等で包装し，くん煙・湯煮して作られるハム。ロールベーコンともいう。

ベリー類色素 [berries color]　ブルーベリー，エルダーベリー，ビルベリー，クランベリー等，ベリー類から調製した色素を指す。アントシアニン系色素を多く含む。

ペリエ [Perrier(仏)]　南フランスのヴェルジェズを源泉とする発泡性のミネラルウォーターの商品名。

ヘリックス [helix]　円柱に巻きつきながら一定の方向に進んでいく形の空間曲線のこと。ら旋，弦巻（つるまき）線ともいう。

ヘリックスコイル転移 [helix-coil transition]　ポリペプチドにみられるヘリックス構造とランダムコイル構造間の構造転移。ヘリックス構造ではペプチド間の内部回転角度が固定され，規則的なら旋形

ペリラアルデヒド　[perilla aldehyde]
$C_{10}H_{14}O$，分子量150.22。シソ特有の香りの主成分。着香料として菓子，飲料，酒に用いられる。防腐作用もあり，シソの葉が刺身のつまに添えられるのは，生臭さをとり，食中毒を予防する昔からの知恵である。

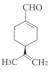

ペリリピン　[perilipin]
脂肪組織で主に発現し，脂肪細胞内の脂肪滴表面に結合しているため脂肪滴結合タンパク質ともよばれる。ペリリピン欠損マウスでは，正常なマウスよりも脂肪組織が小さく痩せていることから，脂肪滴サイズの増大に寄与するとされる。脂肪細胞内において，ホルモン感受性リパーゼの脂肪滴への作用を妨害して脂肪分解を抑制しているが，カテコールアミン刺激に応答したキナーゼによるリン酸化を受けると逆にリパーゼの作用を促進する。また脂肪滴のトリアシルグリセロールに対して強く作用する脂肪細胞特異的トリグリセリドリパーゼの活性化機構に，パートナータンパク質（CGI-58）の作用を介して影響を及ぼすことが知られている。→ホルモン感受性リパーゼ，脂肪細胞特異的トリグリセリドリパーゼ

ペルオキシソーム　[peroxisome]
真核細胞に存在する過酸化水素の産生や利用に関する酵素を含む細胞内小器官。微小体，マイクロボディー，ミクロボディーともいう。直径0.3～1.5μmの球形または卵形の顆粒状を呈しD-アミノ酸，尿酸，種々の2-ヒドロキシ酸を酸化する酵素を含み分子状酸素を使い過酸化水素が生成し，それを水と酸素に触媒するカタラーゼも存在する。ペルオキシソームには，脂質代謝，特に長鎖脂肪酸を酸化する酵素が含まれ，過酸化水素の産生と利用の両方に関与する酵素が共存し細胞は過酸化物の毒性から自らを保護している。

ペルオキシソーム増殖剤応答性受容体
[peroxisome proliferator-activated receptor, PPAR]
ペルオキシソーム増殖剤活性化受容体ともいう。リガンド依存性の転写因子である核内受容体スーパーファミリーに属し，α，γ，δ（β）の三つのサブタイプが報告されている。いずれのサブタイプもレチノイン酸X受容体（RXR）と二量体を形成して標的遺伝子のペルオキシソーム増殖剤応答配列（PPRE，AGGTCAの基本配列が二つ繰返し）に結合する。細胞の分化や細胞内代謝に関与する転写因子群である。PPARはピーピーエーアールまたはピーパーとよむ。PPARαは肝臓や褐色脂肪組織，小腸，心臓，腎臓で強く発現し，主に脂質代謝を調節する。PPARγは脂肪細胞分化に必須の転写因子で，脂肪合成に働く。PPARδはPPARβのマウスのホモログであり，骨格筋，肝臓，心臓，肺，脳など多くの組織で発現しており，脂肪酸代謝，ミトコンドリアの増加などにかかわっている。PPARαのアゴニストとなるフィブラート系薬剤は脂質異常症を改善し，またPPARγのアゴニストとなるチアゾリジン系薬剤はインスリン抵抗性を改善する。

ペルオキシダーゼ　[peroxidase]
微生物から高等生物に至るまで広く分布するヘム酵素。過酸化水素の分解，除去による無毒化とともに，さまざまな物質の酸化反応を触媒する。この酵素の反応を利用して種々の生体物質の検出や定量等に用いられている。

ペルオキシナイトライト　[peroxynitrite]
$ONOO^-$ペルオキシ亜硝酸イオンともいう。一酸化窒素（NO）とスーパーオキシドアニオン（$O_2^{·-}$）との反応で生成する活性酸素種である（活性窒素種でもある）。この反応は自発的に進行し，その速度はスーパーオキシドの消去反応速度よりも速いため，生体内で起こりやすい。ペルオキシナイトライトは直ちにプロトン化してONOOH（ペルオキシ亜硝酸）になる。ヒドロキシラジカルに匹敵する強力な酸化作用をもつため，タンパク質，脂質や核酸など生体成分を酸化する。タンパク質チロシン残基のニトロ化反応はペルオキシナイトライトに由来するが，本反応によりチロシン残基のリン酸化が阻害されると，正常な細胞内情報伝達が障害される。内皮細胞由来血管拡張等の生理活性を有する一酸化窒素をペルオキシナイトライト産生により損失することが，スーパーオキシドの生体障害機構の一つとして考えられている。強力なペルオキシナイトライト捕捉能のある物質として，血液中に存在する尿酸が知られている。

ペルオキシラジカル　[peroxy radical]
一般式ROO・を有するラジカル体の総称。Rは一般にアルキル基を指す。油脂の変敗，染料の退色，高分子化合物の劣化に関与する。油脂の酸化反応においては，不飽和脂肪酸（RH）から水素原子が引き抜かれた不飽和脂肪酸ラジカル（R・）と酸素の反応により生成する。ROO・は別のRHから水素原子を引き抜きR・とし，自身はヒドロペルオキシド（ROOH）となる。R・は酸素分子と反応しROO・となるため，RHは連鎖的にROOHとなる。この反応は自動的に進行し，油脂の酸化劣化を引き起こす。→変敗油脂，→ヒドロペルオキシラジカル

ベルガモット　[bergamot]
ミカン科の植物（*Citrus bergamia* Risso et Poit.）もしくはそれら作られる香料。ビターオレンジ，レモン，ライムの交雑から生まれたとされる。白い花をつけ，果実はオレンジ大で果頂が尖る。果肉は利用されず，香りの良い果皮から圧搾法によりベルガモット油が製造される。イタリア南部が主産地。

ベルガモット油 [bergamot oil] ベルガモットの果皮油。未熟果実を数日間置いて乾燥させた後，機械で圧搾する。油は緑色を帯び柑橘系の爽快な香りをもつ。主成分は酢酸リナリルで，40％前後を占める。その他，25％前後のリナロールとテルペン系炭化水素が含まれる。オーデコロンや石けんの香料として，またアールグレイ紅茶の付香に使われる。

ヘルシーメニュー [healthy menu] 生活習慣病を予防するために，健康や栄養素に配慮したメニューや製品。低エネルギー，低脂肪，低塩分など過剰栄養素を控えるものや，カルシウムや食物繊維など日常の食生活で不足しがちな栄養素を添加したものがある。また，商品だけではなく，それらの栄養量についてもわかりやすく表示することが求められる。「健康日本21」（第二次）では，食品中の食塩や脂肪の低減に取り組む食品企業登録数，飲食店登録数の増加を目標としている。

ヘルシンキ宣言 [Helsinki oath] 1964年，世界医師会が人を対象とする医学研究にかかわる医師，その他の関係者に対する指針を示す倫理的原則として発展させてきた宣言。被験者の生命，健康，プライバシー，人権及び尊厳を守ることをはじめとして，多数の原則が示されている。人を対象とする調査研究や動物を扱う研究において，栄養士も遵守しなければならない原則を示している。

ベルトラン法 [Bertrand method] 還元糖の定量法。試料に酒石酸ナトリウムカリウム，水酸化ナトリウムを含む硫酸銅液（フェーリング溶液）を加えて煮沸反応させ，フェーリング溶液中の Cu^{2+} のうち還元糖によって，Cu^+ に還元された銅の量を測定し糖量を得る。

ヘルニア [hernia] 体内の臓器や組織が逸脱した状態。腹部の内臓に多くみられ，例えば腹壁ヘルニアは，腹壁に生じた裂け目から腹部の内臓が腹膜に包まれたまま腹腔外に脱出するものである。その他，鼠径ヘルニア，臍ヘルニアや椎間板ヘルニア等がある。

ベルヌーイの法則 [Bernoulli's law] Bernoulli DI（スイス）による定常流の流体に対する定理。血圧を測定する目的は血管の側面にかかる圧力（側圧）を知ることである。ベルヌーイの法則は，管内全圧力＝側圧＋動圧（血液が流れることによって生じる圧力）＋静水圧であることを明らかにしている。この法則により，血圧測定部位を心臓と同じ高さに維持して全血圧を測定する時，この全血圧は側圧とほぼ等しいことが証明されている。

ペルノー [pernod] ＝アブサン

ヘルパーＴ細胞 [helper T cell] CD4陽性T細胞に属し，細胞性免疫，液性免疫を補助する。MHCクラスⅡ分子を表出する樹状細胞，マクロファージ，Ｂ細胞などから抗原提示を受け，インターロイキン（IL）-2，インターフェロンγを分泌して細胞性免疫を亢進させる T_h1 細胞と，IL-4,5,6を分泌して液性免疫（抗体産生）を亢進させる T_h2 細胞がある。

ヘルペス状皮膚炎 [dermatitis herpetiformis] 小水疱が集まった急性炎症性皮膚疾患。妊娠性疱疹，疱疹状膿痂疹，疱疹状皮膚炎，単純疱疹，帯状疱疹等の水疱性病変を作る疾患が含まれる。

ベル麻痺〔ひ〕 [Bell palsy] ＝顔面神経麻痺〔ひ〕

ベルモット [vermouth] 白ワインに各種の香草の風味を付けたフレーバードワイン。通常，ブランデーや糖類も加えられる。日本では甘味果実酒に分類される。主にイタリアとフランスで生産され，イタリア産は濃色甘口，フランス産は淡色辛口。アルコール分は14〜20％。ニガヨモギ，ビターオレンジの皮，肉桂，丁字，コリアンダーなど20〜40種類の香草が使用される。食前酒として飲まれるほか，カクテルにも使われる。→ワイン，甘味果実酒

ペレット [pellet] ＝固形飼料

ペローシス [perosis] アキレス腱が脛足根関節より内側に外れることで，両脚が外側に広がる。腱はずれともいう。マンガン，ピリドキシン，パントテン酸，ビオチン，コリン等の欠乏が原因。特にマンガンの摂取不足のほかに，カルシウムとリンの摂取過剰が大きな原因とされている。これは腸管内における沈降リン酸カルシウムによるマンガン吸着のためとされている。

ベロ毒素 [vero toxin] 腸管出血性大腸菌の代表的な病原因子である。その名称はベロ細胞に細胞障害性を示す毒素として発見されたことによるが，赤痢菌の毒素として古くから知られていた志賀毒素とほぼ同一であることが判明した。現在では赤痢菌の志賀毒素とアミノ酸配列の相同性が高い志賀毒素１型と，相同性の低い志賀毒素２型に大別され，それぞれが複数のサブタイプを有する。毒素活性のあるＡサブユニット一つと受容体に結合する５つのＢサブユニットから成るA1B5型の毒素で，細胞質に入りこんだＡサブユニットが28S rRNAの特定のアデニンを引き抜く。その結果，tRNAが60Sリボソームに結合できなくなりタンパク質合成が阻害されて細胞は障害される。志賀毒素１型は菌体内に蓄積しがちで分泌されにくく，菌体外に出やすく毒性の強い２型の方が重症化に関連するとされている。→腸管出血性大腸菌，病原性大腸菌

変異 [mutation] 変異には遺伝的変異（突然変異）と非遺伝的変異（環境変異）が含まれる。遺伝的変異は遺伝子型の違いや遺伝子相互の干渉などが主要因であり，表現型変異に占める割合を遺伝率で表す。現在，生物の形質発現を規定する内部要因は遺伝子とされることから，遺伝子型の差異に基づ

変異原性 [mutagenicity] DNAに突然変異を引き起こす性質。検索する手段として細菌、培養細胞、実験動物を用いる方法があるが、細菌を用いるエイムス検定が広く用いられている。

変異性クロイツフェルト・ヤコブ病 [variant Creutzfeldt-Jakob disease, vCJD] 若年者に発症が多いクロイツフェルト・ヤコブ病（CJD）と似た病気。精神異常、行動異常がみられ、発症してから死亡するまでゆっくり進行（平均期間18か月ほど）する。→クロイツフェルト・ヤコブ病

偏回帰係数 [partial regression coefficient] 重回帰モデルの説明変数の係数を指す。この大きさは説明変数のサイズを反映するので目的変数への寄与の程度を示すものではない。標準偏回帰係数が説明変数の目的変数への寄与の程度を示す。ただし説明変数間に相関のある場合はこの限りでない。

変形 [deformation] 固体に力が加えられたとき生じる形の変化。歪ともいう。ずり変形、伸張（圧縮）変形、体積変形（膨張、収縮）、ねじり変形、曲げ変形などがある。

偏食 [deviated food habit; unbalanced diet] 食べ物の好き嫌いが激しいために、特定の食品に偏った食生活を送ること。特定の栄養素の不足や過剰を来す恐れがある。

ベンズアミダーゼ [benzamidase] ＝アミノアシラーゼ

変数選択 [variable selection] 重回帰分析などで有意な説明変数を探させること。説明変数を一つずつ増加させ検討する変数増加法、順次減少させる変数減少法、また変数増減法や変数減増法などがある。

変性 [denaturation] (1)温度や薬剤処理によりタンパク質や核酸の性質が変化すること。例えば、DNAは生体内では二重ら旋構造をもつが、高温や尿素処理などにより一本鎖状態に変性する。タンパク質も加熱・凍結・撹拌・薬剤などの処理により高次構造が変化する。食品加工ではタンパク質の変性を利用したものも多い。(2)工業用アルコールに飲食に適さないものを混入させ飲用できなくすること。

ベンゼンヘキサクロリド [benzene hexachloride, BHC] $C_6H_6Cl_6$、分子量290.83。1,2,3,4,5,6-ヘキサクロロシクロヘキサン。有機塩素系殺虫剤の一つ。α-、β-、γ-など7種の異性体がある。日本で農薬として使われたものはこれら異性体の混合物。1971（昭和46）年、登録失効。2001（平成13）年「残留性有機汚染物質に関するストックホルム条約（POPs条約）」が採択され、環境中で分解されにくく、生物体内に蓄積しやすく、地球規模で長距離移動する12物質の一つに登録されている。

N-ベンゾイルグリシン [N-benzoylglycine] ＝馬尿酸

偏相関係数 [partial correlation coefficient] 三つ以上の要因が相互に関連している場合のほかの要因の影響を除去して2要因のみの関係を見た相関係数。

ベンゾピレン [benzopyrene] $C_{20}H_{12}$、分子量252.32。多環芳香族炭化水素の一つ。コールタール、石油中に含まれ、強い発がん作用を有する。都市や工業地帯の粉塵中に発見され、肺癌との関連で注目されている。自動車の排ガス、化学工業の排出物、たばこ等に他の多環芳香族炭化水素の一つとして低い比率で含まれている。燃料などの燃焼によっても非意図的に生成する。

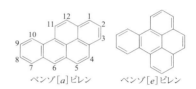

ベンゾ[a]ピレン　　ベンゾ[e]ピレン

1,2-ベンゾフェナントレン [1,2-benzophenanthrene] ＝クリセン

ペンタガストリン [pentagastrin] ガストリンの生物活性部位であるC末端の5個のアミノ酸から成るペプチド（ペンタペプチド）。ガストリンとほぼ同じ生理活性を示し、胃底部壁細胞に作用して胃酸の分泌を刺激する。臨床的には、胃酸分泌刺激試験などに用いられる。しかし、その結果は絶対的なものではなく副作用を引き起こす可能性もあるため、一般的ではない。

ペンタン酸 [pentanoic acid] ＝吉草酸

鞭〔べん〕虫症 [trichocephalosis; trichoriasis; trichocephaliasic] 鞭虫が大腸と盲腸に寄生することによる消化器系の疾病。汚染された土壌や動物の便から感染する。鞭虫寄生部位が炎症を起こし、下痢、血便、貧血、体重の減少等の症状が現れる。

2-ペンチルフラン [2-pentylfuran] $C_9H_{14}O$、分子量138.21。食用油の戻り臭に関与する重要成分。リノール酸やα-リノレン酸の自動酸化により生成する化合物。

ペンツロースアミノ酸 [pentulose amino acid] アミノ酸とペントースの反応から生成したアマドリ化合物。一例として1-デオキシ1-カルボキシメチルアミノ-D-threo-2-ペンツロース、別名 N-(1-デオキシ-D-キシルロース1-イル)グリシンがある。

扁桃 [tonsil] 狭義はリンパ組織を指すが、実際には口蓋扁桃部を指す。舌口蓋弓と口蓋咽頭弓

にある塊でリンパ組織によって形成されたもの。細菌への食細胞供給源としての機能をもつ組織。

弁当 [box lunch] 　外出先で食事をするために，一食分の食事を持運び可能な容器等に詰めたもの。外食が今ほど容易ではなかった時代は，家庭で作られるものが主流であったが，現代は外食とともに市販弁当が主流になっている。また，ホーム・ミール・リプレイスメント（home meal replacement, HMR）等とよばれるように，市販の弁当や総菜が逆に家庭の食事の代替物として利用されるようになった。

弁当給食 [box lunch service] 　食堂・対面供食などができない工場，オフィスに弁当箱に盛り付けて供食される給食。献立内容，適温配食，衛生面等で種々リスクが挙げられているが改善策も考えられており，嗜好面などを考慮したものも多い。

変動係数 [coefficient of variation] 　標準偏差を平均で除した指数。原データの大きさの影響を除いたばらつきの指標。

ペントース [pentose] 　炭素5原子を含む糖の総称。五炭糖ともいう。自然界にある重要なものには，アルドペントースとしてD-リボース，D-キシロース，D-またはL-リボース等があり，ケトペントースとしてD-またはL-キシルロース，D-リブロース等がある。

ペントース尿症 [pentosuria] 　尿中にペントースが排泄される状態で，遺伝性ペントース尿症と食事性ペントース尿症がある。前者はキシルロースが排泄され，グルコン酸投与により，尿中にキシルロースが出てくる。臨床症状はない。食事性ペントース尿症はプラムやサクランボ，ブドウなどを多量に摂取した後に一過性にアラビノースやキシロースが尿中に排泄されるもので，症状はない。

ペントースリン酸回路 [pentose phosphate cycle] 　グルコース代謝経路の一つで，細胞質の可溶性画分に存在している。ヘキソース一リン酸回路ともいう。①グルコース6-リン酸が酸化的に脱炭酸してペントースリン酸と還元型ニコチンアミドアデニンジヌクレオチドリン酸（NADPH）を生じる非可逆的過程と，②エピメラーゼ，トランスケトラーゼ，トランスアルドラーゼにより各種のトリオース，テトロース，ペントース，ヘキソース，ヘプトースのリン酸エステルが相互転換する可逆過程，の2段階に大別される。生理的な意義はNADPHを作ることで，細胞内のNADPHの供給源となっている。また，後段で作られるリボース5-リン酸は核酸の合成に欠かせない。

ペントサン [pentosan] 　加水分解によってペントースを生成する多糖類の総称。アーモンドの皮やコムギ，ライ麦などの穀類に含まれる。ペントサンを構成するペントース残基はヘキソース残基よりも酸や酵素による加水分解を受けやすい。

変敗 [rancidity；spoilage] 　油脂，タンパク質，糖質等の食品成分の変化により，食品の色，香り，味及びテクスチャーが劣化し，食用に耐えられないほど品質が低下すること。カビや酵母等の微生物の発育による腐敗のほか，空気（酸素），熱，光等による酸化や褐変，乾燥や凍結等による水分の低下等，化学的・物理的要因が原因となる。油脂は酸化による品質の低下が特に著しく，油脂の酸化的劣化を指して酸敗ともいう。→変敗油脂

変敗油脂 [rancid fat and oil] 　製造工程，貯蔵，食品加工等の過程で，外観上，味覚上，実用上，栄養上の劣化を生じた油脂。酸敗油脂ともいう。酸化による成分変化が主な原因であり，酸素，熱，光，金属触媒等により酸化劣化が促進される。変敗油脂では，酸味，臭気，粘度が増加し，油色が濃くなる等風味が著しく低下する。→変敗，→ペルオキシラジカル

便秘 [constipation] 　通常の排便習慣より著しく排便回数が減少した状態。何らかの不快感を伴う場合もある。腸管運動の低下や収縮異常による機能性便秘と腸管狭窄や腫瘍による閉塞等による器質性便秘に分けられる。機能性便秘の治療の基本は規則正しい排便習慣と適切な食事療法で，排便状態により薬物も使用する。器質性便秘の治療は原因となっている疾患の治療が優先される。

扁平上皮細胞 [squamous cell] 　上皮の表面を構成する細胞の幅が高さよりも大きな形状の細胞。単層扁平上皮は，漿膜（中皮），血管内皮などで，重層扁平上皮は，表皮，口腔，食道などでみられる。

弁別閾値 [difference threshold] 　刺激の強さ S が $S+\Delta S$ に変化した時初めて S と異なると感じたとすると，その時の最少の変化 ΔS をいう。ある範囲においては，$S/\Delta S$ は一定である（Weberの法則）。閾値にはほかに刺激閾値（刺激を感知できる最小の強さ）等がある。

鞭〔べん〕毛 [flagellum（*pl.* flagella）] 　真核生物，原核生物の細胞からのびる細長い線維状突起物。真核生物にあっては運動，刺激受容，光受容器官に分化したものが知られ，チューブリンと総称されるタンパク質で構成されている。また，原核生物は運動器官として知られるものの，鞭毛があっても運動性のないものあり，宿主に対する接着器官としての働きが示唆されている。フラジェリン（鞭毛線維を構成する球状タンパク質）より構成される。また，その形状より単毛，両極毛，束毛，周毛等が知られている。

偏流 [bias flow；channeling] 　配管内を流れる流体の流速分布状態を表すもの。流速分布の中心が配管中心よりずれている。

変量モデル [random-effect model] 　要因Xが非常に多くの値（水準）をとるカテゴリー変数の

時，無作為抽出したいくつかの水準間で結果変数Yの比較を行う統計モデル。変量効果モデルともいう。例えば，無作為抽出した5市町村（X）において標本調査で食塩摂取量（Y）を調べて変量モデルで有意差があれば，"一般に市町村間で食塩摂取量は異なる"といえる。→母数モデル

ヘンレ係蹄 ［loop of Henle］　＝ヘンレループ

ヘンレループ ［nephron loop］　尿細管の一区分の名称。ヘンレのループ，ヘンレ係蹄，ネフロンループともいう。ヘンレループは近位尿細管に連なり髄質側に向かう下向脚と，U字型を成して再び皮質側に向かう細い上向脚と，遠位尿細管に連なる太い上向脚とに区別される。その機能は水やNa^+の再吸収であり，尿の濃縮が重要な役割である。→糸球体，ボーマン嚢〔のう〕

ホ

ポアズ [poise]　粘度を表す単位。P（g/cm・sec）で表す。SI単位ではPa・s（パスカル秒）で表す。1 P＝0.1 Pa・s

ポアズイユの流れ [Poiseuille flow]　円管の中をニュートン流体が流れる時，流速は中心で最も速く，管壁で最も遅い。このような流れのこと。

ポアソン回帰 [Poisson regression]　ポアソン分布に従う結果変数 Y（一定期間中の疾病発生数，罹患・死亡率，標準化死亡比等）と，要因 $X_1＝X_n$ との関連を分析するための回帰モデル。Y を対数変換したうえで回帰分析を行う。→ポアソン分布

ポアソン分布 [Poisson distribution]　一定期間中の死亡のように，まれな事象の出現頻度を表すのに適している離散型の分布。密度関数は $f(x)＝\exp(-\lambda)\lambda^x/x!$ で，x は事象の出現数，期待値と分散はいずれも λ である。標準化死亡比（SMR）の検定と区間推定は，ポアソン分布に基づいて行うことが多い。

保育所給食 [nursery school lunch program]　子供の健康の維持・増進，心身の健やかな発達を目指して，保育の一環として提供される食事。保育所は「児童福祉法」による児童福祉施設の一つで，保護者の委託を受けて幼児を預かり保育する場所である。近年は，アレルギー食への対応や食育等，きめ細かな取組みが期待されている。

ホイッピング [whipping]　卵白，全卵，クリーム等をハンドミキサーや泡立て器で撹拌して泡立てること。

ホイップクリーム [whip cream；whipped cream]　泡立て用の高脂肪（脂肪含量35〜50％）のクリーム（生クリーム，コンパウンドクリーム，合成クリーム）。あるいはクリーム類をデコレーション用に泡立てたクリームをいう。

補因子 [cofactor]　酵素は，そのタンパク質成分のみで反応を行う場合と，反応にタンパク質成分以外の物質を必要とする場合がある。この補助的な役割をする物質を補因子という。コファクター，補助因子ともいう。補因子には，Mg^{2+} のような金属イオンや補酵素等がある。→補酵素

ホウィップル病 [Whipple disease]　＝ウィップル病

貿易の技術的障壁に関する協定 [Agreement on Technical Barriers to Trade]　TBT協定ともいう。WTO設立協定の付属協定の一つ。品質保証，消費者保護，動物愛護，環境保全に関し，国際貿易の障害防止，国際調和，透明性確保の観点から取決めている。

膨化 [puffing]　原料を膨張させ多孔質構造を形成すること。パッフィングともいう。膨張には，①密閉容器中で加熱，加圧し急激に常圧に開放，急激な水分蒸発による（シリアル製品），②膨張剤からの発生気体（二酸化炭素，アンモニア）による（パン，ケーキ，クッキー），③急速加熱して組織内水分の急激な蒸発による（あられ，ポップコーン）方法がある。さらにエクストルーダー，マイクロ波を利用した膨化もある。

膨化乾燥 [puffing drying]　膨化を利用した乾燥法。パフ式乾燥法，パッフィングドライングともいう。加圧容器中で原料を数気圧以上，100℃以上に加圧加熱した後，急激に大気中に開放，減圧すると，急激な蒸発が起こり，水分が逸散する。この急激な蒸発により材料内に小さな空隙を多数形成するため材料が膨化する。一般に膨化乾燥した製品は浸水性がよい。

膨化剤 [swelling agent；baking powder]　食材や生地の体積を膨張させる材料。パンや中華まんじゅうに使われるイーストは発酵による生物的膨化，ドーナッツ等に使うベーキングパウダー，まんじゅうに使う重曹は発生する二酸化炭素による化学的膨化，スポンジケーキに使う泡立て全卵，シュー生地は蒸気圧による物理的膨化を引き起こす膨化剤といえる。

防カビ〔黴〕剤 [fungicide；antifungal agent]　柑橘類やバナナ等の果物や野菜の輸送，貯蔵中のカビの発生や増殖を阻害するために使用される食品添加物。日本ではポストハーベスト農業は認められていないため，食品添加物として規制されているジフェニル，オルトフェニルフェノール，チアベンダゾール，イマザリルがあり，使用しても良い食品や残存量などの基準がある。

膨化米 [puffed rice]　＝ばくだん

ホウキタケ [clustered coral；*Ramaria botrytis*]　ホウキタケ科のきのこ。箒状あるいは珊瑚状をした子実体を作る。秋に広葉樹か松を交えた林内に群生し，美味であるが，橙黄色のハナホウキタケやレモ

ほうきよはん

ン色のキホウキタケには毒性があるので注意が必要である。

防御反射 [defence reflex] ＝生体防御反応
芳香 [aroma] ＝香気
抱合 [conjugation] 生体における解毒機構の一つ。体内に入った毒物・薬物などが、ほかの物質と結合することで、主として肝臓で行われる。抱合は結合する物質の種類により異なる。
膀胱 [urinary bladder] 恥骨の後に位置する筋肉性の袋で、尿を一時的に蓄える。上方は腹膜に覆われ、後方は直腸（男性）または子宮・腟（女性）に面する。下方は尿生殖隔膜の上にのっている。尿量の増加とともに上方へ膨れる。容量は成人で300～500 mLである。筋層は内輪、中輪、外縦の三つの平滑筋から成り、収縮により尿を排出させる。→ビリルビン
抱合型ビリルビン [conjugated bilirubin] ビリルビンの2位及び12位炭素のカルボキシ基にグルクロン酸がエステル結合したもの。三つの異性体が存在する。主に肝臓にあるUDP-グルクロニルトランスフェラーゼにより抱合反応が行われる。抱合により水溶性となり胆汁の成分として毛細胆管へ排泄される。→ビリルビン
芳香族アミノ酸 [aromatic amino acid] フェニルアラニン、チロシン、トリプトファン等、側鎖にベンゼン環を含むアミノ酸。フェニルアラニンはアラニンの側鎖の水素原子一つがベンゼン環に代わったものである。チロシンの芳香環は一つのヒドロキシ基を有する。トリプトファンは二つの縮合環とイミノ基から成るインドール環を有する。フェニルアラニンは疎水性が高いが、ヒドロキシ基を有するチロシン、イミノ基を有するトリプトファンは親水性も併せもつ。フェニルアラニンとトリプトファンは必須アミノ酸である。
芳香族アミノ酸デカルボキシラーゼ [aromatic amino acid decarboxylase] 芳香族アミノ酸であるチロシンやトリプトファン等を基質として、脱炭酸により、チラミンやトリプタミン等のアミンを生成する反応を触媒する酵素。また、チロシンのヒドロキシル化により生じたドーパ（DOPA）は、本酵素の作用によりドーパミンとなり、さらにヒドロキシル化されて副腎髄質ホルモンであるノルアドレナリンやアドレナリンを生じる。
芳香族アミン [aromatic amine] ベンゼン環を含んでいるアミン。比較的タンパク質含量の多い食品を加熱調理すると変異原性を示す複素環芳香族アミンが生成され、発がん性を有する。芳香族の非局在化により弱塩基性を示す。
芳香族アルデヒド [aromatic aldehyde] 芳香族炭化水素の側鎖がホルミル基（アルデヒド基）に置換されたもの。食品の香り成分として含まれている。使用制限はあるが、食品添加物の着香料とし

て使われる。中には駆虫、抗菌、抗ウイルス作用をもつものもあり、農薬としても使用され、ほかにも医薬品や精油の中にも含まれている。
芳香族化合物 [aromatic compound] ベンゼンを代表とする環状不飽和化合物の総称。ベンゼン環が縮合したナフタレン等は多環式芳香族化合物である。環内に窒素原子を含んだピリジン、ピリミジン、キノリン、インドール等の含窒素芳香族化合物も存在する。環は平面構造であり多種の置換基をもつ多くの化合物が存在する。フェニルアラニン、トリプトファン、チロシンは側鎖に芳香環を含む芳香族アミノ酸である。
抱合胆汁酸 [conjugated bile acid] 肝臓で生合成された胆汁酸を一次胆汁酸、一次胆汁酸の一部は腸管で微生物による変換を受け二次胆汁酸となる。これらの胆汁酸のほとんどは回腸で再吸収され再利用される。再吸収された胆汁酸はこのままでは組織を損傷するため、肝臓で代謝（アミノ酸との縮合）され抱合胆汁酸となったのち腸内に分泌される。主な抱合胆汁酸は、タウリンと抱合したタウロコール酸とグリシンと抱合したグリココール酸である。三次胆汁酸とよばれることもある。
抱合的解毒 [conjugated deroxication；conjugative detoxification] 解毒とは薬物が生体内で代謝を受けて、その作用が減弱または消失すること。解毒は化学的には主に抱合反応により、体内では肝臓において薬物代謝として行われ、最終的にグルクロン酸などと抱合物を形成する。その他の抱合にはグリシン抱合、硫酸抱合、グルタチオン抱合などがある。
旁細胞 [parietal cell] ＝壁細胞
胞子 [spore] カビや細菌の中には、環境の栄養条件が悪くなると胞子（細菌の場合は芽胞とよばれることが多い）とよばれる熱や紫外線、薬剤に対する抵抗性の非常に強い耐久型の細胞に形態変化して休眠状態に入るものがある。
傍糸球体装置 [juxtaglomerular apparatus, JGA] ＝糸球体傍装置
焙じ茶 [pan-fired tea；roasted tea] 下級番茶や茎茶の荒茶を焙じた茶。独特の焙じ香があり、苦味、渋味が少ないため、鮨や油料理の際の飲用に合う。緑焙じ茶、浅炒り焙じ茶、深炒り焙じ茶など、焙焼の温度や時間を変えた製品がある。焙じ工程中のアミノカルボニル反応で糖やアミノ酸から、褐色色素のメラノイジンと、香ばしい特有成分のピラジン、ピロール、フラン、ピロリドン等の複素環化合物が生成する。
放射化学分析 [radiochemical analysis] 放射性核種またはその娘核種について、核種、量、濃度などを決定する分析方法。
放射性降下物 [fallout] 大気圏における核爆発や原子炉の事故により、放射性物質が大気中へ

放出されたことが原因で，核分裂生成物を含む放射性の粒状物質が大気中（または成層圏中）に飛散し，生活環境に降下したもの。

放射性同位体希釈分析 [radio isotope dilution method of analysis] ＝同位体希釈法

放射線殺菌 [radiation sterilization] 放射線がもつ殺菌作用を利用して食品や医薬品，器具類等の滅菌を行うこと。長所は，有害な薬品を使用せず，また，熱を伴わず細部まで殺菌可能であり，包装したままでも滅菌できるので，二次汚染を防ぐことができる等である。

放射線障害 [radiation hazard] 放射線照射によって起こる害。全身照射を受けた場合，放射線感受性の高い細胞から死ぬ。骨髄細胞が最も障害が起こりやすく，白血球が減少する。局所照射によっても瘢痕の部位によって機能障害が残る。また，正常組織も損傷を受けるため，口腔への照射では唾液腺が損傷して唾液が不足し，顔面への照射により涙腺が損傷してドライアイになる。喉頭への照射は嗄声（させい）をもたらす。晩期放射線障害として白血病が起こりやすい。

放射線照射 [radiation irradiation] 放射線照射が有効な癌は扁平上皮癌であり，舌癌，食道癌，肺の扁平上皮癌，子宮頸部癌，皮膚癌などである。陽子線照射は頭頸部癌などで効果をあげている。照射後癌組織は凝固壊死に陥り，周辺からの肉芽反応が起こり組織の修復，あるいは瘢痕となる。

放射線照射食品 [irradiated food] ＝照射食品

放射線治療 [radiotherapy] 癌が局所的で手術切除が困難な時に選択される治療法。放射線のエネルギーで癌細胞を攻撃するのに，コバルト60を使ったγ線，加速器を使ったX線，電子線，速中性子線などが用いられる。これらは正常組織にも被曝による壊死や潰瘍を起こすので，一定の深さで線量がピークになる陽子線や炭素原子核などの重粒子線を使用した治療も行われる。

放射線免疫分析法 [radioimmunoassay] ＝ラジオイムノアッセイ

放射能 [radioactivity] 原子核崩壊により放出されるエネルギー。電磁波のγ線，電子のβ線，中性子線，陽子線などがある。癌治療に用いる。放射線障害を起こす。

放射能標識 [radioactive labeling] 化合物に放射性同位体を導入して目印をつけること。標識化合物の反応，代謝などの動態を追跡することにより，変化経路を明らかにすることができる。同位体による標識には，放射性同位体と安定同位体によるものがある。同位体を含む化合物を化学合成または生合成しトレーサーとして用いることが多い。同位体標識化合物の検出は放射能の測定，安定同位体では質量分析あるいは核磁気共鳴による。また2種以上の同位体による標識や同一の同位体で分子の2か所以上に標識する多重標識もある。

報酬[系] [reward (system)] 報酬とは，個体や種の保存に好ましい行動，即ち摂食や性行動，あるいはヒトでは高い社会的な評価などを得るための行動を起こすような刺激。脳において，このような行動に駆り立てる動機，あるいはその行動が成功したときの快情動を形成してその行動を強化する部位を報酬系という。報酬系は中脳腹側被蓋野（VTA）と側坐核が重要な構成部位であり，VTAから側坐核に至るドーパミン作動性神経の活動が快情動形成に中心的な機能を果たす。また扁桃体や前頭前皮質も報酬系をなし，それぞれの機能は報酬を獲得する行動に深く関与する。さらにこれらの部位は視床下部とも密に連絡し，自律神経系や内分泌系にも影響を与える。

包種茶 [pouchong tea] 半発酵茶のうち，酵素作用が15～30％程度と最も軽いものを指す。四方紙に包み赤い印を付けて売られていたことから，この名がついた。主に台湾で製造されており，発酵度は，代表的な清茶が15％，凍頂烏龍茶が30％である。日光萎凋により，ジャスミンラクトン，インドール，cis-ジャスモンの特有香成分が生成し，蘭花香をもつようになる。

房状腺 [acinous gland] 胞状，細葉状，ブドウの房のような形をした多細胞の分泌組織。膵臓組織が代表される。膵臓は内分泌ホルモンと消化酵素等を外分泌する細胞に大別されるが，房状腺は外分泌細胞群を指す。ランゲルハンス島の対語である。

傍神経節 [paraganglion] クロム酸塩で処理すると褐色に着色する，いわゆるクロム親和性細胞をもち，自律神経の支配を受けている組織。副腎髄質は，新生児期には幼若な交感神経細胞であるが，3歳位になると次第に分化してクロム親和性細胞になる。副腎髄質は代表的な交感性傍神経節で，交感神経の節前線維の支配を受け，アセチルコリンを伝達物質としてカテコールアミンを分泌する内分泌腺である。ほかに副交感神経節内にも見いだされる。

房水 [aqueous humor] 角膜と水晶体の間を満たす液。眼房水ともいう。血漿に比べ，タンパク質が少なく，炭酸水素イオンとアスコルビン酸の濃度が高い。毛様突起の上皮細胞層で産生され，水晶体，虹彩，角膜内皮に栄養と酸素を供給した後，後房から前房を経て眼外の静脈へ流出する。

放線冠 [corona radiata] 卵巣の卵胞内にある卵子を放射状に取囲む細胞。

包装材料 [packaging material] 金属缶，ガラスびん・プラスチック容器，紙器の材料。①包装用紙：クラフト紙，純白ロール，模造紙，②汎用樹脂：ポリエチレン，ポリプロピレン，ポリスチレン，ポリ塩化ビニル，エチレン酢酸ビニル共重合

597

ほうちゅうし

体，③耐熱性樹脂：ナイロン，ポリエステル，ポリカーボネート，④バリヤー性樹脂：ポリ塩化ビニリデン，エチレン-ビニルアルコール共重合体，ポリビニルアルコール，⑤金属包装材料：鉄板，ブリキ，アルミニウム，⑥ガラス材料：ソーダガラス，カリガラス等がある。

包虫症 [echinococcosis；hydatidosis] 中間宿主の体内で包虫が形成されることによって起こる疾患。包虫はエキノコッカス属の寄生虫の幼虫。イヌ科，ネコ科の肉食獣を終宿主とし，広範な動物を中間宿主とする条虫であり，雌雄同体である。感染後10年以上を経て発症する。

膨張係数 [coefficient of expansion] ＝膨張率

膨張率 [expansion coefficient] 一定圧力のもとで物体が熱膨張する時，単位温度変化当たりの体積または長さの変化に対する割合を示す量。体積変化に関するものを体膨張率，長さの変化に関するものを線膨張率という。

胞胚 [blastula] →中胚葉

防腐 [preservation；prevention against putrefaction] 微生物の生育により生じる，成分の分解などを伴って，ある物質（食品も含む）が好ましくない状態になることを防ぐこと。食品では，特にタンパク質が分解して可食部を失う過程を腐敗といい，防腐は腐敗を防止すること。

防腐剤 [preservative；antiseptic] 腐敗を防止する効果のある物質。さまざまな洗浄剤や化粧品などにおいて微生物制御を目的に添加されている。医薬品医療機器等法で化粧品に配合できる防腐剤としては安息香酸塩，サリチル酸塩，パラオキシ安息香酸エステル類（いわゆるパラベン），フェノキシエタノール等16種類が指定されており，パラベンが最も多く使用される。防腐剤とは定義されていないが，防腐効果のある物質としてキトサンや脂肪酸エステル類などを使うこともある。住宅用建材などには，ホルムアルデヒド，アセトアルデヒドが使用されている。これらの中には食品添加物として使用できるものも含まれる。

傍分泌 [paracrine] シグナル伝達物質の作用方式の一つ。パラクリン，パラ分泌ともいう。ある細胞から分泌された物質が，血流やシナプスを介さずに，細胞間液を拡散して隣接または近傍の細胞に作用する方式。

包埋 [embedding] 病理組織標本を作るために組織片を固定→脱水後，薄切用としてパラフィンなどに埋め込むこと。

泡まつ〔沫〕 [form] ＝泡

泡まつ〔沫〕安定性 [foam stability；foaming stability] ＝保形性，＝ポーションサイズ

泡まつ〔沫〕細胞 [foam cell] 生体異物に対して免疫機構が働く際，血液中のマクロファージがその異物と反応する。それらの反応後に認められる大型細胞。

訪問看護 [home visiting nursing；visiting nurse services] 疾病・負傷等のため居宅において継続して療養を受ける状態にある者に対し，かかりつけ医師の指示に基づいて看護師，保健師，理学療法士，作業療法士等が居宅を訪問し，療養上の世話や診療の補助を図る活動。在宅看護ともいう。人口の高齢化とともに在宅で医療を受ける高齢者が増加し，今や在宅医療は外来，入院と並んで第三の医療現場となりつつある。そこでは医師と看護師がチームとなるが，寝たきりや慢性疾患患者の療養には，看護師による継続的，かつ包括的なケアが不可欠となる。このような訪問看護活動の拠点が訪問看護ステーションで，看護師はかかりつけ医と連携しながら対象者の介護や療養，自立，健康回復等の支援を行っている。具体的には病状の観察，酸素吸入，喀痰の吸引，処方薬の服薬指導，水分補給，清拭，褥瘡手当や各種保健相談で，これらのほとんどの業務に健康保険法による診療報酬が支払われるようになった。また，訪問看護の対象者も寝たきりなどの高齢者だけでなく，在宅の難病患者や障害者などにも対象が広げられたので，在宅医療における訪問看護の役割は，ますます重要なものとなりつつある。

訪問指導 [visiting guidance] 母子保健や老人保健などで，専門家が家庭を訪問して保健指導を行うこと。母子保健指導は一般的には保健所や市町村施設で実施するが，必要に応じて家庭も訪問する。また寝たきり高齢者などの要介護者や老人医療対象者にも，保健師が訪問して介護方法や健康管理などの保健指導を行っている。

訪問面接調査 [visiting interview] 調査員が直接対象者に会って回答を取得する調査方法。最も信頼性の高い調査法とされている。対面式なので実際に資料を見せて調査できる点や，電話調査に比べれば質問量を多くできるメリットがある。一方，高額な調査費用，長い調査期間を要するなどのデメリットがある。

傍濾〔ろ〕胞細胞 [parafollicular cell] 甲状腺の機能単位は球形の袋状の濾胞であるが，この濾胞の外側に分布する細胞で，濾胞の壁を構成する濾胞上皮細胞とは別種の細胞。その細胞質はヘマトキシリン・エオジン染色では淡く染色されるので，C細胞（clear cell）ともいう。傍濾胞細胞は，甲状腺ホルモンを分泌する濾胞上皮細胞とは異なり，カルシウム調節ホルモンのカルシトニンを分泌する。濾胞上皮細胞の原器は咽頭底の上皮（内胚葉）に由来するが，傍濾胞細胞は鰓後体に由来するとされる。甲状腺髄様癌は傍濾胞細胞由来の癌である。

飽和脂肪酸 [saturated fatty acid] 分子内の炭化水素基に二重結合を含まない脂肪酸の総称。自

然界には $C_nH_{2n+1}COOH$ の化学式で示される直鎖型として存在するものが多いが，枝分かれしたものやヒドロキシ基，シクロプロパン環，カルボニル基を含むものもある．炭素鎖が延長するとともに融点が高くなり，例えば短鎖脂肪酸（～C_4）は常温では液状であるが，中鎖脂肪酸（C_5～C_{10}）は油状，長鎖脂肪酸（C_{11}～）は固体というようにその物理的性質を異にする．パルミチン酸やステアリン酸を多く含む動物脂質が固体であるのは上記の性質による．→脂肪酸，パルミチン酸，ステアリン酸

飽和溶液 ［saturated solution］　ある温度で，溶解し得る最大量の溶質を溶かした溶液．溶液が遊離の溶質を含み，溶液と溶質が溶解平衡にあるときの溶液．

ホエイ ［whey］　狭義には，チーズやカゼインを製造する時にできる黄緑色の水溶液を示し，乳清ともよばれる．乳清タンパク質，ラクトース，水溶性ビタミン，カルシウムやナトリウムなどのミネラルを含んでいる．甘性ホエイと酸ホエイに大別され，前者はpH 5.8～6.3でゴーダチーズのような硬質チーズやレンネットカゼインを作る時にでき，後者はpH 4.2～4.8でコテージチーズのような軟質チーズや酸カゼインを作る時にできる．脱脂大豆から水で抽出したタンパク質に，酸を加えて沈殿させた際に得られる上清は大豆ホエイとよばれる．

ホエイ飲料 ［whey drinks］　チーズ製造後に排出されるホエイ（乳清）を脱脂した後，糖，有機酸，香料等を添加した飲料または炭酸飲料．

ホエイチーズ ［whey cheese］　チーズ製造の副産物として得られるホエイ（乳清）を利用し，脱脂乳，バターミルク等を添加して作るチーズの総称．スカンジナビア原産のミゾーストやイタリア原産のリコッタが相当する．日本の乳等省令では濃縮ホエイの範疇に入る．

ホエイパウダー ［whey powder］　乳を乳酸菌で発酵させ，または乳に酵素もしくは酸を加えてできたホエイ（乳清）からほとんどすべての水分を除去し，粉末状にしたものと乳等省令で定義されている．成分規格は，乳固形分95.0％以上，水分5.0％以下，細菌数50,000以下，大腸菌群陰性と定められている．育児用粉乳などの原料として用いられている．

ホエイバター ［whey butter］　チーズなどの製造時に排出されるホエイ（乳清）の脂肪を集めて製造したバター．ホエイには0.3％程度の脂肪が残存するため，分離機で脂肪率50％程度のホエイクリームを回収する．これを牛乳，または脱脂乳で脂肪率を調整し，常法どおりバターを製造する．このバターは，液状脂肪の比率が高いため軟らかく，風味も良い．

ポークソーセージ ［pork sausage］　豚肉を原料とするソーセージ．日本農林規格（JAS）では，豚肉だけを原料肉としたウインナー，フランクフルト，ボロニアの各ソーセージ．

ポーションサイズ ［portion size］　食べ物（料理）の一人前の分量あるいは大きさ．食事バランスガイドでも考慮されている．

ポーチング ［poaching］　熱湯の中に原料を入れ，ゆでる調理方法．例えば卵の殻をとって作るポーチドエッグがある．卵タンパク質が凝固しやすいように，ゆで水に食塩や食酢を入れる．高脂肪の食材はポーチングにより脂肪を減らすことができるので，脂肪摂取を抑制することができる．

ボーマン腺 ［Bowman gland］　＝嗅腺

ボーマン嚢〔のう〕 ［Bowman capsule］　腎臓で，輸入細動脈と輸出細動脈との間の毛糸球様毛細血管構造体を糸球体といい，これを包んでいる嚢のこと．ボーマン嚢へ濾過された原尿は尿細管へと流れていく．

ボーマン・バーク阻害剤 ［Bowman–Birk inhibitor］　ダイズに含まれるトリプシンを阻害する物質．熱に安定なタンパク質で，キモトリプシンの活性も阻害する．→トリプシンインヒビター

ホーミング ［homing］　リンパ球が血液中から各種リンパ組織へ移行する現象．本来は，末梢血中のリンパ球が特定のリンパ組織に戻ることを，渡り鳥の帰巣現象（homing）になぞらえて使われた．リンパ球がリンパ組織内の毛細血管後静脈に存在する高内皮性静脈内皮のホーミング受容体に結合することがホーミングの第一歩である．

ボーメ比重計 ［Baumé hydrometer］　比重測定用の浮秤．純水（15℃）に入れた時に水面と一致する点を0ボーメ度，10％食塩水（15℃）に入れた時を10ボーメ度としてこの間を10等分し，この上下に同間隔で目盛りを刻んである．比重の小さい溶液用に軽液用，大きい溶液用に重液用がある．

ボールカッター ［ball cutter］　＝真空カッター

ボール［紙］箱 ［carton］　＝カートン

保温食器 ［heat-retaining dishe］　適温給食を行う際に用いる食器．二重成型されたプラスチック製容器で，内部に断熱材を使用している．他の適温サービス機器と比べて安価であるため，多くの施設で導入されている．→保温トレイ

保温トレイ ［heat-retaining tray］　適温給食を行う際に用いるサービス用食器の一種．プラスチック素材により二重成型したトレイの内部にウレタン断熱素材を使用している．保温トレイの所定の場所に，各料理を盛り付けた食器をセットした後にカバーでふたをして保温もしくは保冷する．保温食器による適温配膳と比べて，食器のほかに二重成型のトレイやカバーの保管スペースが必要となる．→保温食器

補強剤 ［reinforcer］　（栄養）弱い部分や足

りないところを補って強くするために，もともとある栄養素などに，それと同様な効果をもつものを添加するもの。強化因子ともいう。

保菌者 ［carrier］ 感染性病原体を体内に保有しているにもかかわらず，本人は無症状であるが，感染源となり得る者のこと。下痢原性大腸菌に感染，発症し，症状が回復した後，32日以上も排菌する保菌者の例もある。

ホグネスボックス ［Hogness box］ TATAボックス，タタボックス（TATA box）ともいう。真核生物の遺伝子において，RNAポリメラーゼⅡによる転写開始位置の上流およそ25～100塩基対の位置に存在する塩基配列5′-TATA(A/T)A(A/T)-3′のこと。コアプロモーターの一部として機能し，その転写の開始位置を規定する配列といわれている。

保形性 ［form stability；stability of shape］
型から食物を出した時，原形を保有する性質。寒天ゲルがゼラチンゲルより保形性が高く，卵豆腐では卵濃度が高いほど保形性が高い。

ホゲット ［hogget］ →羊肉

保健医療従事者 ［health care staff；health care professional］ 法制化されている免許有資格者（医師，歯科医師，薬剤師，保健師，助産師，看護師，管理栄養士，理学療法士，作業療法士，言語聴覚士，社会福祉士，臨床検査技師等）のほかに，医療事務員，ソーシャルワーカー，臨床心理士などヘルスケアサービスに関係している専門職。

保健機能食品 ［food with health claims］
従来，多種多様に販売されていた，いわゆる"健康食品"のうち，「保健機能食品制度」（2001（平成13）年）に定める一定の条件を満たした食品。国への許可の必要性や食品の目的，機能などによって特定保健用食品と栄養機能食品の二つのカテゴリーに分類される。

保健機能食品制度 ［regulatory system of food with health claims］ いわゆる健康食品のうち，人での科学的検証を基に国が安全性や有効性などを考慮して設定した基準を満たす食品を保健機能食品とよび，それに対して特定の表示を認める制度。2001（平成13）年4月1日から施行され，2005（平成17）年2月1日に一部改正された。保健の用途を表示できる特定保健用食品（規格基準型の特定保健用食品と条件付き特定保健用食品を含む）と栄養素の機能表示ができる栄養機能食品に大別される。保健機能食品は，「食品衛生法」及び「健康増進法」に準拠している。

保健サービス ［health services］ 保健所や市町村等により提供される栄養改善，老人保健，精神保健，母子保健，感染症予防，食品衛生，環境衛生等についての地域保健サービス。1997（平成9）年に「地域保健法」が施行され，対人保健サービス（健康診査，健康教育，3歳児健診等）のほとんどは市町村に移管した。

保健サービス研究 ［health services research］
健康の保持・増進，疾患予防・治療のために行われる保健活動に対するマンパワーの解析，患者等の利益の解析，ニーズ，費用等についての研究。

保健師 ［public health nurse］ 厚生労働大臣の免許を得て，保健指導の業を行う者。その内容には，疾患予防の指導，母性または乳幼児の保健衛生指導，栄養の指導等が含まれる。

保健所 ［health center］ 「地域保健法」に基づく栄養業務を含む地域保健に関する広域的・専門的・技術的拠点。「健康増進法」第18条と密接な関連がある。

保健統計 ［health statistics］ 国民の健康，疾病，医療福祉サービス，生活状況等を総務大臣の管轄により調査，集計した統計資料。100種以上の指定統計と届出統計，承認統計がある。具体的な調査内容は人口動態，患者，医療施設，衛生行政，学校保健，地域保健，老人保健事業のほか，「国民生活基礎調査」「国民健康・栄養調査」等である。

歩行 ［walking］ 歩くこと。最も一般的な有酸素運動である。多くの人に健康増進のための手段として親しまれている。基本的な歩行周期は，立脚期と遊脚期の二つに分けられる。平均歩行速度は1.56m/秒（3.5 mph）で，その割合は立脚期が60％を占める。

補酵素 ［coenzyme］ 酵素には，タンパク質部分のみで働く酵素もあれば，酵素タンパク質以外の補因子（コファクター）があって初めて働く酵素もある。このような補因子のうち，酵素のタンパク質部分に結合して酵素の活性発現に寄与する低分子の有機化合物を補酵素という。補酵素を欠いた酵素タンパク質部分をアポ酵素とよび，このアポ酵素に補酵素が結合して活性をもつようになった酵素（アポ酵素・補酵素複合体）をホロ酵素という。ビタミンB群は，体内で補酵素として働く。→補因子，→アポ酵素，→ホロ酵素

補酵素A ［coenzyme A, CoA］ $C_{21}H_{36}N_7O_{16}P_3S$，分子量767.55。アシル基転移反応に関与する補酵素。三つの主要な部分（メルカプト基をもつ2-メルカプトエチルアミン，パントテン酸，アデノシン3′-リン酸）から構成されており，反応の中心はメルカプト基である。CoAのメルカプト基にアシル基が結合してアシルCoAとなりアシル基を運ぶ。脂肪酸のβ酸化により生成したアシルCoAはさらにβ酸化を受けてアセチルCoAを生成する。これらのアセチルCoAやピルビン酸の脱水素反応で生成したアセチルCoAは，クエン酸回路に入りエネルギーを産生する。

補酵素Q ［coenzyme Q, CoQ］ ＝ユビキノン

保護コロイド　[protective colloid]　溶液中で不安定な疎水コロイドを安定化させるために加える親水コロイド。

干しあわび　[dried abalone]　生きたアワビを煮熱し，乾燥した製品で，明鮑(ﾐﾝﾎﾟｰ)と灰鮑(ﾊｲﾎﾟｰ)の2種がある。明鮑はマダカアワビ，メガイアワビから塩漬け，煮熱，焙乾，乾燥を繰返して製造されたもので，一般に大型で光沢があり，べっこう色からあめ色まである。灰鮑は小型のマダカアワビあるいはクロアワビから作る黒赤褐色の製品で，外面は白粉を生じて灰白色を呈する。いずれも中華料理の食材として珍重される。

母子健康手帳　[maternity nursing record book]　市区町村に妊娠を届け出ることにより交付される手帳。略して母子手帳という。妊娠，出産，育児を通じての一貫した母子の健康記録であるとともに，保健指導時の重要な資料となる。各自治体に共通する記録部分（医学的記録，保護者の記録）と，自治体の実情に応じた内容の情報部分（行政情報，保健・育児情報）の2部構成。

干しスモモ　[prune]　→プルーン

保湿材　[humectant]　＝ヒューメクタント

ポジティブリスト［制度］　[positive list (system)]　「食品衛生法」に基づき，食品添加物，農薬等，基準が設定されていない原則禁止の中で，禁止されていないものを一覧表に示す制度。食品の残留農薬，飼料添加物及び動物用医薬品についても，原則として，ヒトの健康を損なうおそれのない量（一律基準0.01 ppm）で規制し，残留等を認めるものについてリスト化する制度である。食品添加物では，食品衛生法の規定により，厚生労働大臣が定める場合を除いて，原則として製造，使用，販売を禁止するポジティブリスト制度がとられている。2006（平成18）年5月施行。→一律基準

母子手帳　[maternity nursing record book]　＝母子健康手帳

ポジトロンエミッショントモグラフィー　[positron emission tomography, PET]　＝ポジトロン放射断層撮影［法］

ポジトロン放射断層撮影［法］　[positron emission tomography, PET]　陽電子検出を利用したコンピューター断層撮影技術。陽電子放射断層撮影［法］ともいう。PET（ペット）は核医学検査と同様，生体の機能の情報を高感度で得られる検査法である。中枢神経系の代謝レベルの観察，腫瘍組織における糖代謝レベルの検出により，がんの診断に利用されている。

干しブドウ　[raisin]　＝レーズン

母集団　[population; universe]　研究対象としている特性のすべての個体。有限母集団（全数対象）と標本調査・研究で得た知見を普遍化する際に想定する無限母集団がある。

補助因子　[cofactor]　＝補因子

補食給食　[supplementary lunch program]　学校給食の供食形態の一つ。完全給食に対して給食内容がおかずとミルクで，主食は各自が持参する形態。

補助細胞　[accessory cell]　免疫応答に関与する細胞群のうち，T細胞，B細胞を除いた細胞群の総称。抗体産生は，T細胞とB細胞の協同作用によって行われるが，補助細胞が存在しないと十分な産生がみられない。補助細胞には，マクロファージ，樹状細胞，肥満細胞等があり，抗原を提示する機能をもつ場合，抗原提示細胞という。

補助食品　[dietary supplement; supplement]　多くの場合，栄養補助食品，健康補助食品，サプリメントのように使う。→栄養補助食品

保水性　[water holding capacity; water binding capacity]　食品素材，食物に物理的な力を加えても水を遊離しない相対的な評価。保水性の高い食品から遊離する水の量は少ない。

歩数計　[pedometer]　歩行時に生じる身体の上下動の加速度（衝撃加速度）を感知し，歩数を測定する計測器。一般的には，腰部に装着する。最も簡便な身体活動量計として用いられている。

母数モデル　[fixed-effect model]　要因Xが複数の値（水準）をとるカテゴリー変数のとき，興味のある特定の水準間で結果変数Yの比較を行う統計モデル。母数効果モデル，固定効果モデルともいう。例えば，特定の5市町村（X）において標本調査で食塩摂取量（Y）を調べて母数モデルで有意差があれば，「"この5市町村間で"食塩摂取量は異なる」といえる。→変量モデル

ホスト　[host]　＝宿主

ポストハーベスト　[post harvest]　農産物等の収穫後の状態のこと。近年，輸入農産物等において収穫後に使用される保存料などが，いわゆるポストハーベスト農薬として問題となったことから，一般的に使用されることが多くなった。

ポストハーベスト農薬　[postharvest application]　収穫後の農作物等に，害虫やカビを防止するため散布される農薬。貯蔵や輸送中に発生する病害虫やカビの防止，果実の成熟調整等に使用される。グレープフルーツ，オレンジ，レモン等にオルトフェニルフェノール，ジフェニル，チアベンダゾール等が防カビ剤として使用されている。

ボストンバット　[Boston butt]　＝かたロース

ホスビチン　[phosvitin]　卵黄タンパク質の主成分を成すリンタンパク質。ニワトリのホスビチンは約10％のリンを含む。アミノ酸の半数はセリンで，大部分がリン酸化されたホスホセリンである。マンノース，ガラクトース，N-アセチルグルコサミン，N-アセチルノイラミン酸から成る糖鎖

がアスパラギン残基に付いている。

ホスファターゼ［phosphatase］　リン酸エステル及びポリリン酸の加水分解を触媒する酵素の総称．ホスホモノエステラーゼ，ホスホジエステラーゼ，ホスホプロテインホスファターゼ，グルコース-6-ホスファターゼ等が含まれる．最適 pH により，酸性ホスファターゼ，アルカリホスファターゼの分類がある．

ホスファターゼ試験［phosphatase test］　アルカリホスファターゼはほとんどすべての臓器組織に分布するが，骨，小腸，肝臓に多く含まれる．胆汁うっ滞により，その血中濃度は上昇する．そこで本酵素活性を肝疾患の指標として利用する試験がある．酸性ホスファターゼは前立腺での活性が非常に高いため，前立腺癌や前立腺肥大症で高値となることを利用する試験がある．

ホスファチジルイノシトール［phosphatidylinositol, PI］　極性基にイノシトールをもつ酸性リン脂質の一つ．動物細胞に含まれるホスファチジルイノシトールの脂肪酸組成は，1位の脂肪酸ではステアリン酸，2位ではアラキドン酸が大部分を占めている．

ホスファチジルイノシトール一リン酸［phosphatidylinositol monophosphate, PIP］　ホスファチジルイノシトールのイノシトール環の4位にリン酸が結合した構造をもつ．脂肪酸組成は，1位の脂肪酸ではステアリン酸，2位ではアラキドン酸が大部分を占めている．

ホスファチジルイノシトール 3 キナーゼ［phosphatidylinositol 3-kinase, PI3K］　PI3キナーゼともよぶ．イノシトールリン脂質のヒドロキシル基のリン酸化を行う酵素で三つのクラスから構成される．細胞内シグナル伝達経路に深くかかわる．ホスファチジルイノシトール三リン酸が生成され，プロテインキナーゼ B/Akt（セリン-トレオニンキナーゼ）が活性化される．PI3キナーゼクラス I は，ヘテロ二量体で細胞の増殖，分化，遊走，生存に関わる．PI3キナーゼの異常は，発がんやがん細胞の増殖の要因となるため，本酵素の阻害剤はがん治療の対象となり薬剤としての開発が進められている．

ホスファチジルイノシトール二リン酸［phosphatidylinositol diphosphate］　＝ホスファチジルイノシトールビスリン酸

ホスファチジルイノシトールビスリン酸［phosphatidylinositol bisphosphate, PIP$_2$］　ホスファチジルイノシトールのイノシトール環の4, 5位にリン酸が結合した構造をもつ．ホスファチジルイノシトール二リン酸ともいう．一般に動物細胞では多く認められないが，脳や腎臓では全リン脂質の2～3％程度含まれている．

ホスファチジルイノシトール 4,5-二リン酸　＝ホスファチジルイノシトールビスリン酸

ホスファチジルエタノールアミン［phosphatidylethanolamine, PE］　リン脂質の一種であり，ホスファチジル酸とエタノールアミンがエステル結合している．動植物，特に細菌に広く分布している．動植物由来のものはホスファチジルコリンに比べ多価不飽和脂肪酸を多く含むため，酸素や光に対して不安定である．主に血小板に存在し血液凝固に関与している．

ホスファチジルグリセロール［phosphatidylglycerol］　細胞中の主要なリン脂質．微生物においてはリン脂質の主成分となっている．ホスファチジルグリセロールリン酸が脱リン酸化を受けて生合成される．

ホスファチジルグリセロ糖脂質［phosphatidylglyceroglycerolipid］　グリコシルジアシルグリセロールのヘキソースの6位にホスファチジル基がエステル結合した一種の糖リン脂質．

ホスファチジルコリン［phosphatidylcholine］　レシチンの主成分であり，レシチンともよばれることがある．ホスファチジン酸のリン酸基にコリンが結合したもの．動物，植物，酵母，カビなどの代表的なグリセロリン脂質．哺乳動物組織では全リン脂質の30～50％を占め，生体膜の主要構成成分であり，生体膜や血中リポタンパク質等の安定化に必須な構成リン脂質．→ホスファチジン酸

ホスファチジルセリン［phosphatidylserine］　セリンリン酸を極性基とするグリセロリン脂質．生物界に広く存在するが量的には多くない．

ホスファチジルトレオニン［phosphatidylthreonine］　ホスファチジルセリンのセリンの代わりにトレオニンがエステル結合した形．がん細胞には観察されるが，正常な臓器にはほとんど存在しない．

ホスファチジン酸［phosphatidic acid］　グリセロール3-リン酸の 1, 2位の炭素にそれぞれ脂肪酸がエステル結合したグリセロリン脂質の一種．生体内でのトリアシルグリセロールの合成経路の中間物質として重要．

ホスファチジン酸ホスファターゼ［phosphatidate phosphatase］　ホスファチジン酸をジアシルグリセロールとリン酸に加水分解する酵素．生じるジアシルグリセロールはホスファチジルコリン，ホスファチジルエタノールアミン等のリン脂質及びトリアシルグリセロール生合成の前駆体となるので，この酵素はそれらの生合成系に関与するものとして重要である．

ホスファチダルコリン［phosphatidalcholine］　エーテルリン脂質の一種．グリセロール骨格の1位炭素に長鎖アルコールがビニルエーテル結合している点以外は，ホスファチジルコリンと同様の構造をもつ．生理的機能は不明の点が多い．

ホスファチド [phosphatide] 複合脂質の一種。リン脂質ともいう。分子内に極性部分と非極性部分をもち，生体膜の二重構造を構成する成分として重要。→リン脂質

ホスフィン [phosphine] H_3P，分子量34.00。特徴的な臭気をもつ無色・有毒の気体。水素化リンともいう。分子中の水素原子をアルキル基で置換したアルキルホスフィンは，医薬品や農薬などの有機化合物の合成に利用されている。

ホスホアミダーゼ [phosphoamidase] ヒドロリアーゼのうちホスホアミド結合を加水分解する酵素の総称。ラットの肝臓では，グルコース-6-ホスファターゼと同一。

ホスホイノシトール [phosphoinositol] ＝イノシトールリン酸

ホスホエノールピルビン酸 [phosphoenolpyruvic acid, PEP] $C_3H_5O_6P$，分子量168.04。糖質代謝の解糖系や糖新生系において重要な中間化合物。解糖系のエノラーゼの作用で可逆的な脱水反応によりホスホグリセリン酸から生成される。また，ピルビン酸キナーゼの非可逆的な作用によりピルビン酸となる。糖新生系の主な律速酵素であるホスホエノールピルビン酸カルボキシラーゼの作用により，オキサロ酢酸から生成される。

```
    COOH
    |
    CO-PO3H2
    ‖
    CH2
```

ホスホエノールピルビン酸カルボキシキナーゼ [phosphoenolpyruvate carboxykinase] オキサロ酢酸が脱炭酸，リン酸化によってホスホエノールピルビン酸に転換する反応（ピルビン酸キナーゼの迂回路）を触媒する酵素。ホスホピルビン酸カルボキシラーゼ (ATP)，ホスホエノールピルビン酸カルボキシラーゼともいう。オキサロ酢酸＋ATP→ホスホエノールピルビン酸＋CO_2＋ADPの反応を触媒する。微生物，植物に存在する。動物にはATPの代わりにGTP，ITFを用いる同種の酵素が存在する。糖新生の際に，オキサロ酢酸をホスホエノールピルビン酸にするときの重要な酵素である。

ホスホエノールピルビン酸カルボキシラーゼ [phosphoenolpyruvate carboxylase] ＝ホスホエノールピルビン酸カルボキシキナーゼ

ホスホキナーゼ [phosphokinase] ATP等ヌクレオチド三リン酸の末端リン酸基を水以外の化合物に転移し，リン酸化合物を生成する反応を触媒する酵素の総称。ホスホトランスフェラーゼに分類される。リン酸基の供与体の大部分はATPである。

ホスホグリセリン酸 [phosphoglyceric acid] $C_3H_7O_7P$，分子量186.06。解糖系において，1,3-ビスホスホグリセリン酸よりATPと3-ホスホグリセリン酸が生成される。さらに，3-ホスホグリセリン酸はホスホグリセリン酸ムターゼによって異性化されて2-ホスホグリセリン酸になる。

ホスホグルコースイソメラーゼ [phosphoglucose isomerase] ホスホグルコイソメラーゼ，グルコースリン酸イソメラーゼ，ホスホヘキソースイソメラーゼ，ホスホヘキソムターゼ，オキソイソメラーゼ等を指す。D-グルコース6-リン酸⇄D-フルクトース6-リン酸の反応を触媒する。糖新生，解糖系，ペントースリン酸回路の3代謝系に属する。

6-ホスホグルコノラクトン [6-phosphogluco-nolactone] ペントースリン酸回路の初発の反応であるグルコース6-リン酸デヒドロゲナーゼによるグルコース6-リン酸の脱水素反応で生成される。この時，$NADP^+$からNADPHが産生される。

ホスホグルコムターゼ [phosphoglucomutase] α-D-グルコース1,6-二リン酸＋α-D-グルコース1-リン酸⇄α-D-グルコース6-リン酸＋α-D-グルコース1,6-二リン酸の反応を触媒するグリコーゲン代謝系の酵素。基質特異性は広く，多くのヘキソースの1-リン酸と6-リン酸異性体の相互変換を触媒する。

6-ホスホグルコン酸 [6-phosphogluconic acid] $C_6H_{13}O_{10}P$，分子量276.14。ペントースリン酸回路において，グルコノラクトンヒドロラーゼによるホスホグルコノラクトンの加水分解反応で生成される。六炭糖のホスホグルコン酸は6-ホスホグルコン酸デヒドロゲナーゼにより五炭糖のリブロース5-リン酸になり，NADPHも産生される。

```
    COOH
    |
    HCOH
    |
    HOCH
    |
    HCOH
    |
    HCOH
    |
    CH2O-PO3H2
```

ホスホグルコン酸経路 [phosphogluconate pathway] グルコース代謝経路の一。ペントースリン酸回路ともいう。NADPHとリボース5-リン酸を生成する。脂肪酸やステロイドの生合成が活発な組織である肝臓，副腎皮質，膵臓組織，乳腺で著しく，骨格筋のような脂肪酸合成の低い組織ではこの経路は欠けている。核酸の活発な増殖組織あるいは腫瘍においても五炭糖のリボース5-リン酸を供給する役割を果たしている。→6-ホスホグルコノラクトン，6-ホスホグルコン酸

ホスホクレアチン [phosphocreatine] $C_4H_{10}N_3O_5P$，分子量211.11。クレアチンリン酸ともいう。高エネルギーリン酸化合物の一つ。クレアチンキナーゼで触媒される反応により，クレアチンとATPから合成される。代謝回転の激しい筋肉や神経細胞においてATPを再生産するための貯蔵物質である。休息中，ATP濃度が高いとホスホクレアチンの合成が進み，運動中は分解によってATPが供給される。

```
CH3NCH2COOH
|
HN=CNH-PO3H2
```

ホスホコリン [phosphocholine] ＝ホスホリルコリン

ホスホジエステラーゼ [phosphodiesterase, PDase] リン酸ジエステルを加水分解してリン酸モノエステルとする酵素の総称。$2'-5'$，$3'-5'$，$5'-5'$のホスホジエステル結合のいずれも切断する。単純なリン酸ジエステル（ビス（p-ニトロフェノール）リン酸など）は分解しないが，ヌクレオチド間のホスホジエステル結合を特異的に切断するヌクレアーゼも一種のホスホジエステラーゼである。単純なホスホジエステルもオリゴヌクレオチドも両方とも分解するものとして脾臓（ブタ等）や，ヘビ毒のホスホジエステラーゼが知られている。

ホスホジエステル結合 [phosphodiester bond；phosphodiester linkage] オルトリン酸が二つのアルコール性ヒドロキシ基（R-OH, R'-OH）とエステルを形成する結合。リン酸ジエステル結合ともいう。

ホスホセルロース [phosphocellulose] セルロースエステル誘導体の中のリン酸エステル。硝酸セルロース，硫酸セルロースなど無機酸エステル誘導体の一つ。リン酸と五酸化二リンを反応させることにより，水溶性リン酸セルロースができる。イオン交換性を有することから重金属や放射性物質の分離，除去に利用できる。

***O*-ホスホチロシン** [O-phosphotyrosine] $C_9H_{12}NO_6P$，分子量261.17。チロシンO-リン酸ともいう。チロシン側鎖のヒドロキシ基にリン酸がエステル結合したもの。タンパク質中のチロシン残基がチロシンキナーゼ等によりリン酸化され生じる場合が多い。チロシン残基のリン酸化，脱リン酸化はインスリン，上皮細胞増殖因子等による細胞外刺激の内部への伝達，または物質の膜透過の調節に関与する。がん遺伝子がその原遺伝子の翻訳産物のチロシン残基はリン酸化されるものが多く，またそれ自身がチロシンキナーゼであることが多い。

$$\text{HOOC-CH(NH}_2\text{)-CH}_2-\text{C}_6\text{H}_4-\text{O-P(=O)(OH)}_2$$

ホスホトランスフェラーゼ [phosphotransferase] ＝トランスホスホリラーゼ

ホスホトリオースイソメラーゼ [phosphotriose isomerase] ＝トリオースリン酸イソメラーゼ

ホスホノグリセロリピド [phosphoglycerolipid] 炭素-リン結合をもつリン脂質，ホスホノリピドの一つ。原生動物及び微生物の二，三の例にその存在が認められている。

ホスホノスフィンゴリピド [phosphonosphingolipid] 炭素-リン結合をもつリン脂質，ホスホノリピドの一つ。原生・腔腸・軟体動物に分布し，含量も高い。

ホスホノリピド [phosphonolipid] リン脂質のグリセロールとリン酸の結合はエステル結合で，リン酸と他の化合物，例えば，コリンやエタノールアミンとの結合もエステル結合でリン酸ジエステルを形成している。ところが他の化合物の炭素原子と燐原子が直接結合し，炭素-リン結合をもつリン脂質が無脊椎動物にみられる。このようなリン脂質の総称で，ホスホノグリセロリピドとホスホノスフィンゴリピドに大別できる。

4'-ホスホパンテテイン [$4'$-phosphopantetheine] $C_{11}H_{23}N_2O_7PS$，分子量358.35。CoAやアシルキャリアタンパク質などの補欠分子族。パンテテイン$4'$-リン酸ともいう。パントテン酸キナーゼを阻害してCoA生合成の調節因子として働く。また，GTP依存性アシルCoAシンテターゼのアロステリック活性化因子でもある。

ホスホピルビン酸カルボキシラーゼ [phosphopyruvate carboxylase] ＝ホスホエノールピルビン酸カルボキシラーゼ

ホスホフルクトキナーゼ [phosphofructokinase] 解糖系の鍵酵素の一つ。ホスホヘキソキナーゼともいう。D-フルクトース6-リン酸＋ATP→D-フルクトース1,6-二リン酸＋ADPの反応を触媒する解糖系の律速酵素。独立した遺伝子座によってコードされる筋（M）型，肝（L）型，血小板（P）型の3種のアイソザイムがあり，組織特異的に発現する。各種生物に広く存在。この反応の逆反応を触媒するフルクトース二リン酸ホスファターゼとともに，細胞内の可溶画分に存在。アロステリック酵素で活性化因子は反応生成物ADPである。

[ホスホ]プロテインホスファターゼ [(phospho) protein phosphatase] ＝タンパク質ホスファターゼ

ホスホヘキソースイソメラーゼ [phosphohexose isomerase] ＝グルコース6-リン酸イソメラーゼ

ホスホヘキソキナーゼ [phosphohexokinase] ＝ホスホフルクトキナーゼ

ホスホムターゼ [phosphomutase] ムターゼの一種でリン酸基の分子内転位を触媒する酵素を指す。ホスホグリセリン酸ホスホムターゼやアセチルグルコサミンホスホムターゼが知られている。

ホスホモノエステラーゼ [phosphomonoesterase] ホスファターゼのうちリン酸モノエステルを加水分解する酵素の総称。基質特異性が低いものと，高いものに大別される。

ホスホリパーゼ [phospholipase] リン脂質加水分解酵素の総称で，グリセロリン脂質及びスフィンゴリン脂質を加水分解する酵素。加水分解されるグリセロリン脂質のエステル結合の位置により，A_1，A_2，C，Dという名称が付けられている。リゾリン脂質の脂肪酸エステルを加水分解するもの

ホスホリラーゼ [phosphorylase] α-グルカンホスホリラーゼ，グリコーゲンホスホリラーゼ，デンプンホスホリラーゼ。グリコーゲンやデンプンのようなα-1,4-グルカンの加リン酸分解を触媒する。分解は非還元性末端のグルコシド結合に起こり，α-グルコース1-リン酸を生成する。試験管内では逆反応すなわちグルカン合成も起こるが，正リン酸濃度の高い生細胞内ではグルカン分解にのみ働いている。ウサギ筋肉中では，この酵素は活性のあるリン酸化型（a型）と活性のない脱リン酸化型（b型）として存在する。

ホスホリラーゼキナーゼ [phosphorylase kinase] ホスホリラーゼのb型酵素をリン酸化してa型酵素に転換する。グリコーゲンホスホリラーゼキナーゼともいう。ホスホリラーゼキナーゼ自身もプロテインキナーゼによるリン酸化を受けて活性化される。この反応はホルモンによるグリコーゲン分解の促進に際して重要である。

ホスホリラーゼ限界デキストリン [phosphorylase limit dextrin] グリコーゲンをホスホリラーゼで分解した時，ホスホリラーゼではそれ以上加リン酸分解されない分枝を含むデキストリン。このデキストリンに，脱分枝酵素が作用して分枝部分を分解すると，再びホスホリラーゼの作用を受けるようになる。

ホスホリルエタノールアミン [phosphorylethanolamine] エタノールアミンのヒドロキシ基にリン酸がエステル結合したもの。エタノールアミンリン酸ともいう。リン脂質であるホスファチジルエタノールアミン合成の前駆体，または分解物である。スフィンゴシンの分解によっても生じる。

ホスホリルコリン [phosphorylcholine] $C_5H_{15}NO_4P$，$N(CH_3)_3CH_2CH_2OPO_3H_2$，分子量184.15。ホスホリン酸，ホスホコリンもいう。ホスファチジルコリン（レシチン）の生合成経路における水溶性代謝中間体。コリンキナーゼが，コリンとATPからホスホリルコリンとADPを生じる。ホスホリルコリンとシチジン5'-三リン酸（CTP）が反応してCDPコリンを生じる。

ホスホン酸 [phosphonic acid] H_2PHO_3，分子量82.00。三塩化リンまたは三酸化二リンを加水分解し，濃縮すると得られる無色の結晶。強い還元性がある。かつて，H_3PO_3と表され，亜リン酸とよばれた。

$$\begin{matrix} & O \\ & \| \\ H-P-OH \\ & | \\ & OH \end{matrix}$$

母性栄養 [maternal nutrition] 妊娠期，授乳期の栄養。妊娠前半はつわりを経験することが多いが，特別の治療を必要としない場合が多い。妊娠後半は貧血，妊娠高血圧症候群，妊娠糖尿病などになりやすい。そこで，タンパク質や鉄の摂取量に留意し，エネルギーや食塩の摂取過多にならないように注意する。授乳期は泌乳，母体の回復などのために，バランスの良い食生活を心がける。

細寒天 [fine thread agar] ＝糸寒天

保存食 [(1) preservative food；(2) food for sanitation test] (1)食品に加工処理を行って貯蔵性を高め，一定期間品質を保持し，保存できる状態にした食物。従来，伝統的な保存食としては乾燥食品，塩蔵品，砂糖漬け食品，発酵食品，燻製品，缶詰や瓶詰食品がある。近年，電子レンジの普及により，解凍が簡便にできるようになったため，冷凍食品が多く消費されるようになった。また，包装資材の開発により，真空調理済み食品，レトルトパウチ食品等も仲間入りした。(2)食中毒が発生した時の原因究明の試料となる食事。原材料及び調理済み食品を各々50g程度清潔な容器またはファスナー付きのビニール袋に入れ，密封して専用冷凍庫で-20℃以下，2週間以上保存し記録を残す。原材料は購入時のままの状態で保存する。

保存料 [preservative] 微生物の増殖を抑制することにより食品の保存性を高める化学物質のこと。現在，日本では安息香酸など8種，17品目が許可されている。安全性が重視されることから，厚生労働省により対象食品，使用量など，厳格な使用基準が定められている。→防腐剤

ポタージュ [potage] →スープ

ポタージュ・クレール [potage clair] ＝コンソメ

補体 [complement] 人や動物の新鮮血清中に存在する20種類以上のタンパク質によって構成され，抗体の反応を補って殺菌反応や溶血反応を起こすことにより感染防御や炎症などの生体防御に重要な役割を担うタンパク質。→補体系，補体成分

補体系 [complement immune system] 血清中にあってC1〜C9の補体9成分の活性化や調節に関与する数種類の酵素系。抗体を介して活性化される古典経路と抗体を介さずに活性化される第2経路がある。古典経路では，抗原抗体複合体がC1成分を活性化し，C4，C2，C3，C5，C6，C7，C8，C9の順に連鎖的に活性化され，抗原細胞を破壊する。第2経路では，C3成分が直接活性化し，C5以降は古典経路と同じ経路をたどる。→補体，→補体成分

補体成分 [complement component] 第1成分から第9成分までであり，C1からC9のように表される。C1はC1q，C1r，C1sの3成分から成る。補体が活性化され二つのフラグメントに分解される時は，小さなフラグメントをa，大きなフラグメントをb（C2は例外）で示す。C3bは免疫細胞の食作用を活性化し，C3a及びC5aはアナフィラトキシンとして血管透過性あるいは白血球遊走促進作用がある。C5b，C6，C7，C8，C9はドーナツ状に集合してチャネルを形成し，溶菌あるいは溶血作用を発揮する。→補体，→補体系

発作 [stroke] 病気の症状が突発的に起こり，

ほつさせいや

多くは短時間で消失すること。

発作性夜間ヘモグロビン尿症 [paroxysmal nocturnal hemoglobinuria, PNH] 後天性に血液細胞の遺伝子に異常が起こり，その結果赤血球が自分の血液中の補体の攻撃を受けて破壊され，溶血を引き起こす。赤血球が血管内で異常に早く破壊されて起こる貧血で，早朝のヘモグロビン尿を特徴とする。夜間発作性血色素尿症ともいう。再生不良性貧血や骨髄異形成と密接に関係しており，時に合併・相互移行する。

没食子酸 [gallic acid] $C_7H_6O_5$，分子量170.12。植物の葉，茎，根等に広く存在している成分。抽出したタンニンを，アルカリまたは酵素（タンナーゼ）により加水分解しても得られる。アルカリ性水溶液は還元力が強く，還元剤，写真の現像剤に使われる。没食子酸プロピル，没食子酸イソアミル等のエステルは，油脂，バターの酸化防止剤にも使用されている。→ポリフェノール

ホットケーキ [hot cake] 小麦粉，砂糖，ベーキングパウダー，卵，牛乳，油脂等を混ぜたバッターを厚手の鉄板に丸く流し，両面に焼き色を適宜つけて，ほどよく膨化させた，パンケーキの一種。2枚重ねにして，バター，シロップ等を添え，温かくして供される。

ホットケーキミックス [hot cake mix] ホットケーキの材料をすべて粉末の形態で取合わせ，混合したプレミックス。焼く時，水を使うより牛乳の方が焼き色がつきやすい。

ホットブレイク [hot break] →コールドブレイク

ホップ [hop] クワ科の多年生つる植物。雌雄異株でビール製造には受粉していない雌花を乾燥したものを用いる。ビールに芳香と苦味を付ける。芳香付けを目的とするアロマホップ，苦味付けを目的とするビターホップがある。雌花はルプロンという粉末を含み，この中に精油成分，苦味成分などが含まれる。ビールの苦味は，ビール製造の加熱の際，フムロンが変化してできるイソフムロンに由来する。精油成分にはミルセン，フムレンが主に含まれる。有名なアロマホップの産地はチェコ（ザーツ地方），ドイツ（ハラタウ地方）などである。日本では北海道などで栽培される。またホップにはポリフェノール類が含まれており，微生物の繁殖を防ぐ効果がある。

ポップコーン [popcorn] パフドコーンともいう。最も小型の爆裂種のトウモロコシを完熟してから収穫し，150～230℃の温度で炒って爆裂（ホッピング）させ，バター，塩，砂糖等で風味付けをしたスナック菓子。胚乳の大部分が角質胚乳（角質デンプン）であるが，中央部に水分の多い粉質胚乳（粉質デンプン）を包み込んでおり，加熱でコーンの内圧が上がって皮が破れたとき高温の水がいっきに水蒸気になり，気化膨張してホッピングし，容積が15～35倍になる。

ホップ油 [hop oil] 乾燥ホップを水蒸気蒸留または溶剤抽出して得られる。主な香気成分はミルセン，フムレンである。その他の香気成分としてリナロール，ゲラニオール，β-ダマセノン等を含む。ビール製造用または香料として用いられる。

ボツリヌス[食]中毒 [botulism] 食品に含まれるボツリヌス菌（*Clostridium botulinum*）が増殖して神経毒を産生し，これに汚染された食品を喫食して引き起こされる毒素型の細菌性食中毒。食餌性ボツリヌス症ともいう。乳児の経口摂取したボツリヌス菌芽胞が腸管内で発芽増殖し，毒素を産生して起こる乳児ボツリヌス症もある。

ボツリヌス毒素 [botulinus toxin] ボツリヌス菌の作るタンパク質毒素。猛毒である。免疫学的にA～Gに分類されるが，ヒトの食中毒の原因になるのはA, B, E, F型である。分子量150,000の神経毒成分1分子と分子量150,000，350,000あるいは750,000の無毒成分1分子との複合体の形で存在するが，pH 7.5以上では解離する。熱にも不安定である。

ポテンシャルエネルギー [potential energy] 物体がある位置に存在し，特定の形状をとる時にもつ潜在的なエネルギー。位置エネルギーともよばれる。

母乳 [breast milk] 母乳は乳児にとって最も適切な栄養源である。乳児が必要としているほとんどの栄養素が十分含まれているだけでなく，乳児を感染症から予防するために必要な免疫グロブリンや各種抗体なども含まれている。→人乳

母乳栄養 [breast-feeding] 乳児が母親の乳汁で栄養哺育されること。新生児から生後3か月までの児にとって自然で最も優れた栄養法。乳児に必要な成分組成は過不足なく含まれており，吸収も良く負担が少ない。初乳には各種免疫抗体が含まれており，新生児の免疫力を高める。母子間のスキンシップとなり，精神的安定に寄与している。→人工栄養，混合栄養

母乳栄養児 [breast-fed infant] 母乳で育てられた小児。新生児，乳児期では人工栄養児に比較して，成長・発達のあらゆる面で良好である。母乳には乳児の成長に必要な成分が適量含まれており，未熟な体機能に適した形で存在している。免疫機能の発達や感染防御に優れ，死亡率，罹患率が低い。精神的にも安定している。

母乳黄疸 [breast milk jaundice] 母乳栄養児において，ほかの原因がなく生後1週間を過ぎても黄疸が継続している状態。母乳にビリルビンのグルクロン酸抱合を阻害する作用があるためともいわ

れるが，発症機序は不明である。

母乳代替物　[breast-milk susbtitute]　→調製粉乳

母乳補足物　[breast-milk supplement]　母乳栄養は搾母乳または糖水の補足がある時，混合栄養は人工乳の補足がある時，人工栄養は人工乳が主な時，完全母乳は完全に補足のない時に用いる用語である。

哺乳類　[mammal]　脊椎動物亜門の一綱。幼体は雌の乳腺の分泌する母乳によって哺育される。心臓は2心房2心室で肺呼吸を行う。恒温性。

哺乳類ラパマイシン標的タンパク質
[mammalian or mechanistic target of rapamycin, mTOR]　ラパマイシンの標的タンパク質として発견された。細胞内外における成長因子や栄養，ストレスなどのさまざまな環境変化によるシグナルを統合し，細胞の成長や代謝を司る。生体内ではmTORC1もしくはmTORC2のいずれかのタンパク質複合体を形成して存在している。両者はそれぞれ異なる制御を受け，また，異なる機能をもつ。

骨　[bone]　身体を支持する器官であるとともに，カルシウムの貯蔵庫としての役割を担っている。骨質，骨膜，骨髄から成り，これに血管や神経が加わる。骨膜は骨を作る皮質骨と，その内側に位置する網状の海綿骨から成る。

骨付きハム　[bone in ham]　もも肉の塊を塩漬・くん煙したハム。名前のとおり，骨を除去しないまま製品とする。一方，骨抜きハムは，ボンレスハムの名称で知られる。

炎をたてる　[flame]　加熱調理に酒類（ブランデーなど）を用い強火で加熱し，一瞬にして火を引き込み炎が立ち上がり，料理全体が炎に包まれる状態を作ること。酒の香気の付与，加熱による風味の引き立て，雑臭の排除などが行われる。また獣鳥肉の毛焼きをするという意味もある。

母分散　[population variance]　母集団の分散。有限母集団では既知のパラメータ（母数）。無限母集団では未知母数。

母平均　[population mean]　母集団の平均。有限母集団では既知のパラメータ（母数）。無限母集団では未知母数。

ポポー　[papaw]　北米南部の原産で樹高5〜6mに達するバンレイシ科の落葉喬木。ビワに似た大きな種子を5〜6個内蔵し，可食部は少ない。熟した果肉はパパイヤやマンゴーに似た風味をもつ。生食のほか，ジャムやシャーベットに用いる。

頰肉　[cheek meat]　魚肉，畜肉の頭部肉をいう。特にカツオの頭部肉を塩水で煮込んだびんた料理が有名。

ホメオ遺伝子　[hcmeotic gene]　=ホメオティック遺伝子

ホメオスタシス　[homeostasis]　生体が外界と密接な疎通を保ちながら，自己の内部環境を一定に保つ現象。恒常性ともいう。外界からの刺激や外部環境の変化がもたらす内部環境への影響に対して，その情報を生体内伝達し，適切な生体応答によって，生体の内部環境の恒常性維持を計り健全な生命活動を保っている。

ホメオティック遺伝子　[homeotic gene]　体の特定の器官の形成を決定する形態形成遺伝子。ホメオ遺伝子ともいう。トカゲの例では，尻尾を切られてもホメオティック遺伝子が発現し機能するため尻尾を再生することができる。この遺伝子に突然変異が生じると，体の特定の部分が別の部分の形態をもつようになる。

ホメオボックス　[homeobox]　ホメオティック遺伝子に含まれ，多くの生物において相同性の高い180塩基対の塩基配列。体の形態形成過程には多くの遺伝子が関与しており，ホメオティック遺伝子の変異が体の一部を別の部分に変えてしまうように遺伝子の働きには階層がある。ホメオボックスはホメオティック遺伝子産物のDNA結合領域をコードしている。

ホモグリカン　[homoglycan]　1種類の単糖類で構成されている多糖類。グルカンではアミロース，アミロペクチン，セルロース，グリコーゲン，フルクタンではイヌリン，トリチシン，レバン，ガラクタンではアガロース，ガラクツロン酸のポリマーではペクチン酸，N-アセチルグルコサミンのポリマーではキチンが代表的である。

ホモゲンチジン酸　[homogentisic acid]　$C_8H_8O_4$, 分子量168.15。フェニルアラニンとチロシンの分解系における中間代謝物質。アルカプトン尿症ではホモゲンチジン酸-1,2-ジオキシゲナーゼを欠き，多量のホモゲンチジン酸が尿中に排泄される。これが酸化されると黒色の色素となる。シイタケの渋みやタケノコのえぐ味成分でもある。

ホモシスチン　[homocystine]　$C_8H_{16}N_2O_4S_2$, 分子量268.36。ホモシステインの酸化物であり，メチオニンの代謝産物として存在する。メチオニンを60％硫酸中で熱しても産生される。

ホモシスチン尿症　[homocystinuria]　ホモシスチン変換酵素の先天的欠損により血中にホモシスチンやメチオニンが蓄積し，尿中に大量に排泄される疾患。進行性の知的障害や精神症状，骨格異常や眼球異常等がみられ，血栓症で死亡することもある。早期にビタミンB_6, 葉酸等のビタミン療法を開始する。

ホモシステイン　[homocysteine]　$C_4H_9NO_2S$, 分子量135.19。2-アミノ

4-メルカプト酪酸。天然のアミノ酸であるが，タンパク質には含まれない。メチオニンがシステインに分解する反応の中間体である。

ホモジナイズ [homogenization] ＝均質化
ホモ多糖類 [homopolysaccharide] ＝単純多糖類
ホモ乳酸菌 [homolactic acid bacteria] 糖類から乳酸のみを生成する乳酸菌。*Lactococcus* 属，*Pediococcus* 属，一部の *Lactobacillus* 属などがこれにあたる。
ホモ乳酸発酵 [homolactic fermentation] 糖類から乳酸のみを生成する乳酸菌（ホモ乳酸菌）の発酵様式。グルコース 1 mol が 2 mol の乳酸に変換され，同時に 2 mol の ATP が生成する。この反応は，広く動植物に認められる解糖（EMP）経路と基本的に同一である。
ホモポリマー [homopolymer] 1 種類あるいは 1 組のモノマーが反復重合したポリマー。異種モノマーも加えて重合したコポリマー（共重合体）に対比される。
ホモログ [homolog] →遺伝子重複
ポリアクリルアミド [polyacrylamide] $+CH_2CH(CONH_2)+_n$ アクリルアミド $CH_2=CHCONH_2$ が溶融して激しく重合したもの。主な有機系高分子凝集剤でコロイド溶液中の微細粒子を凝集させる。
ポリアクリルアミドゲル [polyacrylamide gel, PAG] アクリルアミドを水溶液中で重合させたもの。タンパク質など高分子物質を電気泳動で分離する際に用いる。
ポリアクリルアミドゲル電気泳動 [polyacrylamide gel electrophoresis, PAGE] ポリアクリルアミドのゲルを担体とする電気泳動。ページ（PAGE）ともいう。タンパク質や核酸の分離に汎用。2 枚のガラス板の間にゲルを作製する方法が一般的。ポリアクリルアミドは分子ふるい効果が大きく，タンパク質や比較的低分子量の核酸を分離するのに適している。DNA, RNA 等の核酸分子は負に荷電しているため陽極に移動する。DNA は尿素などの変性剤で一本鎖となり，その長さに応じて精密に分離される。一方，タンパク質の荷電は種類によって異なるが，陰イオン系界面活性剤ドデシル硫酸ナトリウム（SDS）存在下でタンパク質分子が変性，分子全体として負に荷電し，陽極へ移動する。
ポリアクリル酸 [polyacryl acid] $+CH_2-CH(COOH)+_n$ アクリル酸 $CH_2=CHCOOH$ が重合したもの。カルボキシ基によるイオン結合を多くもち，高吸水性樹脂に利用される。
ポリアクリル酸ナトリウム [sodium polyacrylate] 水溶性高分子化合物の一つ。長い分子構造をもつが，分子内に多量のカルボキシ基をもつため，水溶液は吸水性に富んでいる。

ポリアクリロニトリル [polyacrylonitrile] $+CH_2CH(CN)+_n$ アクリロニトリル $CH_2=CHCN$ の重合体。体内で分解されシアン化水素を生成し，神経系，呼吸器系，消化器系，皮膚粘膜などの障害，長期的には発がんをもたらす。
ポリアデニル酸 [polyadenylic acid, poly(A)] アデニル酸がリボースの 3′→5′ のホスホジエステル結合で重合した一本鎖 RNA ポリマー。一般に，ADP を基質とし，ポリリボヌクレオチドヌクレオチジルトランスフェラーゼを用いて合成する。ポリ (A) を人工 mRNA としてペプチド鎖合成を行わせるとポリリシンが得られることから，リシンの遺伝暗号が AAA であることの一つの証拠となった。
ポリアミド [polyamide] 化学物フラグメントがアミド結合で多数連結した高分子化合物（樹脂）。一般に脂肪族骨格を含むポリアミドをナイロンと総称し，これは初めて人工的に合成されたポリアミドである。
ポリアミン [polyamine] アミノ基を二つ以上もつ直鎖脂肪族炭化水素の総称。生体内に広く存在するアミンで，分泌活性やタンパク質，核酸合成の盛んな部位に 20 種以上のポリアミンが見いだされている。その生理作用は核酸・タンパク質合成促進，細胞膜の安定化及び膜透過性の強化，タンパク質翻訳後修飾，種々の酵素活性化などがある。
ポリアミンオキシダーゼ [polyamine oxidase] 酸素を電子受容体としてジアミンやポリアミンを酸化して過酸化水素を発生させる酵素の総称。→ポリアミン
ポリアルコール [polyalcohol] 炭化水素の複数個の水素をヒドロキシ基-OH で置換した多価アルコール。ポリオール，アルカンポリオールともいう。エチレングリコール，グリセリン，ソルビトール等がある。ヒドロキシ基の極性により水素結合性が強く，沸点は同一分子量の他の化合物に比べ著しく高い。
ポリウレタンフォーム [polyurethane foam] ポリオールとポリイソシアネートとを主成分として，発泡剤，整泡剤，触媒，着色剤等を配合し樹脂化させつつ発泡させたもの。ウレタンフォームともいう。気泡が連通し柔らかで復元性のあるものを軟質ウレタンフォームという。自動車座席用クッション，マットレス等では，発泡倍率約 60～100 倍，見かけ密度 16～100 kg/m^3 程度の発泡体が使われる。断熱材には気泡が独立して硬く，復元性がない硬質ウレタンフォームが利用される。このほか，主に衝撃吸収材用の半硬質ウレタンフォームがある。
ポリ ADP リボース [poly ADP-ribose] ADP リボースの末端の C′-1 とほかの ADP リボースの C′-2 がグリコシド結合した重合体。核酸様の生体高分子として発見された。DNA 修復やアポ

トーシスの調節に関係している。ポリADPリボース合成酵素の作用で，NADを基質として標的タンパク質にADPリボース残基を付加重合させることで生成される。ポリADPリボース分解酵素によって可逆的に分解される。

ポリADPリボシル化 [poly ADP-ribosylation] タンパク質修飾反応の一つで，標的タンパク質の機能を大きく変化させる。ポリADPリボース合成酵素によって触媒され，NADから外された負電化をもつADPリボースを標的タンパク質に数個から数百個付加させる反応。DNA修復やゲノムの安定に関与している。

ポリエステル [polyester] ポリエチレンテレフタレート樹脂を溶融紡糸した合成繊維。綿に代わるものとして衣料品，産業用に最も多く使用されている繊維。

ポリエチレン [polyethylene] $H(CH_2\text{-}CH_2)_nH$ エチレンを単量体とする長鎖アルカン分子の総称。最初に開発されたプラスチック。汎用性の熱可塑性樹脂。軟化点は低いが，耐薬品性，耐衝撃性，耐寒性，耐水性，電気の絶縁性に優れる。一方，印刷適性は低く，静電気を帯電しやすい。製品は通常半透明。製法にしたがって高密度ポリエチレン，低密度ポリエチレンがあり，高密度の方がやや硬い。包装用フィルム，日用雑貨，容器，工業部品，電気絶縁体等，用途は広い。

ポリエチレングリコール [polyethylene glycol, PEG] $HO(OCH_2CH_2)_nH$ エチレングリコールの重合体混合物。無色透明な高粘性の液体～固体。重合度によって物性は異なる。水，アルコールに溶解し，基材，粘度調整剤として化粧品，トイレタリー製品に幅広く使用される。平均分子量200～20,000程度が汎用。

ポリエチレンテレフタラート [polyehtylene terephthalate, PET] ポリエステルの一種。エチレングリコールとテレフタル酸から成る重合高分子。ペットボトルの名称はPETに由来している。ガラス転移温度が約80℃，融点が約250℃。

ポリエチレンパウチ [polyethylene pouch] ポリエチレン袋。粒状のポリエチレンペレットを溶かし，インフレーション機で吹き上げて，チューブ（筒）状にし，製袋機で引っ張り，200℃前後の熱シールバーをチューブに押し付けて熱溶着し，指定サイズにカットして袋にする。

ポリエチレンびん [polyethylene bottle] ポリエチレン製のびん類。熱可塑性，耐薬品性。ガラスびんに比べ重金属や有機物を吸着しやすい。

ポリエチレンラミネートセロハン [polyethylene laminated cellophane] ポリエチレンフィルムにセロハンを貼り合わせた包装材。略してポリセロという。ポリエチレンの気密性とセロハンの印刷適性を兼備。食品包装材として多用される。

ポリ塩化ナフタレン [polychlorinated naphthalene, PCN] クロロナフタレンの重合体。接着剤，塗料，ゴム等に添加して使われていたが，人体への健康被害，環境汚染の面から，第一種特定化学物質に指定され，製造及び輸入が許可の上でのみ認められている（過去に許可された例はなく，事実上，製造及び輸入禁止）。

ポリ塩化ビニリデン [polyvinylidene chloride] $(CCl_2CH_2)_n$ 塩化ビニリデン $CH_2=CCl_2$ の重合または塩化ビニリデンと塩化ビニルの共重合による熱可塑性樹脂。塩化ビニリデンは塩化ビニルの塩素化によるトリクロロエタンから合成する。酸素・水蒸気のバリヤー性，耐熱性，耐寒性，耐薬品性（酸，アルカリ，有機溶剤）に非常に優れている。透明性が高い。家庭用ラップ，耐熱性・耐寒性・耐油性のケーシング用フィルムとして食品等の包装に多用される。他のプラスチックフィルムやセロハン，紙，アルミ箔等とのラミネートフィルムとしても広く利用される。

ポリ塩化ビニル [polyvinyl chloride] $(CH_2\text{-}CHCl)_n$ 塩化ビニル $CH_2=CHCl$ の付加重合に得られる熱可塑性樹脂。過酸化水素を重合開始剤として用い，塩化ビニルを加熱して得る。耐水性，耐薬品性であるが，熱，光に弱い。電気絶縁材，管や板などの成形品として用いられる。可塑剤（フタル酸ジオクチルなど）を添加して軟らかくしたものはフィルムやシート，衣服材料など種々の日用品に用いられる。

ポリ塩化ビフェニル [polychlorinated biphenyl, PCB] ビフェニルの2個以上の水素原子を塩素原子で置換した化合物の総称。熱媒体，ノーカーボン紙，電気製品等の絶縁体として使われる。209種類に及ぶ同族体から成る。日本では1968（昭和43）年，カネミ油症事件が起こり，1972（昭和47）年に生産中止，1974（昭和49）年に「化学物質審査規制法」の第一種特定化学物質に指定され，製造及び輸入が原則禁止された。1954～72年の国内生産量は59,000トン。環境中で難分解性，生物に蓄積しやすく，慢性毒性がある。

ポリエン酸 [polyenoic acid] 多価不飽和脂肪酸。分子内に二重結合が2個以上存在する脂肪酸の総称。ヒトではリノール酸（6,9-オクタデカジエン酸）とα-リノレン酸（3,6,9-オクタデカトリエン酸）を作ることができないので，必須脂肪酸という。

ポリオ [polio] ＝脊髄灰白質炎

ポリオウイルス [poliovirus] ピコルナウイルス科エンテロウイルス属に分類されるウイルス。灰白髄炎ウイルスともいう。骨髄灰白質炎の原因となる。ヒトを自然宿主とし，ほかの動物では増殖できない。

ポリオール [polyol] ＝ポリアルコール

ポリオレフィン［polyolefin］　オレフィン系炭化水素を原料とする合成樹脂の総称。通常，エチレン，プロピレンを主原料とするポリエチレン，ポリプロピレン等の熱可塑性汎用合成樹脂を指す。

ポリカーボネート［polycarbonate］　カーボネート結合 -O-CO-O- を主鎖にもつ熱可塑性樹脂の総称。通常，ビスフェノールAと塩化カルボニル（もしくはジフェニルカーボネート）を原料とする重合体。軽量・耐衝撃性・耐熱性・不燃性・通電性・透明度に優れている。レンズ，精密成型品，ヘルメット，カバー類に適する。一方，アルカリ剤，溶剤では劣化し，高温高湿環境下で加水分解する。原材料のビスフェノールAが内分泌攪乱化学物質（いわゆる環境ホルモン）の可能性が指摘されている。

ポリカーボネートびん［polycarbonate bottle］　ポリカーボネート製びん。機械的な強度，透明度，耐熱性（軟化温度140～150℃）に優れる。

ポリガラクツロナーゼ［polygalacturonase］　＝ペクチナーゼ

ポリガラクツロン酸［polygalacturonic acid］　ガラクツロン酸（ガラクトースの6位のヒドロキシ基がカルボキシ基になったもの）のポリマー。天然物ではガラクツロン酸が α 1→4 結合したペクチン酸などが知られている。→ペクチン酸

ポリグリセリン脂肪酸エステル［polyglycerol fatty acid ester］　グリセリンを脱水縮合したポリグリセリンと脂肪酸をエステル結合させたもの。食品用乳化剤として広範に使われている。脂肪酸の種類とポリグリセリンの重合度によっていろいろな特性をもち，抗菌力のあるものもある。

ポリグリセロールエステル［polyglycerol ester］　＝ポリグリセリン脂肪酸エステル

ポリグルコース［polyglucose］　＝ポリデキストロース

ポリグルタミン酸［polyglutamic acid, PGA］　アミド結合によるグルタミン酸の重合体。α 位のカルボキシ基とのアミド結合による重合体を α-ポリグルタミン酸，γ 位のカルボキシ基の場合を γ-ポリグルタミン酸という。後者は納豆の粘質物（納豆の糸）の一成分。

ポリスチレン［polystyrene, PS］　$\{CH(C_6H_5)CH_2\}_n$　スチレンの重合体。熱可塑性樹脂。スチロール樹脂，スチレン樹脂，ポリスチロールともいう。一般に過酸化ベンゾイルを開始剤としてスチレンをラジカル重合して得る。アタクチック構造をもつ非晶性のポリマーで透明性に優れる。また発泡剤を用いて作った発泡スチロールは断熱容器として多用される。メタロセン触媒によるポリスチレンは結晶性高分子であり，不透明であるが，アタクチックポリスチレンよりも耐熱性に優れる。

ポリスチレンペーパー［polystyrene paper, PSP］　発泡ポリスチレンの薄いシート。スチレンペーパーともいう。微細な気泡により光沢と断熱性に優れる。生鮮物のトレイパックに多用される。

ポリスチロール［polystyrol］　＝ポリスチレン

ポリソーム［polysome］　タンパク質合成の際，翻訳が開始されてリボソームが移動すると，別のリボソームが開始位置に結合し，多数のリボソームが mRNA 上で数珠つなぎになった構造。ポリリボソームともいう。ポリソームでは非膜結合・非分泌（主としてサイトソル）性のタンパク質の翻訳が行われる。

ポリデオキシリボヌクレオチドシンターゼ［polydeoxyribonucleotide synthase］　＝DNAリガーゼ

ポリデキストロース［polydextrose］　グルコース，ソルビトール，クエン酸を減圧下で熱処理して製造される。グルコースの β 1→6 結合を主とした重合体を主成分とし，白色～淡黄色でにおいがなく，味はないか，またはわずかに酸味がある。小腸でほとんど消化されない水溶性食物繊維であり，便秘改善等の整腸作用を示す。

ポリヌクレオチド［polynucleotide］　→核酸

ポリビニルアルコール［polyvinyl alcohol, PVA］　$\{CH(OH)CH_2\}_n$　ポリ酢酸ビニルを酸またはアルカリで加水分解して得る重合体。多少の酢酸基を残存するものも含まれる。水溶性ポリマーで一般の有機溶剤に不溶である（アルコール，グリセリンには可溶）。フィルムはガスバリヤー性が極めて高く，食品包装用複合フィルムの基材として用いられる。水溶性フィルムとして農薬，洗剤等のユニット包装に，透明性，非帯電性フィルムとして毛布，ふとん等繊維包装に用いられる。

ポリビニルピロリドン［polyvinylpyrrolidone, PVP］　ビニルピロリドンの重合体。水，有機溶媒に可溶。ヘアクリーム，ヘアスプレー等の頭髪製品に使用。毛髪の乾燥を抑え柔軟性を保つ。シャンプーの泡が安定化し，洗髪後毛髪に光沢を与え柔らかくする。化粧品一般に使用されている。

ポリフェノール［polyphenol］　芳香環に二つ以上のヒドロキシ基をもつ化合物，フラボノイド，フェノール酸とその誘導体，クマリン酸，タンニン類の総称である。ポリフェノールは緑色植物が光合成で作り出す糖分の一部が変化したもので，植物細胞の生成，活性化等を助ける。また，ポリフェノールには抗酸化作用があり，活性酸素から生体を守る作用がある。ポリフェノールは食品の色，味，風味，機能性，加工性等にも深く関連しており，茶のカテキン，赤ワインのアントシアニン，大豆イソフラボン，ココアやチョコレートのカカオマスポリフェノール等，現在までにさまざまな種類のポリフェノールが発見，抽出，開発されている。

ポリフェノールオキシダーゼ ［polyphenol oxidase］　一般的にはカテコール型のポリフェノール（いわゆる o-ジフェノール）類やピロガロール，等を酸化して，メラニン様物質の生成に関与する銅酵素を指し，動植物組織に存在する。特に，青果物においては酵素的褐変の鍵酵素となる。自然界には種々のポリフェノール類が存在することから，基質特異性の異なるポリフェノールオキシダーゼが多数報告されている。また，ポリフェノラーゼ，フェノラーゼ，o-ジフェノラーゼ，カテコラーゼ等，種々の名称でよばれ，広義には p-ジフェノールオキシダーゼ（ラッカーゼ）も含まれる。

ポリフェノラーゼ ［polyphenolase］　＝ポリフェノールオキシダーゼ

ポリブタジエン ［polybutadiene］　1,3-ブタジエン $CH_2=CH-CH=CH_2$ の重合体の総称。熱可塑性樹脂。重合方法の違いにより2種類ある。①1,4-ポリブタジエン：エラストマー（ゴム）としての性質をもつ，②1,2-ポリブタジエン：側鎖が一方向に配向していることにより結晶性がありプラスチックの性質をもつ（家庭用ラップに使用）。

ポリプロピレン ［polypropylene, PP］
$\{CH(CH_3)CH_2\}_n$　プロピレンの重合体。リン酸触媒で200℃でカチオン重合させると，主に三～四量体から成る低分子量ポリプロピレンとなる。一方，チーグラー・ナッタ触媒（PPの場合はトリアルキルアルミニウム－三塩化チタン）で重合させると高分子量のポリプロピレンが得られる（立体配置はほとんどがアイソタクチック）。吸水性はなく，熱可塑性が高く，成型容易なため容器素材に適する。PPフィルムは建材や包装用に広く用いられている。

ポリペプチド ［polypeptide］　α-アミノ酸のカルボキシ基とアミノ基がペプチド結合によって連なったもの。10以下の少数のアミノ酸が連なったものをオリゴペプチド，それ以上多数連なったものをポリペプチドとよぶ。生体にはグルカゴンやインスリンのようなペプチドホルモンとして存在する。また，タンパク質の構造モデルである化学合成ポリアミノ酸をポリペプチドとよぶ場合がある。

ポリペプチド鎖延長因子 ［polypeptide chain elongation factor］　＝延長因子

ポリペプチドホルモン ［polypeptide hormone］　構成アミノ酸の結合数がオリゴペプチド（2～9個）以上で大体分子量10,000程度までのペプチドであるホルモン。副腎皮質刺激ホルモンや甲状腺刺激ホルモン，バソプレッシン，グルカゴン，インスリン，カルシトニン，β-エンドルフィン等がある。

ポリマー ［polymer］　＝高分子

ポリメラーゼ連鎖反応法 ［polymerase chain reaction method, PCR method］　1985年，Mullis KB（米国）（1993年，ノーベル化学賞）によって考案された画期的なDNA増幅法。1988年，耐熱性のDNAポリメラーゼが導入され，実用化された。PCR法は次の三つの段階，①二本鎖DNAの熱変性（→一本鎖へ解離）②相補的プライマーのアニーリング，③DNAポリメラーゼによるDNA鎖の延長を1サイクルとして30回ほど繰返すことにより，簡便に目的のDNA断片を10億倍以上に増幅できる。増幅するDNAの範囲は，設計したプライマーの配列に依存する。増幅するDNAの量を各サイクルごとに測定し，その増加のスピードから鋳型DNAの量を推定するリアルタイムPCR法が普及している。

ポリリボソーム ［polyribosome］　＝ポリソーム

ポリリン酸 ［polyphosphoric acid］　正リン酸（オルトリン酸）を加熱して脱水して得られる直鎖状の縮合リン酸。ポリリン酸は高エネルギーリン酸結合から成り，一部の微生物も産生する。リン酸が二つ結合したものが，ピロリン酸である。粘稠な液体であり，多価金属イオンと安定な可溶性錯体を作りやすい。

ポリリン酸塩 ［polyphosphate］　ポリリン酸の塩。食品添加物としてはナトリウム塩，カリウム塩が用いられる。両者は単独で使用される場合もあるが，他のリン酸塩と併用されることが多い。pH緩衝能，Fe^{3+}，Cu^{2+} などの金属イオンへのキレート能，多価アニオンとしてタンパク質の分散及び粘性の促進能，イオン交換能を利用して各種ベーカリー食品，麺類，魚肉・畜肉練製品，豆腐，アイスクリーム，味噌・醤油の品質改良に広く用いられている。ポリリン酸カリウムは，食味の点で豆腐の製造には使用されない。

ホルデイン ［hordein］　オオムギに含まれる主要な貯蔵タンパク質。オオムギの成分で最も多いのはデンプンであり，その次に多いのがタンパク質である。タンパク質含量の高いオオムギに多く含まれ，オオムギの発芽に伴い，加水分解されて多量のプロリンやグルタミン酸を生じる。

ボルドーワイン ［Bordeaux wine］　フランス南西部のボルドー地域で生産されるワインの原産地呼称。ボルドーはメドック，サンテミリオン，ポムロール，ソーテルヌ等の原産地呼称をもつ地域を含む，フランスの代表的なワイン生産地。主なブドウ品種は，赤ワインはカベルネ・ソーヴィニヨン，カベルネ・フラン，メルロー，白ワインはソーヴィニヨン・ブラン，セミヨン，ミュスカデルで，複数品種をブレンドすることにボルドーワインの特徴がある。赤ワインと白の貴腐ワインが特に有名であったが，近年はソーヴィニヨン・ブランの特徴を活かした辛口の白ワインでも評価が高まっている。→ワイン，赤ワイン，白ワイン，貴腐

_d_-ボルネオール ［_d_-borneol］　$C_{10}H_{18}O$．分子量154.25．天然にはボルネオ，スマトラの竜脳樹に含まれる二環式モノテルペンに属するアルコール．リュウノウともいう．樟脳に似た香気を示し，ナッツ，スパイス，花香香料の調合成分としてアイスクリーム，キャンディー等に用いられる．

ポルフィラン［porphyran］　紅藻のアマノリ属に豊富に含まれる水溶性食物繊維．D-ガラクトース，L-ガラクトース-6-硫酸，3,6-アンヒドロ-L-ガラクトース，6-_O_-メチル-D-ガラクトースを構成糖とする硫酸多糖類である．吸水・保水性に優れている．

ポルフィリン［porphyrin］　生体内で合成される色素．赤血球のヘモグロビン，シアノコバラミン，葉緑素のクロロフィル，生物エネルギーを産生するミトコンドリアの電子伝達系等も，ポルフィリンがもとになっている．

ポルフィリン色素［porphyrin pigment］　血液中の色素ヘモグロビン（赤血球の色素）の主要構成物質．

ポルフィリン症［porphyria］　ポルフィリンの生合成に異常を来す遺伝性疾患．異型ポルフィリン症ともいう．特徴として日光過敏症，神経精神症状と腹痛，痙攣等の症状を来す．

ホルボールエステル［phorbol ester］　クロトン油から得られた腫瘍プロモーター活性をもつ多環式の化合物．隣接した二つのヒドロキシ基に脂肪酸がエステル結合している．ミリスチン酸と酢酸の結合したPMAが最もよく知られている．タンパク質キナーゼCの活性化因子であるジアシルグリセロールのアナログとして細胞生物学の実験によく用いられる．

ポルホビリノーゲン［porphobilinogen］　$C_{10}H_{14}N_2O_4$．分子量226.23．ヘムの生合成経路の初発反応によってグリシンとスクシニルCoAから生成された5-アミノレブリン酸の2分子を基質として，5-アミノレブリン酸デヒドラターゼの触媒反応によりポルホビリノーゲンが生成される．ポルフィリン生合成の中間代謝物である．

ポルホビリノーゲンデアミナーゼ［porphobilinogen deaminase］　ポルフィリンの生合成経路において，本酵素は4分子のポルホビリノーゲンを基質にした脱アミノ反応を触媒して1分子のヒドロキシメチルビランを生成するが，この分子は自然閉環してウロポルホビリノーゲンⅠとなる．

ホルマリン［formalin］　ホルムアルデヒドの37％水溶液．病理組織診断をするために組織中のタンパク質を固定するのに用いる．通常は10％水溶液中で固定する．

ホルマリン水［formalin］　ホルムアルデヒドHCHOとメタノールCH_3OHの混合水溶液．無色，刺激臭及び味を有し，強力な消毒薬として，殺菌や工業原料に用いられる．市販のホルマリン水は重合防止剤としてメタノールを15％加えているものが多い．

ホルミル基［formyl group］　→アルデヒド

ホルミルメチオニン［formylmethionine］　メチオニンのアミノ基がホルミル化された化合物．原核細胞におけるタンパク質合成の際の開始アミノ酸である．メチオニルtRNAがホルミル化されたホルミルメチオニルtRNAが翻訳開始コドンを認識する．

ホルモル滴定法［formol titration method］　アミノ酸の一般的定量法．アミノ酸，ペプチド及びタンパク質のような両性電解質のアミノ基をホルマリンと縮合させてその塩基性を失わせ，カルボン酸としてアルカリで滴定する．両性電解質のアミノ基やカルボキシ基をそれぞれ酸，アルカリで滴定しても緩衝作用によって妨害される．0.02～0.1 M水酸化ナトリウムでフェノールフタレインを指示薬として滴定可能．0.1 M水酸化ナトリウム溶液1 mL＝アミノ窒素1.4 mgとして計算．

ホルモン［hormone］　内分泌腺（器官）で生成分泌される微量の化学物質．標的細胞に作用して生体の生理状態を調節，制御し，発育・成長，エネルギー代謝，生殖，恒常性保持，ストレスに対する反応等を行う（古典的概念）．脳下垂体，松果体，甲状腺，ランゲルハンス島，副腎，生殖腺から分泌されるホルモンのように血液を介して運ばれるものの他，血流を介さず周辺の細胞に作用する傍分泌系，分泌細胞自身に作用する自己分泌系，神経細胞による神経内分泌系等があり，近年は細胞間で刺激や情報を伝達する物質をホルモンとよぶ（新しい概念）．

ホルモン応答配列［hormone response element, HRE］　ステロイドホルモン（糖質コルチコイド，電解質コルチコイド，アンドロゲン，プロゲステロン，エストロゲン等）や甲状腺ホルモン（チロキシン等）の標的遺伝子の5′側上流に存在し，ホルモンに依存したその発現の調節にかかわるDNA配列．リガンド依存性の転写調節因子である核内受容体は，ホルモン応答配列に結合することによって，標的遺伝子の発現を促進ないし抑制する．ホルモン以外のリガンド（レチノイン酸など）に対する核内受容体についても，同様の標的配列が見いだされている．核内受容体がホモあるいはヘテロ二量体を形成してDNAと結合することを反映し，

HRE は二つの直列反復配列ないし逆方向の反復配列によって構成されている。

ホルモン感受性リパーゼ [hormone sensitive lipase] 脂肪細胞内でトリアシルグリセロールを遊離脂肪酸とグリセロールに加水分解するリパーゼ。インスリンはこの酵素の脱リン酸化を促し作用を抑制する。

ホルモン結合領域 [hormone-binding domain, HBD] 核内受容体のうち，ステロイドホルモン，甲状腺ホルモン等の受容体がもつホルモンを結合する領域。ホルモン以外の物質をリガンドとするレチノイン酸受容体やペルオキシソーム増殖因子活性化受容体なども，ホルモン結合領域と同様のリガンド結合領域をもつ。ホルモン結合領域へのホルモンの結合により，受容体の構造変化が生じ，活性化される。

ホルモン受容体 [hormone receptor] 特定のホルモンと結合して構造変化を生じ，ホルモンに対する標的細胞の応答を誘導するタンパク質分子または分子複合体。細胞表面受容体と核内受容体がある。

ホルモン受容体複合体 [hormone receptor complex] ホルモンとその受容体の結合体。ホルモン結合に伴う構造変化による受容体の活性化が，一連の反応による細胞応答の引き金となる。例えば，細胞膜受容体の代表格であるGタンパク質共役型受容体では，Gタンパク質が活性化され，これの標的タンパク質（アデニル酸シクラーゼ等）が賦活ないし阻害される。核内受容体の場合は，活性化により細胞質から核内への移行が促進されたり，対応するホルモン応答配列（HRE）への親和性が増強されて，ホルモン受容体複合体がHREに結合する結果，標的遺伝子の発現が亢進ないし抑制される。

ホルモン放出因子 [hormone-releasing factor] 視床下部から分泌されるペプチドホルモン群で，成長ホルモン放出因子・抑制因子，プロラクチン放出因子・抑制因子，甲状腺刺激ホルモン放出因子等。すべて同名の下垂体ホルモンの分泌を促進，抑制する。

ホロカルボキシラーゼシンテターゼ [holocarboxylase synthetase, HLCS：EC. 6.3.4.10] プロピオニルCoAカルボキシラーゼ，アセチルCoAカルボキシラーゼ，ピルビン酸カルボキシラーゼ，β-メチルクロトニルCoAカルボキシラーゼの4種の酵素のアポ酵素へのビオチンの結合を触媒し，これらを活性型のホロ酵素に転換する酵素。→マルチプルカルボキシラーゼ欠損症

ホロ酵素 [holoenzyme] タンパク質に非タンパク質性の補因子，補欠分子族が結合した活性型の酵素。低分子物質が解離した不活性型の酵素をアポ酵素という。結合する低分子物質の種類によって，フラビン酵素，ヘム酵素，金属酵素等に分けられる。→アポ酵素

ホロセルロース [holocellulose] 木材の水に不溶な炭水化物部分（60～80％）のすべて。リグニンを除去したセルロースとヘミセルロースから成る。ヘキソサンとペントサンの高分子を含む。

ボロニアソーセージ [Bologna sausage] イタリアのボロニア地方を起源とするドメスチックソーセージ。大型を特徴とし，日本農林規格（JAS）でも，牛腸を使用したもの，あるいは太さ36mmのものとしている。

ボロマイシン [boromycin] $C_{45}H_{74}BNO_{15}$，分子量879.89。ホウ素含有の天然化合物で，植物中に含まれる。

ホワイトソース [white sauce] ＝ベシャメルソース

ホワイトチーズ [white cheese] 長時間（約24時間）かけて凝乳させて作るフレッシュチーズ。水分含量は82％以上で，組織はもろく，なめらかである。スパイスやクリームを混ぜたタイプもある。多くがレンネットは使用せず乳酸凝固物を使う。

ホワイトミール [white meal] 魚粉の一種。血合肉の少ない底棲性白身魚のスケトウダラ，タラ，カレイ等を原料とし，それらを加熱，圧縮，乾燥，粉砕して製造する。一般に含油量が低く，畜産及び養魚用配合飼料の原料として利用される。

本膳料理 [*honzen* dishes] 室町時代に武家，公家社会の饗応料理の中で形成されたもので，日本料理の料理様式として最初のものといえる。正式の本膳料理は式三献，七五三膳などの膳部，酒宴と続くが，有職故実（ゆうそくこじつ）が尊重され，儀礼的で，食べるための料理というより権威を象徴する外観重視の料理であった。この本膳料理を略式化し味覚本位，実質本位としたものが後の袱紗（ふくさ）料理，引替料理で，これが一般的には主流となり定着する。この本膳料理は，本膳に飯，汁，鱠，煮物（平か坪）の一汁二菜を核とし，これに焼物を加えた一汁三菜が基本である。以下，二の膳，三の膳などが加わり一汁三菜から三汁十一菜まで増減自在の構成となる。本膳料理は昭和初期まで婚礼，仏事等慶弔の儀礼に引き継がれ，また，その後のさまざまな料理様式に影響を及ぼすなど，日本料理の祖型ともいえるものである。

本態性 [essential；idiopathic] ある症状・疾患は存在するが，原因不明であること。特発性ともいう。

本態性果糖症 [essential fructosuria] ＝フルクトキナーゼ欠損症

本態性高血圧症 [essential hypertension] 原因不明の高血圧症。高血圧症の大多数（90％）が本症であり，発症原因の明らかな二次性高血圧症

(10％)と区別する。本症の成因に多因子が複雑に絡み合っており，病態は一様でない。家族性に発症することから遺伝因子の関与があり，また食塩の過剰摂取，肥満，ストレス等の環境因子が発症に関与する。

本能的行動 [instinctive behavior] 動物が経験や学習なしに自然界の現象の変化に対応して，起こる刺激に機械的に応答する先天的に備わった一定の行動様式。

ボンフェローニ法 [Bonferroni method] 3群以上の平均値の差を検定する場合，分散分析で有意差が検出された後に行う水準間の検定方法(多重比較)の一つ。k回検定をする必要がある場合，各検定の有意水準をa/kに取っておけば全体としては有意水準がaに保てる。

ボンブカロリーメトリー [bomb calorimetry] 熱量測定法。既知熱容量の物質に熱量を与えて温度変化を測定する。酸素を圧入した耐圧密閉容器の中で試料を燃焼し，発生熱量を容器周辺の水温の上昇によって測定する。水熱量計，金属熱量計に対比される。潜熱，反応熱の測定に使用される。

ボンブ熱量計 [bomb calorimeter] →ボンブカロリーメトリー

ボンベシン [bombesin] 9個のアミノ酸から成る消化管ホルモン。小腸と胆囊(たんのう)の運動を促進する。腸内分泌細胞のG(ガストリン)細胞を刺激する迷走神経終末に含まれており，ガストリンの分泌を引き起こす刺激伝達物質である。

ボンベシン様ペプチド [bombesin-like-peptide] ガストリン放出ペプチド(GRP)とニューロメジンB(NMB)がある。脳神経系や消化管に微量に存在して神経活動の制御を行う。代謝活動や摂食量などを調節する働きを担っている。

翻訳 [translation] 遺伝子情報は，ゲノムDNA(RNAの時もある)からmRNAの合成(この過程を転写という)を経て，所定のタンパク質として発現される。4種類の塩基の配列から構成されるmRNAの情報を読み取って，20種類のアミノ酸配列に変換し，タンパク質の生合成を行う過程をいう。リボソームの上で反応が進行し，mRNA，アミノアシルtRNA，ポリペプチド鎖開始因子，伸長因子，終結因子など多くの因子の働きによる。mRNAの情報は5′側から3′側方向に読まれ，ペプチド鎖はN末端からC末端方向に合成される。

翻訳後修飾 [posttranslational modification] mRNAの翻訳によって生じたポリペプチド鎖は，それのみでは多くの場合最終生成物にならず，さらに種々の生化学反応過程を経て立体構造を変え，生理活性を有するようになる。この過程のことをいう。翻訳後調節ともいう。この生化学反応には，加水分解，グリコシル化，リン酸化，メチル化，イソプレニル化，アシル化等があり，多くは小胞体からゴルジ体を通過する間に行われる。

ボンレスハム [boneless ham] 骨を抜いた豚もも肉を塩漬し，ケーシングに充填してくん煙・湯煮したハム。

マーカー遺伝子 [marker gene] 遺伝子組換えの実験を行う時，目的遺伝子が入ったことを確認するための目印として組入れられる遺伝子．例えば，カナマイシンのような抗生物質に耐性になる遺伝子をマーカー遺伝子として用いると，カナマイシンを含んだ培地に生えてくるものを選択することで，遺伝子組換え体を選択できる．→カナマイシン耐性遺伝子

マーガリン [margarine] 食用油脂に水などを加えて乳化して作られる可塑性または流動性の油脂食品．1869年にバターの代用品としてフランスで発明されたもので，当初は牛脂の低融点部を原料としていた．日本では1950（昭和25）年以前は人造バターとよばれていた．魚油や植物油に水素添加して得られた硬化油が用いられるようになって，バターを凌駕する広範な物性と風味を有するものが開発され普及した．日本農林規格（JAS）では油脂含有量により，マーガリン（80％以上），調製マーガリン（75％以上80％未満），ファットスプレッド（75％未満）に分け，"マーガリン類"と総称している．通常，複数の硬化油と複数の精製食用油脂が調合されることが多く，副原料として，乳固形分，乳化剤（モノアシルグリセロール，レシチン等），食塩，着色料，ビタミン，香料等が使われて多様な製品として市販されている．→硬化油

マーケットバスケット方式 [market basket method] 広義には消費者が購買する（＝買い物かごに入れる）商品に関する調査．トータルダイエットスタディ（total diet study）ともいう．食品からの化学物質（添加物，残留農薬，環境汚染物質等）の曝露量を推定するために，「国民健康・栄養調査」等の摂取量データに基づき一日分の食品を購入し，対象物質の化学分析を行う．

マーケティング [marketing] 製品やサービスが売れるための仕組み作りの活動．消費者や顧客の要求や必要を知り，適切な価格で（price），それに合致する売れる商品やサービスを作り（product），多くの消費者や顧客にニーズに合った商品やサービスであることを知らせ（primotion），それらと消費者が対面する場を準備して欲求を創造すること（place）．このようにして売れる仕組みを作る．これら四つのPをマーケティング・ミックスという．

マイクロRNA [microRNA, miRNA] 細胞内に存在する内因性のRNAで，tRNAやrRNAと共にノンコーディングRNA（ncRNA）の一つ．20～25塩基対程度の長さをもつ低分子二本鎖RNA（厳密にはmRNAと相補的な配列をもつ側の1本鎖RNA）であり，低分子干渉RNA（siRNA）と同様にRNA干渉（RNA interference）において，転写後遺伝子サイレンシングのための主要な役割を果たす．miRNAの5'末端から少なくとも6～8塩基の配列に相補的な配列をもつmRNAを標的として結合し，標的遺伝子の発現（特に翻訳）を抑制する機能をもつ．miRNAは核ゲノムDNAにコードされ，ヒトゲノムには1,000種類を超えるmiRNAがコードされているものと考えられている．一つのmiRNAはおよそ200種類のmRNAを標的とすることが可能であり，ヒトゲノムにある遺伝子の60％以上はmiRNAによる遺伝子発現の制御があるものと考えられている．核ゲノム上のmiRNA遺伝子はII型RNAポリメラーゼによる転写により，核内でpri-miRNA（またはpri-miRNAクラスター）を経てpre-miRNAとなり，細胞質に輸送されmiRNAとなる．miRNAの調節異常は，がんや心疾患，糖尿病，肥満などの慢性疾患の発症に強く関連している．→ノンコーディングRNA，低分子干渉RNA，ショートヘアピンRNA

マイクロアレイ [micro-array] 特定の遺伝子の発現量を計測する目的で作成される小型の器具．一般にガラス板などの基板の上に検出用の人工DNAを張付け，この上に血液などから抽出した遺伝子を含む液をかけて専用の装置により目的とする遺伝子発現量を測定する．

マイクロインジェクション [microinjection] 顕微鏡下で，細胞に核酸（DNAの場合は核内へ，RNAの場合は細胞質へ）や抗体などを先の細い毛細ガラス管を使って注入する方法．顕微鏡注射，顕微注射，微量注射ともよばれる．トランスジェニック動物の作成などに用いられる．

マイクロカプセル [microcapsule] 大きさ（直径）が数μmから数千μmの範囲にある微小容器の総称．マイクロカプセルの内部に薬物等を封入することによって，治療の最適化を目指す投与法に応用されている．

マイクロチャネル [microchannel, MC] 平

坦な基板上に加工された1～1,000μmの大きさの微細な溝。マイクロチャネル（MC）の加工は当初，半導体微細加工技術により行われていたため，基板材料はシリコンと石英に限定されていた。近年，各種微細加工技術が著しく進歩した結果，高分子・金属・セラミック基板上へのMCの加工も可能となった。MCが加工された基板と平板（例えば石英）を圧着または接合することにより，MCを微細流路として利用することができる。この微細流路化されたMCに流体を流すことにより，流路内部のマイクロ空間の特徴を活かして化学・生化学的反応や分離・混合操作を行うことができ，マイクロリアクター，マイクロミキサー，血液レオロジー測定装置，MC乳化装置等の種々のマイクロ流体システムが開発されている。

マイクロ波 [microwave] 一般に，波長が100～10 cmの電磁波をデシメータ波，10～1 cmをセンチ波，10～1 mmをミリ波といい，狭義にはデシメータ波とセンチ波を，広義にはミリ波も加えた範囲を指す。ただし，波長による区別は厳密ではない。

マイクロ波加熱 [microwave heating] 食品にマイクロ波を照射して食品内部から発熱させる加熱法。日本の電子レンジは振動数（周波数）2,450 MHz（波長は12.2 cm）のマイクロ波を利用している。この波長のマイクロ波は陶器やガラス等は通り抜けるが，水分子には吸収される。電子レンジ庫内にマイクロ波を照射すると庫内の電場の向きが振動数に応じて変わるため水分子が回転運動を起こし，マイクロ波のエネルギーを吸収し，熱エネルギーに変わる。一般に食品は水を多く含むため，水分子が激しく回転することにより温度が上昇して食品が加熱される。また油やアルコールのように水分子でなくてもマイクロ波の吸収が起こるが，その程度は水よりも少ない。油はマイクロ波の吸収しやすさにかかわる誘電率や誘電損失係数が水よりも小さくマイクロ波の吸収率が低い。

マイクロ波減圧加熱乾燥 [microwave vacuum drying] マイクロ波加熱と減圧乾燥を同時に行うこと。マイクロ波は食材の水分に選択的に加熱することで，蒸発潜熱を供給することが可能である。減圧にすることで，水の沸点が下がり，食品内部の水分の拡散が促進され，蒸発した水分は容易に系外に排出される。またマイクロ波の出力を大きくすることで短時間乾燥が可能となる。ビーフジャーキーの加工に応用すると，酸素によるメト化が防がれ，赤味の製品ができる。

マイクロフィラメント [microfilament]
＝ミクロフィラメント

マイクロボディー [microbody] ＝ペルオキシソーム

マイコトキシン [mycotoxin] 真菌（カビ）が産生する毒素の総称。1960年，イギリスにおけるカビ汚染飼料（ピーナッツ粉）による七面鳥ひなの中毒事故などがある。*Aspergillus flavus* の産生するアフラトキシン，フザリウム系カビ毒のゼアラレノン，オクラトキシン，ペニシリウム系のカビ毒が代表的である。便宜的にマイコトキシン類を肝臓毒，腎臓毒，細胞毒，神経毒その他光過敏症皮膚炎やエストロゲン様作用をもつものに分ける場合がある。

マイスネル神経叢 [Meissner plexus] 消化管の粘膜下組織内に存在する多数の神経節の集合体。電解質液の分泌や吸収に関与する。筋層間のアウエルバッハ神経叢とともに腸神経系の主要部分を形成する。

マイトジェン [mitogen] 細胞の有糸分裂を誘発する物質の総称。（有糸）分裂促進因子ともいう。マイトジェンは大きく二つの意味で用いられている。免疫学の分野においては，マイトジェンは抗原非依存的にリンパ球（T細胞，B細胞）を刺激し，幼若化及び分裂を誘発する物質を指す。代表的なものにコンカナバリンAやインゲンマメレクチン（PHA）などの植物由来の糖結合タンパク質レクチンがある。ほかにグラム陰性細菌由来のリポ多糖（LPS）なども含まれる。一方免疫学以外の分野では，マイトジェンはリンパ球に限らず細胞の分裂を促進する物質を指し，増殖因子とほぼ同義である。上皮成長因子（EGF）やインスリン様成長因子（IGF）が代表例である。マイトジェンは細胞膜上に存在する受容体に結合し，マイトジェン活性化タンパク質キナーゼ（MAPK）カスケードなどの細胞内シグナル伝達を活性化する。この細胞内シグナルにより，細胞周期の進行に必要な遺伝子の発現が上昇し，細胞分裂が促進される。→マイトジェン活性化タンパク質キナーゼ

マイトジェン活性化タンパク質キナーゼ
[mitogen-activated protein kinase, MAPK] マイトジェン（増殖因子）によって活性化されるセリン/トレオニンキナーゼ（特定のセリン/トレオニン残基をリン酸化する酵素）。MAPキナーゼともいう。酵母から高等植物，哺乳類まで真核生物で広く保存されており，発生や細胞増殖，細胞分化，ストレス応答などさまざまな現象において中心的な役割を担うことが知られている。MAPKはファミリーを形成しており，主にERK1/2（細胞外シグナル制御キナーゼ1/2），JNK/SAPK（c-jun N-terminal kinase），p38，ERK5のサブファミリーから成る。このうちERK1/2を指してMAPKとよぶことも多い。ERK1/2がリン酸化するタンパク質にはElk-1などの転写因子やp90RSKなどのキナーゼ，細胞骨格関連タンパク質などがある。マイトジェンをはじめとする細胞外刺激はがん原遺伝子Rasなどを介してMAPKKK（MAPキナーゼキナーゼキナーゼ）を活性化し，それがMAPKK（MAPキナーゼキナーゼ）

をリン酸化/活性化し，次にMAPKKがMAPKをリン酸化することでMAPKを活性化する。このシグナル経路をMAPキナーゼカスケードとよぶ。→マイトジェン

前向き研究 [prospective study; cohort study] 研究の時間的流れとして，研究対象とする曝露要因の測定・同定が，エンドポイント（ある疾患による死亡や罹患など）の発生・同定に先立って行う研究。代表的なものとしてランダム化比較試験がある。→後向き研究

マオ [MAO] =モノアミンオキシダーゼ

マカロニ [macaroni] イタリアの代表的なパスタの一種。日本農林規格（JAS）では，マカロニ類として〈デュラム小麦のセモリナ若しくは普通小麦粉，または強力小麦のファリナ若しくは普通小麦粉に水を加え，これに卵，野菜等を加えるか加えないで練り合わせ，マカロニ類成形機から高圧で押し出した後，切断し，熟成乾燥したもの〉と定義され，マカロニは，〈マカロニ類のうち，2.5 mm以上の太さの管状またはその他の形（棒状または帯状のものを除く）に成形したもの〉と定義されている。均一にやや黄色味を帯びた，よく乾燥したものが良い。マカロニの穴は，製造時の乾燥や調理時の加熱を効率良くするためで，表面の溝はソースが付着しやすくするためである。

マカロニ小麦 [macaroni wheat] =デュラム小麦

マカロン [macaroon, macaron（仏）] 小型の丸いガリッと砕ける菓子。細かく砕いたアーモンドに砂糖と卵白を混ぜて焼く。

巻貝 [conch; gastropod; snail] 軟体動物の腹足類の俗称。頭の部分が明確にほかの部分と分かれ，眼や触角のような感覚器をもつ。アワビ，トコブシ，サザエ，バイガイ，アカニシ等が代表的なものである。多くはら旋形の貝殻の中に体全体が入っているが，アワビのように耳形をしたものもある。

膜 [membrane] 外部との境界として内部物質の拡散を防ぐ組織。細胞膜，核膜などの生体膜はタンパク質を挟み込んだ脂質から形成され，外部との物質，情報，エネルギーの交換や変換を行う。

膜骨格 [membrane skelton] =形質膜裏打ち

マクサム・ギルバート法 [Maxam-Gilbert method] 塩基特異的な化学分解を利用したDNA塩基配列決定法。5′もしくは3′の一方の末端を^{32}Pなどで標識した均一なDNA断片（一本鎖または二本鎖）を分析材料とし，4種の塩基それぞれに特異的な分解反応で切断するが，数百に1個位の確率でランダムに分解が生じるような条件を用いる。生じた部分分解産物をポリアクリルアミドゲル電気泳動で，長さに応じて分離し，オートラジオグラフでバンドを検出すると，末端に^{32}Pをもつ断片のみが梯子状にみえてくる。これを読み取って塩基配列を決定する。

膜消化 [membrane digestion] 小腸の粘膜表面の消化酵素による，消化途中であるペプチドや二糖類等の消化。これによって最小単位のアミノ酸や単糖類になって吸収される。

マクスウェル模型 [Maxwell model] フックの法則にしたがうバネとニュートンの粘性法則に従うダッシュポットを直列に結合した力学模型。この模型に一定の歪みを瞬間的に与えると応力緩和が起こることが説明でき，一定の応力を加えるとダッシュポットは無限に変形してしまい，つまり流動してしまうので，クリープを説明することはできない。その意味でこの模型は液体に近い粘弾性を表す。

膜電位 [membrane potential] 細胞膜のようにイオンの透過が選択的であるような膜で隔てられた二つの電解質溶液（例えば細胞内液と外液）間のイオン濃度が異なる時に発生する電位差のこと。

膜透過 [permeation] 物質が生体膜を横切って移動すること。化学ポテンシャル差（イオンの場合は電気化学ポテンシャル差）にしたがって移動する輸送体を用いない受動輸送と輸送体を用いる促進拡散，エネルギーと共役しポテンシャル差に逆らって，輸送体を介して移動する能動輸送がある。

マグネシウム [magnesium] 元素記号Mg，原子番号12，原子量24.305，2（2A）族元素。人体にはおよそ0.05％存在する必須元素。体内のマグネシウムの約60％は骨に，20％は筋肉に，20％はその他の軟部組織に存在し，血清には1％以下しか存在しない。ATPの関与する酵素反応に必要である。神経，筋肉の興奮性にカルシウムと拮抗的に作用する。腸管からの吸収率は通常の食事で30～50％。欠乏すると神経・精神障害や循環器障害を起こす。慢性的な不足では，虚血性心疾患など心臓血管の障害やインスリン感受性低下を誘発するとされる。穀類，野菜類，魚介類，豆類から多く摂取される。「日本人の食事摂取基準（2015年版）」では，成人の推定平均必要量を4.5 mg/kg体重/日とした。これに性・年齢階級別基準体重を乗じて推定平均必要量（18～29歳男性280 mg/日，女性230 mg/日）とし，必要量の個人変動に関する変動係数を10％と見込み，推定平均必要量に1.2を乗じた数値を推奨量（18～29歳男性340 mg/日，女性270 mg/日）としている。

マグネシウム吸収不良 [magnesium malabsorption] マグネシウムの腸管吸収の主要な部位は小腸で，通常の食事に含まれるような低いマグネシウム量では能動輸送で吸収される。これは，腸管上皮細胞の側底膜におけるマグネシウムの汲み出しにエネルギーを必要とするためである。腸管上皮

まくねまあけ

細胞の刷子縁に存在する一過性受容体電位チャネルメラスタチン6（TRPM6）ならびにTRPM7複合体が促進拡散によるマグネシウムの取込みを行っている。TRPM6の欠損が，小児の先天性マグネシウム吸収不良による原発性低マグネシウム血症を引き起こす。

マクネマー検定 [McNemar test] 対応のある頻度データの，2群間での割合の差を検定する方法。例えば，同一人物で右耳と左耳の聴力低下所見ありの割合や，1：1マッチドペア法による症例対照研究で要因曝露ありの割合を比較する場合等。

膜分離 [membrane separation] 膜分離には，精密濾過，限外濾過，ナノ濾過，逆浸透，電気透析等がある。このうち，精密濾過，限外濾過，ナノ濾過及び逆浸透は，圧力差のみを駆動力とした分離技術であり，それぞれ粒子，分子及びイオンサイズの細孔を有する濾過材を用いた濾過技術といえる。これらの膜分離は相変化を伴わないため，ほかの方法に比較して所要エネルギーが小さい特徴を有する。また加熱を伴うことなく常温処理が可能であるため，食品用途では，加熱臭が生じない，色素の分解や褐変が起こらない，栄養価の損失がない，香気成分の損失を防止できる等の利点を有する。海水の淡水化，半導体産業用超純水の製造，果汁の濃縮，チーズホエイからの有用成分の回収等に用いられている。

膜輸送 [membrane transport] 物質やイオンが生体膜を通して移動すること。水，酸素や二酸化炭素などの気体，エタノールや尿素などの非電解質は単純拡散により行われ，Na^+, K^+, Ca^{2+}, Cl^- などはイオンチャネルを通して行われる。

枕缶 ＝コンビーフ缶

$α_2$マクログロブリン [$α_2$ macroglobulin] 分子量約720,000の糖タンパク質で肝臓で生成されるグロブリン。血漿タンパク質分画上の$α_2$グロブリン分画の主要な成分である。また，血中で最も多く存在するプロテアーゼ阻害剤である。ネフローゼ症候群で著しく上昇し，前立腺癌や造血系腫瘍で低下がみられる。

マクロファージ [macrophage] 骨髄系前駆細胞に由来し，単球が各組織で分化成熟した細胞。大食細胞ともいう。食食作用をもち病原体や死細胞を取込み消化するため生体のスカベンジャーともよばれ，自然免疫において重要な働きをしている。エンドトキシンをはじめとした種々の刺激に反応して多様なサイトカインを産生し，炎症の誘発や調節に関係している。また，獲得免疫においても重要な役割を果たしており，樹状細胞とともにT細胞へ抗原提示し，T細胞を活性化する。

マクロファージ活性化因子 [macrophage-activating factor, MAF] マクロファージの機能を活性化するサイトカインの総称。インターフェロン，顆粒球マクロファージコロニー刺激因子（GMCSF），インターロイキン2,4などがある。

磨砕 [milling] 食材をすり鉢やおろし金ですりつぶし，ペースト状あるいは粉末状にすること。一部細胞の破砕も起こるので，わさびのように酵素反応が起こる場合や香気成分の発散が起こる場合もある。

マジパン [marzipan] 製菓材料の一種。アーモンドの粉末，パウダーシュガー，卵白をこね合わせたもの。

マジョラム [majoram] ＝マヨラナ

麻疹 [measles] ＝はしか

麻酔 [anesthesia；anaesthesia] 一時的に神経機能を低下させて，痛みの感覚をはじめ知覚や意識を失わせること。全身麻酔では意識の喪失，筋弛緩を伴うため，人工呼吸も必要となる。

麻酔薬 [anesthetic] 麻酔に用いる薬剤。全身麻酔では吸入麻酔に亜酸化窒素，ハロタン，エーテル，静脈麻酔にバルビツール酸化合物，局所麻酔ではコカイン，プロカイン，リドカイン等が用いられる。

マススペクトロメトリー [mass spectrometry] ＝質量分析[法]

マスターメニュー [master menu] 常食献立。病院給食の献立作成は常食を基本献立としてそこから各種治療食の献立に展開していく方式をとる。展開によって基本献立と共通の使用材料があったり，途中までの下調理，調理工程に共通するものがあるなど，調理作業の簡素化，食材料の合理的使用など多くのメリットを生じる。

マスト細胞 [mast cell] ＝肥満細胞

混ぜ鮨 ＝ちらし鮨

末期乳 [late lactation milk] 成熟乳後半の乳。母乳は，分泌の時期により初乳，移行乳，成熟乳に区別され，末期乳（泌乳時期の後半の乳）の栄養成分・免疫物質・ホルモン等の濃度は，それ以前の乳に比べ変化する。

マッシュポテト [mashed potato] ジャガイモをゆでて熱いうちにつぶすか，裏ごしにしたもの。ジャガイモが熱いうちは細胞間を接着しているペクチンに流動性があり，細胞がばらばらになりやすく裏ごししやすいが，冷えるとペクチンの流動性が低下して粘着力を増し，裏ごししにくくなる。ペクチンが未熟な新ジャガイモは粘りが出るため裏ごしには不向きである。

マッシュポテトフレーク [mashed potato flake] 薄片状にした乾燥マッシュポテト。原料には8～10℃で貯蔵した還元糖の少ないジャガイモを用いる。水洗，剥皮後，スライサーで切断し，予備加熱をして一部のデンプンを糊化させてから，蒸し煮した後，摩砕機で押しつぶし安定剤を加えてシート状に乾燥させた後フレーク状にする。これに

湯を加えて混合するとマッシュポテト状になる。

末梢静脈栄養 [peripheral venous nutrition]
経口摂取不十分な患者や経口摂取が不可能な手術前後の患者に栄養補給するために用いられる方法。前腕の皮静脈で行うのが一般的で，下肢で行う場合は大伏在静脈を用いる。

末梢神経 [peripheral nerve] 脳脊髄神経と自律神経で構成され，脳脊髄神経は脳神経と脊髄神経に，自律神経は交感神経と副交感神経に分けられる。自律神経系の末梢神経の特徴として，脳及び脊髄から出た神経線維がそのままの状態で末梢の器官に直接行くのではなく，多くは一つの，時には二，三の自律神経節に入り，そこで神経元を新しくすることである。脳脊髄から出る線維を節前線維といい，神経節から出る線維を節後線維という。

末梢神経系 [peripheral nervous system]
中枢神経系とともに生体の神経系を構成する神経系。皮膚や筋肉，体内の諸器官に分布するすべての神経をいう。運動（筋肉など）や感覚（皮膚など）に関与する体性神経系と，内臓（小腸など）や血管を支配する自律神経系で構成されている。体性神経系は脳からの12対の神経と脊髄からの31対の神経で構成され，運動神経は中枢から作動体への命令の伝達を，また感覚神経は末梢の受容体から中枢への興奮の伝達を行っている。

末梢神経終末 [peripheral nerve ending]
末梢神経による興奮伝達の最終の担い手である軸索末端。通常，ニューロンとニューロンの間での興奮の伝達はシナプスで行われるが，ニューロンから作動体への興奮の伝達は神経終末で行われる。すなわち，興奮が軸索末端に到達すると，神経伝達物質（アセチルコリン）の分泌が起こり，シナプス小胞をもたない細胞体側（筋肉細胞など）ではその接合部をシナプスに見たて，興奮は一方通行的に細胞体側に伝えられる。

末梢神経障害 [peripheral neuropathy]
＝神経障害

末梢性肥満 [peripheral obesity] 体幹に比べ四肢に脂肪沈着が局在している状態。

松茸アルコール [*matsutake* alcohol] マツタケの特有香気に寄与する成分の1-オクテン3-オール。新鮮なマツタケに多く含まれる。樹脂香をもつケイ皮酸メチルもマツタケ香気に不可欠であるが，傘が開いて古くなったもので含有比が高くなる。この2種の化合物の比率はマツタケのおいしさに影響を与える。この他，マツタケには炭素数8から成る香気化合物が特異的に含まれ，*cis*-2-オクテノール，オクタノール，3-オクタノール，1-オクテン-3-オン，3-オクタノンが同定されている。

末端肥大症 [acromegaly] 正常な成長が完了した後に成長ホルモンの分泌過剰によって起こる疾患。肢端肥大症，先端巨大症ともいう。成人に認められる。ホルモン過分泌の原因は，通常良性の脳下垂体腫瘍と考えられている。

末端網 [terminal web] 小腸吸収細胞の微絨毛のすぐ下に，微絨毛に対して直角方向にある線維網。

マッチング [matching] 症例対照研究で，性，年齢等の重要な交絡変数を症例群と対照群とで一致させる操作。症例1人に対して交絡変数の一致する対照 n 人（n は1＝5程度が多い）を揃える1:nマッチドペア法，交絡変数の各群の頻度を症例と対照とで揃える頻度マッチング等がある。

マデイラ [madeira] ポルトガル領マデイラ島で造られる強化ワインの総称。ブランデーを加え強化し，4～5か月間50℃前後に保つことで色は濃くなり，香りは変化して一種の芳香を有するようになる。マデイラには地域別にセーシアル，ベルデリョ，ブアル，マルムシーの四つのタイプがある。

マテ茶 [mate tea] 南米パラグアイ，アルゼンチン，ブラジルで常用されている茶。パラグアイ茶ともいう。モチノキ科樹木（*Ilex paraguariencis*）の葉，茎を用いる。カフェイン0.6～1.3％，テオブロミン0.2％，タンニン7～11％を含み，ミネラル分が多い。ツバキ科の *Camellia sinensis* から作る一般の茶と共通する成分が多いが，特有香としてラクトン化合物，フェノール化合物，マルトール等甘い燻臭成分が含まれる。

マトリックスグラタンパク質 [matrix Gla protein, MGP] ビタミンK依存性タンパク質の一つ。ビタミンKを補酵素とする γ-グルタミルカルボキシラーゼによるグルタミン酸残基の γ-カルボキシル化（翻訳後修飾）を受けて活性化される。さまざまな組織で発現しており，軟組織の石灰化を抑制している。

マドレーヌ [madeleine] バターがたっぷり入った菓子。同重量の小麦粉，バター，卵，砂糖を合わせて，貝殻型，菊型を用いて焼く。

マトン [mutton] →羊肉

まな板 [chopping block] 食物を包丁で切る時にのせる板，または台。日本では，ヒノキ，ホウ，サクラ，イチョウの木や合成樹脂製（ポリエチレン，塩化ビニール）がある。

マネジメントサイクル [management cycle]
＝計画・実施・モニタリング・評価・フィードバック

麻痺〔ひ〕 [paralysis; palsy] (1)運動麻痺：運動の障害であり四肢等に十分な力の入らない，または全く動かすことができないことを指す。(2)感覚麻痺：一部またはすべての感覚が消失すること。

麻痺〔ひ〕性貝毒 [paralytic shellfish poisoning, PSP] 貝毒の一種。ある種の有毒プランクトンが異常発生すると，その海域に棲む通常は無毒の二枚貝が毒化し，これを食べて中毒となることが

ある。サキシトキシンやゴニオトキシン群が分離されている。

マフィン [muffin] イギリス風は小麦粉，牛乳，バター，卵，イースト，食塩で生地を作って，型に詰めて焼く。米国風は砂糖とバター，卵をクリーム状にして，小麦粉とベーキングパウダー，牛乳を加え，マフィン型に入れて焼く。

まぶた [eyelid] 眼球の前表面を保護するヒダ状の部分。皮膚伸展の一つ。上・下あり，両方が会合して入光を遮断する部分。

ママレード [marmalade] 果実の果皮や実の入った透明感のあるゼリー。日本ではナツミカンなどが多く使われるが，外国ではリンゴやナシなども使われる。ナツミカンママレードはナツミカンの皮を小さい短冊切りにし，熱湯で処理して皮に含まれる苦味質を除いたものに果汁，ペクチン，砂糖を加え，加熱して作る。製品糖度は普通65％以上である。

豆粉 [bean flour ; bean powder] 豆を粉に挽いたもの。多くの場合は大豆粉である。

豆類 [legume ; pulse] マメ科植物の種子のうち，食用に供されるものの総称。ダイズのほか，アズキ，インゲンマメ，エンドウ，リョクトウ（もやしの原料）等がある。ナンキンマメ（ラッカセイ）も豆類に含まれるが，種実類としても扱われる。

マヨネーズ [mayonnaise] 食酢，油を主材料とし，鶏卵の乳化性を利用して水中油滴型エマルションを作成し，食塩，糖類，香辛料，風味調味料で調味をした半固体状のドレッシング。鶏卵は卵黄のみを使用する場合と全卵を使用する場合がある。

マヨラナ [marjoram] シソ科の多年生草本 (*Origanum marjorana* (*Marjorana hortensis*)) で，オレガノの栽培種とされている。マジョラムともいう。オレガノより芳香性が弱く繊細な香りを有し，ヨーロッパでは肉，野菜料理に幅広く用いられている。精油の主成分はテルピネンである。抗酸化性や美白作用のあるアルブチンを含む。

マラガ [malaga] ジブラルタル海峡の東に位置するマラガ湾に面する丘陵地帯で造られる甘口のデザートワイン。独特の芳香があり酒精を強化したアルコール分18％前後の食後酒。ブドウを収穫後天日乾燥や果汁を熱することにより濃糖の状態で仕込み，途中でブランデーを加えて発酵を止めるため，糖分が残り甘みを有する。

マラスムス [marasmus] エネルギーとタンパク質摂取の不足により，乳幼児に多くみられる栄養障害。皮下脂肪及び筋肉の貯蔵が徐々に消費されるが，内臓のタンパク質は維持される特徴をもつ。食欲はあるが，痩せ，下痢，脱水症，腹部膨満，発育遅延がみられる。

マリネ [marinade ; mariner(仏)] 魚介類，肉類，野菜などを酢，油，香味野菜，香辛料等の漬け汁（マリナード）に漬ける（マリネ）。素材に味や香りをつけ，保存性を高める。材料は生あるいはマリネした後で加熱するものなどある。

マリファナ [marijuana] インド大麻，アメリカ大麻の葉を乾燥したもの，あるいは植物から得られる樹脂状物質。多幸感，解放感，睡気，時間・空間感覚の喪失，幻聴，幻視等の精神作用とともに，心拍数増大，血圧上昇，口渇等が現れる。

マリボチーズ [Maribo cheese] 原料は牛乳で，熟成期間3～4か月の半硬質チーズ。直径約40cmの円形が一般的。引き締まった硬い組織に小さい不定形の孔があり，温和で穏やかな酸味がある。デンマーク原産であるが，オランダのゴーダチーズに似ている。

マリントキシン [marine toxin] ＝魚介毒

マリンビーフ [marine beef] 魚肉から水分を除去し，タンパク質を濃縮した製品（タンパク質含量80％，水分10％程度）。魚肉を弱アルカリ性に調節しながら，食塩を加え糊状にし，挽き肉状にして冷アルコール中で凝固脱水，乾燥することで製造する。赤身魚を原料とする時は，さらに沸騰エタノール中で脱脂する。吸水性に優れ，水戻しすると無味無臭の挽き肉状となり，畜肉様素材として種々の調理に利用できる。

マルターゼ [maltase] マルトースやマルトトリオースの$\alpha 1 \to 4$グリコシド結合を加水分解してグルコースを生成する反応を触媒する酵素。α-グルコシダーゼともいう。小腸刷子縁膜に存在する二糖類分解酵素の一つで，デンプンの終末消化酵素として働く。

マルチット [maltit] ＝マルチトール

マルチトール [maltitol] $C_{12}H_{24}O_{11}$，分子量344.31。マルトースを高圧下，接触還元（水素添加）して製造する。マルチットともいう。構造的にはグルコースとソルビトールが結合した二糖類アルコールであり，スクロースの60～70％の甘味を呈する。

マルチプルカルボキシラーゼ欠損症

[multiple carboxylase deficiency] ビオチニダーゼの先天的欠損，あるいはホロカルボキシラーゼシンテターゼの先天的欠損では，ビオチンを補酵素とするプロピオニルCoAカルボキシラーゼ，アセチルCoAカルボキシラーゼ，ピルビン酸カルボキシラーゼ，3-メチルクロトニルCoAカルボキシラーゼの4種の酵素を，活性を有するホロ酵素に転換することができない。そのためこれらの酵素によって触媒される反応が障害されて発症する先天代謝異常。ホロカルボキシラーゼシンテターゼ欠損の場合は新生児期に発症することが多く，ビオチニダーゼ欠損の場合は多くが遅発性である。症状は神経症状，皮膚症状，免疫不全，視力障害等多彩である

が，ビオチンの補給により改善・消失する。治療を行わないと知能発達の遅延を来し，痙攣，昏睡を経て死にいたる。米国では，ビオチニダーゼの完全及び部分欠損の頻度は人口約6万に対して1である。

マルチプレニルメナキノン [multiprenyl menaquinone] ＝ビタミンK_2

マルトース [maltose] $C_{12}H_{22}O_{11}$，分子量342.30。麦芽汁や蜂蜜をはじめとして植物中に広く存在する還元性二糖。麦芽糖ともいう。D-グルコースが$α1→4$結合した構造をとっており，デンプン（アミロース）の構成単位である。また，アミロペクチンやグリコーゲンの主要な構成単位でもある。デンプンに$β$-アミラーゼを作用させると通常は$β$型の一水和物として得られる。甘味度はスクロースの約1/3で，おだやかな甘味を呈する。マルトースがさらに酸や$α$-グルコシダーゼによって加水分解を受けると，2分子のグルコースが生成する。糖尿病患者に非経口的に投与する糖として用いられることがある。

マルトオリゴ糖 [maltooligosaccharide] グルコースが$α1→4$結合したオリゴ糖の混合物。マルトトリオース（三糖），マルトテトロース（四糖），マルトヘキサオース（六糖）とマルトヘプタオース（七糖）をそれぞれ主成分とするシロップが市販されている。デンプンを酸や酵素で加水分解する際，目的とする成分の収量が高い条件で反応を止めることにより調製する。良好な呈味性と，低着色性，皮膜効果，タンパク質保護効果等の特性をもち，さまざまな食品に利用されている。

マルトール [maltol] $C_6H_6O_3$，分子量126.11。カラ松の樹皮，チコリ，木質由来のタール，焦がした麦芽などに含まれる。焼きたて（freshly baked）のにおいの成分としてパンやケーキに添加されることがある。

マルピギー小体 [Malpighian corpuscle] 腎糸球体とこれを包んでいるボーマン嚢(^{のう})から成っている構造を指す。腎小体ともいう。このマルピギー小体とそれに連なる尿細管を合わせて腎の最小機能単位（腎単位＝ネフロン）という。

マルメロ [quince] バラ科に属し，イラン，トルキスタン原産。樹高5～8 mの落葉樹。カリンに似ている。果実は球状または洋梨型で強い芳香を有するが，石細胞を多く含み堅く，渋味もあるので生食には適さない。砂糖漬け，砂糖煮，果実酒として，また，ペクチンに富むのでジャムやゼリーに用いられる。切って乾燥したものは咳止め等の薬用

としても利用される。

マレイン酸エルゴメトリン [ergometrine maleate] ＝エルゴノビン

マロニル CoA [malonyl-CoA] 脂肪酸生合成の出発物質。アセチル CoAからアセチル CoAカルボキシラーゼによって生成する。このマロニル CoAの生成が，脂肪酸生合成の律速段階である。

マロンアルデヒド [malonaldehyde] ＝マロンジアルデヒド

マロングラッセ [marrons glacê(仏)] クリを砂糖漬けしたもの。クリをゆでて，実を傷つけないように渋皮を剥く。最初22°ボーメの砂糖液に漬け，順次，糖液濃度を高めながら，十数日かけて36°ボーメに達したら，乾燥させる。

マロンジアルデヒド [malondialdehyde, MDA] $C_3H_4O_2$，$CH_2(CHO)_2$，分子量72.06。黄色結晶。マロンアルデヒドともいう。水及び有機溶媒に可溶。プロパンの1，3位炭素にアルデヒド基を有した構造をもち，チオバルビツール酸試薬と反応して532 nmに吸収をもつ赤色物質を生成する。脂質の酸化・分解により生成することから，食品や生体成分の脂質過酸化の指標とされる。タンパク質やリン脂質中のアミノ基と反応し，食品成分の酸化劣化や生体機能の低下を引き起こす。

マン・ウィットニーの検定 [Mann-Whitney test] ノンパラメトリック検定法の一つ。2組の独立な標本から，2組の母集団の分布の中心位置が等しいと考えられるか否かをみる検定。パラメトリック検定法での2群の平均値の差のt検定に該当。個々のデータの値そのものではなく順序データに直して検定する。

マンガン [manganese] 元素記号 Mn，原子番号25，原子量54.938，7(7A)族元素。生体内組織や臓器にほぼ一様に分布しているが，細胞内のミトコンドリアに多く存在する。ホルモンや酵素・糖質・脂質・タンパク質の代謝，神経の刺激伝達，生殖機能の維持に，また，石灰化を促し骨形成にも必要である。海藻類，種実類など植物性食品に比較的多く含まれる。また，土壌中にも多く含まれており，粉塵等から体内に取込まれた場合，慢性中毒を引き起こす可能性がある。

マンゴスチン [mangosteen] マレー半島原産でオトギリソウ科に属する樹高6～8 mの常緑喬木。果実は4～7 cmのやや平たい球状をした暗黒色の漿果で，大きくて厚いへたがある。放射状に並んだ種子周囲の部分を食用にする。果肉は柔らかく，多汁質で多くの糖分を含み，芳香があり上品な味わいで"果物の女王"と称される。

慢性栄養失調 [chronic malnutrition] 長期間のエネルギーや栄養素の摂取不足，バランスのくずれ，消化吸収・利用の障害などにより，栄養状態が異常となったもの。低栄養とほぼ同義語として欠

まんせいかん

乏症に用いられることが多いが、量的に過剰で栄養バランスをくずした場合も含める。

慢性関節リウマチ [chronic rheumatoid arthritis] ＝リウマチ様関節炎

慢性甲状腺炎 [chronic thyroiditis] ＝自己免疫性甲状腺炎

慢性腎臓病 [chronic kidney disease, CKD]
慢性経過の腎臓病については、古くより慢性腎不全（CRF）という概念が使われてきた。しかし、CRFまで至ってなくても、心血管疾患（cardiovascular disease, CVD）が併発するリスクは高く、また容易にCRFにまで発展することから、より大きな概念として2002年に米国腎臓財団により提唱されたのがCKDである。CKDの定義は、尿検査、画像・病理診断や身体所見などにおいて腎障害を示唆する所見（特にタンパク尿）が明らかであるとともに糸球体濾過量（GFR）が$60 mL/min/1.73 m^2$未満に低下している腎機能低下のことである。

慢性タンパク質・エネルギー栄養失調症 [chronic protein-energy dystrophy] ＝慢性タンパク質〔たんぱく質〕・エネルギー欠乏症

慢性タンパク質〔たんぱく質〕・エネルギー欠乏症 [chronic protein-energy deficiency]
タンパク質欠乏とエネルギー欠乏が種々の割合に組合わされ、それにビタミンやミネラルの欠乏も加わって起こる幅広い病態を示す症候群。慢性タンパク質・エネルギー栄養失調症ともいう。タンパク質欠乏症状の著しいのがクワシオルコルで、エネルギー欠乏の強いのがマラスムスである。

慢性毒性 [chronic toxicity] 毒性を作用時間でみると、急性毒性と慢性毒性に大別して考えられる。急性毒性は単回投与で現れる毒性で、慢性毒性は、反復投与により現れる毒性である。毒性物質が生体に蓄積することで引き起こされる。

慢性〔の〕 [chronic] 医学で用いられる概念で、基本的に完治が困難な疾患や病態を形容するのに用いられる。

慢性閉塞性肺疾患 [chronic obstructive pulmonary disease, COPD] 代表的な慢性呼吸器疾患の一つであり、喫煙などがきっかけになり肺胞の破壊や気道炎症が起き、緩徐進行性および不可逆的に息切れが生じる病気である。病理学的には「肺気腫」とよばれていた疾患概念と臨床的に「慢性気管支炎」とよばれていた疾患概念を統一したものである。

慢性保菌者 [chronic carrier] ＝持続保菌者

マンダリン [mandarin] 中国原産のミカン科の植物。中国では紀元前から商業的に栽培され、接ぎ木により多くの品種改良がされた。日本でもSatsuma種が誕生している。1800年代に入るとアジアだけでなく、ヨーロッパ、南米、オーストラリア等でも栽培されるようになった。アロマセラピー用の精油の材料にもされ、精油は神経系の鎮痛作用や消化器症状の緩和作用があるといわれている。

マンテル・ヘンツェル検定 [Mantel-Haenszel test] 頻度データを交絡変数で層化して複数のクロス表をつくり、交絡変数の影響を調整した上で要因間の独立性を検定する方法。マンテル・ヘンツェルのχ^2検定ともいう。これに対応する方法で計算した調整オッズ比を、マンテル・ヘンツェルのオッズ比といい、症例対照研究で性年齢等の重要な交絡変数を調整してオッズ比を推定・検定する際によく用いられる。→層化

マンナーゼ [mannase] α-D-マンノシダーゼとβ-D-マンノシドマンノシダーゼがある。マンナナーゼともいう。α及びβ-D-マンノシダーゼはそれぞれα及びβ-D-マンノシドの非還元末端を加水分解して、マンノースを遊離させる。どちらもエキソ型酵素。α-D-マンノシダーゼは動物のリソソームに存在し、欠損するとマンノシドーシスを起こす。

マンナナーゼ [mannanase] ＝マンナーゼ

マンナン [mannan] 種子や果実の表皮や微生物などに含まれ、D-マンノースを構成糖とする多糖でヘミセルロースの一種。植物と微生物由来では結合の違いが知られている。一般的にはグルコマンナンやガラクトグルコマンナンが普通。グルコマンナンはマンノースとグルコースが1～2.4：1の比で構成される。根茎に含まれるグルコマンナンはコンニャクマンナン等と本質的には主体構造が同じ。

マンニット [Mannit（独）] ＝マンニトール

マンニトール [mannitol] $C_6H_{14}O_6$、分子量182.17。D-マンノースやD-フルクトースの還元体に相当する、ヘキソースの糖アルコールの一種。マンニットともいう。天然には干し柿や乾燥コンブの表面についている白い粉として見ることができる。非吸着性で溶解度が低く、カルボニル基をもたないため褐変反応を起こさない等の理由で、チューインガムや飴類の粘着防止のために使用されている。ヒトの腎臓では再吸収されないので、腎臓機能の検査に用いられることもある。

マンヌロン酸 [mannuronic acid] $C_6H_{10}O_7$、分子量194.14。マンノースの6位炭素が酸化されてカルボキシ基になった構造をもつ。海藻類に含まれるアルギン酸の主構成糖である。

マンネンタケ [ling chih；*Ganoderma lucidum*] マンネンタケ科のきのこ。中国では、古くから霊芝（れいし）とよばれ、不老長寿の薬として利用されてきた。傘は5～10cmで、やや肝臓形か円形で扁平の形をしている。表面は、赤褐色から紫黒色で、同心環状の細い溝が多数あり、漆を塗ったような光沢がある。柄は傘の側面に片寄って付いていて、ほぼ円柱状で、色は傘の表面の色と同じである。

マンノース ［mannose, Man］
$C_6H_{12}O_6$，分子量180.16。アルドヘキソースの一種で，グルコースの2-エピマーである。ビートには遊離状態で含まれている。コンニャクイモに含まれる多糖マンナンを構成している単糖。カルビノースともいう。甘味度はスクロースの約60%である。

```
     CHO
    HOCH
    HOCH
    HCOH
    HCOH
    CH2OH
   D-マンノース
```

マンノシドーシス ［mannosidosis］ リソソーム酵素のα-マンノシダーゼB活性の著しい低下によって起こる遺伝性糖タンパク質異常症。マンノシド症ともいう。全身の臓器にマンノースを含むオリゴ糖が蓄積し，尿中にも排泄される。

マンノシド症 ［mannosidosis］ =マンノシドーシス

満腹 ［satiety］ 間脳視床下部の正中前脳束が淡蒼球に連絡するところの外側に，摂食中枢（空腹中枢，食欲中枢）があり，腹内側核中に満腹中枢がある。この二つの中枢の平衡によって食欲が調節される。通常では，常に摂食中枢が興奮しており，食物を摂取することで満腹中枢が作用して，摂食中枢の作用を抑制すると考えられている。この二つの中枢に影響を与える因子として，動・静脈血糖差の変動，脂肪量及び血中化学物質の変化（脂肪調節説），消化機能の働きに応じる体温の変化（温度平衡説）等が挙げられる。なかでも，視床下部のグルコース利用細胞で，糖利用が少ない時は満腹中枢は作用せず摂食中枢の作用が強くなり空腹を感じ，糖利用が盛んな時は満腹中枢が作用して摂食中枢の働きを抑制することで満腹感を感じるという考えが有力である。

満腹中枢 ［satiety center］ 1950年代には，視床下部には摂食中枢があり，視床下部外側核には摂食中枢，視床下部腹内側核には満腹中枢があると考えられていた。しかし，①視床下部はエネルギー調節を担うということ，②腹側ノルアドレナリン束や室傍核の障害でも過食がみられることより，摂食制御を満腹中枢と摂食中枢だけで説明することは難しくなっている。

マンプス ［mumps］ =おたふくかぜ

マン・ホイットニーのU検定 ［Mann-Whitney U-test］ =ウィルコクスンの検定

ミード　[mead]　＝蜂蜜酒

ミートフレーバー　[meat flavor]　食肉加工品に利用する際，おいしさを感じさせる風味を賦与し，嗜好性を高めるために用いられる調合香料。アミノ酸と糖による加熱反応生成物，その他天然成分の加熱反応等による生成香気成分などを中心に調合され，調理フレーバーとして利用されることが多い。

ミエリン　[myelin]　神経細胞の軸索に，中枢神経ではオリゴデンドロサイト，末梢神経ではシュワン細胞が巻きついてできた絶縁性の複層構造。軸索に巻きつく過程で細胞膜が融合して，脂質に富んだミエリンを形成する。神経の電気信号の伝達を早める役割を担う。

ミエリン鞘　[myelin sheath]　神経細胞の軸索を分節状に取巻くミエリンから成る絶縁性の構造体。髄鞘ともいう。ランビエ絞輪とよばれる間隙を有する。ミエリン鞘をもつ有髄線維で，細胞膜の電気信号は，ミエリン鞘を飛び越え，絞輪から絞輪に伝達される。神経伝達の速度と効率を高める役割をしている。

ミエロペルオキシダーゼ　[myeloperoxidase, MPO]　好中球のアズール顆粒に存在するペルオキシダーゼで，分子量は約150,000。過酸化水素 H_2O_2 を基質とする酸化反応を触媒することにより，貪食した細菌を殺菌する。欠損症は原発性食細胞機能不全症である。

ミオイノシトール　＝ myo-イノシトール

ミオキナーゼ　[myokinase]　→アデニル酸キナーゼ

ミオグロビン　[myoglobin, Mb]　食肉や食肉製品の色調変化を支配するヘム色素タンパク質。筋線維内に溶存する。153残基のアミノ酸から成るタンパク質のグロビンと，ポルフィリン骨格の中心に鉄原子が配位したプロトヘムより成り，分子量は約17,000。酸素に対する親和性がヘモグロビンより高く，生筋においては筋肉組織内の酸素貯蔵として極めて重要である。→ヘム色素

ミオゲン　[myogen]　1940年代までの筋肉生化学の分野において，筋肉成分のうち，水溶性のタンパク質の総称として用いられた用語で，現在では使われない。現在では，解糖系の諸酵素をはじめ多くのタンパク質を多量に含む筋漿タンパク質に相当する。

ミオシン　[myosin]　筋原線維を構成する主要なタンパク質。分子量は約480,000。双頭のオタマジャクシのような形をしている。太いフィラメントを形成し筋収縮を司る。ATP分解酵素活性やアクチン結合部位は頭部に，フィラメント形成能は尾部に存在する。高塩濃度下で溶解し加熱でゲル化することから，加熱食肉製品の保水性や結着性に関与する。→筋原線維

ミオシンフィラメント　[myosin filament]　筋原線維を構成する長さ約1.5μmの線維構造体。ミオシン分子の尾部同士が会合した双極性の線維構造体で，これにC-タンパク質やミオメシンのほか，コネクチン（タイチン）等が結合している。フィラメントの両側からアクチンフィラメント（細いフィラメント）が滑り込み，筋収縮が起こる。→筋原線維

ミオチューブ　[myotube]　2個以上の細胞核をもつ幼弱な骨格筋細胞で筋線維の配列が円筒状を呈することから筋管［細胞］ともよばれる。筋発生途上にあり，細胞内では収縮性タンパク質や調節性タンパク質が盛んに合成されている。細胞核もまだ細胞の中央部に位置し，収縮性要素である筋線維は細胞周縁部に長軸方向に生じつつある。

ミオトロピックホルモン　[myotropic hormone]　＝アナボリックホルモン

ミオパシー　[myopathy]　筋肉に異常が起こっている場合の筋線維の変性による疾患。筋原性疾患ともいう。代表的なミオパシーは，遺伝性に発症し，進行性に筋線維の変性がみられる進行性筋ジストロフィーである。

ミオフィブリル　[myofibril]　＝筋原線維

ミカエリス定数　[Michaelis constant]　酵素反応における基質濃度と反応速度の関係を表したミカエリス-メンテンの式から，v が最大反応速度 V_{max} の1/2になる基質濃度。K_m で表す。K_m 値ともいう。

味覚　[gustatory sensation]　化学感覚の一つで，味蕾を介して感知される。主に水溶性の化学物質を比較的高い濃度で受容する。食物に含まれる糖，アミノ酸，苦味物質，塩，酸などを感知し，可食かどうかの判断基準を与え，消化につながる生理反応を引き起こす。

味覚器 [gustatory organ]　＝味覚受容器
味覚系 [gustatory system]　味物質の受容とその情報伝達を行う感覚器官及び神経。味蕾,味神経(顔面神経,舌咽神経,迷走神経),延髄の細胞群(孤束核),視床の細胞群(後内側腹側核),島皮質など。より高次の味覚中枢を含むこともある。
味覚減退 [hypogeusia]　味覚の感度が減少あるいは消滅すること。原因としては,口腔の乾燥,高温あるいは極度に辛い食物の摂取,加齢による味蕾の減少,微量栄養素である亜鉛の欠乏,がん治療における薬剤の使用や放射線の照射などが挙げられる。
味覚受容器 [taste organ ; gustatory organ]　味物質を受容する化学感覚器官。味覚器ともいう。→味蕾[らい],味細胞
味覚受容体 [taste receptor]　味細胞に発現し,味物質の受容を細胞内の信号に変換するタンパク質。味細胞は主として舌の味蕾に存在するが,軟口蓋や喉頭蓋にも分布している。味覚受容体にはGタンパク質共役型とイオンチャネル型がある。Gタンパク質共役型味覚受容体は7回膜貫通型のタンパク質で,T1RファミリーにT1R1, T1R2, T1R3が,T2Rファミリーにはマウスで30種類ほどのサブユニットが同定されている。T1R1とT1R3が二量体を形成している場合はうま味の,T1R2とT1R3の組合せでは甘味の受容体として機能する。T2Rはオリゴマーを形成して苦味を受容する。これらは味物質と結合することによりGタンパク質が活性化して細胞内信号伝達が起こり,最終的にNa^+が流入して味細胞を脱分極させる。イオンチャネル型味覚受容体では一過性レセプター電位チャネル(transient receptor potential channel, TRPチャネル)の一種PKD2L1が味細胞での酸味の受容に関与するが,これ以外の受容体も想定されている。また上皮性アミロライド感受性Na^+チャネル(ENaC)が低濃度域の塩味の受容体と考えられている。これらは味物質の結合によりチャネルが開口し,Na^+などの流入によって味細胞が脱分極する。脂肪酸の受容体も味細胞に発現しており,脂肪を含む食品摂取によって味細胞が興奮することが示されている。
味覚消失症 [ageusia]　＝無味覚症
味覚中枢 [gustatory center]　脳において高次の味覚情報処理を行う神経細胞群。ヒトの場合,味蕾で受容された味刺激は味神経,延髄,視床の神経細胞を中継して,脳皮質の島部に伝達される。この部分は一次味覚中枢とよばれ,甘味や苦味に反応する神経細胞群が存在する。前頭葉には二次味覚中枢が存在し,嗅覚や体内の感覚情報との統合を行っている。
味覚レセプター　＝味覚受容体
見掛けの解離定数 [apparent dissociation constant]　分子Yが解離する反応において,Y ⇄ $X_1 + X_2 + \cdots X_i$ の平衡が成立するとき,YとXの濃度の間には,$[X_1][X_2]\cdots[X_i]/[Y] = a$ の関係が成立する。a が解離定数である。
見掛けの可消化エネルギー [apparent digestible energy]　消化が可能な部分がもつエネルギー。消化されていない物は糞として排泄されるので,摂取したエネルギーから糞のエネルギーを差引いたものが可消化エネルギーとなる。代謝性糞中エネルギー損失量を補正しない場合"見掛けの"をつける。
見掛けの消化率 [apparent digestibility]　{(食事摂取量－糞便中排泄量)/食事摂取量}×100%で示される。粗タンパク質の場合,糞便中窒素排泄量は,食事由来の未消化物(外因性排泄量)以外に,腸内細菌,消化管粘膜上皮細胞の落屑,消化酵素由来のタンパク質等(代謝性糞中窒素)が含まれる。この代謝性糞中窒素は内因性糞中窒素ともよばれる。代謝性糞中窒素を考慮せず算出された粗タンパク吸収率を粗タンパク質の見掛けの消化率という。
神酒 [miki]　＝神饌
ミキサー [mixer]　食品を摩砕・粉砕して粉末状,ペースト状,パルプ状にする調理機器の一つ。野菜・果物のジュース作りや加熱野菜の摩砕(スープ)に使われる。
ミキソグラフ [mixograph]　製パンにおける動的麸質判定用装置の一種。小型の高速回転式ピンミキサーでパン生地をミキシングし,ピンに加わる生地の抵抗を記録する。
ミクロエマルション [micro emulsion]　分散相の粒子径が数nm程度と極めて小さい透明で安定なエマルション。
ミクログリア [microglia]　＝小グリア細胞
ミクログロブリン [microglobulin]　→ a_1ミクログロブリン,β_2ミクログロブリン
a_1ミクログロブリン [a_1-microglobulin]　分子量約30,000の糖タンパク質。糖含量は約20%であり,血中では遊離型,またはアルブミン,プロトロンビン,IgA等と結合した高分子型(複合体)として存在する。ヘムのスカベンジャーとして酸化ヘモグロビン,酸化鉄等の酸化ストレスを取込む作用をもつことが明らかになっている。
ミクロソーム [microsome]　細胞から細胞核やミトコンドリアを分離してから,$15,000 \times g$ の遠心分離で沈殿する画分の名称。主体は,粗面小胞体,滑面小胞体,遊離リボソームで,細胞膜や内網(ゴルジ)装置,体膜も含まれる。リボソーム由来のRNAに富む。
ミクロソームエタノール酸化系 [microsomal ethanol oxidizing system, MEOS]　肝臓でアルコールを分解するシステム三つのうちの一つ。一つ目はアルコールデヒドロゲナーゼ,二つ目は

MEOS（メオス），そして三つ目がカタラーゼという酵素である。主なものは前二つで，いずれもエタノールをアセトアルデヒドに代謝する。MEOSはアルコールの血中濃度が高いときや習慣性の飲酒をすると活性が増加するので，アルコールに対する"慣れ"の現象を説明できる。この現象を酵素誘導とよび，このため常習飲酒者では投与された麻酔薬の代謝が早くなって麻酔の効果が悪くなったり，逆に薬の効果が増強されて，中毒症状を起こしやすくなる。

ミクロトーム [microtome] 顕微鏡観察用の組織薄切片を作成する器具。パラフィンで固定した材料を薄く切断し，永久プレパラートとする。

ミクロフィブリル [microfibril] ＝筋原線維

ミクロフィラメント [microfilament] いわゆる細胞骨格の一種で，ほとんどすべての細胞種の細胞質に存在する直径約5 nmの微細線維。マイクロフィラメント，微小線維ともいう。本体はアクチンである。細胞形態保持と運動を司る。筋細胞以外でも上皮細胞の微絨毛の芯などのほかに細胞質の随所にみられる。

ミクロフローラ [microflora] 生体の表面や器官など，また，大気中，水中，土壌中など微生物の生息圏における微生物の種類・量・混合比率などの実態のこと。微生物相ともいう。

ミクロボディー [microbody] ＝ペルオキシソーム

御食・御饌 [mike] ＝神饌

味孔 [taste pore] 味蕾表層側で味細胞の先端が密集した部分。その部分のみ上皮細胞で覆われていないため，孔状に見える。味細胞の先端は微絨毛として露出しており，味物質がここで受容される。味孔は直下の密な細胞間結合により味蕾内部と隔離されている。

味細胞 [taste cell] 味蕾において味物質の受容を行う細胞。味受容細胞ともいう。約2週間の寿命をもつ。紡錘形を成し，味孔にその先端が到達している。味覚受容体と細胞内シグナル伝達分子を発現している。甘味，うま味，苦味に対する味覚受容体は，それぞれ異なる細胞に発現している。

未産婦 [nullipara] 1回も分娩を経験したことのない女性。すなわち未妊娠期間及びこれに連続する初回妊娠の終末に至る期間の女性である。妊婦であっても産婦ではない。経産婦の反義語である。

未熟児 [premature infant] 体の発育が出生時に必要な成熟に至らず出生した児で，正常児が出生時にもつ諸機能を獲得するに至るまでの児。未熟児養育医療においては，出生時の体重が2,000 g以下の児，体温が異常に低い場合，呼吸器系や消化器系に異常がある場合，または強い黄疸がある場合を未熟児とし，死亡率が高く，心身障害を残す可能性が高いので，公費負担治療の対象としている。出生時体重2,500 g未満の児は低出生体重児という。

味受容細胞 [taste receptor cell] ＝味細胞

水 [water] H_2O，分子量18.015。生体を構成している成分で最も大きな割合を占める。成人男性では体重の約60％，成人女性では体重の約55％である。生体内ではさまざまな物質を溶かして細胞内及び細胞外に存在し，体液を構成している。浸透圧の調節，体温調節，生体保護，生化学反応の場を作る等の機能を有する。

水あめ [starch syrup] デンプンを酸または糖化酵素で加水分解（糖化）して作った粘稠性のある液体甘味物質。原形は古く，米を作り始めたころに，米のデンプン質と酵素の反応から生まれたデンプン糖の一種である。グルコースのほか麦芽糖，デキストリンなどを含む。酸を用いた酸糖化あめはデキストリン35〜45％，グルコース45〜35％を含み，麦芽（糖化酵素：ジアスターゼ）で糖化した麦芽あめはデキストリン20〜25％，麦芽糖60〜50％を含む。水あめは粘稠性があるので，テクスチャーや風味などを調製しやすく，製菓原料として使用される。製品の保湿性や柔軟性を良くし，糖結晶の再結晶を防止するなど物性保持効果もある。透明性が必要なゼリーやドロップ，カバーリングのキャンディーには酸糖化あめが適し，キャラメル，ドロップ，練りあめ，カステラ，その他のキャンディー類，つくだ煮，ジャム等には麦芽糖化あめが適している。

水さら〔晒〕し [leaching] 食材を流水や溜め水の中で処理すること。アク成分を除く，歯触りを良くする，辛味を和らげる，生臭み除去，蒲鉾などの製造過程で足形成の阻害成分除去などがなされる。

ミセル [micell(e)] コロイド分散状態の一つであり，溶液中に界面活性物質などの分子が数十個程度会合して形成される安定な複合体。低濃度ではミセルは形成されず，ある濃度以上になると会合してミセルを形成する。ミセルを作る最低濃度が臨界ミセル濃度（critical micellar concentration, CMC）という。

ミセルコロイド [micelle colloid] 分散している微粒子がミセルであるときのコロイド液。

味噌 [miso；soybean paste] ダイズ，食塩，麹を原料とした半固形状の発酵食品もしくは調味料。麹の原料が米，オオムギ，ダイズの場合，それぞれ米味噌，麦味噌，豆味噌という。味噌の塩辛さの強弱により甘味噌（5〜7％ NaCl），甘口味噌（7〜12％ NaCl），辛口味噌（11〜13％ NaCl）に，色の濃淡により白味噌，淡色味噌，赤味噌に分類できる。米味噌の製造法では，蒸し米に *Aspergillus oryzae* を接種し製麹し，これに蒸煮したダイズ，

塩及び少量の水を混ぜ仕込んだ後，発酵，熟成させる。この間に麹の酵素により大豆タンパク質が分解し，グルタミン酸ナトリウム等のうま味成分が形成される。このようにして作った普通味噌に対し，野菜，魚介類，調味料等を発酵の前に加え熟成させ，もしくは味噌に加え，副食用としてそのまま食べる味噌をなめ味噌という。

蜜　[watercore]　リンゴ，ナシの果肉や果心部組織の一部が水浸状になったもの。リンゴではふじ，紅玉など，ナシではニホンナシなどの品種にみられる。一種の果実の生理障害（蜜症状）で，蜜の部分はソルビトール含量が高いという特徴がある。日本ではリンゴの場合は好まれる傾向にある。

密着結合　[tight junction]　=タイトジャンクション

密着帯　[tight junction]　=タイトジャンクション

ミトコンドリア　[mitochondrion（pl. - dria)]　真核細胞の酸化的リン酸化を担う約 1 μm 程度の細胞小器官。ミトコンドリア外膜が内膜を包み，内膜は屈曲してクリスタとよばれ，ここに電子伝達系とATP合成酵素があって膜に形成された水素イオンの電気化学ポテンシャル差でATPを合成する。外膜にはポーリンとよばれるチャネルタンパク質があり低分子の溶質は透過させる。外膜と内膜の間の空間が膜間腔で，ここに含まれるシトクロム c などは電子伝達の外にアポトーシス調節の役割を担う。ミトコンドリア内膜に囲まれた空間はマトリックスとよばれ，ここにはクエン酸回路，β酸化系などが存在する。ミトコンドリアには固有のミトコンドリアDNA，ミトコンドリアリボソーム，tRNAなどが存在し，独自の複製・転写・翻訳をし，半独立の増殖系を形成している。

ミトコンドリア電子伝達系　[mitochondrial electron transport system]　ミトコンドリア内膜で行われる電子伝達系。糖質や脂質の酸化的分解反応の過程で生成される NADH + H$^+$ や FADH$_2$ から電子が伝達され，H$_2$O が生成される。酸化反応と共役してリン酸化（ATP の合成）が行われるので，酸化的リン酸化反応ともよばれる。→電子伝達系

水俣病　[Minamata disease]　有機水銀による慢性中毒症。1953（昭和28）年頃から，水俣湾周辺の化学工場（新日本窒素肥料水俣工場，現チッソ）でメチル水銀が工場の排水中に流出して近海を汚染し，魚介類の体内に蓄積した。これを摂取することにより四肢のしびれ，歩行障害，言語障害などの症状を呈し，6 か月くらいで死亡する患者が発生した。1968（昭和43）年，厚生省（現厚生労働省）は公害病と認定した。水俣湾周辺で，延べ2,204人が患者として認定された。

ミナミダラ　[southern blue whiting；southern poutassou]　タラ科の海産魚。ニュージーランド，アルゼンチン海域の水深 200〜800 m にかけて広く分布する。体長 40〜50 cm で，日本のスケトウダラに似ている。オキアミ類などを主餌とするが，成長するにしたがって小魚からイカ類・タコ類まで何でも餌料とする。昭和50年代に日本漁船がニュージーランド南部で漁獲し始め，すり身として利用。卵はたらこの代用にされている。

ミネラル　[mineral]　=無機質

ミネラルウォーター　[mineral water]　地中で無機塩類が溶解した飲用に適した水を容器に充填した飲用水。日本の品質表示ガイドラインでは，特定の水源から採水された地下水を原水とし，沈殿，濾過，加熱殺菌以外の処理を行わないナチュラルウォーター，無機塩類を多く含む特定の水源から採水された地下水，または天然の二酸化炭素が溶解し発泡性を有する水源から採水された地下水を原水として用い，成分調整を行わないナチュラルミネラルウォーター，ナチュラルミネラルウォーターと同様の原水を用いるが，ミネラルの調整，曝気，複数の水源からの地下水の混合などを行っているミネラルウォーターに分類されている。これら以外のものを「飲用水」，「ボトルウォーター」とよぶ。また，コーデックスによる分類では，ナチュラルミネラルウォーターに二酸化炭素を溶解させて製造する炭酸入り天然ミネラルウォーター，原水由来の二酸化炭素を多く含む天然炭酸入りミネラルウォーター，瓶詰後の二酸化炭素の含有量が原水より低下しており，通常の温度・圧力下で外観上二酸化炭素の発生が認められない脱炭酸天然ミネラルウォーターがある。

ミネラル欠乏　[mineral deficiency]　=無機質欠乏

ミネラルコルチコイド　[mineral corticoid]　=電解質コルチコイド

ミネラル摂取　[mineral intake]　ミネラルは人体の構成成分として重要な働きを果たすばかりでなく，生命活動に必要な各種生理作用，酵素作用，代謝調節作用等と関係する。適切なミネラル摂取は健康の保持・増進，疾病の予防に重要な役割を果たす。「日本人の食事摂取基準（2015年版）」では多量ミネラルとしてナトリウム，カリウム，カルシウム，マグネシウム，リンが，微量ミネラルとして鉄，亜鉛，銅，マンガン，ヨウ素，セレン，クロム，モリブデンが策定されている。

味盲　[taste blindness]　一部あるいはすべての味質に対する感受性を欠いていること。先天的な例として，苦味物質フェニルチオウレアに対する味盲は苦味受容体の遺伝子型と関連していることが知られている。後天的には，味覚減退から回復できない場合も味盲となり得る。

脈動　[pulsation]　=心拍動

脈拍　[pulse]　心臓の拍動とともに駆出され

脈拍数 [pulse rate] 脈拍は心臓から血液が駆出される際に圧力の変化として動脈壁に振動が伝わり，それが表層の動脈（頸動脈，頭骨動脈など）で触診されるものである。一般的には，脈拍数と心拍数は同意語として用いられる。

脈絡叢 [choroid plexus] 第三脳室，第四脳室の背側面と側脳室の内側面は脈絡組織で覆われていて，脈絡組織から脳室内にブドウの房状に突出した絨毛部分をいう。脳室内を満たしている脳脊髄液のほとんどを分泌している。分泌された脳脊髄液は側脳，第三脳室，第四脳室と流れ，クモ膜下腔を経て脳び脊髄の全表面に広がる。クモ膜の一部分は硬脳膜を突き抜けて静脈洞に出ていて，ここから脳脊髄液は血液に吸収されている。なお，脳脊髄液と脳の間には物質透過に関して選択性はない。

味蕾〔らい〕 [taste bud] 味物質を受容する上皮由来の細胞の集合体。約100個の細胞から成り，一部の細胞は味覚受容体を発現している。ヒトの場合，舌の乳頭，口蓋，喉頭に約1万個が存在する。タマネギ状の形状をとり，表層部は味孔として外界と接している。中間，基底部には味神経が連絡し，味覚情報を延髄へと伝達している。

ミラクリン [miraculin] ミラクルフルーツに含まれる味覚を変える物質。酸味を甘味に変える作用をもつ糖タンパク質で，甘味誘導物質の一つである。

ミラクルフルーツ [miracle fruit] 西アフリカ原産の灌木，*Richardella dulcifica* のオリーブ大の赤い果実。成熟した果実の果肉を口に入れてから酸っぱいものを味わうと強い甘味を感じる。酸っぱいものなら酢酸でもクエン酸でも甘くなり，レモンを味わうと甘いオレンジのような風味になる。この不思議な作用をもっていることにより，ミラクルフルーツとよばれる。甘味を誘導する成分としてミラクリンが単離されている。

ミリスチシン [myristicin] 東南アジアやアフリカなどで栽培されるニクズクに含まれる精油成分。大量に摂取すると幻覚などの特異的な中枢神経系の症状を呈する。

ミリスチン酸 [myristic acid] $C_{14}H_{28}O_2$，$CH_3(CH_2)_{12}COOH$，分子量228.38。食品中に含まれる代表的な飽和脂肪酸の一種。乳脂，植物油，ロウなどのアシルグリセロールの構成成分として存在する。

ミリストオレイン酸 [myristoleic acid] $C_{14}H_{26}O_2$，$CH_3(CH_2)_3CH=CH(CH_2)_7COOH$，分子量226.26。一価不飽和脂肪酸の一種。鯨油，鮫肝油に含まれる。

ミリセチン [myricetin] $C_{15}H_{10}O_8$，分子量318.24。ベリー，フルーツ，野菜等の植物中に含まれるフラボノール類の一種。強い抗酸化作用など，多様な生理作用をもつといわれる。→ポリフェノール，フラボノイド

味りん〔醂〕 [mirin ; sweet *sake* used as seasoning] 主に調味料として用いられる甘味の強い酒。アルコールもしくは焼酎に米麹，蒸し米を混ぜ，熟成させた後，これを搾って清澄化させたもの（本味りん）。熟成中に麹の酵素により糖化が起こり甘くなる。糖，アミノ酸，有機酸等を混合して製造される味りん様の甘味調味料を味りん風調味料という。

ミルクタンパク質〔たんぱく質〕濃縮物 [milk protein concentrate, MPC] 脱脂乳を限外濾過で濃縮してタンパク質含量を高めてから乾燥，粉末化したもの。牛乳中の主要なタンパク質であるカゼインと乳清タンパク質が牛乳中と同じ割合で存在している。主にタンパク質，カルシウム強化食品や減ラクトース食品などの原料として使用される。

ミルク・ベーシック・プロテイン [milk basic protein] ＝乳塩基性タンパク質

ミロシナーゼ [myrosinase] アブラナ科の植物に含まれる酵素。植物体が傷つけられると，同植物中の基質であるグルコシノレート（β-D-グルコースに硫黄を介して，N-硫黄塩化合物が結合した構造。シニグリンともいう）に作用してグルコースを遊離する。残されたアグリコン部分はイソチオシアネートとなる。

ミロン試験 [Millon test] ＝ミロン反応

ミロン反応 [Millon reaction] タンパク質の呈色反応の一つ。ミロン試験ともいう。フェノール性ヒドロキシ基をもつチロシン残基に基づく呈色反応。ミロン試薬（Hg＋濃HNO_3）を加えて煮沸すると白色沈殿を生じ，赤褐色に変色する。

民間療法 [folk medicine] さまざまな土地で古くから言い伝えられてきた主に経験に基づく治療法。その手段として薬草，食品，体操等を用いる。一般には医療機関以外で行われている治療行為であり，医学的根拠が希薄で迷信に基づくものもあるが，全く否定しきれないものもある。

ミント [mint] 地中海原産のシソ科多年草。スペアーミント（*Mentha spicata* L.），ペパーミント（*M.piperita* L.），ペニーロイヤル（*M.pulegium* L.），日本ハッカ（*M.arvensis* L.）など多数の品種がある。l-メントールを主成分とする清涼感のある香りが好まれ，葉はポプリ，ハーブティー，菓子，歯磨き剤，入浴剤の香料として，また，イギリスではスペアーミントがラム肉ローストのミントソースやソーセージ料理の風味付けに使われてきた。鎮静作用や消化促進作用が認められる。日本ハッカの赤茎，青茎は岡山，広島で，赤丸は北海道で生産されている。日本ハッカにはl-メントールが70〜80%と異臭成分の酢酸カルベイルが含まれ

る。

ミント油 ［mint oil］　日本ハッカの全草を乾燥し水蒸気蒸留して得た精油を冷却処理し，l-メントールを約80％含む結晶化した薄荷脳と液状の脱脳油に分別する。この脱脳油を一般にミント油という。脱脳油には，l-メントール38％，l-メントン20％，イソメントン8％が含まれる。トニックシャンプー，男性用コロン，トローチ，湿布薬，歯磨き剤，口中清涼剤等に使用されている。

ム

無アルブミン血症 [analbuminemia]
血清アルブミンがほとんどない疾患。アルブミン欠乏症ともいう。臨床症状はほとんどないが、高コレステロール血症、高脂血症を呈する場合がある。血清グロブリンの代償により、浸透圧が保たれる。

無胃酸症 [anacidity] ＝無酸症

ムース [mousse(仏)] 泡、泡立たせたの意味。ピューレ状にした材料（調理した魚介類、鶏肉、レバー類、果実類）に泡立てたクリーム、卵白などを加えて、口当たりがなめらかで、ふんわりとした食感に仕上げた料理や菓子。

無益回路 [futile cycle] 基質回路、基質サイクルともいう。合成方向の反応を触媒する酵素と分解・異化反応を触媒する酵素が併存して、一見無益に両方向の反応が起こること。

無塩酸症 [anacidity；achlorhydria；achylia gastrica] ＝無酸症

無塩食 [salt-free diet] 食塩を全く含まないか、食材に自然に含まれる量しか含まない食事。急性腎疾患や慢性腎疾患の増悪期で尿量が減少し、浮腫が存在する場合に適応される。

無延伸フィルム [nonoriented film] 延伸処理をしていないフィルム。キャストフィルムともいう。延伸処理とは、プラスチックフィルムに強度を与えることを目的に、ガラス転移点以上融点以下で縦もしくは横方向だけ、または縦横2方向に延伸、分子配向させることをいう。無延伸フィルムでは分子配向していないため全方向に伸縮する一方、強度に劣る。→延伸処理

無塩バター [unsalted butter] ワーキング時に食塩を添加していないバター。有塩バターよりもホイッピング性に優れている。主に製菓・製パンの原料や調理用として使用される。

無殻卵 [non-shelled egg] 産卵（放卵）された卵に卵殻がない卵。卵殻膜が最外層になっている。カルシウム代謝の異常や、排卵から放卵までの時間が正常の24〜27時間に対して5〜7時間と短いことが原因と考えられている。

無顎〔がく〕類 [Agnatha] 現生のヤツメウナギなど円口類と絶滅した翼甲類（よくこう）などを含む魚類の一群をいう。口は吸盤状で、あごはない。

無ガラクトース食 [galactose-free diet] ガラクトキナーゼ欠損症治療のためのガラクトース及びラクトースを含まない食事。

無γグロブリン血症 [agammaglobulinemia] 免疫グロブリン値が非常に低い疾患。抗体欠乏症と同義。先天的な欠陥によりB細胞の分化が阻害されるというX染色体性の劣性遺伝により発症する。この患者は感染症を繰返す。

無機栄養生物 [lithotroph；lithotrophic organism] 無機化合物の酸化によって、生育に必要なエネルギーを得ている微生物のこと。無機酸化生物ともいう。litho-の語は、石、岩を表す。

麦麹 [barley koji] 精麦した後蒸した大麦に麹を接種し製麹したもの。麦焼酎では、麦100％の表示をするため使用される場合が多い。

麦焦し [roasted barley] ＝香煎

無機質 [mineral] 生体を構成する元素のうち、C, H, O, N以外の元素で生体を構成している成分。ミネラルともいう。存在量によって多量元素と微量元素に分類される。主要な機能は、生体構成成分、恒常性維持、生理活性物質の構成成分・活性化である。→微量元素

無機質欠乏 [mineral deficiency；hypomineralization] ミネラル欠乏症ともいう。無機質には多量元素（カルシウム、マグネシウム、ナトリウム、カリウム、リン、硫黄、塩素）と微量元素（鉄、銅、ヨウ素、マンガン、コバルト、亜鉛、モリブデン）があり、それぞれの物質に特有の欠乏症がある。

無機成分 [inorganic elements；mineral composition] 有機成分の対語。炭素原子を含まないすべての化合物を指す。通常、ミネラルとよばれる鉱物質である。ヒトの場合、生体（organism）が臓器（organ）をもって有機物（organic：炭素原子と水素原子を含む化合物）を生じるのに対し、カルシウム、マグネシウム、ナトリウム、カリウム、リン、硫黄、塩素（以上、多量元素）、鉄、銅、ヨウ素、マンガン、コバルト、亜鉛、モリブデン（以上、微量元素）のうち炭素と結合していない状態の物質を無機成分とよんでいる。

麦茶 [barley tea] 大麦を煎ったもの、または、これに水や熱水を加えて抽出した飲料。

麦飯 [rice cooked with barley] 搗精した大麦を粒のままゆでて炊いたもの。日本では、奈良時

代から救荒食として麦が奨励され，米に次いで麦が主食として用いられてきた。しかし，麦のみでは食味がよくないので搗精した米に大麦を混ぜて炊いた飯を一般に麦飯という。米と麦の割合は時代によって異なるが現在は10～30％程度の大麦を混ぜる。ごく最近まで，田舎では，米に麦（丸麦のほか，押し麦・引割り麦にして用いた）を混ぜて炊くことがふつうであり，これを糧飯（かてめし）（米の補いのめし）といったが，少ない米を食いのばすための方策といえる。麦飯には，擂ったヤマノイモなどを出し汁で伸ばしてかけた"麦とろ"がある。

無嗅覚 [anosmia] 嗅覚が完全に消失した状態。嗅覚消失の原因には，頭部または脳の腫瘍，頭部外傷，内分泌，栄養性，神経等の障害が関連する。

無極性溶媒 [nonpolar solvent] →溶媒

無菌充填 [aseptic packaging] 容器と飲料をそれぞれ殺菌した後に，無菌状態のまま常温で充填する方法。無菌状態は，クリーンルーム等無菌エリアで実現する。容器成形も無菌エリアで行う場合は，容器の殺菌は不要である。無菌充填により，ホットパック充填では十分殺菌ができず，製造できなかった低酸性飲料（ミルク入り飲料，混合茶等）の製造が可能となった。また常温充填のため，容器の耐熱性が不要であるため，PET容器等の軽量容器の使用が可能になった。内容物は超高温殺菌（UHT，高温短時間）殺菌を行い，急速冷却で常温に戻すことにより，ホットパックと比較して品質がよい。

無菌食品 [aseptic food] ＝アセプティック食品

無菌動物 [germfree animal] 体内のいかなる部位においても微生物を検出しない動物。栄養学では，げっ歯類を用いた消化管やビタミン代謝に関する研究への寄与が大きい。無菌ラットに代表される。→げっ〔歯〕歯類

無グルテン食 [gluten-free diet] セリアック症候群（グルテン過敏性腸症）治療のためにグリアジン（グルテン構成タンパク質）を除去した食事。

無グルテン食品 [gluten-free food] グリアジンを含まないか除去した食品。

無月経 [amenorrhea] 月経が起こらない状態。視床下部・脳下垂体障害，卵巣機能の異常が原因と考えられ，また，それ以外に内分泌・代謝性疾患や子宮自体の病変によってもまれに起こることもある。→月経困難症

無鉤条虫 [beef tapeworm] 条虫の一種。人間を終宿主とする寄生虫で，一般にサナダムシとよばれる。体長4～10 m。四つの球状の吸盤で人の腸壁に吸いつき，障害を起こす。中間宿主はウシ，終宿主はヒト。肉の生食により感染。

ムコール [Mucor] ムコール目に属する土壌生息菌。病原菌種。

ムコール〔菌〕症 [mucormycosis] ケカビ目の真菌が起こす感染症。毛黴症，フィコミコーシスともいう。場合によっては死に至り，コントロール不良な糖尿病患者など，免疫機能が低下している人に起こる。肺に感染することも多く，まれに皮膚や消化管も侵す。

無作為化比較試験 [randomized controlled trial] ＝ランダム化比較試験

無作為抽出 [random sampling] すべての抽出単位の選ばれる確率が等しくなるように標本抽出を行うこと。標本調査から母集団の特性を推定するために必須である。抽出単位を個人とした単純無作為抽出，抽出単位を国勢調査区等の集落（クラスター）としたクラスター抽出，性年齢階級や地域等で層化する層化無作為抽出等がある。→単純無作為抽出法

無作為割り付け臨床試験 [randomized clinical trial] 臨床治験に参加する患者等をいずれかの処置に割り付ける際に，くじ等で決めることによって，恣意性をなくし，客観的な臨床結果を得るための方法。

無作用量 [no observed effect level, NOEL] 実験動物に毎日一定量の薬剤（食品添加物など）を毎日継続的に摂取しても有害または無害な影響が認められない最大投与量。無作用量（NOEL）≦無毒性量（NOAEL）である。

無酸症 [achlorhydria] 胃酸の分泌が無くなった症状。無胃酸症，無塩酸症，無遊離塩酸症ともいう。主な原因は加齢による胃粘膜の萎縮で，慢性胃炎の症状である。また，胃下垂や胃アトニーの人にも認められる。食欲不振，胃もたれ，下痢，頭痛，不眠の症状もみられる。

無酸素運動 [anaerobic exercise] 酸素を利用せず，クレアチンリン酸の分解と解糖により乳酸を発生するエネルギー代謝に依存した運動。

無酸素過程 [anaerobic process] 筋収縮においてATP再合成のエネルギー供給過程は，①クレアチンリン酸（CP）の分解，②グリコーゲンやグルコースの解糖，③グルコースや脂肪酸の有酸素的分解がある。①及び②の過程では，酸素とは関係なく分解が行われるので，この反応を無酸素過程という。

無酸素系エネルギー供給系 [anaerobic energy supply system] 無酸素過程によるエネルギー供給系。クレアチンリン酸の分解とグルコースの分解（解糖）により乳酸が生成する過程がそれに含まれる。

無酸素症 [anoxia] 生体組織で酸素が欠乏している状態。酸素分圧の低下，酸素運搬能力の低下，循環障害，一酸化炭素やシアン化合物による毒

性等によって起こる。

無酸素性作業閾値　［anaerobic threshold, AT］
運動強度との関係で血中乳酸濃度が急増し始める点。強度の高い運動ほど無酸素的代謝が高まり，血中乳酸濃度も高くなる。乳酸濃度が急増するので乳酸性作業閾値（LT）ともよばれる。さらに，この点は運動中の換気量が急増する点でもあるため換気性閾値（VT）ともよばれる。

無酸素性トレーニング　［anaerobic training］
運動強度が高く主に無酸素的にエネルギーを供給しながら運動するトレーニング。

無酸素的エネルギー　［anaerobic energy］
無酸素過程により生成されるエネルギー。クレアチンリン酸の分解によるエネルギーとグルコースの分解（解糖）により乳酸が生成される過程により生み出されるエネルギーを指す。

無酸素的代謝　［anaerobic metabolism］
＝嫌気的代謝

無脂固形分　［fat free matter］　　生乳中の乳タンパク質，ラクトース，ミネラル等のこと。一般的には生乳の場合に使われる。飼料エネルギーの給与量が，無脂固形分率に大きく影響する。変動する無脂固形分は主にタンパク質であり，ラクトースは比較的変動しにくい。エネルギーの不足は，飼料給与量の不足や飼料の品質が不良の場合に起こる。タンパク質の給与量がその要求量を下回る時には乳量の低下を来すが，一般には乳成分には大きな変化はない。要求量以上のタンパク質を給与しても，無脂固形分やタンパク質の割合を増やす効果はない。タンパク質の不足とエネルギーの不足が同時に起こる場合は無脂固形分，特に乳タンパク質率の低下が大きい。

むし歯　［decayed tooth］　　＝う〔齲〕歯
無脂肪牛乳　［non-fat milk］　　＝脱脂乳
無条件反射　［unconditional reflex］　→条件反射

無症候性キャリア　［asymptomatic carrier］
細菌あるいはウイルスに感染した後も発症せず，発症期間を過ぎても菌体を保持し，自覚もせず何の異常もない保菌者（キャリア）。自覚症状がないため，治療もできず，さらなる感染源となる。肝炎ウイルスやエイズウイルスで問題となっている。→B型肝炎，C型肝炎，エイズ

無症候性心筋梗塞　［painless myocardial infarction］　胸痛がなく発症した心筋梗塞。無痛性心筋梗塞ともいう。突発する呼吸困難，意識障害，失神，めまい，反復する嘔吐などの心外症状で発症することもある。高齢者や糖尿病患者，下壁梗塞例に認められることが多い。求心性の知覚神経の障害が関与している可能性が高い。背景に無症候性心筋虚血が存在していることが多い。

無症候性低血糖症　［asymptomatic hypoglycemia］　糖尿病患者に起こる低血糖症のうち，自律神経系による自覚症状を欠き，突然に前兆なく意識障害等の中枢神経系の低血糖症状を生じるもの。頻回の低血糖によるインスリン拮抗ホルモンの分泌閾値の低下や，自律神経障害の合併によるアドレナリン分泌反応の低下が病因と考えられている。

蒸す　［steam］　湿熱加熱操作の一種で，水蒸気を熱媒体として加熱を行う方法。容器に入れたまま穏やかな加熱をすることが可能で，形を崩さずに調理が行え，茶碗蒸しのような繊細な加熱を要求されるものにも対応する加熱法。

無水グルコース　［anhydroglucose］　結晶水をもたないグルコース。無水デキストロースともいう。また，グルコース1分子が1分子の結晶水をもつものは含水結晶グルコースという。

無水デキストロース　［dextrose anhydrous］
＝無水グルコース

無水乳脂肪　［anhydrous milk fat, AMF］　バターやクリームから製造する製品で，乳から水分と無脂乳固形分を除去したもの。脂肪含量は99.8％以上，水分含量は0.1％以下。還元牛乳，製菓，アイスクリームの原料として用いられることが多い。

無［摂］食症　［aphagia；aphagosis］
＝嚥〔えん〕下不能

無洗米　［no-rinse rice］　精白米の品質や飯の食味を低下させる微細な米糠を除去した精白米を指し，家庭や集団の調理場等において，炊飯にあたって洗米の必要のない米。

ムターゼ　［mutase］　アシル基，リン酸基などの分子内基転位反応を触媒する酵素の総称。イソメラーゼの一種。グルタミン酸ムターゼ（メチルアスパラギン酸ムターゼ）やメチルマロニルCoAムターゼは，補酵素としてアデノシルコバラミン（ビタミンB_{12}）を必要とする。

ムチン　［mucin］　動物性粘性タンパク質の一つ。胃液や卵白ムチン（オボムチン）が知られている。糖タンパク質であり，アルカリには可溶であるが，水及び酸には不溶である。

無痛性心筋梗塞　［painless myocardial infarction］　＝無症候性心筋梗塞

無糖脱脂練乳　［non-sweetended condensed skim milk］　＝脱脂濃縮乳

無毒性量　［no observed adverse effect level, NOAEL］　ある物質について何段階かの異なる投与量を用いて毒性試験を行ったとき，有害影響が認められなかった最大の投与量のこと。通常NOAELを安全係数（多くの場合100）で割り，一日摂取許容量（ADI）や耐容一日摂取量（TDI）が求められる。「日本人の食事摂取基準（2015年版）」では健康障害非発現量とされている。

無塗装缶　［plain can］　ブリキ缶。スズが露出し，缶内容物と接触している缶をいう。果実の有

機酸は，貯蔵中にスズを徐々に溶出（酸化）することにより，内容物が還元的雰囲気に保つ。これにより長期貯蔵中の果実の色調変色や香味劣化を防止することができる。通常，ふた（蓋）と底の内面は塗装されている。

ムニエル [meunière(仏)] 魚，野菜を丸ごとかフィレに卸した切り身に小麦粉をつけてバターできつね色にソテーし，焦がしバターをかけ，レモン汁，刻みパセリを振る。

無乳糖食 [lactose-free diet] ＝無ラクトース食

胸焼け [heartburn] 胃から突き上げてくる，焼けつくような感じや疼痛に似た感覚。胃酸や，胆汁，膵液といった消化液の食道内逆流によって起こることもある。

無脳症 [anencephaly] 中枢神経系の奇形の一種。頭蓋骨の大部分が欠損し，頭部は少量の脳組織と血管が混じり合った脳血管物質に覆われている。

無農薬 [pesticide free] 有機農法に対する消費者の意識が高まるにつれ，「当該農産物の生産過程等において農薬を使用しない栽培方法により生産された農産物」を生産者が独自に無農薬と申告表示して流通させるようになった。しかし，消費者は「土壌に残留した農薬や周辺ほ場から飛散した農薬を含め，一切の残留農薬を含まない農産物」と受け取っていることなどの問題が指摘されるようになった。そこで完全な有機農産物ではないながらも化学合成農薬や化学肥料の使用についてガイドラインを守って栽培されたものは特別栽培農産物と表示して販売できるようになった。農薬を全く使用しない場合は「農薬：栽培期間中不使用」，節減対象の農薬を使用していないが節減対象でない農薬は使用されている場合には「節減対象農薬：栽培期間中不使用」と表示することとなり，「無農薬」という表示は禁止事項となった。→低農薬，有機食品，日本農林規格

無フィブリノーゲン血症 [afibrinogenemia] フィブリノーゲン（血液の凝固に必要な物質）がない，またはフィブリノーゲンの機能に障害があり，血液が固まらない症状。症状はまれで，常染色体の劣性遺伝子が原因。

無味覚症 [ageusia] 味覚がなくなる症状。失味症，味覚消失症ともいう。腔粘膜中の味覚を感じる細胞の味蕾から神経を介し脳へ伝わる経路に異常が生じて起こる障害。

無遊離塩酸症 [achlorhydria] ＝無酸症

無ラクトース食 [lactose-free diet] 食物中のラクトースを除去した食事。乳糖制限食，無乳糖食ともいう。ラクトース（乳糖）を分解する刷子縁膜酵素のラクターゼ欠乏により，ラクトースが腸内発酵されて下痢や腹痛を呈するラクトース（乳糖）不耐症の治療初期に処方される。

むれイカ [spoiled dried squid；stuffy squid] するめ製造では，天候不順で高温多湿の状態が製造初期にあると，しばしばむれの状態になり，その後，好条件で乾燥しても，俗にかっぱという少し赤味を帯びた色調の硬くてもろい肉質の製品となる。これをむれイカという。この他，夏季にイカを乾燥して雨にあうと，むれイカより腐敗が進み，裂けやすい赤褐色で脚部が黒褐色となったものを特に雨イカという。

むれ肉 [pale soft and exudative meat, PSE meat；watery meat] PSE 肉の俗称。と畜後の筋肉の肉色が淡く（pale），組織が軟らかく締まりがなく（soft），水っぽい（exudative）性状を示す。ストレス感受性の強い系統で多発し，と体温が高い間に筋肉の pH が急激に低下し，ミオシンなどの筋原線維タンパク質や筋細胞膜が変性することが原因。保水性や決着性，発色性が極めて低く，加熱損失が大きいことから，食肉や加工原料肉には好ましくない。

ムンプス [mumps] ＝おたふくかぜ

明試料 [control]　実験的観察において所見を比較するために採用される目標または標準。観察目標自体を除いて他のすべての処置及び条件が同一である系をいう。

迷走神経 [vagal nerve；vagus nerve]　12対ある脳神経の一つ。第Ⅹ脳神経ともいう。脳神経の中で唯一脳幹から発し，腹部にまで下行する。首から横行結腸の1/3までのほとんどすべての物の運動神経と副交感性の知覚神経が迷走神経であり，さらに，心拍数の調整，胃腸の蠕動運動，発汗や発話等にも関与する。また，胸腔内で反回神経を分岐し，これは上行し，口蓋帆挙筋，耳管咽頭筋，茎突咽頭筋，口蓋舌筋，口蓋咽頭筋，上咽頭収縮筋，中咽頭収縮筋，下咽頭収縮筋等を支配している。

迷走神経切断術 [vagotomy]　胃部疼痛に対する除痛手術。主に十二指腸潰瘍に対して行われ，胃酸分泌を減少させ，同時に胃運動亢進を目的としている。

明反応 [light reaction]　(1)光が関係する生体反応の一つ。光量子の吸収，励起エネルギーの移動と捕捉から光化学反応まで短時間で起こる反応。光合成では，NADPHとATPを生成する反応を指すことが多い。(2)光化学反応において，光励起された化学種が行う反応。光反応によって生じた基底状態の化学種が行う反応を暗反応（dark reaction）という。

メイラード褐変 [Maillard browning]　メイラード反応による褐色化現象。味噌，醤油，パンの焼き色など食品の加熱による褐変はメイラード反応によるところが大きい。これらは好ましい色調として食品の品質において重要であるが，乳製品などの白色系食品においては品質の低下とみなされる。

メイラード反応 [Maillard reaction]　食品の加工・貯蔵・調理の過程で起こる代表的な非酵素的褐変反応。アミノカルボニル反応とほぼ同義で，食品成分中のアミノ基とカルボニル基が反応してシッフ塩基を形成することから始まり，褐色色素メラノイジンなどを生成する。食品の色，香り，味等，食品の品質に関与する重要な反応である。味噌，醤油，焼き菓子，焼き料理などの品質に影響を与える。また，生体内でも同様の化学反応が起こっていること（生体内メイラード反応）がわかっていて，老化や糖尿病合併症と関連している。→非酵素的褐変，アミノカルボニル反応

メース [mace]　モルッカ諸島原産の常緑高木ニクズク（*Myristica fragrans*）の果実に含まれる種子の仁をナツメグ（nutmeg），種子を覆う赤色の仮種皮をメースという。甘い刺激性の芳香があり，ともに香辛料として用いるが，メースの方がマイルドな香りである。ナツメグは主にひき肉料理，メースは菓子類，スープの香り付けに用いられる。抗酸化性や抗う蝕性を有するリグナン類を含む。

メープルシュガー [maple sugar]　サトウカエデの樹液を精製しながら煮詰めて得たメープルシロップをさらに煮詰めて結晶化させたもの。独特の風味があり，主に高級な砂糖菓子，洋菓子に用いられる。

メープルシロップ尿症 [maple syrup urine disease]　楓尿症ともいう。分枝アミノ酸（バリン，ロイシン，イソロイシン）の脱アミノの結果生成するα-ケト酸をCoA誘導体に代謝する。分枝α-ケト酸脱水素酵素の先天的欠損のために，分枝アミノ酸と，それらから生成したα-ケト酸が血中に蓄積し尿中にも排泄される。尿中に排泄されたα-ケト酸のために尿がメープルシロップ様の臭いを放つ。哺乳低下，嘔吐，意識混濁，痙攣，後弓反射等の神経症状が現れ，意識低下がみられ，死に至る。分枝アミノ酸除去ミルクを投与する。分枝アミノ酸除去ミルクを含む栄養介入と定期的な血中アミノ酸濃度の評価が必要である。

メサンギウム細胞 [mesangial cell]　腎糸球体毛細血管の支持組織として役割を担っているのがメサンギウム細胞及びメサンギウム基質である。これらは糸球体構造を支えるだけでなく，種々の機能を有し，糸球体病変の進展にかかわっている。メサンギウム細胞は収縮タンパク質に富む等，平滑筋系細胞で糸球体の血行動態に影響ができる。

メジアン [median]　分布の代表値の一つ。中央値，メディアンともいう。分布に偏りがある場合，算術平均は代表値としては適当でない。観測値を小さい順に並び替え，中央の値（偶数の場合は中央2個の平均）を取る。この考えを拡張したものがパーセンタイル（百分位点）。

メソキサリル尿素 [mesoxalylurea]　＝アロキサン

メタクリル樹脂 [methacryl resin]　＝アク

リル樹脂

メタクロマジー [metachromasia] 異染色性。本来はギムザ染色で青く染まる色素が赤く染まること。肥満細胞の顆粒などが特異的である。

メタ重亜硫酸カリウム [potassium metabisulfite] $K_2S_2O_5$、分子量 222.32。無色・単斜晶系の結晶。湿った空気中では酸化されやすい。190℃で分解する。規格基準が定められている食品添加物。ピロ亜硫酸カリウム、二亜硫酸カリウムともいう。漂白剤、保存料、酸化防止剤に使用される。

メタ分析 [meta-analysis] 過去に行われた複数の独立な研究報告を系統的・網羅的に収集して、その結果を統合して一つの結論を得る研究方法。メタアナリシスともいう。系統的レビューとほぼ同義語だが、統計解析部分を特にメタ分析とよぶこともある。

メタボリックシンドローム [metabolic syndrome] メタボリック症候群。代謝症候群、かつてはシンドロームX 死の四重奏、インスリン抵抗性症候群、内臓脂肪症候群とよんだ肥満、インスリン抵抗性を主な症状とした症候群である。2005（平成17）年4月、日本内科学会など関連8学会が共同して、日本のメタボリックシンドロームの診断基準を発表した。メタボリックシンドロームは、腹部肥満、脂質代謝異常 耐糖能異常、高血圧の四つの症候から成り立っている。診断の必須項目は、腹部肥満（ウエスト周囲径：男性85 cm以上、女性90 cm以上）であり、加えて、脂質代謝異常（TG ≧ 150 mg/dL かつ/または HDL-C ＜ 40 mg/dL）、耐糖能異常（空腹時血糖 ≧ 110 mg/dL）、高血圧（収縮期血圧 ≧ 130 mg/dL かつ/または拡張期血圧 ≧ 85 mg/dL）のうち、2項目以上にあてはまるとメタボリックシンドロームと診断する。

メタボリックバースト [metabolic burst] 多核白血球の中で食細胞として機能する好中球は、殺菌物質として酸素に依存する過酸化水素などの活性酸素を産生する。好中球が細菌などを貪食すると代謝の急激な変化が起こり、酸素の消費が爆発的に増大すること。これは六炭糖-リン酸側路（hexose monophosphate shunt）の代謝亢進によるもので、これに並行して NADPH 及び O_2 から活性酸素が産生される。

メタボリックボディーサイズ [metabolic body size, MBS] 体重（kg）の3/4乗（0.75乗）のこと。代謝性体型、代謝体重ともいう。基礎代謝は生命維持に要する最小限のエネルギー消費であり、メタボリックボディーサイズに比例する。

メタボローム [metabolome] 対象とする個体あるいは組織に含まれるすべての小分子の代謝中間体及び代謝産物の総称。遺伝子転写産物としての mRNA の総体であるトランスクリプトームや、タンパク質の総体であるプロテオームに対応する概念である。メタボロームは種や個体によって異なるが、組織や細胞ごとにも固有の構成をとる。生体においては、代謝状態は動的に変化しているので、メタボロームも常に変化している。ヒトのメタボロームを質量分析法や核磁気共鳴分析法を用いて解析することにより、食品由来の成分や医薬品を、代謝中間体と区別して、分離、同定することができる。また、メタボロームの変化を解析することによって、代謝状態の変化を動的にとらえることができる。→ゲノム、トランスクリプトーム、プロテオーム

メタボロミクス [metabolomics] 個体あるいは組織に含まれるすべての代謝産物、すなわちメタボロームを網羅的に解析する研究分野。代謝産物の網羅的な解析には、主に質量分析法を用いる場合と核磁気共鳴分析法を用いる場合がある。後者を特にメタボノミクスとして区別することがある。動的な代謝反応を量的にかつ網羅的に解析することによって、複雑な代謝経路のネットワークの中で、生物のおかれた代謝状態を知ろうとする立場である。網羅的なデータの解析には、バイオインフォマティクスの利用が前提となっている。植物のメタボロミクスは、農産物の生産性の向上や二次代謝産物の含有量の増加への応用に用いられる。臨床的には、尿や血液がメタボロミクスに用いられることが多く、食事要因による代謝の変化や腸内細菌の状態をメタボロームの変化としてとらえる試みが行われている。→ゲノミクス、トランスクリプトミクス、プロテオミクス

メタローム [metallome] 金属含有タンパク質や金属含有酵素、その他の金属結合生体物質を包括的に表す語である。ゲノミクスにおけるゲノム、プロテオミクスにおけるプロテオームと同じようにメタロミクスとメタロームの関係は位置づけられる。金属元素は、細胞レベルで厳密に代謝されており、遺伝子発現はもとより、多様な代謝反応や細胞内シグナル伝達にかかわるタンパク質の活性調節、他の生体高分子との相互作用による生体反応調節などに関わる。したがって、金属元素の存在量や化学形態は生命活動に大きく影響しており、メタロームは、金属元素と生命現象の関連に関する理解や疾患原因の解明にも役立つ。→メタロミクス

メタロカルボキシペプチダーゼ [metallocarboxypeptidase] タンパク質をカルボキシル末端から加水分解する酵素。活性部位に結合した亜鉛を含んでいることからメタロプロテアーゼである。金属イオンは水分子を活性化してペプチドのカルボニル基を攻撃する求核試薬として働く。

メタロチオネイン [metallothionein] 金属と容易に結合するタンパク質。金属元素を無機塩の形で経口的に摂取した場合、肝臓や腎臓に多く集まるが、その際、金属元素と親和性の強いメタロチオネインが誘発的に生成されて、金属に対する制御作

用物質として働く。腎臓障害を引き起こす無機水銀の解毒や，フリーラジカルを除去する作用もある。

メタロプロテアーゼ [metalloprotease; metalloproteinase]　触媒作用に金属が関与するプロテアーゼのこと。金属プロテアーゼともいう。補因子として亜鉛を必要とするものが多いが，まれにコバルトやマンガンを必要とする場合もある。活性中心においてヒスチジン，グルタミン酸，アスパラギン酸，リシンが2価の金属イオンに配位している。金属エキソペプチダーゼと金属エンドペプチダーゼに大別され，微生物から哺乳動物まで広く自然界に存在している。ADAMファミリータンパク質やコラゲナーゼなどのマトリックスメタロプロテアーゼは金属エンドペプチダーゼであり，炎症時の組織改変，がん転移，結合組織の恒常性の維持などに重要な役割を果たしている。通常時は不活型で組織や細胞内に存在しており，他のプロテアーゼにより一部が切断されると活性化され，一度活性化すると自身のプロテアーゼ活性を用いて連続的に活性化する。組織内では内因性の阻害剤によりその活性が阻害され，必要な時にのみ活性化される機構が存在している。EDTAなどのキレート剤により金属イオンをキレートすることでその活性を失わせることができる。

メタロミクス [metallomics]　体系的にメタロームを扱い，生命活動における金属元素の機能と役割を，細胞や組織，生体レベルで網羅的に研究する学問のこと。ゲノミクスやプロテオミクスなどと同じオミクス解析の一つにあたる。金属元素はすべての細胞に含まれるため，金属元素と生体分子との相互作用や機能的関連性について，遺伝子発現やタンパク質機能調節，代謝産物などの観点から，細胞レベルや生体レベルで包括的に解析することは，生命現象に関する知見を深める。メタロミクス解析は，金属元素の機能と役割を体系的に解き明かすため，生命機能や疾患原因の理解に役立つ。→メタローム

メチオニン [methionine]　$C_5H_{11}NO_2S$，$CH_3S(CH_2)_2CH(NH_2)COOH$，分子量149.21，三文字記号Met（一文字記号M）。板状結晶。脂肪族炭化水素を側鎖にもつ含硫アミノ酸。必須アミノ酸で，生体内でCoA，タウリン等の生物学的に重要な化合物に含まれている硫黄の供給源である。生体内のメチル基供与体としても重要である。疎水性を示す。L型は苦味を呈する。医薬品，動物飼料に用いられる。

メチオニンエンケファリン [methionine enkephalin]　五つのアミノ酸（Try-Gly-Gly-Phe-Met）から成るオピオイドペプチド。中枢及び末梢神経系，胃，下垂体などのほか，副腎髄質でも合成される。痛みの制御にかかわるオピオイドペプチドは，睡眠時の心拍数，呼吸数，消化・排泄機能，体温の低下にも関与している。

メチオニン吸収不良症候群 [methionine malabsorption syndrome]　α-ヒドロキシ酪酸を尿中に排泄し，知能障害，多呼吸，下痢を主症状とする疾患。

メチオニンシンターゼ [methionine synthase: EC2.1.1.13]　メチルテトラヒドロ葉酸+L-ホモシステイン→テトラヒドロ葉酸+メチオニンを触媒する。葉酸とビタミンB_{12}を補酵素とする。S-アデノシルメチオニンがメチル基を供与した結果生成したホモシステインからメチオニンを再生する。→ビタミンB_{12}依存酵素

メチオニンスルホキシド [methionine sulfoxide]　$C_5H_{11}NO_3S$，分子量165.21。非天然アミノ酸であり，メチオニンの酸化により生成される。過酸化水素等でメチオニンが酸化されると，メチオニン残基がメチオニンスルホキシド残基に変換される。さらに酸化されるとメチオニンスルホンになる。ヨウ化水素酸とリンによってメチオニンに還元される。

メチオニンスルホン [methionine sulfone]　$C_5H_{11}NO_4S$，分子量181.21。非天然アミノ酸であり，過ギ酸によりメチオニンが酸化されるとメチオニン残基がメチオニンスルホン残基になり生成される。メチオニンスルホキシドとは異なりメチオニンには還元されない。

メチシリン耐性黄色ブドウ球菌 [methicillin-resistant *Staphylococcus aureus*, MRSA]　グラム陰性桿菌（大腸菌，緑膿菌等）に有効な第三世代セフェム系抗菌薬が広く使用されたため，メチシリンにも耐性のブドウ球菌。病院内に定着，院内感染の重要な菌となっている。→薬剤耐性菌

メチルアントラニル酸メチルエステル [methylanthranilic acid methylester]　グレープフルーツ，オレンジ，パインアップル等に含まれる香り成分。食品添加物の香料として用いられる。

メチルキサンチン [methylxanthine]　プリン環に二つの酸素分子が結合し，さらにいくつかのメチル基がついた化合物の総称。代表的なものにカフェインやテオフィリンやテオブロミンなどがある。メチルキサンチン類は，中枢神経系を興奮させる働きがあるため，眠気や疲労を除去する作用を有している。治療の目的で種々の誘導体が合成されている。

メチル基転移反応 [transmethylation]　生体物質の生成において生体物質に含まれるメチル基が種々のメチル基転移酵素によってほかの化合物をメチル化する反応。

N-メチルグリシン [*N*-methyl glycine]
=サルコシン

メチルコバラミン [methylcobalamin] $C_{63}H_{91}CoN_{13}O_{14}P$，分子量1344.40。アデノシルコバラミンとともに補酵素型ビタミン B_{12} の一つ。ビタミン B_{12}（シアノコバラミン）のコバルトの配位子である-CN がメチル基に置換したもの。体内に吸収されたビタミン B_{12} が還元，メチル化されて生じる。メチオニンシンターゼの補酵素として働く。→ビタミン B_{12} 依存酵素

メチル水銀 [methylmercury] 有機水銀の一つ。ジメチル水銀 $(CH_3)_2Hg$ とモノメチル水銀化合物 CH_3HgX（X は陰イオン）がある。水俣病の原因となった物質で，神経系に作用し極めて毒性が強い。魚介類に蓄積されやすいことから蓄積の多い魚種の摂取，とりわけ胎児が影響を受けやすいとの報告もあることから妊婦においては注意が必要である。→水俣病

メチルセルロース [methylcellulose] セルロースのメチルエーテル誘導体。界面活性があり，水に溶けて粘稠なコロイド溶液となる。保護コロイド性，熱ゲル化性，潤滑性，保水性をもつ。乳化剤や安定剤，保水剤として利用される食品添加物。その他，プラスチック，コーティング剤，ラッカー，火薬製造などに用いられる。界面活性剤などのベースとしても使用される。

メチルテオブロミン [methyltheobromine]
=カフェイン

メチルテトラヒドロ葉酸 [methyl tetrahydrofolic acid] 一炭素単位置換型のテトラヒドロ葉酸の一つ。モノグルタミン酸型とポリグルタミン酸型がある。組織内ではポリグルタミン酸型であり，メチル基転移に関連する。→メチオニンシンターゼ

メチルトコトリエノール [methyltocotrienol] ビタミンEの作用をもつトコトリエノールのメチル誘導体の一種。トコールのメチル誘導体であるトコフェロール類と似た構造をもつ。

メチルナフチルケトン [methyl naphthyl ketone] $C_{12}H_{10}O$，分子量170.20。ナフタレンにアセチル基が結合したもの。アセトナフトン，アセチルナフタレンともいう。アセチル基の位置で1-(α-)，2-(β-) の異性体が存在する。後者は，メチル β-ナフチルケトンの名で橙花様香気を発する着香料としてベリー類，ストロベリー，グレープ，柑橘類その他のフルーツフレーバーの調合成分として使用される。

1-アセトナフトン　2-アセトナフトン

3-メチルヒスチジン [3-methylhistidine] $C_7H_{11}N_3O_2$，分子量169.18。筋肉タンパク質（アクチン，ミオシン）のヒスチジン残基がメチル化されて生成し，筋肉タンパク質が分解されると再利用されることなく尿中に排泄される。筋肉タンパク質の分解の指標として用いられる。

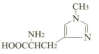

メチルピラジン [methylpyrazine] 食品の加工中に α-ジカルボニル化合物とアミノ酸のストレッカー分解により生じたアミノレダクトンが2分子縮合して生成したピラジンの誘導体。ピラジン類は香ばしい焙焼芳香を示すものが多い。緑茶の焙煎香や，納豆の香気成分。メチル基の数でモノ，ジ，トリ，テトラメチルピラジンが存在する。数種のメチルピラジン及び，その誘導体が着香料として利用されている。

メチルフェニルケトン [methylphenylketone]
=アセトフェノン

メチルプロピルジスルフィド [methyl propyldisulfide] $C_4H_{10}S_2$，$CH_3SCH_2CH_2CH_3$，分子量122.25。ネギ属植物，特にニラ，ネギが産生するスルフィド。ネギ臭がある。

メチルブロミド [methylbromide] =ブロモメタン

メチルヘスペリジン [methyl hesperidin] $C_{30}H_{38}O_{15}$，分子量638.60。ビタミン様作用物質であるヘスペリジンをジメチル硫酸でメチル化し，水に可溶化したもの。日本では，1957（昭和32）年に食品添加物として認定され，強化剤用途で用いられている。

メチルペントース [methylpentose] アルドヘキソースの6位炭素がメチル基であるものの総称。アルドヘキソースの6位炭素が酸素を失ったデオキシ糖でもある。ラムノース，フコース，キノボース等がある。植物中では配糖体として存在している。→ラムノース，フコース

メチルマロニル CoA ムターゼ [methylmalonyl CoA mutase：EC 5.4.99.2] メチルマロニル-CoA からスクシニル-CoA への反応を触媒する。ビタミン B_{12} を補酵素とする。奇数個の炭素から成る脂肪酸の β-酸化によって生成されたメチルマロニル CoA を異性化によってスクシニル CoA とし，クエン酸回路に流入させる。→ビタミン B_{12} 依存酵素

メチルマロン酸 [methylmalonic acid] $C_4H_6O_4$，$CH_3CH(COOH)_2$，分子量118.09。プロピオニル CoA からスクシニル CoA 生成過程における中間代謝物としてメチルマロニル CoA が現れ，これがさらにビタミン B_{12} を補酵素とするムターゼによってスクシニル CoA となる。このメチルマロ

ニル経路は奇数個の脂肪酸のβ酸化及び分枝アミノ酸の代謝経路上にあり，その代謝異常によるメチルマロン酸血症の患者の尿中に多量に排泄される。また，アシドーシスを起こしやすい。

S-メチルメチオニン [S-methylmethionine]
=メチルメチオニンスルホニウム

メチルメチオニンスルホニウム [methyl-methionine sulfonium]　$C_6H_{13}NO_2S$，分子量163.24。S-メチルメチオニンともよばれる。ビタミン様作用物質であり，塩化物がキャベツから抗消化管潰瘍食事性因子として単離された。キャベツ，ブロッコリー，アスパラガス等の植物に多く含まれており，消化管において粘膜強化，抗腫瘍作用，また，胃酸分泌抑制作用がある。

メチレンテトラヒドロ葉酸 [methylene tetra-hydrofolic acid]　$C_{20}H_{23}N_7O_6$，分子量457.45。一炭素単位置換型のテトラヒドロ葉酸の一つ。組織内ではポリグルタミン酸型であり，一炭素単位が5位と10位の窒素原子の両方に結合し，メチレン基を転移する。セリンからグリシンへの変換に伴ってテトラヒドロ葉酸から生成される。

メッキ [plating]　金属製品等の表面を異種金属の皮膜で被覆すること。メッキによって表面状態・性質が変わり，耐腐食性，耐摩耗性，装飾性等の新しい機能が付与される。プラスチックも対象材料となる。メッキの方法には，電気分解を利用して金属または非金属表面に金属を還元析出させる電気メッキ，溶融金属中に浸漬して表面に金属皮膜を形成させる溶融メッキ，真空蒸着によるメッキ等がある。金，銀，銅，クロム，ニッケル，カドミウム等がメッキ材料として使われる。

滅菌 [sterilization]　=殺菌

滅菌乳 [sterilized milk]　常温保存が可能な製品。長期保存可能乳，ロングライフミルク（LL牛乳）ともいう。牛乳，成分調整牛乳，低脂肪牛乳，無脂肪牛乳，加工乳及び乳飲料での製造が認められている。140℃を超える温度で瞬間殺菌した後，紫外線照射等により殺菌を行った専用容器に充填し，常温において60日程度の賞味期限を有する製品。

メッセンジャーRNA [messenger RNA, mRNA]　=伝令RNA

メッツ [MET]　活動強度を示す指標（単位）。metabolic equivalent。複数形はMETs。座位安静時のエネルギー消費量を1メッツとする。メッツに時間をかけたメッツ・時は身体活動レベル量の指標となる。→推定エネルギー必要量

メディアン [median]　=メジアン

メディカルチェック [medical check]　本来は，疾病の早期発見，早期治療を目的とした健康診断。時期に応じた，乳幼児，学校，職場での定期健康診断，生活習慣病・がん・結核の予防健康診断，基本健康診査等が含まれる。最近では，健康運動施設や屋外での運動の際に，医師，運動指導士などが運動実施前後に（必要に応じて運動中も）参加者に行う血圧測定や体調，自覚症状のチェックを指す場合がある。→集団検診，住民検診，二次予防

メトキシベンズアルデヒド [methoxybenzal-dehyde]　$C_8H_8O_2$，分子量136.15。アニスアルデヒドともいう。o-, p-体が存在し，p-体はアニス油，ウイキョウ油に少量存在する。特有の芳香をもつため，石けんの香料に用いられる。その他，医薬品の合成原料となる。

メトキシルペクチン [methoxyl pectin]　ペクチンはメトキシ基含量，つまりガラクツロン酸のカルボキシ基がメチルエステル化している程度により性質が非常に異なる。メトキシル含量が7％以上のものを高メトキシルペクチン（HMP），7％以下のものを低メトキシルペクチン（LMP）という。HMPは，pH 3.5以下，糖の存在下ゲルを形成し，ジャムやゼリーの製造に用いられる。LMPはCa^{2+}，Mg^{2+}等の2価の陽イオンが存在するとゲルを形成する。サラダやデザートの調製，食品の表面被覆などに用いられる。→ゼリー

メトヘモグロビン [methemoglobin]　ヘモグロビンのFe^{2+}が酸化してFe^{3+}を生成したもの。メトヘモグロビンは酸素と結合することができない。

メトヘモグロビン血症 [methemoglobinemia]　メトヘモグロビンが血中に過剰に存在する症状。チアノーゼが認められ，呼吸困難から死に至る。

メトヘモタンパク質 [methemoprotein]　メト化されたヘムタンパク質の総称。ヘムタンパク質は鉄とポルフィリンの錯体であるヘムを含む色素タンパク質で，酸化されると，ヘム部分の2価鉄の電荷が3価になり，第六配位座に水素が結合する。

メトホルミン [metformin]　今日では世界中で広く使われている2型糖尿病経口治療薬であり，ビグアナイド薬の一つである。その作用機序としては肝臓の糖新生の抑制とインスリン抵抗性の軽減が確認されており，特に過体重の症例に有用であるが，ビグアナイド薬の留意すべき有害事象に乳酸アシドーシスがある。

メトミオグロビン [metmyoglobin]　肉色素ミオグロビンの誘導体の一つ。褐色を呈する。ヘム部分の鉄の電荷が3価で，第六配位座に水素が結合した構造を有する。新鮮肉の色調の主因であるデオキシミオグロビンが空気に触れると酸素化され鮮赤色のオキシミオグロビンになるが，さらに長時間経過すると酸化が進行して（メト化），メトミオグロビンが生成される。また，灰褐色の加熱肉色もメト

ミオグロビンの色である。
メナキノン [menaquinone] =ビタミンK_2
メナジオン [menadione] メナフトンともいう。ビタミンKの構造類似体として合成されたもので、ビタミンK_3ともよばれる。1,4-ナフトキノンの2位がメチル化されたもので、3位に側鎖をもたないが、K_1及びK_2よりも強力な血液凝固作用を有し、かつては医薬品として使用されたが、肝細胞に対する毒性が強く、現在は使用されていない。アレルギー反応や溶血性貧の原因となる。→ビタミンK
メナフトン [menaphthone] =ビタミンK_3
メニール鞭〔べん〕毛虫症 [chilomastigiasis；chilomastosis] メニール鞭毛虫はヒトの腸管内に寄生するが病害性はない。嚢子(シスト)は宿主の糞便中に排泄され感染源となり下痢を発症する。
メニュー [menu] =献立表
メヌケ [ocean perch] =オーシャンパーチ
メバロン酸 [mevalonic acid] $C_6H_{12}O_4$、分子量148.16。テルペン類の生合成における中間代謝物。火落酸ともいう。HMG-CoAからメバロン酸への変換はコレステロール生合成の律速段階として重要である。
メボウキ [basil] =バジル
メモリー細胞 [memory cell] =記憶細胞
目安量 [adequate intake, AI] 特定の集団における、ある一定の栄養状態を維持するのに十分な栄養素の摂取量を一日当たりで示したもの。不足状態を示す人がほとんど観察されない習慣的な摂取量であり、推奨量が算定できない場合に限って、健康な多数の人を対象とした疫学研究によって得られた値から設定される。推奨量よりも大きい値になっていると推定される。栄養素や性・年齢階層によって目安量の根拠となる情報は異なる。
メラー・バロー病 [Möller-Barlow disease] アスコルビン酸（ビタミンC）の欠乏によって起こる病気。乳児壊血病ともいう。アスコルビン酸が欠乏すると、象牙質の欠損、軟骨内骨形成の停止、毛細血管壁の脆弱性を来す。
メラトニン [melatonin] $C_{13}H_{16}N_2O_2$、分子量232.28。トリプトファンから合成される松果体より分泌されるホルモン。中枢性の内因性リズムと環境の明暗で調節される生理活性アミン誘導体。

$$CH_3O-\text{(indole ring)}-CH_2CH_2NHCCH_3$$

メラニン [melanin] 皮膚や虹彩の細胞内に存在する褐色ないし黒色の色素。紫外線の細胞障害から防御する役割がある。
メラニン顆粒 [melanosome] =メラニン小体

メラニン細胞 [melanocyte] 皮膚や虹彩に存在する、メラニン色素を産生する細胞。
メラニン細胞刺激ホルモン [melanocyte stimulating hormone] =メラノトロピン
メラニン小体 [melanosome] メラニン産生細胞であるメラニン細胞の核周辺にある小胞。メラニン色素を生成・貯蔵する。メラニン顆粒、メラノソームともいう。メラニン小体に貯えられたメラニン色素は、膜輸送により細胞膜まで移動し、最終的に表皮細胞に移送される。
メラノイジン [melanoidin] コーヒー、黒麦、黒豆、黒米、黒ゴマ及び味噌、醤油等の発酵食品に含まれる高分子褐色色素。アミノ酸と糖とのメイラード反応で生成する最終産物。食品の着色効果、食品の劣化作用、金属のキレート作用等がある。
メラノソーム [melanosome] =メラニン小体
メラノトロピン [melanotropin] 脳下垂体で生成するペプチドホルモンで、メラニン産生を促進する。メラニン細胞刺激ホルモンともいう。プロピオメラノコルチンの切断で生じた副腎皮質刺激ホルモン（ACTH）領域からα-MSH、β-リポトロピン（β-LPH）領域からβ-MSHの2種類が生じる。
メラミン樹脂 [melamine resin] メラミンとホルマリンの共重合による熱硬化性樹脂。表面硬度が大きく、なめらかで耐水・耐熱性に優れ、成形後の収縮膨張による変形が少ないこと、電気的には耐アーク性がよいこと等から電気部品、機械部品、食器等の成形材料、また化粧板、塗料等に多用される。
メリビオース [melibiose] $C_{12}H_{22}O_{11}$、分子量342.30。ガラクトースとグルコースが$\alpha 1 \to 6$結合した、還元性二糖類。三糖類のラフィノースを酸または酵素で部分加水分解して得られる。
メルカプタン [mercaptan] =チオール
メルカプト基 [mercapto group] 原子団-SHで表される官能基。チオール基、スルフヒドリル基ともいう。反応性に富んだ基で酸化を受けてジスルフィドになりやすい。メルカプト基を含む生体成分としてシステイン、ホモシステイン、グルタチオン等がある。
メルカプト-D-バリン [mercapto-D-valine] =ジメチルシステイン
メルケル〔触〕細胞 [Merkel (tactile) cell] 表皮の最下層及び毛根の基底層に存在し、触覚を神経細胞に伝える細胞。上皮細胞が感覚細胞様に特殊に分化したものと考えられている。
メレンゲ [meringue(仏)] 卵白を泡立て砂糖を加えてさらに泡立てたもの。砂糖の代わりにシロップを加えたものはイタリアンメレンゲという。そのまま絞りだしたり、焼いたりできる。タンパク質の溶液は一般に泡立ちやすいが、卵は起泡性が強

く，特に卵白が強い。卵白を攪拌することにより気泡が取り込まれ，砂糖がその気泡を安定にする役割がある。攪拌により変性したタンパク質が気液界面で膜を作り，気泡を包むことで空気が取り込まれる。砂糖は気泡膜から分離する水分を引き付けることで泡の安定に寄与するが，はじめから加えると粘度が高くなり泡立ちにくくなるので卵白がある程度泡立ってから砂糖の一部を加え，さらに攪拌してから砂糖を加え，泡立てた卵白を持ち上げたとき角がたつようになるまで攪拌する。卵が新しいほど，また温度が低いほど卵白の粘度が高くなり，泡立てにくくなる。主に卵白には13種以上のタンパク質が含まれ，起泡性に関与しているのは卵白タンパク質中約8％を占めるオボグロブリンであり，約54％を占めるオボアルブミンは等電点のpH4.7付近を離れると起泡性は小さくなる。卵白のpHは産卵直後でなければ9付近にあるので，等電点に近づけるためにレモン汁などを入れて泡立てることがある。

麺 ［noodle］ 穀粉やデンプンなどに食塩，水などを加えてこね，ときにはこれに熱を加えて，細長く線状，管状，またはその他の形状にしたもの。線切り状のものに，うどん，そば，中華麺，押し出し式のものに，マカロニ，スパゲッティ，はるさめ，ビーフン，海草麺，捻り延べ式のものに手延べそうめんがある。麺線の形状，太さから平麺，丸麺，角麺がある。さらに麺は生麺，乾麺，ゆで麺，蒸し麺に分けられる。この他即席麺があり，油揚げ麺と非油揚げ麺に分けられる。

免疫 ［immunity］ 生体が自己と非自己を識別して非自己を排除し，自己の恒常性を保持しようとする反応の総称。選択的・特異的記憶をもつことが特徴である。→自然免疫，獲得免疫

免疫アジュバント ［immunoadjuvant］ ＝アジュバント

免疫アフィニティークロマトグラフィー
［immunoaffinity chromatography］ 抗原抗体反応を利用したアフィニティークロマトグラフィー。抗原または抗体をアガロースや架橋デキストランのような保持体に固定化，これを固定相として用い，この固定相に特異的に結合する物質を混在する不純物から分離する。→アフィニティークロマトグラフィー

免疫応答 ［immune response］ 生体に抗原が侵入あるいは発生し生体がこれを非自己と認識すると，生体内で特異的に反応するT細胞やB細胞の活性化が誘導され，これら細胞が増殖・分化し，抗原を除去しようと働く生体反応。免疫応答には，液性免疫，細胞性免疫，免疫寛容，免疫記憶などの型があり，マクロファージなどの抗原提示細胞とT及びB細胞の共同作用が不可欠である。正常な免疫応答は疾病の予防や治癒に大きく貢献するが，免疫応答の過剰によるアレルギー疾患，異常や欠損による自己免疫疾患や免疫不全症など生体に障害を引き起こすこともある。

免疫応答遺伝子 ［immune response gene］
特定の抗原あるいは抗原決定基に対するT細胞増殖反応や抗体産生などの免疫応答性の強弱を支配する遺伝子。主要組織適合性遺伝子複合体（MHC）の特定の領域（主にクラスII領域）に位置し，ヘルパーT細胞の抗原特異的反応性を制御しており，その作用は単一優性遺伝支配を受ける。

免疫学 ［immunology］ 免疫現象を科学的に解析する学問。生物学の重要な一分野を担っている。20世紀に入って発展した新しい学問で，免疫生物学，免疫化学，免疫病理学，免疫薬理学，血清学，免疫血液学，免疫遺伝学，分子免疫学，移植免疫学，アレルギー学，腫瘍免疫学，生殖免疫学，感染免疫学などの亜領域がある。

免疫学的検査 ［immunological examination］
免疫学的手法に基づく検査。梅毒血清反応，感染症血清反応，ウイルス抗体価測定，ウイルス抗原測定，グロブリンクラス別ウイルス抗体価精密測定，肝炎ウイルス検査，自己抗体検査，血漿タンパク質免疫学的検査，細胞性免疫検査等がある。

免疫芽細胞 ［immunoblast］ リンパ組織が抗原刺激を受けた後に出現する大型の好ピロニン性の幼弱細胞で免疫担当細胞の前駆細胞の総称。その後小リンパ球（免疫記憶細胞）や形質細胞に分化成熟する。T及びB細胞に発生し，それぞれT免疫芽細胞（球）及びB免疫芽細胞（球）とよばれる。

免疫寛容 ［immunological tolerance］ 特定の抗原に対し免疫応答が起こらない状態。B細胞，T細胞いずれにも誘導されうる。機序は特定のB細胞，T細胞のアポトーシスによる排除が主と考えられる。生理的には自己抗原に対する免疫寛容（自己寛容）が最も重要であり，この破綻により自己免疫性疾患が惹起される。なお，薬剤などによる免疫寛容の誘導が，臓器移植に伴う拒絶反応やアレルギー性疾患の治療に臨床応用される。

免疫記憶細胞 ［immunological memory cell］
＝記憶細胞

免疫機構 ［immune system］ 生体が体内に侵入してきた，あるいは発生した異物を非自己として識別し排除すると同時に，その異物を記憶して体内に同じ異物が再度侵入あるいは発生した時に初期に排除する機構。マクロファージやB細胞の作用により抗体を産生する機構を液性免疫機構といい，細胞が直接抗原に働きかけて抗原を排除する機構を細胞性免疫機構という。

免疫グロブリン ［immunoglobulin, Ig］
イムノグロブリン。抗体及びこれと構造的・機能的に関連するタンパク質の総称。二つのH鎖とL鎖がジスルフィド結合した基本構造をしており，ヒトではIgG, IgA, IgD, IgE, IgMの五つのサブクラ

スに分類される。すべてのサブクラスは可変領域と定常領域をもち、可変領域が抗原の抗原決定基と結合する部位である。

免疫蛍光測定法 [immunofluorescence assay, IFA] =免疫蛍光法

免疫蛍光法 [immunofluorescence technique] 蛍光イムノアッセイ、免疫蛍光測定法ともいう。蛍光物質（フルオレセインイソチオシアネート等）で標識した抗原または抗体を用い、抗原抗体反応を利用して、抗原あるいは抗体を測定する。ラジオイムノアッセイやエンザイムイムノアッセイ等に対比される。

免疫欠損 [immunodeficiency] 主としてT細胞免疫不全であり、皮膚アレルギー、T細胞レベルの低下、マイトジェンと抗原に対する増殖応答の低劣さ及びリンホカイン（インターフェロン）と細胞傷害活性の欠損を伴う。→免疫不全

免疫原 [immunogen] 生体に投与されて抗体産生や細胞性免疫を誘導した抗原または誘導する目的で投与された抗原。また、抗体に特異的に反応できる物質を広く抗原とよぶときに、特異的にB細胞やT細胞を増殖・分化させる能力をもった抗原を限定していうこともある。これに対して、抗原特異的な非反応性である免疫寛容を誘導する抗原を寛容原（tolerogen）という。

免疫原性 [immunogenicity] =抗原性

免疫抗体 [immune antibody] 感染やワクチン接種により産生される抗体。これに対して、先天的に存在する抗体を自然抗体という。

免疫細胞 [immune cell；immunocyte] 生体防御に関与する白血球の一種。細胞性免疫に関与するT細胞、液性免疫に関与するB細胞、非特異的キラー活性をもつナチュラルキラー（NK）細胞、食作用及び抗原提示機能を有するマクロファージなどに分類される。

免疫細胞障害 [immunological cytotoxicity] =免疫細胞溶解

免疫細胞溶解 [immunological cytolysis] 抗体と補体の作用によって細胞が破壊されること。免疫細胞障害（immunological cytotoxicity）ともいう。特異抗体が対応する抗原を表面にもつ細胞と結合し、その結果として補体系が活性化されて細胞膜の障害が起こり細胞が破壊される。

免疫測定法 [immunoassay] =イムノアッセイ

免疫沈降 [immunoprecipitation] 可溶性の基質（=抗原）と抗体が特異的に反応して不溶化・沈殿する現象。基質・抗体の架橋によって大きな構造体が形成され不溶化する。これを利用して基質を検出・分離・精製することができる。通常は抗体をセファロースビーズ等の担体に結合させ沈殿物と上清を分離しやすくする。モノクローナル抗体よりもポリクローナル抗体の方が免疫沈降させやすい。比較的穏和な条件で処理できるためタンパク質の精製等にも用いられる。

免疫電気泳動 [immunoelectrophoresis] 抗原抗体反応を利用したゲル電気泳動手法。ゲル拡散沈降反応と電気泳動の組合せによる抗原あるいは抗体の免疫化学的分析法。ゲル上で抗原を電気泳動させ、泳動終了後、泳動方向に平行に切った溝に抗血清を満たし、ゲル内で拡散、抗原抗体反応による沈降線から抗原の特性（抗原が単一か複数か、抗原の電気泳動移動度、複数の場合の交差反応性等）を調べることができる。また、抗体（抗血清）を泳動させてから抗原と反応させる場合には、抗体の特性（クラス、サブクラス等）を調べることができる。臨床的には血清タンパク質の増減の異常や欠損の診断に利用される。

免疫毒性 [immunotoxicity] 細菌や化学物質等の影響により生体の恒常性機構（免疫系）に悪影響を及ぼすこと。免疫系が正常に機能しなくなると感染症、アレルギー性疾患等を発症する。

免疫粘着 [immune adherence] 抗原抗体複合体にC1、C4、C2、C3成分が次々と結合し、生じたC3bに人またはサルの赤血球や血小板の細胞膜にある受容体が結合して凝集する現象。

免疫複合体 [immune complex] 抗原抗体反応によって複数の抗原分子と抗体が結びつき、補体も加わって集塊となったもの。抗原抗体複合体ともいう。抗体過剰域で生成された免疫複合体は局所に止まり炎症を誘発しやすく、抗原過剰域で生成された免疫複合体は小型で沈殿しにくく全身に拡散して障害を起こす。このように引き起こされる組織障害をⅢ型アレルギーといい、それによる疾患を免疫複合体病という。免疫複合体病には、アルサス現象、糸球体腎炎、慢性関節リウマチ等がある。

免疫不全 [immunodeficiency] 免疫系の異常のために生体の防御不全が生じている状態。免疫欠損ともいう。先天的な要因によって生下時から起こる先天性免疫不全と、一定年齢を過ぎて発症する後天性免疫不全に分類される。また、免疫系に異常があって発症する場合を原発性免疫不全とよび、薬剤、ウイルス、血液疾患など外因及びほかの疾患によって発症するものを続発性免疫不全という。

免疫ブロット法 [immunoblotting] 抗体確認検査の手法。特定のタンパク質を厳密に検出できる。タンパク質をナイロンなどの膜に写し取り（ブロットし）、その後に標識した特異抗体でタンパク質の存在を検出する。

免疫ミルク [immune milk] 母乳免疫力の研究報告を基に、人が感染しやすい多種類の細菌を無害化してウシに接種し作成した、抗体や抗炎症因子の活性が高い特殊ミルク。米国スターリ研究所によって最初に開発された。

免疫抑制剤 ［immunosuppressive drug；immunosuppressant］　（過剰な）免疫応答を抑制する薬剤。臓器移植後の拒絶反応や自己免疫性疾患（膠原病）が適応となる。代謝拮抗薬（アザチオプリン，メトトレキセート，ミゾリビン），T細胞機能抑制薬（シクロスポリン，タクロリムス），抗体（抗リンパ球グロブリン），副腎皮質ステロイド（プレドニゾロン，メチルプレドニゾロン）がある。

免疫療法 ［immunotherapy］　免疫機能を修飾して疾患の治療を図るもの。感染症や悪性腫瘍に対して用いられる。

メンケス症候群 ［Menkes syndrome］　伴性劣性遺伝疾患で男性にみられ，特有な毛髪異常，知能・身体の発育遅延，低体温，中枢神経変性を引き起こす。

綿実 ［cottonseed］　繊維植物ワタの種子。表面が綿毛で覆われており，綿繰機にかけて綿毛を分離する。これをリントという。

綿実油 ［cottonseed oil］　綿毛を除いた綿実（含油率15～25％）から採取される油脂。リノール酸を約55％含み，パルミチン酸，オレイン酸がこれに次ぐ。口当たり，風味ともに良い食用油で，ビタミンE含量も高い。

メンス ［menses］　＝月経

面接 ［interview］　最も一般的な質的調査の方法で，インタビューによって対象者に自分の言葉で話してもらう。方法には，質問項目をあらかじめ決めておく構造化面接法と，あまり決めずに自由に対象者に話してもらう非構造化面接法がある。なお，質的調査においては，対象者の言葉だけではなく，話す時の態度も重要な情報となることがある。また，記入漏れや無効回答をほとんどなくすことができるメリットがある。一方で，非常に手間がかかり，調査員の先入観が結果に重大な影響を与える可能性が大きいというデメリットがある。

面接法 ［interview method］　調査員が対象者に面接して直接質問を行い，その回答を調査員が調査票に記入する方法。適切な回答を得やすいが，事前に調査員の教育が必要。栄養調査では24時間思い出し法，食歴法等の手法がある。→食事調査

***p*-メンタ1,8-ジエン** ［*p*-mentha 1,8-diene］＝リモネン

メンタルヘルス ［mental health］　精神，心理的な健康またはその状態。精神上及び行動上の障害がなく，自分自身と自分が属する家庭，社会，共同体において正常な生活ができるように，自身を満足に調節するに足る健康状態が継続するかどうかが問題となる。本来は精神的（心理的）健康，精神保健と同義であり，その対応には，精神保健活動の領域，すなわち，精神健康への支援，生活の不適応（不登校，欠勤，アルコール・薬物依存症，他の問題行動等）への対応と，精神疾患の発症に対する臨床的対応がある。事業場における労働者の心身両面における総合的な健康を図る「トータル・ヘルスプロモーション・プラン（THP）」（厚生労働省）の中の「事業場における労働者の心の健康づくりのための指針」におけるメンタルヘルスケアとは，①セルフケア（労働者が自ら行うストレスへの気づきと対処の支援），②ラインによるケア（管理監督者が行う職場環境などの改善と相談への対応），③事業場内産業保健スタッフ等によるケア（産業医などによる専門的ケア），④事業場外資源（専門機関など）によるケアより成る。→産業保健

メンデルの法則 ［Mendel's law］　Mendel GJ（オーストリア）が発見した遺伝に関する根本法則。(1)優劣の法則：対立形質の遺伝で一方が優性となり表現型を決定する。(2)分離の法則：雑種が次代に遺伝子を伝える際に各遺伝子が分離して別々に伝えられる。(3)独立の法則：対立遺伝子が二つ以上ある場合，各々の対立形質に関する遺伝子は他と独立に上記二つの法則にしたがって遺伝する。

メントール ［menthol］　$C_{10}H_{20}O$，分子量156.26。ハッカ特有の清涼な香味の主成分。食品，タバコ，歯みがき剤の香料として広く利用されている。メントールは一般的にはハッカ油から得られる*l*-メントールのことであるが，化学的には8個の立体異性体が存在する。

メンブランフィルター ［membrane filter］　フッ素樹脂製の多孔性膜。孔径数10 μmから分子レベルまでさまざまな孔径のものが市販されている。機械的強度があり，濾液回収に適している。液体だけでなく気体の濾過にも使用される。プラスチックの間に挟まれた形状のもの（シリンジフィルター）と，専用のガラス器具に挟んで使用するタイプのものがある。

メンブランリアクター ［membrane reactor］　膜機能を利用したリアクター。膜固定した触媒機能，膜の分離機能を利用する。生成物の反応系からの選択除去により，反応平衡を移動させ，反応を促進する。水素選択透過性のパラジウム合金膜，水選択透過性の有機高分子膜，また溶媒との組合せで，特定物質に対する選択透過性を賦与した膜等がある。生体触媒（酵素，オルガネラ，細胞等）を膜に固定した場合はメンブランバイオリアクターという。酵素の場合，限外濾過膜を，細胞の場合には精密濾過膜を用いることが多い。また，メンブランバイオリアクターには強制透過型，自由拡散型，界面接触型等がある。

めん羊肉　→羊肉

モ

モウガ [Chinese squash]　Papaya Golden の交配種。東洋のカボチャ。アジアの亜熱帯地域で広く栽培されている。形は丸または楕円形をしており，明るい緑がかった茶色にスイカのような縞の入った皮をもつ。黄金色の果肉は厚く，風味豊かで甘い。中に鶏肉などを詰めて蒸すキャセロールという料理に向いている。

毛幹細胞 [hair shaft cell]　毛包の下端に存在し，毛を再生させるための幹細胞。毛包幹細胞ともいう。

毛菌症 [mucomycosis]　＝ムコール[菌]症

盲検法 [blind method]　被験者がどのグループに属するかを未知にしたまま行う研究方法の総称。典型例は，ランダム化比較試験において，被験者が処理群と対照群のいずれに割り当てられたかを，被験者自身と観察者（例えば主治医）の一方または両方に分からないようにする方法。どの群に属するかという情報が主観に影響を与えて，結果に偏りが生じることを防ぐために行う。→二重盲検，三重盲検

毛細管電気泳動 [capillary electrophoresis]　＝キャピラリーゾーン電気泳動

毛[細]管粘度計 [capillary viscometer]　ニュートン流体の粘度測定に汎用される粘度計。測定原理は毛細管内の層流の流速に関するハーゲン・ポアズイユの法則に基づく。ウベローデ粘度計，オストワルド粘度計などがある。

毛細血管 [capillary；blood capillary]　動脈と静脈とをつなぐ極めて細い血管。血液と周囲組織との間を液状物質や白血球が行き来するところ。通常の毛細血管は太さ5〜10μmで網状に走行する。

毛細血管脆弱症 [capillary fragility]　組織との物質交換，血球遊出として働く毛細血管が脆弱化し，出血斑として現れる症状。

毛細胆管 [biliary canaliculus]　胆汁流路系の起始部。肝小葉の中心静脈に接する肝細胞に始まり，肝細胞相互間に存在する細い溝状間隙として肝細胞索を貫通し，肝小葉からグリソン鞘に移行する部で介在部胆管となり，グリソン鞘内で小葉間胆管に移行する。

網状赤血球 [reticulocyte]　赤血球の幼若型。骨髄中の正染性赤芽球は核を放出した後，血流へ流される。ヘモグロビン間に塩基好性物質を含む。

毛舌 [hairy tongue]　＝黒毛舌

盲腸 [cecum]　大腸の一部を成し，回腸との境（回盲弁）より下部の盲嚢の部分。長さ約5cmである。上行結腸とつながる。内後壁には虫垂が開口している。動物によっては発達していて，主要な発酵部位となっている。

盲腸炎 [typhlitis]　＝虫垂炎

盲腸結核 [cecal tuberculosis]　結核菌が，盲腸の腸管のリンパ濾胞に侵入して，細胞内に寄生し，結核結節を形成したもの。

毛髪色素欠乏症 [achromotrichia]　白髪。毛髪内のミネラルやパントテン酸の不足により起こるとされている。

毛包幹細胞 [hair stem cell]　＝毛幹細胞

網膜 [retina]　眼球の最も内側に位置する感覚神経上皮組織。眼原基から発生する神経層と色素上皮から成る。神経層は視細胞，神経細胞群及びそれらを支持するグリア細胞によって構成される。色素上皮細胞は光の量に応じてその細胞質突起の中にメラニン色素粒を送り込み，視細胞に与えられる光量を調節する。

網膜症 [retinopathy]　網膜の毛細血管が詰まったり，血管壁に負担がかかることで，網膜に酸素や栄養が不足し，眼底出血や硝子体出血等の症状が出る。視力・視野を失う原因として糖尿病の合併症としての網膜症が最も高いとされている。

網膜剥離 [retinal detachment]　網膜から神経網膜がはがれ浮きあがることにより，視力・視野を失う病気。

毛様線虫症 [trichostrongylosis]　毛様線虫は，主に脊椎動物の消化管内に寄生し，毛様線虫上科に分類される。ヒトの小腸に寄生する東洋毛様線虫は，体長4〜8mmで，孵化した幼虫を経口摂取することで感染する。多数感染すると，腹痛，下痢，貧血等の症状を呈する。

網様組織 [reticular tissue]　脳幹に存在する種々の神経線維と神経細胞が網目状に混在している組織構造で，末梢からの感覚性入力を上位の視床に伝える機能を有する。特に，延髄内部のものは延髄網様体とよび，呼吸，心臓血管運動，唾液分泌，嚥下等の中枢がある。また，網様体内を走る内弓状線維には迷走神経核及び舌咽神経核から視床に向かう

神経路などが含まれている。脳幹の橋、中脳の網様体は反射や意識に関する重要な神経路を有している。

毛様体　[corpus ciliare；ciliary body]　脊椎動物の眼球において、水晶体の周りの被膜（外層、中層、内層）のうち、中層を構成するのが虹彩、脈絡膜、毛様体である。毛様体の内面から中心方向に向かって毛様体突起を出し、さらにそこから多くの線維（毛様体小帯）を出して水晶体に接続している。毛様体は毛様体筋の収縮・弛緩で毛様体小帯を動かして水晶体の屈折率を調節し、遠近の対象物に焦点を合わせている。

燃えつき症候群　[burnout syndrome]　仕事、勉強や自分の信念に基づいた生き方に献身的に打ち込んだが、その結果、期待した成果、満足感や達成感が得られなかった時に陥る心身の極度の疲労・疲弊状態。自分が肯定的に考え、力を注いできたことが根本的に否定され、心身が萎えてしまう状態であることから"燃えつき"とよばれる。無感情、自己嫌悪、自己尊厳の喪失などを伴うことが多い。

モード　[mode]　＝最頻値
木質素　[lignin]　＝リグニン
目標量　[tentative dietary goal for preventing life-style related diseases, DG]　生活習慣病の一次予防を目的として、特定の集団において、その疾病のリスクやその代理指標となる生体指標の値が低くなると考えられる栄養状態が達成できる栄養素の摂取量である。疫学研究によって得られた知見を中心として、日本人の摂取量、食品構成、嗜好などを考慮して、現在の日本人が当面の目標とすべき栄養素の摂取量を、実行可能性を重視して策定されている。「日本人の食事摂取基準（2015年版）」では、総エネルギーに占めるタンパク質（たんぱく質）、脂質ならびに炭水化物、飽和脂肪酸の割合、食物繊維、ナトリウム（食塩相当量として）、カリウムについて定められている。

モジュレーター　[modulator]　酵素のアロステリックな部位に特異的に結合して酵素活性を変化させるもののこと。酵素を活性化させるものを正のモジュレーター（positive modulator）、阻害させるものを負のモジュレーター（negative modulator）という。

模造食品　[copy food]　＝コピー食品
もち〔餅〕　[mochi；glutinous rice cake]　もちには搗きもちと粉もちがある。搗きもちは一晩水に浸した糯米を蒸して搗き上げたものであり、粉もちは糯米の粉を湯でこねて蒸したものである。「正倉院文書」には、大豆餅、小豆餅、呉麻餅、「延喜式」にはそれに加えて、粢、雑餅、「源氏物語」には椿餅が記載されている。糯米のほかに粳米、コムギ、ダイズ、アズキ、ゴマ、アワ、キビ、トチの実などを材料に用いたものもそれぞれもちと称する。もちは、日本では古くから霊魂や稲作の象徴として神聖視され、年中行事をはじめとするハレの日（特別な日）には供物や食べ物として欠くことのできないものであった。「成形図説」には"毛知とは黏気ありて物に附著する稱なり。黏は根張と訓ず。"と記され、この粘り気があることにより、形が自在に調製でき、種々の食材を搗き入れることができる食べ物である。

もち粉　[glutinous rice flour]　＝白玉粉
もち〔糯〕米　[glutinous rice]　うるち米に対して胚乳中のデンプンがほぼアミロペクチンだけから成る米。蒸した米は非常に粘りがあり、餅やあられ等の米菓に利用される。もち米とうるち米の中間のアミロース含量の米もあり、半もち米や低アミロース米とよばれる。

もち米菓　[glutinous rice cracker；rice cake]　もち米、白玉粉、道明寺粉、上新粉等を材料にした菓子の総称。水分の多い生菓子と水分の少ない干菓子がある。かしわもち、大福もち、安倍川もち、おはぎ等は生菓子に、あられ、米おこし等は干菓子に分類される。

モチリン　[motilin]　十二指腸から分泌される22個のアミノ酸から成るペプチド。腸平滑筋の収縮と運動を促進する。空腹時に分泌されると通常より強い収縮が起こり、腹部全体がグーッと音を立てる。ゆっくりとした収縮が食べかすを胃から小腸、大腸へと送り腹部の掃除を担っている。

モッツァレラチーズ　[Mozzarella cheese]　イタリア南部原産の非熟成の軟質チーズ。元来は水牛乳から作られるが、現在では牛乳から作られることが多い。保存性はなく購入後できるだけ早く賞味するのがよい。風味はマイルドでクリーミー。加熱した時に溶けて、引っ張ると糸を曳き、この特徴がピザに利用されている。

戻り　[gel softening]　魚肉のすり身が60℃付近で加熱された時、ゲルが弾力を失う現象。火戻りともいう。魚肉中の耐熱性プロテアーゼによるタンパク質分解が原因とされる。戻りにより、すり身は商品価値が失われる。

戻り香　[reversed odor；reversion flavor]　大豆油などの油脂の初期酸化に伴い感じられる青臭い異臭。油脂中に含まれる遊離脂肪酸のリノール酸、α-リノレン酸等は、熱、光、酸化促進剤の作用で自動酸化しやすく、活性メチレンの水素の引抜きによりラジカルが生成する。そこに酸素が結合し、ヒドロペルオキシドやその分解物の低分子アルデヒド、ケトンが生成するが、その反応の誘導期に感じられるにおい。

モナスカス色素　[monascus color]　＝紅麹色素
モナスコルブリン　[monascorubrin]　ベニコウジカビの菌体から得られる縮合三環系で五員環

ラクトン構造をもつ赤色色素。水，エタノールに可溶，油脂には不溶。pHによる色調変化が少なく，熱に比較的安定であるが，光に対しては不安定である。

モニタリング [monitoring]　集団の健康状態や環境状況の変化を検出することを目的として，定常的に測定を実施し，分析すること。変化を検出することを目的としていることから，計画の実施状況の継続的監視や，介入効果の継続的測定も含む。

モネリン [monellin]　分子量10,700の甘味タンパク質。西アフリカ原産のつる状植物，*Dioscoreophyllum cumminsii*の果実から単離され，重量比でスクロースの約3,000倍の甘味を呈する。一度口に含むとその甘味が1時間以上も持続する。

モノアシルグリセロール [monoacylglycerol]　グリセロールに1分子の脂肪酸がエステル結合したもので，天然脂肪に微量含まれる。モノグリセリドともいう。脂肪酸の結合位置によって，1-モノグリセロールと2-モノグリセロールに区別される。天然のものは脂肪酸が炭素数16または18のものが多い。リパーゼで加水分解された脂肪は主に2-モノグリセロールとして小腸から吸収される。

モノアミンオキシダーゼ [monoamine oxidase, MAO]　マオ（MAO）ともよぶ。第一級，第二級及び第三級モノアミンを基質にして，酸化的脱アミノ反応を触媒してアルデヒドを生成する。ミトコンドリア外膜に局在しており，FADを補酵素として含む。カテコールアミン，セロトニン，フェニルエチルアミン等に生理的に重要な基質である。→カテコールオキシダーゼ

モノアミン神経伝達物質 [monoamine neurotransmitter]　アミノ基を1個含むドーパミン，ノルアドレナリン，セロトニンの三つの総称。これらは脳内において情緒，恐怖，歓び，薬物中毒等に関与しており，モノアミン濃度の増加は気分の上昇を生じ，過剰になると統合失調症等を引き起こす。また，不足は重篤なうつ病になることが知られている。

モノエタノールアミン [monoethanolamine]　＝エタノールアミン

モノエン脂肪酸 [monoenoic fatty acid]　→モノ不飽和脂肪酸

モノオキシゲナーゼ [monooxygenase]　1原子の分子状酸素を基質に添加する反応を触媒するオキシゲナーゼの一種の酵素。ほかの1原子の分子状酸素は反応中に還元されて水になる。

モノグリセリド [monoglyceride]　＝モノアシルグリセロール

モノクローナル抗体 [monoclonal antibody]　単一B細胞クローンから産生される抗原結合部位やイソタイプの構造が同一の抗体。単クローン性抗体ともいう。現在では，細胞融合または遺伝子工学的手法により作製される。1975年にKöhler GとMilstein Cは脾細胞と骨髄腫細胞を融合したハイブリドーマを開発し，モノクローナル抗体の開発に成功した（1984年ノーベル賞受賞）。現在，血清学的検査や治療薬として広く用いられている。→ハイブリドーマ

モノステアリン酸グリセロール [monostearic glycerol；glycerol monostearate]　グリセロールに1個のステアリン酸が結合したグリセリド。

モノテルペン [monoterpene]　3分子のアセチルCoAの縮合により生成するメバロン酸を前駆体とし，脱炭酸を経て生じるC_5から成るイソペンテニル二リン酸が順次結合して生成するイソプレノイドのうちC_{10}化合物の総称。植物を中心に動物や微生物を含めてほとんどの生物により産生されている。芳香を発する月桂樹の葉のミルセンやレモン油のリモネンがある。

モノヌクレオチド [mononucleotide]　核酸成分のプリンまたはピリミジンと1個の糖及びリン酸基とが結合したもの。

モノ不飽和脂肪酸 [monounsaturated fatty acid]　分子中に不飽和結合を1個もつ脂肪酸。モノエン脂肪酸，一価不飽和脂肪酸ともいう。パルミトレイン酸，オレイン酸などがよく知られている。

モノマー [monomer]　複数あるいは多数の分子が集合あるいは化合して高分子の分子を形成する場合の，その元の個々の分子。単量体ともいう。

モノヨードチロシン [monoiodotyrosine, MIT]　$C_9H_{10}INO_3$，分子量307.09。チログロブリンのチロシン残基が活性化したヨウ素により置換され，次いでプロテアーゼにより分解を受け，遊離されてきたもの。甲状腺ホルモンであるチロキシン（テトラヨードチロニン）の前駆体である。→甲状腺ホルモン

もも [ham]　ウシの肉類を大分割した場合の最後部の部位であり，うちもも，しんたま，らんいち，そともも及びすねの部分肉に分けられる。ブタでは枝肉を4分割した場合の最後部を指し，これはさらに部分肉であるももに整形される。ウシ，ブタともに複数の筋肉で構成されており，筋肉ごとに品質特性が異なる。→そともも

モヤシ [bean sprouts]　コメ，ムギ，豆類，野菜などの種子を水に浸して暗所で発芽させたもの。通常は豆類から発芽させたものを指す。原料の豆の種類はブラックマッペ，緑豆，大豆の3種が多く，この外，アルファルファ（ムラサキウマゴヤシ）やソバのモヤシもあり，サラダなどに使われている。大豆などのモヤシを含めて新芽野菜全般をスプラウトとよぶこともある。

モリブデンブルー法　[molybdenum blue method]　総リン含量の標準的定量法。灰化物中のピロリン酸を加水分解して得られるオルトリン酸にモリブデン酸アンモニウム溶液を加えてモリブデン酸（黄色）を還元，発色色素モリブデン青を比色する（650 nm）。感度が高く食品分析に広く利用される。

モリブドリン酸　[molybdophosphoric acid]　＝リンモリブデン酸

モル　[mole]　物質量の基本単位（記号はmol）。1 mol は 0.012 kg の ^{12}C に含まれる炭素原子と同数の構成単位を含む系の物質量で，6.022×10^{23} 個（アボガドロ数個）の原子，分子，イオン，電子等の粒子の集団を指す。

モル浸透圧濃度　[osmolarity]　完全な半透膜（水分子は自由に通過できるが，溶質の通過は完全に妨げられる）を通過する溶液によって働く浸透圧は，水溶液中の粒子数に依存して変動するが，粒子の性質には影響を受けない。例えば，電解質では，1 mol/L の NaCl の水溶液は 2 osm/L（解離により Na^+ と Cl^- が 1 mol ずつ生じているため）であるが，一般に，その物質の電離度により異なる浸透圧　→浸透圧

モルトウイスキー　[malt whiskey；-ky]　原料はビールと同じ二条大麦を用い，大麦麦芽と水のみで糖化発酵を行わせたもろみを 2 回ポットスチルで蒸留を繰返し，樽に貯蔵したもの。

モル濃度　[molarity]　溶液 1,000 cm^3 中に含まれる溶質の物質量（mol）で表される溶液の濃度。単位は mol/L，記号は M。

モルヒネ　[morphine]　$C_{17}H_{19}NO_3$。分子量 285.34。アヘン中に含まれるアルカロイドの主成分。モルヒネ 1 g は約 5 L の水に溶ける。毒性。塩酸モルヒネはがんや疼痛の鎮痛薬として用いられる。連用により習慣性になりやすい。

文部科学省　[Ministry of Education, Culture, Sports, Science and Technology]　主に科学技術・学術，教育，スポーツ，文化関連の行政を担当。地方公共団体の教育機関にも指導助言を行う。1871（明治 4）年に学術・教育を司る目的で設立された旧文部省と，1956（昭和31）年に科学技術行政を担当する目的で設置された総理府外局の科学技術庁が，2001（平成13）年の中央省庁再編により統合され発足した。文部科学大臣を長とし，内部部局に大臣官房，生涯学習政策局，初等中等教育局，高等教育局，科学技術・学術政策局，研究振興局，研究開発局，スポーツ・青少年局，国際統括官があり，文化庁を外局にもつ。文化庁は芸術創造活動の推進，地域における文化の振興，文化財の保存と活用，著作権施策の展開，国語に関する施策の推進，国際文化交流の推進，文化の情報化の推進，アイヌ文化の振興，宗務行政の推進などを所管しており，文部科学省の文化面の行政を支えている。

門脈　[portal vein]　二つの毛細血管網にはさまれた血管。消化管（胃，小腸，大腸，膵臓，胆嚢）と脾臓からの静脈血を集めて，肝臓に運ぶ血管は肝門脈であるが，これを門脈とよぶことが多い。肝門脈は肝臓内で再び毛細血管網に細分した後に，数条の肝静脈に合流し，下大静脈に注ぐ。肝門脈に入る三大枝は，脾静脈，上腸間膜静脈及び下腸間膜静脈である。肝門脈以外には，視床下部と脳下垂体間にある下垂体門脈などがある。

門脈循環　[portal circulation]　消化管と脾臓から静脈血を集めて肝臓へ運ぶ血液の循環経路。上腸間膜静脈，下腸間膜静脈と脾静脈が合流して門脈となる。

門脈小葉　[portal lobule]　門脈域を中心としてそれに隣接する三つの肝小葉の中心静脈を頂点とした三角形の領域。

夜間発作性血色素尿症　[paroxysmal nocturnal hemoglobinuria]　＝発作性夜間ヘモグロビン尿症

焼き菓子　[baked confectionery]　鉄板やオーブンで焼いた菓子の通称。和菓子では瓦煎餅，煎餅，八つ橋，そばボーロ，洋菓子ではフレンチパイ，ウエハース，ビスケット，サブレ，マカロン等。

山羊肉　[goat meat]　羊肉と同様に年齢のいった肉は，特に臭いが強いことが知られている。この原因は主に低級揮発性脂肪酸が原因であるとされている。肉質の特徴としては，特異な臭気が強く，色素タンパク質であるミオグロビンが多いので非常に赤みが強い。沖縄県では特別な時に山羊肉料理を食べる習慣があり，料理では山羊汁などが有名。

山羊乳　[goat milk]　「乳及び乳製品の成分規格等に関する省令」（略称：乳等省令）で〈生山羊乳とは，搾取したままの山羊乳〉及び〈殺菌山羊乳とは，直接飲用に供する目的で販売する山羊乳〉と定義している。ヤギから搾取した乳のことで，牛乳成分と比較した場合，タンパク質が低く脂質が高いという特徴がある。国内流通量は少ないが，輸入のGoatチーズは比較的多く販売されている。

焼き豚　[roast pork]　ブタの肩肉などの塊をたれ（通常，醤油を主体としたもの）に漬け込み，直火で焼いたもの。蒸し焼きなどにより作られるものもある。チャーシューともいう。

焼ミョウバン　[burnt alum]　無水硫酸カリウムアルミニウム $Al_2(SO_4)_3 \cdot K_2SO_4$ のこと。カリウムアルミニウムミョウバン $Al_2(SO_4)_3 \cdot K_2SO_4 \cdot 24H_2O$ を200℃程度に加熱して結晶水を除き，白色の粉末にしたもの　単にミョウバンといえばカリウムアルミニウムミョウバンを指す。食品添加物に指定され，パン，菓子の膨張剤（ベーキングパウダー）の酸性剤として用いられる。無水物は冷水には溶けにくく，50℃以上で反応するので，遅効性膨張剤である。その他，サツマイモやクリの加熱調理に用いると，細胞膜のペクチンと結合し，これを不溶化して煮崩れを防止する。ゴボウやレンコンなどの漂白やアク抜きに用いることもある。また，ナスの不安定なアントシアン系色素を鉄イオンやアルミニウムイオンと結合させ安定な錯塩とするため，ナスの漬物に0.2〜2％用いたりする。また，水の浄化のため清澄剤としても用いられる。水溶液は加水分解により酸性（1％液のpHは3.5）を呈し，収斂性がありタンパク質を凝固させる。

焼く　[broil；bake]　乾式加熱の一つで，食品を熱せられた空気や金属板等で，また放射熱で加熱すること。開放した空間で熱源に食品をかざして焼く直火焼き（直接焼き）と，熱せられた金属板，石，ほうろく等の上に食品を置いたり，オーブンを用いる間接焼きがある。加熱温度は150〜250℃であり，そのため食品表面は高温となり，脱水されて焦げの風味が加わる。

薬剤疫学　[pharmacoepidemiology]　人間集団における薬物の使用と，その効果や影響（有効性，安全性，経済性）を研究する学問。市販後医薬品の使用実態の調査等がある。

薬剤耐性　[drug resistance]　ある抗生物質に対して効果のあった菌が治療などで抗生物質と接触することによりその抗生物質に対する抵抗性をもつこと。Rプラスミドによる薬剤耐性の伝達は種を超えて接合によって菌から菌へと伝えられるため，伝達速度が速い。ペニシリンが発見されて以来，ペニシリンに耐性のブドウ球菌が出現し，その治療にメチシリンが開発されたが，メチシリン耐性黄色ブドウ球菌（methicillin-resistant *Staphylococcus aureus*, MRSA）が現れ，MRSAの治療にバンコマイシンが新たに開発されたが，バンコマイシンに対し耐性を獲得した腸球菌（vancomycin resistant *Enterococci*, VRE）が現れた。

薬剤耐性菌　[drug resistant bacteria]　抗生物質などの抗菌性物質に対して抵抗性を示す細菌。これらの細菌は抗菌物質の分解酵素を保有しており，接合などにより薬剤分解酵素遺伝子を含むプラスミドが伝達して薬剤耐性を獲得する場合もある。複数種の抗生物質に対して抵抗性となった多剤耐性黄色ブドウ球菌（multi drug-resistant *Staphylococcus aureus*, MRSA）が代表的である。病院内で患者や医療従事者が，本菌の感染により死亡する例は後を絶たない。また，近年は，MRSA等のペニシリン耐性株に対しては有効なバンコマイシンに耐性の腸球菌（vancomycin resistant *Enterococcus*, VRE）の存在も大きな問題となっている。

薬事・食品衛生審議会　[Pharmaceutical Affairs and Food Sanitation Council]　厚生労働大

臣の諮問を受けて，薬事・食品衛生行政に関連する案件を専門的見地から検討し（食品衛生関係は食品衛生分科会において），国民の意見聴取及びWTO通報を経て同大臣に答申する国の審議会。2001（平成13）年1月省庁再編に伴い，それまでの食品衛生調査会が中央薬事審議会と統合し発足した。

薬事法 ［Phamaceutical Affairs Law］ →医薬品，医療機器等の品質，有効性及び安全性の確保等に関する法律

薬用人参 ［ginseng］ ＝チョウセンニンジン

薬理［学］試験 ［pharmacological test］
生体の機能に対する薬物の生化学的，生理学的作用の有効性と安全性，治療的効果等を薬理的手法を用いて明らかにする試験。

火傷 ［burn injury；burn］ 高温による皮膚傷害。程度により第4度まで分けられる。また，深度により表皮熱傷，真皮浅層熱傷，真皮深層熱傷，皮下熱傷に分けられる。処置方法としては初期に十分に冷却し，乾燥化させる方法と軟膏により被覆保護する方法がある。

野菜類 ［vegetables］ 野生植物を改良し，主に人間の副食物として栽培する草木作物。一般に，水分が90％以上あり，ビタミン，ミネラル，食物繊維を多く含む。食用とする部位により葉菜類，茎菜類，根菜類，果菜類，花菜類に分類される。

ヤシ粕 ［copra meal］ ＝コプラミール

ヤシ酒 ［palm wine；toddy］ →トディー

ヤシ糖 ［palm sugar］ ココヤシ，パルミラヤシ，サトウヤシ等の花茎，ナツメヤシの幹からの樹液を煮詰めて固化させた黒褐色の含蜜糖。インドや東南アジアなどで生産され，季節により特有の香りがあり，産地では菓子や家庭用などとして用いる。

夜食症 ［night eating syndrome］ 夜間に食欲が増進，山盛りの食べ物を食べて，肥満になる。しかも，一日の生活のペース配分が乱れて，常識的な社会生活についていけなくなる症状である。

痩せ ［emaciation］ 一般的に成人で用いられているBMI（body mass index）では，18.5未満を痩せと診断している。ダイエット志向やボディイメージの障害等により，若い女性に増加している。また行き過ぎたダイエットは摂食障害の原因にもなっている。女性の場合は，出産に伴う健康トラブルや低体重児（＜2,500g）の出産，高齢期における骨粗鬆症予防のためにも行き過ぎたダイエットには注意が必要である。

野生酵母 ［wild yeast］ 自然界に生育する酵母。狭義には，酒類醸造など酵母を利用する産業で，自然界から混入する酵母を指す。異味・異臭の原因となったり，発酵を遅延させたりする場合がある。一方，パンやワインなどで純粋培養酵母を使用せず，自然発酵させる場合は天然酵母の用語も使用される。→醸造用酵母

薬局方 ［pharmacopoeia］ 医薬品の性状及び品質の適正を図るための医薬品の規格書。各国ではそれぞれ独自の薬局方を定めており，日本薬局方は2006（平成18）年に第15改正薬局方が公布された。

夜尿症 ［nocturnal enuresis；nocturia；nycturia］ 一般におねしょのことをいう。4〜5歳以後に少なくとも週2回以上のおねしょがあるものをいう。夜尿は5歳児で10〜15％，10歳児で7％程度にみられ，どの年齢においても男児が2〜3倍多いことが知られている。原因としては遺伝的因子，膀胱機能及び成熟の遅れ，精神的ストレス，器質的原因等が挙げられる。

ヤマモモ ［candle berry myrtle；wax myrtle］ 本州の関東から福井県よりも南西部，四国，九州，沖縄の暖地，沿岸域に生育するヤマモモ科の常緑高木。開花時期は3〜4月，結実は5〜6月。公園や庭に多く植えられている。雌雄異株のため，雄と雌の両株が近くにないと実がつかない。黒赤色に熟した実はジャムや果実酒などに使われる。

夜盲症 ［night blindness；nyctalopia］ 暗いところで働く網膜の細胞（暗順応）が障害され，暗いところで見えにくい状態。鳥目ともいう。先天性夜盲症は幼児期に始まって徐々に進行し，視野狭窄を伴って，末期には視力も低下する網膜色素変性症や白点状網膜症をいう。また，幼児期から夜盲症があっても進行せず，明るいところでの視力や視野は一生正常な，小口病や眼底白点症をいう。後天性夜盲症はビタミンA欠乏症のほかに，網脈絡膜炎，眼球鉄錆症等に伴うものがある。

ヤング率 ［Young's modulus］ 固体を伸張または圧縮変形させた時の応力と歪みの比。これはその物体の歪みにくさ（伸びにくさあるいは縮みにくさ）を表している。単位は応力と同じPaで表示される。

ユ

U ＝ウリジン
Ura ＝ウラシル
Urd ＝ウリジン
有意差 [significant difference；statistical significance] 観察された差が，偶然によるものではないと判断された差。実質科学的な差を意味するものではない。必要条件ではあるが十分条件ではないことに注意。
有意水準 [level of significance] ＝限界水準
有意性検定 [test of significance] 私たちのもつ実質科学的な疑問または仮説（作業仮説：研究の要請）に関して，少数の観察されたデータ（標本）から，確率モデルに置き換え，無限母集団の中においても矛盾が生じないか確率をもって検証する方法。一般には，母集団に対して"差がある"といった作業仮説を否定し，"差なし"の帰無仮説を設ける。帰無仮説の条件化で，標本データから検定統計量の値を求め，その確率を出し，帰無仮説を受け入れるか（有意差なし），否定して"対立仮説（差あり）"をとるか判断する。統計的仮説検定。
UHT牛乳 [UHT milk] →低温殺菌牛乳
有塩バター [salted butter] 食塩が添加されているバター。風味を良くし，保存性を増すために食塩を添加する。市販バターの塩分は0.9〜1.9％の範囲にあり，家庭用バターはほとんどが有塩バターである。チャーン式バター製造法では食塩をワーキング時に添加し，連続式バター製造法では濃厚な食塩水をポンプで注入する。
融解 [(1) melting；(2) fusion] (1)温度上昇等により物体が固相から液相に転移すること。溶融ともいう。(2)不溶性物質を融剤とともに加熱して可溶性物質に変えること。
ユウガオ [bottle gourd] →カンピョウ〔干瓢〕
有郭乳頭 [circumvallate papillae；papilla vallata] 舌の奥表面にある舌乳頭のうち一列を成して並ぶ，幅1.0〜2.0 mm，高さ0.5〜1.0 mmの10個ほどの乳頭。多数の味蕾があり，味覚に重大な役割を担っている。
ユーカリプトール [eucalyptol] ＝シネオール
有機栄養生物 [organotroph] 動物や菌類のように，生物由来の有機化合物を摂取して生育する生物。
有機塩素殺虫剤 [organochlorine insecticide] 比較的多くの塩素が付加した有機化合物の農薬。かつてBHCやDDTが主に使われた。しかしその高い残留性により，1971（昭和46）年以降，日本では使用されていない。環境汚染物質として現在も国内で検出され，農産物，肉等に残留基準が定められている。
有機化合物 [organic compound] 本来は，生体中でのみ生成する化合物。今では，生体関与の有無にかかわらず，広く炭素化合物（一酸化炭素，二酸化炭素，炭酸塩など一部除外）について用いている。
有機ガラス [organic glass] →アクリル樹脂
有機酸発酵 [organic acid fermentation] 微生物を利用して各種有機酸を発酵生産させること。乳酸（原料：グルコース，生産菌：乳酸菌，用途：酸味料），酢酸（原料：エタノール，酒，生産菌：酢酸菌，用途：食酢），プロピオン酸（原料：グルコース，生産菌：プロピオン酸菌，用途：保存料），クエン酸（原料：グルコース，生産菌：*Aspergillus niger*，用途：酸味料），グルコン酸（原料：グルコース，生産菌 *Aspergillus niger*，用途：保存料，pH調整剤，凝固剤（グルコン酸のラクトン型であるグルコノ-δ-ラクトン））等が生産されている。
有機食品 [organic food] 農産物や農産物加工食品を，種まきをする2年以上前から原則として農薬や化学合成肥料を使わず，遺伝子組換えをした種を使わない等の方法を定めて生産された食品。有機農産物及び有機農産加工品の検査認証制度があり，日本農林規格に沿った生産が行われた有機農産物に有機JASマークが貼られる。2001（平成13）年4月施行の改正日本農林規格に基づく有機認証制度では，スーパーなどの店頭では国の認めた専門機関の検査認証を受け，有機JASマークを貼らなければ，"有機""オーガニック"と表示できなくなった。海外から輸入される有機食品も，有機JASマークが付いていないと，輸入業者はこれを販売できない。
有機水銀 [organic mercury] 有機態の水銀。無機水銀は環境中で微生物等によってメチル水銀などの有機水銀に変換して，生体内に取込まれる。取

込まれた有機水銀は蓄積し，食物連鎖，生物濃縮を経てさらに高濃度となって生体に中毒症状を引き起こす。

有機水銀中毒 [organic mercury poisoning]
食餌とともに摂取された有機水銀，特にメチル水銀はシステインと結合して消化管から吸収され，生体に取込まれ蓄積し中毒症状を起こす。水俣病はこの例で神経系統が侵され運動失調，言語障害，難聴等の症状を呈し，重症では四肢硬直を起こす。特に治療法はない。→水俣病

有機スズ化合物 [organic tin compound]
炭素とスズの直接結合をもつ有機化合物の総称。毒性が強く，船舶や漁網に付着する生物を防ぐ防汚剤や殺菌剤等に使用される。難分解性で環境を汚染し，生体に蓄積すること，巻貝の生殖を妨げる内分泌撹乱作用を有すること等で，現在日本ではトリブチルスズオキシドの使用は禁止されている。→内分泌撹〔かく〕乱物質

有極性分子 [polar molecule] ＝極性分子

有棘赤血球 [acanthocyte] 先天性リン脂質代謝異常に伴う赤血球の形態異常。赤血球がコンペイトウのように突起化した状態。腸内環境の悪化（善玉細菌の減少と悪玉細菌の増加）や肝機能障害，疲れ気味，寝不足，脱水等の状態の時に観察される。

有機リン化合物 [organic phosphorus compound] 炭素とリンの直接結合をもつ有機化合物の総称。広義にはリンを含む有機化合物の総称としても用いられる。殺虫剤として農薬がよく知られているが，その他難燃剤，可塑剤等にも使われる。有機リン系農薬では神経伝達におけるコリンエステラーゼを阻害することで殺虫効果を示す。即効的でありながら残効性が短く，環境，生体で分解しやすいことから広く使用されている。

有効塩素 [available chlorine] 殺菌効果のある塩素系薬剤。塩素系殺菌消毒剤が水に溶解した時にできる次亜塩素酸 HClO や次亜塩素酸イオン ClO$^-$ も有効塩素。性質は異なるが，クロラミンも有効塩素である。

融合雑種腫瘍細胞 [hybridoma] ＝ハイブリドーマ

有鉤条虫 [pork tapeworm] ブタやイノシシに寄生している寄生虫。不完全調理のこれらの肉や虫卵に汚染された食品からヒトに感染する。成虫は 2～3 m にも達し，頭部に 4 個の吸盤をもち，先端には 10 数対の小鉤をもつ。

有効数字 [significant figure] ある数値を示す数字のうち，実際の目的に有効な，または有意義な桁数の数字。

有効性アミノ酸 [available amino acid] 食品タンパク質構成アミノ酸のうち，栄養学的に利用可能なアミノ酸。リシンの ε-アミノ基，グルタミン酸の γ-カルボキシ基，またはアスパラギン酸の β-カルボキシ基が，ほかの官能基と分子間，分子内結合をしていない状態のアミノ酸。

有効[性]栄養素 [available nutrient] 生体に摂取された食物が含有する各栄養素のうち，消化・吸収され，体内において，各栄養素のもつ独自の機能を十分発揮可能な栄養素。

有効性リシン [available lysine] 食品タンパク質を構成しているリシンのうち，栄養学的に利用可能なリシン。リシンは ε 位炭素にもアミノ基をもち，このアミノ基が還元糖のカルボニル基等と結合（アミノカルボニル反応）していない状態のリシン。

有孔ポリエチレン [perforated polyethylene]
穿孔したポリエチレンフィルム。ロールに多数の針をつけ，この針を加熱してフィルムを溶断・穿孔して作る。ポリエチレン包装の野菜類等から発生する水蒸気を外部に逸散させることにより，鮮度低下を招く露滴を防ぐ。

有効率 [availability] 総量の中で実際に利用される割合。栄養素の有効率は，化学分析で得られた定量値のうち，実際に生物が利用できる量をその割合で示すものである。

有酸素運動 [aerobic exercise] 筋収縮など，生体内での化学エネルギーとして利用される ATP の合成過程には，酸素の供給を必要としない無酸素過程（嫌気的代謝）と酸素の供給を必要とする有酸素過程（好気的代謝）があり，主として有酸素過程により生じたエネルギーを利用する運動をいう。酸素が十分に供給されれば，筋収縮運動に必要なエネルギー（ATP）は継続供給され，運動を持続することができる。

有酸素過程 [aerobic process；aerobic energy system] グルコースなど糖質の酸化過程は，細胞質ゾルでの無酸素過程（解糖経路）及び細胞内ミトコンドリアでの有酸素（酸化）過程の 2 段階に分けられる。糖質はいずれの経路においても ATP に変換されるが，脂質及びタンパク質は有酸素過程（好気的酸化過程）で ATP に変換される。ミトコンドリアで産生される ATP が量的にも多く，持続的なエネルギー供給系として重要である。→好気的代謝

有酸素性運動 [aerobic exercise] ＝好気[的]運動

有酸素性エネルギー [aerobic energy]
有酸素過程で産生した ATP。糖質，脂質，タンパク質はいずれも ATP の供給源となるが，これらエネルギー基質によって ATP 合成・再合成経路は異なり，無酸素過程と有酸素過程に分類される。グルコースなど糖質では，解糖系（無酸素過程）でピルビン酸となり，ピルビン酸を乳酸に変換することで ATP を産生する系（乳酸性機構）及びピルビン酸からアセチル CoA を経てクエン酸回路で ATP を産

生する経路の二つがある。脂質及びタンパク質は中間代謝産物を経由してクエン酸回路に入りATPに変換される。有酸素性エネルギーの供給源は脂質と糖質が大部分であり、タンパク質は、脂質、糖質の供給が十分でない時、有酸素性エネルギーの供給源となる。

有酸素性エネルギー供給系 [aerobic energy system] 有酸素性機構とほぼ同義。有酸素過程で有酸素性エネルギーを供給する系。細胞内ミトコンドリアでのクエン酸回路及び電子伝達鎖（酸化的リン酸化経路）の2段階から成るATP産生・再合成系。骨格筋の速筋線維は無酸素性エネルギー供給系（ATP-クレアチンリン酸系、乳酸性機構）が優位で、収縮力が強く反応も速いが持続性に欠ける。他方、心臓の心筋線維や骨格筋の遅筋線維はミトコンドリアが多く、有酸素性エネルギー供給系が優位となっており、持続的な筋収縮を維持することができる。→有酸素性機構

有酸素性機構 [aerobic metabolism; aerobic energy metabolism] 酸化機構、好気的代謝ともよばれ、細胞内ミトコンドリアでのATP産生・再合成過程の全体をいう。ミトコンドリアでのATP産生・再合成過程は、クエン酸回路及び電子伝達鎖（酸化的リン酸化経路）の2段階の経路をたどる。ATPの産生（エネルギー供給系）は、①ATP-クレアチンリン酸系（非乳酸性機構）、②解糖系（乳酸性機構）、③有酸素系の三つのシステムによっている。ATP供給系の分類として、酸素供給を必要としない無酸素エネルギー供給系（①と②）と、酸素供給に依存する有酸素性エネルギー供給系に分けることができる。酸素を消費する有酸素性機構（好気的酸化過程、好気的代謝）で得られるATPが量的にも多く、持続的なエネルギー供給系として重要である。→有酸素性エネルギー供給系

有酸素性トレーニング [aerobic training] 有酸素運動を定期的に行うこと。体力の維持・増強だけでなく、有酸素性エネルギーを供給する主要なエネルギー基質である脂質の生体内利用増加による体重コントロール、筋持久力増強などの効果を期待して行われる。→有酸素運動

有酸素的代謝 [aerobic metabolism] 代謝の中で分子状酸素を消費するエネルギー代謝の形式。酸素が十分にある状態では、血液中の糖分やグリコーゲンは酸化的分解を受け、ピルビン酸を生じ、ATPというエネルギーの形で蓄えることができ、産生効率が非常に良い。

有酸素能力 [aerobic work capacity; aerobic capacity] 代謝の中で分子状酸素を消費するエネルギー代謝において、ATPというエネルギーを供給する能力。

UCP =脱共役タンパク質

有糸分裂 [mitosis] 真核細胞の核の基本的な分裂形式。クロマチンが糸状の染色体を形成し、複雑な核内変化がみられる。

有色野菜 [highly-pigmented vegetable] 「四訂食品標準成分表」では、カロテンを600 μg/100g以上含有する野菜のことと定義されている。「五訂食品標準成分表」以降では、"有色野菜"の分類が示されていない。

有訴者率 [rate of having symptom(s)] 人口千人に対する有訴者数の割合。病気やけが等で自覚症状のある者を有訴者という。医療施設・介護保険施設への入院・入所者は一般に除かれる。2004（平成16）年の国民生活基礎調査によると、有訴者率は全国で317.1（31.7％）であり、65歳以上では約50％を占める。最も多い訴えは腰痛、次いで肩凝り、手足の関節の痛みであった。

UTP =ウリジン5'-三リン酸

誘電加熱 [dielectric heating] 誘電体（電気的絶縁体）である食品に電磁波を照射して発熱させる加熱法。それを利用した調理機器として、2,450 MHzのマイクロ波を照射する電子レンジが挙げられる。

誘導加熱 [induction heating, IH] 磁場に置いた導電体（電気を通すもの）に発生する渦電流のジュール熱により加熱する方法。電磁調理器はプレート下のコイルに20～50 kHzの電流を流すと磁場が発生し、プレート上の鍋底が発熱する。鍋底の熱が食品や水に伝わることにより加熱される。熱効率が良く、炎がないため安全性が高いが、使用できる鍋が限られる。

誘導期 [lag phase; induction phase] ある反応の開始後、見掛け上ほとんど反応が進行しない期間。例えば、細胞を新しい培地に移植した時、分裂増殖が始まるまでの期間。

誘導酵素 [inducible enzyme] 誘導物質（インデューサー）が存在する時に遺伝子発現の誘導が増加し、細胞内の酵素分子の合成速度が促進される酵素群。

誘導脂質 [derived lipid] 脂質の加水分解物で水に溶けず、有機溶剤に溶解する天然成分で、脂肪酸、脂肪族アルコール、ステロールなど。脂質は単純脂質、複合脂質及び誘導脂質に分類される。

誘導体 [derivative] 置換反応により生じた化合物。化合物中の原子または原子団を他の原子または原子団で置き換える反応を置換反応といい、ある化合物から置換またはその他の反応により分子内の一部を変化させて生じる化合物を、元の化合物の誘導体という。

誘導体化 [derivatization] 有機化合物を分解分析する際の主要な前処理の一つ。分析対象物質を検出装置に対し、より感度の高い条件へ反応させること。

有毒カビ [toxigenic mold] ヒト及び動物に有毒なカビ毒（マイコトキシン）を産生するカビ。

多くの場合，カビが食品や飼料で生育する際に，菌体外あるいは菌体中に産生・蓄積された毒素によって毒性が発現される。主要な産生カビは以下のとおり。アフラトキシン：*Aspergillus flavus*，オクラトキシン：*A.ochraceus*，シトリニン：*Penicillium citrinum*，ステリグマトシスチン：*A.versicolor*，トリコテセン毒素（T-2トキシン，ニバレノール）等。

有毒プランクトン [toxic plankton]　有毒物質を産生して，これを摂取する魚介類を毒化させるプランクトン。例えば，渦鞭毛藻 *Alexandrium catenella* は麻痺性貝毒を，渦鞭毛藻 *Gambierdiscus toxicus* はシガテラ毒を，渦鞭毛藻 *Gymnodinium breve* は神経毒を，渦鞭毛藻の *Dinophysis fortii* は下痢性貝毒をそれぞれ産生する。

有病率 [prevalence rate；prevalence]　ある一時点において，ある集団の中で，特定の健康状態（疾患等）をもつ者の割合（時点有病率）。特定の期間内のいずれかの時点で，特定の健康状態を保有している者の割合を期間有病率という。

有病率研究 [prevalence study]　＝横断研究

幽門 [pylorus]　胃と十二指腸の接合部。胃の大部分を占める胃体は幽門部に移行し幽門で終わる。幽門部には幽門腺が発達している。

幽門腺 [pyloric gland]　幽門部に発達し粘液を分泌する腺。開口部付近にはガストリンを分泌する G 細胞が分布している。

遊離アミノ酸 [free amino acid]　ペプチドあるいはタンパク質状態でないアミノ酸。血清中にはアミン類も含めておよそ40種類のアミノ酸が遊離型で存在している。食事タンパク質の種類あるいはタンパク質栄養状態によって遊離アミノ酸濃度は変動する。例えば，タンパク質摂取量の低下あるいは低タンパク質栄養状態で必須アミノ酸（EAA）濃度は低下し，その結果非必須アミノ酸（NEAA）との比率（EAA/NEAA）は低下する。

遊離アミノ態窒素 [free amino nitrogen]　タンパク質性食品などに含まれるアミノ酸，アミン，タンパク質やペプチドの N 末端の窒素などをいう。

遊離基 [free radical]　＝ラジカル

遊離脂肪酸 [free fatty acid；nonesterified fatty acid]　血液中の脂肪酸のうち，リポタンパク質と結合していない脂肪酸を指し，カルボキシ基がエステル結合していないことから非エステル型脂肪酸ともいう。血液中ではアルブミンと結合して運搬され，肝臓，心筋，骨格筋などの組織に取込まれる。臨床的には，遊離脂肪酸濃度は糖尿病や高脂血症などの代謝性疾患の病態把握に用いられる。

遊離水 [free water]　＝自由水

輸液 [infusion；transfusion]　体液または体液成分の欠乏時に，それを補う治療行為。輸液剤には糖液，電解質液，アミノ酸液，アルブミン等の血液成分を含む液等がある。

輸血 [blood transfusion]　血液の酸素運搬能力の向上，循環血液量の補充，免疫力の回復，凝固異常の正常化等を目的として，貧血，外傷等の疾患者に血液や血液成分を供血者（ドナー）から受血者（レシピエント）に移すこと。輸血には，供血者から得た血液をそのまま用いる全血輸血と，必要とする成分のみを輸血する成分輸血がある。

油脂 [oil and fat：oil；fat]　3分子の脂肪酸が1分子のグリセリンにエステル結合したトリアシルグリセロールを主成分とする脂質。常温で固体状のものを脂，液体状のものを油と区別できるが，食品工業，化学工業では油脂としてまとめて扱っている。植物の種子（油糧種子）や果肉，動物の皮下脂肪組織などから融出（煮取り法），圧搾，抽出などの方法で採取されたものを精製して製造する。広い意味では，加工油脂をも含める。

油脂の水素添加 [fatty oil hydrogenation]　→水素添加

油症 [yusho]　1968（昭和43）年，北九州を中心に，ポリ塩化ビフェニル（PCB）が混入した米糠油を摂取した人たちに発生したニキビ様できもの，色素沈着等皮膚の異常を伴う疾患。患者は1万4千名を超え，いまだに後遺症に悩む人が多い。PCBはこれ以後製造，使用が禁止された。→ポリ塩化ビフェニル，ダイオキシン類

輸送体 [transporter]　＝輸送担体

輸送担体 [transporter；carrier]　生体膜にあって物質の輸送を仲介するタンパク質。輸送体ともいう。各種イオンや栄養素が細胞膜を透過する場合の選択性を決定する因子となる。

輸送タンパク質 [transport protein]　血液中で難溶性物質の運搬を行うタンパク質で，難溶性物質と結合し，可溶性の複合体を作る血清タンパク質。

油中水滴型エマルション [water-in-oil emulsion, W/O emulsion]　連続相である油脂中に分散相として水が分散しているエマルション。W/O型エマルションともいう。マーガリンやバター等がある。逆は水中油滴型エマルション。→水中油滴型エマルション

油滴 [oil droplet]　→脂肪細胞内の油滴

湯通し [boiled；blanching]　材料にさっと熱湯をかけたり，熱湯の中をくぐらせたりする操作。調理の下処理として行われる。ブランチングは一般に酵素失活を目的として行うが，調理では油揚げの油抜きのためや，鯛の皮を熱収縮させるなどのときも湯通しを行う。

ユニバーサルデザイン [universal design]　障害や能力の如何を問わずに利用することができる施設や製品などの設計（デザイン）をいう。従来は，主として施設や食具など環境に関して使われたが，日本介護食品協議会は介護食などの食べやすさ

に配慮した食品や飲み物を，ユニバーサルデザインフードとして「かたさ」と「粘度」の規格により4つの区分に分類表示している。

ユニバーサルデザイン食器 [universal design plates] 喫食にかかわる身体機能や咀嚼・嚥下機能に障害がある人のために，食事動作が楽にかつ安全に行われるように工夫された食器。広義には捕食をスムーズに行うための箸やシルバー類，すくいやすさと飲み込みの安全性のために形状や素材を改良した食器のほかに，食器を安定・固定させる器具，食べやすい姿勢を保持するためのテーブル，椅子，クッション等も含まれる。

ユニバーサルプロダクトコード [universal product code, UPC] 統一商品コード，万国製品コード等と訳されている。米国やカナダで使用されている商品流通コード。商品の包装に番号とともにバーコードで印刷されている。商品販売時にバーコード情報を端末機で読み取ることにより，商品の流通管理に役立てている。このコードのほか，日本独自の JAN コード，その他がある。

輸入感染症 [imported infectious disease；afferent infection disease] 赤痢やコレラ，マラリア等のように日本には存在しない病原菌による感染症。これらの病原菌が存在する国に旅行し，感染して帰国後に発病したり，その国からの輸入食品により，日本に持ち込まれたりする感染症。

輸入食品検査 [import food inspection] 有害な食品や規格に適合しないものが輸入，流通しないよう各地の検疫所で行われる検査。他国で作られた食品も輸入されれば日本の食品衛生法にしたがわなければならない。また，すでに流通したものについても各都道府県の衛生研究所等で検査を行っている。

湯抜き [(1) compression to remove excessive water；(2) boiled egg] (1)木綿豆腐を作る時，温めた豆乳に凝固剤（硫酸カルシウム等）を加え凝固させ，凝固物を型箱に入れ，押ふたをして軽く圧をかけ，湯を除くこと。(2)関西地方ではゆで卵のことを煮抜き，あるいは湯抜きという。

ゆば [yuba] 豆乳を銅製の平鍋に入れて加熱したとき，液面にできる薄い膜。これを棒ですくい上げたのが生ゆば，筒状に巻いたり，結んだり，平に畳んだものを乾燥したのが干しゆばである。精進料理などに多用される。

ユパック [IUPAC] ＝国際純正・応用化学連合

ユビキチン [ubiquitin] 真核生物の細胞に広く存在するアミノ酸76個から成るタンパク質。作用の一つに，異常タンパク質の除去がある。ストレス応答性による誘導があり，外界の変化により細胞内で増量する。

ユビキノン [ubiquinone] ミトコンドリア内膜の電子伝達系で呼吸鎖複合体ⅠとⅢの電子の受け渡しを行う補酵素。補酵素 Q，コエンザイム Q（CoQ）ともいう。ベンゾキノン誘導体で，疎水性のイソプレン単位（1～12個）から成る側鎖をもち，ヒトではイソプレン単位は10個（Q10）である。脂溶性成分として，広く生物界に存在し，ビタミン様作用物質の一つとされる。虚血性心筋症に対して直接作用し酸素の利用を高めるので，治療薬としても用いられる。

輸卵管 [oviduct] ＝卵管

ゆりね〔百合根〕 [lily bulb] ユリ科ユリ属のオニユリ，コオニユリ，ヤマユリ，タツタユリ，ワダユリの地下に生じる鱗茎。ユリにはほかにも多くの種類があるが，ほとんどは苦くて食に適さない。植付けから収穫まで2年程度かかる。主成分はデンプンで，タンパク質も比較的多い。粘質物はグルコマンナンである。

油糧種子 [oil seed] 油分を多く含み，製油原料として用いられる植物種子。ダイズ，オリーブ，ナタネ，ヒマワリ，綿実，ゴマ，サフラワー，ラッカセイ，カカオ豆，アマニなどがある。このほか量的には少ないが，エゴマ種子，ブドウ種子，カポック種子，ツバキ種子，カラシナ種子なども該当する。これらから加熱による融出（レンダリング），圧搾，抽出，精製して得られる油脂は，それぞれ特徴的な脂肪酸組成を有し，食用のほか，医薬品，化粧品，塗料などに利用される。→植物油

ようおん

ヨ

陽イオン [cation]　イオン化状態において正電荷をもっているイオン。カチオンともいう。生体内では, 酵素の活性化, 物質輸送, 細胞内の恒常性維持, 興奮伝達, エネルギー転換等に重要な働きをしている。

陽イオン界面活性剤 [cationic surfactant]　親水基が陽イオンである界面活性剤。カチオン界面活性剤ともいう。"逆性石けん"ともよばれる。一般に, 負に帯電している固体表面に強く吸着し, 柔軟性, 帯電防止性, 殺菌性等を付与する。柔軟仕上げ剤やリンス剤, 消毒剤に利用される。→陰イオン界面活性剤, 逆性石けん

陽イオン輸送 [cation transport]　生体内で陽イオンがカルシウムポンプ, ナトリウム・カリウムポンプ等により能動的に輸送されること。ATP等の加水分解によってエネルギーを得る第一次能動輸送系とイオンの電気化学的ポテンシャル差によって別のイオンを輸送する第二次能動輸送系がある。

要因加算法 [factorial method]　主として, エネルギー, タンパク質（あるいはほかの栄養素）の必要量を推定する方法の一つ。人間は, 通常の生活を営む中で, エネルギーや栄養素を消費・排泄（損失）し, それを食事から摂取・補給することでバランスを維持している（出納バランスまたは収支バランス）。エネルギーについては, 一日当たりのエネルギー消費量を直接, 測定することができない場合, 基礎代謝量及び時間別の身体活動量などの要因別にエネルギー消費量を測定・推計し, それらを合算して推計値を得る。

要因分析法 [factorial analysis]　実験計画法の一つ。特に実験の計画段階で用いる。解析には分散分析, 重回帰分析などが用いられる。注目するデータの増減に影響を及ぼすと考えられる要因と水準を採り上げ, 水準をいろいろ変化させた実験を行う。得られたデータに要因がどのように効いているかを調べ, また要因ごとの水準がどのような組合せの時に特性値が最大（または最小）となるかを調べる。

溶解 [lysis；dissolution]　物質（固体, 液体, 気体）が溶媒（通常液体）中に均一に混ざり込み溶液となる現象。溶解する物質を溶質という。溶質が気体の場合には吸収, 液体の場合には混合という。

要介護者 [dependent care giver]　＝要支援・要介護者

溶解素 [lysin]　ライシンともいう。(1)溶菌素, 溶血素, 細胞溶解素など溶菌を起こす作用をもつ物質。(2)抗原細胞と反応して補体による細胞溶解を行う抗体（免疫溶解素）。(3)先体中に含まれ, 受精に際し, 精子が通過するために卵外被に小孔を開ける時放出する物質（精子溶解素）等がある。いずれも酵素の働きが関係しており, プロテアーゼ, ヒアルロニダーゼ, スルファターゼ等が報告されている。

陽極加工 [anodizing]　＝アルマイト加工

溶血 [hemolysis]　一般的には赤血球の崩壊をいうが, 臨床上は赤血球の早期破壊による溶血亢進を指すことが多い。溶血により生じた赤血球ヘモグロビン由来のポルフィン環は開環して, 間接型ビリルビンになり, 肝臓でグルクロン酸抱合を受け, 便に出る。しかし一部は腸肝循環を介してウロビリノーゲン尿となる。

溶血性尿毒症症候群 [hemolytic uremic syndrome, HUS]　急性腎不全, 血小板減少, 溶血性貧血を三徴とし, 腎糸球体及び小動脈中にフィブリン様の物質を生じることで呈する。腸管出血性大腸菌の感染により発症することもあり, その誘発因子は, 腸管における大腸菌によるベロ毒素の産生や, 細菌やウイルスによるノイラミニダーゼの関与等が考えられている。大腸に感染し, 腹痛, 水様性下痢に続き, 鮮血便を排出する。治療法として, 副腎皮質ステロイドの投与, 抗血栓剤投与, 血漿交換, プロスタサイクリンの持続注入等が試みられている。腎不全に対しては, 早期から透析を行う必要がある。

溶血性貧血 [hemolytic anemia]　赤血球の早期破壊亢進により末梢血の赤血球数が減少し, その結果引き起こされる貧血。遺伝性球状赤血球症等の先天性疾患では脾臓摘出, 自己抗体による自己免疫性溶血性貧血等の後天性疾患では脾臓摘出のほか, 副腎皮質ステロイド剤や免疫抑制剤等が治療として使われる。

溶血素 [hemolysin]　赤血球を破壊し, ヘモグロビンを出させる物質（抗体）の総称。細菌毒素や蛇毒素等の動物毒素であり, 細菌ではブドウ球菌, 連鎖球菌等が産生する溶血素が知られている。

溶血斑試験 [hemolytic plaque assay] =溶血プラークテスト

溶血プラークテスト [hemolytic plaque assay] 組織中に存在する抗体産生細胞の数を算定する方法。溶血斑試験ともいう。ヒツジ赤血球と被検細胞浮遊液を寒天中で混和し37℃，1時間培養する。その後モルモット血清（補体）を加えて加温すると，被検細胞の中にヒツジ赤血球に対する溶血素産生細胞が存在すれば，周囲の赤血球が溶血し肉眼的にプラーク（溶血斑）として観察できる。

溶剤 [solvent] =溶媒

葉酸 [folic acid] ビタミンB群に属する。ホウレンソウから見いだされ，ラテン語の葉にちなんで名付けられた。狭義ではプテロイルモノグルタミン酸を指す。広義には葉酸活性を有する物質全般を指し，フォラシン（folacin），フォレート（folate）ともいう。補酵素型であるテトラヒドロ葉酸（テトラヒドロプテロイルグルタミン酸），その還元型，一炭素単位置換型およびそれぞれのポリグルタミン酸型がある。食品中の葉酸は，ポリグルタミン酸型が主体であり，加水分解されモノグルタミン酸型になって吸収される。小腸上皮細胞では，メチルテトラヒドロ葉酸に還元され血液中に放出される。細胞内ではプテロイルポリグルタミン酸になり保持される。一炭素単位転移の担体として働く。食品中の葉酸の相対生体利用性はプテロイルモノグルタミン酸と比べ低く，「日本人の食事摂取基準（2015年版）」では，葉酸量をプテロイルグルタミン酸量とし，食事性葉酸の相対生体利用率を50％として示している。成人の推定平均必要量は200 μg/日，耐容上限量は900～1,000 μg/日とされている。神経管閉鎖障害のリスク低減と葉酸欠乏に関連があることが見いだされているので，妊婦は非妊娠時に240 μg/日を付加した摂取であることが望ましい。また，妊娠を計画している女性，または，妊娠の可能性がある女性は付加的に400 μg/日のプテロイルモノグルタミン酸（食事性葉酸で800 μg 相当）の摂取が望まれる。→テトラヒドロ葉酸，メチルテトラヒドロ葉酸，メチレンテトラヒドロ葉酸

葉酸欠乏 [folate deficiency；folic acid deficiency；folacin deficiency] フォラシン欠乏，プテロイルグルタミン酸欠乏ともいう。葉酸の欠乏により生じる巨赤芽球性貧血，心悸亢進，息切れ，易疲労性，めまい，舌炎，口角炎及びうつ病などの精神症状を示す。

葉酸欠乏性貧血 [folacin deficiency anemia；folate deficiency anemia] 葉酸欠乏による巨赤芽球性貧血。葉酸は骨髄の造血幹細胞に働いて，赤血球の生成，成熟を促進するので，葉酸欠乏によりこれらが阻害される結果生じる。舌の疼痛も生じるが，神経症状はみられない。妊娠時，がん患者，血液透析等で生じやすい。

羊脂 [mutton tallow] ヒツジの脂肉から得られる油脂。山羊脂を含める場合もある。脂肪酸組成は牛脂に似ており融点が高い。

幼児 [infant] 満1歳から満6歳未満の児。身体発育はやや緩慢な時期で，上半身の発育は遅れるが，下半身は急速に伸び続け，より細い体格となる。前期の猫背・ふくれ腹・扁平足は後期で消失する。乳歯20本が生えそろい，下顎が発達して細顔になる。

要支援・要介護者 [support required, long-time care required] 介護保険制度において，市町村が実施する介護認定審査会で要介護状態区分（要支援1～2，要介護1～5）について認定を受けた者。

幼児食 [food for infant] 1歳半頃の離乳完了期から5歳頃までの食事。幼児の体重1 kg 当たりのエネルギー，タンパク質，鉄，カルシウム等の食事摂取基準は，成人の2～3倍の量に設定されている。一方，咀嚼機能や消化機能は成人に比べ未熟なため，注意が必要である。

溶出液 [eluate] (1)クロマトグラフィーにおいて，カラムに吸着された各成分を分離しながら溶かし出してくる溶液のこと。(2)成分を溶かし出してにじみ出させる溶液のこと。

葉状乳頭 [foliate papillae] 舌後部の両側面に位置する味覚受容組織。裂溝が前後方向に並んだ形状を成す。裂溝の内側面には有郭乳頭と同様に多数の味蕾を有し，顔面神経と舌咽神経が連絡している。

羊水 [amniotic fluid] 羊膜腔を満たす弱アルカリ性帯黄色透明な液体。妊娠中，胎児を外圧からの衝撃吸収，胎児の自由な運動と成長を保持する。分娩時には，子宮頸管の拡大，陣痛圧力からの胎児の保護，破水後は潤滑油として胎児の産道通過をしやすくする作用をする。

ヨウ素 [iodine] 元素記号I，原子番号53，原子量126.90，17(7B)族元素。ハロゲン元素。単体は黒紫色金属光沢のある固体。昇華法により精製することができる。放射性同位体 ^{125}I，^{131}I は医学，生化学においてトレーサー，ラジオイムノアッセイとして利用されている。色素材料，写真感光剤として用いられる。→ヨウ素化

ヨウ素価 [iodine value] 100 gの油脂が吸収するヨウ素の重量をグラム数で示した値。油脂中の不飽和結合の量を示す指標。油脂にヨウ素を作用させたとき，不飽和結合に付加して消費したヨウ素の量。ヨウ素価が100以下の油脂を不乾性油，100～130を半乾性油，130以上を乾性油という。

ヨウ素化 [iodination] ヨウ化物イオン I$^-$ による置換反応。タンパク質や核酸を放射性同位体 ^{125}I や ^{131}I を用いて修飾すれば，これらの放射性標識ができるので，微量検出に利用される。

ようそかかせ

ヨウ素化カゼイン [iodocasein]　＝ヨードカゼイン

ヨウ素症 [iodism]　＝ヨウ素中毒

ヨウ素中毒 [iodism；iodine poisoning]　ヨウ素やヨウ素化合物による中毒。ヨウ素症ともいう。職業性のもののほか，医療行為によって発生することもある。許容濃度は 0.1 ppm であるが，0.15〜0.2 ppm で障害が出始め，0.3 ppm 以上では仕事が続けられず，大量投与では腹痛，悪心，嘔吐，下痢がみられる。

ヨウ素添加塩 [iodized salt]　ヨウ素が添加された食塩。土壌にヨウ素が不足している地域では栽培される作物がヨウ素不足となるため，利用されている。食卓塩に 1/100,000 のヨウ化ナトリウムを加えると，ヨウ素欠乏症の予防に有効であるとされている。

ヨウ素デンプン反応 [iodo-starch reaction]　デンプンの呈色反応。デンプン水溶液にヨウ化カリウム溶液を加えると，デンプン分子のら旋構造の長さによって青〜赤色を呈する。この反応は，ら旋構造の内部にヨウ素分子が包摂されることによる。水溶液を加熱するとら旋構造からヨウ素分子が放出されるため呈色は消える。

羊腸 [sheep casing]　ヒツジの小腸（十二指腸，空腸，回腸）。ウインナーソーセージのケーシングとして多用される。

腰痛 [low back pain]　運動時，安静時を問わず，腰部の痛みの総称。人間が四足から立位歩行に進化して，上体の重力や動作負荷が腰椎部とその周辺に集中することにより発症する。原因は腰部の骨や筋肉，椎間板，神経組織の障害，泌尿器や胆石などの臓器障害に伴うもの，心因性など多様である。腰部の負担となる動作を避けることや，腰痛体操が予防に有効である。

腰痛体操 [exercise for low back management]　腰痛の予防や治療のための体操。腰部には上体の重力や動作による負荷が集中する上に，急激な動作や不自然な姿勢を持続すると，器質的な損傷や血液循環障害による腰痛が発症しやすい。腰痛体操は仰臥位または腹臥位で，上体起こしや腰部の捻転を繰返し，腹筋や背筋などの強化を図り，関節の可動性を高めて腰痛の予防や治療に効果をあげている。

陽電子放射断層撮影［法］ [positron emission tomography]［法］　＝ポジトロン放射断層撮影［法］

羊肉 [sheep meat]　肉質の特徴は特有の臭気があるため，精肉用にはあまり好まれず，ジンギスカン料理などに使われることが多い。生後 1 年以上の成羊肉をマトン，子羊肉をラムとよぶ。オーストラリアでは生産現場で年齢を確認できないので，その輸出用規格では，永久歯がないヒツジの肉をラム（lamb），最低 1 本の永久門歯があり，かつ雌または去勢雄ならびに雄で第二次性徴がないヒツジの肉をマトン，最低 1 本の永久門歯があり，去勢雄または非去勢雄で第二次性徴があるものを成雄羊肉（ram）としている。雌，去勢雄，第二次性徴がない雄で，1〜2 本の永久門歯がある生後 1〜2 年のものをホゲットとよぶこともある。

羊乳 [sheep milk]　「乳及び乳製品の成分規格等に関する省令」（略称：乳等省令）で〈生めん羊乳とは，搾取したままのめん羊乳〉と定義している。ヒツジから搾取した乳のことで，牛乳成分と比較した場合，タンパク質及び脂肪量が高く，これに起因して全固形分も高いという特徴がある。

溶媒 [solvent]　物質（固体，液体，気体）を溶解させる役割をもつ物質。溶剤ともいう。固体，液体，気体のいずれも溶媒になり得るが，通常の溶液は溶媒が液体のものである。溶媒は大きく分けて，極性溶媒と無極性溶媒がある。極性溶媒は，双極子モーメントをもつ分子から成る溶媒で，イオン化合物に対する溶解力が大きい。水，エタノールは代表的な極性溶媒である。無極性溶媒は，双極子モーメントが小さいか 0 の分子から成る溶媒で，ベンゼン，ヘキサン，四塩化炭素などがある。

洋風料理 [western style dishes]　明治初期に急速に洋風化した日本は，公の場における西洋食を定着させた。また，洋風料理に和風味を加え，和風素材も用いるなどして，洋風料理と日本料理の一体化を行った。料理の和洋折衷が本格的になったのは日露戦争前後からである。近代的な中流階級が成立しはじめ，新しい教育を受けた女性たちによって食生活改善運動が進められ，調理様式にも近代化がみられるようになった。その後，洋食のよび名で一般家庭にも普及し，大衆化した。

羊膜 [amnion]　子宮内で胎児を包む薄く半透明の膜。コラーゲンやラミニン，ニトゲン等のタンパク質から成る厚い基底膜をもつ。胎児の発育と共に卵黄嚢等の退行と反対に羊膜腔は大きさを増し，その内腔は羊膜上皮分泌物の羊水で満たされる。胎児は羊膜腔中に浮かんだ状態であり，羊水を嚥下する。妊娠末期には羊膜腔は子宮腔のほぼ全部を占める。そして，出産の際に，子供と一緒に排泄される。

用量影響関係 [dose-effect relationship]　ある環境要因への曝露量とそれによる人体への影響（健康影響）の大きさとの関係。量影響関係ともいう。

用量反応関係 [dose-response relationship]　二つの量的変数（連続量，順序尺度）の因果関係の妥当性を示す一つの証拠として関連性の強さが試験される。一方が増加すると他方も同時に増加（または減少）しやすいという単調増加（減少）関係がある時，2 変数間に用量反応関係があるといい，因果関係は妥当性が高いと判断される。→傾向検定

用量反応曲線　[dose-response curve]　横軸に用量（投与量），縦軸に生体反応を取り，その関係を図示したもの。濃度反応曲線ともいう。通常S字状の曲線（シグモイド曲線）になる。化学物質の有効量，中毒量，致死量の関係等を明らかにする目的に利用する。

用量反応評価　[dose-response assessment]　刺激の量とその刺激に対するヒトや動物の反応の程度との関係を評価すること。刺激と個々の健康障害度に注目した量影響関係や集団内への発生率に注目した量反応関係により評価する。

容量分析　[volumetric analysis]　化学的定量分析の一つ。測定対象成分を含む溶液に適当な試薬の既知濃度溶液を作用させ，反応の終点に至らせて，それらの体積と試薬の濃度とから目的成分量を算出する分析法。

葉緑素　[chlorophyll]　＝クロロフィル

葉緑体　[chloroplast；chlorophyllbody]　植物や藻類の光合成を行うための細胞内小器官。クロロプラストともいう。光エネルギーを利用してNADPHとATPを合成し，二酸化炭素を有機物に変換する（炭素固定）。固有のDNAをもち，カロテノイドと多量のクロロフィルを含むために緑色に見える。→クロロフィル，炭素固定

ヨーグルト　[yoghurt]　乳等省令でいう"発酵乳"に該当する。国際規格では，ブルガリア菌及びサーモフィラス菌の作用により，乳及び乳製品を乳酸発酵して得た凝固乳製品であり，任意添加物（粉乳，脱脂粉乳，ホエイパウダー）の添加は随意だが，最終製品中には，これらの微生物が多量に生存していなければならないと定められている。

ヨーグルトチーズ　[yoghurt cheese]　あらかじめ製造したヨーグルトをざるなどに入れて水分を減少させ，チーズ様の外見及び風味にした食品。

ヨードカゼイン　[iodinated casein]　カゼインにヨウ素を作用させ，カゼイン重量の6～8%量のヨウ素が結合したヨウ素化カゼイン。乳量の増加を目的として，ウシに与えられたこともある。→カゼイン

ヨードチロニン　[iodothyronine]　チロニン核に複数のヨウ素が置換した構造体の総称。3,3′,5,5′-テトラヨードチロニン（チロキシン，T_4）と3,3′,5-トリヨードチロニン（T_3）が甲状腺ホルモンとして知られる。これらそれぞれ末梢組織で脱ヨウ素化されたリバースT_3やT_2はほとんど活性を示さない。→チロニン

チロニン核

ヨードチロニン脱ヨウ素化酵素　[iodo-thyronine deiodinase]　甲状腺ホルモンのチロキシン（T_4）を活性型のトリヨードチロニン（T_3）に変換する酵素。脱ヨウ素酵素，デイオディナーゼ，5′-ヨードチロニンモノ脱ヨウ素化酵素ともいう。活性の中心にセレノシステインとしてセレンが含まれているセレノタンパク質の一つ。体内分布が異なる3種のヨードチロニン脱ヨウ素化酵素がある。

ヨーロッパグリ　[marron]　南ヨーロッパから小アジアの原産のブナ科の植物で，主として地中海沿岸諸国で栽培され，それぞれの産地の国名をつけてよばれることが多い。栽培歴は古く，ギリシャ時代以前といわれ，大半はマロングラッセなどの菓子原料や焼き栗に利用されている。

抑制効果　[depression effect]　因子を混合した場合の刺激効果が各因子単独の刺激効果の総和よりも小さくなる効果。味や香りを2種以上混合した場合にマイルドに感じられたりする効果である。→味の抑制効果

抑制性T細胞　[suppressor T cell]　＝サプレッサーT細胞

抑制物質　[repressor]　＝レプレッサー

浴中運動　[underwater exercise]　＝水中運動

横川吸虫症　[metagonimiasis]　異形吸虫科に属する。第一中間宿主はカワニナ類である。第二中間宿主はアユやシラウオ等の淡水魚で，人はこれらの生食によって感染する。成虫は小腸上部の粘膜に寄生し，多数感染すると腹痛，下痢を伴うカタル性の腸炎を起こす。

四次構造　[quaternary structure]　タンパク質の四次構造。機能タンパク質において，複数のポリペプチド鎖（サブユニット）が，非共有結合的に会合して形成する特定の立体構造をいう。会合するサブユニットの数により二量体，四量体などとよぶ。

寄せ鍋　[chowder]　種々の材料を吸い物程度の味加減の汁で煮ながら食べる料理。材料は魚介類，鶏肉，練製品，野菜，きのこ類，豆腐，ゆば，麩などさまざまな物を用いる。ポン酢を添える。

寄せる　[gelatinize]　寒天，ゼラチン，デンプン，卵などのゾルにほかの材料を入れて固めること。寄せたものを寄せ物という。刻み食など口中でまとまりにくい食物において，食べやすくする方法の一つとして有効である。

予測値　[expected value]　＝期待値

予測微生物学　[predictive microbiology]　種々の培地及び環境条件下で実測して得た細菌の増殖及び死滅曲線やパターンを数式化あるいはモデル化して，コンピューター上で条件を設定することにより，微生物の増殖・死滅をシミュレーションするための学問。ユーザーが利用しやすいコンピュー

よていきゅう

予定給与栄養量　　給食施設において提供する食事のエネルギー及び栄養素量。一般的には作成した献立（予定献立）のエネルギー及び栄養素量。給与栄養量，給与量，平均給与栄養量，平均供給栄養量ともいう。

ヨノン　［ionone］　　＝イオノン

予防接種　［vaccination］　　ワクチンを接種することにより，疾患に対する免疫能を高めて，疾患を予防する。ポリオ，結核，はしか等に対して行う。

世論調査　［mass observation］　　＝世論調査
（せろんちょうさ）

四要素模型　［four element model］　　粘弾性挙動を記述するため，フックの弾性法則にしたがうバネとニュートン粘性法則にしたがうダッシュポットを直列に結合したマクスウェル模型と並列に結合したケルビン・フォークト要素を直列または並列に結合した模型。応力緩和やクリープなどの粘弾性現象を記述するのに用いられる。

ラ

ラード [lard]　ブタの脂肪組織から得られる食用固体脂。飽和脂肪酸を41％程度含んでいるが，リノール酸含量が10％近くあるので，牛脂より柔らかい。日本農林規格（JAS）では，100％豚脂の純製ラードと一部ほかの油脂を含む調製ラードに分けられ，併せて精製ラードとよぶ。

ラー油 [cayenne pepper oil]　辣油(ラーユ)。トウガラシに含まれる成分をゴマ油に浸出させたシーズニングオイル。荒挽きしたトウガラシとゴマ油を加熱混合して作る。中国特有の調味料。

らい漬〔擂かい〕 [grinding]　水産練り製品製造における一工程。原料肉（落とし身，さらし肉，冷凍すり身）に食塩を加えてすり潰し，すり身をつくる作業工程。原料肉だけの空ずり，食塩を加えてタンパク質を溶解させてすり身をつくる塩ずり，最後に調味料やデンプンを加えてする本ずりとがある。

ライ小麦 [triticale]　ライ麦の花粉をコムギのめしべに交配して作られる属間雑種。トリティケールともいう。コムギにライ麦の耐寒性などの環境耐性を導入する目的で育種されたもので，ポーランド，ドイツ等での栽培が多い。栄養的にはコムギの制限アミノ酸であるリシンがコムギより多いという特徴をもつ。グルテン量が少ないので生地が弱く，単独あるいは小麦粉と混合してパンにしたり，朝食用シリアルとして食される。

ライシン　＝溶解素

ライディッヒ細胞 [Leydig cell]　精巣（睾丸）の隣接しあう精細管の間に存在する間葉系の円形細胞。間質細胞，茸質腺ともいう。下垂体の黄体刺激ホルモン（LH）の支配により男性ホルモンを生成することで，男性の第二次性徴発現にかかわっている。

ライトクリーム [light cream]　脂肪率で分類されるクリームの呼称の一つ。乳脂肪分は18％以上。主にコーヒーや紅茶用のクリームや，フルーツやデザートにかけるクリームとして使用される。脂肪分が低いので，ホイッピングには適さない。

ライナー [liner]　一般にボール紙といわれる厚い紙を指す。板紙ともいう。紙質は硬く腰が強い。段ボール箱原紙として多用される。外装ライナーと内装ライナーがあり，製法からクラフトライナー，ジュートライナー等がある。防水加工，ラミネート加工したものもある。

らい〔癩〕〔病〕 [leprosy]　→ハンセン病

ライフステージ [life stage]　人生を出生から死亡まで特徴ある時期的に区分する言葉。栄養学では乳幼児期，学童期，思春期，青年期，成人期，老年期などに区分する。Rowntree BS（イギリス）が表現したライフサイクルとほぼ同じで，さらに家族形成期，家族成長期，成熟期など区分した。

ライムジュース [lime juice]　100％ライム果実の搾汁。搾汁を濃縮しないストレートタイプと濃縮した搾汁に水を加えて搾汁時の濃さに調製した濃縮還元タイプがある。→ジュース

ラウールの法則 [Raoult's law]　Rauolt FM（フランス）によって実験的に見いだされた法則で，後にArrhenius SA（スウェーデン），van't Hoff JH（オランダ）により理想溶液について熱力学的に導かれた。希薄溶液では，その蒸気圧降下率は溶質のモル分率に等しく，また，溶媒（≒溶液）の蒸気圧は溶液中の溶媒のモル分率に比例する。

ラウリン酸 [lauric acid]　$C_{12}H_{24}O_2$，$CH_3(CH_2)_{10}COOH$，分子量200.32。白色粉末。ドデカン酸ともいう。融点44℃。エーテル，ベンゼンに可溶だが，水に不溶。ヤシ油やパーム核油に多い。石けんや界面活性剤など工業用途に利用される。

ラウンドアップ [round up]　＝グリホセート

ラガービール [lager beer]　主発酵後に0℃近くの低温で数週間から数か月貯蔵し熟成させたビールの総称。ビールの表示に関する公正競争規約に〈貯蔵工程で熟成させたビールでなければラガービールと表示してはならない〉と定められている。熟成工程前のビールにはアセトアルデヒドなどの未熟臭があり，熟成工程中に酵母により還元されエタノールに変換され，香味が改善される。世界で消費されるビールの多くはラガービールである。

n-酪酸 [butyric acid]　$C_4H_8O_2$，$CH_3(CH_2)_2COOH$，分子量88.11。無色透明で特有の臭気をもつ。食品添加物として指定されており，着香の目的で使用できる。自然界にはミルク特有の成分として，ミルクの検定等にも利用される。→酪酸菌，酪酸発酵

酪酸価 [butyric acid number]　牛乳に関して用いられる数値。脂肪5g（または0.5g）に含

まれる脂肪酸のうち，硫酸カリウム及びカプリル酸溶液に溶解する可溶揮発性脂肪酸の量を数値化した値。主として酪酸の含量を示す。牛乳脂肪の酪酸価は 16〜24 で平均 20 であるから，得られた酪酸価に 5 を乗じた値を試料中の乳脂肪 % とし，乳脂肪以外の脂肪の有無及びその大体の含量の判定に用いられる。

酪酸菌　[butyrate-producing bacterium]　主な生産物が酪酸である微生物（細菌）。代表的な菌種は *Clostridium butyricum* である。酪酸菌は偏性嫌気性菌である。人の腸内にも存在し，腐敗菌や病原菌に対して拮抗作用を示す。有益細菌と共生するとして，いわゆるプロバイオティクス効果を主張する説がある。酪酸菌は一般には食品の変敗原因菌として知られており，サイレージでは代表的な腐敗菌とされている。→酪酸，酪酸発酵

酪酸発酵　[butyric acid fermentation]　主な生産物が酪酸である発酵。ヒトの腸内にも酪酸菌が生育して酪酸発酵を営んでいる。胃で消化されない糖類も一部酪酸に変換されてエネルギーとして利用される。なお，発酵法で酪酸を生産した例はない。→酪酸菌

ラクターゼ　[lactase]　ラクトースを加水分解してグルコースとガラクトースにする酵素。β-ガラクトシダーゼともいう。

ラクターゼ欠損症　[alactasia；congenital lactase deficiency]　先天的または後天的な小腸粘膜のラクターゼ欠損のために，ラクトースの分解・消化が行えず腹部膨満，腹痛，下痢などの症状を示す疾患。乳糖分解酵素欠損症，乳糖不耐症ともいう。新生児，乳児に多くみられる。また，人種差があり，欧米人に少なく黒人や東洋人に多い。完全欠損はまれであり，小児の成長とともに改善される。

ラクタム　[lactam]　環状化合物で環の中にラクタム環（-CONH-）の構造を有する抗生物質の総称。ペニシリンやセファロスポリン等の β-ラクタム構造が有名である。

ラクチット　[lactit]　=ラクチトール

ラクチトール　[lactitol]　$C_{12}H_{24}O_{11}$，分子量 344.31。二糖類であるラクトースのグルコース部が還元されて糖アルコールのグルシトールになった構造で，難消化性。ラクチットともいう。

ラクツロース　[lactulose]　$C_{12}H_{22}O_{11}$，分子量 342.30。ガラクトースとフルクトースから成る二糖類。ラクトースの異性化により生産されるので，異性化乳糖ともいう。甘味度はラクトースの 1.5 倍あり，また腸内細菌のビフィズス菌を増殖させるので整腸効果がある。

ラクトアイス　[lact ice]　乳等省令で定められているアイスクリーム類 3 種（アイスクリーム，アイスミルク，ラクトアイス）のうちの一種。乳固形分 3.0 % 以上，細菌数 50,000/g 以下，大腸菌群

陰性という成分規格があるが，乳脂肪の規格がないので，植物性脂肪を使用したものが多い。

ラクトアルブミン　[lactalbumin]　乳清タンパク質の一つ。ウシの場合，全乳清タンパク質の 20 % を占める。分子量は約 14,000。卵白リゾチームと一次構造の相同性が高い。乳腺中でのラクトース合成に不可欠な成分で，ガラクトシルトランスフェラーゼと複合体を形成し，ラクトース合成酵素として働く。

ラクトース　[lactose]　$C_{12}H_{22}O_{11}$，分子量 342.30。グルコースとガラクトースから成る二糖類（D-Glc4←1 β-D-Gal）で，哺乳動物の乳汁中に含まれる。乳糖ともいう。甘味度はスクロースの約 16〜20 % である。ラクトースを加水分解する酵素（ラクターゼ）の活性が低い人は，牛乳を飲むと下痢等を起こしやすく，ラクターゼ欠損症や乳糖不耐症といわれる。また，東洋人は西洋人よりも，この酵素の分泌が少ないといわれている。

ラクトースシンターゼ　[lactose synthase]　哺乳類の乳腺中に存在し，乳糖を生合成する酵素。乳糖合成酵素ともいう。UDP ガラクトースとグルコースからラクトースシンターゼにより乳糖が生合成される。

ラクトグロブリン　[lactoglobulin]　乳清タンパク質のグロブリンであり，血液に由来する免疫グロブリンと β ラクトグロブリンの総称。

ラクトスクロース　[lactosucrose]　ヘテロオリゴ糖の一種。乳果オリゴ糖ともいう。甘味料。スクロースとラクトースの混合物に β-フルクトフラノシダーゼを用いて，転移反応で生成する。β-ガラクトシル(1,4)-α-グルコシル(1,2)-β-フルクトース。ビフィズス菌増殖作用，低う蝕性がある。

ラクトトランスフェリン　[lactotransferrin]　乳中の鉄結合タンパク質で，ラクトフェリンを指す。血清トランスフェリンは pH 4.5 で鉄を解離するのに対して，ラクトフェリンは pH 3.5 でも鉄を結合し得る。

ラクトフェリン　[lactoferrin]　乳清タンパク質の一つ。鉄結合性の糖タンパク質。分子量は約 80,000。ヒトの初乳に 5〜7 mg/mL，常乳で 1〜3 mg/mL，牛乳（常乳）には 0.1〜0.4 mg/mL 含まれる。特に初乳に多く含まれ，抗菌活性を示すことから，乳児（仔）の発育や感染防御に重要な成分であると考えられている。ラクトフェリンの N 末端領域から，抗菌活性の高いペプチド（ラクトフェリシン）が得られる。ほかにも鉄吸収調節や酸化抑制

等多様な生理作用をもつことから，スキムミルクなどに配合されている。

ラクトフラビン ［lactoflavin］ 乳に含まれるリボフラビン。フラビンモノヌクレオチド（FMN）及びフラビンアデニンジヌクレオチド（FAD）としてタンパク質に結合している。

ラクトペルオキシダーゼ ［lactoperoxidase］ 過酸化水素を分解し活性酸素を生成させる乳中酵素。グラム陰性菌に対して抗菌作用を示す（ラクトペルオキシダーゼシステム）が，乳酸菌などのグラム陽性菌を死滅させることはない。加熱殺菌の指標として用いられるアルカリ性ホスファターゼよりも熱に安定である。

ラジオイムノアッセイ ［radioimmunoassay, RIA］ 放射線免疫分析法ともいう。生体試料中に $10^{-9}\sim10^{-12}$ g の極微量存在するホルモン等の特定物質の定量に適する。測定対象の抗原と放射性核種で標識した抗原の抗体との競合結合を利用し，結合した複合体の放射能を測定して微量物質を定量する。ホルモンのほかに腫瘍マーカー，特殊タンパク質にも適用可能。抗原でなく抗体を標識して測定する方法もある。放射性核種としてはヨウ素の同位体 ^{125}I が多用される。

ラジカル ［radical］ 不対電子を有する化学種（分子または原子）。フリーラジカル，遊離基ともいう。分子の熱あるいは光による分解，放射線分解，電子線照射，金属還元等によって生じ，反応中間体として考えられている。不安定であり単離できるものは少ない。

ラジカル消去剤 ［radical scavenger］ ＝ラジカルスカベンジャー

ラジカルスカベンジャー ［radical scavenger］ 反応時に生じるラジカルを効率よく捕獲する物質。ラジカル捕獲剤，ラジカル消去剤ともいう。多くの反応ではガルビノキシル（galvinoxyl）などの安定したラジカルが用いられる。ラジカルスカベンジャーにより，反応を止めたり調節をすることができる。→スーパーオキシドジスムターゼ

ラジカル捕獲剤 ［radical scavenger］ ＝ラジカルスカベンジャー

ラスク ［rusk］ 薄く切ったパンの表面に卵白と粉砂糖を混ぜたものを塗り，オーブンで焼いたもの。

ラズベリー ［raspberry］ バラ科キイチゴ属の落葉低木で，ヨーロッパ及び北アメリカ原産。熟すと花托の部分から離脱して中空となるため，収穫時くずれやすい。果皮の色（赤，黒，紫）により品種が分類される。成熟果は生食とともにジャム，ゼリー，ジュース，シロップ，果実酒等に加工して用いられる。

ら〔螺〕旋 ［helix］ ＝ヘリックス

ら〔螺〕旋構造 ［screw structure；helix］ 染色体のら旋構造や DNA の二重ら旋構造がある。このような規則的な不相称としてのら旋構造は相称的構造とともに生物の基本的形態として広くみられる。

ラッカーゼ ［laccase］ p-ジフェノール型のポリフェノール類の酸化を触媒する青色の銅酵素で，ウルシ等の植物やカビに存在する。広義にはポリフェノールオキシダーゼに含まれる。

落花生油 ［peanut oil；ground nut oil；arachis oil］ ラッカセイ（含油率 40～50％）から主に圧搾法により採取される液体油。ピーナッツ油ともいう。オレイン酸とリノール酸が主脂肪酸で，独特の香味がある。

ラット ［rat］ ドブネズミ（*Rattus norvegicus*）の飼養変種。栄養学，医学領域で頻繁に使用される実験動物で，シロネズミともいう。全身が白い毛で覆われ，眼球は赤い。実験には純系の Wistar 系と Sprague Dawley 系が多く用いられる。妊娠期間は 20～24 日で，平均 8 匹を出産。2～3 か月で成熟し，雄の体重は約 500 g，尾を除いた体長は約 25 cm。雌は幼体，成体ともに小さい。生存期間は約 3 年で，雌が長生きする。食性はマウスと同様に雑食性である。

ラッパ管 ［tuba uterina］ ＝卵管

ラッピング ［wrapping］ 折り曲げできる包装材料で物品を覆い包むこと。上包み（うっみ），オーバーラップなどとほぼ同義。

ラニチジン ［ranitidine］ ヒスタミン H_2 受容体拮抗薬の一種で，胃酸分泌抑制作用がある。胃炎，胃潰瘍，十二指腸潰瘍，逆流性食道炎等の治療に用いられる。

ラノリン ［lanoline］ ヒツジの皮脂腺から分泌される脂肪酸と高級アルコールのエステル。ウールグリースともいう。人の皮脂に近い特性をもち皮膚になじみやすく親和性と浸透性，保湿性に富む。精製・抽出等のプロセスにより多種・多様な製品があり，化粧品や医薬品等幅広い用途がある。

ラパマイシン ［rapamycin］ 免疫抑制剤の一つ。ラパマイシンは哺乳類ラパマイシン標的タンパク質 C1（mTORC1）のみを直接阻害する。ラパマイシンには哺乳類の延命効果が報告されており，その効果は mTORC1 活性の抑制を介すると考えられている。しかし，詳細なメカニズムには不明な点が多い。

ラフィノース ［raffinose］ $C_{18}H_{32}O_{16}$，分子量 504.44。非還元性の三糖類（D-Gal α1→6 D-Glc α1→2 β D-Fru）。腸内細菌のビフィズス菌を増殖させるので整腸効果がある。サトウダイコン，綿実に多く含まれている。α-ガラクトシダーゼを作用させると D-ガラクトースとスクロースが生成する。

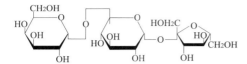

ラベンダー [lavender] シソ科ラベンダー属の植物。アフリカ・カナリア諸島，地中海沿岸，西アジアの広い範囲に自生。花は，独特の華やかな香りをもち，ハーブ，ポプリ，ラベンダー水，精油にして催眠（睡眠増強），抗菌，火傷，凍傷，湿疹治癒のために，ギリシャ，ローマ時代から利用されてきた。コモンラベンダー（*Lavandula angustifolia* Mill.）を一般的にラベンダーとよんでいるが，スパイクラベンダー，両者の交配種であるラバンジンがある。香気主成分は，酢酸リナリルとリナロール（いずれも *R* 体）である。スパイクラベンダーは，1,8-シネオールとカンファーの含有量が高い。

ラベンダー油 [lavender oil] 開花したラベンダーの花を水蒸気蒸留して得られる。医薬品，化粧品，石けん香料として利用される。ラベンダー油の主成分は酢酸リナリルとリナロールであるが，品質は新鮮な洋ナシを連想させる酢酸リナリルの含有量で測られる。一般に低地産のラベンダーで含有量が高いことが観察されている。野生に近いスパイクラベンダーや交配種のラバンジンは収油量が高いが，リナロールやカンファーの含有量が高く品質が劣る。特有香気成分として α-サンタロール，酢酸ラバンデュイル等が見つかっている。

ラミナラン [laminaran] コンブ科をはじめとする褐藻類に含まれる貯蔵性多糖で，主としてグルコースの β1→3 結合を有する β-グルカン。ラミナリンともいう。水に不溶なものと可溶なものがあり，後者は少量の β1→6 結合をもつ。ラミナラン分子の半数の還元末端にはマンニトール 1 分子が結合している。

ラミナリン [laminarin] ＝ラミナラン

ラミネーション [lamination] 複合あるいは多層フィルム・シートの製造工程の一つ。合成樹脂フィルムを紙やセロハン，アルミニウム箔等の他の基材の上に貼り合わせること。フィルムを溶融状態のままラミネーター装置にかけ，加圧ロールにより基材に貼り合わせる方法が一般的。ラミネートフィルムとして低密度ポリエチレンを各種基材と組み合わせたものが多い。

ラミネートフィルム [laminated film] 合成樹脂フィルムを紙やセロハン，アルミニウム箔等の他の基材の上に貼り合わせた積層フィルム。積層フィルム，複合フィルムともいう。基材として，低密度ポリエチレンを用いたものが多い。

ラム[酒] [rum] サトウキビの搾り汁を煮詰めて砂糖を生産した後に残る糖蜜を原料に，発酵・蒸留させて作る蒸留酒。日本の酒税法ではスピリッツに分類される。西インド諸島が原産。熟成させると琥珀色になる。甘い香味を特徴とし，アルコール分は 40～50％。産地や製造法によって，ヘビー，ミディアム，ライトに分類される。そのまま飲むほか，カクテル，製菓用に使用される。

ラム [lamb] →羊肉

ラムニトール [rhamnitol] $C_6H_{14}O_5$，分子量 166.17。ラムノースの還元によって生成する糖アルコール。1-デオキシマンニトールともいう。甘味を呈するが，天然物としては見つかっていない。

ラムノース [rhamnose] $C_6H_{12}O_5$，分子量 164.16，記号 Rha。デオキシヘキソースの一種で通常，L型が植物に由来するケルセチン等の配糖体や多糖類を構成する単糖類。6-デオキシマンノースともいう。ウルシ科植物には遊離状態で存在する。また高等動物には，ほとんど利用されない。

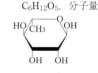

α-L-ラムノピラノース

ラムノリピド [rhamnolipid] 糖脂質の一種で，3-*O*-[3'-*O*-(*O*-α-L-ラムノピラノシル-（1→2）-α-L-ラムノピラノシル）ヒドロキシデカノイル]ヒドロキシデカン酸のこと。

ララ物資 [LARA supplies；LARA goods] 1946 年，アジアの困窮者を救済するために米国の宗教，社会事業等の13団体が組織した団体であるアジア救済連盟（Licensed Agency for Relief in Asia，LARA）が，緊急に支援が必要なアジア各国に送った食料や医薬品。日本も LARA から食糧の提供を受け，戦後の学校給食を再開した。

卵黄 [egg yolk] 鶏の卵巣で肝臓から合成されたリベチン，リポビテリン，リポビテレニン，ホスビチン等のタンパク質が蓄積されたもので，卵黄膜に覆われている。遠心分離により顆粒，プラズマに分離され，リン脂質，リポタンパク質が多く，コレステロール含量も多い。リポタンパク質でも低密度リポタンパク質は乳化性を示す。卵黄リン脂質の73％を占めるホスファチジルコリンは神経伝達物質であるアセチルコリンに体内で変化する。無機質はリン，カルシウム，カリウムを多く含み，特に鉄は卵白に比べて多い。黄色の色は飼料に由来し，ルテインを多く含む緑葉により色は濃くなる。

卵黄膜 [yolk membrane] 卵黄を包んでいる半透明の膜。鮮度が低下すると脆弱化するために破れやすくなり，割卵した時に卵黄の高さは低くなるので，その高さは鮮度の目安になる。

卵黄リゾレシチン [egg yolk lysolecithin] リン脂質の一種であるホスファチジルコリン（レシチン）のグリセロールに結合している二つの脂肪酸のいずれか一方が加水分解したもの。乳化性をもつ

ホスファチジルコリンより親水性があり、エマルションを形成する。デンプンの老化防止に用いる。

卵殻 [egg shell] 卵の外側を覆っているミネラルを主成分とする殻。炭酸カルシウム98.43％、炭酸マグネシウム0.84％、リン酸カルシウム0.73％から成る。産卵（放卵）直後の卵殻はクチクラで覆われているが、これは摩擦や水によりはがれる。表面には気体が出入りする無数の気孔が存在する。

卵殻粉 [egg shell powder] 液卵工場から大量に出る卵殻を粉末状にした製品。麺類に混入してこしを強くする、スナック菓子に混入して歯ごたえをよくする、栄養素としてカルシウムを強化する等の目的で使用される。

ランカシアチーズ [Lancashire cheese] イギリスのランカシャー州で消費量の高い硬質チーズ。チェダーに似るが、それよりも白く、やや水分が多い上に風味が強い。製造法の特徴は2～3日以内の範囲で別々に作ったカードを混合して作るところにある。

卵管 [uterine tube；oviduct] 卵巣から排卵された卵子を子宮に運ぶ長さ約10 cmの一対の管で、精子が卵子に到達するよう導く路。ラッパ管、輸卵管、ファロピオ管ともいう。子宮近部の狭部、中央部の膨大部、卵巣近くの漏斗に区分され、子宮から卵巣に向かって太くなる。卵巣表面を覆うように接している漏斗の周辺は花弁状の卵管采を形成し、采に囲まれた部分は腹膜腔に開口している（腹腔口）。腹腔に排卵された卵子は、ただちに漏斗から吸い込まれ、子宮に送り込まれる。卵子は膨大部で精子と出会い受精する。通常、受精卵は子宮まで下降し、子宮底部に着床し、妊娠が成立する。

ランゲルハンス島 [Langerhans island] 膵臓内にある内分泌腺。膵島ともいう。顕微鏡下の外見から、その研究者Langerhans P（ドイツ）の名にちなみ、ランゲルハンス島とよばれる。ランゲルハンス島内にはグルカゴンを分泌するα（A）細胞、インスリンを分泌するβ（B）細胞、ソマトスタチンを分泌するδ（D）細胞、膵ポリペプチド（PP）細胞の4種類の分泌組織の存在が知られている。

卵原細胞 [oogonium] 発生の最も初期において、卵巣原基に移動してきた始原生殖細胞から分化した細胞。卵原細胞は二倍体で、有糸分裂を繰返し増殖したのち、少数が大型の一次卵母細胞（卵母細胞）へ分化する。一次卵母細胞は排卵の前後に減数分裂し、二次卵母細胞（卵娘細胞）を経て成熟卵子となる。

卵子 [ovum] 女性の生殖子で、通常23個の染色体をもつ。卵巣で作られ、直径約200 μmの人体で最大の球形細胞であり、肉眼でも観察可能である。胎生期の初期において、卵原細胞（卵祖細胞）とよばれる原始卵細胞は細胞分裂を繰り返し、出生前には卵母細胞へと分化する。卵母細胞は出生後も思春期前期まで卵巣内部で第一減数分裂前期のままで存在する（一次卵母細胞）。排卵の直前に減数分裂が進行し（第一成熟分裂）、染色体数は半分となり（二次卵母細胞）、更に成熟卵細胞である卵子になる。第一成熟分裂における細胞質の分裂は不平等であり、二次卵母細胞とならなかった方は一次極体とよばれ、すぐに消滅する。一次卵母細胞からは一つの卵子と三つの極体が形成される。卵子の核と精子の核が融合して二倍体の接合子（受精卵）が形成される。

卵子形成 [oogenesis] ＝卵子発生
卵子発生 [oogenesis] 胎生期に生殖隆起に集まった卵原細胞が分裂増殖し、かつ成長増大して卵母細胞となる。卵母細胞は減数分裂前期でとどまっており、思春期になって減数分裂が進行し、卵娘細胞を経て成熟卵子となる。卵子形成ともいう。

ランシマット法 [rancimat method] 油脂の酸化安定性試験の一つ。油脂を120℃に加熱して、酸化により生じる揮発性の分解物を純水中に捕集し、その誘電率を測定して変曲点（変敗点）までの時間（誘導時間）を求めることで、油脂の酸化安定性を評価する方法。酸化防止剤の効果を評価する場合にも用いられる。

藍(らん)色細菌 [cyanobacterium] 細菌の中で酸素発生型光合成を行う唯一の群。シアノバクテリアともいう。かつては藍藻類ともいわれた。外膜とペプチドグリカンでできた細胞壁をもっており、グラム陰性菌に属するが、典型的なグラム陰性菌とは系統的に異なる。暗所でのみ呼吸を行い、光合成と同時に呼吸することはできない。窒素固定能をもつものもある。細胞形状から、出芽あるいは分裂により増殖する、鞘をもたない単細胞の群、鞘をもち、線維状の細胞形態をとる群の2群に分けることができる。

卵巣 [ovary] 女性の性腺。拇指頭大の扁平な楕円状実質器官で、子宮の左右両側に骨盤腔外壁に接するように存在する。二次卵母細胞の生成、女性ホルモンの分泌を行う。表面はさまざまな発育段階にある卵胞がランダムに存在し、成熟卵胞に近い場合は盛り上がり、黄体に置き換わった排卵後の組織は収縮するので、凸凹を示す。

卵巣切除 [oophorectomy] ＝卵巣摘出
卵巣摘出 [ovariectomy；oophorectomy] 卵巣腫瘍などの卵巣疾患の治療法。卵巣腫瘍で、大きな腫瘍の場合は、腫瘍を卵巣ごと摘出することもある。卵巣切除ともいう。

卵巣ホルモン [ovarian hormone] 卵巣の卵胞から分泌されるエストロゲン（卵胞ホルモン）と、排卵後の卵胞に形成された黄体から分泌されるプロゲステロン（黄体ホルモン）の二つを合わせて卵巣ホルモンとよぶ。

藍(らん)藻類 [blue-green algae]　=ラン色細菌

卵巣濾〔ろ〕胞 [ovarian follicle]　=卵胞

卵祖細胞 [oogonium]　=卵原細胞

ランダム化比較試験 [randomized controlled trial, RCT]　無作為化比較試験ともいう。臨床試験等で用いられる。対象者を無作為に分け，異なる介入を割り付ける研究デザイン。無作為化により，交絡によるバイアスを排除することができるため，臨床データから因果関係を判断するための最も強固な証拠となる。→臨床試験，因果関係の判断条件

ランダムコイル模型 [random coil model]　タンパク質の構造の一つである三次構造（立体構造）が，温度や溶媒条件の変化によって変性状態となり，特異的な活性構造を破壊された状態。鎖状高分子が不規則に折れ曲がって乱雑になっている状態を表した模型。

ランダム構造 [random structure]　タンパク質や核酸などの生体高分子鎖が溶媒条件の変化や加熱などにより，鎖中の結合の回転角が無秩序で，一定の構造をとらない，不定形の構造のもの。

ランダム誤差 [random error]　=偶然誤差

ランチオニン [lanthionine]　$C_6H_{12}N_2O_4S$, $S(CH_2CH(NH_2)COOH)_2$, 分子量208.24。羊毛のアルカリ加水分解物から初めて分離された含硫アミノ酸。シスチンの分解物と考えられる。カイコでは，その成長と，血液・リンパ液中のランチオニンの量が関係している。

ランチョンミート [luncheon meat]　牛肉に，豚脂肪，塩漬剤，香辛料（白コショウ，メース，ナツメグ等）を加えてカッティングし，缶詰にした食肉製品。ケーシングに充填して作られるのがランチョンソーセージである。

ランナーズ・ハイ [runner's high]　長距離走や激しいランニングによって非現実的幸福感をしばしば経験することからランナーズ・ハイといわれ，脳内エンドルフィンが関与している。ランニングのみならず，他の激しい競技スポーツでもこのようなことが起こる。

卵白 [egg white]　卵殻膜につながっているカラザ2.7％，内水様卵白16.8％，濃厚卵白57.3％，外水様卵白23.2％から成る。卵の鮮度低下により卵白のpHが中性からアルカリ性になることで，濃厚卵白は水様卵白に変化する。濃厚卵白と水様卵白の違いはオボムシンの構造による。また，鮮度が低下すると熱に安定なS-オボアルブミンが生成されるために凝固しにくくなる。オボムコイドはアレルギーの主要原因タンパク質である。脂質は0.02％以下。カルシウム，マグネシウム，リン，カリウム，ナトリウム等のミネラルを多く含む。

卵白アルブミン [ovalbumin]　=オボアルブミン

ランビエ絞輪 [node of Ranvier]　有髄神経線維において，軸索に沿って一定間隔おきにみられるくびれ。跳躍伝導に関与する。

ランベルトの法則 [Lambert's law]　光の吸収に関する法則で，入射光強度をI_0，透過光強度をIとした時，吸光度$\log_{10}(I_0/I)$が吸光層の厚さに比例するというもの。

ランベルト・ベールの法則 [Lambert-Beer law]　吸光度が吸収する溶液の濃度に比例するというベールの法則とランベルトの法則を合わせたもの。吸収層の厚さをℓ cm，吸収する物質の濃度をc M (mol/L)とすると$\log_{10}(I_0/I) = \varepsilon c \ell$（$\varepsilon$は定数）で表される。

卵胞 [ovarian follicle]　卵巣皮質内にある濾胞で，卵とその周囲を取り巻く細胞集団から成る。卵巣濾胞ともいう。出生時には約200万個存在する。卵胞に存在する卵母細胞は細胞分裂の中途でとどまっており，排卵時に分裂が再開され，卵子として排卵される。

卵胞刺激ホルモン [follicle-stimulating hormone, FSH]　分子量35,000の糖タンパク質ホルモン。フォリトロピン，濾胞刺激ホルモンともいう。89個のアミノ酸から成るαサブユニットと，118個のアミノ酸から成るβサブユニットから構成される。下垂体前葉から分泌される2種類のゴナドトロピン（FSH，LH）の一方であり，視床下部のゴナドトロピン放出因子（GnRH）の作用で分泌が促進され，卵巣に作用し，原始卵胞を発育卵胞とする。成熟卵胞への発育はLHとの協働作用であり，卵胞における卵胞ホルモン（エストロゲン）分泌を増大させる。

卵胞破裂 [follicular rupture]　=排卵

卵胞ホルモン [follicular hormone]　いわゆる女性ホルモンで，雌性動物に発情現象を引き起こす。エストロゲンともいう。天然に存在するエストロン（E1），エストラジオール（E2），エストリオール（E3），エステトロール（E4），同様の生理活性を示す合成エストロゲンに分類される。合成品の一部を除き，ステロイド構造を有する。

卵胞膜 [theca folliculi]　→内卵胞膜細胞

卵母細胞 [oocyte]　雌性（女性）の生殖細胞（配偶子）。卵巣皮質の卵胞内で，濾胞上皮に囲まれて存在する。卵細胞は卵原細胞から卵母細胞（第一次卵母細胞）となり，排卵の前後に減数分裂を行い，染色体数の半減された卵娘細胞（第二次卵母細胞）を経て成熟卵子となる。

卵膜 [egg membrane]　妊娠子宮内の胎児及び胎児付属物を包む袋を形成する膜。外側から子宮内膜由来の脱落膜，胎児由来の絨毛膜，羊膜の3層構造から成る。絨毛膜から胎盤が形成される。羊膜は血管を有しない膜で内面は羊水を分泌する上皮細胞で覆われる。

卵類 ［eggs］　一般に，食用に用いられる魚卵を除く鳥卵を指す。食用として活用されている鳥卵のほとんどは鶏卵であり，その他にウズラ，アヒル，ホロホロチョウ，七面鳥などがある。ダチョウの卵も最近では市場に出回っている。卵タンパク質が変性するとゲル形成，起泡性，乳化性の加工特性が示される。

リ

リアーゼ ［lyase］　酸化や加水分解によらずに，ある基を離脱させ二重結合を残す反応を触媒する酵素群。触媒する反応や脱離基により，アルドラーゼ，デカルボキシラーゼ，デヒドラターゼ，カルボキシナーゼなどがある。

リーキーバター ［leaky butter］　バターの切断面に水滴の出るものをいい，バター組織の欠陥の一つ。バター中の水滴が大きいために発生し，バター表面に水滴が出ることで包装を湿らせたり，水分の蒸発が多く保存中に目減りする等の欠点がある。リーキーバターのできる大きな原因は，ワーキング不足や洗浄水の温度管理の失敗にある。

リウマチ ［rheumatism］　関節及びその周辺，筋肉等の運動器の疾患を広く包含し，慢性関節リウマチ，全身性エリテマトーデス等の炎症性結合組織疾患，変形性疾患，痛風等の代謝性疾患等，これらの疾患の総称。一般にリウマチという場合には慢性関節リウマチを指すことが多いが，時にはリウマチ熱を略していう場合もある。

リウマチ様因子 ［rheumatoid factor］　ヒト及び動物の免疫グロブリン（IgG）のFcフラグメントにある抗原決定基の自己抗体。慢性関節リウマチで認められるが，膠原病，慢性肝疾患，感染症で陽性になることがある。

リウマチ様関節炎 ［rheumatoid arthritis, RA］　原因不明の多発性関節炎を主症状とする慢性炎症性疾患。慢性関節リウマチともいう。男女比1：4，30～50歳で発症しやすいとされている。症状として，関節の腫脹・変形，朝のこわばり，皮下結節，肺線維症，末梢神経障害がみられる。治療は，内科的治療，整形外科的治療，リハビリテーション治療を statue，病期により組合せて行われる。

離液 ［syneresis］　＝シネレシス

利益相反 ［conflict of interest, COI］　産学研究活動によって外部から得られる個人的な経済的な利益と，公的な存在である大学，研究機関，学術団体等に所属して行う公正な研究・教育における責任が，衝突・相反することによって，必要とされる公正かつ適正な判断が損なわれる，または損なわれるのではないかと第三者から懸念が表明されかねない事態のことをいう。大学や学会等は，研究の公正性と透明性を確保して産学連携活動を適切に推進するため，利益相反状態を把握して適切に管理する取り組みを行う必要がある。

リカー ［liquor］　＝アルコール飲料

リガーゼ ［ligase］　ATPや他のエネルギーを用いて，二つの分子の縮合反応を触媒する酵素。例として，DNA断片を結合するDNAリガーゼなどがある。

離核 ［detachable kernel］　モモなどの果実で，果肉の内側にある核とよばれる硬い殻が果肉と離れた状態。

リガンド ［ligand］　(1)一般に特定のタンパク質と特異的に結合する物質。酵素に結合する基質，補酵素や，受容体タンパク質に結合するホルモン，神経伝達物質など。(2)錯体中で，中心の金属イオンと配位結合しているイオンまたは分子。配位子ともいう。

罹患率 ［incidence；morbidity rate］　ある集団の一定期間の新たな疾病の発生数がその集団の人口に占める割合。疾病率ともいう。一般に人口10万人に対する1年間の新発生患者数で表される。疾病率は有病率を含む意味で使用されることもあり，使用を避けた方が好ましい。

リグナン ［lignan］　ヒドロキシフェニルプロパン単位（C_6-C_3）の酸化的カップリング反応により生成する植物由来の低分子天然物。高分子化合物はリグニンに分類される。顕花植物をはじめ植物界に広く存在し，皮部，木部，樹脂，根，花，種子等，各部に含まれる。ゴマの微量成分として比較的多く含まれ，セサミンやセサモリン等，特にゴマに多量に含まれるリグナン類を総称してゴマリグナンという。抗酸化作用や血小板凝集阻害作用をはじめ，さまざまな生理活性が報告されている。→リグニン，セサミン，セサモリン

リグニン ［lignin］　植物の維管束に多量に存在する高分子化合物で，ヒドロキシフェニルプロパン単位（C_6-C_3）の酸化的カップリング反応により複雑に重合したもの。木質素ともいう。セルロース等の多糖類と結合し，細胞壁を強固にすることで植物体を支持する。化学構造上の大きな特徴として，必ずメトキシ基CH_3O-を有する。食品成分として野菜や果実に含まれ，疎水性・難分解性であることから，栄養学的に食物繊維として分類される。工業的には，分解して，バニリンの製造に利用される。→リグナン

リグノセルロース [lignocellulose] リグニンとセルロースの結合した物質。植物木部の木部繊維細胞壁にみられる。

リケッチア [rickettsia] リケッチア科のグラム陰性の桿状，球状あるいは多形成の小さな原核生物。典型的な細菌細胞壁を有し，鞭毛はない。真核生物に偏性細胞内寄生性を示し，細胞内でのみ増殖する。主に節足動物体内に寄生して自然界に存続する。

リコール [recall] 製造業者または流通業者が製品の回収を行うこと。製造業者または流通業者が取扱っている製品に人の生命，健康に悪影響を与える可能性がある問題が生じた場合，消費者保護のために当該業者がこれを公表し無償で製品の回収または修理を行わなければならない。「食品衛生法」では，営業者が食品衛生上の危害の発生防止のために法が規定している事項に違反した場合，当該食品の廃棄またはその危害を除去するために必要な処置を厚生労働大臣または都道府県知事が営業者に対し命じることができる。

リコッタチーズ [Ricotta cheese] ホエイの凝固可能な成分から作られたイタリア原産のホエイチーズ。フレッシュリコッタは全乳，ドライリコッタは脱脂乳を加えるのが普通である。フレッシュリコッタは細かい粒状の組織をもち，色は白く，風味はマイルド。ドライリコッタは加塩して熟成される。

利己的遺伝子 [selfish gene] Dawkins R（イギリス）によって提唱された遺伝子に対する進化論的考え方を説明するための比喩的表現。そのような遺伝子が存在することを意味していない。その後変じてある生物の表現系には何も影響を与えることなく，自己増殖だけにかかわる遺伝子のことも指すようになった。利己的 DNA ともいう。ゲノムの一つの座から別の座へ直接移動することが可能で，例として細菌における IS（insertion sequence）因子等のトランスポゾンや，レトロウイルス RNA の DNA コピー等が挙げられる。

利己的 DNA [selfish DNA] ＝利己的遺伝子

リコペン [lycopene] $C_{40}H_{56}$，分子量 536.87。トマトをはじめスイカやピンクグレープフルーツに含まれる赤色色素。直鎖状のカロテノイドであり，β-イオノンに由来する構造をもたないので，ビタミン A 効力はない。

離散分布 [discrete distribution] 離散データの確率分布。1個2個，1人2人のように小数部分がなく数えられるデータを離散データという。代表的な離散分布に二項分布，ポアソン分布，ポイア分布等がある。

リシノアラニン [lysinoalanine] $C_9H_{19}N_3O_4$，分子量 233.27。タンパク質をアルカリ条件下で処理，もしくは同条件下で加熱すると生成する。シスチン残基の C-S 結合が β 解裂を受けデヒドロアラニン残基を形成し，これにリシン残基のアミノ基が反応してリシノアラニン残基が形成される。栄養学的には，リシノアラニンが形成されるとリシン含量の低下が懸念される。

離漿 [syneresis] ＝シネレシス

リシン 〔(1) lysine；(2) ricin〕 (1) $C_6H_{14}N_2O_2$，$NH_2(CH_2)_4CH(NH_2)COOH$，分子量 146.19，三文字記号 Lys（一文字記号 K）。リジンともいう。比較的長い側鎖の末端に第一級アミノ基を有する塩基性アミノ酸である。小麦粉や精白米に少なく，必須アミノ酸であるため，不足すると成長障害を起こす。親水性を示す。L型は甘味〜苦味を呈する。(2) ヒマ（トウゴマ）の種子に含まれる有毒の糖タンパク質。レクチンの1種である。タンパク質合成を阻害することによって毒性を呈する。胃液，膵液などによって消化されない。

リジン [lysine] →リシン

リシン-NAD-酸化還元酵素欠損症 [lysine-NAD-oxidoreductase deficiency] ＝リシン不耐症

リシンオキシダーゼ [lysine oxidase] リシンを基質として微生物を培養した時に直接酸素を取込む反応を触媒する酵素。リシン酸化酵素，リシン 2-モノオキシダーゼ，リシン 2-モノオキシゲナーゼともいう。

リシン酸化酵素 [lysine oxidase] ＝リシンオキシダーゼ

リシンデカルボキシラーゼ [lysine decarboxylase] リシンを脱炭酸する酵素。ピリドキサールリン酸（PLP）を補酵素とする。

リシン不耐症 [lysine intolerance] リシン，アルギニン，オルニチン輸送系の障害で，アミノ酸が尿中に増加する常染色体劣性遺伝性疾患。リシン-NAD-酸化還元酵素欠損症ともいう。オルニチン，アルギニンの欠乏で，高アンモニア血症を生じる。乳児期に嘔吐，筋強剛，昏睡をもって発症する。

リシン 2-モノオキシゲナーゼ [lysine 2-monooxygenase] ＝リシンオキシダーゼ

リシン 2-モノオキシダーゼ [lysine 2-monooxidase] ＝リシンオキシダーゼ

リスク [risk] 危険性，危険度。食品は安全でなければならない。何をもって安全といい，どこまでを安全と見なすかという考えが必要になる。リ

スクとは食品中に含まれる物質あるいは要因が，人の健康に悪影響を及ぼす確率と影響の度合いを示す概念。

リスクアセスメント　［risk assessment］　食品中の危害因子が人に対してどのような影響を及ぼし有害性を示すかの科学的評価。

リスク因子　［risk factor］　＝リスクファクター

リスク管理　［risk management］　リスク評価を参考に，リスク低減のための政策・措置について技術的な可能性，費用対効果等を検討し，適切な政策・措置を決定，実施すること。

リスクコミュニケーション　［risk communication］　リスク分析のプロセスにおいて，リスクの評価者や管理者，事業者，研究者，消費者等の間で，情報や意見の交換を行うこと。意見交換会や意見募集等を行い，リスク評価の結果説明，リスク管理の決定事項の説明を行う。

リスク差　［risk difference］　疾病の発症リスクを比較するための尺度の一つ。例えば，肺癌発症のリスクファクターとして喫煙を取り上げ，非喫煙者死亡率を p_0，喫煙者死亡率を p_1 とすると，$p_1 - p_0$ で表される。

リスク比　［risk ratio］　＝相対危険度

リスク評価　［risk assessment］　（食品）摂取した食品中の危害因子がヒトの健康に与える悪影響の確率と程度を科学的に評価すること。食品健康影響評価ともいう。

リスク評価モデル　［risk assessment model］　リスクの量的評価に利用される数理モデル。放射線によるがん死亡確率，微生物や化学物質や環境汚染物質，あるいは食品による健康への影響評価・栄養素等に関するリスクを評価するために種々のモデルがある。

リスクファクター　［risk factor］　疾病罹患や死亡の発生確率を高める環境要因や宿主要因。危険因子，リスク因子ともいう。例えば，高血圧は脳血管障害の，喫煙は肺癌罹患の，強力なリスクファクターである。疫学研究によって同定される。必ずしも直接の原因でない場合でもリスクファクターとよぶことが多い（リスクマーカーとよぶこともある）。生活習慣病や高血圧のように，介入によって状態を変化させて疾病罹患や死亡の発生確率を低下させることができるものを，修飾可能リスクファクターという。

リスク分析　［risk analysis］　食品の安全性を確保する手段として提唱されている方法。リスクアセスメント（評価），リスクマネジメント（管理），リスクコミュニケーションの三つから構成される。まず食品中のリスクに対して人への影響を評価する。そしてそれに応じた対処，措置，政策を考え実施する。また一方で消費者を含めすべての関係者にリスクに対する意識，情報を共有し意見を交換する。これら一連の手法をいう。

リステリア症　［listeriosis］　リステリア菌 *Listeria monocytogenes* の感染により発症する疾患。髄膜脳炎，子宮内感染，敗血症が主な病型である。リステリア菌が間接的に付着した野菜類の摂取により，腸管系より感染すると推定されている。

リステリア属細菌　［*Listeria*］　グラム陽性の通性嫌気性の桿菌。特に，リステリアモノサイトゲネス（*Listeria monocytogenes*）は，本菌に汚染された食品を介して経口感染する食中毒細菌である。土壌細菌で種々の食品を汚染している。

理想溶液　［ideal solution］　分子の大きさや分子間力が類似した成分物質を均一に混合しても，熱の吸収や発生は伴わず，どの濃度でもラウールの法則が成立するような溶液。

リソソーム　［lysosome］　脂質タンパク質の膜に囲まれた各種加水分解酵素を含む細胞内小器官。細胞内のタンパク質の分解の主要経路の一つは，タンパク質やオルガネラを丸ごと取込むオートファゴソームとリソソームが融合し，リソソーム内に含まれるカテプシン群（B，D，L 等）によってタンパク質を分解するオートファジーによる経路である。リソソームは，エンドサイトーシスにより取込まれたタンパク質の分解にも寄与している。

リゾチーム　［lysozyme］　分子量 14,307。グラム陽性細菌の細胞壁を構成する多糖類を加水分解する酵素。ヒトの場合，涙や鼻汁，唾液，母乳等に含まれ，食品では卵白に多く含まれている。工業的には卵白から精製され，日持ち向上のための食品添加物として用いられるだけでなく，塩化リゾチームの形で去痰・消炎作用をもつ医薬品として用いられる。

リゾレシチン　［lysolecithin］　ホスファチジルコリン（レシチン）の sn-1 位または sn-2 位からアシル基が1個とれたもの。ホスホリパーゼ A_1 または A_2 でレシチンを加水分解することで得られる。卵黄などに微量に存在する。強い溶血活性をもつ。界面活性剤として利用される。

リゾレシチンアシルトランスフェラーゼ　［lysolecithin acyltransferase］　リゾレシチン（リゾホスファチジルコリン）にアシル CoA からアシル基を転移して，レシチン（ホスファチジルコリン）を生成する反応を触媒する酵素。アシルグリセロホスホコリンアシルトランスフェラーゼともいう。

離脱症状　［withdrawal symptom］　＝禁断症状

率差　［rate difference］　二つの率（rate）の差。超過率ともいう。例えば，要因曝露群での疾病の罹患率 I_e と，非曝露群での罹患率 I_u の差 $I_e - I_u$。狭義の寄与危険度と同義であるが，広義の寄与

危険度は率差以外のもの（人口寄与危険度等）も含む。

リッジ回帰 [ridge regression]　重回帰分析で，大きな標準化偏回帰係数にはペナルティーを与えるような基準を用いて偏回帰係数を推定する方法。推定値が安定しやすく，多重共線性の問題を解決するために有用と考えられる。→重回帰分析，多重共線性

立食形式 [buffet style]　卓上に並べた飲食物を自由に取り，立ったままで食べるようにした形式。パーティーでは，多くの人と歓談して楽しい時間を過ごすことができる。主催者側にとっては人数分の料理を揃える必要なく当日出席者が増えると飲み物でカバーすることができ，出席者にとっては遅刻や途中退席は自由にできる利点がある。近年，立食形式のパーティーが増えてきている。

律速因子 [rate-limiting factor]　一連の代謝経路の律速段階を触媒する酵素の阻害剤または酵素量を減少させる化学物質。

律速酵素 [rate-limiting enzyme]　一般に，非可逆的であり，種々の代謝産物により阻害や活性化を受け，不安定で代謝回転も速いという特徴をもつ酵素。鍵酵素ともいう。このような性状により，その代謝系全体の代謝活性は律速酵素により微妙に調節される。

律速段階 [rate-determining step]　代謝系の方向性，反応速度を制約する最も低い酵素活性の段階。一般に生体内の化学反応は，いくつかの連続する酵素反応から成り立っている。代謝系を構成する酵素の活性は不同で，場合によっては 100 倍から 1,000 倍も活性が異なる。律速段階の活性の変動は直ちに系全体に反映される。

立体異性体 [stereoisomer]　同じ構造式をもつが，原子の空間的配置が異なるために異なった物理的性質をもつ化合物。光学異性体，ジアステレオマー等がある。

立体化学 [stereochemistry]　分子中の原子の空間的配置を基に，構造，物理的性質，反応性などを研究する分野。

立体特異性 [stereospecificity]　酵素が基質となる立体異性体のいずれか一方を優先的に触媒する性質。

立体配置 [configuration]　分子中の原子または原子団の空間的配置。これにより幾何異性体や光学異性体などが生じる。

率比 [rate ratio]　二つの率（rate）の比。例えば，要因曝露群での疾病 X の罹患率 I_e と，非曝露群での罹患率 I_u の比 $I_e／I_u$。この意味では相対危険度と同義であるが，相対危険度は厳密な意味での率の比でない場合も含む。→相対危険度

リテラシー [literacy]　問題を理解し解決するにあたって必要な能力。本来の意味は読み書きする

能力のこと。

リトコール酸 [lithocholic acid]　$C_{24}H_{40}O_3$，分子量 376.58。3α-ヒドロキシ-5β-コラン酸。胆汁酸の一種として見いだされるが，肝臓で合成されたものではなく，腸内細菌によりケノデオキシコール酸から変換されたもの。大部分は糞便中に排出される。→胆汁酸

リトマス牛乳 [litmus milk]　乳酸菌等の性状を調べるために使用される培地。脱脂粉乳等を還元，または脱脂乳にリトマスを添加して調製する。

リナロオール [linalool]　$C_{10}H_{18}O$，分子量 154.25，沸点 199℃の無色の液体。リナロールともいう。広く植物の葉，果実に存在するモノテルペンアルコール。光学異性体があり，d 体はプチグレイン，スズランを想起させる甘い香りをもちリナロエ樹木，オレンジ果皮に存在し，l 体はラベンダー様の青苦い香りをもち芳樟葉，レモン果皮，ベルガモット果皮に含まれる。精油から蒸留で得るほか合成もされており，食品，香粧品香料の調合に利用されている。

離乳 [ablactation；delactation；weaning]　母乳または育児用ミルク等の乳汁栄養から幼児食に移行する過程。この間に乳児の摂食機能は，乳汁を吸うことから，食物を噛みつぶして飲み込むことへと発達し，摂取する食品は量や種類が多くなり，献立や調理の形態も変化していく。また，摂食行動は次第に自立へと向かっていく。

離乳期 [weaning period]　離乳初期（5～6 か月），離乳中期（7～8 か月），離乳後期（9～11 か月），完了期（12～15 か月）に区分される。各時期により，離乳食回数，母乳・育児用ミルクの回数，調理形態が異なる。

離乳期下痢 [weaning diarrhea；weaning brash]　離乳期に生じる乳児の下痢。離乳期の便は食物に影響を受ける。乳児の下痢の場合は正常な便より水分が異常に多くなり，排便回数も増える。下痢便は液状であり，幼児の下痢便は不消化物が混在している。

離乳食 [weaning food]　母乳または育児用ミルク等の乳汁栄養から幼児食に移行する過程の食事。調理形態は，離乳初期はドロドロ状，離乳中期は舌でつぶせる固さ，離乳後期は歯ぐきでつぶせる固さ，離乳完了期は歯ぐきで噛める固さである。

利尿 [diuresis]　尿の排泄が促進すること。腎臓からの水分の排出増加，またはナトリウムの排出増加を加えることもある。

利尿剤 [diuretic;diuretic drug;diuretic agent] 腎臓に直接働いて，水及びナトリウムの排泄を高め，尿の排泄量を増加させる薬物．利尿薬ともいう．全身性浮腫，高血圧症の治療等に使われる．浸透圧性利尿薬，炭酸脱水酵素阻害薬，サイアジド系利尿薬，カリウム貯留性利尿薬等がある．

利尿ホルモン [diuretic hormone] 利尿を司どるホルモンで，ナトリウム利尿ホルモンが代表的なものである．ドーパミン，プロスタグランジンなども含まれる．

利尿薬 [diuretic] ＝利尿剤

リノール酸 [linoleic acid] $C_{18}H_{32}O_2$，$CH_3(CH_2)_4CH=CHCH_2CH=CH(CH_2)_7COOH$，分子量280.45．必須脂肪酸の一つで，9位，12位に二重結合を2個（シス型）もつ多価不飽和脂肪酸．生体膜の重要な構成成分として作用している．

リノレン酸 [linolenic acid] →α-リノレン酸，γ-リノレン酸

α-リノレン酸 [α-linolenic acid] $C_{18}H_{30}O_2$，$CH_3(CH_2CH=CH)_3(CH_2)_7COOH$，分子量278.44．リノレン酸とよばれる場合もある．生体で合成されない n-3 系の必須脂肪酸で，シソ油，アマニ油，ナタネ油，大豆油などに多く含まれる．欠乏した時，皮膚炎，成長停止などを起こす．これからエイコサペンタエン酸を経て，プロスタグランジン E_3，トロンボキサン A_3，プロスタグランジン I_3 が合成され，血小板凝集抑制作用を示す．

γ-リノレン酸 [γ-linolenic acid] $C_{18}H_{30}O_2$，$CH_3(CH_2)_3(CH_2CH=CH)_3(CH_2)_4COOH$，分子量278.44．動物体内では，リノール酸からγ-リノレン酸が合成されアラキドン酸を経てプロスタグランジンの合成にあずかる．

リバーストランスクリプターゼ [revers transcriptase] ＝RNA依存性DNAポリメラーゼ

リパーゼ [lipase] ＝トリアシルグリセロールリパーゼ

リハビリテーション [rehabilitation] 身体障害者や精神神経障害者，交通事故や病気による後遺症をもつ人に，機能回復と社会生活への復帰を目指して行われる総合的な治療と訓練．略して，リハビリともいう．

リピドーシス [lipidosis] 先天性の酵素欠損により生じた脂質代謝異常の結果，特定の組織に異常に大量の脂質が蓄積する疾患．脂質蓄積症ともいう．多くは小児期発症する中枢神経疾患の病状を示す．

リビトール [ribitol] $C_5H_{12}O_5$，$CH_2(OH)\{CH(OH)\}_3CH_2OH$，分子量152.15．セリ科の植物ミシマサイコの根には遊離の糖として存在する．ビタミン B_2（リボフラビン），フラビンモノヌクレオチド（FMN）やフラビンアデニンジヌクレオチド（FAD），テイコ酸の構成成分を成している．

リファンピシン [rifampicin] $C_{43}H_{58}N_4O_{12}$，分子量822.95．アンサマイシン系の半合成抗生物質．リファマイシンSVの誘導体の一つで，安定性が高く，グラム陰性菌に対しても強い抗菌作用をもつ．代表的な抗結核薬の一つである．主な副作用に肝機能障害がある．

リプレッサー [repressor] ＝レプレッサー

リブロース [ribloin] ウシのロインを第10～第11胸椎間で分割した前部（肩側）．残りの後部（もも側）がサーロイン．主要な筋肉は胸最長筋であり，すき焼きやステーキ等に用いられる．

リブロース5-リン酸 [ribulose 5-phosphate] $C_5H_{11}O_8P$，分子量230.11．D-リブロースの5位炭素にリン酸がエステル結合したもの．生体内ではペントースリン酸回路により生成される．

$$\begin{array}{l}CH_2OH\\C=O\\HCOH\\HCOH\\CH_2O-PO(OH)_2\end{array}$$

リベチン [livetin] 卵黄タンパク質に局在する水溶性タンパク質で，卵黄の免疫グロブリン（IgY）である．IgYは母鶏の血液IgGが卵黄に移行したものである．この特性を利用し，経口受動免疫として，医薬品や機能性食品に利用されている．

リポアミド [lipoamide] $C_8H_{15}NOS_2$，分子量205.35．ピルビン酸からアセチルCoA生成過程において，ピルビン酸デヒドロゲナーゼ複合体の補酵素となるリポ酸が酵素のリシン残基の側鎖にアミド結合した誘導体．一連の反応機構において，TPPと共役してアセチル基の伝達を行う．

リポアミドレダクターゼ [lipoamide reductase] ＝リポイルデヒドロゲナーゼ

リポイド [lipoid] 脂質，主に複合脂質を指す用語として用いられたが，現在ではあまり用いられていない．類脂質とも訳される．

リポイド症 [lipoidosis] ＝類脂症

リポイルデヒドロゲナーゼ [lipoyl dehydrogenase] ピルビン酸デヒドロゲナーゼ複合体を構成する三つの酵素のうちの一つ．ジヒドロリポアミドデヒドロゲナーゼ，リポアミドレダクターゼともいう．

リボース [ribose] $C_5H_{10}O_5$，分子量150.13，記号Rib．リン酸，塩基とともにヌクレオチドを構成する五炭糖．通常D-リボースを指し，生体では環状のフラノース構造をとる．リボースを含むヌクレオチドの重合によりRNAが構成される．

$$\begin{array}{l}CHO\\HCOH\\HCOH\\HCOH\\CH_2OH\end{array}$$
D-リボース

リボース5-リン酸 [ribose 5-phosphate] $C_5H_{11}O_8P$，分子量230.11．グルコース酸化におけるペントースリン酸回路における中間体．核酸を構

リボ核酸 [ribonucleic acid, RNA]　D-リボースの1′位炭素に塩基（アデニン，グアニン，ウラシル，シトシン），5′位炭素にリン酸基が付いたものがヌクレオチドで，このリン酸基が3′位炭素とエステル結合しヌクレオチドが多数重合したものをリボ核酸（RNA）という。RNAはDNAのもつ遺伝情報からタンパク質を合成するまでの過程に関与し，その役割よりメッセンジャーRNA，リボソームRNA，転移RNA等がある。

リボ核タンパク質 [ribonucleoprotein, RNP]　RNAとタンパク質の複合体。リボ核タンパク質複合体ともいう。リボソーム，RNAウイルス等がその例である。

リボ核タンパク質複合体 [ribonucleoprotein complex]　＝リボ核タンパク質

リポキシゲナーゼ [lipoxygenase]　＝リポキシダーゼ

リポキシダーゼ [lipoxydase]　不飽和脂肪酸に酸素を導入してヒドロペルオキシドを生成する酵素。リポキシゲナーゼともいう。ダイズ等のマメ科植物や血小板，白血球に存在する。

リポキシン [lipoxin]　抗炎症性などを持つ脂質メディエーターの一種。リポキシンの生成には，アラキドン酸（C20:4 n-6）を15-リポキシゲナーゼ及び5-リポキシゲナーゼの作用により変換する経路や，アラキドン酸由来のロイコトリエンA4を12-リポキシゲナーゼの作用により変換する経路が存在する。またアスピリンによりアセチル化されたシクロオキシゲナーゼ-2が，エイコサペンタエン酸（C20:5 n-3）を15R-ヒドロキシエイコサテトラエン酸に変換し，続く5-リポキシゲナーゼの作用により15-epi-リポキシンが生成する経路も報告されている。→アラキドン酸，エイコサペンタエン酸

リポコルチン [lipocortin]　副腎皮質ホルモンである糖質コルチコイドは糖新生とグリコーゲン合成の促進，脂質とタンパク質の分解促進，抗炎症作用をもち，動物のストレス応答を可能にする。この抗炎症作用が発揮される時，マクロファージ，好中球など免疫細胞内に分子量35,000～40,000のタンパク質が合成される。これらの総称。

リボザイム [ribozyme]　ある種のRNAはタンパク質である酵素と同様な基質特異性の強い触媒活性を示し，RNAのホスホジエステル結合を加水分解する。このようなRNA分子をリボザイムという。RNA酵素ともいう。

リポ酸 [lipoic acid]　$C_8H_{14}O_2S_2$，分子量206.33。硫黄を含むビタミン様作用物質。生物界に広く存在し，哺乳動物では腸内細菌が合成しうるので欠乏することはない。ビタミンB_1及びB_2の補酵素型であるTPPやFADとともにピルビン酸デヒドロゲナーゼ複合体の補酵素となり，糖代謝において重要な役割を果たす。

リポジストロフィー [lipodystrophy]　脂肪組織の萎縮を来す疾患。脂肪異栄養症ともいう。全身性の場合と部分的に起こる場合とがある。部分的萎縮症では，顔面及び上肢の皮下脂肪が対称的に萎縮することが多い。本疾患では，生化学的な異常を伴うことが特徴的で，ほとんどの場合，高血糖と高リポタンパク質血症を来す。

リボシルチミン [ribosylthymine]　$C_{10}H_{14}N_2O_6$，分子量258.23。三文字記号Thd（一文字記号T）。塩基部分にピリミジン誘導体であるチミンを含むリボヌクレオシドの一つで，5-メチルウリジン。tRNA中に微量含まれ，その加水分解によって得られる。

リボソーム [ribosome]　mRNAを鋳型にしてタンパク質合成を行う時に必要な粒子の一つ。大亜粒子と小亜粒子から構成されている。それぞれの粒子はリボソームRNAとリボソームタンパク質から構成されている。高等動物の大亜粒子は60Sの大きさから成り，小亜粒子は40Sでモノマーのリボソームは80Sである。リボソーム内にはアミノアシルtRNAが結合するA（アミノアシル）部位とペプチジルtRNAが結合するP（ペプチジル）部位があり，翻訳伸長反応の過程で利用される。

リボソームRNA [ribosomal RNA, rRNA]　タンパク質合成の場であるリボソームに含まれるRNA。哺乳類のリボソームは60Sと40Sの二つのサブユニットより成る。それぞれのサブユニットには，28Sと18SのリボソームRNAが含まれている。

リボソームタンパク質 [ribosomal protein]　リボソーム内に存在するタンパク質。その機能は明らかではないが，rRNAとともにタンパク質合成にかかわると考えられる。哺乳類では大サブユニットに40数個，小サブユニットに30数個含まれており，大腸菌では50Sサブユニットに34個，30Sサブユニットに21個含まれる。

リポ多糖 [lipopolysaccharide, LPS]　リポポリサッカリド。糖脂質（リピドA）と多糖（O抗原多糖，コア多糖）の複合体で，グラム陰性菌の細胞壁外膜の構成成分の一つ。その主な生物活性基はリピドAであり，2個のD-グルコサミンにリン酸や

りほたんはく

β-ヒドロキシ酸等が結合した構造。致死毒性，発熱作用，アジュバント作用，シュワルツマン反応，血液凝固，サイトカイン産生刺激等多彩な生理活性をもつ。エンドトキシン（内毒素）と同義語として使用されている→エンドトキシン

リポタンパク質〔リポ蛋白質〕 [lipoprotein]
臨床分野ではリポ蛋白とも表記される。トリアシルグリセロール，コレステロール，リン脂質とタンパク質の複合体。生体内で，水に溶けない脂質を輸送するため，血液中では水に溶けるリポタンパク質を形成している。構成している脂質とタンパク質の割合により比重が異なり，比重の軽いものからキロミクロン（CM），超低密度リポタンパク質（very low density lipoprotein, VLDL），中間型リポタンパク質（intermediate density lipoprotein, IDL），低密度リポタンパク質（low density lipoprotein, LDL），高密度リポタンパク質（high density lipoprotein, HDL）に分類される。→βリポタンパク質

β-リポタンパク質 [β-lipoprotein]　アガロース電気泳動上，β位に移動するリポタンパク質。低密度タンパク質（LDL）と同義である。ただし，臨床検査項目の"βリポ蛋白"は実際にはアポタンパク質Bを測定しているため，超低密度リポタンパク質（VLDL）とLDLの混合物を測定していることになり，LDLと同義ではない。

リポタンパク質リパーゼ [lipoprotein lipase, LPL]　リポタンパク質に含まれるトリアシルグリセロールを加水分解するリパーゼ。脂肪組織，心筋，骨格筋，乳腺等多くの組織で合成される。毛細血管壁にヘパラン硫酸と結合して存在し，キロミクロンやVLDLに含まれるトリアシルグリセロールを分解して脂肪酸を遊離させる。アポタンパク質C-Ⅱによって活性化される。かつてはキロミクロンによる血漿の白濁が清澄になることから清澄化因子とよばれていた。

リポトロピン [lipotropin：lipotropic hormone, LPH]　β-LPH及びγ-LPHの2種類。ヒトβ-LPHは91個のアミノ酸残基から成るポリペプチド。ヒトや動物の下垂体で生合成される。γ-LPH及びβ-エンドルフィンの前駆物質とされ，その生理活性は脂肪分解作用など。分泌には視床下部放出ホルモンであるコルチコトロピン放出因子が関与している。

リボヌクレアーゼ [ribonuclease, RNase]
RNAを分解する酵素。RNA分解酵素ともいう。RNアーゼ（RNase）と略される。ヌクレオチド鎖の端から1残基ずつ切断するエキソヌクレアーゼと，内部で切断するエンドヌクレアーゼに大別される。ヒトでは膵液に含まれる。

リボヌクレオシド [ribonucleoside]
RNA中の核酸塩基のβ-D-リボヌクレオシドの総称。アデノシンやグアノシンでは9位炭素に，シチジン，ウリジンでは1位炭素にD-リボースがβ-グリコシド結合をしている。

リボヌクレオシド三リン酸レダクターゼ
[ribonucleoside triphosphate reductase]　DNA合成にかかわる酵素。リボヌクレオシド三リン酸（NTP）をデオキシリボヌクレオチド三リン酸（dNTP）に変換する。

リボヌクレオチド [ribonucleotide]　リボヌクレオシドのリン酸エステルの総称。RNA中で3′,5′-リン酸ジエステルの形をとる。

5′-リボヌクレオチドナトリウム [5′-ribonucleotide sodium salt]　核酸系調味料。イノシン酸ナトリウムとグアニル酸ナトリウムを指す。リン酸の結合位置が違う，2′-，3′-，5′-の異性体があるが，うま味物質として知られるのは5′-のみである。

リボヌクレオチドレダクターゼ [ribonucleotide reductase]　DNA合成にかかわる酵素。リボヌクレオシド二リン酸（NDP）をデオキシリボデオキシリボース体（dNDP）に変換するリボヌクレオシド二リン酸レダクターゼ及びリボヌクレオシド三リン酸（NTP）をデオキシリボヌクレオチド三リン酸（dNTP）に変換するリボヌクレオシド三リン酸レダクターゼの両者を指す。

リポビテリン [lipovitellin]　卵黄中に含まれるリポタンパク質。卵母細胞に蓄積される卵黄タンパク質前駆体（ビテロジェニン）がエストロゲンの作用によって肝臓で合成された後，卵巣に運ばれ，ホスビチンとリポビテリンになる。

リポビテレニン [lipovitellenin]　卵黄中に含まれるリポタンパク質で，等電点はpH5.5。タンパク質部分はビテレニン。

リポフスチン [lipofuscin]　黄色の色素。過酸化脂質が血中のリポタンパク質と結合して合成される。老化の原因物質で，脳や手足，内臓の細胞に付着することは老化現象とされる。ビタミンEの不足で急激に溜まる。老人斑はこれが沈着してできたもの。

リボフラビン [riboflavin]　$C_{17}H_{20}N_4O_6$，分子量376.37。ビタミンB_2。水溶性ビタミンの一つ。黄色ないし橙黄色の多形結晶。水やエタノールには溶けやすく，エーテル，アセトン，クロロホルム，ベンゼンに不溶。フラビン酵素の補酵素であるフラビンモノヌクレオチド（FMN）やフラビンアデニンジヌクレオチド（FAD）として働く。

リボフラビン結合タンパク質 [riboflavin-binding protein] リボフラビン (RF) と特異的に結合するタンパク質。鶏卵や妊娠したウシ，サル，ヒトの血清中にみられる。RF の胚胎への輸送に関与する。欠損すると RF 欠乏を来す。

リボフラビン欠乏症 [ariboflavinosis] ＝ビタミン B_2 欠乏症

リポポリサッカリド ＝リポ多糖

リモニン [limonin] $C_{26}H_{30}O_8$，分子量 470.52。レモン等の柑橘類に含まれ，トリテルペンに由来する苦味成分である。オバクラクトンともいう。ノミリン等とともに類縁化合物はリモノイドといわれる。

リモネン [limonene] $C_{10}H_{16}$，分子量 136.24，沸点 178℃ の無色の液体。オレンジやレモンに似た香気をもつモノテルペン。光学異性体があり，d 体は柑橘類に，l 体はミント，スターアニスに，ラセミ体のジペンテンは樟脳に含まれる。また食品や香粧品の果実様香料として用いられる。

d−体

硫化物 [sulfide] 硫黄と硫黄よりも陽性な元素との化合物。ほとんどすべての金属及び As, B, C, H, N, P, Sb, Se, Si, Te などが硫化物を作る。アルカリ金属の化合物は水に溶け，その溶液は強アルカリ性。陽イオンの酸化数が大きくなるほど溶解度積は小さい。非金属元素の硫化物は固体であり，無極性溶媒に可溶である。

流行性嘔吐 [epidemic vomiting] 非細菌性胃腸炎ともいう。最も多いのはウイルス性胃腸炎で，特に冬期に乳幼児がかかる嘔吐下痢症は症状が強く注意が必要である。主にロタウイルスやアデノウイルス等が原因となる。

流行性嘔吐下痢症 [epidemic vomiting and diarrhea] 冬から春先にかけて流行する。主としてロタウイルス，ノロウイルス，エンテロウイルス等の感染性病原体により，嘔吐や下痢を来し，その結果種々の脱水，電解質喪失症状，全身症状を来すものである。感染性胃腸炎，流行性嘔吐症，冬季嘔吐症，急性非細菌性嘔吐症等ともいう。一見食中毒のようにみえることがある。1～2日で症状は消失する。

流行性嘔吐症 [epidemic vomiting disease] ＝流行性嘔吐下痢症

流行性耳下腺炎 [epidemic parotitis] ＝おたふくかぜ

硫酸 [sulfuric acid] H_2SO_4，分子量 98.08。無色，油状の重い液体。濃度 90 % 以上の水溶液が濃硫酸。濃硫酸に三酸化硫黄を溶かしたものを発煙硫酸といい，任意の割合で水と混ざり，著しく発熱する。皮膚，粘膜などの水分を奪い，化学性の火傷を起こす。加熱された硫酸が発生する蒸気は肺に炎症を起こす。低濃度の蒸気でも長時間曝露すると気管に慢性の障害が起こる。

流産 [abortion] 妊娠 22 週未満の妊娠の中絶をいう。妊娠 12 週未満を初期流産，22 週未満を中期 (後期) 流産といい，その後は死産という。流産は人工流産と自然流産に分類される。自然流産は，妊娠の中絶を誘発するような意もないにもかかわらず，胎児が生存不可能な状態になり排出される過程をいう。原因として，胎児の異常，母体の異常，両者の適合性の異常がある。

硫酸亜鉛混濁試験 [zinc sulfate turbidity test, ZTT] γグロブリンと密接な関係を示す反応で，被験血清に Zn^{2+} を含む試薬を添加し生じた混濁度を測定するもの。クンケル試験ともいう。

硫酸アンモニウムアルミニウム [aluminium ammonium sulfate] ＝アンモニウムミョウバン

硫酸 (塩) 還元 (細) 菌 [sulfate-reducing bacterium] 硫酸塩及び他の硫黄酸化物を末端電子受容体として利用できる偏性嫌気性菌。水中や土壌など広範に存在する。水素や乳酸，ピルビン酸などの電子供与対の存在下で硫酸イオンを還元して硫化水素を産生するため，土中の金属パイプ等がこれにより腐食することがある。

硫酸化 [sulfation] 広くはアルコールや不飽和油などに低温で硫酸を作用させ硫酸エステル化させる反応をいう。鉛蓄電池の極板表面が硫酸鉛化して白くなることを指す場合もある。

硫酸化因子 [sulfation factor] 軟骨での硫酸 SO_4^{2-} の取込みを促進する因子。核酸やタンパク質の合成・促進などにも関与することがわかり，ソマトメジンと称された。現在では，インスリン様成長因子として知られている。多くの組織で合成される。特に肝臓で多く合成される。→インスリン様成長因子

硫酸化フカン [sulfated fucan] ＝フコイジン

硫酸抱合 [sulfate conjugation] 生体内の活性な物質のヒドロキシ基またはアミノ基に硫酸が反応することで不活性化する一つの抱合解毒反応。

硫酸マグネシウム [magnesium sulfate] $MgSO_4$，式量 120.37。一，六，七，十二水和物があり，室温では七水和物 $MgSO_4 \cdot 7H_2O$ が安定。腸の蠕動運動を亢進する作用があり，代表的な緩下剤である。媒染剤，凝集剤，耐火剤として用いられる。

粒状大豆タンパク質 [soybean granular protein] 大豆タンパク質のうち，粒状に組織化したもの。多くの場合，大豆タンパク質粉末からエクストルーダを用いて加工成形する。保水性に富み，畜産加工品等多くの食品の副原料として用いられるほか，「大豆からあげ」のような肉に類似した食材としても利用されている。

流涎 [salivation] ＝唾液分泌
粒度 [particle size]　　粒子の大きさのこと。コロイド食品にみられる分散相の粒子の大きさは広い範囲に分布しており、その平均粒径と粒径分布を測定することによって粒度を表すことが一般的である。測定法としては、画像イメージング法やレーザー回折光散乱法、コールターカウンター、光透過率を用いる手法が利用される。→コロイド
流動食 [liquid diet]　　噛まずに摂取できる流動状の物で、消化がよく、食物残渣や機械的刺激の少ないもの。液体食ともいう。固形であっても口腔内ですみやかに流動状になる食物の総称。食物を噛み砕くことや固形物を飲み込むことが不可能な場合、消化器疾患の手術後、衰弱がひどい場合等に用いられる。水分補給が主な目的で栄養価は低く、長く続けると栄養不足を来す。
流動パラフィン [liquid paraffin]　　石油成分の高分子炭化水素で、無色、無臭、透明で粘稠な油状液体。パラフィン系とナフテン系の混合物。食品添加物の加工助剤として用いられる。
流動複屈折 [flow birefringence]　　粒子の形が非対称のものは球状のものと異なる性質を示す。非対称粒子のコロイド溶液を流動させると、粒子は長軸を流線の方向に配向するので、照射した光の屈折率が流動の方向とそれに垂直の方向とでは異なること。
粒度分布 [particle diameter distribution]　　粒子の大きさが示す範囲。粒径分布の幅が狭いほど均一であり、分散系の粘度が高くなり安定性が増すなど物性も変化する。
リュウノウ〔龍脳〕　　＝α-ボルネオール
量影響関係 [dose-effect relationship]　　＝用量影響関係
利用エネルギー値 [available energy value]　　食品の総エネルギーから糞便と尿のエネルギーを差し引いたエネルギー値。1g当たりの利用エネルギー値をエネルギー換算係数という。炭水化物、脂肪、タンパク質のエネルギー換算係数は、それぞれ、4.0, 9.0, 4.0 kcal/g と算出されている。
利用可能タンパク質 [utilizable protein]　　摂取した食品タンパク質のうち、体内で利用できるタンパク質。食品タンパク質含量にタンパク質利用効率を乗じて求められる。
両親媒性 [amphiphilic]　　極性、非極性の溶媒に対して、ともに親和性をもつ性質。生体膜の形成にはこの両親媒性は必須であり、膜物質である極性脂質は分子内の一端に親水基、他端に疎水基（親油基）をもつ。→界面活性物質
両親媒性物質 [amphipathic substance]　　両親媒性の物質。非極性をもつために水にあまり溶けないが、濃度がある限界以上になると疎水相互作用によって疎水基が集合し、親水基が表面にくるようなミセルを形成する。
両性イオン [amphoteric ion；amphoion]　　酸性基と塩基性基をもつ分子において、両方の基が同時にイオン化状態にあり、正負両電荷をもっているイオン。双性イオン、双極イオンともいう。反対符号のイオンをもっているが、全体としては中性である。一つの分子の中に複数の酸性基や塩基性基をもつものがあり、溶液中での全体の電荷は溶液のpHによって変化する。
両性化合物 [amphoteric compound]　　酸性物質に対しては塩基性、塩基性物質に対しては酸性を示す化合物。両性元素（Al, Sn, Pb, As 等）の酸化物、水酸化物のほか、アミノ酸等の両性電解質がある。
良性腫瘍 [benign tumor]　　細胞の増殖がゆっくりで周辺組織を圧迫して塊状に増殖する。成長が遅く、浸潤性増殖や転移は起こらないので生命への危機はない。副腎や下垂体腫瘍のように腺腫細胞がホルモンを産生すると、それによる臨床症状が出てくる。唾液腺の混合腫瘍や子宮筋腫、皮膚の乳頭腫、胃のポリープ状腺腫などは代表例である。常染色体優性遺伝により家族性大腸ポリポーシスや神経線維腫症（レックリングハウゼン病）が生じ、がん化しやすい。
両性電解質 [ampholyte]　　水溶液中で酸性と塩基性の両方の性質を示し得る電解質。例えば、アミノ酸は H^+ を放出するカルボキシ基と H^+ を受け取るアミノ基をもっている。また、水 H_2O や水酸化アルミニウム $Al(OH)_3$ も両性電解質である。
料理様式 [proper style of dishes]　　料理を一定のしきたりにしたがって配膳し供する形式を指す。これの始まりは平安時代の大饗料理とされる。以降、鎌倉時代に精進料理、室町時代にはその後の料理様式の祖型となる本膳料理、式正料理、さらに、懐石料理、会席料理が台頭する。他方、外来文化の影響による南蛮料理、普茶料理、卓袱料理、明治期の西洋料理等も多彩な展開をみせる。料理様式は時代とともに常に成立と変容の拮抗の中で整斉され、今日に至っている。
緑黄色野菜 [dark green and yellow vegetable；dark green or yellow vegetable]　　原則として可食部100g当たりカロテン含量が600μg以上の野菜。さらにトマト、ピーマンなど一部の野菜については、カロテン含量が600μg未満であるが比較的多くのカロテンを含み、摂取量が多いため栄養指導上緑黄色野菜とされている。
緑色便 [green stool]　　＝緑便
緑藻類 [green algae]　　葉緑素、カロテン類を多く含み、体色が緑色を呈する海藻の総称。単細胞のものから大型になる多細胞のものまでがあり、その90％が淡水産であるが、食用とされるものは、カワノリ、クロレラなど少数のものに限られて

いる。一方，海産種は日本近海で約220種が知られ，アオサ，アオノリ，ヒトエグサ等が食用とされる。

緑茶 [green tea]　摘み取った葉を速やかに加熱し，酸化酵素を失活させ，茶葉中の緑色素の酸化を防ぎ，製造した茶。加熱に蒸気を使う煎茶や玉露，番茶等の蒸し製緑茶（日本式）と釜で炒る釜炒り製緑茶（主に中国式）に分けられる。さらに，加工法の違いによっても，①煎茶・深蒸し茶，②番茶，③ほうじ茶，④玄米茶，⑤玉露・かぶせ茶，⑥玉緑茶，⑦抹茶等に分類される。緑茶は，世界全体の茶生産量の約20％程度であり，中国と日本で主に生産されている。→緑茶ポリフェノール

緑茶ポリフェノール [tea polyphenol]　緑茶に含まれるポリフェノール類，タンニン類。一般に苦味，渋味を呈する。緑茶中の主要なポリフェノールはカテキン及びその異性体であり，基本骨格がすべてフラバン3-オール構造といわれる形をとっている。特にエピガロカテキンガレート（EGCG）は in vitro の評価系において，多くの植物ポリフェノールの中でも強い抗酸化性を示す部類に入る成分としてよく知られている。また，緑茶ポリフェノールは茶葉中に含有されている酸化酵素（ポリフェノールオキシダーゼ等）により，酸化重合され，紅茶色素等に変換される。カテキン類以外の主要な緑茶ポリフェノールとしては，フェノール性カルボン酸，フラボノイド類と加水分解型タンニンが知られている。→緑茶，ポリフェノール

緑豆ハルサメ [green gram starch *harusame*; mung bean starch *harusame*]　アズキに近縁のリョクトウのデンプンを原料として製造される太さ1 mm程度の乾麺。ジャガイモやサツマイモのデンプンから製造されるハルサメよりも，腰が強くて伸びにくい特徴がある。これはデンプンのアミロース含量が約35％と高いことによる。→麺

緑内障 [glaucoma]　特有の視野欠損を起こす視神経疾患でときに眼圧の上昇を伴う疾患である。従来は眼圧の上昇した状態を指していた。正常眼圧緑内障の慢性型では，自覚症状が少なく眼圧上昇もあまりみられないため検出されにくい。進行すると視神経萎縮から，著明な視野狭窄や視力障害を来す。視神経はいったん萎縮してしまうと復旧することがないため早期発見・早期治療が必要である。

緑便 [greenish stool；green stool]　緑色の便。緑色便ともいう。母乳や育児用乳の摂取で起こり，疾患とは関係ないことが多い。原因物質は，胆汁色素が酸化されたビリベルジン。クロロフィルを多く含む緑色野菜を多量に食べた場合にもみられる。水様状や泥状の緑便は，溶血性黄疸，腸炎や食中毒等が疑われる。

緑変現象 [greening]　豚肉が緑化したように見える現象。牛肉や魚肉でも起こる現象。緑変した肉をグリーンミートという。鮮度の低下により硫化水素産生菌の繁殖が起こり，硫化水素が発生して肉の色素であるミオグロビンやヘモグロビン等と反応し，緑色色素のスルファミオグロビン，スルファヘモグロビンが生成して緑変する。また，化学変化によるものは肉の色素がニンニク等に含まれるアリシン等と反応して緑色になることがある。

リラクセーション [relaxation]　リラックスした状態での行動。息抜き，くつろぎ，骨休め，気晴らし等が含まれる。リラックスとは，一般には，緊張が解かれ，ゆったりとした気持ちをいう。日本リラクセーション協会は，リラクセーションは"からだとこころの解放によるやすらぎとときめき"と定義している。"からだの解放"とは，個々の外的環境から受けるさまざまな緊張・制約から身体を解き放ち，弛緩させることによって，自律神経系の安定・平衡状態をもたらし，自然治癒力を高め，肉体を活性化させることであり，"こころの解放"とは，個々の内的環境を拘束する認識・恐れ・思い込みから心を解き放ち，弛緩させることにより，透明な心を取戻し，明るい心を得ることとしている。中小企業総合事業団の需要動向調査報告書（余暇生活関連）では，"やすらぎ，くつろぎ"の面だけでなく，"ときめき，打ち込み"などによる積極的な感情や活動によるリラクセーションも重視している。

履歴現象 [phenomena of hysteresis]　物理量 y を物理量 x の関数として測定するとき，同じ x に対する y の値でも，x の変化のさせ方により y の値が異なるような現象。例えば，粘度をずり速度（または温度）を変化させて測定する時，ずり速度（または温度）を増加させて測定した場合と減少させて測定した場合では粘度の値が異なる。

理論疫学 [theoretical epidemiology]　疾病，特に感染症の流行，分布，消沈などの状況を，数学的・統計学的モデル（流行モデル等）として表し，発症機序等を理論的に検討する疫学。その成果は，将来予測や疾病対策にも活用される。

リン [phosphorus]　元素記号P，原子番号15，原子量30.9738，15(5 B)族元素。同素体が多種ある。①白リン：ろう状の固体。反応性に富み，炭素，窒素を除くほとんどすべての元素と化合する。空気中に放置すると自然発火して，五酸化二リン P_2O_5（十酸化四リン P_4O_{10}）を生じる。猛毒である。表面に薄い赤リンの膜を生じて淡黄色を呈しているので黄リンともいう。②赤リン：暗赤色の固体。比較的反応性に乏しく，空気中でも酸素とほとんど反応しない。どんな溶媒にもほとんど溶けない。無毒。③黒リン：鉄灰色の光沢ある固体。反応性に乏しい。熱・電気の良導体。どんな溶媒にもほとんど溶けない。

臨界状態 [critical state]　臨界温度・臨界圧に達したときの物質の状態。液体が液体としてその

蒸気と共存し得る限界の状態を指す。ある温度で蒸気を等温的に圧縮すると圧力が次第に増し，飽和蒸気圧に達し，通常は液化し始める。液化開始点から終了点までは等圧的に進行する。これよりもさらに高温に設定してこの過程を進めると，圧力-体積曲線は上方に移動し，ある特定温度に達すると臨界状態が出現する。臨界状態における温度，圧力，体積を臨界温度，臨界圧，臨界体積という。この状態は気相と液相の区別がなく，液体として存在し得る限界を示す。

輪筋層 [stratum circulare；circular muscle layer] 消化管等に存在する筋層の一種で，輪状に筋が走行している平滑筋（輪走筋）から成る。消化管壁の一般構造は，粘膜，粘膜下組織，筋層，外膜から成る。多くの部位の筋層は，内側が輪筋層，外側が縦筋層の２層となっている。筋層の収縮は，消化管中の食物の移動や，消化液の混合促進の役割を果たす。

りん〔燐〕光 [phosphorescence] 多重項（電子や分子の電子状態が不安定な状況）が異なる状態間で電子の遷移によって起こる発光。ルミネセンスの一種で蛍光に対するものとして用いる。→ルミネセンス

リンゴ型肥満 [apple-shaped obesity] ＝腹部肥満

リンゴ酸 [malic acid] $C_4H_6O_5$，$CH_2(COOH)CH(OH)COOH$，分子量134.09。多くの植物ジュース中に含まれるヒドロキシジカルボン酸の一つ。天然に存在するのはL-リンゴ酸。クエン酸回路のメンバーとして，またリンゴ酸-オキサロ酢酸シャトルにおいてはミトコンドリア内へのNADHの間接的輸送にかかわり，エネルギー代謝上重要な役割をもつ。

リンゴ酸塩 [malate] リンゴ酸は分子内に二つのカルボキシ基をもっているため，中性，アルカリ性溶液中ではH^+を解離して，金属イオンやアンモニウムイオンのような陽イオンと塩を形成する。このような化合物の総称。

リンゴ酸酵素 [malic enzyme] L-リンゴ酸を脱炭酸し，ピルビン酸を生成する反応を触媒する酵素。リンゴ酸脱水素酵素（脱炭酸），またピルビン酸-リンゴ酸カルボキシラーゼともいう。反応式は，L-リンゴ酸＋NAD(P)$^+$ ⇌ ピルビン酸＋CO_2＋NAD(P)H＋H^+。補酵素としてNAD$^+$またはNADP$^+$を必要とする。NADP$^+$を補酵素とする酵素は，脂肪酸の生合成においてNADPHを供給する役割をもつ。

リンゴ酸脱水素酵素 [malate dehydrogenase] 高等動物ではミトコンドリアと細胞質に存在する酵素。次の反応を触媒する。L-リンゴ酸＋NAD$^+$ ⇌ オキサロ酢酸＋NADH＋H^+ ミトコンドリアのものはクエン酸回路の酵素である。触媒する反応は同じであるが，ミトコンドリアに存在するものと細胞質に存在するものは異なる分子種（アイソザイム）である。

リンゴ酸脱水素酵素〔脱炭酸〕 [malate dehydrogenase (decarboxylating)] ＝リンゴ酸酵素

リンゴ酒 [cider] リンゴ果汁を発酵させた果実酒。主にフランス，イギリス，ドイツ，北米などで作られ，日本でも作られている。フランス語でシードル，英語ではサイダーとよばれるが，日本の"サイダー"とは異なる。補糖をせずそのまま発酵させ，炭酸ガスを含んだアルコール分３～５％の軽い酒とする場合と，補糖をしてアルコール分10％程度にする場合がある。

リンゴジュース [cider；apple juice] 100％リンゴ果実の搾汁。搾汁を濃縮しないストレートタイプと濃縮した搾汁に水を加えて搾汁時の濃さに調製した濃縮還元タイプがある。→ジュース

リン酸 [phosphoric acid] H_3PO_4，分子量98.00。五酸化二リン P_2O_5（十酸化四リン P_4O_{10}）のオキソ酸の総称であるが，通常はオルトリン酸（正リン酸ともいう）を指す。無色単斜晶系結晶で融点42.35℃。潮解性で水によく溶け，エタノールにも易溶。生体内では核酸やリン脂質の構造の一部となっており，各オルトリン酸間の結合は高エネルギーリン酸結合で結ばれている。

リン酸エステル化 [phosphorylation] ＝リン酸化

リン酸塩尿症 [phosphaturia] 腎臓の尿細管でのリン酸塩の再吸収が妨げられることにより起こるリン酸塩を多量に含んだ尿。腎臓の遺伝的な異常が原因で，X染色体上の優性遺伝である。骨形成に必要なリン酸塩が尿中に排泄されるため低リン酸血症となり骨の変形，痛み，低身長等，骨の障害が起こる（低リン酸血症性くる病）。

リン酸化 [phosphorylation] 酵素のセリンまたはトレオニンのヒドロキシ基にATPのリン酸基を転位する反応で，リン酸エステル化ともいう。プロテインキナーゼが触媒する。代謝調節の多くは調節酵素のリン酸化，脱リン酸化によって行われている。例えば，グリコーゲンシンターゼは，プロテインキナーゼでリン酸化されて不活性型となり，逆にプロテインホスファターゼで脱リン酸化されて活性型となるが，この両者の型変換によりグリコーゲン合成が調節されている。

リン酸化酵素 [phosphokinase] ＝キナーゼ

リン酸化タンパク質脱リン酸化酵素 [phosphoprotein phosphatase] ＝タンパク質ホスファターゼ

リン酸カリウム [potassium phosphate] K_3PO_4，式量212.27。リン酸三カリウムともいう。弾力性，保水性，乳化，色調改善などを目的に，かん〔鹼〕水，醸造用添加物，肉類結着剤など各種食

品加工に利用される。

リン酸カルシウム [calcium phosphate]
$Ca_3(PO_4)_2$。式量310.18。動物の骨・歯の主成分。陶器のうわぐすりに使用されるほか，食品加工では乳化剤，膨張剤，流動調整剤などとして使用されている。

リン酸基転移酵素 [phosphotransferase]
＝トランスホスホリラーゼ

リン酸三カリウム [tripotassium phosphate]
＝リン酸カリウム

リン酸三ナトリウム [trisodium phosphate]
＝リン酸ナトリウム

リン酸ジエステル結合 [phosphodiester bond]
＝ホスホジエステル結合

リン酸ナトリウム [sodium phosphate]
Na_3PO_4。式量163.94。リン酸三ナトリウムともいう。無水塩と十二水和物がある。無水塩は白色の結晶または結晶性粉末で，融点1,340℃，密度2.536 g/cm^3（17℃）。水溶液は強アルカリ性を示し，アルカリ性洗浄剤，皮なめし剤として用いられる。

リン脂質 [phospholipid] 脂肪酸とグリセロールのエステルのほかに，リン酸を含んだ化合物。すべての動植物及び微生物の細胞膜やミトコンドリア膜の構成成分となっている。糖脂質とともに複合脂質とよばれる。

臨床医学 [clinical medicine] 患者に接して診断・治療を行う医学分野であり，実地に患者の治療を目的とする医学である。内科・外科・産婦人科・小児科・脳神経外科・泌尿器科・眼科・耳鼻咽喉科・精神科・整形外科・形成外科・麻酔科・放射線科などの診療科領域の他に，臨床検査医学，臨床薬理学や臨床栄養学などの横断的医学が含まれる。

臨床栄養[学] [clinical nutrition] 健康な状態に対応した基礎栄養学に対して，医療機関において療養している個人を対象にして，疾病の治療並びにその予防を目的とした医療の場における栄養関連事項を学ぶ学問。

臨床疫学 [clinical epidemiology] 臨床医学の場で行われる疾病等を対象とした疫学。疾病の自然史，診断，スクリーニングテスト，治療等が研究対象となる。その成果は，臨床医学における意思決定（decision-making）等に役立つ。

臨床化学 [clinical chemistry] 臨床目的に実施される生体の化学成分を分析する学問。分析情報から病態を把握することを目指している。例えば血液や尿中の糖，タンパク質，脂質，酵素，電解質，ホルモン，抗原，抗体の測定方法とその意義等が学問対象となる。→臨床検査

臨床検査 [clinical examination] 診療目的で行われる検査の総称。検査結果は，病名の診断，治療法の決定や予後の判定の材料となる。例えば，①血液や尿中の糖，タンパク質，脂質，電解質，ホルモン，抗原・抗体等の分析，②腎臓，肝臓，耐糖能等の機能検査，③X線や超音波等の画像診断，④心電図等電気生理学検査，⑤生体サンプルの病理検査，⑥性格や知能等の心理検査，⑦内視鏡検査，⑧視力等の感覚器検査等がある。

臨床試験 [clinical trial] 新しい医薬品の効果等を評価する介入研究。日・米・EU医薬品規制調和国際会議（International Conference on Harmonization of Technical Requirements for Registration of Pharmaceuticals for Human Use；International Conference on Harmonization, ICH）からGCP（Good Clinical Practice：医薬品の臨床試験の実施の基準）などのガイドラインが提唱され，各規制当局（日本では厚生労働省）より公表されている。

リンタンパク質 [phosphoprotein] タンパク質のヒドロキシ基（セリン）にリン酸がエステル結合したもの。牛乳のカゼインや卵黄のオボビテリンなどがある。カゼインは分子全体としてマイナスの電荷を帯びており，カルシウムイオンやナトリウムイオンと結び付きやすい性質をもつ。また，乳汁中に存在し，消化管で生じたCPP（カゼインホスホペプチド）はカルシウムの吸収を高める。

リンパ [lymph] リンパ管を流れる液。リンパ液ともいう。リンパ球を含んでいる。一般には黄色味を帯びた透明の液体である。食後において消化管から吸収された脂肪は，タンパク質とともにキロミクロンを形成し腸管のリンパを経由して静脈に流入するため，白濁したリンパ液となる。→キロミクロン

リンパ液 [lymph] ＝リンパ

リンパ管 [lymphatic vessel；lymph duct]
リンパが流れる管。血管とは異なるリンパの流出経路である。静脈に似た構造をしており，逆流を防ぐための弁が管内に存在する。リンパは，末梢部位である毛細リンパ管から太いリンパ管を経て，リンパ節へ流入する。さらに，リンパ本幹へ合流し，最終的には静脈へ流れる。

リンパ管拡張 [lymphangiectasia] 浮腫やリンパ管炎等によりリンパ管が閉塞し，リンパが滞留する等によりリンパ管が拡張した状態。腸でリンパ拡張が起こると，リンパ液の腸壁への漏出やリンパ管の破裂が起こる。腸リンパ管は，脂肪の吸収経路であり，脂肪はタンパク質とともに吸収される。したがって，リンパの漏出は，脂肪やタンパク質の吸収障害を引き起こす。また，慢性下痢，体重減少，嘔吐，脂肪便等を伴うことがある。高脂肪食はリンパ管への負担を増すので，低脂肪・良質のタンパク質の食事療法が行われる。→リンパ浮腫，リンパ

リンパ球 [lymphocyte] 免疫反応において最も重要な役割を果たしている細胞で，T細胞とB細胞に大別され，さらに多数のサブセットに分類される。直径8〜12μmで，大型の球形の核をもち細

胞質は透明で好アズール顆粒を多く含み，アメーバー様の運動がみられる．末梢血白血球の約30％を占め，その65～80％がT細胞，5～15％がB細胞である．

リンパ球幼若化反応 [lymphocyte blastogenesis ; lymphocyte transformation] リンパ球が特異的な抗原やマイトジェン刺激により *in vivo*, *in vitro* において幼若化（芽球化）すること．幼若化リンパ球は大型で，核は網状構造を成す．

リンパ系 [lymphoid system] リンパ管，リンパ節，脾臓や胸腺等のリンパ組織から構成される循環系．リンパ系の機能としては，間質液の回収，脂肪や脂溶性ビタミンの吸収，生体防御等がある．

リンパ系組織 [lymphoid tissue ; lymphatic tissue] 幹細胞から分化，増殖し免疫応答の直接な担い手であるリンパ球集団（免疫適格細胞）に成熟するための組織．リンパ組織ともいう．中枢性リンパ系組織と末梢性リンパ系組織に分類され，リンパ球の増殖や分化のみで免疫反応に関与しない胸腺等は中枢リンパ組織，直接免疫反応を行う場である脾臓，リンパ節，扁桃，パイエル板は末梢リンパ組織ともよばれる．

リンパ腫 [lymphoma] 良性のリンパ腫は単クローン性増殖のように良悪境界病変が多い．リンパ球の増殖性炎症巣から悪性リンパ腫が発生することが多い．

リンパ水腫 [lymphedema] ＝リンパ浮腫

リンパ節 [lymph node] リンパ管の途中に存在する免疫器官の一つ．形態は直径1～3cmのソラマメ状である．免疫応答を発動して，異物の浸入や拡散を食い止める働きをする．

リンパ組織 [lymphoid tissue] ＝リンパ系組織

リンパ肉腫 [lymphosarcoma] 悪性リンパ腫のことで，リンパ球が腫瘍化したもの．T，Bの細胞系列と主体を占める腫瘍細胞の細胞分化の特徴を基に分類される．幼若Tリンパ球の腫瘍は子供に多く，リンパ芽球性リンパ腫といわれ急性リンパ性白血病との移行が多い．成人に多いTリンパ腫は成人T細胞性白血病ウイルス（HTLV-Ⅰ）が関係する多形性リンパ腫が多い．濾胞性リンパ腫はBリンパ腫の最も一般的な形で，正常なリンパ濾胞に類似した構造をとる．扁桃や胃など節外性に原発することも多い．形質細胞腫，多発性骨髄腫はいずれもBリンパ球の最終分化状態の形質細胞に対応するリンパ腫で，60歳以上に発生する．多発性骨髄腫はレントゲン像で骨に特有の打抜き像を呈する．ほとんどは躯幹骨や頭蓋骨に発生する．リンパ節や軟部組織に発生すると形質細胞腫という．産生する免疫グロブリンはMタンパク質といい，IgG κ（カッパ）のことが多くベンス・ジョーンズタンパク質となり，アミロイド腎を起こす．

リンパ浮腫 [lymphedema] リンパ流が障害され，肢体にリンパがうっ滞することにより起こるむくみ．リンパ水腫ともいう．リンパ管やリンパ節の損傷，炎症，手術後等でリンパ流の障害が起こる．浮腫が持続すると，皮膚や皮下組織が厚く硬化し，象皮病へと進展する．

リンブルガーチーズ [Limburger cheese] 表面熟成の半硬質チーズで世界有数の匂いの強いチーズ．ベルギーのリンブルグ地方で中世に初めて作られたが，今ではむしろドイツチーズとして有名である．表面に初め酵母が繁殖して酸度を減少させ，次いで *Bacterium linens* が繁殖し特有の赤黄色の色素と粘性物を生じる．そして強烈な刺激臭，刺激味を呈するようになる．

リンホカイン [lymphokine] リンパ球（Tリンパ球，Bリンパ球）から産生される，細胞間の情報伝達を担うタンパク質の総称．単球から産生されるモノカインとともにサイトカインと総称される．特徴として，糖タンパク質である，微量でその作用を発現する，受容体特異的，一つのリンホカインが多彩な生物活性を示す，異なるリンホカインが同じ生物活性を示す，ほかのリンホカインと相互作用を営む等がある．

リンモリブデン酸 [phosphomolybdic acid] リン（Ⅲ）及びリン（Ⅴ）とモリブデン（Ⅳ）から成るヘテロポリ酸の総称．モリブドリン酸ともいう．代表的なイオンは $[PMo_{12}O_{40}]^{3-}$ で，$[P_2Mo_{18}O_{62}]^{6-}$ とともに強酸である．陽イオンとの間で有機溶媒に可溶で水に不溶な塩を作る．モリブデンブルー法として微量リン酸の比色定量，フェノール類の比色定量に用いられる．

倫理審査 [institutional review] 人を対象とした研究は欠かせないが，人を対象とした研究である以上当然，対象者の人権及び尊厳を重んじ，個人情報を保護するなど，守るべきことがある．そこで守るべき研究倫理の原則が導き出されてきた．研究倫理審査委員会は，臨床研究に直接関係する者から独立した第三者によって，研究の是非を審議する場であり，被験者の権利と安全を守ることが最も重要な責務である．米国では審査委員会が施設単位に設置されたため，Institutional Review Board（IRB）とよばれ，日本もこれに倣ったため，日本でもIRBと通称される．メンバーは専門家・非専門家・外部委員から構成される．なお，実験動物を用いた研究においても，動物福祉の観点から研究倫理が求められており，動物実験を行う場合は審査が行われている．

ル

類脂質 [lipoid] ＝リポイド

類脂症 [lipoidosis] 細胞あるいは組織内への類脂肪の病的沈着。類脂肪症，リポイド症ともいう。類脂肪は，中性脂肪以外の脂質及び複合脂質のことで，複合脂質やコレステロールが主な沈着物質である。先天性の酵素欠損，組織の異常あるいは高脂血症が原因で二次的に沈着が起こる場合がある。

類似体 [analog(ue)] 生体分子と構造や性質が似ている化学物質。類似体の例として，ヌクレオシドと化学構造が似ているエイズ治療薬のジドブジン（AZT）がある。

類脂肪症 [lipoidosis] ＝類脂症

涙腺 [lacrimal gland] 眼球の上外側の位置にあり，涙液を産生分泌する臓器。涙は涙腺分泌物と結膜の瞼板腺，粘液細胞等の分泌物の混合物である。

類丹毒 [erysipeloid] 海水魚の粘液，カニや貝類の表面，家禽やブタ等に存在しているブタ丹毒素による急性感染症。外傷部位を介して感染する。

類洞 [sinusoid] ＝洞様血管

ルウ [roux] 小麦粉をバターなどの油脂で炒めたもの。加熱の温度と時間により色や風味，ソースなどにした時の粘性が異なる。白色（ホワイト）ルウ，淡黄色（ブロンド）ルウ，褐色（ブラウン）ルウがある。ルウに牛乳やスープストックなど加えてソースやスープを調製する。

ルシフェラーゼ [luciferase] ホタルや発光細菌等，生物発光を触媒する酸化酵素の総称。反応式は，ルシフェリン ＋ ATP ＋ O_2 → オキシルシフェリン ＋ AMP ＋ PPi ＋ CO_2 ＋ 光 ルシフェラーゼによって酸化されて発光するさまざまな物質をルシフェリンとよぶ。ホタルルシフェラーゼ遺伝子はプロモーター活性等を調べるためのレポーター遺伝子として利用されている。

ルシフェラーゼアッセイ [luciferase assay] in vivo での転写活性測定に用いる技術。細胞内に，目的とするタンパク質をコードしたプラスミドとレポータープラスミドを同時に細胞に導入し，細胞溶解後，ルシフェリンを加えた際の発光強度でレポーター活性を測定する。

ルシフェリン [luciferin] 生物発光に関与する酸化性物質で，酸素分子による酸化を触媒する酵素ルシフェラーゼの基質となる物質の総称。酸化に伴う自由エネルギーで励起されるが，発光により基底状態に戻る。発光生物により特有の構造が存在する。

ルタバガ [rutabaga；Swedish turnip] アブラナ科アブラナ属の二年生草本。別名スウェーデンカブ，もしくはスウェッドとよばれる西洋のカブの仲間。根部が肥大し 1.0〜1.5 kg になる。主に煮て食べる。

ルチノース [rutinose] $C_{12}H_{22}O_{10}$，分子量326.30。植物界に配糖体の糖成分として広く分布している。ルチンはケルセチンのルチノース配糖体であり，加水分解すると還元性二糖類であるルチノースが得られる。

ルチン [rutin] $C_{27}H_{30}O_{16}$，分子量610.53。フラボノイド配糖体の一つ。融点が189〜190℃の淡黄色針状晶。毛細血管の強化作用があり，脳出血，放射線障害，出血性諸病の予防に効果がある。→ケルセチン

ルテイン [lutein] カロテノイドの一種で，天然からはルテインA，B，D，F及びGの5種が知られている。ルテインAは植物界に広く分布する。→キサントフィル

ルテオリン [luteolin] $C_{15}H_{10}O_6$，分子量286.24。フラボノイドの一種で，天然には多くの配糖体にアグリコンとして存在する。花粉症やアトピー性皮膚炎などのアレルギー症状を抑える作用をもつ。→フラボン

ルバーブ [rhubarb] ＝ダイオウ

ルピナス [lupinus] ＝ルピン

ルピン [lupin] マメ科ハウチワマメ属植物の総称。ルピナスともいう。世界に200〜300種あるといわれ，一般にアルカロイドを含んでいる。

ルピンキノリジンアルカロイド [lupin quinolizine alkaloid] 植物体に含まれ，キノリジン環を有する塩基性の有機化合物。心機能亢進，血圧上昇，利尿作用など，生理・薬理作用を呈する。

ルブラトキシン [rubratoxin] 青カビの *Penicillium rubrum, P.purpurogenum* の有毒代謝物。カビ毒の扱いを受けているが，毒性はそれほど強くなく，食品や食品原料などからの自然汚染例も知られていないので，食品衛生的な意義はそれほどな

ルミナコイド［luminacoid］　健康維持に貢献する食品成分と考えられている食物繊維と，食物繊維様の働きをもつ他の難消化性成分を含めた包括的な意味合いをもたせ，日本食物繊維学会が提唱した包括的な用語である。luminal（消化管腔内の），accord（調和）及び-oid（のようなもの）から成る合成語であり，「ヒトの小腸内で消化吸収されにくく，消化管を介して健康の維持に役立つ生理作用を発現する食物成分」と定義されている。ルミナコイドは，デンプン性のものとして難消化性デンプンと難消化性デキストリンが，非デンプン性のものとして食物繊維（セルロース，ヘミセルロース及びリグニン），難消化性オリゴ糖，糖アルコール，難消化性タンパク質（レジスタントプロテイン），その他に分類されている。→食物繊維，難消化性デンプン〔でんぷん〕

ルミネセンス［luminescence］　物質を高温にしなくても吸収したエネルギーを光として放出する現象，あるいは，その光。熱を伴わない発光なので冷光ともいう。放出される光は，蛍光とりん光に分類される。→りん〔燐〕光

ルミフラビン蛍光法［lumiflavin fluorescence method］　リボフラビン定量法の一つ。アルカリ性で光照射することによりリボフラビン（ビタミンB_2）を強い青緑色の蛍光を放つルミフラビンに変換，その蛍光強度を測定する。リボフラビン自体の蛍光測定より感度，特異性に優れるので，一般の食品の分析に用いられる。

レアギン［reagin］ 肥満細胞からの炎症性伝達物質の放出に抗原抗体反応が関与しており，歴史的にその血清中の抗体をレアギンと称した．喘息患者やアトピー患者の血清を健常人皮膚に注射し，その部位に抗原を注射すると皮膚反応が惹起される（プラウスニッツ・キュストネル反応）ことでレアギンの存在が証明される．1966（昭和41）年，石坂らによってその本体がIgEであることが見いだされ，アレルギー反応に関与することが立証されている．

冷くん〔燻〕法［cold smoking］ 低温（12〜20℃，最高24℃）下でのくん煙処理．短時間冷くんでは18〜24℃で1〜2日程度，長時間冷くんでは12〜18℃で1週間程度．完成品はくん煙前に比べ水分が約35％程度減少する．生ハム，非加熱ソーセージ等に適用され，長期保存に適する．熱くん法50〜90℃，温くん法25〜45℃に対比される．

零次反応［zero-order reaction］ 化学反応において反応次数が0の化学反応．反応が反応系の成分の濃度や分圧と無関係に進行する場合をいう．例えば，触媒反応で触媒の表面に大量の反応物が吸着して飽和状態になっているような場合にみられる．

冷時粉砕［cold break］ ＝コールドブレイク

冷蔵［refrigeration；cold storage］ 食品などの腐敗を防ぐために低温で貯蔵すること．冷蔵温度は0〜10℃で，食品の自己消化酵素の活動，腐敗菌の繁殖速度の低下をねらっている．

冷蔵庫［refrigerator］ 庫内温度が10℃以下で食品を一時保管するための機器．庫内一杯に食品を貯蔵すると冷蔵能力が低下するため，棚などを設けて食品の間を冷気が循環できるようにしている．動力は電気を用い，形態は卓上のコールドショーケースからプレハブ等のウォークインタイプまで多様である．→冷凍庫

冷蔵食品［chilled food］ 氷結点ぎりぎりの温度（−2〜＋2℃）で，不凍結の状態で流通される生鮮食品のこと．保存性も高く，冷凍食品と比べ，凍結による品質劣化が起こらず，生鮮食品のもつ新鮮さやテクスチャー等を保持できるという利点がある．

霊長類［primate］ 霊長目の哺乳類の総称．原猿類，新世界ザル，旧世界ザル，類人猿，ヒトなど動物界で最も進化の程度の高いものを含む．

冷凍［freezer storage］ ＝凍結貯蔵

冷凍魚［frozen fish］ 鮮魚の保存法には冷却冷蔵法と凍結貯蔵法がある．冷凍魚は，前処理を施し，時間をかけた凍結あるいは死後硬直終了後の凍結いずれかの方法により製造される．冷凍魚は凍結により原料内部の水が氷結晶となり，その形態と量は解凍時に流出する液汁（ドリップ）量や肉質に影響する．一般に緩慢凍結では比較的少数の氷結晶が筋細胞外に生成しやすく，急速凍結では多数の微細な氷結晶が主として筋細胞内に生成する．→凍結貯蔵，冷凍

冷凍庫［freezer］ フリーザー．庫内温度が−18〜−22℃で食品を一時保管するための機器．ドアの開閉ロスを見込んで−25〜−30℃に庫内温度を設定することが多い．冷凍ストッカーでは，−40℃くらいまで対応するものもある．特殊用途に応じてさらに低温で庫内を維持できるものもある．

冷凍食品［frozen food］ 保存性を高めるために冷凍した食品．日本では1920年代に葛原冷蔵により製造された冷凍魚が東京のデパートで販売されたのが始まりとされる．本格的に普及するのは，1965（昭和40）年以降で，冷凍技術の発展や家庭に冷凍庫が普及することにより各家庭で用いられるようになった．

冷凍変性［freezing denaturation］ 凍結操作中及び冷凍保存中に起こる主としてタンパク質の劣化．凍結操作中には，原料に存在する水が凍結することで溶質濃度（塩濃度）が上昇し（凍結濃縮），この濃厚溶液にタンパク質が接触することで塩析によるタンパク質変性が起こる．また，氷結晶の成長は筋肉の微細構造を部分的に破壊する．貯蔵期間中にも食品表面では乾燥が起こり油脂の酸化による褐変（油焼け）が起こる．冷凍変性を防止するには急速冷凍やアイスグレーズ（冷凍原料表面に薄い氷を付ける）を施すことが効果的である．→冷凍魚

冷凍焼け［freezer burn］ ＝凍結焼け

冷凍冷蔵庫［refrige-freezer］ 冷蔵庫と冷凍庫の機能を併せもった食品を一時保管するための機器．通常2〜8枚の扉で区切られ，それぞれの庫内で冷蔵（庫内温度を10℃以下）と冷凍（庫内温度を−18〜−22℃）の温度管理を行う．

レイノー現象［Raynaud phenomenon］ 発作

681

的な血流障害により指先等の末梢部位が蒼白色，暗紫色（チアノーゼ），発赤の順に色調が変化する現象。しびれや痛みを伴うこともある。寒冷やストレスにより起こる。また，全身性エリテマトーデス，強皮症，関節リウマチ等，膠原病の症状として出現することもある。

レイノルズ数 [Reynolds number]　物体の流れを決めるのに重要な無次元の数。$R_e = \rho\ vd/\eta$ で表される。ここで，ρ は流体の密度，v は流速，d は代表長（管の直径，球の大きさ，棒の長さなど），η は流体の粘度。R_e が臨界値を超えると流れは流線が平行で交わらない層流から乱流になる。

レーキ [lake]　植物から採取した水溶性の染料を各種の塩化物で不溶性にした顔料。酸性染料の場合は塩化バリウム，塩化カルシウムなどが，塩基性染料の場合はタンニン，リンモリブデン酸の錯塩が使用される。最近は性能の良い合成有機顔料が広く使用されている。

レーザー [laser]　輝度が高く，指向性，単色性，収束性，干渉性に優れた光。light amplification by stimulated emission of radiation の頭文字から作られた造語。カメラ，顕微鏡，医療メスといった機器，医療，情報処理など，幅広い分野で応用されている。

レーズン [raisin]　干しブドウ専用のトムソンシードレス（淡黄色，小粒，低酸，種無）やマスカット（淡黄色，大粒）等の乾燥品。ワイン用のブドウの乾燥品はドライドグレープという。糖度が24～25％になるまで過熟させた後収穫する。自然乾燥（約10日間天日乾燥した後，3～7日間日陰で水分含量15～17％まで乾燥），または加熱乾燥（60～85℃の熱風）を行う。鉄分，カルシウム等の含有量が高くミネラルの給源として優れ，パンや菓子材料，ピラフやサラダなどの料理や，おやつ，携帯食品として用いられる。

レーヨン [rayon]　再生セルロースによる人造繊維の総称。再生繊維の一種。綿くず，パルプなどのセルロースを化学的に処理して溶液として，細孔から押し出して再びセルロースとして糸状に凝固させたもの。レーヨン中のセルロースは天然のセルロースより分子量が小さく，分子の配列も異なる。光沢があり，絹に似た繊維であることより人造絹糸ともよばれる。①ビスコースレーヨン：パルプに二硫化炭素と水酸化ナトリウムを作用させて得られるセルロースキサントゲン酸ナトリウムを希水酸化ナトリウム水溶液に溶かして得られるコロイド溶液をビスコースという。ビスコースを細孔から硫酸ナトリウムを含んだ希硫酸中に押し出すと，セルロースが再生されて細い糸状となる。これを巻き取ったものがビスコースレーヨンである。→セロハン　②銅アンモニアレーヨン：綿くずやパルプなどのセルロースを水酸化銅アンモニア（シュバイツァー試薬）溶液に溶かし細孔から希硫酸中に押し出すと，溶けていたセルロースが凝固して糸状になる。

レオゴニオメーター [rheogoniometer]　粘弾性液体のワイセンベルク効果を測定する装置。溶質分子の間の三次元構造により粘弾性特性を示す液体では，ずり流動において応力（接線応力）だけでなく法線応力も生じる（ワイセンベルク効果）。例えば液体中で円筒を回転させた場合，回転軸に向かう圧力が生じ，その結果液体が回転軸の周りに盛り上がる現象である。高濃度の高分子溶液の粘弾性特性の測定に有効。

レオペクシー [rheopexy]　流体を流動させ続けたとき，時間の経過とともにずり応力または粘度が増加していく現象。チキソトロピーとは逆の現象。

レオメーター [rheometer]　物質の粘弾性などのレオロジー的性質を測定する器械。弾力測定機。食品は，粘弾性を示すので粘性と弾性を総合的に測定・評価する必要がある。これにより加工・成形性，製品性能などを力学的に評価することができる。

レオロジー [rheology]　物体の変形と流動の力学。弾性力学と流体力学に立脚している。特に粘弾性を扱う力学の分科。

レギュラーコーヒー [regular coffee]　＝コーヒー

レクチン [lectin]　糖結合性タンパク質の総称。元来は植物由来の糖鎖結合タンパク質に対して与えられた名称であるが，現在は抗体を除いた動物由来の糖鎖結合タンパク質に対しても使われる。赤血球凝集作用やリンパ球幼若化作用をもつものが知られている。また，血清中のマンノース結合レクチンは，細菌やウイルス表面上のマンノースに結合することによって補体系の活性化を引き起こす（レクチン経路）。

レグヘモグロビン [leghemoglobin, Lb]　酸素親和性の強いミオグロビン様単量体。根粒へ酸素を供給する一方，根粒菌への酸素の接近を防止し，菌の窒素固定を助ける。根粒の変形したバクテロイドの周囲に存在。ダイズ DNA 中に5種類のヘモグロビンが認められている。遺伝子解析の結果，イントロンは3個，エキソンは4個ある点で動物のヘモグロビンとは異なる。

レグミン [legumin]　単純タンパク質であるグロブリンの一種。エンドウ，ソラマメ，大豆などのマメ科植物の種子中に存在する。

レクリエーション効果 [recreation effect(s)]　職場，学校，病院や日常生活において蓄積した心身の疲労が，レクリエーションによって改善される効果。レクリエーションは，人が，心身をさわやかにしたり，疲労を回復するために行ったりする活動で，特に，仕事後や授業後の課外活動を意味する場

合もある。スポーツ，ゲーム，芸術活動（写生，音楽，陶芸，手芸等），野外活動（ピクニック，ウォーキング，史跡巡り等），文化祭等がある。競技の技術や結果の優劣よりも，実際の活動と過程を重視する。義務的・制約的な就業時間と別枠にある余暇活動にとって，自主的な側面が積極的な効果をもたらすので，プログラムの決定過程に参加の意向を反映させることが大切である。

レサズリン [resazurin] 酸塩基指示薬。不可逆的に還元されて蛍光色素（レゾルフィン）に変換されるため，還元性物質の定量に用いられる。

レジスタンス運動 [resistance exercise; resistant exercise] 大きな筋力を要する運動。持続することによって筋肉量が増大，代謝量が増すとともに骨密度が高まる。筋力トレーニングやウエイトリフティング等，筋力を鍛える運動は一般にレジスタンス・トレーニングという。スポーツマンの競技力向上には高強度の，健康の維持・増進のためには低中強度のレジスタンス・トレーニングが用いられる。

レジスタンス・トレーニング [resistance training; resistant training] 体を動かす時，骨格筋の収縮・伸展を必要とし，骨格筋に抵抗（レジスタンス）をかけることになる。すべての運動はレジスタンス運動と考えられるが，特に骨格筋の増強や機能向上を目的とする強度の筋活動トレーニングをいう。

レジスタントスターチ [resistant starch]
＝難消化性デンプン〔でんぷん〕

レジスチン [resistin] アディポカインの一つ。インスリン抵抗性を惹起する因子と考えられており，肥満や糖尿病によって血中濃度が増加する。脂肪細胞だけでなく，マクロファージからも産生される。

レシチン [lecithin] 広義ではグリセロリン脂質を意味し，狭義にはホスファチジルコリンを指す。大豆レシチンには，ホスファチジルコリンの他，ホスファチジルエタノールアミン，ホスファチジルイノシトールも含まれる。→ホスファチジルコリン

レシチン-コレステロールアシルトランスフェラーゼ [lecithin-cholesterol acyltransferase, LCAT] ホスファチジルコリン-ステロールアシルトランスフェラーゼともよばれる。ホスファチジルコリン（レシチン）の2位のアシル基をコレステロールの3位のヒドロキシ基に転移する。血漿中ではLCATは高密度リポタンパク質（HDL）と結合しており，HDLの表面にあるホスファチジルコリンのアシル基を用いて，やはりHDLの表面にある遊離型コレステロールをエステル化する。LCATはHDLを介した末梢組織から肝臓へのコレステロールの移送（逆転送）に重要な役割をもっている。この逆転送の促進は，末梢組織の過剰コレステロール蓄積を抑制する。

レジノイド [resinoid] 各種合成樹脂（フェノール樹脂など）を結合材としてカーボランダムなどを固めたもの。砥石に使用される。

レシピ [recipe] 料理単位に使用食品・使用量，調味料・香辛料，調理法，出来上がり形態，量，盛り付け等標準化したものが記載されている献立。調理工程の指示書の機能を有し，衛生的に効率良くおいしい料理が仕上がる。

レスキューフーズ [rescue foods] 救護食。阪神・淡路大震災後に開発された。主食と副菜の組合せに小型の発熱剤と発熱溶液が組込まれ，この二つの発熱剤の反応で約1分以内に90℃以上の熱が生じ，15〜20分で発生した水蒸気が食品を温める仕組み。レンゲ，ナプキンをセットにした個別包装で，容器がそのまま食器として使える。

レスベラトロール [resveratrol] $C_{14}H_{12}O_3$，分子量228.24。非フラボノイドのポリフェノールで，スチルベン骨格をもつ植物成分。ワインに含まれるポリフェノールの一種でもある。ブドウ樹が真菌や紫外線から身を守るために産生する抗酸化物質として考えられている。赤系のブドウと白系のブドウの間には含有量の差はないが，ワインでは白ワインよりも赤ワインに多く含有している。レスベラトロールは葉に最も多く含まれ，次いで果皮，種子にも存在するが，果肉中にはほとんど認められていない。強い抗酸化作用や血小板凝集抑制作用，抗癌作用のほか，脂肪蓄積や寿命制御に関与しているとされるタンパク質を活性化することも報告されている。近年では，ブドウ果中のレスベラトロール含量を増加させるための技術開発も行われるようになっている。→ポリフェノール

レセプター ＝受容体

レセプトソーム [receptosome] 細胞表面受容体がリガンドと結合し被覆小胞の形で細胞質内に取込まれた後，被覆が解離して生じる膜小胞のこと。

レゾルシノール [resorcinol] $C_6H_6O_2$，分子量110.11。針状晶。α型はエタノールから再結晶し融点110.5℃，β型はベンゼンから再結晶し融点116℃。水，エタノール，ジエチルエーテル，ベンゼンに可溶。クロロホルムに難溶。塩酸溶液はセリワノフ試薬としてケトースの呈色試薬に用いられる。殺菌力が強く，医薬品，香料の原料，分析用試薬などに用いられる。

レゾルビン [resolvin] 抗炎症性などをもつ脂質メディエーターの一種。n-3（ω3）脂肪酸由来の活性代謝物であり，エイコサペンタエン酸（C20:5 n-3）及びドコサヘキサエン酸（C22:6 n-3）から，それぞれEシリーズ及びDシリーズの

レゾルビンが生成される。抗炎症薬アスピリンによりアセチル化されたシクロオキシゲナーゼ-2が，レゾルビンの前駆体合成を誘導する。

レダクターゼ　[reductase]　＝還元酵素

レダクトン　[reducton]　エンジオール基-C(OH)＝C(OH)-にカルボニル基が結合している化合物 RC(OH)＝C(OH)COR′の総称。代表的なレダクトンとして，L-アスコルビン酸がある。強い還元性を有する。

レチナール　[retinal]　→シスレチナール

レチニルアセテート　[retinyl acetate]　＝酢酸レチノール

レチニルエステル　[retinyl ester]　＝レチノールエステル

レチニルエステル加水分解酵素　[retinyl ester hydrolase]　＝レチニルエステルヒドロラーゼ

レチニルエステルヒドロラーゼ　[retinyl ester hydrolase]　動物性食品に含まれるビタミンA（レチニルエステル）を腸管から吸収する際に働く酵素。レチニルエステル加水分解酵素ともいう。腸管内に局在するこの酵素によりエステル部分が分解され，レチノールへと転換後，吸収される。

レチニルパルミテート　[retinyl palmitate]　＝パルミチン酸レチノール

レチノイド　[retinoid]　化学的な定義ではレチノールの骨格を有する化合物の総称。狭義では，レチノイン酸と同様の作用を有する化合物の総称。広義では，ビタミンAの種々の同族体の総称。

レチノイドX受容体　[retinoid x receptor, RXR]　核内受容体の1種類で，9-cis-レチノイン酸をリガンドとして結合する。α，β，γの3種類のサブタイプが存在する。複数の核内受容体とヘテロ2量体を形成して，応答遺伝子発現を制御する。多くの場合，RXRは予めリガンドを結合して存在しており，パートナー受容体のリガンドが十分に供給された時に，ヘテロ2量体が活性型として機能すると考えられている。したがって複数の核内受容体がRXRをヘテロ2量体パートナーとして必要とする結果，それぞれの核内受容体間でRXRを競合的に奪い合うことも予想されるが，そのような報告はない。一方，9-cis-レチノイン酸添加状況下でRXR（恐らくホモ2量体として）が活性化され，遺伝子発現が制御される例もあり，RXRの生理的役割は広範であるといえる。

レチノイド結合タンパク質　[retinoid-binding protein]　ビタミンAの種々の同族体を結合して，それらを輸送するタンパク質。代表的なものとしてレチノール結合タンパク質4（RBP4）がある。これは高代謝回転タンパク質の一つであり，短期間の栄養不良を判定する指標として使われる。また，細胞内に存在しているレチノール結合タンパク質（cellular retinol-binding protein, CRBP）やレチノイン酸結合タンパク質（cellular retinoic acid-binding protein, CRABP）もある。

レチノイン酸　[retinoic acid]　ビタミンAのカルボン酸誘導体。全-trans-レチノイン酸，9-cis-レチノイン酸及び13-シスレチノイン酸などの立体異性体が存在する。ビタミンA欠乏症である夜盲症に対する治療効果はないが，細胞の増殖・分化を制御する作用をもっており，創傷治癒促進や美容治療に応用される。

レチノイン酸受容体　[retinoic acid receptor, RAR]　全-trans-レチノイン酸の受容体（RAR）。α，β，γの3種類のサブタイプが存在する。RARは，全-trans-レチノイン酸が結合する部位とDNAに結合する部位をもち，標的遺伝子の転写調節を行う。→レチノイドX受容体

レチノール　[retinol]　$C_{20}H_{30}O$，分子量286.46。自然界に存在する主要なビタミンA。ビタミンA_1ともよばれる。

レチノールエステル　[retinyl ester]　レチノールと脂肪酸が脱水（エステル）結合して生成された化合物。レチニルエステル，ビタミンA［脂肪酸］エステルともいう。動物性食品に含まれる主なビタミンAであるとともに，体内で貯蔵される主なビタミンAの形態である。→パルミチン酸レチノール

レチノール活性当量　[retinol activity equivalents, RAE]　食品中に含まれるビタミンA効力を算出するために，プロビタミンAをレチノールに換算したビタミンA活性を示す値。「日本人の食事摂取基準（2015年版）」では食品由来β-カロテン12 μgのビタミンA活性は1 μgのレチノールと等価であるとして換算されている。α-カロテン，β-クリプトキサンチンなど他のプロビタミンAは24 μgとして換算されている。なお，サプリメントとして摂取する油溶化β-カロテンの場合は2 μgで1 μgのレチノール活性当量とする。

レチノール結合タンパク質　[retinol-binding protein, RBP]　ビタミンAであるレチノールと結合し，細胞内または血液中でレチノールを運搬するタンパク質。狭義には，レチノール結合タンパク質4（RBP4）のこと。RBP4は主に肝臓で合成され，レチノールと結合後に，さらにトランスサイレチンと複合体を形成し，各組織の細胞へレチノールを運搬している。栄養不良時に比較的速やかに低下するので，ICU管理など急性期患者の栄養状態の指標として用いられる。小腸上皮細胞内に存在するレチノール結合タンパク質2（RBP2）は細胞内レチノール結合タンパク質2（cellular retinol-binding protein, CRBP2）ともよばれており，カロテン由来のレチナールやレチノールと結合し，レチナールの還元，レチノールの脂肪酸エステル化に関与している。これら以外に，肝臓などで発現しており，

レチノールのエステル化に関与しているレチノール結合タンパク質1（R3P1, CRBP1），網膜で発現しているレチノール結合タンパク質3（RBP3, IRBP）などがある。

レチノール当量 [retinol equivalent, RE] → レチノール活性当量

レック検定 [rec-assay] 細菌である枯草菌を用いて行われる遺伝子毒性試験。DNA修復試験（DNA repair test）ともいう。DNA損傷性を検証することになることから，突然変異誘発性等の変異原性を調べるのに適した方法である。ヒトに対する遺伝毒性を調べる試験としては不十分である。

劣性の [形質] [recessive (character)] 表現型の異なる一対の対立遺伝子が，ヘテロ接合体を形成した時に，消失する方の形質。反対にヘテロ接合体を形成した時に，表現される方の形質を優性の形質という。

レドックス電位 [redox potential] 物理化学的に可逆的な電子授受によって物質の酸化型・還元型が共存する系に，不活性な電極を浸し，電極表面を介して作る酸化還元電極の電位。酸化還元電位ともいう。Fe^{3+}-Fe^{2+}系を含む液中に白金電極を浸した場合が挙げられる。一般に，この電極と標準水素電極を組合せてできる電池の起電力として表される。定温・定圧のもとでは酸化還元系に固有な値になり，レドックス電位が大きい酸化還元系の酸化体は，より強い酸化剤となる。

レトルト [retort] 容器に充填包装して加熱殺菌する方式。高温加熱殺菌装置で100℃を超える温度で加熱処理することによって，常温下での長期間の保存・流通を可能にする包装。通常，袋包装を指し，缶・びん詰めを除く。

レトルトパウチ食品 [retort pouch food] 耐熱性のプラスチックを主体としたラミネートフィルムでできた袋の中に食品を充填，密封して，100℃以上で加圧・加熱殺菌したもの。常温で流通・保存可能な製品。カレー，麻婆豆腐の素，米飯類，ハンバーグなど，袋のまま湯の中で温めるだけで食べられるものが多い。

レトルト米飯 [retort rice] レトルトパウチ食品の一種で，白飯，赤飯，粥，五目飯，鶏釜飯，ピラフ，チキンライス等の米飯類。常温，長期の貯蔵が可能で，簡便性のある加熱調理済み食品。耐熱性の包材で包装後，予備調理したものを120℃前後でレトルト殺菌している。最近の加工調理済み白飯類は無菌包装が主流であり，レトルト加工は赤飯などのもち米の加工調理済み食品が多い。

レニン [renin] 腎臓において作られるタンパク質分解酵素。肝臓において作られるアンギオテンシノーゲンの10，11番目のペプチド結合を加水分解し，10残基のペプチドであるアンギオテンシンIを生成する。

レニン-アンギオテンシン系 [renin-angiotensin system] 血圧調節，電解質代謝にかかわり，肝臓で生合成されたアンギオテンシノーゲンが腎臓で作られたレニンの作用を受けてアンギオテンシンIを生成する。肺血管内皮細胞において作られた変換酵素によりアンギオテンシンIはアンギオテンシンIIに変化する。アンギオテンシンIIは血管収縮を引き起こし，血圧を上げる作用がある。アンギオテンシンII，アンギオテンシンIIIはアンギオテンシナーゼによって不活性化される。

レニン基質 [renin substrate] アンギオテンシノーゲンのこと。レニンにより，肝臓で生合成されたアンギオテンシノーゲンからアンギオテンシンIを産生する。

レバーソーセージ [liver sausage] 豚あるいは牛挽き肉に細切りした肝臓を混合して充填した後に，湯煮して作られるクックドソーセージ。日本農林規格（JAS）法では，肝臓の占める割合が50％未満のものを指し，50％以上のものはレバーペーストとしている。

レバン [levan] フルクトースだけから成る多糖（フルクタン）の一種。β-2,6-フルクタンともいう。β2→6結合で重合したもので，納豆菌（枯草菌）や乳酸菌によりスクロースから生成される。納豆の粘性成分の本体である。

レフサム症候群 [病] [Refsum syndrome] 特殊な脂肪酸の一種であるフィタン酸の分解酵素，フィタン酸2-ヒドロキシラーゼの欠損による脂肪酸の先天性代謝異常症。遺伝性多発神経炎失調症，家族性失調性多発神経炎ともいう。フィタン酸は葉緑素を含む野菜等に含まれる。臓器や血清にフィタン酸が異常に蓄積する。小脳性運動失調症，視力障害，筋力低下，末梢神経障害等がみられる。

レプチン [leptin] 脂肪細胞から分泌されるタンパク質性のホルモン。レプチンをコードする遺伝子はマウスの肥満と糖尿病の病因遺伝子として，ポジショナルクローニングにより単離された。脂肪細胞において167個のアミノ酸残基から成る前駆体として産生される。ついで，シグナルペプチドであるアミノ末端の21個のアミノ酸残基が除かれ，146個のアミノ酸残基のタンパク質，すなわちレプチン（16 kDa）が血液中に分泌される。視床下部の細胞膜に存在するレプチン受容体に作用し，食欲抑制，エネルギー代謝の増大を引き起こし，体脂肪量を調節する。したがって，レプチンは抗肥満ホルモンとしての機能を有する。レプチンの分泌量は肥満者において高値を示す。一方，レプチンの分泌量の減少因子は，飢餓，絶食等である。肥満遺伝子（*ob*遺伝子）の遺伝子産物のレプチンはobタンパク質ともいわれる。

レブリン酸 [levulinic acid] $C_5H_8O_3$，$CH_3COCH_2CH_2COOH$，分子量116.12。無色の板状ま

たは葉状結晶。融点33～35℃，沸点245～246℃。水，アルコール，エーテルに易溶。ヘキサンに不溶。ヨードホルム反応陽性。合成ゴムやプラスチック等の有機合成原料。

レプレッサー [repressor] タンパク質合成の調節に関与するタンパク質で，調節遺伝子より合成される。リプレッサー，抑制物質ともいう。特定の遺伝子部位（オペレーター）に結合することで転写を抑制する。コレプレッサーとよばれる低分子物質によりレプレッサーの活性化や不活性化が起こり，これによりタンパク質合成が調節される。

レブロース [levulose] ＝フルクトース

レモネード [lemonade] レモン果汁に糖類を加えて，水で希釈した飲料。→レモンジュース

レモングラス [lemon grass] 熱帯アジア原産のイネ科の多年草（*Cymbopogon citratus*）。レモンによく似た香りをもつのでこの名が付いた。葉を香辛料として用いる。東南アジアでは肉，魚の臭み消しやタイのトムヤムクンをはじめとするスープ，煮込み料理の香り付けに用いられている。

レモングラス油 [lemon grass oil] レモングラスの葉から得られる精油。主な成分はシトラール，シトロネラールである。キャンディー，飲料，入浴剤等の香料として用いられる。消化器系や中枢神経系に作用し，疲労や食欲の回復効果があるとされる。

レモンジュース [lemon juice] 100％レモン果実の搾汁。搾汁を濃縮しないストレートタイプと濃縮した搾汁に水を加えて搾汁時の濃さに調製した濃縮還元タイプがある。→ジュース

レモン油 [lemon oil] レモン（*Citrus limon* Burm f.）の全果実や果皮から圧搾法により得られる精油（収率0.5％程度）。米国や地中海沿岸地方で生産製造されている。香気成分の90％以上がリモネンなどのテルペン系炭化水素で占められるが，特有香気はシトラールなどの含酸素化合物による。清涼飲料，乳製品，冷菓等の香料として重要である。

煉瓦型チーズ [brick cheese] ＝ブリックチーズ

レンコン [lotus root] スイレン科のハスの地下茎のこと。エジプト原産とインド原産のものがある。池沼や水田で栽培される。糖質が約15％含まれ，主にデンプンから成る。ビタミンCを比較的多く含む。ポリフェノール化合物を多く含み，これが褐変の原因となっている。

連鎖球菌 [*Streptococcus*] ストレプトコッカス（属）とよばれる。細胞壁多糖の抗原性の違いによりA～Vの20群に分類される。A群連鎖球菌（化膿連鎖球菌という）は咽頭炎，化膿性疾患等を引き起こす。また急速な軟部組織の壊死，敗血症を呈する劇症型連鎖球菌感染症の原因となる。B群連鎖球菌は新生児の敗血症や髄膜炎の原因となる。

レンジ食品 [range food] レンジは電子レンジの代名詞のように使われてきた。1961（昭和36）年に電子レンジが登場，高度経済成長の波に乗り各家庭に普及していった。一方では電子レンジで温めるだけで食べられる調理済み食品や冷凍調理済み食品などのレンジ食品の増加に拍車がかかった。技術革新，就業主婦の増加，食生活簡便化指向などの社会構造の激変を反映したものである。

レンズマメ [lentil peas] 西アジア～地中海沿岸原産のマメ科の植物。豆は5 mmくらいの小さな凸レンズ状の形をしている。マグネシウム，鉄，亜鉛，カルシウム等さまざまなミネラルを含む。緑色，緑がかった褐色，淡い赤色のものがあり，主にスープの具など，煮込み料理に使用する。豆を炒って，コーヒーの代わりに飲むこともある。

連続発酵 [continuous fermentation] 発酵を行う際，発酵槽に原料（培地）を連続的に供給するとともに等量の製品（培養液）を排出させ，長時間発酵を継続するプロセス。これに対し，一定ごとに発酵を終了させるのが回分発酵である。連続発酵によれば効率的であるが，雑菌の混入を防止する必要がある。

レンダリング [rendering] ＝化製処理

レンチオニン [lenthionine] $C_2H_4S_5$，分子量188.36。1分子中に5個の硫黄原子を含む環状ポリスルフィド。干しシイタケを水戻しした時に感じられるシイタケ特徴香の主要成分。前駆物質のレンチニン酸より酵素的に生成される。

レンチニン酸 [lentinic acid] 2-(γ-グルタミルアミノ)-4,6,8,10,10-ペンタオキソ-4,6,8,10-テトラチオウンデカン酸。生シイタケに含まれるペプチドでレンチオニンの前駆物質。

レントゲン線 [roentgen rays] ＝X線

練乳 [condensed milk；evaporated milk] 全乳または脱脂乳に砂糖を加え，または加えずに，減圧下で濃縮した製品。エバミルクともいう。主として製菓原料，アイスクリームなどに用いられる。

レンニン [rennin] →キモシン

レンネット [rennet] チーズ製造に用いられている凝乳酵素。最も代表的なレンネットとして，と殺直後の子牛の第四胃からの塩水抽出物で，キモシンとペプシンを含む子牛レンネットがある。また，*Mucor pusillus*，*Mucor miehei* 及び *Endothia parasitica* の培養液から微生物レンネットが作られている。

ロ

ロアエル　［LOAEL］　＝最低健康障害発現量
ロイコアントシアン　［leucoanthocyan］　ロイコアントシアニジン（フラバン-3,4-ジオール）のこと。生合成としては，カルコンが閉環して生じたフラバノンが，3-ヒドロキシラーゼで水酸化されてフラバノールになった後，還元されてC環に2個のヒドロキシ基が結合することでロイコアントシアニジンになる。ロイコアントシアニジンはアントシアニジン合成酵素によってアントシアニジンに変換される。
ロイコトリエン　［leukotriene, LT］　アラキドン酸の5-リポキシゲナーゼ系代謝産物の総称。グルタチオンが添加されて生じたペプチドLTもある。LTの多くはアレルギー・炎症のメディエーターの作用を示す。ことに，LTB_4は極めて強力な白血球活性化作用をもち，またペプチドLTは古くから知られていたアナフィラキシーの遅反応性物質の本体である。
ロイシン　［leucine］　$C_6H_{13}NO_2$.　分子量131.18，三文字記号Leu（一文字記号L）。白色結晶，水100 gに0 ℃で2.27 g溶ける。必須アミノ酸の一つで，イソロイシン，バリンとともに分枝アミノ酸である。

$$\begin{array}{c}COOH\\H_2NCH\\CH_2\\CHCH_3\\CH_3\end{array}$$
L型

ロイシンアミノペプチダーゼ　［leucine aminopeptidase］　ロイシンがN末端にあるペプチドから，ロイシンを切断するエキソペプチダーゼで，腎臓，肝臓，腸管，脳，膵臓等の組織に含まれている。この酵素は胆道から排泄され，正常な人なら胆汁中に多いが，肝機能や胆道に異常があると血液中に増える。したがって肝臓や胆道の病気を診断する指標となる。
ロイシン誘導性低血糖症　［leucine-induced hypoglycemia］　アミノ酸の一つであるロイシンの負荷によって過剰なインスリン分泌が誘導され低血糖が生じる病気。
ロイヤルゼリー　［loyal jelly］　ミツバチが花蜜と花粉を採取して腸で吸収された後，王乳分泌腺より分泌される液。王乳，蜂乳ともいう。ロイヤルゼリーを与えられたミツバチの幼虫は女王蜂へと成長する。タンパク質，脂質，ミネラル，ビタミンが豊富にバランスよく含まれており，抗疲労，血圧降下，抗炎症作用等さまざまな機能性が報告されている。
ロイン　［loin］　(1)ウシ枝肉を大分割した場合の，まえとももの間の背腰部。さらにリブロース，サーロイン及びヒレに分割される。(2)ブタ枝肉をアメリカ式やドイツ式で分割した場合の，ロースに相当する部位。カナディアンバックスともよばれる。
ろう〔蝋〕　［wax］　セチルアルコールやミリシルアルコール等の一価高級直鎖アルコールと脂肪酸のエステル。常温で固形状。化学的に安定で水に不溶，有機溶媒に可溶。動物では脳，血液，皮膚に，植物では種子，葉等に分布していて，乾燥予防や断熱の作用をもつと考えられている。
聾唖　［deaf-mutism］　＝聴唖
老化　［senility；aging］　→加齢
老化デンプン〔でんぷん〕　［retrograded starch］　糊化したデンプンが老化したもの。老化とは，糊化したデンプンが水分子を遊離して再結晶化する現象であり，水に不溶の状態となる。工業的にはデンプンを糊化させた後，冷却により糊化デンプンの一部を結晶化させて，デンプンの膨潤度を調整して製造する。食品工業において使用され，高温加工適性や保存安定性を高めることができる。
老化防止剤　［anti-staling agent；antiaging agent］　生体の老化現象を阻止する剤。老化は活性酸素による酸化障害によるとの仮説から，抗酸化作用を有する物質の老化防止効果が期待されている。また，時間の経過による食品の劣化を抑える剤のことも指す。特に，糊化デンプンの老化を指すことが多い。
労作の効率　［work efficiency；mechanical efficiency］　力学的エネルギー量に換算できる仕事量と，それをするために加えたエネルギー量との割合。生理学的な例を挙げるならば，自転車エルゴメーターを動かす時，人間はエネルギーを消費し（Ⅰ），自転車エルゴメーターは力学的エネルギー（Ⅱ）を得る。（Ⅱ）/（Ⅰ）が運動・労作効率となる。
老人環　［gerontoxon；senile corneal arcus］　＝角膜老人環
老人食　［meals for the elderly］　高齢者の咀嚼・嚥下能力や栄養上の問題に対応した食事。一般には高齢者では身体機能や消化吸収能力が低下する

ことに配慮して軟らかく，食べやすく，消化しやすい食事が好まれるが，食事の見た目，味や嗜好への配慮も必要である．咀嚼・嚥下機能に問題がある場合は，より一層の個別対応が求められる．

老人斑 ［senile plaque］　大脳皮質の部位に起こる斑状の蓄積物．アルツハイマー型認知症の脳に共通して現れる．アルツハイマー病の脳では，42個のアミノ酸残基から成るタンパク質を主成分とするアミロイドが細胞外に蓄積しており，その周りを変性神経突起やミクログリアが取囲んでいる．正常な脳では，40個のアミノ酸から成るアミロイドタンパク質が合成されている．→アミロイド

老人保健 ［health and medical services for the aged］　一般には「老人保健法」による医療と保健事業をいう．老人医療費の自己負担は，75歳以上が1割で，65歳から74歳は3割と高いことや，保険財政の赤字が問題化している．一方，老人保健事業では健康寿命と医療費の軽減を目標に，老人保健施設事業や40歳以上への健康診査，訪問指導など7項目が実施されている．

老人保健法 ［Health and Medical Service Law for the Elderly］　国民の老後における健康の保持と適切な医療の確保を図るため，疾病の予防，治療，機能訓練等の保健事業を総合的に実施し，もって国民保健の向上及び老人福祉の増進を図ることを目的とした法律．2008（平成20）年4月に改正改題され「高齢者の医療の確保に関する法律」となり，新たな高齢者医療制度が創設された．

労働衛生　［occupational health］　→産業保健
労働生産性　［labor productivity］　投入した人的資源に対してどれだけの製品を算出したかを表す生産性の尺度．一人当たりの生産量として評価する．給食経営管理では売上高や生産食数を労働者数もしくは延労働時間で除して求める．

老年人口　［aged population］　65歳以上の人口．人口統計学の用語．→従属人口

老年性認知症　［senile dementia］　65歳以上で発症した認知症．その約60％は脳血管障害が原因である．2005（平成17）年より，厚生労働省老健局長通知により老年性痴呆は"老年性認知症"と称するようになった．認知症とは，記憶障害と認知機能障害のために日常や社会生活に支障を来した状態のことである．

ローカストビーンガム　［locust bean gum］
地中海沿岸に生育する常緑樹であるマメ科の多年生カロブ樹（*Ceratonis Sitiqua* L.）の種実，ローカストビーンの胚乳部分を精製し，粉末化したもの．主成分はガラクトマンナンで，ガラクトースとマンノース（モル比1：3～4）を構成糖とする分子量約310,000の多糖類である．熱水に溶解し，粘性溶液となる．各種食品の増粘剤，アイスクリームの安定剤などに広く利用される．消化酵素により分解さ

れない．

ロース　英語のroastが語源である日本語．ローストに適したウシやブタの肩から背にかけてのやわらかな肉を示す．取引規格名：ロース（ブタ），ロイン（ウシ）．(1)ウシの胸最長筋を主要な筋肉とする部位の総称．胸最長筋自身を指す場合には特にロース芯（rib eye）とよぶ場合がある．(2)豚枝肉において，中軀における背側の部位．牛枝肉の場合，この部位はロイン（loin）とよばれ，背部のロースであるリブロースとサーロインを含む．ブタ，ウシともに主要な筋肉は胸最長筋である．前軀に含まれる部位であるかたロースと区別して，特に背ロースとよぶ場合がある．

ロースター　［roaster］　焼肉やバーベキューに使われる焼き物器．ガス，電気，木炭等を熱源とし，食材を焼き網や鉄格子の上で焼く．熱源が下火であると，煙が出たり，焼きむらができたりするので，位置を変えながら焼く．

ローストビーフ　［roast beef］　イギリスの代表的料理．大きな牛の塊肉をオーブンで蒸し焼きにする．天板に肉をのせ，塩・コショウを直前に振り，はじめに高温で表面に焼き色をつけ，温度を下げて好みの焼き加減まで焼く．ステーキと同様にレアからウエルダン（中心温度55～75℃）がよい．好みで肉にほかの香辛料をまぶしたり，背脂や香味野菜を肉の周囲に置いて香り付けや水分調整を図ることもある．焼きたてを切ると肉汁が出やすいので，冷めないように保温してしばらくして切ると良い．ホースラディッシュ，グレービーソース，ヨークシャープディングやクレソン等を添える．

ローズマリー　［rosemary］　シソ科の常緑小潅木（*Rosmarinus officinalis*）．マンネンロウともいう．原産地は地中海沿岸．矯臭，賦香作用が強く，肉の臭み消しや野菜料理の香り付けに利用される．カルノジック酸，カルノソール，ロスマノール等のフェノール性ジテルペン類を含む．これらのジテルペン類には強い抗酸化性，抗菌性，抗腫瘍活性を示すものがある．

ローズマリー油　［rosemary oil］　ローズマリーから得られる精油．収率は葉の場合1～2％．青葉臭と樟脳様の強い芳香がある．主な成分はシネオール，ボルネオール，カンファー，ピネンである．中枢神経系機能亢進作用があり，集中力を高める効果が知られている．

ローズ油　［rose oil］　バラの花弁から得られる精油．ばら油ともいう．収率は約0.03％．主成分はシトロネロール，ゲラニオール．ローズ油の香りを特徴づける微量成分としてローズオキサイド，β-ダマセノン，β-イオノンが知られている．鎮静作用がある．

ローフ　［loaf］　型に入れるかひとまとめにして焼いたパン．パンの一塊りも指す．パン型に焼い

た料理（meat loaf）。キャベツの玉を指す場合もある。

ローファットミルク　[low fat milk]　＝低脂肪乳

ローラー乾燥機　[roller drying]　飼料用脱脂粉乳やホエイの乾燥に用いられている円筒式乾燥機。円筒表面に供給された濃縮液原料を，円筒を回転させながら，加圧蒸気で加熱乾燥させ，薄膜状の乾燥物をナイフでかき取る。円筒を真空容器内に格納する真空式と，開放の常圧式がある。機器は安価，操作は簡単であるが，製品が加熱変質しやすい。

ローリエ　[laurier]　＝月桂樹

ロールドオーツ　[rolled oat]　外皮のみを除いたオーツ麦に蒸気をあてながら，ローラーで押しつぶしたもの。米国では，水や牛乳とゆでてオートミールとしたり，シリアルに混ぜたり，小麦粉と混ぜてクッキーやパン，マフィンなどを焼いたりして食している。

ロールベーコン　[rolled bacon]　＝ベリーハム

ローレル　[laurel]　＝月桂樹

ローレル指数　[Rohrer index]　主に幼児・学童の発育評価に使用される体格指数。|体重(kg)/身長(cm)^3|×10^7 で算出される。160以上は肥満，100未満は痩せと判定される。→カウプ指数，比体重

緑青　[verdigris]　金属銅の表面に生じる緑色のさび。成分は水分と二酸化炭素の作用で生じる塩基性炭酸銅と，空気中に存在する二酸化硫黄，硫化水素と銅との反応生成物が酸化されて生じる塩基性硫酸銅などである。有毒である。

六炭糖　[hexose]　＝ヘキソース

ロコモティブシンドローム　[locomotive syndrome]　骨・関節・筋肉・軟骨・椎間板など運動器に障害を起こし，そのために歩行や日常生活に不自由をきたしている状態。和名として運動器症候群，略語としてロコモが用いられる。ロコモティブシンドロームは健康寿命（健康上の問題で日常生活が制限されることなく生活できる期間）を短縮させ，要介護・要支援の重要な原因である。ロコモティブシンドロームを構成する主な疾患として，骨粗鬆症，変形性関節症・変形性脊椎症，サルコペニアが挙げられる。超高齢化社会となり，従来にはなかったほど長い期間運動器を使い続けることとなり，そのために最近患者数が急増しているものと考えられる。日本整形外科学会により提唱された概念である。

濾〔ろ〕紙クロマトグラフィー　[paper chromatography]　＝ペーパークロマトグラフィー

ロジスティック回帰　[logistics regression]　＝ロジスティックモデル

ロジスティックモデル　[logistic model]　従属変数が疾病"有り""無し"のような2値変数の場合によく用いられる回帰分析の一種。ロジスティック回帰ともいう。"有り"の割合を p とすると，$\log(p/(1-p)) = \beta X$ の形で表される。β は回帰係数，X は独立変数である。関連の強さはオッズ比で表現することが多い。→多重ロジスティックモデル

ロジットモデル　[logit model]　ロジスティックモデルと同じように用いられている。エンドポイント発生確率を p とすると，$\log \{p/(1-p)\}$ をロジットとよぶ。

濾〔ろ〕紙ディスク検査法　[filter paper disk test]　味覚感受性検査の方法。溶液を染み込ませた円型濾紙を舌に置き，味覚感覚の有無をチェックする。日本では4基本味の感受性の臨床検査法として用いられている。→基本味

ロゼワイン　[pink wine；rose wine]　赤ワインと白ワインの中間に当たるピンク色のワイン。赤ワインの醸し発酵期間を短くし，短期間で液抜き・搾汁をして醸造する方法が一般的であるが，赤と白のブドウを混醸し，途中で液抜き・搾汁する方法や，出来上がった白ワインと赤ワインをブレンドして作る方法もある。多くの場合，フレッシュな香味を特徴とし，長期の貯蔵・熟成には向かない。→ワイン，赤ワイン，白ワイン

ロタウイルス　[rotavirus]　ロタウイルス性腸炎の原因ウイルス。唾液や便等を介して経口で感染する。非常に感染力が強い。ロタウイルス性腸炎は，激しい嘔吐や下痢が起こり白色便を伴う。また，秋から冬に多くかけて発生し，小児の急性下痢症の大半を占める。

ロックホールチーズ　[Roquefort cheese]　世界三大ブルーチーズの一つで，フランスの羊乳チーズ。現在，ストレーザ協定によりこの名称が保護されており，フランス以外は使用できない。外皮は薄く透明，内部は白色，ボディーには青色の筋模様が網目状に広がる。非常にコクがあり，塩辛さ，刺激臭，舌に長く残る後味などを備える。

肋骨　[rib]　胸部内臓を覆っており，骨胸椎と胸骨との間に存在する長く湾曲した扁平骨。両側に各12個，計24個存在する。外界からの衝撃から，肺や心臓を保護する役割を果たす。

ロドプシン　[rhodopsin]　網膜の桿体細胞の外節内に存在する膜タンパク質。視紅ともいう。ロドプシンが光を吸収すると不安定となり，オプシンと all-*trans* レチナールに分解される。さらに all-*trans*-レチナールは11-*cis*-レチナールに異化される。この変化が細胞内の電位変化を起こし，これが視神経に伝わることで視覚となる。

濾〔ろ〕胞細胞　[ovarian follicular cell；follicle cell]　卵母細胞を取囲む上皮細胞。未発達の段階では一層の細胞であり（原始濾胞，一次濾胞）

6〜8層に増殖して二次濾胞となる。→卵胞

濾〔ろ〕胞刺激ホルモン ［follicle-stimulating hormone］ ＝卵胞刺激ホルモン

濾〔ろ〕胞性甲状腺腫 ［thyroid follicular adenoma］ ＝コロイド腺腫

ロングライフ食品 ［long life food］ 十分な殺菌を行い，無菌状態で充填・包装することにより，常温で長期間の流通ができるようにした食品。ロングライフ牛乳（LL 牛乳）などがこれに当たる。

ロングライフミルク ［long life milk, LL milk］ ＝滅菌乳

ワ

ワートマンニン ［wortmannin］　インスリンシグナル伝達の律速酵素であるPI 3-キナーゼの特異的阻害剤である。

　Y ＝チロシン

ワイン ［wine］　ブドウ果汁を発酵させて造る果実酒。ブドウ酒。醸造用ブドウを除梗・破砕及び白ワインでは搾汁し、発酵させる。必要があれば補糖（糖分の添加）が行われ、酸化防止及び野生微生物の増殖防止のため、二酸化硫黄の水溶液（亜硫酸）が添加される。アルコール発酵終了後、大部分の赤ワインと一部の白ワインでは、乳酸菌がリンゴ酸を乳酸と炭酸ガスに分解するマロラクティック発酵を誘導する。大きく分けて、非発泡性ワイン（スティルワイン）、発泡生ワイン（スパークリングワイン）、酒精強化ワイン、フレーバード（アロマタイズド）ワインに分類され、後二者は日本の酒税法では甘味果実酒に該当する。非発泡性ワインは通常、アルコール分は9〜13％程度、pHは3.0〜4.0程度。主な有機酸はブドウに含まれる酒石酸とリンゴ酸（マロラクティック発酵を起こした場合はリンゴ酸ではなく乳酸）である。→赤ワイン、白ワイン、ロゼワイン

ワインビネガー ［wine vinegar］　＝ブドウ酢

ワインポリフェノール ［wine polyphenol］　ワインに含まれるポリフェノール。特に赤ワインには、果皮に含まれるアントシアニン等の赤色色素、種子に含まれる苦味や渋み等の成分であるカテキンやタンニン等のポリフェノール類が豊富に含まれている。フランスにおいて、高脂肪摂取にもかかわらず、冠動脈硬化疾患の死亡率が低いフレンチ・パラドックスの理由の一つとして、ワインポリフェノールの作用が考えられ、注目を集めるようになった。またワインが熟成するとフラボノイドが重合し、フラボノイドの抗酸化力が高まるともいわれている。一般的に果皮を除いた白ワインのポリフェノール量は赤ワインの1/10である。→ポリフェノール

和菓子 ［Japanese-style confectioneries］　日本人が唐菓子、南蛮菓子等の外来の菓子を受容、同化し、日本人の嗜好と感性に合わせて作り上げた日本特有の菓子の総称。安土・桃山時代の茶道の普及や、江戸時代の中国、オランダからの砂糖の輸入・生産量の増加は和菓子の発展を促し、多様化に拍車をかけた。五節句などの年中行事が民間に広まるとともに菓子は次第に大衆化し、文化文政の頃には和菓子の技術はほぼ完成されたとみられる。現在の和菓子の一般的な分類は生菓子、半生菓子、干菓子があるが、前代と大差はみられない。

若菜病 ［*wakana* disease］　若菜の一夜漬けを食べた後に発症することが名前の由来。食後すぐに悪心、嘔吐、1〜2日後に肺炎様症状が起こり、1か月くらい持続する。ズビニ鉤虫幼虫を経口摂取した後に起こるアレルギー反応であると考えられている。

和牛 ［*Wagyu*；Japanese cattle］　日本で農耕用の在来種に明治以降、ヨーロッパ系の外来種を交配して作り出した役肉兼用種のうち産肉性、肉質の良いウシをさらに改良・選抜してできた黒毛和種、褐毛和種、無角和種、日本短角種の4品種のウシを指すことが多い。特に黒毛和種牛は脂肪交雑が生じやすい。

和牛香 ［*Wagyu* beef aroma］　高度に脂肪交雑した和牛肉に認められる甘い、脂っぽい香り。熟成した和牛肉を薄切りして空気下に数日間置いた後、80℃程度で加熱するとよく生成する。香気成分としてはラクトン類が香りの甘さに、ケトン類、アルデヒド類が香りの脂っぽさに寄与するとされている。日本人が和牛肉を好む原因の一つと考えられる。→香気

ワクチン ［vaccine］　1796年、Jenner E（イギリス）による牛痘ワクチン以来、病原体に対する能動免疫を与える目的で投与される抗原。弱毒生ワクチンと不活化ワクチンに大別され、前者は生ワクチンともいわれ毒力は弱いが感染力を有する病原体であり、後者はホルマリンその他で処理し感染力を消失させた病原体である。

ワックス処理 ［waxing］　果実（主に柑橘類）表面へのワックス塗布。水分蒸散による減量と呼吸を抑制し、鮮度保持と貯蔵性を高めるための処理。食品添加物としてオキシエチレン高級脂肪酸アルコール、オレイン酸ナトリウム、酢酸ビニル樹脂、モルホリン脂肪酸塩の4種が指定されている。このほか天然ワックス（ろう）としてカルナウバ、セラック、パラフィンがある。

ワッフル ［waffle］　鉄の独特な格子型の板にはさんで焼いたパンケーキの一種。小麦粉、卵、バ

ター，牛乳，砂糖などを混ぜて作った生地を2枚の鉄板にはさんで焼いた菓子。

ワトソン・クリックモデル ［Watson-Crick model］ ＝二重ら〔螺〕旋構造

和風料理 ［Japanese style dishes］ 　和風すなわち日本料理。古代より中国，南蛮などの異文化の受容と同化を繰返しつつ，海洋性に優れ，温暖多湿，四季の変化に富んだ自然環境を背景として，日本が育んだ日本特有の料理。主食として飯（米麦など）を位置づけ，汁と菜の組合せが基本となる。副食は伝統的に魚食中心であり，その他，野菜類，いも類，豆類，藻類，きのこ類など多彩な食品が用いられる。また，これらの乾燥，塩蔵などの加工食品や味噌，醤油，納豆，漬物など発酵食品も豊富である。近年，和風料理は健康面から海外での評価が高い。

和洋折衷型の食事 ［Japanese-Western eclectic style dishes］ 　日本料理と西欧料理から，それぞれ食材や調味料，調理法を取捨選択して一つの食事形式にまとめたもの。明治維新後，肉の調理法を西欧人から知らされ，肉食として一般民衆の食事に牛鍋の料理（「東京開化繁昌誌」）が流行したのが，和洋折衷型の食事の始まりともいえる。明治中期にはご飯にカレーソースをかけたカレーライスや豚肉を揚げたトンカツ，ジャガイモにミンチ肉を入れたコロッケ，ご飯に鶏肉を入れてケチャップで味をつけ，薄焼き卵で包んだオムライスなど西洋の料理を日本的に調製し，工夫した和洋折衷の料理が生まれている。これらコロッケやトンカツを主菜にして，主食は白飯，汁ものは味噌汁，それに青菜のお浸し，漬物の組合せなどは，まさに和洋折衷型の食事を代表するものといえる。

ワルファリン ［warfarin］ 　$C_{19}H_{16}O_4$，分子量308.33。ビタミンKの構造と類似しているクマリン系の抗凝血薬。肝臓でビタミンKが促進する血液凝固因子（プロトロンビン，第Ⅶ，第Ⅸ，第Ⅹ因子）の合成を競合阻害して，血液抗凝固作用を発揮する。血栓塞栓症の治療や予防に使用されている。

付表

元素の原子量
元素の周期表
タンパク質を構成する
主なアミノ酸の分類

元素の原子量

原子量は $^{12}C=12$ としたときの元素の相対的質量と定義されている。この表は，国際純正・応用化学連合（IUPAC）の原子量及び同位体存在度委員会によって，2005年に勧告された原子量を示している。（　）内の英語名は，IUPACの原子量表で併記されている元素名を示す。＊を付した元素は安定同位体のない元素であり，[　] 内に最も長い半減期をもつ同位体の質量数を示す。

原子番号	元　　素	英　　語	記号	原　子　量
1	水素	Hydrogen	H	1.00794
2	ヘリウム	Helium	He	4.002602
3	リチウム	Lithium	Li	[6.941]
4	ベリリウム	Beryllium	Be	9.012182
5	ホウ素	Boron	B	10.811
6	炭素	Carbon	C	12.0107
7	窒素	Nitrogen	N	14.0067
8	酸素	Oxygen	O	15.9994
9	フッ素	Fluorine	F	18.9984032
10	ネオン	Neon	Ne	20.1797
11	ナトリウム	Sodium（Natrium）	Na	22.98976928
12	マグネシウム	Magnesium	Mg	24.3050
13	アルミニウム	Aluminium（Aluminum）	Al	26.9815386
14	ケイ素	Silicon	Si	28.0855
15	リン	Phosphorus	P	30.973762
16	硫黄	Solfur	S	32.065
17	塩素	Chlorine	Cl	35.453
18	アルゴン	Argon	Ar	39.948
19	カリウム	Potassium（Kalium）	K	39.0983
20	カルシウム	Calcium	Ca	40.078
21	スカンジウム	Scandium	Sc	44.955912
22	チタン	Titanium	Ti	47.867
23	バナジウム	Vanadium	V	50.9415
24	クロム	Chromium	Cr	51.9961
25	マンガン	Manganese	Mn	54.938045
26	鉄	Iron	Fe	55.845
27	コバルト	Cobalt	Co	58.933195
28	ニッケル	Nickel	Ni	58.6934
29	銅	Copper	Cu	63.546
30	亜鉛	Zinc	Zn	65.409
31	ガリウム	Gallium	Ga	69.723
32	ゲルマニウム	Germanium	Ge	72.64
33	ヒ素	Arsenic	As	74.92160
34	セレン	Selenium	Se	78.96
35	臭素	Bromine	Br	79.904
36	クリプトン	Krypton	Kr	83.798
37	ルビジウム	Rubidium	Rb	85.4678
38	ストロンチウム	Strontium	Sr	87.62

元素の原子量

原子番号	元素	英語	記号	原子量
39	イットリウム	Yttrium	Y	88.90585
40	ジルコニウム	Zirconium	Zr	91.224
41	ニオブ	Niobium	Nb	92.90638
42	モリブデン	Molybdenum	Mo	95.94
43	テクネチウム*	Technetium*	Tc	[98]
44	ルテニウム	Ruthenium	Ru	101.07
45	ロジウム	Rhodium	Rh	102.90550
46	パラジウム	Palladium	Pd	106.42
47	銀	Silver	Ag	107.8682
48	カドミウム	Cadmium	Cd	112.411
49	インジウム	Indium	In	114.818
50	スズ	Tin	Sn	118.710
51	アンチモン	Antimony (Stibium)	Sb	121.760
52	テルル	Tellurium	Te	127.60
53	ヨウ素	Iodine	I	126.90447
54	キセノン	Xenon	Xe	131.293
55	セシウム	Caesium (Cesium)	Cs	132.9054519
56	バリウム	Barium	Ba	137.327
57	ランタン	Lanthanum	La	138.90547
58	セリウム	Cerium	Ce	140.116
59	プラセオジム	Praseodymium	Pr	140.90765
60	ネオジム	Neodymium	Nd	144.242
61	プロメチウム*	Promethium*	Pm	[145]
62	サマリウム	Samarium	Sm	150.36
63	ユウロピウム	Europium	Eu	151.964
64	ガドリニウム	Gadolinium	Gd	157.25
65	テルビウム	Terbium	Td	158.92535
66	ジスプロシウム	Dysprosium	Dy	162.500
67	ホルミウム	Holmium	Ho	164.93032
68	エルビウム	Erbium	Er	167.259
69	ツリウム	Thulium	Tm	168.93421
70	イッテルビウム	Ytterbium	Yb	173.04
71	ルテチウム	Lutetium	Lu	174.967
72	ハフニウム	Hafnium	Hr	178.49
73	タンタル	Tantalum	Ta	180.94788
74	タングステン	Tungsten (Wolfram)	W	183.84
75	レニウム	Rhenium	Re	186.207
76	オスミウム	Osmium	Os	190.23
77	イリジウム	Iridium	Ir	192.217
78	白金	Platinum	Pt	195.084
79	金	Gold	Au	196.966569
80	水銀	Mercury	Hg	200.59
81	タリウム	Thallium	Tl	204.3833
82	鉛	Lead	Pb	207.2

付　表

原子番号	元　素	英　語	記号	原子量
83	ビスマス*	Bismuth*	Bi	208.98040
84	ポロニウム*	Polonium*	Po	[209]
85	アスタチン*	Astatine*	At	[210]
86	ラドン*	Radon*	Rn	[222]
87	フランシウム*	Francium*	Fr	[223]
88	ラジウム*	Radium*	Ra	[226]
89	アクチニウム*	Actinium*	Ac	[227]
90	トリウム*	Thorium*	Th	232.03806
91	プロトアクチニウム*	Protactinium*	Pa	231.03588
92	ウラン*	Uranium*	U	238.02891
93	ネプツニウム*	Neptunium*	Np	[237]
94	プルトニウム*	Plutonium*	Pu	[244]
95	アメリシウム*	Americium*	Am	[243]
96	キュリウム*	Curium*	Cm	[247]
97	バークリウム*	Berkelium*	Bk	[247]
98	カリホルニウム*	Californium*	Cf	[251]
99	アインスタイニウム*	Einsteinium*	Es	[252]
100	フェルミウム*	Fermium*	Fm	[257]
101	メンデレビウム*	Mendelevium*	Md	[258]
102	ノーベリウム*	Nobelium*	No	[259]
103	ローレンシウム*	Lawrencium*	Lr	[262]
104	ラザホージウム*	Rutherfordium*	Rf	[261]
105	ドブニウム*	Dubnium*	Db	[262]
106	シーボーギウム*	Seaborgium*	Sg	[266]
107	ボーリウム*	Bohrium*	Bh	[264]
108	ハッシウム*	Hassium*	Hs	[277]
109	マイトネリウム*	Meitnerium*	Mt	[268]
110	ダームスタチウム*	Darmstadtium*	Ds	[281]
111	レントゲニウム*	Roentgenium*	Rg	[272]
112	ウンウンビウム*	Ununbium*	Uub	[285]
113	ウンウントリウム*	Ununtrium*	Unt	[284]
114	ウンウンクアジウム*	Ununquadium*	Uuq	[289]
115	ウンウンペンチウム*	Ununpentium*	Uup	[288]
116	ウンウンヘキシウム*	Ununhexium*	Uuh	[291]
118	ウンウンオクチウム*	Ununoctium*	Uuo	[294]

元素の周期表

族\周期	1 (1A)	2 (2A)	3 (3A)	4 (4A)	5 (5A)	6 (6A)	7 (7A)	8	9 (8)	10	11 (1B)	12 (2B)	13 (3B)	14 (4B)	15 (5B)	16 (6B)	17 (7B)	18 (0)
1	1 H 1.00794																	2 He 4.002602
2	3 Li (6.941)	4 Be 9.012182											5 B 10.811	6 C 12.0107	7 N 14.0067	8 O 15.9994	9 F 18.998403	10 Ne 20.1797
3	11 Na 22.98976928	12 Mg 24.3050											13 Al 26.9815386	14 Si 28.0855	15 P 30.973762	16 S 32.065	17 Cl 35.453	18 Ar 39.948
4	19 K 39.0983	20 Ca 40.078	21 Sc 44.955912	22 Ti 47.867	23 V 50.9415	24 Cr 51.9961	25 Mn 54.938045	26 Fe 55.845	27 Co 58.933195	28 Ni 58.6934	29 Cu 63.546	30 Zn 65.409	31 Ga 69.723	32 Ge 72.64	33 As 74.92160	34 Se 78.96	35 Br 79.904	36 Kr 83.798
5	37 Rb 85.4678	38 Sr 87.62	39 Y 88.90585	40 Zr 91.224	41 Nb 92.90638	42 Mo 95.94	43 Tc [98]	44 Ru 101.07	45 Rh 102.9550	46 Pd 106.42	47 Ag 107.8682	48 Cd 112.411	49 In 114.818	50 Sn 118.710	51 Sb 121.760	52 Te 127.60	53 I 126.90447	54 Xe 131.293
6	55 Cs 132.9054519	56 Ba 137.327	57~71 ランタノイド	72 Hf 178.49	73 Ta 180.94788	74 W 183.84	75 Re 186.207	76 Os 190.23	77 Ir 192.217	78 Pt 195.084	79 Au 196.966569	80 Hg 200.59	81 Tl 204.3833	82 Pb 207.2	83 Bi 208.98040	84 Po [209]	85 At [210]	86 Rn [222]
7	87 Fr [223]	88 Ra [226]	89~103 アクチノイド	104 Rf [261]	105 Db [262]	106 Sg [266]	107 Bh [264]	108 Hs [277]	109 Mt [268]	110 Ds [281]	111 Rg [272]	112 Uub [285]	113 Uut [284]	114 Uuq [289]	115 Uup [288]	116 Uuh [291]	117 Uus	118 Uuo [294]

6	ランタノイド	57 La 138.90547	58 Ce 140.116	59 Pr 140.90765	60 Nd 144.242	61 Pm [145]	62 Sm 150.36	63 Eu 151.964	64 Gd 157.25	65 Tb 158.92535	66 Dy 162.500	67 Ho 164.93032	68 Er 167.259	69 Tm 168.93421	70 Yb 173.04	71 Lu 174.967
7	アクチノイド	89 Ac [227]	90 Th 232.03806	91 Pa 231.03588	92 U 238.02891	93 Np [237]	94 Pu [244]	95 Am [243]	96 Cm [247]	97 Bk [247]	98 Cf [251]	99 Es [252]	100 Fm [257]	101 Md [258]	102 No [259]	103 Lr [262]

元素記号の上の数字は原子番号，下の数字は原子量をそれぞれ示す．[ ]内の数字はその元素の放射性同位体のうち，最も長い半減期をもつ同位体の質量数を示す．93番元素以上の元素は超ウラン元素と呼ばれる．族番号の1～18 は IUPAC 無機化学命名法改訂版 (1989) に，1A～0 はそれ以前の分類による．原子番号104番以降の元素（超アクチノイド）の周期表上の位置は暫定的なものである．

タンパク質を構成する主なアミノ酸の分類

分類		和名	英語名	略号	1文字略号
中性アミノ酸	脂肪族アミノ酸	グリシン	Glycine	Gly	G
		アラニン	Alanine	Ala	A
		バリン	Valine	Val	V
		ロイシン	Leucine	Leu	L
		イソロイシン	Isoleucine	Ile	I
	ヒドロキシアミノ酸	セリン	Serine	Ser	S
		トレオニン（スレオニン）	Threonine	Thr	T
	含硫アミノ酸	システイン	Cysteine	Cys	C
		メチオニン	Methionine	Met	M
	芳香族アミノ酸	フェニルアラニン	Phenylalanine	Phe	F
		チロシン	Tyrosine	Tyr	Y
		トリプトファン	Tryptophan	Trp	W
	イミノ酸	プロリン	Proline	Pro	P
	酸性アミノ酸アミド	アスパラギン	Asparagine	Asn	N
		グルタミン	Glutamine	Gln	Q
酸性アミノ酸		アスパラギン酸	Aspartic acid	Asp	D
		グルタミン酸	Glutamic acid	Glu	E
塩基性アミノ酸		リシン（リジン）	Lysine	Lys	K
		ヒスチジン	Histidine	His	H
		アルギニン	Arginine	Arg	R

欧文索引

数字はページ数，ℓ は左段，r は右段に記載されていることを示す。

A

A band（A帯）73 ℓ
A cell（A細胞）72 r
A filament（Aフィラメント）74 ℓ
á la carte（仏）（アラカルト）25 r
a main dish and two side dishes（一汁三菜）47 r
A meal consisting of a soup（一汁三菜）47 r
Abattoirs Law（と畜場法）460 ℓ
ABC protein（ABCタンパク質）74 ℓ
ABC transpoter（ABC輸送体）74 ℓ
abdominal obesity（腹部肥満）557 r
ablactation（離乳）669 r
abnormal gastric secretion（胃液分泌異常）39 ℓ
abnormal milk（異常乳）43 ℓ
abnormal sense oftaste（異味覚）53 r
abomasum（第四胃）398 ℓ
abortion（流産）673 r
abortive infection（不稔感染）562 ℓ
abridged life table（簡易生命表）137 r
abscess（膿瘍）495 r
absinth(e)（アブサン）17 r
absorbance（吸光度）160 ℓ
absorption coefficient（吸光係数）160 ℓ,（吸収率）161 ℓ
absorption column chromatography（吸着カラムクロマトグラフィー）163 ℓ
absorption rate（吸収速度）160 r
absorption spectrum（吸収スペクトル）160 r
absorption speed（吸収速度）160 r
absorptive cell（吸収細胞）160 ℓ
absorptivity（吸収能）160 r
abstinence（禁断症状）175 ℓ
acacia gum（アカシアゴム）3 r
acanthocyte（有棘赤血球）650 ℓ
acanthoma（棘細胞腫）168 ℓ
acarbose（アカルボース）4 ℓ
Acca sellowiana（*Feijoa sellowiana*）（フェイジョア）552 r
acceptable daily intake（一日摂取許容量）48 ℓ
accessory cell（補助細胞）601 r
accidental error（偶然誤差）178 ℓ
acclimation（順化，馴化）312 r
acclimatization（順化，馴化）312 r
accommodation（順応）313 r

accuracy（正確度）360 ℓ
Acer saccharum（サトウカエデ）268 ℓ
acerola（アセロラ）12 r
acesulfame potassium（アセスルファムカリウム）11 ℓ
acetal（アセタール）11 ℓ
acetaldehyde（アセトアルデヒド）12 ℓ
2-acetamidofluorene（2-アセトアミドフルオレン）12 ℓ
acetate film（アセテートフィルム）12 ℓ
acetic acid（酢酸）266 ℓ
acetic acid fermentation（酢酸発酵）266 ℓ
acetification（酢酸発酵）266 ℓ
acetoacetic acid（アセト酢酸）12 ℓ
acetoacetyl coenzyme A（アセトアセチル CoA）12 ℓ
acetoacetyl-CoA（アセトアセチル CoA）12 ℓ
acetocytosine（アセトシトシン）12 r
acetoglyceride（酢酸グリセリド）266 ℓ
acetoin（アセトイン）12 ℓ
acetonaphthone（アセトナフトン）12 r
acetone（アセトン）12 r
acetone-butanol fermentation（アセトン・ブタノール発酵）12 r
acetonemic vomiting（アセトン血性嘔吐症）12 r
acetonuria（アセトン尿症）12 r
acetophenone（アセトフェノン）12 r
acetyl cholinesterase（アセチルコリンエステラーゼ）11 r
acetyl coenzyme A（アセチル CoA）11 ℓ
acetyl methyl carbinol（アセチルメチルカルビノール）12 ℓ
acetyl tryptophanamide（アセチルトリプトファンアミド）12 ℓ
2-acetylaminofluorene（2-アセチルアミノフルオレン）11 ℓ
acetylcholine（アセチルコリン）11 r
acetyl-CoA（アセチル CoA）11 ℓ
acetyl-CoA acetyltransferase（アセチル CoA アセチルトランスフェラーゼ）11 r
acetyl-CoA acyltransferase（アセチル CoA アシルトランスフェラーゼ）11 r
acetyl-CoA carboxylase（アセチル CoA カルボキシラーゼ）11 r
acetylcysteine（アセチルシステイン）11 r

索　引

acetylcystine（アセチルシスチン）11 r
N-acetylglutamic acid（N-アセチルグルタミン酸）11 ℓ
N-acetylimidazole（N-アセチルイミダゾール）11 ℓ
acetylnaphthalene（アセチルナフタレン）12 ℓ
acetylsalicylic acid（アセチルサリチル酸）11 r
acetyltransferase（アセチルトランスフェラーゼ）11 r
ACH index（ACH 指標）72 r
achalasia（アカラシア）3 r
Achilles tendon reflex（アキレス腱反射）4 r
achiral（アキラル）4 r
achlorhydria（無酸症）631 r，（無遊離塩酸症）633 r，（無塩酸症）630 ℓ
Achras zapota（サポジラ）269 ℓ
achromotrichia（毛髪色素欠乏症）643 r
achylia gastrica（無塩酸症）630 ℓ
achlorhydria（無塩酸症）630 ℓ
acid（酸）271 ℓ
acid amide（酸アミド）271 ℓ
acid anhydride（酸無水物）277 r
acid casein（酸カゼイン）272 r
acid chloride（酸クロリド）273 ℓ
acid detergent fiber（酸性デタージェント繊維）274 r
acid food（酸性食品）274 r
a_1-acid glycoprotein（a_1 酸性糖タンパク質）274 r
acid hydrolase（酸性加水分解酵素）274 r，（酸性ヒドロラーゼ）275 ℓ
acid hydrolysis（酸加水分解）272 r
acid mucopolysaccharide（酸性ムコ多糖）275 ℓ
acid phosphatase（酸性ホスファターゼ）275 ℓ
acid protease（酸性プロテアーゼ）275 ℓ
acid saccharification（酸糖化）276 ℓ
acid tar color（酸性タール色素）274 r
acid tar dye（酸性タール色素）274 r
acid value（酸価）271 r
acid whey（酸ホエイ）276 r
acid-base catalyst（酸塩基触媒）271 ℓ
acid-base equilibrium（酸塩基平衡）271 r
acid-base indicator（酸塩基指示薬）271 ℓ
acid-base reaction（酸塩基反応）271 r
acid-base titration（酸塩基滴定）271 ℓ
acidic（酸性）274 ℓ
acidic amino acid（酸性アミノ酸）274 ℓ
acidic flavor（酸臭）273 r
acidic odor（酸臭）273 r
acidic protein（酸性タンパク質）274 ℓ
acidity（酸度）276 ℓ
acidity index（酸強度指数）274 r
acidosis（アシドーシス）7 r
acidphilus milk（アシドフィルス乳）7 r
acinous gland（房状腺）597 r

acne（アクネ）5 r，（にきび）475 ℓ
aconitase（アコニターゼ）6 r
aconitate hydratase（アコニット酸ヒドラターゼ）7 r
Aconitatum japonicum（トリカブト）464 ℓ
aconitic acid（アコニット酸）7 ℓ
aconitine（アコニチン）7 ℓ
acquired (secondary) immunodeficiency（後天性免疫不全）236 r
acquired immunity（獲得免疫）114 ℓ
acquired immunologic tolerance（獲得免疫寛容）114 ℓ
acridine orange method（アクリジンオレンジ法）5 r
acridity（えぐ味）76 r
acriflavine（アクリフラビン）5 r
acrolein（アクロレイン）6 r
acromegaly（肢端肥大症）293 r，（先端巨大症）379 ℓ，（末端肥大症）619 ℓ
acryl resin（アクリル樹脂）6 ℓ
acrylaldehyde（アクリルアルデヒド）6 ℓ
acrylamide（アクリルアミド）6 ℓ
acrylic acid（アクリル酸）6 ℓ
acrylic aldehyde（アクリルアルデヒド）6 ℓ
acrylic resin（アクリル樹脂）6 ℓ
Act on Domestic Animal Infectious Diseases Control（家畜伝染病予防法）121 r
actin（アクチン）5 ℓ
actin filament（アクチンフィラメント）5 r
actinidain（アクチニダイン）5 ℓ
actinidin（アクチニジン）5 ℓ
actinidine（アクチニジン）5 ℓ
actinin（アクチニン）5 ℓ
action potential（活動電位）123 r
activation（活性化）122 r
activation energy（活性化エネルギー）122 r
active center（活性中心）122 r
active life expectancy（活動的余命）123 r
active methionine（活性メチオニン）123 ℓ
active methylene group（活性メチレン基）123 ℓ
active oxygen method（活性酸素法）122 r
active permeation（能動透過）495 ℓ
active recreation（積極的休養）371 ℓ
active site（活性部位）123 ℓ
active smoking（能動喫煙）495 ℓ
active tissue mass（活性組織量）122 r
active transport（活性輸送）123 ℓ，（能動輸送）495 ℓ
active transporter（能動輸送体）495 ℓ
active vitamin D（活性型ビタミン D）122 r
activin（アクチビン）5 ℓ
activity（活動度）123 r
activity coefficient（活動度係数）123 r，（活量係数）

欧文索引

124 *r*
activity metabolic rate（活動代謝量）123 *l*
activity of daily living（日常生活動作）477 *r*
actomyosin（アクトミオシン）5 *r*
actual intake（実際摂取量）294 *r*
acute ethanol poisoning（急性アルコール中毒）161 *r*
acute gouty arthritis（急性痛風性関節炎）162 *l*
acute nephritic syndrome（急性腎炎）162 *l*
acute non-bacterial vomiting（急性非細菌性嘔吐症）162 *r*
acute pancreatitis（急性膵炎）162 *l*
acute phase protein（急性期タンパク質）161 *r*
acute phase reactant（急性期物質）162 *l*
acute phase response（急性期反応）161 *r*
acute reference dose（急性参照用量）162 *l*
acute toxicity（急性毒性）162 *l*
acute toxicity test（study）（急性毒性試験）162 *r*
acyl carnitine（アシルカルニチン）8 *r*
acyl carrier protein（アシルキャリアタンパク質）9 *l*
acyl group（アシル基）8 *r*
acyl group transfer（アシル基転移）8 *r*
acyl-activating enzyme（アシル活性化酵素）8 *r*
acylalanine（アシルアラニン）8 *r*
acylamidase（アシルアミダーゼ）8 *r*
acylase（アシラーゼ）8 *r*
acylation（アシル化）3 *r*
acyl-CoA（アシル CoA）9 *l*
acyl-CoA cholesterol acyltransferase（アシル CoA コレステロールアシルトランスフェラーゼ）9 *l*
acyl-CoA dehydrogenase（アシル CoA デヒドロゲナーゼ）9 *r*
acyl-CoA desaturase（アシル CoA デサチュラーゼ）8 *r*
acyl-CoA synthetase（アシル CoA シンテターゼ）9 *l*
acylglycelophosphocholine acyltransferase（アシルグリセロホスホコリンアシルトランスフェラーゼ）9 *l*
acylglycerol（アシルグリセロール）9 *l*
acylphosphatidylethanolamine（アシルホスファチジルエタノールアミン）9 *r*
adaptation（順応）313 *r*，（適応）438 *r*
adaptive thermogenesis（適応性熱産生）438 *l*
Addison disease（アジソン病）7 *r*
addition of medical fees for hospitals offering spesial diet（特別食加算）458 *l*
additional medical fee for hospitals with dining rooms（食堂加算）325 *l*
additive（添加物）443 *r*
additive effect（相加効果）382 *l*

adductor muscle（of scallops）（貝柱）107 *r*
adenine（アデニン）13 *r*
adenocyte（腺細胞）377 *r*
adenoma（アデノーマ）13 *r*,（腺腫）377 *r*
adenomatous goiter（腺腫様甲状腺腫）377 *r*
adenosine（アデノシン）14 *r*
adenosine 5′-triphosphate（アデノシン 5′-三リン酸）14 *l*
adenosine 5′-diphosphate（アデノシン 5′-二リン酸）14 *r*
adenosine 5′-phosphate（アデノシン 5′-リン酸）14 *l*
adenosine deaminase（アデノシンデアミナーゼ）14 *r*
adenosine deaminase deficiency（アデノシンデアミナーゼ欠損症）15 *l*
adenosine monophosphate（アデノシン一リン酸）14 *r*
adenosine monophosphate deaminase（アデノシン一リン酸デアミナーゼ）14 *r*
adenosine triphosphate（アデノシン三リン酸）14 *r*
adenosinetriphosphatase（アデノシントリホスファターゼ）15 *l*
adenosyl B$_{12}$（アデノシル B$_{12}$）14 *l*
adenosylcobalamin（アデノシルコバラミン）14 *l*
adenosylcobalamin synthesis defect（アデノシルコバラミン合成欠損症）14 *l*
adenosylcobalamin synthesis disorder（アデノシルコバラミン合成障害）14 *l*
S-adenosylmethionine（S-アデノシルメチオニン）14 *l*
adenyl cyclase（アデニルシクラーゼ）13 *r*
adenylate cyclase（アデニル酸シクラーゼ）13 *r*
adenylate kinase（アデニル酸キナーゼ）13 *r*
adenylic acid（アデニル酸）13 *r*
adenylpyrophosphatase（アデニルピロホスファターゼ）13 *r*
adenylyl cyclase（アデニリルシクラーゼ）13 *r*
adequate intake（目安量）639 *l*
adhesion（付着性）560 *l*
adhesiveness（付着性）560 *l*
adiabatic calorimeter（断熱型熱量計）408 *r*
adipic acid（アジピン酸）8 *l*
adipocyte（脂肪細胞）301 *l*
adipocyte triglyceride lipase（脂肪細胞特異的トリグリセリドリパーゼ）301 *l*
adipocytokine（アディポサイトカイン）13 *l*
adipokine（アディポカイン）13 *l*
adipokinetic hormone（脂肪動員ホルモン）302 *l*
adiponectin（アディポネクチン）13 *l*
adipose tissue（脂肪組織）302 *l*
adjunct（添加物）443 *r*

701

索　引

adjuvant（アジュバント）8 ℓ
adlay（ハトムギ）511 r
adolescence（思春期）290 r，（青年期）366 r
adolescent spurt（思春期スパート）290 r
ADP ribose（ADP リボース）74 r
ADP ribosyltransferase（ADP リボシルトランスフェラーゼ）74 r
adrenal cortex（副腎皮質）557 ℓ
adrenal gland（副腎）557 ℓ
adrenal medulla（副腎髄質）557 ℓ
adrenal medullary hormone（副腎髄質ホルモン）557 ℓ
adrenal sex hormone（副腎性ホルモン）557 ℓ
adrenaline（アドレナリン）15 r
adrenergic blocking drug（アドレナリン作動性効果遮断薬）16 ℓ
adrenergic nerve（アドレナリン作動性神経）16 ℓ
adrenergic receptor（アドレナリン受容体）16 ℓ
adrenergic synapse（アドレナリン作動性シナプス）16 ℓ
adrenocortical hormone（副腎皮質ホルモン）557 r
adrenocorticotrop(h)ic hormone（副腎皮質刺激ホルモン）557 ℓ
adrenoreceptor（アドレナリン受容体）16 ℓ
adsorbent（吸着剤）163 ℓ
adsorption（吸着）163 ℓ
adsorption isotherm（吸着等温線）163 ℓ
adult diseases（成人病）363 r
adulterant（偽和剤）172 ℓ
adulteration（偽和）172 ℓ
advanced glycation end-products（終末糖化産物）308 r，（糖化最終産物）449 ℓ
advancing contact angle（前進接触角）379 ℓ
advisory staff（アドバイザリースタッフ）15 r
aerobic bacteria（好気［性］細菌）225 ℓ
aerobic biochemical treatment（好気［性］生物化学的処理）225 ℓ
aerobic capacity（有酸素能力）651 ℓ
aerobic energy（有酸素性エネルギー）650 r
aerobic energy metabolism（有酸素性機構）651 ℓ
aerobic energy system（有酸素過程）650 r，（有酸素性エネルギー供給系）651 ℓ
aerobic exercise（エアロビクス運動）67 ℓ，（好気的運動）225 ℓ，（有酸素運動）650 r，（有酸素性運動）650 r
aerobic metabolism（好気的代謝）225 ℓ，（有酸素性機構）651 ℓ，（有酸素の代謝）651 ℓ
aerobic process（有酸素過程）650 r
aerobic respiration（好気［的］呼吸）225 ℓ
aerobic training（有酸素性トレーニング）651 ℓ
aerobic treatment（好気性処理）225 ℓ
aerobic work capacity（有酸素能力）651 ℓ

aerobics（エアロビクス）67 ℓ
aerosol（エーロゾル）74 r
aerosol can（エアゾル缶）67 ℓ
afferent infection disease（輸入感染症）653 ℓ
afferent nerve（fiber）（求心性神経［線維］）161 r
affinity chromatography（アフィニティークロマトグラフィー）17 r
affinity constant（親和定数）346 r
affinity labelling（アフィニティーラベル）17 r
afibrinogenemia（無フィブリノーゲン血症）633 r
aflatoxin（アフラトキシン）18 ℓ
after ripening（後熟）230 ℓ
after taste（後味）15 r
afterbirth（後産）15 r
agalactia（アガラクシア）3 r
agalactia（泌乳不全）533 ℓ
agammaglobulinemia（無ガンマグロブリン血症）630 r
agar（寒天）144 r
agar-agar（寒天）144 r
Agaricus campestris（ハラタケ）514 ℓ
agariko（上がり粉）3 r
agarobiose（アガロビオース）4 ℓ
agaropectin（アガロペクチン）4 ℓ
agarophyte（寒天藻）144 r
agarose（アガロース）4 ℓ
age-adjusted death rate（年齢調整死亡率）492 r
aged person（高齢者）240 r
aged population（老年人口）688 ℓ
aged rice（古米）251 r
aged society（高齢化社会）240 r，（高齢社会）240 r
ageing（熟成）309 r
Agency for Cultural Affairs（文化庁）578 r
ageusia（失味症）295 r，（味覚消失症）625 ℓ，（無味覚症）633 r
agglutination assay（凝集法）166 ℓ
agglutinin（凝集素）165 r
aggregation（凝集）165 r
agility（敏捷性）547 r
aging（加齢）136 ℓ，（熟成）309 r，（老化）687 r
aging of meat（肉の熟成）476 ℓ
aglycon（アグリコン）5 r
Agnatha（無顎［がく］類）630 ℓ
agonist（アゴニスト）6 r
Agreement on Technical Barriers to Trade（貿易の技術的障壁に関する協定）595 ℓ
Agreement on the Application of Sanitary and Phytosanitary Measures（衛生植物検疫措置の適用に関する協定）68 ℓ，（SPS 協定）78 ℓ
Agricultural Chemicals Regulation Law（農薬取締法）495 r
Agrobacterium tumefaciens（アグロバクテリウムツ

欧文索引

メファシエンス）6 ℓ
AIDS（エイズ）68 ℓ
air bladder（浮き袋）62 ℓ
air containing packaging（含気包装）138 r
air curtain（エアカーテン）67 ℓ
air pollution（大気汚染）391 r
air thawing（空気解凍）178 ℓ
air-drying by heating（加熱通風乾燥）126 r
ajowan oil（アジョワン油）8 r
Akaike's information criteria（赤池情報量基準）3 r
akebia（アケビ）6 r
akee（アキー）4 r
alactasia（ラクターゼ欠損症）660 ℓ
alanine（アラニン）26 ℓ
alanine aminotransferase（アラニンアミノトランスフェラーゼ）26 ℓ
N-β-alanyl 1-methyl-L-histidine（N-β-アラニル 1-メチル-L-ヒスチジン）26 ℓ
alazan（アラザン）26 ℓ
albacore（ビンチョウ）547 r，（ビンナガ）548 r
albedo（アルベド）32 r
albinism（白子症）333 ℓ, （白皮症）505 ℓ
albumin（アルブミン）32 ℓ
albumin cheese（アルブミンチーズ）32 ℓ
albumin-globulin ratio（アルブミン・グロブリン比）32 ℓ
albumose（アルブモース）32 ℓ
alcohol（アルコール）29 ℓ
alcohol acetyltransferase（アルコールアセチルトランスフェラーゼ）29 ℓ
alcohol beverage（アルコール飲料）29 r
alcohol dehydrogenase（アルコールデヒドロゲナーゼ）30 ℓ
alcohol dependence（アルコール依存）29 r
alcohol fermentation（アルコール発酵）30 ℓ
alcohol insecurity milk（アルコール不安定乳）30 ℓ
alcohol intoxication（アルコール中毒）29 r
alcohol related problem（アルコール関連問題）29 r
alcoholfree beer（アルコールフリービール）30 ℓ
alcoholic cardiomyopathy（アルコール性心筋症）29 r
alcoholic liver cirrhosis（アルコール性肝硬変）29 r
aldehyde（アルデヒド）30 ℓ
aldehyde oxidase（アルデヒドオキシダーゼ）30 r
aldimine（アルジミン）30 ℓ
aldofuranose（アルドフラノース）31 ℓ
aldolase（アルドラーゼ）31 ℓ
aldolase B deficiency（アルドラーゼB欠損症）31 ℓ
aldonic acid（アルドン酸）31 ℓ
aldosamine（アルドサミン）30 r
aldose（アルドース）30 r
aldose reductase（アルドースレダクターゼ）30 r

aldosterone（アルドステロン）31 ℓ
aldosteronism（アルドステロン症）31 ℓ
ale（エール）74 ℓ
alerting response（覚醒〔せい〕反応）113 r
aleurone layer（アリューロン層）27 ℓ
alexin（アレキシン）33 ℓ
algae（藻類）384 r
alginic acid（アルギン酸）29 ℓ
alimentary allergy（食物アレルギー）329 r
alimentary canal（消化管）314 ℓ
alimentary center（摂食中枢）372 ℓ
alimentation（栄養補給）72 ℓ
aliphatic alcohol（脂肪族アルコール）302 ℓ
aliphatic amino acid（脂肪族アミノ酸）302 ℓ
aliphatic compound（脂肪族化合物）302 ℓ
aliphatic higher hydrocarbon（脂肪族高級炭化水素）302 ℓ
alizarin（アリザリン）27 ℓ
alkali（アルカリ）28 ℓ
alkaline detergent（アルカリ性洗剤）28 ℓ
alkaline phosphatase（アルカリ〔性〕ホスファターゼ）28 ℓ
alkaline protease（アルカリ〔性〕プロテアーゼ）28 ℓ
alkalosis（アルカローシス）28 r
alkaptonuria（アルカプトン尿症）28 ℓ
alkyl diacylglycerol（アルキルジアシルグリセロール）29 ℓ
alkyl group（アルキル基）29 ℓ
alkyl mercury（アルキル水銀）29 ℓ
alkylarylsulfonic acid（アルキルアリルスルホン酸）29 ℓ
alkylating agent（アルキル化剤）29 ℓ
alkylation（アルキル化）29 ℓ
all or nothing law（全か無かの法則）376 r
allantoin（アラントイン）27 ℓ
allele（対立遺伝子）398 r
allergen（アレルゲン）33 ℓ
allergen-eliminated food（アレルギー疾患用食品）33 ℓ, （アレルゲン除去食品）33 ℓ
allergenic drug（アレルゲン性薬品）33 ℓ
allergic disease（アレルギー疾患）33 ℓ
allergic reaction（アレルギー反応）33 ℓ
allergy（アレルギー）33 ℓ
allicin（アリシン）27 ℓ
alliin（アリイン）27 ℓ
alliinase（アリイナーゼ）27 ℓ
allithiamin（アリチアミン）27 r
Allium schoenoprasum（チャイブ）417 r
alloantigen（同種抗原）451 r
allograft（同種移植片）451 r
allolactose（アロラクトース）34 r

索　引

allosteric effect（アロステリック効果）34 ℓ
allosteric effector（アロステリックエフェクター）33 r
allosteric enzyme（アロステリック酵素）34 ℓ
allosteric inhibition（アロステリック阻害）34 ℓ
allosteric inhibitor（アロステリック阻害剤）34 ℓ
allosteric modification（アロステリック修飾）34 ℓ
allosteric protein（アロステリックタンパク質）34 ℓ
allosteric regulation（アロステリック制御）34 ℓ,（アロステリック調節）34 ℓ
allotriogeustia（異味覚）53 r
allotriophagy（異食症）43 ℓ
alloxan（アロキサン）33 r
alloxanthin（アロキサンチン）33 r
allspice（オールスパイス）95 r
allyl cysteine（アリルシステイン）27 r
allyl isothiocyanate（アリルイソチオシアネート）27 r
allylic rearrangement（アリル転移）28 ℓ
Alma Ata declaration（アルマ・アタ宣言）32 r
almond butter（アーモンドバター）1 ℓ
almond moth（スジマダラメイガ）353 r
aloe（アロエ）33 ℓ
alopecia（脱毛症）403 ℓ
α-blocker（α遮断剤〔薬〕）31 r
α cell（α細胞）31 r
α error（αエラー）31 r,（アルファ過誤）31 r
α helix（αヘリックス）32 ℓ
α-oxidation（α酸化）31 r
α receptor（α受容体）31 r
α structure（α構造）31 r
α-tocopherol（α-トコフェロール）31 r
α-tocopherol transfer protein（α-トコフェロール輸送タンパク質）31 r
α-tocotrienol（α-トコトリエノール）31 r
altitude acclimatization（高所順化）231 ℓ
altitude disease（高山病）228 ℓ
alumina（アルミナ）32 r
aluminium ammonium sulfate（硫酸アンモニウムアルミニウム）673 r
aluminium oxide（酸化アルミニウム）272 ℓ
aluminium（英）（アルミニウム）32 r
aluminum（アルミニウム）32 r
aluminum metallized film（アルミ蒸着フィルム）32 r
alveograph（アルベオグラフ）32 r
alveolar hypoventilation（肺胞換気過少）503 ℓ
Alzheimer's disease（アルツハイマー病）30 r
Amadori compound（アマドリ化合物）19 ℓ
Amadori rearrangement（アマドリ転位［反応］）19 ℓ
amalgam（アマルガム）19 r

amanita toxin（アマニタトキシン）19 r
amaranth（アマランス）19 r
amaranthus（アマランサス）19 r
amatoxin（アマトキシン類）19 ℓ
ambient tenperature storable（常温保存可能品）314 ℓ
ameba（アメーバ）25 ℓ
amebic dysentery（アメーバ赤痢）25 ℓ
ameloblast（エナメル芽細胞）80 r
amenia of athletes（運動性無月経）66 r
amenorrhea（無月経）631 ℓ
American Society for Nutrition（アメリカ栄養学会）25 r
Ames assay（エイムス検定）68 ℓ,（エイムス試験）68 ℓ
Ames test（エームズ試験）74 ℓ
amidase（アミダーゼ）20 ℓ
amidation（アミド化）20 ℓ
amide（アミド）20 ℓ
amide nitrogen（アミド態窒素）20 ℓ
amidosulfuric acid（アミド硫酸）20 ℓ
amidotransferase（アミドトランスフェラーゼ）20 ℓ
aminal byproducts（畜産副生物）415 ℓ
amine（アミン）25 ℓ
amine by putrefaction（腐敗アミン）562 ℓ
amine oxidase（アミンオキシダーゼ）25 ℓ
amino acid（アミノ酸）21 ℓ
amino acid allowance（アミノ酸所要量）22 r
amino acid antagonism（アミノ酸拮抗作用）22 ℓ
amino acid balance（アミノ酸バランス）23 ℓ
amino acid composition（アミノ酸組成）22 r
amino acid decarboxylase（アミノ酸脱炭酸酵素）22 r,（アミノ酸デカルボキシラーゼ）22 r
amino acid deficiency（アミノ酸欠乏）22 ℓ
amino acid disorder（アミノ酸異常）21 r
amino acid excess（アミノ酸過剰）22 ℓ
amino acid imbalance（アミノ酸インバランス）21 ℓ
amino acid oxidase（アミノ酸オキシダーゼ）21 r
amino acid pattern（アミノ酸パターン）23 ℓ
amino acid pool（アミノ酸プール）23 ℓ
amino acid requirement（アミノ酸必要量）23 ℓ
amino acid residue（アミノ酸残基）22 ℓ
amino acid score（アミノ酸価）21 r,（アミノ酸スコア）22 r
amino acid scoring pattern（アミノ酸評点パターン）23 ℓ
amino acid sequence（アミノ酸配列）22 r
amino acid/essential amino acid ratio（個別必須アミノ酸比）251 r
amino acid-activating enzyme（アミノ酸活性化酵素）22 ℓ
amino group（アミノ基）21 ℓ

欧文索引

amino nitrogen（アミノ態窒素）23 *l*
amino reductone（アミノレダクトン）23 *r*
amino terminal（N 末端）81 *l*
amino terminus（N 末端）81 *l*
amino transfer（アミノ基転移）21 *l*
amino-acid synthase（アミノ酸合成酵素）22 *l*
amino-acid synthetase（アミノ酸合成酵素）22 *l*
aminoaciduria（アミノ酸尿症）22 *l*
aminoacylase（アミノアシラーゼ）20 *l*
α-aminoacylpeptidehydrase（α-アミノアシルペプチドヒドラーゼ）20 *r*
aminoacyl-tRNA（アミノアシル tRNA）20 *r*
aminoacyl-tRNA synthetase（アミノアシル tRNA シンテターゼ）20 *r*
p-aminobenzoic acid（*p*-アミノ安息香酸）20 *r*
γ-aminobutyric acid（γ-アミノ酪酸）23 *l*
amino-carbonyl reaction（アミノカルボニル反応）20 *r*
2-aminoethanesulfonic acid（2-アミノエタンスルホン酸）20 *r*
2-aminoethanol（2-アミノエタノール）20 *r*
aminofomic acid（アミノギ酸）21 *l*
aminogram（アミノグラム）21 *l*
p-aminohippuric acid（*p*-アミノ馬尿酸）23 *r*
aminoketose（アミノケトース）21 *l*
5-aminolevulinate synthetase（5-アミノレブリン酸シンテターゼ）24 *l*
δ-aminolevulinate synthetase（δ-アミノレブリン酸シンテターゼ）24 *l*
5-aminolevulinic acid（5-アミノレブリン酸）23 *r*
aminopeptidase（アミノペプチダーゼ）23 *r*
3-aminopropionitrile（3-アミノプロピオニトリル）23 *r*
aminosugar（アミノ糖）23 *l*
aminoterminal（アミノ末端）23 *r*
aminoterminus（アミノ末端）23 *r*
aminotransferase（アミノ基転移酵素）21 *l*,（アミノトランスフェラーゼ）23 *r*
ammonia（アンモニア）37 *r*
ammonia nitrogen（アンモニア態窒素）37 *r*
ammonia-lyase（アンモニアリアーゼ）38 *l*
ammonium alum（アンモニウムミョウバン）38 *r*
ammonotelic animal（アンモニア排出動物）37 *r*
ammonotelism（アンモニア排出）37 *r*
amnesia（健忘症）220 *l*
amnesia-confabulatory syndrome（健忘作話症候群）220 *l*
amnesic syndrome（健忘症候群）220 *l*
amnestic syndrome（健忘症候群）220 *l*
amnion（羊膜）656 *r*
amniotic fluid（羊水）655 *r*
amoeba（アメーバ）25 *l*

AMP-activated protein kinase（AMP 活性化プロテインキナーゼ）72 *r*
amphetamine（アンフェタミン）37 *r*
amphipathic substance（両親媒性物質）674 *l*
amphiphilic（両親媒性）674 *l*
amphoion（両性イオン）674 *r*
ampholyte（両性電解質）674 *r*
amphoteric compound（両性化合物）674 *r*
amphoteric ion（両性イオン）674 *r*
amplifier T-cell（アンプリファイアー T 細胞）37 *r*
amygdalin（アミグダリン）20 *l*
amygdaloside（アミグダロシド）20 *l*
amyl alcohol（アミルアルコール）24 *l*
amylase（アミラーゼ）24 *l*
α-amylase（α-アミラーゼ）24 *l*
β-amylase（β-アミラーゼ）24 *l*
α-amylase inhibitor（α-アミラーゼ阻害剤）24 *l*
amylo process（アミロ法）25 *l*
amylodextrin（アミロデキストリン）25 *l*
amyloglucosidase（アミログルコシダーゼ）24 *r*
amylograph（アミログラフ）24 *l*
amyloid（アミロイド）24 *l*
amyloid neuropathy（アミロイドニューロパシー）24 *l*
amyloidosis（アミロイドーシス）24 *r*,（アミロイド症）24 *r*
amylolytic enzyme（デンプン〔でんぷん〕分解酵素）447 *l*
amylopectin（アミロペクチン）25 *l*
amylopectinosis（アミロペクチノーシス）25 *l*
amylopsine（アミロプシン）25 *l*
amylose（アミロース）24 *r*
an chiew（紅酒〔ぁんちゅう〕）36 *r*
anabolic hormone（アナボリックホルモン）16 *r*,（タンパク質同化ホルモン）410 *r*
anabolic steroid（タンパク質同化ステロイド）410 *l*
anabolism（同化作用）449 *l*
anacidity（無胃酸症）630 *l*
anacidity（無塩酸症）630 *l*
anaerobic bacteria（嫌気〔性〕細菌）214 *r*
anaerobic energy（無酸素的エネルギー）632 *l*
anaerobic energy supply system（無酸素系エネルギー供給系）631 *r*
anaerobic exercise（嫌気〔的〕運動）215 *l*,（無酸素運動）631 *r*
anaerobic glycolysis（嫌気性代謝）214 *r*,（嫌気的解糖）215 *l*
anaerobic life（嫌気〔的〕生活）215 *l*
anaerobic metabolism（嫌気性代謝）214 *r*,（無酸素の代謝）632 *l*
anaerobic process（無酸素過程）631 *r*
anaerobic threshold（無酸素性作業閾値）632 *l*

anaerobic training（無酸素性トレーニング）632 ℓ
anaerobiosis（嫌気［的］生活）215 ℓ
anaesthesia（麻酔）618 ℓ
anaiacinosis（ニコチン酸欠乏症）476 r
analbuminemia（アルブミン欠乏症）32 ℓ,（無アルブミン血症）630 ℓ
analgesic（鎮痛薬）427 r
analog(ue)（類似体）679 ℓ
analogous trait（相似形質）383 r
analogue（相似形質）383 ℓ
analysis of covariance（共分散分析）167 r
analysis of variance（分散分析）579 ℓ
analytical epidemiology（分析疫学）580 ℓ
anandamide（アナンダマイド）16 r
anaphylactic reaction（アナフィラキシー反応）16 r
anaphylactic shock（アナフィラキシーショック）16 r
anaphylatoxin（アナフィラトキシン）16 r
anaphylaxis（アナフィラキシー）16 r
Ancylostoma（鉤虫）235 r
ancylostomiasis（鉤虫症）236 ℓ
Andersen desease（アンデルセン病）36 r
androgen（アンドロゲン）37 ℓ,（男性ホルモン）407 r
androstanedione（アンドロスタンジオン）37 ℓ,（アンドロステンジオン）37 r
androsterone（アンドロステロン）37 ℓ
anemia（貧血）547 r
anemia of pregnancy（妊娠貧血）485 r
anencephaly（無脳症）633 ℓ
anesthesia（麻酔）618 ℓ
anesthetic（麻酔薬）618 r
anethole（アネトール）17 ℓ
aneurinase（アノイリナーゼ）17 ℓ
aneurine（アノイリン）17 ℓ
aneurysm（動脈瘤）455 ℓ
angel wing（スギヒラタケ）352 ℓ
angina pectoris（狭心症）166 r
angiostrongyliasis（広東住血線虫症）145 ℓ
angiotensin（アンギオテンシン）35 ℓ
angiotensin converting enzyme（アンギオテンシン変換酵素）35 ℓ
angiotensin converting enzyme inhibitor（アンギオテンシン変換酵素阻害剤〔薬〕）35 ℓ
angiotensinogen（アンギオテンシノーゲン）35 ℓ
angstrom（オングストローム）102 ℓ
angular cheilitis stomatitis（口角炎）223 r
angular stomatitis（口角炎）223 r,（口内炎）237 ℓ
anhydroglucose（無水グルコース）632 r
anhydrous milk fat（無乳脂肪）632 r
animal fat（動物［性］脂肪）454 ℓ
animal fat ratio（動物脂肪比）454 ℓ

animal food（動物性食品）454 r
animal protein（動物［性］タンパク質〔たんぱく質〕）454 r
animal protein ratio（動物［性］タンパク質〔たんぱく質〕比）454 r
anion（アニオン）17 ℓ,（陰イオン）55 ℓ
anionic surfactant（アニオン界面活性剤）17 ℓ,（陰イオン界面活性剤）55 ℓ
anisakiasis（アニサキス症）17 ℓ
anisaldehyde（アニスアルデヒド）17 ℓ
anise（アニス）17 ℓ
anise oil（アニス油）17 ℓ
ankle jerk（アキレス腱反射）4 r
anlage（原基）214 r
anodizing（アルマイト加工）32 ℓ
anodizing（陽極加工）654 r
anomer（アノマー）17 ℓ
anorectic drug（食欲抑制薬）331 r
anorexia（拒食症）169 r,（食思不振）323 r,（食欲不振）331 r
anorexia nervosa（思春期痩せ症）290 r
anosmia（無嗅覚）631 ℓ
anoxia（無酸素症）631 ℓ
anserine（アンセリン）35 ℓ
antagonism（拮抗）153 r
antagonist（アンタゴニスト）36 ℓ,（拮抗［薬］剤）153 r
anterior pituitary hormone（下垂体前葉ホルモン）118 ℓ
anthocyanase（アントシアナーゼ）36 r
anthocyanidin（アントシアニジン）36 r
anthocyanin（アントシアニン）37 ℓ
anthocyanin pigment（アントシアニン色素）37 ℓ
anthrax（炭疽）408 ℓ
anthropology（人類学）346 r
anthropometric（身体的栄養診断）344 ℓ
anthropometry（人体計測）343 r
antiacid drug（抗酸薬）228 ℓ
antiaging agent（老化防止剤）687 r
antiallergic food（抗アレルギー食品）221 r
antianemia factor（抗貧血因子）238 r
antibacterial（抗菌性物質）225 r,（抗菌薬）225 ℓ
antiberiberi factor（抗脚気因子）223 r
antibiotic action（抗菌性）225 r
antibiotics（抗生物質）232 r
antibody（抗体）234 r
antibody deficiency disease（抗体欠乏症）235 ℓ
antibody gene（抗体遺伝子）235 ℓ
antibody-dependent cell-mediated cytotoxicity（抗体依存性細胞媒介性細胞障害）234 r
antibody-dependent cellular cytotoxicity（抗体依存性細胞媒介性細胞障害）234 r,（抗体依存性細胞

欧文索引

障害）234 *r*
anticancer agent（抗がん剤）224 *l*
anticarcinogen（抗発がん物質）238 *l*
anticoagulant（血液凝固阻害剤）205 *l*
anticoagulant agent（抗凝固剤）225 *l*
anticonvulsant drug（抗痙攣〔れん〕薬）226 *l*
antidepressant（抗うつ〔鬱〕剤）221 *r*
antidiuretic hormone（抗利尿ホルモン）240 *l*
antiemetic（制吐剤〔薬〕）366 *r*,（鎮吐剤〔薬〕）427 *r*
antiestrogen drug（抗エストロゲン剤）222 *l*
antifreeze protein（不凍タンパク質）561 *r*
antifungal agent（防カビ〔黴〕剤）595 *r*
antigalactic（乳汁分泌抑制薬）482 *l*
antigen（抗原）226 *l*
antigen presenting cell（抗原提示細胞）226 *r*
antigen receptor（抗原受容体）226 *r*
antigen-antibody complex（抗原抗体複合体）226 *r*
antigen-antibody reaction（抗原抗体反応）226 *r*
antigenic determinant（抗原決定基）226 *r*
antigenicity（抗原性）226 *r*
antihemorrhagic vitamin（抗溶血〔性〕ビタミン）240 *l*
antihistaminic（抗ヒスタミン剤）238 *l*
antihypertensive drug（血圧降下剤〔薬〕）204 *r*,（降圧剤〔薬〕）221 *l*
anti-inflammatory drug（抗炎症剤）222 *l*
antimetabolite（アンチメタボライト）36 *r*,（代謝拮抗物質）392 *r*
antimicrobial（抗菌性物質）225 *r*,（抗菌薬）225 *l*
antimony（アンチモン）36 *r*
antimony poisoning（アンチモン中毒）36 *r*
antimutagen（抗変異原）239 *l*
antinutrient（抗栄養因子）222 *l*,（抗栄養素）222 *l*
antinutritional factor（抗栄養因子）222 *l*
antiobesity agent（抗肥満薬）238 *l*
antiobesity drug（抗肥満薬）238 *l*
antioxidant（抗酸化剤）227 *r*,（抗酸化成分）227 *r*,（酸化防止剤）273 *l*
antioxidative action（抗酸化作用）227 *r*
antioxidative materials（抗酸化物質）227 *r*
antioxidative vitamin（抗酸化ビタミン）227 *r*
antiparkinson drug（抗パーキンソン薬）238 *l*,（パーキンソン病・症候群治療薬）498 *l*
anti-Parkinson drug（抗パーキンソン薬）238 *l*
anti-parkinsonism drug（抗パーキンソン薬）238 *l*
antipellagra factor（抗ペラグラ因子）239 *l*
antipellagra vitamine（抗ペラグラビタミン）239 *l*
antiport（アンチポート）36 *r*,（対向輸送）391 *l*
antipsychotic drug（抗精神病薬）232 *l*
antirachitic factor（抗くる病因子）225 *l*
antiscorbutic factor（抗壊血病因子）223 *l*

antiscorbutic vitamin（抗壊血病ビタミン）223 *l*
antisense strand（アンチセンス鎖）36 *l*
antisense technique（アンチセンス法）36 *l*
antiseptic（防腐剤）598 *l*
antisialagogue（制唾薬）366 *l*
antisialogue（唾液分泌抑制薬）399 *r*
anti-staling agent（老化防止剤）687 *r*
antithyroid drug（抗甲状腺薬）227 *l*
antitoxin serum（抗毒素血清）237 *l*
$α_1$-antitrypsin（$α_1$アンチトリプシン）36 *r*
antitumor activity（抗腫瘍活性）230 *l*
antiurease（抗ウレアーゼ）222 *l*
anti-vitamin（アンチビタミン）36 *r*,（抗ビタミン）238 *l*
antixerophthalmic agent（抗眼球乾燥薬）224 *l*
anus（肛門）240 *l*
aphagia（嚥〔えん〕下不能）88 *l*,（無〔摂〕食症）632 *r*
aphagosis（無〔摂〕食症）632 *r*
apical membrane（頂端膜）423 *l*
apigenin（アピゲニン）17 *l*
aplastic anemia（再生不良性貧血）261 *r*
apoenzyme（アポ酵素）18 *r*
apoferritin（アポフェリチン）19 *l*
apolipoprotein（アポリポタンパク質）19 *l*
apoptosis（アポトーシス）18 *r*
apotransferin（アポトランスフェリン）18 *r*
apparent digestibility（見掛けの消化率）625 *r*
apparent digestible energy（見掛けの可消化エネルギー）625 *r*
apparent dissociation constant（見掛けの解離定数）625 *l*
appearance ratio（出現率）311 *l*
appellation of origin（原産地呼称）218 *l*
appendicitis（虫垂炎）419 *r*
appendix（虫垂）419 *r*
Appenzell cheese（アッペンツェルチーズ）13 *l*
apperitif（仏）（アペリチーフ）18 *l*
appetite（食欲）331 *r*
appetite center（食欲中枢）331 *r*
appetizer（アペタイザー）18 *l*
apple ade（アップルエード）13 *l*
apple juice（リンゴジュース）676 *r*
apple-shaped obesity（リンゴ型肥満）676 *l*
aprotinin（アプロチニン）18 *l*
aqua regia（王水）93 *r*
aquacobalamin（アクアコバラミン）4 *r*
aqueous humor（眼房水）146 *l*,（房水）597 *r*
aquired immunodeficiency syndrome（後天性免疫不全症候群）236 *r*
araban（アラバン）26 *r*
arabinan（アラビナン）26 *r*

索　　引

arabinogalactan（アラビノガラクタン）26 *r*
arabinose（アラビノース）26 *r*
arabinoxylan（アラビノキシラン）26 *r*
arachic acid（アラキン酸）26 *ℓ*
arachidic acid（アラキジン酸）25 *r*
arachidonic acid（アラキドン酸）26 *ℓ*
arachin（アラキン）26 *ℓ*
arachis oil（落花生油）661 *r*
area under the curve（曲線下面積）169 *ℓ*
arginase（アルギナーゼ）28 *r*
arginine（アルギニン）28 *r*
arginine vasopressin（アルギニンバソプレッシン）28 *r*
argininosuccinic acid（アルギニノコハク酸）28 *r*
argininosuccinic acidemia（アルギニノコハク酸血症）28 *r*
arginosuccinic acid（アルギノコハク酸）29 *ℓ*
ariboflavinosis（リボフラビン欠乏症）673 *ℓ*
arithmetic mean（算術平均）274 *ℓ*
arm circumference（上腕囲）320 *r*
arm muscle circumference（上腕筋囲）321 *ℓ*
armagnac（仏）（アルマニャック）32 *r*
Armillariella mellea（ナラタケ）472 *r*
aroma（アロマ）34 *r*，（香り）110 *ℓ*，（香気）225 *ℓ*，（香料）240 *r*，（芳香）596 *ℓ*
aroma compound（アロマ化合物）34 *r*
aromatase（アロマターゼ）34 *r*
aromatic aldehyde（芳香族アルデヒド）596 *ℓ*
aromatic amine（芳香族アミン）596 *ℓ*
aromatic amino acid（芳香族アミノ酸）596 *ℓ*
aromatic amino acid decarboxylase（芳香族アミノ酸デカルボキシラーゼ）596 *ℓ*
aromatic compound（芳香族化合物）596 *r*
aromatic rice（香り米）110 *ℓ*
arousal response（覚醒〔せい〕反応）113 *r*
Arrhenius equation（アレニウスの式）33 *ℓ*
arrow diagram（アローダイアグラム）33 *r*
arrowroot starch（クズデンプン〔でんぷん〕）180 *ℓ*
arrow-tooth halibut（アブラガレイ）17 *r*
arsenic（ヒ素）526 *ℓ*
arsenic compound（ヒ素化合物）526 *ℓ*
arsenic poisoning（ヒ素中毒）526 *ℓ*
arsenious acid（亜ヒ酸）17 *r*
arsenism（ヒ素中毒）526 *ℓ*
arterial blood pressure（動脈血圧）455 *ℓ*
arterial spasm（動脈攣〔れん〕縮）455 *ℓ*
arteriole（細動脈）262 *r*
arteriolosclerosis（細動脈硬化症）262 *r*
arteriosclerosis obliterans（閉そく〔塞〕性動脈硬化症）582 *r*
arterio-venous difference（動静脈差）451 *r*
artery（動脈）455 *ℓ*

arthritis（関節炎）142 *r*
arthropod（節足動物）372 *r*
arthrosis of temporomandibular joint（顎〔がく〕関節症）112 *r*
Arthus reaction（アルサス反応）30 *ℓ*，（アルツス反応）30 *r*
articular disk（関節円板）142 *r*
artificial anus（人工肛門）339 *r*
artificial casing（人工ケーシング）339 *ℓ*
artificial color（人工着色料）339 *ℓ*
artificial dye（人工着色料）339 *ℓ*
artificial feeding（人工栄養）339 *ℓ*
artificial flavoring agent（人工香料）339 *r*
artificial milk（人工乳）340 *ℓ*
artificial silk thread（人造絹糸）342 *r*
artificial sweetener（人工甘味料）339 *ℓ*
artificially fed infant（人工栄養児）339 *ℓ*
Artocarpus altilis（パンノキ）518 *ℓ*
Artocarpus heterophyllus（パラミツ）514 *r*
Artus phenomenon（アルツス現象）30 *ℓ*
asbestos（アスベスト）10 *r*
asbestos（石綿）43 *r*，370 *ℓ*
ascending colon（上行結腸）316 *ℓ*
ascites（腹水）557 *r*
ascorbate oxidase（アスコルビン酸酸化酵素）9 *r*
ascorbic acid（アスコルビン酸）9 *r*
ascorbic acid ester（アスコルビン酸エステル）9 *r*
ascorbic acid oxidase（アスコルビン酸オキシダーゼ）9 *r*，（アスコルビン酸酸化酵素）9 *r*
aseptic food（アセプティク食品）12 *r*，（無菌食品）631 *ℓ*
aseptic packaging（無菌充填）631 *ℓ*
ash（灰分）108 *ℓ*
ashed water（灰汁〔アク〕）4 *r*
ashitaba（あしたば）7 *r*
asiatic ginseng（チョウセンニンジン）423 *ℓ*
asparagine（アスパラギン）10 *ℓ*
asparagus pea（アスパラガス豆）10 *ℓ*
aspartame（アスパルテーム）10 *r*
aspartate aminotransferase（アスパラギン酸アミノトランスフェラーゼ）10 *ℓ*
aspartic acid（アスパラギン酸）10 *ℓ*
aspartic endopeptidase（アスパラギン酸エンドペプチダーゼ）10 *r*
aspartic protease（アスパラギン酸プロテアーゼ）10 *r*
α-L-aspartyl phenylalanine methylester（α-L-アスパルチルフェニルアラニンメチルエステル）10 *r*
Aspergillus（アスペルギルス属）10 *r*，（コウジカビ）228 *r*
asphyxia（仮死）116 *r*
aspiration pneumonia（嚥〔えん〕下性肺炎）88 *ℓ*

欧文索引

aspirin（アスピリン）10 r
assessment（アセスメント）11 ℓ
assessment of nutritional status（栄養状態判定法）70 r
astacin（アスタシン）10 ℓ
astaxanthin（アスタキサンチン）10 ℓ
asteatosis（皮脂欠乏症）524 ℓ
asthma（喘［ぜん］息）379 ℓ
astric resection（胃切除）44 ℓ
astringency（渋味）299 r,（収れん［斂］味）309 ℓ
astrocyte（星状膠細胞）363 ℓ
asymmetric carbon atom（不斉炭素原子）559 ℓ
asymptomatic carrier（無症候性キャリア）632 ℓ
asymptomatic hypoglycemia（無症候性低血糖症）632 ℓ
atavism（隔世遺伝）113 r
atelo-collagen（アテロコラーゲン）15 ℓ
atherosclerosis（アテローム［動脈］硬化症）15 ℓ,（動脈硬化症）455 ℓ
athetosis（アテトーシス）13 r
Atlantic butterfish（シズ）292 ℓ
atomic absorption spectrometry（原子吸光分析）218 r
atomic emission spectrometry（原子発光分析）218 r
atomic fluorescence（原子蛍光）218 r
atomic weight（原子量）219 ℓ
atomizer（アトマイザー）15 r,（噴霧器）581 r
atopy（アトピー）15 r
ATP monophosphatase（ATPモノホスファターゼ）74 ℓ
ATP synthase（ATP合成酵素）73 r
ATP synthetase（ATP合成酵素）73 r,（ATPシンテターゼ）74 ℓ
ATP-binding cassette protein（ATP-結合カセット［ABC］タンパク質）73 ℓ
ATP-binding cassette transporter A1（ATP-結合カセット［ABC］トランスポーター A1）73 r
ATP-binding cassette transporter G5/G8（ATP-結合カセット［ABC］トランスポーター G5/8）73 r
ATP-sensitive potassium channel（ATP感受性カリウムチャネル）73 ℓ
atrial natriuretic peptide（心房性ナトリウム利尿ペプチド）346 ℓ
atrium（心房）345 r
atrium of heart（心房）345 r
atrophy（萎縮）43 ℓ,（縮退）309 ℓ
atropine（アトロピン）16 r
attenuation（希薄化）156 ℓ
attributable fraction（寄与割合）171 ℓ
attributable proportion（寄与割合）171 ℓ

attributable risk（帰属危険度）152 r
Atwater's calorie factor（アトウォーター係数）15 r
Auerbach's plexus（アウエルバッハ神経叢）2 r
aureomycin（オーレオマイシン）95 r
auricle（耳介）282 ℓ
autacoid（オータコイド）94 r
autism（自閉症）299 r
autoantibody（自己抗体）288 r
autoantigen（自己抗原）288 r
autocatalytic reaction（自己触媒反応）289 ℓ
autoclaving（加圧滅菌）103 ℓ
autocrine（オートクリン）95 ℓ,（自己分泌）289 ℓ
autoimmune atrophic gastritis（自己免疫性萎縮性胃炎）289 ℓ
autoimmune disease（自己免疫疾患）289 ℓ
autoimmune thyroiditis（自己免疫性甲状腺炎）289 ℓ
autoimmunity（自己免疫）289 ℓ
autointoxication（自家中毒）283 ℓ
autolysis（オートリシス）95 ℓ,（自己消化）289 ℓ
autonomic imbalance（自律神経失調症）333 r
autonomic nerve（自律神経）333 ℓ
autonomic nervous system（自律神経系）333 ℓ
autophagy（オートファジー）95 ℓ
autoradiography（オートラジオグラフィー）95 ℓ
autosomal inheritance（常染色体性遺伝）317 ℓ
autosomal recessive inherited disease（常染色体劣性遺伝病）317 ℓ
autotroph（独立栄養生物）458 ℓ
autotroph microbiota（独立栄養菌）458 ℓ
autotrophic bacterium（独立栄養菌）458 ℓ
autotrophic biota（独立栄養生物）458 ℓ
autotrophy（独立栄養）458 ℓ
autoxidation（自動酸化）296 ℓ
availability（有効率）650 r
available amino acid（有効性アミノ酸）650 ℓ
available chlorine（有効塩素）650 ℓ
available energy value（利用エネルギー値）674 ℓ
available lysine（有効性リシン）650 r
available nutrient（有効［性］栄養素）650 r
average（代表値）397 r
average degree of polymerization（平均重合度）582 ℓ
average molecular weight（平均分子量）582 ℓ
avian influenza（鳥インフルエンザ）463 r
avidin（アビジン）17 ℓ
avocado（アボカド）18 ℓ
Avogadro's constant（アボガドロ定数）18 r
awamori（泡盛）34 r
axenic culture（純粋培養）313 ℓ
axis cylinder process（軸索突起）286 r
axon（軸索）286 r
azo color（アゾ染料）13 ℓ

709

索　　引

azo dye（アゾ染料）13 ℓ
azukimeshi（小豆飯）9 r

B

B cell（B 細胞）520 ℓ
B vitamin group（B 群ビタミン）520 ℓ
baby food（ベビーフード）587 ℓ
Bacillus cereus（セレウス菌）374 r
Bacillus thuringiensis（バチルスチューリンゲンシス）508 ℓ
back cutting（背開き）372 r
bacon（ベーコン）583 ℓ
bacteria elimination（除菌）321 r
bacterial amylase（細菌アミラーゼ）260 ℓ
bacterial food poisoning（細菌性食中毒）260 ℓ
bacterial infection（細菌感染症）260 ℓ
bacterial protease（細菌プロテアーゼ）260 ℓ
bacteriocin（バクテリオシン）505 ℓ
bacteriostasis（静菌）361 r
bacteriostatic action（静菌作用）361 r
bacterium（細菌）260 ℓ,（バクテリア）505 ℓ
bake（焼く）647 r
baked bread（直焼きパン）283 ℓ
baked confectionery（焼き菓子）647 ℓ
bakelite（ベークライト）583 ℓ
baker's yeast（パン酵母）516 r
baking（焼成）317 ℓ,（ベーキング）583 ℓ,（ふくらし粉）558 ℓ,（ベーキングパウダー）583 ℓ,（膨化剤）595 r
balance sheet（貸借対照表）393 ℓ
balanced diet（バランス食）514 r
balanced liquid diet（液状バランス食）75 ℓ
balenine（バレニン）516 ℓ
Balkan nephropathy（バルカン腎症）515 ℓ
ball cutter（ボールカッター）599 r
ballottine（バロティーヌ）516 ℓ
balsamic vinegar（バルサミコ酢）515 ℓ
bamboo shoot（タケノコ）400 r
banaba（バナバ）512 ℓ
banana（バナナ）511 r
banana chip（バナナチップ）512 ℓ
banana flour（バナナ粉）512 ℓ
banana powder（バナナ粉）512 ℓ
banana puree（仏）（バナナピューレ）512 ℓ
band shift analysis（バンドシフト分析）518 ℓ
band shift assay（バンドシフト分析）518 ℓ
banquet cuisine（饗応食）164 ℓ
Barbados cherry（バルバドスチェリー）515 ℓ
Barbados gooseberry（バルバドススグリ）515 ℓ
barbecue（バーベキュー）499 r
barley bran（大麦フスマ）95 r
barley flake（大麦フレーク）95 r

barley flour（大麦粉）95 ℓ
barley koji（麦麹）630 r
barley tea（麦茶）630 r
barley wine（大麦ワイン）95 r,（バーレイワイン）499 r
barley wort（大麦麦汁）95 r
Barlow disease（バロウ病）516 ℓ
barracuda（オニカマス）98 ℓ
Bartter syndrome（バーター症候群）498 r
basal body temperature（基礎体温）153 ℓ
basal food（基礎食）153 ℓ
basal metabolic rate（基礎代謝量）153 ℓ
basal metabolism（基礎代謝）153 ℓ
basal metabolism standards（基礎代謝基準値）153 ℓ
basal ration（基礎食）153 ℓ
base（塩基）87 ℓ
base pair（塩基対）87 ℓ
base residue food（アルカリ性食品）28 ℓ
Basedow disease（バセドウ病）507 ℓ
basement membrane（基底膜）154 ℓ
BASIC（ベイシック言語）582 r
Basic（ベイシック言語）582 r
basic amino acid（塩基性アミノ酸）87 ℓ
basic food（基礎食品）153 ℓ
basic food group（基礎食品群）153 ℓ
basic ingredient（基礎成分）153 ℓ
basic medicine（基礎医学）152 r
basic taste（基本味）157 ℓ
Basidiomycetes（担子菌類）406 r
basil（バジル）506 r,（メボウキ）639 ℓ
basilicum（バジリコ）506 r
basolateral membrane（基底膜）154 ℓ
baso-lateral membrane（側底膜）385 r
basophil(e)（好塩基球）222 ℓ
Bassen-Kornzweig syndrome（バッセン・コーンツヴァイク症候群）510 r
batch extraction（回分抽出）108 ℓ,（バッチ抽出）511 ℓ
batch fermentation（回分発酵）108 ℓ
batch method（バッチ法）511 ℓ
batch operation（回分操作）108 ℓ
batch rectification（回分精留）108 ℓ,（バッチ精留）511 ℓ
bathochromic effect（深色効果）340 r
batter（生地）151 ℓ,（バッター）510 ℓ
Bauhin valve（バウヒン弁）503 r
Baumé hydrometer（ボーメ比重計）599 r
bavarois（ババロア）513 ℓ
bay leaf（月桂樹）206 ℓ,（ベイリーフ）583 ℓ
beaker cell（杯細胞）265 r, 501 r
bean flour（豆粉）620 ℓ

欧 文 索 引

bean paste（あん〔餡〕）34 r
bean powder（豆粉）620 ℓ
bean sprouts（モヤシ）645 r
beany flavor（大豆臭）395 ℓ
beastings（初乳）333 ℓ
beater（泡立て器）34 r
béchamel（仏）（ベシャメルソース）585 r
becquerel（ベクレル）585 r
beef（牛肉）163 r
beef carcass trading standard（牛枝肉取引規格）159 r
beef cattle（肉牛）475 r
beef jerkey（ビーフジャーキー）521 ℓ
beef steak（ビーフステーキ）521 ℓ
beef tallow（牛脂）160 r
beef tapeworm（サナダムシ）268 r,（無鉤条虫）631 ℓ
beer（ビール）521 ℓ
beer barley（ビール麦）521 ℓ
beer sausage（ビヤソーセージ）540 r
beestings（初乳）333 ℓ
beet（サトウダイコン）268 r
beet red（ビートレッド）520 r
beet sugar（テンサイ糖）444 ℓ,（ビート糖）520 ℓ
beetroot（ビート）520 r,（ビート根）520 ℓ
behavior modification（行動修正）237 ℓ,（行動変容）237 ℓ
behavioral therapy（行動療法）237 ℓ
behenic acid（ベヘン酸）588 r
beige cell（ベージュ細胞）583 ℓ
beignet(仏)（フリッター）567 r
Bell palsy（ベル麻痺〔ひ〕）591 r
belly cutting（腹開き）514 ℓ
belly ham（ベリーハム）589 r
belly(ブタ)（ばら）513 r
bench（ねかし）489 ℓ
bending test（折り曲げテスト）100 r
benign tumor（良性腫瘍）674 r
benzamidase（ベンズアミダーゼ）592 ℓ
benzene hexachloride（ベンゼンヘキサクロリド）592 ℓ
benzoic acid（安息香酸）36 ℓ
1,2-benzophenanthrene（1,2-ベンゾフェナントレン）592 ℓ
benzopyrene（ベンゾピレン）592 r
N-benzoylglycine（N-ベンゾイルグリシン）592 r
benzylkonium chloride（塩化ベンジルコニウム）87 ℓ
bergamot（ベルガモット）590 r
bergamot oil（ベルガモット油）591 r
beriberi（脚気）121 r
beriberi heart disease（心臓脚気）342 r

Bernoulli's law（ベルヌーイの法則）591 ℓ
berries color（ベリー類色素）589 r
berry（ベリー）589 r
berry fruit（液果類）75 r
Bertrand method（ベルトラン法）591 ℓ
Besnier–Boeck–Schaumann disease（ベニエー・ベック・シャウマン病）586 r
best before（品質保障期限）547 r
BET method（BET 法）519 r
β-blocker（β 遮断薬）583 r
β cell（β 細胞）583 r
β cell of pancreas（膵 β 細胞）350 r
5β-cholestan-3β-ol（5β コレスタン-3β オール）583 r
β-conglycinin（β-コングリシニン）583 r
β error（β エラー）583 r
β-lactoglobulin（β-ラクトグロブリン）584 ℓ
β_2-microglobulin（β_2-ミクログロブリン）584 ℓ
β-oxidation（β 酸化）583 r
β-receptor（β 受容体）584 r
β sheet（β シート）583 r
β structure（β 構造）583 r
Beta vulgaris（ビート）520 ℓ
betaine（ベタイン）586 ℓ
betanin（ベタニン）586 ℓ
between-person variation（個人間変動）247 ℓ
beverage（飲料）59 r
beverages（嗜好飲料類）288 ℓ
bias（偏り）121 ℓ,（バイアス）499 r
bias flow（偏流）593 r
biaxially oriented film（二軸延伸フィルム）476 r
bicycle ergometer（自転車エルゴメーター）296 ℓ
Bifidobacterium（ビフィズス菌）538 r,（ビフィドバクテリウム［属］）538 r
bifidus factor（ビフィダス因子）538 r
bifteck tartare（仏）（タルタルステーキ）404 r
bile（胆汁）406 r
bile acid（胆汁酸）406 r
bile canaliculus（細胆管）262 r
bile duct cancer（胆管癌）405 ℓ
bile ductule（細胆管）262 r
bile pigment（胆汁色素）406 r
biliary calculus（胆石）407 r
biliary canaliculus（毛細胆管）643 ℓ
biliary pigment（胆汁色素）406 r
bilirubin（ビリルビン）545 ℓ
bilirubin stone（ビリルビン結石）545 r
biliverdin（ビリベルジン）544 r
biliverdin reductase（ビリベルジン還元酵素）544 r
bimodal distribution（二峰性分布）479 ℓ
binary data（2値データ）478 ℓ
binder（つなぎ）429 r

索　引

binding agent（結着剤）208 r
binding constant（結合定数）206 r
Bingham fluid（ビンガム流体）547 r
bioassay（バイオアッセイ）500 ℓ
bioautography（バイオオートグラフィー）500 r
bioavailability（生体利用性）365 r，（バイオアベイラビリティー）500 ℓ
bioclean room（バイオクリーンルーム）500 r
bioconcentration（生物濃縮）367 ℓ
biodegradative plastic（生分解性プラスチック）367 r
bioelectronics（バイオエレクトロニクス）500 r
bioenergetics（生体エネルギー学）365 ℓ
bioengineering（生体工学）365 r，（バイオエンジニアリング）500 r
bioethics（生命倫理）368 ℓ，（バイオエシックス）500 r
biofilm（バイオフィルム）501 ℓ
biogenic amine（生体アミン）365 ℓ
biohakuran（バイオハクラン）500 r
biohazard（バイオハザード）500 r
bioimpedance（生体インピーダンス）365 ℓ
bioinformatics（バイオインフォマティクス）500 ℓ
biologic activity of vitamin A（ビタミンA効力）528 ℓ
biological assay（生物学的定量法）367 ℓ
biological clock（生物時計）367 ℓ
biological containment（生物学的封じ込め）367 ℓ
biological efficiency（生物［学］的効率）366 r
biological half-life（生物学的半減期）367 ℓ
biological oxygen demand（生物学的酸素要求量）367 ℓ
biological response（生体反応）365 r
biological rhythm（生体リズム）365 r
biological value（生物価）366 r
bioluminescence method（生物発光［分析］法）367 ℓ
biomagnification（生物濃縮）367 ℓ
biopolymer（バイオポリマー）501 ℓ
biopreservation（バイオプリザベーション）501 ℓ
biopterin（ビオプテリン）522 ℓ
bioreactor（バイオリアクター）501 ℓ
biorhythm（バイオリズム）501 ℓ
biosensor（バイオセンサー）500 r
biosynthesis（生合成）362 ℓ
biotechnology（生物工学）367 ℓ，（バイオテクノロジー）500 r
biotin（ビオチン）521 r
biotin deficiency（ビオチン欠乏症）522 ℓ
biotin sulphoxide（ビオチンスルホキシド）522 ℓ
biotin-amide aminohydrolase（ビオチニダーゼ）521 r
biotinidase（ビオチニダーゼ）521 r
biotinidase deficiency（ビオチニダーゼ欠損症）521 r
biovar eltor（エルトール型コレラ菌）86 ℓ
biphenyl（ビフェニル）538 r
bipolarization of dietary habit（食の二極分化）325 r
birth（出産）311 ℓ，（出生）311 ℓ
birth control（産児制限）273 r
birth rate（出生率）311 r
birth weight（出生体重）311 ℓ，（生下時体重）360 ℓ
biscuit（クッキー）180 ℓ，（ビスケット）524 r
bishomo γ-linolenic acid（ビスホモ-γ-リノレン酸）525 r
1,3-bisphosphoglycerate（1,3-ビスホスホグリセリン酸）525 r
2,3-bisphosphoglycerate（2,3-ビスホスホグリセリン酸）525 r
bisque(仏)（ビスク）524 r
bitter orange oil（ビターオレンジ油）526 r
bitter peptide（苦味ペプチド）181 r
bitter substance（苦味成分）181 r
bittern（にがり）475 ℓ
bitterness（苦味）181 ℓ，475 ℓ
biuret reaction（ビウレット反応）521 r
bivalve（二枚貝）479 ℓ
black beer（黒ビール）197 ℓ
black currant（クロスグリ）197 ℓ
black death（黒死病）244 r
black gram（ケツルアズキ）210 ℓ，（ブラックグラム）564 r
black hairy tongue（黒毛舌）245 ℓ
black mappe（ケツルアズキ）210 ℓ，（ブラックマッペ）564 r
black pepper（黒コショウ）196 r
black plague（黒死病）244 r
black soybean（黒豆）197 r
black spot（ブラックスポット）564 r
black tea（紅茶）235 r
black tongue disease（黒舌病）244 r
blackberry（ブラックベリー）564 r
blanched vegetable（軟白野菜）474 r
blanching（ブランチング）566 r，（湯通し）652 r
blanc-manger(仏)（ブラマンジェ）566 r
blast chiller（ブラストチラー）563 r
blastula（胞胚）598 ℓ
bleaching（漂白）542 r
bleaching agent（漂白剤）542 r
bleaching powder（さらし粉）269 r
bleeding（出血）310 r
blended whiskey：-ky（ブレンドウイスキー）573 ℓ
blender diet（ブレンダー食）572 r
blind method（盲検法）643 ℓ

blindness（失明）295 r
blocker（遮断薬［剤］）304 r
blood（血液）204 r
blood capillary（毛細血管）643 ℓ
blood cell（血液細胞）205 ℓ
blood chemistry（血液化学）204 r
blood clot（血餅）209 r
blood clotting（血液凝固）205 ℓ
blood coagulation（血液凝固）205 ℓ
blood coagulation accelerant（血液凝固促進剤）205 ℓ
blood coagulation factor（血液凝固因子）205 ℓ
blood coagulation factor 1（血液凝固第1因子）205 ℓ
blood corpuscle（血球）206 ℓ
blood gas（血液ガス）204 r
blood glucose（血中グルコース）208 r,（血糖）209 ℓ
blood glucose response curve（血糖曲線）209 ℓ
blood group（血液型）205 ℓ
blood lactate（血中乳酸）208 r
blood lipid（血清脂質）208 ℓ,（血中脂質）208 r
blood loss（失血）294 r
blood meal（血粉）209 r
blood plasma（血漿）206 ℓ
blood pressure（血圧）204 ℓ
blood sausage（ブラッドソーセージ）564 ℓ
blood serum（血清）207 ℓ
blood sugar concentration（血糖値）209 ℓ
blood sugar level（血糖値）209 ℓ
blood transfusion（輸血）652 r
blood type（血液型）205 ℓ
blood urea nitrogen（血中尿素態窒素）209 ℓ
blood-brain barrier（血液脳関門）205 r
bloody sputum（血痰）208 r
blooming（ブルーミング）569 ℓ
blown tubing film（インフレーションフィルム）59 ℓ
blue cheese（ブルーチーズ）568 r
blue meat（青肉）3 ℓ,（青斑）366 r,（ブルーミート）569 ℓ
blueberry（ブルーベリー）569 ℓ
blue-green algae（藍(色)藻類）664 ℓ
blue-veined cheese（ブルーチーズ）568 r
B-lymphocyte（Bリンパ球）521 r
B-mode echography（B-モードエコー［法］）521 ℓ
body area（体表面積）397 ℓ
body composition（身体組成）343 r,（体構成）391 ℓ
body density（体密度）397 ℓ
body fat（体脂肪）392 ℓ
body fat percentage（体脂肪率）392 ℓ
body fluid（体液）390 ℓ
body heat（体熱）397 ℓ

body mass（体型）391 r
body mass index（BMI）520 ℓ
body odor（odour）of old person（加齢臭）136 r
body surface area（体表面積）397 ℓ
body temperature（体温）391 ℓ
body weight（体重）394 ℓ
body weight-height ratio（体重・身長比）394 ℓ
Boeck disease（ベック病）586 ℓ
Boeck sarcoid（ベック類肉腫）586 ℓ
boil（煮る）485 ℓ
boiled（湯通し）652 r
boiled and dried small sardine（いりこ）54 ℓ
boiled egg（湯抜き）653 ℓ
boiling point（沸点）560 ℓ
Bologna sausage（ボロニアソーセージ）613 r
bomb calorimeter（ボンブ熱量計）614 ℓ
bomb calorimetry（ボンブカロリーメトリー）614 ℓ
bombesin（ボンベシン）614 ℓ
bombesin-like-peptide（ボンベシン様ペプチド）614 ℓ
bond energy（結合エネルギー）206 ℓ
bone（骨）607 ℓ
bone cell（骨細胞）248 r
bone density（骨密度）249 r
bone in ham（骨付きハム）607 ℓ
bone marrow（骨髄）248 ℓ
bone marrow cell（骨髄細胞）249 ℓ
bone marrow transplantation（骨髄移植）248 r
bone mass（骨量）249 ℓ
bone meal（骨粉）249 r
bone mineral（骨塩）247 r
bone mineral density（骨密度）249 r
bone morphogenetic protein（骨形成タンパク質）248 ℓ
bone remodeling（骨リモデリング）249 r
bone resorption（骨吸収）248 ℓ
bone salt（骨塩）247 r
bone tissue（骨組織）249 ℓ
boneless ham（ボンレスハム）614 r
Bonferroni method（ボンフェローニ法）614 ℓ
booster（追加免疫）428 ℓ,（ブースター）552 ℓ
booth method（個室法）246 r
Bordeaux wine（ボルドーワイン）611 r
borderline diabetes（境界型［糖尿病］）164 r
borderline hypertension（境界域高血圧）164 r
d-borneol（d-ボルネオール）612 ℓ
boromycin（ボロマイシン）613 r
Boston butt（かたロース）121 ℓ,（ボストンバット）601 r
botargo（からすみ）131 ℓ
botrytis（貴腐）156 r
bottarga（からすみ）131 ℓ

bottle gourd（ユウガオ）649 ℓ
bottle-fed child（人工栄養児）339 ℓ
bottom round（ウシ）（そともも）387 ℓ
bottom yeast（下面［発酵］酵母）129 ℓ
botulinus toxin（ボツリヌス毒素）606 r
botulism（ボツリヌス［食］中毒）606 r
bouillabaisse（仏）（ブイヤベース）551 ℓ
bouillon（仏）（だし）400 r,（ブイヨン）551 r
bound water（結合水）206 ℓ
bouquet garni（仏）（ブーケガルニ）552 ℓ
bourbon whiskey，-ky（バーボンウイスキー）499 r
bovine spongiform encephalopathy（牛海綿状脳症）62 ℓ
Bowman capsule（ボーマン嚢〔のう〕）599 r
Bowman gland（ボーマン腺）599 r
Bowman-Birk inhibitor（ボーマン・バーク阻害剤）599 r
box lunch（弁当）593 ℓ
box lunch service（弁当給食）593 ℓ
box thorn（クコ）179 r
box-and-whisker plot（箱ヒゲ図）506 ℓ
bradycardia（徐脈）333 ℓ
bradykinin（ブラジキニン）563 ℓ
brain（脳）493 ℓ
brain gut axis（脳・消化管軸）494 r
brain gut peptide（脳腸ペプチド）494 r
brain natriuretic peptide（脳ナトリウム排泄ペプチド）495 ℓ
brain stem（脳幹）493 r
brain-gut interrelation（脳腸相関）494 r
brain-gut peptide（脳腸間ペプチド）494 r
bramble（木苺）149 ℓ
bran（フスマ［麩］）559 ℓ
branched chain amino acid（分枝アミノ酸）579 ℓ
branched chain amino acid aminotranspherase（分枝アミノ酸アミノトランスフェラーゼ）579 ℓ
branched chain amino acid transaminase（分枝アミノ酸アミノ基転移酵素）579 ℓ
branched chain fatty acid（分枝脂肪酸）579 r
branched cyclodextrin（分枝シクロデキストリン）579 r
branchedchain amino acid transaminase（分枝アミノ酸トランスアミナーゼ）579 ℓ
branching enzyme（分枝酵素）579 ℓ
branching enzyme deficiency（分枝酵素欠損症）579 ℓ
brancing enzyme（枝つくり酵素）78 ℓ
brandy（ブランデー）567 ℓ
brassicasterol（ブラシカステロール）563 r
bread crumb（パン粉）516 r
breadfruit tree（パンノキ）518 ℓ

bread-nut tree（パンノキ）518 ℓ
break-even point（損益分岐点）389 ℓ
breakthrough curve（破過曲線）504 ℓ,（ブレークスルー曲線）571 ℓ
breast（乳房）483 ℓ
breast cancer（乳癌）480 ℓ
breast milk（母乳）606 r
breast milk jaundice（母乳黄疸）606 r
breast-fed infant（母乳栄養児）606 r
breast-feeding（母乳栄養）606 r
breast-milk supplement（母乳補足物）607 ℓ
breast-milk susbtitute（母乳代替物）607 ℓ
breeding（しつけ）294 ℓ
brewer's yeast（醸造酵母）317 r,（ビール酵母）521 ℓ
brewery（醸造所）317 r
brewing（醸造）317 ℓ
brick cheese（ブリックチーズ）567 r,（煉瓦型チーズ）686 ℓ
brick top（クリタケ）188 ℓ
Brie cheese（ブリーチーズ）567 ℓ
brine（かん〔鹹〕水）142 ℓ,（ブライン）563 ℓ
brine injector（塩水注射器）90 ℓ
brine salting（立て塩）403 ℓ
Brinell hardness tester（ブリネル硬度計）568 ℓ
brining（かん〔鹹〕水処理）142 ℓ
Brinkman index（ブリンクマン指数）568 ℓ
brittle diabetes（ブリットル型糖尿病）568 ℓ
brittleness point（脆化点）361 ℓ
Brix（ブリックス）568 ℓ
Broca index（ブローカ指数）573 ℓ
broil（焙焼）502 ℓ,（焼く）647 r
broil without seasoning（素焼き）358 ℓ
broiled without seasoning（白焼き）333 ℓ
broiler（ブロイラー）573 ℓ
broken rice（破砕精米）506 ℓ,（破砕米）506 ℓ
bromelain（ブロメライン）577 r
bromelin（ブロメリン）577 r
bromine（臭素）306 r
bromomethane（ブロモメタン）577 r
bronchial asthma（気管支喘〔ぜん〕息）150 ℓ
bronchitis（気管支炎）150 ℓ
bronchus（気管支）150 ℓ
Brookfield viscometer（ブルックフィールド粘度計）570 r
broth（だし）400 r,（ブロス）574 ℓ
brown adipocyte（褐色脂肪細胞）122 ℓ
brown adipose tissue（褐色脂肪組織）122 ℓ
brown algae（褐色藻）122 r,（褐藻類）123 ℓ
brown bowel syndrome（褐色腸管症候群）122 r
brown bread（黒パン）197 ℓ
brown fat（褐色脂肪）122 ℓ

欧文索引

brown meal（ブラウンミール）563 *l*
brown rice（玄米）220 *l*
brown sugar（黒糖）244 *r*
Brownian motion（ブラウン運動）563 *l*
browning（褐変）124 *l*
bruise（挫傷）267 *l*
brunch（朝昼兼用食）7 *l*
Brunner gland（ブルンネル腺）571 *l*
brush border（刷子縁）267 *r*
brush border membrane vesicle（刷子縁膜小胞）267 *r*
buckwheat flour（ソバ粉）387 *l*
bud mutation（枝変わり）78 *l*
Budd-Chiari syndrome（バッド・キアリ症候群）511 *l*
buffalo's milk（水牛乳）347 *r*
buffer（バッファー）511 *l*
buffer action（緩衝作用）141 *r*
buffer capacity（緩衝能）141 *r*，（緩衝容量）142 *l*
buffer solution（緩衝［溶］液）141 *r*
buffet style（バイキング方式）501 *r*，（立食形式）669 *l*
bulimia（過食）117 *r*，（過食症）117 *r*
bulk modulus（体積弾性率）395 *r*
bulk viscosity（体積粘性率）395 *r*
bullfrog（ウシガエル）62 *r*，（食用蛙）331 *l*
bun（バン）516 *l*
buna N（ブナ N）561 *r*
buna S（ブナ S）561 *r*
Burgundy wine（ブルゴーニュワイン）570 *r*
burn（焦がす）242 *r*，（火傷）648 *l*
burn injury（火傷）648 *r*
burnout syndrome（燃えつき症候群）644 *l*
burnt alum（焼ミョウバン）647 *l*
burnt flavor（焦げ臭）245 *r*
burnt odor（焦げ臭）245 *r*
burnt smell（焦げ臭）245 *r*
bursa of Fabricius（ファブリキウス嚢〔のう〕）549 *l*
bursting strength（破裂強度）515 *r*
butanedione（ブタンジオン）559 *r*
butanoic acid（ブタン酸）559 *r*
butanol（ブタノール）559 *r*
butanol fermentation（ブタノール発酵）559 *r*
buthionine（ブチオニン）559 *r*
butter（バター）507 *l*
butter cake（バターケーキ）507 *l*
butter fat（バター脂）507 *r*
butter oil（バターオイル）507 *r*
butter peanut（バターピーナッツ）507 *r*
butter powder（粉末バター）581 *l*
butter roll（バターロール）508 *l*
butter sheet（バターシート）507 *r*

buttercream（バタークリーム）507 *r*
buttermilk（バターミルク）507 *r*
buttermilk powder（バターミルクパウダー）507 *r*
butterscotch（バタースカッチ）507 *r*
butyl hydroxyanisol（ブチルヒドロキシアニソール）560 *l*
butylated hydroxytoluen（ジブチルヒドロキシトルエン）299 *l*
butyrate-producing bacterium（酪酸菌）660 *l*
butyric acid（n-酪酸）659 *r*
butyric acid fermentation（酪酸発酵）660 *l*
butyric acid number（酪酸価）659 *r*
butyrophilin（ブチロフィリン）560 *l*
bypass line（バイパス手術）502 *r*

C

C cell（C 細胞）280 *l*
C domain（C 領域）281 *l*
C language（C 言語）280 *l*
CA storage（CA 貯蔵）279 *l*
cacao beans（カカオ豆）110 *l*
cacao butter（カカオバター）110 *l*
cacao butter equivalent（カカオバター当量）110 *l*
cacao butter substitute（カカオバター代替物）110 *l*
cacao drink（ココア飲料）246 *l*
cacao mass（カカオマス）110 *l*
cacao powder（ココアパウダー）246 *l*
cachectic edema（飢餓浮腫）149 *r*
cachexia（悪液質）4 *r*
cadaveric rigidity（死体硬直）293 *r*
cadaverine（カダベリン）121 *l*
cadmium（カドミウム）125 *r*
cafeteria（カフェテリア）127 *l*
cafeteria style（カフェテリア方式）127 *r*
cafeteria test（カフェテリア実験）127 *r*
caffeic acid（カフェ酸）127 *r*
caffeine（カフェイン）127 *r*
caffeine intoxication（カフェイン中毒）127 *r*
caffeinism（カフェイン中毒）127 *r*
3-caffeoylquinic acid（3-カフェオイルキナ酸）127 *r*
caiapo（カイアポイモ）104 *l*
caisson disease（ケイソン病）202 *r*
cake（ガトー）125 *r*，（ケーキ）203 *r*
calamus oil（カラムス油）131 *r*
calciferol（カルシフェロール）133 *l*
calcinosis（石灰［沈着］症）371 *l*
calcitonin（カルシトニン）133 *l*
calcitriol（カルシトリオール）133 *l*
calcium（カルシウム）132 *r*
calcium antagonist（カルシウム拮抗剤）132 *r*
calcium balance（カルシウム出納）132 *r*

715

索　引

calcium channel（カルシウムチャネル）133 ℓ
calcium citratemalate（クエン酸リンゴ酸カルシウム）179 ℓ
calcium gluconate（グルコン酸カルシウム）192 r
calcium glycerophosphate（グリセロリン酸カルシウム）187 r
calcium hydroxyapatite（カルシウムヒドロキシアパタイト）133 ℓ
calcium hypochlorite（次亜塩素酸カルシウム）278 ℓ
calcium lactate（乳酸カルシウム）480 r
calcium metabolism（カルシウム代謝）132 r
calcium phosphate（リン酸カルシウム）677 ℓ
calcium/phosphorus ratio（カルシウム・リン比）133 ℓ
calcium/protein ratio（カルシウム・タンパク質〔たんぱく質〕摂取量の比）132 r
calcium-binding protein（カルシウム結合タンパク質）132 r
calcium-restricted diet（カルシウム制限食）132 r
calculus（結石）208 r
calf（カーフ）104 ℓ,（子牛）228 ℓ
calf meat（子牛肉）229 ℓ
calibration curve（検量線）220 r
caliciform cell（杯細胞）265 r, 501 r
caliper（キャリパー）159 ℓ,（皮脂厚計）524 ℓ
caliper method（キャリパー法）159 ℓ
calmodulin（カルモジュリン）136 ℓ
caloric deficit（カロリー不足）137 ℓ
caloric density（カロリー密度）137 ℓ
caloric efficiency（カロリー効率）137 ℓ
caloric value（カロリー価）137 ℓ
caloric values of dietary fiber（食物繊維のエネルギー換算係数）330 ℓ
calorie（カロリー）137 ℓ
calorie calculation method（熱量計算法）491 ℓ
calorie deficiency（カロリー欠乏）137 ℓ
calorie excess（カロリー過剰）137 ℓ
calorie level（カロリーレベル）137 ℓ
calorie malnutrition（カロリー不足）137 ℓ
calorie restricted diet（カロリー制限食）137 ℓ
calorie value（カロリー価）137 ℓ
calorific value（カロリー価）137 ℓ
calorimeter（熱量計）491 ℓ
calorimetry（カロリーメトリー）137 ℓ
calpain（カルパイン）134 ℓ
calpastatin（カルパスタチン）134 r
calvados（仏）（カルバドス）134 r
Camembert cheese（カマンベールチーズ）128 r
camomile（カモミール）129 ℓ
campari（伊）（カンパリ）145 r
campesterol（カンペステロール）146 ℓ

Campylobacter（カンピロバクター属）146 ℓ
can（缶）137 r
can opener（缶切り）139 ℓ
Canadian whiskey：-ky（カナディアンウイスキー）125 ℓ
canapé（仏）（カナッペ）125 r
cancellous bone（海綿質）108 r
cancer（がん）137 r
cancer cachexia（がん性悪液質）142 ℓ
cancer cell（がん細胞）140 r
cancer of pancreas（膵臓癌）349 ℓ
cancer of rectum（直腸癌）425 ℓ
cancer registry（がん登録）145 ℓ
candle berry myrtle（ヤマモモ）648 r
cane（サトウキビ）268 r
cane syrup（糖蜜）454 r
cannabinoid（カンナビノイド）145 ℓ
canned sardine with oil（オイルサーディン）93 ℓ
canned tuna in oil or brine/or with seasoning（ツナ缶）429 ℓ
canola meal（キャノーラミール）158 r
canola oil（キャノーラ油）158 r
canonical correlation analysis（正準相関分析）363 ℓ
cantaloupe melon（カンタロープメロン）144 r
Cantharellus cibarius（アンズタケ）35 ℓ
canthaxanthin（カンタキサンチン）144 r
canthaxanthin retinopathy（カンタキサンチン網膜症）144 r
capacitance（キャパシタンス）158 r,（静電容量）366 ℓ
caper（ケイパー）203 ℓ,（ケーパー）203 r
Capillaria hepatica infection（肝毛頭虫感染症）147 ℓ
Capillaria philippinensis infection（フィリピン毛頭虫感染症）552 ℓ
capillary（毛細血管）643 ℓ
capillary electrophoresis（キャピラリー電気泳動）159 ℓ,（毛細管電気泳動）643 ℓ
capillary fragility（毛細血管脆弱症）643 ℓ
capillary viscometer（毛［細］管粘度計）643 ℓ
capillary zone electrophoresis（キャピラリーゾーン電気泳動）159 ℓ
capric acid（カプリン酸）128 ℓ
caproic acid（カプロン酸）128 ℓ
capronaldehyde（カプロンアルデヒド）128 ℓ
caprylic acid（カプリル酸）128 ℓ
capsaicin（カプサイシン）128 ℓ
capsaicinoid（カプサイシノイド）127 r
capsanthin（カプサンチン）128 ℓ
capsiate（カプシエイト）128 ℓ
capsinoid（カプシノイド）128 ℓ
caramel（カラメル）131 ℓ,（キャラメル）159 ℓ

欧文索引

caramelization（カラメル化）131 *l*
caraway（キャラウェイ）159 *l*,（ヒメウイキョウ）540 *l*
caraway cheese（キャラウェイチーズ）159 *l*
caraway oil（キャラウェイ油）159 *l*
carbamate（カルバメート）134 *r*
carbamic acid（カルバミン酸）134 *r*
carbamidine（カルボアミジン）135 *l*
carbamoyl group（カルバモイル基）134 *r*
carbamoyl-phosphate（カルバモイルリン酸）134 *r*
carbamoyl-phosphate synthase（カルバモイルリン酸シンターゼ）134 *r*
carbamyl-phosphate（カルバミルリン酸）134 *r*
carbohydrase（カルボヒドラーゼ）135 *l*
carbohydrate（炭水化物）407 *l*,（糖）448 *l*,（糖質）451 *l*
carbohydrate energy ratio（糖質エネルギー比）451 *r*
carbohydrate loading（グリコーゲンローディング）185 *l*
carbohydrate-rich diet（高炭水化物食）235 *r*
carbolic acid resin（石炭酸樹脂）370 *l*
carbon（炭素）408 *l*
carbon dioxide assimilation（炭酸同化）406 *r*
carbon dioxide fixation（炭酸固定反応）406 *l*,（二酸化炭素固定）476 *r*
carbon disulfide（二硫化炭素）484 *r*
carbon fixation（炭素固定）408 *l*
carbon monoxide（一酸化炭素）48 *l*
carbon monoxide hemoglobin（一酸化炭素ヘモグロビン）49 *l*
carbon monoxide intoxication（一酸化炭素中毒）48 *r*
carbon monoxide poisoning（一酸化炭素中毒）48 *r*
carbonate dehydratase（炭酸デヒドラターゼ）406 *l*
carbonated beverage（炭酸飲料）406 *l*
carbonated natural mineral water（炭酸入り天然ミネラルウォーター）406 *l*
carbonated soft drink（炭酸飲料）406 *l*
carbonated water（炭酸水）406 *l*
carbonic acid（炭酸）406 *l*
carbonic acid gas（炭酸ガス）406 *l*
carbonic anhydrase（カルボニックアンヒドラーゼ）135 *r*,（炭酸脱水酵素）406 *l*
carbonyl（カルボニル）135 *r*
carbonyl compound（カルボニル化合物）135 *r*
carbonyl-amine reaction（カルボニルアミン反応）135 *r*
carboxy group（カルボキシ基）135 *l*
carboxy hemoglobin（一酸化炭素ヘモグロビン）49 *l*
6-carboxy uracil（6-カルボキシウラシル）135 *l*
1′-N-carboxybiotin（1′-N-カルボキシビオチン）135 *l*
carboxycathepsin（カルボキシカテプシン）135 *l*
carboxyglutamic acid（カルボキシグルタミン酸）135 *l*
carboxyl group（カルボキシル基）135 *r*
carboxyl terminus（カルボキシル末端）135 *r*
carboxylase（カルボキシラーゼ）135 *r*
carboxylation（カルボキシル化）135 *r*
carboxymethyl cellulose（カルボキシメチルセルロース）135 *l*
carboxymethyl lysine（カルボキシメチルリシン）135 *r*
carboxymethylxylan（カルボキシメチルキシラン）135 *l*
carboxypeptidase（カルボキシペプチダーゼ）135 *l*
carcass cooling（枝肉冷却）78 *r*
carcidiol（カルシジオール）133 *l*
carcinogen（がん原性物質）140 *l*
carcinogenesis（発がん）508 *r*
carcinogenicity（がん原性）140 *l*,（発がん性）509 *l*
carcinoid syndrome（カルチノイド症候群）133 *r*
carcinoma（がん）137 *l*
carcinoma of esophagus（食道癌）325 *l*
carcinoma of the colon（結腸癌）209 *l*
carcinoma of the liver（肝癌）138 *l*
card board off-flavor（カードボードオフフレーバー）103 *r*,（カードボード臭）103 *r*
cardamon（カルダモン）133 *l*
cardia（噴門）581 *r*
cardiac arrhythmia（不整脈）559 *l*
cardiac beriberi（心臓脚気）342 *r*
cardiac gland（噴門腺）581 *r*
cardiac hypertrophy（心［臓］肥大）343 *l*
cardiac infarction（心筋梗塞症）335 *r*
cardiac muscle（心筋）335 *r*
cardiac output（心拍出量）345 *r*
cardiac space（上腹部）319 *l*,（心窩〔か〕部）335 *r*
cardiolipin（カルジオリピン）133 *l*
cardiomyopathy（心筋症）336 *l*
cardioplegia（心臓麻痺〔ひ〕）343 *l*
cardiorespiratory functional capacity（心肺能力）345 *l*
cardiospasm（噴門痙攣〔れん〕症）581 *r*
cardiovascular disease（循環器疾患）313 *l*
cardiovascular neurosis（心臓神経症）342 *r*
cardiovascular system（心臓血管系）342 *r*
cari（仏）（カレー）136 *r*
caricinogen（腫瘍原性物質）312 *l*
carinii pneumonia（カリニ肺炎）132 *l*
carious tooth（う〔齲〕歯）62 *l*

索　　引

carminic acid（カルミニン酸）136 ℓ，（カルミン酸）136 ℓ
carnauba wax（カルナウバろう〔蝋〕）133 r
carnitine（カルニチン）133 r
carnitine palmitoyltransferase（カルニチンパルミトイルトランスフェラーゼ）134 ℓ
carnitine-acylcarnitine translocase（カルニチン・アシルカルニチントランスロカーゼ）134 ℓ
carnosic acid（カルノシン酸）134 ℓ
carnosinase（カルノシナーゼ）134 ℓ
carnosine（カルノシン）134 ℓ
carnosinuria（カルノシン尿症）134 ℓ
carotene（カロテン）136 r
carotenoid（カロテノイド）136 r
carotenol（カロテノール）136 r
carotenosis（カロテン症）137 ℓ
carotid（頸〔けい〕動脈）202 r
carotid artery（頸〔けい〕動脈）202 r
carpal tunnel syndrome（手根管症候群）310 ℓ
carpus（手根）310 ℓ
carrageenan（カラゲナン）130 r
carrageenin（カラゲニン）130 r
carrier（キャリア）159 ℓ，（担体）408 ℓ，（保菌者）600 ℓ，（輸送担体）652 r
carrier gas（キャリアガス）159 ℓ
carrier-mediated membrane transport（担体介在性膜輸送）408 r
carrot seed oil（にんじん種子油）485 r
Carr-Price reaction（カール・プライス反応）104 ℓ
carry over（キャリーオーバー）159 ℓ
cartilage bone（軟骨）473 ℓ
cartilage of salmon（氷頭）524 r
carton（カートン）103 r，（ボール〔紙〕箱）599 r
carubinose（カルビノース）135 ℓ
carvacrol（カルバクロール）134 ℓ
carvone（カルボン）136 ℓ
caryophyllene（カリオフィレン）131 r
case report（ケースレポート）203 r，（症例報告）320 r，（ケーススタディ）203 r，（事例研究）334 ℓ
case-control study（症例対照研究）320 r
casein（カゼイン）120 ℓ
casein coprecipitate（カゼイン共沈物）120 ℓ
casein micelle（カゼインミセル）120 ℓ
casein phosphopeptide（カゼインホスホペプチド）120 ℓ
cash flows statement（キャッシュフロー計算書）158 r
cashew-apple（カシューアップル）116 r
cashewnuts（カシューナッツ）117 ℓ
casing（ケーシング）203 r
caspase（カスパーゼ）119 r

cassava（キャッサバ）158 r
cassia oil（カシア油）116 r
Casson fluid（キャッソン流体）158 r
castelra（葡）（カステラ）119 ℓ
castilla（カステラ）119 ℓ
casting（鋳物）54 ℓ
Castle's factor（キャッスル因子）158 r
castor oil（ひまし油）539 r
catabolic rate constant（分解速度定数）578 r
catabolism（異化〔作用〕）41 r
catabolite repression（異化産物抑制）41 r，（カタボライト抑制）121 r
catalase（カタラーゼ）121 ℓ
cataract（白内障）505 ℓ
catarrh（カタル）121 ℓ
catechin（カテキン）124 r
catechinic acid（カテキン酸）124 r
catechol（カテコール）124 r
catechol oxidase（カテコールオキシダーゼ）125 ℓ
catecholamine（カテコールアミン）125 ℓ，（カテコラミン）125 ℓ
catechuic acid（カテキン酸）124 r
category scale（カテゴリー尺度）125 ℓ
cathartics（下剤）204 ℓ，（瀉下薬）304 ℓ
cathepsin（カテプシン）125 ℓ
catheter（カテーテル）124 ℓ
cation（カチオン）121 r，（陽イオン）654 ℓ
cation transport（陽イオン輸送）654 ℓ
cationic soap（逆性石けん〔鹸〕）158 ℓ
cationic surfactant（カチオン界面活性剤）121 r，（陽イオン界面活性剤）654 ℓ
caudal meat (of fish)（尾肉）98 ℓ，（尾の身）98 ℓ
cause of death（死因）281 r
caviar（キャビア）159 ℓ
cavity（腔（くう））178 ℓ
cavity expansion（空洞状膨化）178 r
cayenne pepper oil（ラー油）659 ℓ
CD 4-positive cell（CD 4$^+$細胞）280 r
CD 8-positive cell（CD 8$^+$細胞）280 r
cecal tuberculosis（盲腸結核）643 ℓ
cecum（盲腸）643 r
celeriac（セルリアク）374 ℓ
celery（オランダミツバ）99 r
celery seed oil（セロリー種子油）375 r
celiac sprue（セリアック・スプルー）373 ℓ
celiac syndrome（セリアック症候群）373 ℓ
cell（細胞）263 ℓ
cell cycle（細胞周期）264 ℓ
cell dissociation（細胞解離）263 r
cell division（細胞分裂）265 ℓ
cell fusion（細胞融合）265 ℓ
cell line（細胞系〔統〕）263 r

欧文索引

cell membrane（細胞膜）265 ℓ
cell oragnelle（細胞内小器官）264 r
cell organelle（オルガネラ）100 r
cell proliferation（細胞増殖）264 ℓ
cell wall（細胞壁）265 ℓ
cell wall digesting enzyme（細胞壁溶解酵素）265 ℓ
cell wall lytic enzyme（細胞壁溶解酵素）265 ℓ
cell-mediated immunity（細胞性免疫）264 ℓ
cellobiose（セロビオース）375 r
cellooligosaccharide（セロオリゴ糖）375 ℓ
cellophane（セロハン）375 r
cellose（セロース）375 ℓ
cell-surface antigen（細胞表面抗原）264 r
cellular respiration（細胞呼吸）263 r
cellulase（セルラーゼ）374 ℓ
cellulose（セルロース）374 ℓ
cellulose casing（セルロースケーシング）374 r
cellulose ester（セルロースエステル）374 ℓ,（セルロースエーテル）374 ℓ
cellulose gum（セルロースガム）374 r
cellulose xanthate（キサントゲン酸セルロース）151 ℓ
cementoblast（セメント芽細胞）372 r
cementum（セメント質）373 ℓ
census statistics（人口静態統計）339 r
central artery（中心動脈）419 r
central body（中心体）419 r
central dogma（セントラルドグマ）380 ℓ
Central Environmental Council（中央環境審議会）418 ℓ
central kitchen（セントラルキッチン）380 ℓ
central kitchen for school lunch（学校給食センター）122 ℓ
central nervous system（中枢神経系）420 ℓ
central obesity（中心性肥満）419 r
centralized tray-setting（中央配膳）418 ℓ
centrifugal clarifier（遠心式分級機）89 ℓ
centrifugal filter（遠心脱水機）89 r
centrifugal nerve（遠心性神経）89 ℓ
centrifugal pump（遠心ポンプ）90 ℓ
centrifugal separator（遠心分離器）89 r
centrifugal spray drying（遠心噴霧法）89 r
centrifugal type extractor（遠心分離式搾汁機）89 r
centrifuge（遠心分離器）89 r
centrosome（中心体）419 r
ceramide（セラミド）373 ℓ
cereal food（シリアルフード）333 r
cereal grain（穀類）245 r
cereals（穀類）245 r
cerebellum（小脳）318 r
cerebral anemia（脳貧血）495 ℓ
cerebral arterial circle（大脳動脈輪）397 ℓ

cerebral cortex（大脳皮質）397 r
cerebral disorder（脳障害）494 ℓ
cerebral embolism（脳塞栓）494 r
cerebral hemorrhage（脳出血）494 ℓ
cerebral infarction（脳梗塞）493 ℓ
cerebral nerve（脳神経）494 r
cerebral thrombosis（脳血栓）493 ℓ
cerebral ventricle（脳室）494 ℓ
cerebroside（セレブロシド）375 ℓ
cerebroside sulfate/sulfatide（セレブロシド硫酸エステル）375 ℓ
cerebrosterol（セレブロステロール）375 ℓ
cerebrovascular disease（脳血管障害）493 r
cerebrum（大脳）397 r
certified milk（特別牛乳）457 r
ceruloplasmin（セルロプラスミン）374 r
ceruminous glands（耳道腺）296 ℓ
cesium（セシウム）371 ℓ
cetoleic acid（セトレイン酸）372 r
chalaza（カラザ）130 r
chalcone（カルコン）132 ℓ
chamomile（カモミール）129 ℓ,（カモミレ）129 ℓ
chamomile oil（カモミール油）129 ℓ
champagne(仏)（シャンパン）304 r
channeling（偏流）593 ℓ
channelrhodopsin（チャネルロドプシン）417 r
chanterelle（アンズタケ）35 r
chapati（チャパティ）417 r
char siu（チャーシュー）417 ℓ
characteristic group（特性基）456 r
Cheddar cheese（チェダーチーズ）413 r
cheek meat（頬肉）607 ℓ
cheese（チーズ）413 ℓ
cheese cracker（チーズクラッカー）413 r
cheese powder（粉末チーズ）581 ℓ
cheese spread（チーズスプレッド）413 r
cheilitis（口唇炎）231 r
chelating agent（キレート剤）172 ℓ
chelating reagent（キレート剤）172 ℓ
chelator（キレーター）172 ℓ
chemical bond（化学結合）110 ℓ
chemical equilibrium（化学平衡）111 ℓ
chemical formula（化学式）110 r
chemical modification（化学修飾）110 r
chemical oxygen demand（化学的酸素要求量）111 ℓ
chemical potential（化学ポテンシャル）111 ℓ
chemical receptor（化学受容器）110 r
chemical score（化学価）110 r,（ケミカルスコア）212 ℓ
chemical transmitter（化学伝達物質）111 ℓ
chemically defined diet（完全精製飼料）143 r,（既知組成飼料）153 ℓ

chemically defined medium（既知組成培地）153 r
chemiosmotic theory（化学浸透圧説）111 ℓ
chemoautotroph（化学合成型独立栄養）110 r，（化学合成独立栄養生物）110 r
chemoheterotroph（化学合成従属栄養生物）110 r
chemokine（ケモカイン）211 r
chemolithotroph（化学合成無機栄養生物）110 r
chemoorganotroph（化学合成有機栄養生物）110 r
chemoprevention（化学予防）111 ℓ
chemoprophylaxis（化学予防）111 ℓ
chemoreceptor（化学受容器）110 r
chemotaxis（走化性）382 ℓ
chemotherapy（化学療法）111 r
chenodeoxycholic acid（ケノデオキシコール酸）211 r
cherry brandy（チェリーブランデー）413 r
chest circumference（胸囲）164 ℓ
chest respiration（胸式呼吸）165 r
chewing（咀嚼〔しゃく〕）386 ℓ
chewing gum（チューインガム）418 ℓ
chianti（伊）（キャンティ）159 r
chicken（鶏肉）202 r
chicken egg（鶏卵）203 ℓ
chicken fat（鶏脂）201 ℓ
chicken meat（鶏肉）202 r
chicken nugget（チキンナゲット）414 r
chicle（チクル）415 ℓ
chicle gum（チクルガム）415 ℓ
chicle tree（サポジラ）269 ℓ
chief cell（主細胞）310 ℓ
chilblain（凍瘡）452 ℓ
child nutrition（小児栄養）318 ℓ
childbirth（分娩）580 r
childhood（小児期）318 ℓ
chile（チリ）426 ℓ
chile powder（チリパウダー）426 ℓ
chile sauce（チリソース）426 ℓ
chili（チリ）426 ℓ
chili powder（チリパウダー）426 ℓ
chili sauce（チリソース）426 ℓ
chilled beef（チルドビーフ）426 r
chilled food（冷蔵食品）681 ℓ
chilled storage（チルド貯蔵）426 r，（氷温貯蔵）541 ℓ
chilled transportation（チルド輸送）426 r，（氷温輸送）541 ℓ
chilli（チリ）426 ℓ
chilli powder（チリパウダー）426 ℓ
chilli sauce（チリソース）426 ℓ
chilomastigiasis（メニール鞭〔べん〕毛虫症）639 ℓ
chilomastosis（メニール鞭〔べん〕毛虫症）639 ℓ
chimaki（ちまき〔粽〕）416 r

chimera（キメラ）157 r
Chinese green tea（中国緑茶）419 ℓ
Chinese gutta percha（杜仲（とちゅう））460 ℓ
Chinese herbal remedy（漢方薬）146 ℓ
Chinese noodle（中華麺）418 ℓ
Chinese parsley（中国パセリ）419 ℓ
Chinese restaurant syndrome（中華料理店症候群）418 r
Chinese soy sauce（中国醤油）418 r
Chinese squash（モウガ）643 ℓ
Chinese tea（中国茶）419 ℓ
chiral chromatography（キラルクロマトグラフィー）171 r
chiral compounds（キラル化合物）171 r
chi-square test（カイ二乗検定）107 r
χ square test（カイ二乗検定）107 r
chitin（キチン）153 ℓ
chitoologosaccharide（キトオリゴ糖）154 ℓ
chive（チャイブ）417 r
chloramphenicol（クロラムフェニコール）198 ℓ
chlordane（クロルデン）198 ℓ
chlorella（クロレラ）198 ℓ
chloride（塩化物）87 ℓ
chlorinated insecticide（塩素系殺虫剤）91 ℓ
chlorinated pesticide（塩素系殺虫剤）91 ℓ
chlorinated polyethylene（塩素化ポリエチレン）91 ℓ
chlorine（塩素）90 r
chlorine disinfection（塩素消毒）91 ℓ
chlorine sterilization（塩素殺菌）91 ℓ
chlorine-restricted diet（塩素制限食）91 ℓ
chloroform（クロロホルム）198 r
chlorogenic acid（クロロゲン酸）198 ℓ
chlorophyll（クロロフィル）198 r，（葉緑素）657 ℓ
chlorophyllase（クロロフィラーゼ）198 ℓ
chlorophyllbody（葉緑体）657 ℓ
chlorophyllide（クロロフィリド）198 ℓ
chlorophyllin（クロロフィリン）198 ℓ
chloroplast（クロロプラスト）198 r，（葉緑体）657 ℓ
chlortetracycline（クロロテトラサイクリン）198 ℓ
chocolat（仏）（ショコラ）332 ℓ
chocolate（チョコレート）425 r
choky flavor（チョーク臭）425 ℓ
cholangitis（胆管炎）405 ℓ
cholecalciferol（コレカルシフェロール）255 r
cholecalciferol equivalent（コレカルシフェロール当量）255 r
cholecystitis（胆嚢〔のう〕炎）409 ℓ
cholecystokinin（コレシストキニン）255 r
cholecystolithiasis（胆石症）408 ℓ
cholelith（胆石）407 r

欧文索引

cholelithiasis（胆石症）408 ℓ
cholera（コレラ）256 r
cholera toxin（コレラ毒素）256 r
cholestane（コレスタン）255 r
cholestanol（コレスタノール）255 r
cholesterol（コレステロール）255 r
cholesterol acyltransferase（コレステロールアシルトランスフェラーゼ）256 ℓ
cholesterol ester（コレステロールエステル）256 ℓ
cholesterol esterase（コレステロールエステラーゼ）256 ℓ
cholesterol gallstone（コレステロール結石）256 ℓ,（コレステロール胆石）256 ℓ
cholesterol hydroxylase（コレステロールヒドロキシラーゼ）256 ℓ
cholesterol oxide（酸化コレステロール）272 r
cholesteryl ester transfer protein（コレステロールエステル輸送タンパク質）256 ℓ
cholestyramine（コレスチラミン）255 r
choline（コリン）253 r
choline acetylase（コリンアセチラーゼ）253 r
choline acetyltransferase（コリンアセチル転移酵素）253 r,（コリンアセチルトランスフェラーゼ）253 r
choline chloride（塩化コリン）86 r
choline esterase（コリンエステラーゼ）254 ℓ
choline esterase inhibitor（コリンエステラーゼ阻害剤）254 ℓ
choline kinase（コリンキナーゼ）254 ℓ
choline phosphate（コリンリン酸）254 r
cholinergic（コリン作動性）254 ℓ
cholinergic fiber（コリン作動性線維）254 r
cholinergic nerve（コリン作動性神経）254 ℓ
cholinergic synapse（コリン作動性シナプス）254 ℓ
cholinergic system（コリン作動性系）254 ℓ
chondrogenesis（軟骨形成）473 ℓ
chondroitin（コンドロイチン）257 r
chondroitin sulfate（コンドロイチン硫酸）257 r
chopped ham（チョップドハム）426 ℓ
chopping block（まな板）619 r
chordate（脊索動物）369 r
chorion（絨毛膜）309 ℓ
chorionic gonadotropin（絨毛性ゴナドトロピン）309 ℓ,（絨毛性腺刺激ホルモン）309 ℓ
choroid plexus（脈絡叢）628 ℓ
chou á la créme（仏）（シュークリーム）305 r
choucroute（仏）（ザウアークラウト）265 r
chowder（チャウダー）417 r,（寄せ鍋）657 r
chromaffin cell（クロム親和性細胞）197 r
chromatid（染色分体）378 ℓ
chromatin（クロマチン）197 r,（染色質）378 ℓ
chromating（クロメート処理）197 r

chromatogram（クロマトグラム）197 r
chromatography（クロマトグラフィー）197 r
chromic oxide（酸化クロム（Ⅲ））272 ℓ
chromium（クロム）197 r
chromogen（色原体）284 ℓ
chromomere（染色小粒）378 ℓ
chromoprotein（色素タンパク質）284 r
chromosomal aberration（染色体異常）378 ℓ
chromosome（染色体）378 ℓ
chromosome engineering（染色体工学）378 ℓ
chromosome map（染色体地図）378 ℓ
chronic（慢性［の］）622 ℓ
chronic carrier（持続保菌者）293 r,（慢性保菌者）622 ℓ
chronic kidney disease（慢性腎臓病）622 ℓ
chronic malnutrition（慢性栄養失調）621 r
chronic obstructive pulmonary disease（慢性閉塞性肺疾患）622 ℓ
chronic protein-energy deficiency（慢性タンパク質〔たんぱく質〕・エネルギー欠乏症）622 ℓ
chronic protein-energy dystrophy（慢性タンパク質・エネルギー栄養失調症）622 ℓ
chronic rheumatoid arthritis（慢性関節リウマチ）622 ℓ
chronic thyroiditis（慢性甲状腺炎）622 ℓ
chronic toxicity（慢性毒性）622 ℓ
chrysene（クリセン）188 ℓ
chuck loin（かたロース）121 ℓ
chunk（チャンク）418 ℓ
churn（攪乳器）114 r,（チャーン）417 r
churning（攪乳）114 r,（チャーニング）417 r
chyle（乳び［糜］）483 ℓ
chylemia（乳び［糜］血）483 ℓ
chylomicron（カイロミクロン）109 r,（キロミクロン）172 r
chylomicron remnant（カイロミクロンレムナント）109 r,（キロミクロンレムナント）172 ℓ
chylomicronemia（カイロミクロン血症）109 r,（キロミクロン血症）172 ℓ
chylus（乳び［糜］）483 ℓ
chyme（乳び［糜］）483 ℓ
chymopapain（キモパパイン）157 r
chymosin（キモシン）157 r
chymostatin（キモスタチン）157 r
chymotrypsin（キモトリプシン）157 r
chymotrypsinogen（キモトリプシノーゲン）157 r
chymus（乳び［糜］）483 ℓ
cider（サイダー）262 ℓ,（リンゴ酒）676 r,（リンゴジュース）676 r
ciguatera poisoning（シガテラ食中毒）283 ℓ
ciguatoxin（シガトキシン）283 ℓ
ciliary body（毛様体）644 ℓ

索　引

cimetidine（シメチジン）303 ℓ
cineole（シネオール）297 r
1,8-cineole（1,8-シネオール）297 r
cinnamon leaf oil（桂葉油）203 ℓ
cinnamon oil（ケイ皮油）203 ℓ,（シナモン油）297 r
cinnamyl acetate（酢酸シンナミル）266 ℓ
circadian rhythm（概日リズム）105 ℓ,（サーカディアンリズム）259 ℓ
circular muscle layer（輪筋層）676 ℓ
circulating blood volume（循環血流量）313 ℓ
circulating system（循環系）313 ℓ
circulatory organ（循環器）313 ℓ
circuls arteriosus cerebri（大脳動脈輪）397 ℓ
circumvallate papillae（有郭乳頭）649 ℓ
cirrhosis（硬変）239 ℓ
cis-retinal（シスレチナール）293 ℓ
cis-trans isomer（シス・トランス異性体）293 ℓ
cis-trans isomerase（シス・トランスイソメラーゼ）293 ℓ
cis-unsaturated fatty acid（シス不飽和脂肪酸）293 ℓ
citral（シトラール）297 ℓ
citranaxanthin（シトラナキサンチン）297 ℓ
citrate synthase（クエン酸シンターゼ）179 ℓ
citrate synthetase（クエン酸合成酵素）179 ℓ
citreoviridin（シトレオビリジン）297 ℓ
citric acid（クエン酸）179 ℓ
citric acid cycle（クエン酸回路）179 ℓ
citric acid fermentation（クエン酸発酵）179 ℓ
citrin（シトリン）297 ℓ
citron（シトロン）297 r
citronellal（シトロネラール）297 r
citronellyl acetate（酢酸シトロネリル）266 ℓ
citrus fruit syrup（柑橘シロップ）138 r
citrus fruits（柑橘類）138 r
citrus oil（柑橘油）138 r
Citrusdepressa（シイクワシャー）279 r
clamp seal can（クランプシール缶）183 ℓ
Clara cell（クララ細胞）183 ℓ
clarification（アク引き）5 r
class Ⅰ antigen（クラスⅠ抗原）182 ℓ,（クラスⅠ分子）182 ℓ
class Ⅱ antigen（クラスⅡ抗原）182 r,（クラスⅡ分子）182 r
class switch（クラススイッチ）182 ℓ
class Ⅰ molecule（クラスⅠ分子）182 ℓ
class Ⅱ molecule（クラスⅡ分子）182 r
clathrin（クラスリン）182 r,（クラトリン）182 r
clavicle（鎖骨）266 ℓ
clay eating（土食症）459 r
clean in place（CIP）279 ℓ,（定置洗浄）434 r

cleanroomtechnology（クリーンルームテクノロジー）184 ℓ
clear flour（クリヤー粉）188 r
clearance（クリアランス）183 r,（浄化値）315 ℓ,（清掃値）364 ℓ
clearsoups（コンソメ）257 r
cleft palate（口蓋裂）223 ℓ
climacteric disturbance (disorder)（更年期障害）237 ℓ
clinic（診療所）346 r
clinical chemistry（臨床化学）677 ℓ
clinical epidemiology（臨床疫学）677 ℓ
clinical examination（臨床検査）677 ℓ
clinical medicine（臨床医学）677 ℓ
clinical nutrition（病態栄養学）542 ℓ,（臨床栄養［学］）677 ℓ
clinical path（クリニカルパス）188 ℓ
clinical trial（臨床試験）677 r
clofibrate（クロフィブラート）197 ℓ
clonal selection（クローン選択）196 ℓ
clonal selection theory（クローン選択説）196 r
clone（クローン）196 ℓ
cloning（クローニング）196 ℓ,（クローン化）196 ℓ
clonorchiosis（肝ジストマ症）141 ℓ
closed panel test（クローズドパネルテスト）196 ℓ
Clostridium（クロストリジウム属）197 ℓ
Clostridium perfringens（ウェルシュ菌）61 r
cloth bag（布袋）487 r
clotted cream（クロテッドクリーム）197 ℓ,（固形クリーム）245 r
clotting factor（凝固因子）165 ℓ
clotting time（凝固時間）165 r
cloud point（曇り点）181 ℓ,（曇点）467 r
cloudy flavor（クラウディーフレーバー）182 ℓ
cloudy juice（混濁ジュース）257 r
clove（クローブ）196 ℓ,（ちょうじ）422 r
clove powder（クローブ）196 ℓ
clupanodonic acid（イワシ酸）55 ℓ,（クルパノドン酸）194 r
cluster（集積度）306 r
cluster analysis（クラスター分析）182 ℓ
cluster of differentiation（CD）280 ℓ
clustered coral（ホウキタケ）595 r
coagulant（凝固剤）165 r,（血液凝固促進剤）205 ℓ
coagulated protein（凝固タンパク質）165 r
coagulation（凝固）165 ℓ
coagulation factor（凝固因子）165 ℓ
coagulation inhibitor（血液凝固阻害剤）205 ℓ
coagulation sedimentation（凝集沈殿法）166 ℓ
coated paper（コーテッドペーパー）241 ℓ
coated vesicle（被覆小胞）538 r

欧文索引

coating（コーティング）241 ℓ
cobalamin（コバラミン）250 r
cobalt（コバルト）250 r
cobalt toxicity（コバルト毒性）250 r
cocaine（コカイン）242 ℓ
Cochran-Armitage test（コクラン・アーミテージの検定）245 ℓ
cocktail（カクテル）113 r
cocoa bean（ココア豆）246 ℓ
cocoa butter（ココア脂）246 ℓ,（ココアバター）246 ℓ
cocoa butter equivalent（ココアバター当量）246 ℓ
cocoa butter substitute（ココアバター代替物）246 ℓ
cocoa drink（ココア飲料）246 ℓ
cocoa mass（ココアマス）246 ℓ
cocoa powder（ココアパウダー）246 ℓ
coconut cream（ココナッツクリーム）246 ℓ
coconut flour（ココナッツ粉）246 ℓ
coconut milk（ココナッツミルク）246 ℓ
coconut oil（ココナッツ油）246 ℓ
coconut powder（ココナッツ粉）246 ℓ
coconut water（ココナッツウォーター）246 ℓ
Codex Alimentarius Commission（コーデックス委員会）241 ℓ
codon（遺伝暗号）49 r,（コドン）250 ℓ
coefficient of concordance（一致係数）49 ℓ
coefficient of expansion（膨張係数）598 ℓ
coefficient of ordering（発注係数）511 ℓ
coefficient of variation（変動係数）593 ℓ
coefficient of viscosity（粘性係数）492 ℓ
coenzyme（補酵素）600 r
coenzyme A（補酵素 A）600 r
coenzyme Q（コエンザイム Q）240 r,（補酵素 Q）600 r
cofactor（コファクター）250 r,（補因子）595 ℓ,（補助因子）601 r
coffearine（カフェアリン）127 r
coffee（コーヒー）241 ℓ
coffee sugar（コーヒーシュガー）241 r
coffee whitener（コーヒーホワイトナー）241 r
cognac（仏）（コニャック）250 ℓ
cohesiveness（凝集性）165 r
coho salmon（ギンザケ）173 ℓ,（ギンマス）175 r
cohort（コホート）251 r
cohort effect（コホート効果）251 r
cohort study（前向き研究）617 ℓ
cola beverage（コーラ飲料）241 r
cola nut（コラナット）253 r
Colby cheese（コルビーチーズ）255 ℓ
colchicine（コルヒチン）255 ℓ
cold acclimatization（寒冷順化）148 r

cold break（コールドブレイク）241 r,（冷時粉砕）681 ℓ
cold chain（コールドチェーン）241 r
cold smoking（冷くん〔燻〕法）681 ℓ
cold storage（冷蔵）681 ℓ
cold stress（寒冷ストレス）148 r
cold table（コールドテーブル）241 r
cold-induced thermogenesis（寒冷誘導熱産生）148 r
coleslaw（コールスロー）241 r
coliform bacteria（大腸菌群）396 r
colipase（コリパーゼ）253 r
colitis（大腸炎）396 ℓ
collagen（コラーゲン）253 ℓ
collagen casing（コラーゲンケーシング）253 r
collagen disease（膠原病）227 ℓ
collagenase（コラゲナーゼ）253 r
collecting duct（集合管）305 r
collecting tubule（集合管）305 r
colloid adenoma（コロイド腺腫）256 r
colloid mill（コロイドミル）256 r
colloid osmotic pressure（膠質浸透圧）228 r,（コロイド浸透圧）256 r
colloid solution（膠質溶液）229 ℓ
colloidal calcium phosphate（コロイドリン酸カルシウム）256 r
colloidal solution（コロイド溶液）256 r
colloidal suspension（懸濁コロイド）219 r
colon（結腸）209 ℓ
colon cancer（結腸癌）209 ℓ
color（色素）284 ℓ,（色調）284 r
color development agent（発色剤）510 r
color reversion（色戻り）55 ℓ
color-difference meter（色差計）284 ℓ
colorimeter（比色計）524 r
coloring agent（着色料）417 r
colostrum（初乳）333 r
column chromatography（カラムクロマトグラフィー）131 ℓ
coma（こん〔昏〕睡）257 r
combinated film（積層フィルム）370 ℓ,（複合フィルム）557 ℓ
comfrey（コンフリー）258 r,（ヒレハリソウ）546 ℓ
comminuted juice（コミニュテッドジュース）252 ℓ
commissary（カミサリー）128 r
common cold（かぜ症候群）120 ℓ
common morel（アミガサタケ）19 r
communicable disease（伝染病）446 ℓ
community diagnosis（地域診断）413 ℓ
community health（地域保健）413 ℓ
community intervention study（地域介入研究）

723

索　引

413 *l*
community medical program（医療計画）54 *r*
community medicine action（地域医療対策）412 *r*
community nutrition action（公衆栄養活動）229 *r*
community nutrition activity（公衆栄養活動）229 *r*
community nutrition guidance（公衆栄養指導）229 *r*
community nutrition plan（公衆栄養計画）229 *r*
community nutrition planning（地域栄養計画）412 *r*，（地域栄養プログラム）230 *l*
community nutrition program（公衆栄養プログラム）230 *l*
community nutritionist（公衆栄養士）229 *r*
community organization（コミュニティオーガニゼーション）252 *l*
community trial（地域試験）413 *l*
competing risk（競合危険）165 *l*
competition（競合）165 *l*
competitive inhibition（拮抗阻害）153 *r*，（競合阻害）165 *l*，（競争阻害）167 *l*
complement（補体）605 *r*
complement component（補体成分）605 *r*
complement immune system（補体系）605 *r*
complementary base sequence（相補的塩基配列）384 *r*
complementary DNA（コンプレメンタリーDNA）258 *r*，（相補的DNA）384 *r*
complete life table（完全生命表）143 *r*
completely randomized design（完全無作為配置）143 *r*
complex（錯体）266 *r*
complex carbohydrate（複合糖質）556 *r*
complex polysaccharide（複合多糖類）556 *r*
complex rigidity（複素剛性率）557 *r*
compliance（コンプライアンス）258 *r*
complication（合併症）124 *l*
component of physical fitness（体力の構成要素）399 *l*
component transfusion（成分輸血）367 *r*
composition of population（人口構造）339 *l*
compost（肥料）544 *r*
compound lipid（複合脂質）556 *r*
compound seasoning（複合調味料）556 *r*
comprehensive health（総合保健）383 *l*
comprehensive nutritional diet（総合栄養食品）383 *l*
comprehensive sanitation-controlled manufacturing process（総合衛生管理製造過程）383 *l*
Comprehensive Survey of Living Conditions of People on Health and Welfare（国民生活基礎調査）244 *r*
compressed salt（プレス塩）572 *l*

compressed yeast（圧搾酵母）13 *l*
compressibility（圧縮率）13 *l*
compression ratio（圧縮比）13 *l*
compression to remove excessive water（湯抜き）653 *l*
computer network（コンピューターネットワーク）258 *r*
computerized tomography（コンピューター断層撮影）258 *r*
conalbumin（コンアルブミン）257 *l*
concentrated drink（濃縮飲料）494 *l*
concentrated fruit juice（濃縮果汁）494 *l*
concentrated juice（濃縮果汁）494 *l*
concentrated milk（濃縮乳）494 *l*
concentrated skim milk（脱脂濃縮乳）402 *l*
concentrated whey（濃縮ホエイ）494 *l*
concentration（真空濃縮）336 *r*
concentration limit（限界濃度）214 *l*
concentration with heat（加熱濃縮）126 *r*
concentration-response relationship（濃度反応曲線）495 *l*
conception（受胎）310 *r*
conception control（受胎調節）310 *r*
conch（巻貝）617 *l*
condensation（縮合）309 *r*
condensation reaction（縮合反応）309 *r*
condensed milk（コンデンスミルク）257 *r*，（濃縮ミルク）494 *l*，（練乳）686 *r*
condensing enzyme（縮合酵素）309 *r*
conditional probability（条件付確率）315 *r*
conditionally essential amino acid（条件的必須アミノ酸）315 *r*
conditioned reflex（条件反射）316 *l*
conditioning（熟成）309 *r*，（調質）422 *r*
conditioning agent（品質改良材）547 *r*
conditioning of meat（肉の熟成）476 *l*
conductivity detector（電導度検出機）446 *r*
confection（菓子）116 *r*
confectionary（菓子）116 *r*
confectionery hygienist（製菓衛生師）360 *l*
confidence coefficient（信頼係数）346 *r*
confidence interval（信頼区間）346 *r*
configuration（立体配置）669 *l*
confiserie（コンフィズリー）258 *r*
confiseries(仏)（コンフィズリー）258 *r*
conflict of interest（利益相反）666 *l*
confounding（交絡）240 *l*
confounding factor（交絡因子）240 *l*
confounding variable（共変数）167 *r*
congelation（凍傷）451 *r*
congenital anomaly（先天［性］異常）379 *r*
congenital disorder（先天性障害）379 *r*

congenital immunity（先天［性］免疫）379 r,（先天免疫）380 ℓ
congenital immunodeficiency syndrome（先天性免疫不全症候群）379 r
congenital lactase deficiency（先天性乳糖分解酵素欠損症）379 r,（先天性ラクターゼ欠損症）379 r,（ラクターゼ欠損症）660 ℓ
congenital malformation（先天性奇形）379 r
congenital melanin deficiency（先天性メラニン欠乏症）379 r
congestion（うっ［鬱］血）63 ℓ
congestive heart failure（うっ［鬱］血性心不全）63 ℓ
conglycinin（コングリシニン）257 ℓ
Congo red（コンゴーレッド）257 ℓ
conidium（分生［胞］子）579 r
conjuctival xerosis（結膜乾燥症）209 r
conjugated bile acid（抱合胆汁酸）596 r
conjugated bilirubin（抱合型ビリルビン）596 ℓ
conjugated deroxication（抱合的解毒）596 ℓ
conjugated diene（共役ジエン）168 ℓ
conjugated linoleic acid（共役リノール酸）168 ℓ
conjugated protein（複合タンパク質）556 ℓ
conjugation（抱合）596 ℓ
conjugative detoxification（抱合的解毒）596 r
connectin（コネクチン）250 ℓ
connective tissue（結合組織）206 ℓ
consciousness disturbance（意識障害）42 r
consistency（コンシステンシー）257 ℓ,（稠性）420 ℓ, 422 r
consomme（仏）（コンソメ）257 r
CONSORT statement（CONSORT 声明）257 r
constant region（定常部）434 r,（定常領域）434 ℓ
constipation（便秘）593 r
Constitution of the World Health Organization（世界保健機関憲章）369 ℓ
constitutional isomerism（構造異性）233 ℓ
constitutive expression（構成的発現）232 r
Consumer Affairs Agency（消費者庁）318 r
consumer price index（消費者物価指数）319 ℓ
contact food service management（委託給食）46 r
contact infection（接触感染）372 ℓ
contagion（接触感染）372 ℓ
contaminant（汚染物質）97 r
contaminated bacteria（汚染菌）97 r
contamination index bacteria（汚染指標菌）97 r
continuous fermentation（連続発酵）686 r
contraception（避妊）538 ℓ
contract effect（味の対比効果）8 ℓ
contraction（収縮）306 r
control（制御）361 ℓ,（明試料）634 r
control limit（管理限界）147 r

control serum（管理血清）147 r
contusion（挫傷）267 ℓ
convection of heat（対流伝熱）398 r
convenience food（インスタント食品）56 ℓ,（コンビニエンスフーズ）258 r
conventional animal（通常飼育動物）428 ℓ
converted rice（コンバーテッドライス）258 ℓ
convulsion（痙攣［れん］）203 r
Conway microdiffusion method（コンウェイ微量拡散法）257 ℓ
cook（加熱する）126 r
cook and serve system（クックサーブシステム）180 ℓ
cook chill system（クックチルシステム）180 ℓ
cooked and processed food（調味加工品）424 ℓ
cookery（クッカリー）180 ℓ
cook-freeze system（クックフリーズシステム）180 ℓ
cookie（米）（クッキー）180 ℓ
cooking（加熱調理操作）126 r,（クッキング）180 ℓ,（調理）424 r,（加熱損失）126 ℓ,（調理ロス）424 ℓ
cooking outside the hospital（院外調理）55 ℓ
cooking task analysis（調理作業動線分析）424 ℓ
Cooley anemia（クーリー貧血）178 ℓ
coordinate bond（配位結合）500 ℓ
copigmentation（コピグメンテーション）250 r
copolymerization（共重合）165 r
copper（銅）448 ℓ
copper deficiency（銅欠乏症）450 ℓ
copper protein（銅タンパク質）452 ℓ
copper transporter（銅トランスポーター）453 ℓ
copra（コプラ）251 ℓ
copra meal（コプラミール）251 ℓ,（ヤシ粕）648 ℓ
coproporphyrin（コプロポルフィリン）251 ℓ
coproporphyrinogen（コプロポルフィリノーゲン）251 ℓ
coproporphyrinogen oxidase（コプロポルフィリノーゲンオキシダーゼ）251 ℓ
coprostane（コプロスタン）251 ℓ
coprostanol（コプロスタノール）251 ℓ
coprosterol（コプロステロール）251 ℓ
copy food（コピー食品）250 r,（模造食品）644 ℓ,（核心温）113 r,（中心温）419 ℓ
Cori cycle（コリのサイクル）253 ℓ
coriander（コエンドロ）240 r,（コリアンダー）253 r
corm（球茎）160 ℓ
corn bran（トウモロコシフスマ）455 r
corn cup（コーンカップ）242 ℓ
corn flour（コーンフラワー）242 ℓ,（トウモロコシ粉）455 r

索　引

corn grit（コーングリッツ）242 ℓ
corn oil（トウモロコシ油）455 r
corn snack（コーンスナック）242 ℓ
corn soy milk（トウモロコシ大豆ミルク）455 r
corn sugar（コーンシュガー）242 ℓ
corn syrup（コーンシロップ）242 ℓ
corn syrup solid（コーンシロップソリッド）242 ℓ
cornea（角膜）114 r
corneal arcus senilis（角膜老人環）115 ℓ
corneal scar（角膜はん〔瘢〕痕）115 ℓ
corneal ulcer（角膜潰〔かい〕瘍）114 r
corneal xerosis（角膜乾燥症）114 r
corned beef（コンビーフ）258 ℓ
corned beef can（コンビーフ缶）258 ℓ
corned meat（コーンミート）242 ℓ
corona radiata（放線冠）597 r
coronary arteriosclerosis heart disease（冠硬化性心疾患）140 r
coronary artery（冠〔状〕動脈）141 r
coronary artery spasm（冠動脈スパスム）145 ℓ
coronary artery thrombosis（冠〔状〕動脈血栓症）141 r
coronary circulation（冠循環）141 ℓ
coronary heart disease（冠〔状〕動脈〔性心〕疾患）141 r，（冠動脈心疾患）145 ℓ
coronary thrombosis（冠動脈血栓症）145 ℓ
corosolic acid（コロソリン酸）256 r
corpus callosum（脳梁）495 r
corpus ciliare（毛様体）644 ℓ
corpus luteum（黄体）94 ℓ
corpus luteum hormone（黄体ホルモン）94 ℓ
corpuscle of kidney（腎小体）340 r
correlation（相関）382 ℓ
correlation analysis（相関分析）382 ℓ
correlation coefficient（相関係数）382 ℓ
correlation ratio（相関比）382 ℓ
corrosive sublimate（昇こう〔汞〕）316 ℓ
cortex（皮質）524 ℓ
corticoid（コルチコイド）254 r
corticosteroid（コルチコステロイド）254 r
corticosteroid binding protein（副腎皮質ホルモン結合タンパク質）557 r，（コルチコステロイド結合タンパク質）254 r
corticosterone（コルチコステロン）255 ℓ
corticotrop(h)in（コルチコトロピン）255 ℓ
corticotrop(h)in releasing hormone（副腎皮質刺激ホルモン放出ホルモン）557 r
corticotrop(h)in-releasing factor（コルチコトロピン放出因子）255 ℓ
corticotrop(h)in-releasing hormone（コルチコトロピン放出ホルモン）255 ℓ
cortisol（コルチゾール）255 ℓ

cortisone（コルチゾン）255 ℓ
cost-benefit analysis（費用・便益分析）542 r
cost-effectiveness analysis（費用・効果分析）541 r
cotransport（共輸送）168 ℓ
cottage cheese（カッテージチーズ）123 ℓ，（コテージチーズ）250 ℓ
cottonseed（綿実）642 ℓ
cottonseed oil（綿実油）642 ℓ
cotyledon（子葉）314 ℓ
Couette flow（クエットの流れ）178 r
Coulomb's law of friction（クーロンの摩擦法則）178 r
coumarin（クマリン）181 ℓ
coumarin derivatives（クマリン誘導体）181 ℓ
counseling（カウンセリング）109 r
counter current flow（向流）240 ℓ
counter ion（対イオン）428 ℓ
counter sink（カウンターシンク）109 r
country elevator（カントリーエレベーター）145 ℓ
country-style sausage（カントリースタイルソーセージ）145 ℓ
coupling（共役）168 ℓ
coupling constant（結合定数）206 r
coupling sugar（カップリングシュガー）124 ℓ
couscous（クスクス）180 ℓ
covalent bond（共有結合）168 ℓ
covariance（共分散）167 r
covariate（共変数）167 r，（共変量）167 r
covered barley（皮麦）137 r
cow（乳牛）480 r
cow's milk（牛乳）163 r
Cowper's gland（カウパー腺）109 r，（球尿道腺）163 r
cowpox（牛痘）163 ℓ
Cox proportional hazard model（コックスの比例ハザードモデル）248 ℓ
coxsackie virus（コクサッキーウイルス）244 ℓ
C-peptide（Cペプチド）281 ℓ
crab flavored kamaboko（かに棒）126 ℓ
crab meat-like kamaboko（かに棒）126 ℓ
cracked kernel（胴割粒）449 r
cracker（クラッカー）182 ℓ
cranberry（クランベリー）183 ℓ
cranium（頭蓋）352 ℓ，（頭蓋（がい））449 ℓ
crawfish（ザリガニ）270 ℓ
C-reactive protein（C反応性タンパク質）280 r
cream（クリーム）183 r
cream cheese（クリームチーズ）184 ℓ
cream down（クリームダウン）183 r
cream powder（クリームパウダー）184 ℓ，（粉末クリーム）580 r
cream separator（クリームセパレーター）183 r

cream soda（クリームソーダ）183 r
creatine（クレアチン）195 l
creatine creatinine ratio（クレアチン・クレアチニン比）195 l
creatine kinase（クレアチンキナーゼ）195 l
creatine phosphate（クレアチンリン酸）195 l
creatine phosphokinase（クレアチンホスホキナーゼ）195 l
creatinine（クレアチニン）194 r
creatinine clearance（クレアチニンクリアランス）194 r
creatinine coefficient（クレアチニン係数）194 r
creatinine height index（クレアチニン身長係数）195 l
creatorrhea（筋線維便）174 r
creep（クリープ曲線）183 l
creep curve（クリープ曲線）183 r
crème anglaises（仏）（カスタードソース）119 l
crepe（クレープ）195 l
crêpe（仏）（クレープ）195 l
cretinism（クレチン症）195 r
Creutzfeldt-Jakob disease（クロイツフェルト・ヤコブ病）195 r
crisis management（危機管理）150 l
crista(pl. cristae)（クリスタ）186 r
criteria for causality（因果関係の判断条件）55 l
critical level（限界水準）214 l
critical path（クリティカルパス）188 l
critical rate（危険率）150 r
critical region（棄却域）150 l
critical state（臨界状態）675 r
critter meat（畜肉）415 l
crocin（クロシン）196 r
Crohn colitis（大腸クローン病）396 r
Crohn disease（クローン病）196 r
croissant（仏）（クロワッサン）198 l
croquette（仏）（コロッケ）257 l
croquettes（仏）（クロケット）196 r
cross-contamination（交差汚染）227 r
crosslink（架橋）112 l
cross-linking（架橋）112 l
crossover design（クロスオーバーデザイン）196 r
crossover method（クロスオーバー法）196 r,（交互法）227 l,（交差〔叉〕法）227 r
cross-sectional analysis（横断面分析）94 l
cross-sectional study（横断研究）94 l
crotonic acid（クロトン酸）197 l
crouton（クルトン）194 r
croûton（仏）（クルトン）194 r
crown cap（王冠）93 l
crude ash（粗灰分）385 l
crude death rate（粗死亡率）386 l

crude drug（生薬）320 r
crude fat（粗脂肪）386 l
crude fiber（粗繊維）387 l
crude mortality rate（粗死亡率）386 l
crude protein（粗タンパク質〔たんぱく質〕）387 l
cruor（凝血）165 l
crushed fish meat（落とし身）98 l
crustacean（甲殻類）223 r
crustaceans（甲殻類）223 r
cryoglobulins（クリオグロブリン）184 l
crypt（陰窩〔か〕）55 l,（窩〔か〕）103 l,（クリプト）188 l
Cryptosporidium（クリプトスポリジウム）188 r
cryptoxanthin（クリプトキサンチン）188 r
crystal cherry（クリスタルチェリー）186 r
crystallized honey（結晶蜂蜜）207 l
C-terminal（炭素末端）408 l
C-terminal amino acid residue（C末端アミノ酸残基）281 l
C-terminus（炭素末端）408 l
cube sugar（角砂糖）112 r
culture medium(pl. -dia)（培養基）503 l
culture of chopsticks（箸食）506 l
cultured cell（培養細胞）503 l
cultured milk（カルチャードミルク）133 r
cumin（クミン）181 r
cup cake（カップケーキ）123 r
cup package（カップ詰包装）123 r
cup precooked noodles boom（カップ麺ブーム）124 r
cuprammonium process（銅アンモニアレーヨン）448 l
curaçao（仏）（キュラソー）164 l
curculin（クルクリン）189 l
curcumin（クルクミン）189 l
curd（カード）103 l
curd meter（カードメーター）103 r
curd tension（カード張力）103 l
curd tension meter（カードテンションメーター）103 r
curdled milk（凝乳）167 r
cure accelerator（発色助剤）510 r
cured ham（生ハム）472 l
cured meat color（キュアード・ミート・カラー）159 r
curie（キュリー）164 l
curing（キュアリング）159 r
curing ingredient（塩漬剤）90 l
currant（カーラント）104 l,（房スグリ）558 r
curry（カレー）136 r
curry powder（カレー粉）136 r
Cushing disease（クッシング病）180 r

索　　引

Cushing syndrome（クッシング症候群）180 r
custard（カスタード）119 ℓ
custard apple（バンレイシ）518 r
custard pudding（カスタードプディング）119 ℓ
custard sauce（カスタードソース）119 ℓ
cut back process（カットバック法）123 r
cuticle（クチクラ）180 ℓ
cutter curing method（カッターキュアリング法）123 ℓ
CVT agar medium（CVT 寒天培地）281 ℓ
cyanide poisoning（シアン中毒）279 r
cyanidin（シアニジン）278 r
cyanobacterium（シアノバクテリア）278 r, （藍（らん）色細菌）663 r
cyanocobalamin equivalent（シアノコバラミン当量）278 r
cyanogen（シアノーゲン）278 r
cyanogenic glycoside（シアン配糖体）279 ℓ
cyanosis（紫藍症）333 ℓ, （青色症）363 ℓ, （チアノーゼ）412 ℓ
cycasin（サイカシン）259 r
cyclamate（シクラミン酸塩）286 r
cyclamic acid（シクラミン酸）286 r
cycle menu（サイクルメニュー）260 r
cyclic adenylic acid（環状アデニル酸）141 r
cyclic AMP（サイクリック AMP）260 r
cyclic GMP（サイクリック GMP）260 r
cyclic guanylic acid（環状グアニル酸）141 r
cyclo（チクロ）415 ℓ
cyclodextrin（サイクロデキストリン）260 r, （シクロデキストリン）287 ℓ
cyclooxygenase inhibitor（シクロオキシゲナーゼ阻害剤）287 ℓ
Cyclostomate（円口類）88 ℓ
cystathionine（シスタチオニン）292 ℓ
cystathionine β-synthase（シスタチオニン β-合成酵素）292 ℓ
cystathionine γ-lyase（シスタチオニン γ-リアーゼ）292 ℓ
cystathioninuria（シスタチオニン尿症）292 ℓ
cystatin（シスタチン）292 r
cysteine（システイン）292 r
cysteine desulfhydrase（システインデスルフヒドラーゼ）292 r
cysteine protease（システインプロテアーゼ）292 ℓ
cystic duct（胆嚢〔のう〕管）409 ℓ
cystic fibrosis（嚢〔のう〕胞性線維症）495 ℓ
cystine（シスチン）292 r
cystinuria（シスチン尿症）292 ℓ
cytidine（シチジン）294 ℓ
cytidine 5′-diphosphate（シチジン 5′-二リン酸）294 ℓ

cytidine 5′-monophosphate（シチジン 5′-一リン酸）294 ℓ
cytidine 5′-triphosphate（シチジン 5′-三リン酸）294 ℓ
cytidine monophosphate（シチジン一リン酸）294 ℓ
cytidylic acid（シチジル酸）293 r
cytochrome（サイトクローム）263 ℓ, （シトクロム）296 ℓ, （チトクローム）416 ℓ
cytochrome aa_3（シトクロム aa_3）296 ℓ
cytochrome c（シトクロム c）296 r, （チトクローム c）416 r
cytochrome c oxidase（シトクロム c オキシダーゼ）296 r
cytochrome oxidase（シトクロムオキシダーゼ）296 ℓ, （シトクロム酸化酵素）296 r
cytochrome P-450（シトクロム P-450）296 r
cytochrome P-450 hydroxylase（シトクロム P-450 ヒドロキシラーゼ）296 r
cytochrome P-450 monooxygenase system（シトクロム P-450 モノオキシゲナーゼ系）296 r
cytochrome reductase（シトクロム還元酵素）296 ℓ, （シトクロムレダクターゼ）296 r
cytodiagnosis（細胞診）264 ℓ
cytokine（サイトカイン）263 ℓ, （シトキン）296 ℓ
cytokinin（サイトカイニン）262 r, （サイトキニン）263 ℓ, （シトキニン）296 ℓ
cytologic diagnosis（細胞診）264 ℓ
cytoplasm（細胞質）263 r
cytoplasmic matrix（細胞質基質）263 r, （細胞質マトリックス）264 ℓ
cytoplast（サイトプラスト）263 ℓ
cytosine（シトシン）297 ℓ
cytoskeleton（細胞骨格）263 r
cytosol（サイトゾル）263 ℓ, （細胞質ゾル）263 r
cytotoxic T cell（細胞障害性 T 細胞）264 ℓ
cytotoxin（細胞毒）264 r

D

D cell（D 細胞）433 r
d'Arles sausage(仏)（ダルルソーセージ）404 r
daidzein（ダイゼイン）395 r
daidzin（ダイジン）394 ℓ
daily food and event food（ハレとケの食べ物）516 ℓ
daily food intake（一日食物摂取量）48 ℓ
daily meals（日常食）477 ℓ
daily nutrition need（一日栄養素必要量）47 r
daily nutritional requirement（一日栄養素必要量）47 r
daily rhythm（日内リズム）478 ℓ
daily side dish（総〔惣〕菜）383 ℓ
dairy cattle（乳牛）480 r

欧文索引

dairy product（乳製品）482 ℓ
Daitokuji natto（大徳寺納豆）396 r
dalton（ダルトン）404 r, (Da) 431 ℓ, （ドルトン）465 r
damaged starch（損傷デンプン〔でんぷん〕）389 r
Danbo cheese（ダンボチーズ）411 r
dango（団子）405 r
Danish pastry（デーニッシュペストリー）437 ℓ
dark adaptation（暗順応）35 r
dark beer（濃色ビール）494 r
dark cell（暗細胞）35 r
dark green and yellow vegetable（緑黄色野菜）674 r
dark green or yellow vegetable（緑黄色野菜）674 r
dark muscle（血合肉）412 ℓ
dark reaction（暗反応）37 r
data（データ）436 r
data base（データベース）436 r
data processing（情報処理）319 ℓ
date（デーツ）437 ℓ
date palm（ナツメヤシ）471 ℓ
day-blindness（昼盲）420 r
day-to-day variation（日間変動）477 r
de novo synthesis（新生合成）341 r, （デノボ合成）441 r, （ドゥノボ合成）454 ℓ
dead rice（死米）297 r
deadly quartet（死の四重奏）297 r
DEAE-cellulose（DEAE セルロース）431 ℓ
DEAE-Sephadex（DEAE セファデックス）431 ℓ
deaf-mutism（聾唖）687 r, （聴唖）421 ℓ
deamidase（デアミダーゼ）430 ℓ, （脱アミノ酵素）401 ℓ, （デアミナーゼ）430 ℓ
deamination（脱アミノ）401 ℓ, （脱アミノ反応）401 ℓ
death（死亡）300 ℓ
death certificate（死亡診断書）302 ℓ
death rate（死亡確率）300 r, （死亡率）302 r
deboned meat（デボンドミート）442 ℓ
debranching enzyme（枝切り酵素）78 ℓ, （脱分枝酵素）403 ℓ
decalcification（脱灰）401 r
decanoic acid（デカン酸）438 r
decanter（遠心分離式搾汁機）89 ℓ
decarbonated natural mineral water（脱炭酸天然ミネラルウォーター）402 ℓ
decarboxylase（脱炭酸酵素）402 r, （デカルボキシラーゼ）438 r
decarboxylation（脱炭酸）402 r
decayed tooth（むし歯）632 ℓ
deciduas（脱落膜）403 ℓ
deciduous tooth（乳歯）481 ℓ
decomposition（分解）578 r

decompression disease（減圧症）213 ℓ
decoration cake（デコレーションケーキ）439 r
decoupling（デカップリング）438 r
decoy receptor（デコイ受容体）439 r
decyl alcohol（デシルアルコール）440 ℓ
deep freezer（ディープフリーザー）431 ℓ
deep sea fish（深海魚）335 ℓ
deep-seated dark muscle（深部血合肉）345 r
defatted meal（脱脂粕）401 r
defatted soybean（脱脂大豆）401 r
defatted soybean meal（脱脂大豆粕）402 ℓ, （脱脂大豆ミール）402 ℓ
defence reflex（生体防御反応）365 r, （防御反射）596 ℓ
defense mechanism（生体防御機構）365 r
deficiency（欠乏症）209 r
defined-formula diet（成分規定食）367 r
deformation（歪）525 r, （変形）592 ℓ
defrosting（解凍）106 r
defrosting in air（空気解凍）178 ℓ
defrosting machine（解凍装置）107 ℓ
degree of crystallinity（結晶化度）207 ℓ
degree of dissociation（解離度）109 ℓ
degree of freedom（自由度）307 r
degree of gelatinization（糊化率）242 r
degree of physical fitness（必要な体力水準）534 ℓ
degree of polymerization（重合度）305 r
degumming（脱ガム）401 r
dehydratase（脱水酵素）402 r, （デヒドラターゼ）441 r
dehydrated soup（粉末スープ）580 r
dehydrated vegetable（乾燥野菜）144 ℓ
dehydration（脱水）402 r
dehydroalanine（デヒドロアラニン）441 r
dehydroascorbic acid（デヒドロアスコルビン酸）441 r
7-dehydrocholesterol（7-デヒドロコレステロール）441 r
dehydroepiandrosterone sulfate（デヒドロエピアンドロステロン硫酸）441 r
dehydrogenase（脱水素酵素）402 r, （デヒドロゲナーゼ）441 r
dehydroisoascorbic acid（デヒドロイソアスコルビン酸）441 r
dehydropeptidase II（デヒドロペプチダーゼ II）442 ℓ
3-dehydroretinol（3-デヒドロレチノール）442 ℓ
deiodinase（脱ヨウ素酵素）403 ℓ
deionized water（脱イオン水）401 r
delactation（離乳）669 r
Delaney clause（デラニー条項）442 r
delayed hypersensitivity of the skin（遅延性皮膚過

敏症）413 r
delayed type hypersensitivity（遅延型過敏症）413 r
delayed-onset muscle soreness（遅発性筋痛）416 r
deleterious substance（劇物）204 ℓ
delicatessen（デリカテッセン）442 r
deliquescence（潮解）421 ℓ
delivery（出産）311 ℓ,（分娩）580 r
δ cell（δ細胞）442 r
demand curve（需要曲線）312 ℓ
dementia（痴呆）416 r,（認知症）486 r
demineralization（脱塩）401 r
demography（人口学）339 ℓ,（人口統計学）339 r
demyelination（脱髄）402 r
denaturation（変性）592 ℓ
dendrite（樹状突起）310 ℓ
dendritic cell（樹［枝］状細胞）310 ℓ
densitometer（デンシトメーター）444 r,（比重計）524 ℓ,（光学密度計測）223 r,（デンシトメトリ）445 ℓ
dent corn（デントコーン）446 r
dental amalgam（歯科用アマルガム）283 ℓ
dental fluorosis（フッ素歯症）560 r
dental health（歯科保健）283 ℓ
dentine（象牙質）382 r
denutrition（栄養失調）70 ℓ
deodorization（脱臭）402 ℓ
deoxy sugar（デオキシ糖）437 r
deoxyadenosylcobalamin（デオキシアデノシルコバラミン）437 ℓ
deoxyadenylic acid（デオキシアデニル酸）437 ℓ
deoxycholate ager（デオキシコール酸寒天培地）437 r
deoxycholic acid（デオキシコール酸）437 r
deoxycytidylic acid（デオキシシチジル酸）437 r
3-deoxyglucosone（3-デオキシグルコソン）437 r
deoxyguanylic acid（デオキシグアニル酸）437 r
1-deoxymannitol（1-デオキシマンニトール）438 ℓ
6-deoxymannose（6-デオキシマンノース）438 ℓ
deoxymyoglobin（デオキシミオグロビン）438 ℓ
4-deoxypyridoxine（4-デオキシピリドキシン）437 r
deoxyribonuclease（デオキシリボヌクレアーゼ）438 ℓ
deoxyribonucleic acid（デオキシリボ核酸）438 ℓ
deoxyribonucleoside（デオキシリボヌクレオシド）438 ℓ
deoxyribonucleotide（デオキシリボヌクレオチド）438 ℓ
deoxyribose（デオキシリボース）438 ℓ
deoxythymidine（デオキシチミジン）437 r
deoxyuridylic acid（デオキシウリジル酸）437 r
dependent care giver（要介護者）654 r

dependent population（従属人口）307 ℓ
dependent variable（従属変数）307 ℓ
depigmentation（脱色）402 r
depolarization（脱分極）403 r
depot fat（貯蔵脂肪）425 r,（沈着脂肪）427 r
depot lipid（貯蔵脂肪）425 r
depression（うつ〔鬱〕病）63 ℓ
depression effect（味の抑制〔相殺〕効果）8 ℓ,（相殺効果）383 ℓ,（抑制効果）657 r
depression of freezing point（凝固点降下）165 r
deproteinization（除タンパク質）333 ℓ
depth body temperature（深部体温）345 r
derivative（誘導体）651 ℓ
derivatization（誘導体化）651 r
derived lipid（誘導脂質）651 ℓ
dermatitis（皮膚炎）538 ℓ
dermatitis herpetiformis（ヘルペス状皮膚炎）591 ℓ
dermatology（皮膚科）538 ℓ
dermatosis（皮膚症）538 ℓ
dermis（真皮）345 r
desalting（脱塩）401 r
desaturase（デサチュラーゼ）440 ℓ
descending colon（下行結腸）115 r
descriptive epidemiology（記述疫学）151 ℓ
descriptive statistics（記述統計学）151 r
design of investigation（実験計画［法］）294 r
designer food（デザイナーフード）439 ℓ
desmolase（デスモラーゼ）440 ℓ
desmosine（デスモシン）440 ℓ
desmosome（デスモソーム）440 ℓ
desmutagen（抗変異原）239 ℓ
desorption（脱着）403 ℓ
desquamative dermatitis（剥離性皮膚炎）505 r
detachable kernel（離核）666 r
detergent（洗浄剤）377 r
deterioration of food at low temperature（低温障害）432 r
determinant（抗原決定基）226 r
determination limit（定量限界）436 ℓ
detoxication（解毒）210 ℓ
detoxication ability（解毒能）210 ℓ
detraining（ディトレーニング）435 ℓ
deuterium（重水素）306 r
deuterium oxide（酸化デューウテリウム）273 ℓ,（重水）306 r
development（発育）508 ℓ,（発生）510 r,（発達）511 ℓ
development of physical fitness（体力づくり）399 ℓ
deviated food habit（偏食）592 ℓ
deviation（偏り）121 ℓ
dewatering（脱水）402 r
dewberry（デューベリー）442 ℓ

欧文索引

dextran（デキストラン）439 *l*
dextrin（糊精）247 *l*,（デキストリン）439 *l*
dextrorotatory（右旋性）62 *r*
dextrose（デキストロース）439 *l*
dextrose anhydrous（無水デキストロース）632 *r*
dextrose equivalent（グルコース当量）190 *r*
diabetes mellitus（糖尿病）453 *l*
diabetic cataract（糖尿病性白内障）453 *r*
diabetic nephropathy（糖尿病性腎症）453 *r*
diabetic neuropathy（糖尿病神経障害）453 *r*
diacetin（ジアセチン）278 *l*
diacylglycerol（ジアシルグリセロール）278 *l*
diagnostic criteria（診断基準）344 *l*
dialdehyde starch（ジアルデヒドデンプン）279 *l*
diallyl disulfide（ジアリルジスルフィド）278 *l*
dialysis（透析）452 *l*
dialysis therapy（透析療法）452 *l*
diamine oxidase（ジアミンオキシダーゼ）278 *r*
diaphragm（横隔膜）93 *l*
diarrhea（下痢）212 *l*
diarrheagenic *Escherichia coli*（下痢原性大腸菌）212 *l*
diarrhetic shellfish poison（下痢性貝毒）212 *l*
diastase（ジアスターゼ）278 *l*
diastereomer（ジアステレオマー）278 *l*
diastolic blood pressure（拡張期血圧）113 *r*
diazomethane（ジアゾメタン）278 *l*
diazotization（ジアゾ化）278 *l*
dibasic aminoaciduria（二塩基アミノ酸尿症）475 *l*
dibenzoyl thiamin（ジベンゾイルチアミン）300 *l*
dibutyl hydroxytoluene（ジブチルヒドロキシトルエン）299 *l*
dicarbonyl compound（ジカルボニル化合物）283 *r*
dicarboxylic acid（ジカルボン酸）283 *r*
dicarboxylic amino aciduria（ジカルボキシルアミノ酸尿症）283 *r*
dicoumarol（ジクマロール）286 *r*
dicumarol（ジクマロール）286 *r*
dielectric heating（誘電加熱）651 *r*
dienoic acid（ジエン酸）281 *r*
diet and nutrition teacher（栄養教諭）69 *r*
diet food（ダイエット食品）390 *r*
diet for weight reduction（減量食）220 *r*
diet induced thermogenesis（食事誘発［性］産熱）323 *r*
diet plan（食事計画）322 *r*
diet product（ダイエット製品）390 *r*
diet record（食事記録法）322 *r*
diet support（食事サポート）322 *r*
diet therapy（食事療法）323 *r*
diet thought（節食思想）372 *l*
dietary behavior（食行動）321 *r*,（食態度）324 *l*

dietary composition（食品構成）327 *l*
dietary curing（食養生）331 *l*
dietary diarrhea（食事性下痢）322 *r*
dietary education（食育）321 *r*
dietary fat（食事［餌］脂肪）322 *r*
dietary fiber（食物繊維）330 *r*
dietary goal（食事目標）323 *r*
Dietary Guidelines for Pregnant and Parturient Women（妊産婦のための食生活指針）485 *l*
dietary habit（食習慣）323 *r*
dietary history（食歴法）332 *l*
dietary knowledge（食知識）324 *l*
dietary recipe（食事箋）323 *l*
dietary record（食事記録）322 *r*
dietary reference intakes（食事摂取基準）323 *l*
dietary supplement（サプリメント）269 *l*,（食事補給）323 *r*,（補助食品）601 *r*
dietary survey（食事調査）323 *l*
diethylaminoethyl cellulose（ジエチルアミノエチルセルロース）281 *l*
diethylaminoethyl-Sephadex（ジエチルアミノエチルセファデックス）281 *r*
diethylstilbestrol（ジエチルスチルベストロール）281 *r*
dietician（栄養士）70 *l*
dietitian（栄養士）70 *l*
dietitian for school lunch program（学校栄養職員）121 *r*
difference spectrum（差スペクトル）267 *l*
difference threshold（弁別閾値）593 *r*
differential display（ディファレンシャルディスプレイ法）435 *r*
differential refractometer（示差屈折計）289 *r*
differential scanning calorimetry（示差走査熱量測定）289 *r*
differential thermal analysis（示差熱分析［法］）289 *r*
differential thermal and thermobalance gravimetric analyzer（示差熱天秤分析装置）289 *r*
differentiation（分化）578 *r*
differentiation antigen（分化抗原）578 *r*
digalactosyldiglyceride（ジガラクトシルジグリセリド）283 *r*
digestible crude protein（可消化粗タンパク質〔たんぱく質〕）117 *l*
digestible energy（可消化エネルギー）117 *l*
digestible protein（可消化タンパク質〔たんぱく質〕）117 *l*
digestion（消化）314 *l*
digestive enzyme（消化酵素）314 *r*
digestive gland（消化腺）315 *l*
digestive juice（消化液）314 *l*

索　引

digestive organ（消化器管）314 r
digestive surgery（消化器外科）314 r
digestive system（消化器系）314 r
digestive tract（消化管）314 ℓ
digitalis（ジギタリス）284 r
diglyceride（ジグリセリド）286 r
digoxin（ジゴキシン）288 r
dihomo-γ-linolenic acid（ジホモ-γ-リノレン酸）303 ℓ
dihydrocapsaicin（ジヒドロカプサイシン）298 ℓ
dihydrochalcone（ジヒドロカルコン）298 ℓ
dihydrolipoamide dehydrogenase（ジヒドロリポアミドデヒドロゲナーゼ）298 r
dihydrolipoamide S-acetyltransferase（ジヒドロリポアミド S-アセチルトランスフェラーゼ）298 r
dihydropteridine reductase（ジヒドロプテリジン還元酵素）298 r
dihydroxyacetone phosphate（ジヒドロキシアセトンリン酸）298 ℓ
1,2-dihydroxyanthraquinone（1,2-ジヒドロキシアントラキノン）298 ℓ
1,2-dihydroxybenzene（1,2-ジヒドロキシベンゼン）298 r
1,25-dihydroxycholecalciferol（1,25-ジヒドロキシコレカルシフェロール）298 ℓ
3,4-dihydroxycinnamic acid（3,4-ジヒドロキシケイ皮酸）298 ℓ
dihydroxyphenylalanine（ジヒドロキシフェニルアラニン）298 r
1,25-dihydroxyvitamin D（1,25-ジヒドロキシビタミン D）298 ℓ
diketogulonic acid（ジケトグロン酸）287 r
diketone（ジケトン）287 r
diketopiperazine（ジケトピペラジン）287 r
dilatancy（ダイラタンシー）398 r
diltiazem（ジルチアゼム）334 ℓ
diltiazem hydrochloride（塩酸ジルチアゼム）88 r
dilute solution property（希薄溶液物性）156 ℓ
dimethyl cysteine（ジメチルシステイン）303 r
dimethyl sulfoxide（ジメチルスルホキシド）303 ℓ
dimethyltocol（ジメチルトコール）303 r
dimethyltocotrienol（ジメチルトコトリエノール）303 r
dining (low) table（ちゃぶ台）418 ℓ
dinitrogen oxide（一酸化二窒素）49 ℓ
dioxin（ダイオキシン類）391 ℓ
dioxopiperazine（ジオキソピペラジン）282 r
dipeptidase（ジペプチダーゼ）300 ℓ
dipeptide（ジペプチド）300 r
dipeptidyl aminopeptidase（ジペプチジルアミノペプチダーゼ）299 r
dipeptidyl carboxypeptidase（ジペプチジルカルボキシペプチダーゼ）299 r
diphenol oxidase（ジフェノールオキシダーゼ）299 ℓ
diphenyl（ジフェニル）299 ℓ
diphosphate（二リン酸塩）485 ℓ
diphosphatidylglycerol（ジホスファチジルグリセロール）302 ℓ
diphosphite（ジホスホン酸塩）303 ℓ
1,3-diphosphoglycerate（1,3-ジホスホグリセリン酸）302 r
2,3-diphosphoglycerate（2,3-ジホスホグリセリン酸）303 ℓ
diphosphonate（ジホスホン酸塩）303 ℓ
diphosphopyridine nucleotide（ジホスホピリジンヌクレオチド）303 ℓ
diphosphoric acid（二リン酸）484 r
diphtheria（ジフテリア）299 ℓ
diphyllobothriasis（広節裂頭条虫症）233 ℓ
dipolar ion（双極イオン）382 r
dipole moment（双極子モーメント）382 r
dipping（浸漬）340 ℓ, 342 ℓ
direct icing（揚げ氷）6 r
direct microscopic count（直接検鏡法）425 ℓ
directly operated food service（直営給食）425 ℓ
Disabilities and Handicaps（国際障害分類）243 r
Disability and Health（国際生活機能分類）244 ℓ
disaccharidase（二糖類分解酵素）478 ℓ
disaccharidase deficiency（二糖類分解酵素欠損症）478 ℓ
disaccharide（二糖［類］）478 ℓ
disaccharide intolerance（二糖類不耐症）478 ℓ
disc assay（ディスク検査法）434 r
discrete distribution（離散分布）667 r
discriminant analysis（判別分析）518 r
discriminant function（判別関数）518 r
disease（疾患）294 r
disease prevention（疾病予防）295 r
disease registration（疾病登録）295 ℓ
disease-specific mortality rate（死因別死亡率）281 ℓ
dish delivery（仕出し料理）293 r
dishes for special occasions（非日常食）537 r
disinfection（消毒）318 ℓ
disinfection by γ-ray irradiation（γ線殺菌）146 r
disorder of amino acid metabolism（アミノ酸代謝異常症）22 r
disoxidant（脱酸素剤）401 r
dispencer（ディスペンサー）434 r
dispending machine（ディスペンサー）434 r
dispensable amino acid（可欠アミノ酸）115 ℓ
disperse system（分散系）578 r
dispersing agent（分散剤）578 r

732

欧文索引

dissimilation（異化［作用］）41 r
dissociable group（解離基）109 l
dissociation（解離）109 l
dissociation constant（解離定数）109 l
dissociation symptom（解離症状）109 l
dissociative sensory disorder（解離性感覚障害）109 l
dissolution（溶解）654 l
distal tubule（遠位尿細管）86 r
distilled alcoholic beverage（蒸留酒）320 r
distilled vinegar（アルコール酢）29 r,（蒸留酢）320 r
distoma（ジストマ）262 r
Distoma sinensis（肝ジストマ）140 r
distribution coefficient（分配係数）580 l
disturbance of consciousness（意識障害）42 r
disulfide（ジスルフィド）293 l
disulfide bond（ジスルフィド結合）293 l
disuse syndrome（廃用症候群）503 l
dithionite（亜ジチオン酸塩）7 r
diuresis（利尿）669 r
diuretic（利尿剤）670 l,（利尿薬）670 l
diuretic agent（利尿剤）670 l
diuretic drug（利尿剤）670 l
diuretic hormone（利尿ホルモン）670 l
diurnal rhythm（日周変動）478 l,（日周リズム）478 l
diver's disease（潜函病）376 r
diverticulitis（憩室炎）201 r
diverticulum（憩室）201 r
DNA chip（DNAチップ）431 r
DNA diagnosis（DNA診断）431 r
DNA helicase（DNAヘリカーゼ）431 r
DNA joinase（DNA連結酵素）432 l
DNA ligase（DNAリガーゼ）431 r
DNA linker（DNAリンカー）432 l
DNA nucleotidyl transferase（DNAヌクレオチジルトランスフェラーゼ）431 r
DNA polymerase（DNAポリメラーゼ）431 r
DNA repair tests（DNA修復試験）431 r
DNA topoisomerase（DNAトポイソメラーゼ）431 r
DNA unwinding enzyme（DNA巻戻し酵素）431 r
DNA-dependent DNA polymerase（DNA依存性DNAポリメラーゼ）431 r
docosahexaenoic acid（ドコサヘキサエン酸）459 l
docosanoic acid（ドコサン酸）459 l,（ドコセン酸）459 l,（ドデカン酸）460 l
domestic sausage（ドメスチックソーセージ）461 l
domyojiko（道明寺粉）455 l
donor（供与体）168 r
DOPA（ドーパ）456 l

dopamine（ドーパミン）456 l
dopamine β-hydroxylase（ドーパミンヒドロキシラーゼ）456 l
dopaminergic（ドーパミン作動性）456 l
dose-effect relationship（用量影響関係）656 r,（量影響関係）674 r
dose-responce assessment（用量反応評価）657 r
dose-response curve（用量反応曲線）657 r
dose-response relationship（用量反応関係）656 l
dou ban jang（豆板醤〈とうばんじゃん〉）454 l
double cream（ダブルクリーム）404 l
double egg（二重卵）477 r
double helix structure（二重〔螺〕旋構造）477 r
double labeled water（二重標識水）477 l
double-blind（二重盲検）477 l
dough（生地）151 l,（ドウ）448 l
dough conditioner（生地熟成剤）151 l,（生地調整剤）151 r,（ドウコンディショナー）450 r
dough mixing（混捏〔ねつ〕）258 l
Douglas bag（ダグラスバッグ）400 l
Douglas pouch（ダグラス窩〔か〕）400 l
Down syndrome（ダウン症候群）399 l
draft beer（ドラフトビール）461 r,（生ビール）472 l
dragon fruit（ドラゴンフルーツ）461 r
drained cherry（ドレインドチェリー）466 l,（ドレーンチェリー）466 l
dress（和える）2 r,（整える）460 l
dressed carcass（枝肉）78 l
dressing（ドレッシング）466 l
dried abalone（干しあわび）601 l
dried bonito（荒節）26 r,（鬼節）98 l
dried currant moth（スジマダラメイガ）353 r
dried egg（乾燥卵）144 r
dried food（乾燥食品）144 l
dried ground shavings（カンピョウ〔干瓢〕）146 l
dried mackerel fushi（サバ節）268 r
dried meat（乾燥肉）144 l
dried meat product（乾燥食肉製品）144 l
dried milk（ドライミルク）461 r
dried mullet roe（からすみ）131 l
dried product（干物）540 l
dried products（乾製品）142 r
dried puree of Japanese apricot（梅びしお〔醤〕）63 r
dried scad（くさや）179 r
dried sea cucumber（いりこ）54 l
dried seafood（干物）540 l
dried shark fin（フカひれ）556 l
dried skim milk（ドライスキムミルク）461 r
dried soybean curd（高野豆腐）240 l,（凍り豆腐）241 r

索　　引

dried soybean milk（乾燥豆乳）144 ℓ
dried squid（するめ）359 ℓ
dried vegetable（乾燥野菜）144 ℓ
drin insecticide（ドリン剤）465 r
drip（ドリップ）464 ℓ
droplet infection（飛まつ〔沫〕感染）539 r
drug（医薬品）54 ℓ
drug resistance（薬剤耐性）647 r
drug resistant bacteria（薬剤耐性菌）647 r
drum dryer（ドラム乾燥機）461 ℓ
drum drying（ドラム乾燥）461 ℓ
dry beriberi（乾性脚気）142 ℓ
dry eye（ドライアイ）461 ℓ
dry fruit（乾燥果実）144 ℓ
dry heat cooking（乾式加熱）140 r
dry heat sterilization（乾熱滅菌）145 ℓ
dry ice（ドライアイス）461 ℓ
dry mouth（ドライマウス）461 r
dry plasma（乾燥血漿）144 ℓ
dry rendering（乾式融出法）140 r
dry salting（振り塩）567 r
dry sausage（ドライソーセージ）461 ℓ
dry skim milk（ドライスキムミルク）461 ℓ
dry skin（乾皮症）146 ℓ
dry system（ドライシステム）461 ℓ
dry yeast（乾燥酵母）144 ℓ
dry yeast（ドライイースト）461 ℓ
dry-and wet-bulb psychorometer（乾湿球湿度計）141 ℓ
dry-cured ham（生ハム）472 ℓ
drying oil（乾性油）142 ℓ
D-sorbitol（D-ソルビトール）388 r
Duchenne's muscular dystrophy（デュシェンヌ型筋ジストロフィー）442 ℓ
duck's egg（アヒル卵）17 r
ductility（延性）90 ℓ
ductis lactiferi（乳管）480 r
ductular cell（小管細胞）315 r
Dumas' method（デュマ法）442 ℓ
dummy variable（ダミー変数）404 ℓ
dumping syndrome（ダンピング症候群）411 ℓ
dumpling（団子）405 r
duodenal catarrh（十二指腸カタル）308 ℓ
duodenal gland（十二指腸腺）308 ℓ
duodenal tuberculosis（十二指腸結核）308 ℓ
duodenal ulcer（十二指腸潰〔かい〕瘍）308 ℓ
duodenitis（十二指腸カタル）308 ℓ
duodenum（十二指腸）308 ℓ
duplicated method（陰膳法）115 ℓ
duration of life（寿命）311 r，（生存期間）364 ℓ
durian（ドリアン）463 r
Durio zibethinus（ドリアン）463 r

durum semolina（デュラムセモリナ）442 r
durum wheat（デュラム小麦）442 ℓ
Dutch cheese（ダッチチーズ）403 ℓ
dwarf red kidney bean（金時）175 ℓ
dwarfism（こびと症）250 ℓ
dye（色素）284 r
dye reduction method（色素還元試験）284 r
dynamic characteristic（動的特性）452 ℓ
dynamic compliance（動的コンプライアンス）452 r
dynamic muscle power（動的筋力）452 ℓ
dynamic properties（動的特性）452 ℓ
dynorphin（ダイノルフィン）397 r
dysentery（赤痢）370 r
dysgamma-globulinemia（異常γグロブリン血症）43 ℓ
dyslipidemia（脂質異常症）290 ℓ
dysmenorrheal（月経困難症）206 ℓ
dyspepsia（消化不良）315 r
dysphagia（嚥〔えん〕下障害）87 r
dysphagy（嚥〔えん〕下障害）87 ℓ
dysphasia diet（えん下困難者用食品）87 r
dyssebacea（皮脂異常）523 r
dysthyreosis（甲状腺機能不全）231 ℓ
dystocia（難産）473 ℓ

E

early putrefaction（初期腐敗）321 ℓ
eat on one's fingers（手食）440 ℓ
eating disorder（摂食異常）372 ℓ，（摂食障害）372 ℓ
eating habit（食習慣）323 r
eating temperature（喫食温度）153 r
eating-out（外食）105 r
EB virus（EB ウイルス）39 ℓ
eccrine sweat gland（エクリン〔汗〕腺）76 r
échalote(仏)（エシャロット）77 ℓ
echinococcosis（包虫症）598 ℓ
eclampsia（子癇）283 r
ecological fallacy（生態学的誤謬）365 ℓ
ecological study（生態学的研究）365 ℓ
ecosystem（生態系）365 ℓ
ectoderm（外胚葉）107 r
ectopic hormone（異所性ホルモン）43 ℓ
eczema（湿疹）295 ℓ
Edam cheese（エダムチーズ）78 r
edestin（エデスチン）80 ℓ
edible casein（食用カゼイン）331 ℓ
edible film（可食〔性〕フィルム）117 r
edible oil（食用油）331 ℓ
edible oil and fat（食用油脂）331 ℓ
edible vegetable oil and fat（食用植物油脂）331 ℓ
Edman degradation（エドマン分解〔法〕）80 r

effector T cell（エフェクターT細胞）83 *r*
efferent nerve（遠心性神経）89 *ℓ*
effluent handling（排水処理技術）502 *ℓ*
egg albumin（卵アルブミン）404 *ℓ*
egg membrane（卵膜）664 *r*
egg noodle（エッグヌードル）79 *ℓ*
egg protein（鶏卵タンパク質）203 *ℓ*
egg shell（卵殻）663 *ℓ*
egg shell powder（卵殻粉）663 *ℓ*
egg white（卵白）664 *ℓ*
egg yolk（卵黄）662 *r*
egg yolk lysolecithin（卵黄リゾレシチン）662 *r*
eggs（卵類）665 *ℓ*
Ehrlich reaction（エールリッヒ反応）74 *ℓ*
eicosanoic acid（エイコサン酸）67 *ℓ*
eicosanoid（エイコサノイド）67 *r*
eicosapentaenoic acid（エイコサペンタエン酸）67 *r*
5,8,11,14-eicosatetraenoic acid（5,8,11,14-エイコサテトラエン酸）42 *r*
8,11,14-eicosatrienoic acid（8,11,14-エイコサトリエン酸）42 *r*
Einhorn's fermentation tube（アインホルン発酵管）2 *r*
Einhorn's saccharometer（アインホルン検糖計）2 *r*
Einstein's viscosity formula（アインシュタインの粘度式）2 *r*
ekiri（疫痢）76 *ℓ*
elaidic acid（エライジン酸）85 *ℓ*
elaidinization（エライジン化）85 *ℓ*
elastic cartilage（弾性軟骨）407 *r*
elastic constant（弾性定数）407 *r*
elastic deformation（弾性変形）407 *r*
elastic fiber（弾性線維）407 *r*
elasticity（坐り）359 *r*，（弾力性）411 *r*
Elbo cheese（エルボチーズ）86 *r*
elbow joint（肘関節）524 *ℓ*
electric capacity（電気容量）444 *ℓ*
electric moisture meter（電気水分計）444 *ℓ*
electric smoking（電気くん〔燻〕煙法）443 *ℓ*
electrocardiogram（心電図）344 *ℓ*
electrodialysis（電気透析）444 *ℓ*
electroencephalogram（脳波）495 *ℓ*
electrolysis（電解）443 *ℓ*，（電気分解）444 *ℓ*
electrolyte（電解質）443 *ℓ*
electrolyte corticoid（電解質コルチコイド）443 *r*
electrolytes balance（電解質バランス）443 *r*
electrolytic conductivity（電解伝導度）443 *r*
electrolytic dissociation（電離）447 *r*
electromagnetic cooker（電磁調理器）444 *ℓ*
electromagnetic wave（電磁波）445 *ℓ*

electromyogram（筋電図）175 *ℓ*
electron（電子）444 *ℓ*
electron acceptor（電子受容体）444 *r*
electron beam（電子線）444 *r*
electron capture detector（電子捕獲型検出器）445 *ℓ*
electron carrier（電子伝達体）444 *r*
electron donor（電子供与体）444 *ℓ*
electron microscope（電子顕微鏡）444 *ℓ*
electron paramagnetic resonance（電子常磁性共鳴）444 *r*
electron probe X-ray microanalyzer（電子プローブX線マイクロアナライザー）445 *ℓ*
electron transport system（電子伝達系）444 *r*
electronic range（電子レンジ）446 *ℓ*
electronic transition（電子遷移）444 *r*
electroosmosis（電気浸透）443 *r*
electrophoresis mobility（電気泳動移動度）443 *r*，（電気泳動度）443 *r*
electrophoresis-mobility shift assay（電気泳動移動度シフト分析）443 *r*
elegant larch boletus（ハナイグチ）511 *r*
elemental analysis（元素分析）219 *ℓ*
elemental diet（成分栄養）367 *r*
ELISA（エライザ）85 *ℓ*
ellagic acid（エラグ酸）85 *ℓ*
elongation factor（延長因子）91 *ℓ*，（伸長因子）344 *r*
eluate（溶出液）655 *r*
emaciation（痩せ）648 *ℓ*
Embden-Meyerhof pathway（エムデン・マイヤーホフ経路）84 *r*
embedding（包埋）598 *ℓ*
embryo（胎芽）391 *ℓ*，（胚〔子〕）501 *ℓ*
embryogenesis（胚発生）502 *r*
Emmenthal cheese（エメンタールチーズ）85 *ℓ*
empowerment（エンパワメント）92 *r*，（自己管理能力）288 *ℓ*
emulsification（乳化）479 *r*
emulsified liquid（乳化液）480 *ℓ*
emulsifier（乳化機）480 *ℓ*，（乳化剤）480 *ℓ*
emulsifying agent（乳化剤）480 *ℓ*
emulsin（エムルシン）85 *ℓ*
emulsion curing method（エマルション塩漬法）84 *r*
enamel（エナメル質）80 *r*
enantiomer（鏡像異性体）167 *ℓ*
encephalomalacia（脳軟化症）495 *ℓ*
encephalopathy（脳症）494 *r*
end-（エンド-）91 *ℓ*
end point（エンドポイント）92 *ℓ*
endiol group（エンジオール基）88 *r*

索　　引

endocarditis（心内膜炎）345 ℓ
endocardium（心内膜）345 ℓ
endocrine disease（内分泌疾患）469 r
endocrine disrupters（内分泌攪〔かく〕乱化学物質）469 r
endocrine gland（内分泌腺）469 r
endocrine system（内分泌系）469 r
endocrinology（内分泌学）469 ℓ
endocytosis（エンドサイトーシス）91 r
endoderm（内胚葉）469 ℓ
endogenous metabolism（内因性代謝）468 ℓ
endogenous nitrogen（内因性窒素）468 r
endogenous urinary nitrogen（内因性尿中窒素）468 r
endometrial cancer（子宮内膜癌）286 ℓ
endometrial disorder（子宮内膜異常）286 ℓ
endometriosis（子宮内膜症）286 ℓ
endomysium（筋内膜）175 ℓ
endonuclease（エンドヌクレアーゼ）92 ℓ
endopeptidase（エンドペプチダーゼ）92 ℓ
endoplasmic reticulum（小胞体）319 ℓ
endoplasmic reticulum stress（小胞体ストレス）319 ℓ
endoprotease（エンドプロテアーゼ）92 ℓ
endorphin（エンドルフィン）92 r
endosome（エンドソーム）91 ℓ
endosperm（内〔胚〕乳）469 ℓ,（胚乳）502 r
endothelial cell（内皮細胞）469 ℓ
endothelin（エンドセリン）91 r
endothelium（内皮）469 ℓ
endotoxemia（内毒血症）469 ℓ
endotoxigenic food poisoning（毒素型食中毒）457 ℓ
endotoxin（エンドトキシン）92 ℓ,（内毒素）469 ℓ
end-product（最終産物）260 r
end-product inhibition（最終産物阻害）260 r
end-product repression（最終産物抑制）261 ℓ
endrin（エンドリン）92 r
endurance（持久力）286 r
endurance exercise（持久性運動）285 ℓ
energy balance（エネルギー収支）81 r,（エネルギー出納）82 ℓ
energy composition ratio（エネルギー構成比）81 r
energy consumption（エネルギー消費）82 ℓ
energy content（エネルギー含量）81 r
energy control diet（エネルギーコントロール食）81 r
energy conversion（エネルギー変換）82 r
energy conversion factor（エネルギー換算係数）81 r
energy deficiency（エネルギー欠乏）81 r
energy elasticity（エネルギー弾性）82 ℓ
energy excess（エネルギー過剰）81 r

energy expenditure（エネルギー消費）82 ℓ
energy expenditure of various physical activities（運動種目別エネルギー消費量）66 ℓ
energy level（エネルギーレベル）82 r
energy metabolism（エネルギー代謝）82 ℓ
energy production（エネルギー生産）82 ℓ
energy requirement（エネルギー必要量）82 r
energy restricted diet（エネルギー制限食）82 ℓ
energy source（エネルギー源）81 r
energy storage（貯蔵エネルギー）425 r
energy supply（エネルギー補給）82 r
energy transformation（エネルギー変換）82 ℓ
energy-protein deficiency（エネルギー・タンパク質〔たんぱく質〕欠乏）82 ℓ
energy-protein ratio（エネルギー・タンパク質〔たんぱく質〕比）82 r
energy-rich compound（高エネルギー化合物）222 ℓ
Engel coefficient（エンゲル係数）88 ℓ
Engel curve（エンゲル曲線）88 ℓ
Engel's law（エンゲルの法則）88 ℓ
enhancer（エンハンサー）92 r
enkephalin（エンケファリン）88 ℓ
enriched barley（強化精麦）164 r
enriched food（強化食品）164 r
enriched rice（強化米）164 r
enteral nutrition（経腸栄養）202 r
enteric nervous system（腸管神経系）422 ℓ
enteric tuberculosis（腸結核〔症〕）422 ℓ
enteritis（腸炎）421 ℓ
enterocrinin（エンテロクリニン）91 r
enterogastron（エンテロガストロン）91 r
enteroglucagon（エンテログルカゴン）91 r
enterohaemorrhagic *Escherichia coli*（腸管出血性大腸菌）421 r
enterohepatic circulation（腸肝循環）422 ℓ
enterokinase（エンテロキナーゼ）91 ℓ
enteropathic acrodermatitis（腸性先端皮膚炎）422 r
enteropathic acrodermatitis syndrome（腸性肢〔先〕端皮膚炎）422 r
enteropeptidase（エンテロペプチダーゼ）91 r
enterotoxin（エンテロトキシン）91 r
enterotoxin（腸毒素）423 r
enterovirus（エンテロウイルス）91 ℓ
entertaining dishes（饗応食）164 ℓ
entremets（仏）（アントルメ）37 ℓ
environment（環境）138 r
environmental assessment（環境影響評価）139 ℓ,（環境アセスメント）139 ℓ
environmental ecology（環境生態学）139 ℓ
environmental epidemiology（環境疫学）139 ℓ

欧文索引

environmental factor（環境要因）139 *r*
environmental hormones（環境ホルモン）139 *r*
environmental hygiene（環境衛生［学］）139 *l*
environmental medicine（環境医学）139 *l*
environmental quality standard（環境基準）139 *l*
environmental science（環境学）139 *l*
environmentology（環境学）139 *l*
enzymatic browning（酵素的褐変）234 *l*
enzymatic digestion（酵素消化）234 *l*
enzymatic hydrolysis（酵素加水分解）233 *r*
enzymatic modification（酵素修飾）234 *l*
enzyme（酵素）233 *l*
enzyme activity（酵素活性）233 *r*
enzyme deficiency（酵素欠損症）234 *l*
enzyme immunoassay（エンザイムイムノアッセイ）88 *r*,（酵素免疫測定法）234 *r*
enzyme induction（酵素誘導）234 *r*
enzyme inhibitor（酵素阻害剤）234 *l*,（酵素阻害物質）234 *l*
enzyme modification（酵素修飾）234 *l*
enzyme polymorphism（酵素多型）234 *l*
enzyme-infusion（凍結含浸法）450 *l*
enzyme-linked immunosolvent assay（酵素結合免疫吸着測定法）234 *l*
enzyme-substrate complex（酵素・基質複合体）233 *r*
eosin methylene blue agar（エオシンメチレンブルー寒天培地）74 *r*
eosinophil（好酸球）227 *r*
eosinophilia（好酸球増多症）228 *l*
eosinophiliamyalgia syndrome（好酸球増加・筋痛症候群）228 *l*
ephedrine（エフェドリン）83 *r*
ephedrine hydrochloride（塩酸エフェドリン）88 *l*
Ephestia cautella（スジマダラメイガ）353 *r*
epicatechin（エピカテキン）82 *r*
epicatechin gallate（エピカテキンガレート）82 *r*
epidemic food poisoning（集団食中毒）307 *l*
epidemic parotitis（流行性耳下腺炎）673 *l*
epidemic vomiting（流行性嘔吐）673 *l*
epidemic vomiting and diarrhea（流行性嘔吐下痢症）673 *l*
epidemic vomiting disease（流行性嘔吐症）673 *l*
epidemiologic factor（疫学要因）75 *l*
epidemiological indicator（疫学指標）74 *r*
epidemiological investigation（疫学調査）74 *r*
epidemiological survey（疫学調査）74 *r*
epidemiology（疫学）74 *r*
epidermal growth factor（上皮成長因子）319 *l*
epidermis（表皮）542 *r*
epigallocatechin（エピガロカテキン）82 *r*
epigallocatechin gallate（エピガロカテキンガレート）82 *r*
epigenetics（エピジェネティクス）83 *l*
epiglottis（喉頭蓋）237 *l*
epilepsy（てんかん［癲癇］）443 *r*
epimer（エピマー）83 *l*
epimerase（エピメラーゼ）83 *r*
epimerization（エピマー化）83 *l*
epinephrine（エピネフリン）83 *l*
epiphyseal growth plate（骨端成長板）249 *l*
episesamin（エピセサミン）83 *l*
epithelial cells（上皮細胞）318 *r*
epithelial tissue（上皮組織）319 *l*
epithelial tumor（上皮性腫瘍）319 *l*
epithelium（上皮）318 *r*
epitope（エピトープ）83 *l*
epitope mapping（エピトープマッピング）83 *l*
epoxidation（エポキシ化）84 *l*
epoxide（エポキシド）84 *l*
epoxy resin（エポキシ樹脂）84 *l*
Epstein-Barr virus（エプスタイン・バーウイルス）84 *l*
equally standard（一律基準）48 *r*
equilibrium compliance（平衡コンプライアンス）582 *l*
equilibrium constant（平衡定数）582 *r*
equilibrium modulus（平衡弾性率）582 *r*
equilibrium moisture（平衡水分）582 *r*
equivalent（当量）455 *r*
equol（エクオール）76 *l*
ergocalciferol（エルゴカルシフェロール）86 *l*
ergogenicaid（エルゴジェニックエイド）86 *l*
ergometrine（エルゴメトリン）86 *l*
ergometrine maleate（マレイン酸エルゴメトリン）621 *r*
ergonomics（人間工学）485 *l*
ergonovine（エルゴノビン）86 *l*
ergosterol（エルゴステロール）86 *l*
ergot（麦角）508 *r*
ergotamine（エルゴタミン）86 *l*
ergotism（麦角中毒症）508 *r*
ergotoxin（エルゴトキシン）86 *l*
eritadenine（エリタデニン）85 *l*
erosion（びらん［糜爛］）543 *r*
error（誤差）246 *l*
error variance（誤差分散）246 *l*
error variation（誤差分散）246 *l*
erucic acid（エルカ酸）85 *r*
erysipelas（丹毒）408 *r*
erysipeloid（類丹毒）679 *l*
erythorbic acid（エリソルビン酸）85 *l*
erythrit（エリトリット）85 *l*
erythritol（エリスリトール）85 *l*,（エリトリトー

索　引

ル）85 r
erythrocyte（赤血球）371 r
erythrocyte sedimentation rate（赤血球沈降反応）372 ℓ
erythrocyte sedimentation reaction（赤血球沈降反応）372 ℓ
erythrocytosis（赤血球増加症）371 r
erythroderma（紅皮症）238 ℓ
erythrodextrin（エリスロデキストリン）85 ℓ, （エリトロデキストリン）85 r
erythrol（エリトロール）85 r
erythromycin（エリスロマイシン）85 ℓ
erythropoiesis（赤血球形成）371 r, （赤血球産〔新〕生）371 r
erythropoietic-stimulating factor（造血促進因子）382 r
erythropoietin（エリスロポエチン）85 ℓ
erythrose（エリトロース）85 r
erythrose 4-phosphate（エリトロース4-リン酸）85 r
escalope（エスカロープ）77 r
escargot(仏)（エスカルゴ）77 r
Escherichia coli（エシェリキア・コリ）77 ℓ, （大腸菌）396 r
esophageal achalasia（食道アカラシア）325 ℓ
esophageal ulcer（食道潰〔かい〕瘍）325 ℓ
esophageal varix(*pl*.varices)（食道静脈瘤）325 ℓ
esophagostenosis（食道狭窄症）325 ℓ
esophagus（食道）324 r
esophagus carcinoma（食道癌）325 ℓ
essence（エッセンス）79 r
essential（本態性）613 ℓ
essential amino acid（必須アミノ酸）533 ℓ
essential amino acid index（必須アミノ酸指数）533 ℓ
essential fatty acid deficiency（必須脂肪酸欠乏）533 r
essential fatty acids（必須脂肪酸）533 r
essential fructosuria（本態性果糖症）613 r
essential hypertension（本態性高血圧症）613 r
essential mineral（微量ミネラル）545 ℓ
essential nutrient（必須栄養素）533 r
essential oil（精油）368 ℓ
essential-nonessential amino acid ratio（必須・非必須アミノ酸比）533 r
essential-total amino acid ratio（必須アミノ酸・全アミノ酸比）533 r
ester transformation（エステル交換）77 r
esterase（エステラーゼ）77 r
estimate（推定値）350 ℓ
estimated average requirement（推定平均必要量）350 ℓ

estimated energy requirement（推定エネルギー必要量）350 ℓ
estradiol（エストラジオール）77 r
estragon（エストラゴン）77 r
estragon(仏)（タラゴン）404 ℓ
estriol（エストリオール）77 r
estrogen（エストロゲン）78 ℓ
estrogen synthase（エストロゲン合成酵素）78 ℓ
estrone（エストロン）78 ℓ
estrous cycle（性周期）362 r
ethane（エタン）78 r
ethanol（エタノール）78 r
ethanolamine（エタノールアミン）78 r
ethanolamine phosphate（エタノールアミンリン酸）78 r
ethionine（エチオニン）79 ℓ
ethnic dishes（エスニック料理）78 ℓ
ethyl acetoacetate（アセト酢酸エチル）12 r
ethyl alcohol（エチルアルコール）79 ℓ
ethyl caprylate（カプリル酸エチル）128 ℓ
ethyl carbamate（カルバミン酸エチル）134 r
ethyl octanoate（オクタン酸エチル）96 r
ethylene（エチレン）79 ℓ
ethylene glycol（エチレングリコール）79 ℓ
ethylene oxide（エチレンオキシド）79 ℓ
ethylenediamine tetraacetic acid（エチレンジアミン四酢酸）79 ℓ
ethylene-vinylacetate copolymer（エチレン酢酸ビニル共重合体）79 ℓ
S-ethylhomocysteine（*S*-エチルホモシステイン）79 ℓ
etiology（病因）541 ℓ
eucalyptol（ユーカリプトール）649 ℓ
eugenol（オイゲノール）93 ℓ
euglobulin（オイグロブリン）93 ℓ
eukaryote（真核生物）335 r
eukaryotic cell（真核細胞）335 ℓ
Eumycetes（真菌類）336 ℓ
European Food Safety Authority（欧州食品安全機関）93 r
Europian plums（プルーン）569 ℓ
evaporated milk（エバミルク）82 r, （練乳）686 r
evaporator（エバポレーター）82 r, （蒸発器）318 r
evening primrose oil（月見草油）429 ℓ
everted gut sac（反転腸管）517 r
evidence based medicine（EBM）39 r
evidence based nutrition（EBN）39 ℓ
evidence based public health（EBPH）39 r
evisceration（中抜き）470 ℓ
exchange transfusion（交換輸血）224 r
excretion（排泄）502 ℓ

欧文索引

exercise（運動）65 r
exercise electrocardiogram（負荷心電図）556 l
exercise for low back management（腰痛体操）656 l
exercise intensity（運動強度）65 r
exercise physiology（運動生理学）66 r
exercise prescription（運動処方）66 l
exercise tolerance（負荷運動量）555 r
exessive calorie intake（過剰カロリー摂取）117 l
exfoliative dermatitis（剥脱性皮膚炎）505 l
exhausting（脱気）402 r
exo-（エキソ-）75 l
exocarp（外果皮）104 r
exocrine（外分泌）108 l
exocrine gland（外分泌腺）108 l
exocytosis（エキソサイトーシス）75 l
exogenous nitrogen metabolism（外因性窒素代謝）104 l
exogenous urinary nitrogen（外因性尿中窒素）104 r
exon（エキソン）75 r，（エクソン）76 r
exonuclease（エキソヌクレアーゼ）75 l
exopeptidase（エキソペプチダーゼ）75 l
exosome（エキソソーム）75 l
exotoxin（外毒素）107 r，（菌体外毒素）175 l
expansion coefficient（膨張率）598 l
expectation of life（平均余命）582 l
expected value（期待値）153 r，（予測値）657 r
expected weight（期待体重）153 r
experimental animal（実験動物）294 r
experimental epidemiology（実験疫学）294 r
expert system（エキスパートシステム）75 l
expiratory hydrogen gas（呼気水素ガス）242 r
explanatory variable（説明変数）372 r
exponential distribution（指数分布）292 l
exposure dose（照射線量）316 r
exposure information（曝露情報）505 r
extamedullary erythropoiesis（髄外造血）347 l
extensograph（エクステンソグラフ）76 r
external criterion（外的基準）106 r
external environment（外部環境）107 r
external fistula（外ろう［瘻］）109 r
external secretion（外分泌）108 l
extracellular fluid（細胞外液）263 l
extracellular matrix（細胞外マトリックス）263 r
extracellular water（細胞外水分）263 l
extraction（抽出）419 r
extremely low birth weight infant（超低出生体重児）423 l
extrusion（エクストルージョン）76 r
extrusion coating（押出コーティング）96 r，（押出しラミネート法）97 l
extrusion cooking（エクストルージョンクッキング）76 r
eyelid（まぶた）620 l

F

Fab fragment（Fab フラグメント）83 r
fabricated food（組立て食品）181 r
facial nerve（顔面神経）147 l
facial paralysis（顔面神経麻痺［ひ］）147 l
facilitated diffusion（促進拡散）385 r
facilities for boading（給食施設）161 l
factor analysis（因子分析）55 r
factorial analysis（要因分析法）654 l
factorial method（要因加算法）654 l
facultative anaerobe（通性嫌気性生物）428 r
facultative anaerobic bacteria（通性嫌気性細菌）428 l
facultative autotroph（任意独立栄養生物）485 l
fagopyrum（ファゴピルム）549 l
fallopian tube（ファロピオ管）549 r
fallout（放射性降下物）596 r
false negative（偽陰性）149 l
false positive（偽陽性）166 l
familial aggregation（家族集積）120 r
familial iminoglycinuria（家族性イミノグリシン尿症）120 r
family budget survey（家計調査）115 l
family expenditure（家計支出）115 l
family health（家庭保健）124 r
family history（家族歴）120 l
family income and expenditure survey（全国消費実態調査）377 r
family planning（家族計画）120 l
famine dropsy（飢餓水腫）149 r
Fancoci syndrome（ファンコニー症候群）549 l
fancy meat（ファンシーミート）549 l
FAO/WHO Joint Expert Committee on Food Additives（FAO/WHO 合同食品添加物専門家委員会）83 r
farina（ファリナ）549 l
far-infrared drying（遠赤外線乾燥）90 r
far-infrared heating（遠赤外線加熱）90 l
farinograph（ファリノグラフ）549 l
farnesoid x receptor（ファルネソイド X 受容体）549 l
Fasciola gigantica（巨大肝蛭）170 l
fasciolopsiasis（肥大吸虫感染症）526 r
fast food（ファーストフード）549 l
fasting（絶食）372 l
fasting blood sugar level（空腹時血糖値）178 r
fasting plasma glucose level（空腹時血糖値）178 r
fasting therapy（絶食療法）372 l

索　　引

fat（脂）17 r，（脂質）290 ℓ，（脂肪）300 ℓ，（油脂）652 r
fat deterioration（脂肪変敗）302 r
fat energy ratio（脂肪エネルギー比率）300 r
fat free mass（除脂肪量）332 ℓ
fat free matter（無脂固形分）632 ℓ
fat globule（脂肪球）300 r
fat globule membrane（脂肪球被膜）300 r
fat soluble vitamins（脂溶性ビタミン）317 ℓ
fat substitute（代替油脂）396 ℓ
fat substituted cream（脂肪置換クリーム）302 ℓ
fatality（致命率）417 r
fatigue（疲労）546 r
fatigue fracture（疲労骨折）547 ℓ
fatty acid（脂肪酸）301 r
fatty acid acyl-CoA（脂肪酸アシル CoA）301 r
fatty acid ester（脂肪酸エステル）301 r
fatty acid hydroperoxide（脂肪酸ヒドロペルオキシド）301 r
fatty acid synthase（脂肪酸シンターゼ）301 r
fatty acid synthetase（脂肪酸合成酵素）301 r，（脂肪酸シンテターゼ）301 r
fatty infiltration（脂肪浸潤）302 ℓ
fatty liver（脂肪肝）300 r
fatty oil hydrogenation（油脂の水素添加）652 r
favorite food（嗜好食品）288 ℓ
Fc fragment（Fc フラグメント）84 ℓ
Fc receptor（Fc 受容体）84 ℓ
fecal indicator bacteria（糞便汚染指標菌）580 r
feces examination（検便）220 ℓ
Federation of Asian Nutrition Societies（アジア栄養学会連合）7 r
feed（飼料）333 r
feed additive（飼料添加物）334 ℓ
feed forward（フィードフォワード）550 ℓ
feedback regulation（フィードバック制御）549 r，（フィードバック調節）550 ℓ
feedback repression（フィードバック抑制）550 ℓ
feeding center（摂食中枢）372 ℓ
feeding rhythm（摂食リズム）372 ℓ
feeding service（給食）161 ℓ
feeding service plan（給食計画）161 ℓ
feeding tube（給餌チューブ）160 r，（経管栄養チューブ）200 ℓ
feedstuff（飼料）333 r
Fehling's solution（フェーリング溶液）552 ℓ
feijoa（フェイジョア）552 ℓ
female sex hormone（女性ホルモン）332 ℓ
femoral artery（大腿動脈）396 ℓ
femur（大腿骨）396 ℓ
femur fracture（大腿骨骨折）396 ℓ
fennel（フェンネル）554 r

fennel oil（フェンネル油）555 ℓ
fermentation（発酵）509 ℓ
fermentation heat（発酵熱）510 r
fermentation regulating agent（発酵調整剤）510 ℓ
fermentation test（発酵試験）510 r
fermentation yeast（醸造用酵母）317 r
fermented（魚醤）169 r
fermented butter（発酵バター）510 ℓ
fermented fish sauce（魚醤油）169 r
fermented food（発酵食品）509 r
fermented milk（発酵乳）510 ℓ
fermented seasoning（発酵調味料）510 ℓ
fermented tea（発酵茶）510 ℓ
fermenter（発酵器）509 r，（発酵タンク）510 ℓ
ferredoxin（フェレドキシン）554 ℓ
ferric chloride（塩化第二鉄）86 r
ferrichrome（フェリクロム）554 ℓ
ferrihemochrome（フェリヘモクロム）554 ℓ
ferrite（フェライト）554 ℓ
ferritin（フェリチン）554 ℓ
ferroportin（フェロポルチン）554 r
ferroprotoporphyrin（フェロプロトポルフィリン）554 ℓ
ferrous compound（二価鉄化合物）475 ℓ
ferrous lactate（乳酸鉄）481 ℓ
ferroxidase（フェロキシダーゼ）554 r
fertilization（受精）310 r，（配偶子合体）501 r
fertilizer（肥料）544 r
ferulic acid（フェルラ酸）554 ℓ
Feulgen reaction（フォイルゲン反応）555 ℓ
fever（発熱）511 ℓ
fiber（細線維）262 ℓ，（繊維）376 ℓ
fibre（細線維）262 ℓ
fibril（繊維）376 ℓ
fibrin（線維素）376 r，（フィブリン）551 r
fibrinogen（フィブリノーゲン）551 r
fibrinolysis（線維素溶解）376 r，（線溶）380 r
fibroblast（線維芽細胞）376 ℓ
fibroblast growth factors（線維芽細胞成長因子）376 ℓ
fibrocartilage（線維軟骨）376 ℓ
fibrocyte（線維細胞）376 ℓ
fibronectin（フィブロネクチン）551 r
fibrous protein（繊維状タンパク質）376 r
fibrous soybean protein（繊維状大豆タンパク質）376 ℓ
fibula（腓骨）523 r
ficin（フィシン）550 ℓ
field work（現地調査）219 r，（フィールドワーク）550 ℓ
fifth cranial nerve（第 V 脳神経）391 r
fifty percent infecting dose（50％感染量）246 r

欧文索引

fifty percent lethal dose（50%致死量）246 r
filariasis（糸状虫症）291 r,（フィラリア症）551 r
filiform papillae（糸状乳頭）291 r
filler（充填剤）307 r,（フィラー）551 r,（ヒレ）546 r,（フィレ）552 r
filleting（三枚おろし）276 r
filleting into two pieces（二枚おろし）479 ℓ
filling（肉詰め）476 ℓ,（フィリング）552 ℓ
film yeast（産膜酵母）277 ℓ,（シロカビ）334 ℓ
filter paper disk test（濾〔ろ〕紙ディスク検査法）689 r
final consumption goods（最終消費財）261 ℓ
final demand（最終需要）261 ℓ
fine thread agar（糸寒天）52 ℓ,（細寒天）605 r
finishing pig（肉豚）476 ℓ
first limiting amino acid（第一制限アミノ酸）390 ℓ
first menstruation（初潮）333 ℓ
first order phase transition（一次相転移）47 ℓ
first-order reaction（一次反応）47 ℓ
fish（meat）paste（肉糊）475 r
fish block（フィッシュブロック）551 ℓ
fish broth jelly（煮こごり）476 ℓ
fish egg（魚卵）171 ℓ
fish flake（フィッシュフレーク）551 ℓ
fish flour（魚粉）171 ℓ,（そぼろ）388 ℓ,（フィッシュフラワー）551 ℓ
fish glue（魚膠）169 ℓ,（フィッシュグルー）550 r
fish hamburger（魚肉ハンバーグ）170 r
fish loin（フィッシュロイン）551 r
fish meal（魚粕）168 r,（魚粉）171 ℓ,（フィッシュミール）551 ℓ
fish meat ham（魚肉ハム）170 r
fish meat protein（魚肉タンパク質）170 r
fish odor（魚臭）169 r
fish oil（魚油）171 ℓ
fish paste（フィッシュペースト）551 ℓ
fish paste noodle（魚そうめん）62 ℓ
fish paste product（練製品）491 r
fish poison（魚毒）170 ℓ
fish processing products（水産加工品）348 ℓ
fish protein concentrate（魚肉タンパク質濃縮物）170 r,（魚タンパク質濃縮物）265 r
fish roe（魚卵）171 ℓ
fish sauce（魚醤）169 r
fish soluble（フィッシュソリュブル）551 ℓ
fish stick（フィッシュスティック）550 r
Fisher's exact probability test（フィッシャーの直接確率法）550 r
Fisher's test（フィッシャーの検定）550 r
five prime terminal（5'-末端）251 r
fixed-effect model（母数モデル）601 r
flagellum（pl. flagella）（鞭〔べん〕毛）593 r

flame（炎をたてる）607 ℓ
flame analysis（炎光分析法）88 ℓ,（フレーム分析）572 ℓ
flame ionization detector（フレームイオン化検出器）571 ℓ
flame photometry（炎光分析法）88 ℓ
flame spectrophotometry（炎光光度法）88 ℓ,（フレーム分光光度法）572 ℓ
flame thermionic detector（フレームサミオニック検出器）571 r
flank（ウシ）（ばら）513 r
flash pasteurization（瞬間殺菌）313 ℓ
flash sterilization（瞬間殺菌）313 ℓ
flavan（フラバン）565 ℓ
flavanol（フラバノール）565 ℓ
flavanone（フラバノン）565 ℓ
flaver（香り）110 ℓ
flavin（フラビン）565 ℓ
flavin adenine dinucleotide（フラビンアデニンジヌクレオチド）565 ℓ
flavin coenzyme（フラビン補酵素）565 r
flavin enzyme（フラビン酵素）565 ℓ
flavin mononucleotide（フラビンモノヌクレオチド）565 ℓ
flavobacterium genus（フラボバクテリウム属）566 ℓ
flavone（フラボン）566 ℓ
flavonoid（フラボノイド）565 r
flavonol（フラボノール）566 ℓ
flavoprotein（フラビンタンパク質）565 ℓ
flavor（調味料）424 ℓ,（フレーバー）571 r
flavor enhancer（化学調味料）111 ℓ,（フレーバーエンハンサー）571 r,（フレーバー増強剤）571 ℓ
flavor enzyme（フレーバー酵素）571 r
flavor potentiator（フレーバー増強剤）571 r
flavored milk（フレーバーミルク）571 r
flavor-enhancing peptide（うま味ペプチド）63 r
flavoring（フレーバリング）571 ℓ
flavoring agent（香料）240 r,（着香剤）417 r,（着香料）417 r
flavoring processed food（調味加工品）424 ℓ
flavoring seasoning（風味調味料）552 ℓ
flavors（香料）240 r
flavoxanthin（フラボキサンチン）565 ℓ
Flavr Savr（フレーバーセーバー）571 r
flaxseed oil（アマニ油）19 r
flexibility（柔軟性）307 r
flexible packaging（柔軟包装）307 r,（軟包装）474 r
flexography（フレキソ印刷）572 ℓ
flip（フリップ）568 ℓ
flocculant yeast（凝集酵母）165 r

741

flocculation（フロキュレーション）573 r
flour（穀粉）244 r
flour batter method（フラワーバッター法）566 r
flour bleaching and oxidizing agent（小麦粉改良剤）252 r
flour improving agent（小麦粉処理剤）252 r
flow birefringence（流動複屈折）674 l
flow cytometry（フローサイトメトリー）573 l
flower vegetables（花菜類）116 l
fluke（吸虫類）163 l
fluorescence microscope（蛍光顕微鏡）200 r
fluorescent antibody technique（蛍光抗体法）200 r
fluoride deficiency（フッ素欠乏症）560 l
fluoride poisoning（フッ素中毒）560 r
fluorine（フッ素）560 l
fluorine resin（フッ素樹脂）560 r
fluoro resin（フッ素樹脂）560 r
fluoroimmunoassay（蛍光イムノアッセイ）200 l
fluoro-roentgenography（X線間接撮影［法］）79 r
fluorosis（フッ素中毒）560 r,（フッ素沈着症）560 r
foam（泡）34 r
foam cell（泡まつ［沫］細胞）598 l
foam stability（泡まつ［沫］安定性）598 r
foaming（フォーミング）555 l
foaming property（起泡性）157 l
foaming stability（泡まつ［沫］安定性）598 r
focus（細胞増殖巣）264 r
foie gras（仏）（フォアグラ）555 l
folacin（フォラシン）555 r
folacin deficiency（葉酸欠乏）655 l
folacin deficiency anemia（フォラシン欠乏［性］貧血）555 r,（葉酸欠乏性貧血）655 l
folate（フォレート）555 r
folate deficiency（葉酸欠乏）655 l
folate deficiency anemia（葉酸欠乏性貧血）655 l
folding test（折り曲げテスト）100 r
foliate papillae（葉状乳頭）655 r
folic acid（葉酸）655 l
folic acid deficiency（葉酸欠乏）655 l
Folin-Ciocalteu method（フォーリン-チオカルト法）555 l
Folin-Denis method（フォーリン-デニス法）555 r
folk medicine（民間療法）628 r
follicle cell（濾［ろ］胞細胞）689 r
follicle-stimulating hormone（卵胞刺激ホルモン）664 r,（濾［ろ］胞刺激ホルモン）690 l
follicular hormone（卵胞ホルモン）664 r
follicular rupture（卵胞破裂）664 r
folling sickness（てんかん［癲癇］）443 r
follitropin（フォリトロピン）555 r
fondant（仏）（フォンダン）555 r

food（食事）322 l
food additive（食品添加物）328 l
food allergy（食品アレルギー）326 l,（食物アレルギー）329 r
Food and Agricultural Materials Inspection Center（独立行政法人農林水産消費安全技術センター）458 r
Food and Agriculture Organization（国連食糧農業機関）245 r
Food and Drug Administration of the United States（アメリカ合衆国食品医薬品局）25 r
food and nutrition（食品栄養学）326 r
food antiseptic（食品防腐剤）328 l
food balance seat（食料需給表）332 l
food chain（食品供給の行程）327 l,（食物連鎖）331 l,（フードチェーン）552 l
food colorant（食用色素）331 l
food composition（食品成分）327 l
food composition tables（食品成分表）327 r
food consumption survey（食事調査）323 l,（食物摂取量調査）330 r
food contaminant（食品汚染物）327 l
food control system（食糧管理制度）332 l
food culture（食文化）329 r
food distributed on cold chain（低温流通食品）432 r
food dye（食用色素）331 l
food fascism（フードファディズム）552 l
food for infant（幼児食）655 r
food for patients（病者用食品）541 r
food for sanitation test（保存食）605 r
food for special dietary use（特別用途食品）458 l
food for specified health uses（特定保健用食品）457 l
food for the sick（病者用食品）541 r
food frequency（食物摂取頻度）330 r
food frequency methods（食物摂取頻度調査法）330 r
food frequency questionnaire（食物摂取頻度調査票）330 r,（食物摂取頻度調査法）330 r
food group（食品群）327 l
food guide pyramid（フードガイドピラミッド）552 l
food habit（食習慣）323 r
food hygiene（食品衛生）326 l
food hypersensitivity（食品過敏症）327 l
food idiosyncrasy（食物特異体質）331 l
food infection（食品感染）327 l
food intake（食物摂取）330 l
food intolerance（食物不耐）331 l
food list（食品リスト）328 l
food materials in regular stock（常備食品）319 l
food philosophy（食哲学）324 r

欧文索引

food poisoning（食中毒）324 r
food preference（食嗜好）322 r，（食物嗜好）330 l
food preservative（食品保存料）328 l
food record（食物記録法）330 l
food refusal（拒食症）169 r
food safety（食品安全）326 l
Food Safety Basic Law（食品安全基本法）326 l
Food Safety Commission（食品安全委員会）326 l
food sanitary inspector（食品衛生監視員）326 r
food sanitation（食品衛生）326 l
food sanitation inspection（食品衛生監視）326 r
Food Sanitation Law（食品衛生法）326 r
food sanitation supervisor（食品衛生管理者）326 r
food security（食料安全保障）331 r
food service for employees（事業所給食）286 r
food spoilage bacteria（腐敗細菌）562 l
food support（食事サポート）322 r
food taboo（食物禁忌）330 l
food terror measure（食品テロ対策）327 r
food thought（食思想）323 l
food warming cabinet（熱蔵庫）490 r
food web（食物網）331 l
food with health claims（保健機能食品）600 l
food with nutrient function claims（栄養機能食品）69 l
food-born botulism（食餌性ボツリヌス症）323 l
food-born healthy risk（食性病害）324 l
food-borne disease（食事性疾病）323 r
food-or water-born infection（食水系感染症）324 l
foods for infants（乳児食）481 r
food-weighing method（秤量法）543 l
foot and mouth disease（口蹄疫）236 r，（口蹄病）236 r
footprinting method（フットプリント［法］）560 r
force of mortality（死亡力）302 r
forced air cooling（差圧予冷）259 l
forced convection oven（強制対流式オーブン）166 r
forced feeding（強制栄養）166 l，（強制投与）166 r
forcemeat（すり身）358 r
foreign food aid（食料援助）332 l
foreign matter（異物）53 l
Forestry and Fisheries（農林水産省）495 r
form（泡まつ［沫］）598 l
form stability（保形性）600 l
formalin（ホルマリン）612 r，（ホルマリン水）612 r
formic acid（ギ酸）150 r
formol titration method（ホルモル滴定法）612 r
formula（処方箋）333 l
formulated milk powder（調製粉乳）423 l
formura diet（規定食）154 l
formyl group（ホルミル基）612 r
formylmethionine（ホルミルメチオニン）612 r

fortified amino acid（強化アミノ酸）164 l
fortified milk（強化ミルク）164 r
fortified wine（甘味果実酒）147 l
FORTRAN（フォートラン）555 l
Fortran（フォートラン）555 l
foul-smelling amine compounds（腐敗アミン）562 l
four element model（四要素模型）658 r
Fourier transform infrared spectroscopy（フーリエ変換赤外吸収スペクトル［測定］法）552 l
foxy flavor（狐臭）246 r，（フォクシーフレーバー）555 r
fracture（骨折）249 l
fracture of femur（大腿骨骨折）396 l
frail（フレイル）571 l
frailty（虚弱）169 r，（フレイルティ）571 l
frame-shift mutation（フレームシフト変異）571 l
Framingham Heart Study（フラミンガム研究）566 r
frankfurter sausage（フランクフルトソーセージ）566 r
frappe（フラッペ）564 r
free amino acid（遊離アミノ酸）652 l
free amino nitrogen（遊離アミノ態窒素）652 l
free energy（自由エネルギー）305 r
free fatty acid（遊離脂肪酸）652 l
free oxygen absorber（脱酸素剤）401 r
free radical（フリーラジカル）567 r，（遊離基）652 l
free water（自由水）306 r，（遊離水）652 l
free-floating bacteria（浮遊細菌）562 l
free-interview survey（自由面接調査法）308 r
freeze concentration（凍結濃縮［法］）450 l
freeze-dried food（凍結乾燥食品）450 l
freeze-proof（不凍剤）561 l
freezer（フリーザー）567 l，（冷凍庫）681 l
freezer burn（凍結焼け）450 l，（冷凍焼け）681 r
freezer storage（凍結貯蔵）450 l，（冷凍）681 l
freezing（凍結）450 l
freezing denaturation（冷凍変性）681 l
freezing point（氷点）542 l
freezing point depression（氷点降下）542 l
French bread（フランスパン）566 r
French dressing（フレンチドレッシング）572 l
French fried potato（フレンチフライポテト）573 l
French fry（フレンチフライ）573 l
French paradox（フレンチパラドックス）572 r
French toast（フレンチトースト）572 r
frequency（度数）459 r
frequency distribution（度数分布）459 r，（頻度分布）548 r
frequency of eating（食事頻度）323 l
frequency table（度数分布表）459 r
fresh cheese（フレッシュチーズ）572 l

索　　引

fresh fish（鮮魚）376 r
fresh fish meal（鮮肉性魚粉）380 r
fresh food（生鮮食品）364 r
fresh pork sausage（フレッシュポークソーセージ）572 ℓ
fresh sausage（生ソーセージ）471 r
freshness reserving agent（鮮度保持剤）380 ℓ
freshness reserving film（鮮度保持フィルム）380 ℓ
fried potatoes（フライドポテト）563 ℓ
Friedman test（フリードマンの検定）567 ℓ
fritter（フリッター）567 r
frostbite（凍傷）451 r
frozen beef（フローズンビーフ）573 r
frozen fish（冷凍魚）681 ℓ
frozen food（冷凍食品）681 r
frozen yoghurt（フローズンヨーグルト）573 r
fructan（フルクタン）569 r
β-2,6-fructan（β-2,6-フルクタン）569 r
fructo oligosaccharide（フラクトオリゴ糖）563 ℓ
fructoaldolase B deficiency（フルクトアルドラーゼB欠損）569 r
β-fructofuranosidase（β-フルクトフラノシダーゼ）570 r
fructokinase（フルクトキナーゼ）570 ℓ
fructokinase deficiency（フルクトキナーゼ欠損症）570 r
fructosamine（フルクトサミン）570 r
fructosan（フルクトサン）570 r
fructose（果糖）125 r，（フルクトース）569 r
fructose 1,6-bisphosphate（フルクトース 1,6-ニリン酸）570 ℓ，（フルクトース 1,6-ビスリン酸）570 ℓ
fructose 1-phosphate aldolase（フルクトース 1-リン酸アルドラーゼ）570 ℓ
fructose 6-phosphate（フルクトース 6-リン酸）570 ℓ
fructose bisphosphatase（フルクトースニリン酸ホスファターゼ）570 ℓ
fructose intolerance（果糖不耐症）125 r，（フルクトース不耐症）570 ℓ
fructosuria（フルクトース尿症）569 r
fruit body（子実体）290 ℓ
fruit butter（フルーツバター）568 r
fruit cocktail（フルーツカクテル）568 ℓ
fruit juice（果実飲料）116 r
fruit nectar（フルーツネクター）568 r
fruit pulp（フルーツパルプ）568 ℓ
fruit punch（フルーツポンチ）569 ℓ
fruit puree（果実ピューレ）116 r
fruit sauce（フルーツソース）568 ℓ
fruit sugar（果糖）125 r
fruit syrup（フルーツシロップ）568 r

fruit vegetables（果菜類）116 ℓ
fruit vinegar（果実酢）116 r
fruits（果実類）116 r
fry（揚げる）6 r，（炒める）46 r
fry quickly at a low temperature（油通し）18 ℓ
F-test（F検定）84 ℓ
fucoidan（フコイダン）558 ℓ
fucoidin（フコイジン）558 ℓ
fucose（フコース）558 ℓ
fucosterol（フコステロール）558 r
fucoxanthin（フコキサンチン）558 ℓ
fudge（ファッジ）549 ℓ
fugacity coefficient（フガシティ係数）556 ℓ
fugu poisoning（フグ中毒）557 r
fulminant hepatitis（劇症肝炎）203 r
fumarylacetoacetate hydrolase（フマリルアセト酢酸加水分解酵素）562 ℓ
fuming sulfate acid（発煙硫酸）508 r
funazushi（鮒鮨）561 ℓ
functional food（機能性食品）155 r
functional group（官能基）145 r
functional lipids（機能性脂質）155 r
functional oligosaccharide（機能性オリゴ糖）155 ℓ
functional training（機能訓練）155 ℓ
fundic gland（胃底腺）49 r
fungal contamination（カビ〔黴〕汚染）127 ℓ
fungal toxin（カビ毒）127 ℓ
fungi（きのこ類）156 ℓ
fungicide（抗カビ〔黴〕剤）223 r，（防カビ〔黴〕剤）595 r
fungiform papillae（茸状乳頭）291 r
fungus（カビ〔黴〕）126 r
fungus(*pl.* fungi)（真菌）335 r
furanose（フラノース）565 ℓ
furosine（フロシン）574 ℓ
2-(2-furyl)-3-(5-nitro-2-furyl)acrylamide（2-(2-フリル)-3-(5-ニトロ-2-フリル)アクリル酸アミド）568 ℓ
Fusarium toxicosis（アカカビ中毒）3 r，（フザリウム中毒）558 r
fusel oil（フーゼル油）552 ℓ
fusion（融解）649 ℓ
futile cycle（無益回路）630 ℓ
F-value（F値）84 ℓ

G

G protein（Gタンパク質）280 ℓ
Gabaron tea（ギャバロン茶）158 r
galactanase（ガラクタナーゼ）129 r
galactane（ガラクタン）129 r
galactokinase（ガラクトキナーゼ）130 ℓ
galactokinase deficiency（ガラクトキナーゼ欠損症）

欧文索引

130 ℓ
galactomannan（ガラクトマンナン）130 r
galactooligosaccharide（ガラクトオリゴ糖）130 ℓ
galactosamine（ガラクトサミン）130 r
galactose（ガラクトース）129 r
galactose 1-phosphate uridyltransferase（ガラクトース 1-リン酸ウリジルトランスフェラーゼ）130 ℓ
galactose 1-phosphate uridyltransferase deficiency（ガラクトース 1-リン酸ウリジルトランスフェラーゼ欠損症）130 ℓ
galactose epimerase deficiency（ガラクトースエピメラーゼ欠損症）130 ℓ
galactose-free diet（無ガラクトース食）630 ℓ
galactosemia（ガラクトース血症）130 ℓ
β-galactosidase（β-ガラクトシダーゼ）130 r
galactoside（ガラクトシド）130 ℓ
galactosyl transferase（ガラクトシルトランスフェラーゼ）130 r
galacturonic acid（ガラクツロン酸）129 r
gall（胆汁）406 r
gallbladder（胆嚢〔のう〕）409 ℓ
gallic acid（没食子酸）606 ℓ
gallocatechin（ガロカテキン）136 r
gallstone（胆石）407 ℓ
gallstone disease（胆石症）408 ℓ
game meat（ゲームミート）203 r
γ-aminobutyric acid（ギャバ）158 r
γ-globulin（γグロブリン）146 r
γ-globulinemia（γグロブリン血症）146 r
γ-glutamyl cycle（γ-グルタミル回路）146 ℓ
γ-ray（γ線）146 r
ganglioside（ガングリオシド）139 r
gangliosidosis（ガングリオシドーシス）139 r
Ganoderma lucidum（マンネンタケ）622 r
gap junction（間隙結合）139 r, （ギャップ結合）158 r
garden beet（ビート）520 r
garlic oil（ガーリック油）104 ℓ
garlic sausage（ガーリックソーセージ）104 ℓ
garnish（付け合わせ）429 ℓ
garniture(仏)（付け合わせ）429 ℓ
gas analysis（ガス分析）119 r
gas chromatography（ガスクロマトグラフィー）118 r
gas chromatography-mass spectrometry（ガスクロマトグラフィー質量分析法）119 ℓ
gas constant（気体定数）153 r
gasrtrostomy（胃ろう〔瘻〕造設〔術〕）54 r
gastralgia（胃痛）48 r
gastrectomy（胃切除）44 ℓ
gastric acid（胃酸）42 r
gastric cancer（胃癌）41 r
gastric cramp（胃痙攣〔れん〕）42 ℓ
gastric dilatation（胃拡張）41 r
gastric emptying time（胃内滞留時間）52 ℓ
gastric fistula（胃ろう〔瘻〕）54 r
gastric gland（胃腺）44 r
gastric inhibitory polypeptide（胃液分泌抑制ペプチド）39 r
gastric intrinsic factor（胃内因子）52 ℓ
gastric intubation（胃内挿管）52 ℓ
gastric juice（胃液）39 r
gastric pain（胃痛）48 r
gastric parietal cell（胃壁細胞）53 ℓ
gastric perforation（胃穿孔）44 r
gastric tube（胃管）41 ℓ
gastric ulcer（胃潰〔かい〕瘍）41 r
gastrin（ガストリン）119 r
gastrin producing tumor（ガストリン産生腫瘍）119 r
gastrinoma（ガストリン産生腫瘍）119 r
gastrin-releasing peptide（ガストリン放出ペプチド）119 r
gastritis（胃炎）40 ℓ
gastroduodenal ulcer（胃・十二指腸潰〔かい〕瘍）43 ℓ
gastroenteritis（胃腸炎）48 ℓ
gastroenteropancreatic endocrine system（胃腸膵内分泌系）48 ℓ
gastrointestinal endocrine cell（胃腸内分泌細胞）48 ℓ
gastrojejunostomy（胃空腸吻合［術］）42 ℓ
gastropod（巻貝）617 ℓ
gastroptosis（胃下垂）41 r
gastroscope（胃鏡）42 ℓ
gatean（ガトー）125 r
gâteau(仏)（ガトー）125 ℓ
Gaucher disease（ゴーシェ病）241 ℓ
Gaussian distribution（ガウス分布）109 r
GC content（GC含量）280 ℓ
GC-MS（ジイシイエムエス）280 ℓ
gel（ゲル）212 ℓ
gel chromatography（ゲルクロマトグラフィー）212 r
gel electrophoresis（ゲル電気泳動）213 ℓ
gel filtration chromatography（ゲル濾〔ろ〕過クロマトグラフィー）213 ℓ
gel permeation chromatography（ゲル浸透クロマトグラフィー）212 r
gel shift assay（ゲルシフト分析）212 r
gel softening（火戻り）540 ℓ, （戻り）644 r
gelatin（ゼラチン）373 ℓ
gelatin jelly（ゼラチンゼリー）373 ℓ

745

索　　引

gelatinization（糊化）242 ℓ
gelatinization degree（糊化度）242 r
gelatinize（寄せる）657 r
gelatinized buckwheat grain（ソバ米）387 r
gelation（ゲル化）212 r,（ゼラチン化）373 ℓ
gelidium jelly（ところてん）459 ℓ
gene（遺伝子）49 ℓ
gene bank（遺伝子バンク）51 r
gene cloning（遺伝子クローニング）50 ℓ
gene destructed mouse（標的遺伝子破壊マウス）542 ℓ
gene duplication（遺伝子重複）50 r
gene engineering（遺伝子工学）50 ℓ
gene expression（遺伝子発現）51 ℓ
gene library（遺伝子ライブラリー）51 r
gene manipulation（遺伝子操作）50 ℓ
gene regulatory region（遺伝子調節領域）50 r
gene targeting mouse（遺伝子ターゲッティングマウス）50 r
gene therapy（遺伝子治療）51 ℓ,（遺伝子療法）51 r
gene transfer（遺伝子導入）51 ℓ
general diet for patients（常食）316 r
general principle of food hygiene（食品衛生一般原則）326 ℓ
general therapeutic diet（一般治療食）49 ℓ
generalized anaphylaxis（全身アナフィラキシー）378 ℓ
generalized gangliosidosis（全身性ガングリオシドーシス）379 ℓ
generally recognized as safe（GRAS）279 ℓ
generation reproductive toxicity test(study)（世代生殖毒性試験）371 ℓ
genetic code（遺伝暗号）49 r
genetic defect（遺伝的欠陥）51 r
genetic diagnosis（遺伝子診断）50 r
genetic diathesis（遺伝的素因）51 r
genetic disease（遺伝子病）51 r,（遺伝病）51 r
genetic engineering（遺伝子工学）50 ℓ
genetic polymorphism（遺伝子多型）50 r
genetically modified crop（遺伝子組換え作物）49 r
genetically modified foods（遺伝子組換え食品）50 ℓ
genetically modified organism（遺伝子組換え生物）50 ℓ
genin（ゲニン）211 r
genistein（ゲニステイン）211 r
genistin（ゲニスチン）211 ℓ
genome（ゲノム）211 r
genomic DNA library（ゲノム DNA ライブラリー）211 r
genomic imprinting（遺伝子刷り込み）50 r
genomics（ゲノミクス）211 r

genotoxic carcinogen（遺伝毒性発がん物質）51 r
genotoxicity（遺伝毒性）51 ℓ
gentian（ゲンチアナ）219 r
Gentiana lutea（ゲンチアナ）219 r
gentianin（ゲンチアニン）219 r
gentianose（ゲンチアノース）219 r
geometric mean（相乗平均）383 r
geometrical isomer（幾何異性体）149 ℓ
geophagia（土食症）459 r
geranic acid（ゲラニウム酸）212 ℓ,（ゲラン酸）212 ℓ
geraniol（ゲラニオール）212 ℓ
geranyl acetate（酢酸ゲラニル）266 ℓ
geranyl formate（ギ酸ゲラニル）150 r
germ（原基）214 r,（胚芽）501 ℓ,（微生物）525 ℓ
germ oil（胚芽油）501 r
German salami sausage（ジャーマンサラミソーセージ）303 r
German wine（ドイツワイン）448 ℓ
germanium（ゲルマニウム）213 ℓ
germfree animal（無菌動物）631 ℓ
germicidal soap（殺菌用石けん〔鹸〕）267 r
germicide（殺菌剤）267 r
germinal cell（胚細胞）501 r
germinated brown rice（発芽玄米）508 r
gerontoxon（老人環）687 r
gestagen（ゲスターゲン）204 ℓ
gestational age（在胎期間）262 ℓ
gestational diabetes mellitus（妊娠糖尿病）485 r
gestational edema（妊娠浮腫）486 ℓ
gestational sac（胎嚢〔のう〕）397 ℓ
gestational toxicosis（妊娠中毒症）485 r
gestosis（妊娠中毒症）485 r
ghee（ギー）149 ℓ
ghrelin（グレリン）195 r
giant cell（巨細胞）169 ℓ
giant egg（巨大卵）170 ℓ
giant kidney-worm infection（腎虫感染症）344 ℓ
gibberellin（ジベレリン）300 ℓ
Gibbs adsorption isotherm（ギブスの吸着等温式）156 r
Gibbs free energy（ギブスの自由エネルギー）156 r
Gibbs phase rule（ギブスの相律）156 r
Gibbs-Donnan equilibrium（ギブス・ドナン膜平衡）156 r
gibles（臓物）384 r
Giemsa staining（ギムザ染色）157 ℓ
gigantism（巨人症）169 ℓ
gin（ジン）334 r
ginger ale（ジンジャーエール）340 ℓ
ginger flavoring oil（生姜油）315 r
ginger powder（ジンジャー粉）340 r

欧文索引

ginger snap（ジンジャースナップ）340 r
gingerol（ジンゲロール）338 r
ginjyo-syu（吟醸酒）173 r
ginkgo biloba extract（イチョウ葉エキス）48 r
ginseng（薬用人参）643 ℓ
gizzard（筋胃）172 r, （砂囊〔のう〕）268 r, （砂ぎも）356 ℓ
glandular cell（腺細胞）377 r
glandular epithelium（腺上皮）377 r
glassine paper（グラシン紙）182 ℓ
glaucoma（アオソコヒ）3 ℓ, （緑内障）675 ℓ
glia cell（グリア細胞）183 ℓ
gliadin（グリアジン）183 ℓ
gliadin-restricted diet（グリアジン制限食）183 ℓ
glial cell（グリア細胞）183 ℓ
globin（グロビン）197 ℓ
globular protein（球状タンパク質）161 ℓ
globulin（グロブリン）197 r
glomerular filtrate（糸球体濾〔ろ〕液）285 r
glomerular filtration（糸球体濾〔ろ〕過）285 r
glomerular filtration rate（糸球体濾〔ろ〕過値）285 r
glomerulonephritis（糸球体腎炎）285 ℓ
glomerulus（糸球体）285 ℓ
glossitis（舌炎）371 ℓ
glossopharyngeal nerve（舌咽神経）371 ℓ
glucagon（グルカゴン）188 r
glucagon-like peptide（グルカゴン様ペプチド）189 ℓ
glucagonoma（グルカゴノーマ）188 r, （グルカゴン産生腫瘍）189 ℓ
glucagonoma syndrome（グルカゴノーマ症候群）188 r
glucan（グルカン）189 ℓ
glucan 1,4-α-glucosidase（グルカン1,4-α-グルコシダーゼ）189 ℓ
α-1,4-glucan branching enzyme（α-1,4-グルカン分枝酵素）189 ℓ
glucanase（グルカナーゼ）189 ℓ
1,4-α-D-glucanglucanohydrase（1,4-α-D-グルカングルカノヒドラーゼ）189 ℓ
glucide（糖質）451 ℓ
D-glucitol（D-グルシトール）192 r
glucitol（グルシトール）192 r
glucoamylase（グルコアミラーゼ）189 r
glucocorticoid（グルココルチコイド）191 ℓ, （糖質コルチコイド）451 r
glucogenic（糖原性）450 r
glucohemoglobin（グルコヘモグロビン）192 ℓ, （糖化ヘモグロビン）449 r
glucokinase（グルコキナーゼ）191 ℓ
glucomannan（グルコマンナン）192 ℓ

gluconeogenesis（糖新生）452 ℓ
gluconic acid（グルコン酸）192 r
gluconic acid lime（グルコン酸石灰）192 r
glucono 1,5-lactone（グルコノ1,5-ラクトン）192 ℓ
gluconolactone（グルコノラクトン）192 ℓ
glucono-δ-lactone（グルコノ-δ-ラクトン）192 ℓ
glucopyranose（グルコピラノース）192 ℓ
glucosamine（グルコサミン）191 ℓ
glucosan（グルコサン）191 ℓ
D-glucose（D-グルコース）189 r
glucose（ブドウ糖）561 r
glucose 6-phosphate（グルコース6-リン酸）191 ℓ
glucose 6-phosphate dehydrogenase（グルコース6-リン酸脱水素酵素）191 ℓ, （グルコース6-リン酸デヒドロゲナーゼ）191 ℓ
glucose 6-phosphate isomerase（グルコース6-リン酸イソメラーゼ）191 ℓ
glucose curve（血糖曲線）209 ℓ
glucose effect（グルコース効果）190 ℓ
glucose equivalent（グルコース当量）190 r
glucose isomerase（グルコースイソメラーゼ）190 ℓ
glucose oxidase（グルコースオキシダーゼ）190 ℓ, （グルコース酸化酵素）190 r
glucose oxyhydrase（グルコースオキシヒドラーゼ）190 ℓ
glucose phosphate（グルコースリン酸）190 r
glucose tolerance（耐糖能）396 r
glucose tolerance factor（グルコース耐性因子）190 r
glucose tolerance test（グルコース負荷試験）190 r, （耐糖能試験）396 r, （糖負荷試験）454 ℓ, （ブドウ糖負荷試験）561 r
glucose toxicity（グルコース毒性）190 r, （糖毒性）453 ℓ, （ブドウ糖毒性）561 r
glucose transporter（グルコース輸送体）190 r
glucose-alanine cycle（グルコース-アラニン回路）190 ℓ, （糖-アラニン回路）448 ℓ
glucose-galactose malabsorption（グルコース・ガラクトース吸収不全）190 ℓ
glucosidase（グルコシダーゼ）191 r
α-glucosidase（α-グルコシダーゼ）191 r
α-glucosidase inhibitor（α-グルコシダーゼ阻害剤）191 r
glucoside（グルコシド）191 r
glucosiduronic acid（グルコシドウロン酸）191 r
glucosinolate（グルコシノレート）191 r
glucostatic theory（糖定常説）452 ℓ
glucosyl ceramidosis（グルコシルセラミドーシス）192 ℓ
glucosyl cyclodextrin（グルコシルシクロデキストリン）191 r

747

索　引

glucosyltransferase（グルコシルトランスフェラーゼ）192 ℓ
glucosyltrehalose（グルコシルトレハロース）192 ℓ
glucuronate pathway（グルクロン酸経路）189 r
glucuronic acid（グルクロン酸）189 r
glucuronidase（グルクロニダーゼ）189 r
glucuronide（グルクロニド）189 r
glutamate dehydrogenase（グルタミン酸デヒドロゲナーゼ）194 ℓ
glutamate-pyruvate transaminase（グルタミン酸ピルビン酸トランスアミナーゼ）194 ℓ
glutamic acid（グルタミン酸）193 r
glutamic acid fermentation（グルタミン酸発酵）194 ℓ
glutamic-oxaloacetic transaminase（グルタミン酸オキサロ酢酸トランスアミナーゼ）194 ℓ
glutamic-pyruvic transaminase（グルタミン酸ピルビン酸トランスアミナーゼ）194 ℓ
glutamine（グルタミン）193 r
γ-glutamyl carboxylase（γ-グルタミルカルボキシラーゼ）193 ℓ
γ-glutamyl hydrolase（γ-グルタミルヒドロラーゼ）193 r
γ-glutamyl transpeptidase（γ-グルタミルトランスペプチダーゼ）193 r
γ-glutamylethylamide（γ-グルタミルエチルアミド）193 ℓ
γ-glutamyltransferase（γ-グルタミルトランスフェラーゼ）193 ℓ
glutaryl-CoA（グルタリル CoA）194 ℓ
glutathione（グルタチオン）192 r
glutathione peroxidase（グルタチオンペルオキシダーゼ）193 ℓ
glutathione reductase（グルタチオン還元酵素）192 r,（グルタチオンレダクターゼ）193 ℓ
glutathione reductase deficiency（グルタチオン還元酵素欠損）193 ℓ
glutathionemia（グルタチオン血症）193 ℓ
glutaurine（グルタウリン）192 r
gluten（グルテン）194 ℓ
gluten enteropathy（グルテン腸症）194 r
gluten-free diet（無グルテン食）631 ℓ
gluten-free food（無グルテン食品）631 ℓ
glutenin（グルテニン）194 ℓ
gluten-sensitive enteropathy（グルテン過敏性腸炎）194 r
glutinous rice（もち〔糯〕米）644 r
glutinous rice cake（もち〔餅〕）644 ℓ
glutinous rice cracker（もち米菓）644 r
glutinous rice flour（寒晒〔さら〕し粉）140 r,（白玉粉）333 ℓ,（もち粉）644 r
glycan（グリカン）184 ℓ

glycated hemoglobin（グリコヘモグロビン）185 r
glycated protein（糖化タンパク質）449 ℓ
glycation（グリケーション）184 ℓ,（糖化）449 ℓ
glycemic index（グリセミックインデックス）186 r
glyceraldehyde（グリセルアルデヒド）187 ℓ
glyceraldehyde 3-phosphate（グリセルアルデヒド3-リン酸）187 ℓ
glyceric acid（グリセリン酸）187 ℓ
glyceride（グリセリド）186 r
glycerin（グリセリン）187 ℓ
glycerin fatty acid ester（グリセリン脂肪酸エステル）187 ℓ
glycerol（グリセロール）187 r
glycerol 1,3-diacetate（グリセリン1,3-ジアセタート）187 ℓ
glycerol 3-phosphate（グリセロール3-リン酸）187 r
glycerol kinase（グリセロールキナーゼ）187 r
glycerol monostearate（モノステアリン酸グリセロール）645 r
glycerol trinitrate（三硝酸グリセリン）274 ℓ
glycerolipid（グリセロ脂質）187 r
glycerophospholipid（グリセロリン脂質）187 r
glyceryl ether（グリセリルエーテル）187 ℓ
glycidol（グリシドール）186 r
glycine（グリシン）186 ℓ
glycine betaine（グリシンベタイン）186 r
glycine encephalopathy（グリシン脳症）186 ℓ
glycinin（グリシニン）186 ℓ
glycinuria（グリシン尿症）186 ℓ
glycoalkaloid（グリコアルカロイド）184 r
glycocalyx（糖被）454 ℓ
glycocholic acid（グリココール酸）185 ℓ
glycogen（グリコーゲン）184 ℓ
glycogen phosphorylase（グリコーゲンホスホリラーゼ）184 r
glycogen phosphorylase kinase（グリコーゲンホスホリラーゼキナーゼ）185 ℓ
glycogen recovery（グリコーゲン回復）184 r,（グリコーゲン再補充）184 r
glycogen storage（貯蔵グリコーゲン）425 r
glycogen storage disease（糖原病）450 ℓ
glycogen synthase（グリコーゲン合成酵素）184 r
glycogenesis（グリコーゲン合成）184 r
glycogenic（糖原性）450 r
glycogenolysis（グリコーゲン分解）184 r
glycogenosis（糖原病）450 r
glycoglycerolipid（グリセロ糖脂質）187 r
glycolaldehyde transferase（グリコールアルデヒドトランスフェラーゼ）185 ℓ
glycolic acid（グリコール酸）185 ℓ
glycolipid（糖脂質）451 ℓ

欧文索引

glycolysis（解糖）106 *r*
glycolytic energy supply（解糖系エネルギー供給）107 *ℓ*
glycolytic pathway（解糖系）107 *ℓ*
glycomacropeptide（グリコマクロペプチド）185 *r*
glycopeptide（グリコペプチド）185 *r*,（糖ペプチド）454 *r*
glycoprotein（糖タンパク質）452 *ℓ*
glycosaminoglycan（グリコサミノグリカン）185 *ℓ*
glycosan（グリコサン）185 *ℓ*
glycosidase（グリコシダーゼ）185 *ℓ*
glycosidation（グリコシド化）185 *r*
glycoside（グリコシド）185 *r*,（配糖体）502 *r*
glycoside group（グリコシド基）185 *r*
glycoside linkage（グリコシド結合）185 *r*
glycosidic bond（グリコシド結合）185 *r*
glycosphingolipid（グリコスフィンゴ脂質）185 *ℓ*
glycosuria of pregnancy（妊娠糖尿）485 *r*
glycosylamine（グリコシルアミン）185 *ℓ*
glycosylation（グリコシル化）185 *r*,（糖鎖形成）451 *ℓ*
glycosyltransferase（グリコシル基転移酵素）185 *r*
glycyrrhizin（グリシリチン）186 *ℓ*
glyoxylate cycle（グリオキシル酸回路）184 *ℓ*
glyoxylic acid cycle（グリオキシル酸回路）184 *ℓ*
glyphosate（グリホサート）188 *ℓ*,（グリホセート）188 *ℓ*
gnathomiasis（顎〔がく〕口虫症）112 *r*
gnathostomiasis（顎〔がく〕口虫症）112 *r*
gnotobiote（ノトバイオート）496 *ℓ*
goat meat（山羊肉）647 *ℓ*
goat milk（山羊乳）647 *ℓ*
goblet cell（ゴブレット細胞）251 *ℓ*,（杯細胞）265 *r*, 501 *ℓ*
goiter（甲状腺腫）231 *ℓ*
goitrin（ゴイトリン）221 *ℓ*,（甲状腺肥大物質）231 *ℓ*
goitrogen（ゴイトロゲン）221 *ℓ*,（甲状腺腫誘発物質）231 *ℓ*
goitrogenic（甲状腺腫誘発性）231 *ℓ*
goitrogenic compound（甲状腺腫誘発物質）231 *ℓ*
gold thioglucose（ゴールドチオグルコース）241 *r*
Golgi apparatus（ゴルジ体）254 *r*
Golgi body（ゴルジ体）254 *ℓ*
gonad（生殖腺）363 *ℓ*,（性腺）364 *r*
gonadotropic hormone（性腺刺激ホルモン）364 *ℓ*
gonadotropic hormone-releasing hormone（性腺刺激ホルモン放出ホルモン）364 *ℓ*
gonadotropin（性腺刺激ホルモン）364 *ℓ*
Gonyaulax（渦鞭〔べん〕毛藻）62 *r*
gonyautoxin（ゴニオトキシン）250 *ℓ*
good agricultural practice（適正農業基準）439 *ℓ*

good laboratory practice（適正実験室基準）439 *ℓ*
good manufacturing practice（適正製造基準）439 *ℓ*
goodness of fit test（適合度の検定）438 *r*
gooseberry（スグリ）352 *r*
Gorgonzola cheese（ゴルゴンゾラチーズ）254 *r*
Gouda cheese（ゴーダチーズ）241 *ℓ*
gourd（ウリ）64 *ℓ*
gout（痛風）428 *r*
graft rejection（移植片拒絶）43 *r*
graft versus host reaction（移植片対宿主反応）43 *r*
graham bread（グラハムパン）182 *ℓ*
Graham flour（グラハム粉）182 *ℓ*
grain vinegar（穀物酢）245 *ℓ*
grain whiskey；-ky（グレインウイスキー）195 *ℓ*
Gram stain（グラム染色）183 *ℓ*
gramicidin（グラミシジン）182 *ℓ*
Gram-negative bacterium（グラム陰性菌）183 *ℓ*
Gram-positive bacterium（グラム陽性菌）183 *ℓ*
granulated salt（荒塩）26 *ℓ*
granulated sugar（グラニュー糖）182 *r*,（ざらめ〔双目〕糖）270 *ℓ*
granule（顆粒）132 *ℓ*
granulocyte（顆粒球）132 *ℓ*
granulocyte-macrophage（顆粒球マクロファージ）132 *ℓ*
granulocytopoiesis（顆粒球形成）132 *ℓ*
granulomatous colitis（肉芽腫性大腸炎）475 *r*
grape seed oil（グレープシードオイル）195 *ℓ*
grass carp（ソウギョ）382 *r*
grass fish（ソウギョ）382 *r*
grated cheese（おろしチーズ）101 *r*
gratin（仏）（グラタン）182 *ℓ*
Graves' disease（グレーブス病）195 *r*
gravitational conversion factor（重力換算係数）309 *ℓ*
gravy（グレービー）195 *ℓ*
green algae（緑藻類）674 *r*
green bacon（グリーンベーコン）184 *ℓ*
green cheese（グリーンチーズ）184 *ℓ*,（生チーズ）471 *r*
green gram starch *harusame*（緑豆ハルサメ）675 *ℓ*
green kernel（青米）3 *ℓ*
green meat（グリーンミート）184 *ℓ*
green stool（緑色便）674 *r*,（緑便）675 *ℓ*
green tea（緑茶）675 *ℓ*
greening（緑変現象）675 *ℓ*
greenish stool（緑便）675 *ℓ*
greens（青菜）3 *ℓ*
grill（グリル）188 *r*
grind（挽く）523 *ℓ*
grinding（らい潰〔擂かい〕）659 *ℓ*
grip strength（握力）6 *ℓ*

索　　引

gross grain production（穀物総生産量）245 ℓ
ground nut oil（落花生油）661 r
group feeding service（集団給食）307 ℓ
group food poisoning（集団食中毒）307 ℓ
group nutrition（集団栄養）307 ℓ,（集団レベルの栄養）307 r
group survey（集団検診）307 ℓ
growth（成長）366 ℓ
growth acceleration（発育急進期）508 ℓ
growth curve（発育曲線）508 r
growth factor（成長因子）366 ℓ
growth hormone（成長ホルモン）366 ℓ
growth plate（成長板）366 ℓ
growth-stimulating factor（成長促進因子）366 ℓ
Gruyere cheese（グルイェールチーズ）188 r
guaiac resin（グアヤク樹脂）178 ℓ,（グアイアク樹脂）177 ℓ
guanidine（グアニジン）177 ℓ
guanine（グアニン）177 r
guanosine（グアノシン）177 r
guanosine 5'-diphosphate（グアノシン 5'-二リン酸）177 r
guanosine 5'-monophosphate（グアノシン 5'-一リン酸）177 r
guanosine 5'-triphosphate（グアノシン 5'-三リン酸）177 r
guanosine diphosphate（グアノシン二リン酸）177 r
guanosine monophosphate（グアノシン一リン酸）177 r
guanosine triphosphate（グアノシン三リン酸）177 r
guanyl cyclase（グアニルシクラーゼ）177 r
guanylate cyclase（グアニル酸シクラーゼ）177 r
guanylic acid（グアニル酸）177 ℓ
guanylyl cyclase（グアニリルシクラーゼ）177 ℓ
guar gum（グアーガム）177 ℓ
gulonic acid（グロン酸）198 r
gulose（グロース）195 r
gum（ガム）129 ℓ,（ガム質）129 ℓ,（ゴム）252 ℓ
gum arabic（アラビアガム）26 r
gum base（ガムベース）129 ℓ
gum ghatti（ガティガム）124 r
gummy matter（ガム質）129 ℓ,（ゴム質）252 r
gust scale（ガスト尺度）119 ℓ
gustatory center（味覚中枢）625 ℓ
gustatory organ（味覚器）625 ℓ,（味覚受容器）625 ℓ
gustatory sensation（味覚）624 ℓ
gustatory substance（呈味物質）436 ℓ
gustatory system（味覚系）625 ℓ
gut-associated lymphoid tissue（腸付随リンパ系組織）424 ℓ
Guthrie test（ガスリー試験）120 ℓ
Gymnema sylvestre（ギムネマシルベスタ）157 ℓ
gymnemic acid（ギムネマ酸）157 ℓ

H

H-2 histocompatibility（H-2組織適合性）80 ℓ
H_2-blocker（H_2遮断薬）80 ℓ
Haber-Weiss reaction（ハーバー・ワイス反応）499 ℓ
HACCP（ハセップ）507 ℓ
haddock（ハドック）511 r
Hageman factor（ハーゲマン因子）498 ℓ
Hagen-Poiseuille's equation（ハーゲン・ポアズイユの式）498 ℓ
hair shaft cell（毛幹細胞）643 ℓ
hair stem cell（毛包幹細胞）643 r
hairy tongue（毛舌）643 r
hake（ヘーク）583 ℓ
hakuran（ハクラン）505 ℓ
halal（ハラル）514 r
half prepared food（半調理済食品）517 r
half thawed（半解凍）516 ℓ
half-life（半減期）516 ℓ
halitosis（口臭）229 ℓ
hallucination（幻覚）214 r
halophile（好塩菌）222 r,（好塩［性］細菌）222 r
halophilic bacteria（好塩菌）222 r
halophilic bacterium（好塩細菌）222 r,（好塩［性］細菌）222 r
halophilic microorganism（好塩性微生物）223 ℓ
halorhodopsin（ハロロドプシン）516 ℓ
halotolerant bacteria（耐塩菌）390 ℓ
halotolerant microbe（耐塩性微生物）390 r
halzoun（寄生虫咽喉頭炎）152 r
ham（ハム）513 r,（もも）645 r
hamburg steak（ハンバーグステーキ）518 ℓ
hami melon（ハミウリ）513 r
hand grip strength（握力）6 ℓ
handmade taste（手作り志向）440 r
Hansen's disease（ハンセン病）517 ℓ
haploid（一倍体）48 ℓ
hapten（ハプテン）513 ℓ
haptocorrin（ハプトコリン）513 ℓ
haptoglobin（ハプトグロビン）513 ℓ
hard biscuit（ハードビスケット）499 ℓ
hard candy（ハードキャンディー）498 r
hard cheese（硬質チーズ）228 r
hard drink（ハードドリンク）499 ℓ
hard dry sausage（ハードドライソーセージ）499 ℓ
hard flour（強力粉）168 r
hard rice（硬質米）229 ℓ

欧文索引

hard roe（腹子）513 r
hard roll（硬焼きパン）121 l
hard sugar（ざらめ〔双目〕糖）270 l
hard tack（乾パン）146 l
hard water（硬水）231 r
hard wheat（硬質小麦）228 r
hardened oil（硬化油）223 r
hardness（硬度）236 r
hardness meter（硬度計）237 r
hardness test（硬度試験）237 r
Hardy-Weinberg law（ハーディー-ワインベルグの法則）498 r
harmonic mean（調和平均）425 l
harshness（灰汁〔アク〕）4 r
Hartnup disease（ハートナップ病）499 l
Harvard step test（ハーバード・ステップテスト）499 l
Hashimoto disease（橋本病）506 r
Hashimoto thyroiditis（橋本甲状腺炎）506 r,（橋本甲状腺腫）506 r
Hassall's corpuscle（ハッサル小体）510 r
Haugh unit（ハウユニット）503 r
Havers canal（ハバース管）513 l
Hayashi's quantification methods（数量化理論）351 l
haya-sushi（早鮨）513 r
hazard（瞬間死亡率）313 l,（ハザード）506 l
hazard analysis critical control point（ハサップ）506 l
haze（ヘイズ）582 r
HB antigen（HB 抗原, HB 抗体）80 l
HB antibody（HB 抗原, HB 抗体）80 l
head cheese（ヘッドチーズ）586 l
head circumference（頭囲）448 l
head measurement（頭囲）448 l
headspace analysis（ヘッドスペース分析）586 l
health（健康）215 l
health and fitness（健康と体力）218 l
Health and Medical Service Law for the Elderly（老人保健法）688 l
health and medical services for the aged（老人保健）688 l
health and nutritional improvement in community（地域公衆栄養改善）413 l
health and physical activity（健康と身体活動〔量〕）218 l
health care professional（保健医療従事者）600 l
health care staff（保健医療従事者）600 l
health center（市町村保健センター）294 l,（保健所）600 r
health class（健康教室）216 l
health conscious（健康意識）215 r

health consultation（健康相談）217 l
health education（衛生教育）68 l,（健康教育）216 l
health examination（健康診断）217 l
health examination（check-ups）（健診）219 l
health fitness instructor（健康運動実践指導者）215 r,（健康運動指導士）215 l
health food（健康食品）216 r
health index（健康指標）216 r
health indicator（健康指標）216 r
health insurance（健康保険）218 l
health of perception（自覚的健康感）282 l
health promotion（健康増進）217 l
health promotion center（健康増進センター）217 l
health promotion facilities（健康増進施設）217 l
Health Promotion Law（健康増進法）217 l
health promotion recognition facilities（健康増進認定施設）217 l
health related fitness（健康関連体力）216 l
health resort（健康保養地）218 r
health risk appraisal（健康危険評価）216 l
health science（健康科学）215 r
health science center（健康科学センター）215 r
Health Sciences Council（厚生科学審議会）231 r
health services（保健サービス）600 l
health services research（保健サービス研究）600 r
health statistics（保健統計）600 r
health survey（健康調査）217 r
health view（健康観）216 l
Healthy Japan 21（健康日本 21）218 l
healthy life expectancy（健康寿命）216 r
healthy menu（ヘルシーメニュー）591 l
heart（心臓）342 l
heart (cardiac) beat（心拍動）345 r
heart (cardiac) rate（心拍数）345 r
heart attack（心臓発作）343 l
heart beat（拍動）505 l
heart failure（心不全）345 r
heart muscle（心筋）335 r
heartburn（胸焼け）633 l
hearth bread（直焼きパン）283 l
heat（加熱する）126 l
heat capacity（熱容量）491 l
heat center（温中枢）102 r
heat conduction（熱伝導）490 r
heat cramps（熱痙攣〔れん〕）489 r
heat denaturation（加熱変性）126 r
heat durable plastic（耐熱性プラスチック）397 l
heat exchanger（熱交換器）489 r
heat exposure trouble（高温障害）223 l
heat increment（熱量増加）491 l
heat of adsorption（吸着熱）163 l

751

索　引

heat of evaporation（蒸発熱）318 r
heat of transition（転移熱）443 ℓ
heat of vaporization（気化熱）149 r,（蒸発熱）318 r
heat prostration（熱疲はい）491 ℓ
heat pump（ヒートポンプ）520 r
heat retention（うつ〔鬱〕熱症）63 ℓ
heat seal（ヒートシール）520 r
heat shock protein（熱ショックタンパク質）490 ℓ
heat shrinkable film（熱収縮性フィルム）490 ℓ
heat sterilization（加熱殺菌）126 ℓ
heat stroke（熱射病）490 ℓ,（熱中症）490 r
heat-retaining dishe（保温食器）599 r
heat-retaining tray（保温トレイ）599 r
heavy cream（ヘビークリーム）587 ℓ
heavy metal（重金属）305 r
heavy metal poisoning（重金属中毒）305 r
heavy water（重水）306 r
hedonic scale（嗜好尺度）288 ℓ
Heiner's syndrome（ハイナー症候群）502 r
Heinz body（ハインツ小体）503 r
Heinz granule（ハインツ小体）503 r
Helicobacterer pylori（ピロリ菌）547 ℓ
helix（ヘリックス）589 r,（ら〔螺〕旋）661 ℓ,（ら〔螺〕旋構造）661 ℓ
helix-coil transition（ヘリックスコイル転移）589 r
helper T cell（ヘルパーT細胞）591 ℓ
Helsinki oath（ヘルシンキ宣言）591 ℓ
hemagglutinin（赤血球凝集素）371 r
hematemesis（吐血）458 r
hematin（ヘマチン）588 r
hematinic（造血剤）382 r
hematocele（血瘤）206 r
hematocrit（ヘマトクリット）588 r
hematocyte（血液細胞）205 ℓ
hematology（血液学）204 r
hematoma（血腫）206 r
hematopoiesis factor（造血因子）382 r
hematopoietic stem cell（造血幹細胞）382 r
hematopoietin（ヘマトポ〔イ〕エチン）588 r
hematoxylin-eosine staining（ヘマトキシリン・エオシン染色）588 r
hematuria（血尿）209 r
heme（ヘム）589 ℓ
heme iron（ヘム鉄）589 ℓ
heme pigment（ヘム色素）589 ℓ
heme protein（ヘムタンパク質）589 ℓ
hemeralopia（昼盲）420 r
hemiacetal（ヘミアセタール）588 r
hemiazygos vein（半奇静脈）516 ℓ
hemicellulose（ヘミセルロース）589 ℓ
hemichrome（ヘミクロム）588 r

hemochromatosis（血色症）206 r,（ヘモクロマトーシス）589 ℓ
hemocyanin（血青素）208 ℓ,（ヘモシアニン）589 r
hemocyte（血液細胞）205 ℓ
hemodialysis（血液透析）205 ℓ
hemodynamics（血液力学）205 r,（血行力学）206 r
hemoglobin（血色素症）206 r
hemoglobin A_{1C}（ヘモグロビン A_{1C}）589 ℓ
hemoglobinemia（血色素症）206 r
hemoglobinuria（血色素尿症）206 r
hemolysin（溶血素）654 r
hemolysis（溶血）654 r
hemolytic anemia（溶血性貧血）654 r
hemolytic plaque assay（溶血斑試験）655 ℓ,（溶血プラークテスト）655 ℓ
hemolytic uremic syndrome（溶血性尿毒症症候群）654 r
hemopexin（ヘモペキシン）589 r
hemopexis（血液凝固）205 ℓ
hemophilia（血友病）209 r
hemoptysis（喀血）121 r
hemorrhage（出血）310 r
hemorrhagic colitis（出血性大腸炎）311 ℓ
hemorrhagic diathesis（出血性素因）311 ℓ
hemorrhagic disease of newborn（新生児出血性疾患）341 r
hemorrhoid（痔核）282 r
hemosiderin（ヘモシデリン）589 r
hemosiderosis（ヘモシデリン沈着）589 r
hemostasis（止血）287 r
hemostatis（うっ〔鬱〕血）63 ℓ
hemp（アサ〔麻〕）7 ℓ
hemp seed（アサの実）7 ℓ,（おの実）98 ℓ
hemp seed oil（麻実油）7 ℓ
heparansulfate（ヘパラン硫酸）587 ℓ
heparin（ヘパリン）587 ℓ
hepatic acinus（肝小葉）141 r
hepatic coma（肝性昏睡）142 r
hepatic encephalopathy（肝性脳症）142 r
hepatic hypoglycemia（肝性低血糖）142 ℓ
hepatic lobule（肝小葉）141 r
hepatic vein（肝静脈）141 r
hepatitis（肝炎）138 ℓ
hepatitis A virus（A型肝炎ウイルス）72 r
hepatitis E virus（E型肝炎ウイルス）39 ℓ
hepatitis virus（肝炎ウイルス）138 ℓ
hepatocyte（肝細胞）140 ℓ
hepatoma（ヘパトーマ）587 ℓ
hepatomegaly（肝腫大）141 ℓ
hepcidin（ヘプシジン）587 r

欧文索引

heptose（七炭糖）294 *l*, （ヘプトース）588 *r*
herb（ハーブ）499 *l*
herb tea（ハーブ茶）499 *l*
herbal tea（ハーブ茶）499 *l*
herbicide（除草剤）332 *r*
herbicide tolerant crop（除草剤耐性作物）332 *r*
herbivorous fish（草食魚）383 *r*
herd immunity（集団免疫）307 *r*
hereditay disease（遺伝病）51 *r*
heredopathia atactica polyneuritiformis（遺伝性多発神経炎性失調症）51 *r*
heredopathia ataticapolyneuritiformis（家族性失調性多発神経炎）120 *r*
Hering canal（ヘーリング管）584 *l*
herix（弦巻線）429 *r*
hernia（ヘルニア）591 *l*
herring oil（ニシン油）477 *r*
herring roe（かずのこ）119 *r*
Herschel-Bulkley fluid（ハーシェル-バルクレイ流体）498 *l*
hesperetin（ヘスペレチン）586 *l*
hesperidin（ヘスペリジン）585 *r*
hesperidinase（ヘスペリジナーゼ）585 *r*
heteroatom（ヘテロ原子）586 *r*
heterocyclic amine（ヘテロサイクリックアミン）586 *r*
heterocyclic compound（複素環式化合物）557 *r*
heterogeneity（不均一性）556 *r*
heterogeneousness（不均一性）556 *r*
heteroglycan（ヘテログリカン）586 *r*
heterooligosaccharide（ヘテロオリゴ糖）586 *r*
heteropolysaccharide（ヘテロ多糖類）586 *r*
heterosis（雑種強勢）237 *r*, （ヘテローシス）586 *r*
heterotroph（従属栄養生物）306 *r*, （他家栄養生物）399 *r*, （他力栄養生物）404 *r*
9-hexadecenoic acid（9-ヘキサデセン酸）584 *l*
hexamethaphosphate（ヘキサメタリン酸）584 *l*
hexanal（ヘキサナール）584 *l*
hexanoic acid（ヘキサン酸）584 *r*
hexenal（ヘキセナール）584 *r*
hexenol（ヘキセノール）584 *r*
hexokinase（ヘキソキナーゼ）584 *l*
hexosamine（ヘキソサミン）584 *r*
hexosan（ヘキソサン）584 *r*
hexose（ヘキソース）584 *r*, （六炭糖）689 *l*
hexose monophosphate shunt（ヘキソース一リン酸経路）584 *r*
hexose phosphate（ヘキソースリン酸）584 *r*
hexosimine（ヘキソシミン）585 *l*
hexuronic acid（ヘキスロン酸）584 *r*
high barrier film（ハイバリアフィルム）503 *l*
high blood pressure（高血圧症）226 *l*

high calorie food（高エネルギー食品）222 *l*
high carbohydrate diet（高糖質食）237 *l*
high energy food（高エネルギー食）222 *l*
high fat meal（多脂ミール）400 *r*
high impact polystyrene（耐衝撃性ポリスチレン）394 *l*
high methoxyl pectin（高メトキシ［ル］ペクチン）240 *l*
high performance liquid chromatography（高速液体クロマトグラフィー）233 *r*, （高分解能液体クロマトグラフィー）239 *l*
high pressure food（高圧食品）221 *l*, （超高圧食品）422 *l*
high protein diet therapy（高タンパク質療法）235 *r*
high risk（group）（ハイリスク［グループ］）503 *r*
high sensitivity（高感受性）224 *l*
high solid content liquid milk（濃厚牛乳）493 *r*
high temperature injury（高温障害）223 *l*
high-carbohydrate diet（高炭水化物食）235 *r*
high-carbohydrate food（高糖食）237 *l*
high-density lipoprotein（高比重リポタンパク質）238 *l*, （高密度リポタンパク質）239 *l*
high-density lipoprotein cholesterol（高密度リポタンパク質コレステロール）239 *l*
high-density polyethylene（高密度ポリエチレン）239 *r*
high-energy bond（高エネルギー結合）222 *l*
high-energy compound（高エネルギー化合物）222 *l*
high-energy phosphate bond（高エネルギーリン酸結合）222 *l*
higher alcohol（高級アルコール）225 *l*
higher fatty acid（高級脂肪酸）225 *r*
higher order structure（高次構造）228 *l*
higher-order structure of protein（タンパク質の高次構造）410 *r*
high-frequency dielectric heating（高周波誘電加熱）230 *l*
high-fructose corn syrup（高フルクトースコーンシロップ）238 *r*
highly pathogenic avian influenza（高病原性鳥インフルエンザ）238 *r*
highly unsaturated fatty acid（高度不飽和脂肪酸）237 *l*
highly-pigmented vegetable（有色野菜）651 *r*
high-order structure（高次構造）228 *r*
high-temperature acclimatization（暑熱順化）333 *l*, （熱暑順化）490 *l*
high-temperature environment（高温環境）223 *l*
Hildebrandt extractor（ヒルデブラント抽出器）545 *r*
Hill plot（ヒルプロット）546 *l*

753

hiochic acid（火落酸）521 r
hip joint（股関節）242 r
hippocampus（海馬）107 r
hippuric acid（馬尿酸）512 r
hippuricase（ヒップリカーゼ）534 ℓ
hishio（醤）524 ℓ
histaminase（ヒスタミナーゼ）524 r
histamine（ヒスタミン）524 r
histamine antagonist（抗ヒスタミン剤）238 ℓ
histamine intoxication（ヒスタミン中毒）525 ℓ
histamine poisoning（ヒスタミン中毒）525 ℓ
histamine transport defect（ヒスチジン再吸収障害）525 ℓ
histidine（ヒスチジン）525 ℓ
L-histidine ammonia-lyase（urocanate-forming）（ヒスチジンアンモニアリアーゼ）525 ℓ
histidine decarboxylase（ヒスチジンデカルボキシラーゼ）525 ℓ
histidinemia（ヒスチジン血症）525 ℓ
histidinuria（ヒスチジン尿症）525 ℓ
histocompatibility（組織適合性）386 ℓ
histocompatibility test（組織適合テスト）386 ℓ
histone（ヒストン）525 r
histopathological examination（病理組織学的試験）543 ℓ
histotyping（組織タイピング）386 ℓ
histozyme（ヒストザイム）525 r
hit theory（ヒット説）533 r,（標的理論）542 ℓ
hitoegusa（ヒトエグサ）534 ℓ
HMG-CoA reductase（HMG-CoA 還元酵素）79 r,（HMG-CoA レダクターゼ）79 r
HMP cycle（HMP 経路）79 r
hog grease（豚脂）467 r
hogget（ホゲット）600 ℓ
Hogness box（ホグネスボックス）600 ℓ
holocarboxylase synthetase（ホロカルボキシラーゼシンテターゼ）613 ℓ
holocellulose（ホロセルロース）613 r
holoenzyme（ホロ酵素）613 ℓ
home blood pressure（家庭血圧）124 r
home healthcare（家庭保健）124 r
home nursing（在宅看護）262 r
home visiting nursing（訪問看護）598 r
home-delivery food（中食）470 ℓ
homeobox（ホメオボックス）607 r
homeostasis（恒常性）230 r,（ホメオスタシス）607 ℓ
homeotic gene（ホメオ遺伝子）607 ℓ,（ホメオティック遺伝子）607 r
homing（ホーミング）599 r
homocysteine（ホモシステイン）607 r
homocystine（ホモシスチン）607 r

homocystinuria（ホモシスチン尿症）607 r
homogenization（均質化）173 r,（ホモジナイズ）608 ℓ
homogentisic acid（ホモゲンチジン酸）607 r
homoglycan（ホモグリカン）607 r
homograft（同種移植片）451 r
homolactic acid bacteria（ホモ乳酸菌）608 ℓ
homolactic fermentation（ホモ乳酸発酵）608 ℓ
homolog（相同遺伝子）384 ℓ,（ホモログ）608 ℓ
homologous recombination（相同組換え）384 ℓ
homology（相同性）384 ℓ
homopolymer（ホモポリマー）608 ℓ
homopolysaccharide（ホモ多糖類）608 ℓ
honey（蜂蜜）508 ℓ
honey fungus（ナラタケ）472 r
honey wine（蜂蜜酒）508 ℓ
honeycomb stomach（蜂の巣胃）508 ℓ
honeydew melon（ハニーデューメロン）512 ℓ
honzen dishes（本膳料理）613 r
Hooke's law（フックの法則）560 ℓ
hookworm（鉤虫）235 r
hookworm anemia（鉤虫性貧血）236 ℓ,（十二指腸虫貧血）308 ℓ
hookworm disease（鉤虫症）236 ℓ,（十二指腸虫症）308 ℓ
hop（ホップ）606 ℓ
hop oil（ホップ油）606 r
hordein（ホルデイン）611 r
hormone（ホルモン）612 r
hormone receptor（ホルモン受容体）613 ℓ
hormone receptor complex（ホルモン受容体複合体）613 ℓ
hormone response element（ホルモン応答配列）612 r
hormone sensitive lipase（ホルモン感受性リパーゼ）613 ℓ
hormone-binding domain（ホルモン結合領域）613 ℓ
hormone-releasing factor（ホルモン放出因子）613 ℓ
horsemeat（馬肉）512 ℓ
hospital infection（院内感染）58 ℓ
hospital nutritional treatment costs（入院時食事療養費）479 r
host（宿主）309 r,（ホスト）601 ℓ
host factor（宿主要因）309 r
hot break（ホットブレイク）606 ℓ
hot cake（ホットケーキ）606 ℓ
hot cake mix（ホットケーキミックス）606 ℓ
hot smoking（熱くん〔燻〕煙法）489 r
house dust（ハウスダスト）503 r
household budget survey（家計調査）115 ℓ

欧文索引

household expenditure（家計支出）115 ℓ
housekeeping gene（ハウスキーピング遺伝子）503 r
Howell-Jolly body（ハウエル・ジョリー小体）503 r
hulled barley（皮麦）137 r
hull-less barley（裸麦）508 ℓ
human calorimeter（ヒューマンカロリーメーター）540 r
human chorionic gonadotropin（ヒト絨毛性ゴナドトロピン）534 ℓ
human engineering（人間工学）485 ℓ
human immunodeficiency virus（ヒト免疫不全ウイルス）534 ℓ
human immunodeficiency virus infection（ヒト免疫不全ウイルス感染症）534 r
human leukocyte antigen（HLA）80 ℓ
human leukocyte antigen（ヒト白血球抗原）534 ℓ
human menopausal gonadotropin（閉経婦人尿性腺刺激ホルモン）582 r
human metabolic chamber（ヒューマンメタボリックチャンバー）540 r
human milk（人乳）345 ℓ
human milk score（人乳価）345 ℓ
human placental lactogen（ヒト胎盤性ラクトゲン）534 ℓ
humectant（ヒューメクタント）540 r, （保湿材）601 ℓ
humic acid（フミン酸）562 r
humin（フミン質）562 r
humoral immunity（体液性免疫）390 r
humulene（フムレン）562 r
humulon（フムロン）562 r
hungar edema（飢餓浮腫）149 r
Hungarian salami sausage（ハンガリアンサラミ）516 ℓ
hunger contraction（飢餓収縮）149 r
hunger sensation（空腹感）178 r
hunting sausage（ハンティングソーセージ）517 r
Huntington's chorea（ハンチントン舞踏病）517 r
Hurthle cell（ヒュルツル細胞）541 ℓ
husked rice（玄米）220 ℓ
hxylaldehyde（ヘキシルアルデヒド）584 r
hyalin（ヒアリン）519 ℓ
hyaline（硝子質）316 ℓ
hyaline cartilage（硝子軟骨）316 r, （ヒアリン軟骨）519 ℓ
hyaluronic acid（ヒアルロン酸）519 ℓ
hyaluronidase（ヒアルロニダーゼ）519 ℓ
hybrid（ハイブリッド）503 ℓ
hybrid vigor（雑種強勢）267 r
hybridization（混成）257 r, （ハイブリッド形成）503 ℓ
hybridoma（ハイブリドーマ）503 ℓ, （融合雑種腫瘍細胞）650 ℓ
hydatidosis（包虫症）598 ℓ
hydragogue purgative（峻下剤）313 r
hydrangea tea（アマチャ）19 ℓ
hydrase（加水酵素）117 r, （ヒドラーゼ）534 ℓ
hydratase（加水酵素）117 r, （ヒドラターゼ）534 ℓ
hydrate（水和物）351 ℓ
hydrocarbon（炭化水素）405 ℓ
hydrochloric acid（塩酸）88 r
hydrocolloid（ハイドロコロイド）502 ℓ
hydrocortisone（ヒドロコルチゾン）537 ℓ
hydrocyanic acid（シアン化水素酸）279 ℓ
hydrocyanism（青酸中毒）362 r
hydrogen（水素）348 ℓ
hydrogen acceptor（水素受容体）349 r
hydrogen bond（水素結合）349 ℓ
hydrogen carrier（水素運搬体）349 ℓ
hydrogen chloride（塩化水素）86 ℓ
hydrogen flame ionization detector（水素炎イオン化検出器）349 ℓ
hydrogen ion（水素イオン）348 r
hydrogen ion activity（水素イオン活量）348 r
hydrogen ion exponent（水素イオン指数）348 ℓ
hydrogen peroxide（過酸化水素）116 ℓ
hydrogenase（ヒドロゲナーゼ）537 ℓ
hydrogenated oil（硬化油）223 r, （水素添加油脂）349 r, （水添油）350 ℓ
hydrogenated oil odor（硬化油臭）223 r
hydrogenation（水素添加）349 ℓ
hydrolase（加水分解酵素）118 r, （水解酵素）347 ℓ, （ヒドロラーゼ）537 ℓ
hydrolysis（加水分解）118 r, （水解）347 ℓ
hydrolyzed vegetable protein（植物タンパク質加水分解物）329 ℓ
hydroperoxide（ヒドロペルオキシド）537 ℓ
hydroperoxy fatty acid（ヒドロペルオキシ脂肪酸）537 ℓ
hydroperoxy radical（ヒドロペルオキシラジカル）537 r
hydrophilic amino acid（親水性アミノ酸）341 ℓ
hydrophilic colloid（親水性コロイド）341 ℓ
hydrophilic group（親水基）341 ℓ
hydrophilic polymer（親水性樹脂）341 ℓ
hydrophilic sol（親水性ゾル）341 ℓ
hydrophilicity（親水性）341 ℓ
hydrophobic（疎水性）386 r
hydrophobic amino acid（疎水性アミノ酸）386 r
hydrophobic bond（疎水結合）386 r
hydrophobic colloid（疎水性コロイド）386 r

755

索　　引

hydrophobic group（疎水基）386 r
hydrophobic protein（疎水性タンパク質）386 r
hydrophobic sol（疎水性ゾル）386 r
hydroquinone（ヒドロキノン）537 ℓ
hydrostatic weighing method（水中体重法）349 r
hydrosulfite（ハイドロサルファイト）502 r
hydrotherapy（水治療法）350 r
hydroxide（水酸化物）348 ℓ
hydroxide ion（水酸化物イオン）348 ℓ
hydroxy acetic acid（ヒドロキシ酢酸）535 r
hydroxy acid（ヒドロキシ酸）535 r
β-hydroxy butyric acid（β-ヒドロキシ酪酸）536 r
hydroxy group（水酸基）348 ℓ,（ヒドロキシ基）535 r
hydroxy β-carotene（ヒドロキシ β-カロテン）535 r
hydroxyacetamide（ヒドロキシアセタミド）534 r
hydroxyamino acid（ヒドロキシアミノ酸）534 r
hydroxyapatite（ヒドロキシアパタイト）534 r
p-hydroxybenzoic acid ester（p-ヒドロキシ安息香酸エステル）535 ℓ
25-hydroxycholecalciferol（25-ヒドロキシコレカルシフェロール）535 r
hydroxycitronellal（ヒドロキシシトロネラール）535 r
hydroxyeicosatetraenoic acid（ヒドロキシエイコサテトラエン酸）535 ℓ
25-hydroxyergocalciferol（25-ヒドロキシエルゴカルシフェロール）535 r
hydroxyethyl starch（ヒドロキシエチルデンプン〔でんぷん〕）535 ℓ
hydroxyethylthiamin（ヒドロキシエチルチアミン）535 ℓ
5-hydroxyindoleacetic acid（5-ヒドロキシインドール酢酸）535 ℓ
hydroxykynureninurea（ヒドロキシキヌレニン尿症）535 r
hydroxyl group（ヒドロキシル基）537 ℓ
hydroxyl radical（ヒドロキシルラジカル）537 ℓ
hydroxylamine（ヒドロキシルアミン）536 r
hydroxylase（水酸化酵素）347 r,（ヒドロキシラーゼ）536 r
hydroxylation（ヒドロキシル化）537 ℓ
hydroxylysine（ヒドロキシリシン）536 r
hydroxymethyl glutaric acid-CoA reductase（ヒドロキシメチルグルタル酸 CoA 還元酵素）536 r
hydroxymethylfurfural（ヒドロキシメチルフルフラール）536 r
hydroxymethylglutaryl-CoA（ヒドロキシメチルグルタリル CoA）536 ℓ
hydroxymethylglutaryl-CoA reductase（ヒドロキシメチルグルタリル CoA 還元酵素）536 ℓ,（ヒドロキシメチルグルタリル CoA レダクターゼ）536 ℓ
4-hydroxynonenal（4-ヒドロキシノネナール）535 r
hydroxyphenylisatin（ヒドロキシフェニルイサチン）536 ℓ
hydroxyproline（ヒドロキシプロリン）536 ℓ
5-hydroxytryptamine（5-ヒドロキシトリプタミン）535 r
25-hydroxyvitamin D（25-ヒドロキシビタミン D）536 ℓ
hygiene（衛生［学］）68 ℓ
hygienic insect pest（食品衛生害虫）326 r
hyper LDL-cholesterolemia（高 LDL コレステロール血症）222 r
hyperacidity（胃酸過多症）42 r
hyperaldosteronism（高アルドステロン症）221 r
hyperalimentation（過栄養）110 ℓ
hyperammonemia（高アンモニア血症）221 r
hyperargininemia（高アルギニン血症）221 ℓ
hyperbilirubinemia（高ビリルビン血症）238 r,（ビリルビン過剰血症）545 r
hypercalcemia（高カルシウム血症）224 ℓ
hypercalciuria（高カルシウム尿症）224 ℓ
hypercardia（心［臓］肥大）343 r
hypercarotenosis（カロテン過剰症）136 r
hypercellular obesity（細胞肥大型肥満）264 r
hypercholesterolemia（高コレステロール血症）227 r
hyperemesis（つわり）429 r
hyperemesis gravidarum（妊娠悪阻）485 r
hyperferremia（鉄過剰症）440 r
hyperfiltration（逆浸透）158 ℓ
hyperfunction（機能亢進）155 r
hypergammaglobulinemia（高γグロブリン血症）224 ℓ
hyperglycemia（高血糖）226 ℓ
hyperglycinemia（高グリシン血症）225 r
hyperhistidinuria（高ヒスチジン尿症）238 ℓ
hyperinsulinemia（高インスリン血症）221 r
hyperkalemia（高カリウム血症）223 r
hyperleucine-isoleucinuria（高ロイシン・イソロイシン尿症）240 r
hyperlipidemia（高脂血症）228 r
hyperlysinemia（高リシン血症）240 ℓ
hypermagnesemia（高マグネシウム血症）239 r
hypermetabolism（代謝亢進）393 ℓ
hypernatremia（高ナトリウム血症）237 r
hyperoxaluria（高シュウ酸尿症）230 ℓ
hyperphagia（過食）117 r
hyperphenylalaninemia（高フェニルアラニン血症）238 r

hyperphosphatemia（高リン血症）240 r
hyperpituitarism（下垂体機能亢進症）118 ℓ
hyperplasia（過形成）115 ℓ,（増殖）383 r
hyperplasia obesity（細胞増殖型肥満）264 r
hyperproinsulinemia（高プロインスリン血症）238 r
hyperprolactinemia（高プロラクチン血症）238 r
hyperprolinemia（高プロリン血症）238 r
hyperproteinemia（高タンパク質血症）235 r
hypersensitivity（過敏症）127 ℓ,（高感受性）224 r
hypertension（高血圧）226 ℓ,（高血圧症）226 r
hyperthyroidism（甲状腺機能亢進）230 r,（甲状腺機能亢進症）230 r
hypertonia（高血圧症）226 r
hypertonic solution（高張液）236 r
hypertriglyceridemia（高中性脂肪血症）236 ℓ
hypertrophic obesity（肥大型肥満）526 r
hypertrophy（肥大）526 r
hypertyrosinemia（高チロシン血症）236 r
hyperuricemia（高尿酸血症）237 r
hypervalinemia（高バリン血症）238 ℓ
hyperventilation（過換気）111 r
hyperventilation（換気過剰）138 r,（換気亢進）138 ℓ
hypervitaminosis（ビタミン過剰症）526 r
hypervitaminosis A（ビタミン A 過剰症）528 ℓ
hypervitaminosis B_6（ビタミン B_6 過剰症）529 ℓ
hypervitaminosis D（ビタミン D 過剰症）531 ℓ
hypervitaminosis E（ビタミン E 過剰症）531 r
hypervitaminosis K（ビタミン K 過剰症）532 r
hypervolemia（赤血球増加症）371 r
hypoalbuminemia（低アルブミン血症）430 r
hypoallergenic rice（低アレルゲン米）431 ℓ
hypobaric compensative zone（低圧代償域）430 r
hypobaric critical zone（低圧危険域）430 r
hypobaric environment（低圧環境）430 ℓ
hypobaric indifference zone（低圧不関域）430 r
hypobaric injury zone（低圧障害域）430 r
hypocalcemia（低カルシウム血症）432 r
hypochloric diet（減塩食）214 ℓ
hypochlorous acid（次亜塩素酸）278 ℓ
hypocholesterolemia（低コレステロール血症）433 r
hypodermis-subcutaneous tissue（皮下組織）522 ℓ
hypogeusia（味覚減退）625 ℓ
hypogloburia（赤血球減少症）371 r
hypoglycemia（低血糖）433 ℓ
hypoglycemic agent（血糖降下薬）209 r
hypoglycemic coma（低血糖昏睡）433 ℓ
hypomenorrhea（過少月経）117 ℓ
hypomineralization（無機質欠乏）630 r
hyponatremia（低ナトリウム血症）435 ℓ

hypophosphatemic rickets（低リン酸血症性くる病）436 r
hypophyseal portal system（下垂体門脈系）118 r
hypophysectomy（下垂体摘出）118 ℓ
hypophysis（脳下垂体）493 ℓ
hypopituitarism（下垂体機能低下症）118 ℓ
hypoprothrombinemia（低プロトロンビン血症）435 ℓ
hyposensitization（減感作）214 r
hypotension（低血圧）433 ℓ
hypothalamic hormone（視床下部ホルモン）291 r
hypothalamo-hypophyseal system（視床下部下垂体系）291 ℓ
hypothalamus（視床下部）291 ℓ
hypothermia（低体温症）434 r
hypothyroidism（甲状腺機能低下症）230 ℓ
hypotonic solution（低張液）434 r
hypoxanthine（ヒポキサンチン）539 r
hypoxemia（低酸素血症）434 ℓ

I

I band（I 帯）2 ℓ
iatrogenic disorder（医原病）42 ℓ
ibotenic acid（イボテン酸）53 ℓ
ice cream（アイスクリーム）2 ℓ
ice crystal（氷晶）542 ℓ
ice milk（アイスミルク）2 ℓ
ice point（氷点）542 r
ice point depression（氷点降下）542 r
ice temperature storage（氷温貯蔵）541 ℓ
iced water（氷水）241 ℓ
ichimon snacks（一文菓子）48 ℓ
ichiya-sushi（一夜鮨）48 ℓ
icing storage（氷蔵）542 ℓ
icosanoic acid（イコサン酸）42 r
icosapentaenoic acid（イコサペンタエン酸）42 r
icterus（黄疸）94 ℓ
ideal solution（理想溶液）668 r
identification（同定）452 r
idiopathic（特発性）457 r,（本態性）613 r
idiopathic hypercalcemia（特発性高カルシウム血症）457 r
idiopathic steatorrhea（特発性脂肪性下痢症）457 r
idiotope（イディオトープ）49 ℓ
idiotype（イディオタイプ）49 ℓ
idiotype network theory（イディオタイプネットワーク説）49 ℓ
iduronic acid（イズロン酸）43 r
ileitis（回腸炎）106 ℓ
ileocecal valve（回盲弁）108 r
ileostomy（回腸ろう［瘻］造設［術］）106 r
ileotransversostomy（回腸横行結腸吻合）106 ℓ

索　引

ileum（回腸）106 ℓ
Imerslund's syndrome（イメルスルンド症候群）54 ℓ
imine（イミン）53 r
imino acid（イミノ酸）53 r
iminoglycinuria（イミノグリシン尿症）53 r
iminourea（イミノ尿素）53 r
imitation chocolate（イミテーションチョコレート）53 r
imitation milk（イミテーションミルク）53 r
immediate allergy（即時型アレルギー）385 ℓ
immediate type hypersensitivity（即時型過敏症）385 r
immersion（浸漬）340 ℓ, 342 ℓ
immobilized enzyme（固定化酵素）249 r
immobilized microorganism（固定化微生物）250 ℓ
immune adherence（免疫粘着）641 ℓ
immune antibody（免疫抗体）641 ℓ
immune complex（免疫複合体）641 ℓ
immune milk（免疫ミルク）641 ℓ
immune response（免疫応答）640 ℓ
immune response gene（免疫応答遺伝子）640 r
immune system（免疫機構）640 r
immunine cell（免疫細胞）641 ℓ
immunity（免疫）640 ℓ
immunoadjuvant（免疫アジュバント）640 ℓ
immunoaffinity chromatography（免疫アフィニティークロマトグラフィー）640 ℓ
immunoassay（イムノアッセイ）53 r,（免疫測定法）641 ℓ
immunoblast（免疫芽細胞）640 r
immunoblotting（イムノブロット法）54 ℓ,（免疫ブロット法）641 r
immunocyte（免疫細胞）641 ℓ
immunodeficiency（免疫欠損）641 ℓ,（免疫不全）641 ℓ
immunoelectrophoresis（免疫電気泳動）641 r
immunofluorescence assay（免疫蛍光測定法）641 ℓ
immunofluorescence technique（免疫蛍光法）641 ℓ
immunogen（免疫原）641 ℓ
immunogenicity（免疫原性）641 ℓ
immunoglobulin（免疫グロブリン）640 r
immunological cytolysis（免疫細胞溶解）641 ℓ
immunological cytotoxicity（免疫細胞障害）641 ℓ
immunological examination（免疫学的検査）640 r
immunological memory cell（免疫記憶細胞）640 r
immunological tolerance（免疫寛容）640 r
immunology（免疫学）640 r
immunoprecipitation（免疫沈降）641 ℓ
immunosuppressant（免疫抑制剤）642 ℓ
immunosuppressive drug（免疫抑制剤）642 ℓ
immunotherapy（免疫療法）642 ℓ

immunotoxicity（免疫毒性）641 r
impact extruded can（インパクト缶）58 ℓ,（衝撃押出し缶）315 r
impaired glucose tolerance（耐糖能異常）396 r
impaired histidine transport（ヒスチジン再吸収障害）525 ℓ
impedance（インピーダンス）58 ℓ
impedance method（インピーダンス法）58 ℓ
implantation（着床）417 r
import food inspection（輸入食品検査）653 ℓ
import tolerance（インポートトレランス）59 ℓ
imported infectious disease（輸入感染症）653 ℓ
impotence（インポテンス）59 r
imprinting（刷り込み）358 ℓ
impulse（インパルス）58 ℓ
impulse conducting system（刺激伝導系）287 ℓ
in silico（インシリコ）56 ℓ
in situ（インサイチュー）55 r
in vitro（インビトロ）58 ℓ,（生体外［の］）365 ℓ
in vivo（インビボ）58 r
inapparent infection（不顕性感染）558 ℓ
inborn error of metabolism（先天性代謝異常症）379 r
inbreeding（近親交配）174 ℓ,（同系交配）449 r,（同系繁殖）450 ℓ
incidence（罹患率）666 r
incidence rate（出現率）311 ℓ
inclination（偏り）121 ℓ
inclusion body（封入体）552 r
incomplete antigen（不完全抗原）556 ℓ
incompressible fluid（非圧縮性流体）519 ℓ
incretin（インクレチン）55 ℓ
incubation period（潜伏期）380 r
incubator（インキュベーター）55 ℓ,（ふ［孵］卵器）566 r
independent variable（独立変数）458 r
Indica rice（インディカ米）57 r
indican（インジカン）55 ℓ
indicator paper（指示薬試験紙）290 r
indigestible dexrin（難消化性デキストリン）474 ℓ
indigestible oligosaccharide（難消化性オリゴ糖）473 r
indigestive saccharide（難消化糖［類］）474 ℓ,（不消化糖［類］）558 r
indigo（インジゴ）55 r
indigo carmine（インジゴカルミン）55 r
indigotin（インジゴチン）55 r
indirect calorimetry（間接的エネルギー測定法）142 r
indirect radiography（X線間接撮影［法］）79 r
indispensable amino acid（不可欠アミノ酸）555 r
individual difference（個人差）247 ℓ

indocyanine green（インドシアニングリーン）58 *l*
indole（インドール）57 *r*
indolethyl amine（インドールエチルアミン）57 *r*
indomethacin（インドメタシン）58 *l*
inducer（インデューサー）57 *r*
inducible enzyme（誘導酵素）651 *r*
induction heater（電磁調理器）444 *r*
induction heating（誘導加熱）651 *r*
induction phase（誘導期）651 *r*
inductively coupled plasma-atomic emission spectrometry（高周波誘導結合型プラズマ発光分析法）230 *l*
industrial agar（工業用寒天）225 *r*
infancy（小児期）318 *l*
infant（乳児）481 *l*,（幼児）655 *r*
infant mortality（乳児死亡率）481 *r*
infant mortality rate（乳児死亡率）481 *r*
infant nutrition（小児栄養）318 *l*
infantile beriberi（乳児脚気）481 *r*
infantile diarrhea（乳児下痢症）481 *r*
infantile obesity（小児肥満）318 *l*
infantile scurvy（乳児壊血病）481 *r*
infarct（梗塞）233 *r*
infection（感染）143 *l*
infectious bacterial food poisoning（感染型細菌性食中毒）143 *l*
infectious disease（感染症）143 *l*,（伝染病）446 *l*
infectious enterocolitis（感染性胃腸炎）143 *l*
inferential statistics（推測統計学）349 *l*
infertility（不妊症）562 *l*
inflammasole（インフラマソール）58 *r*
inflammasome（インフラマソーム）58 *r*
inflammation（炎症）89 *l*
inflammatory bowel disease（炎症性腸疾患）89 *l*
influenza（インフルエンザ）58 *l*
information（情報）319 *l*
information processing（情報処理）319 *l*
informed consent（インフォームドコンセント）58 *r*
infrared drying moisture meter（赤外線乾燥水分計）369 *r*
infrared gas analyzer（赤外［線］ガス分析計）369 *r*
infrared heating（赤外線加熱）369 *r*
infrared radiation（赤外線）369 *r*
infrared rays（赤外線）369 *r*
infrared spectrophotometer（赤外線分光光度計）369 *r*
infrared spectrum（赤外スペクトル）369 *l*
infusion（輸液）652 *l*
infusion method（インフュージョン法）58 *r*
infusion of nutrient（栄養輸液）72 *l*

ingesta urticaria（食事性じん〔蕁〕麻疹）323 *l*
inheritance（遺伝）49 *r*
inhibin（インヒビン）58 *l*
inhibition（阻害）385 *l*
inhibition of browning（褐変防止）124 *l*
inhibitor（阻害因子）385 *l*,（阻害剤）385 *l*
initial loss of weight（生理的体重減少「新生児の」）368 *r*
initial stage of decomposition（初期腐敗）321 *l*
initial vomiting（溢〔いつ〕乳）49 *l*
initiation（イニシエーション）52 *l*
initiation codon（開始コドン）105 *l*
initiator（イニシエーター）52 *l*
injection（注射）419 *r*
inner hair cell（内有毛細胞）469 *r*
inner thin albumen（内水様卵白）468 *r*
inonic polymer（イオン性高分子）41 *l*
inorganic elements（無機成分）630 *r*
inosine（イノシン）52 *r*
inosine monophosphate（イノシン一リン酸）53 *l*
inosinic acid（イノシン酸）53 *l*
inosite（イノシット）52 *r*
inositol（イノシトール）52 *r*
inositol 1,4,5-trisphosphate（イノシトール1,4,5-三リン酸）52 *r*
inositol phosphate（イノシトールリン酸）52 *r*
inositol phospholipid（イノシトールリン脂質）52 *r*
inositol triphosphate（イノシトール三リン酸）52 *r*
inositol trisphosphate（イノシトールトリスリン酸）52 *r*
insensible perspiration（不感蒸泄）556 *l*
inspection（検収）218 *r*
instant coffee（インスタントコーヒー）56 *l*
instantaneous force（瞬発力）313 *r*
instantaneous modulus（瞬間弾性率）313 *l*
instinctive behavior（本能の行動）614 *l*
institutional food（給食用食品）161 *r*
institutional food service management（給食管理）161 *l*
institutional food service management system（給食システム）161 *l*
institutional review（倫理審査）678 *r*
insulin（インスリン）56 *l*
insulin receptor（インスリン受容体）56 *r*,（インスリンレセプター）57 *l*
insulin receptor abnormality（インスリン受容体異常症）56 *r*
insulin receptor substrate（インスリン受容体基質）56 *r*,（インスリンレセプター基質）57 *l*
insulin resistance（インスリン抵抗性）56 *r*
insulin sensitivity（インスリン感受性）56 *r*
insulin-dependent status（インスリン依存状態）

索　　引

56 *ℓ*
insulin-like growth factor（インスリン様成長因子）57 *ℓ*
insulin-like growth factor-binding protein（インスリン様成長因子結合タンパク質）57 *ℓ*
insulinoma（インスリノーマ）56 *ℓ*
intelligence quotient（知能指数）416 *r*
interaction（交互作用）227 *r*
interbrain（間脳）145 *r*
intercellular communication（細胞間連絡）263 *r*
intercellular fluid（細胞間液）263 *r*
intercellular space（細胞間隙）263 *r*
intercellular substance（細胞間物質）263 *r*
interdigestive contraction（空腹期収縮）178 *r*,（食間収縮）333 *ℓ*
interesterification（エステル転移反応）77 *r*
interfacial tension（界面張力）108 *r*
interferon（インターフェロン）57 *ℓ*
inter-individual variation（個人間変動）247 *ℓ*
interleukin（インターロイキン）57 *r*
intermediary metabolism（中間代謝）418 *r*
intermediary metabolite（代謝中間体）393 *r*,（中間代謝物質）418 *r*
intermediate（代謝中間体）393 *r*,（中間体）418 *r*,（中間物質）418 *r*
intermediate density lipoprotein（中間型リポタンパク質）418 *r*
intermediate filament（中間フィラメント）418 *r*
intermediate host（中間宿主）418 *r*
intermediate moisture food（中間水分食品）418 *r*
intermuscular fat（筋間脂肪）172 *r*
internal clock（体内時計）396 *r*
internal environment（内部環境）469 *ℓ*
internal genitalia（内性器）468 *ℓ*
internal organs（内臓）468 *r*
internal respiration（組織呼吸）386 *ℓ*,（内呼吸）468 *r*
internal secretion（内分泌）469 *ℓ*
International Classification of Diseases（国際疾病分類）243 *r*
International Classification of Functioning（国際生活機能分類）244 *ℓ*
International Classification of Health Problem in Primary Care（ICHPPC）2 *ℓ*
International Classification of Impairmens（国際障害分類）243 *r*
International Dairy Federation（国際酪農連盟）244 *ℓ*
International Labour Organization（国際労働機関）244 *ℓ*
International Organization for Standardization（国際標準化機構）244 *ℓ*

International Union of Food Science and Technology（国際食品科学・工学連合）243 *r*
International Union of Nutritional Sciences（国際栄養科学連合）243 *r*
International Union of Pure and Applied Chemistry（国際純正・応用化学連合）243 *r*
international unit（国際単位）244 *ℓ*
International Wheat Agreement（国際小麦協定）243 *r*
INTERSALT study（インターソルト研究）57 *ℓ*
interstitial cell（間質細胞）141 *ℓ*
interstitial fluid（間質液）141 *ℓ*
interstitial gland（間質腺）141 *ℓ*
interstitial pneumonia（間質性肺炎）141 *ℓ*
interstitial tissue（間質）141 *ℓ*
interval estimation（区間推定）179 *r*
interval estimation method（区間推定法）179 *r*
interval of meal（食事間隔）322 *r*
interval training（インターバルトレーニング）57 *ℓ*,（間欠トレーニング）140 *ℓ*
intervening sequence（イントロン）58 *ℓ*,（介在配列）105 *ℓ*
intervention study（介入研究）107 *r*
interventricular septum（心室中隔）340 *ℓ*
intervertebral disc（椎間［円］板）428 *ℓ*
interview（面接）642 *ℓ*
interview method（面接法）642 *ℓ*
intestinal bacteria（腸内細菌）423 *r*
intestinal bacterial flora（腸内細菌叢）423 *r*
intestinal crypt（腸陰窩〔か〕）421 *ℓ*
intestinal disease（小腸疾患）318 *ℓ*
intestinal fermentation（腸内発酵）423 *r*
intestinal gland（腸腺）423 *ℓ*
intestinal juice（腸液）421 *ℓ*
intestinal lymphangiectasia（腸リンパ管拡張症）425 *ℓ*
intestinal nerve（腸管神経系）422 *ℓ*
intestinal perfusion（腸管灌流）421 *r*
intestinal trichomoniasis（腸トリコモナス症）423 *r*
intestinal tuberculosis（腸結核［症］）422 *ℓ*
intestinum crassum（大腸）396 *ℓ*
intolerance（不耐症）559 *ℓ*
intoxication（中毒）420 *r*
intra cristal space（クリスタ内腔）186 *r*
intraabdominal fat（腹腔内脂肪）557 *ℓ*
intracellular digestion（細胞内消化）264 *r*
intracellular fluid（細胞内液）264 *ℓ*
intracellular freezing（細胞内凍結）264 *r*
intracellular ice formation（細胞内凍結）264 *r*
intracellular receptor（細胞内受容体）264 *r*
intracellular water（細胞内水分）264 *r*
intracranial pressure（頭蓋内圧）352 *ℓ*

欧文索引

intra-individual coeffient of variation（個人内変動係数）247 ℓ
intra-individual variation（個人内変動）247 ℓ
intraluminal digestion（管腔内消化）139 r
intraperitoneal injection（腹腔内注射）557 ℓ
intrauterine growth retardation（子宮内成長遅延）286 ℓ,（子宮内胎児発育遅延）286 ℓ
intrauterine malnutrition（子宮内栄養不良）285 r
intraveneous injection（静脈［内］注射）320 r
intravenous glucose tolerance test（静脈内グルコース負荷試験）320 ℓ
intravenous hyperalimentation（経静脈高カロリー輸液）202 ℓ,（中心静脈栄養）419 r
intrinsic factor（内因子）468 ℓ
intrinsic viscosity（固有粘度）253 ℓ
intron（イントロン）53 ℓ
inulin（イヌリン）52 ℓ
inulin space（イヌリン空間）52 r,（イヌリンスペース）52 r
inulinase（イヌリナーゼ）52 ℓ
invasion（侵襲）340 r
invert soap（逆性石けん〔鹸〕）158 ℓ
invert sugar（転化糖）443 r
invertase（インベルターゼ）59 ℓ
involuntary smoking（間接喫煙）142 r
iodinated casein（ヨードカゼイン）657 ℓ
iodination（ヨウ素化）655 r
iodine（ヨウ素）655 r
iodine poisoning（ヨウ素中毒）656 ℓ
iodine value（ヨウ素価）655 ℓ
iodism（ヨウ素症）656 ℓ,（ヨウ素中毒）656 ℓ
iodized salt（ヨウ素添加塩）656 ℓ
iodocasein（ヨウ素化カゼイン）656 ℓ
iodo-starch reaction（ヨウ素デンプン反応）656 ℓ
iodothyronine（ヨードチロニン）657 ℓ
iodothyronine deiodinase（ヨードチロニン脱ヨウ化酵素）657 ℓ
ion（イオン）40 ℓ
ion channel（イオンチャネル）41 ℓ
ion chromatography（イオンクロマトグラフィー）40 r
ion exchange cellulose（イオン交換セルロース）41 ℓ
ion exchange chromatography（イオン交換クロマトグラフィー）40 r
ion exchange membrane（イオン交換膜）41 ℓ
ion exchange resin（イオン交換樹脂）40 r
ion exchanged water（イオン交換水）41 ℓ
ion exchanger（イオン交換体）41 ℓ
ion selective electrode（イオン選択電極）41 ℓ
ion-driven active transport（イオン駆動性能動輸送）40 r

ionic bond（イオン結合）40 r
ionic strength（イオン強度）40 ℓ
ionization（イオン化）40 ℓ,（電離）447 r
ionone（イオノン）40 ℓ,（ヨノン）658 ℓ
ionophore（イオノフォア）41 ℓ
ipomeamarone（イポメアマロン）53 ℓ
iris（虹彩）227 ℓ
Irish whiskey;-ky（アイリッシュウイスキー）2 r
iron（鉄）440 r
iron deficiency anemia（鉄欠乏性貧血）440 r
iron lactate（乳酸鉄）481 ℓ
iron overload（鉄過剰症）440 r
iron transporter（鉄トランスポーター）440 r
iron（Ⅲ）chloride（塩化鉄（Ⅲ））86 ℓ
iron-binding globlin（鉄結合性グロブリン）440 r
irradiated food（照射食品）316 r,（放射線照射食品）597 ℓ
irritable bowel syndrome（過敏性腸管症候群）127 ℓ,（過敏性大腸症候群）127 ℓ
ischemia（局所的貧血）168 r,（虚血）169 ℓ
ischemic heart disease（虚血性心疾患）169 ℓ
ischemic stroke（虚血性卒中）169 ℓ
isinglass（アイシングラス）2 ℓ
islet of pancreas（膵島）350 ℓ
ISO9000 series（ISO9000シリーズ）1 r
isoamyl formate（ギ酸イソアミル）150 r
isoamyl phenylacetate（フェニル酢酸イソアミル）553 r
isoamylase（イソアミラーゼ）44 r
isoantigen（同種抗原）451 ℓ
isoascorbic acid（イソアスコルビン酸）44 ℓ
isobutyric acid（イソ酪酸）46 ℓ
isocaloric diet（等エネルギー食）448 r,（等カロリー食）449 r
isocitric acid（イソクエン酸）45 ℓ
isoelectric precipitation（等電沈殿）452 r
isoflavanone（イソフラバノン）45 r
isoflavone（イソフラボン）45 r
isoflavone aglycon（イソフラボンアグリコン）45 r
isohumulone（イソフムロン）45 ℓ
isoionic point（等イオン点）448 ℓ
isoleucine（イソロイシン）46 r
isolinoleic acid（イソリノール酸）46 r
isomalto-oligosaccharide（イソマルトオリゴ糖）46 ℓ
isomaltose（イソマルトース）46 ℓ
isomer（異性体）44 ℓ
isomerase（異性化酵素）44 ℓ,（イソメラーゼ）46 ℓ
isomerization（異性化）44 ℓ
isomerized lactose（異性化ラクトース〔乳糖〕）44 ℓ

索　　引

isomerized sucrose（異性化ショ糖）44 ℓ
isomerized sugar（異性化糖）44 ℓ
isometric（等尺性）451 r
isoniazid（イソニアジド）45 ℓ
isonicotinic acid hydrazide（イソニコチン酸ヒドラジド）45 ℓ
isopentyl formate（ギ酸イソペンチル）150 r
isoprenoid（イソプレノイド）46 ℓ
isopropyl alcohol poisoning（イソプロピルアルコール中毒）46 ℓ
isopropyl citrate（クエン酸イソプロピル）179 ℓ
isosbestic point（等吸収点）449 r,（等濃度点）454 ℓ
isothiocyanate（イソチオシアネート）45 ℓ
isotonic（等張［性］［の］）452 r
isotonic solution（等張液）452 r
isotope（アイソトープ）2 ℓ,（同位元素）448 r,（同位体）448 r
isotope dilution method（同位体希釈法）448 ℓ
isotope effect（アイソトープ効果）2 ℓ,（同位効果）448 r
isovaleric acid（イソ吉草酸）45 ℓ
isovaleric acidemia（イソ吉草酸血症）45 ℓ
isovaleryl-CoA dehydrogenase（イソ吉草酸CoAデヒドロゲナーゼ）45 ℓ
isozyme（アイソザイム）2 ℓ,（イソ酵素）45 ℓ
itai-itai disease（イタイイタイ病）46 r
Italian salami（イタリアンサラミ）46 r
IUPAC（ユパック）653 r

J

jaca（パラミツ）514 r
jackfruit（パラミツ）514 r
jam（ジャム）304 r
Japanese Agricultural Standard（日本農林規格）479 ℓ
Japanese cattle（和牛）691 r
Japanese crayfish（ザリガニ）270 ℓ
Japanese pharmacopoeia（日本薬局方）479 ℓ
Japanese plum（スモモ）358 ℓ
Japanese Standards of Food Additives（食品添加物公定書）328 ℓ
Japanese style dishes（和風料理）692 ℓ
Japanese-style confectioneries（和菓子）691 ℓ
Japanese-Western eclectic style dishes（和洋折衷型の食事）692 ℓ
Japonica rice（ジャポニカ米）304 r
jar vinegar（黒酢）196 r
jasmine oil（ジャスミン油）304 r
jasmine tea（ジャスミン茶）304 ℓ
jaundice（黄疸）94 ℓ
jejunitis（空腸炎）178 ℓ
jejunoileal bypass（空回腸バイパス）178 ℓ
jejunostomy（空腸ろう〔瘻〕造設術）178 r
jejunum（空腸）178 ℓ
jellied meat（ゼリーミート）373 r
jelly（ゼリー）373 ℓ
jelly strength（ゼリー強度）373 ℓ
jewfish poisoning（イシナギ中毒）42 r
job's tears（ハトムギ）511 r
jogging（ジョギング）321 r
joint（関節）142 r
Joint FAO/WHO Meeting on Pesticide Residues（FAO/WHO合同残留農薬専門家会議）83 r
joule（ジュール）309 ℓ
jugular vein（頸〔けい〕静脈）202 ℓ
juice（ジュース）306 r
juice sac（砂じょう）266 r
juice vesicle（砂じょう）266 r
juvenile diabetes mellitus（若年型糖尿病）304 ℓ
juxtaglomerular apparatus（糸球体近接装置）285 ℓ,（糸球体傍装置）285 r,（傍糸球体装置）596 r
juxtaglomerular cell（糸球体傍細胞）285 r
juxtaglomerular complex（糸球体傍複合体）285 r

K

K cell（キラー細胞）171 r
K value（K値）203 r
kaempferol（ケンフェロール）220 ℓ,（ケンペロール）220 ℓ
kagamimochi（鏡餅）111 ℓ
kaiseki ryori（会席料理）105 r,（懐石料理）105 r
kallidin（カリジン）132 ℓ
kallikrein（カリクレイン）131 r
kanamycin（カナマイシン）125 r
kanamycin resistant gene（カナマイシン耐性遺伝子）126 ℓ
kanpyo（カンピョウ〔干瓢〕）146 ℓ
kapok oil（カポック油）128 r
Kaposi's sarcoma（カポジ肉腫）128 r
karagashi（唐菓子）129 r
karakudamono（唐菓子）129 r
karllikrein-kinin system（カリクレイン-キニン系）131 r
Kaschin-Beck disease（カシン・ベック病）117 r
kashiwamochi（柏餅）117 r
katemeshi（糧飯）125 ℓ
K_{ATP} channel（ATP感受性カリウムチャネル）73 ℓ
katsuobushi without molding（荒節）26 r
Kaup's index（カウプ指数）109 r
Kawasaki disease（川崎病）137 ℓ
keratin（ケラチン）212 ℓ
keratinization（角化）112 ℓ

keratinocyte（角化細胞）112 r,（ケラチノサイト）212 ℓ
keratoconjunctivitis sicca（乾性角結膜炎）142 ℓ
keratomalacia（角膜軟化症）115 ℓ
Keshan disease（克山病）204 ℓ
ketchup（ケチャップ）204 ℓ
keto acid（ケト酸）210 r
keto acid dehydrogenase（ケト酸デヒドロゲナーゼ）210 r
ketoacidosis（ケトアシドーシス）210 ℓ,（ケト酸性症）210 r
β-ketoacyl thiolase（β-ケトアシルチオラーゼ）210 ℓ
ketogenesis（ケトン産生）211 ℓ
ketogenic amino acid（ケト原性アミノ酸）210 r,（ケトン形成アミノ酸）211 ℓ
ketogenic diet（ケトン食）211 ℓ
a-ketoglutarate dehydrogenase（a-ケトグルタル酸脱水素酵素）210 ℓ,（a-ケトグルタル酸デヒドロゲナーゼ）210 r
a-ketoglutaric acid（a-ケトグルタル酸）210 ℓ
ketohexose（ケトヘキソース）210 r
ketone（ケトン）210 r
ketone body（ケトン体）211 ℓ
ketonemia（ケトン血症）211 ℓ
ketonuria（ケトン尿症）211 ℓ
ketose（ケトース）210 ℓ
ketosis（ケトーシス）210 ℓ
ketosteroid（ケトステロイド）210 ℓ
key enzyme（鍵酵素）111 r
kidney（腎臓）342 r
kidney tuble（尿細管）483 ℓ
killer cell（キラー細胞）171 ℓ
killer T cell（キラーT細胞）171 r
kilocalorie（キロカロリー）172 ℓ,（大カロリー）391 r
kilojoule（キロジュール）172 ℓ
kinako（きな粉）154 r
kinase（キナーゼ）154 r
kinetics（反応速度論）518 ℓ
kinin 10（キニン10）154 r
kininase（キニナーゼ）154 r
kininogen（キニノーゲン）154 r
kininogenase（キニノゲナーゼ）154 r
kinton（きんとん）175 ℓ
Kirschwasser(独)（キルシュワッサー）172 ℓ
kitchen car（栄養指導車）70 r
Kiyomi tangora（清見オレンジ）171 r
Kjeldahl method（ケルダール法）213 ℓ
K_m value（K_m値）203 r
knead（こねる）250 ℓ
kneading（混捏〔ねつ〕）258 ℓ

knee（膝）523 r
knockdown（ノックダウン）496 ℓ
knockin（ノックイン）495 r
knockout mouse（ノックアウトマウス）496 ℓ
Koch's postulates（コッホの原則）249 ℓ
kochujang（コチュジャン）247 r
koi herpes virus（コイヘルペス）221 ℓ
koji（麹）228 ℓ
koji-amylo combined process（アミロ酒母・麹折衷法）24 ℓ
kojic acid（コウジ酸）228 r
kokanee（salmon）（ヒメマス）540 ℓ
kokuto（黒糖）244 r
kola（コラナット）253 r
konjac mannan（コンニャクマンナン）258 ℓ
kori-tofu（高野豆腐）240 ℓ,（凍り豆腐）241 r
Korsakoff psychosis（コルサコフ精神病）254 ℓ
Korsakoff syndrome（コルサコフ症候群）254 ℓ
kosyoku（個食）246 r,（孤食）246 r
koumiss（馬乳酒）512 ℓ
Krebs cycle（クレブス回路）195 r
Krebs-Henseleit cycle（クレブス・ヘンセライト回路）195 r
Kruskall-Wallis test（クラスカル・ウォリス検定）182 ℓ
Kudoa septempunctata（ナナホシクドア）471 ℓ
Kudoa spp.（クドア）180 r
kudzu starch（クズデンプン〔でんぷん〕）180 ℓ
kumiss（クミス）181 r
Kümmel(独)（キュンメル）164 ℓ
Kunkel test（クンケル試験）198 ℓ
Kupffer cell（クッパー細胞）180 r
Kupffer satellite cell（クッパー星細胞）180 r
kusaya（くさや）179 ℓ
kwashiorkor（クワシオルコル）198 r
kynurenic acid（キヌレン酸）155 ℓ
kynureninase（キヌレニナーゼ）154 r
kynurenine（キヌレニン）155 ℓ
kynurenine aminotransferase（キヌレニンアミノ基転移酵素）155 ℓ,（キヌレニンアミノトランスフェラーゼ）155 ℓ
kynurenine hydroxylase（キヌレニンヒドロキシラーゼ）155 ℓ
kynurenine transaminase（キヌレニントランスアミナーゼ）155 ℓ

L

labeling the raw materials and place of origin of food（原料原産地表示）220 ℓ
labile protein（易動性タンパク質）51 r
labor pain（陣痛）344 r
labor productivity（労働生産性）688 ℓ

索　引

Labour and Welfare（厚生労働省）232 r
laccase（ラッカーゼ）661 r
lacquered can（塗装缶）459 r
lacrimal gland（涙腺）679 ℓ
lact ice（ラクトアイス）660 ℓ
lactalbumin（ラクトアルブミン）660 r
lactam（ラクタム）660 ℓ
Lactarius volemus（チチタケ）415 ℓ
lactase（ラクターゼ）660 ℓ
lactate dehydrogenase（乳酸脱水素酵素）481 ℓ,（乳酸デヒドロゲナーゼ）481 ℓ
lactate threshold（乳酸性作業閾値）481 ℓ
lactating woman（授乳婦）311 r
lactation（乳汁分泌）481 r
lactation failure（乳汁分泌不全）482 ℓ
lacteal blood（乳び〔糜〕血）483 ℓ
lactic acid（乳酸）480 r
lactic acid bacteria（乳酸菌）480 r
lactic acid bacteria beverage（乳酸菌飲料）480 r
lactic acid bacteria starter（乳酸菌スターター）481 ℓ
lactic acid fermentation（乳酸発酵）481 ℓ
lactic iron（乳酸鉄）481 ℓ
lactit（ラクチット）660 ℓ
lactitol（ラクチトール）660 ℓ
lactoferrin（ラクトフェリン）660 r
lactoflavin（ラクトフラビン）661 ℓ
lactogenic hormone（乳腺刺激ホルモン）482 ℓ,（泌乳刺激ホルモン）533 r
lactoglobulin（ラクトグロブリン）660 r
lactoperoxidase（ラクトペルオキシダーゼ）661 ℓ
lactose（乳糖）482 r,（ラクトース）660 r
lactose intolerance（乳糖不耐症）482 r
lactose synthase（乳糖合成酵素）482 r,（ラクトースシンターゼ）660 r
lactose-free diet（無乳糖食）633 ℓ,（無ラクトース食）633 r
lactosucrose（乳果オリゴ糖）480 ℓ,（ラクトスクロース）660 r
lactotransferrin（ラクトトランスフェリン）660 r
lactulose（ラクツロース）660 ℓ
lag phase（誘導期）651 ℓ
lager beer（ラガービール）659 r
lake（レーキ）682 ℓ
lamb（子羊肉）250 r,（ラム）662 ℓ
Lambert's law（ランベルトの法則）664 r
Lambert-Beer law（ランベルト・ベールの法則）664 r
lamina propria mucosa（粘膜固有層）492 r
laminaran（ラミナラン）662 ℓ
laminarin（ラミナリン）662 ℓ
laminated film（ラミネートフィルム）662 ℓ

lamination（ラミネーション）662 ℓ
Lancashire cheese（ランカシアチーズ）663 ℓ
Langerhans island（ランゲルハンス島）663 ℓ
lanoline（ラノリン）661 ℓ
lanthionine（ランチオニン）664 ℓ
LARA goods（ララ物資）662 ℓ
LARA supplies（ララ物資）662 r
lard（ラード）659 ℓ
large bowel cancer（大腸癌）396 r
large calorie（大カロリー）391 ℓ
large intestine（大腸）396 ℓ
larynx（喉頭）237 ℓ
laser（レーザー）682 ℓ
late lactation milk（末期乳）618 ℓ
latent heat（潜熱）380 r
latent infection（潜伏感染）380 ℓ
latent period（潜伏期）380 r
lateral hypothalamic area（視床下部外側野）291 ℓ
laughing gas（笑気）315 r
laurel（ローレル）689 ℓ
lauric acid（ラウリン酸）659 r
laurier（ローリエ）689 ℓ
laurier(仏)（月桂樹）206 ℓ
lavender（ラベンダー）662 ℓ
lavender oil（ラベンダー油）662 ℓ
Law Concerning Special Measures against Dioxins（ダイオキシン類対策特別措置法）391 ℓ
Law Concerning the Conservation and Sustainable Use of Biological Diversity through Regulations on the Use of Living Modified Organisms（カルタヘナ法）133 ℓ
law-calorie diet（低カロリー食）432 ℓ
laxative（軟下剤）473 ℓ
leaching（浸出）340 r,（水さら〔晒〕し）626 r
lead（鉛）472 ℓ
lead poisoning（鉛中毒）472 ℓ
leaf alcohol（青葉アルコール）3 ℓ
leaf aldehyde（青葉アルデヒド）3 ℓ
leaf odor（青葉臭）3 ℓ
leaf protein（草類タンパク質）384 r
leaf protein concentrate（草類タンパク質濃縮物）384 r
leaky butter（リーキーバター）666 ℓ
lean body mass（除脂肪体重）332 ℓ
lean meat（赤肉）3 r,（赤身肉）3 r
lecithin（レシチン）683 ℓ
lecithin-cholesterol acyltransferase（レシチン-コレステロールアシルトランスフェラーゼ）683 ℓ
lectin（レクチン）682 r
leg extensor power（脚伸展パワー）158 ℓ
leg extensor strength（脚筋力）157 r
leghemoglobin（レグヘモグロビン）682 r

764

欧文索引

legume（豆類）620 *l*
legumin（レグミン）682 *r*
lemon grass（レモングラス）686 *l*
lemon grass oil（レモングラス油）686 *l*
lemon juice（レモンジュース）686 *l*
lemon oil（レモン油）686 *l*
lemonade（レモネード）686 *l*
length of circumference（周囲長）305 *l*
lens（水晶体）348 *l*
lens fiber（水晶体線維）348 *r*
lenten fare（精進料理）317 *l*
lenthionine（レンチオニン）686 *r*
lentil peas（レンズマメ）686 *l*
lentinic acid（レンチニン酸）686 *r*
lepidopteran resistant crop（害虫抵抗性〔耐性〕作物）106 *l*
leprosy（らい〔癩〕〔病〕）659 *r*
leptin（レプチン）685 *r*
lethal dose（致死量）415 *l*
lethal dose 50 percent kill（50％致死量）246 *r*
lethality（致死率）415 *l*
leucine（ロイシン）687 *l*
leucine aminopeptidase（ロイシンアミノペプチダーゼ）687 *l*
leucine-induced hypoglycemia（ロイシン誘導性低血糖症）687 *l*
leucoanthocyan（ロイコアントシアン）687 *l*
leukemia（白血病）509 *l*
leukocyte（白筋症）504 *l*
leukocytosis（白血球増加症）509 *l*
leukopenia（白血球減少症）509 *l*
leukotriene（ロイコトリエン）687 *l*
levan（レバン）685 *l*
level of significance（有意水準）649 *l*
levorotatory（左旋性）267 *l*
levulinic acid（レブリン酸）685 *r*
levulose（レブロース）686 *l*
Leydig cell（ライディッヒ細胞）659 *l*
licensed cook（調理師）424 *r*
licorice（カンゾウ〔甘草〕）143 *r*
life expectancy（平均寿命）582 *l*
life function（生活機能）360 *l*
life prognosis（生命予後）368 *l*
life span（寿命）311 *l*
life stage（ライフステージ）659 *r*
life table（生命表）368 *l*
lifestyle（生活習慣）360 *l*
lifetime sports（生涯スポーツ）314 *l*
ligand（配位子）500 *l*，（リガンド）666 *r*
ligase（リガーゼ）666 *l*
light cream（ライトクリーム）659 *l*
light dried（生干し〔鉄〕）472 *l*

light labor（軽労作）203 *r*
light reaction（明反応）634 *l*
light salted dried fish（一塩干し）534 *l*
light work（軽労作）203 *r*
lightly-salted（甘塩）19 *l*
lignan（リグナン）666 *r*
lignin（木質素）644 *l*，（リグニン）666 *r*
lignocellulose（リグノセルロース）667 *l*
lily bulb（ゆりね〔百合根〕）653 *r*
Limburger cheese（リンブルガーチーズ）678 *r*
lime juice（ライムジュース）659 *l*
limit dextrin（限界デキストリン）214 *l*
limiting amino acid（制限アミノ酸）361 *r*
limiting concentration（限界濃度）214 *l*
limiting viscosity number（極限粘度数）168 *r*
limonene（リモネン）673 *l*
limonin（リモニン）673 *l*
linalool（リナロオール）669 *r*
linear model（線形モデル）377 *l*
linear polymer（鎖状高分子）267 *l*
linear programming（線形計画法）377 *l*
linear viscoelasticity theory（線形粘弾性理論）377 *l*
liner（ライナー）659 *l*
ling chih（マンネンタケ）622 *r*
lingual papilla（舌乳頭）372 *r*
linoleic acid（リノール酸）670 *l*
linolenic acid（リノレン酸）670 *l*
α-linolenic acid（α-リノレン酸）670 *l*
γ-linolenic acid（γ-リノレン酸）670 *l*
linseed oil（アマニ油）19 *r*
lipase（リパーゼ）670 *l*
lipectomy（脂肪組織切除〔術〕）302 *l*
lipid（脂質）290 *l*，（脂肪）300 *l*
lipid control food（脂質コントロール食）290 *l*
lipid droplet（脂質滴）290 *r*
lipid globule（脂肪球）300 *r*
lipid hydroperoxide（脂質過酸化物）290 *l*
lipid hydroxyl radical（脂質過酸化ラジカル）290 *l*
lipid metabolism（脂質代謝）290 *l*
lipid peroxide（過酸化脂質）116 *l*，（脂質過酸化物）290 *l*
lipid restricted diet（脂質コントロール食）290 *l*
lipid storage disease（脂質蓄積症）290 *r*
lipid transfer protein（脂質運搬タンパク質）290 *l*
lipidosis（リピドーシス）670 *r*
lipoamide（リポアミド）670 *r*
lipoamide reductase（リポアミドレダクターゼ）670 *r*
lipoblast（脂肪芽細胞）300 *r*
lipocortin（リポコルチン）671 *l*
lipodystrophy（脂肪異栄養症）300 *r*，（リポジストロフィー）671 *r*

765

索　引

lipofuscin（リポフスチン）672 r
lipogenesis（脂肪合成）301 ℓ
lipoic acid（リポ酸）671 ℓ
lipoid（リポイド）670 r,（類脂質）679 ℓ
lipoidosis（リポイド症）670 r,（類脂症）679 ℓ,（類脂肪症）679 ℓ
lipolysis（脂肪分解）302 r
lipomatosis（脂肪沈着症）302 ℓ
lipoperoxide（脂質過酸化物）290 ℓ
lipophilic（親油性）346 ℓ
lipophilic group（親油［性］基）346 ℓ
lipopolysaccharide（リポ多糖）671 r
lipoprotein（リポタンパク質［リポ蛋白質］）672 ℓ
β-lipoprotein（β-リポタンパク質）672 ℓ
lipoprotein lipase（リポタンパク質リパーゼ）672 ℓ
lipotropic factor（抗脂肝因子）228 r
lipotropic hormone（リポトロピン）672 ℓ
lipotropin（リポトロピン）672 ℓ
lipovitellenin（リポビテレニン）672 r
lipovitellin（リポビテリン）672 r
lipoxin（リポキシン）671 ℓ
lipoxydase（リポキシダーゼ）671 ℓ
lipoxygenase（リポキシゲナーゼ）671 ℓ
lipoyl dehydrogenase（リポイルデヒドロゲナーゼ）670 r
liquefied fish protein（液化魚タンパク質）75 ℓ
liquid chromatography（液体クロマトグラフィー）75 r
liquid chromatography-mass spectrometry（液体クロマトグラフィー質量分析法）76 ℓ
liquid chromatography-tandem mass spectrometry（液体クロマトグラフィー・タンデム質量分析法）76 ℓ
liquid diet（液体食）76 ℓ,（流動食）674 ℓ
liquid dioxycarbon（液化炭素）75 ℓ
liquid egg（液卵）76 ℓ
liquid nitrogen（液体窒素）76 ℓ
liquid paraffin（流動パラフィン）674 ℓ
liquid smoking（液くん［燻］法）75 ℓ,（液体くん［燻］製法）76 ℓ
liquid-liquid partition chromatography（液・液分配クロマトグラフィー）74 r
liquifying amylase（液化型アミラーゼ）74 r
liquor（蒸留酒）320 r,（リカー）666 r
liquorice（カンゾウ［甘草］）143 ℓ
list of food exchange（食品交換表）327 ℓ
Listeria（リステリア属細菌）668 r
listeriosis（リステリア症）668 r
literacy（リテラシー）669 ℓ
lithocholic acid（リトコール酸）669 ℓ
lithotroph（無機栄養生物）630 r
lithotrophic organism（無機栄養生物）630 r

litmus milk（リトマス牛乳）669 r
live birth（出生）311 ℓ
live yeast（生イースト）471 r
liver（肝臓）143 r
liver cancer（肝癌）138 ℓ
liver carcinogen（肝臓発癌物質）144 ℓ
liver carcinoma（肝癌）138 ℓ
liver oil（肝油）147 r
liver sausage（レバーソーセージ）685 r
liver x receptor（肝臓X受容体）143 r
livestock by-products（畜産副生物）415 ℓ
livetin（リベチン）670 ℓ
living level（生活水準）360 r
load elongation curve（張力-伸長曲線）424 r
LOAEL（ロアエル）687 ℓ
loaf（ローフ）688 r
local hormone（局所ホルモン）168 r
lochia（悪露）101 r
locomotive syndrome（ロコモティブシンドローム）689 ℓ
locule（じょう嚢〔のう〕）318 r
locust bean gum（ローカストビーンガム）688 ℓ
logarithmic growth phase（対数増殖期）394 r
logarithmic normal distribution（対数正規分布）394 r
logarithmic phase（対数期）394 r
logistic model（ロジスティックモデル）689 ℓ
logistics regression（ロジスティック回帰）689 ℓ
logit model（ロジットモデル）689 r
log-linear model（対数線型モデル）394 r
loin（ロイン）687 r
long chain fatty acid（長鎖脂肪酸）422 ℓ
long life food（ロングライフ食品）690 ℓ
long life milk（LL牛乳）85 r,（長期保存可能乳）422 ℓ,（ロングライフミルク）690 ℓ
longevity（寿命）311 r
longitudinal muscle layer（縦筋層）305 ℓ
loop of Henle（ヘンレ係蹄）594 ℓ
lotus root（レンコン）686 ℓ
low back pain（腰痛）656 ℓ
low birth weight infant（低出生体重児）434 ℓ
low cholesterol diet（低コレステロール食）433 r
low energy diet（低エネルギー食）432 ℓ
low fat diet（低脂肪食）434 ℓ
low fat milk（低脂肪牛乳）434 ℓ,（低脂肪乳）434 ℓ,（ローファットミルク）689 ℓ
low HDL-cholesterolemia（低HDLコレステロール血症）431 ℓ
low lactose milk（低乳糖乳）435 ℓ
low methoxyl pectin（低メトキシ［ル］ペクチン）436 ℓ
low pesticide（低農薬）435 ℓ

low purine diet（低プリン食）435 r
low residue diet（低残渣食）433 r
low salt diet（低塩食）432 l
low salt soy sauce（減塩醬油）214 l
low temperature asher（低温灰化装置）432 l
low temperature pasteurized milk（低温殺菌牛乳）432 l
low-acid food（低酸性食品）433 r
low-alcohol beer（低アルコールビール）430 r
low-calorie fat（低カロリー油脂）432 r
low-calorie food（低カロリー食品）432 r
low-calorie sweetener（低カロリー甘味料）432 r
low-density lipoprotein（低比重リポタンパク質）435 r,（低密度リポタンパク質）436 l
low-density lipoprotein receptor（低密度リポタンパク質受容体）436 l
low-density polyethylene（低密度ポリエチレン）436 l
lowest observed adverse effect level（最小毒性量）261 l
low-lactose diet（乳糖制限食）482 r
low-lactose milk（乳糖分解乳）482 r
low-potassium diet（低カリウム食）432 l
low-protein diet（低タンパク質〔たんぱく質〕食）434 r
low-protein food（低タンパク質〔たんぱく質〕食品）434 r
low-sodium diet（減塩食）214 l,（食塩制限食）321 r
low-sodium food（低ナトリウム食品）435 l
loyal jelly（王乳）94 r,（ロイヤルゼリー）687 l
lubricant（潤滑剤）313 l
luciferase（ルシフェラーゼ）679 l
luciferase assay（ルシフェラーゼアッセイ）679 l
luciferin（ルシフェリン）679 l
lumiflavin fluorescence method（ルミフラビン蛍光法）680 r
luminacoid（ルミナコイド）680 l
luminescence（ルミネセンス）680 r
luncheon meat（ランチョンミート）664 l
lung cancer（肺癌）501 r
lupin（ルピン）679 r
lupin quinolizine alkaloid（ルピンキノリジンアルカロイド）679 r
lupinus（ルピナス）679 r
lups vulgaris（尋常性狼瘡）340 r
lupus erythematosus（エリテマトーデス）85 r
lupus erythematosus（紅斑性狼瘡）238 l
lutein（ルテイン）679 r
lutenizing hormone（黄体形成ホルモン）94 l
lutenizing hormone-releasing hormone（黄体形成ホルモン放出ホルモン）94 l
luteolin（ルテオリン）679 r
lyase（リアーゼ）666 l
lycopene（リコペン）667 l
lye peeling（アルカリ剥皮）28 l
lymph（リンパ）677 r,（リンパ液）677 r
lymph duct（リンパ管）677 r
lymph node（リンパ節）678 l
lymphangiectasia（リンパ管拡張）677 r
lymphatic tissue（リンパ系組織）678 l
lymphatic vessel（リンパ管）677 r
lymphedema（リンパ水腫）678 l,（リンパ浮腫）678 r
lymphocyte（リンパ球）677 r
lymphocyte blastogenesis（リンパ球幼若化反応）678 l
lymphocyte transformation（リンパ球幼若化反応）678 l
lymphoid system（リンパ系）678 l
lymphoid tissue（リンパ系組織）678 l,（リンパ組織）678 r
lymphokine（リンホカイン）678 r
lymphoma（リンパ腫）678 r
lymphosarcoma（リンパ肉腫）678 l
lyophilic colloid（親液コロイド）335 l
lysin（溶解素）654 r
lysine（リシン）667 r,（リジン）667 r
lysine 2-monooxidase（リシン2-モノオキシダーゼ）667 r
lysine 2-monooxygenase（リシン2-モノオキシゲナーゼ）667 r
lysine decarboxylase（リシンデカルボキシラーゼ）667 r
lysine intolerance（リシン不耐症）667 r
lysine oxidase（リシンオキシダーゼ）667 r,（リシン酸化酵素）667 r
lysine-NAD-oxidoreductase deficiency（リシン-NAD-酸化還元酵素欠損症）667 r
lysinoalanine（リシノアラニン）667 r
lysis（溶解）654 l
lysolecithin（リゾレシチン）668 l
lysolecithin acyltransferase（リゾレシチンアシルトランスフェラーゼ）668 r
lysosome（リソソーム）668 l
lysozyme（リゾチーム）668 r

M

M line（M線）84 r
MA packaging（MA包装）84 r
macaron(仏)（マカロン）617 l
macaroni（マカロニ）617 l
macaroni wheat（マカロニ小麦）617 l
macaroon（マカロン）617 l

mace（メース）634 r
mackerel oil（サバ油）268 r
mackerel *sushi*（鯖鮨）268 r
macrocyte（大赤血球）395 r
macrocytosis（大球症）391 ℓ,（大赤血球症）396 ℓ
a_2 macroglobulin（a_2マクログロブリン）618 ℓ
macromolecule（高分子）239 ℓ
macronutrient（主栄養素）309 ℓ,（多量栄養素）404 r
macrophage（大食細胞）394 ℓ,（マクロファージ）618 ℓ
macrophage-activating factor（マクロファージ活性化因子）618 ℓ
macrosomia（巨人症）169 r,（巨大児）170 ℓ
macula densa（緻密斑）417 ℓ
macule（斑）516 ℓ
mad cow disease（狂牛病）165 ℓ
madeira（マデイラ）619 r
madeleine（マドレーヌ）619 r
magnesium（マグネシウム）617 r
magnesium chloride（塩化マグネシウム）87 ℓ
magnesium malabsorption（マグネシウム吸収不良）617 r
magnesium sulfate（硫酸マグネシウム）673 r
magnetic analysis（磁気分析）284 r
magnetic resonance imaging（磁気共鳴画像）284 ℓ
Maillard browning（メイラード褐変）634 ℓ
Maillard reaction（メイラード反応）634 ℓ
main effect（主効果）310 ℓ
maintenance diet（維持食）42 r
maintenance energy（維持エネルギー）42 r
maintenance requiremet（維持必要量）42 r
maize oil（トウモロコシ油）455 ℓ
major histocompatibility antigen（主要組織適合性抗原）312 r
major histocompatibility complex（主要組織適合遺伝子複合体）312 ℓ
majoram（マジョラム）618 r
malabsorption（吸収不良）160 r
malabsorption syndrome（吸収不良症候群）161 ℓ
malaga（マラガ）620 ℓ
malate（リンゴ酸塩）676 ℓ
malate dehydrogenase（リンゴ酸脱水素酵素）676 ℓ
malate dehydrogenase (decarboxylating)（リンゴ酸脱水素酵素〔脱炭酸〕）676 r
maldigestion（消化不良）315 r
malic acid（リンゴ酸）676 ℓ
malic enzyme（リンゴ酸酵素）676 r
malignant anemia（悪性貧血）5 ℓ
malignant neoplasm（悪性新生物）5 ℓ
malignant transformation（がん化）138 ℓ
malignant tumor（悪性腫瘍）4 r

malnutrition（栄養失調）70 ℓ,（栄養障害）70 r,（栄養不全）72 ℓ
malonaldehyde（マロンアルデヒド）621 r
malondialdehyde（マロンジアルデヒド）621 r
malonyl-CoA（マロニル CoA）621 r
Malpighian corpuscle（マルピギー小体）621 r
malt（麦芽）504 ℓ
malt vinegar（麦芽酢）504 ℓ
malt whiskey；-ky（モルトウイスキー）646 ℓ
maltase（マルターゼ）620 r
maltit（マルチット）620 r
maltitol（マルチトール）620 r
maltol（マルトール）621 r
maltooligosaccharide（マルトオリゴ糖）621 r
maltose（麦芽糖）504 ℓ
maltose（マルトース）621 ℓ
malty flavor（麦芽臭）504 ℓ
mammal（哺乳類）607 ℓ
mammalian or mechanistic target of rapamycin（哺乳類ラパマイシン標的タンパク質）607 ℓ
mammary duct（乳管）480 r
mammary gland（乳腺）482 ℓ
mammotropic hormone（乳腺刺激ホルモン）482 ℓ
management cycle（マネジメントサイクル）619 r
mandarin（マンダリン）622 r
manganese（マンガン）621 r
mangosteen（マンゴスチン）621 r
manic state（躁状態）383 r
manic-depressive psychosis（躁うつ病）382 ℓ
mannan（マンナン）622 r
mannanase（マンナナーゼ）622 r
mannase（マンナーゼ）622 r
Mannit(独)（マンニット）622 r
mannitol（マンニトール）622 r
mannose（マンノース）623 ℓ
mannosidosis（マンノシドーシス）623 ℓ,（マンノシド症）623 ℓ
mannuronic acid（マンヌロン酸）622 r
Mann-Whitney test（マン・ウィットニーの検定）621 r
Mann-Whitney U-test（マン・ホイットニーのU検定）623 r
manpower（人的資源）344 r
Mantel-Haenszel test（マンテル・ヘンツェル検定）622 r
mantle（外套膜）107 ℓ
manure（肥料）544 r
MAO（マオ）617 ℓ
maple sugar（メープルシュガー）634 r
maple syrup urine disease（メープルシロップ尿症）634 r
marasmus（マラスムス）620 ℓ

欧文索引

marbled meat（霜降り肉）303 r
marbled rockfish（カサゴ）116 ℓ
marbling（脂肪交雑）300 r,（霜降り）303 r
margarine（人造バター）343 ℓ,（マーガリン）615 ℓ
marginal nutrient deficiency（潜在的栄養欠乏）377 r
Maribo cheese（マリボチーズ）620 r
marijuana（マリファナ）620 r
marinade（マリネ）620 ℓ
marinated food（浸し物）526 r
marinating（浸漬）342 ℓ
marine algae（海藻）106 ℓ
marine beef（マリンビーフ）620 r
marine mammal（海獣）105 ℓ
marine toxin（魚介毒）168 r,（マリントキシン）620 r
mariner(仏)（マリネ）620 ℓ
marjoram（マヨラナ）620 ℓ
marker enzyme（指標酵素）298 r
marker gene（マーカー遺伝子）615 ℓ
market basket method（マーケットバスケット方式）615 ℓ
market milk（市乳）297 r
marketing（マーケティング）615 ℓ
marmalade（ママレード）620 ℓ
marron（ヨーロッパグリ）657 r
marrons glacé(仏)（マロングラッセ）621 r
marzipan（マジパン）618 r
mashed potato（マッシュポテト）618 r
mashed potato flake（マッシュポテトフレーク）618 r
mass（質量）295 r
mass epidemic（集団発生）307 ℓ
mass feeding（集団給食）307 ℓ
mass health examination（集団健康診断）307 ℓ
mass medical examination（集団検診）307 ℓ
mass number（質量数）295 r
mass observation（世論調査）658 r
mass spectrometry（質量分析［法］）295 r,（マススペクトロメトリー）618 r
mast cell（肥満細胞）539 r,（マスト細胞）618 ℓ
master menu（マスターメニュー）618 r
mastication（咀嚼〔しゃく〕）386 ℓ
matching（マッチング）619 ℓ
mate tea（マテ茶）619 r
maternal nutrition（母性栄養）605 r
maternity nursing record book（母子健康手帳）601 ℓ,（母子手帳）601 ℓ
matrimony vine（クコ）179 r
matrix Gla protein（骨基質 Gla タンパク質）248 ℓ,（マトリックスグラタンパク質）619 r

matsutake alcohol（松茸アルコール）619 ℓ
maturation（成熟）363 ℓ
maturation division（成熟分裂）363 ℓ
mature milk（成熟乳）363 ℓ,（成乳）366 r
maturity（熟度）309 r
Maxam-Gilbert method（マクサム・ギルバート法）617 ℓ
maximal anaerobic power（最大無酸素パワー）262 r
maximal blood pressure（最高血圧）260 r,（収縮期血圧）306 ℓ
maximal heart rate（最高心拍数）260 r
maximal load（method）（最大下負荷法）262 ℓ
maximal oxygen dept（最大酸素負債）262 r
maximal oxygen uptake（最大酸素摂取量）262 r
maximum no effect level（最大無作用量）262 r
maximum oxygen comsumption（最大酸素消費量）262 ℓ
maximum safety level（最大安全量）262 ℓ
maximum tolerance dose（最大耐量）262 ℓ
Maxwell model（マクスウェル模型）617 r
mayidism（トウモロコシ中毒）455 r
mayonnaise（マヨネーズ）620 r
McNemar test（マクネマー検定）618 ℓ
mead（ミード）624 ℓ
meadow（field）mushroom（ハラタケ）514 ℓ
meal evaluation（検食）218 r
meal feeding（間欠給餌）139 ℓ
meal for special life occasions（人生儀礼の食事）341 ℓ
meal of bread（パン食）517 ℓ
meals for the elderly（老人食）687 r
meals modified according to individual（個別対応食）251 ℓ
mean（平均［値］）582 ℓ
mean blood pressure（平均血圧）582 ℓ
mean life（平均寿命）582 ℓ
mean life expectancy（平均余命）582 ℓ
measles（はしか）506 ℓ,（麻疹）618 ℓ
measure of dispersion（散布度）276 ℓ
measurement of physical fitness（体力測定）398 r
measures of central tendency（代表値）397 r
measuring spoon（計量スプーン）203 ℓ
meat（食肉）325 ℓ
meat extract（肉エキス）475 ℓ
meat flavor（ミートフレーバー）624 ℓ
meat inspection（食肉検査）325 r
meat quality（肉質）475 r
meat serum（肉清）476 ℓ
meat taboo（肉食禁忌）475 r,（肉食禁止）475 r
meat tenderizer（食肉軟化剤）325 r
meat-and-bone meal（肉骨粉）475 r

769

meat-borne parasite（獣肉寄生虫）307 r
mechanical digestion（機械的消化）149 r
mechanical efficiency（労作の効率）687 r
mechanism of antibody production（抗体産生機構）235 ℓ
median（中央値）418 ℓ,（メジアン）634 r,（メディアン）638 ℓ
median lethal dose（中央致死薬量）418 ℓ,（半数致死量）517 ℓ
medical check（メディカルチェック）638 ℓ
medical check up（人間ドック）485 ℓ
medical ethics（医の倫理）53 ℓ
medical examination（健康診査）216 r,（健康診断）217 ℓ,（検死）218 r,（検診）219 ℓ
medical examination for residents（住民検診）308 r
medical insurance（医療保険）54 ℓ
medical nutrition（病態栄養学）542 ℓ
medical service area（医療圏）54 r
medicine（医薬品）54 ℓ
Mediterranean anemia（地中海性貧血）415 r,（タラセミア［症候群］）404 r
Mediterranean diet（地中海式食事）415 r
medium（培地）502 ℓ
medium chain triacylglycerole（中鎖脂肪酸トリアシルグリセロール）419 ℓ,（中鎖トリアシルグリセロール）419 ℓ
medium chain triglyceride（中鎖トリグリセリド）419 ℓ
medium flour（中力粉）421 ℓ
medium-chain fatty acid（中鎖脂肪酸）419 ℓ
medulla（髄質）348 ℓ
medulla oblongata（延髄）90 ℓ
medulla spinalis（脊髄）370 ℓ
megakaryocyte（巨核球）168 r
megaloblastic anemia（巨赤芽球性貧血）170 ℓ
megaloblastosis（巨赤芽球症）170 ℓ
megalocyte（巨赤血球）170 ℓ
megavitamin therapy（ビタミン大量投与療法）527 ℓ
meiosis（減数分裂）219 ℓ
meiotic mitosis（減数有糸分裂）219 ℓ
Meissner plexus（マイスネル神経叢）616 r
melamine resin（メラミン樹脂）639 r
melanin（メラニン）639 ℓ
melanocyte（メラニン細胞）639 r
melanocyte stimulating hormone（メラニン細胞刺激ホルモン）639 r
melanoidin（メラノイジン）639 r
melanosome（メラニン顆粒）639 ℓ,（メラニン体）639 r,（メラノソーム）639 r
melanotropin（メラノトロピン）639 r
melatonin（メラトニン）639 ℓ

melena（下血）204 ℓ
melena neonatorum（新生児メレナ）341 r
melibiose（メリビオース）639 r
melting（融解）649 ℓ
membrane（膜）617 ℓ
membrane digestion（膜消化）617 r
membrane filter（メンブランフィルター）642 r
membrane on lipid globule（脂肪球被膜）300 r
membrane potential（膜電位）617 r
membrane reactor（メンブランリアクター）642 r
membrane separation（膜分離）618 ℓ
membrane skelton（膜骨格）617 ℓ
membrane transport（膜輸送）618 r
memory cell（記憶細胞）149 ℓ,（メモリー細胞）639 ℓ
menadione（メナジオン）639 ℓ
menaphthone（メナフトン）639 ℓ
menaquinone（メナキノン）639 ℓ
menarche（初経）332 ℓ
Mendel's law（メンデルの法則）642 r
Menkes syndrome（メンケス症候群）642 ℓ
menopausal syndrome（閉経症候群）582 r
menopause（閉経）582 ℓ
menses（メンス）642 ℓ
menstrual cycle（月経周期）206 ℓ
menstruation（月経）206 ℓ,（生理）368 ℓ
mental brain work（精神労働）364 ℓ
mental disorder（精神障害）363 r
mental health（精神保健）363 r,（メンタルヘルス）642 ℓ
mental hygiene（精神衛生）363 r
mental retardation（精神発達遅滞）363 r,（知的障害）416 r
mental work（精神労働）364 ℓ
menthol（メントール）642 r
menu（献立）257 r,（献立表）257 r,（メニュー）639 ℓ
mercaptan（メルカプタン）639 r
mercapto group（メルカプト基）639 r
mercapto-D-valine（メルカプト-D-バリン）639 r
mercuric chloride（塩化第二水銀）86 ℓ
mercury（水銀）347 ℓ
mercury analyzer（水銀分析計）347 r
mercury manometer（水銀血圧計）347 r
mercury poisoning（水銀中毒）347 r
mercury(Ⅱ)chloride（塩化水銀(Ⅱ)）86 ℓ
meringue(仏)（メレンゲ）639 r
Merkel (tactile) cell（メルケル［触］細胞）639 r
mesangial cell（メサンギウム細胞）634 r
mesenchymal cell（間葉細胞）147 r
mesenteric artery（腸管膜動脈）422 ℓ
mesentery（腸間膜）422 ℓ

欧文索引

mesocarp（中果皮）418 ℓ
mesoderm（中胚葉）420 r
mesoxalylurea（メソキサリル尿素）634 r
messenger RNA（伝令 RNA）447 r,（メッセンジャー RNA）638 ℓ
MET（メッツ）638 ℓ
meta-analysis（メタ分析）635 ℓ
metabolic acidosis（代謝性アシドーシス）393 ℓ
metabolic alkalosis（代謝性アルカローシス）393 r
metabolic antagonist（代謝拮抗物質）392 r
metabolic body size（代謝性体型）393 r,（メタボリックボディーサイズ）635 ℓ
metabolic body weight（代謝体重）393 r
metabolic burst（メタボリックバースト）635 ℓ
metabolic disease（代謝疾患）393 ℓ,（代謝性疾患）393 r
metabolic disorder（代謝異常）392 ℓ
metabolic efficiency（代謝効率）393 r
metabolic fecal energy（代謝性糞中エネルギー）393 r
metabolic fecal nitrogen（代謝性糞中窒素）393 r
metabolic half-life（代謝半減期）394 ℓ
metabolic intermediate（代謝中間体）393 r
metabolic pathway（代謝経路）393 r
metabolic rate（代謝速度）393 r
metabolic regulation（代謝調節）393 r
metabolic syndrome（メタボリックシンドローム）635 ℓ
metabolic water（代謝水）393 ℓ
metabolism（代謝）392 ℓ
metabolite（代謝［産］物）393 ℓ,（代謝生成物）393 r,（代謝物質）394 ℓ
metabolizable energy（代謝エネルギー）392 r,（代謝［可能］エネルギー）392 ℓ
metabolome（メタボローム）635 ℓ
metabolomics（メタボロミクス）635 r
metaboric control（代謝制御）393 r
metachromasia（異染色性）44 r,（メタクロマジー）635 ℓ
metagonimiasis（横川吸虫症）657 r
metallic bond（金属結合）174 r
metallocarboxypeptidase（メタロカルボキシペプチダーゼ）635 r
metalloenzyme（金属酵素）174 r
metallome（メタローム）635 r
metallomics（メタロミクス）636 ℓ
metalloproteases（メタロプロテアーゼ）636 ℓ
metalloprotein（金属タンパク質）174 r
metalloproteinase（メタロプロテアーゼ）636 ℓ
metallothase（メタロチオネイン）635 r
metformin（メトホルミン）638 ℓ
methacryl resin（メタクリル樹脂）634 r

methemoglobin（メトヘモグロビン）638 r
methemoglobinemia（メトヘモグロビン血症）638 r
methemoprotein（メトヘモタンパク質）638 r
methicillin-resistant *Staphylococcus aureus*（メチシリン耐性黄色ブドウ球菌）636 ℓ
methionine（メチオニン）636 ℓ
methionine enkephalin（メチオニンエンケファリン）636 ℓ
methionine malabsorption syndrome（メチオニン吸収不良症候群）636 r
methionine sulfone（メチオニンスルホン）636 r
methionine sulfoxide（メチオニンスルホキシド）636 r
methionine synthase（メチオニンシンターゼ）636 r
method of body fat percentage measurement（体脂肪測定法）392 ℓ
method of least squares（最小二乗法）261 ℓ
methoxybenzaldehyde（メトキシベンズアルデヒド）638 r
methoxyl pectin（メトキシルペクチン）638 r
methyl anthranilate（アンスラニル酸メチル）35 r,（アントラニル酸メチル）37 ℓ
methyl bromide（臭化メチル）305 ℓ
N-methyl glycine（*N*-メチルグリシン）637 ℓ
methyl hesperidin（メチルヘスペリジン）637 r
methyl naphthyl ketone（メチルナフチルケトン）637 ℓ
methyl propyldisulfide（メチルプロピルジスルフィド）637 r
methyl tetrahydrofolic acid（メチルテトラヒドロ葉酸）637 r
methylanthranilic acid methylester（メチルアントラニル酸メチルエステル）636 r
methylbromide（メチルブロミド）637 r
methylcellulose（メチルセルロース）637 ℓ
methylcobalamin（メチルコバラミン）637 ℓ
methylene tetrahydrofolic acid（メチレンテトラヒドロ葉酸）638 ℓ
3-methylhistidine（3-メチルヒスチジン）637 r
methylmalonic acid（メチルマロン酸）637 r
methylmalonyl CoA mutase（メチルマロニル CoA ムターゼ）637 r
methylmercury（メチル水銀）637 ℓ
S-methylmethionine（*S*-メチルメチオニン）638 ℓ
methylmethionine sulfonium（メチルメチオニンスルホニウム）638 ℓ
methylpentose（メチルペントース）637 r
methylphenylketone（メチルフェニルケトン）637 r
methylpyrazine（メチルピラジン）637 r

771

索　　引

methyltheobromine（メチルテオブロミン）637 ℓ
methyltocotrienol（メチルトコトリエノール）637 ℓ
methylxanthine（メチルキサンチン）636 r
metmyoglobin（メトミオグロビン）638 r
meuniére(仏)（ムニエル）633 ℓ
mevalonic acid（メバロン酸）639 ℓ
MHC restriction（MHC 拘束）84 r
micell(e)（ミセル）626 ℓ
micelle colloid（ミセルコロイド）626 ℓ
Michaelis constant（ミカエリス定数）624 r
micro emulsion（ミクロエマルション）625 r
micro-array（マイクロアレイ）615 r
microbial control（微生物制御）525 r
microbial substitution（菌交代症）173 ℓ
microbial toxin（微生物毒）526 ℓ
microbiological assay（微生物定量）525 r
microbiological test（微生物定量）525 r
microbody（微小体）524 ℓ,（マイクロボディー）616 ℓ,（ミクロボディー）626 ℓ
microcapsule（マイクロカプセル）615 r
microchannel（マイクロチャネル）615 r
microcyte（小赤血球）317 ℓ
microfibril（ミクロフィブリル）626 ℓ
microfilament（微小線維）524 ℓ,（マイクロフィラメント）616 ℓ,（ミクロフィラメント）626 ℓ
microfiltraction（精密濾〔ろ〕過）368 ℓ,（微量濾〔ろ〕過）545 ℓ
microflora（微生物）525 r,（微生物相）525 r,（ミクロフローラ）626 ℓ
microglia（小膠細胞）316 ℓ,（ミクログリア）625 ℓ
microglial cell（小グリア細胞）315 r,（小膠細胞）316 ℓ
microglobulin（ミクログロブリン）625 r
$α_1$-microglobulin（$α_1$ ミクログロブリン）625 r
microinjection（顕微注射）220 ℓ,（微量注射）545 ℓ,（マイクロインジェクション）615 r
micronutrient（微量栄養素）544 r
micronutrient deficiency disease（微量栄養素欠乏病）544 r
micronutrient supplement（微量栄養素補給剤）545 ℓ
micronutrient supplementation（微量栄養素補給）545 ℓ
microorganism（微生物）525 r
microorganism toxin（微生物毒）526 ℓ
microRNA（マイクロ RNA）615 r
microsomal ethanol oxidizing system（ミクロソームエタノール酸化系）625 r
microsome（ミクロソーム）625 r,（ミクロトーム）626 ℓ
microtubule（微小管）524 ℓ

microvillus（微絨毛）524 ℓ
microwave（マイクロ波）616 ℓ
microwave food（電子レンジ食品）446 ℓ
microwave heating（マイクロ波加熱）616 ℓ
microwave oven（電子レンジ）446 ℓ
microwave vacuum drying（マイクロ波減圧加熱乾燥）616 ℓ
middle age（中年）420 r
mid-gut gland（中腸腺）420 r
mid-intestinal gland（中腸腺）420 r
midwife（助産師）332 r
mike（御食・御饌）626 ℓ
miki（神酒）625 r
milk（乳）479 r
milk allergy（牛乳アレルギー）163 r
milk basic protein（乳塩基性タンパク質）479 r,（ミルク・ベーシック・プロテイン）628 r
milk beverage（乳飲料）479 r
milk casein（乳カゼイン）480 ℓ
milk coagulation（凝乳）167 r
milk drinks（乳飲料）479 r
milk ejection（射乳）304 r
milk fat（乳脂肪）481 r
milk fat globule（乳脂肪球）481 r
milk fat percentage（乳脂肪率）481 r
milk powder（粉乳）580 ℓ
milk preparation（調乳）424 ℓ
milk product（乳製品）482 ℓ
milk protein（乳タンパク質）482 r
milk protein concentrate（ミルクタンパク質〔たんぱく質〕濃縮物）628 r
milk sugar（乳糖）482 ℓ
milk-clotting enzyme（凝乳酵素）167 r
milled rice（精白米）366 r,（白米）505 ℓ
millet（雑穀）267 r
milling（製粉）367 r,（精米）368 ℓ,（磨砕）618 r
Millon reaction（ミロン反応）628 r
Millon test（ミロン試験）628 r
Minamata disease（水俣病）627 ℓ
mince（挽く）523 ℓ
mineral（ミネラル）627 r,（無機質）630 r
mineral composition（無機成分）630 r
mineral corticoid（ミネラルコルチコイド）627 r
mineral deficiency（ミネラル欠乏）627 r,（無機質欠乏）630 r
mineral intake（ミネラル摂取）627 r
mineral water（ミネラルウォーター）627 r
minimal blood pressure（最小血圧）261 ℓ
minimum daily requirement（一日最小必要量）48 ℓ
minimum lethal dose（最小致死量）261 ℓ
minimum requirement（最小必要量）261 ℓ
minimum toxic dose（最小中毒量）261 ℓ

欧文索引

minimum water requirement（最小必要水分量）261 ℓ
Ministerial Ordinance Concerning Compositional Standards, etc. for Milk and Milk Products（乳及び乳製品の成分規格等に関する省令）479 r
Ministry of Agriculture（農林水産省）495 r
Ministry of Education, Culture, Sports, Science and Technology（文部科学省）646 ℓ
Ministry of Health（厚生労働省）232 r
minor bean（雑豆）268 ℓ
minor cereal（雑穀）267 r
mint（ハッカ）508 r, （ミント）628 r
mint oil（ミント油）629 ℓ
miracle fruit（ミラクルフルーツ）628 ℓ
miraculin（ミラクリン）628 ℓ
mirin（味りん［醂］）628 ℓ
mirror image（鏡像）167 ℓ
misclassification（誤分類）251 ℓ
miso（味噌）626 r
missing value（欠測値）208 r
mitochondrial electron transport system（ミトコンドリア電子伝達系）627 ℓ
mitochondrion (*pl.-dria*)（ミトコンドリア）627 ℓ
mitogen（マイトジェン）616 ℓ
mitogen-activated protein kinase（マイトジェン活性化タンパク質キナーゼ）616 r
mitosis（有糸分裂）651 ℓ
mitotic cycle（分裂サイクル）581 r, （分裂周期）581 r
mixed feeding（混合栄養）257 ℓ
mixed infection（混合感染）257 ℓ
mixed lymphocyte culture（混合リンパ球培養）257 ℓ
mixer（ミキサー）625 r
mixograph（ミキソグラフ）625 r
mobility（移動度）51 r
mochi（もち［餅］）644 ℓ
mode（最頻値）263 ℓ, （モード）644 ℓ
modification（修飾）306 r
modified fat（加工油脂）115 ℓ
modified method of Prosky（Prosky変法）574 ℓ
modified milk for pregnancy and lactating woman（妊産婦授乳婦用粉乳）485 ℓ
modified starch（化工デンプン［でんぷん］）115 ℓ
modulator（モジュレーター）644 ℓ
modulus of elasticity（弾性率）407 r
moisture（水分）350 ℓ
molar tooth（臼歯）160 ℓ
molarity（モル濃度）646 ℓ
molasses（糖蜜）454 r
mold（カビ［黴］）125 r
mold contamination（カビ［黴］汚染）127 ℓ
molding（かび［黴］付け）127 ℓ
mole（モル）646 ℓ
molecular biology（分子生物学）579 r
molecular colloid（分子コロイド）579 ℓ
molecular nutrition（分子栄養学）579 ℓ
molecular sieve（分子ふるい［篩］）579 ℓ
molecular sieve chromatography（分子ふるい［篩］クロマトグラフィー）579 ℓ
Möller-Barlow disease（メラー・バロー病）639 ℓ
molybdenum blue method（モリブデンブルー法）646 ℓ
molybdophosphoric acid（モリブドリン酸）646 ℓ
mom's home cooking（おふくろの味）98 r
monascorubrin（モナスコルブリン）644 r
monascus color（紅麹色素）586 r, （モナスカス色素）644 r
monellin（モネリン）645 ℓ
monitoring（モニタリング）645 ℓ
monoacylglycerol（モノアシルグリセロール）645 ℓ
monoamine neurotransmitter（モノアミン神経伝達物質）645 ℓ
monoamine oxidase（モノアミンオキシダーゼ）645 ℓ
monoclonal antibody（単クローン性抗体）405 r, （モノクローナル抗体）645 ℓ
monocyte（単核球）405 ℓ, （単球）405 ℓ
monocyte chemotactic protein-1（単球走化性タンパク質-1）405 ℓ
monoenoic fatty acid（モノエン脂肪酸）645 ℓ
monoethanolamine（モノエタノールアミン）645 ℓ
monoglyceride（モノグリセリド）645 ℓ
monoiodotyrosine（モノヨードチロシン）645 r
monomer（単量体）411 r, （モノマー）645 r
mononuclear phagocyte system（単核細胞貪食細胞系）405 ℓ, （単核食細胞系）405 ℓ
mononucleotide（モノヌクレオチド）645 r
monooxygenase（モノオキシゲナーゼ）645 ℓ
monosaccharide（単糖［類］）408 r
monosodium glutamate（グルタミン酸一ナトリウム）194 ℓ
monostearic glycerol（モノステアリン酸グリセロール）645 r
monoterpene（モノテルペン）645 r
monounsaturated fatty acid（モノ不飽和脂肪酸）645 r
morbidity rate（罹患率）666 r
Morchella esculenta（アミガサタケ）19 r
morning sickness（つわり）429 r
morphine（モルヒネ）646 ℓ
mortality（死亡確率）300 r, （死亡率）302 r
mortality by death causes（死因別死亡率）281 ℓ
most probable number（最確数）259 r

motilin（モチリン）644 r
motion and time study（method）（生活時間調査［法］）360 r
mountain climber's food（登山用糧食）459 r
mousse(仏)（ムース）630 ℓ
moving average（移動平均）52 r
Mozzarella cheese（モッツァレラチーズ）644 r
mucin（ムチン）632 r
mucocutaneous lymphnode syndrome（川崎病）137 ℓ
mucolipidosis I（Ⅰ型ムコリピドーシス）47 ℓ
mucomycosis（毛菌症）643 ℓ
Mucor（ムコール）631 r
mucormycosis（ムコール［菌］症）631 r
mucosa（粘膜）492 r
mucous gland（粘液腺）491 r
mucous membrane（粘膜）492 r
mucus（粘液）491 r
muffin（マフィン）620 ℓ
mulberry leaf（桑葉）384 r
multicolinearity（多重共線性）400 r
multifactorial etiology（多要因原因説）404 ℓ
multinucleated giant cell（多核巨細胞）399 r
multiorgan failure（多器官障害）400 ℓ,（多臓器障害）401 ℓ
multipara（経産婦）201 r
multiple (linear) regression analysis（重回帰分析）305 ℓ
multiple carboxylase deficiency（マルチプルカルボキシラーゼ欠損症）620 r
multiple causation（多要因原因説）404 ℓ
multiple comparison（多重比較）401 ℓ
multiple correlation coefficient（重相関係数）306 r
multiple discriminant analysis（重判別分析）308 r
multiple logistic model（多重ロジスティックモデル）401 ℓ
multiple organ failure（多器官障害）400 ℓ,（多器官不全）400 ℓ,（多臓器障害）401 ℓ,（多臓器不全）401 ℓ
multiple regression（重回帰）305 r
multiple test（多重検定）401 ℓ
multiple-choise response（多肢選択回答）400 r
multiplication（細菌など）（増殖）383 r
multiply mean（相乗平均）383 r
multiprenyl menaquinone（マルチプレニルメナキノン）621 ℓ
multi-stage random sampling（多段無作為抽出法）401 ℓ
multivariate analysis（多変量解析）404 ℓ
mulutivariate regression analysis（多変量回帰分析）404 ℓ
mumps（おたふくかぜ）97 r,（マンプス）623 r,（ムンプス）633 r
mung bean starch *harusame*（緑豆ハルサメ）675 ℓ
muscle（筋肉）175 r
muscle atrophy（筋萎縮）172 r
muscle biopsy（筋バイオプシー）175 r
muscle bundle（筋束）174 r
muscle cell（筋細胞）173 ℓ
muscle contraction（筋収縮）173 r
muscle cross section（筋断面積）175 ℓ
muscle endurance（筋持久力）173 r
muscle fiber（筋線維）174 r
muscle fiber composition（筋線維組成）174 r
muscle glycogen（筋グリコーゲン）172 r
muscle hypertrophy（筋肥大）175 r
muscle pigment（筋肉色素）175 r
muscle power（筋力）176 r
muscle power training（筋力トレーニング）176 r
muscle relaxant（筋弛緩剤）173 r
muscle sarcocystosis（［筋肉］肉胞子虫症）175 r
muscle sarcosporidiosis（［筋肉］肉胞子虫症）175 r
muscle soreness（筋肉痛）175 r
muscle strengthening（筋力強化）176 ℓ
muscle stroma（肉基質）475 r
muscular atrophy（筋萎縮症）172 r
muscular dystrophy（筋ジストロフィー）173 r
muscular pumping action（筋ポンプ作用）175 r
mushroom（きのこ類）156 ℓ
mushroom poisoning（きのこ中毒）155 r
mussel poisoning（イガイ中毒）41 r
mustard oil glucoside（カラシ油配糖体）130 ℓ
mustard seed oil（カラシ油）130 ℓ
mutagenicity（変異原性）592 ℓ
mutase（ムターゼ）632 r
mutation（突然変異）460 ℓ,（変異）591 r
mutton（マトン）619 r
mutton tallow（羊脂）533 ℓ, 655 r
myasthenia gravis（重症筋無力症）306 ℓ
mycosis（真菌症）336 ℓ
mycotoxicosis（真菌中毒症）336 ℓ
mycotoxin（マイコトキシン）616 ℓ
myelin（ミエリン）624 ℓ
myelin sheath（ミエリン鞘）624 ℓ
myeloblast（骨髄芽球）248 ℓ
myelocele（脊髄ヘルニア）370 ℓ,（骨髄球）248 ℓ
myeloid cell（骨髄細胞）249 ℓ
myeloid tissue（骨髄組織）249 ℓ
myeloperoxidase（ミエロペルオキシダーゼ）624 ℓ
myenteric plexus（腸筋神経叢）422 ℓ,（腸筋層間神経叢）422 ℓ
myo inositol（*myo*-イノシトール）52 r
myoblast（筋芽細胞）172 r

欧 文 索 引

myocardial infarction（心筋梗塞症）335 r
myocardium（心筋層）336 l
myocyte（筋細胞）173 l
myoepithelial cell（筋上皮細胞）174 l
myofibril（筋原線維）173 l，（ミオフィブリル）624 r
myofibrillar protein（筋原線維タンパク質）173 l
myogen（ミオゲン）624 l
myoglobin（ミオグロビン）624 l
myokinase（ミオキナーゼ）624 l
myoma uteri（子宮［平滑］筋腫）286 l
myopathy（筋原性疾患）173 l，（ミオパシー）624 r
myopigment（筋肉色素）175 r
myosin（ミオシン）624 l
myosin filament（ミオシンフィラメント）624 r
myotropic hormone（タンパク質同化ホルモン）410 r，（ミオトロピックホルモン）624 r
myotube（筋管［細胞］）172 r
myotube（ミオチューブ）624 r
myricetin（ミリセチン）628 l
myristic acid（ミリスチン酸）628 l
myristicin（ミリスチシン）628 l
myristoleic acid（ミリストオレイン酸）628 l
myrosinase（ミロシナーゼ）628 l
myxoma（粘液腫）491 r

N

n-3 fatty acid（*n*-3 脂肪酸）81 l
n-6 fatty acid（*n*-6 脂肪酸）81 l
naan（ナン）473 l
NAD（NADP）-dependent dehydrogenase（NAD（NADP）依存性デヒドロゲナーゼ）81 l
Naematoloma sublateritium（クリタケ）188 l
NAFLD（非アルコール性脂肪肝疾患）519 l
nail bed（爪床）383 r
nai-shoku（内食）468 r
naka-shoku（中食）470 l
naked barley（裸麦（はだかむぎ））508 l
nalidixic acid（ナリジキシン酸）472 r，（ナリジクス酸）472 r
namanare-sushi（生成鮨）471 r
nanofiltration（ナノ濾〔ろ〕過法）471 r
nare-sushi（馴鮨）472 r
naringenin（ナリンゲニン）472 r
nasal feeding（鼻腔栄養）523 l
nasal septum（鼻中隔）533 l
NASH（非アルコール性脂肪性肝炎）519 l
nasogastric tube（鼻腔栄養チューブ）523 l
nasunin（ナスニン）470 l
national accounts（国民経済）244 r
National Cancer Center（独立行政法人国立がんセンター）458 r
National Food Research Institute（食品総合研究所）327 r
National Health and Nutrition Survey（国民健康・栄養調査）244 r
national health insurance（国民健康保険）244 r
National Health Promotion Movement in the 21st Century（21世紀における国民健康づくり運動）477 l
National Institute of Health（アメリカ国立衛生研究所）25 r
National Institute of Health and Nutrition（独立行政法人国立健康・栄養研究所）458 r
National Institute of Health Sciences（国立医薬品食品衛生研究所）245 l
National Institute of Infectious Diseases（国立感染症研究所）245 r
National Institute of Public Health（国立保健医療科学院）245 l
National Institute of Standards and Technology（アメリカ国立標準技術研究所）25 r
national registered dietitian（管理栄養士）147 r
natriuresis hormone（ナトリウム利尿ホルモン）471 l
natriuretic hormone（ナトリウム利尿ホルモン）471 l
natto（納豆）470 r
nattokinase（ナットウキナーゼ）471 l
natural additive（天然添加物）446 r
natural cheese（ナチュラルチーズ）470 r
natural color（天然色素）446 r
natural defrosting（自然解凍）293 l
natural dye（天然色素）446 r
natural flavor（天然香料）446 r
natural history of disease（疾病の自然史）295 r
natural immunity（自然免疫）293 l
natural killer cell（ナチュラルキラー細胞）470 r
natural mineral water（ナチュラルミネラルウォーター）470 r
natural occurrence（ナチュラルオカレンス）470 r
natural occurring poison（自然毒）293 l
natural spice（天然香辛料）446 r
natural sweetener（天然甘味料）446 r
natural thawing（自然解凍）293 l
naturally carbonated natural mineral water（炭酸入り天然ミネラルウォーター）406 l
nausea（悪心）97 l，（吐き気）504 r
nausea gravidarum（妊娠悪阻）485 r
n-butyric acid（*n*-酪酸）81 l
neck mucous cell（副細胞）557 l
necrosis（壊死）77 l，（ネクローシス）489 l
nectar（ネクター）489 l

775

索　　引

negative colloid（負コロイド）558 r
negative hydration（負水和）559 ℓ
Nelson・Somogy's method（ネルソン・ソモギー法）491 r
nematode infection（線虫感染症）379 ℓ
neomycin resistant gene（ネオマイシン耐性遺伝子）489 ℓ
neonatal diarrhea（新生児下痢）341 r
neonatal jaundice（新生児黄疸）341 r
neonatal mortality（新生児死亡率）341 r
neonatal weight loss（新生児体重減少）341 r
neonate（新生児）341 r
neoplasm（新生物）342 ℓ
neoprene（ネオプレン）489 ℓ
nephelometer（比濁計）526 r
nephritis（腎炎）335 ℓ
nephrocalcinosis（腎石灰〔化〕症）342 ℓ
nephrolithiasis（腎結石症）338 r
nephron（ネフロン）491 r
nephron loop（ヘンレループ）594 ℓ
nerol（ネロール）491 r
nerve（神経）337 r
nerve cell（神経細胞）337 r
nerve system（神経系）337 r
nervous diarrhea（神経性下痢）338 ℓ
nervous tissue（神経組織）338 ℓ
net dietary protein calories percent（正味食事〔餌〕タンパク質〔たんぱく質〕カロリーパーセント）319 r
net protein ratio（正味タンパク質〔たんぱく質〕効率）320 ℓ,（正味タンパク質〔たんぱく質〕利用率）320 ℓ
net protein utilization（正味タンパク質〔たんぱく質〕利用率）320 ℓ
network theory（ネットワーク説）490 r
Neufchatel cheese（ヌフシャーテルチーズ）487 r
neuraminic acid（ノイラミン酸）493 ℓ
neurasthenia（神経衰弱〔症〕）338 ℓ
neuritis（神経炎）337 ℓ
neuroblast（神経芽細胞）337 ℓ
neurocirculatory asthenia syndrome（神経循環〔性〕無力症）338 ℓ
neuroendocrine system（神経内分泌系）338 r
neurogenic emaciation（神経性食欲不振症）338 ℓ
neuroglia（神経グリア）337 r
neuroglial cell（神経膠細胞）337 r
neurolemma（神経鞘）338 ℓ
neuromuscular ending（神経筋終末）337 r
neuromuscular transmission（神経筋伝達）337 r
neuron（ニューロン）483 ℓ
neuropathy（神経障害）338 ℓ,（ニューロパシー）483 ℓ
neuropeptide（神経ペプチド）338 r,（ニューロペプチド）483 ℓ
neurosis（神経症）338 ℓ,（ノイローゼ）493 ℓ
neurotensin（ニューロテンシン）483 ℓ
neurotoxin（神経毒）338 r
neurotransmission（神経伝達）338 ℓ
neurotransmitter（神経伝達物質）338 r
neutral amino acid（中性アミノ酸）420 ℓ
neutral amino acid uria（中性アミノ酸尿症）420 ℓ
neutral detergent fiber（中性デタージェント繊維）420 ℓ
neutral fat（中性脂肪）420 ℓ
neutral sterol（中性ステロール）420 ℓ
neutralization titration（中和滴定）421 ℓ
neutralizing antibody（中和抗体）421 ℓ
neutropenia（好中球減少症）236 ℓ
neutrophil（好中球）236 ℓ
new characteristic rice（新形質米）337 r
new fitness test（新体力テスト）344 ℓ
new year's dishes（おせち料理）97 ℓ
new year's fishes（正月魚）315 ℓ
new year's zoni（正月雑煮）315 ℓ
Newton's law of viscosity（ニュートンの粘性則）482 r
Newtonian fluid（ニュートン流体）483 ℓ
niacin（ナイアシン）468 ℓ
niacin deficiency（ナイアシン欠乏症）468 ℓ
niacin equivalent（ナイアシン当量）468 ℓ
niacinamide（ナイアシンアミド）468 ℓ
nicin（ナイシン）468 r
nick translation（ニックトランスレーション）478 ℓ
nicotinamide（ニコチンアミド）476 ℓ
nicotinamide adenine dinucleotide（ニコチンアミドアデニンジヌクレオチド）476 ℓ
nicotinamide adenine dinucleotide phosphate（ニコチンアミドアデニンジヌクレオチドリン酸）476 r
nicotine（ニコチン）476 ℓ
nicotinic acid（ニコチン酸）476 r
nicotinic acid amide（ニコチンアミド）476 r,（ニコチン酸アミド）476 r
Niemann-Pick disease, type C1-like 1（NPC1L1）81 ℓ
nifedipine（ニフェジピン）479 ℓ
night blindness（鳥目）465 ℓ,（夜盲症）648 r
night eating syndrome（夜食症）648 ℓ
ninhydrin reaction（ニンヒドリン反応）486 r
nipple（ニップル）478 ℓ,（乳頭）482 r
nipple areola（乳輪）483 ℓ
nitric acid（硝酸）316 ℓ
nitrile（ニトリル）478 ℓ
nitrile glycoside（シアン配糖体）279 ℓ

776

欧文索引

nitrite（亜硝酸塩）8 r
nitrobenzenecarboxylic acid（ニトロベンゼンカルボン酸）479 ℓ
nitrobenzoic acid（ニトロ安息香酸）478 r
nitroblue tetrazolium test（ニトロブルーテトラゾリウム試験）478 r
nitrogen（窒素）415 r
nitrogen balance（窒素出納）415 r
nitrogen balance index（窒素出納指数）415 r
nitrogen conversion factors（窒素変換係数）416 ℓ
nitrogen cycle（窒素回路）415 r,（窒素サイクル）415 r
nitrogen determination method（窒素定量法）416 ℓ
nitrogen efficiency ratio（窒素効率）415 r
nitrogen equilibrium（窒素平衡）416 ℓ
nitrogen monoxide（一酸化窒素）49 ℓ
nitrogen narcosis（窒素麻酔）416 ℓ
nitrogen oxides（窒素酸化物）415 r
nitrogen utilization ratio（窒素利用率）416 ℓ
nitrogen-phosphorus detector（窒素・リン検出器）416 r
nitrogen-to-protein conversion factors（窒素タンパク質〔たんぱく質〕換算係数）416 ℓ
nitroglycerin（ニトログリセリン）478 ℓ
nitroglycerol（ニトログリセロール）478 ℓ
nitrosamine（ニトロソアミン）478 r
N-nitroso compound（N-ニトロソ化合物）478 r
nitrosomyoglobin（ニトロソミオグロビン）478 r
nitrosylmyoglobin（ニトロシルミオグロビン）478 r
nitrous acid（亜硝酸）8 ℓ
nitrous oxide（亜酸化窒素）7 ℓ
nivalenol（ニバレノール）479 ℓ
NK cell（NK 細胞）81 ℓ
no observed adverse effect level（無毒性量）632 ℓ
no observed effect level（無作用量）631 r
NOAEL（ノアエル）493 ℓ
noble rot（貴腐）156 r
nocturia（夜尿症）648 r
nocturnal enuresis（夜尿症）648 r
node of Ranvier（ランビエ絞輪）664 r
nodular goiter（結節性甲状腺腫）208 r
noinaa（ノイナー）493 ℓ
noma（ノーマ）495 r
nomal milk（常乳）318 r
non HDL-cholesterol（非 HDL コレステロール）521 r
non insulin dependent status（インスリン非依存状態）56 r
nonalcoholic beer（ノンアルコールビール）496 r
non-alcoholic fatty liver disease（非アルコール性脂肪肝疾患）519 ℓ

non-alcoholic steatohepatitis（非アルコール性脂肪性肝炎）519 ℓ
non-bacterial enterogastritis（非細菌性胃腸炎）523 r
non-calorie diet（ノンカロリー食品）496 r
non-coding RNA（ノンコーディング RNA）496 r
non-communicable disease（非感染性疾患）523 ℓ
noncompetitive inhibition（非拮抗阻害）523 ℓ,（非競合阻害）523 ℓ
nondispensable amino acid（不可欠アミノ酸）555 r
non-drying oil（不乾性油）556 ℓ
nonenal（ノネナール）496 ℓ
nonenzymatic browning（非酵素的褐変）523 r
nonessential amino acid（非必須アミノ酸）538 ℓ
nonesterified fatty acid（遊離脂肪酸）652 ℓ,（非エステル型脂肪酸）521 ℓ
non-fat milk（無脂肪牛乳）632 ℓ
nonfrozen water（非凍結水分）534 ℓ
nonglutinous rice（うるち〔粳〕米）64 r
nonglutinous rice flour（上新粉）317 ℓ,（上用粉）320 r,（新粉）339 ℓ
non-heat（非加熱殺菌）522 ℓ
nonheating method（非加熱調理操作）522 r
nonheme iron（非ヘム鉄）539 ℓ
nonheme iron protein（非ヘム鉄タンパク質）539 ℓ
non-histone protein（非ヒストンタンパク質）538 ℓ
non-Hookian elastic body（非フック弾性体）538 r
non-linear elastic body（非線形弾性体）526 ℓ
non-Newtonian viscosity（非ニュートン粘性）537 r
nonoriented film（無延伸フィルム）630 ℓ
non-parametric method（ノンパラメトリック法）496 r
non-pathogenic bacterium（非病原菌）538 ℓ
nonpolar solvent（無極性溶媒）631 ℓ
nonprotein calorie（非タンパク質〔たんぱく質〕カロリー）533 r
nonprotein nitrogen（非タンパク質〔タンパク質〕〔態〕窒素）533 r
nonreducing sugar（非還元糖）523 ℓ
non-shelled egg（無殻卵）630 ℓ
nonshivering thermogenesis（非ふるえ熱産生）539 ℓ
non-standardized milk（成分無調整牛乳）367 r
non-sweetended condensed skim milk（無糖脱脂練乳）632 r
non-thermal sterilization（非加熱殺菌）522 ℓ
nonwoven fabric（不織布）558 ℓ
noodle（麺）640 ℓ
noradrenaline（ノルアドレナリン）496 ℓ
nordihydroguaiaretic acid（ノルジヒドログアヤレチック酸）496 ℓ
norepinephrine（ノルエピネフリン）496 ℓ

777

no-rinse rice（無洗米）632 r
normal distribution（正規分布）361 ℓ
normal milk（成乳）366 r
normal phase chromatography（順相クロマトグラフィー）313 r,（正相クロマトグラフィー）364 r
norovirus（ノロウイルス）496 r
Northern blotting（ノーザンブロット法）495 r
nosocomial infection（院内感染）58 ℓ
not pasteurized soy sauce（生醬油）152 ℓ
notch（切痕）372 ℓ
notifiable disease（届出疾患）460 ℓ
notifiable infectious disease（届出感染症）460 ℓ
nougat（仏）（ヌガー）487 ℓ
noynaa（ノイナー）493 ℓ
NR・supplement advisor（NR・サプリメントアドバイザー）80 ℓ
N-terminal（N 末端）81 ℓ,（窒素末端）416 ℓ
N-terminal residue（N 末端残基）81 ℓ
N-terminus（N 末端）81 ℓ,（窒素末端）416 ℓ
nuclear envelope（核膜）114 r
nuclear factor E2-related factor 2（Nrf2）80 r
nuclear factor kappa B（核内因子 κ B）114 ℓ
nuclear magnetic resonance spectroscopy（核磁気共鳴分析［法］）113 ℓ
nuclear membrane（核膜）114 r
nuclear receptor（核内受容体）114 r
nuclease（ヌクレアーゼ）487 ℓ
nucleic acid（核酸）112 r
nucleic acid fermentation（核酸発酵）113 ℓ
nucleohistone（ヌクレオヒストン）487 r
nucleokinesis（核の移動）114 r
nucleolus（核小体）113 ℓ
nucleoprotein（核タンパク質）113 r
nucleosidase（ヌクレオシダーゼ）487 ℓ
nucleoside（ヌクレオシド）487 ℓ
nucleoside triphosphate（ヌクレオシド三リン酸）487 ℓ
nucleosome（ヌクレオソーム）487 r
nucleotid seasoning（核酸系調味料）113 ℓ
nucleotidase（ヌクレオチダーゼ）487 ℓ
nucleotide（ヌクレオチド）487 ℓ
nucleotide flavor（核酸系調味料）113 ℓ
nucleotide sequence（塩基配列）87 r,（ヌクレオチド配列）487 ℓ
nucleus（核）112 ℓ
nude mouse（ヌードマウス）487 ℓ
null cell（ヌル細胞）488 r
null hypothesis（帰無仮説）157 ℓ
nullipara（未産婦）626 ℓ
number of surviving（生存数）364 ℓ
nursery school lunch program（保育所給食）595 ℓ
nursing（看護）140 r

nurture（しつけ）294 r
nut（ナッツ）470 r
nutmeg（ナツメグ）471 ℓ
nutmeg oil（ナツメグ油）471 ℓ,（ニクズク油）476 ℓ
nutraceutical（ニュートラシューティカル）482 r
nutralization indicator（中和指示薬）421 ℓ
nutrient（栄養素）71 ℓ
nutrient absorption（栄養素吸収）71 r
nutrient content claims（栄養成分表示）71 ℓ
nutrient deficiency（栄養欠乏）70 ℓ
nutrient density（栄養素密度）71 r
nutrient energy ratio（栄養素エネルギー比率）71 r,（栄養比率）72 ℓ
nutrient supplement（栄養素補給物質）71 r
nutrient supply（供給栄養量）165 ℓ
nutrigenomics（ニュートリゲノミクス）482 r
nutrition（栄養）68 ℓ,（栄養学）68 r
nutrition care station（栄養ケア・ステーション）69 r
nutrition consultation（栄養カウンセリング）68 r,（栄養相談）71 ℓ
nutrition counseling（栄養教育）69 r
nutrition counselor（栄養指導員）70 ℓ
nutrition education（栄養教育）69 r
Nutrition Improvement Law（栄養改善法）68 ℓ
nutrition index（栄養指標）70 r
nutrition labeling（栄養表示）72 ℓ
nutrition management report（栄養管理報告書）69 ℓ
nutrition related disease（栄養性疾患）71 ℓ
nutrition supply（栄養補給）72 ℓ
nutrition support staff（栄養サポートスタッフ）70 ℓ
nutrition support team（栄養サポートチーム）70 ℓ
nutrition survey（栄養調査）71 r
nutrition therapy（栄養療法）72 ℓ
nutrition with breast milk and artificial milk（混合栄養）257 ℓ
nutritional account card（栄養出納表）71 ℓ
nutritional adaptation（栄養順応）70 r
nutritional assessment（栄養状態評価）70 r,（身体的栄養診断）344 ℓ
nutritional deficiency（栄養素欠乏）71 r,（栄養不足）72 ℓ
nutritional deficiency disease（栄養欠乏症）70 ℓ
nutritional diagnosis（栄養診断）71 ℓ
nutritional disease（栄養性疾患）71 ℓ
nutritional encephalomalacia（栄養性脳軟化症）71 ℓ
nutritional environment（栄養環境）68 r
nutritional epidemiology（栄養疫学）68 r

欧文索引

nutritional pathology（栄養病理学）72 *l*
nutritional physiology（栄養生理学）71 *l*
nutritional preservation（栄養保全）72 *l*
nutritional science（栄養学）68 *r*
nutritional statistics（栄養統計学）71 *l*
nutritional status（栄養状態）70 *l*
nutritional supply（給与栄養量）164 *l*
nutritional survey method（食事調査法）323 *l*
nutritional therapy（食事療法）323 *r*
nutritional thymectomy（栄養学的胸腺切除）68 *r*
nutritional treatment（栄養療法）72 *l*
nutritional value（栄養価）68 *r*
nutritionist training facilities（栄養士養成施設）70 *l*
Nutritionists Law（栄養士法）70 *r*
nutritive value（栄養価）68 *r*
nutritive value labeling（栄養表示）72 *l*
nutrition management（栄養管理）69 *l*
nyctalopia（夜盲症）648 *r*
nycturia（夜尿症）648 *r*
nylon（ナイロン）469 *r*

O

oak（オーク）94 *r*
oat bran（エンバクフスマ）92 *r*
oat meal（オートミール）95 *l*
ob gene（*ob*遺伝子）95 *l*
obaculactone（オバクラクトン）98 *l*
obese gene（肥満遺伝子）539 *r*
obesity（肥満症）540 *l*
obesity indicator（肥満指標）540 *l*
oblate（オブラート）98 *r*
obligatory nitrogen loss（不可避窒素損失［量］）556 *l*
obligatory urine volume（不可避尿量）556 *l*
occult bleeding stool（潜血便）377 *l*
occult blood reaction（潜血反応）377 *l*
occult blood test（潜血反応）377 *l*
occupational health（産業保健）273 *l*,（労働衛生）688 *l*
occupational hygiene（産業衛生）273 *l*
ocean fish（海洋魚）108 *r*
ocean perch（オーシャンパーチ）94 *r*,（メヌケ）639 *l*
ochratoxin（オクラトキシン）96 *r*
octacosanol（オクタコサノール）96 *r*
octanoic acid（オクタン酸）96 *r*
octopin（オクトピン）96 *r*
octylaldehyde（オクチルアルデヒド）96 *r*
odds ratio（オッズ比）98 *l*
odor（におい）475 *l*
odynophagia（嚥［えん］下痛）88 *l*
offals（畜産副生物）415 *l*

offering dishes（神饌）342 *l*
off-flavor；-vour（異臭）43 *l*,（オフフレーバー）98 *r*
ohmic heating（オーミック加熱）95 *l*,（通電加熱）428 *r*
oil（油脂）652 *r*
oil and fat（油脂）652 *r*
oil droplet（油滴）652 *r*
oil droplet in adipocyte（脂肪細胞内の油滴）301 *l*
oil milling（製油）368 *r*
oil palm（アブラヤシ）18 *l*
oil resistant plastic（耐油性プラスチック）398 *l*
oil sardine（オイルサーディン）93 *l*
oil seed（油糧種子）653 *r*
oil-in-water emulsion（水中油滴型エマルション）350 *l*
oil-seal（オイルシール）93 *l*
okadaic acid（オカダ酸）95 *r*
okowa（おこわ）96 *r*
oleic acid（オレイン酸）101 *l*
olein（オレイン）101 *l*
oleo oil（オレオオイル）101 *l*
oleomargarine（オレオマーガリン）101 *l*
oleophilic（親油性）346 *l*
oleophilic group（親油［性］基）346 *l*
olfaction（嗅覚）159 *r*,（臭覚）305 *l*
olfactory cell（嗅細胞）160 *l*
olfactory disturbance（嗅覚障害）160 *l*
olfactory epithelium（嗅上皮）161 *l*
olfactory gland（嗅腺）162 *r*
olfactory mucosa（嗅粘膜）163 *r*
olfactory organ（嗅器）160 *l*,（嗅覚受容器）160 *l*
olfactory receptor（嗅覚受容体）160 *l*
olfactory system（嗅覚系）160 *l*
olfactory (receptor) neuron（嗅神経細胞）161 *r*
oligodendrocyte（オリゴデンドロサイト）100 *l*,（希突起膠細胞）154 *l*
oligoglutamic acid（オリゴグルタミン酸）100 *l*
oligomer（オリゴマー）100 *l*
oligosaccharase（オリゴサッカラーゼ）100 *l*
oligosaccharide（オリゴ糖）100 *l*,（少糖［類］）318 *l*
olive oil（オリーブ油）99 *r*
omasum（センマイ）380 *r*
ω3 fatty acid（ω3脂肪酸）99 *r*
ω6 fatty acid（ω6脂肪酸）99 *r*
ω-oxidation（ω酸化）99 *r*
omelet（オムレツ）99 *r*
omelette(仏)（オムレツ）99 *r*
omics（オミクス）99 *r*
omnivorousness（雑食）268 *l*

索　　引

oncogene（オンコジーン）102 r，（がん遺伝子）137 r，（腫瘍遺伝子）312 ℓ
oncogenic virus（がんウイルス）138 ℓ
oncom（オンチョム）102 r
oncovirus（がんウイルス）138 ℓ
one year six month child health examination（1歳6か月児健康診査）48 r
onion flavoring oil（タマネギ油）404 ℓ
onion powder（オニオンパウダー）98 ℓ
onthom（オンチョム）102 r
ontjom（オンチョム）102 r
oocyte（卵母細胞）664 r
oogenesis（卵子形成）663 r，（卵子発生）663 r
oogonium（卵原細胞）663 ℓ，（卵祖細胞）664 ℓ
oolong tea（ウーロン茶〔烏龍茶〕）61 ℓ
oophorectomy（卵巣切除）663 r，（卵巣摘出）663 r
open panel test（オープンパネルテスト）95 ℓ
open-ended format（自由質問回答形式）306 ℓ
operator（オペレーター）98 r
operon（オペロン）99 ℓ
opioid peptide（オピオイドペプチド）98 ℓ
opium（アヘン）18 ℓ
opportunistic infection（日和見感染）543 ℓ
opposite correlation（逆相関）158 ℓ
opsin（オプシン）98 r
opsonin（オプソニン）98 r
optic area（視覚野〔領〕）282 r
optic nerve（視神経）292 ℓ
optic neuritis（視神経炎）292 ℓ
optical activity（光学活性）223 ℓ
optical isomer（光学異性体）223 ℓ
optical rotation（旋光性）377 ℓ
optical rotatory dispersion（旋光分散）377 ℓ
optogenetics（オプトジェネティクス）98 r
oral（経口）200 ℓ
oral administration（経口投与）201 ℓ
oral cavity（口腔）225 r
oral cavity cancer（口腔癌）225 r
oral contraceptive（経口避妊薬）201 ℓ
oral feeding（経口栄養）200 ℓ
oral glucose tolerance test（経口グルコース負荷試験）200 r
oral hygiene（口腔衛生）225 r
oral immune tolerance（経口免疫寛容）201 ℓ
oral immunization（経口免疫）201 ℓ
oral infection（経口感染）200 ℓ
oral medication（経口投与）201 ℓ
oral nutrition（経口栄養）200 ℓ
orange juice（オレンジジュース）101 r
orange meat（オレンジミート）101 r
orange puree（オレンジピューレ）101 r

orbital vein（眼窩〔か〕静脈）138 ℓ
oregano（オレガノ）101 ℓ
oretachi（オレタチ）101 r
orexin（オレキシン）101 ℓ
organ（器官）149 ℓ
organelle（オルガネラ）100 r
organic acid fermentation（有機酸発酵）649 r
organic compound（有機化合物）649 r
organic food（有機食品）649 r
organic glass（有機ガラス）649 r
organic mercury（有機水銀）649 r
organic mercury poisoning（有機水銀中毒）650 ℓ
organic phosphorus compound（有機リン化合物）650 ℓ
organic tin compound（有機スズ化合物）650 ℓ
Organization for Economic Cooperation and Development（経済協力開発機構）201 ℓ
organochlorine insecticide（有機塩素殺虫剤）649 r
organoleptic evaluation（官能評価）145 r
organoleptic test（官能試験）145 r
organotroph（有機栄養生物）649 ℓ
Oriental bonito（ハガツオ）504 ℓ
oriental liver fluke（肝吸虫）138 ℓ
oriental schistosomiasis（日本住血吸虫症）479 ℓ
oriented polypropylene（延伸ポリプロピレン）89 ℓ
oriented polystyrene（延伸ポリスチレン）89 ℓ
orifice meter（オリフィス計）100 r
origanum（オリガナム）99 r，（ハナハッカ）512 ℓ
origanum oil（オリガナム油）100 ℓ
original calorie（オリジナルカロリー）100 r
ornithine（オルニチン）100 r
ornithine carbamoyl transferase（オルニチンカルバモイルトランスフェラーゼ）101 ℓ
ornithine carbamoyltransferase deficiency（オルニチンカルバモイルトランスフェラーゼ欠損症）101 ℓ
ornithine cycle（オルニチン回路）100 r
ornithine decarboxylase（オルニチン脱炭酸酵素）101 ℓ，（オルニチンデカルボキシラーゼ）101 ℓ
ornithine transcarbamylase（オルニチントランスカルバミラーゼ）101 ℓ
orosomucoid（オロソムコイド）101 r
orotic acid（オロチン酸）102 ℓ，（オロト酸）102 ℓ
orotidine（オロチジン）101 r
5′-orotidylic acid（5′-オロチジル酸）101 r
orthoboric acid（オルトホウ酸）100 r，（正ホウ酸）367 r
ortholog（オーソログ）94 r，（直系遺伝子）426 ℓ
orthonasal aroma（鼻先香）526 ℓ
orthophosphoric acid（オルトリン酸）100 r，（正リン酸）369 ℓ
orthostatic dysfunction（起立性調節障害）171 r
orthostatic hypotension（起立性低血圧）171 r

欧文索引

oryzacystatin（オリザシスタチン）100 ℓ
oryzanol（オリザノール）100 ℓ
oryzenin（オリゼニン）100 r
osazone（オサゾン）96 r
osmolarity（浸透圧）344 r,（モル浸透圧濃度）646 ℓ
osmosis（浸透）344 r
osmotic pressure（浸透圧）344 r
ossification（化骨）116 ℓ
osteichthyes（硬骨魚類）227 ℓ
osteoblast（骨芽細胞）248 ℓ,（造骨細胞）383 ℓ
osteocalcin（オステオカルシン）97 ℓ
osteoclast（破骨細胞）505 r
osteocyte（骨細胞）248 ℓ
osteodensitometer（骨密度計）249 r
osteodystrophia（骨異栄養症）247 r,（骨形成異常症）248 ℓ
osteodystrophy（骨形成異常症）248 ℓ,（骨ジストロフィー）248 r
osteogenic layer（骨形成層）248 ℓ
osteomalacia（骨軟化症）249 ℓ
osteomyelitis（骨髄炎）248 r
osteon（骨単位）249 ℓ
osteonectin（オステオネクチン）97 ℓ
osteopathy（骨障害）248 r,（骨症〔病〕）248 r
osteopenia（オステオペニア）97 ℓ
osteopontin（オステオポンチン）97 ℓ
osteoporosis（骨粗鬆〔しょう〕症）249 ℓ
osteoprogenitor cell（骨形成細胞）248 ℓ
osteoprotegerin（オステオプロテゲリン）97 ℓ
Ostwald viscometer（オストワルド粘度計）97 ℓ
ouabain（ウアバイン）60 ℓ
outer hair cell（外有毛細胞）108 r
outer membrane（外膜）108 ℓ
outer thin albumen（外水様卵白）105 r
outlier（外れ値）507 ℓ
outpatients rate（通院者率）428 ℓ
outside ham（ブタ）（そともも）387 ℓ
outside round（ウシ）（そともも）387 ℓ
ovalbumin（オボアルブミン）99 ℓ,（卵白アルブミン）664 ℓ
ovarian follicle（卵巣濾〔ろ〕胞）664 ℓ,（卵胞）664 ℓ
ovarian follicular cell（濾〔ろ〕胞細胞）689 r
ovarian hormone（卵巣ホルモン）663 r
ovariectomy（卵巣摘出）663 r
ovary（卵巣）663 r
oven（オーブン）95 ℓ
over nutrition（過栄養）110 ℓ
over the counter meal service（カウンター配食）109 r
over weight（体重過剰）394 ℓ

overflow（溢〔いつ〕流）49 ℓ
overintake of energy（過剰カロリー摂取）117 ℓ
overnight fasting（一夜絶食）48 ℓ
overrun（オーバーラン）95 ℓ
overrun rate（超過率）421 r
overventilation（換気過剰）138 r,（換気亢進）138 r
overweight（過体重）121 ℓ
oviduct（輸卵管）653 r,（卵管）663 ℓ
ovoflavin（オボフラビン）99 ℓ
ovoglobulin（オボグロブリン）99 ℓ
ovoinhibitor（オボインヒビター）99 ℓ
ovomucin（オボムチン）99 ℓ
ovomucoid（オボムコイド）99 ℓ
ovotransferrin（オボトランスフェリン）99 ℓ
ovovitellin（オボビテリン）99 ℓ
ovulation（排卵）503 r
ovum（卵子）663 ℓ
ox tail（オックステール）98 ℓ
oxalate calculus（シュウ酸結石）306 ℓ
oxalate stone（シュウ酸結石）306 ℓ
oxalic acid（シュウ酸）305 r
oxalic acid poisoning（シュウ酸中毒症）306 ℓ
oxalism（シュウ酸中毒症）306 ℓ
oxaloacetic acid（オキサロ酢酸）95 r
oxidase（オキシダーゼ）96 ℓ,（酸化酵素）272 r
oxidation（酸化）271 r
oxidation-reduction potential（酸化還元電位）272 ℓ
oxidation-reduction reaction（酸化還元反応）272 ℓ
oxidative damage（酸化的損傷）272 ℓ
oxidative deamination（酸化的脱アミノ反応）272 r
oxidative decarboxylation（酸化的脱炭酸）272 r
oxidative detoxication（酸化的解毒）272 r
oxidative phosphorylation（酸化的リン酸化）273 ℓ
oxidative stress（酸化ストレス）272 r
oxidized ascorbic acid（酸化型アスコルビン酸）272 ℓ
oxidized flavor（酸化臭）272 r
oxidized odor（酸化臭）272 r
oxidized oil（酸化油）273 r
oxidized starch（酸化デンプン〔でんぷん〕）273 ℓ
oxidized vitamin C（酸化型ビタミンC）272 ℓ
oxidoreductase（酸化還元酵素）272 r
oxo acid（オキソ酸）96 ℓ
oxo-acid dehydrogenase（オキソ酸デヒドロゲナーゼ）96 r
2-oxoglutarate dehydrogenase（2-オキソグルタル酸脱水素酵素）96 ℓ
2-oxoglutaric acid（2-オキソグルタル酸）96 ℓ
oxyamino acid（オキシアミノ酸）95 r
oxyethylene higher aliphatic alcohol（オキシエチレン高級脂肪族アルコール）96 ℓ

781

索　　引

oxygen（酸素）275 ℓ
oxygen consumption（酸素消費量）275 r
oxygen dept（酸素負債量）275 r
oxygen electrode（酸素電極）275 r
oxygen free radical（酸素フリーラジカル）275 r
oxygen intoxication（酸素中毒）275 r
oxygen partial pressure（酸素分圧）275 r
oxygen radical absorbance capacity（酸素ラジカル吸収能）276 ℓ
oxygen requirement（酸素需要量）275 ℓ
oxygen scavenger（脱酸素剤）401 r
oxygen supply equipment（酸素補給装置）276 ℓ
oxygen transport system（酸素運搬系）275 ℓ
oxygenase（オキシゲナーゼ）96 ℓ,（酸素添加酵素）275 r
oxygenation（酸素添加）275 r
oxyhemoglobin（オキシヘモグロビン）96 ℓ
oxymyoglobin（オキシミオグロビン）96 ℓ
oxyphil cell（好酸性細胞）228 ℓ
oxythiamin（オキシチアミン）96 ℓ
oxytocin（オキシトシン）96 ℓ
oyster sauce（オイスターソース）93 ℓ
ozone（オゾン）97 r

P

pacific halibut（オヒョウ）98 r
（Pacific）pomfret（シマガツオ）303 ℓ
packaging material（包装材料）597 r
Paget's disease（パジェット病）506 ℓ,（ページェット病）583 ℓ
pain（疼痛）452 r
painless myocardial infarction（無症候性心筋梗塞）632 ℓ,（無痛性心筋梗塞）632 r
pair feeding（対給餌）428 ℓ
paired feeding（対給餌）428 ℓ
palatability（嗜好性）288 ℓ
palatinose（パラチノース）514 ℓ
pale beer（淡色ビール）407 ℓ
pale soft and exudative meat（むれ肉）633 r
palindrome（回文構造）108 ℓ,（パリンドローム）515 ℓ
palm kernel oil（パーム核油）499 r
palm oil（パーム油）499 r
palm sugar（ヤシ糖）648 ℓ
palm wine（ヤシ酒）648 ℓ
palmarosa（パルマローザ）515 r
palmarosa oil（パルマローザ油）515 r
palmitic acid（パルミチン酸）515 r
palmitoleic acid（パルミトレイン酸）515 r
palmityl alcohol（パルミチルアルコール）515 ℓ
palsy（麻痺〔ひ〕）619 r
pancreatectomy（膵切除［術］）348 r

pancreatic acinus（膵腺房）348 r
pancreatic amylase（膵液アミラーゼ）347 ℓ
pancreatic B cell（膵臓B細胞）349 ℓ
pancreatic cancer（膵臓癌）349 ℓ
pancreatic hormone（膵臓ホルモン）349 ℓ
pancreatic juice（膵液）347 ℓ
pancreatic polypeptide（膵臓ポリペプチド）349 ℓ
pancreatic triacylglycerol lipase deficiency（膵トリアシルグリセロールリパーゼ欠損症）350 ℓ
pancreatic trypsinogen deficiency（膵トリプシノーゲン欠損症）350 r
pancreatitis（膵炎）347 ℓ
pancreozymin（パンクレオザイミン）516 r
Paneth cell（パネート細胞）512 r
pan-fired tea（焙じ茶）596 r
panic disorder（パニック障害）512 ℓ
panose（パノース）512 r
pantetheine 4′-phosphate（パンテテイン4′-リン酸）517 r
pantothenic acid（パントテン酸）517 r
papain（パパイン）513 ℓ
papaw（ポポー）607 ℓ
paper chromatography（ペーパークロマトグラフィー）584 ℓ,（濾〔ろ〕紙クロマトグラフィー）689 ℓ
paper container（紙容器）129 ℓ
papilla（乳頭）482 r
papilla vallata（有郭乳頭）649 ℓ
paprika（パプリカ）513 ℓ
paracentesis（穿刺）377 r
paracholera（パラコレラ）513 r
paracrine（パラクリン）513 r,（パラ分泌）514 ℓ,（傍分泌）598 ℓ
paradoxical sleep（逆説睡眠）158 ℓ
paraffin（パラフィン）514 ℓ
paraffin paper（パラフィン紙）514 ℓ
parafollicular cell（傍濾〔ろ〕胞細胞）598 r
paraganglion（パラガングリオン）513 r,（傍神経節）597 r
paragonimiasis（肺吸虫症）501 r
Paraguay tea（パラグアイ茶）513 r
parahormone（パラホルモン）514 ℓ
paralog（側系遺伝子）385 r
paralog（パラログ）514 ℓ
paralysis（麻痺〔ひ〕）619 r
paralytic shellfish poisoning（麻痺〔ひ〕性貝毒）619 r
paramagnetic resonance（常磁性共鳴）316 ℓ
parametric method（パラメトリック法）514 r
parasite（寄生虫）152 r
parasites in animal meat（獣肉寄生虫）307 r
parasitic disease（寄生虫病）152 r
parasitic laryngopharyngitis（寄生虫咽喉頭炎）

欧文索引

152 *r*
parasitosis（寄生虫病）152 *r*
parasympathetic nerve（副交感神経）556 *r*
parathion（パラチオン）514 *l*
paratyphoid（パラチフス）514 *l*
paraxanthine（パラキサンチン）513 *r*
parboiled rice（パーボイルドライス）499 *r*
pare（皮をむく）137 *r*
parenteral administration（非経口投与）523 *r*
parenteral diet for barium enema（注腸食）420 *l*
parenteral nutrition（経静脈栄養［法］）202 *l*,（静脈栄養［法］）320 *l*,（非経口栄養）523 *r*
parietal cell（壁細胞）584 *l*,（旁細胞）596 *r*
Parkinson disease（パーキンソン病）498 *l*
Parkinson syndrome（パーキンソン症候群）498 *l*
Parkinsonism（パーキンソン症候群）498 *l*
Parmesan cheese（パルメザンチーズ）515 *r*
parotid gland（耳下腺）283 *l*
paroxysmal nocturnal hemoglobinuria（発作性夜間ヘモグロビン尿症）606 *l*,（夜間発作性血色素尿症）647 *l*
parsley seed oil（パセリ種子油）507 *l*
partial correlation coefficient（偏相関係数）592 *r*
partial freezing（新温度帯冷蔵）335 *l*,（パーシャルフリージング）498 *r*
partial pressure（分圧）578 *l*
partial regression coefficient（偏回帰係数）592 *r*
participation（住民参加）308 *r*
particle diameter distribution（粒度分布）674 *l*
particle size（粒度）674 *l*
partition chromatography（分配クロマトグラフィー）580 *l*
partition coefficient（分配係数）580 *l*
parvovirus（パルボウイルス）515 *l*
PAS staining（パス染色）506 *l*
passive diffusion（受動拡散）311 *r*
passive immunity（受動免疫）311 *r*
passive rest（消極的休養）315 *r*
passive smoking（受動喫煙）311 *r*
passive state（不動態）561 *l*
passive transport（受動輸送）311 *r*
past history（既往症）149 *l*
pasta（パスタ）506 *r*
paste（ペースト）583 *r*
Pasteur effect（パスツール効果）507 *l*
pasteurellosis（パスツレラ菌感染症）507 *l*
pasteurization（低温加熱殺菌）432 *l*
pasteurizer（殺菌機）267 *r*
pastrami（パストラミ）507 *l*
pastry（ペストリー）585 *r*
pate feuilletee（バターシート）507 *r*
pâté(仏)（パテ）511 *r*

patent flour（パテント粉）511 *r*
path analysis（パス解析）506 *r*
pathogen（病原体）541 *l*
pathogenic *Escherichia coli*（病原性大腸菌）541 *l*
pathogenic halophilic bacterium（病原性好塩菌）541 *l*
pathogenic microorganism（病原微生物）541 *l*
pathogenicity（病原性）541 *l*
pathologic aging（病的老化）542 *r*
patients survey（患者調査）141 *l*
pâtisserie(仏)（ペストリー）585 *r*
PDCA cycle（PDCAサイクル）520 *l*
peach nectar（ピーチネクター）520 *r*
peak bone mass（ピーク・ボーンマス）520 *l*
peanut butter（ピーナッツバター）521 *l*
peanut flour（ピーナッツ粉）520 *r*
peanut oil（ピーナッツ油）521 *l*,（落花生油）661 *r*
peanut powder（ピーナッツ粉）520 *r*
pectase（ペクターゼ）585 *l*
pectic acid（ペクチン酸）585 *l*
pectin（ペクチン）585 *l*
pectin jelly（ペクチンゼリー）585 *l*
pectin lyase（ペクチンリアーゼ）585 *r*
pectin methylesterase（ペクチンメチルエステラーゼ）585 *l*
pectinase（ペクチナーゼ）585 *l*
pectineliminase（ペクチンエリミナーゼ）585 *l*
pectinesterase（ペクチンエステラーゼ）585 *l*
pectinic acid（ペクチニン酸）585 *l*
pediatrics（小児科）318 *l*
pedometer（歩数計）601 *r*
peeling machine（ピーリングマシン）521 *l*
peer oil（果皮油）127 *l*
pellagra（トウモロコシ中毒）455 *r*,（ペラグラ）589 *l*
pellagra preventing factor（ペラグラ阻止因子）589 *r*
pellet（固形飼料）245 *r*,（ペレット）591 *r*
pelvis（骨盤）249 *r*
penicillamine（ペニシラミン）586 *r*
penicillin（ペニシリン）587 *l*
Penicillium（アオカビ）3 *l*,（ペニシリウム）586 *r*
pentagastrin（ペンタガストリン）592 *r*
pentanoic acid（ペンタン酸）592 *r*
pentastomiasis（五口舌虫感染症）246 *l*
pentastomoses（五口舌虫感染症）246 *l*
pentosan（ペントサン）593 *l*
pentose（五炭糖）247 *r*,（ペントース）593 *l*
pentose cycle（五炭糖回路）247 *r*
pentose phosphate cycle（ペントースリン酸回路）593 *l*
pentose shunt（五炭糖回路）247 *r*
pentosuria（ペントース尿症）593 *l*

783

pentulose amino acid（ペンツロースアミノ酸）592 r
2-pentylfuran（2-ペンチルフラン）592 r
pepo（ウリ）64 ℓ
pepper oil（コショウ油）246 r
peppermint（セイヨウハッカ）368 ℓ,（ペパーミント）587 ℓ
peppermint oil（ハッカ油）508 r
Pepperoni(伊)（ペパロニ）587 ℓ
pepsin（ペプシン）587 r
pepsin A（ペプシン A）587 r
pepsinogen（ペプシノーゲン）587 r
peptic ulcer（消化性潰〔かい〕瘍）314 r
peptidase（ペプチダーゼ）587 r
peptidase P（ペプチダーゼ P）587 r
peptide bond（ペプチド結合）588 ℓ
peptide chain（ペプチド鎖）588 ℓ
peptide hormone（ペプチドホルモン）588 ℓ
peptide hydrolase（ペプチドヒドロラーゼ）588 ℓ
peptide map（ペプチドマップ）588 ℓ
peptide transport（ペプチド輸送）588 ℓ
peptidergic（ペプチド作動性）588 ℓ
peptidoglycan（ペプチドグリカン）587 ℓ
peptidyl dipeptidase A（ペプチジルジペプチダーゼ A）587 r
peptisation（ペプチゼーション）587 r,（解膠）104 r
peptone（ペプトン）588 r
per capita nutritional allowance/feeding standard（栄養基準量）69 ℓ
perceived health（自覚的健康）282 r
percent energy（％エネルギー比）498 r
percent body fat（体脂肪率）392 ℓ
percentage of unused portion（廃棄率）501 r
percentile（パーセンタイル）498 r,（百分位数）540 r
perchloric acid（過塩素酸）110 ℓ
perforated polyethylene（有孔ポリエチレン）650 r
perforin（パーフォリン）499 ℓ
performic acid（過ギ酸）111 r
performic acid oxidation（過ギ酸酸化）111 r
perfusate（灌流液）148 ℓ
perfusion（灌流）147 r
perilipin（ペリリピン）590 ℓ
perilla aldehyde（ペリラアルデヒド）590 ℓ
perilla oil（エゴマ油）76 r
perinatal death（周産期死亡）306 ℓ
perinatal mortality（周産期死亡率）306 ℓ
perinatal period（周産期）306 ℓ
period of alarm reaction（警告反応期）201 ℓ
period of exhaustion（疲はい〔憊〕期）538 r
periodic acid Schiff staining（過ヨウ素酸シッフ染色）129 r
periodic vomiting（周期性嘔吐症）305 ℓ

periodical health examination（定期健康診断）433 ℓ
periodontal disease（歯周疾患）290 r
periodontitis（歯周炎）290 r
peripheral nerve（末梢神経）619 ℓ
peripheral nerve ending（末梢神経終末）619 ℓ
peripheral nervous system（末梢神経系）619 ℓ
peripheral neuropathy（末梢神経障害）619 ℓ
peripheral obesity（末梢性肥満）619 ℓ
peripheral venous nutrition（末梢静脈栄養）619 ℓ
perirenal fat（腎臓周囲脂肪）342 ℓ
perishable food（生鮮食品）364 r
perisperm（外乳）107 r
peritoneum（腹膜）558 ℓ
peritonitis（腹膜炎）558 ℓ
permanent tooth（永久歯）67 ℓ
permeability（透過性）449 ℓ
permeation（透過）449 ℓ,（膜透過）617 r
pernicious anemia（悪性貧血）5 ℓ
pernod（ペルノー）591 ℓ
peroral infectious disease（経口感染症）200 r
perosis（腱〔けん〕はずれ）219 r,（ペローシス）591 r
peroxidase（ペルオキシダーゼ）590 r
peroxide（過酸化物）116 ℓ
peroxide value（過酸化物価）116 ℓ
peroxisome（ペルオキシソーム）590 ℓ
peroxisome proliferator-activated receptor（ペルオキシソーム増殖剤応答性受容体）590 ℓ
peroxy radical（ペルオキシラジカル）590 r
peroxynitrite（ペルオキシナイトライト）590 r
Perrier(仏)（ペリエ）589 r
persimmon tannin（柿渋）111 r
persimmon vinegar（柿酢）112 ℓ
personal difference（個人差）247 ℓ
person-years（人年）345 ℓ
PERT diagram（PERT 図）519 r
pest（ペスト）585 r
pesticide（農薬）495 r
pesticide free（無農薬）633 ℓ
pesticide residue（残留農薬）277 r
PET bottle（ペットボトル）586 ℓ
PET-bottle syndrome（ペットボトル症候群）586 r
petechia（溢〔いつ〕血点）48 r,（点状出血）445 r
petechial hemorrhage（点状出血）445 r
Peyer's patch（パイエル板）500 ℓ
PFC energy ratio（PFC エネルギー比）520 ℓ
pH indicator（pH 指示薬）519 r
pH meter（pH メーター）519 r
pH test paper（pH 試験紙）519 r
phaeophyta（褐色藻）122 r,（褐藻類）123 ℓ
phagocyte（食細胞）322 ℓ
phagocyte oxidase（ファゴサイトオキシダーゼ）

549 ℓ
phagocytosis（食作用）322 ℓ,（貪食作用）467 r,（ファゴサイトーシス）549 ℓ
Phamaceutical Affairs Law（薬事法）648 ℓ
Pharmaceutical Affairs and Food Sanitation Council（薬事・食品衛生審議会）647 ℓ
pharmacoepidemiology（薬剤疫学）647 r
pharmacological test（薬理［学］試験）648 ℓ
pharmacopoeia（薬局方）648 r
pharyngitis（咽頭炎）57 r
pharynx（咽頭）57 r
phase（位相）44 r
phase contrast microscopy（位相差顕微鏡検査［法］）44 ℓ
phase inversion（相転換）384 ℓ,（転相）446 ℓ
phase rule（相律）384 r
phase separation（相分離）384 ℓ
phase transition（相転移）384 ℓ
phenethylamine（フェネチルアミン）553 r
phenformin（フェンホルミン）555 ℓ
phenol coefficient（石炭酸係数）370 ℓ
phenol resin（石炭酸樹脂）370 ℓ
phenol-formaldehyde resin（フェノール・ホルムアルデヒド樹脂）554 ℓ
phenolic compound（フェノール化合物）553 r
phenolic resin（フェノール樹脂）553 r
phenomena of hysteresis（履歴現象）675 r
phentermine（フェンテルミン）554 r
phenylacetate（フェニル酢酸）553 r
phenylacetic acid（フェニル酢酸）553 r
phenylalaninase（フェニルアラニナーゼ）552 r
phenylalanine（フェニルアラニン）552 r
phenylalanine hydroxylase（フェニルアラニン水酸化酵素）553 ℓ,（フェニルアラニンヒドロキシラーゼ）553 ℓ
phenylalanine-restricted diet（フェニルアラニン制限食）553 ℓ
β-phenylethylamine（β-フェニルエチルアミン）553 ℓ
2-phenylethylamine（2-フェニルエチルアミン）553 ℓ
phenylketonuria（フェニルケトン尿症）553 ℓ
phenylpropanoid（フェニルプロパノイド）553 r
phenylpyruvic acid（フェニルピルビン酸）553 r
pheochromocytoma（褐色細胞腫）122 ℓ
pheophorbide（フェオホルビド）552 r
phloroglucinol（フロログルシノール）578 ℓ
phorbol ester（ホルボールエステル）612 ℓ
phosphatase（ホスファターゼ）602 ℓ
phosphatase test（ホスファターゼ試験）602 ℓ
phosphatidalcholine（ホスファチダルコリン）602 ℓ
phosphatidate phosphatase（ホスファチジン酸ホスファターゼ）602 r
phosphatide（ホスファチド）603 ℓ
phosphatidic acid（ホスファチジン酸）602 r
phosphatidylcholine（ホスファチジルコリン）602 r
phosphatidylethanolamine（ホスファチジルエタノールアミン）602 r
phosphatidylglyceroglycerolipid（ホスファチジルグリセロ糖脂質）602 r
phosphatidylglycerol（ホスファチジルグリセロール）602 r
phosphatidylinositol（ホスファチジルイノシトール）602 ℓ
phosphatidylinositol 3-kinase（ホスファチジルイノシトール3キナーゼ）602 ℓ
phosphatidylinositol bisphosphate（ホスファチジルイノシトールビスリン酸）602 ℓ
phosphatidylinositol diphosphate（ホスファチジルイノシトール二リン酸）602 ℓ
phosphatidylinositol monophosphate（ホスファチジルイノシトール一リン酸）602 ℓ
phosphatidylserine（ホスファチジルセリン）602 r
phosphatidylthreonine（ホスファチジルトレオニン）602 r
phosphaturia（リン酸塩尿症）676 r
phosphine（ホスフィン）603 ℓ
(phospho) protein phosphatase（［ホスホ］プロテインホスファターゼ）604 r
phosphoamidase（ホスホアミダーゼ）603 ℓ
phosphocellulose（ホスホセルロース）604 ℓ
phosphocholine（ホスホコリン）603 r
phosphocreatine（ホスホクレアチン）603 r
phosphodiester bond（ホスホジエステル結合）604 ℓ,（リン酸ジエステル結合）677 ℓ
phosphodiester linkage（ホスホジエステル結合）604 ℓ
phosphodiesterase（ホスホジエステラーゼ）604 ℓ
phosphoenolpyruvate carboxykinase（ホスホエノールピルビン酸カルボキシキナーゼ）603 ℓ
phosphoenolpyruvate carboxylase（ホスホエノールピルビン酸カルボキシラーゼ）603 ℓ
phosphoenolpyruvic acid（ホスホエノールピルビン酸）603 ℓ
phosphofructokinase（ホスホフルクトキナーゼ）604 ℓ
phosphoglucomutase（ホスホグルコムターゼ）603 r
phosphogluconate pathway（ホスホグルコン酸経路）603 r
6-phosphogluconic acid（6-ホスホグルコン酸）603 r
6-phosphogluconolactone（6-ホスホグルコノラクトン）603 r

phosphoglucose isomerase（ホスホグルコースイソメラーゼ）603 r
phosphoglyceric acid（ホスホグリセリン酸）603 ℓ
phosphohexokinase（ホスホヘキソキナーゼ）604 r
phosphohexose isomerase（ホスホヘキソースイソメラーゼ）604 ℓ
phosphoinositol（ホスホイノシトール）603 ℓ
phosphokinase（ホスホキナーゼ）603 ℓ,（リン酸化酵素）676 r
phospholipase（ホスホリパーゼ）604 r
phospholipid（リン脂質）677 ℓ
phosphomolybdic acid（リンモリブデン酸）678 r
phosphomonoesterase（ホスホモノエステラーゼ）604 r
phosphomutase（ホスホムターゼ）604 r
phosphonic acid（ホスホン酸）605 ℓ
phosphonoglycerolipid（ホスホノグリセロリピド）604 ℓ
phosphonolipid（ホスホノリピド）604 ℓ
phosphonosphingolipid（ホスホノスフィンゴリピド）604 ℓ
4′-phosphopantetheine（4′-ホスホパンテテイン）604 ℓ
phosphoprotein（リンタンパク質）677 r
phosphoprotein phosphatase（リン酸化タンパク質脱リン酸化酵素）676 r
phosphopyruvate carboxylase（ホスホピルビン酸カルボキシラーゼ）604 r
phosphorescence（りん〔燐〕光）676 ℓ
phosphoric acid（リン酸）676 r
phosphorolysis（加リン酸分解）132 ℓ
phosphorus（リン）675 r
phosphorus hydride（水素化リン）349 ℓ
phosphorylase（ホスホリラーゼ）605 ℓ
phosphorylase kinase（ホスホリラーゼキナーゼ）605 ℓ
phosphorylase limit dextrin（ホスホリラーゼ限界デキストリン）605 ℓ
phosphorylation（リン酸エステル化）676 r,（リン酸化）676 r
phosphorylcholine（ホスホリルコリン）605 ℓ
phosphorylethanolamine（ホスホリルエタノールアミン）605 ℓ
phosphotransferase（ホスホトランスフェラーゼ）604 ℓ,（リン酸基転移酵素）677 ℓ
phosphotriose isomerase（ホスホトリオースイソメラーゼ）604 ℓ
O-phosphotyrosine（O-ホスホチロシン）604 ℓ
phosvitin（ホスビチン）601 ℓ
photoautotroph（光合成型独立栄養）227 ℓ
photochemical decomposition（光化学的分解）522 r

photochemical degradation（光化学的分解）522 r
photochemical reaction（光化学反応）223 ℓ, 522 r
photodecomposition（光分解）239 ℓ, 523 ℓ
photolysis（光分解）239 ℓ, 523 ℓ
photon（光子）228 ℓ,（光量子）240 r
photophosphorylation（光リン酸化反応）240 r
photopolymer（感光性樹脂）140 r
photoreceptor cell（視細胞）289 r,（光受容細胞）522 r
photosensitivity（感光性）140 r,（光感受性）522 r
photosensitization disease（光線過敏性皮膚症）233 ℓ,（光過敏症）522 r
photosensitized oxidation reaction（光増感酸化反応）523 ℓ
photosensitized reaction（光増感反応）523 ℓ
photosensitizer（光増感剤）523 ℓ
photosynthesis（光合成）227 ℓ, 522 r
phototherapy（光線療法）233 ℓ
phrynoderma（ガマ皮症）128 r
phthalate ester（フタル酸エステル）559 r
phycitol（フィシトール）550 ℓ
phycocyanin（フィコシアニン）550 ℓ
phycoerythrin（フィコエリトリン）550 ℓ
phycomycosis（フィコミコーシス）550 ℓ
phylloquinone（フィロキノン）552 ℓ
physical activity（身体活動）343 ℓ
Physical Activity Guidelines for Health, Active guide（健康づくりのための身体活動指針（アクティブガイド））217 r
physical activity level（身体活動レベル）343 ℓ
Physical Activity Standards for Health in 2013（健康づくりのための身体活動基準2013）217 r
physical containment（物理的封じ込め）560 r
physical disability（身体障害）343 r
physical fitness（体力）398 r,（フィジカルフィットネス）550 ℓ
physical fitness test（体力診断テスト）398 r
physical handicap（身体障害）343 r
physical independence（身体的自立）344 ℓ
physical measurement（人体計測）343 r
physical property（物性）560 ℓ
physical sign（身体症候）343 r
physical status（体格）391 ℓ
physiologic (-cal) response（生理［学］的反応）368 r
physiologic ageing（生理的老化）368 r
physiological energy value（生理的燃焼価）368 r
physiological saline（生理［的］食塩水）368 r
physiological salt solution（生理的塩類［溶］液）368 r
physiological weight loss（生理的体重減少「新生児の」）368 r

欧文索引

physiology（生理学）368 ℓ
physique（体格）391 ℓ
physique index（体格指数）391 ℓ
phytase（フィターゼ）550 ℓ
phytic acid（フィチン酸）550 r
phytin（フィチン）550 ℓ
phytoalexin（フィトアレキシン）551 r
phytoestrogen（植物エストロゲン）328 r
phytohemagglutinin（フィトヘマグルチニン）551 r,（フィトヘムアグリチニン）551 r
phytokinin（フィトキニン）551 ℓ
phytomenadione（フィトメナジオン）551 r
phytostanol（植物スタノール）328 r
phytosterol（植物ステロール）329 ℓ,（フィトステロール）551 ℓ
pica（異食症）43 ℓ
pickle curing（塩水漬け）90 ℓ
pickle（pl. pickles）（ピクルス）523 r,（ピックル）533 ℓ
pidan（ピータン）520 ℓ
pie（パイ）499 r
pig feet（豚足）467 r
pigment（色素）284 ℓ
pigment epithelial cell（layer）（色素上皮細胞）284 r
pilchard oil（イワシ油）55 ℓ
pile（痔核）282 r
pill（ピル）545 r
pim(i)ent oil（ピメント油）540 ℓ
pimento（ピメント）540 ℓ
pineal body（松果体）315 ℓ
pineal gland（松果腺）315 ℓ
pineal hormone（松果腺ホルモン）315 ℓ,（松果体ホルモン）315 ℓ
pineapple guava（フェイジョア）552 r
pink wine（ロゼワイン）689 r
pinocytosis（飲作用）55 r,（ピノサイトーシス）538 ℓ
pinocytotic vesicle（飲小胞）56 ℓ
pipecolic acid（ピペコリン酸）539 ℓ
piperidine（ピペリジン）539 ℓ
piperine（ピペリン）539 ℓ
piperonal（ピペロナール）539 ℓ
piperonyl butoxide（ピペロニルブトキシド）539 r
pitanga（ピタンガ）533 ℓ
pitaya（ピタヤ）533 ℓ
pituitary（脳下垂体）493 ℓ
pituitary body（脳下垂体）493 ℓ
pituitary gland（脳下垂体）493 ℓ
pituitary hormone（下垂体ホルモン）118 ℓ
pizza（ピザ）523 r
placebo（偽薬）157 r,（プラセボ）564 r

placebo effect（偽薬効果）158 ℓ,（プラシーボ効果）563 r,（プラセボ効果）564 r
placenta（胎盤）397 r
placental hormone（胎盤ホルモン）397 r
placental lactogen（胎盤性ラクトゲン）397 r
plain can（無塗装缶）632 r
plain chocolate（プレインチョコレート）571 ℓ
plan-do-monitoring-evaluation-feedback（計画・実施・モニタリング・評価・フィードバック）200 ℓ
plan-do-see（計画・実施・評価）200 ℓ
plan-do-see model（Plan Do See モデル）567 ℓ
planktonic bacteria（浮遊細菌）562 r
plant agglutinin（植物凝集素）328 r
plant food（植物性食品）329 ℓ
plant food allergen（植物性アレルゲン）329 ℓ
plant lectin（植物凝集素）328 r,（植物レクチン）329 r
plant poison（植物毒）329 ℓ
plant protein（植物［性］タンパク質）329 ℓ
plant stanol（植物スタノール）328 r
plant sterol（植物ステロール）329 ℓ
plasma（血漿）206 ℓ
plasma amino acid ratio（血漿アミノ酸比）207 ℓ
plasma cell（形質細胞）201 ℓ
plasma exchange（血漿交換）207 ℓ
plasma membrane（細胞質膜）264 ℓ
plasma protein（血漿タンパク質）207 ℓ
plasmalemmal undercoat（形質膜裏打ち）202 ℓ
plasmalogen（プラスマローゲン）564 r
plasmapheresis（血漿瀉血）207 ℓ,（プラスマフェレーシス）564 r
plasmid（染色体外遺伝子）378 ℓ,（プラスミド）564 r
plasmin（プラスミン）564 ℓ
plasminogen（プラスミノーゲン）564 ℓ
plasminogen activator inhibitor 1（プラスミノーゲン活性化因子阻害剤-1）564 ℓ
plastein（プラステイン）563 r
plastein reaction（プラステイン反応）563 r
plastic（プラスチック）563 r
plastic coating（プラスチックコーティング）563 r
plastic fat（可塑性油脂）120 ℓ
plastic film（プラスチックフィルム）563 ℓ
plastic viscosity（塑性粘度）386 r
plasticity（可塑性）120 r,（塑性）386 r
plasticization（可塑化）120 r
plasticizer（可塑剤）120 r
plate cooler（プレート式冷却機）571 ℓ
plate waste survey（残菜調査）273 r
platelet（血小板）207 r
platelet-activating factor（血小板活性化因子）207 r
platelet-derived growth factor（血小板由来成長因

787

子）207 r
plating（メッキ）638 ℓ
platinum（白金）509 ℓ
pleura（胸膜）167 r
pleural cavity（胸膜腔）168 ℓ
Pleurocybella porrigens（スギヒラタケ）352 ℓ
Plummer disease（プランマー病）567 ℓ
p-mentha 1,8-diene（*p*-メンタ 1,8-ジエン）642 ℓ
Pneumocystis carinii pneumonia（ニューモシスチス・カリニ肺炎）483 ℓ
pneumonia（肺炎）500 ℓ
pneumothorax（気胸）150 ℓ
poaching（ポーチング）599 r
podocyte（足細胞）385 r
point estimation（点推定）446 ℓ
poise（ポアズ）595 ℓ
Poiseuille flow（ポアズイユの流れ）595 ℓ
poisoning（中毒）420 r
poisoning by the milk contaminated by arsenic（ヒ素ミルク事件）526 ℓ
Poisonous and Deleterious Substances Control Law（毒物及び劇物取締法）457 ℓ
poisonous substance（毒物）457 r
Poisson distribution（ポアソン分布）595 ℓ
Poisson regression（ポアソン回帰）595 ℓ
polar molecule（極性分子）169 ℓ,（有極性分子）650 ℓ
polar solvent（極性溶媒）169 ℓ
polio（ポリオ）609 r
poliomyelitis（急性灰白髄炎）161 r,（脊髄灰白質炎）370 ℓ
poliovirus（灰白髄炎ウイルス）107 r,（ポリオウイルス）609 r
polished rice（白米）505 ℓ
polishing（精穀）362 ℓ,（搗精）452 ℓ
pollen allergy（花粉症）128 ℓ
pollution（汚染）97 r
poly ADP-ribose（ポリ ADP リボース）608 r
poly ADP-ribosylation（ポリ ADP リボシル化）609 r
polyacryl acid（ポリアクリル酸）608 ℓ
polyacrylamide（ポリアクリルアミド）608 ℓ
polyacrylamide gel（ポリアクリルアミドゲル）608 ℓ
polyacrylamide gel electrophoresis（ポリアクリルアミドゲル電気泳動）608 ℓ
polyacrylonitrile（ポリアクリロニトリル）608 r
polyadenylic acid（ポリアデニル酸）608 r
polyalcohol（ポリアルコール）608 r
polyamide（ポリアミド）608 r
polyamine（ポリアミン）608 r
polyamine oxidase（ポリアミンオキシダーゼ）608 r
polybutadiene（ポリブタジエン）611 ℓ
polycarbonate（ポリカーボネート）610 ℓ

polycarbonate bottle（ポリカーボネートびん）610 ℓ
polychlorinated biphenyl（ポリ塩化ビフェニル）609 r
polychlorinated naphthalene（ポリ塩化ナフタレン）609 r
polycyclic aromatic hydrocarbon（多環芳香族炭化水素）400 ℓ
polycystic ovaries syndrome（多嚢〔のう〕胞性卵巣症候群）403 r
polycythemia（赤血球増加症）371 r,（多血症）400 r
polydeoxyribonucleotide synthase（ポリデオキシリボヌクレオチドシンターゼ）610 r
polydextrose（ポリデキストロース）610 ℓ
polydipsia（多飲）399 r
polyehtylene terephthalate（ポリエチレンテレフタラート）609 ℓ
polyelectrolyte（高分子電解質）239 ℓ
polyenoic acid（ポリエン酸）609 r
polyester（ポリエステル）609 ℓ
polyethylene（ポリエチレン）609 ℓ
polyethylene bottle（ポリエチレンびん）609 ℓ
polyethylene glycol（ポリエチレングリコール）609 ℓ
polyethylene laminated cellophane（ポリエチレンラミネートセロハン）609 ℓ
polyethylene pouch（ポリエチレンパウチ）609 ℓ
polygalacturonase（ポリガラクツロナーゼ）610 ℓ
polygalacturonic acid（ポリガラクツロン酸）610 ℓ
polyglucose（ポリグルコース）610 ℓ
polyglutamic acid（ポリグルタミン酸）610 ℓ
polyglycerol ester（ポリグリセロールエステル）610 ℓ
polyglycerol fatty acid ester（ポリグリセリン脂肪酸エステル）610 ℓ
polymer（高分子）239 ℓ,（ポリマー）611 ℓ
polymer flocculation agent（高分子凝集剤）239 ℓ
polymerase chain reaction method（ポリメラーゼ連鎖反応法）611 ℓ
polymerization（重合）305 r
polymerized oil（重合油）305 r
polymorphism（多型性）400 r
polymorphonuclear leukocyte（多［形］核白血球）400 r
polyneuritic hereditary spinocerebellar ataxia（遺伝性多発神経炎性失調症）51 r,（家族性失調性多発神経炎）120 r
polyneuritis（多発［性］神経炎）403 ℓ
polyneuropathy（多発［性］神経炎）403 r,（多発ニューロパチー）403 r
polynucleotide（ポリヌクレオチド）610 r
polyol（ポリオール）609 r

788

polyolefin（ポリオレフィン）610 ℓ
polypeptide（ポリペプチド）611 ℓ
polypeptide chain elongation factor（ポリペプチド鎖延長因子）611 ℓ
polypeptide hormone（ポリペプチドホルモン）611 ℓ
polyphagia（過食症）117 r, （大食症）394 ℓ
polyphenol（ポリフェノール）610 r
polyphenol oxidase（ポリフェノールオキシダーゼ）611 ℓ
polyphenolase（ポリフェノラーゼ）611 ℓ
polyphosphate（ポリリン酸塩）611 r
polyphosphoric acid（ポリリン酸）611 r
polyploidy（倍数体）502 ℓ
polypropylene（ポリプロピレン）611 ℓ
polyribosome（ポリリボソーム）611 ℓ
polysaccharide（多糖類）403 r
polysome（ポリソーム）610 r
polystyrene（ポリスチレン）610 ℓ
polystyrene paper（スチレンペーパー）354 r, （ポリスチレンペーパー）610 ℓ
polystyrol（ポリスチロール）610 ℓ
polyunsaturated fatty acid（多価不飽和脂肪酸）400 ℓ
polyurethane foam（ポリウレタンフォーム）608 r
polyuria（多尿症）403 r
polyvinyl acetate（酢酸ビニル樹脂）266 r
polyvinyl alcohol（ポリビニルアルコール）610 r
polyvinyl chloride（ポリ塩化ビニル）609 r
polyvinylidene chloride（ポリ塩化ビニリデン）609 r
polyvinylpyrrolidone（ポリビニルピロリドン）610 r
pomaceous fruits（仁果類）335 r
poor milk（貧乳）548 r
popcorn（ポップコーン）606 ℓ
popliteal vein（膝窩［か］静脈）294 r
population（母集団）301 ℓ
population attributable risk（人口寄与危険）339 ℓ
population explosion（人口爆発）340 ℓ
population mean（母平均）607 ℓ
population of productive age（生産年齢人口）362 ℓ
population problem（人口問題）340 r
population pyramid（人口ピラミッド）340 ℓ
population reproduction（人口再生産）339 r
population structure（人口構造）339 ℓ
population variance（母分散）607 ℓ
pork carcass trading standard（豚枝肉取引規格）559 ℓ
pork fat（豚脂）467 r
pork sausage（ポークソーセージ）599 ℓ
pork tapeworm（有鉤条虫）650 ℓ

porphobilinogen（ポルホビリノーゲン）612 ℓ
porphobilinogen deaminase（ポルホビリノーゲンデアミナーゼ）612 ℓ
porphyran（ポルフィラン）612 ℓ
porphyria（ポルフィリン症）612 ℓ
porphyrin（ポルフィリン）612 ℓ
porphyrin pigment（ポルフィリン色素）612 ℓ
portal circulation（門脈循環）646 ℓ
portal lobule（門脈小葉）646 ℓ
portal vein（門脈）646 r
portion size（ポーションサイズ）599 r
positive colloid（正コロイド）362 ℓ
positive correlation（正相関）364 r
positive list（system）（ポジティブリスト［制度］）601 ℓ
positron emission tomography（ポジトロンエミッショントモグラフィー）601 ℓ, （ポジトロン放射断層撮影［法］）601 ℓ, （陽電子放射断層撮影［法］）656 ℓ
post harvest（ポストハーベスト）601 r
posterior pituitary hormone（下垂体後葉ホルモン）118 ℓ
postgastrectomy syndrome（胃切除後症候群）44 ℓ
postharvest application（ポストハーベスト農薬）601 r
post-harvest ripening（追熟）428 ℓ
postmature infant（過熟児）117 ℓ
postmaturity baby（過熟児）117 ℓ
postmortem examination（死後検査）288 r
postmortem glycolysis（死後解糖）288 ℓ
postmortem inspection（死後検査）288 r
postmortem rigidity（死後硬直）288 r
postoperative diet（術後食）311 ℓ
postoperative nutrition（術後栄養）311 ℓ
postoperative recovery（術後回復）311 ℓ
postprandial thermogenesis（食後熱産生）322 ℓ, （食後発熱）322 ℓ
post-term delivery（過期産）111 r
posttranscriptional control（転写後調節）445 r
posttranscriptional modification（転写後修飾）445 ℓ
posttranscriptional processing（転写後プロセシング）445 r
posttranscriptional regulation（転写後調節）445 r
posttranslational modification（翻訳後修飾）614 ℓ
pot still（単式蒸留機）406 ℓ
potage（ポタージュ）605 r
potage clair（ポタージュ・クレール）605 r
potassium（カリウム）131 r
potassium channel（カリウムチャネル）131 r
potassium diphosphate（二リン酸カリウム）485 ℓ
potassium disulfide（二亜硫酸カリウム）475 ℓ
potassium hydroxide（水酸化カリウム）347 r

索　　引

potassium intake（カリウム摂取基準）131 *r*
potassium metabisulfite（メタ重亜硫酸カリウム）635 *ℓ*
potassium phosphate（リン酸カリウム）676 *r*
potassium pyrophosphate（ピロリン酸カリウム）547 *r*
potassium pyrosulfite（ピロ亜硫酸カリウム）546 *r*
potassium sorbate（ソルビン酸カリウム）388 *ℓ*
potato flavor（バレイショ〔馬鈴薯〕臭）515 *r*
potato poisoning（ソラニン）388 *ℓ*
potato starch（ジャガイモデンプン〔でんぷん〕）304 *ℓ*，（バレイショ〔馬鈴薯〕デンプン〔でんぷん〕）515 *ℓ*
potential energy（ポテンシャルエネルギー）606 *r*
potentiometry（電位差滴定）443 *ℓ*
pouch packaging（小袋充填包装）250 *r*，（パウチ包装）503 *r*
pouchong tea（包種茶）597 *r*
poultry（家禽）112 *ℓ*
poultry meat（家禽肉）112 *ℓ*，（鳥類肉）425 *ℓ*
pound cake（パウンドケーキ）504 *ℓ*
powder fragrance（粉末香料）580 *r*
powdered agar（粉末寒天）580 *r*
powdered butter（粉末バター）581 *ℓ*
powdered dextrose（粉末グルコース）580 *r*，（粉末デキストロース）581 *ℓ*
powdered drink（粉末清涼飲料）580 *r*
powdered fat（粉末油脂）581 *ℓ*
powdered glucose（粉末グルコース）580 *r*，（粉末ブドウ糖）581 *ℓ*
powdered soup（粉末スープ）580 *r*
powdered soy sauce（粉末醤油）580 *r*
powdered spice（粉末香料）580 *r*
powdered sugar（粉末砂糖）580 *r*
power（検出力）218 *r*，（瞬発力）313 *r*
powered skim milk（粉末スキムミルク）580 *r*
practical amount of nutrient（実施給与栄養量）295 *ℓ*
practical nutrition（応用栄養学）94 *r*
Prader–Willi syndrome（プラダー・ウイリ症候群）564 *r*
praline（プラリーネ）566 *r*
Prausnitz–Kustner test（プラウスニッツ・クストナー試験）563 *ℓ*
prazosin（プラゾシン）564 *r*
preadipocyte（前脂肪細胞）377 *r*
prealbumin（プレアルブミン）571 *r*
prebetalipoprotein（プレβリポタンパク質）572 *r*
prebiotics（プレバイオティクス）572 *r*
PRECEDE–PROCEED model（プリシード・プロシードモデル）567 *r*
precipitation（沈殿）427 *r*

precision（精度）366 *ℓ*，（精密度）368 *ℓ*
precooked rice（アルファ米）32 *ℓ*
precursor（前駆体）376 *r*，（前駆物質）377 *r*
predicted physical standard（体位推計値）390 *ℓ*
predictive microbiology（予測微生物学）657 *r*
prednisolone（プレドニソロン）572 *ℓ*
prednisone（プレドニゾン）572 *ℓ*
preeclampsia（妊娠中毒症）485 *r*
pregnancy anemia（妊娠貧血）485 *r*
pregnancy induced hypertension（妊娠高血圧症候群）485 *r*
pregnancy nausea（妊娠悪阻）485 *r*
pregnanediol（プレグナンジオール）572 *ℓ*
pregnant and parturient woman（妊産婦）485 *ℓ*
pregnenolone（プレグネノロン）572 *ℓ*
prekwashiorkor（前クワシオコール）377 *ℓ*
premature baby（早産児）383 *r*
premature infant（早産児）383 *r*，（未熟児）626 *r*
premix（プレミックス）572 *ℓ*
preoperative nutrition（術前栄養）311 *r*
preoptic area（視索前野）289 *r*，（視束前野）293 *r*
prepare（整える）460 *ℓ*
prepared chilled food（調理済冷凍食品）424 *r*
prepared food（調理済食品）424 *r*
prepared soy milk（調製豆乳）422 *r*
preprohormone（プレプロホルモン）572 *ℓ*
preproinsulin（プレプロインスリン）572 *ℓ*
preservation（防腐）598 *ℓ*
preservative（防腐剤）598 *ℓ*，（保存料）605 *r*
preservative food（保存食）605 *r*
preserve（プリザーブ）567 *r*
preserve style（プリザーブスタイル）567 *r*
preserved in sugar（砂糖漬け）268 *r*
preserves（プレザーブ）572 *ℓ*
pressure cooker（圧力鍋）13 *ℓ*
pressure cooking（加圧蒸煮）103 *ℓ*
pressure cooling（加圧冷却）103 *ℓ*，（差圧予冷）259 *ℓ*
pressure filtration（加圧濾〔ろ〕過）103 *ℓ*
pressure pan（圧力鍋）13 *ℓ*
pressure thawing（加圧解凍）103 *ℓ*
preterm labor and delivery（早産）383 *r*
preuroporphyrinogen（プレウロポルフィリノーゲン）571 *ℓ*
prevalence（有病率）652 *ℓ*
prevalence rate（出現率）311 *ℓ*，（有病率）652 *ℓ*
prevalence study（有病率研究）652 *ℓ*
prevention against putrefaction（防腐）598 *ℓ*
primary aldosteronism（原発性アルドステロン症）219 *r*
primary dysphagocytosis（原発性食作用異常症）219 *r*

790

primary health care（プライマリヘルスケア）563 *l*
primary immunodeficiency syndrome（原発性免疫不全症候群）219 *r*
primary prevention（一次予防）47 *r*,（第一次予防）390 *l*
primary prevention for lifestyle-related diseases（生活習慣病の一次予防）360 *r*
primary sex characters（一次性徴）47 *l*,（第一次性徴）390 *l*
primary structure（一次構造）47 *l*
primary structure of protein（タンパク質の一次構造）410 *r*
primary transcript（一次転写産物）47 *l*
primate（霊長類）681 *l*
primer（プライマー）563 *l*
principal component analysis（主成分分析）310 *r*
3R principle（3R の原則）271 *l*
print lamination（プリントラミネーション）568 *l*
printed butter（プリントバター）568 *l*
prion（プリオン）567 *r*
private kitchen system（単独校調理場方式）408 *r*
proanthocyanidin（プロアントシアニジン）573 *l*
probability（確率）115 *l*
probability error（確率誤差）115 *l*
probiotics（プロバイオティクス）576 *r*
problems with health and nutrition overseas（諸外国の健康・栄養問題）321 *l*
procarboxy-peptidase（プロカルボキシペプチダーゼ）573 *r*
procaryote（原核生物）214 *r*,（前核動物）376 *r*
procaryotic cell（原核細胞）214 *r*
processed butter（再生バター）261 *l*
processed cheese（プロセスチーズ）574 *r*
processed food（加工食品）115 *r*
processed milk（加工乳）115 *r*
processed oil or fat（加工油脂）115 *r*
processing aid（加工助剤）115 *r*
procollagen（プロコラーゲン）574 *l*
Product Liability Law（製造物責任法）364 *r*
production control（生産管理）362 *l*
proelastase（プロエラスターゼ）573 *r*
profit and loss statement（損益計算書）389 *l*
progesterone（プロゲステロン）574 *l*
progestin（プロゲスチン）574 *l*
progestogen（プロゲストーゲン）574 *l*
proglucagon（プログルカゴン）573 *r*
progoitrin（プロゴイトリン）574 *l*
programming language（プログラム言語）573 *r*
progressive muscular dystrophy（進行性筋ジストロフィー症）339 *r*
prohormone（プロホルモン）577 *r*
proinsulin（プロインスリン）573 *l*

prokaryote（原核生物）214 *r*,（前核動物）376 *r*
prokaryotic cell（原核細胞）214 *r*
prolactin（プロラクチン）577 *r*
prolamin（プロラミン）578 *l*
prolidase（プロリダーゼ）578 *l*
proliferation(細胞など)（増殖）383 *r*
proline（プロリン）578 *l*
proline hydroxylase（プロリン水酸化酵素）578 *l*,（プロリンヒドロキシラーゼ）578 *l*
prolinuria（プロリン尿症）578 *l*
promoter（プロモーター）577 *r*
proopiomelanocortin（プロオピオメラノコルチン）573 *r*
propagation（増殖）383 *r*
propagation test（繁殖試験）517 *l*
1,2-propanediol（1,2-プロパンジオール）576 *r*
1,2,3-propanetriol（1,2,3-プロパントリオール）577 *l*
propenal（プロペナール）577 *r*
propene aldehyde（プロペンアルデヒド）577 *r*
proper style of dishes（料理様式）674 *l*
propionic acid（プロピオン酸）577 *r*
propionic acid fermentation（プロピオン酸発酵）577 *r*
propionic acidemia（プロピオン酸血症）577 *l*
propionyl-CoA carboxylase（プロピオニル CoA カルボキシラーゼ）577 *l*
propolis（プロポリス）577 *r*
proportional hazard model（比例ハザードモデル）546 *r*
proportioning（定量混合）436 *l*,（プロポーショニング）577 *r*
propranolol（プロプラノロール）577 *r*
propylacetic acid（プロピル酢酸）577 *l*
propylene glycol（プロピレングリコール）577 *l*
propylthiouracil（プロピルチオウラシル）577 *l*
prospective study（前向き研究）617 *l*
prostacyclin（プロスタサイクリン）574 *r*
prostaglandin（プロスタグランジン）574 *r*
prostaglandin cyclooxygenase（シクロオキシゲナーゼ）287 *l*,（プロスタグランジンシクロオキシゲナーゼ）574 *r*
prostaglandin endoperoxide（プロスタグランジンエンドペルオキシド）574 *r*
prostaglandin I_2（プロスタグランジン I_2）574 *r*
prostanoic acid（プロスタン酸）574 *r*
prostate（前立腺）381 *l*
protamine（プロタミン）574 *r*
protease（タンパク質加水分解酵素）409 *r*,（プロテアーゼ）575 *l*
protease inhibitor（プロテアーゼインヒビター）575 *l*,（プロテアーゼ阻害剤）575 *l*

索　　引

proteasome（プロテアソーム）575 *l*
protectin（プロテクチン）576 *l*
protective colloid（保護コロイド）601 *l*
protective condition of specific pathologic infection（特定感染症予防指針）457 *l*
protein（タンパク質）409 *l*
protein body（タンパク質顆粒）409 *r*
protein catabolism（タンパク質異化）409 *l*,（タンパク質濃縮物）410 *r*
protein conversion factor（タンパク質〔たんぱく質〕換算係数）409 *r*
protein deficiency（タンパク質〔たんぱく質〕欠乏症）409 *r*
protein digestibility corrected amino acid score（タンパク質〔たんぱく質〕消化吸収率補正アミノ酸価）409 *l*
protein efficiency ratio（タンパク質〔たんぱく質〕効率比）409 *r*
protein energy malnutrition（タンパク質〔たんぱく質〕・エネルギー栄養失調症）409 *l*,（タンパク質〔たんぱく質〕・エネルギー欠乏症）409 *l*
protein energy ratio（タンパク質〔たんぱく質〕エネルギー比率）409 *l*
protein grain（タンパク質顆粒）409 *r*
protein granule（タンパク質顆粒）409 *r*
protein intake（タンパク質〔たんぱく質〕摂取量）410 *l*
protein kinase（プロテインキナーゼ）575 *l*
protein metabolism（タンパク質代謝）410 *l*
protein nitrogen（タンパク質態窒素）410 *l*,（タンパク質窒素）410 *l*
protein phosphatase（タンパク質ホスファターゼ）411 *l*
protein quality（タンパク質〔たんぱく質〕の質）410 *r*
protein requirement（タンパク質〔たんぱく質〕必要量）411 *l*
protein restricted diet（タンパク質〔たんぱく質〕制限食）410 *l*
protein score（タンパク質〔たんぱく質〕価）409 *l*,（プロテインスコア）575 *l*
protein sparing action（タンパク質節約作用）410 *l*
protein tailoring（プロテインテイラーリング）575 *r*
protein turnover（タンパク質のターンオーバー）410 *r*,（タンパク質の代謝回転）410 *r*
proteinase（タンパク質加水分解酵素）409 *r*
protein-calorie deficiency（タンパク質〔たんぱく質〕・カロリー欠乏症）409 *l*
protein-calorie malnutrition（タンパク質〔たんぱく質〕・カロリー欠乏症）409 *l*
protein-energy deficiency（タンパク質〔たんぱく質〕・エネルギー欠乏症）409 *l*
protein-rich food（高タンパク質食品）235 *r*
proteinuria（タンパク質尿症）410 *r*
proteoglycan（プロテオグリカン）575 *r*
proteolipid（プロテオリピド）575 *r*
proteoliposome（プロテオリポソーム）576 *l*
proteolysis（タンパク質分解）411 *l*
proteome（プロテオーム）575 *r*
proteomics（プロテオミクス）575 *r*
proteose（プロテオース）575 *r*
prothrombin（プロトロンビン）576 *r*
protocol（プロトコル）576 *l*
protocollagen（プロトコラーゲン）576 *l*
protoheme（プロトヘム）576 *l*
protomer（プロトマー）576 *r*
proton pump（プロトンポンプ）576 *r*
protopectin（プロトペクチン）576 *l*
protopectinase（プロトペクチナーゼ）576 *l*
protoplasm（原形質）215 *l*
protoplasmic streaming（原形質流動）215 *l*
protoplast（原形質体）215 *l*,（プロトプラスト）576 *l*
protoporphyrin（プロトポルフィリン）576 *l*
protozoa（原生動物）219 *l*
protozoan（原生動物）219 *l*,（原虫類）219 *l*
protozoon（*pl.* protozoa）（プロトゾア）576 *l*
provitamin（プロビタミン）577 *l*
provitamin A（ビタミン A 前駆体）528 *r*,（プロビタミン A）577 *l*
provitamin D_2（プロビタミン D_2）577 *l*
provitamin D_3（プロビタミン D_3）577 *l*
proximal tubule（近位尿細管）172 *r*
proximate diet（一般食）49 *l*
prune（プルーン）569 *l*,（干しスモモ）601 *l*
prune juice（プルーンジュース）569 *r*
prussic acid（青酸）362 *l*
pseudoaldosteronism（偽性アルドステロン症）152 *r*
pseudoallergic reaction（偽アレルギー反応）149 *l*
pseudocarp（偽果）149 *l*
pseudoglobulin（偽性グロブリン）152 *r*,（シュードグロブリン）307 *r*,（プソイドグロブリン）559 *l*
pseudohypoparathyroidism（偽性副甲状腺機能低下症）152 *r*
pseudomembranous colitis（偽膜性腸炎）157 *l*
pseudomonas（シュードモナス属）307 *r*
pseudouridine（シュードウリジン）307 *r*,（プソイドウリジン）559 *l*
psilocybin（シロシビン）334 *r*
psilosis（脱毛症）403 *l*
psoriasis（乾せん〔癬〕）143 *l*

欧文索引

psychoanalysis（精神分析［学］）363 r
psychogenic diarrhea（情動性下痢）318 l,（心因性下痢）335 l
psychological polyphagy（精神的過食症）363 r
psychopathology（精神病理学）363 r
psychosis（精神病）363 r
psychosomatic disorder（心身症）340 r
psychotherapy（心理療法）346 r,（精神療法）364 l
psychotropic drug（向精神薬）232 l
psychrometer（乾湿球湿度計）141 l
pteridine（プテリジン）560 r
pteroylglutamic acid（プテロイルグルタミン酸）560 r
pteroylglutamic acid deficiency（プテロイルグルタミン酸欠乏）561 l
pteroylmonoglutamic acid（プテロイルモノグルタミン酸）561 l
pteroylpolyglutamate hydrolase（プテロイルポリグルタミン酸加水分解酵素）561 l,（プテロイルポリグルタミン酸ヒドロラーゼ）561 l
pteroylpolyglutamate synthetase（プテロイルポリグルタミン酸合成酵素）561 l
ptyalin（プチアリン）559 l
puberty（思春期）290 r
puberty emaciation（思春期痩せ症）290 r
public bath-house for health promotion（クアハウス）178 l
public health（公衆衛生）229 l,（公衆衛生学）229 r
public health nurse（保健師）600 r
public health nutritionist（行政栄養士）166 l,（公衆衛生栄養士）229 l
public health regulation（衛生法規）68 l
public health statistics（衛生統計）68 l
public hygienics（公衆衛生学）229 r
public hygine（公衆衛生学）229 r
public nutrition（公衆栄養）229 l
public nutrition management（公衆栄養マネジメント）230 l
pu-er tea（プーアル茶）552 l
puerperium（産褥）274 l
puffed corn（パフドコーン）513 l
puffed rice（ばくだん）505 l,（パフドライス）513 l
puffed rice（膨化米）595 r
puffed wheat（小麦あられ）252 l
puffer fish poisoning（フグ中毒）557 r
puffing（パッフィング）511 l,（膨化）595 r
puffing drying（パッフィングドライング）511 l,（パフ式乾燥法）513 l,（膨化乾燥）595 r
pullulan（プルラン）571 l

pullulanase（プルラナーゼ）570 r
pulmonary hemosideroris（肺血鉄症）501 l
pulmonary hemosiderosis（肺ヘモジデリン沈着症）503 l
pulmonary tuberculosis（肺結核）501 r
pulmonary valve（肺動脈弁）502 l
pulp（パルプ）515 l
pulsation（脈動）627 r
pulse（豆類）620 l,（脈拍）627 r
pulse rate（脈拍数）628 l
pulse-labeling（パルス標識）515 l
pumpkin seeds（カボチャの種）128 r
punch（パンチ）517 l
puncture（穿刺）377 l
pungent（刺激臭）287 l
pungent principle（辛味成分）131 l
pure cocoa（ピュアココア）540 r
pure culture（純粋培養）313 r,（純培養）313 r
pure malt whiskey; -ky（ピュアモルトウイスキー）540 r
pure water depletion（純水分欠乏）313 r
puree（ピューレ）540 r
purée(仏)（ピューレ）540 r
purgative（軟下剤）473 l
purine（プリン）568 l
purine base（プリン塩基）568 l
purine nucleotide（プリンヌクレオチド）568 r
purity（純度）313 r
Purkinje cell（プルキンエ細胞）569 r
Purkinje fiber（プルキンエ線維）569 r
puromycin（ピューロマイシン）541 l
purpura（紫斑病）298 l
purulence（化膿）126 r
purulent disease（化膿性疾患）126 r
purulent inflammation（化膿性炎）126 r
putrefaction（腐敗）562 l
putrefaction bacteria（腐敗細菌）562 l
putrescine（プトレッシン）561 r
pyloric gland（幽門腺）652 l
pylorus（幽門）652 l
pyogenic osteomyelitis（化膿性骨髄炎）126 r
pyranose（ピラノース）543 l
pyrazine（ピラジン）543 l
pyrethrin（ピレスリン）546 r,（ヒレトリン）546 r
pyrethroid（ピレスロイド）546 r
pyridine（ピリジン）543 l
pyridine enzyme（ピリジン酵素）543 l
pyridoxal（ピリドキサール）543 r
pyridoxal 5'-phosphate synthase（ピリドキサール 5'-リン酸シンターゼ）544 l
pyridoxal enzyme（ピリドキサール酵素）543 r
pyridoxal kinase（ピリドキサールキナーゼ）543 r

索　引

pyridoxal 5′-phosphate（ピリドキサール5′-リン酸）543 r
pyridoxamine（ピリドキサミン）544 ℓ
pyridoxamine 5′-phosphate（ピリドキサミン5′-リン酸）544 ℓ
pyridoxamine 5′-phosphate oxidase（ピリドキサミン5′-リン酸オキシターゼ）544 ℓ
4-pyridoxic acid（4-ピリドキシン酸）544 ℓ
pyridoxine（ピリドキシン）544 ℓ
pyridoxine kinase（ピリドキシンキナーゼ）544 ℓ
pyridoxine 5′-phosphate（ピリドキシン 5′-リン酸）544 ℓ
pyridoxol（ピリドキソール）544 r
pyrimidine（ピリミジン）544 ℓ
pyrimidine base（ピリミジン塩基）544 r
pyrimidine nucleotide（ピリミジンヌクレオチド）544 r
pyrocatechine（ピロカテキン）547 ℓ
pyrogallol（ピロガロール）547 ℓ
pyroglutamic acid（ピログルタミン酸）547 ℓ
pyrophosphate（ピロリン酸塩）547 r
pyrophosphoric acid（ピロリン酸）547 ℓ
pyrrolidine alkaloid（ピロリジンアルカロイド）547 ℓ
pyrrolidone carboxylic acid（ピロリドンカルボン酸）547 ℓ
pyrroloquinoline quinone（ピロロキノリンキノン）547 r
pyruvate carboxylase（ピルビン酸カルボキシラーゼ）545 r
pyruvate carboxylase deficiency（ピルビン酸カルボキシラーゼ欠損症）545 r
pyruvate decarboxylase（ピルビン酸デカルボキシラーゼ）546 ℓ
pyruvate dehydrogenase（ピルビン酸脱水素酵素）546 ℓ,（ピルビン酸デヒドロゲナーゼ）546 ℓ
pyruvate kinase（ピルビン酸キナーゼ）545 r
pyruvic acid（ピルビン酸）545 r
pyruvic-malic carboxylase（ピルビン酸-リンゴ酸カルボキシラーゼ）546 ℓ
6-pyruvoyl tetrahydrobiopterin synthase（6-ピルボイルテトラヒドロプテリン合成酵素）546 ℓ

Q

Q mass（Q マス）163 r
quadrupole mass spectrometer（四重極質量分析計）290 ℓ
quail's egg（ウズラ卵）62 r
qualitative analysis（定性分析）434 r
qualitative risk assessment（定性的リスク評価）434 r
quality control（精度管理）366 ℓ
quality control standard（精度管理物質）366 ℓ
quality improving agent（品質保持剤）547 r
quality of life（クオリティ・オブ・ライフ）179 ℓ
quality standard（品質規格）547 r
quantification（数量化）351 r
quantitative analysis（定量分析）436 r
quantitative risk assessment（定量的リスク評価）436 ℓ
quarantine（検疫）213 r
Quarantine Law（検疫法）213 r
quarantine station（検疫所）213 r
quaternary structure（四次構造）657 r
quencher（クエンチ剤）179 ℓ,（クエンチャー）179 ℓ
quercetin（クエルセチン）179 ℓ,（ケルセチン）212 r
Quetelet index（ケトレー指数）210 r
quick defrosting（急速解凍）162 r
quick freezing（急速凍結）162 r
quick smoking process（速くん〔燻〕法）385 ℓ
quick steps（速歩）385 r
quick thawing（急速解凍）162 r
quick-cooling（急速冷却）163 ℓ
quick-heating（急速加熱）162 r
quince（マルメロ）621 ℓ
quinic acid（キナ酸）154 r
quinoa（キノア）155 ℓ
quinolinic acid（キノリン酸）156 ℓ
quinolizine alkaloid（キノリジンアルカロイド）156 ℓ

R

rachitis（くる病）194 r
radar range（電子レンジ）446 ℓ
radiation irradiation（放射線照射）597 ℓ
radiation hazard（放射線障害）597 ℓ
radiation sterilization（放射線殺菌）597 ℓ
radical（ラジカル）661 ℓ
radical scavenger（ラジカル消去剤）661 ℓ,（ラジカルスカベンジャー）661 ℓ,（ラジカル捕獲剤）661 ℓ
radio isotope dilution method of analysis（放射性同位体希釈分析）597 ℓ
radio wave（電波）446 r
radioactive labeling（放射線標識）597 ℓ
radioactivity（放射能）597 ℓ
radioallergosorbent test（RAST）1 ℓ
radiochemical analysis（放射化学分析）596 r
radioimmunoassay（放射線免疫分析法）597 ℓ,（ラジオイムノアッセイ）661 ℓ
radiotherapy（放射線治療）597 ℓ
radish sprout（貝割大根）109 r

欧文索引

raffinose（ラフィノース）661 r
ragout（仏）（シチュー）294 l
raisin（干しブドウ）601 l,（レーズン）682 l
ram（成雄羊肉）360 l
Ramaria botrytis（ホウキタケ）595 r
rancid fat and oil（変敗油脂）593 r
rancid flavor（酸敗臭）276 r
rancid oil（酸敗油脂）276 r
rancidity（酸敗）276 r,（変敗）593 r
rancimat method（ランシマット法）663 r
random coil model（ランダムコイル模型）664 l
random error（偶然誤差）178 l,（ランダム誤差）664 l
random sampling（無作為抽出）631 r
random structure（ランダム構造）664 l
random-effect model（変量モデル）593 r
randomized controlled trial（ランダム化比較試験）664 l
randomized clinical trial（無作為割り付け臨床試験）631 r
randomized controlled trial（無作為化比較試験）631 r
range food（レンジ食品）686 r
ranitidine（ラニチジン）661 r
rank correlation coefficient（順位相関係数）312 r
Raoult's law（ラウールの法則）659 r
rapamycin（ラパマイシン）661 r
rapeseed（ナタネ）470 l
rapeseed meal（ナタネ粕）470 l
rapeseed oil（ナタネ油）470 l
rapid turnover protein（高代謝回転タンパク質）235 l
rare sugar（希少糖）151 r
rash（皮疹）524 r
raspberry（ラズベリー）661 l
rat（ラット）661 r
rate difference（率差）668 r
rate of absorption（吸収率）161 l
rate of DCO（death certificate only）（DCO の割合）434 l
rate of digestion and absorption（消化吸収率）314 r
rate of having symptom(s)（有訴者率）651 r
rate of perceived exertion（自覚的運動強度）282 r,（主観的運動強度）309 r
rate of receiving medical care（受療率）312 r
rate ratio（率比）669 l
rate-determining step（律速段階）669 l
rate-limiting enzyme（律速酵素）669 l
rate-limiting factor（律速因子）669 l
ratio（比率）543 l
ratio of edible part（可食率）117 r
raw cream（生クリーム）471 r

raw fish meat paste（すり身）358 r
raw gluten（生麩）472 l
raw ham（生ハム）472 l
raw milk（生乳）366 r
raw noodle（生麺）472 l
raw sausage（生ソーセージ）471 l
raw soy sauce（生醤油）152 l
raw starch（生デンプン〔でんぷん〕）471 r
raw starch-degradating enzyme（生デンプン〔でんぷん〕分解酵素）471 r
raw sugar（粗糖）387 l
raw *surimi*（すり身）358 r
Raynaud phenomenon（レイノー現象）681 r
rayon（レーヨン）682 l
reabsorption（再吸収）259 r
reactive oxygen species（活性酸素種）122 r
reagin（レアギン）681 r
recall（リコール）667 r
recall bias（思い出しバイアス）99 r
rec-assay（レック検定）685 r
receiver operating characteristic curve（受信者動作特性曲線）310 r
receptor（受容体）312 r
receptor activator of NF-κB（核内因子κB 活性化受容体）114 l
receptor activator of NF-κB ligand（破骨細胞分化因子）505 r
receptor agonist（受容体アゴニスト）312 r
receptor deficiency（受容体欠損症）312 r
receptosome（レセプトソーム）683 r
recessive（character）（劣性の〔形質〕）685 l
recipe（レシピ）683 r
recombinant（組換え体）181 l
recombinant DNA（組換え DNA）181 l
recombinant DNA technology（組換え DNA 技術）181 l
recombined cream（還元クリーム）140 l
recombined milk（還元乳）140 l
recommended dietary allowance（推奨量）348 r
reconstituted milk（還元乳）140 l
recovery from fatigue（疲労回復）546 r
recreation effect(s)（レクリエーション効果）682 r
rectal cancer（直腸癌）425 r
rectification（精留）368 r
rectouterine excavation（直腸子宮窩〔か〕）425 l
red algae（紅藻類）233 r
red blood cell（赤血球）371 r
red caviar（イクラ）42 l
red muscle（赤筋）369 r,（赤色筋）369 r,（血合肉）412 l
red salmon（ヒメマス）540 l
red wine（赤ブドウ酒）3 r,（赤ワイン）4 l

索　引

redox potential（レドックス電位）685 ℓ
redox titration（酸化還元滴定）272 ℓ
red-pepper（唐辛子）449 r
reduced myoglobin（還元型ミオグロビン）140 ℓ
reduced viscosity（還元粘度）140 ℓ
reduced vitamin C（還元型ビタミン C）140 ℓ
reducing agent（還元剤）140 ℓ
reducing sugar（還元糖）140 ℓ
reductase（還元酵素）140 ℓ,（レダクターゼ）684 ℓ
reduction（還元）140 ℓ
reduction division（還元分裂）140 ℓ
reduction method（縮分法）309 r
reducton（レダクトン）684 ℓ
reference electrode（基準電極）151 r,（参照電極）274 ℓ
reference nutrient intake（［標準］栄養素基準摂取量）541 r
reference protein（比較タンパク質〔たんぱく質〕）522 ℓ
reference standards of basal metabolic rate（基礎代謝基準値）153 ℓ
reference value（基準値）151 r
reference values of height and body weight（参照体位）274 ℓ
reflex（反射）516 r
reflex arc（反射弓）516 r
reflux condenser（還流冷却器）148 ℓ
refractive index detector（示差屈折検出器）289 r
refrige-freezer（冷凍冷蔵庫）681 ℓ
refrigeration（冷蔵）681 ℓ
refrigerator（冷蔵庫）681 ℓ
Refsum syndrome（レフサム症候群［病］）685 r
regional traditional dishes（郷土料理）167 ℓ
regression（回帰）104 r
regression analysis（回帰分析）104 r
regression coefficient（回帰係数）104 r
regression equation（回帰方程式）104 r
regression line（回帰直線）104 r
regular coffee（レギュラーコーヒー）682 ℓ
regulation（制御）361 ℓ
regulation of blood glucose（血糖調節）209 r
regulatory system of food with health claims（保健機能食品制度）600 ℓ
regulatory T cell（制御性 T 細胞）361 ℓ
regurgitation（溢〔いつ〕乳）49 ℓ
rehabilitation（リハビリテーション）670 ℓ
reinfection（再感染）259 r
reinforcer（強化因子）164 r,（補強剤）599 r
rejection region（棄却域）150 ℓ
relative frequency（相対度数）384 ℓ
relative humidity（平衡水分）582 r

relative metabolic rate（エネルギー代謝率）82 ℓ
relative nutritive value（相対栄養価）384 ℓ
relative risk（相対危険度）384 ℓ,（相対リスク）384 ℓ
relative viscosity（相対粘度）384 ℓ
relative weight（比体重）526 r
relaxation（リラクセーション）675 r
relaxation guidance（休養指導）164 ℓ
reliability（再現性）260 r,（信頼性）346 r
REM sleep（逆説睡眠）158 ℓ
removal of astringency（渋きり）299 ℓ,（渋抜き）299 ℓ,（脱渋）402 ℓ
removal of harshness（bitterness）（灰汁〔アク〕抜き）5 r
remove oil adherent to foods（油抜き）18 ℓ
remove oil with hot water（油抜き）18 ℓ
renal anemia（腎性貧血）342 ℓ
renal calcification（腎石灰化）342 ℓ
renal clearance test（腎クリアランス試験）337 ℓ
renal corpuscle（腎小体）340 r
renal dialysis（腎透析）345 ℓ
renal failure（腎不全）345 r
renal function（腎機能）335 r
renal glucosuria（腎性糖尿）341 r
renal histidinuria（腎性ヒスチジン尿症）342 ℓ
renal hormone（腎臓ホルモン）343 ℓ
renal medulla（腎髄質）341 ℓ
renal osteodystrophy（腎性骨異栄養症）341 r
renal transplantation（腎臓移植）342 r
renal tuble（尿細管）483 ℓ
renal vein（腎静脈）340 r
rendering（化製処理）120 ℓ,（レンダリング）686 ℓ
renin（レニン）685 ℓ
renin substrate（レニン基質）685 r
renin-angiotensin system（レニン-アンギオテンシン系）685 r
rennet（レンネット）686 ℓ
rennin（レンニン）686 r
renovascular hypertension（腎血管性高血圧症）338 r
repair enzyme（修復酵素）308 r
repressor（抑制物質）657 r,（リプレッサー）670 r,（レプレッサー）686 ℓ
reproducibility（再現性）260 r
reproduction（再生産）261 r,（生殖）363 ℓ
reproduction study（繁殖試験）517 ℓ
reproductive organ（生殖器）363 ℓ
resazurin（レサズリン）683 ℓ
rescue foods（レスキューフーズ）683 ℓ
reserve fat（貯蔵脂肪）425 ℓ
reserve food（備蓄食品）533 ℓ
reserve protein（貯蔵［性］タンパク質）425 r

欧文索引

residual analysis（残差分析）273 r
residual chlorine（残留塩素）277 l
residual method（残差法）273 r
residue（残基）273 l
residue of agricultural chemicals（残留農薬）277 r
resinoid（レジノイド）683 l
resistance exercise（レジスタンス運動）683 l
resistance thermometer（抵抗温度計）433 l
resistance training（レジスタンス・トレーニング）683 l
resistant dextrin（難消化性デキストリン）474 l
resistant exercise（レジスタンス運動）683 l
resistant starch（抵抗性デンプン〔でんぷん〕）433 l，（難消化性デンプン〔でんぷん〕）474 l，（レジスタントスターチ）683 l
resistant training（レジスタンス・トレーニング）683 l
resistin（レジスチン）683 l
resolution of rigor（解硬）104 r
resolvin（レゾルビン）683 r
resonance（共鳴）168 l
resonance energy（共鳴エネルギー）168 l
resorcinol（レゾルシノール）683 l
respiratory acidosis（呼吸性アシドーシス）243 l
respiratory alkalosis（呼吸性アルカローシス）243 l
respiratory calorimeter（呼吸熱量計）243 l
respiratory chain complex Ⅳ（呼吸鎖複合体Ⅳ）243 l
respiratory coefficient（呼吸商）243 l
respiratory enzyme（呼吸酵素）243 l
respiratory exchange ratio（呼吸交換比）242 r
respiratory gas analysis（呼気分析）242 r，（呼吸分析）243 l
respiratory quotient（呼吸商）243 l
response element（応答配列）94 l
response rate（回答率）107 l
responsive element（応答配列）94 l
rest（休養）163 r
resting metabolic rate（安静時代謝率）35 r
resting potential（静止電位）362 l
restriction endonuclease（制限エンドヌクレアーゼ）361 l
restriction enzyme（制限酵素）361 r
restriction enzyme cleavage map（制限酵素地図）362 l
restriction fragment length polymorphism（制限酵素断片長多型）361 r
restriction map（制限酵素地図）362 l
resveratrol（レスベラトロール）683 l
retail meat（精肉）366 r
retarded elasticity（遅延弾性）413 r
reticular tissue（網様組織）643 r

reticulocyte（網状赤血球）643 l
reticuloendothelial system（単核食細胞系）405 l
reticulum（蜂の巣胃）508 l
retina（網膜）643 r
retinal（レチナール）684 l
retinal detachment（網膜剥離）643 r
retinoic acid（レチノイン酸）684 l
retinoic acid receptor（レチノイン酸受容体）684 r
retinoid（レチノイド）684 l
retinoid x receptor（レチノイド X 受容体）684 r
retinoid-binding protein（レチノイド結合タンパク質）684 l
retinol（レチノール）684 r
retinol activity equivalents（レチノール活性当量）684 l
retinol equivalent（レチノール当量）685 l
retinol-binding protein（レチノール結合タンパク質）684 r
retinopathy（網膜症）643 r
retinyl acetate（酢酸レチノール）266 r，（レチニルアセテート）684 l
retinyl ester（レチニルエステル）684 l，（レチノールエステル）684 l
retinyl ester hydrolase（レチニルエステル加水分解酵素）684 l，（レチニルエステルヒドロラーゼ）684 r
retinyl palmitate（パルミチン酸レチノール）515 r，（レチニルパルミテート）684 l
retort（レトルト）685 l
retort pouch food（レトルトパウチ食品）685 l
retort rice（レトルト米飯）685 l
retrograded starch（老化デンプン〔でんぷん〕）687 r
retronasal aroma（口中香）236 l，（後鼻腔性香気）238 l
retrospective study（後向き研究）62 r
revers transcriptase（リバーストランスクリプターゼ）670 l
reverse genetics（逆遺伝学）157 r，（逆行性遺伝学）158 l
reverse osmosis（逆浸透）158 l
reverse phase chromatography（逆相クロマトグラフィー）158 l
reverse transcriptase（逆転写酵素）158 l
reversed odor（戻り香）644 r
reversion（隔世遺伝）113 r
reversion flavor（戻り香）644 r
revolution（進化）335 l
reward (system)（報酬〔系〕）597 r
Reynolds number（レイノルズ数）682 l
R_f value（R_f 値）1 r
rhamnitol（ラムニトール）662 r

rhamnolipid（ラムノリピド）662 r
rhamnose（ラムノース）662 r
rheogoniometer（レオゴニオメーター）682 r
rheology（レオロジー）682 r
rheometer（弾力測定機）411 r，（レオメーター）682 r
rheopexy（レオペクシー）682 r
rheumatism（リウマチ）666 l
rheumatoid arthritis（リウマチ様関節炎）666 l
rheumatoid factor（リウマチ様因子）666 l
Rhizopus（クモノスカビ）181 r
rhodopsin（ロドプシン）689 r
rhubarb（ダイオウ）390 r，（ルバーブ）679 l
rib（肋骨）689 l
ribitol（リビトール）670 l
ribloin（リブロース）670 r
riboflavin（リボフラビン）672 r
riboflavin-binding protein（リボフラビン結合タンパク質）672 r
ribonuclease（リボヌクレアーゼ）672 l
ribonucleic acid（リボ核酸）671 r
ribonucleoprotein（リボ核タンパク質）671 l
ribonucleoprotein complex（リボ核タンパク質複合体）671 l
ribonucleoside（リボヌクレオシド）672 l
ribonucleoside triphosphate reductase（リボヌクレオシド三リン酸レダクターゼ）672 r
ribonucleotide（リボヌクレオチド）672 r
ribonucleotide reductase（リボヌクレオチドレダクターゼ）672 r
5′-ribonucleotide sodium salt（5′-リボヌクレオチドナトリウム）672 r
ribose（リボース）670 r
ribose 5-phosphate（リボース5-リン酸）670 r
ribosomal protein（リボソームタンパク質）671 l
ribosomal RNA（リボソーム RNA）671 r
ribosome（リボソーム）671 r
ribosylthymine（リボシルチミン）671 r
ribozyme（リボザイム）671 l
ribs of beef（三枚肉）277 l
ribulose 5-phosphate（リブロース5-リン酸）670 r
rice（米）253 l
rice ball（おにぎり）98 l
rice bran（米糠）253 l，（糠）487 l
rice bran oil（米油）253 l，（米糠油）253 l
rice cake（もち米菓）644 l
rice cooked with barley（麦飯）630 l
rice cooked with some seasonings and ingredients（炊き込み飯）400 l
rice cooker（炊飯器）350 r
rice cooking（炊飯）350 r
rice flour（米粉）253 l

rice gruel diet（粥食）309 r
rice gruel with seven leafy vegetables（七草粥）471 l
rice oil（米油）253 l
rice powder（米粉）253 l
rice protein（米タンパク質）253 l
rice vinegar（米酢）253 l
ricin（リシン）667 r
rickets（くる病）194 r
rickettsia（リケッチア）667 l
Ricotta cheese（リコッタチーズ）667 l
ridge regression（リッジ回帰）669 l
rifampicin（リファンピシン）670 l
rigid plastic film（硬質プラスチックフィルム）229 l
rigid polyethylene（硬質ポリエチレン）229 l
rigid polyvinyl chloride（硬質ポリ塩化ビニル）229 l
rigor mortis（死後硬直）288 r，（死体硬直）293 r
ripened cream butter（発酵クリームバター）509 r
ripening（熟成）309 r
risk（危険性）150 r，（リスク）667 r
risk analysis（リスク分析）668 l
risk assessment（食品健康影響評価）327 l，（リスクアセスメント）668 l，（リスク評価）668 l
risk assessment model（リスク評価モデル）668 l
risk communication（リスクコミュニケーション）668 l
risk difference（リスク差）668 l
risk factor（危険因子）150 r，（リスク因子）668 l，（リスクファクター）668 l
risk management（リスク管理）668 l
risk ratio（リスク比）668 l
RNA enzyme（RNA 酵素）1 r
RNA interference（RNA 干渉）1 l
RNA ligase（RNA リガーゼ）1 r
RNA polymerase（RNA ポリメラーゼ）1 r
RNA replicase（RNA レプリカーゼ）1 r
RNA-dependend RNA polymerase（RNA 依存性 RNA ポリメラーゼ）1 l
RNA-dependent DNA polymerase（RNA 依存性 DNA ポリメラーゼ）1 l
roast（煎る）54 r，（焙焼）502 l
roast beef（ローストビーフ）688 r
roast pork（焼き豚）647 r
roasted barley（香煎）233 l，（麦焦し）630 r
roasted barley flour（香煎）233 l
roasted tea（焙じ茶）596 r
roaster（ロースター）688 r
robustness（頑健性）140 l
rod（桿体）144 r
rod cell（桿状体細胞）141 r
rodent（げっ〔齧〕歯類）207 r

roe（腹子）513 r
roentgen rays（レントゲン線）686 r
Rohrer index（ローレル指数）689 l
rolled bacon（ロールベーコン）689 l
rolled barley（押し麦）97 l
rolled oat（ロールドオーツ）689 l
roller drying（ローラー乾燥機）689 l
rolling（揉捻）308 l
room temperature distribution（常温流通）314 l
Roquefort cheese（ロックホールチーズ）689 r
rose oil（ばら油）514 r，（ローズ油）688 l
rose wine（ロゼワイン）689 r
rosemary（ローズマリー）688 r
rosemary oil（ローズマリー油）688 r
rotary pump（回転ポンプ）106 r
rotating-drum type cooler（ドラム式冷却器）461 r
rotational viscometer（回転粘度計）106 r
rotatory strength（旋光強度）377 l
rotavirus（ロタウイルス）689 r
round up（ラウンドアップ）659 r
round-table method（円卓法）91 l
roundworm（回虫）106 l
route of infection（感染経路）143 l
roux（ルウ）679 l
R-protein（R-タンパク質）1 r
RT-PCR method（RT-PCR 法）1 r
rubber elasticity（ゴム弾性）252 r
rubella（風疹）552 l
rubeola（はしか）506 l
rubratoxin（ルブラトキシン）679 r
rum（ラム［酒］）662 l
rumen（反芻〔すう〕胃）517 l
ruminant（反芻〔すう〕動物）517 l
runner's high（ランナーズ・ハイ）664 l
rupture energy（破断エネルギー）508 l
rusk（ラスク）661 l
rust（錆）269 l
rutabaga（ルタバガ）679 r
rutin（ルチン）679 r
rutinose（ルチノース）679 r
rye bread（黒パン）197 l

S

sable（サブレー）269 l
sablé（仏）（サブレー）269 l
saccharase（サッカラーゼ）267 l
saccharification（糖化）449 l
saccharifying amylase（糖化型アミラーゼ）449 l
saccharimeter（検糖計）219 r，（糖度計）453 l
saccharin（サッカリン）267 l
saccharopine（サッカロピン）267 l
saccharose（サッカロース）267 l，（ショ糖）333 l

sacral bone（仙骨）377 r
sacrum（仙骨）377 r
safety factor（安全係数）35 r，（安全率）36 l
safety intake（安全摂取量）36 l
safflower oil（サフラワー油）269 l，（ベニバナ油）587 l
saffron（サフラン）269 l
saffron cod（コマイ）251 r
sage（セージ）369 l
sage oil（セージ油）369 l
sake（酒）266 r，（清酒）362 r，（日本酒）479 l
sakura-niku（さくら肉）266 r
Salacca edulis（サラカヤシ）269 r
salad（サラダ）269 r
salad dressing（サラダドレッシング）269 r
salad oil（サラダ油）270 l
salak（サラカヤシ）269 r
salami sausage（サラミソーセージ）270 l
salicylaldehyde（サリチルアルデヒド）270 l
salicylic acid（サリチル酸）270 l
saline（塩類液）92 r
saliva（唾液）399 r
salivary amylase（唾液アミラーゼ）399 r
salivary gland（唾液腺）399 r
salivation（唾液分泌）399 r，（流涎）674 l
salmon caviar（イクラ）42 l
Salmonella（サルモネラ［菌］）270 r
Salmonella test（サルモネラ試験）270 r
salmonellosis（サルモネラ症）270 r
salt（局方塩）169 l，（食塩）321 r
salt burning（塩焼け）282 l
salt concentrater（食塩濃度計）321 r
salt dried product（塩乾品）87 l
salt meter（食塩計）321 r
salt restricted diet（低食塩）432 l
salt restriction（減塩）213 r
salted and dried fish（塩乾品）87 l
salted and dried mullet roe（からすみ）131 l
salted butter（有塩バター）649 l
salted cod（塩タラ）282 l
salted cod roe（たらこ）404 r
salted fish（塩魚）87 r
salted guts（塩辛）281 r
salted herring roe（塩かずのこ）281 r
salted jelly fish（塩クラゲ）282 l
salt-free diet（無塩食）630 l
saltiness（かん［鹹］味）146 r
salting（塩蔵）90 r，（塩漬け）282 l
salting out（塩析）90 l
salt-preserved products（塩蔵品）90 r
salt-tolerant bacteria（耐塩菌）390 r
salt-tolerant microorganism（耐塩性微生物）390 r

索　引

salty natto（塩納豆）282 ℓ
salty taste（塩味）281 r
salvage pathway（サルベージ経路）270 r
salvia（サルビア）270 r
sample（試料）333 r
sample mean（標本平均）543 ℓ
sample size（標本サイズ）543 ℓ
sampling（サンプリング）276 r,（抽出）419 r,（標本抽出）543 ℓ
Samsoe cheese（サムソーチーズ）269 r
sandwich（サンドイッチ）276 ℓ
Sanger method（サンガー法）271 r
sanitary supervision（衛生管理）68 ℓ
sanitary supervisor（衛生管理者）68 ℓ
sanitation（衛生）68 ℓ
sanjaku cowpea（三尺ササゲ）273 r
santonin（サントニン）276 ℓ
sapodilla（サポジラ）269 ℓ
sapogenin（サポゲニン）269 ℓ
saponification value（けん化価）214 ℓ
saponin（サポニン）269 r
sapota（サポタ）269 ℓ
saran（サラン）270 ℓ
Sarcocystis spp.（住肉胞子虫）308 ℓ
Sarcodon aspratus（コウタケ）235 ℓ
sarcoidosis（サルコイドーシス）270 ℓ
sarcolemma（筋鞘）173 r,（筋線維鞘）174 r
sarcoma（肉腫）475 r
sarcomere（筋節）174 ℓ,（サルコメア）270 ℓ
sarcopenia（サルコペニア）270 r
sarcoplasm（筋形質）173 ℓ,（筋漿）173 r
sarcoplasmic protein（筋漿タンパク質）174 ℓ
sarcoplasmic reticulum（筋小胞体）174 ℓ
sarcosine（サルコシン）270 ℓ
sardine oil（イワシ油）55 ℓ
sashimi（刺身）266 r
satellite cell（衛星細胞）68 ℓ,（外套細胞）107 ℓ,（サテライト細胞）268 ℓ
satellite kitchen（サテライトキッチン）268 ℓ
satiation（飽き）4 r,（心的飽和）344 r
satiety（満腹）623 ℓ
satiety center（満腹中枢）623 r
saturated fatty acid（飽和脂肪酸）598 ℓ
saturated solution（飽和溶液）599 ℓ
sauce（ソース）385 ℓ
sauce tartare（タルタルソース）404 r
saucisson d'Arles（仏）（ダルルソーセージ）404 r
saury oil（サンマ油）277 ℓ
sausage（ソーセージ）385 ℓ
sause anglaise（仏）（カスタードソース）119 r
savarin（仏）（サバラン）268 r
savory oil（セイボリー）368 ℓ

saxitoxin（サキシトキシン）265 r
scale（うろこ〔鱗〕）65 ℓ,（尺度）304 ℓ
scaling（除石）332 ℓ
scaly prickle fungus（コウタケ）235 ℓ
scanning electron microscope（走査〔型〕電子顕微鏡）383 ℓ
scarlet fever（しょう〔猩〕紅熱）316 ℓ
scatter diagram（散布図）276 r
scattered *sushi*（ちらし鮨）426 ℓ
scavenger（スカベンジャー）352 ℓ
scavenger receptor（スカベンジャー受容体）352 ℓ
scent（香り）110 ℓ,（におい）475 ℓ
scented rice（香り米）110 ℓ,（におい米）475 ℓ
Schiff base（シッフ塩基）295 ℓ
Schiff reaction（シッフ反応）295 ℓ
Schilling test（シリングテスト）334 ℓ
schizophrenia（精神分裂症）363 r,（統合失調症）450 r
school children and adolescence（学童・思春期）114 ℓ
school health（学校保健）122 ℓ
school lunch（学校給食）121 r
school children（学童）113 r
scintillation counter（シンチレーションカウンター）344 ℓ
sclera（強膜）167 r
scleroderma（強皮症）167 r
scleroprotein（硬タンパク質）235 ℓ
scorbutus（壊血病）104 ℓ
scorpion fish（カサゴ）116 ℓ
scorvy（壊血病）104 r
Scotch whiskey：-ky（スコッチウイスキー）353 ℓ
scrambled eggs（炒り卵）54 r
scrapie（スクレイピー）353 ℓ
screening（スクリーニング）352 r
screening level（スクリーニングレベル）353 ℓ
screening test（スクリーニングテスト）353 ℓ
screw structure（ら〔螺〕旋構造）661 ℓ
sea animal（海獣）105 ℓ
sea chicken（シーチキン）280 ℓ
sea mammal（海獣）105 ℓ
sea mammal oil（海獣油）105 ℓ
sealing machine（シーラー）281 ℓ
season（旬）312 r
seasonal sense of food（食材料の季節感）322 ℓ
seasoned and dried product（調味干し）424 ℓ
seasoned fish powder（そぼろ）388 ℓ
seasoning（味付け）7 r,（調味）424 ℓ,（調味料）424 ℓ
seasoning oil（香味油）239 r,（シーズニングオイル）280 ℓ,（調味油）424 ℓ,（風味油）552 r
seaweed（海藻）106 ℓ

sebaceous gland（脂腺）293 ℓ,（皮脂腺）524 ℓ
seborrhea（脂漏症）334 ℓ
seborrheic dermatitis（脂漏性皮膚炎）334 ℓ
sebum（皮脂）523 r
secondary active transport（二次能動輸送）477 ℓ
secondary bile acid（二次胆汁酸）477 ℓ
secondary infection（二次感染）476 r
secondary prevention（二次予防）477 ℓ
secondary sex character（第二次性徴）396 r,（二次性徴）477 ℓ
secondary structure（二次構造）477 ℓ
secondary structure of protein（タンパク質の二次構造）410 r
secretion（分泌）580 ℓ
secretory cell（分泌細胞）580 ℓ
secretory granule（分泌顆粒）580 ℓ
secretory IgA（分泌型 IgA）580 ℓ
secretory piece（分泌片）580 ℓ
secretory protein（分泌タンパク質）580 ℓ
secretory vesicle（分泌小胞）580 ℓ
secular trend（経年推移）203 ℓ,（すう〔趨〕勢変動）351 ℓ
sedative（鎮静剤）427 r
sedimentation（沈降分離）427 r
sedimentation coefficient（沈降係数）427 r
sekihan（赤飯）370 r
selectin（セレクチン）374 r
selection bias（選択バイアス）379 ℓ
selective menu（選択メニュー）379 ℓ
selective toxicity（選択毒性）379 ℓ
selenic acid（セレン酸）375 ℓ
selenious acid（亜セレン酸）12 r
selenium（セレン）375 ℓ
selenium excess（セレン過剰症）375 ℓ
selenocysteine（セレノシステイン）374 r
selenomethionine（セレノメチオニン）375 ℓ
selenoprotein（セレノタンパク質）374 r
selenosis（セレン過剰症）375 ℓ
selenotrisulfide（セレノトリスルフィド）375 ℓ
self cloning（セルフクローニング）374 ℓ
self-care（自己管理）288 ℓ,（セルフケア）374 ℓ
self-help plates（自助食器）291 r
selfish DNA（利己的 DNA）667 r
selfish gene（利己的遺伝子）667 r
self-monitoring of blood glucose（自己血糖測定）288 r
self-rated health（健康度自己評価）218 ℓ,（自覚的健康）282 r
self-sufficiency rate（自給率）286 ℓ
self-sufficiency rate of cereals（穀物自給率）245 ℓ
self-sufficiency rate of food（食料自給率）332 ℓ
self-sufficiency rate of grains（穀物自給率）245 ℓ

self-tolerance（自己寛容）288 ℓ
SEM（セム）372 r
semen（精液）360 ℓ
semidigest diet nutrient（半消化態栄養剤）516 ℓ
semidry sausage（セミドライソーセージ）372 r
semi-drying oil（半乾性油）516 ℓ
semiessential amino acid（準必須アミノ酸）313 ℓ
semi-fermented tea（半発酵茶）518 ℓ
semi-hard cheese（半硬質チーズ）516 ℓ
semiliquid diet（半流動食）518 ℓ
semi-logarithmic chart（片対数図表）121 ℓ
seminal fluid（精液）360 ℓ
semistrong flour（準強力粉）313 r
semolina（セモリナ）373 ℓ
senile corneal arcus（老人環）687 r
senile dementia（老年性認知症）688 ℓ
senile plaque（老人斑）688 ℓ
senility（老化）687 r
sennetsu（腺熱）380 r
sense of well-being（健康感）216 ℓ
sensitivity（鋭敏度）68 ℓ,（感度）144 r,（敏感度）547 r
sensory characteristics（官能特性）145 r
sensory evaluation（官能評価）145 r,（官能評価分析）145 ℓ
sensory nerve（知覚神経）414 r
sensory perception（感覚認知）138 ℓ
sensory test（官能試験）145 r
separated and salted salmon roe（イクラ）42 ℓ
separation of dispensary and prescribing（医薬分業）54 ℓ
septum nasi（鼻中隔）533 ℓ
sequence（シークエンス）279 r
sequencer（シークエンサー）279 r
sequential analysis（逐次分析）415 ℓ
sericin（セリシン）373 r
serine（セリン）373 r
serine carboxypeptidase（セリンカルボキシペプチダーゼ）373 r
serine enzyme（セリン酵素）373 r
serine hydroxymethyltransferase（セリンヒドロキシメチルトランスフェラーゼ）373 r
serine protease（セリンプロテアーゼ）373 r
serology（血清学）208 ℓ
serotonergic（セロトニン作動性）375 r
serotonin（セロトニン）375 r
serous cell（漿液細胞）314 ℓ
serous membrane（漿膜）319 r
serum（血清）207 r
serum albumin（血清アルブミン）207 r
serum iron（血清鉄）208 ℓ
serum protein（血清タンパク質）208 ℓ

索　引

serum sickness（血清病）208 *ℓ*
sesame oil（ゴマ油）251 *r*
sesamin（セサミン）370 *r*
sesaminol（セサミノール）370 *r*
sesamol（セサモール）370 *r*
sesamolin（セサモリン）371 *ℓ*
setting（坐り）359 *r*,（セッティング）372 *r*
setting of surimi（坐り）359 *r*
sex（性）360 *ℓ*
sex chromosome（性染色体）364 *r*
sex hormone（性ホルモン）368 *ℓ*
sex ratio（性比）366 *r*
sex steroid hormone（性ステロイドホルモン）364 *ℓ*
sex-linked inheritance（伴性遺伝）517 *ℓ*
sexually transmitted disease（性感染症）361 *ℓ*
SH protease（SH プロテアーゼ）77 *ℓ*
shallot（エシャロット）77 *ℓ*
shark fin（魚翅）169 *r*,（サメひれ）269 *r*
shear（ず〔摺〕り）358 *ℓ*,（せん〔剪〕断）379 *ℓ*
shear flow（ず〔摺〕り流動）358 *r*
shear modulus（ず〔摺〕り弾性率）358 *ℓ*
shear rate（ず〔摺〕り速度）358 *ℓ*,（せん〔剪〕断速度）379 *ℓ*
shear stress（ず〔摺〕り応力）358 *ℓ*
shear viscosity（ず〔摺〕り粘度）358 *r*
sheath of Schwann（シュワン鞘）312 *r*
sheep casing（羊腸）656 *ℓ*
sheep meat（羊肉）656 *ℓ*
sheep milk（羊乳）656 *ℓ*
sheet butter（シートバター）280 *r*
shekwasha（シイクワシャー）279 *ℓ*
shelf life（賞味期限）319 *r*
shellfish（貝類）109 *ℓ*
shellfish poison（貝毒）107 *ℓ*
shellfish poisoning（貝中毒）106 *ℓ*
shellfish toxin（貝毒）107 *ℓ*
sherbet（シャーベット）303 *r*
sherry（シェリー）281 *ℓ*
shibi gatuchaki disease（シビ・ガッチャキ病）298 *ℓ*
shibuol（シブオール）299 *ℓ*
shift factor（移動因子）51 *r*
shigellosis（シゲラ症）287 *r*
shiikuwasha（シイクワシャー）279 *r*
shinkeishitsu sho（神経質症）337 *r*
shiroshita-to（白下糖）334 *r*
shiruko（汁粉）334 *ℓ*
shisonin（シソニン）293 *r*
shochu（焼酎）317 *ℓ*
shogaol（ショウガオール）314 *ℓ*
shoot tip culture（茎頂培養）202 *r*

short hairpin RNA（ショートヘアピン RNA）321 *ℓ*
short plate（ウシ）（ばら）513 *r*
short rib（カルビ）135 *ℓ*
short stature（低身長）434 *ℓ*
short-chain fatty acid（短鎖脂肪酸）405 *r*
shortening（ショートニング）321 *ℓ*
shortening quality（ショートニング性）321 *ℓ*
shoulder（かた）120 *ℓ*
shoulder bacon（ショルダーベーコン）333 *ℓ*
shoulder blade（肩甲骨）216 *ℓ*
SI Unit（SI 単位）77 *ℓ*
sialic acid（シアル酸）278 *ℓ*
sialidosis（シアリドーシス）278 *r*
sialoglycolipid（シアロ糖脂質）279 *ℓ*
sialoglycoprotein（シアロ糖タンパク質）279 *ℓ*
sickle cell anemia（鎌状赤血球性貧血）128 *ℓ*
sideroblastic anemia（鉄芽球性貧血）440 *r*
sieve（ふるい〔篩〕）568 *r*
sigmoidal colon（S 状結腸）77 *ℓ*
sign（徴候）422 *ℓ*
signal transduction（信号伝達）339 *r*
significant difference（有意差）649 *ℓ*
significant figure（有効数字）650 *ℓ*
silicon（ケイ素）202 *ℓ*,（シリコン）333 *r*
silo（サイロ）265 *ℓ*
silver mirror reaction（銀鏡反応）172 *r*
simple goiter（単純性甲状腺腫）407 *ℓ*
simple lipid（単純脂質）407 *ℓ*
simple polysaccharide（単純多糖類）407 *ℓ*
simple protein（単純タンパク質）407 *ℓ*
simple random sampling method（単純無作為抽出法）407 *ℓ*
simulation（シミュレーション）303 *ℓ*
single cell protein（単細胞タンパク質）405 *r*
single imputation method（単一帰属法）405 *ℓ*
single malt whiskey：-ky（シングルモルトウイスキー）337 *ℓ*
single nucleotide polymorphism（一塩基多型）46 *r*
singlet oxygen（一重項酸素）47 *ℓ*
sink（シンク）336 *r*
sinus（洞）448 *ℓ*
sinusoid（シヌソイド）297 *r*,（洞様血管）455 *r*,（類洞）679 *ℓ*
sinusoidal capillary（洞様毛細血管）455 *r*
sirloin（サーロイン）259 *ℓ*,（ヒレ下ロース）546 *r*
sirtuin（サーチュイン）259 *ℓ*
sitostanol（シトスタノール）297 *ℓ*
sitosterol（シトステロール）297 *ℓ*
size exclusion chromatography（サイズ排除クロマトグラフィー）261 *r*,（分子排斥クロマトグラフィー）579 *ℓ*
skeletal muscle（骨格筋）247 *r*

802

欧文索引

skim milk（スキムミルク）352 ℓ,（脱脂乳）402 ℓ
skim milk powder（脱脂粉乳）402 ℓ
skimmed cheese（脱脂チーズ）402 ℓ
skin（皮膚）538 ℓ
skin-fold thickness（皮厚）519 ℓ,（皮下脂肪厚）522 ℓ
skin-fold thickness method（皮下脂肪厚法）522 ℓ
skip a meal（欠食）207 r
skip of breakfast（朝食欠食）422 r
skull（頭蓋）352 ℓ,（頭蓋〈骨〉）449 ℓ
Sleep Guidelines for Health Promotion 2014（健康づくりのための睡眠指針2014）217 r
sleeping metabolism（睡眠時代謝）350 r
slicer（スライサー）358 ℓ
slime（ネト）491 ℓ
sloe gin（スロージン）359 ℓ
slow freezing（緩慢凍結）146 r
slow reacting substance of anaphylaxis（アナフィラキシー遅延反応物質）16 r
slowfood（スローフード）359 r
small canal gland（小汗腺）315 r
small interfering RNA（低分子干渉 RNA）435 r
small intestine（小腸）318 ℓ
small round structured virus（小型球形ウイルス）242 r
smear preparation（塗抹標本）460 r
smoke（いぶ〔燻〕す）53 ℓ
smoked cheese（スモークチーズ）357 r
smoked products（くん〔燻〕製〔品〕）198 r
smoked salmon（鮭くん〔燻〕製）266 r,（スモークサーモン）357 r
smoked sausage（スモークソーセージ）357 r
smoked tongue（スモークドタン）357 r
smooth endoplasmic reticulum（滑面小胞体）124 ℓ
smooth muscle（平滑筋）582 ℓ
smooth muscle fiber（平滑筋線維）582 ℓ
smooth-surfaced endoplasmic reticulum（滑面小胞体）124 ℓ
snack（軽食）202 ℓ,（スナック）356 ℓ
snacks（駄菓子）399 r
snail（巻貝）617 ℓ
soaking（浸漬）342 ℓ
social medicine（社会医学）303 r
Social Policy Council（国民生活審議会）245 ℓ
sockeye salmon（ヒメマス）540 ℓ
soda cracker（ソーダクラッカー）385 ℓ
sodium（ナトリウム）471 ℓ
sodium 5′-uridylate（ウリジル酸 5′-ナトリウム）64 ℓ
sodium ascorbate（アスコルビン酸ナトリウム）10 ℓ
sodium bicarbonate（重曹）306 r,（重炭酸ナトリウム）307 ℓ
sodium carboxymethyl starch（カルボキシメチルデンプンナトリウム）135 ℓ,（デンプングリコール酸ナトリウム）447 ℓ
sodium chloride（塩化ナトリウム）86 r,（局方塩）169 ℓ
sodium chondroitin sulfate（コンドロイチン硫酸ナトリウム）258 ℓ
sodium citrate（クエン酸ナトリウム）179 ℓ
sodium cyclamate（シクラミン酸ナトリウム）286 ℓ
sodium cytidilate（シチジル酸ナトリウム）294 ℓ
sodium hydrogencarbonate（炭酸水素ナトリウム）406 ℓ
sodium hydroxide（水酸化ナトリウム）348 ℓ
sodium inosinate（イノシン酸ナトリウム）53 ℓ
sodium nitrite（亜硝酸ナトリウム）8 r
sodium orthophenylphenolate（オルトフェニルフェノールナトリウム）100 r
sodium phosphate（リン酸ナトリウム）677 ℓ
sodium polyacrylate（ポリアクリル酸ナトリウム）608 ℓ
sodium pump（ナトリウムポンプ）471 ℓ
sodium restricted diet（ナトリウム制限食）471 ℓ
sodium restriction（減塩）213 r
sodium thiosulfate（チオ硫酸ナトリウム）414 r
soft biscuit（ソフトビスケット）387 r
soft butter（ソフトバター）387 r
soft cheese（軟質チーズ）473 ℓ
soft cream（ソフトクリーム）387 r
soft curd（ソフトカード）387 r
soft diet（軟食）474 ℓ,（軟飯）474 ℓ
soft drink（清涼飲料）369 ℓ,（ソフトドリンク）387 r
soft dry sausage（ソフトドライソーセージ）387 r
soft flour（薄力粉）505 r
soft ice cream（ソフトアイスクリーム）387 r
soft polyethylene（軟質ポリエチレン）473 r
soft rice（軟質米）473 r
soft salami（ソフトサラミ）387 r
soft water（軟水）474 ℓ
soft wheat（軟質小麦）473 ℓ
soft X-ray（軟 X 線）473 ℓ
soft yoghurt（ソフトヨーグルト）388 ℓ
softening point（軟化点）473 ℓ
soil microorganism（土壌微生物）459 r
sol（ゾル）388 r
solanine（ソラニン）388 r
sol-gel transition（ゾル・ゲル転移）388 r
solid diet（固形食）245 r
solid fat（固体脂）245 r
solid fat index（固体脂指数）247 r
solid food（固形食）245 r

索　引

soluble starch（可溶性デンプン〔でんぷん〕）129 r
solvent（溶剤）655 ℓ,（溶媒）656 r
somatic cell（体細胞）391 ℓ
somatic cell clone（体細胞クローン）391 r
somatic cell hybridoma（体細胞雑種）392 ℓ
somatic mutation（体細胞突然変異）392 ℓ
somatomedin（ソマトメジン）388 ℓ
somatometry（身体計測）343 r
somatostatin（ソマトスタチン）388 ℓ
somatotropin（成長ホルモン）366 ℓ
somatotype（体型）391 ℓ
Somogyi effect（ソモジー効果）388 r
Somogyi phenomenon（ソモジー現象）388 r
Somogyi-Nelson's method（ソモギー・ネルソン法）388 ℓ
sorbet(仏)（シャーベット）303 r
sorbic acid（ソルビン酸）388 r
sorbit（ソルビット）388 r
sorbitol（ソルビトール）388 r
sorbose（ソルボース）388 r
sorption（収着）307 r
sorption isotherm（等温吸湿曲線）448 r,（等温収着曲線）448 r
Souercraut(独)（ザウアークラウト）265 r
souffle（スフレ）357 ℓ
soufflé(仏)（スフレ）357 ℓ
soup（汁物）334 ℓ,（スープ）351 r
soup stock（スープストック）351 r,（だし）400 r
sour cream（サワークリーム）271 ℓ
sour milk（サワーミルク）271 ℓ,（酸乳）276 r
sour pickles（サワーピクルス）271 ℓ
souring smell（酸敗臭）276 r
sourness（酸味）277 r
Southern blot technique（サザンブロット）266 r
Southern blotting（サザンブロット）266 r
southern blue whiting（ミナミダラ）627 ℓ
southern poutassou（ミナミダラ）627 ℓ
Soxhlet extraction method（ソックスレー抽出法）387 ℓ
Soxhlet method（ソックスレー法）387 ℓ
soy cheese（乳腐）483 ℓ
soy flour（きな粉）154 ℓ
soy milk（豆乳）453 ℓ
soy milk beverage（豆乳飲料）453 r
soy milk flavor；(英)-vour（豆乳臭）453 r
soybean allergen（大豆アレルゲン）394 r
soybean curd（豆腐）454 ℓ
soybean flavor（大豆臭）395 ℓ
soybean flour（大豆粉）394 r
soybean globulin（大豆グロブリン）394 r
soybean granular protein（粒状大豆タンパク質）673 r

soybean grit（大豆グリッツ）394 r
soybean lecithin（大豆レシチン）395 ℓ
soybean meal（大豆粕）394 r
soybean milk（豆乳）453 ℓ
soybean oil（大豆油）395 r
soybean oligosaccharide（大豆オリゴ糖）394 r
soybean paste（味噌）626 r
soybean phospholipids（大豆リン脂質）395 ℓ
soybean powder（大豆粉）394 r
soybean protein（大豆タンパク質）395 ℓ
soybean protein beverage（大豆タンパク質飲料）395 ℓ
soybean protein concentrate（濃縮大豆タンパク質）494 ℓ
soybean protein food（大豆タンパク質食品）395 ℓ
soybean protein isolate（分離大豆タンパク質）581 ℓ
soybean trypsin inhibitor（大豆トリプシンインヒビター）395 ℓ
soybean whey（大豆ホエイ）395 ℓ
soybean yogurt（大豆ヨーグルト）395 r
space diet（宇宙食）63 ℓ
spaghetti（スパゲッティ）356 r
sparerib（スペアリブ）357 ℓ
sparkling wine（スパークリングワイン）356 ℓ,（発泡酒）511 ℓ
Spearman's rank correlation coefficient（スピアマンの順位相関係数）356 r
special diet（特別食）458 ℓ
special environment（特殊環境）456 r
special health examination（特殊健康診断）456 r
special nutrition（特殊栄養学）456 r
special therapeutic diet（特別治療食）458 ℓ
specially cultivated agricultural products（特別栽培農産物）458 ℓ
species（種）305 ℓ
specific activity（比活性）522 r
specific dynamic action（特異動的作用）456 r
specific gravimeter（比重計）524 ℓ
specific radioactivity（比放射能）539 r
specific rotation（比旋光度）526 ℓ
specific rotatory power（比旋光度）526 ℓ
specific surface area（比表面積）538 ℓ
specific viscosity（比粘度）538 ℓ
specificity（特異性）456 ℓ
specified risk material（特定危険部位）457 ℓ
specked butter（斑点バター）517 r
spectrofluorometer（分光蛍光光度計）578 r
spectrofluorometry（蛍光測定［法］）200 r
spectrofluorophotometer（分光蛍光光度計）578 ℓ
spectrophotometer（分光光度計）578 r
sperma（精液）360 ℓ

spermatid（精細胞）362 *l*，（精子細胞）362 *r*
spermatocyte（精母細胞）367 *r*
spermatogenesis（精子形成）362 *r*，（精子発生）362 *r*
spermatozoon（精子）362 *l*
spermidine（スペルミジン）357 *l*
spermine（スペルミン）357 *l*
spheroidal sinus（蝶形骨洞）422 *l*
sphingoethanolamine（スフィンゴエタノールアミン）356 *r*
sphingoglycolipid（スフィンゴ糖脂質）356 *r*
sphingolipid（スフィンゴ脂質）356 *r*
sphingomyelin（スフィンゴミエリン）356 *r*
sphingophospholipid（スフィンゴリン脂質）357 *l*
sphingosine（スフィンゴシン）356 *r*
spice（香辛料）231 *r*，（スパイス）356 *l*
spiced cheese（スパイスチーズ）356 *r*
spike response（スパイク応答）356 *l*
spinal cord（脊髄）370 *l*
spinal reflex（脊髄反射）370 *l*
spine（脊柱）370 *l*，（脊椎）370 *l*
spinnability（曳糸性）57 *r*
spirit（蒸留酒）320 *r*
spironolactone（スピロノラクトン）356 *r*
spirulina（スピルリナ）356 *r*
spit broche（仏）（串打ち）179 *r*
splanchnic nerves（内臓神経）469 *l*
spleen（脾〔ひ〕臓）526 *l*
splenic lymphoid nodules（脾〔ひ〕リンパ小節）545 *l*
splenic pulp（脾〔ひ〕髄）524 *r*
splenic vein（脾〔ひ〕静脈）524 *l*
splenocyte（脾細胞）523 *r*
spoilage（変敗）593 *l*
spoiled dried squid（むれイカ）633 *r*
spongy bone（海綿質）108 *l*
spongy protein（海綿状タンパク質）108 *r*
spontaneous emulsification（自然乳化）293 *l*
spore（胞子）596 *l*
sports anemia（スポーツ貧血）357 *r*
sports dietitian（スポーツ栄養士）357 *l*
sports drink（スポーツ飲料）357 *l*
sports nutritionist（スポーツ栄養士）357 *l*
spot spoilage（スポット変敗）357 *l*
spotaneously hypertensive rat（高血圧自然発症ラット）226 *l*
spray drying（スプレードライ）357 *l*，（噴霧乾燥）581 *l*
spreadability（展延性）443 *l*
sprinkle flour（打ち粉）62 *r*
sprout（スプラウト）357 *l*
spur type（スパータイプ）356 *l*

spurious correlation（疑似相関）151 *l*
squalene（スクアレン）352 *l*
squamous cell（扁平上皮細胞）593 *r*
stability of shape（保形性）600 *l*
stabilizer（安定剤）36 *r*
stable isotope（安定同位体）36 *r*
stable isotope dilution method of analysis（安定同位体希釈分析）36 *r*
stachyose（スタキオース）354 *l*
stamina（スタミナ）354 *l*
standard（対照試料）394 *l*
standard body weight（標準体重）542 *l*
standard deviation（標準偏差）542 *l*
standard diet（標準飼料）542 *r*
standard error（標準誤差）541 *r*
standard food（規定食）154 *l*
standard reference material（標準物質）542 *l*
standard state（標準状態）541 *r*
standard table of food composition（食品標準成分表）328 *l*
standard value（基準値）151 *r*
standardization of work（作業の標準化）266 *l*
standardized incidence ratio（標準化罹患比）541 *r*
standardized milk（成分調整牛乳）367 *l*
standardized mortality ratio（標準化死亡比）541 *r*
standards for safety assessment of foods and food additives produced by recombinant DNA techniques（遺伝子組換え食品安全性評価指針）50 *l*
staphylococcal food poisoning（ブドウ球菌食中毒）561 *l*
Staphylococcus aureus（黄色ブドウ球菌）93 *r*
staple food（主食）310 *l*
star anise（スターアニス）353 *r*，（八角）508 *r*
star anise oil（スターアニス油）353 *r*
starch（デンプン〔でんぷん〕）447 *l*
starch granule（デンプン〔でんぷん〕粒）447 *l*
starch noodle（ハルサメ）515 *l*
starch sugar（デンプン〔でんぷん〕糖）447 *l*
starch syrup（水あめ）626 *r*
starter（スターター）353 *r*
starvation（餌止め）80 *r*，（飢餓）149 *l*
starvation diet（絶食療法）372 *l*
starvation therapy（飢餓療法）149 *r*
static statistics of population（人口静態統計）339 *r*
statin（スタチン）354 *l*
stationary population（静止人口）362 *r*，（定常人口）434 *r*
stationary state（定常状態）434 *l*
statistical analysis（統計処理）449 *r*，（統計分析）450 *l*
statistical significance（有意差）649 *l*
stave oak（ステーブオーク）354 *r*

索　引

steady state（定常状態）434 *l*
steak（ステーキ）354 *r*
steam（蒸す）632 *r*
steam cooker（蒸煮装置）316 *r*
steam cooking（蒸煮）316 *r*
steamed glutinous rice（強飯）257 *l*
steamed rice with red beans（赤飯）370 *r*
steaming（蒸煮）316 *r*
stearic acid（ステアリン酸）354 *r*
steatorrhea（脂肪便）302 *r*
steer（去勢牛）170 *l*
Stein-Leventhal syndrome（スタイン・レーベンタール症候群）354 *l*
stem and leaf display（幹葉表示）147 *l*
stem cell（幹細胞）140 *r*
stem vegetables（茎菜類）201 *r*
step test（踏み台昇降運動テスト）562 *r*
stercobilin（ステルコビリン）355 *l*
stercobilinogen（ステルコビリノーゲン）355 *l*
stereochemistry（立体化学）669 *l*
stereoisomer（立体異性体）669 *l*
stereospecificity（立体特異性）669 *l*
sterigmatocystin（ステリグマトシスチン）355 *l*
sterilization（殺菌）267 *l*，（滅菌）638 *l*
sterilization agent（殺菌剤）267 *r*
sterilization apparatus（殺菌機）267 *r*
sterilization lamp（殺菌灯）267 *r*
sterilization soap（殺菌用石けん〔鹸〕）267 *r*
sterilized milk（滅菌乳）638 *l*
sterilizer（殺菌料）267 *r*
sternum（胸骨）165 *r*
steroid（ステロイド）355 *l*
steroid glycoside（ステロイド配糖体）355 *l*
steroid-binding protein（ステロイド結合タンパク質）355 *l*
steroidogenesis（ステロイド合成）355 *l*
sterol（ステロール）355 *l*
sterol regulatory element-binding protein（ステロール調節配列結合タンパク質）355 *l*
stevia（ステビア）354 *r*
stevioside（ステビオシド）354 *r*
stew（シチュー）294 *l*
stigmastanol（スチグマスタノール）354 *l*
stigmasterol（スチグマステロール）354 *l*
still birth（死産）289 *r*
Stilton cheese（スチルトンチーズ）354 *r*
stimulation threshold（刺激閾値）287 *l*
stir-fry（炒める）46 *r*
stock（ストック）355 *r*
stock diet（維持飼料）42 *r*
stock management（在庫管理）260 *r*
stoma（ストーマ）355 *r*

stomach（胃）39 *l*
stomach tube（胃管）41 *r*
stomachache（胃痛）48 *l*
stomatitis（口腔炎）225 *l*
stomatitis gangrenosa（壊疽性口内炎）78 *l*，（水癌）347 *l*
stone bean（石豆）43 *l*
stone cell（石細胞）369 *r*
stone fruits（核果類）112 *r*
stool examination（検便）220 *l*
storage iron（貯蔵鉄）426 *l*
storage modulus（貯蔵弾性率）426 *l*
storage polysaccharide（貯蔵多糖）425 *r*
stored fat（蓄積脂肪）415 *l*，（貯蔵脂肪）425 *r*
Stormer viscometer（ストーマー粘度計）355 *l*
straight dough method（ストレート法）355 *r*，（直こね〔捏〕法）282 *l*
straight flour（ストレート粉）355 *r*
strain（菌株）172 *r*
strain name（系統名）202 *r*
strainer（裏こ〔漉〕し器）63 *r*
stratification（層化）382 *l*
stratified analysis（層別分析）384 *l*
stratum circulare（輪筋層）676 *l*
stratum longitudinate（縦筋層）305 *l*
Strecker degradation（ストレッカー分解）356 *l*
Streptococcus（ストレプトコッカス［属］）356 *l*，（連鎖球菌）686 *l*
streptomycin（ストレプトマイシン）356 *l*
streptozocin（ストレプトゾシン）356 *l*
streptozotocin（ストレプトゾトシン）356 *l*
stress（ストレス）355 *r*
stress fracture（疲労骨折）547 *l*
stress protein（ストレスタンパク質）355 *r*
stress reaction（ストレス反応）356 *l*
stress relaxation（応力緩和）94 *r*
stress-strain curve（張力-伸長曲線）424 *r*
stretching treatment（延伸処理）89 *l*
stria vascularis ductus cochlearis（蝸牛管血管条）112 *l*
striae gravidarum（妊娠線）485 *r*
striae of pregnancy（妊娠線）485 *r*
striated duct（線条部［導管］）378 *r*
striated muscle（横紋筋）94 *r*
strictly anaerobic bacteria（絶対嫌気性細菌）372 *r*
striped bonito（ハガツオ）504 *l*
stripped oil（ストリップドオイル）355 *r*
stroke（脳卒中）494 *r*，（発作）605 *r*
stroma（間質）141 *l*，（ストロマ）356 *l*
strontium（ストロンチウム）356 *l*
structural isomerism（構造異性）233 *l*
structural viscosity（構造粘性）233 *l*

806

欧文索引

structured lipid（構造脂質）233 ℓ
struma colloides（膠質性甲状腺腫）228 r,（コロイド結節性甲状腺腫）256 r
struma nodosa（結節性甲状腺腫）208 r
Student's t-test（ステューデント t 検定）355 ℓ
stuffy squid（むれイカ）633 ℓ
style of meals（食事様式）323 r
styrene resin（スチレン樹脂）354 r
styrene-butadien rubber（スチレン-ブタジエンゴム）354 r
styrole resin（スチロール樹脂）354 r
subacute toxicity（亜急性毒性）4 r
subarachnoid hemorrhage（クモ膜下出血）181 r
subarachnoidal bleeding（クモ膜下出血）181 r
subclavian vein（鎖骨下静脈）266 r
subclinical nutrition deficiency（潜在的栄養欠乏）377 r
subcutaneous fat（皮下脂肪）522 ℓ
subcutaneous injection（皮下注射）522 r
subjective health（主観的健康感）309 r
sublingual gland（舌下腺）371 ℓ
submandibular gland（顎〔がく〕下腺）112 r
submaximal exercise（最大下運動）262 r
subscapular skin fold thickenss（肩甲骨下部の皮下脂肪厚）216 ℓ
substantial equivalence（実質的同等性）295 ℓ
substituent（置換基）414 r
substitute food（代用食）398 ℓ
substitute solution（代用液）398 ℓ
substrate（基質）151 r
substrate cycle（基質回路）151 r,（基質サイクル）151 ℓ
substrate specificity（基質特異性）151 r
subsystem（サブシステム）269 ℓ
subterranean starch（地下デンプン〔でんぷん〕）414 r
subunit（サブユニット）269 ℓ
succinate dehydrogenase（コハク酸脱水素酵素）250 r,（コハク酸デヒドロゲナーゼ）250 r
succinic acid（コハク酸）250 ℓ
succinic dehydrogenase（コハク酸デヒドロゲナーゼ）250 r
succinylacetone（スクシニルアセトン）352 r
succinyl-CoA（サクシニル CoA）266 r,（スクシニル CoA）352 r
succinyl-CoA synthetase（スクシニル CoA 合成酵素）352 r
sucralose（スクラロース）352 r
sucrase（スクラーゼ）352 r
sucrase-isomaltase deficiency（スクラーゼイソマルターゼ欠損）352 r
sucrose（甘蔗糖）142 ℓ,（スクロース）353 ℓ

sucrose α-glucosidase（スクロース α-グルコシダーゼ）353 ℓ
suction filtration（減圧濾〔ろ〕過）213 r
sudachi（すだち〔酢橘〕）354 ℓ
safflower（サフラワー）269 ℓ
safflower color（ベニバナ色素）587 ℓ
sugar（砂糖）268 ℓ,（糖）448 ℓ,（糖質）451 ℓ
sugar alcohol（糖アルコール）448 ℓ
sugar apple（バンレイシ）518 r
sugar batter method（シュガーバッター法）309 ℓ
sugar beet（テンサイ）444 ℓ
sugar cane（甘蔗）141 r,（サトウキビ）268 ℓ
sugar content（糖度）453 r
sugar maple（サトウカエデ）268 ℓ
sugar refractometer（糖用屈折計）455 r
sugar tolerance test（耐糖能試験）396 r
sugar-acid ratio（糖酸比）451 ℓ
sukiyaki（牛鍋）163 r
sulfamic acid（スルファミン酸）358 r
sulfanilamide（スルファニルアミド）358 r
sulfate conjugation（硫酸抱合）673 r
sulfated fucan（硫酸化フカン）673 r
sulfate-reducing bacterium（硫酸〔塩〕還元〔細菌〕）673 r
sulfation（硫酸化）673 r
sulfation factor（硫酸化因子）673 r
sulfhydryl enzyme（スルフヒドリル酵素）358 r
sulfhydryl group（スルフヒドリル基）358 r
sulfhydryl reagent（スルフヒドリル試薬）358 r
sulfide（硫化物）673 ℓ
sulfite（亜硫酸塩）27 ℓ
sulfonic acid（スルホン酸）359 ℓ
sulfonylurea（スルホニル尿素）359 ℓ
sulfur（硫黄）40 ℓ
sulfur-containing amino acid（含硫アミノ酸）148 ℓ
sulfuric acid（硫酸）673 ℓ
sulfurous acid（亜硫酸）27 r
summer squash（サマースクワッシュ）269 r
sun bath（日光浴）478 ℓ
sun drying（天日乾燥）447 ℓ
sun stroke（熱疲はい）491 ℓ
sunflower oil（ヒマワリ油）539 r
sun-light flavor（日光臭）478 ℓ,（ひなた臭）537 ℓ
sunny flavor（ひなた臭）537 r
superantigen（スーパー抗原）351 r
supercooling（過冷却）136 ℓ
supercritical carbon dioxide extraction（超臨界二酸化炭素抽出）425 ℓ
supercritical extraction（超臨界抽出）424 r
superoxide（スーパーオキシド）351 r
superoxide anion（スーパーオキシドアニオン）351 r

807

索　　引

superoxide dismutase（スーパーオキシドジスムターゼ）351 *r*
supersaturation（過飽和）128 *r*
supplement（サプリメント）269 *ℓ*,（補助食品）601 *r*
supplementary lunch program（補給食）601 *r*
support required, long-time care required（要支援・要介護者）655 *r*
supporting cell（支持細胞）289 *r*
suppressive drug for lactation（乳汁分泌抑制薬）482 *ℓ*
suppressor T cell（サプレッサー T 細胞）269 *ℓ*,（抑制性 T 細胞）657 *r*
suppuration（化膿）126 *r*
suprachiasmatic nucleus（視交叉上核）288 *ℓ*
surface active agent（界面活性物質）108 *ℓ*
surface denaturation（表面変性）543 *ℓ*
surface pressure（表面圧）543 *ℓ*
surface tension（表面張力）543 *ℓ*
surfactant（界面活性物質）108 *ℓ*
surimi-based products（練製品）491 *r*
surveillance（サーベイランス）259 *ℓ*
survey of leftover dishes（残食調査）274 *r*
survival curve（生存曲線）364 *r*
survival food（サバイバル食品）268 *r*
survival function（生存関数）364 *r*
survival rate（生存率）365 *ℓ*
sushi（鮨）353 *ℓ*
suspension（懸濁液）219 *ℓ*,（サスペンション）267 *ℓ*
suwari（坐り）359 *r*
swallowing（嚥〔えん〕下）87 *r*
sweat（汗）11 *ℓ*
sweat gland（汗腺）143 *ℓ*
Swedish turnip（ルタバガ）679 *r*
sweet corn（スイートコーン）347 *ℓ*
sweet *sake* used as seasoning（味りん〔醂〕）628 *r*
sweet substance（甘味成分）147 *ℓ*
sweet wine（甘味果実酒）147 *ℓ*
sweetened condensed cream（加糖練乳）125 *r*
sweetened milk powder（加糖粉乳）125 *r*
sweetener（甘味料）147 *r*
sweetmeat（菓子）116 *r*
swelling agent（膨化剤）595 *r*
sword bean（ナタマメ）470 *ℓ*
symbiotic relationship（共生）166 *r*
sympathetic drug（stimulant）（交感神経刺激薬）224 *r*
sympathetic nerve（交感神経）224 *ℓ*
sympathetic nervous system（交感神経系）224 *ℓ*
sympathomimetic drug（交感神経興奮剤）224 *r*
sympathomimetic substance（交換神経様薬）224 *ℓ*

symport（共輸送）168 *ℓ*
symptomatic therapy（対症療法）394 *ℓ*
symptomatic treatment（対症療法）394 *ℓ*
sympton and sign（症候）316 *ℓ*
synapse（シナプス）297 *ℓ*
synbiotics（シンバイオティクス）345 *ℓ*
syndrome（症候群）316 *ℓ*
syndrome X（症候群 X）316 *ℓ*,（シンドローム X）345 *ℓ*
syneresis（シネレシス）297 *r*,（離液）666 *ℓ*,（離漿）667 *r*
synergism（相乗効果）383 *r*
synergist（シネルギスト）297 *r*
synergistic effect（味の相乗効果）8 *ℓ*,（相乗効果）383 *r*
synergy effect（シナジー効果）297 *r*
synovial fluid（滑液）121 *r*
synovial membrane（滑膜）124 *ℓ*
synovitis crystalline（結晶性滑膜炎）207 *ℓ*
synthase（合成酵素）232 *ℓ*,（シンターゼ）343 *ℓ*
synthetase（合成酵素）232 *ℓ*,（シンテターゼ）344 *r*
synthetic antimicrobial（合成抗菌）231 *r*
synthetic baking powder（合成膨張剤）232 *ℓ*
synthetic detergent（合成洗剤）232 *ℓ*
synthetic fiber paper（合成繊維紙）232 *ℓ*
synthetic food dye（合成着色料）232 *r*
synthetic medium（合成培地）232 *ℓ*
synthetic milk（合成牛乳）231 *r*
synthetic preservative（合成保存料）232 *r*
synthetic rate（合成速度）232 *ℓ*
synthetic rate constant（合成速度定数）232 *r*
synthetic resin（合成樹脂）232 *ℓ*
synthetic rubber（合成ゴム）232 *ℓ*,（人造ゴム）342 *r*
synthetic *sake*（合成清酒）232 *ℓ*
synthetic sweetener（合成甘味料）231 *r*
syntrophy（栄養共生）69 *r*
systematic name（系統名）202 *r*
systematic review（システマティックレビュー）292 *r*
systemic anaphylaxis（全身アナフィラキシー）378 *ℓ*
systemic lupus erythematosus（全身性エリテマトーデス）378 *r*,（全身性紅斑性狼瘡）379 *ℓ*
systolic blood pressure（収縮期血圧）306 *ℓ*

T

T cell（T 細胞）433 *r*
T cell antigen receptor（T 細胞抗原受容体）433 *r*
T cell marker（T 細胞マーカー）433 *r*
T cell receptor（T 細胞受容体）433 *r*

欧文索引

T-2 toxin（T-2トキシン）435 ℓ
tabasco sauce（タバスコソース）403 r
table beet（ビート）520 r
table manners（食作法）322 ℓ
table of weighted average nutrition element by food group（食品群別荷重〔加重〕平均成分表）327 ℓ
table salt（食卓塩）324 ℓ
tablet（錠剤）316 ℓ
tachysterol（タキステロール）400 ℓ
taffy（タフィー）403 r
tail vein（尾静脈）524 ℓ
tailormade food（テーラーメード食品）437 ℓ
tailormade nutrition（テーラーメード栄養）437 ℓ
Taka-Diastase（タカジアスターゼ）400 ℓ
takeout food（テイクアウト食品）433 ℓ,（中食）470 ℓ
tallow（脂）17 r,（獣脂）306 ℓ,（タロー）404 r
talose（タロース）404 r
tandem mass spectrometry（タンデム質量分析法）408 r
tannic acid（タンニン酸）408 r
tannin（タンニン）408 r
tar color（タール色素）390 ℓ
tar dye（タール色素）390 ℓ
target organ（標的器官）542 ℓ
target theory（標的理論）542 ℓ
taro（サトイモ）268 ℓ
tarragon（タラゴン）404 ℓ
tart（タルト）404 r
tartar beef steak（タルタルステーキ）404 r
tartaric acid（酒石酸）310 ℓ
tarte（仏）（タルト）404 r
taste（味）7 ℓ,（風味）552 r
taste analyzer（食味計）329 r
taste blindness（味盲）627 ℓ
taste bud（味蕾〔らい〕）628 ℓ
taste cell（味細胞）626 ℓ
taste component（呈味成分）436 ℓ
taste interaction（味の相互作用）8 ℓ
taste organ（味覚受容器）625 ℓ
taste pore（味孔）626 ℓ
taste receptor（味覚受容体）625 ℓ
taste receptor cell（味受容細胞）626 ℓ
tasticle（精巣）364 ℓ
tasting efficiency（呈味効率）435 r
TATA box（タタボックス）401 ℓ
taurine（タウリン）399 ℓ
taurocholic acid（タウロコール酸）399 ℓ
tawny milkcap（チチタケ）415 ℓ
TBA value（TBA価）435 r
T-bone steak（T-ボーンステーキ）435 ℓ
t-distribution（t分布）435 r

tea bag（ティーバッグ）431 ℓ
tea beverage（茶飲料）417 r
tea polyphenol（緑茶ポリフェノール）675 ℓ
tear（涙）472 r
tear strength（引裂強さ）523 ℓ
Teflon（テフロン）442 ℓ
telomerase（テロメラーゼ）443 ℓ
telomere（テロメア）443 ℓ
tempeh（テンペ）447 r
temperature on trayline（供食温度）166 ℓ
tempereture control（温度管理）102 r
tempering（半解凍）516 ℓ
temporas（葡）（天ぷら）447 ℓ
tender loin（内ロース）63 ℓ,（テンダーロイン）446 ℓ
tenderizer（軟化剤）473 ℓ
tendon（腱〔けん〕）213 ℓ
tendon reflex（腱〔けん〕反射）220 ℓ
tendon spindle（腱〔けん〕紡錘）220 ℓ
tensile strength（抗張力）236 r,（引張り強度）534 ℓ
tensile stress（引張り応力）533 r
tentative dietary goal for preventing life-style related diseases（目標量）644 ℓ
tephromyelitis（脊髄灰白質炎）370 ℓ
tequila（テキーラ）438 ℓ
teratogen（催奇形因子）259 r
teratogenesis（奇形発生）150 ℓ
teratogenicity（催奇形性）259 r
teratogenicity test（催奇形性試験）259 r
term delivery（正期産）361 ℓ
terminal infection（終末感染）308 r
terminal web（末端網）619 ℓ
terpene（テルペン）442 ℓ
terpene glycoside（テルペングリコシド）443 ℓ
terpenoid（テルペノイド）442 ℓ
terrestrial starch（地上デンプン〔でんぷん〕）415 ℓ
terrine（テリーヌ）442 ℓ
tertiary prevention（三次予防）274 r
tertiary structure（三次構造）273 ℓ
tertiary structure of protein（タンパク質の三次構造）410 r
test for trend（傾向検定）200 ℓ
test of independence（独立性の検定）458 r
test of significance（有意性検定）649 ℓ
testa（外種皮）105 r
testicle（こう〔睾〕丸）224 ℓ
testicular atrophy（精巣萎縮）364 r
testis（こう〔睾〕丸）224 ℓ,（精巣）364 r
testosterone（テストステロン）440 ℓ
tetanus（破傷風）506 r
tetany（テタニー）440 ℓ

索　引

tetra pack（テトラパック）441 ℓ
tetracycline（テトラサイクリン）441 ℓ
5,6,7,8-tetrahydrobiopterin（5,6,7,8-テトラヒドロビオプテリン）441 ℓ
tetrahydrofolic acid（テトラヒドロ葉酸）441 ℓ
tetrahydropteroylglutamic acid（テトラヒドロプテロイルグルタミン酸）441 ℓ
tetrodotoxin（テトロドトキシン）441 r
tetrose（四炭糖）293 r,（テトロース）441 r
texture（テクスチャー）439 ℓ
texture profile（テクスチャープロファイル）439 r
textured soy protein（組織化大豆タンパク質）386 ℓ
texturized vegetable protein（組織化植物タンパク質）386 ℓ
texturometer（テクスチュロメーター）439 r
thalamus（視床）291 ℓ
thalassemia (syndrome)（サラセミア［症候群］）269 r,（タラセミア［症候群］）404 r,（地中海性貧血）415 r
thalassemia major（重症型サラセミア）306 ℓ,（大サラセミア）392 ℓ
thaumatin（ソウマチン）384 r,（タウマチン）399 ℓ
thaw rigor（解凍硬直）107 ℓ
thawing（解凍）106 r
The Animal Quarantine Service（動物検疫所）454 ℓ
The Cochrane Collaboration（コクラン共同計画）245 ℓ
The Council for Food, Agriculture and Rural Areas Policies（食料・農業・農村政策審議会）332 ℓ
the double burden of malnutrition（栄養の二重苦）72 ℓ
the right to live free from smoke（嫌煙権）213 r
theaflavin（テアフラビン）430 ℓ
theanine（テアニン）430 ℓ
thearubigin（テアルビジン）430 ℓ
theca folliculi（卵胞膜）664 r
theca interna cell（内卵胞膜細胞）469 r
theobromine（テオブロミン）438 ℓ
theophylline（テオフィリン）438 ℓ
theoretical epidemiology（理論疫学）675 r
therapeutic diet（治療食）426 r,（病人食）542 ℓ
therapeutic diet for liver disease（肝庇護食）146 ℓ
thermal coagulation（熱凝固）489 ℓ
thermal conductivity（熱伝導率）490 r
thermal conductivity detector（熱伝導率型検出器）490 r
thermal death time（加熱致死時間）126 ℓ
thermal denaturation（熱変性）491 ℓ
thermal dissociation（熱解離）489 ℓ
thermal efficiency（熱効率）489 r
thermal expansion coefficient（熱膨張率）491 ℓ

thermal oxidation（熱酸化）490 ℓ
thermal polymerization（熱重合）490 ℓ
thermal stress（熱応力）489 ℓ
thermally oxidative polymerization（熱酸化重合）490 ℓ
thermally rancid oil（熱変性油）491 r
thermic effect of food（食物の産熱効果）331 ℓ
thermionic detector（熱イオン化検出器）489 ℓ
thermionic emission detector（熱イオン放出検出器）489 ℓ
thermophilic bacteria（高温菌）223 ℓ
thermophilic bacterium（好温［細］菌）223 ℓ,（好熱［細］菌）237 ℓ
thermoplastic resin（熱可塑性樹脂）489 ℓ
thermoplasticity（熱可塑性）489 ℓ
thermo-rheological simplicity（熱レオロジー的単純性）491 ℓ
thermosetting resin（熱硬化性樹脂）489 r
thermotolerant bacteria（耐熱性菌）397 ℓ
thiabendazole（チアベンダゾール）412 ℓ
thiamin（チアミン）412 ℓ
thiamin allyldisulfide（チアミンアリルジスルフィド）412 r
thiamin deficiency syndrome（チアミン欠乏症候群）412 r
thiamin diphosphate（チアミン二リン酸）412 r
thiamin disulfide（チアミンジスルフィド）412 r
thiamin monophosphate（チアミン一リン酸）412 r
thiamin pyridinylase（チアミンピリジニラーゼ）412 r
thiamin pyrophosphate（チアミンピロリン酸）412 r
thiamin salt（チアミン塩類）412 r
thiamin triphosphate（チアミン三リン酸）412 r
thiaminase（チアミナーゼ）412 r
thiamine（サイアミン）259 r
thiazide（サイアザイド）259 ℓ,（チアジド）412 ℓ
thiazolidine（チアゾリジン）412 ℓ
thick albumen（濃厚卵白）493 r
thickened liquid diet（濃厚流動食）493 r
thigh bone（大腿骨）396 ℓ
thin albumen（水様卵白）351 ℓ
thinboiling starch（薄手糊デンプン［でんぷん］）62 ℓ
thin-layer chromatography（薄層クロマトグラフィー）505 ℓ
thioalcohol（チオアルコール）413 r
thiobarbiturate value（チオバルビツール酸価）414 ℓ
thiocyanate（チオシアネート）414 ℓ
thiocyanic acid（チオシアン酸）414 ℓ
thioglucosidase（チオグルコシダーゼ）414 ℓ

810

thioglucoside（チオグルコシド）414 ℓ
thiohypoxanthine（チオヒポキサンチン）414 ℓ
thioinosine（チオイノシン）413 r
thiol（チオール）413 r
thiol enzyme（チオール酵素）414 ℓ
thiol group（チオール基）414 ℓ
thiol protease（チオールプロテアーゼ）414 ℓ
thiol protein（チオールタンパク質）414 ℓ
thiol reagent（チオール試薬）414 ℓ
thiolase（チオラーゼ）414 ℓ
thiolester hydrolase（チオールエステル加水分解酵素）414 ℓ，（チオールエステルヒドロラーゼ）414 ℓ
thiolesterase（チオールエステラーゼ）414 ℓ
thioredoxin（チオレドキシン）414 ℓ
thiosulfuric acid（チオ硫酸）414 r
third bile acid（三次胆汁酸）273 r
thirst（渇感）121 r，（渇き）137 ℓ
thixotropy（チキソトロピー）414 r
thoracic duct（胸管）165 ℓ
thousand kernel weight（千粒重）381 r
thread-forming property（曳糸性）67 ℓ
threadworm nematode infection（線虫感染症）379 ℓ
threatened abortion（切迫流産）372 r
threatened premature delivery（切迫早産）372 r
three major nutrients（三大栄養素）276 ℓ
three prime terminal（3'-末端）277 ℓ
threonine（トレオニン）466 ℓ
threshold value（閾値）42 ℓ, 284 ℓ
thrombin（トロンビン）467 ℓ
thrombophlebitis（血栓［性］静脈炎）208 r
thrombosis（血栓症）208 r
thromboxane（トロンボキサン）467 ℓ
thyme（タイム）397 r
thyme oil（サイム油）265 ℓ，（タイム油）398 ℓ
thymic epithelial cell（胸腺上皮細胞）167 ℓ
thymic factor（胸腺因子）166 r
thymic hormone（胸腺ホルモン）167 ℓ
thymic selection（胸腺選択）167 ℓ
thymidine（チミジン）417 ℓ
thymidine kinase（チミジンキナーゼ）417 ℓ
thymine（チミン）417 ℓ
thymocyte（胸腺細胞）166 ℓ
thymus（胸腺）166 ℓ
thymus-dependent area（胸腺依存領域）166 r
thymus-dependent lymphocyte（胸腺依存リンパ球）166 r
thymus-derived lymphocyte（胸腺由来リンパ球）167 ℓ
thyroglobulin（チログロブリン）426 r
thyroid（甲状腺）230 r
thyroid follicular adenoma（濾［ろ］胞性甲状腺腫）690 ℓ
thyroid gland cancer（甲状腺癌）230 r
thyroid hormone（甲状腺ホルモン）231 ℓ
thyroidectomy（甲状腺切除）231 ℓ
thyroiditis（甲状腺炎）230 r
thyroid-stimulating hormone（甲状腺刺激ホルモン）231 ℓ
thyrotropin（チロトロピン）427 ℓ
thyrotropin-releasing hormone（甲状腺刺激ホルモン放出ホルモン）231 ℓ，（チロトロピン放出ホルモン）427 r
thyroxine（サイロキシン）265 r，（チロキシン）426 r
thyroxine binding prealbumin（チロキシン結合プレアルブミン）426 r
thyroxine binding protein（チロキシン結合タンパク質）426 r
thyroxine-binding globulin（チロキシン結合グロブリン）426 r
tibia（けい［脛］骨）201 ℓ
ticlopidine（チクロピジン）415 ℓ
tight junction（タイトジャンクション）396 r，（閉鎖帯）582 r，（密着結合）627 ℓ，（密着帯）627 ℓ
timely food service（適時給食）438 ℓ
time-temperature tolerance（時間-温度・許容限度）284 ℓ
tin（スズ）353 r
tincture（チンキ）427 r
tin-free steel can（ティンフリースティール缶）436 r
tissue（組織）385 ℓ
tissue culture（組織培養）386 ℓ
titin（タイチン）396 r
titratable acidity（滴定酸度）439 ℓ
T-lymphocyte（Tリンパ球）436 r
tocopherol（トコフェロール）459 ℓ
tocopherol equivalent（トコフェロール当量）459 ℓ
tocopheryl acetate（トコフェリル酢酸）459 ℓ，（トコフェロール酢酸［エステル］）459 ℓ
tocotrienol（トコトリエノール）459 ℓ
toddy（トディー）460 ℓ，（ヤシ酒）648 ℓ
tofu（豆腐）454 ℓ
tofuyo（豆腐よう）454 r
togashi（唐菓子）129 r
tolbutamide（トルブタミド）465 r
tolerable amount（許容量）171 ℓ
tolerable daily intake（耐容一日摂取量）398 ℓ
tolerable upper intake level（耐容上限量）398 ℓ
tolerable weekly intake（耐容週間摂取量）398 ℓ
tolerance（許容量）171 ℓ
Toll-like receptor（Toll様受容体）465 r
tomatine（トマチン）460 ℓ

索　　引

tomato juice（トマトジュース）460 r
tomato ketchup（トマトケチャップ）460 r
tomato paste（トマトペースト）460 r
tomato product（トマト加工品）460 r
tomato pulp（トマトパルプ）460 r
tomato puree（トマトピューレ）460 r
tomato sauce（トマトソース）460 r
tongue（舌）293 r
tongue sausage（タンソーセージ）408 ℓ
tongue worm infection（舌虫症）372 r
tonic beer（トニックビール）460 ℓ
tonic water（トニックウォーター）460 ℓ
tonsil（扁桃）592 r
tooth（歯）498 ℓ
top yeast（上面酵母）320 r
tophus（痛風灰）429 ℓ,（痛風結節）429 ℓ
topping（トッピング）460 ℓ
toso（屠蘇）459 r
total body impedance（全身インピーダンス）378 r
total body water（全身水分量）378 r
total diet study（トータルダイエットスタディ）456 ℓ
total digestible nutrients（可消化養分総量）117 ℓ
total glucose（全糖グルコース）380 ℓ,（全糖ブドウ糖）380 ℓ
total ion binding capacity（総鉄結合能）384 ℓ
total sugar（全糖）380 ℓ
total system（トータルシステム）456 ℓ
toxic plankton（有毒プランクトン）652 ℓ
toxicity（毒性）456 r
toxicology（中毒学）420 r,（毒物学）457 r
toxigenic mold（有毒カビ）651 r
toxin（毒）456 ℓ,（毒素）457 r
toxoplasmosis（トキソプラズマ症）456 ℓ
trace element（微量元素）545 ℓ
trace nutrient（微量栄養素）544 r
traceability（追跡可能性）428 ℓ,（トレーサビリティー）466 ℓ
trachea（気管）149 r
tradition of eating habits（食伝承）324 r
traditional dishes（伝承料理）445 r
traditional food（伝統食）446 ℓ
tragacanth gum（トラガントゴム）461 r
training（トレーニング）466 ℓ
training effect（トレーニング効果）466 ℓ
training principle（トレーニング原則）466 ℓ
Trametes versicolor（カワラタケ）137 r
transaminase（トランスアミナーゼ）461 ℓ
transamination（アミノ基転移）21 ℓ,（トランスアミネーション）461 ℓ
transcobalamin（トランスコバラミン）462 ℓ
transcobalamin deficiency（トランスコバラミン欠乏症）462 ℓ

transcobalamin-1（トランスコバラミン-1）462 ℓ
transcobalamin-2（トランスコバラミン-2）462 ℓ
transcortin（トランスコルチン）462 r
transcription（転写）445 ℓ
transcription factor（転写因子）445 r
transcriptional coactivator（転写共役因子）445 r
transcriptome（トランスクリプトーム）461 r
transcriptomics（トランスクリプトミクス）462 ℓ
transesterification（エステル転移反応）77 r
trans-fatty acid（トランス脂肪酸）462 ℓ
transfection（移入）52 ℓ,（トランスフェクション）462 r
transfer RNA（転移 RNA）443 ℓ,（トランスファー RNA）462 r
transferase（転移酵素）443 ℓ,（トランスフェラーゼ）462 ℓ
transferrin（トランスフェリン）462 r
transformation（形質転換）201 r
transforming animal（形質転換動物）202 ℓ
transforming growth factor（形質転換成長因子）201 r
transforming plant（形質転換植物）201 ℓ
transfusion（輸液）652 ℓ
transgenic animal（トランスジェニック動物）462 r
transgenic plant（トランスジェニック植物）462 r
transglucosylase（トランスグルコシラーゼ）462 ℓ
transition metal（遷移金属）376 ℓ
transitional milk（移行乳）42 ℓ
transketolase（トランスケトラーゼ）462 ℓ
translation（翻訳）614 r
translocation（トランスロケーション）463 ℓ
transmethylation（メチル基転移反応）636 r
transmissible spongiform encephalopathy（伝達性海綿状脳症）446 ℓ
transmission electron microscope（透過電子顕微鏡）449 r
transmission pattern（伝播様式）446 r
transmissivity（透過率）449 r
transmitter（伝達物質）446 ℓ
transnasal catheter（経鼻カテーテル）203 ℓ
transparency（透明性）455 r,（透明度）455 ℓ
transpeptidase（トランスペプチダーゼ）463 ℓ
transphosphorylase（トランスホスホリラーゼ）463 ℓ
transplant rejection（移植片拒絶）43 r
transplantation immunity（移植免疫）43 r
transport protein（輸送タンパク質）652 r
transporter（輸送体）652 r,（輸送担体）652 ℓ
trans-retinal（*trans*-レチナール）463 ℓ
transthyretin（トランスサイレチン）462 r
transverse colon（横行結腸）93 r

欧文索引

tray assembly by conveyor（コンベア配食）258 r
treadmill（トレッドミル）466 r
tree nut（堅果類）214 r
trehalase（トレハラーゼ）466 r
trehalose（トレハロース）466 r
trehalose intolerance（トレハロース不耐症）466 r
trend test（傾向検定）200 r,（トレンド検定）466 r
triacylglycerol（トリアシルグリセロール）463 ℓ
triacylglycerol lipase（トリアシルグリセロールリパーゼ）463 r
Tribolium confusum（ヒラタコクヌストモドキ）543 ℓ
tricarboxylic acid cycle（TCA 回路）434 ℓ
trichloromethane（トリクロロメタン）464 ℓ
trichocephaliasic（鞭〔べん〕虫症）592 r
trichocephalosis（鞭〔べん〕虫症）592 r
tricholomic acid（トリコロミン酸）464 ℓ
trichoriasis（鞭〔べん〕虫症）592 r
trichostrongylosis（毛様線虫症）643 r
trichothecene（トリコテセン）464 ℓ
trigeminal nerve（三叉神経）273 r
triglyceride（トリグリセリド）464 ℓ
triglyceride synthesis（脂肪合成）301 ℓ
trigonelline（トリゴネリン）464 r
trihalomethane（トリハロメタン）464 r
triiodothyronine（トリヨードチロニン）465 r
trimethyl glycine（トリメチルグリシン）465 r
trimethylamine（トリメチルアミン）465 ℓ
5,7,8-trimethyltocol（5,7,8-トリメチルトコール）465 r
trimethyltocotrienol（トリメチルトコトリエノール）465 ℓ
triolein（トリオレイン）464 ℓ
triopathy（トリオパチー）463 r
triose（三炭糖）276 ℓ,（トリオース）463 r
triose phosphate isomerase（トリオースリン酸イソメラーゼ）463 ℓ
triose phosphate mutase（トリオースリン酸ムターゼ）463 r
tripeptide（トリペプチド）465 ℓ
triphenyltin（トリフェニルスズ）464 r
triphosphatase（トリホスファターゼ）465 ℓ
triphosphoinositide（トリホスホイノシチド）465 ℓ
triphosphopyridine nucleotide（トリホスホピリジンヌクレオチド）465 ℓ
triple-blind（三重盲検）274 ℓ
triplet（三塩基連鎖）271 r,（トリプレット）465 ℓ
triplet oxygen（三重項酸素）274 ℓ
triplet state（三重項状態）274 ℓ
triploid（三倍体魚）276 r
tripotassium phosphate（リン酸三カリウム）677 ℓ

trisodium phosphate（リン酸三ナトリウム）677 ℓ
trisomy（三染色体性）275 ℓ,（トリソミー）464 ℓ
triticale（トリティケール）464 r,（ライ小麦）659 ℓ
tritium（三重水素）274 ℓ,（トリチウム）464 ℓ
trolox（トロロックス）466 ℓ
trophic level in ecosystem（生態系の栄養段階）365 r
tropocollagen（トロポコラーゲン）466 r
tropomyosin（トロポミオシン）466 r
troponin（トロポニン）466 r
true digestibility（真の消化率）345 ℓ
true fruit（真果）335 ℓ
true protein（純タンパク質〔たんぱく質〕）313 r
truffle（松露）320 r,（トリュフ）465 ℓ
trypsin（トリプシン）464 r
trypsin inhibitor（トリプシンインヒビター）464 r
trypsinogen（トリプシノーゲン）464 r
tryptamine（トリプタミン）464 r
tryptophan（トリプトファン）464 r
tryptophan 2,3-dioxygenase（トリプトファン2,3-ジオキシゲナーゼ）465 ℓ
tryptophan dioxygenase（トリプトファンジオキシゲナーゼ）465 ℓ
tryptophan oxydase（トリプトファンオキシダーゼ）465 ℓ
tryptophan oxygenase（トリプトファンオキシゲナーゼ）465 ℓ
tryptophan peroxydase（トリプトファンペルオキシダーゼ）465 ℓ
tryptophan pyrrolase（トリプトファンピロラーゼ）465 ℓ
tryptophanase（トリプトファナーゼ）464 r
T-T·T（T-T·T）434 r
t-test（t 検定）433 ℓ
tuba uterina（ラッパ管）661 r
tube feeding（経管栄養）200 ℓ,（チューブ栄養）420 r
tuber（塊茎）104 r
tuberculin test（ツベルクリンテスト）429 r,（ツベルクリン反応）429 r
tuberculosis（結核〔症〕）205 r
tubular film（インフレーションフィルム）59 r
tubulin（チューブリン）420 r
tumble chiller（タンブルチラー）411 r
tumor（腫瘍）312 r
tumor initiation（発がんイニシエーション）508 r
tumor necrosis factor（腫瘍壊死因子）312 ℓ
tumor promotion（発がんプロモーション）509 ℓ
tumor promotor（腫瘍プロモーター）312 r
tumor suppressor gene（がん抑制遺伝子）147 r
tumor virus（がんウイルス）138 ℓ

索　　引

tumorigenesis（腫瘍発生）312 *r*
tungsten（タングステン）405 *r*
turbidimeter（濁度計）400 *ℓ*
turkey tail（カワラタケ）137 *r*
turmeric（ウッチン）63 *ℓ*，（ターメリック）390 *ℓ*
Turner's syndrome（ターナー症候群）390 *ℓ*
turnover（ターンオーバー）390 *ℓ*，（代謝回転）392 *r*
turnover rate（代謝回転速度）392 *r*，（代謝回転率）392 *ℓ*
turnover time（代謝回転時間）392 *r*
twenty-four hours dietary recall method（24時間食事思い出し法）477 *ℓ*
twin-screw extruder（二軸押出し機）476 *r*
twisting（捻捻）308 *ℓ*
two hybrid method（ツーハイブリッド法）428 *r*
two laws in nutrition and dietetics（栄養二法）71 *r*
tyndall phenomenon（チンダル現象）427 *r*
type 1 diabetes mellitus（1型糖尿病）47 *ℓ*
type 2 diabetes mellitus（2 型糖尿病）475 *ℓ*
type Ⅰ error（第1種の過誤）390 *ℓ*
type Ⅱ error（第2種の過誤）397 *ℓ*
type of food service（供食形態）166 *ℓ*
typhlitis（盲腸炎）643 *r*
typhoid fever（腸チフス）423 *ℓ*
tyramine（チラミン）426 *ℓ*
tyrosinase（チロシナーゼ）427 *ℓ*
tyrosine（チロシン）427 *ℓ*
tyrosine aminotransferase（チロシンアミノトランスフェラーゼ）427 *ℓ*
tyrosine hydroxylase（チロシンヒドロキシラーゼ）427 *ℓ*
tyrosine *O*-phosphate（チロシン *O*-リン酸）427 *ℓ*
tyrosinemia（チロシン血症）427 *ℓ*
tyrosinosis（チロシン症）427 *ℓ*

U

ubiquinone（ユビキノン）653 *r*
ubiquitin（ユビキチン）653 *r*
udder（乳房）483 *ℓ*
UHT milk（UHT 牛乳）649 *ℓ*
ulcer（潰〔かい〕瘍）108 *r*
ulcerative bowel disease（炎症性腸疾患）89 *ℓ*
ulcerative colitis（潰〔かい〕瘍性大腸炎）108 *r*
ulna（尺骨）304 *r*
ulnar nerve（尺骨神経）304 *r*
ultracentrifugal analysis（超遠心分析）421 *ℓ*
ultracentrifuge（超遠心機）421 *ℓ*
ultrafilter（限外濾〔ろ〕過膜）214 *ℓ*
ultrafiltration（限外濾〔ろ〕過）214 *ℓ*
ultramicrotome（超ミクロトーム）424 *ℓ*
ultrasonic tomography（超音波断層法）421 *r*

ultrasonication（超音波処理）421 *r*
ultrasonography（超音波検査法）421 *r*
ultratrace element（超微量元素）424 *ℓ*
ultraviolet lamp（殺菌灯）267 *r*
ultraviolet ray sterilization（紫外線殺菌）282 *ℓ*
umami（うま味）63 *r*
umami compound（うま味物質）63 *r*
umami seasoning（うま味調味料）63 *r*
umbilical cord（さい〔臍〕帯）262 *ℓ*
unavoidable nitrogen loss（不可避窒素損失〔量〕）556 *ℓ*
unbalanced diet（偏食）592 *ℓ*
unbiased variance（不偏分散）562 *ℓ*
uncertain factor（不確実性因子）555 *r*
uncertainty factor（不確実係数）555 *r*
unclarified juice（混濁ジュース）257 *ℓ*
uncompetitive inhibition（不競合阻害）556 *ℓ*
unconditional reflex（無条件反射）632 *ℓ*
uncoupler（アンカプラー）35 *ℓ*，（除共役剤）321 *r*
uncoupling agent（脱共役剤）401 *r*
uncoupling protein（脱共役タンパク質）401 *r*
underwater exercise（運動浴）66 *r*，（水中運動）349 *r*，（水中訓練）349 *r*，（浴中運動）657 *r*
underwater weighing method（水中重法）349 *ℓ*
underweight（低体重）434 *ℓ*
undigestible carbohydrate（難消化性炭水化物）474 *ℓ*
undigestible polysaccharide（難消化性多糖類）473 *r*
unfreezable water（不凍水）561 *ℓ*
unhydroxylated collagen（非ヒドロキシル化コラーゲン）538 *ℓ*
uniaxial oriented film（一軸延伸フィルム）47 *ℓ*
unicellular organism（単細胞生物）405 *r*
uniport（単輸送）411 *r*
unit（単位）405 *ℓ*
universal design（ユニバーサルデザイン）652 *r*
universal design plates（ユニバーサルデザイン食器）653 *ℓ*
universal product code（統一商品コード）448 *r*，（万国製品コード）516 *r*，（ユニバーサルプロダクトコード）653 *ℓ*
universe（母集団）601 *ℓ*
unsalted butter（無塩バター）630 *ℓ*
unsaponifiable material（不けん化物）558 *ℓ*
unsaturated fatty acid（不飽和脂肪酸）562 *ℓ*
unsaturated ion binding capacity（不飽和鉄結合能）562 *ℓ*
upper body obesity（上半身肥満）318 *r*
uracil（ウラシル）64 *ℓ*
urarthritis（高尿酸性関節炎）237 *r*
urea（尿素）483 *r*

欧 文 索 引

urea clearance（尿素クリアランス）484 *l*
urea cycle（尿素回路）484 *l*
urea nitrogen（尿素［態］窒素）484 *l*
urea resin（ウレア樹脂）64 *r*,（尿素樹脂）484 *l*
urea-creatinine ratio（尿素・クレアチニン比）484 *l*
urease（ウレアーゼ）64 *r*
uremia（尿毒症）484 *r*
ureogenesis（尿素形成）484 *l*
ureter（尿管）483 *r*
urethane（ウレタン）65 *l*
urethane foam（ウレタンフォーム）65 *l*
urethra（尿道）484 *r*
uric acid（尿酸）483 *r*
uric acid excretion stimulator（尿酸排泄促進薬）483 *l*
uricosuric drug（尿酸排泄促進薬）483 *r*
uridine（ウリジン）64 *l*
uridine 5′-diphosphate（ウリジン5′-二リン酸）64 *l*
uridine 5′-diphosphoglucose（ウリジン5′-二リン酸グルコース）64 *r*
uridine 5′-monophosphate（ウリジン5′-一リン酸）64 *l*
uridine 5′-triphosphate（ウリジン5′-三リン酸）64 *r*
uridine monophosphate（ウリジン一リン酸）64 *l*
uridylic acid（ウリジル酸）64 *l*
urinary bladder（膀胱）596 *l*
urinary duct（尿管）483 *r*
urinary glucose（尿糖）484 *l*
urinary passage（尿路）484 *r*
urinary stone（尿［路］結石）484 *r*
urinary tract（尿路）434 *r*
urine（尿）483 *r*
urine sodium excretion for twenty-four hours（24時間尿中ナトリウム排泄量）477 *r*
uriniferous tubule（尿細管）483 *r*
urobilin（ウロビリン）65 *l*
urobilinogen（ウロビリノーゲン）65 *l*
urocanic acid（ウロカニン酸）65 *l*
urochrome（ウロクロム）65 *l*
urochromogen（ウロクロモーゲン）65 *l*
urogastrone（ウロガストロン）65 *l*
urogonadotropin（ウロゴナドトロピン）65 *l*
urokinase（ウロキナーゼ）65 *l*
urolithiasis（尿［路結］石症）484 *r*
uronate cycle（ウロン酸回路）65 *r*
uronic acid（ウロン酸）65 *r*
uroporphyrinogen（ウロポルフィリノーゲン）65 *r*
uroporphyrinogen Ⅲ synthase deficiency（ウロポルフィリノーゲンⅢ合成酵素欠損症）65 *r*

ursodeoxycholic acid（ウルソデオキシコール酸）64 *r*
urticaria（蕁［じん］麻疹）346 *l*
Ussing chamber（ウッシングチャンバー）63 *l*
uterine cervix（子宮頸部）285 *l*
uterine leiomyoma（子宮［平滑］筋腫）286 *l*
uterine myoma（子宮［平滑］筋腫）286 *l*
uterine neck（子宮頸部）285 *l*
uterine tube（卵管）663 *l*
uterus（子宮）284 *r*
utilizable protein（利用可能タンパク質）674 *l*

V

V region（V領域）552 *l*
vaccenic acid（バクセン酸）505 *l*
vaccination（予防接種）658 *l*
vaccine（ワクチン）691 *r*
vacuole（空胞）178 *r*
vacuum（真空濃縮）336 *r*
vacuum cooling（真空冷却）337 *l*
vacuum cutter（真空カッター）336 *r*
vacuum filtration（真空濾［ろ］過）337 *l*
vacuum forming（真空成形）336 *r*
vacuum freeze drying（真空凍結乾燥）336 *r*
vacuum frying／drying（真空フライ乾燥）336 *r*
vacuum packaged pouch cooking（真空調理）336 *r*
vacuum thawing（真空解凍［法］）336 *r*
vagal nerve（迷走神経）634 *l*
vagotomy（迷走神経切断術）634 *l*
vagus nerve（迷走神経）634 *l*
valerianic acid（バレリアン酸）516 *l*
valeric acid（吉草酸）154 *l*
validity（妥当性）403 *l*
valine（バリン）514 *r*
valine transaminase deficiency（バリントランスアミナーゼ欠損症）514 *r*
valinemia（バリン血症）514 *r*
valinomycin（バリノマイシン）514 *r*
vanadium（バナジウム）511 *r*
vanilla（バニラ）512 *r*
vanillic acid（バニリン酸）512 *r*
vanillin（バニリン）512 *r*
variable domain（可変部）128 *r*
variable region（可変領域）128 *r*
variable selection（変数選択）592 *l*
variance（分散）578 *r*
variance homogeneity test（等分散性の検定）454 *l*
variant Creutzfeldt-Jakob disease（変異性クロイツフェルト・ヤコブ病）592 *l*
variegate porphyria（異型ポルフィリン症）42 *l*
variety meat（バラエティーミート）513 *r*
vasoactive amine（血管作動性アミン）205 *r*

815

索　引

vasoactive intestinal peptide（血管活性腸管ペプチド）205 r
vasoconstriction（血管収縮）206 ℓ
vasodilation（血管拡張）205 r
vasodilator（血管拡張薬〔剤〕）205 r
vasopressin（バソプレッシン）507 ℓ
veal（子牛肉）229 ℓ
vector（ベクター）585 ℓ
vector DNA（媒介 DNA）501 r
veganism（ビーガニズム）520 ℓ
vegetable fat（植物脂）328 r
vegetable gum（植物ガム）328 r
vegetable oil（植物油）329 r
vegetable peeler（ピーラー）521 ℓ
vegetable protein（植物〔性〕タンパク質）329 ℓ
vegetables（野菜類）648 ℓ
vegetarian（ベジタリアン）585 r
vegetarianism（菜食主義）261 r
vegetative cream（植物性クリーム）329 ℓ
vein（静脈）320 ℓ
vena cava（大静脈）394 r
venereal disease（性病）366 r
ventilatory threshold（換気性閾値）138 r
ventricle（心室）340 r
ventricle of heart（心室）340 ℓ
ventromedial hypothalamus（視床下部腹内側核）291 r
verapamil（ベラパミル）589 r
verdigris（緑青）689 ℓ
vermicelli（伊）（バーミセリー）499 r
vermifuge（排虫剤）502 ℓ
vermouth（ベルモット）591 r
vero toxin（ベロ毒素）591 r
vertebra（脊椎骨）370 ℓ，（椎骨）428 ℓ
vertebral column（脊柱）370 ℓ
vertebrate（脊椎動物）370 ℓ
very high-density lipoprotein（超高密度リポタンパク質）422 ℓ
very low-density lipoprotein（超低密度リポタンパク質）423 r
vesicle（小胞）319 ℓ
veterinary medicinal product（動物用医薬品）454 r
viable but non-culturable（VBNC）551 r
viable count（生菌数）361 r
Vibrio cholerae Eltor（エルトール型コレラ菌）86 ℓ
Vibrio parahaemolyticus（腸炎ビブリオ）421 r
vibriosis（ビブリオ症）538 r
Vienna sausage（ウインナーソーセージ）61 r
villus（*pl.* villi）（絨毛）309 ℓ
vin blanc（仏）（白ワイン）334 r
vinegar（食酢）323 r，（酢）347 ℓ
vinyl chloride（塩化ビニル）87 ℓ

vinyl chloride resin（塩化ビニル樹脂）87 ℓ
vinylidene chloride（塩化ビニリデン）87 ℓ
vinylon（ビニロン）537 r
viral gastroenteritis（ウイルス性胃腸炎）60 ℓ
viral hepatitis（ウイルス性肝炎）60 ℓ
virus food poisoning（ウイルス性食中毒）60 r
viscera（内臓）468 ℓ
visceral fat（内臓脂肪）469 ℓ
visceral larva migrans（内臓幼虫移行症）469 ℓ
viscoelasticity（粘弾性）492 ℓ
viscogram（ビスコグラム）524 r
viscograph（ビスコグラフ）524 r
viscometry（粘度測定）492 r
viscose rayon（ビスコースレーヨン）524 r
viscosity（粘性）492 ℓ，（粘度）492 r
viscous fluid（粘性流体）492 ℓ
visible spectroscopy（可視分光〔法〕）116 r
vision（視覚）282 ℓ
visiting guidance（訪問指導）598 r
visiting interview（訪問面接調査）598 r
visiting nurse services（訪問看護）598 r
visual area（視覚野〔領〕）282 r
visual cortex（視覚野皮質）282 r
visual parple（視紅）288 r
visual perception（視覚）282 ℓ
vital gluten（活性グルテン）122 r，（バイタルグルテン）502 ℓ
vital statistics of population（人口動態統計）339 r
vitamer（ビタマー）526 r
vitamin（ビタミン）526 r
vitamin antagonist（ビタミン拮抗体）527 ℓ
vitamin deficiency（ビタミン欠乏症）527 ℓ
vitamin enriched milk（ビタミン強化乳）527 ℓ
vitamin precursor（ビタミン前駆体）527 ℓ
vitamin supplement（ビタミン補給）527 ℓ
vitamin therapy（ビタミン療法）527 r
vitamin-like active substance（ビタミン様作用物質）527 r
vitamin A（ビタミン A）527 r
vitamin A_1（ビタミン A_1）528 ℓ
vitamin A_2（ビタミン A_2）528 ℓ
vitamin A deficiency（ビタミン A 欠乏症）528 ℓ
vitamin A ester（ビタミン A［脂肪酸］エステル）528 ℓ
vitamin A palmitic acid（ビタミン A パルミチン酸）528 r
vitamin A precursor（ビタミン A 前駆体）528 r
vitamin A status（ビタミン A 栄養状態）528 ℓ
vitamin A supplementation（ビタミン A 補給）528 r
vitamin B complex（ビタミン B 複合体）528 ℓ
vitamin B group（ビタミン B 群）528 r
vitamin B_1 deficiency（ビタミン B_1 欠乏症）528 r

欧文索引

vitamin B_2（ビタミン B_2）528 r
vitamin B_2 deficiency（ビタミン B_2 欠乏症）528 r
vitamin B_5 deficiency（パントテン酸欠乏症）517 r
vitamin B_6（ビタミン B_6）528 r
vitamin B_6 dificiency（ビタミン B_6 欠乏症）529 ℓ
vitamin B_6 enzyme（ビタミン B_6 酵素）529 ℓ
vitamin B_7 deficiency（ビオチン欠乏）522 ℓ
vitamin B_{12}（ビタミン B_{12}）529 ℓ
vitamin B_{12} coenzyme（ビタミン B_{12} 補酵素）530 ℓ
vitamin B_{12} deficiency（ビタミン B_{12} 欠乏症）530 ℓ
vitamin B_{12} dependent enzyme（ビタミン B_{12} 依存酵素）530 ℓ
vitamin C（ビタミン C）530 ℓ
vitamin C deficiency（ビタミン C 欠乏症）530 ℓ
vitamin C stearate（ビタミン C ステアレート）530 ℓ
vitamin D（ビタミン D）530 ℓ
vitamin D_2（ビタミン D_2）530 r
vitamin D_3（ビタミン D_3）530 r
vitamin D binding protein（ビタミン D 結合タンパク質）531 ℓ
vitamin D deficiency（ビタミン D 欠乏症）531 ℓ
vitamin D dependent rickets（ビタミン D 依存性くる病）530 r
vitamin D-resistant rickets（ビタミン D 抵抗性くる病）531 ℓ
vitamin D response element（ビタミン D 応答配列）530 r
vitamin E（ビタミン E）531 ℓ
vitamin E deficiency（ビタミン E 欠乏症）531 ℓ
vitamin K（ビタミン K）532 ℓ
vitamin K_1（ビタミン K_1）532 ℓ
vitamin K_2（ビタミン K_2）532 ℓ
vitamin K_3（ビタミン K_3）532 ℓ
vitamin K deficiency（ビタミン K 欠乏症）532 r
vitamin K dependent factor（ビタミン K 依存性因子）532 r
vitellin（ビテリン）534 ℓ
vitellogenin（ビテロゲニン）534 ℓ
vitreous body（硝子体）316 ℓ
vodka（ウオッカ）62 ℓ
volatile amine（揮発性アミン）156 ℓ
volatile fatty acid（揮発性脂肪酸）156 ℓ
volatile substance（揮発性物質）156 ℓ
volume of added water（加水量）118 r
volumetric analysis（容量分析）657 ℓ
voluminous-latex milky（チチタケ）415 ℓ
voluntary feeding（自由給餌）306 r
vomit（嘔吐）94 ℓ
vomiting（嘔吐）94 ℓ,（吐出）459 r
vomiturition（吐き気）504 ℓ

W

wafer paper（オブラート）98 r
waffle（ワッフル）691 r
Wagyu（和牛）691 r
Wagyu beef aroma（和牛香）691 r
waist-to-hip ratio（ウエスト・ヒップ比）61 r
wakana disease（若菜病）691 r
walking（歩行）600 r
walking fast（速歩）385 r
walnut ketchup（ウォルナッツケチャップ）62 ℓ
walnut oil（クルミ油）194 r
warfarin（ワルファリン）692 r
washing（あらい）25 r
water（水分）350 r,（水）626 r
water activity（水分活性）350 r
water binding capacity（保水性）601 r
water hardness（硬度：水）236 r
water holding capacity（保水性）601 r
water intake（水分摂取）350 r
Water Pollution Control Law（水質汚濁防止法）348 ℓ
water solubility（水溶性）351 ℓ
water spinach（エンサイ）88 r
water supply（水分補給）350 r
Water Supply Law（水道法）350 ℓ
water-borne infection（水系感染）347 r
watercore（蜜）627 ℓ
water-in-oil emulsion（油中水滴型エマルション）652 r
water-insoluble dietary fiber（不溶性食物繊維）562 r
water-soluble dietary fiber（水溶性食物繊維）351 ℓ
water-soluble film（水溶性フィルム）351 ℓ
water-soluble vitamins（水溶性ビタミン）351 ℓ
watery meat（むれ肉）633 r
Watson-Crick model（ワトソン・クリックモデル）692 ℓ
wax（ろう〔蝋〕）687 r
wax myrtle（ヤマモモ）648 ℓ
waxing（ワックス処理）691 r
weak base（弱塩基）304 ℓ
weak electrolyte（弱電解質）304 ℓ
weak flour（薄力粉）505 r
weaning（離乳）669 r
weaning brash（離乳期下痢）669 r
weaning diarrhea（離乳期下痢）669 r
weaning food（離乳食）669 r
weaning period（離乳期）669 r
weight（重量）309 r
weight cycling（ウェイトサイクリング）61 ℓ,（体重サイクリング）394 ℓ

817

索　引

weight reduction（減量）220 r
weight reduction method（減量法）220 r
weight training（ウェイトトレーニング）61 ℓ
weight/height ratio（体重・身長比）394 ℓ
weighted average of nutrition element value（荷重〔加重〕平均食品成分値）117 ℓ
weighted mean（加重平均）117 ℓ
Welch's t test（ウェルチのt検定）61 r
wellness（ウエルネス）61 r
Wernicke-Korsakoff syndrome（ウェルニッケ・コルサコフ症候群）61 r
Western blotting（ウエスタンブロット法）61 ℓ
western style dishes（洋風料理）656 r
westernization of eating habit（食生活の洋風化）324 ℓ
wet ashing（湿式灰化）294 r
wet beriberi（湿性脚気）295 ℓ
wet gluten（生麩（なまふ））472 ℓ
wet lamination（ウエットラミネーション）61 r
wet rendering（煮取り法）478 ℓ
wet rendering process（湿式融出法）295 ℓ
wet starch（生粉）471 r
whale（クジラ）179 r
whale meat（鯨肉）202 r
whale oil（鯨油）203 ℓ
wheat allergen（小麦アレルゲン）252 ℓ
wheat bran（小麦フスマ〔麩〕）252 r,（フスマ〔麩〕）559 ℓ
wheat flour（小麦粉）252 ℓ
wheat germ（小麦胚芽）252 ℓ
wheat germ agglutinin（小麦胚芽凝集素）252 r
wheat germ oil（小麦胚芽油）252 r
wheat gluten（小麦グルテン）252 ℓ
whey（ホエイ）599 ℓ
whey butter（ホエイバター）599 ℓ
whey calcium（乳清カルシウム）482 ℓ
whey cheese（ホエイチーズ）599 ℓ
whey drinks（ホエイ飲料）599 ℓ
whey mineral（乳清ミネラル）482 ℓ
whey powder（ホエイパウダー）599 ℓ
whey protein（乳清タンパク質）482 ℓ
whey protein concentrate（タンパク質濃縮ホエイパウダー）410 r,（乳清タンパク質濃縮物）482 ℓ
whip cream（ホイップクリーム）595 ℓ
whip whole egg（共立て法）461 ℓ
whipped cream（ホイップクリーム）595 ℓ
whipping（ホイッピング）595 ℓ
Whipple disease（ウィップル病）60 ℓ,（ホウィップル病）595 ℓ
whiskey ; -ky（ウイスキー）60 ℓ
white adipose tissue（白色脂肪組織）504 ℓ
white amur（ソウギョ）382 r

white blood cell（白血球）509 ℓ
white bread（食パン）325 r
white cheese（ホワイトチーズ）613 ℓ
white fish meal（白色ミール）504 r
white meal（ホワイトミール）613 r
white muscle（白色筋）504 r
white muscle disease（白筋症）504 ℓ
white pepper（白コショウ）334 ℓ
white sauce（ホワイトソース）613 ℓ
white skinned sweet potato（白甘藷）334 ℓ
white vinegar（アルコール酢）29 r
white wine（白ワイン）334 ℓ
whitening（搗精）452 ℓ
whole blood transfusion（全血輸血）377 ℓ
whole body endurance（全身持久力）378 r
whole egg protein（全卵タンパク質）381 ℓ
whole milk（全乳）380 r
whole milk cheese（全脂チーズ）377 r
whole milk powder（全粉乳）380 r
whole wheat flour（全粒小麦粉）381 r,（全粒粉）381 r
whooping cough（百日咳）540 r
Wiener sausage（ウィンナーソーセージ）61 ℓ
Wilcoxon test（ウィルコクスンの検定）60 ℓ
wild vegetable[s]（山菜）273 r
wild yeast（野生酵母）648 r
Willis arterial circle（ウイリスの動脈輪）60 ℓ
Wilson disease（ウイルソン病）60 r
wine（ブドウ酒）561 ℓ,（ワイン）691 ℓ
wine polyphenol（ワインポリフェノール）691 ℓ
wine vinegar（ブドウ酢）561 ℓ,（ワインビネガー）691 ℓ
winged bean（シカクマメ）282 r
winter vomiting disease（冬期嘔吐症）449 r
wintering（ウィンタリング）61 ℓ,（脱ろう）403 ℓ
withdrawal symptom（退薬症状）398 ℓ,（離脱症状）668 r
withering（萎凋）48 ℓ
within-person coefficient of variation（個人内変動係数）247 ℓ
within-person variance（個人内分散）247 ℓ
within-person variation（個人内変動）247 ℓ
womb（子宮）284 r
wool grease（ウールグリース）61 ℓ
Worcester sauce（ウスターソース）62 r
Worcestershire sauce（ウスターソース）62 r
work efficiency（労作の効率）687 r
work management（作業管理）265 r
working area（作業区域）265 r
working environment management（作業環境管理）265 r
World Trade Organization（世界貿易機関）369 ℓ

欧文索引

wort（麦汁）504 *l*
wortmannin（ワートマンニン）691 *l*
wrapping（ラッピング）661 *r*
wrist（手根）310 *l*,（手首）439 *r*

X

xanthan gum（キサンタンガム）150 *r*
xanthene dye（キサンテン系色素）151 *l*
xanthine（キサンチン）150 *r*
xanthine oxidase（キサンチンオキシダーゼ）150 *r*
xanthophyll（キサントフィル）151 *l*
xanthoprotein reaction（キサントプロテイン反応）151 *l*
xanthosine（キサントシン）151 *l*
xanthurenic acid（キサンツレン酸）150 *r*
xanthurenic aciduria（キサンツレン酸尿症）151 *l*
xenobiotics（生体異物）365 *l*
xenon（キセノン）152 *r*
xerogel（キセロゲル）152 *l*
xerophthalmia（眼［球］乾燥症）138 *r*
X-ray diffraction（X線回折）79 *r*
X-ray microanalyzer（X線マイクロアナライザー）79 *r*
X-rays（X線）79 *r*
xylan（キシラン）152 *l*
Xylit(独)（キシリット）152 *l*
xylitol（キシリトール）152 *l*
xyloglucan（キシログルカン）152 *l*
xyloketose（キシロケトース）152 *l*
xylooligosaccharide（キシロオリゴ糖）152 *l*
xylose（キシロース）152 *l*
xylulose（キシルロース）152 *l*

Y

yard beans（十六ササゲ）309 *l*
Yates' continuity correction（イェーツの連続修正）39 *r*
Yates' correction（イェーツの補正）39 *r*
yearly event meal（年中行事食）492 *l*
yeast（酵母）239 *l*
yeast extract（酵母エキス）239 *r*
yeast food（イーストフード）39 *l*
yeasty flavor（酵母臭）239 *r*
yellow fat disease in pigs（黄豚）156 *r*
yellow milk（黄色乳）93 *r*
yellow pig（黄豚）156 *r*
yellowed rice（黄変米）94 *r*
yoghurt（ヨーグルト）657 *l*
yoghurt cheese（ヨーグルトチーズ）657 *l*
yolk membrane（卵黄膜）662 *r*
young population（年少人口）491 *r*
Young's modulus（ヤング率）648 *r*
youth（青年期）366 *r*
yuba（ゆば）653 *l*
yusho（油症）652 *r*

Z

Z band（Z帯）372 *r*
Z line（Z線）372 *r*
Z membrane（Z膜）372 *r*
zearalenone（ゼアラレノン）360 *l*
zeaxanthin（ゼアキサンチン）360 *l*
zein（ゼイン）369 *l*
zero-order reaction（零次反応）681 *l*
zinc（亜鉛）2 *r*
zinc deficiency（亜鉛欠乏症）2 *r*
zinc enzyme（亜鉛酵素）2 *r*
zinc finger（ジンクフィンガー）337 *l*
zinc intoxication（亜鉛中毒）3 *l*
zinc poisoning（亜鉛中毒）3 *l*
zinc sulfate turbidity test（硫酸亜鉛混濁試験）673 *r*
zinc transporter（亜鉛トランスポーター）3 *l*
zingerone（ジンゲロン）339 *l*
zona fasciculate（束状帯）385 *r*
zone of maximum ice crystal formation（最大氷結晶生成帯）262 *g*
zonula occludens（閉鎖帯）582 *r*
zoonosis（人畜共通伝染病）344 *l*
Zwischenhirn(独)（間脳）145 *r*
zwitter ion（双性イオン）384 *l*
zymase（チマーゼ）416 *r*
zymogen（チモーゲン）417 *l*
zymogen granule（チモーゲン顆粒）417 *l*
zymogram（ザイモグラム）265 *l*

略号索引

A

略号	英語 (日本語)	頁
ACAT	acyl-CoA cholesterol acyltransferase（アシル CoA コレステロールアシルトランスフェラーゼ）	9 l
A/E ratio	amino acid/essential amino acid ratio（個別必須アミノ酸比）	251 r
ABC protein	ATP-binding cassette protein（ATP-結合カセット［ABC］タンパク質）	73 l
ABCA1	ATP-binding cassette transporter A1（ATP-結合カセット［ABC］トランスポーター A1）	73 r
ABCG5/8	ATP-binding cassette transporter G5/G8（ATP-結合カセット［ABC］トランスポーター G5/8）	73 r
ACC	acetyl-CoA carboxylase（アセチル CoA カルボキシラーゼ）	11 r
ACE	angiotensin converting enzyme（アンギオテンシン変換酵素）	35 l
Ach	acetylcholine（アセチルコリン）	11 r
ACP	acyl carrier protein（アシルキャリアタンパク質）	9 l
ACTH	adrenocorticotrop(h)ic hormone（副腎皮質刺激ホルモン）	557 l
ADA	adenosine deaminase（アデノシンデアミナーゼ）	14 r
ADA deficiency	adenosine deaminase deficiency（アデノシンデアミナーゼ欠損症）	15 l
ADCC	antibody-dependent cell-mediated cytotoxicity（抗体依存性細胞媒介性細胞障害）	234 r
ADCC	antibody-dependent cellular cytotoxicity（抗体依存性細胞障害）（抗体依存性細胞媒介性細胞障害）	234 r / 234 r
ADF	acid detergent fiber（酸性デタージェント繊維）	274 r
ADH	alcohol dehydrogenase（アルコールデヒドロゲナーゼ）	30 l
ADH	antidiuretic hormone（抗利尿ホルモン）	240 l
ADI	acceptable daily intake（一日摂取許容量）	48 l
ADL	activity of daily living（日常生活動作）	477 r
ADP	adenosine 5′-diphosphate（アデノシン5′-二リン酸）	14 r
AES	atomic emission spectrometry（原子発光分析）	218 r
AFP	antifreeze protein（不凍タンパク質）	561 r
AG ratio	albumin-globulin ratio（アルブミン・グロブリン比）	32 l
AGE	advanced glycation end-products（終末糖化産物）（糖化最終産物）	308 r / 449 l
AI	adequate intake（目安量）	639 l
AIC	Akaike's information criteria（赤池情報量基準）	3 r
AIDS	aquired immunodeficiency syndrome（後天性免疫不全症候群）	236 r
ALT	alanine aminotransferase（アラニンアミノトランスフェラーゼ）	26 l
AMC	arm muscle circumference（上腕筋囲）	321 l
AMF	anhydrous milk fat（無水乳脂肪）	632 r
AMP	adenosine 5′-phosphate（アデノシン5′-リン酸）	14 l
AMP deaminase	adenosine monophosphate deaminase（アデノシン一リン酸デアミナーゼ）	14 r
AMPK	AMP-activated protein kinase（AMP 活性化プロテインキナーゼ）	72 r
ANCOVA	analysis of covariance（共分散分析）	167 r
ANP	atrial natriuretic peptide（心房性ナトリウム利尿ペプチド）	346 l
AOM	active oxygen method（活性酸素法）	122 r
AP	attributable proportion（寄与割合）	171 l
APC	antigen presenting cell（抗原提示細胞）	226 r
ASN	American Society for Nutrition（アメリカ栄養学会）	25 r

略号索引

AST	aspartate aminotransferase（アスパラギン酸アミノトランスフェラーゼ）	10 ℓ			athy（牛海綿状脳症）	62 ℓ
AT	anaerobic threshold（無酸素性作業閾値）	632 ℓ	BW	body weight（体重）	394 ℓ
ATGL	adipocyte triglyceride lipase（脂肪細胞特異的トリグリセリドリパーゼ）	301 ℓ		**C**	
			cAMP	cyclic AMP（サイクリックAMP）	260 r
ATP	adenosine triphosphate（アデノシン三リン酸）	14 r	CBE	cacao butter equivalent（カカオバター当量）	110 ℓ
ATP	adenosine 5′-triphosphate（アデノシン5′-三リン酸）	14 r	CBP	corticosteroid-binding protein（コルチコステロイド結合タンパク質）	254 r
ATPase	adenosinetriphosphatase（アデノシントリホスファターゼ）	15 ℓ	CCK	cholecystokinin（コレシストキニン）	255 r
AUC	area under the curve（曲線下面積）	169 ℓ	CCM	calcium citratemalate（クエン酸リンゴ酸カルシウム）	179 ℓ
AVP	arginine vasopressin（アルギニンバソプレッシン）	28 r	CD	collagen disease（膠原病）	227 ℓ
			cDNA	complementary DNA（コンプレメンタリー DNA）	258 ℓ
A_w	water activity（水分活性）	350 r		（相補的 DNA）	384 ℓ
	B		CDP	cytidine 5′-diphosphate（シチジン 5′-二リン酸）	294 ℓ
BAT	brown adipose tissue（褐色脂肪組織）	122 ℓ	CETP	cholesteryl ester transfer protein（コレステロールエステル輸送タンパク質）	256 ℓ
BBB	blood-brain barrier（血液脳関門）	205 r	CF	crude fiber（粗繊維）	387 ℓ
BBT	basal body temperature（基礎体温）	153 ℓ	cGMP	cyclic GMP（サイクリック GMP）	260 r
BCAT	branchedchain amino acid transaminase（分枝アミノ酸トランスアミナーゼ）	579 ℓ	CHD	coronary heart disease（冠［状］動脈［性心］疾患）	141 r
			CHI	creatinine height index（クレアチニン身長係数）	195 ℓ
BH4	5,6,7,8-tetrahydrobiopterin（5,6,7,8-テトラヒドロビオプテリン）	441 ℓ	CIP	clean in place（定置洗浄）	434 r
			CJD	Creutzfeldt-Jakob disease（クロイツフェルト・ヤコブ病）	195 ℓ
BHA	butyl hydroxyanisol（ブチルヒドロキシアニソール）	560 ℓ	CKD	chronic kidney disease（慢性腎臓病）	622 ℓ
BHC	benzene hexachloride（ベンゼンヘキサクロリド）	592 ℓ	CLD	congenital lactase deficiency（先天性乳糖分解酵素欠損症）	379 r
BHT	butylated hydroxytoluen（ジブチルヒドロキシトルエン）	299 ℓ	CMC	carboxymethyl cellulose（カルボキシメチルセルロース）	135 ℓ
BI	Brinkman index（ブリンクマン指数）	568 ℓ	CMP	cytidine monophosphate（シチジン一リン酸）	294 ℓ
BK	bradykinin（ブラジキニン）	563 r	CMP	cytidine 5′-monophosphate（シチジン 5′-一リン酸）	294 ℓ
BMP	bone morphogenetic protein（骨形成タンパク質）	248 ℓ	CNS	central nervous system（中枢神経系）	420 ℓ
BMR	basal metabolic rate（基礎代謝量）	153 ℓ	CoA	coenzyme A（補酵素 A）	600 r
BOD	biological oxygen demand（生物学的酸素要求量）	367 ℓ	COD	chemical oxygen demand（化学的酸素要求量）	111 ℓ
BP	biopterin（ビオプテリン）	522 ℓ	COI	conflict of interest（利益相反）	666 ℓ
BPN	brain natriuretic peptide（脳ナトリウム排泄ペプチド）	495 ℓ	COPD	chronic obstructive pulmonary disease（慢性閉塞性肺疾患）	622 ℓ
BSE	bovine spongiform encephalop-				

821

索　　引

CoQ	coenzyme Q（コエンザイム Q）（補酵素 Q）	240 r 600 r
CP	crude protein（粗タンパク質〔たんぱく質〕）	387 ℓ
CPI	consumer price index（消費者物価指数）	319 ℓ
CPP	casein phosphopeptide（カゼインホスホペプチド）	120 ℓ
CR	conditioned reflex（条件反射）	316 ℓ
CRF	corticotrop(h)in-releasing factor（コルチコトロピン放出因子）	255 ℓ
CRH	corticotrop(h)in releasing hormone（副腎皮質刺激ホルモン放出ホルモン）	557 ℓ
CRP	C-reactive protein（C 反応性タンパク質）	280 r
CS	chemical score（化学価）（ケミカルスコア）	110 r 212 ℓ
CT	computerized tomography（コンピューター断層撮影）	258 r
CTP	cytidine 5′-triphosphate（シチジン 5′-三リン酸）	294 ℓ
CVD	cerebrovascular disease（脳血管障害）	493 r
CV$_W$	within-person coefficient of variation（個人内変動係数）	247 ℓ
CYP	cytochrome P-450（シトクロム P-450）	296 r

D

DBP	vitamin D binding protein（ビタミン D 結合タンパク質）	531 ℓ
DE	dextrose equivalent（グルコース当量）	190 r
DEAE-cellulose	diethylaminoethyl cellulose（ジエチルアミノエチルセルロース）	281 r
DEAE-Sephadex	diethylaminoethyl-Sephadex（ジエチルアミノエチルセファデックス）	281 r
DG	tentative dietary goal for preventing life-style related diseases（目標量）	644 ℓ
DHA	docosahexaenoic acid（ドコサヘキサエン酸）	459 ℓ
DHEA-S	dehydroepiandrosterone sulfate（デヒドロエピアンドロステロン硫酸）	441 r
DIT	diet induced thermogenesis（食事誘発［性］産熱）	323 r
DLW	double labeled water（二重標識水）	477 ℓ
DMSO	dimethyl sulfoxide（ジメチルスルホキシド）	303 r
DNA	deoxyribonucleic acid（デオキシリボ核酸）	438 ℓ
DNase	deoxyribonuclease（デオキシリボヌクレアーゼ）	438 ℓ
DRIs	dietary reference intakes（食事摂取基準）	323 ℓ
DSC	differential scanning calorimetry（示差走査熱量測定）	289 r
DTA	differential thermal analysis（示差熱分析［法］）	289 r

E

E$_a$	activity metabolic rate（活動代謝量）	123 ℓ
EAR	estimated average requirement（推定平均必要量）	350 ℓ
EB virus	Epstein–Barr virus（エプスタイン・バーウイルス）	84 ℓ
EBV	Epstein–Barr virus（エプスタイン・バーウイルス）	84 ℓ
EC	epicatechin（エピカテキン）	82 r
ECD	electron capture detector（電子捕獲型検出器）	445 ℓ
ECG	epicatechin gallate（エピカテキンガレート）	82 r
ECM	extracellular matrix（細胞外マトリックス）	263 r
EDTA	ethylenediamine tetraacetic acid（エチレンジアミン四酢酸）	79 ℓ
EEG	electroencephalogram（脳波）	495 ℓ
EER	estimated energy requirement（推定エネルギー必要量）	350 ℓ
EF	elongation factor（延長因子）	91 ℓ
EFSA	European Food Safety Authority（欧州食品安全機関）	93 r
EGC	epigallocatechin（エピガロカテキン）	82 r
EGCG	epigallocatechin gallate（エピガロカテキンガレート）	82 r
EGF	epidermal growth factor（上皮成長因子）	319 ℓ
EIA	enzyme immunoassay（エンザイムイムノアッセイ） （酵素免疫測定法）	88 r 234 r
ELISA	enzyme-linked immunosolvent assay（酵素結合免疫吸着測定法）	234 ℓ
EM	erythromycin（エリスロマイシン）	85 ℓ
EMB-agar	eosin methylene blue agar	

		（エオシンメチレンブルー寒天培地）	74 r	FMN	flavin mononu-cleotide（フラビンモノヌクレオチド）	565 r
EMSA	electrophoresis-mobility shift assay（電気泳動移動度シフト分析）		443 r	FPC	fish protein concentrate（魚肉タンパク質濃縮物）（魚タンパク質濃縮物）	170 r / 265 r
EPA	eicosapentaenoic acid（エイコサペンタエン酸）		67 r	FPG	fasting plasma glucose level（空腹時血糖値）	178 r
EPMA	electron probe X-ray microanalyzer（電子プローブX線マイクロアナライザー）		445 ℓ	FSH	follicle-stimulating hormone（卵胞刺激ホルモン）	664 r
EPO	erythropoietin（エリスロポエチン）		85 ℓ	FT-IR	Fourier transform infrared spectroscopy（フーリエ変換赤外吸収スペクトル[測定]法）	552 r
EPR	electron paramagnetic resonance（電子常磁性共鳴）		444 r	FXR	farnesoid x receptor（ファルネソイドX受容体）	549 r
ER	endoplasmic reticulum（小胞体）		319 ℓ		**G**	
ESF	erythropoietic-stimulating factor（造血促進因子）		382 r	GABA	γ-aminobutyric acid（γ-アミノ酪酸）（ギャバ）	23 r / 158 r
ESR	erythrocyte sedimentation rate；erythrocyte sedimentation reaction（赤血球沈降反応）		372 ℓ	GALT	gut-associated lymphoid tissue（腸付随リンパ系組織）	424 ℓ
ET	endothelin（エンドセリン）		91 r	GAP	good agricultural practice（適正農業基準）	439 ℓ
ET ratio	essential-total amino acid ratio（必須アミノ酸・全アミノ酸比）		533 ℓ	GC-MS	gas chromatography-mass spectrometry（ガスクロマトグラフィー質量分析法）	119 ℓ
EUN	endogenous urinary nitrogen（内因性尿中窒素）		468 r	GDP	guanosine diphosphate（グアノシン二リン酸）	177 r
	F			GDP	guanosine 5'-diphosphate（グアノシン5'-二リン酸）	177 r
FAD	flavin adenine dinucleotide（フラビンアデニンジヌクレオチド）		565 ℓ	GFC	gel filtration chromatography（ゲル濾[ろ]過クロマトグラフィー）	213 ℓ
FAMIC	Food and Agricultural Materials Inspection Center（独立行政法人農林水産消費安全技術センター）		458 r	GH	growth hormone（成長ホルモン）	366 ℓ
FANS	Federation of Asian Nutrition Societies（アジア栄養学会連合）		7 r	GI	glycemic index（グリセミックインデックス）	186 r
FAO	Food and Agriculture Organization（国連食糧農業機関）		245 r	GIP	gastric inhibitory polypeptide（胃液分泌抑制ペプチド）	39 r
FBS	fasting blood sugar level（空腹時血糖値）		178 r	GLC	gas chromatography（ガスクロマトグラフィー）	118 r
FDA	Food and Drug Administration of the United States（アメリカ合衆国食品医薬品局）		25 r	GLP	glucagon-like peptide（グルカゴン様ペプチド）	189 ℓ
FFM	fat free mass（除脂肪量）		332 r	GLP	good laboratory practice（適正実験室基準）	439 ℓ
FFQ	food frequency questionnaire（食物摂取頻度調査票）		330 r	GM foods	genetically modified foods（遺伝子組換え食品）	50 ℓ
FGF	fibroblast growth factors（線維芽細胞成長因子）		376 ℓ	GMO	genetically modified organism（遺伝子組換え生物）	50 ℓ
FID	hydrogen flame ionization detector（水素炎イオン化検出器）		349 ℓ	GMP	guanosine 5'-monophosphate（グアノシン5'-一リン酸）	177 r
				GMP	glycomacropeptide（グリコマク	

索　引

	ロペプチド）	185 r	HIV	クトースコーンシロップ）	238 r	
GMP	good manufacturing practice（適正製造基準）	439 l	HIV	human immunodeficiency virus（ヒト免疫不全ウイルス）	534 r	
GnRH	gonadotropic hormone-releasing hormone（性腺刺激ホルモン放出ホルモン）	364 l	HIV infection	human immunodeficiency virus infection（ヒト免疫不全ウイルス感染症）	534 r	
GPC	gel permeation chromatography（ゲル浸透クロマトグラフィー）	212 r	HLA	human leukocyte antigen（ヒト白血球抗原）	534 l	
GPT	glutamate-pyruvate transaminase（グルタミン酸ピルビン酸トランスアミナーゼ）	194 l	HLCS	holocarboxylase synthetase（ホロカルボキシラーゼシンテターゼ）	613 l	
GRP	gastrin-releasing peptide（ガストリン放出ペプチド）	119 r	HMF	hydroxymethylfurfural（ヒドロキシメチルフルフラール）	536 r	
GTP	guanosine triphosphate（グアノシン三リン酸）	177 r	HMG	human menopausal gonadotropin（閉経婦人尿性腺刺激ホルモン）	582 r	
GTP	guanosine 5'-triphosphate（グアノシン5'-三リン酸）	177 r	HMG-CoA	hydroxymethylglutaryl-CoA（ヒドロキシメチルグルタリル CoA）	536 l	
GTT	glucose tolerance test（グルコース負荷試験）	190 r	HMG-CoA reductase	hydroxymethylglutaryl-CoA reductase（ヒドロキシメチルグルタリル CoA レダクターゼ）	536 l	
	（糖負荷試験）	454 l				
	（ブドウ糖負荷試験）	561 r				
GU	gastroduodenal ulcer（胃・十二指腸潰〔かい〕瘍）	43 l	hPL	human placental lactogen（ヒト胎盤性ラクトゲン）	534 l	
GVH reaction	graft versus host reaction（移植片対宿主反応）	43 r	HPLC	high performance liquid chromatography（高速液体クロマトグラフィー）	233 r	
H			HR	heart（cardiac）rate（心拍数）	345 r	
H₄ PteGlu	tetrahydrofolic acid（テトラヒドロ葉酸）	441 l	HRA	health risk appraisal（健康危険評価）	216 l	
HA	hemagglutinin（赤血球凝集素）	371 r	HRE	hormone response element（ホルモン応答配列）	612 r	
HACCP	hazard analysis critical control point（ハサップ）	506 l	HRmax	maximal heart rate（最高心拍数）	260 r	
HAV	hepatitis A virus（A型肝炎ウイルス）	72 r	HSP	heat shock protein（熱ショックタンパク質）	490 l	
HBD	hormone-binding domain（ホルモン結合領域）	613 l	HUS	hemolytic uremic syndrome（溶血性尿毒症症候群）	654 r	
HCA	heterocyclic amine（ヘテロサイクリックアミン）	586 r	HVP	hydrolyzed vegetable protein（植物タンパク質加水分解物）	329 l	
hCG	human chorionic gonadotropin（ヒト絨毛性ゴナドトロピン）	534 l	IBD	inflammatory bowel disease（炎症性腸疾患）	89 l	
HDL	high-density lipoprotein（高密度リポタンパク質）	239 r	**I**			
HDL-C	high-density lipoprotein cholesterol（高密度リポタンパク質コレステロール）	239 r	IC	ion chromatography（イオンクロマトグラフィー）	40 r	
HDN	hemorrhagic disease of newborn（新生児出血性疾患）	341 r	ICD	International Classification of Diseases（国際疾病分類）	243 r	
HETE	hydroxyeicosatetraenoic acid（ヒドロキシエイコサテトラエン酸）	535 l	ICF	Disability and Health（国際生活機能分類）	244 l	
HFCS	high-fructose corn syrup（高フル		ICG	indocyanine green（インドシア		

略 号 索 引

	ニングリーン）	58 ℓ	ISE	ion selective electrode（イオン選択電極）	41 ℓ
ICIDH	Disabilities and Handicaps（国際障害分類）	243 r	ISO	International Organization for Standardization（国際標準化機構）	244 ℓ
ICP	intracranial pressure（頭蓋内圧）	352 ℓ	IU	international unit（国際単位）	244 ℓ
ICP emission spectrometry inductively coupled plasma-atomic emission spectrometry（高周波誘導結合型プラズマ発光分析法）		230 ℓ	IUFoST	International Union of Food Science and Technology（国際食品科学・工学連合）	243 r
Id	idiotype（イディオタイプ）	49 ℓ	IUGR	intrauterine growth retardation（子宮内成長遅延）	286 ℓ
ID_{50}	50% infecting dose（50%感染量）	246 r		（子宮内胎児発育遅延）	286 ℓ
IDA	iron deficiency anemia（鉄欠乏性貧血）	440 r	IUNS	International Union of Nutritional Sciences（国際栄養科学連合）	243 r
IDF	International Dairy Federation（国際酪農連盟）	244 ℓ	IUPAC	International Union of Pure and Applied Chemistry（国際純正・応用化学連合）	243 r
IDF	water-insoluble dietary fiber（不溶性食物繊維）	562 r	IVH	intravenous hyperalimentation（経静脈高カロリー輸液）	202 ℓ
IDL	intermediate density lipoprotein（中間型リポタンパク質）	418 r		（中心静脈栄養）	419 r
IEC	ion exchange chromatography（イオン交換クロマトグラフィー）	40 r	IWA	International Wheat Agreement（国際小麦協定）	243 r

J

IFA	immunofluorescence assay（免疫蛍光測定法）	641 ℓ	JAS	Japanese Agricultural Standard（日本農林規格）	479 ℓ
IFN	interferon（インターフェロン）	57 ℓ	JECFA	FAO/WHO Joint Expert Committee on Food Additives（FAO/WHO 合同食品添加物専門家委員会）	83 r, 281 r
Ig	immunoglobulin（免疫グロブリン）	640 r			
IGF	insulin-like growth factor（インスリン様成長因子）	57 ℓ	JG cell	juxtaglomerular cell（糸球体傍細胞）	285 r
IGFBP	insulin-like growth factor-binding protein（インスリン様成長因子結合タンパク質）	57 ℓ	JGA	juxtaglomerular apparatus（糸球体近接装置）	285 ℓ
				（傍糸球体装置）	596 r
IGT	impaired glucose tolerance（耐糖能異常）	396 r	JMPR	Joint FAO/WHO Meeting on Pesticide Residues（FAO/WHO 合同残留農薬専門家会議）	83 r, 281 r
IH	induction heating（誘導加熱）	651 r			
IL	interleukin（インターロイキン）	57 r			
ILO	International Labour Organization（国際労働機関）	244 ℓ			

K

IMF	intermediate moisture food（中間水分食品）	418 ℓ	KHV	koi herpes virus（コイヘルペス）	221 ℓ
INH	isonicotinic acid hydrazide（イソニコチン酸ヒドラジド）	45 r	KS	ketosteroid（ケトステロイド）	210 r

L

InsP3	inositol 1,4,5-trisphosphate（イノシトール1,4,5-三リン酸）	52 r	Lb	leghemoglobin（レグヘモグロビン）	682 r
IP3	inositol 1,4,5-trisphosphate（イノシトール1,4,5-三リン酸）	52 r	LBM	lean body mass（除脂肪体重）	332 r
IPA	icosapentaenoic acid（イコサペンタエン酸）	42 r	LC	liquid chromatography（液体クロマトグラフィー）	75 r
IQ	intelligence quotient（知能指数）	416 r	LCAT	lecithin-cholesterol acyltransfer-	
IRS	insulin receptor substrate（インスリン受容体基質）	56 r			

825

索　引

	ase（レシチン-コレステロールアシルトランスフェラーゼ）	683 ℓ
LCD	law-calorie diet（低カロリー食）	432 r
LC-MS	liquid chromatography-mass spectrometry（液体クロマトグラフィー質量分析法）	76 ℓ
LD	lethal dose（致死量）	415 ℓ
LD$_{50}$	median lethal dose（半数致死量）	517 ℓ
LD-50	median lethal dose（半数致死量）	517 ℓ
LDH	lactate dehydrogenase（乳酸デヒドロゲナーゼ）	481 ℓ
LDL	low-density lipoprotein（低密度リポタンパク質）	436 ℓ
LDLR	low-density lipoprotein receptor（低密度リポタンパク質受容体）	436 ℓ
LH	lutenizing hormone（黄体形成ホルモン）	94 ℓ
LHA	lateral hypothalamic area（視床下部外側野）	291 ℓ
LHRH	lutenizing hormone-releasing hormone（黄体形成ホルモン放出ホルモン）	94 ℓ
LL milk	long life milk（ロングライフミルク）	690 r
LOAEL	lowest observed adverse effect level（最小毒性量）	261 ℓ
LPC	leaf protein concentrate（草類タンパク質濃縮物）	384 r
LPH	lipotropin；lipotropic hormone（リポトロピン）	672 ℓ
LPL	lipoprotein lipase（リポタンパク質リパーゼ）	672 ℓ
LPS	lipopolysaccharide（リポ多糖）	671 r
LT	lactate threshold（乳酸性作業閾値）	481 ℓ
LT	leukotriene（ロイコトリエン）	687 ℓ
LXR	liver x receptor（肝臓X受容体）	143 r

M

MAF	macrophage-activating factor（マクロファージ活性化因子）	618 ℓ
Man	mannose（マンノース）	623 ℓ
MAO	monoamine oxidase（モノアミンオキシダーゼ）	645 ℓ
MAPK	mitogen-activated protein kinase（マイトジェン活性化タンパク質キナーゼ）	616 r
Mb	myoglobin（ミオグロビン）	624 ℓ
MBM	meat-and-bone meal（肉骨粉）	475 r
MBP	milk basic protein（乳塩基性タンパク質）	479 r
MBS	metabolic body size（メタボリックボディーサイズ）	635 ℓ
MC	microchannel（マイクロチャネル）	615 r
MCLS	mucocutaneous lymphnode syndrome（川崎病）	137 ℓ
MCP-1	monocyte chemotactic protein-1（単球走化性タンパク質-1）	405 r
MCT	medium chain triacylglycerole（中鎖トリアシルグリセロール）	419 ℓ
MDA	malondialdehyde（マロンジアルデヒド）	621 r
MEOS	microsomal ethanol oxidizing system（ミクロソームエタノール酸化系）	625 r
MFN	metabolic fecal nitrogen（代謝性糞中窒素）	393 r
MGP	matrix Gla protein（マトリックスグラタンパク質）	619 r
MHC	major histocompatibility complex（主要組織適合遺伝子複合体）	312 ℓ
miRNA	microRNA（マイクロ RNA）	615 r
MIT	monoiodotyrosine（モノヨードチロシン）	645 r
ML I	mucolipidosis I（I型ムコリピドーシス）	47 ℓ
MLC	mixed lymphocyte culture（混合リンパ球培養）	257 ℓ
MLD	minimum lethal dose（最小致死量）	261 ℓ
MOF	multiorgan failure（多臓器障害）	401 ℓ
MOF	multiple organ failure（多臓器障害）	401 ℓ
	（多臓器不全）	401 ℓ
MPC	milk protein concentrate（ミルクタンパク質〔たんぱく質〕濃縮物）	628 r
MPN	most probable number（最確数）	259 r
MPO	myeloperoxidase（ミエロペルオキシダーゼ）	624 ℓ
MPS	mononuclear phagocyte system（単核食細胞系）	405 ℓ
MRI	magnetic resonance imaging（磁気共鳴画像）	284 ℓ
mRNA	messenger RNA（伝令 RNA）	447 r
	（メッセンジャー RNA）	638 ℓ
MRSA	methicillin-resistant *Staphylococcus aureus*（メチシリン耐性黄	

略号索引

	色ブドウ球菌）	636 r
MS	mass spectrometry（質量分析〔法〕）	295 r
mTOR	mammalian or mechanistic target of rapamycin（哺乳類ラパマイシン標的タンパク質）	607 l

N

N balance	nitrogen balance（窒素出納）	415 r
NBT test	nitroblue tetrazolium test（ニトロブルーテトラゾリウム試験）	478 r
NCD	non-communicable disease（非感染性疾患）	523 l
ncRNA	non-coding RNA（ノンコーディングRNA）	496 r
NDF	neutral detergent fiber（中性デタージェント繊維）	420 l
NDGA	nordihydroguaiaretic acid（ノルジヒドログアヤレチック酸）	496 l
NDp Cal %	net dietary protein calories percent（正味食事〔餌〕タンパク質〔たんぱく質〕カロリーパーセント）	319 r
NE	nutritional encephalomalacia（栄養性脳軟化症）	71 l
NE	niacin equivalent（ナイアシン当量）	468 l
NER	nitrogen efficiency ratio（窒素効率）	415 r
NF	tumor necrosis factor（腫瘍壊死因子）	312 l
NFκB	nuclear factor kappa B（核内因子κB）	114 l
NIH	National Institute of Health（アメリカ国立衛生研究所）	25 r
NIST	National Institute of Standards and Technology（アメリカ国立標準技術研究所）	25 r
NK cell	natural killer cell（ナチュラルキラー細胞）	470 l
NMR spectroscopy	nuclear magnetic resonance spectroscopy（核磁気共鳴分析〔法〕）	113 l
NOAEL	no observed adverse effect level（無毒性量）	632 r
NOEL	no observed effect level（無作用量）	631 r
NP	neuropeptide（神経ペプチド）	338 r
NPC	nonprotein calorie（非タンパク質〔たんぱく質〕カロリー）	533 l
NPN	nonprotein nitrogen（非タンパク質〔タンパク質〕〔態〕窒素）	533 l
NPR	net protein ratio（正味タンパク質〔たんぱく質〕効率）（正味タンパク質〔たんぱく質〕利用率）	320 l / 320 l
NPU	net protein utilization（正味タンパク質〔たんぱく質〕利用率）	320 l
NST	nutrition support team（栄養サポートチーム）	70 l
NST	nonshivering thermogenesis（非ふるえ熱産生）	539 l

O

O/W emulsion	oil-in-water emulsion（水中油滴型エマルション）	350 l
ob gene	obese gene（肥満遺伝子）	539 r
OCT	ornithine carbamoyl transferase（オルニチンカルバモイルトランスフェラーゼ）	101 l
OD	orthostatic dysfunction（起立性調節障害）	171 r
ODC	ornithine decarboxylase（オルニチンデカルボキシラーゼ）	101 l
OECD	Organization for Economic Cooperation and Development（経済協力開発機構）	201 l
OGTT	oral glucose tolerance test（経口グルコース負荷試験）	200 r
OPP	oriented polypropylene（延伸ポリプロピレン）	89 r
ORAC	oxygen radical absorbance capacity（酸素ラジカル吸収能）	276 l
OT	oxytocin（オキシトシン）	96 l
OXT	oxytocin（オキシトシン）	96 l

P

PABA	p-aminobenzoic acid（p-アミノ安息香酸）	20 r
PAG	polyacrylamide gel（ポリアクリルアミドゲル）	608 l
PAGE	polyacrylamide gel electrophoresis（ポリアクリルアミドゲル電気泳動）	608 l
PAI-1	plasminogen activator inhibitor 1（プラスミノーゲン活性化因子阻害剤-1）	564 l
PAL	physical activity level（身体活動レベル）	343 l
PAS staining	periodic acid Schiff staining（過ヨウ素酸シッフ染色）	129 r
PC	paper chromatography（ペーパー

827

索　引

	クロマトグラフィー）	584 ℓ
PCB	polychlorinated biphenyl（ポリ塩化ビフェニル）	609 r
PCM	protein-calorie malnutrition（タンパク質〔たんぱく質〕・カロリー欠乏症）	409 r
PCN	polychlorinated naphthalene（ポリ塩化ナフタレン）	609 r
PCR method	polymerase chain reaction method（ポリメラーゼ連鎖反応法）	611 ℓ
PDase	phosphodiesterase（ホスホジエステラーゼ）	604 ℓ
PDCAAS	protein digestibility corrected amino acid score（タンパク質〔たんぱく質〕消化吸収率補正アミノ酸価）	409 r
PDGF	platelet-derived growth factor（血小板由来成長因子）	207 r
PE	phosphatidylethanolamine（ホスファチジルエタノールアミン）	602 r
PEG	polyethylene glycol（ポリエチレングリコール）	609 ℓ
PEM	protein energy malnutrition（タンパク質〔たんぱく質〕・エネルギー栄養失調症）	409 ℓ
PEP	phosphoenolpyruvic acid（ホスホエノールピルビン酸）	603 ℓ
PER	protein efficiency ratio（タンパク質〔たんぱく質〕効率比）	409 r
PET	positron emission tomography（ポジトロンエミッショントモグラフィー）	601 ℓ
	（ポジトロン放射断層撮影〔法〕）	601 ℓ
PET	polyehtylene terephthalate（ポリエチレンテレフタラート）	609 ℓ
PG	prostaglandin（プロスタグランジン）	574 ℓ
PGA	polyglutamic acid（ポリグルタミン酸）	610 ℓ
PHC	primary health care（プライマリヘルスケア）	563 ℓ
PHN	public health nutritionist（公衆衛生栄養士）	229 ℓ
PI	phosphatidylinositol（ホスファチジルイノシトール）	602 ℓ
PI3K	phosphatidylinositol 3-kinase（ホスファチジルイノシトール3キナーゼ）	602 ℓ
PIH	pregnancy induced hypertension（妊娠高血圧症候群）	485 r
PIP	phosphatidylinositol monophosphate（ホスファチジルイノシトール一リン酸）	602 ℓ
PIP$_2$	phosphatidylinositol bisphosphate（ホスファチジルイノシトールビスリン酸）	602 ℓ
PKU	phenylketonuria（フェニルケトン尿症）	553 ℓ
PL	pyridoxal（ピリドキサール）	543 ℓ
PL Law	Product Liability Law（製造物責任法）	364 r
PLP	pyridoxal 5′-phosphate（ピリドキサール 5′-リン酸）	543 r
PM	pyridoxamine（ピリドキサミン）	544 ℓ
PMD	progressive muscular dystrophy（進行性筋ジストロフィー症）	339 r
PME	pectin methylesterase（ペクチンメチルエステラーゼ）	585 ℓ
PMP	pyridoxamine 5′-phosphate（ピリドキサミン 5′-リン酸）	544 ℓ
PN	parenteral nutrition（経静脈栄養〔法〕）	202 ℓ
	（静脈栄養〔法〕）	320 ℓ
PN	pyridoxine（ピリドキシン）	544 ℓ
PNH	paroxysmal nocturnal hemoglobinuria（発作性夜間ヘモグロビン尿症）	606 ℓ
PNP	pyridoxine 5′-phosphate（ピリドキシン 5′-リン酸）	544 ℓ
poly(A)	polyadenylic acid（ポリアデニル酸）	608 r
POMC	proopiomelanocortin（プロオピオメラノコルチン）	573 r
POV	peroxide value（過酸化物価）	116 ℓ
PP	pancreatic polypeptide（膵臓ポリペプチド）	349 ℓ
PP	polypropylene（ポリプロピレン）	611 ℓ
PPAR	peroxisome proliferator-activated receptor（ペルオキシソーム増殖剤応答性受容体）	590 ℓ
PQQ	pyrroloquinoline quinone（ピロロキノリンキノン）	547 r
PQQH$_2$	pyrroloquinoline quinone（ピロロキノリンキノン）	547 r
PRL	prolactin（プロラクチン）	577 r
PS	polystyrene（ポリスチレン）	610 ℓ
PSD	psychosomatic disorder（心身症）	340 r
PSE meat	pale soft and exudative meat；watery meat（むれ肉）	633 r

略号	英語	ページ
PSP	polystyrene paper（スチレンペーパー）（ポリスチレンペーパー）	354 r / 610 ℓ
PSP	paralytic shellfish poisoning（麻痺〔ひ〕性貝毒）	619 r
PteGlu	pteroylmonoglutamic acid（プテロイルモノグルタミン酸）	561 ℓ
PTPS	6-pyruvoyl tetrahydrobiopterin synthase（6-ピルボイルテトラヒドロプテリン合成酵素）	546 ℓ
PVA	polyvinyl alcohol（ポリビニルアルコール）	610 r
PVP	polyvinylpyrrolidone（ポリビニルピロリドン）	610 r

Q

略号	英語	ページ
QC	quality control（精度管理）	366 ℓ
QMS	quadrupole mass spectrometer（四重極質量分析計）	290 r
QOL	quality of life（クオリティ・オブ・ライフ）	179 r

R

略号	英語	ページ
RA	rheumatoid arthritis（リウマチ様関節炎）	666 ℓ
RAE	retinol activity equivalents（レチノール活性当量）	684 r
RANK	receptor activator of NF-κB（核内因子κB活性化受容体）	114 ℓ
RANKL	receptor activator of NF-κB ligand（破骨細胞分化因子）	505 r
RAR	retinoic acid receptor（レチノイン酸受容体）	684 r
RBC	red blood cell（赤血球）	371 r
RBP	retinol-binding protein（レチノール結合タンパク質）	684 r
RCT	randomized controlled trial（ランダム化比較試験）	664 ℓ
RDA	recommended dietary allowance（推奨量）	348 r
RE	retinol equivalent（レチノール当量）	685 ℓ
RER	respiratory exchange ratio（呼吸交換比）	242 r
RFLP	restriction fragment length polymorphism（制限酵素断片長多型）	361 r
RIA	radioimmunoassay（ラジオイムノアッセイ）	661 ℓ
RMR	relative metabolic rate（エネルギー代謝率）	82 ℓ
RNA	ribonucleic acid（リボ核酸）	671 ℓ
RNAi	RNA interference（RNA干渉）	1 ℓ
RNase	ribonuclease（リボヌクレアーゼ）	672 ℓ
RNI	reference nutrient intake（［標準］栄養素基準摂取量）	541 r
RNP	ribonucleoprotein（リボ核タンパク質）	671 ℓ
RNV	relative nutritive value（相対栄価）	384 ℓ
RO	reverse osmosis（逆浸透）	158 ℓ
ROC curve	receiver operating characteristic curve（受信者動作特性曲線）	310 r
ROS	reactive oxygen species（活性酸素種）	122 r
RQ	respiratory quotient（呼吸商）	243 ℓ
rRNA	ribosomal RNA（リボソームRNA）	671 r
RXR	retinoid x receptor（レチノイドX受容体）	684 ℓ

S

略号	英語	ページ
SAH	subarachnoid hemorrhage（クモ膜下出血）	181 r
SAM	S-adenosylmethionine（S-アデノシルメチオニン）	14 ℓ
SBP	steroid-binding protein（ステロイド結合タンパク質）	355 ℓ
SBR	styrene-butadien rubber（スチレン-ブタジエンゴム）	354 r
SD	standard deviation（標準偏差）	542 ℓ
SDA	specific dynamic action（特異動的作用）	456 r
SDF	water-soluble dietary fiber（水溶性食物繊維）	351 ℓ
SEC	size exclusion chromatography（サイズ排除クロマトグラフィー）	261 r
SEM	scanning electron microscope（走査［型］電子顕微鏡）	383 r
SH enzyme	sulfhydryl enzyme（スルフヒドリル酵素）	358 r
SH reagent	sulfhydryl reagent（スルフヒドリル試薬）	358 r
SHR	spotaneously hypertensive rat（高血圧自然発症ラット）	226 ℓ
shRNA	short hairpin RNA（ショートヘアピンRNA）	321 ℓ
sIgA	secretory IgA（分泌型IgA）	580 ℓ
SIR	standardized incidence ratio（標準化罹患比）	541 r
siRNA	small interfering RNA（低分子干

829

索　　引

	渉 RNA)	435 r
SLE	systemic lupus erythematosus（全身性エリテマトーデス）（全身性紅斑性狼瘡）	378 r / 379 ℓ
SMBG	self-monitoring of blood glucose（自己血糖測定）	288 r
SMR	standardized mortality ratio（標準化死亡比）	541 r
SNP	single nucleotide polymorphism（一塩基多型）	46 r
SREBP	sterol regulatory element-binding protein（ステロール調節配列結合タンパク質）	355 r
SRM	specified risk material（特定危険部位）	457 ℓ
SRM	standard reference material（標準物質）	542 ℓ
SRS-A	slow reacting substance of anaphylaxis（アナフィラキシー遅延反応物質）	16 r
SRSV	small round structured virus（小型球形ウイルス）	242 r
STD	sexually transmitted disease（性感染症）	361 ℓ
STH	somatotropin（成長ホルモン）	366 ℓ

T

T_3	triiodothyronine（トリヨードチロニン）	465 r
T_4	thyroxine（チロキシン）	426 r
TB	tuberculosis（結核[症]）	205 r
TBA value	thiobarbiturate value（チオバルビツール酸価）	414 ℓ
TBG	thyroxine-binding globulin（チロキシン結合グロブリン）	426 ℓ
TBPA	thyroxine-binding prealbumin（チロキシン結合プレアルブミン）	426 ℓ
TBW	total body water（全身水分量）	378 r
TC-1	transcobalamin-1（トランスコバラミン-1）	462 ℓ
TC-2	transcobalamin-2（トランスコバラミン-2）	462 ℓ
TCD	thermal conductivity de-tector（熱伝導率型検出器）	490 r
TCR	T cell receptor（T細胞受容体）	433 r
TDI	tolerable daily intake（耐容一日摂取量）	398 ℓ
TEF	thermic effect of food（食物の産熱効果）	331 ℓ
TEM	transmission electron microscope（透過電子顕微鏡）	449 r
TFS can	tin-free steel can（ティンフリースティール缶）	436 r
TGF	transforming growth factor（形質転換成長因子）	201 ℓ
THFA	tetrahydrofolic acid（テトラヒドロ葉酸）	441 ℓ
TLC	thin-layer chromatography（薄層クロマトグラフィー）	505 ℓ
TLR	Toll-like receptor（Toll様受容体）	465 r
TMP	thiamin monophosphate（チアミン一リン酸）	412 r
TPP	thiamin pyrophosphate（チアミンピロリン酸）	412 r
Treg	regulatory T cell（制御性T細胞）	361 r
TRH	thyrotropin-releasing hormone（甲状腺刺激ホルモン放出ホルモン）（チロトロピン放出ホルモン）	231 ℓ / 427 r
tRNA	transfer RNA（転移 RNA）	443 ℓ
TSH	thyroid-stimulating hormone（甲状腺刺激ホルモン）	231 ℓ
TTP	thiamin triphosphate（チアミン三リン酸）	412 r
TTR	transthyretin（トランスサイレチン）	462 r
TTX	tetrodotoxin（テトロドトキシン）	441 r
TWI	tolerable weekly intake（耐容週間摂取量）	398 ℓ
TX	thromboxane（トロンボキサン）	467 ℓ

U

UCP	uncoupling protein（脱共役タンパク質）	401 r
UDP	uridine 5´-diphosphate（ウリジン5´-二リン酸）	64 ℓ
UDP glucose	uridine 5´-diphosphoglucose（ウリジン5´-二リン酸グルコース）	64 r
UDP-D-glc	uridine 5´-diphosphoglucose（ウリジン5´-二リン酸グルコース）	64 r
UDPG	uridine 5´-diphosphoglucose（ウリジン5´-二リン酸グルコース）	64 r
UF	ultrafiltration（限外濾[ろ]過）	214 ℓ
UF	uncertainty factor（不確実係数）	555 r
UF	uncertain factor（不確実性因子）	555 r
UL	tolerable upper intake level（耐容上限量）	398 ℓ

UMP	uridine monophosphate（ウリジン一リン酸）	64 ℓ
UMP	uridine 5´-monophosphate（ウリジン 5´-一リン酸）	64 ℓ
UPC	universal product code（ユニバーサルプロダクトコード）	653 ℓ
UTP	uridine 5´-triphosphate（ウリジン 5´-三リン酸）	64 r

V

vCJD	variant Creutzfeldt-Jakob disease（変異性クロイツフェルト・ヤコブ病）	592 ℓ
VD	venereal disease（性病）	366 r
VDDR	vitamin D dependent rickets（ビタミン D 依存性くる病）	530 r
VDRE	vitamin D response element（ビタミン D 応答配列）	530 r
VFA	volatile fatty acid（揮発性脂肪酸）	156 r
VHDL	very high-density lipoprotein（超高密度リポタンパク質）	422 ℓ
VIP	vasoactive intestinal peptide（血管活性腸管ペプチド）	205 r
VLDL	very low-density lipoprotein（超低密度リポタンパク質）	423 r
VMH	ventromedial hypothalamus（視床下部腹内側核）	291 r
V_{O_2max}	maximal oxygen uptake（最大酸素摂取量）	262 ℓ
VP	vasopressin（バソプレッシン）	507 ℓ
VT	ventilatory threshold（換気性閾値）	138 r

W

W/O emulsion	water-in-oil emulsion（油中水滴型エマルション）	652 r
WPC	whey protein concentrate（タンパク質濃縮ホエイパウダー）	410 r
WTO	World Trade Organization（世界貿易機関）	369 ℓ

Z

| zARfD | acute reference dose（急性参照用量） | 162 ℓ |
| ZTT | zinc sulfate turbidity test（硫酸亜鉛混濁試験） | 673 r |

ギリシャ文字

a_1-AGP	a_1-acid glycoprotein（a_1 酸性糖タンパク質）	274 r
a-TTP	a-tocopherol transfer protein（a-トコフェロール輸送タンパク質）	31 r
γ-GT	γ-glutamyltransferase（γ-グルタミルトランスフェラーゼ）	193 ℓ
γ-GTP	γ-glutamyl transpeptidase（γ-グルタミルトランスペプチダーゼ）	193 r

数字

1,4,5-IP3	inositol 1,4,5-trisphosphate（イノシトール 1,4,5-三リン酸）	52 r
2-AAF	2-acetylam-inofluorene（2-アセチルアミノフルオレン）	11 ℓ
4-HNE	4-hydroxynonenal（4-ヒドロキシノネナール）	535 r
5HIAA	5-hydroxyindoleacetic acid（5-ヒドロキシインドール酢酸）	535 ℓ

編集委員一覧（敬称略）

栄養・食糧学用語辞典編集委員会（2004年）
編集委員長　藤本健四郎

用語辞典委員会（2008年）　＊：2004年上記編集委員会から継続委員　☆：幹事委員
委員長　近藤和雄＊☆
特別委員（五十音順）
五十嵐脩・板倉弘重・伊東蘆一・糸川嘉則・井上修二・岩井和夫・木村修一・小林修平・坂本元子・菅野道廣・脊山洋右・藤巻正生・細谷憲政・守田哲朗・安本教傳
委員（五十音順，任期は委員により異なる）
青山頼孝＊・阿部皓一・池上幸江＊・石川俊次・石田　均＊・石見佳子・市丸雄平・今田節子＊・梅垣敬三・海老原清・大澤俊彦＊・大鶴　勝・岡﨑光子＊・小川　正・沖谷明紘・奥　恒行・屋　宏典・葛西隆則・梶本雅俊＊・加藤久典・加藤秀夫・門脇基二・亀井明子・河田照雄・岸　恭一＊・木戸康博＊・久保田紀久枝＊・合田敏尚＊・小西洋太郎・小林幸子＊・駒井三千夫・五明紀春＊・齋藤衛郎＊・佐久間慶子・佐藤和人・真田宏夫＊・四童子好廣＊・清水　誠＊☆・下村吉治・白鷹増男＊・杉山公男・鈴木惠美子・鈴木和春☆・曽根博仁・田所忠弘・田中一成・田中　清・辻　啓介・辻　英明☆・津田謹輔☆・寺尾純二・戸谷誠之＊・鳥居邦夫・中谷延二＊・中坊幸弘＊・早川享志・原　博・樋口　満＊・伏木　亨・堀井正治＊・本間清一・舛重正一・松井　徹・松石昌典＊・松田　幹・松村康弘＊・丸井英二＊・三浦　豊・三浦理代・宮城重二＊・宮澤陽夫☆・村田容常＊・矢ケ崎一三・安原安代＊・柳田晃良・山田和彦・吉武　裕＊・吉田　博・吉村　學＊

用語辞典編集ワーキンググループ（2014年）
委員長　松井　徹
委員（五十音順）
石田裕美・井上和生・岩城啓子・香西みどり・河田照雄・岸本良美・小西洋太郎・近藤和雄・菅原達也・西川禎一・藤田　聡・細川雅也・村田容常・山下広美・吉田　博

栄養・食糧学用語辞典　[第2版]　　　本体11,000円＋税

2007年（平成19年）10月25日　初 版 発 行
2015年（平成27年）　5月15日　第2版発行

　　　　　　　　　　　　　　　公益社団法人
　　　　　　　編　集　日本栄養・食糧学会
　　　　　　　発行者　筑　紫　恒　男
　　　　　　　発行所　株式会社　建帛社
　　　　　　　　　　　　　　　　KENPAKUSHA

〒112-0011　東京都文京区千石4丁目2番15号
　　　　　　電　話　（03）3944-2611
　　　　　　Ｆ Ａ Ｘ　（03）3946-4377
　　　　　　http://www.kenpakusha.co.jp/

ISBN 978-4-7679-6179-8　C3547　　　亜細亜印刷／ブロケード
Ⓒ日本栄養・食糧学会　2007, 2015　　　Printed in Japan

本書の複製権・翻訳権・上映権・公衆送信権等は株式会社建帛社が保有します。
　JCOPY　〈(社)出版社著作権管理機構　委託出版物〉
本書の無断複写は著作権法上での例外を除き禁じられています。複写される
場合は，そのつど事前に，(社)出版社著作権管理機構（TEL 03-3513-6969,
FAX 03-3513-6979, e-mail : info@jcopy.or.jp）の許諾を得て下さい。